Spinal Cord Medicine

脊髓医学

·原书第3版·

原著 [美] Steven Kirshblum　　[美] Vernon W. Lin

合著 Edward C. Benzel | Stephen P. Burns | Edelle C. Field-Fote | Peter H. Gorman | Suzanne L. Groah | Sunil Sabharwal

主审 李建军　　主译 王艳华　高　峰　许庭珉

中国科学技术出版社

·北 京·

图书在版编目（CIP）数据

脊髓医学：原书第 3 版 /（美）史蒂文·科什布卢姆 (Steven Kirshblum)，（美）弗农·W. 林 (Vernon W. Lin) 原著；王艳华，高峰，许庭珉主译 . — 北京：中国科学技术出版社，2023.7

书名原文：Spinal Cord Medicine, Third Edition

ISBN 978-7-5236-0018-4

Ⅰ . ①脊… Ⅱ . ①史… ②弗… ③王… ④高… ⑤许… Ⅲ . ①脊髓疾病－诊疗 Ⅳ . ① R744

中国国家版本馆 CIP 数据核字 (2023) 第 035985 号

著作权合同登记号：01-2022-5976

The original English language work:

Spinal Cord Medicine, Third Edition / ISBN: 9780826137746 by Steven Kirshblum, MD, Vernon W. Lin, MD, PhD

has been published by:

Springer Publishing Company, New York, NY, USA

Copyright © 2019.

All rights reserved.

策划编辑	延　锦　焦健姿
责任编辑	延　锦
文字编辑	汪　琼
装帧设计	佳木水轩
责任印制	徐　飞

出　　版	中国科学技术出版社
发　　行	中国科学技术出版社有限公司发行部
地　　址	北京市海淀区中关村南大街 16 号
邮　　编	100081
发行电话	010-62173865
传　　真	010-62179148
网　　址	http://www.cspbooks.com.cn

开　　本	889mm×1194mm　1/16
字　　数	1633 千字
印　　张	58
版　　次	2023 年 7 月第 1 版
印　　次	2023 年 7 月第 1 次印刷
印　　刷	北京盛通印刷股份有限公司
书　　号	ISBN 978-7-5236-0018-4/R·3004
定　　价	498.00 元

（凡购买本社图书，如有缺页、倒页、脱页者，本社发行部负责调换）

译者名单

主　　审　李建军

主　　译　王艳华　高　峰　许庭珉

副 主 译　王茂源　廖麟荣　刘宏炜　陈　亮

译　　者（以姓氏笔画为序）

于卫永　卫　波　王一吉　冯　浩　冯雨桐

冯晓娟　朱志中　任梓瑞　刘　畅　刘　俊

刘　奕　刘长彬　刘武博　刘洪举　刘根林

刘梓桐　刘嘉义　杜良杰　李　军　李雅静

杨明亮　杨德刚　张　超　张　鑫　张万达

张子宵　张春佳　张晓颖　陈亚玲　陈振波

柯　涵　宫慧明　祖力亚尔·塔力甫　胥　鑫

秦　川　徐珮珮　郭　韵　郭　霜　黄秀颖

黄博轩　龚　晗　曾亚奇　谢咏祺　褚宏宇

潘韵竹　魏　嵩　Subarna Dangol

学术顾问　张殿英　薛　峰　杜良杰　杨明亮　陈振波　刘根林

内容提要

　　本书由脊髓损伤领域 Steven Kirshblum 和 Vernon W. Lin 两位国际知名专家领衔编撰，现已更新为全新第 3 版。全书分七篇，共 60 章，内容权威翔实，涵盖了脊髓损伤基础理论、内科治疗、外科治疗、并发症预防与处理、康复管理，以及该学科正在发生的显著进步与创新，为读者提供了广阔的视野，以更加细致精准的角度来理解脊髓损伤，指导临床实践。书中所述基本涵盖了脊髓医学临床中的各种问题，对相关医师的临床实践有很好的指导意义，可供脊髓医学领域内各级医师、临床研究人员及医学生阅读参考。

　　补充说明：书中参考文献条目众多，为方便读者查阅，已将本书参考文献更新至网络，读者可扫描右侧二维码，关注出版社医学官方微信"焦点医学"，后台回复"9787523600184"，即可获取。

原书编著者名单

----- 原 著 -----

Steven Kirshblum, MD
Senior Medical Officer and Director of Spinal Cord Injury Services
Kessler Institute for Rehabilitation
West Orange, New Jersey;
Professor and Chair
Department of Physical Medicine and Rehabilitation
Rutgers New Jersey Medical School
Newark, New Jersey;
Chief Medical Officer
Kessler Foundation;
Chief Academic Officer
Select Medical Rehabilitation Division

Vernon W. Lin, MD, PhD
Professor and Chief
Division of Physical Medicine and Rehabilitation
Department of Neurosurgery
University of Mississippi Medical Center;
Medical Director
Methodist Rehabilitation Center;
Staff Physician
G.V. (Sonny) Montgomery VA Medical Center
Jackson, Mississippi

----- 合 著 -----

Edward C. Benzel, MD
Emeritus Chairman of Neurosurgery
Cleveland Clinic, Cleveland Ohio

Stephen P. Burns, MD
Director, Spinal Cord Injury Service
VA Puget Sound Health Care System;
Associate Professor
Department of Rehabilitation Medicine
University of Washington
Seattle, Washington

Edelle C. Field-Fote, PT, PhD, FAPTA
Director, Spinal Cord Injury Research Program, Crawford Research
Institute, Shepherd Center;
Professor, Division of Physical Therapy, Department of Rehabilitation
Medicine, Emory University School of Medicine;
Professor, School of Biological Sciences, Georgia Institute of
Technology
Atlanta, Georgia

Peter H. Gorman, MD, MS
Associate Professor and Division Chief
Division of Rehabilitation Medicine
Department of Neurology
University of Maryland School of Medicine;
Chief, Division of Rehabilitation Medicine
University of Maryland Rehabilitation and Orthopaedic Institute
Baltimore, Maryland

Suzanne L. Groah, MD, MSPH
Chief of the Paralysis Rehabilitation and Recovery Program and
Director of SCI Research, MedStar National Rehabilitation Hospital;
Professor of Rehabilitation Medicine, Georgetown University Hospital
Washington, DC

Sunil Sabharwal, MD
Chief of Spinal Cord Injury
VA Boston Health Care System;
Associate Professor of Physical Medicine and Rehabilitation
Harvard Medical School
Boston, Massachusetts

Nitin Agarwal, MD
Department of Neurological Surgery
University of Pittsburgh
Pittsburgh, Pennsylvania

Marcalee Sipski Alexander, MD
Clinical Professor
Physical Medicine
University of Alabama School of Medicine
Birmingham, Alabama

Nduka Amankulor, MD
Assistant Professor
Department of Neurological Surgery
University of Pittsburgh
Pittsburgh, Pennsylvania

Alan Anschel, MD
Attending Physician
Shirley Ryan AbilityLab
Chicago, Illinois

Juan L. Asanza, MD
Staff Physician
Department of Veterans Affairs
VA Puget Sound Health Care System
Seattle, Washington;
Acting Assistant Professor
Department of Rehabilitation Medicine
University of Washington
Seattle, Washington

Heather Asthagiri, MD
Department of Medicine and Rehabilitation
University of Virginia School of Medicine
Charlottesville, Virginia

William A. Bauman, MD
Professor of Medicine and Rehabilitation Medicine
Icahn School of Medicine at Mount Sinai
New York, New York;
Director
Center for the Medical Consequences of Spinal Cord Injury
James J. Peters VA Medical Center
Bronx, New York

Edward C. Benzel, MD
Emeritus Chairman of Neurosurgery
Cleveland Clinic
Cleveland, Ohio

Randal R. Betz, MD
Pediatric Scoliosis and Spine Surgeon
The Institute for Spine and Scoliosis
Lawrenceville, New Jersey;
Clinical Professor
Department of Orthopaedics
Ichan School of Medicine at Mount Sinai
New York, New York

Fin Biering-Sørensen, MD, PhD
Clinical Professor, Senior Consultant
Clinic for Spinal Cord Injuries
The NeuroScience Center
Rigshospitalet
University of Copenhagen
Copenhagen, Denmark

James L. J. Bilzon, PhD
Professor of Human and Applied Physiology
Director
Centre for Disability Sport and Health (DASH);
Co-Director
Centre for the Analysis of Motion Entertainment Research and Applications (CAMERA);
Visiting Scientist
The Miami Project to Cure Paralysis, University of Miami Miller School of Medicine
Miami, Florida;
Department for Health
University of Bath
Bath, United Kingdom

Kath Bogie, DPhil
Senior Research Scientist
APT Center
Louis Stokes Cleveland VA Medical Center
Spinal Cord Injury Center;
Associate Professor
Departments of Orthopaedics and Biomedical Engineering
Case Western Reserve University
Cleveland, Ohio

Amy Bohn, OTR/L
Hand and Upper Extremity Program
Children's Healthcare of Atlanta
Atlanta, Georgia

Michael L. Boninger, MD
Professor and UPMC Endowed Vice Chair for Research
Department of Physical Medicine and Rehabilitation
University of Pittsburgh;
Physician Research
VA Pittsburgh Healthcare System
Pittsburgh, Pennsylvania

Dennis J. Bourbeau, PhD
Biomedical Engineer
Louis Stokes Cleveland VA Medical Center;
Research Scientist
MetroHealth Medical Center
Cleveland, Ohio

Monifa Brooks, MD
Medical Director
Kessler Institute for Rehabilitation
West Orange, New Jersey;
Residency Program Director and Clinical Assistant Professor
Department of Physical Medicine and Rehabilitation
Rutgers New Jersey Medical School
Newark, New Jersey

Steven W. Brose, DO
Chief
Spinal Cord Injury and Disorders
Syracuse VA Medical Center;
Investigator
Department of Physical Medicine and Rehabilitation
Cleveland Functional Electrical Stimulation Center
State University of New York
Syracuse, New York

Thomas N. Bryce, MD
Professor of Rehabilitation and Human Performance
Icahn School of Medicine at Mount Sinai
New York, New York

Anne M. Bryden, MA, OTR/L
Director of Clinical Trials and Research
The Institute for Functional Restoration
Case Western Reserve University
Cleveland, Ohio

S. Shelby Burks, MD
Department of Neurosurgery
University of Miami Miller School of Medicine
Miami, Florida

Joseph S. Butler, PhD, FRCS
Division of Spine Surgery
The Rothman Institute
Philadelphia, Pennsylvania

Carolyn Campbell, MD, MS
School of Medicine
Division of Physical Medicine and Rehabilitation
University of Utah
Salt Lake City, Utah

Gregory T. Carter, MD, MS
Chief Medical Officer
St. Luke's Rehabilitation Institute
Spokane, Washington

Susan B. Charlifue, PhD
Senior Principal Investigator
Craig Hospital
Englewood, Colorado

David Chen, MD
Medical Director
Spinal Cord Injury Program
Shirley Ryan AbilityLab
Chicago, Illinois

Yuying Chen, MD, PhD
Professor
Department of Physical Medicine and Rehabilitation
University of Alabama at Birmingham
Birmingham, Alabama

Christine Cleveland, MD
Assistant Professor
Department of Physical Medicine and Rehabilitation
University of Pittsburgh
Pittsburgh, Pennsylvania

Rory A. Cooper, PhD
Director
Human Engineering Research Laboratories
VA Pittsburgh Healthcare System
FISA Foundation/Paralyzed Veterans of America Distinguished Professor
Department of Rehabilitation Science and Technology
University of Pittsburgh
Pittsburgh, Pennsylvania

Rosemarie Cooper, MPT, PT
Director
Center for Assistive Technology
UMPC Health System;
Faculty
Department of Rehabilitation Science and Technology
University of Pittsburgh
Pittsburgh, Pennsylvania

Kevin L. Dalal, MD
Assistant Professor
Department of Physical Medicine and Rehabilitation
University of Miami Miller School of Medicine
Miami, Florida

Rabih O. Darouiche, MD
VA Distinguished Service Professor

Departments of Physical Medicine and Rehabilitation, Medicine, and Surgery
Michael E. DeBakey VAMC and Baylor College of Medicine
Houston, Texas

Brandon Daveler, MS
Research Associate
Human Engineering Research Laboratories
VA Pittsburgh Healthcare System
Pittsburgh, Pennsylvania

Michael J. DeVivo, DrPH
Professor
Department of Physical Medicine and Rehabilitation
University of Alabama at Birmingham
Birmingham, Alabama

Michelle Didesch, MD
Attending Physician
Physical Medicine and Rehabilitation
Confluence Health
Wenatchee, Washington

Marcel P. J. M. Dijkers, PhD, FACRM
Research Professor of Rehabilitation Medicine
Icahn School of Medicine at Mount Sinai
New York, New York;
Professor of Physical Medicine and Rehabilitation
Wayne State University
Detroit, Michigan

Anthony F. DiMarco, MD
Investigator
Cleveland FES Center;
Professor
Department of Physical Medicine and Rehabilitation and Physiology and Biophysics
Case Western Reserve University
Cleveland, Ohio

John F. Ditunno, Jr., MD
Professor
Rehabilitation Medicine
Sidney Kimmel Medical College
Regional Spinal Cord Injury Center of the Delaware Valley
Thomas Jefferson University
Philadelphia, Pennsylvania

Jayne Donovan, MD
Clinical Chief of Outpatient Spinal Cord Injury Services
Kessler Institute for Rehabilitation
West Orange, New Jersey;
Clinical Assistant Professor
Department of Physical Medicine and Rehabilitation
Rutgers New Jersey Medical School
Newark, New Jersey

William H. Donovan, MD
Professor (Ret)
TIRR/Memorial Hermann
Texas Regional Spinal Cord Injury Center
McGovern/UT Medical School
Houston, Texas

V. Reggie Edgerton, PhD
Distinguished Research Professor
Departments of Integrative Biology and Physiology; Neurobiology; and Neurosurgery
University of California, Los Angeles
Los Angeles, California

Stacy Elliott, MD
Clinical Professor
Departments of Psychiatry and Urologic Sciences
University of British Columbia
Vancouver, British Columbia, Canada

Scott P. Falci, MD
Chief Neurosurgical Consultant
Craig Hospital
Englewood, Colorado

Michael G. Fehlings, MD, PhD, FRCSC, FACS
Vice Chair Research
Department of Surgery
University of Toronto
Head, Spinal Program
Toronto Western Hospital
University Health Network
Toronto, Ontario, Canada

Edelle C. Field-Fote, PT, PhD, FAPTA
Director
Spinal Cord Injury Research Program
Crawford Research Institute
Shepherd Center;
Professor
Division of Physical Therapy
Department of Rehabilitation Medicine
Emory University School of Medicine
Atlanta, Georgia

Adam E. Flanders, MD
Professor
Department of Radiology

Thomas Jefferson University
Philadelphia, Pennsylvania

Adam D. Fox, DPM, DO, FACS
Assistant Professor of Surgery
Section Chief, Trauma
Rutgers New Jersey Medical School;
Interim Trauma Medical Director
New Jersey Trauma Center at University Hospital
Newark, New Jersey

Tristan B. Fried, BS
Sidney Kimmel Medical College
Thomas Jefferson University
Philadelphia, Pennsylvania

Frederick S. Frost, MD
Professor and Chair
Department of Physical Medicine and Rehabilitation
Cleveland Clinic
Cleveland, Ohio

Parag Gad, PhD
Researcher
Integrative Biology and Physiology
University of California, Los Angeles
Los Angeles, California

Yury Gerasimenko, PhD
Professor
Pavlov Institute of Physiology
St. Petersburg, Russia;
Researcher
Integrative Biology and Physiology
University of California, Los Angeles
Los Angeles, California

Zoher Ghogawala, MD, FACS
Professor
Department of Neurosurgery
Lahey Hospital and Medical Center
Burlington, Massachusetts

Peter H. Gorman, MD, MS
Associate Professor and Division Chief
Division of Rehabilitation Medicine
Department of Neurology
University of Maryland School of Medicine;
Chief
Division of Rehabilitation Medicine
University of Maryland Rehabilitation and Orthopaedic Institute
Baltimore, Maryland

Harry G. Goshgarian, PhD
Professor
School of Medicine
Department of Ophthalmology, Visual and Anatomical Sciences (OVAS)
Wayne State University
Detroit, Michigan

Daniel Graves, PhD
Professor
Vice Chair for Research, Department of Rehabilitation Medicine
Sidney Kimmel Medical College
Philadelphia, Pennsylvania

Christine Hammer, MD
Department of Neurosurgery
Jefferson Health
Philadelphia, Pennsylvania

James S. Harrop, MD
Professor
Chief, Division of Spine and Peripheral Nerve Surgery
Neurosurgery Director of Delaware Valley SCI Center
Neurosurgery Director for Adult Reconstructive Spine
Vickie and Jack Farber Institute for Neuroscience at Jefferson
Jefferson University Hospital
Philadelphia, Pennsylvania

Amanda L. Harrington, MD
Assistant Professor of Physical Medicine and Rehabilitation
University of Pittsburgh;
Program Director, SCIM Fellowship
Director of Spinal Cord Injury Services
UPMC Rehabilitation Institute
Pittsburgh, Pennsylvania

Blaine L. Hart, MD
Professor Emeritus
Department of Radiology
University of New Mexico School of Medicine
Albuquerque, New Mexico

Clare Hartigan, PT, MPT
Program Manager Lower Extremity Robotics
Clinical Trials
Crawford Research Institute
Shepherd Center
Atlanta, Georgia

Jodie K. Haselkorn, MD, MPH
Director

Multiple Sclerosis Center of Excellence (MSCoE)
West
Veterans Health Administration;
Attending Physician
Rehabilitation Care Services
Veterans Affairs (VA) Puget Sound Health Care System;
Professor
Department of Rehabilitation Medicine
Adjunct Professor
Department of Epidemiology
University of Washington
Seattle, Washington

Robert F. Heary, MD
Professor
Department of Neurological Surgery
Rutgers New Jersey Medical School
Newark, New Jersey

M. Kristi Henzel, MD, PhD
Physiatrist
Louis Stokes Cleveland VA Medical Center
Spinal Cord Injury Center
Cleveland, Ohio;
Assistant Professor
Physical Medicine and Rehabilitation
Case Western Reserve University School of Medicine
Cleveland, Ohio

Marika J. Hess, MD
Assistant Chief
Spinal Cord Injury Service
VA Boston Health Care System
West Roxbury, Massachusetts

Lynda Hillman, DNP, ARNP, MSCN
National Clinical Nursing Director
Multiple Sclerosis Center of Excellence (MSCoE)
West
Veterans Health Administration;
Nurse Practitioner
Rehabilitation Care Services
Veterans Affairs (VA) Puget Sound Health Care System
Seattle, Washington

Nathan S. Hogaboom, PhD
Postdoctoral Fellow
Spinal Cord Injury Research
Kessler Foundation
West Orange, New Jersey;
Research Assistant Professor
Department of Physical Medicine and Rehabilitation
Rutgers New Jersey Medical School
Newark, New Jersey

Alice Hon, MD
Assistant Clinical Professor
Department of Physical Medicine and Rehabilitation
University of California Irvine
Orange, California

Beverly Hon, MD
Physiatrist
Department of Physical Medicine and Rehabilitation
JFK Johnson Rehabilitation Institute
Edison, New Jersey

Lee S. Hwang, MD
Department of Neurosurgery
Cleveland Clinic
Cleveland, Ohio

Charlotte Starnes Indeck, RN, MSN
Neurosurgical Assistant
Craig Hospital
Englewood, Colorado

Nanette C. Joyce, DO, MAS
Associate Clinical Professor
Department of Physical Medicine and Rehabilitation
University of California, Davis School of Medicine
Sacramento, California

Deepan C. Kamaraj, MD, MS
Research Associate
Human Engineering Research Laboratories
VA Pittsburgh Healthcare System
Pittsburgh, Pennsylvania

Stephen S. Kamin, MD
Associate Professor
Department of Neurology and Neurosciences
Rutgers New Jersey Medical School
Newark, New Jersey

Tanja Kari, MSc
Program Administrator
TRAILS (Technology, Recreation, Access,
Independence, Lifestyle, Sports)
University of Utah Health
Salt Lake City, Utah

So Kato, MD
Department of Orthopaedic Surgery
The University of Tokyo
Tokyo, Japan

Michael W. Keith, MD
Professor of Orthopaedic Surgery, Biomedical
Engineering, and Physical Medicine and
Rehabilitation
Department of Orthopaedic Surgery
MetroHealth Medical Center
Case Western Reserve University

Cleveland, Ohio

Tamara Kemp, MD
Plastic and Reconstructive Surgery
University of Washington
Seattle, Washington

Kari A. Keys, MD
Associate Professor
Plastic and Reconstructive Surgery
Section Chief, Plastic Surgery, Veterans Affairs Puget
Sound
University of Washington
Seattle, Washington

Kevin L. Kilgore, PhD
Professor of Orthopaedics
Case Western Reserve University
MetroHealth Medical Center
Cleveland, Ohio

Ronald C. Kim, MD
Medical Director
Section of Neuropathology
Department of Pathology and Laboratory Medicine
University of California Irvine Medical Center
Orange, California

Steven Kirshblum, MD
Senior Medical Officer and Director of Spinal Cord
Injury Services
Kessler Institute for Rehabilitation
West Orange, New Jersey;
Professor and Chair
Department of Physical Medicine and Rehabilitation
Rutgers New Jersey Medical School
Newark, New Jersey;
Chief Medical Officer
Kessler Foundation;
Chief Academic Officer
Select Medical Rehabilitation Division

John Paul G. Kolcun, BS
Department of Neurosurgery
University of Miami Miller School of Medicine
Miami, Florida

Andrei Krassioukov, MD, PhD, FRCPC
Professor
Chair of Rehabilitation Medicine
Department of Medicine
University of British Columbia;
Staff Physician
Spinal Cord Program
GF Strong Rehabilitation Centre
Vancouver, British Columbia, Canada

Christina Kwasnica, MD
Medical Director
Neurorehabilitation
Barrow Neurological Institute
Phoenix, Arizona

Bryan S. Lee, MD
Department of Neurosurgery
Cleveland Clinic
Cleveland, Ohio

Hyun Joon Lee, PhD
Scientist III
Department of Neurobiology and Anatomical Sciences
Neurotrauma Center, Neuro Institute
University of Mississippi Medical Center;
Director
Histology Core Lab
Research Service
G.V. (Sonny) Montgomery VA Medical Center
Jackson, Mississippi

John J. Lee, MD
Clinical Assistant Professor of Medicine
Physical Medicine and Rehabilitation
Cleveland Clinic
Cleveland, Ohio

Roland R. Lee, MD, FACR
Professor of Radiology
Chief of Neuroradiology
Director of MRI
Department of Radiology
University of California San Diego
VA San Diego Healthcare System
San Diego, California

Venessa Lee, MD
School of Medicine
Division of Physical Medicine and Rehabilitation
University of Utah
Salt Lake City, Utah

Vernon W. Lin, MD, PhD
Professor and Chief
Division of Physical Medicine and Rehabilitation
Department of Neurosurgery
University of Mississippi Medical Center;
Medical Director
Methodist Rehabilitation Center;
Staff Physician
G.V. (Sonny) Montgomery VA Medical Center
Jackson, Mississippi

Todd A. Linsenmeyer, MD
Director
Department of Urology

Kessler Institute for Rehabilitation
West Orange, New Jersey;
Professor, Departments of Physical Medicine and
Rehabilitation and Surgery
Division of Urology
Rutgers New Jersey Medical School
Newark, New Jersey

Mark A. Lissens, MD, PhD
Physical Medicine and Rehabilitation
Thomas More University College
Department of Biomedical Behavioural and Social
Studies
Faculty of Engineering Sciences
KU Leuven University
Geel and Leuven, Belgium

Lisa A. Lombard, MD
Medical Director
OhioHealth Rehabilitation Hospital;
Regional Medical Director
U.S. Physiatry LLC
Columbus, Ohio

Ravichandra A. Madineni, MD
Staff
Department of Neurosurgery
Jefferson Health
Philadelphia, Pennsylvania

David Mathes, MD
Professor
Plastic and Reconstructive Surgery
Division Chief, Plastic and Reconstructive Surgery
University of Colorado
Denver, Colorado

Amie (Jackson) McLain, MD
Chair and Professor
Department of Physical Medicine and Rehabilitation
University of Alabama School of Medicine
Spain Rehabilitation Center
Birmingham, Alabama

Maggie McNiece, MS, OTR/L
Inpatient Clinical Manager
Spinal Cord Injury Services
Kessler Institute for Rehabilitation
West Orange, New Jersey

Jay M. Meythaler, MD, JD
Professor
Department of Physical Medicine and Rehabilitation-
Oakwood
Wayne State University School of Medicine
Dearborn, Michigan

Leslie R. Morse, DO
Endowed Director of SCI Research
Craig Hospital
Englewood, Colorado

Mary Jane Mulcahey, PhD, OTR/L
Professor and Director of Research
Occupational Therapy
Jefferson College of Health Professions
Thomas Jefferson University
Philadelphia, Pennsylvania

Hamadi A. Murphy, MD
Research Fellow
Division of Spine Surgery
The Rothman Institute
Philadelphia, Pennsylvania

Mark S. Nash, PhD, FACSM
Professor
Departments of Neurological Surgery and Physical
Medicine and Rehabilitation
Principal Investigator
The Miami Project to Cure Paralysis;
Director of Research
Department of Physical Medicine and Rehabilitation
University of Miami Miller School of Medicine
Miami, Florida

Greg Nemunaitis, MD
Professor of Physical Medicine and Rehabilitation
Case Western Reserve University School of Medicine
Department of Physical Medicine and Rehabilitation
MetroHealth Rehabilitation Institute of Ohio
Cleveland, Ohio

Lauren Nieves, PT, MPT
Therapy Manager
Spinal Cord Injury Rehabilitation Program
Shepherd Center
Atlanta, Georgia

Satoshi Nori, MD, PhD
Postdoctoral Fellow
Division of Genetics and Development
Krembil Research Institute
University Health Network
Toronto, Ontario, Canada;
Assistant Professor
Department of Orthopaedic Surgery
Keio University School of Medicine
Tokyo, Japan

Christina V. Oleson, MD
Associate Professor
Rehabilitation Medicine
Sidney Kimmel Medical College

Regional Spinal Cord Injury Center of the Delaware
Valley
Thomas Jefferson University
Philadelphia, Pennsylvania

John O'Neill, PhD
Director
Employment and Disability Research
Kessler Foundation
East Hanover, New Jersey

Lisa Ottomanelli, PhD
Clinical Psychologist
Rehabilitation Outcomes Research Section, Research
Service
James A. Haley Veterans' Hospital;
Associate Professor
Department of Rehabilitation and Mental Health
Counseling
University of South Florida
Tampa, Florida

Melissa Patopea, OTR/L CDRS
Occupational Therapist/Certified Driver
Rehabilitation Specialist
Department of Rehabilitation Medicine
University of Washington Medical Center
Seattle, Washington

Allan E. Peljovich, MD, MPH
Director, Hand & Upper Extremity Clinic, Shepherd
Center
Instructor, Wellstar Atlanta Medical Center
Orthopedic Surgery Residency Program
The Hand & Upper Extremity Center of Georgia
Atlanta, Georgia

Tamra Pelleschi, OTR/L ATP
Occupational Therapist
Center for Assistive Technology
UMPC Health System
Pittsburgh, Pennsylvania

Julia M. P. Poritz, PhD
Assistant Professor
Department of Obstetrics and Gynecology
University of Texas Medical Branch
Galveston, Texas

Mari Perez-Rosendahl, MD
Clinical Assistant Professor
Section of Neuropathology
Department of Pathology and Laboratory Medicine
University of California Irvine Medical Center
Orange, California

Jennifer Piatt, CTRS, PhD
Associate Professor
School of Public Health
Department of Parks, Recreation, and Tourism
Indiana University
Bloomington, Indiana

Jeffrey Rosenbluth, MD
Medical Director
Spinal Cord Injury Unity
School of Medicine
Division of Physical Medicine and Rehabilitation
University of Utah
Salt Lake City, Utah

Sunil Sabharwal, MD
Chief of Spinal Cord Injury
VA Boston Health Care System;
Associate Professor of Physical Medicine and
Rehabilitation
Harvard Medical School
Boston, Massachusetts

Sue Sandwick, PT, DPT, NCS
Physical Therapist
University of Utah Health
Salt Lake City, Utah

Nehaw Sarmey, MD
Department of Neurosurgery
Cleveland Clinic
Cleveland, Ohio

Dimitry Sayenko, PhD
Scientist, Assistant Professor
Department of Neurosurgery
Houston Methodist Research Institute
Houston, Texas

William M. Scelza, MD
Craig Hospital
Englewood, Colorado;
Clinical Associate Professor
Department of Physical Medicine and Rehabilitation
University of Colorado School of Medicine
Denver, Colorado

Richard Schein, PhD, MPH
Research Health Scientist
Department of Rehabilitation Science and Technology
University of Pittsburgh
Pittsburgh, Pennsylvania

Gregory D. Schroeder, MD
Assistant Professor
Division of Spine Surgery
The Rothman Institute
Philadelphia, Pennsylvania

Andrew L. Sherman, MD, MS
Professor and Vice Chair
Department of Physical Medicine and Rehabilitation
University of Miami Miller School of Medicine
Miami, Florida

Alicia Sloan, MPH, MSW, LICSW
Research Coordinator and Clinical Social Worker
Multiple Sclerosis Center of Excellence (MSCoE) West
Veterans Health Administration; Rehabilitation Care
  Services
Veterans Affairs (VA) Puget Sound Health Care
  System
Seattle, Washington

Ryan Solinsky, MD
Attending
Department of Physical Medicine and Rehabilitation
Spaulding Rehabilitation Hospital
Boston, Massachusetts

Michael Stillman, MD
Clinical Associate Professor
Departments of Internal Medicine and Rehabilitation
  Medicine
Sydney Kimmel Medical College
Philadelphia, Pennsylvania

Dobrivoje S. Stokic, MD, DSc
Director of Research
Methodist Rehabilitation Center;
Affiliate Professor
Department of Neurobiology
University of Mississippi Medical Center
Jackson, Mississippi

Andrea Sundaram, MA
Research Associate
Human Engineering Research Laboratories
VA Pittsburgh Healthcare System
Pittsburgh, Pennsylvania

Keith E. Tansey, MD, PhD
Professor
Department of Neurosurgery
Department of Neurobiology and Anatomical Sciences
Neurotrauma Center, Neuro Institute
University of Mississippi Medical Center;
Senior Scientist
NeuroRobotics Lab
Center for Neuroscience and Neurological Recovery
Methodist Rehabilitation Center;
Physician
Spinal Cord Injury Medicine and Research Services
G.V. (Sonny) Montgomery VA Medical Center;
President
American Spinal Injury Association
Jackson, Mississippi

Daniel Tarazona, MD
Research Fellow
Division of Spine Surgery
The Rothman Institute
Philadelphia, Pennsylvania

Jessica Taylor, OTR
Occupational Therapist
Jackson Memorial Hospital
Miami, Florida

Emily Teodorski, BS
Clinical Coordinator
Human Engineering Research Laboratories
VA Pittsburgh Healthcare System
Pittsburgh, Pennsylvania

Florian P. Thomas, MD, MA, PhD, MS
Professor Emeritus
Department of Neurology
St. Louis University School of Medicine;
Founding Chair and Professor
Department of Neurology
Seton Hall-Hackensack Meridian School of
  Medicine;
Chair, Neuroscience Institute;
Chair, Department of Neurology;
Director, Multiple Sclerosis Center;
Director, Hereditary Neuropathy Foundation Center
  of Excellence
Hackensack University Medical Center
Hackensack, New Jersey

Tricia Thorman, MOT, OTR
Occupational Therapist
Center for Assistive Technology
UMPC Health System
Pittsburgh, Pennsylvania

Kathryn Tortorice, Pharm D, BCPS
National PBM Clinical Pharmacy Program Manager
National Pharmacy Benefits Management Services
U.S. Department of Veterans Affairs
Hines, Illinois

Ronald Triolo, PhD
Associate Professor of Orthopedics and Biomedical
  Engineering
Case Western Reserve University;
Senior Career Research Scientist
Louis Stokes Cleveland Department of Veterans
  Affairs Medical Center
Cleveland, Ohio

Alexander R. Vaccaro, MD, PhD, MBA
President and Department Chairman
Division of Spine Surgery
The Rothman Institute

Philadelphia, Pennsylvania

Lauren F. Vernese, DO
Department of Physical Medicine and Rehabilitation
Northwestern Feinberg School of Medicine
Chicago, Illinois

Lawrence Cabell Vogel, MD
Chief Pediatrics Emeritus
Shriners Hospitals for Children;
Professor
Department of Pediatrics
Rush University
Chicago, Illinois

Tobias N. von Bergen, MD
Department of Orthopedic Surgery
Wellstar Atlanta Medical Center
Atlanta, Georgia

Heather W. Walker, MD
Medical Director
Encompass Health Rehabilitation of Charleston;
Affiliate Associate Professor
Neurosciences Program Director
HealthSouth Rehabilitation Hospital of Charleston
North Charleston, South Carolina;
Clinical Associate Professor
Department of Neurosciences
Medical University of South Carolina
Charleston, South Carolina

Christine Wang, BA
University of Washington School of Medicine
Seattle, Washington

Jing Wang, MD, PhD
Associate Professor
Departments of Anesthesiology, Perioperative
  Care, and Pain Medicine *and* Neuroscience and
  Physiology
NYU Langone Health
New York, New York

Michael Y. Wang, MD, FACS
Professor
Departments of Neurosurgery and Rehabilitation
  Medicine
University of Miami Miller School of Medicine
Miami, Florida

Ann Marie Warren, PhD
Co-Director of Trauma Research Center
Division of Trauma
Acute Care and Critical Care Surgery
Baylor Scott and White Health Baylor University
  Medical Center
Dallas, Texas

William D. Whetstone, MD
Clinical Professor
Department of Emergency Medicine
University of California
San Francisco, California

Steve Williams, MD
Professor
Chair, Department of Rehabilitation Medicine
Dean, Jefferson College of Rehabilitation Science
Sydney Kimmel Medical College
Philadelphia, Pennsylvania

James Wilson, DO
Physiatrist
MetroHealth Medical Center
Cleveland, Ohio

Peter Yonclas, MD
Associate Professor
Director of Trauma Rehabilitation
Department of Surgery
Vice Chair of Clinical Affairs
Department of Physical Medicine and Rehabilitation
Rutgers New Jersey Medical School
Newark, New Jersey

Henry S. York, MD
Assistant Professor
Division of Rehabilitation Medicine
Department of Neurology
University of Maryland School of Medicine;
Director
Spinal Cord Injury Unit
University of Maryland Rehabilitation and
  Orthopaedic Institute
Baltimore, Maryland

Jeanne M. Zanca, PhD, MPT
Senior Research Scientist
Spinal Cord Injury Research
Kessler Foundation
West Orange, New Jersey
Research Associate Professor
Department of Physical Medicine and Rehabilitation
Rutgers New Jersey Medical School
Newark, New Jersey

Kathy Zebracki, PhD
Chief of Psychology
Shriners Hospitals for Children;
Adjunct Associate Professor
Northwestern University Feinberg School of Medicine
Chicago, Illinois

Xiaoming Zhang, PhD
Research Engineer
Cleveland Clinic Foundation
Cleveland, Ohio

译者前言

时移世易，变法宜矣。脊髓损伤医学作为一门次级医学学科，随着现代科技及医学的发展，也在以前所未有的速度不断变革和进步。耳闻目见，脊髓损伤的流行病学、分类、手术介入、预后、并发症的治疗措施、新影像学技术、康复等较之前有很大的不同。因此，必须建立新的标准以供参考。这即是此书出版的缘由。

本书由脊髓损伤领域诸多专家合力编纂而成。编者长期从事脊髓损伤相关工作，曾著有 *Spinal Cord Medicine, 2e* 和 *Spinal Cord Medicine: Principles and Practice, 2e* 等，均备受好评。本书共七篇60章，图文并茂，内容丰富翔实，既涵盖脊髓损伤概念、管理、手术、药物、神经肌肉骨骼护理、康复，又阐述了正在发生的显著进步与创新。本书可读性强，以更加细致精准的角度来理解脊髓损伤、指导临床治疗，为读者提供广阔的视野，可供脊髓损伤医学实践者、研究人员、学生等参阅。参译人员多为脊髓损伤治疗与康复领域具有海外学习经历的中青年医师和学者，他们为本书的翻译工作付出了大量心血，如有不足之处欢迎批评指正。

王艳华　高　峰　许庭珉

原书前言

作为 *Spinal Cord Medicine, 2e* 和 *Spinal Cord Medicine: Principles and Practice, 2e* 这两本书的著者，我们很高兴能够继续担任全新第 3 版的主创人员。本书将为脊髓医学领域的从业者、研究人员及学生们提供独特、先进，并以临床为中心的参考资料。

自第 2 版出版以来，脊髓医学领域继续以前所未有的速度发展。我们看到，脊髓损伤的流行病学发生了重大变化。例如，损伤的年龄和病因；用重新格式化的工作量表更新了脊髓损伤的分类；关于创伤后外科干预的新概念；对预后的更多了解和澄清；治疗医学并发症的新药物和外科干预措施；正在改变的成像技术和康复技术的进步等。鉴于这些变化，显然需要更新参考资料，以了解影响脊髓损伤患者的护理和总体生活质量在科学、治疗和技术方面的进展。

我们感到自豪的是，第 3 版合并了前两版中最重要的内容，并采纳了我们同事的许多建议。主题涵盖了影响脊髓的创伤性和非创伤性疾病，遵循了脊髓损伤医学委员会亚专业资格认证的蓝图。

我们选择脊髓医学最重要的进展和创新进行介绍。新版本共七篇 60 章，包含了数百张图表。这是一项巨大的联合工作，涉及许多来自该领域非常受尊敬的学术及临床组织的贡献者。

没有任何文字能充分表达我们对编辑们的赞赏，他们不知疲倦地协助确定作者、编辑书稿来帮助这个项目走上正轨。同样，我们非常感谢作者们分享他们专业的知识和经验。感谢我们的读者，他们寻求扩大自身在脊髓医学方面的知识。最重要的是，我们对脊髓损伤患者的信任感到谦卑。

我们一如既往地欢迎来自脊髓医学及整个医学界、科学界同行的反馈意见。

Steven Kirshblum, MD

Vernon W. Lin, MD, PhD

致　谢

谨以此书献给我的母亲 Beverly 及父亲 Judah，他们共同教导我：没有慈悲，知识就是无用的。献给我的祖父 Rabbi Max Kirshblum，他向我灌输了照护他人的重要性，尤其是那些没有得到照顾的人。献给我的导师们，他们慷慨地分享了他们的智慧；以及 SCI 专科医生和住院医生，他们相信我能指导他们的临床成长。我从他们身上学到了很多。献给我在 Kessler 康复研究所和 Rutgers New Jersey 医学院的同事，感谢他们坚定的支持。献给我的患者，他们持续启发我并使我的工作充满意义。最重要的，献给我的妻子 Anna 和孩子们，Aryeh、Sepha、Rena、Jonathan 和 Max，他们使我的生活充满意义。

Steven Kirshblum, MD

谨以此书献给我的父母 Hanchung Gregory 医师和 Peilan Grace Lin 医师，他们致力于在中国台湾地区预防和消灭结核病；献给我的外祖母 Sarah Mao Chao；献给我的妻子 Chunying Grace 和孩子们，Jang-En Sarah、Jang-Der Daniel 和 Jang-Ai Rebecca，他们赋予了我生活的意义；献给我的导师、同事和患者，他们总是激励我创新、协作、解决问题，并为致残的人类疾病的预防和治疗提供最好的照护。

Vernon W. Lin, MD, PhD

目　录

第一篇　总　论

第二篇　脊髓损伤急性期管理与手术处理

第三篇　医疗管理

第四篇　神经和肌肉骨骼护理

第五篇　脊髓康复

第六篇　脊髓研究的新进展

第七篇　基于系统的脊髓医学实践与专题

第一篇

总 论
Introduction

第 1 章

脊髓医学的历史
History of Spinal Cord Medicine

John F. Ditunno, Jr.　William H. Donovan　Christina V. Oleson　著

一、概述

在这段穿越脊髓损伤（spinal cord injury，SCI）医学史的旅程中，我们考察了三个不同的时期。第一个时期的特点是盛行"不治疗"哲学，从古代一直到 19 世纪，人类历史上首次出现了麻醉学、外科手术和控制感染等方面的进步，使严重神经创伤的生存成为可能。在 1914 年爆发的第一次世界大战（简称"一战"）中所出现的大规模伤亡为军事医学带来了极大的挑战，并使下一个历史时期以有组织地恢复伤员的健康和功能为特征。我们将对这个阶段进行深入探索，因为它标志着 SCI 综合医疗康复方法的起源。为了适应 20 世纪战争的要求，新出现的矫形外科学和神经外科学发展了分类医疗的模式，通过体能训练和对职业和娱乐能力的关注，将急性内科和外科治疗与系统的功能恢复结合起来。在人文和科学领域，体育训练（即后来的物理医学和康复学）的先驱们在"一战"期间创建了重建（康复）医院，建立了根据残疾严重程度对伤员进行分诊的标准，并为康复设施、设备和工作人员制订了指南。"一战"中，外周神经损伤中心采用的这种整体方法进一步为未来的 SCI 中心提供了模式。SCI 中心的先驱们通过对急性医疗并发症的创新治疗，整合了从分类医疗中学到的功能恢复，并证明 SCI 是一种需要治疗的疾病。在第二次世界大战（简称"二战"）中遭受 SCI 的退伍军人，通过膀胱和皮肤并发症的预防，以及恢复活动能力、自我护理、回归家庭和工作而存活下来，这标志着一场医学革命。

我们第三阶段的旅程是探究组织和资助机构在 SCI 医学发展中的作用。在"一战"和"二战"期间，医生和研究人员的工作受到了致力于患者医疗、教育和研究的组织的热情支持。国际组织拓展了 SCI 医学的前沿，制订了神经学评估的标准，并阐述了 SCI 中心的主要特点，即从损伤到终身随访的医疗，构建数千名研究对象的大型数据库，以及制订专业认证的标准。患者的参与对这些患者医疗和研究的发展至关重要。在美国，军队和退伍军人设施的综合治疗具有强有力的经济基础，工人补偿计划中的一些保险公司将患者转介到综合 SCI 中心。这种一定程度上的支持得到了充分体现，在 20 世纪 30—40 年代成立了第一个美国 SCI 中心（波士顿）。英国和加拿大等国家通过提供国家卫生服务，为退伍军人和平民提供更统一的医疗系统。

二、SCI 治疗的早期历史（1916 年之前）

无论关注的是 SCI 还是其他医学领域，为了看清我们现在和未来所面临的成就和挑战，对过去有一个全面的认识是至关重要的。正如 George Santayana（1863—1952 年）所说，"进步……取决于传承……那些不能记住过去的人终将重蹈覆辙"[1]。治疗 SCI 患者的医生应该了解它的有趣历史，这可以追溯到 1862 年美国古埃及学家发现并命名的"Edwin Smith 纸莎草"古老医学文献[2]。正如 Hughes 所解释的：①这份古埃及的纸莎草是现存的第一个已知的可以被称为科学文献的记录；②它是第一个已知的重要医学论著；③它是第一个与创伤

有关的医学文献；④它是第一个记载 SCI 病例的文献[3]。1799 年发现的罗塞塔石碑包含了与纸莎草相同的象形文字，以及人口统计学和古希腊文字（现收藏于大英博物馆），使 Breasted（译者注：美国古埃及历史学家及考古学家，1865—1935 年）能够将纸莎草纸上的内容从象形文字翻译成希腊文并最终翻译成英文。其中描述了两个明确的 SCI 病例，在该描述中，作者（可能是 Imhotep）建议完全不治疗这种疾病，并称"这是一种不能治疗的疾病"。鉴于他所描述的战争条件，当然没有能够使这样一名受伤的士兵重返岗位的治疗方法。不幸的是，这种绝望的态度持续了几千年，正如 Hippocrates、Galen 和中世纪医生的著作中所反映的那样，近期的一篇文章对此进行了仔细研究[4]。直到 19 世纪初期，医学的复兴才使人们对 SCI 产生了兴趣，支持手术干预的 Astley Cooper 爵士和不支持手术干预的 Charles Bell 爵士之间的争论就是一个例子[5]。

近代一些著名 SCI 患者的例子包括：Horatio Nelson 勋爵（1758—1805 年）在特拉法加战役中被狙击手击中，导致胸段 SCI；美国第 20 任总统 James A. Garfield（1831—1881 年）遭到暗杀，导致腰部 SCI，此后他存活了 80 天，但最终由于没有延长生命的有效手段而死亡；还有 George Patton 将军（1885—1945 年），因机动车事故导致颈段 SCI，由于无法治愈瘫痪，他拒绝了所有的治疗，并在不久后去世。这些案例展示了一直持续到 20 世纪的令人气馁的医疗状态。

同时，必须要识别出随后出现进展的重要前提，因为除非我们在科学方面克服了某些障碍，否则 SCI 的治疗不可能达到挽救生命、延长生命及改善生活质量（quality of life，QoL）的目的。在这段时间内，以下领域取得了重大的进展：19 世纪中后期和 20 世纪初，微生物学领域的发现 [如 Pasteur（1832—1895 年）和 Koch（1843—1910 年）] 证明，疾病是由微生物引起的，并且可防可治，尤其可通过药物来治疗 [如 Lister（1827—1912 年）、Halstead（1852—1922 年）和 Fleming（1881—1955 年）]；麻醉领域的发现 [如 Davy（1778—1829 年）、Morton（1819—1858 年）和 Snow（1813—1858 年）] 使得有创操作能够在无痛和规范操作的情况下进

行；在血液学领域，输血成为一种安全的选择 [如 Landsteiner（1868—1943 年）和 Weiner（1907—1976 年）]；影像学领域的发现，如 X 线 [Roentgen（1845—1923 年）]、CT[Oldendorf（1925—1992 年）] 和磁共振成像（MRI-Tesla Unit 1956）[6]。

此外，手术治疗也有了进步，Damadian 和 Reid 的发现既方便了诊断，又提高了手术操作的准确性，同时减少并发症、改善了预后。

手术治疗包括 Crutchfield（1900—1972 年）、Nickel（1918—1993 年）等倡导的闭合性，以及 Harrington（1911—1980 年）、Dubouset 等倡导的开放性复位和固定。然而，这些方法一直未被应用到 SCI 患者身上，直到一些先驱的出现，他们认识到有很多可行的方法可以应用到 SCI 患者的治疗中，从而延长患者的生命、促进健康、提高生活质量，并使其能够重新参与社会[7]。这些人在"一战"后的一个世纪里促进了该领域的进步，包括 Donald Munro（1898—1978 年）、Ludwig Guttmann 爵士（1899—1980 年）、Harry Botterell（1906—1997 年）、Al Jousse（1910—1993 年）、Ernest Bors（1900—1990 年）、Estin Comarr（1915—1996 年）、John Young（1919—1990 年）和 Alain Rossier（1930—2006 年）。

三、SCI 康复（1916 年至今）起源于德国和北美

通过康复训练使大量重度残疾患者功能恢复起源于"一战"，并用英文记录在文献和物理治疗手册中[8]，这些文献描述了英国、加拿大和美国部队的医疗标准[9]。McKenzie 和 Deavers 的研究表明，治疗性训练，包括肌力弱或部分瘫痪肌肉的分级肌力强化训练、肢体活动、步行训练、自我护理、舞蹈、体育运动及职业和体育训练使成千上万的受伤士兵恢复了功能[8, 10]。

最近历史学家发现，在德国文献中记录的起源于泡温泉并被德国神经学家、神经外科医生（包括"一战"之前和期间的 Heinrich Frenkel 和 Otfrid Foerster，以及"二战"后的 Guttmann[11]）采用的运动治疗有着悠久的历史。在"一战"中，德国对 SCI 幸存者的医疗护理比英语国家先进，SCI 死亡率证明了这一点：德国部队为 33%[12]，美国部队则

为 80%[5]。

在他们对创伤性脊柱损伤治疗的分析中，Weiner 和 Silver 引用了 O. Marburg 于 1915 年在维也纳建立的脊柱部门。

神经病学的 Marburg 教授在维也纳建立了脊柱部门，该团队由泌尿学、神经病学、神经外科和矫形外科的专家组成。他描述了监督护理人员和监测患者膀胱的重要性。他将理疗纳入该治疗方案，并努力使患者康复[12]。

Foerster 是一名训练有素的神经科医生，他研究了运动对神经系统疾病患者功能恢复的影响，并将神经学领域的研究从诊断拓展到实际治疗[11, 13]。"一战"期间，身为 Breslau 军队医院的内科主任，他将自己对神经科学的认识应用于手术中，将他自己训练成为一名神经外科医生。1914 年战争爆发时，Foerster 被任命为第六陆军兵团的顾问医生和 Breslau 阵地的 Festungslazarett（军队医院）主任医生，一直到 1920 年。在 4 年的时间里，Foerster 治疗了成千上万的枪伤所致的神经系统损伤患者。他报道了共计约 4000 例与战争有关的外周病变和 400 例脊髓病变患者。战争期间的这一丰富经历使从未正式接受过外科医生培训的 Foerster 有了对神经系统进行手术干预的认识[11]。

Foerster 使人们认可了手术干预的效果，例如神经根切断术可减轻严重痉挛，这有助于重新训练一些患者的行走功能[14]。他关于周围神经病变物理治疗恢复功能的工作被 Guttmann 引用为神经系统疾病康复的典范[15]。1931 年，Foerster 发表了关于皮节的经典论著，这成为 SCI 再生研究的主要指标之一：脊髓损伤神经学分类国际标准（International Standards for Neurological Classification of Spinal Cord Injury，ISNCSCI）[16]。

正如 Silver 所指出的[12, 17]，德国传统的治疗性运动加上 Foerster 开创的神经病学物理治疗[13]，在 1939 年他从德国逃到英国之前指导了 Ludwig Guttmann 爵士 10 年，必定影响 Guttmann 积极将物理治疗融合到 SCI 治疗中[18]。Guttmann 在他的 SCI 教科书（1973 年）中经常引用 Foerster 关于肌肉和感觉的测试方法，但这不是 SCI 物理治疗和康复的起源。Rusk 和 Guttmann 在"二战"后的全面康复历史中经常被同时提及，但没有证据表明他们通过引文正式承认对方。然而，Deaver 的出版物涵盖了"一战"和"二战"，Rusk 在他的自传中描述了他所倡导的康复理念[19]，他首先教截瘫患者走路，Guttmann（1973 年）引用了他在纽约市残疾人研究所（1938—1947 年）的工作。Guttmann 还在美国将 Deaver 的身体康复理念与 Munros 所倡导的就业安置联系起来[20]。

在其早期出版物（1946 年）中，Guttmann 强调了身体恢复的重要性，他将其描述为预防身体正常部位的萎缩、挛缩和代偿性训练，以达到最高水平的柔韧性（图 1-1）。在他的第一篇论文[18]的介绍中，他的物理医学同事们提到他们与一位神经结构和功能专家建立的友好合作关系。Guttmann 的综合治疗方法将身体恢复与关注全身营养、SCI 的心理方面、皮肤、膀胱和肠道管理相结合。他对 SCI 康复的富于创见的综合管理显著提高了患者的生存率，并成为此后脊柱科的医疗标准和 SCI 医生专业知识的基础。此后，Guttmann 从骨科、泌尿外科、全科医学和儿科等多个专业招聘 SCI 医生。除了在英国首创 SCI 综合医疗的这一模式外，他还创办了《截瘫》杂志和国际截瘫医学会（International Medical Society of Paraplegia，IMSoP），以进一步研究和传播脊髓患者护理方面的新发现。他还负责英国皇家内外科医生学会对 SCI 专业培训的认证。Guttmann 在 20 世纪后半叶对全世界脊柱部门的发

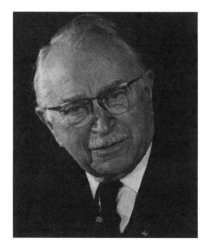

▲ 图 1-1　**Guttmann Tribute**

（引自 Frankel HL. The Sir Ludwig Guttmann Lecture 2012: the contribution of Stoke Mandeville Hospital to spinal cord injuries. Nature News. *Spinal Cord*. 2012;50: 790-796. https://www.nature.com/articles/sc2012109）

展和截瘫患者训练的影响，理所当然地为他赢得了"SCI 医疗之父"的称号。虽然以 Foerster 的理念和德国传统健身和体育锻炼为背景，但 Guttmann 别出心裁地将这些原则应用于重度残疾的患者，特别是 SPI 患者，这也启发了残奥会运动。他的成就用他自己的话记录就是："如果我在我的医疗生涯中做了一件好事，那就是将体育引入脊髓损伤患者和其他重度残疾患者的治疗和康复计划"[21]。在世界卫生组织承认参与体育是全面照顾残疾人的一个基本要素之前，他首先提出参与体育也是参与社会。

在北美，骨科和神经外科医生及后来在军队或退伍军人医院从事亚急性和慢性医疗的泌尿科医生都积极应对 SCI 患者的总体需求中所面临的挑战。接受过儿科、呼吸科、物理医学和康复初级培训的医生也遇到了类似的挑战，首先是脊髓灰质炎的综合管理，后来便是 SCI。

骨科手术更关注的是手术管理和术后康复，物理治疗和职业培训的起源可追溯到"一战"中波士顿马萨诸塞州总医院（MGH）的 Joel Goldthwait。Goldthwait 担任 MGH/ 哈佛矫形外科主任、美国远征军骨科处处长，并与 Frank Granger 共事，Frank Granger 在法国和美国的重建（康复）医院任物理治疗医生（后来的理疗师）[9]。Granger 曾是 Walter Reed 医院物理治疗部门的负责人，他曾创建波士顿城市医院（BCH）的物理治疗部门，也就是此后的 Munros 脊柱部门。Paul Magnuson 是一位跨越两次世界大战的矫形外科医生，他与 John Stanley Coulter 合作，在"二战"后率先在退伍军人管理局设立康复病房，后来在 1960 年成立了芝加哥康复研究所[7]。

胸椎和颈椎骨折及 SCI 后的脊柱内固定手术有利于恢复脊柱稳定性，进行早期活动和康复[22]。1962 年，Paul Harrington 开发了金属棒固定矫正小儿麻痹症和其他神经肌肉疾病中的脊柱侧凸，随后将其应用于 SCI[5]。Rancho Los Amigos 医院在 Jacqueline Perry 和 Vern Nickel 的领导下，率先在脊髓灰质炎患者中实现了 halo 架固定，后来将其应用于颈段 SCI[23]。随着 20 世纪 70 年代创伤中心与急性 SCI 单元的一体化发展，西北大学的骨科医生将康复带入急诊室和急性医疗环境，这一理念极大地

促进了 SCI 示范系统的发展[24]。虽然大多数神经外科医生对急性手术治疗更感兴趣，但 Donald Munro 和 Harry Botterell 除外。Munro 被认为在美国 BCH[5] 创建了第一个综合性 SCI 单元（图 1-2）。

Munro 所接受的训练包括 1916 年由 Charles H. Frazier 指导的在费城为期 1 年的神经外科训练，这可能是他第一次接触物理治疗（物理医学）在神经创伤中的应用。McKenzie 是美国第一位物理医学教授，1906 年 McKenzie 为 Frazier 的孩子做了浅浮雕，所以他们成了好友。而且，由于当时宾夕法尼亚大学只有 12 个教授职位，而 Frazier 是医学院的院长，因此 McKenzie 和 Frazier 很可能对彼此的工作非常熟悉[7, 25]。

Munro 第二次步入公众视野是在 1929 年，他在 BCH 建立了神经外科服务机构，1 年后 Frank Granger 在 54 岁时去世。Granger 和宾夕法尼亚大学的 McKenzie 一样，从 1908—1928 年在 BCH 开发并领导了物理医学项目，在塔夫茨大学和哈佛大学也均有学术任职。1918 年被指派到军队时，他被认为是该领域的国内知名先驱，完全有资格向军队介绍这种新形式的治疗，即物理治疗[26]。他的物理治疗部门被同事认为是全国最重要的，Munro 是这些治疗师和物理治疗前辈的继承人，尽管他们在他的出版物中没有被提及。

Munro 是脊髓损伤者全面康复的首创者，许多

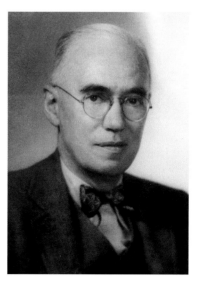

▲ 图 1-2　**Donald Munro**
由 *Journal of Spinal Cord Medicine* 提供

人认为他是 SCI 医疗的始祖之一 [5, 27]。他通过定时引流减少膀胱感染的创新方法（通过间歇性放水和排空装置引流膀胱）引起了 Guttmann 的注意，Guttmann 经常赞扬和引用他的成果 [20]。他对预防压力性损伤给予了极大的关注，包括每小时为患者翻身，以及预防皮肤浸渍的精心护理。在特定的病例中采用了神经根切断术，以减轻痉挛状态，使患者更容易翻身，并教会患者使用支具行走。在他们的 SCI 单元，Botterell 和 Jousse（1946 年）模仿了 Munro 和 Deaver 工作的方法，并提倡神经根切断术和步态再训练。与 Munro 一样，目标是在可能的情况下恢复行走，程序描述如下。

再训练计划分为五个部分，但实际上在各个阶段存在大量重叠：床、轮椅、体能训练和支具步行准备、双杠步行和锻炼、带支具的拐杖步行 [28]。

在哈佛大学，Munro 沿袭 MGH 的 Goldthwait 和 BCH 的 Granger 的传统，开创了恢复性治疗创伤患者的先河。他以治疗尿脓毒症和预防压力损伤（当时被称为压疮）的方法在 SCI 领域开辟了新天地，这一切打动了 Guttmann。Munro 的努力使他获得了美国截瘫协会年度指定讲座的荣誉。"Munro 通过结合物理康复（包括肠道和膀胱管理及物理治疗和职业治疗），以及解决患者复杂的社会经济需求，显著改善了患者预后。在美国，他的脊柱单元已成为 SCI 医疗的典范"[29]。

Harry Botterell 是一名训练有素的神经外科医生，1945 年与 Al Jousse 合作在加拿大多伦多的 Lyndhurst 建立了首个 SCI 中心。Botterell（1946 年）参考 Deaver 和 Munro 的工作做为他在加拿大 SCI 单元的基础。早在 20 世纪 30 年代，他就表示对恢复几名不完全 SCI 患者的功能感兴趣，并且和 Munro 一样，在大多数医生悲观对待的时候，他仍保持积极乐观的态度 [5, 20, 30]。然而，1945 年他从法国的基地医院回到多伦多 Christie 医院时，却遇到了许多在"二战"中瘫痪的退伍军人 [31]。在 18 个月的时间里，Botterell 建立了一个脊髓中心，并招募了专门从事物理医学和康复（PM&R）的 Jousse 来指导 Lyndhurst 中心未来的 30 年（1945—1975 年），他们共同发表了研究结果。

这项工作是在 Munro、Deaver 和（M.E.）Brown……

的工作基础上发展起来的。1945 年夏天，约 200 名截瘫患者聚集在加拿大境内的四个中心。1945 年 2 月 3 日至 1946 年 6 月 1 日，共有 103 名来自军队的创伤后截瘫患者在 Christie St. 医院和多伦多的 Lyndhurst Lodge 接受治疗 [28]。

如 Deaver [28, 32-34] 报道，Botterell 和 Jousse 采用了 Munro 的医疗管理，包括频繁翻身以防止压力性损伤，间歇引流以防止膀胱感染，以及拐杖行走和日常生活活动康复训练（图 1-3 和图 1-4）。Botterell 主张在训练患者使用拐杖或独立行走时进行神经根切断术以减少痉挛。在 Deaver 与 Rusk [30] 一起搬到纽约大学之前，Jousse 与 Deaver 在纽约的残疾人医院度过了几个月（1945 年 4—6 月）。英国 SCI 先驱者 Guttmann 在国际著名的 Stoke Mandeville 中心工作，1944 年发表了他的第一篇研究成果，1973 年出版了他的教科书，其中也引用了 Munro 和 Deaver 在这期间的重要贡献 [20]。

Lyndhurst 中心独一无二的特点和贡献是成立了加拿大截瘫协会（Canadian Paraplegic Association，CPA），促进国家不断发展 SCI 医疗事业。CPA 成立于 1946 年，由 1942 年因外伤致脊髓损伤的退伍军人 John Counsel 领导，Jousse 和 Botterell 也加入了其中。这三位有远见的人选择了"聪明利己"的策略，以确保未来医疗护理的连续性 [31]。他们主张政府支持所有 SCI 患者，不仅仅是退伍军人，还包括妇女和儿童，因为他们认识到战后退伍军人和医院工作人员的数量将减少，但新受伤的平民将一直存在，维持这部分患者的服务是关键 [7]。

在泌尿科医生 Ernest Bors 和他的神经外科同事 Estin Comarr 领导下，退伍军人医院的脊柱单元受到了格外重视（图 1-5）。他们对神经源性膀胱分类做出了重要贡献，该分类方法以他们的名字命名。Guttmann（1973 年）指出他完全同意 Bors 治疗神经源性膀胱的方法 [35]。由于战前 Munro 建立脊柱单元的影响，Bors 和 Comarr 在"二战"期间的军队和后来的退伍军人管理局（Veterans Administration，VA）医院建立了脊柱单元 [4, 5]。然而，Bors 始终坚持他在 20 世纪 20 年代瑞士和德国的早期训练期间形成的 PM&R 理念。Bors 和 Guttmann 一样，都是犹太难民，1938 年 Bors 从布拉格移民到美国，而

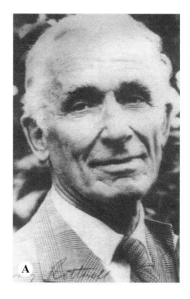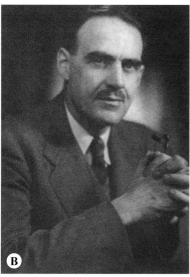

◀ 图 1-3 **Harry Botterell（A）**和 **Al Jousse**
（B），加拿大第一个脊髓中心的创始人（1945
年）

图片分别由 William Geisler 博士和 G. Kenneth
Langford, Sr. 家族提供

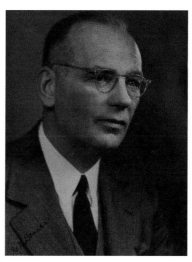

▲ 图 1-4 **George G. Deaver：SCI 康复先驱（"一战"和"二战"期间）**

图片由纽约大学 Lillian 和 Clarence de la Chapelle 医学档案馆提供

Guttmann 则在 1939 年从德国移民到英国[27]。

正如 Bors 所说："我过去在解剖学、外科学和泌尿学方面的正式培训是有价值的；这些有利因素加快了我对基础神经学的学习，以及除泌尿学以外的手术操作的实施，并使我理解物理医学、矫正和作业疗法中多种方法可能有助于患者的康复[36]。"

Bors（1967 年）强调了脊髓单元独立性的重要意义，因为它需要团队合作的方法，不应该由某一个部门主导。这种综合了医学和康复的 SCI 分类处理方法，在退伍军人医院得到了改进。Paul Magnuson 开创了 VA 康复理念，尤其是在大学环境中，它是由理疗师 John Stanley Coulter、George Deaver、Frank Krusen 和 Howard Rusk[37-39] 提出的。

被引用最多的 SCI 医学历史专家 John Russell Silver 称赞了 Bors 开发的 VA 体系，并表示 Bors 使美国截瘫患者也实现了 Guttmann 在英国为截瘫患者设定的目标[27]。虽然赞誉很高，但他指出，对于退伍军人来说，获得 SCI 专业服务仅限于出现急性损伤时。在 VA 服务的几位杰出医生和 SCI 患者中有 Arthur Abramson 博士和 Alain Rossier 博士。1944 年 Abramson 在 Bulge 战役中受伤，20 世纪 50 年代初成为 Bronx VA 的康复主任，发表了有关神经源性膀胱的文章，成为杂志《物理医学与康复档案》的主要领导人物[40]。Rossier 在学生时期遭受了创伤性 SCI，1959 年与 Guttmann 在一起度过了一段时间[41]，后来在 1961—1964 年与 Bors、Rusk 和 Abramson 一起在美国度过，之后成为 West Roxbury 的 VA SCI 中心主任，该中心是"二战"后转变成 VA 中心的四所军队医院之一[42, 43]。在此之前，他用积极的态度说服 VA 机构（如 Magnuson[44] 和 Fonseca[43]）接纳 SCI 的平民患者（在特殊情况下），并在 1980 年向美国物理医学和康复委员会（American Board of Physical Medicine and Rehabilitation，ABPM&R）提出 SCI 认证。在 ABPM&R 主席 Joel Delisa 为首的努力（1993—1998 年），以及退伍军人管理局脊髓损伤 / 障碍服务部首席顾问 Margaret Hammond 的支持（1996—2012 年），1995 年 SCI 治疗的主

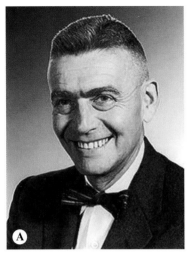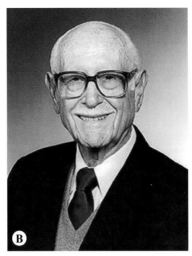

◀ 图 1-5　1946 年，Bors（A）和 Comarr（B）共同建立了退伍军人医院（Bors 1967 年）
由 *Journal of Spinal Cord Medicine* 提供

要专长可获得亚专业资质证书[45]。直到 2017 年，672 位医生得到了 SCI 医学亚专业的认证，目前 93%（455/492）有 PM&R 初级认证，其余的接受了美国医学专业委员会（American Board of Medical Specialties，ABMS）的其他委员会的认证[46]。遵循创始人 Munro、Guttmann、Bottrell/Jousse、Bors/Comarr 及最近的 John Young 的多学科方法，SCI 医学研究生教育的课程要求包括以下内容。

脊髓功能障碍患者的治疗需要由多个内科和外科专业及其他卫生保健专业人员组成的团队和跨科室进行。如果脊髓功能障碍是由于一个急性的过程或慢性退行性疾病造成的，那么适当的管理患者的原发性疾病是医生的首要任务[47]。

儿童呼吸内科专家，例如得克萨斯康复研究所（Texas Institute for Rehabilitation Research，TIRR）的 William A. Spencer 和 R. Edward Carter，在小儿麻痹症引起的肺部并发症治疗方面经验丰富，将四肢瘫和呼吸机依赖患者的管理整合到脊柱单元。加州 Downey 的 Rancho Los Amigos 项目也曾专门研究小儿麻痹症康复，TIRR 和 Rancho 均由国家小儿麻痹症基金会（National Foundation for Infantile Paralysis，NFIP）资助。1950 年由 NFIP 建立的这些呼吸和康复中心（respiratory and rehabilitation center，RRC）是灾难性残疾分类医疗模式的典范，并证明了在康复环境中整合急性和慢性医疗的益处[48]。20 世纪 50 年代为严重瘫痪的小儿麻痹症患者建立的参照模型，后来在 20 世纪 70 年代应用于

SCI 患者。

在 Guttmann、Botterell、Bors、Munro 开拓性努力的十年内，John Young 于 1956 年在 Dinken 领导的科罗拉多州 PM&R 开始了他的临床研究生涯。1951 年，由 Deaver[19] 指导的 Dinken 曾在一次 SCI 研讨会上与 Bors、Comarr 一同发言，这在当时引起了 Young 的兴趣和共鸣。当他在几年后遇到 Guttmann 时，Young 强调"医生对患者的监督和指导"，这一理念肯定能够引起对方的共鸣。

在最近的世界大战期间和自那时以来获得的在截瘫患者医疗方面的丰富经验，表明了早期、个体化和综合性物理治疗的重要性。要想得到最佳预后就要求医生对此类治疗进行充分的监督和指导，并将其谨慎地纳入整个治疗方案中，这必须包括良好的医疗、泌尿系统、神经精神学和骨科治疗[49]。

在结束临床研究培训后（1954—1957 年），Young 来到了丹佛的 Craig 医院，在那里他担任了 11 年的医学总监（1957—1968 年）（图 1-6）。当时，Craig 医院坐落在丹佛郊外一家陈旧的肺结核疗养院内。尽管起点并不高，但现在 Craig 医院已成为美国杰出的康复机构之一[50]。

Dan Lammertse 在 Craig 医院担任了 20 多年的医学总监（1984—2008 年），他指出 Young 显然是 Craig 医院的创始人，他的理念仍然根植于我们的文化中。他在 1957 年带着全面的康复理念来到了 Craig，当他在 1968 年离开时，Craig 已经通过他的努力发展成一个以 SCI 为主要重点的亚专科中心[51]。

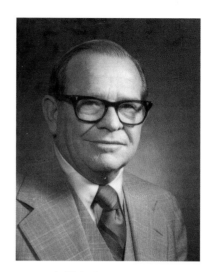

▲ 图 1-6　**John Young**
图片由 Craig 医院档案馆提供

1962 年，此时 Young 负责 Craig 医院，他来到 Stoke Mandeville 拜访了 Guttmann，此次拜访中他对 Guttmann 作为医生、老师、科学家和先知的印象如此之深，以至于他在第二年便加入了 Guttmann 创立的 IMSOP。虽然 Munro、Bors 和 Comarr 做出了重要贡献，但 SCI 医疗在西半球仍然尚未健全[5]。Guttmann 曾提倡一种基于从损伤到死亡的连续性的模式，Young 现在开始了他的使命，将这种方法带给北美和南美的医生。

在 1968 年搬到凤凰城的 Good Samaritan 医院后，Young 开始了他职业生涯中最重要的阶段——作为 SCI 示范系统的创始人。立法建立 SCI 示范中心始于 1968 年 Rusk、Krusen 和 Freed 的努力[52]，当时他们与美国国会成员会面，倡导私营机构参与 SCI 医疗，提供 VA 系统已经确立的同等质量的服务。国会强制要求康复服务管理局（Rehabilitation Services Administration，RSA）解决这一问题，在此后两年内，在 RSA 的 Mary Switzer、James Garrett 和 Paul Thomas 及国会议员 John Rhodes（AZ）的共同努力下，Good Samaritan 医院的首个 SCI 示范中心应运而生[53]。

最初，Young 获得了 5 年的示范资助，证实了分类治疗的益处：更少的并发症和更全面的服务。RSA 项目负责人 J. Paul Thomas 对该资助的描述如下。

1970 年，卫生、教育和福利部康复服务管理局开始支持脊髓损伤治疗示范系统的研究和示范。首

个示范中心位于亚利桑那州凤凰城，Good Samaritan 医疗中心、Barrow 神经研究所和 St. Joseph 医院与亚利桑那州公路巡逻队、亚利桑那州康复机构和亚利桑那州立大学联合组成了一个区域医疗系统。脊髓损伤医疗系统理念将从受伤时刻开始所需的服务与最初的内科/外科管理及终生随访服务联系在一起，提供适当的内科和外科健康维护和危机干预[54]。

随后在 1973 年，全美另外 6 个中心获得资助并组成首个 SCI 示范体系。在 RSA 的 Thomas 的协助下，Young 于 1975 年获得了国家数据库的资助，该数据库提供了前瞻性记录康复过程、并发症、提供服务、费用和单个中心研究机会的研究维度。这些 SCI 中心及其主任的集体努力促成了美国脊髓损伤协会（American Spinal Injury Association，ASIA）的成立，为教育和研究做出了许多贡献。其中包括 ISNCSCI 的发展和年度科学会议。该分类系统是当前 SCI 再生研究的金标准。Young 作为 ASIA 的创始成员，以及他对示范系统和国家数据库的领导，赢得了全球同行的赞赏[50]。

四、组织和基金

（一）SCI 医疗、教育和研究的组织

我们追溯了 SCI 患者医疗的演变：始于欧洲，特别是"一战"前和"一战"期间的英国和德国，德国由于其组织服务和医生的领导作用而取得了卓越的成果。虽然压力性损伤、尿脓毒症的并发症及恢复功能、将伤员送回家中的康复需求被公认为是重要的，但只有德国能够开发出一种非常有效的方法。

直到"一战"后，Munro（美国）、Botterell（加拿大）和 Bors/Comarr（美国退伍军人管理局）才在经过充分培训的工作人员和组织服务的基础上实施 SCI 综合康复计划。SCI 患者和小儿麻痹症患者的康复发展有相似之处。小儿麻痹症患者虽然有共同的瘫痪特征，但却没有感觉丧失、痉挛、反射障碍和其他 SCI 并发症。但是，小儿麻痹症是多学科团队方法的典范，除了护士和医生，还包括物理、职业、语言和呼吸治疗师及心理社会/职业顾问。小儿麻痹症康复中心，如 Rancho Los Amigos（Downey，CA）和 TIRR（Houston，TX），以及其他一些康复中心脱颖而出。当 Salk 和 Sabin 发现疫苗后小儿麻

痪症的发病率急剧下降时，美国的 Rancho、TIRR 等医院及加拿大的 Lyndhurst 医院准备将他们的专业知识转化到 SCI 和其他病因所致瘫痪的治疗中[55, 56]。

类似地，像 NFIP 及其 March of Dimes 这样的组织，为 RRC 推进全面医疗 / 康复及生产疫苗的跨学科教育和研究募集资金，成为类似 SCI 工作的模式。Verville 在他介绍的康复运动历史中指出，现在不像 20 世纪 60—70 年代那样，Rusk 和 Krusen 这样的先驱者能够单枪匹马地为科学带来变化；相反，现在需要组织大量的专业人员和患者[37]。尽管许多组织多年来取得了重大进步，但它们可以分为：①专注于支持治愈疾病的相关研究组织，如国际 SCI 瘫痪治疗运动（International Campaign for Cures of SCI Paralysis，ICCP）、修复发现国际合作组织（International Collaboration on Repair Discoveries，ICORD）和国家神经疾病和脑卒中研究所（National Institute for Neurologic Diseases and Stroke，NINDS）；②那些专注于通过研讨会和出版物传播知识的机构，如国际脊髓协会（International Spinal Cord Society，ISCoS）、ASIA 和脊髓损伤专业人员学会（Academy of Spinal Cord Injury Professionals，ASCIP）；③那些专注于患者进行健康宣教的机构，如国家脊髓损伤协会（National Spinal Cord Injury Association，NSIA）、美国瘫痪退伍军人协会（Paralyzed Veterans of America，PVA）和脊柱联合协会（United Spinal Association，USA）。

虽然这三种组织的目标各有不同，但他们都有一个共同的使命，那就是预防、教育、治疗和治愈 SCI，从而确保 SCI 不再是无法治疗的疾病[5]。

（二）美国的 SCI 资助情况

全世界大多数医疗系统对 SCI 这样的重大灾难性疾病进行全面综合医疗的充分资助是失败的，美国也不例外，尽管有 SCI 综合医疗系统。在美国，为 SCI 患者提供全面医疗的费用是一个特殊的挑战，因为它有很多保险和医疗保健提供的资助，但每一种来源都有明显的限制。这些资助要么限于特定个人，例如在战争、工作、道路上受伤的人，以及永久残疾的人或者是 65 岁以上的人，要么就是资助覆盖范围有限。虽然《平价医疗法案》力求为大多数美国人提供普遍的保险和获得私人保险的政策标准，但没有为严重残疾患者提供全面的康复服务。

即使通过 SCI 示范医疗提供了足够的覆盖范围，如工伤保险，接下来的问题就是保险提供方无法确保患者能够及时获得来自专业 SCI 中心的全方位护理。保险方往往采取分开支付的方式，允许针对病情的不同方面提供医疗[5]。SCI 患者费用的最佳全面覆盖主要来自"二战"后像 VA 这样的公立医院，还有"一战"和"二战"中的军事医院。在这些情况下，治疗费用的支付方通常也是医疗服务的提供方，这样能使医疗护理和经费使用更协调。但是这些系统仅适用于受伤的军人或退伍军人，并且通常没有将急性期手术救治与后期康复相结合。

在"一战"期间，由卫生局局长 William Gorgas、R. Tait McKenzie、Joel Goldthwait 和 Frank Granger 领导的军事设施将确保康复服务及必要的手术和医疗护理的覆盖范围，尽管这不一定是完全集成的示范系统[9]。1936 年 Munro 利用 Granger 在 20 世纪 20 年代开发的康复资源，在 BCH 建立了一个 SCI 中心。1944 年，Liberty Mutual 保险公司通过其工伤保险为 Munro 的 SCI 患者提供资助，将 SCI 患者转介至专门的医疗中心[57]。工人赔偿基金的资助者因为康复和重返工作减少了医疗资助和长期医疗的费用，所以他们也愿意资助包括综合医疗和职业康复服务在内的全面医疗的费用。"二战"期间，Rusk 和 Kessler 在陆军和海军医院为重度残疾患者制订了全面康复计划[19, 58]。"二战"后，退伍军人管理局的医疗主任 Paul Magnuson 在退伍军人管理局医院和专业健康中心都增设了康复服务机构，并建立了 SCI 和其他严重残疾的急性康复医疗的金标准（不含最初的外科医疗）[37, 44]。20 世纪 40 年代末，矿山工人保健和福利基金将他们的严重残疾成员转介到专门的康复中心，提供外科、医疗和综合康复服务，但这往往是在受伤多年后才能享受到这些服务[19, 58]。如前所述，从 20 世纪 50 年代中期开始，Mary Switzer 领导 RSA（当时称为职业康复管理局）资助综合康复服务和康复研究，但仅获得了有限的联邦和州资助资金用于职业康复[37]。在 20 世纪 70 年代，J. Paul Thomas 和 John Young 倡导了一个由 RSA 资助的全国 SCI 中心示范项目。外科和医疗服务由其他人资助。在加拿大，由加拿大退伍军人协会、当地医院和加拿大截瘫协会联合负责全面 SCI 医疗和资助，该组织最初由退伍军人组成，服务于退伍军人和平民[59]。

1972 年，社会保障残疾保险提供的医疗保险，使脊髓损伤的手术、医疗和康复服务得到适当的资助；此外，1983 年制订的预付制度激励了康复计划和脊髓损伤服务的扩展。然而，由于 20 世纪 90 年代康复费用支付的资金限制[37]，包括职业、社会和心理康复在内的综合康复服务及长期随访患者均不能享受资助。私人保险公司和雇主对保健和康复服务费用的关切也导致私人保险承保范围从 20 世纪 80 年代后期开始受到限制。

Donovan 在他的 Munro 讲座[5] 和其他文章中提到的碎片化医疗护理系统在美国 SCI 医疗资助中也得到佐证。综合治疗的最佳资助来自军队和退伍军人机构及工人补偿项目中的一些保险公司，这些保险公司能将患者转介到综合 SCI 中心。

五、结论

正如这段历史所证明的，千年来盛行的"不治疗"的态度，在 20 世纪早期及随后数十年中被 SCI 医疗的非凡成就所取代。然而，先驱者们为实现"二战"中的医学革命而与内外科医疗相结合的康复医学的起源，却是开始于一个世纪前"一战"中的德国和美国。在过去的 50 年里，SCI 示范系统的进一步建立促进了 SCI 患者的全面康复，它消除了医疗的碎片化，资助项目提供了从受伤开始的终身随访医疗。此外，还出现了教育、研究和支持组织，推进了先行者的愿景，使人们越来越重视 SCI 医学的重要性。

然而，由于向我们提供资金和资源的社会和国际组织有限，医疗服务的碎片化仍是我们所面临的挑战，这也使得很多理念的普及受限。历史的经验告诉我们，在卓有远见、有决心、乐观、具有奉献精神的专业人士和患者的合作下，我们的事业一定能更上一层楼。

声明：对 Richard E.Verville、Dan Lammertse、Kristian Ragnarsson、John Russell Silver、Avi Ohry、Margaret Hammond 和 Carolyn Kinney 的协助表示感谢。

第 2 章

脊髓的发育、解剖和功能
Development, Anatomy, and Function of the Spinal Cord

Harry G. Goshgarian　著

本章为治疗脊髓损伤（SCI）患者的医生和其他从业者编写，因此未描述标准医学论著中可能包含的人体脊髓解剖的所有宏观和微观细节。我们将只讨论几个主要的问题，并尽可能从脊髓医学相关的角度讨论这些问题。例如，在讨论脊髓的发育时，简述了神经管闭合缺陷（脊柱裂）。此外，尽管讨论了几种上行和下行脊髓通路的功能，但重点仅放在与 SCI 最密切相关的通路上。最后，包括了脊髓动脉供血的标准医学描述，也有关于如何理解这些动脉的分布模式可能导致诊断脊髓前索综合征的讨论。有关灰质和白质内神经组织解剖学的细节虽然也被省略，但在本章末尾列出了参考文献，以便读者在必要时可以参阅这些信息。本章主要分为四个部分，包括胚胎发育、大体解剖、神经解剖和脊髓血供。

一、胚胎发育

人类脊髓的形成始于妊娠第 3 周。原肠胚形成后不久，出现了所有 3 个胚层（外胚层、中胚层和内胚层），神经外胚层（神经上皮）的中轴部分增厚，形成中胚层脊索板背面的神经板（图 2-1A，顶部）。神经板增厚并最终形成神经沟（图 2-1B，中间）。神经沟的侧缘（皱褶）在中线处不断增厚和相互靠近。随着神经板外侧增厚，沿着神经褶的每个边缘（嵴）出现一群细胞（图 2-1B，中间）。这些外胚层神经嵴细胞沿着神经沟的长轴延伸。最终，神经沟闭合，形成神经管。然后神经嵴细胞向外侧迁移，最终形成脊神经背根神经节和其他类型的细胞（图 2-1C，底部）。在神经管闭合的同时，脊索板

的中胚层转变为脊索（图 2-1C，底部）。这两个事件发生在 7～10 体节的发育阶段。神经管的闭合发生在相当于此后脊髓的颈段，然后向头端和尾端发展（图 2-1D）。交界区（发生神经上皮闭合的部位）在头端称为前部神经孔，在尾端称为后部神经孔（图 2-1D）。前部神经孔的最终闭合发生在 18～20 体节发育阶段（第 25 天），而腰骶脊髓后部神经孔在 25 体节发育阶段 2 天后闭合。神经上皮的闭合导致椎管和头侧脑泡的形成。在脑脊液脑室系统的体液环境中，周围的神经上皮细胞随后发生有丝分裂。

围绕椎管的神经上皮细胞的有丝分裂产生胚胎脊髓中的原始神经细胞或神经母细胞。总的来说，这些细胞围绕神经上皮层形成套层（图 2-1C）。套层未来将发育为脊髓灰质。外周缘层包含从神经母细胞长出的神经纤维，未来将形成脊髓白质。在妊娠后的 3.5—4.5 周期间，神经上皮细胞持续有丝分裂导致神经管两侧背侧和腹侧增厚。中央管有一纵沟，即界沟，标志着背侧和腹侧增厚的分界（图 2-1C）。腹侧增厚被称为基底板，它们形成未来的脊髓前角（运动区）。鼻翼板向后增厚形成脊髓未来的后角（感觉区）（图 2-1C）。神经管的背侧和腹侧中线部分别形成顶板和底板（图 2-1C）。这些区域不包含成神经母细胞，而是作为轴突穿过脊髓中线的底物。顶板区域将形成此后的背侧灰质连合，而底板将形成此后的脊髓腹侧灰质连合。

在妊娠后第 5.5 周，可见套层中间增厚。这将最终形成脊髓的中间角，并将是发育成所有胸椎水平（$T_1 \sim T_{12}$）和前两个腰椎水平（$L_1 \sim L_2$）节前交

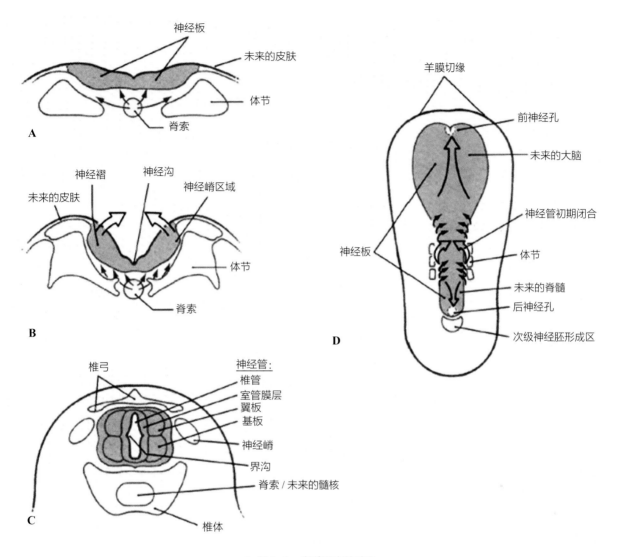

▲ 图 2-1　脊髓发育的阶段

感神经元的部位。

在发育的前三个月结束时，围绕中央管的神经上皮细胞被室管膜细胞所取代，这些室管膜细胞发出停止进一步神经发生的信号。前角运动神经元簇分为内侧群和外侧群，中间神经元区域膨大、背索加深、背角进一步生长分化。腹侧正中沟显著加深并被腹内侧索包绕。

神经母细胞停止产生后，神经上皮形成胶质母细胞。这些细胞从神经上皮层迁移到外套膜和边缘层，在那里形成纤维组织和原生质星形胶质细胞。另一种胶质细胞类型是少突胶质细胞，很可能是由胶质母细胞分化形成的，这种细胞主要存在于边缘层，负责中枢神经系统内的轴突髓鞘化。少突胶质细胞应与来源于神经嵴的施万细胞相区别。施万细胞负责周围神经系统中的轴突髓鞘化。最后，在发育的后半段，第三种类型的神经胶质细胞，即神经小胶质细胞，来源于间质。小胶质细胞是中枢神经系统主要的吞噬细胞。在妊娠前三个月的最后 2～3 周，脊髓灰质会发生近似成人形态的融合。

在妊娠前三个月的后半期，脊髓延长超过 3 倍（图 2-2）。事实上，妊娠第 11 周时，脊髓的长度（67mm）与脊柱的长度相匹配。到这时，脊神经几乎成直角通过椎间孔，并与身体体节的发育皮节和肌节建立了联系。从发育的第 2 个三个月开始（例如，妊娠第 14 周为 111mm，图 2-2C），到第 3 个三个月脊柱和脊髓出现完全不同的生长模式，脊柱增长较快。脊柱相对于脊髓的较快生长将持续到出生后，直至青春期身体停止发育。

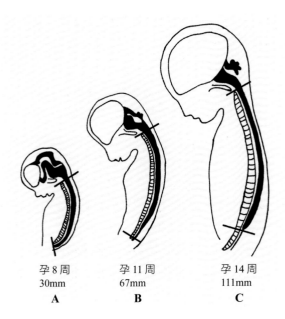

孕 8 周　　　孕 11 周　　　孕 14 周
30mm　　　67mm　　　111mm
　　A　　　　　B　　　　　C

▲ 图 2-2　在三个发育时期相对于椎骨的脊髓长度

脊髓和脊柱不同生长速度的最终结果是：在年轻人中，脊髓末端大约在第一腰椎水平。因此，脊髓占据了成人脊柱头侧 2/3 的椎管。在妊娠早期建立的脊髓和体节之间的神经联系在妊娠中期和晚期（及出生后）通过椎管内背根和腹根的中央突的延长及体内外周围神经的延长来维持。脊髓的解剖结果和临床意义将在本章后面描述。

在第 2 个和第 3 个三个月中，脊髓的进一步发育涉及使脊髓与脊髓上中枢相互连接的纤维系统的建立和生长、整个脊髓中的神经胶质细胞的增殖，以及发育过程中髓鞘的上升和下降。白质相对于灰质的膨胀是一个缓慢的过程，会在整个中期和后期进行。白质在脊髓的特定区域增大，此后不久在这些区域出现髓鞘化。在白质中髓鞘形成不均匀。它首先出现在楔束的侧面（即"背根的附着区"）[1] 和在前角附近的白质中（即"下环束"）[1]，后一个区域包含脊髓固有束和脊内束，其纤维"闭合"脊髓的节间反射回路。下一个髓鞘化的神经束是薄束和楔束内侧、腹内侧束和腹侧束及边缘束。该区域包含感受外在和本体刺激的上行纤维，以及一些来自顶核和前庭核的下行轴突，这些轴突负责脊髓的脊髓上控制。

出生时有两个明显没有髓鞘化的区域。这些是出生后未髓鞘化的 Lissauer 束（脊髓后外侧纤维束），以及髓鞘化较晚的前部和外侧皮质脊髓束。这最后

两个途径是锥体运动系统的一部分，直到出生后第一年末才完全髓鞘化。在新生儿的皮质脊髓束的生长和髓鞘形成过程中，有一个渐进的从头端到尾端的顺序。产后 3 天，上颈髓的薄束和楔束及后索已经完全髓鞘化，而前外侧皮质脊髓束则没有。到出生后 4 个月，在上、下颈髓水平，皮质脊髓外侧束已形成良好髓鞘，但是该束的尾端还没有髓鞘形成。这可能与一个 4 月龄的婴儿能够抬起头并伸向附近的物体，但却无法自主移动其下肢有关。在出生的第一年末，皮质脊髓外侧束髓鞘化几乎接近完成，可以自主控制下肢。步行行为从此时开始。对于脊髓的形态成熟及其与新生儿行为发展关系的详细描述，读者可参阅 J. Altman 和 S.A. Bayer 的《人类脊髓发育》[2]。

二、神经管缺陷

脊髓的大多数先天性缺陷是由孕 3—4 周期间神经皱褶异常闭合引起的。所导致的缺陷可能涉及脑膜、椎骨、肌肉和皮肤。严重的神经管缺陷发生在约 1/1000 婴儿中，但发生率因地理区域而异，在某些地区可能高达 1/100，如中国北方 [3]。

当涉及脊柱区域时，用于描述神经管缺陷的通用术语是脊柱裂。在脊柱裂中，一个或多个椎骨的椎管顶部（椎弓）无法在脊髓的背侧融合（图 2-3）。这种类型的缺损可能累及也可能不累及下方的脊髓。脊柱裂分为两种类型：隐性脊柱裂和囊性脊柱裂。

在隐性脊柱裂，椎弓有缺陷，但被皮肤覆盖，并且该缺陷通常不涉及脊髓（图 2-3A）。它最常发生在腰骶部，并在受累部位覆盖有一撮毛发。

在囊性脊柱裂中，脑膜乃至脊髓有时会从椎弓的缺损处突出，形成囊泡样囊肿（图 2-3B 和 C）。脊柱裂伴脊膜膨出是仅当脊膜通过缺损突出时使用的术语（图 2-3B），但是当脊髓也从缺损处突出时，所使用的术语是脊柱裂伴脊髓脊膜突出（图 2-3C）。脑积水经常伴有囊性脊柱裂，因为脊髓束缚在脊柱上。因此，随着发育过程中脊柱的延长，束缚将小脑扁桃体拉入枕骨大孔，并阻止脑脊液（cerebrospinal fluid，CSF）从脑室流出到蛛网膜下腔。囊性脊柱裂可以在妊娠约 28 周时通过子宫内手术修复缺损来治疗。初步结果表明，该方法减

少了脑积水的发生率，改善了膀胱和肠道的控制，促进了下肢的运动发育[4]。

在某些情况下，神经皱褶在发育过程中不会消失，而会保持扁平。在这些情况下，神经管不会闭合。在其他情况下，神经组织折叠，但是神经管仍然没有闭合，这被称为脊柱裂伴脊髓裂（有时也称为脊髓裂，图2-3D和E）。在两种类型的脊柱裂中，神经组织都暴露并坏死。

神经管缺陷的病因是多因素的，众所周知，如果第一个孩子出生时就有缺陷，那么生出有缺陷的孩子的可能性就会显著增加。现在已经证实，如果在孕前2个月和整个孕期每天摄入400μg叶酸，那么神经管缺陷的发生率可降低70%[4]。

三、大体解剖

（一）范围和外观

人的脊髓形状大致为圆柱形，并且前后稍扁平。它从延髓的尾端开始，通过枕骨大孔延伸到椎管内而离开颅顶。出生时，脊髓终止于第3腰椎的下边界。在成年人中，脊髓的长度在42～45cm，重约35g，通常终止于 L_1 和 L_2 之间的椎间盘水平。但是，脊髓的最下端（脊髓圆锥）可能高达 T_{12} 或低至 L_3。因此，如前所述，脊髓并未延伸椎管的整个长度，而仅占成人椎管的2/3以上（图2-4）。脊柱与脊髓长度差异的基础是胚胎学，本章前文对此已进行了解释。

脊髓和脊柱之间这种不同的生长的结果是椎管内脊神经根长度的逐渐增加，在较低的颈椎水平发现了最短的延伸，而在骶椎水平发现了最长的延伸。因此，在成年人中，颈上、中神经根最短。从低颈椎到骶椎，椎间孔与脊髓节段之间传输神经的距离逐渐增加，从而任何特定的脊髓节段神经根都比其相应的椎骨高一些(图2-5)。重要的是要理解，在发育过程中，脊神经不会从椎管尾端生长，并最终与合适的椎间孔和椎体节段连接。相反，这些连接是在胎儿发育的早期形成的，在发育的后期，神经根会随着胎儿尾侧的生长而伸长。脊髓末端解剖学的临床意义在"脊髓末端"部分解释。

（二）脊神经和节段与脊柱的关系

31对脊神经包括8对颈神经、12对胸神经、5对腰神经、5对骶神经和1对尾神经。脊神经经椎间孔从椎管中发出。前7对颈神经从椎体上方椎间孔发出，与椎体数相对应。例如，第6颈神经从第6颈椎上方的孔穿出（图2-5）。因为有8对颈神经，而只有7个颈椎，所以第八颈神经是在第7颈椎的

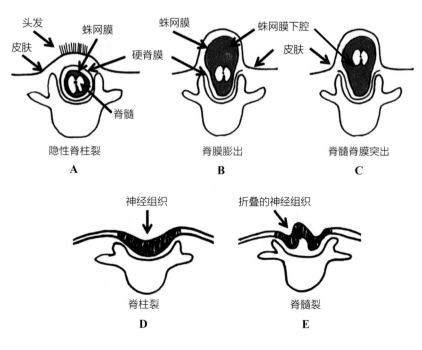

▲ 图 2-3　涉及脊髓的神经管缺陷的类型

下方。这就建立了一种模式，即所有其他的脊神经（胸、腰、骶、尾神经）以相应的数量分布在椎体下方（图 2-5）。

了解脊髓节段与脊柱之间的解剖关系对于诊断和治疗某些脊髓疾病（如肿瘤引起的压迫性损伤）是很重要的。当考虑行椎板切除术以减轻脊髓压迫时，有必要了解脊柱节段与上覆椎体和棘突之间的关系。一般来说，在脊柱的上颈段（即 $C_2 \sim C_5$）棘突数目上加 1，表示棘突尖端的位置与脊髓相应节段相对。因此，第 4 颈椎棘突的尖端覆盖在脊髓的第五颈髓节段上。从颈中段至胸中段（即 $C_6 \sim T_6$），棘突数目加 2 表示棘突对应脊髓相应节段。在胸中段至胸下段的水平（即 $T_7 \sim T_{10}$），棘突数目加 3 来识别脊髓节段。第 11 和第 12 胸椎棘突覆盖 5 个腰椎脊髓节段，第 1 腰椎棘突覆盖 5 个骶髓节段。其余 4 个腰椎和骶骨组成的椎管包含其前、后神经根，合称马尾神经（形似马尾），另含有由软脑膜形成的终丝。

（三）表面解剖和膨大

脊髓表面有一些纵形的沟槽（图 2-4）。在中线的后（背）表面是浅的后正中沟。该沟与后中隔是连续的，神经胶质成分深入延伸到灰质。后外侧沟是一个浅沟，将背根的入口界定为双侧。在颈椎和 6 个上胸髓节段中，脊髓两侧的后正中沟和后外侧沟之间发现了后中沟和下层中隔。在前（腹）表面，前正中裂深入脊髓约 3mm，并包含前脊髓动脉和静脉的沟支（图 2-4）。前外侧沟标记腹根部纤维离开脊髓的位置。但是，由于腹根以不规则的间隔离开，并且不如背根那么多，因此前外侧沟不如后外侧沟容易看到。

脊髓直径不均匀，它包含两个与上肢和下肢神经支配相关的膨大。颈膨大在两者中突出更明显，位于 $C_5 \sim T_1$ 水平。这些节段水平对应产生臂丛神经的神经根，其为上肢提供神经支配。腰膨大产生形成腰丛（$L_1 \sim L_4$）和骶丛（$L_4 \sim S_2$）的神经元和纤维，两者均参与下肢的神经支配。这些膨大是为肢体肌肉和皮肤神经支配的需要而增加神经元的自然结果。

（四）脊髓末端

如前所述，脊髓的锥形末端通常位于 L_1 和 L_2 椎间盘之间，称为脊髓圆锥（图 2-6 和图 2-7）。圆

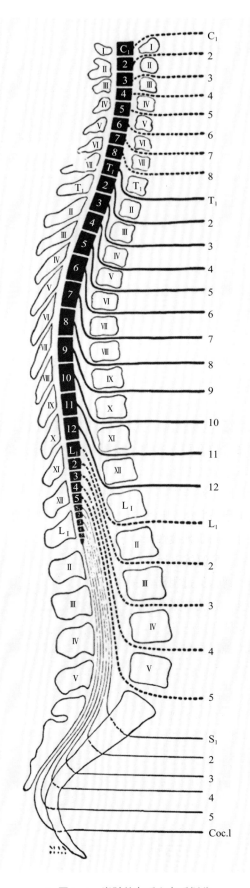

▲ 图 2-4　脊髓的灰质和白质划分

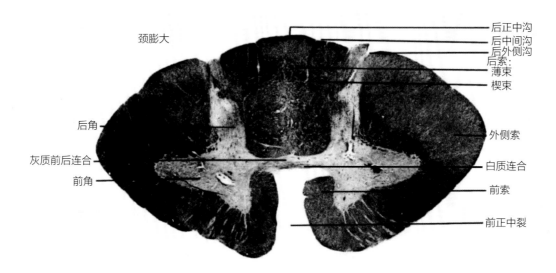

颈膨大

后正中沟
后中间沟
后外侧沟
后索：
薄束
楔束

后角

外侧索

灰质前后连合

白质连合

前角

前索

前正中裂

▲ 图 2-5　脊髓节段相对于椎体和棘突的位置示意图

锥由骶髓节段组成。它为鞍区提供感觉神经支配，为括约肌提供运动神经支配，为膀胱和直肠提供副交感神经支配，从左脾曲至直肠）。在这里，对脊髓和脊柱之间的解剖关系的了解有助于诊断一些由损伤引起的脊髓疾病。在下背部 L_1 水平的创伤可能导致圆锥综合征，该综合征是由该水平的圆锥直接损伤引起的（图 2-6 和图 2-7）。该综合征的体征和症状是肛门外括约肌永久性弛缓性麻痹和大便失禁、膀胱扩张和失禁、阳痿、肛门周围或鞍区麻痹。

外括约肌弛缓性麻痹是由于支配这一随意肌的 $S_2 \sim S_4$ 水平躯体下运动神经元被破坏引起的。这些神经元通常通过阴部神经的直肠下支发出轴突来支配肌肉。膀胱扩张和失禁由逼尿肌麻痹引起，膀胱壁的平滑肌由在 $S_2 \sim S_4$ 的节前副交感神经元发出盆腔内脏神经支配。尿道括约肌麻痹也与此有关，阴部神经（$S_2 \sim S_4$）的会阴支支配横纹肌（随意肌）。在肠道功能方面，圆锥综合征的膀胱功能障碍也是由脊髓 $S_2 \sim S_4$ 水平神经元的破坏引起的。一般来说，在圆锥综合征中，膀胱是永久无反射性的，因为骶髓神经元的功能丧失导致了膀胱反射消失。因此，当骶髓的尾侧受损时，就不会出现痉挛性或自发性膀胱，在这种情况下，骶髓控制的膀胱反射回路得以保留，这些神经元在从脊髓休克恢复后变得反射亢进。

在圆锥综合征中，阳痿主要是由 $S_2 \sim S_4$ 的副交感神经功能缺失引起的。当副交感神经刺激引起

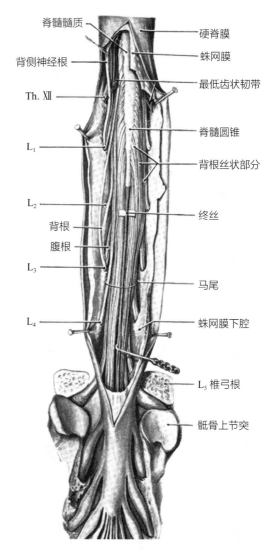

脊髓髓质

硬脊膜

背侧神经根

蛛网膜

Th. XII

最低齿状韧带

L_1

脊髓圆锥

背根丝状部分

L_2

终丝

背根
腹根

L_3

马尾

L_4

蛛网膜下腔

L_5 椎弓根

骶骨上节突

▲ 图 2-6　硬膜囊下端后视图

与阴茎勃起组织相关的动脉平滑肌放松时，勃起正常。结果是动脉腔扩大，血液可以流入增大的阴茎海绵体间隙。球海绵体肌和坐骨海绵体肌由会阴神经深支（阴部神经的一个分支）（$S_2 \sim S_4$）支配。正常情况下，在勃起过程中这些肌肉收缩，从而压迫海绵体周围的静脉丛，阻止静脉血的回流。结果，阴茎就会勃起。由于在圆锥综合征中支配球海绵体肌和坐骨海绵体肌的神经元可能也会功能丧失，因此这些肌肉的麻痹或轻瘫可导致阳痿。

S_4 和 S_5 背角的感觉神经元功能丧失会引起肛周麻痹和鞍区麻痹（即大腿后部麻痹）。在圆锥综合征中，这种麻痹主要是由 S_2 水平的感觉神经元功能丧失引起的。在单纯的圆锥病变中，下肢保留了正常的感觉和运动功能（即假设只有圆锥受损，如圆锥肿瘤，而马尾神经被保留）。如果保留了 S_1 神经根，则将保留踝关节活动能力。最后，如果圆锥发生部分病变，则上述某些体征和症状可能不会出现。

低于 L_1 水平的马尾病变（图 2-7）会导致马尾综合征。该综合征的体征和症状与圆锥病变相似。但是，马尾神经损伤通常不仅会影响骶髓节段的周围神经纤维，还会影响腰髓的背侧和腹侧神经根。

通常，与圆锥病变相比，马尾神经损伤后感觉和运动损失更为广泛，并达到较高的脊柱水平（即下肢）。此外，运动和感觉丧失的分布通常更加不规则，因为一些神经根被破坏而另一些神经根被保留。

重要的是要注意，由于圆锥和马尾神经在解剖学上接近，单个创伤可能会影响这两个结构，因此难以通过神经系统检查确定损伤程度和特定的综合征。但是，如果在圆锥中存在肿瘤，则可能仅影响神经元，而下肢功能保留。实际上，国际脊髓损伤神经功能分类标准[5] 将圆锥综合征定义为椎管内骶髓（圆锥尾部）和腰神经根的损伤，通常会导致膀胱、直肠和下肢无反射。然而，马尾综合征被定义为对椎管内腰骶神经根的损伤，可能脊髓本身（即圆锥）未受伤害[5]。在本章中，我们对综合征进行了不同的定义，并概述了任一结构（但不是两者）受伤后会出现的体征和症状，以强调脊髓的解剖和功能。值得注意的是，其他教科书中以同样的方式定义了圆锥综合征和马尾综合征[6]。

（五）脊髓脊膜

脊髓的三个膜性结构（硬脊膜、蛛网膜和软脊膜）与大脑的相应结构是连续的。最外侧的硬脊膜在脊髓和马尾周围形成由致密的纤维弹性组织构成的长管状鞘，从枕骨大孔延伸到第二骶椎水平（图 2-8）。在颅内，硬脑膜由两层组成：附着在颅骨内表面的外骨膜层和内脑膜层。在不同部位，颅骨硬脑膜的两层被静脉窦隔开。相比之下，硬脊膜是单层的，没有静脉窦，仅与颅硬脑膜的脑膜层连续。椎管的骨上有一个分离的骨膜，和硬脊膜之间的小间隙称为硬膜外间隙。该间隙包含硬膜外脂肪、网状组织和椎骨内部静脉丛。脊柱硬脊膜形成硬脊膜根套，跟随背侧和腹侧神经根进入每个椎间孔（图 2-8，下）。在这些部位，套管通过与每个脊神经的神经外膜融合。硬脊膜附着在这些部位孔旁的骨膜上。在第二骶椎水平，管状硬脊膜管逐渐变细，覆盖终丝（特殊软脊膜详见后述）。该覆盖物称为尾骨韧带，将脊髓与椎管锚固在一起，并在该处下降并附着在尾骨骨膜上（图 2-6）。CSF 将蛛网膜直接挤向硬脊膜。因此，在正常情况下，硬脊膜和蛛网膜之间实际上没有间隙。解剖学的几位作者

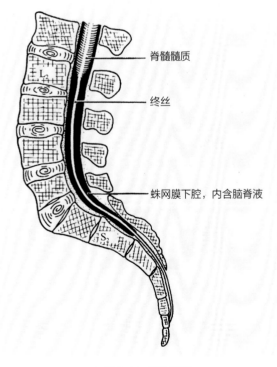

脊髓髓质

终丝

蛛网膜下腔，内含脑脊液

▲ 图 2-7　原位脊髓

后视图

脊神经腹根
脊神经背根
背根（脊髓）神经节
与交感神经干相通的白质和灰质交通支
脊神经腹支
脊神经背支
硬脊膜
蛛网膜
后正中沟间隔
覆盖脊髓的软脊膜
背根纤维
齿状韧带

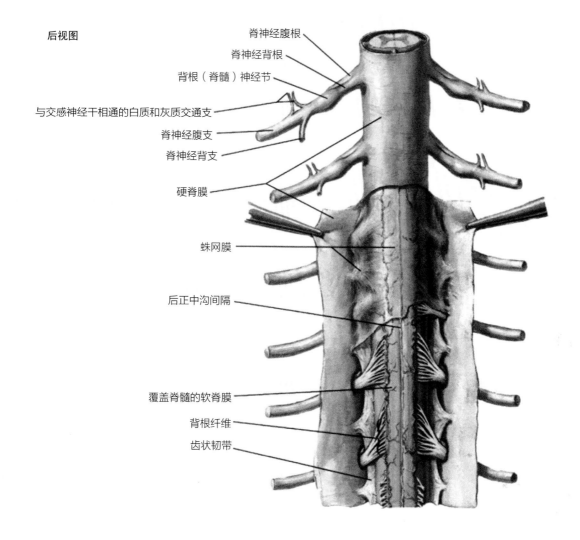

去膜：前视图（放大）

后角
前角
侧角
灰质
白质
背根纤维
脊神经背根
腹根纤维
背根（脊髓）神经节
脊神经背支
脊神经腹支
脊神经腹根
脊神经
灰质和白质交通支

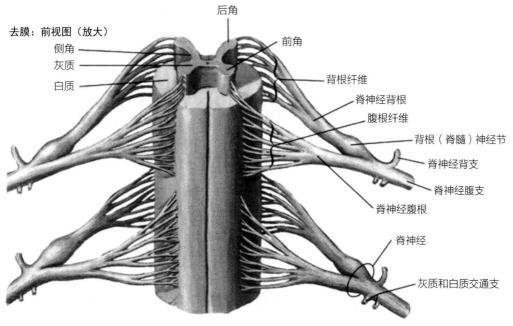

▲ 图 2-8 脊膜和神经根

提到了"潜在的"硬膜下腔，在病理条件下可能会增加。例如，硬脊膜和蛛网膜之间的桥接静脉破裂可能导致血液积聚和该空间的扩张，这种情况被称为硬膜下血肿。

蛛网膜与大脑内有相同的层相连续。这种细腻的血管膜完全覆盖了硬脊膜囊及其硬脊膜的根鞘，从而覆盖了神经根和背根神经节。像硬脊膜一样，蛛网膜与脊神经的神经外膜融合。蛛网膜下侧跟随硬脊膜，在第二骶椎水平囊状包裹马尾神经后终止（图 2-6）。蛛网膜下腔充满了 CSF，围绕着脊髓和软脊膜，包括其特殊形态（齿状韧带和终丝详见后述）。该腔隙在第二腰椎和第二骶椎之间的体积最大（图 2-6），其内包含马尾和终丝，它们在 CSF 内自由漂浮。可以在 L₃ 和 L₄ 或 L₄ 和 L₅ 之间的椎间隙处将针插入，抽取 CSF（"脊椎穿刺"）或注射麻醉药（"脊髓阻滞"）而没有受伤的危险，因脊髓圆锥终止于第一腰椎水平。马尾神经通常不会因手术而受到损伤，因为它们悬浮在脑脊液中，会避开针尖。

软脊膜是三种脊膜的最内层，是唯一直接接触脊髓表面的结构（图 2-8）。软脊膜还直接覆盖脊神经和脊椎血管的根部。在圆锥，软脊膜继续向下延伸至腰椎管内成为纤细的细丝，称为终丝（图 2-6 和图 2-7）。终丝被马尾神经根包围，在第二骶椎水平与硬脊膜一起变成尾骨韧带（图 2-7）。通过附着于尾骨，将脊髓中心固定在腰椎管腔内，以防止脊髓在突然震动时与椎管壁碰撞而损伤。

两侧软脊膜的外侧加厚延伸产生齿状韧带（图 2-8）。两个齿状韧带，一个在右侧，另一个在左侧，位于脊髓两侧的背根和腹根之间。从每个韧带的 20~22 个齿状三角突向外侧延伸，穿透蛛网膜，与硬脊膜融合。韧带的附着与神经根穿过硬脊膜的过程交替进行（图 2-8）。第一个附着在枕骨大孔水平，而最尾部的附着在 T₁₂ 和 L₁ 神经根之间。与终丝和尾骨韧带一样，齿状韧带与硬脊膜的连接为脊髓提供了重要的固定，保护脊髓不受突然移位的影响。

（六）脊神经的组织

感觉信息（如疼痛、温度、触觉等）通过背根从机体传递到脊髓，背根沿着后外侧沟向后进入脊髓（图 2-8）。负责传递感觉（传入）信息的神经元细胞胞体位于被称为脊神经节的背根的远端膨大。脊神经节通常被骨包围，并位于椎间孔的水平。脊髓的腹根将运动（传出）信息从脊髓传递到骨骼肌。腹根纤维在前外侧沟处离开脊髓，还含有来自节前自主神经元的轴突（图 2-8）。同一脊髓节段水平的背根和腹根恰好在脊神经节远端的椎间孔水平融合，形成与该脊髓节段相关的脊髓神经。脊神经是混合神经，因为它同时包含来自背根和腹根的感觉纤维和运动纤维。第一颈神经在 50% 的人中缺乏背根，并且尾骨神经可能完全不存在 [7]。应该注意的是，脊神经相对较短。每条脊神经离开椎间孔后几乎立即分叉成背支和腹支（图 2-8）。背支提供背部的皮肤神经支配，以及固有或背部深肌的运动支配。机体的所有四肢和剩余躯干肌的神经支配和感觉神经支配（不包括脑神经提供的运动和感觉支配）由每个脊神经的腹支提供。重要的是要认识到，虽然背根和腹根分别传递单纯的感觉和运动纤维，但背支和腹支是混合的神经，并且每条神经都包含感觉纤维和运动纤维。

四、脊髓灰质和白质的神经解剖组织

在横截面中，脊髓由中央部分蝴蝶状的灰质和周边的白质组成（图 2-9）。灰质主要由神经元及其轴突和神经胶质细胞组成，并具有丰富的血液供应。白质包含上升和下降的纤维束和神经胶质细胞，由于髓磷脂为主要成分，因此在未固定的组织中呈白色。灰质的两半通过背侧和腹侧的灰色连合连接在中线之间，分别位于中央管的上方和下方（图 2-5）。灰质进一步细分为后（背）角（柱）和前（腹）角（柱）。胸部和上部两个腰脊髓节段还显示出楔形的中间外侧角（中间外侧细胞柱）（图 2-5）。

脊髓两侧的白质由三个大的区域或索组成（图 2-5）。后索是后正中沟和后外侧沟之间的白质区域。外侧索被定义为后外侧沟与从前角内侧边界到脊髓前表面的假想线之间的白质。前索是位于假想线内侧、前正中裂外侧的剩余白质（图 2-5）。脊髓的索由纤维束组成，联结在一起的纤维束起着同样的作用。例如，在颈段和脊髓的上 6 个胸椎水平，后索被后中间沟细分为两大束（薄束和楔束）（图 2-9）这些纤维束的功能意义在"白质"部分讨论。

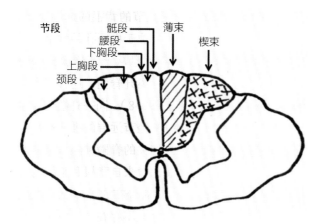

▲ 图 2-9　脊髓示意图显示脊髓后索纤维的躯体定位组构

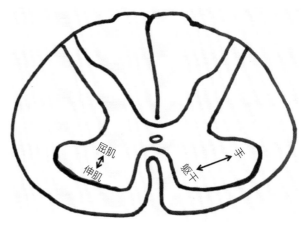

▲ 图 2-10　前角运动神经元躯体定位组构的脊髓示意图

（一）灰质

后（背）角包含与感觉功能相关的神经元群。脊髓神经节细胞的中枢突通常在背角的神经元上形成突触，由此感觉信息被传递到大脑的高级中枢或脊髓内的节段性中枢。

外侧（中间）角局限于胸段和上两段腰椎脊髓。它包含节前交感神经细胞，其轴突通过腹侧根离开脊髓。神经节前副交感神经位于脊髓 $S_2 \sim S_4$ 水平的灰质类似区域。然而，在这些骶髓水平处没有明显的侧角。节前副交感神经轴突经盆腔内脏神经分布于降结肠、乙状结肠、直肠及所有盆腔脏器。

前（腹）角同时含有中间神经元和运动神经元。支配骨骼肌的运动神经元轴突是腹根的主要组成部分。前角的 α 运动神经元是躯体相关的，控制屈肌的神经元位于前角的背侧，控制伸肌的神经元位于腹侧。此外，支配躯干肌肉组织的神经元位于内侧，而支配四肢的神经元位于前角的外侧（图 2-10）。

（二）白质

覆盖厚髓鞘的后索主要涉及与本体感受有关的两种方式。这些是运动感觉（位置觉和运动觉）和辨别性触觉（两点辨别觉和定位触觉）。脊髓后索损伤可能在临床上导致损伤部位以下同侧振动觉、位置觉、两点辨别觉及触觉和重量感知的丧失或减弱。胞体位于脊髓神经节的神经元的中央突形成后索的部分纤维。进入第 6 胸髓以下的纤维形成薄束，而进入第 6 胸髓以上的纤维位于侧面，形成楔束。这两个区域由后中沟和中隔分开，其位于脊髓的所

有颈椎水平和上 6 个胸椎水平。因此，后索神经纤维在躯体位置上排列最内侧纤维来自骶部，而最外侧纤维来自颈部（图 2-9）。薄束和楔束的纤维沿同侧上升至延髓，它们分别与薄束和楔束核的神经元发生突触联系。这些神经元的轴突穿过中线，经过内侧丘神经元而上升，在丘脑 [腹侧后外侧（ventral posterolateral，VPL）核] 的神经元上终止。丘脑神经元依次投射到同侧大脑皮层。

后索和侧索之间有功能联系。后索的损伤会放大侧索中传递的脊髓丘脑束的感觉。低刺激阈值的刺激和非疼痛刺激可触发疼痛刺激。在人类和动物中，曾有报道后索损伤不会导致白质区域传递感觉的消失；侧索中颈脊髓丘脑束可能代偿一些后索功能缺陷。

通过后索传递的感觉刺激分为三种类型：机体被动地受压的刺激、在空间上有时间或顺序成分的刺激，以及未经手指操作和主动触摸就不会被感知的刺激。第一种刺激形式举例包括振动音叉、两点辨别觉或棉束刺激。这些被动刺激不仅通过后索传播，而且通过许多平行的途径传播，如颈脊丘脑束。因此，这种感觉通常在后索损伤之后还能保留。第二类刺激举例包括通过确定在皮肤上画出的线的方向，或手指或脚趾的运动方向来感知。这种刺激，包含感知空间中的时间或顺序因素，仅通过后索传递。因此，与刺激在一段时间内的相对变化或刺激的方向有关的信息仅通过后索传递到较高的 CNS 中枢。第三类刺激也是如此。通过手指主动探查以识别形状和样式（即立体定向）仅由后索介导，

脊髓的这一部分发生病变后，立体识别能力通常会丧失。

后索受损后，位置觉和运动觉受损严重，尤其是在四肢的远端。小幅度被动运动不能被感知为运动，而是感知为触摸或压力。运动的方向很难被感知。位置觉的这种损失大大削弱了运动功能。感觉丧失会导致运动笨拙，不确定且协调不佳，这种情况称为后柱或感觉性共济失调。

（三）前外侧束中的上传通道

1. 脊髓小脑后束

该上传束位于脊髓后外侧（图 2-11）。该束将位于肌肉、肌腱和关节中的受体的本体感受信息传递到小脑。脊髓神经节细胞的中央突通过背根进入脊髓，在薄束中上升或下降 1~2 个节段，然后发出突触至位于神经内的主要在胸髓水平灰质中部 Clarke 背核（Clarke 核）中的神经元。背核中神经元的轴突形成脊小脑后束。由于 Clarke 核仅在 C_8 和 L_2 之间发现，因此在脊髓的 L_2 以下未发现脊髓小脑后束。在 L_2 以下脊髓中，传递本体感受信息的脊髓神经节细胞的中心突发出突触至 Clarke 核中的细胞之前先上升到薄束中的 L_2 水平。类似地，C_8 以上的本体感受信息通过楔束上传。楔束发出突触在延髓副楔核的神经元上，背核在同侧。两种上传途径不发生交叉。

脊髓小脑后束向小脑传递有关肌肉收缩的信息，包括收缩的阶段、速率和强度。SCI 脊髓小脑束破坏的临床效果被相邻的皮质脊髓侧束破坏的影响所掩盖。

2. 脊髓颈丘脑束

尽管尚未在人体中证实脊髓颈丘脑束，但由于对与 SCI 后涉及保留感觉功能的某些临床病例的解释可能相关，因此此处包含该束的描述。在猫中，脊神经节细胞的中央突将低阈值的皮肤受体、压力受体和皮肤突触的刺激通过发出突触在同侧背角的神经元上，将刺激传递到脊髓中。这些神经元发出轴突在外侧束的背侧，在那里它们上升至上 2 个或 3 个颈段，并在颈外侧核的神经元上发出突触。颈外侧核位于猫脊髓上 3 个颈段的外侧束的背角外侧[8]。在脊柱水平 C_1 和 C_2 处颈外侧核产生穿过白

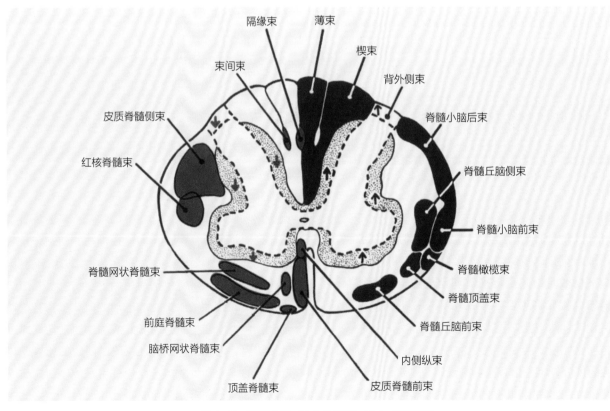

▲ 图 2-11　脊髓上行（右）和下行（左）的路径图

色前连合中线的轴突（图 2-5），并与内侧束一起上升，终止于丘脑的对侧 VPL 核。脊髓颈丘脑束的体位排列类似于后索途径（即骶部纤维位于内侧，颈部纤维位于最外侧[9]）。重要的是有证据表明，后索的传导途径（脊柱内侧丘脑系统）的功能与脊髓颈丘脑束相关，因为一些颈脊髓丘脑束分支终止在背柱核，而背柱核又发出分支投射到颈外侧核[10]。

这一信息假定的临床相关性是，脊髓颈丘脑束在实验动物脊髓后索完全中断后，仍能维持运动感觉和辨别触觉。根据 Afifi 和 Bergman[11] 的研究，可解释在患者后索损伤后，脊髓颈丘脑束的感觉仍持续存在。因此，辨别觉对后索功能的绝对依赖这一旧观念正发展成为一个新观念，在动物中对于后索在辨别觉中的作用需要进行积极的探索，脊髓颈丘脑束在机体的压觉传导中起一定作用[12]。

3. 脊髓丘脑侧束

脊髓中最重要的临床途径之一是脊髓丘脑侧束，这与疼痛和温度感觉的传递有关（图 2-11）。该束与脊髓丘脑前束密切相关，作者经常将这两种路径结合起来，并称为前外侧系统（anterolateral system，ALS）。在本章中，由于其临床相关性，将分别讨论这些途径。

分布于脊髓丘脑侧束的无髓鞘和细髓鞘的背根纤维胞体位于脊髓神经节内。传入神经根纤维发出突触在背角神经元。背角神经元发出轴突穿过白色前连合的中线投射到对侧侧束，从而形成脊髓丘脑侧束。进入对侧丘脑束的交叉纤维在进入对侧束之前，从其进入水平上升 1～2 个脊椎节段。脊髓丘脑侧束内的神经纤维排列中，骶部纤维位于外侧，而颈部纤维位于内侧。注意，这种排列与骶部神经纤维位于内侧、颈部神经纤维位于外侧的后索途径相反。脊髓丘脑侧束一旦形成，就会沿着脊髓和脑干向上延伸，最终在丘脑 VPL 核的神经元终止。

脊髓丘脑侧束病变导致身体对侧的疼痛和温度感觉丧失，开始在病变水平以下 1～2 个节段。这种感觉丧失的模式与背根损伤后出现的感觉丧失形成鲜明对比，背根损伤后与病变同侧的感觉出现节段性或皮节性的感觉丧失。此外，如果疼痛和温度觉纤维在穿过脊髓白质前连合的中线时受到损伤，则在受影响脊髓节段对应的皮节中出现双侧节段性

疼痛和温度感觉丧失。最后一种感觉丧失是脊髓空洞症的特征，脊髓空洞症是由于脊髓中央位置的空心化破坏了白质前连合而引起的。最后，在 Brown-Sequard 病变（脊髓半切）中，患者出现一侧身体的疼痛和温度觉丧失（脊髓丘脑侧束破坏引起）和双侧节段性疼痛和温度的损失（白质前连合破坏引起），略高于对侧的疼痛和温度感觉丧失，但仍然低于病变的水平。

在过去，通过手术切断脊髓丘脑侧束来缓解顽固性疼痛。这一操作被称为脊髓切断术，可以单侧或双侧进行。如果进行双侧脊髓切断术，那么脊髓双侧切断的水平略有不同。手术时以齿状韧带为标志；手术切断部位在齿状韧带前方，定位并切断外侧脊髓丘脑束。单侧切断导致躯体和四肢的麻痹，但对脏器无影响，因为其接受双侧支配[12]。此外，肛门 - 生殖器区域不受单侧切断的明显影响[13]。临床结果表明，在双侧脊髓切断术后的某个时期，疼痛和体温感觉往往会恢复，这表明脊髓中可能有其他途径传递这种感觉。这些通路可能是多突触的并通过网状结构（如脊髓网状束）[14]，或者涉及较短的中转（如脊髓间束）[13]。此外，Afifi 和 Bergman[13] 认为痛觉可能通过脊髓顶盖束介导，Carpenter 和 Sutin[12] 认为未交叉的脊髓丘脑纤维可能是脊髓丘脑侧束单侧损伤后疼痛和温度感觉恢复的原因。

4. 脊髓丘脑前束

背根纤维传递轻触觉和某些类型的疼痛冲动发出突触在背角神经元上。这些背角神经元的轴突在白质前连合上跨过多个节段，并聚集在外侧和前部形成脊髓丘脑前束（图 2-11）。脊髓和脑干中，该束的路径和终点与外侧丘脑束相似。

在功能上，"轻触"定义为用羽毛或棉束触碰无毛的皮肤区域（无毛皮肤）而引起的感觉[13]。除了由后索传递的压觉和辨别性触觉之外，这种感觉还传递给较高的 CNS 中枢。由于触觉是通过后索、脊髓丘脑前束和脊髓颈丘脑束传递的，因此在临床上，这种特殊的感觉传递方式对脊髓损伤的定位价值很小[13]。如果脊髓丘脑前束发生病变，则触觉敏感性几乎没有损失。但是，感觉的传入可能会丢失。双侧前外侧束破坏可能会导致瘙痒、发痒和性欲的完全丧失[15]；因此，脊髓的这一区域与人们

判断感觉的愉快或不愉快的能力有关。除轻触刺激外，脊髓丘脑前束可传递非辨别性疼痛感觉，而脊髓丘脑侧束可传递局部性的辨别性疼痛感觉[15]。

5. 其他上行通道

脊髓外侧和前部的神经束中还有其他几个上升路径，它们的临床意义不大。这些传导束包括脊髓橄榄束、脊髓顶盖束、脊髓网状束、脊髓皮质束、脊髓前庭束和脊髓小脑前束。这些多突触途径没有明确的功能意义，但可能在反馈控制机制或意识状态的维持中起作用。有关这些途径的更多详细信息，请参阅 Carpenter 和 Sutin 的研究[15]。

（四）前外侧束的下行途径

1. 皮质脊髓束

顾名思义，在大脑皮层中发现了产生皮层脊髓束的神经元。这些神经元的轴突穿过脑干并在脊髓末端终止。皮层脊髓束是人类神经系统中最大的临床上重要的下行纤维系统。产生皮层脊髓束的神经元位于初级运动皮层（即前回或 Brodmann 4 区）、运动前皮层（6 区）、初级感觉皮层（即后中央回或 3、1、2 区）和相邻的顶叶皮层（5、7 区）[16, 17]。尽管感觉皮层和运动皮层区域对皮层脊髓束的形成都起作用，但初级运动皮层和运动前皮层占该束的 80%。

在延髓的尾端，皮层脊髓纤维的大部分穿过锥体交叉的中线，形成外侧皮层脊髓束，它位于外侧束的背面（图 2-11）。外侧皮层脊髓束延伸到脊髓的整个长度。

未交叉的皮层脊髓纤维从延髓向下进入脊髓的前束，成为皮层脊髓前束（Türck 束）（图 2-11）。皮层脊髓前束约占纤维的 10%，仅延伸至上胸段脊髓，并支配投射至上肢和颈部肌肉的神经元。终止于对侧神经元之前，该束的纤维通常在脊髓内分段穿过中线。极少数情况下，神经纤维根本不会穿过中线，并形成非常大的皮质脊髓前束[18]。

皮层脊髓纤维主要终止于脊髓的中间神经元，还存在直接投射到 α 和 γ 运动神经元的证据。因为皮层脊髓束同时支配 α 和 γ 运动神经元，所以皮层脊髓纤维的刺激会导致梭内和梭外纤维的共同收缩。由于这两种类型的肌肉纤维的共同收缩，即使

在肌肉缩短的情况下，肌肉纺锤体（梭内纤维）对肌肉长度变化的敏感性也会提高。

据估计，所有皮层脊髓纤维的 55% 终止于颈髓，20% 终止于胸髓，25% 终止于腰骶髓[19]。这些数据表明，皮质脊髓束对上肢的控制和影响要强于对下肢的控制和影响。皮质脊髓束对于运动的技巧和精确度及手指的精确运动的执行都是必不可少的。然而，尽管在精确运动中速度对于保持敏捷性是必不可少的，但对于自主运动而言却不是必需的。皮质脊髓束终止于脊髓感觉神经元表明，它们还用于调节感觉传递过程，并决定哪种感觉传递方式到达大脑皮层。皮质脊髓束的正常功能取决于它们的髓鞘形成程度。皮质脊髓纤维的髓鞘形成于出生后开始，直到出生后 1 年才完成。

大脑皮层及其轴突中形成皮层脊髓束的神经元被称为上运动神经元（upper motor neuron，UMN）。脊髓腹角中的 α 运动神经元及其直接支配骨骼肌的轴突称为下运动神经元（lower motor neuron，LMN）。脊髓外侧束的外侧皮质脊髓束病变导致 UMN 综合征，包括痉挛、深部肌腱反射亢进、巴宾斯基征和阵挛，以及浅反射（如腹部或提睾反射）丧失或减少。在涉及外侧皮质脊髓束双侧病变的 SCI 急性期，患者会遭受"脊髓休克"，其中低于损伤水平的脊髓的神经元活动完全停止。脊髓休克的体征包括肌肉松弛性瘫痪、肌张力低下及肌无力、肠蠕动和膀胱反射消失。根据受伤程度的不同，也可能会有心动过缓和血压明显下降。经过一段时间（数小时至数周）后，患者从脊髓休克中恢复，并且 UMN 综合征变得明显。脊髓休克的诱导和恢复的潜在机制尚不清楚。LMN 病变导致的症状类似于脊髓休克患者的症状。在 LMN 瘫痪中，所有运动均丧失，包括反射性和自主性，以及肌肉张力下降和随后的肌肉萎缩。不同于与脊髓休克相关的短暂性功能缺陷，LMN 功能缺陷是永久性的，假设失神经支配结构没有神经再支配。

与 UMN 综合征相关的体征并不总是表明脊髓损伤或疾病。在年长的个体中，存在腹部无浅反射的趋势，且女性多于男性[20]。尽管巴宾斯基征通常与皮质脊髓系统损伤相关，但也可以在新生儿、熟睡或醉酒的成年人中或在全身性癫痫发作后诱发。

有趣的是，某些患有皮质脊髓束病变的患者可能不存在巴宾斯基征[21]。

2. 红核脊髓束

发出红核束轴突的神经元位于大脑中部红核的后 2/3 处。脊髓束的轴突在腹侧被盖交叉，并下降至脊髓水平，脊髓束形成于外侧索，大部分位于外侧皮质脊髓束的前方（部分重叠）（图 2-11）。延髓脊髓束的纤维终止于与皮质脊髓束相同的脊髓灰质区域，并起促进屈肌运动神经元活动的作用。因为红核接收来自皮质（皮质红核）的输入，并且由于脊髓中两个通道的相似末端，所以认为红核脊髓束在功能上与皮质脊髓外侧束相关。

尽管在大多数哺乳动物中，红核脊髓束延伸至整个脊髓的长度，但在人类它仅延伸至胸髓[22]，它被认为是有髓的原始传导束。对患者的红核脊髓束损伤的任何结果都可能被邻近的外侧皮质脊髓束损伤所造成的严重运动障碍所掩盖。

3. 前庭脊髓外侧束

在位于延髓和脑桥交界处的前庭外侧核中发现了发出该束的神经元。外侧前庭核的轴突未交叉穿过延髓，在脊髓外侧索的前部沿整个脊髓形成前庭脊髓外侧束（图 2-11）。该束的纤维主要终止于脊髓的中间神经元，但也有一些直接终止于 α 运动神经元的树突。

前庭脊髓外侧束的主要功能是促进伸肌张力，以保持直立姿势。正常人闭着眼睛，双脚并拢会出现左右轻微摇摆。保持平衡是因为，例如，当个体向右摇摆时，来自内耳的右半规管的脉冲会激活同侧外侧前庭核中的神经元。这些神经元继而沿着右前庭脊髓束向伸肌发出冲动，以矫正摇摆并将身体移回到中线重心。当个体向左摇摆时，左外侧前庭脊髓束被激活。同样，如果行走的人跌倒，反射性伸展一条下肢可能会防止跌倒，但是如果即将跌倒，上肢的伸展通常会防止严重伤害面部和头部。在这种情况下，四肢的反射性伸展也由外侧前庭脊髓束介导。如果第 8 对脑神经、前庭外侧核或半规管的一侧受伤，则患者在行走时通常会跌落至该侧或偏向受伤侧。然而，脊髓的外侧前庭脊髓束损伤的影响通常被更严重的运动能力缺陷所掩盖，而运动能力的缺陷是由皮质脊髓外侧束损伤引起的。

4. 前庭内侧脊髓束

发出前庭内侧脊髓束的神经元位于延髓内侧前庭核。这些神经元的纤维在称为内侧纵束（medial longitudinal fasciculus，MLF）的几种不同纤维系统的复合束中，通过双侧下降穿过延髓。包含前庭内侧脊髓束的 MLF 位于颈脊髓前索的后部（图 2-11）。前庭内侧脊髓束的纤维终止于脊髓灰质的中间神经元，并在头部的迷路调节中起作用。

5. 网状脊髓束

发出这些束的神经元位于脑干的中央，称为网状结构，位于脑桥和延髓的水平。由于这些束的起源和位置不同，因此通常分别称为脑桥和延髓网状脊髓束。脑桥网状脊髓束主要在同侧，并沿脊髓的整个长度在前索的内侧部分下降（图 2-11）。纤维终止于中间神经元。延髓网状脊髓束也主要位于同侧，并沿脊髓长度向下延伸至外侧索的前部（图 2-11）。该途径的纤维终止于中间神经元，与脑桥网状脊髓束、红核脊髓束和皮质脊髓束的纤维的终止紧密相关。

动物研究表明，刺激脑干网状结构可促进或抑制自主运动、皮层诱发运动和反射活动；影响肌肉张力；影响呼吸的吸气阶段；对循环系统产生升压或降压作用；对感觉传递产生抑制作用[23]。发出延髓网状脊髓束的延髓网状组织区域与吸气、抑制和降压作用紧密对应[24-26]。与促进作用、呼气和压力性血管舒缩反应有关的网状结构区域位于延髓头端，并发出超出该区域的网状脊髓纤维[27]。因此，网状脊髓束可能不是源自上部脑干网状结构中的神经元引起的某些促进作用的介质。

6. 自主神经下行途径

属于这一重要下行系统的纤维主要起源于下丘脑。尽管有证据表明下丘脑直接投射到脊髓[28]，多突触途径在到达脊髓之前也穿过网状结构的各个区域。下行的自主神经通路主要位于侧索，分别终止于 $T_1 \sim L_2$ 和 $S_2 \sim S_4$ 中间灰质的神经节前交感神经和副交感神经元。

SCI 的自主神经下行通路病变通常会导致严重的自主神经紊乱。如果损伤发生在 T_1 水平或以上，那么霍纳综合征的发生是由于自主神经下行通道的交感神经损伤所致。该综合征的体征主要出现在受伤的同侧眼部，由瞳孔扩张肌麻痹引起的瞳孔缩小和上眼睑平滑肌（睑板）麻痹引起的轻微上睑下垂。除眼部症状外，由于 SCI 同侧的汗腺交感神经支配受阻，患者可能会出现面部脱水[29]。

当支配节前副交感神经的自主神经下行通路在脊髓头侧的任何水平损害到双侧 S_2 时，结果是出现阳痿和失去正常的肠和膀胱功能。但是，从脊髓休克恢复后，可能会发生阴茎（或阴蒂）的自发性或反射性勃起，肠和膀胱反射也可能恢复。这与本章前面解释的与圆锥和马尾综合征相关的功能缺陷形成鲜明对比。在后一种情况下，由于 $S_2 \sim S_4$ 的节前副交感神经元被破坏或其轴突被切断，通常会导致永久性无反射性肠和膀胱功能，并且没有自发性或反射性勃起。

与勃起不同，射精是由位于脊髓 L_1 和 L_2 水平的节前交感神经元控制的。在射精期间，来自精囊和前列腺的精液及来自每个附睾的精子流入前列腺尿道，并通过与这些结构相关的平滑肌的节律性收缩而从阴茎中排出。因此，勃起是由副交感神经控制的，而射精是由交感神经元介导的。在射精过程中，通过括约肌 - 膀胱的收缩来防止精液排入膀胱，该收缩被位于 L_1 和 L_2 的神经节前交感神经所支配。当 SCI 中的下行自主神经通路被双向破坏时，不仅会丧失勃起功能，而且还会失去射精功能。如果 SCI 高于腰椎水平，则某些患者从脊髓休克恢复后可能会发生反射性射精。一些患者可能射精正常，但由于膀胱括约肌麻痹而不能向外射精。

五、脊髓的血液供应

脊髓由椎动脉的三个纵向分支和由不同节段血管产生的多个根动脉供应。纵向动脉是脊髓前动脉和一对脊髓后动脉。

（一）脊髓前动脉

在脊髓前表面，椎动脉的两个分支在中线处汇合，形成一条脊髓前动脉，沿脊髓前正中裂一直向下延伸（图 2-12）。起源于脊髓前动脉的沟动脉通过前正中裂进入脊髓。连续的沟动脉通常交替分布于脊髓的左右两侧，但偶尔会有一条单独的沟动脉分布于两侧（图 2-13）。在任何横断水平上，沟动脉供应脊髓的前 2/3。这是临床上脊髓解剖结构

的重要特征，因为脊髓前动脉或其沟分支闭塞可能会导致脊髓前（脊髓动脉）综合征（图 2-14）。与大多数血管问题一样，体征和症状的发作很快。图 2-14 显示了交叉影像区域中脊髓前动脉的分布区域。由于后索和后角这些区域是脊柱后动脉的血供范围，因而免于受损。最初，由于脊髓休克，低于梗死水平的人体内肌肉出现松弛性麻痹。然而，随着时间的流逝，由于皮质脊髓束的双侧破坏，会引起痉挛性麻痹和其他 UMN 体征的出现。由于自主神经下行通路的中断，存在不同程度的肠和膀胱功能障碍。然而，最初，尿失禁可能是由于脊髓休克引起的。前索综合征的主要体征是一种分离性感觉消失，其特征是痛觉和温觉消失（双侧脊髓外侧丘脑束病变），并在损伤平面下保留了运动感觉和辨别性触觉（后索保留）。有一些患者在神经系统症状发作后 6~8 个月出现疼痛性感觉异常。这种疼痛的来源尚不清楚，但被认为归因于先前潜在的介导疼痛感觉的通路的激活。脊髓前动脉取决于沿脊柱长度的前根动脉的节段性贡献（图 2-12）。

（二）脊髓后动脉

成对的脊髓后动脉源自椎动脉，在脊髓后表面下行，正好位于后根内侧（图 2-12）。脊髓后动脉从后根动脉获得不同的血供。沿着脊髓，多处脊髓后动脉变得如此小，以至于它们似乎是不连续的。该动脉向后 1/3 的脊髓供血。侧索的外周部分由动脉冠供血，动脉冠由脊髓前动脉和脊髓后动脉之间合并形成（图 2-13）。

（三）根动脉

穿过椎间孔的节段性血管分为后根动脉和前根动脉，分别沿后根和前根分布（图 2-13）。在不同水平上，根动脉持续向内偏移，直到它们与脊髓前动脉或脊髓后动脉合并。前根动脉为脊髓前动脉提供血供，后根动脉为脊髓后动脉提供血供。在腰椎区域，有一根很大的前根动脉，被称为 Adamkiewicz 动脉（图 2-12）。该动脉通常位于左侧，并在下胸椎或下腰椎水平跟随前根进入椎管，然后与前脊髓动脉合并。Adamkiewicz 动脉将增强脊髓 2/3 的血供，包括腰骶髓膨大。阻塞该动脉会严重损害脊髓血液循环，从而能导致梗死和截瘫。

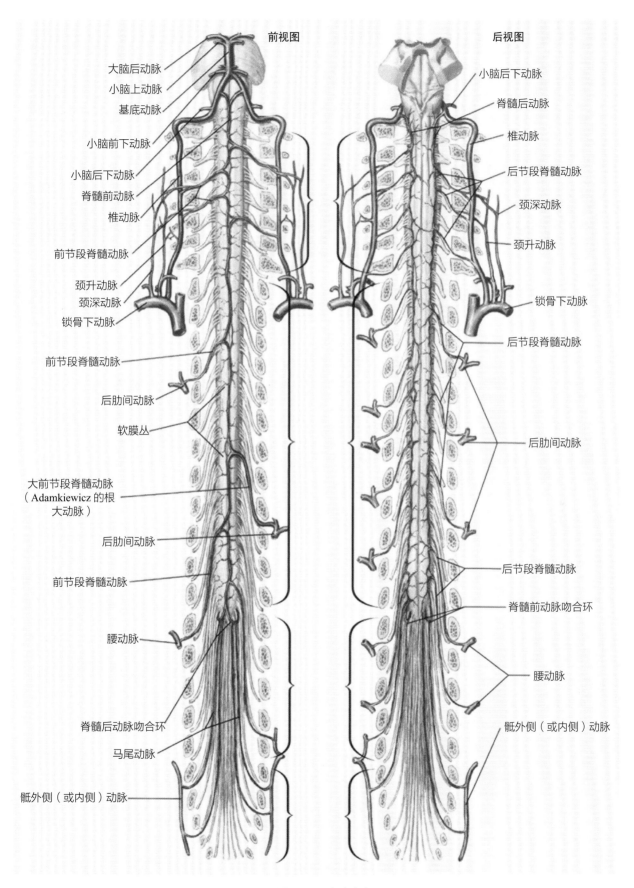

前视图

后视图

大脑后动脉
小脑上动脉
基底动脉
小脑前下动脉
小脑后下动脉
脊髓前动脉
椎动脉
前节段脊髓动脉
颈升动脉
颈深动脉
锁骨下动脉
前节段脊髓动脉
后肋间动脉
软膜丛
大前节段脊髓动脉
（Adamkiewicz 的根
大动脉）
后肋间动脉
前节段脊髓动脉
腰动脉
脊髓后动脉吻合环
马尾动脉
骶外侧（或内侧）动脉

小脑后下动脉
脊髓后动脉
椎动脉
后节段脊髓动脉
颈深动脉
颈升动脉
锁骨下动脉
后节段脊髓动脉
后肋间动脉
后节段脊髓动脉
脊髓前动脉吻合环
腰动脉
骶外侧（或内侧）动脉

▲ 图 2-12　脊髓动脉

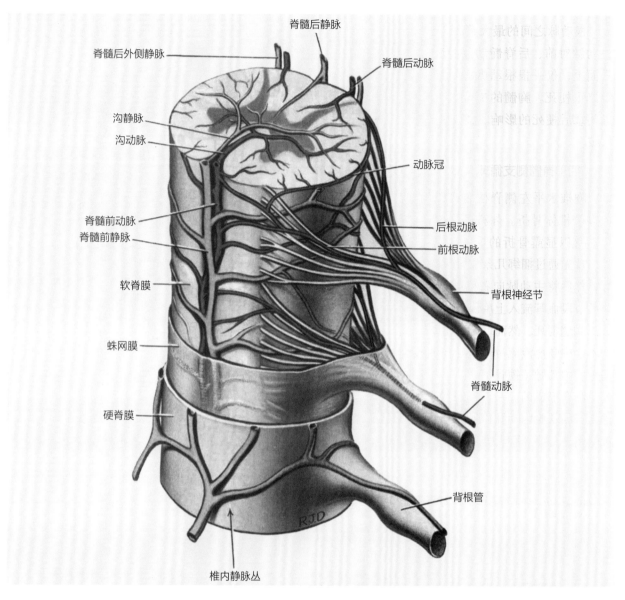

▲ 图 2-13　脊髓的动脉供应和静脉引流

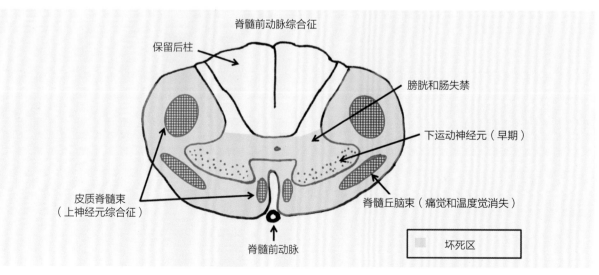

▲ 图 2-14　脊髓前（脊髓动脉）病变的范围及相关的神经系统体征示意图

根动脉之间的最大距离是在脊髓的胸椎平面，根动脉对前、后脊髓动脉血供影响很大。在这个平面上，仅一根根动脉的闭塞可能会导致脊髓组织严重梗死。胸髓的 $T_1 \sim T_4$ 平面特别容易受根动脉闭塞后梗死的影响。脊髓 L_1 节段是另一个脆弱区域。

（四）脊髓侧支循环

胸椎水平左侧脊柱的严重创伤可能会使一个或多个椎体骨折。外科医生通常必须把降主动脉向右移以显露骨折的椎体，去除骨碎片并稳定脊柱。首先通过捆绑几条靠近主动脉起源的后肋间动脉，然后将主动脉向右移动（图 2-15）。如果从重要的节段血管流入上胸髓的血液循环中断，容易造成上胸髓梗死。然而，由于侧支循环，上述外科手术不会中断血液流过椎间孔和脊髓。这种侧支循环是由胸内动脉（锁骨下动脉的一个分支）与后肋间动脉吻合形成的。一旦来自主动脉的血流中断，血液便开始从胸内动脉逆行流经后肋间动脉并进入脊髓（图 2-15）。尽管未在图中显示，但 Hollinshead

和 Rosse[30] 提出，胸外侧动脉（腋动脉的一个分支）也与后肋间动脉合并，在这些条件下为脊髓提供了第二种血供来源。

（五）脊髓的静脉

通常，脊髓的静脉分布模式与脊髓动脉相似（图 2-16）。三条纵向脊髓后静脉和三条脊髓前静脉相互自由连通，并通过前、后放射状静脉引流，这些放射状静脉与位于硬膜外间隙的椎体内（硬膜外）静脉丛相连（图 2-16）。该静脉丛在椎管内上方通过枕骨大孔，与颅骨中的硬脑膜窦和静脉相通（图 2-16）。椎体内静脉丛也与椎骨外表面的椎体外静脉丛连通。

脊髓静脉网络中没有瓣膜。因此，在这些血管中，流动的血液可以直接进入全身静脉系统。例如，当腹腔内压力升高时，来自盆腔静脉丛的血液将通过内部椎体静脉丛向上流动。当颈静脉阻塞时，血液会通过同一静脉丛离开头颅。由于前列腺丛与椎体静脉系统连续，起源于前列腺的肿瘤可能转移并滞留在椎骨、脊髓、脑或颅骨中[31]。

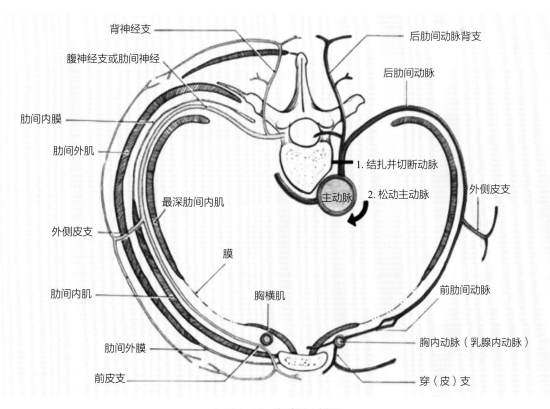

▲ 图 2-15　脊髓侧支循环

当外科手术将后肋间动脉结扎后，血液通过与后肋间动脉吻合的胸内动脉和胸外动脉（未显示）流入脊髓

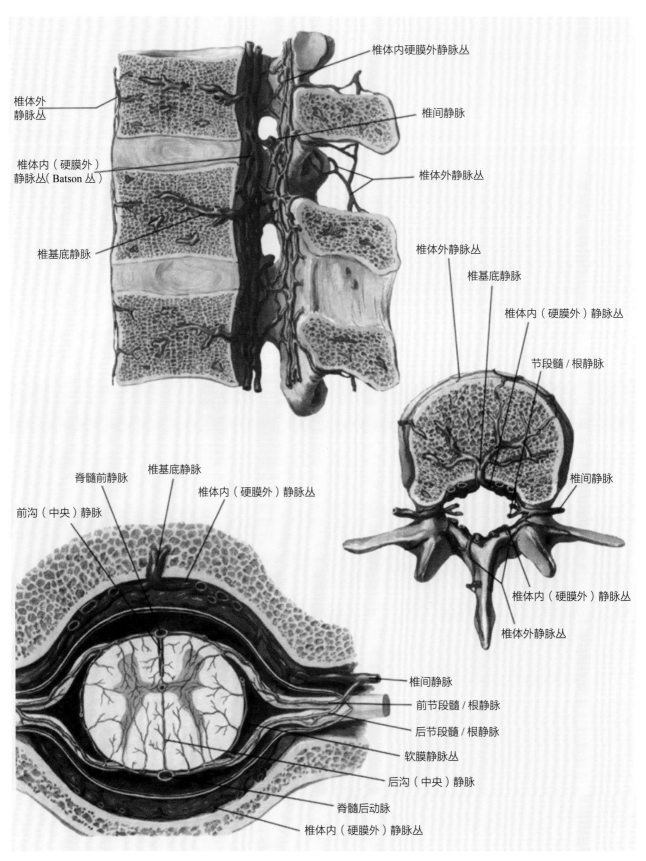

椎体内硬膜外静脉丛

椎间静脉

椎体外静脉丛

椎体外静脉丛

椎基底静脉

椎体内（硬膜外）静脉丛

节段髓／根静脉

椎间静脉

椎体内（硬膜外）静脉丛

椎体外静脉丛

椎体外静脉丛

椎体内（硬膜外）静脉丛（Batson 丛）

椎基底静脉

脊髓前静脉

椎基底静脉

椎体内（硬膜外）静脉丛

前沟（中央）静脉

椎间静脉

前节段髓／根静脉

后节段髓／根静脉

软膜静脉丛

后沟（中央）静脉

脊髓后动脉

椎体内（硬膜外）静脉丛

▲ 图 2-16 脊髓静脉和脊椎静脉丛

脊髓病理

Pathology of the Spinal Cord

Ronald C. Kim　Mari Perez-Rosendahl　著

第 3 章

一、概述

本章旨在概述从事脊髓医学实践的医生最可能遇到的那些疾病的形态学发现。本书着重介绍临床病理相关性，并在可能的情况下为从业人员提供对致病机制的深入了解。

二、脊髓血管疾病

（一）脊髓动脉栓梗塞

尽管所有供应脊髓的动脉血最终都来自主动脉，但仅由 7～8 个根动脉分支提供[1]。由于颈椎和上 2～3 个胸椎节段供应相对丰富，因此该区域很少发生动脉梗塞。然而，胸中段（T_4～T_8）通常依赖于一条常在 T_7 椎体附近进入椎管的单个根动脉，而胸腰椎区域很大程度上依赖于一条主要动脉，即 Adamkiewicz 动脉，通常从左侧进入，伴有 T_8～L_3 的脊神经根[2]。因此，从 T_5 向下的脊髓特别容易发生动脉供血不足。

根动脉进入椎管后，在脊髓表面分支，形成一个脊髓周围动脉网，该动脉网合并为单个脊髓前动脉和两个脊髓后动脉，定向发出分支分布于白质。脊髓的内部是由沟动脉供应的，这些动脉穿过前正中裂并发送分支，主要进入灰质。由于供应白质的吻合动脉网络相对丰富，与灰质的最终动脉供应相比，严重的全身循环损伤往往主要对灰质产生损害[3]。

脊髓动脉梗塞的发生最常见的是椎管外的因素[例如，严重的全身循环障碍（休克或心搏骤停）、外科交叉钳夹主动脉或其主要分支的疾病]。在这

种情况下，最常见的损害模式是从上到下胸髓水平，主要限于灰质（图 3-1），可能由于髓周吻合网络对脊髓白质有保护作用[4]。临床上会出现持续性的弛缓性截瘫（由于皮质脊髓束的保留）、疼痛和温度觉丧失（由于脊髓侧丘脑通道的中断），以及后柱（本体感受性）功能的相对保留（被称为"前索综合征"）。

主要肋间动脉供体的手术中断（例如，在肋骨切除术中结扎 Adamkiewicz 动脉以准备进行主动脉手术的开胸手术）将导致脊髓腹侧部分的非空洞性缺血性萎缩（图 3-2）[5]。在这种情况下，下肢无力通常是上运动神经元（upper motor neuron，UMN）类型的（即具有痉挛性），原因是皮质脊髓外侧束受到损害。

（二）脊髓血管栓塞性疾病

脊髓前动脉闭塞在其供应区域内引起空洞梗

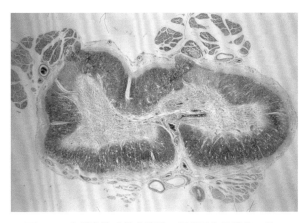

▲ 图 3-1　心搏骤停后截瘫并于 9 周后死亡的患者，其 S_5 脊髓病理图片示组织坏死几乎局限于灰质

塞的情况相对少见，但一旦发生通常是动脉粥样硬化或纤维软骨关节栓塞的结果[3]。动脉粥样硬化栓子（图 3-3 和图 3-4）倾向于出现在有严重动脉粥样硬化血管疾病的相对年长患者中，并且可能会影响较小的髓内动脉分支并导致较小的梗塞，在这种情况下，临床表现可能会因其大小和位置而异。在脊髓循环动脉侧或静脉侧均可观察到纤维软骨栓塞（图 3-5 和图 3-6），往往发生于成年后或中年后期。相当一部分患者有轻度外伤或举重史。有人提出，轴向应力（如与举重有关的应力）可能导致纤维软骨椎间盘突出物突向骨髓（Schmorl 结节），进而进入静脉(如果压力足够高，则突出到动脉)循环[6, 7]。与动脉粥样硬化栓塞一样，神经系统表现将因为所产生的缺血性病变的大小和位置而变化。

脊髓血管栓塞的另一种形式是减压，可能是由

于深度潜水后上升太快或飞机机舱压力下降所致。约有 50% 的人有卵圆孔未闭[8]。由于未充分理解的原因，当出现神经系统表现时，脊髓的体征和症状往往占主导地位，特别是那些与颈胸区域有关的症状。在进行尸检的病例中，脊髓灰质和白质内有多个小梗塞灶。这些病变的发病机制了解甚少，但一些研究者指出，在减压试验模型中，脊髓硬膜外静脉内存在气泡[9]。

（三）脊髓静脉栓塞

脊髓静脉血栓栓塞不常见，并倾向于以高凝状态发生。硬膜外、软脊膜或实质内静脉可能受到影响。脊髓静脉栓塞可能是出血性或非出血性的。出血性栓塞的特征是突然发作并伴有背痛、进展迅速和生存期短，而非出血性栓塞则更加隐匿和迁延，

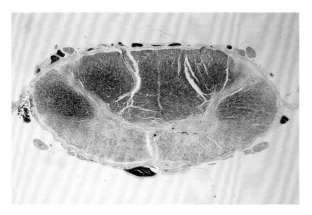

▲ 图 3-2　一名男性患者的 T$_{12}$ 腹侧脊髓缺血性萎缩，该截瘫患者 4 年半前接受左侧第 9 和第 10 肋骨切除以修复胸腹主动脉瘤

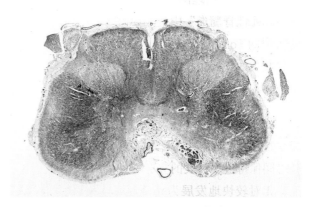

▲ 图 3-3　一名男性患者的脊柱 L$_4$ 水平前正中裂相连的组织出现空洞性坏死。该患者曾在 T$_{10}$ 水平脊髓前动脉发生动脉粥样硬化栓塞后突然截瘫

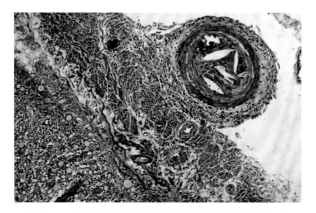

▲ 图 3-4　背侧脊髓动脉分支的动脉粥样硬化栓塞，来自图 3-3 中描述的同一名患者

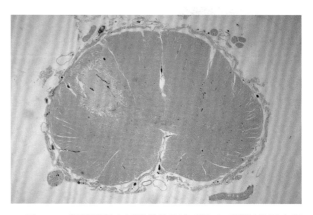

▲ 图 3-5　脊髓循环内纤维软骨栓塞后的皮质脊髓外侧束凝固性坏死

无背痛，且生存期相对较长[10]。

（四）脊髓血管畸形

动静脉畸形（可能是血管胚胎学原因）可能涉及脊髓的部分或全部横截面。它们通常在年轻人中由于出血而急性发作。病理上，脊髓的实质被异常的、严重胶原化的血管网所取代，血管网壁的厚度变化很大，无法识别为动脉或静脉。

动静脉瘘（arteriovenous fistulas，AVF）是获得性病变，通常在中年表现为缓慢进行性下肢无力。瘘管最常见于嵌入胸腰段神经根的硬膜内，尽管脊髓病变有时可能与其他部位的瘘管相关，例如骨盆或腹膜后区或颅腔内。病理上，软脊膜静脉壁和脊髓实质内静脉毛细血管网增厚，提示静脉高压和脊髓静脉引流受损。这会导致静脉充血性脊髓病，其中脊髓的横截面积可能减小到正常大小的 1/2 或更少（图 3-7）。病理图与 Foix 和 Alajouanine 在"亚急性坏死性脊髓炎"中的描述完全相同，并且公认的所谓的 Foix-Alajouanine 综合征仅代表与硬脊膜 AVF 相关的脊髓病[3]。

（五）冲浪者脊髓病

冲浪者脊髓病是一种新近认识的疾病，会影响新手冲浪者，通常是 20 多岁的健康男性，他们在长时间保持过度伸展的姿势中或之后不久发展为背痛，相对较快地发展为完全性或不完全性脊髓病。自 2004 年对其进行最初描述以来[11]，它已得到越来越广泛的认识，最近的综述[12]引用了已发表文献

中的 64 例。感觉消失会影响 2/3 的受试者的痛觉和温觉及后柱感觉，并且约 1/2 会出现完全的运动消失 [ASIA 损伤量表（AIS）A 或 B 级]。那些有恢复倾向的患者可在 24～72h 内恢复。患有 AIS A 级病变的患者通常无法恢复。T_2 加权 MRI 最常表现为纵向广泛的、中间位置的高信号[13]。

尽管没有脊髓组织病理学的详细描述，但临床和影像学特征强烈提示缺血过程。最初的报道提出了发生分水岭梗塞的可能性，但是关于究竟是什么构成了脊髓内的分水岭梗塞存在争议。此外，大脑中的分水岭梗塞通常发生在严重的全身循环障碍或主动脉灌注明显减少的背景下，这两种情况均未与冲浪者脊髓病相关。有人提出，长期过度伸展引起的纤维软骨栓塞也可能在发病机制中起作用[14]。

三、脊髓外伤

损伤机制

创伤性脊髓损伤（SCI）的不同临床表现反映出损伤的分布和机制[3]。脊髓前综合征（图 3-8）通常是过度屈曲损伤的结果，其特征是痉挛性无力，疼痛和温度觉表失，并相对保留了后柱（本体感受）感觉。中央型脊髓综合征（图 3-9）通常是过度伸展损伤（如跳水事故）的结果，其特征是痉挛性无力（上肢更明显），疼痛和温度觉消失，以及后柱不同的感觉损伤。Brown-Séquard 综合征通常是由刺伤引起，其特征是同侧运动无力（由于同侧皮质脊髓束受损），对侧痛觉和温度觉消失（由

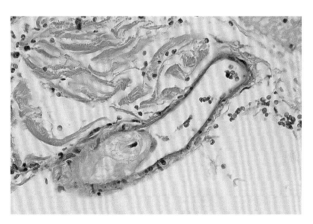

▲ 图 3-6　图 3-5 中同一患者的脊髓静脉内纤维软骨栓塞

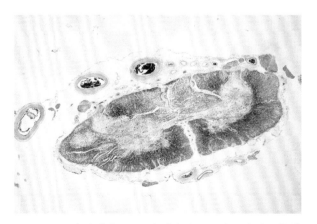

▲ 图 3-7　未治疗的 T_12 硬脊膜脊髓 AVF 表现为缺血性萎缩和脊髓软脊膜静脉壁明显增厚

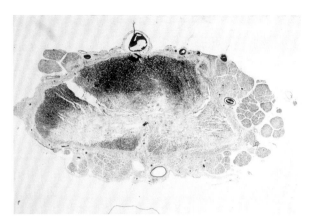

▲ 图 3-8　44 年前车祸外伤的患者因过度屈曲受伤而截瘫，病理图显示其 L_2 脊髓的前侧主要损伤

于接受对侧纤维的同侧脊髓外侧丘脑束损伤）和同侧后柱的感觉缺失（由于同侧后柱纤维损伤）。完全性脊髓综合征是由挤压伤或横断所致，其特征是痉挛性肌无力和低于病变水平的完全感觉消失。

由于原发性损伤（如撕裂或压伤）而直接发展的病变通常是节段性和出血性的。继发性损伤可分为早期和延迟并发症。在 8～24h 内，白质及其中所含的上行和下行传导束显示出大量水肿和血管灌注减少。导致组织损伤扩散的其他因素包括兴奋性神经递质的释放、钙离子和钾离子转移、产生氧自由基和花生四烯酸级联反应的激活 [3]。

受伤后数周、数月或数年，可能还会出现许多其他形态学改变。创伤性神经瘤的形成（图 3-9）在损伤的主要部位可能很大，推测为背侧脊髓传入

神经的出芽。经过 6～8 周后，损伤平面以上和损伤平面以下可见沃勒变性。慢性粘连性蛛网膜病是外伤性 SCI 的必然结果。

脊髓粘连引起的创伤性损伤的最严重后果是迟发性创伤性脊髓空洞症，通过数年后，在上方或下方（不一定与损伤部位直接相连）的脊髓内出现一个或多个空洞 [15]。静脉反流压力的阵发性升高，例如在 Valsalva 动作期间，或在咳嗽、打喷嚏，或用力大便时，可能会导致脊髓腔内空洞向上或向下延伸。这可能反过来导致神经功能缺损的进展（见第 33 章）。从病理学上讲，该腔通常不对称，有时是多个，不包含上皮内层，并以胶质细胞增生区为边界（图 3-10）。

四、脊椎疾病引起的脊髓病

（一）颈椎病

导致脊髓结构损伤最重要的脊椎疾病是颈椎病。随着年龄的增长，椎间盘失去水分和弹性，特别是在脊柱活动度最大的地方（即 C_5～C_6 和 C_6～C_7 间隙），并且相邻的椎体可能彼此直接接触，从而导致形成骨刺或骨赘。当这些骨刺沿着椎体的后缘形成时，它们可能会伸入椎管，从而使其狭窄。这种椎管狭窄本身并不一定会导致症状性神经功能障碍，但是当出现叠加性压力事件时，会增加个体患者脊髓损伤的风险，例如机动车追尾时颈部过伸。

脊髓损伤的发生方式将由于骨刺的位置不同

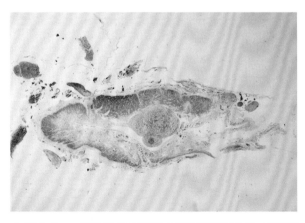

▲ 图 3-9　一名患者 27 年前潜水受伤后四肢瘫痪，病理图显示 C_7 脊髓的主要中央型损害。注意图中巨大的创伤性神经瘤

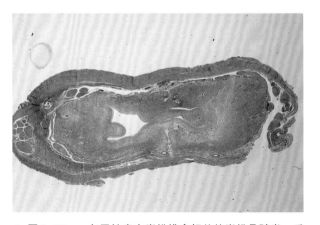

▲ 图 3-10　一名男性患有脊椎推拿相关的脊椎骨髓炎，后发展为 C_5 四肢瘫，其 C_8 脊髓处出现迟发性外伤性脊髓空洞症。注意粘连性蛛网膜病，其特征是蛛网膜下腔腔内胶原蛋白的增生

而变化。例如，如果它们在横向，可能会侵占神经孔，从而导致神经根病。相对常见的典型损伤模式与位于中线附近的后向骨刺相关。在这种情况下，从横断面看，脊髓呈卵形，损伤分布呈蝴蝶状，影响到外侧皮层脊髓束（导致痉挛性下肢无力和巴宾斯基征阳性）、脊髓外侧灰质和后柱腹侧部分（图 3-11）[3]。目前尚不清楚这种损伤模式发展的机制，但是有影像学证据表明，过度伸展过程中的黄韧带屈曲会导致轴突破坏[16]。

（二）类风湿病

脊髓病可能是由于类风湿病直接导致脊髓或其覆盖物受累(例如，以血管炎或类风湿结节的形式出现)，也可能是由于类风湿病而导致的颈椎疾病[17]。脊柱疾病通常是半脱位，最常见的是寰枢椎，但有时是下轴脱位。寰枢椎半脱位可以向前或向上发生。在前一种情况下，脊髓可能被推向椎管的前壁，导致横断面可见三角形的脊髓轮廓，具有中央损伤模式（图 3-12）。

五、脊髓退行性和脱髓鞘疾病

（一）Friedreich 共济失调

Friedreich 共济失调是常染色体隐性共济失调最常见的形式。这是由于 9q13 染色体上的一个基因突变导致蛋白质（frataxin）的表达显著降低，该蛋白似乎参与了线粒体铁外排的调控[18]。在绝大多数情况下，存在 GAA 三核苷酸重复扩增。

疾病通常发生在 20 岁之前。主要临床表现为进行性步态共济失调、高弓足、脊柱后凸畸形、杵状趾、反射低下、本体感觉受损、肥厚性或充血性心肌病，并伴有间质性心肌炎和颗粒状铁沉积。

尽管运动皮层和小脑齿状核的 Betz 细胞也受到影响，但主要的神经病理学发现仍在脊髓中[19]。整个外周本体感受通路异常，后柱髓鞘纤维缺乏，脊髓背神经根萎缩，背根神经节大细胞缺乏，而在周围神经内缺乏大髓鞘纤维，这在纯粹的感觉神经如腓肠神经中常见。在 Clarke 背核内神经细胞数量严重减少，而在脊髓小脑背侧神经纤维稀少。腹侧脊髓小脑及外侧和腹侧皮层脊髓束中的神经纤维也严重减少（图 3-13）。小脑通常在齿状核内显示出严重的神经细胞丢失，通过小脑脚的上皮传出纤维发生变性。最近对一系列 Friedreich 共济失调的尸检病例进行了仔细的研究，这些病例的发病年龄和临床病程各不相同，研究表明，生命早期就存在脊髓的生长停滞和缺乏大型背根神经节细胞，因此，脊髓和背根神经节病变是由于发育不全，而不是萎缩引起的[20]。

（二）遗传痉挛性截瘫

遗传痉挛性截瘫（hereditary spastic paraplegias，HSP）是一种临床和遗传异质性疾病，主要表现为下肢进行性痉挛性肌无力。已经鉴定出几十个不同的遗传基因位点。大多数情况下，疾病以常染色体显性遗传方式传播，但也已经发现了常染色体或 X 连锁隐性遗传式。Spastin 基因（SPG4，在 2p22 染色体上编码）和 atlastin 基因（SPG3A，在

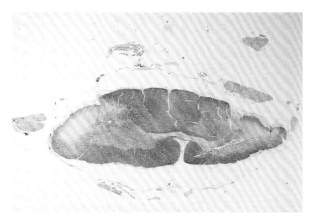

▲ 图 3-11　颈脊髓病的 C_5 节段病理图显示脊髓外侧髓鞘染色苍白，背侧白质染色不明显。注意脊髓卵形轮廓

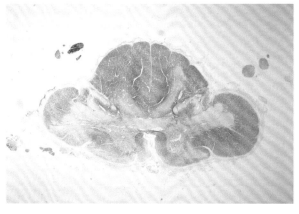

▲ 图 3-12　一名类风湿病男性患者，在 C_1/C_2 椎骨半脱位后四肢瘫痪，显示灰质和白质前部变平和受损

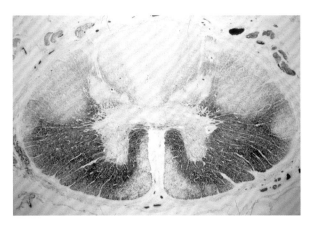

▲ 图 3-13 Friedreich 共济失调患者上胸脊髓显示脊柱后侧、外侧和前侧皮质脊髓束以及背侧和前侧脊髓小脑束中髓鞘状轴突的系统性丢失

14q12-q21 染色体上编码）的突变占 HSP 常染色体显性方式的 50% 以上，而 spatacsin 基因（SPG11，在染色体 15q13-q15 上编码）的突变最常与常染色体隐性遗传方式有关。取决于突变，疾病的发作可在任何年龄发生。单纯表型仅表现为痉挛性下肢无力，而复杂表型则与其他异常有关，例如共济失调、痴呆、癫痫、视力障碍或全身性表现[21]。

病理上，单纯 HSP 的特征是外侧皮质脊髓束的远端有髓神经轴突丧失，有时甚至是后柱[22]（图 3-14）。

（三）肌萎缩性侧索硬化症

肌萎缩性侧索硬化症（amyotrophic lateral sclerosis，ALS）属于运动神经元疾病，通常包括进行性肌萎缩症（progressive muscular atrophy，PMA）和进行性延髓性麻痹（progressive bular palsy，PBP），其特征是运动皮层、脑干和脊髓运动神经元变性。在临床上常表现为成年人发展为进行性肌无力，其在 2～5 年内呼吸衰竭而死亡。约 5% 的病例可见额颞叶型痴呆[23]（见第 39 章）。

一小部分（高达 10%）的 ALS 病例是家族性的（通常是常染色体显性遗传），其中 10%～20% 的病例与编码铜/锌超氧化物歧化酶（Cu/Zn SOD1）的基因突变相关[23]。尽管典型的散发性 ALS 通常始于四肢，并以在疾病过程中的某个时候的上运动神经元（UMN）和下运动神经元（lower motor neuron，LMN）征兆为特征，但 PMA 最初似乎仅限于 LMN，PBP 最初似乎仅限于脑干，两者通常都进展为 UMN 受累，这一发现反映在尸检中看到的 CNS 变化的分布中。

病理上，LMN 疾病的特征是脊髓前角和脑干运动（特别是舌下运动）核内神经细胞丢失和星形胶质细胞增多，运动神经根明显萎缩，UMN 疾病的特征是神经纤维的逆死性退变发生于外侧和腹侧皮质脊髓束内（图 3-15）[24, 25]。对于晚期疾病，运动皮层也可能受到影响。尽管感觉纤维通常不会受到影响，但是在那些长期维持（5 年或以上）辅助通气的病例中，通常不易受损部位可观察到，例如脊髓的外侧和腹侧，以及第 3、第 4 和第 6 脑神经核和骶髓的 Onufrowicz 核[26]。在幸存的脊髓和脑干运动神经元的细胞质内可以观察到胱抑素 C 免疫

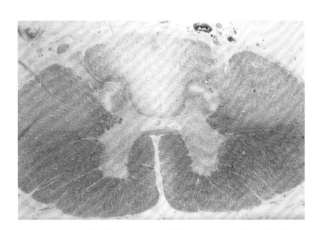

▲ 图 3-14 "单纯"遗传痉挛性截瘫，显示后柱和外侧皮质脊髓束内髓鞘轴突消失

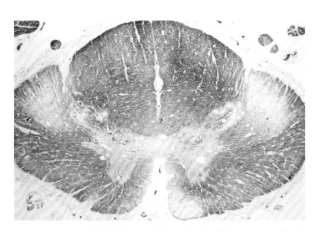

▲ 图 3-15 肌萎缩性侧索硬化症表现为外侧和（一侧）腹侧皮质脊髓束内髓轴突的丢失。脊髓前角细胞（未拍照）也有丢失

反应性 Bunina 小体，小的透明质内含体和泛素免疫反应性绞线状内含体，它们对 ALS 具有高度特异性[23]。

在家族性病例中，除了 Cu/Zn SOD1 以外，还发现了许多遗传突变，包括 TAR DNA 结合蛋白（TARDBP）、肉瘤融合蛋白（FUS）、囊泡相关膜相关蛋白 B（VAPB）、含 valosin 蛋白（VCP）、ubiquilin-2（UBQLN2）、染色体 9 开放阅读框 72（C9ORF72）和染色体修饰蛋白 2B（CHMP2B）。有些（TARDBP、FUS、C9ORF72）与 RNA 代谢破坏有关[27-29]。C9ORF72 突变（六核苷酸重复扩增）占家族性 ALS 病例的 40%～50%。Cu/Zn SOD1 和 C9ORF72 突变在少数散发性 ALS 病例中也已观察到。一项针对大型队列的最新研究表明，与 C9ORF72 突变相关的阴性预后是由脊髓型疾病的男性患者所驱动的[30]。

最后，家族性额颞叶痴呆与家族性 ALS 之间在临床和病理上都有重叠，特别是对于那些具有 TARDBP、FUS 和 C9ORF72 突变的患者[31]。

（四）原发性侧索硬化症

关于原发性侧索硬化症是否是其他独立不同形式的 MND，存在着很多争论。那些认为是另一种疾病的人描述了一种散发性运动障碍，临床上以 UMN 功能障碍为主，很少或没有 LMN 的证据，例如痉挛性肌无力。存活时间可能比传统 ALS 长得多，通常为 10 年或更长时间。少数发展为 ALS。病理上，尽管对皮质脊髓束的损害非常明显，但偶尔存在某种程度的脊髓前角细胞丧失，并发现泛素化的胞质内含物，这表明该疾病是 ALS 的一种变异[32]。

（五）脊髓性肌萎缩症

脊髓性肌萎缩症（spinal musclar atrophy，SMA）是异质性常染色体隐性遗传疾病，这是由于染色体 5q13 上的存活运动神经元（SMN1）基因纯合缺失所致[33]。所有这些的临床特征都是 LMN 肌无力、反射减弱、肌阵颤、感觉减退和失神经的 EMG 证据。经典的婴儿型（Ⅰ型 SMA 或 Werdnig-Hoffmann 病）具有致死性，并会在出生后 3～18 个月死亡。慢性婴儿型（Ⅱ型 SMA）进展较慢，可

能生存至成年。患有慢性儿童型（Ⅲ型 SMA 或 Kugelberg-Welander 病）的患者进展非常缓慢，可能具有接近正常的预期寿命。

病理上，在严重的婴儿期中，脊髓前角和脑干运动核内存在严重的神经细胞丢失和星形细胞增多及运动神经根萎缩。骨骼肌显示失神经萎缩。

几乎相同的基因 SMN2 仅能产生少量 SMN 蛋白，但是最近的研究表明，专门设计用于改变 SMN2 pre-mRNA 剪接从而增加功能性 SMN 数量的反义药物 Nusinersen 的使用，可显著降低 Ⅰ 型 SMA 患者的疾病严重程度[34]。

（六）多发性硬化症

绝大多数多发性硬化症患者会显示出脊髓受累的临床和病理学证据，通常有与其受损部位有关的表现。脊髓功能障碍大多表现为痉挛性共济失调、痉挛性轻瘫、本体感觉或振动觉受损。

与中枢神经系统其他部位的情况一样，典型的病理学发现是明显局限性脱髓鞘病灶，轴突可能未受损[35]。这些损伤在检查脊髓表面时可能可见，并且可能与严重萎缩有关。从横截面可以看出，它们的边界与灰质 / 白质界面或纤维路径无关（图 3-16）。活性斑块通常与 T 淋巴细胞及较轻程度的 B 淋巴细胞和浆细胞、轴突肿胀、负载脂质的巨噬细胞和反应性星形胶质细胞在血管周围形成"套袖"相关。B 淋巴细胞之所以重要，是因为它们表达高水平的粒细胞 – 巨噬细胞集落刺激因子，从而驱动 T 淋巴细胞介导的自身免疫[36]。细胞浸润的程度将取决于

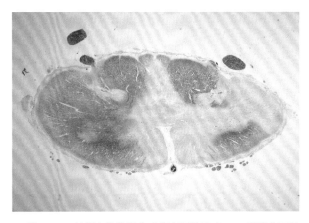

▲ 图 3-16　长期多发性硬化症患者四肢瘫痪，C₆ 脊髓内可见界限清晰的脱髓鞘斑。注意同时存在灰质和白质脱髓鞘

病变的活动水平。在早期的活动性病变中，已经描述了多种炎症模式[37]。在旧斑块中，少突胶质细胞的浓度急剧降低。"阴影斑"是髓鞘的染色密度仅部分降低的斑状，它们表示髓鞘再形成，并形成短而薄的髓鞘节（见第 38 章）。

（七）视神经脊髓炎疾病谱

视神经脊髓炎疾病谱（neuromyelitis optica spectrum disorder，NMOSD）是一种复发性多相性炎症性脱髓鞘疾病，与多发性硬化症不同。受影响的绝大多数对象是女性，发病年龄的中位数已接近第四个十年末。视神经炎和脊髓炎可依次发生或同时发生，超过 50% 的患者在发病后 5 年内出现永久性视力或步行障碍[38]。中枢神经系统的其他部分可能会受到影响。已经描述了具有重叠临床特征的至少两个单独的病症。前者约占病例的 70%，其特征是存在与水通道蛋白 4（AQP4）结合的血清 IgG 自身抗体，该抗体似乎在中枢神经系统内的水稳态中起主要作用[38]。第二种约占血清 AQP4-IgG 阴性患者的 1/4，其特征是存在针对髓磷脂少突胶质细胞糖蛋白（MOG）的血清 IgG 自身抗体[39, 40]。

与 AQP4 IgG 相关的 NMOSD 的组织病理学底物是一种坏死性视神经炎和纵向广泛性脊髓炎，可观察到脱髓鞘和空洞性坏死的混合物，炎性浸润物包含许多中性粒细胞和嗜酸性粒细胞，血管中心分布的免疫复合物沉积，以及典型的星形胶质细胞明显丢失[41]。这种疾病现在被认为是一种自身免疫性星形细胞病变[38]，似乎也与某些其他自身免疫性疾病有关，特别是系统性红斑狼疮和干燥综合征。

相比之下，MOG IgG 相关的 NMOSD 的特征是脑脊液中髓磷脂碱性蛋白水平显著升高，而胶原纤维酸性蛋白水平却没有升高，因此其似乎靶向髓磷脂而不是星形胶质细胞[42]。在临床上，这种情况常常表现出更少的女性偏向、更大程度的视神经受累、更少的复发趋势，以及更多的脊髓尾部受累[38, 40]。

六、毒性 / 代谢性脊髓病

（一）血管造影术后脊髓病

血管造影术后脊髓病是一种罕见的事件，通常在主动脉造影术或较不常见的椎管造影术后发生。这是由于对比剂无意中通过脊髓供血动脉直接进入脊髓循环的结果。临床表现（截瘫或四肢瘫）在数小时内出现。从病理学上讲，占主导的中央型坏死损害了大部分灰质[3]。动脉供应和静脉引流完好无损。Margolis 等通过向犬的主动脉中注射醋碘苯酸钠（Urokon）来重现脊髓病，并在这项工作的基础上得出结论，损害是毒性而不是局部缺血的结果[43]。

（二）鞘内注射后的脊髓病

鞘内注射多种药物后，可能会发生脊髓病，包括脊髓麻醉药、酒精、高渗盐水、类固醇、亚甲蓝、化学治疗药、硫酸铵或硫酸镁。在病理学上，损伤的模式通常是轴突髓鞘的环形破坏（图 3-17）[3]。以后可能有软脊膜增厚。Bunge 等实验表明，简单的 CSF 破坏（即缓慢、反复抽出和重新注射微量 CSF 而未给予任何外源性物质）可能导致周围脱髓鞘[44]。

（三）慢性粘连性蛛网膜病变

软脊膜的纤维增厚可能是由多种原因引起的，包括鞘内施用多种药物（尤其是对比剂）、结核性或化脓性细菌性脑膜炎、创伤性损伤或外科手术中的任何一种，以及脊髓蛛网膜下腔出血。在相当大比例的患者中，病因尚不清楚。根据发展方式的不同，病理结果可能从轻度的软脊膜浑浊到蛛网膜下腔内的致密胶原蛋白化，伴有神经根和血管的包

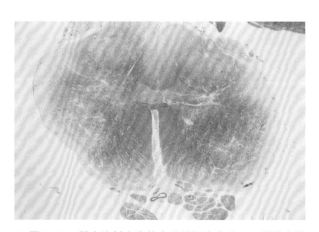

▲ 图 3-17　鞘内注射高渗盐水以缓解疼痛后，L_4 脊髓内髓鞘染色呈环状苍白

裹，以及对硬脊膜的黏附（图 3-10）[3]。

（四）维生素 B₁₂ 缺乏性脊髓神经病

维生素 B_{12}（钴胺素）在回肠末端的吸收必须通过摄取肉类和奶制品来提供，它需要与 Castle 内在因子结合，后者是由胃壁细胞形成的。因此，维生素 B_{12} 缺乏症可能会在多种情况下诱发，包括自身免疫性胃炎、胃或远端回肠手术、克罗恩病、热带腹泻、鱼绦虫感染、饮食不足（如素食主义者）或先天性钴胺素代谢障碍。有神经系统症状的患者可能不会贫血，尽管骨髓检查会发现存在巨幼红细胞。随着疾病的进展持续数周或数月，会出现步态性共济失调、本体感觉和振动觉受损、腱深反射减弱和痉挛，以及无法解释的精神病。

从病理学上讲，该疾病通常始于胸中段水平，后柱中央和侧柱周围部分出现髓鞘球囊变性的小病灶，这些病灶最终合并形成大面积的髓磷脂破坏（图 3-18）和继发性轴突损伤，并出现巨噬细胞渗透和反应性星形细胞增多[45]。尽管用术语"亚急性联合变性"和"联合系统变性"来表示破坏的方式，但破坏是非系统化的，不会像 Friedreich 共济失调或 ALS 那样影响整个区域。实验性恒河猴中维生素 B_{12} 缺乏性脊髓病的电镜结果表明，髓鞘层的分离依次发生于髓鞘内液泡的形成、髓鞘的变性和轴突的变性[46]。周围神经病变出现在大多数受影响的病例中，例如神经传导速度降低，与脱髓鞘和轴突变性均相关。

长期暴露于一氧化二氮可能会产生相似的临床

和病理学表现。一氧化二氮似乎可使蛋氨酸合成酶失活，蛋氨酸合成酶是一种维生素 B_{12} 依赖性酶[47]。

七、椎管内感染

（一）硬膜外脓肿

硬膜外脓肿通常是在一种或多种诱发因素的情况下形成的，例如糖尿病、慢性酒精滥用、HIV 感染、先前的手术操作、刺激器或导管的放置及败血症。它发生在后部的频率要比前部的高，并且在胸腰部的发生率要比在颈部高。至少 2/3 的病例中，病原体是金黄色葡萄球菌[48]。在临床上，尽管并非总是存在所有病例中，但经典的临床三联征包括背痛、发热和神经功能缺损（虚弱）。MRI 是目前最敏感的检测方法。在约 50% 的受感染者中可见血源性传播，通常会导致中性粒细胞占主导的渗出，而相邻感染部位（如椎骨骨髓炎）引起的连续扩散（占受感染者的 1/3）通常导致混合的炎症反应，其中包含大量的淋巴细胞和浆细胞。脊髓损伤的机制尚不清楚。虽然 Feldenzer 等（1988 年）在他们的实验动物模型中发现直接压迫的证据[49]，但尸检研究表明，偶尔存在软脑膜小动脉和静脉的血栓形成[32]。

（二）脊髓硬膜下脓肿

脊髓硬膜下脓肿的形成相当少见。这些病变大多数发生在颈椎或胸椎，并且与硬膜外感染一样，金黄色葡萄球菌是最常见的致病菌[50]。虽然在大多数情况下，感染被认为是血源性传播的结果，但通常没有发现其原发感染灶。脊髓损伤的机制存在争议（如压迫 vs. 血管炎）。

（三）脊髓髓内脓肿

髓内脓肿的形成也很不常见。这种脓肿通常是单独的，但可能会多次发生。多数已描述为中低胸水平。超过 50% 似乎是由于血行性播散引起的，约 20% 的感染是从相邻的感染部位（如椎骨骨髓炎）连续发展的[51]。金黄色葡萄球菌是最常见的致病菌。脓肿的存在和主要的炎症细胞类型（淋巴细胞或中性粒细胞）将取决于感染是慢性的还是急性的。

（四）化脓性脊膜炎

脊髓蛛网膜下腔化脓性炎症伴发于颅内感染。

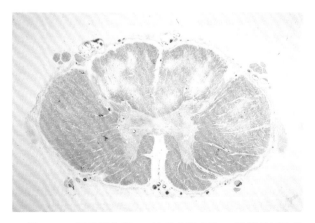

▲ 图 3-18　严重维生素 B_{12} 缺乏症患者的 T_8 脊髓后侧和外侧白质中髓鞘蛋白非系统化苍白

在针对 b 型流感嗜血杆菌进行大规模免疫后，细菌性脑膜炎现已成为成年人的主要疾病[52]。在新生儿期，肺炎链球菌约占 1/2，而脑膜炎奈瑟球菌占病例的 1/4～1/3[53, 54]。

病理上，渗出液在重力作用下倾向于沿着下胸脊髓背面定位（图 3-19）。发病前几天主要由中性粒细胞组成，此后出现淋巴细胞和纤维蛋白。1 周后，潜在的实质内的小胶质细胞开始增殖。如果渗出液延伸到潜在的神经实质内，则导致脊膜脊髓炎。愈合的特征是渗出液的成纤维细胞组织。局部并发症可能包括闭塞性血管炎、脓肿形成或粘连性蛛网膜病变。

（五）其他细菌感染

脊柱结核通常可导致胸椎或腰椎区域的椎体塌陷。慢性硬膜外脓肿也可能发生。结核性脊髓脊膜炎实际上总是伴有颅内感染。

脊髓痨代表神经系统梅毒感染的典型脊柱形式，如今很少见。腰骶区域最容易受到影响。病理上，背根神经节、脊柱背根和后柱均有退变（图 3-20），没有炎性细胞或可染色微生物浸润的迹象。这种病的发病机制尚不清楚。

（六）脊髓的病毒感染

许多病毒都能引起脊髓炎。这里只描述了几种。

脊髓灰质炎病毒是一种单链 RNA 肠道病毒，罕见情况下，出现有症状的中枢神经系统受累，往往会损害脊髓前角细胞和其他运动神经元，这可能是因为它们携带相对大量的病毒表面受体。组织学上，在疾病的活跃期，受影响的区域显示出许多多形性小胶质细胞的存在，并有神经元吞噬的迹象。在晚期，出现明显的局灶性组织苍白（图 3-21），伴有神经细胞丢失、星形细胞增多和腹侧脊神经根萎缩。

西尼罗河病毒（West Nile virus）是一种库蚊传播的黄病毒系统进化群成员，寄居在鸟类，但能感染许多动物。有症状的中枢神经系统受累是罕见的，但一旦发生，病变分布广泛。病理学上表现为神经元坏死、神经元吞噬、小胶质结节形成、单核生殖细胞的血管周围形成套袖样改变。一小部分患者会发展成以弛缓性麻痹为特征的脊髓灰质炎样综合征；在这种情况下，脊髓前角的病理学与脊髓灰质炎病毒感染的病理学非常相似[55]。

水痘 - 带状疱疹病毒感染后，通常侵犯脊髓背根神经节。在免疫抑制的病例（尤其是艾滋病患者）中，感染的复发通常会导致皮肤病的暴发。在病理学上，背根神经节在该水平显示神经节根炎的存在，有时形成 Cowdry A 型核内包涵体。在极少数情况下，这可能导致肉芽肿性血管炎或局灶性坏死性脊髓病的发展。

HIV 感染者可发展为症状性脊髓病（AIDS 的空泡性脊髓病），其临床特征为痉挛性截瘫、本体感觉减退和后柱共济失调，以及非系统化空泡变性的病理学表现。尤其是在背侧和侧索内（图 3-22），与维生素 B_{12} 缺乏性脊髓病[56]非常相似。

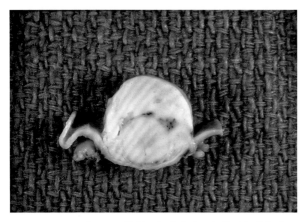

▲ 图 3-19　一名 14 月龄婴儿因流感嗜血杆菌引起的急性化脓性软脊膜炎
渗出液被限制在蛛网膜下腔内，背侧较重

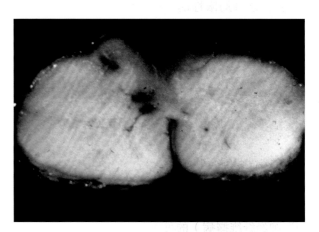

▲ 图 3-20　颈髓内的背侧脊髓由于有髓轴突的丢失而在后柱内变暗

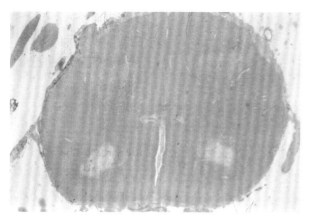

▲ 图 3-21 27 年前急性期的脊髓灰质炎瘫痪患者的脊髓前角内局灶性组织苍白

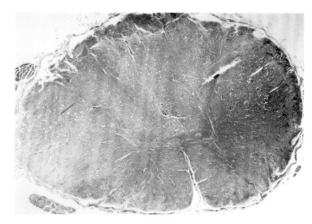

▲ 图 3-22 艾滋病相关的空泡性脊髓病表现为背侧白质内非系统化的微囊稀疏化。损伤与维生素 B_{12} 缺乏性脊髓病非常相似

其他可能与脊髓炎有关的病毒，如单纯疱疹病毒 1 型和 2 型、巨细胞病毒及人类 T 细胞白血病病毒 I 型，通常会产生坏死性病变。

八、椎管内肿瘤

尽管几乎所有发生在颅内的肿瘤都可以在椎管内看到，但最常见的脊髓肿瘤是神经鞘瘤和脊膜瘤（髓外和硬膜内）、室管膜瘤和星形细胞瘤（髓内），以及继发性（转移性）肿瘤（更常见于髓外，但可能是髓内）[57-59]。

神经鞘瘤有两种类型：神经鞘瘤和神经纤维瘤。神经鞘瘤是良性的，约占原发性脊髓肿瘤的 30%，往往发生在腰部及以下。当多发时，应该怀疑 2 型神经纤维瘤病（NF-2 或"中枢"神经纤维瘤病）。这些局限性的轴向肿瘤，其中 2/3 是硬膜外，通常位于脊髓背神经根（图 3-23）。它们由排列成交织束的纺锤形细胞组成，通常显示出紧密的（Antoni A）和松散的（Antoni B）区域，具有栅栏样的细胞核和 Verocay 小体形成、核异型、血管透明质化，以及 S-100 蛋白的免疫反应性。

神经纤维瘤也起源于施万细胞，约占原发性脊髓肿瘤的 25%。这些良性肿瘤通常发生在脊髓背神经根的硬膜内部分。它们通常是孤立的，当多发时，应怀疑有 1 型神经纤维瘤病（NF-1 或"外周"神经纤维瘤病）的可能。病理学上，这些梭形病变倾向于分离而不是取代神经纤维。通常，它们由梭形或星状细胞组成，位于松散的结缔组织基

质中，与神经鞘瘤一样，对 S-100 蛋白具有免疫反应性。

脊膜瘤，约占原发性脊髓肿瘤的 25%，是良性的硬膜内病变，最常见于胸部水平（图 3-24）。约 80% 的患者是女性。当脊膜瘤多发时，应考虑 NF-2 的可能。病理学上，这些肿瘤起源于蛛网膜细胞，由胞质丰富的、均匀的、突起的细胞和圆形或椭圆形的泡状核组成，具有旋涡状和砂粒体形成的倾向。

室管膜瘤是一种低级恶性胶质瘤，最常见于马尾和腰骶部。最常见的起源部位是终丝（图 3-25），

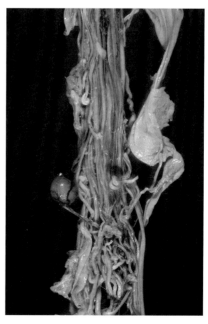

▲ 图 3-23 影响脊神经根的神经鞘瘤

这可能是由于胚胎末梢脑室留下的残留细胞巢。室管膜瘤是一种边界清楚的病变，由具有均匀泡状核的突起细胞组成，有形成血管周围假玫瑰花结的趋势，偶尔也有假菊形团样的室管膜瘤。多数发生于马尾神经，黏液乳头型，肿瘤细胞排列于血管周围，富含黏多糖基质。

80%~85% 的星形细胞瘤发生于颈髓或胸髓。这种侵袭性肿瘤可导致脊髓表现为纺锤形增大，由星形或梭形带突起的细胞组成，细胞核为圆形或卵圆形囊泡，对胶质纤维酸性蛋白有免疫活性。分级高的肿瘤细胞核更具有多形性，分化程度更高，可见血管增生和肿瘤坏死。

转移瘤产生的脊髓功能障碍与受累部位有关，多见于胸髓。软脊膜和脊髓实质的转移瘤少见（图 3-26）。原发肿瘤在肺部男性和女性都常见，在乳腺则见于女性。

在大多数硬膜外转移灶压迫脊髓的病例的病理检查，通常不显示在直接压迫的基础上可能出现的畸形类型，但可见静脉周围有楔形的散在微囊，常伴有出血性外渗（图 3-27）。这个发现加上实验证据，表明脊髓损伤与椎体 / 硬膜外转移性疾病有关，主要归因于硬膜外静脉阻塞[60]。

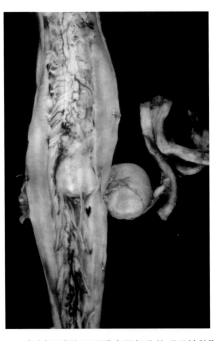

▲ 图 3-24　包括硬膜外和硬膜内两部分的"哑铃状"脊膜瘤

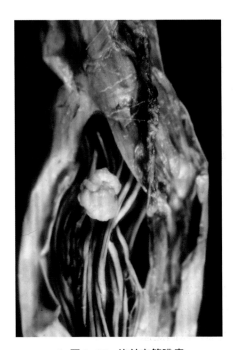

▲ 图 3-25　终丝室管膜瘤

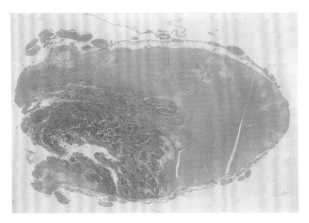

▲ 图 3-26　肺小细胞癌脊髓内转移

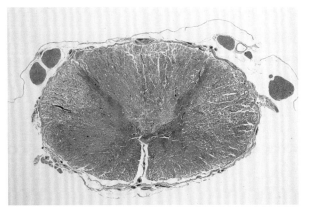

▲ 图 3-27　由于转移性前列腺癌硬膜外静脉阻塞，T_7 脊髓（尤其是背外侧）缺血性静脉周围出现散在微囊

脊髓损伤流行病学
Epidemiology of Spinal Cord Injury

Yuying Chen　Michael J. DeVivo　著

第 **4** 章

一、概述

脊髓损伤（SCI）通常被认为是脊髓的急性创伤损伤，可导致各种程度的感觉/运动障碍、暂时或永久性膀胱/肠功能障碍[1]，仅占所有损伤的一小部分；但相关的残疾、生活变化和经济后果使 SCI 成为最严重的伤害。由于残疾通常是永久性的，而且目前还没有治愈方法，因此再怎么充分强调脊髓损伤一级预防的重要性也不为过。了解脊髓损伤的危险性和危险因素对损伤的预防和控制至关重要。了解 SCI 流行病学趋势也有助于评估整个地区和国家未来的医疗保健需求。有关医疗费用的信息对患有 SCI 的个人、生命保健规划师、案例经理、律师和保险公司很有价值，他们必须确保留出足够的资源，以满足患有 SCI 的个人在其余生中的需要。

本章的目的是概述急性 SCI 患者的人口统计学、损伤和临床表现，以及目前 SCI 患者的特点，讨论 SCI 的经济影响。除了回顾世界各地的文献外，美国国家 SCI 模型系统数据库（National SCI Model Systems Database，NSCID）中的数据[2]还被用来进一步说明过去 50 年中人口统计和伤害的趋势。

NSCID 包含自 20 世纪 70 年代初以来在 29 个 SCI 模型系统中心接受过初始医院治疗的 SCI 创伤患者的基线数据和随访资料；目前，它收集了美国约 6% 的新 SCI 病例[2]。截至 2017 年 11 月，NSCID 已登记了 1972—2017 年受伤的 32 727 例病例。

二、年发病率

年发病率是对一年内发生的新病例数量的记录。为了更好地估计 SCI 的影响，在 20 世纪 80 年代和 90 年代，美国许多州建立了以人口为基础的监测系统，并依法授权向州卫生部报告 SCI 的新病例[1]。医院是主要的信息来源，但某些州还要求公共/私人卫生和社会机构、医生、急诊医疗服务人员和主要医疗监管人员进行报道。根据这些国家 SCI 登记处[3-14]公布的报道，SCI 的年发病率从 1985—1988 年[3]西弗吉尼亚州每百万人口 25.0 例的低水平到 1991—1993 年阿拉斯加州每百万人口 83.0 例的高水平[14]（表 4-1）。20 世纪 70—90 年代在美国进行的其他基于人口的区域[15-18]和国家级别[19, 20]的研究显示了相似的变化范围（表 4-1）。这些发病率估计值的差异是由于多种因素的综合作用，包括人口特征（如年龄、性别和种族）和研究方法（例如病例定义、资格、报告程序和病例确定的完整性）的区域差异。总的来说，直到最近，脊髓损伤的发病率多年来一直被认为是平均每年每百万人口中约 40 个新病例。

根据正在进行的全州创伤性脊髓损伤监测和随访登记得出的估计，1998—2012 年南卡罗来纳州 21 岁以上成年人的总发病率为每年每百万人口 70.8 例[23]。鉴于管理数据集的可用性不断增加和分析技术的改进，最近还用来自全国大样本的数据更新了 SCI 发病率（表 4-1）。根据美国最大的全付费急诊数据库全国急诊科样本的数据[21]，估计在 2007—2009 年，每年每百万 18 岁成年人有 56 例到

表 4-1　美国基于人群研究得出的 SCI 年发病率

数据来源	研究周期（年份）	发病率（每百万人口）	男女发病率之比
全国管理数据			
医院出院调查 [19]	1970—1977	40.1	2.4
急诊科样本 †[21]	2007—2009	56.4	2.4
住院患者样本 ‡[22]	1993—2012	54.0	2.6
州 / 区域登记			
明尼苏达州 [17]	1935—1981	34.2 和 55.0*	3.0
北加利福尼亚州 [18]	1970—1971	32.2 和 53.4*	2.9
阿肯色州 [9]	1980—1989	28.5	4.4
纽约州 [5]	1982—1988	43.0	—
西弗吉尼亚州 [3]	1985—1988	25.0	4.6
俄克拉荷马州 [11]	1988—1990	40.0	4.0
犹他州 [13]	1989—1991	39.0 和 43.0*	—
科罗拉多州 [4]	1989—1996	45.0	—
弗吉尼亚州 [7]	1990—1992	29.6	—
路易斯安那州 [6]	1991	46.0	2.3
佐治亚州 [8]	1991—1992	46.1	—
阿拉斯加州 [14]	1991—1993	83.0	4.5
密西西比州 [12]	1992—1994	59.0 和 77.0*	4.4
肯塔基州 / 印第安纳州 [15]	1993—1995	27.1	3.0
罗得岛州 [10]	1994—1998	56.0	2.0
南卡罗来纳州 §[23]	1998—2012	70.8	3.0

*. 包括院前死亡；†. 年龄≥ 18 岁；‡. 年龄≥ 16 岁；§. 年龄≥ 22 岁；SCI. 脊髓损伤

急诊科接受急性脊髓损伤治疗。另一项利用卫生保健费用和利用项目数据的研究，即全国住院患者样本 [22]，报道了可比较的结果，2012 年每百万 16 岁人群中有 54 例（95%CI 53～55 例）接受了急性脊髓损伤的住院治疗。考虑到美国目前的人口规模为 3.27 亿人，这相当于每年约 17 700 个新的 SCI 病例。由于管理数据最初用于计费目的，因此在仅基于管理数据解释上述报告时，不能忽略多个固有限制 [24, 25]。例如，鉴于这两项研究在很大程度上依赖于主要诊断代码来识别 SCI 病例，可能慢性 SCI 患者因其他疾病接受急诊或住院治疗时，由于 SCI 比

其他不太严重的疾病报销比例更高，所以临床医生把 SCI 作为主要诊断。结果这导致 SCI 发生率可能被高估。

由于儿童被排除在前面提到的最近的发病率研究之外，而且儿童患 SCI 的风险较低，这些基于成年人群的报告可能高估了美国 SCI（包括所有年龄段）的总发病率。在美国，SCI 的发病率为每百万 0—15 岁儿童中通常不到 10 例，每百万 0—19 岁儿童中有 20～25 例 [3, 9-14, 19, 26-28]，16 岁以下儿童占每年 SCI 发病总人数的 3%～5%。

大多数 SCI 发病率的估计不包括那些在导致

SCI 的事故现场死亡的人。少数研究 [12, 13, 17, 18] 报道的院前 SCI 死亡发生率从 1989—1991 年犹他州的 4/100 万（占 SCI 总数的 9.3%）到 1970—1971 年北加利福尼亚州的 21/100 万（占 SCI 总数的 39.7%）。

（一）受伤的外部原因

SCI 受伤的外部原因通常分为五类：机动车碰撞、暴力、体育 / 娱乐活动、跌倒和所有其他原因。NSCID 还将非脊髓疾病的医疗、外科或诊断程序和治疗的不良影响导致的脊髓功能损害记录为第六类原因。NSCID 的 2017 年年度统计报告 [29] 和表 4-2 显示，机动车碰撞仍然是 SCI 的主要原因，尽管这一比例从 20 世纪 70 年代的 47.0% 下降到 2015—2017 年的 38.3%。在过去的 50 年中，由于跌倒而导致的 SCI 的比例逐渐持续上升，2015—2017 年的 SCI 占向 NSCID 报告的所有 SCI 总数的 31.6%。暴力行为，主要是枪伤，也是 SCI 的常见原因（13.8%），其次是体育 / 娱乐活动（8.2%）、医疗和外科并发症（4.6%）及其他所有原因（3.5%），包括被物体 / 其他物体击中或卡住和行人受伤。

与 NSCID 报告相比，最近使用管理数据的研究报道的损伤病因种类较少，并注意到略有不同的数值。2007—2009 年在急诊科就诊的急性脊髓损伤患者中，最常见的受伤原因是跌倒（41.5%），其次是机动车碰撞（35.5%），其他未确认原因（14.9%），被他人 / 物体击中（4.3%）和火器伤（3.8%）[23]。2012 年住院患者样本的数据显示，40.4% 的 SCI 是由意外跌倒引起的，31.0% 是由机动车碰撞引起的，5.4% 是由枪伤引起的 [21]。

NSCID 中暴力病因的百分比高于管理数据研究报道的百分比，原因是许多向数据库提供数据的 SCI 模型系统中心都位于市区。NSCID 中跌落病因表现不足，部分原因与 NSCID 合格标准有关，该标准要求有神经功能缺陷，除特殊例外，均应完成康复治疗。换言之，那些神经功能异常轻微但从未接受过康复治疗的患者被排除在外，他们中的许多人可能是有跌倒病因的老年患者。美国国家 SCI 统计中心网站为公众提供了一个互动工具，通过人口统计和多种时间框架（www.nscisc.uab.edu/Public_Pages/LeadingCauses）构建 NSCID 病因学。

（二）危险因素

1. 年龄相关的危险因素和受伤原因

历史上 SCI 的发病率在儿童组（16 岁以下）是最低的，在 16 岁以上的青少年和 20 多岁的人群中是最高的，并得到了 20 世纪 70—90 年代进行的几乎所有发病率研究的支持（图 4-1A）。最近的报道更详细地调查了老年人群（65 岁以上），并指出随着年龄的增长风险增加（图 4-1B）[21-23]。随着时间的推移，年龄特定发病率的这种变化表明，65—84 岁的人目前比 20 世纪 70—90 年代处于这一年龄组的人更为活跃，活动的增加导致该年龄段的 SCI 风险增加。

损伤的外部原因因年龄 [9, 11, 30, 31] 而有很大不同。娱乐性运动事故造成的伤害在 15 岁以下的人中很常见 [29]。暴力病因导致的 SCI 随着年龄的增长而减少，而由跌倒和医疗 / 外科并发症引起的 SCI 则成比例增加。事实上，跌倒目前约占所有年龄 ≥ 65 岁患者的 65% [22, 23]，以及 >75 岁的 SCI 患者的 76%（www.nscisc.uab.edu/Public_Pages/LeadingCauses）。利用第 10 次修订的国际疾病分类临床修改（ICD-10-CM）编码，将意外跌落进一步分为 19 类。在 2005—2014 年向国家儿童安全与发展委员会报告的老年人（60 岁以上）中，同一水平的跌倒（30%）是最常见的意外跌倒机制，其次是从楼梯和台阶上跌倒（22%），以及其他滑倒 / 绊倒 / 跌倒，例如在卫生间、淋浴时或空浴缸中跌倒（11%）[31, 32]。相比之下，在年轻人中，建筑物坠落（21%）、梯子坠落（8%）或树上坠落（7%）是最常见的意外坠落机制；其中约 39% 与工作有关。在 2007—2009 年成人急性脊髓损伤急诊就诊的研究中，也发现了相似的与意外跌倒类型相关的年龄特征模式 [21]。

不同年龄组的脊髓损伤病因学报道取决于参与每项活动的频率及每项活动的脊髓损伤风险。例如，在老年人中发生的与运动相关的脊髓损伤中，较小的百分比并不一定意味着参与运动对这个年龄组比其他年龄组更安全。相反，这很可能是因为随着年龄的增长，参加体育活动的人数大大减少。

2. 性别特异性风险与受伤原因

男性脊髓损伤的风险高于女性（图 4-1）。考

表 4–2 在 NSCID 中登记的急性 SCI 患者中近 50 年的受伤情况

特 征	受伤年份间隔						
	1972—1979 年	1980—1989 年	1990—1999 年	2000—2009 年	2010—2014 年	2015—2017 年	总 数
样本量[*]（例）	4562	8791	6918	7050	3650	1756	32 727
受伤的病因学（%）							
车 祸	47.0	43.9	38.3	43.9	38.3	38.3	42.2
跌 倒	16.5	18.6	21.8	25.5	30.5	31.6	22.5
暴 力	13.3	17.2	24.8	14.5	13.5	13.8	17.1
运 动	14.4	12.5	7.3	8.4	9.0	8.2	10.2
医疗 / 手术	1.2	1.9	3.0	3.7	4.7	4.6	2.9
其 他	7.7	6.0	4.8	4.1	4.0	3.5	5.2
损伤平面（%）							
$C_1 \sim C_4$	14.4	17.7	20.7	25.0	33.0	32.8	21.8
$C_5 \sim C_8$	39.1	35.6	28.8	30.6	25.8	26.1	32.1
$T_1 \sim T_{12}$	35.2	35.0	38.0	33.3	31.8	32.2	34.8
$L_1 \sim S_3$	10.3	11.1	12.0	10.6	8.9	8.2	10.7
正 常	1.0	0.6	0.5	0.6	0.4	0.8	0.6
损伤程度（%）							
AIS A	53.8	46.5	48.6	41.8	33.9	31.8	44.9
AIS B	9.8	10.7	10.4	12.5	13.4	11.9	11.2
AIS C	8.2	10.2	15.1	14.2	16.2	16.7	12.8
AIS D	27.2	32.0	25.5	31.0	36.1	38.9	30.5
AIS E	1.0	0.6	0.5	0.5	0.4	0.8	0.6
神经学分类（%）							
通气支持	2.2	2.9	4.6	4.2	3.2	2.2	3.5
$C_1 \sim C_4$ AIS ABC	8.2	9.2	11.0	13.3	15.3	15.7	11.3
$C_5 \sim C_8$ AIS ABC	27.2	22.3	18.1	16.4	13.9	11.5	19.4
$T_1 \sim S_3$ AIS ABC	34.1	32.8	40.2	33.8	30.7	30.5	34.4
AIS DE	28.3	32.8	26.2	32.3	36.9	40.0	31.4
受伤的平面及程度（%）							
完全性四肢瘫	25.4	20.7	19.4	18.3	13.9	11.5	19.4
不完全性四肢瘫	28.2	32.8	30.4	37.7	45.1	47.2	34.7
完全性截瘫	27.8	25.0	28.5	23.4	19.7	20.2	25.0
不完全性截瘫	17.7	20.8	21.2	20.2	20.9	20.4	20.3
正 常	1.0	0.6	0.5	0.5	0.4	0.8	0.6

各损伤年份的比较均有统计学意义，卡方 P 值≤ 0.05

*. 由于未知和缺失的回复，每个损伤 10 年的样本量因特征而异，病因学为 0.2%，损伤平面为 6.0%

AIS. 美国脊髓损伤协会损伤量表；NSCID. 美国国家 SCI 模型系统数据库；SCI. 脊髓损伤

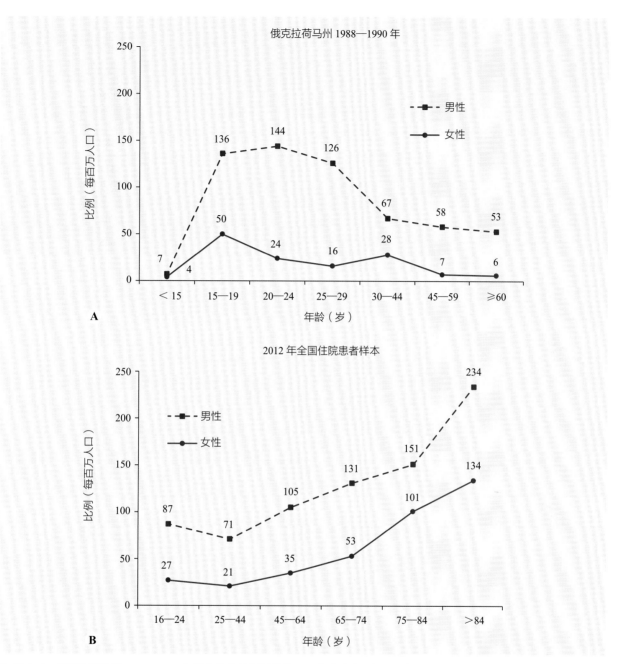

▲ 图 4-1　俄克拉荷马州 1988—1990 年按年龄和性别划分的 SCI 年发病率（每百万人口，A）和 2012 年全国住院患者样本（B）

虑到所有年龄段，男女发病率之比约为 4.0 : 1（表 4-1）。儿童和老年人（年龄超过 75 岁）脊髓损伤风险的性别差异要小得多，男女发病率比通常低于 2.0[3, 11, 21-23, 28]。男性的高发病率可能与他们在幼儿期后表现出的冒险行为增加有关。例如，随着他们长大成人，男性可能比女性更有可能参与暴力行为和接触体育活动，以及拥有 / 驾驶汽车。根据国家 SCI 统计中心基于网络的 SCI 主要原因查询工具的报道，自 2015 年以来，主要的性别差异在于枪

伤（14.9% vs. 4.9%）、摩托车碰撞（8.3% vs. 3.1%）和休闲运动事故（8.9% vs. 5.7%）的比例（男性 vs. 女性）。

3. 种族特定风险与受伤原因

黑人 SCI 发病率高于白人，尤其是男性和与暴力相关的 SCI。黑人与白人发病率比例的总体范围为 1.4～2.0[9, 11, 12, 15, 18, 19, 23]，但暴力引起的发病率比例为 6.3～17.8[6, 9, 11, 12]。自 2015 年以来，非西班牙裔黑人和西班牙裔男性的枪伤比例分别占 SCI 总

数的 39.4% 和 29.0%，但在 NSCID 登记的白人男性中仅占 SCI 的 1.9%（www.nscisc.uab.edu/Public_Pages/LeadingCauses）。

4. 其他风险因素

22%～50% 的新 SCI 患者在受伤时饮酒或血液酒精测试阳性 [3, 9, 11-15, 27, 33]。饮酒与伤害的关系尤其普遍，常见于美洲土著人中，常见时间段在晚上 10 点到凌晨 4 点之间，受伤时多为步行，常见受伤部位为颈部 [11, 14, 33]。

周末发生的 SCI 比其他任何一天 [9, 21, 30] 都多，尤其是潜水事故和摩托车撞车造成的伤害（其中 57% 和 50% 分别发生在周六和周日）[30]。例外情况是由医疗 / 手术并发症引起的 SCI，其中周一（20%）和周二（31%）发生率高于周六（6%）和周日（5%），这可能主要是由于周一和周二的手术安排比其他时间多。

在美国温暖天气的月份，SCI 的发病率也会增加，2 月份的 SCI 减少（6.3%），在 7 月份之前持续增加（10.9%），然后持续下降直到下一个 2 月份 [9, 30]。这种季节性变化似乎与摩托车和潜水相关的 SCI 在温暖月份的增加是平行的。

（三）损伤平面和完全性

NSCID 根据国际脊髓损伤神经功能分级标准 [34] 对 SCI 患者的神经功能进行分类。如表 4-2 所示，2015—2017 年住院康复出院时，颈部损伤最常见

（C_1～C_4，32.8% 和 C_5～C_8，26.1%），其次是胸部（32.2%）和腰骶部（8.2%）。最常见的神经损伤水平是 C_4（19.9%）和 C_5（13.7%），其次是 C_6（6.3%）、C_3（6.0%）、T_4（4.4%）、T_{10}（4.3%）、C_7（3.9%）、T_{12}（3.9%）和 L_1（3.9%）（图 4-2）。

在 2015—2017 年相同的脊髓损伤患者队列中，约 31.8% 为神经系统完全性损伤（AIS A 级），11.9% 为残留感觉功能的不完全损伤（AIS B 级），16.7% 为残留非功能性运动能力的不完全损伤（AIS C 级），38.9% 为残留功能性运动能力的不完全损伤（AIS D 级），而 0.8% 的患者基本上具有完全的神经功能恢复（AIS E 级）。最常见的组合是不完全性四肢瘫（47.2%），其次是不完全性截瘫（20.4%）、完全性截瘫（20.2%）和完全性四肢瘫（11.5%）（表 4-2）。

2007—2009 年对全国急诊科样本的研究定义了 ICD-9-CM 编码的损伤水平（颈椎、胸椎、腰骶部、多部位和其他 / 非特定）和完全损伤与不完全损伤，并报道了与 NSCID 相似的趋势，主要是颈部（57.4%）和不完全（89.0%）损伤 [21]。

损伤的外部原因对确定神经功能的保留有重要作用 [9, 29, 30, 35]。在 2005—2011 年向 NSCID 和国家 Shriners SCID 数据库 [36] 报告的与枪伤相关的 SCI 患者中，71.6% 有截瘫，63.6% 有完全损伤 [30]。相比之下，96.4% 的潜水相关 SCI 导致四肢瘫，72.7% 导致运动完全性损伤（41.8% 为 AIS A 级损伤和

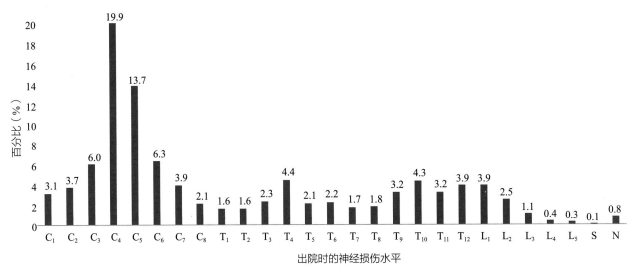

▲ 图 4-2　**2015—2017 年按出院时神经损伤划分的 NSCID 登记人数百分比**

NSCID. 美国国家 SCI 模型系统数据库

30.9% 为 AIS B 级损伤）。另一项 2005—2014 年在 NSCID 登记的人群中进行的由跌倒引起的 SCI 研究指出，高处坠落，例如从建筑物和梯子上坠落，可能导致胸部（约 47%）和完全（约 42%）损伤，而低处坠落，例如在同一水平或楼梯上坠落，通常为颈部（约 88%）和 AIS D 级（约 60%）损伤[32]。

（四）急性脊髓损伤的发展趋势和现状

根据 Jain 等的全国住院患者样本数据的报道，

SCI 的总发病率 1993—2012 年保持相对一致，约每百万人口 54 例[22]。然而，这一时期的不同年龄发病率有所不同，老年组发病率增加，青年组发病率下降，这适用于男性和女性（图 4-3）。类似的年龄趋势也得到了来自全国紧急情况部门样本[21-28]和南卡罗来纳州 SCI 监测登记处数据[23]的支持。Jain 等报道还指出，受伤的平均年龄从 1993 年的40.5 岁增加到 2012 年的 50.5 岁，而在此期间，女

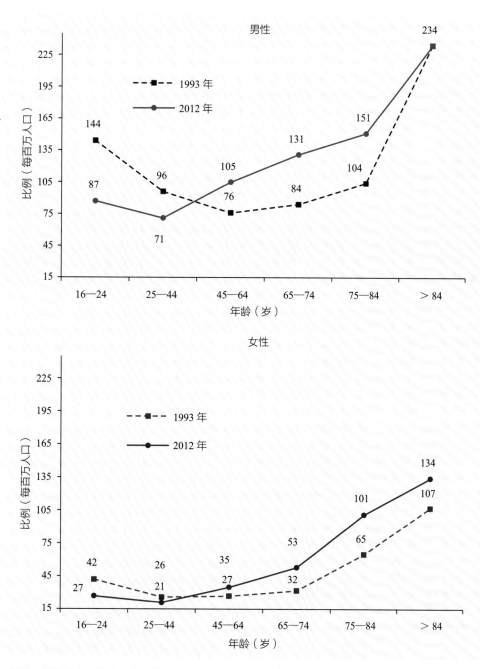

▲ 图 4-3　根据全国住院患者样本，按年龄和年份（**1993 年**和 **2012 年**）划分的男性和女性 **SCI** 年发病率（每百万人口）

性的比例从 26.5% 略微增加到 29.3%[22]。

由于以医院为基础（不是以人群为基础）的性质，NSCID 不适合研究 SCI 的发病率或风险。尽管如此，由于其时段长和标准化的前瞻性数据收集，NSCID 揭示了重要的 SCI 个人特征的变化趋势，自 20 世纪 70 年代早期以来，没有其他研究能够提供这些资料。

本文报道的急性脊髓损伤的发生主要基于 NSCID 的数据，并主要反映了美国普通人群的变化（例如，随着年龄的增长和种族 / 民族多样性的增加）。过去 50 年中年龄、性别和种族特定的脊髓损伤发病率的变化也可能随着时间的推移影响新脊髓损伤病例的人口构成。这些趋势也可以归因于参与 SCI 模型系统中心的身份和位置的周期性变化、SCI 模型系统中心转介模式的变化，以及纳入 NSCID 的资格标准的变化。

1. 受伤年龄

如表 4-3 所示，受伤的平均年龄从 20 世纪 70 年代的 28.7 岁增加到 2015—2017 年的 43.0 岁，这比 Jain 等在发病率研究中所报道的要年轻（50.5 岁）。在后一项研究中，受伤年龄可能被高估了，因为有可能计算了慢性脊髓损伤患者的再入院人数，并排除了 16 岁以下的儿童。年龄差异也可以归因于 NSCID 对暴力病因和合格标准的严格规定，这些标准可能排除了有跌倒病因和神经功能异常但从未接受过康复治疗的老年患者。

如图 4-4 所示，在过去的 50 年中，NSCID 患者受伤时的年龄分布发生了重大变化。尽管 16—30 岁的人群仍然是最常见的年龄组，但在 NSCID 报告的 SCI 病例总数中，这一比例从 20 世纪 70 年代的 62.0% 下降到 2015—2011 年的 34.3%。

年龄在 65 岁以上的新 SCI 病例比例也从 20 世纪 70 年代的 3.1% 上升到 2015—2017 年的 15.6%（表 4-3），而同期年龄在 65 岁以上的人群在普通人群中的比例从 9.8% 上升到 15.2%。目前的平均受伤年龄（43.0 岁）比 2016 年美国人口的平均年龄（37.9 岁）约大 5 岁。这两项研究都表明，在过去的 50 年里，新的脊髓损伤病例比美国普通人口的老龄化更快，这一概念得到了老年组脊髓损伤发病率上升和年轻组发病率下降趋势的支持，如图 4-3[22] 所示。

性别和所有种族的受伤年龄都有增加的趋势，白人女性的受伤年龄增长最大，其次是白人男性、西班牙裔女性、黑人女性、西班牙裔男性和黑人男性[35]。除暴力行为外，所有病因学组的受伤年龄也逐渐增加。

2. 性别

根据 NSCID 的数据，在 SCI 人群中，女性比例从 20 世纪 70 年代的 18.2% 上升到 2015—2017 年的 22.0%（表 4-3），这一上升趋势与 Jain 等的报道相似[21]。这反映了女性比男性在总人口中的年龄增长更快（75 岁），老年人受伤人数增加，老年人中男性和女性之间的脊髓损伤风险差异小于青少年和年轻人。

3. 种族

随着美国少数民族人口，特别是西班牙裔人口的持续增长，NSCID 还观察到，在过去 50 年中，SCI 人口中西班牙裔的比例从 6.0% 增加到 12.8%（表 4-3）。该发现强调了员工多元化和文化能力培训的必要性，以避免医疗和健康领域的种族偏见[37]。

4. 其他人口学特征

在过去的 50 年中，受伤时拥有学士或更高学位的人的比例从 7.0% 上升到 24.6%（表 4-3）。从 16 岁开始[35]，所有年龄组的教育水平都有所提高。受伤时教育水平的这一增长趋势是否会导致受伤后就业状况和其他结果的改善[38]，值得进一步研究。

随着受伤年龄的增加，退休（2.6% vs. 14.2%）、已婚（31.9% vs. 39.1%）、离婚或丧偶（9.4% vs. 12.9%）的比例增加，而在过去 50 年中，单身 / 未婚的比例下降（54.0% vs. 46.0%）（表 4-3）。然而，在过去的 50 年[35] 中，每个年龄组（16—30 岁、31—45 岁和 46—60 岁）的单身 / 未婚比例都有所上升，这与美国普通人口结婚率的下降相平行。由于 SCI 人群的结婚率通常低于一般人群，并且婚姻与良好的心理社会结果相关[39, 40]，因此了解受伤时较低的结婚率是否会对 SCI 后的结婚率和总体生活质量产生不利影响是很重要的。

5. 损伤病因学趋势

机动车碰撞导致 SCI 的百分比下降（表 4-2），而跌倒造成的伤害百分比随着时间的推移稳步上升，特别是在 45 岁以上人群中[35]。由于暴力导致

表 4-3　近 50 年来 NSCID 登记的急性 SCI 患者的人口统计学资料

特　征	受伤年份间隔						
	1972—1979 年	1980—1989 年	1990—1999 年	2000—2009 年	2010—2014 年	2015—2017 年	总　数
样本量*（例）	4562	8791	6918	7050	3650	1756	32 727
平均受伤年龄（岁）	28.7	31.3	35.1	39.1	42.2	43.0	35.3
受伤年龄组成（%）							
0—15	6.4	3.8	3.0	1.4	1.0	1.1	3.0
16—30	62.0	58.1	45.7	38.6	34.4	34.3	47.9
31—45	17.9	21.6	27.8	25.0	20.7	19.4	22.9
46—60	9.0	9.9	13.6	21.9	25.2	23.6	15.6
61—75	4.0	5.0	7.5	10.0	14.9	17.5	8.3
＞ 75	0.7	1.6	2.4	3.2	3.8	4.1	2.4
年龄≥ 65（%）	3.1	4.8	7.3	9.5	13.2	15.6	7.6
女性（%）	18.2	17.5	19.6	21.5	20.0	22.0	19.4
种族 / 民族（%）							
非西班牙裔白人	76.8	68.3	57.1	62.4	63.8	60.6	65.0
非西班牙裔黑人	14.2	20.8	27.8	24.3	22.0	21.9	22.3
西班牙裔	6.0	8.1	12.1	10.6	10.7	12.8	9.7
美洲原住民	1.9	1.1	0.4	0.4	0.7	0.7	0.8
亚裔 / 太平洋岛民	0.9	1.3	2.0	1.9	1.9	2.7	1.7
其　他	0.1	0.3	0.7	0.5	1.0	1.2	0.5
受伤时教育水平（%）							
8 年级或以下	15.8	11.1	9.6	5.2	3.3	2.8	8.8
9—11 年级	27.6	28.5	27.9	20.1	15.0	10.9	24.0
高中毕业	49.0	50.4	50.4	55.6	51.5	52.1	51.5
副学士	0.5	1.3	2.7	4.4	7.8	7.9	3.2
学　士	5.2	5.9	6.3	9.6	13.7	16.0	8.1
硕士 / 博士	1.8	2.0	2.2	4.0	7.3	8.6	3.4
其　他	0.1	0.6	1.0	1.1	1.5	1.7	0.9
受伤时就业状况（%）							
被雇佣	60.6	59.4	53.6	59.4	58.2	62.7	58.4
未被雇佣	10.4	15.2	21.3	15.1	16.2	11.9	15.8
学　生	23.1	17.6	13.2	11.5	10.3	7.9	14.8
家庭主妇	2.9	2.2	1.9	1.4	0.9	1.0	1.9

（续表）

特 征	受伤年份间隔						
	1972—1979 年	1980—1989 年	1990—1999 年	2000—2009 年	2010—2014 年	2015—2017 年	总 数
受伤时就业状况（%）							
退 休	2.6	4.7	7.8	9.8	12.1	14.2	7.5
其 他	0.1	0.7	1.7	2.5	2.1	2.2	1.4
受伤时婚姻状况（%）							
单身 / 未婚	54.0	54.1	53.4	47.7	45.7	46.0	51.2
已 婚	31.9	30.4	30.4	36.8	38.0	39.1	33.3
离 异	7.9	8.8	9.9	10.2	11.2	9.3	9.5
分 居	4.8	4.1	3.5	2.3	2.1	2.0	3.3
丧 偶	1.5	2.5	2.9	2.8	3.0	3.6	2.6
其 他	0.0	0.2	0.0	0.2	0.1	0.1	0.1

各损伤年份比较均有意义，方差分析 P 值和卡方检验 P 值均≤ 0.05
*. 因样本量缺失或未回复，年龄和性别有 0% 的差异，教育有 6% 的差异
NSCID. 美国国家 SCI 模型系统数据库；SCI. 脊髓损伤

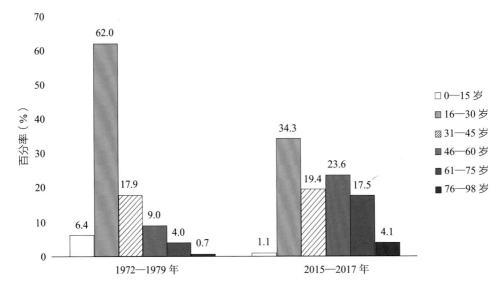

▲ 图 4-4　1972—1979 年和 2015—2017 年受伤时 NSCID 登记的患者年龄
NSCID. 美国国家 SCI 模型系统数据库；SCI. 脊髓损伤

的 SCI 比例在 20 世纪 90 年代达到顶峰（24.8%），但此后有所下降（2015—2017 年为 13.8%）。与体育相关的 SCI 从 20 世纪 70 年代的 14.4% 下降到 2015—2017 年的 8.2%。然而，在 46—60 岁的人群中，由于体育相关活动导致的 SCI 比例从 20 世纪 70 年代的 2.2% 增加到 2010—2014 年的 7.2%，这

与在这一时间段内体育相关 SCI 的年龄从 21.1 岁增加到 34.3 岁的观察结果相一致[35]。

从 2010—2017 年，499 名与运动相关的 SCI 患者中，潜水事故占了最大的亚组（41.3%）[41]。滑雪（10.8%）排名第二，其次是其他冬季运动（如雪橇、雪圈、平底雪橇、冰球和滑雪板）占 7.6%，

冲浪占 7.0%，骑马占 4.6%，空中运动占 3.8%，足球占 3.0%。自 20 世纪 70 年代初 NSCID 启动以来，由于跳水、足球和蹦床事故而引起的 SCI 明显下降，而由于滑雪、冬季运动和冲浪而引起的 SCI 则有所增加。在很大程度上，与足球相关的 SCI 的下降是由于 1976 年的一项规则改变，该规则禁止故意使用头盔作为抢断或拦网的初始接触点。同样，在一些州，从学校里撤走蹦床无疑也导致了与蹦床相关的 SCI 发生率的下降。

重要的是要记住，那些娱乐性体育活动，占 SCI 大多数的不一定是最危险的活动。为了评估风险，我们必须知道这种活动的潜在风险率。例如，体操导致的 SCI 很少（1.6%），但参与者也很少，而高中和大学足球导致的 SCI 更多（3.0%），但参与者也更多。

这些统计数字的比例性质只能反映这些外部因素对 SCI 病因的贡献的相对重要性，但可能不代表特定病因发病率随时间而发生的潜在变化。例如，最近由车辆碰撞引起的新 SCI 病例百分比下降可能是由于与车辆相关 SCI 的潜在发病率下降。如果潜在发病率上升，但速度比其他原因的慢，那么与车辆相关的 SCI 的百分比也会下降。但是，如果对统计数据进行解释时对数据是如何收集和分析有一定的了解，那么这里报道的趋势与服务提供者、决策者和研究人员有关。

6. 神经学结局的趋势

在过去的 50 年中，高位颈椎损伤的百分比有所增加，而低位颈椎损伤的百分比却有所下降，而 $T_1 \sim S_3$ 损伤的百分比则保持相对恒定（表 4-2）。神经完全损伤（AIS A 级）的百分比有所下降，而运动不完全损伤（AIS C 级、D 级或 E 级）的百分比从 36.4% 上升到 56.4%。AIS D 级和 E 级损伤的比例在 46 岁以上患者（20 世纪 70 年代为 38.4%，21 世纪 10 年代为 55.3%）和除暴力以外的所有病因中都有显著增加[35]。依赖呼吸机的出院者比例增加了 1 倍，从 20 世纪 70 年代的 2.2% 上升到 90 年代的 4.6%，然后在 2015—2017 年下降到 2.2%，21 世纪初期比例为 4.2%。

这些趋势可能是由于 SCI 急性管理从院前到急性和康复医疗[42]的进展、高位颈外伤急性损伤生存率的提高[43]，以及 SCI 模型系统中心的人口统计学、病因学和转诊模式的变化。例如，老年人最有可能在跌倒时受伤，其程度与导致四肢瘫和 AIS D 级损伤的程度相同。此外，在过去的几十年里，与枪伤相关的 SCI 已经下降，这些通常会导致完全截瘫。院前医疗，例如转移期间脊髓的适当稳定、早期手术干预，以及甲泼尼龙和其他药物的使用，都没有记录在 NSCID 中，因此这些对减少神经完全损伤的贡献无法评估。

7. 相关伤害

脊髓损伤常伴有其他重要损伤。在 1998—2009 年的 3389 名急性脊髓损伤患者中，分别有 20.0%、17.9% 和 14.9% 的人涉及 1 个、2 个和 ≥ 3 个部位的损伤[44]。最常累及的部位是腹部和骨盆（20.3%）、胸腔和骨结构（19.0%）、皮肤和皮下组织（17.4%）、头颅和脑（15.8%）。

据报道，共病性创伤性脑损伤（traumatic brain injury，TBI）发生在急性 SCI 患者中的概率为 16%～74%[45]，并且在由机动车撞车和摔倒引起的 SCI 患者和颈椎损伤患者中最为常见。在最近对 2012—2014 年收治的 155 名康复医院急性脊髓损伤患者的研究中，根据医生对病历的回顾，TBI 的估计发病率为 33%，但根据自我报告的 TBI 筛查问题[46]，估计发病率为 60%，这引起了人们对该患者自我报告的共病 TBI 诊断准确性的担忧。

国际 SCI 核心数据集建议报告以下与 SCI 同时发生的重大损伤[47]：中重度 TBI（格拉斯哥昏迷量表评分 ≤ 12 分）；需要手术的非椎骨骨折；影响感官的严重面部损伤；需要胸导管或机械通气的严重胸部损伤；手臂或腿的创伤性截肢，或者严重到需要手术截肢的损伤；严重出血；臂丛神经损伤；任何需要手术的内脏器官损伤。总的来说，38.6% 的 NSCID 注册 SCI 患者有一个或多个此类重大损伤，在 2006 年 10 月至 2017 年 9 月的数据收集过程中，这一比例保持一致（表 4-4）。这些相关伤害的存在在暴力（60.1%）和机动车撞车事故（49.2%），引起的 SCI 患者中尤为普遍而在运动中受伤（25.4%）、跌倒（23.2%）和医疗 / 手术并发症（9.5%）情况中较少见。

8. 脊椎损伤

根据国际 SCI 核心数据集[47]，NSCID 从 2016

年 10 月开始记录任何与 SCI 相关的脊柱骨折或脱位，其定义为从枕骨到尾骨之间椎体任何部分的任何碎裂、破裂或裂痕。总体而言，NSCID 中有80.4% 的急性 SCI 患者记录了椎骨损伤，并且该比例从 2006—2017 年略有增加（表 4-4）。在发生SCI 的人群中，由于车祸引起的椎体损伤最为普遍（92.1%），其次是运动（85.8%）、暴力（80.5%）、跌倒（74.1%）和医疗 / 手术并发症（15.3%）。

9. 脊柱手术

NSCID 还记录了 SCI 住院期间是否在任何时间进行了以下脊柱手术：椎板切除、神经管修复、切开复位、脊柱融合和脊柱内固定[47]。脊柱手术率为 79.6%，2006—2017 年略有上升（表 4-4）。这些手术常见于由车辆碰撞（91.9%）、运动相关损伤（90.9%）和跌倒（85.9%）引起的急性 SCI，但在由暴力行为（34.0%）或更具体地说是穿透性损伤（枪伤或刺伤，19.6%）引起的 SCI 中比例较低[48]。穿透性脊髓损伤患者通常不需要进行稳定手术，因为大多数穿透性损伤与脊柱不稳定无关。然而，与非手术治疗相比，穿透性脊髓损伤患者的外科减压术（包括骨和弹丸切除术）是否对神经功能有任何益处的争论仍在继续[48]。

在个体化手术方面，来自美国全国住院患者样本的数据显示，2010—2012 年 15.9% 的急性脊髓损伤患者接受了椎间盘切除术，15.9% 的患者接受了椎管减压，14.8% 的患者接受了脊柱融合术。自1993 年以来，在急性住院治疗期间接受这些外科治疗的患者比例增加了约 5%[22]。

10. 住院时间

NSCID 还记录了过去 50 年来首次住院期间住院时间的缩短。如表 4-4 所示，1972—1979 年在急诊室的平均住院天数从 24d 减少到 2015—2017 年的平均 11d，同期康复住院的平均时间也从 91d 减少到 42d。这种下降在所有神经损伤组都有，但速度不同[29]。许多因素导致了住院时间的缩短，特别是管理式医疗和其他成本控制措施的实施[49-51]。

正如先前的研究所建议的那样，由于较短的急性医疗时间而提前进入脊髓损伤康复病房可能会改

表 4-4 在 NSCID 登记的急性 SCI 患者在过去 50 年的临床资料

特 征	受伤年份间隔						
	1972—1979 年	1980—1989 年	1990—1999 年	2000—2009 年	2010—2014 年	2015—2017 年	总 数
样本量*（例）	4562	8791	6918	7050	3650	1756	32 727
相关损伤†（%）	–	–	–	41.9	37.5	36.4	38.6
脊柱损伤†（%）	–	–	–	77.2	81.0	83.5	80.4
脊柱手术†（%）	–	–	–	75.6	80.9	82.5	79.6
住院时间（中位数，天）							
急性期（仅第一天）‡	24.0	21.0	14.0	13.0	11.0	11.0	16.0
康复（全部）	91.0	82.0	51.0	45.0	44.0	42.0	60.0
出院安置率§（%）							
私人住宅	93.0	91.8	89.7	86.2	87.3	88.9	89.6
集体生活	1.1	2.2	1.6	0.7	0.3	0.8	1.3
医 院	1.9	1.3	1.1	2.5	1.6	1.3	1.6
养老院 / 辅助生活	3.8	4.2	6.7	10.0	10.5	8.9	6.9
其 他	0.3	0.5	0.9	0.7	0.4	0.2	0.6

*. 因不明原因或缺失致样本量大小差异；†. 这些变量是从 2006 年 10 月开始收集；‡. 仅包括 24h 内进入 SCI 模型系统的患者；§. 死亡和未知的记录被排除在外；NSCID. 美国国家 SCI 模型系统数据库；SCI. 脊髓损伤

善出院时的功能结果[52]。康复设施似乎通过提高住院治疗的效率[53] 和利用出院后服务取代一些住院治疗来适应不断变化的报销模式[54]。然而，在脊髓损伤患者开始出现负性结局和医疗服务效率降低、并发症治疗成本增加之前，短到什么程度还不得而知。

11. 出院安置

总的来说，在从 SCI 模型系统中心出院的患者中，90.9% 的人回归社区、在私人住宅或集体居住。随着住院康复时间的缩短和受伤年龄的增加，出院到另一家医院、疗养院或辅助生活的比例从 20 世纪 70 年代的 5.7% 增加到 2000 年以来的 10.0% 以上（表 4-4）。许多因素与疗养院出院有关，包括颈部 AIS A 级、B 级或 C 级损伤；依赖呼吸机；高龄；未婚；失业；来自美国东南部以外的地区；留置导尿管或外用集尿器；有医疗补助或健康维护组织保险；日常生活活动依赖护理；不能步行[55]。

三、死亡率

来自全州范围的监测系统和来自全国范围的管理数据集的数据表明，5.7%～8% 的 SCI 患者从急性医院护理出院之前死亡[21, 22, 44, 56]。SCI 患者的住院死亡率从 1993—1996 年的 6.6% 上升到 2010—2012 年的 7.5%，但同期 >85 岁[22] 患者的住院死亡率从 24.2% 下降到 20.1%。关于高龄（65 岁）、机动车撞

车、高位颈段外伤、多发性创伤、多发性并发症和多发性并发症（如静脉血栓栓塞和 TBI）的住院死亡率高风险的研究结果比较一致[21, 22, 44]。

根据 NSCID 截至 2017 年[29] 的估计，受伤第一年和第二年的年死亡率分别约为 4.6% 和 2.4%。对于那些在受伤后第二年幸存的患者，年死亡率平均约为 2.1%，并且随着时间的推移，由于年龄的增长而逐渐增加。伤后 1 年累计生存率为 95.6%，5 年累计生存率为 88.4%，10 年累计生存率为 81.1%，15 年累计生存率为 73.8%，20 年累计生存率为 66.7%。NSCID 总样本的中位预期寿命（50%）为（31.30 ± 0.15）岁，但因年龄、损伤部位和损伤程度、呼吸机使用、性别、种族 / 民族和社会经济因素[57-60] 而有很大差异。自 20 世纪 70 年代以来，受伤期间的死亡率增加了约 54%，但在受伤后存活超过一年后，死亡率从 20 世纪 80 年代以来一直保持相对稳定（图 4-5）。因此，脊髓损伤患者的预期寿命仍低于普通人群的预期寿命[29, 61]。

NSCID 最新的预期寿命估计值从受伤第一年开始（表 4-5）。AIS D 级损伤患者的预期寿命几乎正常，但随着损伤严重程度的增加，预期寿命稳步下降。有趣的是，总的来说，随着年龄的增长，在每一个神经系统类别，预期寿命下降。例如，在第一年存活的 C_1～C_4 AIS A 级、B 级或 C 级损伤患者

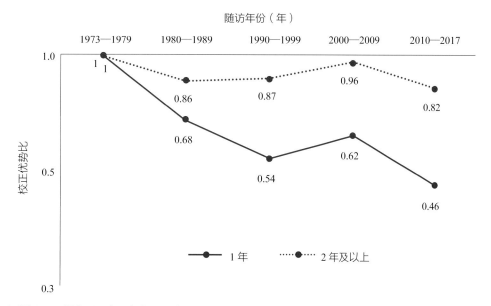

▲ 图 4-5　损伤后 1 年和损伤后 2 年及以上各年份间隔随访的死亡优势比（参考组：1973—1979 年）
依据年龄、性别、种族、教育程度、保险类型、损伤病因和神经系统分类的校正优势比

表 4-5　1972—2017 年 NSCID 收录的伤后存活至少 1 年的 SCI 患者预期寿命（岁）

当前年龄（岁）	无 SCI	神经学分类				
		AIS D，任何平面	AIS ABC，$T_1 \sim S_3$	AIS ABC，$C_5 \sim C_8$	AIS ABC，$C_1 \sim C_4$	依赖呼吸机，任何平面
10	69.4	62.8	55.5	50.4	44.0	25.8
15	64.5	57.9	50.7	45.6	39.3	21.7
20	59.6	53.2	46.2	41.2	35.2	19.0
25	54.8	48.7	42.2	37.2	31.8	17.9
30	50.1	44.3	38.1	33.2	28.4	17.4
35	45.4	39.8	34.1	29.4	25.1	15.5
40	40.7	35.4	30.2	25.7	22.1	13.3
45	36.1	31.2	26.5	22.3	19.4	11.8
50	31.6	27.1	22.8	19.0	16.6	9.8
55	27.3	23.2	19.4	16.2	14.2	8.3
60	23.2	19.7	16.5	14.0	12.5	7.9
65	19.3	16.1	13.4	11.3	10.0	6.5
70	15.5	12.7	10.3	8.5	7.5	4.6
75	12.2	9.7	7.6	6.2	5.3	3.1
80	9.1	7.0	5.4	4.2	3.6	1.9

无 SCI 患者的预测值来自 2013 年美国普通人口寿命表

AIS. 美国脊髓损伤协会损伤量表；NSCID. 美国国家 SCI 模型系统数据库；SCI. 脊髓损伤

中，10 岁的预期寿命为正常人的 63.4%，30 岁的预期寿命为正常人的 56.7%，50 岁的预期寿命为正常人的 52.5%，70 岁的预期寿命为正常人的 48.4%。美国国家 SCI 统计中心每年更新一次详细的预期寿命表[29]，其网站提供了一个互动工具，可根据个人人口统计和伤害特征预测 SCI 后的预期寿命（www.nscisc.uab.edu/Public_Pages/LifeExp）。

标准化死亡率用来说明脊髓损伤患者与普通人群[29, 58, 62]之间死亡率风险的差异，方法是将观察到的脊髓损伤患者死亡人数与预期死亡人数（如果脊髓损伤患者的死亡率与普通人群相同）进行比较。根据 NSCID 截至 2017 年的数据，标准化死亡率为 1.5～104.3[29]。例如，在第一年受伤的幸存者中，呼吸机依赖者和 <31 岁的患者的死亡率是没有 SCI 的相同年龄、性别和种族的患者的 51.8 倍，而患有

AIS D 级损伤且年龄 >60 岁的患者的死亡率是没有 SCI 的同类患者的 1.5 倍。

死亡原因

研究 SCI 后常见的死亡原因，可以为 SCI 后预期寿命缺乏进展提供一些线索。呼吸系统疾病（主要是肺炎）是导致死亡的主要原因，占到 2015 年 NSCID 报告的 12 673 例死亡病例总数的 21.9%[29]。第二个主要死因是感染性疾病和寄生虫病（12.0%），通常是败血症（90.0%），并与压疮、尿路感染或呼吸道感染有关。癌症排在第三位（10.2%），紧随其后的是高血压和缺血性心脏病（10.0%）。肿瘤的特定部位包括肺（26.2%）、膀胱（9.0%）、结肠 / 直肠（8.8%）、前列腺（5.5%）和肝脏（4.1%）。其他心脏病排在第五位（8.4%），通常是不明原因的心脏病发作（38.5%，ICD-10-CM 代码 I46.9），这可能

并不代表真正的潜在死因，而是反映了 SCI 患者的死因数据和许多死亡证明的报告质量不佳。因此，其他心脏病的死亡率可能被高估了。

意外伤害也是相对常见的死亡原因（6.6%），其次是消化系统疾病（4.8%）、脑血管疾病（3.6%）、自杀（3.1%）和肺循环疾病（3.1%）。肺栓塞占肺循环疾病死亡的 91.4%，多发生在初治期间。SCI 后的自杀死亡率在三个受伤组（1973—1979 年、1980—1989 年和 1990—1999 年）中有所下降，但仍然是普通人群中年龄、性别和种族可比较者[63]的 3 倍左右。脊髓损伤后 6 年内，截瘫的 AIS A 级、B 级或 C 级损伤患者和非西班牙裔白人患者的自杀风险更高。

四、患病率：有多少人患有 SCI

患病率反映目前存活的 SCI 人数，与发病率（每年新发病例数）和死亡率（每年死亡人数）有关。由于 SCI 是一种相对罕见的疾病，通过调查人群来估计患病率需要非常大的随机样本。因此，很少有人试图通过抽样人口来估计美国的发病率。在 20 世纪 70 年代，SCI 的患病率是通过发病率和生存率的数学模型来估计的[64, 65]。20 世纪 80 年代的发病率是通过以下研究估算的：外推区域残疾调查[66]的数据；使用国家健康访谈调查[67]的数据；或涉及全国小地理区域和机构的概率抽样[68]。这些研究得出的患病率从 1975 年的 525/100 万到 1981 年的 1124/100 万。

最近，Lasfargues 等利用一个复杂的数学模型，包括年龄性别特定的发病率、生存率和基线患病率，估计 2004 年美国共有 25 万人患有 SCI，由于预期寿命的提高，预计 2014 年这一数字将增至 27 万[69]。根据 Lasfargues 等使用的模型推断，2018 年目前存活的 SCI 患者人数估计为 28.8 万人（或 880/100 万），范围为 24.7 万～35.8 万人[70]。

2013 年的瘫痪患病率和健康差异调查由疾病控制和预防中心与 Christopher 和 Dana Reeve 基金会之间的合作协议资助，揭示了美国惊人的 SCI 患病率[71]。研究结果也发表在基金会网站上（www.christopherreeve.org/living-with-paralysis/stas-about-paralysis）。这项研究涉及对平民非医疗人群进行的全国随机数字拨号电话调查，询问参与者或其家属中是否有手臂或腿活动障碍，以及造成活动困难的原因，从 15 个符合条件的诊断中进行选择，包括脊髓损伤、卒中，多发性硬化、脑瘫等。根据这项研究得出的结果估计，2013 年美国有超过 1 462 000 人（或每百万人中有 4641 人）因外伤性或非外伤性脊髓损伤而瘫痪，这一数字大大高于世界其他地方对脊髓损伤患病率的估计。以加拿大为例，2010 年创伤性和非创伤性 SCI 的患病率估计为 2525/100 万[72]。

本研究报道的 SCI 人群的人口学特征似乎也与现有知识不符。例如，没有 18 岁以下的患者报道。正如作者所承认的，这一估算数据是基于自我或家庭报告的数据，没有独立的确认。因此，尽管本研究中描述瘫痪患病率的总体结果可能是有效的，但从本研究中反映外伤性脊髓损伤的结果需要另一项更严格的病例确定程序的研究来证实。

慢性脊髓损伤的人口统计学分析

在 Berkowitz 等发表的报道中，1988 年美国包括现有和新发病例在内的所有 SCI 患者的平均年龄估计为 41 岁，比新病例（当时在 NSCID 中报告的情况）的平均年龄大 10 岁[73]。由于女性的预期寿命通常比男性长，因此发现男性与女性的总体患病率低于新的 SCI 病例中观察到的比例（2.6 vs. 4.0）。1988 年 SCI 患者中白人与非白人患者的患病比率为 1.5，与新发病例中的比率相似。

通过分析 NSCID 和国家 SCI 数据库[74]的数据，估计 SCI 流行人群的特征。2008 年，在 45 442 名 SCI 患者中，患病人群的平均年龄高于新发患者群（45.0 岁 vs. 37.1 岁）。这一差异在所有的神经系统分类中都被注意到。随着损伤程度的加重，平均年龄降低，年龄差距增大，这是由于年龄和神经损伤导致的生存率差异。与预期相反，60 岁以上的人在患病人群和新发患者群中的比例几乎相同（分别为 13.7% 和 13.2%），女性的比例也相同（21.7%）。与新受伤者相比，患病人群中的受伤程度更高（C_1～C_4 损伤：17.0% vs. 27.2%），呼吸机依赖的可能性更低（4.6% vs. 1.1%），住在养老院的可能性更低（10.8% vs. 4.6%）。这些结果与 1988 年 Berkowitz 的报道和最近在芬兰进行的一项研究[73, 75]中的发现相似。

通过对 2000—2017 年参加 NSCID 的 12 456 名受试者的数据进行分析，获得了伤后不同年限 SCI 患者的社会人口统计学特征。在脊髓损伤时至少 15 岁且单身的人群中，约 60.7% 的人在 SCI 后 15 年一直处于单身或未结婚的状态。此前也有研究发现，SCI 患者的年结婚率比年龄、性别和婚姻状况匹配（未婚与已婚）的健康人群低 59%[76]；SCI 后最初 3 年的年离婚率是一般人群的 2.3 倍；而在脊髓损伤后结婚的群体中，离婚率仍高达一般人群的 1.7 倍[77]。

NSCID 中，在受伤时就读于 9—11 年级的学生中，46.8% 的人在受伤后 5 年内获得高中文凭。在受伤时有高中文凭的人中，只有 28.9% 的人在 10 年内获得高中以上的学位。受教育程度低可能会加大适应身体残疾和获得就业机会的困难。

在随访时，16—59 岁的人群中，在竞争性劳动力市场就业的四肢瘫患者比例随时间稳步上升，从受伤满 1 年时的 14.2% 上升到受伤满 15 年时的 30.5%。截瘫患者中，在竞争激烈的劳动力市场就业的比例略高，从满 1 年时的 17.1% 到满 15 年时的 36.6%。SCI 患者最常见的职业类型是专业（31.7%）；管理、商业和财务职业（23.2%）；办公室和行政支持（11.2%）；销售和相关职业（8.8%）[29]。

五、国际视野

了解全球 SCI 流行病学的工作已经取得了丰硕成果[78-80]。最重要的工作是国际脊髓学会最近建立了一个动态数据存储库结构，以便记录和描述全世界的脊髓损伤发病率、病因和患病率[81, 82]。另一个很好的例子是 2013 年世界卫生组织发表的《脊髓损伤国际展望》，其中总结了全世界有关 SCI 的信息，包括流行病学[83]。

据估计，2007 年全球创伤性脊髓损伤的发病率为 23/100 万，共约 179 000 例[82]。如表 4-1 所示，美国的 SCI 发病率接近加拿大报告的发病率（2010 年每百万人中有 41 例或 53 例，包括院前死亡）[72]，但远高于世界卫生组织（World Health Organization）报道的全球其他国家和地区的发病率：加勒比海（19/100 万）、拉丁美洲安第斯地区（19/100 万）、拉丁美洲中部（24/100 万）、拉丁美洲南部（25/100 万）、西欧（16/100 万）、澳大利亚（15/100 万～32/100 万）[84]、中亚（25/100 万）、南亚（21/100 万）、撒哈拉以南非洲中部（29/100 万）和撒哈拉以南非洲东部（21/100 万）[82]。由于不同国家的报告程序、病例界定、病例认定的完整性等方面的差异，对不同国家的数据进行比较非常困难。尽管如此，由于潜在的人口特征（年龄、性别和种族）和外部因素（城市化、道路条件和政策措施，例如枪支管制和安全带约束法的实施等）导致的脊髓损伤风险存在差异，预计脊髓损伤发病率会出现国际差异。在院前死亡率较高的国家，排除事故现场死亡人员可能大大低估了 SCI 的发病率及其影响[85]。

在人口统计学方面，全世界男性脊髓损伤的高风险、15—29 岁和 65 岁以上人群的高风险的双峰年龄分布几乎一致。车祸和跌倒是最常见的伤害原因。在发达国家，正如美国所指出的那样，由于机动车碰撞而受伤的百分比正在下降或保持稳定，而由于低空跌倒而受伤的百分比随着人口老龄化而增加[82]。在发展中国家，病因学的表现形式是不同的。由于城市化、机动交通工具使用增加、基础设施差（如道路条件）和监管挑战[80]，机动车碰撞造成的伤害百分比正在增加。在一些发展中国家，年轻人头部负重时低空摔倒的情况比较常见[82]。在大多数国家，除了美国、巴西和战争地区，由于暴力行为引起的 SCI 的百分比很低或者为零[82]。

发展中国家也不同于美国和其他发达国家，发展中国家的完全性损伤略比不完全性损伤（56.5% vs. 43.0%）常见，截瘫比四肢瘫（58.7% vs. 40.6%）更为常见[80]。SCI 后的死亡率也有记录显示，因地区和国家收入水平的不同而有很大差异[62]。低收入国家的院内死亡率几乎是高收入国家的 3 倍，非洲、美洲和欧洲地区分别为 24.1%、7.6% 和 7.0%。发展中国家的 1 年死亡率也较高，尤其是在撒哈拉以南非洲西部地区（29%）[82]。

关于患病率估计的有限数据表明，全世界的患病率范围为 1986 年印度的 236/100 万到 2010 年加拿大的 1298/100 万[79, 82]。澳大利亚的患病率为（490～886）/100 万，南亚和东南亚地区为（236～464）/100 万，西欧为（280～316）/100 万。由于 SCI 后的发病率和（或）生存率较高，预计美国 SCI 患病率

将高于其他国家。但由于研究方法的差异，估计值
与研究值的比较具有挑战性，难以得出有效结论。

六、花费

国家 SCI 统计中心从公众那里得到的最频繁的
询问之一是关于照顾 SCI 患者的费用。例如，家庭
希望确保为照顾他们的亲人留出足够的资源，律师
为他们受伤的客户寻求合理的赔偿，媒体搜索数据
寻找有关社会负担的报告。了解经济对社会的影响
对于资源配置也很重要。找到这个成本问题的完美
答案在一定程度上具有挑战性，因为护理成本因个
人居住的社区、SCI 患者的特征（年龄、受伤程度
和完整性、健康状况）及个人的实际需要而有很大
差异。

比较成本研究和适当解释结果也很困难。首
先，区分费用和成本至关重要。例如，医院收费反
映了医院对已覆盖和未覆盖服务的零售价格，而成
本反映了支付方支付的金额。费用和成本没有考虑
到 SCI 患者的需求，而是基于实际收到的商品和服
务，因此低估了最佳护理的成本。其次，重要的是
要知道这些研究是否只包括与 SCI 直接相关的附加
费用，这样就不包括在没有 SCI 的情况下可能遇到
的其他医疗费用。最后，间接和无形成本（例如工
资和生产力的损失、心理压力和照顾者的负担等）
通常不包括在经济负担的估计中。

利用现有的有限文献和 NSCID 提供的数据，
本节将试图解决以下有关 SCI 直接成本的问题：
个人每年的成本、个人一生的成本、特定年份出现
的新 SCI 病例对社会的成本，以及对特定年份的所
有 SCI 患者的社会成本。这些估计并不完美，但为
生命护理计划提供了一般性的指导，也提高了我们
对预防脊髓损伤和相关并发症的财务影响的理解。
更好地了解 SCI 的总成本及构成该总成本的组成部
分成本，将增加将这些成本降至最低并改善 SCI 个
人生活质量的机会。

20 世纪 90 年代初[86-88]，在美国进行了一项最
新的研究，全面和地域性地涵盖了各种人口和临床
特征的脊髓损伤患者的所有服务和实际费用。这三
项研究中的一项最近更新了 2000—2006 年获得的
NSCID 数据，包括有关急性和康复医院费用、再住

院、疗养院和陪护的数据[89]。然而，NSCID 没有
包含原始研究中包括的下列费用类别的新信息：紧
急医疗服务、门诊服务和医生费用、药物、用品、
职业康复、环境改造、耐用设备和其他杂项费用。
因此，所有项目使用的消费者价格指数在最初的研
究中按 1992 年美元价值估计的这些类别的成本被
调整为 2009 年美元价值。表 4-6 总结了 SCI 患者
在其剩余寿命内，按神经系统水平和损伤程度计算
的第一年平均费用和 2017 年以后的年度费用。

第一年的平均费用为 604 866 美元，剩余寿命
的平均年费用估计为 92 228 美元，但因损伤部位和
损伤程度的不同而有很大差异。在第一年，大部分
费用来自住院患者的急性医疗和康复。护理人员护
理、耐用设备和环境改造也经常产生大量费用，尤
其是颈椎损伤患者在急性医院医疗出院后的第一
年。经常性的年度费用主要用于护理和再住院。以
前曾报道过对这些费用的详细分类[89]。

鉴于医疗技术的进步和急性生存率的提高，
SCI 的直接成本可能会迅速增加，因此，这些由 20
世纪 90 年代早期的数据得出并在 21 世纪初更新
的估计（表 4-6）可能是保守的。例如，最近在南
卡罗来纳州进行的一项以人口为基础的研究指出，
在 15 年期间，急性看护费用持续增加，但住院时
间没有相应增加[23]。急性医疗费用从 1998 年的约
50 000 美元上升到 2012 年的 225 000 美元，增长速
度超过了通货膨胀。在以往的 NSCID 研究中，急
性医疗和康复费用也出现了类似的上升趋势[90]。

最近对创伤和非创伤性脊髓损伤退伍军人
管理的医疗费用进行的审查表明，2016 年的平
均 年 费 用 为 30 770~62 563 美 元（ 或 2017 年 为
31 426~63 896 美元）[91]，通常低于照顾患有脊髓
损伤的平民的费用。然而，这些研究仅限于退伍军
人管理局保健系统提供的服务费用，因此不包括护
理人员和其他人员提供的其他服务费用。相反，这
些研究似乎没有将健康的、没有接受任何服务的个
人纳入分母，因此，可能夸大了人均成本。

终身直接费用，被定义为剩余寿命期内的总直
接费用，可由每年的直接费用和个人每年生存期间
产生这些费用的可能性来确定。这些估计值通常被
计算为未来成本的现值，这可以解释为目前在托管

中预留出的资金，用于整个生命周期。由于从现在到那时所赚取的利息，今天 1 美元的价值在未来会超过 1 美元，贴现率反映了投资的实际回报率。根据神经系统水平和损伤程度，25 岁和 50 岁受伤人员使用 2% 的实际贴现率，估算出 2017 年 SCI 平均寿命直接成本现值（美元）（表 4-6）。25 岁时，$C_1 \sim C_4$ AIS A 级、B 级或 C 级损伤患者的终生直接护理费用估计为 4 891 398 美元，AIS D 级损伤患者的终生直接护理费用估计为 1 634 139 美元[92]。由于这些患者的预期寿命较低，估计 50 岁时的终生费用较低。

由于假设受伤后第一年之后的年度经常性费用在计算寿命成本时随时间而保持不变（表 4-6），实际成本可能被低估了，因为有证据表明，SCI 患者生命最后几年的直接成本大幅增加。在一项关于退伍军人管理医疗保健系统 SCI 医疗费用的研究中，除药费外，生命最后一年提供服务的平均费用在 2001 年为 61 900 美元（或 2017 年为 85 674 美元），而生命前一年的平均费用为 24 900 美元（或 2017 年为 34 464 美元）[93]。

从全国急诊科样本中获得的数据表明，在 2007—2009 年，所有急诊科就诊和随后的住院治疗中，平均每年收取 16 亿美元（或 2017 年为 18 亿美元）的急性脊髓损伤治疗费[21]。另一项关于全国住院患者样本的研究报道称，2009 年全国共

有 11 848 例主要诊断为脊髓损伤的加权住院，估计 2009 年全国急性和慢性脊髓损伤相关的总住院费用为 17 亿美元（2017 年为 19 亿美元）[94]。考虑到每年的 SCI 发病率和 SCI 后再住院率（约 30%），SCI 相关的住院总人数似乎很低。因此，全国的住院负担可能被低估了。根据 NSCID 在 20 世纪 90 年代估计的年度总直接成本，包括住院费用、陪护和其他服务，1995 年为 77 亿美元（或 2017 年为 124 亿美元）[95]。

七、结论

随着全国范围内管理数据集和先进分析方法的日益普及，我们对美国 SCI 流行病学的了解在过去几年里有了很大的提高，尤其是在发病率和住院费用方面。国家残疾、独立生活和康复研究所的支持使 NSCID 能够继续更新自 20 世纪 70 年代初以来报道的 SCI 患者的人口统计学、损伤病因学和临床表现的趋势，关于 SCI 的描述性全球流行病学，人们已经知道了很多。目前旨在数据收集标准化的努力[96] 使得能够以充分利用每个可用数据库的独特优势的方式组合不同的数据源，以解决全球共同的问题，例如制订具有成本效益的一级预防方案。

按年龄、性别、种族 / 民族、日期和月份分列的特定伤害原因的巨大突出差异表明，需要针对目标人群和 SCI 的主要原因制订预防战略，以增加对

表 4-6　2017 年按神经学分类的年度和终身直接成本

		神经学分类				
		$C_1 \sim C_4$ AIS A~C 级	$C_5 \sim C_8$ AIS A~C 级	$T_1 \sim S_3$ AIS A~C 级	AIS D 级	所　有
年直接费用（美元）	第一年	1 102 403	796 583	537 271	359 783	604 866
	第一年后	191 436	117 437	71 172	43 700	92 228
年度直接成本*（美元）	第一年	489 305	339 418	221 358	141 944	256 807
	第一年后	174 038	103 207	56 830	38 778	79 573
终身直接费用†（美元）	25 岁	4 891 398	3 573 960	2 391 872	1 634 139	—
	50 岁	2 688 229	2 198 305	1 569 714	1 153 420	—

*. 按成本费用比或保险偿付率调整；†. 折现率为 2% 的现值
AIS. 美国脊髓损伤协会损伤量表

降低 SCI 发病率的影响。鉴于人口老龄化和跌倒是美国和其他发达国家老年人中 SCI 的最常见原因，迫切需要有效的预防跌倒计划，以减少这一不断扩大的人口中的 SCI。

将 SCI 病例描述为十几岁和二十岁出头男性的教育材料也需要更新。新 SCI 中的人口统计学和损伤趋势要求老年医学和老年医学的专家更多地参与 SCI 的急性和康复医疗，以及临床团队的跨文化能力。

病因学与损伤部位 / 程度之间的密切关系也提供了有关损伤机制的理解，这将有助于设计减少 SCI 发生率的设备和其他安全措施。在制订和协调预防措施时，除了个人特征和机械原因外，还需要考虑特定的行为和环境因素，例如酒精使用、安全带使用、分心驾驶、路况、法律和执法。

未来的流行病学研究应着重于建立更加准确的目前存活的 SCI 患者数据，以及 SCI 的直接和间接费用。这将使临床和其他终身支持服务得到更好的组织和协调。

第 5 章

神经系统评估和脊髓损伤的分类
Neurological Assessment and Classification of Spinal Cord Injury

Steven Kirshblum　Ryan Solinsky　著

一、脊髓损伤的评估

从神经学角度评估脊髓损伤（SCI）患者最准确的方法是进行一项由脊髓损伤神经学分类国际标准（ISNCSCI）[1]认可的标准化神经学检查，该标准通常也被称为国际标准。这些标准提供了临床医生使用术语的修订（表 5-1），以及关于检查技术和分类规则的详细说明。对 SCI 患者的检查和分类是两种截然不同的技能，因此将分别进行描述。

国际标准是为了在临床环境中记录选定的神经学参数而制订的[2]。尽管不是最初的意图，但这些标准已经被用于研究的纳入 / 排除标准，临床试验的结果测量，以及 SCI 的特定神经学类别的神经学恢复的预后。

在标准中，SCI 患者的神经系统检查有两个主要的组成部分，分别是感觉和运动，必查和可选的部分应该记录在一个标准化的工作表上（图 5-1）。必查部分可以确定感觉、运动和单个神经水平，以及产生感觉和运动指数评分、确定损伤的程度和损伤分类。直肠检查也是该检查的必要组成部分[1]，用于检测肛门自主收缩（voluntary anal contraction，VAC）和直肠深压觉（deep anal pressure，DAP），之前被称为"肛门深感觉"。可选因素包括神经系统检查的某些方面，这些方面可以更好地描述患者的临床情况（如反射），但不用于检查的评分或分类。为了学习如何使用国际标准，美国脊柱损伤协会（American Spinal Injury Association，ASIA）提供了一个基于网络的教学课程（InSTeP）（www.asialearning.com）。最近修订的是 2011 年发布的国际标准[3,4]，2015 年进行了更新[1]。

（一）感觉检查

感觉检查在身体两侧的 28 个点上进行（图 5-1），这些点被称为感觉关键点。每一个感觉关键点的测试包括针刺辨别锐觉 / 钝觉、轻触觉（LT）和直肠 DAP 检查。这些特殊的检查要点来自于 Austin[5]和 Foerster[6]，在有经验的脊髓医生中得到一致同意。采用三点评分法（0~2 分），检测前额皮肤作为正常感觉参照。检测是在患者闭上眼睛或视力遮挡的情况下进行，这样患者就无法识别被检测的部位。对于轻触觉，使用一束锥形的棉花，在不超过 1cm 的距离内在皮肤上轻触，2 分（完好）即与面部触觉相同；1 分（受损）即与面部感觉不同；感觉减退或感觉过敏均为异常感觉，评分为 1 分；如果没有感觉，则评为 0 分（缺失）。

针刺觉检查时，使用干净（一次性）的安全针，如果感觉与面部相同，且能完整地区分锐和钝的感觉，则给 2 分。1 分表示相对于面部的感觉发生改变（感觉减退或过敏），并能完整地区分锐（安全别针的针端）和钝（针的圆边）的感觉。0 分代表感觉缺失，但值得注意的是，0 分也表示无法区分锐和钝。若因特殊情况（即烧伤、石膏、截肢等），该级别被记录为不可测试或 NT，或者在皮肤内的一个替代位置进行测试，在表中注释框中用符号表示替代位置。如果有一个问题为患者是否能熟练地辨别锐和钝，8/10 的正确答案被认为是准确的，因

表 5-1　关键术语表

皮节：由每节段神经（根）内感觉轴突支配的皮肤区域
肌节：由每个节段神经（根）内运动轴突支配的肌纤维集合
关键肌功能：作为标准化脊髓检查的一部分，测试 10 组肌肉

神经根水平	肌　组	神经根水平	肌　组
C_5	肘屈肌	L_2	屈髋肌
C_6	腕伸肌	L_3	伸膝肌
C_7	肘伸肌	L_4	踝背屈肌
C_8	指长屈肌	L_5	姆长伸肌
T_1	小指展肌	S_1	踝跖屈肌

非关键肌功能：不属于常规测试的关键肌的肌肉功能。对一个明显的 AIS B 级患者，为最准确地进行残损分级及区分 AIS B 级和 C 级，应该测试每侧运动平面以下大于 3 个节段的非关键肌功能
运动平面：最尾部的关键肌群，肌力为 3/5 或更大，且节段头侧肌力分级正常（5/5）
运动指数评分：将各关键肌群肌肉评分相加计算；总分 100 分是可能的。现在建议将运动检查分为两个部分；一个是上肢，一个是下肢
感觉平面：最尾部的皮节对针刺觉 / 钝觉和轻触觉都有正常的感觉
感觉指数评分：将每个皮节的评分相加计算；每个针刺（锐觉 / 钝觉辨别）和轻触觉检查总分为 112 分
不确定（ND）：当无法根据检查结果确定评分的任何组成部分时使用，此术语用于工作表中
神经损伤平面（NLI）：运动和感觉功能均完好的最尾部水平
骨骼平面：通过放射学检查发现最大脊椎损伤的水平
骶保留：通过检查感觉和运动功能，在脊髓最尾部发现残留的神经功能。这包括 $S_4 \sim S_5$ 皮肤两侧轻触觉或针刺觉的保留（完整或受损）、直肠深压觉（DAP）或肛门自主收缩（VAC）的存在
完全损伤：骶神经末节感觉和运动功能的缺失（如无骶保留）
不完全损伤：低于神经水平，包括最低的骶节段，有运动和（或）感觉功能（例如存在骶保留）
部分保留带（ZPP）：仅在完全损伤时使用，指的是位于运动和感觉水平尾部的皮节和肌节，它们仍部分受神经支配。具有某些感觉和（或）运动功能的最尾部节段决定了 ZPP 的范围

经许可引自 American Spinal Injury Association: *International Standards for Neurological Classification of Spinal Cord Injury*; Atlanta, GA, Revised 2011, Updated 2015.

为这将正确猜测的概率降低到 5% 以下。

在检测手指的 $C_6 \sim C_8$ 关键感觉点时，应检测近节指骨背侧表面。对于胸部和腹部，感觉测试应该在锁骨中线进行。在进行感觉测试时，一个突出点是 C_4 皮肤节尾部的变化，有时称为 C_4 "角"或"架子"。在不同的情况下，这个颈部皮肤节可以延伸到乳头线附近，很容易与 T_3 皮肤节混淆。按照国际标准，如果感觉关键点 T_1 和 T_2 缺失，T_3 看似完好，若 T_4 无感觉，则应判定 T_3 无感觉（认为是 C_4 角的延伸）。

对于那些可能难以识别的 T_3 和 T_4 关键感觉点（例如肥胖或乳房巨大），T_3 和 T_4 肋间隙可通过触诊肋骨前侧来确认，而不是依靠乳头线，T_3 在第 3 肋下的肋间。另一种定位 T_3 的方法是触诊位于第 2 肋骨水平的胸骨柄关节。此时，轻轻向外侧移动以触诊第 2 肋骨，并继续向尾侧移动，就会找到第 3 肋骨及其下方相应的肋间隙[2]。

重要的是要测试 $S_4 \sim S_5$ 关键感觉点（黏膜交界外＜ 1cm 处）的锐觉 / 钝觉辨别和轻触觉，因为这代表了骶髓最尾部的功能。评估 S_4 和 S_5 的皮肤用一个感觉关键点进行。此外，DAP 的检测方法是将一个润滑的戴手套的手指插入肛门，并对肛门直肠壁施加压力。询问患者是否能感受到由阴部神经的躯体感觉分支所支配的指压觉（S_4/S_5）。感知压力的检查结果以存在（是）或不存在（否）的形式记录在工作表上。一种推荐的方法是用拇指轻轻挤压肛门直肠壁，使之与插入的手指相挤压[7]。在 2011 年的修订版中，DAP 取代了"肛门深感觉"，因为"压

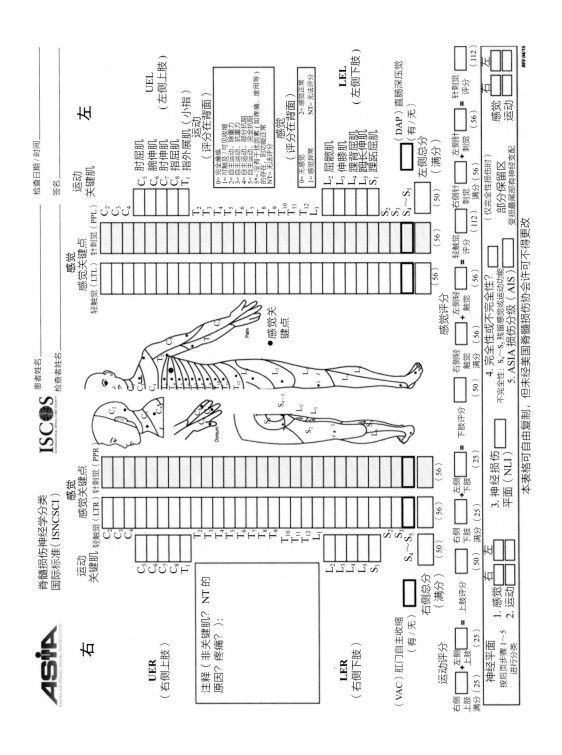

▲ 图 5-1 用于记录感觉和运动评分的量表

经许可引自 American Spinal Injury Association: *International Standards for Neurological Classification of Spinal Cord Injury*; Atlanta, GA, Revised 2011, Updated 2015.

运动功能分级

0= 完全瘫痪
1= 可触及 / 可见收缩
2= 自主运动，除重力外能完成全关节范围活动
3= 自主运动，抗重力状态完成全关节范围活动
4= 自主运动，能完成抗重力的全关节范围活动并在特定位置抗部分阻力
5=（正常）自主运动，能够抗重力，能够抗阻力，当去除已知的干扰因素（如疼痛、废用）时能完成全关节范围活动
5*=（正常）自主运动，充分抗阻力能够成全关节活动
NT= 无法评估力（例如由于固定，严重疼痛导致患者无法评分级、截肢或 > 50% 活动范围的掌缩）

感觉评分

0= 无感觉
1= 感觉异常，感觉减退 / 缺失或痛觉过敏
2= 感觉正常
NT= 无法评估

评价非关键肌

当患者的 AIS 评估为 B 级时，需检查双侧运动平面以下至少 3 个平面的非关键肌，这样能更准确区分 B 级与 C 级

运动	神经根节段
肩：屈、伸、外展、内收、内外旋	C_5
肘：屈、旋后	
肘：伸、内翻	C_6
腕：屈曲	
手指：近端关节屈伸	C_7
拇指：屈曲、伸展、外展	
手指：掌指关节屈曲	C_8
拇指：对指、与掌垂直的内收外展	
手指：食指外展	T_1
髋：内收	L_2
髋：外旋	
髋：伸展、外展、内旋	L_3
膝：屈曲	L_4
踝：内外翻	
踇趾和脚趾：远端关节，指间关节伸展	L_5
踇趾和脚趾：远端和近端趾间关节屈曲	S_1
踇趾：内收	

ASIA 损伤分级 (AIS)

A= 完全性损伤。$S_4 \sim S_5$ 无任何感觉或运动功能

B= 感觉不完全性损伤。在神经损伤平面以下，包括 $S_4 \sim S_5$ 节段保留感觉功能，但无运动功能，并且身体任何一侧运动平面以下保留的运动功能不超过 3 个节段

C= 运动不完全性损伤。最尾端运动功能（肛门自主收缩）存在；或者患者满足感觉不完全性损伤的标准（$S_4 \sim S_5$ 节段轻触觉、针刺觉或直肠深压觉保留），同时身体任意一侧运动平面以下残留运动功能的平面超过 3 个节段（包含关键肌或非关键肌，来判断运动平面以下超过半数关键肌肌力 < 3 级）

D= 运动不完全性损伤。运动不完全性损伤，同时神经平面以下至少有半数关键肌肌力 ≥ 3 级

E= 正常。如果用 ISNCSCI 检查的各个节段的感觉和运动功能均正常，并且患者此前存在神经功能缺陷，则 AIS 分级为 E 级。如此前不存在神经损伤，则不进行 AIS 分级

使用 ND：如果无法根据检查结果做出判断，则需记录感觉、运动和神经损伤平面，以及 ASIA 损伤量表、部分保留带等相关信息

分级步骤

推荐按以下步骤对脊髓损伤患者进行分级

1. 确定双侧感觉平面：感觉平面是针刺和轻触觉、针刺觉均正常的最低平面

2. 确定双侧运动平面：关键肌肌力至少 3 级的最低平面（仰卧位测试），同时此节段以上关键肌肌力应该正常（5级）
注：如该平面无相应肌群，且该节段以上关键肌肌力正常则将感觉平面定为运动平面

3. 确定神经损伤平面（NLI）：感觉正常且肌力 ≥ 3 级的（完整的）感觉和运动功能最低平面。该平面的前提是最头端步骤 1 和步骤 2 中确定的感觉和运动平面中最头端的平面

4. 确定损伤为完全性或不完全性（例如是否存在骶保留）如果肛门无自主收缩且 $S_4 \sim S_5$ 感觉评分 =0，同时直肠无深压觉，则判定为完全性损伤；否则定为非完全性损伤

5. 确定 AISA 损伤分级

是否为完全性损伤？
否　→　是
　　　　如果是，AIS=A 并进行 ZPP 记录（最低保留功能的皮节或肌群）
　　　　AIS=A

是否是运动完全性损伤？ 如果是，AIS=B
否
（否 = 如果患者为感觉不完全性损伤，则肛门自主收缩存在或者运动平面以下任一侧保留 3 个节段的运动）

神经平面以下至少一半关键肌肌力 ≥ 3 级？
否　　是
AIS=C　AIS=D

如果所有节段感觉和运动功能均正常，AIS=E
注：AIS E 级仅用于 SCI 患者的随访中神经功能恢复正常的情况。如此前不存在脊髓损伤，则不适用于 ASIA 损伤分级

ASIA
AMERICAN SPINAL INJURY ASSOCIATION

ISCOS
脊髓损伤神经学分类国际标准

▲ 图 5-1（续） 用于记录感觉和运动评分的量表

力"一词明确了之前描述的检查方法，而不是通过其他更刺激的途径传递感觉信息[3]。如果患者有完整的锐觉 / 钝觉辨别或 S₄/S₅ 有轻触觉，在目前的 ISNCSCI 测试中不需要进行 DAP 检查。然而，直肠肛管检查的运动部分仍应完成，以评估运动保留（下文介绍）。

可选的感觉检查包括关节运动觉、位置觉及对深部压力 / 疼痛觉。可在上侧（小指的近端指间关节、拇指和腕关节）和下肢（大脚趾、脚踝和膝盖）测试关节运动觉和位置觉。得分如下：0 分（缺失）即如果无法正确回答关节运动；1 分（损害）即如果关节大动作始终正确（8/10），但关节小动作不确定（10° 或以下）；2 分（正常）即如果小关节的运动始终正确；"NT"即如果患者不能理解和遵循指示，或如果关节（如有石膏或截肢）不能测试。只有在没有其他感官方式的情况下，通过使用示指或拇指在下颌处施压，在与患者建立基线后，在不同的位置（手腕、拇指甲床、小指、大小脚趾或脚踝）用力施压 3~5s，才能测试肢体的深度压力 / 疼痛觉。如果周围没有感觉到压力，则为 0 分（缺失）；如果施加压力时能感觉到压力，则为 1 分（存在）。重要的是要认识到，这些都是可选的测试，其得分尚未得到验证，也没有被用来对损伤进行分类。如果实施了这些检查，可以在工作表的注释框中记录。

（二）运动检查

运动检查所需的要素包括测试 10 块关键肌：身体两侧上肢 5 块和下肢 5 块（表 5-1）。其他肌肉在临床上也很重要，但被认为是可选的，因为它们不影响运动指数得分或水平。建议从头侧到尾侧依次检查肌肉，首先检查肘关节屈肌（C₅ 测试肌肉），以足踝屈肌（S₁ 肌肉）检查结束。在最初和后续检查中，所有关键肌的测试均以仰卧位进行，以便在整个医疗阶段有效地比较评分。肌肉按 0~5[8] 的 6 分制评分分级并记录在标准工作表上。为了保证评估者之间的可靠性，建议在比较不同机构的数据时只使用整数（不包括加号和减号）。

虽然每个关键肌都只列出一个神经根，但通常有两个节段支配这些肌肉（如肱二头肌 C₅ 和 C₆）。选择关键肌是因为它们主要由对应的节段来支配，并且在仰卧位时易于测试。在大多数情况下，如果某一特定肌肉的肌力等级为 3/5，就该分类而言，它被认为至少由较多的头侧神经根完全支配，并被认为对功能活动有用。正常肌力的肌肉（5/5）被认为是由两个脊神经根完全支配（图 5-2）。

在徒手肌力评定（manual muscle testing，MMT）中，将关节放置在适当的位置，并在测试关节上下保持稳定，这对于准确分级非常重要，特别是当肌肉的抗重力强度可能低于重力时[1]。必须仔细考虑

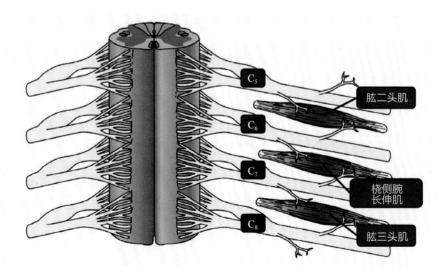

▲ 图 5-2　损伤平面肌肉的神经支配

经许可转载，引自 American Spinal Injury Association: *International Standards for Neurological Classification of Spinal Cord Injury*; Atlanta, GA, Revised 2011, Updated 2015

替代肌肉对关键肌运动的影响。常见的替代包括前臂外旋替代腕关节伸展（C_6）、肩外旋替代肘关节伸展（C_7）、腕关节伸展配合肌腱固定术替代手指屈曲（C_8），以及指伸展表现为小指外展（T_1）。同时，收缩痉挛的触发（例如，用活动屈肘触发肘部伸展痉挛）也可能导致运动检查的不准确性。在下肢、腹部或内收肌的收缩也可能出现（伴或不伴有痉挛），因为髋关节屈曲和踝关节背屈可能与长趾伸展相似。建议使用 InSTeP 训练视频来可视化所有这些姿势（www.asialearning.com）。

患者的临床情况可能妨碍完成准确的检查。限制因素，例如疼痛和某种不适应，可能出现肌力等级只有 4/5。如果检查人员认为患者的肌力正常，则应将肌肉评分为 5*，以表明存在抑制因素，并记录在工作表的注释框中。当患者因为某些原因无法完成测试，例如因痉挛状态使关节无法稳定、不受控制的阵挛、剧烈的疼痛、骨折影响目前测试、认知状态影响参与，或者挛缩限制大于 50% 的全关节活动范围的运动，检查者应该记录"NT"而不是一个数值得分。

对于脊柱可能不稳定的患者，在进行 MMT 时必须小心。当检查 T_8 椎体水平以下的新受伤个体时，髋部不应被动或主动屈曲超过 90°，因为这可能会对腰椎造成太大的后凸应力。在这种情况下，适用等长收缩评估髋屈曲肌力。

VAC 的测试方法是插入一个润滑的戴手套的手指，并要求患者挤压检查者的手指，就像阻止排便一样，并在工作表相应的方框中将其评分为存在（是）或不存在（否）。在检查过程中必须注意患者的反应，以及区分插入手指时的自主性收缩和肛门痉挛，或者由 Valsalva 动作引起的肛门收缩。

一些可选的肌肉（膈肌、三角肌、腹肌、内侧腘绳肌和髋关节内收肌）也可以进行测试，可能有助于确定脊髓某些区域的运动保留和运动不完全性，但不用于计算运动指数评分。膈肌可以通过测量肺活量或在透视下进行测试。半侧膈肌的两个或多个肋间隙的移动通常表明其功能正常。三角肌虽然在上肢伸展功能方面很重要，但不能用于运动评分，因为它不能在仰卧位进行适当的测试。Beevor 征可以检测腹肌（受 $T_6 \sim T_{12}$ 支配）。当要求患者弯曲颈部和躯干（半仰卧起坐或收缩）时，如果患者

在 $T_9 \sim T_{11}$ 有病变，脐将向头侧移动，因为上腹部肌肉在 T_{10} 及以上有神经支配。当腹神经完全支配或完全无腹神经支配时，出现阴性 Beevor 征（脐不动、躯干屈曲）。在测试过程中触摸腹部肌肉有助于区分这些，因为没有任何可触及的收缩脐部的运动是缺乏神经支配的迹象。这项试验不应该在胸/腰椎损伤的急性期进行。髋内收肌是一个需要检测的重要肌肉，但不作为运动评分的一部分，因为它往往是下肢恢复的第一个肌肉。

虽然深部肌腱反射测试不是 ISNCSCI 的一部分，但它可能与肛门收缩和球海绵体反射一起，对识别脊髓休克[9]的不同阶段和上或下运动神经元功能障碍很有用。痉挛性和自主神经功能评估也可以帮助检查者对个体的功能障碍有更全面的理解，将在本文的其他部分进行描述。

二、脊髓损伤的分类

利用标准的神经学评估方法对确定脊髓损伤的恢复过程和干预措施的效果具有重要意义。

基于损伤的骨形态、损伤的机制、神经功能和功能结果，已有许多 SCI 分类系统被开发出来[10-16]。SCI 中使用的分类完整历史在其他地方已有介绍[17, 18]。简要来说，在 1969 年，Frankel 描述了创伤性脊髓损伤的 5 级系统，将其分为完全损伤和不完全损伤[19]。1982 年，美国脊柱损伤协会（ASIA）出版了一本 SCI 神经学分类标准[20]的小册子，对 SCI 的基本术语和检查进行了阐述，并描述了一些解剖学上不完整的临床症状。其他的量表和检查技术也已被描述[21-24]，其中一些利用额外的肌肉群，例如在 NASCIS 试验中使用[2, 24]。然而，El Masry 等发现，ASIA 和 NASCIS 运动评分系统在反映运动缺失和恢复方面具有可比性[25]。

多年来，随着标准的多次修订，定义和分类也发生了变化，这包括肌肉测试、皮肤区域和关键感觉点、使用的术语和分类的名称本身。1992 年，ASIA 残损量表[26]取代了 Frankel 分类，并在 1996 年、2000 年和 2011 年[3]进行了进一步修订，并在 2015 年[1]进行了更新。1992 年的标准得到了国际截瘫医学协会 [现在称为国际脊髓协会（ISCoS）] 的认可，当时被称为"脊髓损伤神经和功能国际标

准分类"。2000 年，FIM 从标准[27]中删除，"功能"从名称中删除。

三、脊髓损伤术语的定义

（一）四肢瘫

Tetraplegia 比 quadriplegia 更合适，定义为脊髓内神经元的损伤而导致脊髓颈段运动和（或）感觉功能受损或丧失。它不包括臂丛神经损伤或神经外周神经损伤。[1] 四肢瘫会导致手臂功能受损，也可能损伤躯干、腿和盆腔器官。

（二）截瘫

指脊髓的胸、腰、骶（不包括颈）段的运动和（或）感觉功能受损，继发于椎管内神经元的损伤。截瘫时，手臂功能不受影响，但根据损伤程度，躯干、腿和盆腔器官可能受到影响。截瘫也可指马尾和脊髓圆锥损伤，但不包括腰骶丛损伤或外周神经损伤。不推荐使用轻截瘫和轻四肢瘫，因为它们对不完全病变的描述不准确。

（三）感觉平面

感觉平面是身体两侧针刺觉和轻触觉均正常（评分为 2 分）的最远端皮节。判定感觉平面是评分为 2 分（正常 / 完整）的所有皮节从 C_2 开始并向尾端延伸，至第一个在锐 / 钝辨别觉或轻触觉的评分小于 2 分的皮节为止。该完整的皮节水平，位于第一个有受损或缺失的轻触觉或针刺觉皮节水平之上，确定为感觉平面。由于左右两侧可能不同，应确定每一侧的感觉平面。对于一个单一的感觉平面，取最头侧平面。

如果 C_2 感觉异常，则将感觉等级定为 C_1。[1] 如果感觉在 $S_4 \sim S_5$ 是完整的，则将感觉等级记录为完整的（INT），而不是 $S_4 \sim S_5$。如果患者在面部测试时不能可靠地感知到感觉，那么 NT 应该被记录，ND（不确定的）应该记录在工作表的适当区域，没有给出感觉水平。

（四）感觉指数评分

通过对所有皮节的评分相加来计算，总分可能为 112 分（每侧 56 分），包括锐 / 钝辨别觉和轻触觉。如果 NT 在任何水平上都有记录，则为感觉评分无法计算。感觉评分是一种用数字记录感觉功能变化的方法。

（五）运动平面

被定义为最低的关键肌，其等级至少为 3 级，而该水平以上节段所代表的所有关键肌均为 5 级 [1]。身体两侧的运动平面可能不同，单一运动平面是两侧运动平面中更高的平面。如果 NT 已被记录为检测的一部分，并且这一块肌肉是确定运动平面所必需的，则应推迟指定该侧的运动平面，并将 ND 记录在工作表中。

对于不能通过 MMT 进行临床检查的肌节（即 C_5 以上、$T_2 \sim L_1$ 和 $S_2 \sim S_5$），如果感觉神经支配锐 / 钝辨别觉和轻触觉完好，则认为它们有充分的运动神经支配。例如感觉平面为 C_4，C_5 没有运动功能（或肌力分级＜ 3 级），则判断运动平面为 C_4。如果双侧 C_5 运动功能分级＞ 3 级，右侧感觉平面为 C_3 而左侧感觉平面为 C_4，右侧的 C_4 皮节受损，右侧运动平面判断为 C_3（左侧为 C_5）。由于右侧的 C_4 皮节受损，推测 C_4 肌节也受损。因此，运动平面判断为 C_3，因为患者不符合关键肌功能（在本例中为 C_5 肌肉）≥ 3/5，同时所有水平以上（在本例中包括 C_4）得分为正常的标准。在左侧，C_4 皮节正常，因此 C_4 肌节也认为正常，左侧运动水平为 C_5。

如果上肢各关键肌肌力正常，感觉至 T_6 完整，则运动平面推测与感觉平面相同，记为 T_6。然而，如果 T_6 仍为感觉平面，T_1 肌肉功能评分为 3 分（或 4 分），而不是 5 分，则 T_6 仍然是感觉平面，运动平面为 T_1，因为所有高于 T_6 节段的肌肉功能推测都是不正常的。

神经系统损害与 SCI 无关时，对其进行识别和记录是非常重要的。例如，患者胸段水平受伤并伴有臂丛损伤，应在评论框工作表中注明患者脊髓受伤水平的正确分类（胸段水平），而不是根据与 SCI 无关的损伤定于更高水平（颈段水平）。

（六）运动指数评分

通过将每个关键肌群的肌肉评分相加来计算。在过去，总运动评分为 100 分（每个肢体 25 分），但不再建议将上肢和下肢的评分相加。相反，建议将运动功能评分分为两类：一类是上肢，另一类是下肢[1, 28]。运动功能评分提供了一种用数字记录运动功能变化的方法。如果已有肌肉记录 NT，则无法计算运动指数评分。

（七）神经损伤（NLI）

在头侧感觉和运动功能正常的条件下，指感觉功能正常，至少两侧抗重力肌肉功能正常的脊髓最末尾段。在 < 50% 的完全损伤中，运动和感觉水平是相同的，在损伤 1 年后，运动平面可能比感觉平面低数个节段[29]。

单一神经平面，是身体两侧运动和感觉均正常的最低单平面（即所有神经损伤平面中最高的平面）。如果运动平面为 C_7，感觉平面为 C_8，总体的单一神经损伤平面为 C_7。当判定 ASIA 残损分级，区别 AIS C 级和 D 级时，使用单一损伤平面。

运动完全性损伤的四肢瘫，相对于 NLI，运动平面和上肢运动指数得分更好地反映功能程度，以及损伤和残疾的严重程度[29]。这是因为感觉平面可能高于神经学水平，从而错误地暗示运动功能较差。

（八）部分保留区（ZPP）

定义为神经学上完全性损伤（AIS A 级）的患者，运动和感觉平面以下保留部分神经支配的皮节和肌节（见下文）[1]。部分保留区（zone of partial preservation，ZPP）应记录在工作表上，记录最尾段的感觉和（或）运动功能。每个 ZPP 的单个节段，而不是部分神经支配节段的整个范围，应该被记录下来。例如，在一个 AIS A 级四肢瘫的个体中，如果右侧感觉水平为 C_5，一些感觉延伸至 C_8，那么 C_8 被记录为右侧感觉 ZPP。对于 ZPP 的描述，运动功能并不与感觉功能一致 [例如在 T_6 平面的损伤中，T_7 的感觉受损（1/2）并不意味着 T_7 的运动功能完整 / 受损]。如果没有 ZPP（运动或感觉水平以下无部分神经支配节段），则应将运动或感觉平面写入 ZPP[1]。如果损伤不完全，则不适用 ZPP，应记录为 NA。

（九）完全性神经损伤

定义为最低骶髓节段感觉和运动功能丧失（没有骶保留），不完全损伤被认为是感觉和（或）运动功能部分保留，通过对最低节段 S_4～S_5 检查确定（骶保留）。骶保留测试采用锐觉 / 钝觉和轻触觉检查进行鉴别，在两侧的肛门黏膜交界处（S_4/S_5 皮节）进行检测，同时检测肛门外括约肌 VAC（运动方面）和 DAP（直肠检查的一部分）。如果存在上述的任意一项（表示存在骶保留），无论完整或受损，甚至仅在身体一侧，也可判定为不完全损伤。根据这一定义，颈部脊髓损伤的患者躯干甚至下肢可以有感觉和运动功能，但除非骶保留，否则损伤分类为完全性，并存在长 ZPP。当骶保留用于界定时，不完全性损伤较完全性损伤更可能恢复[30]。1992 年，神经学标准委员会批准使用骶保留定义完全性损伤[26]。在此之前，如果运动或感觉功能的保留比损伤水平低超过 3 个节段，则视为不完全损伤。使用骶保留被认为更稳定，因为在急性期和亚急性期的神经恢复中，很少有患者从不完全损伤状态逆转为完全损伤状态。

（十）ASIA 残损分级（AIS）

分为 5 个等级，列于表 5–2。AIS 的判定见表 5–3。

(1) AIS A 级：运动和感觉完全损伤，没有骶保留，包括在 S_4～S_5 皮节没有任何针刺觉和轻触觉，没有 VAC 和 DAP。在这种情况下，工作表中记录 ZPP。如果损伤为完全性，标准工作表将在底部显示 N-0-0-0-0-N，即第一个 N 为 VAC，4 个 0 代表身体任意一侧 S_4～S_5 没有轻触觉和针刺觉，最后一个 N 表示 DAP[2]。

(2) AIS B 级：运动完全损伤和感觉不完全损伤。在骶尾部 S_4～S_5 存在感觉功能而不是运动功能残留，并且没有随意肛门收缩或身体两侧运动平面以下超过 3 个节段保留运动功能。

(3) AIS C 级：运动不完全性损伤。最接近骶尾段的 VAC 运动功能保留，或者患者符合感觉不完全损伤的标准 [通过 LT、针刺辨别觉或 DAP 检查保留了最接近尾段（S_4～S_5）的感觉功能]，同时比身体两侧同侧运动水平以下超过 3 个水平保留了运动功能。这包括关键或非关键肌功能，以确定运动不完全的状态（下面将解释非关键肌的使用）。对于 AIS C 级，NLI 以下的关键肌功能中，不到 50%

表 5-2　ASIA 残损分级

A 完全性损伤	$S_4 \sim S_5$ 节段无感觉和运动功能保留
B 感觉不完全损伤	在最远端的 $S_4 \sim S_5$ 节段有感觉功能保留，但无运动功能保留，并且身体每侧运动平面以下运动功能保留不超过 3 个节段
C 运动不完全损伤	在最远端的 $S_4 \sim S_5$ 节段有运动功能保留（VAC）或者患者符合感觉不完全损伤的标准（$S_4 \sim S_5$ 节段的轻触觉、针刺觉或 DAP 保留），身体每侧运动平面以下运动功能保留超过 3 个节段。这包括运动平面以下超过 3 个节段的关键肌或非关键肌功能去判定运动不完全损伤状态。对于 AIS C 级：单侧神经损伤平面以下关键肌肌力≥ 3 级数量不超过 50%
D 运动不完全损伤	运动不完全状态判定如上，并且单侧神经损伤平面以下至少 50% 或以上关键肌肌力≥ 3 级
E 正常	若用 ISNCSCI 判定所有节段的感觉和运动功能评级均正常，且患者之前有过损伤，则 AIS 分级评为 E 级。无脊髓损伤病史者不评为 E 级

AIS. ASIA 残损分级；DAP. 直肠深压觉；ISNCSCI. 脊髓损伤神经学分类国际标准；VAC. 肛门自主收缩（经许可转载，引自 American Spinal Injury Association: *International Standards for Neurological Classification of Spinal Cord Injury*; Atlanta, GA, Revised 2011, Updated 2015.）

表 5-3　AIS 分级步骤

- 确定右侧和左侧的感觉平面
  - 从量表顶端感觉功能部分开始往下，直至看到 "1" 或 "0"
  - 上升一个节段，即为感觉平面
- 确定右侧和左侧的运动平面
  - 运动平面是最远端的关键肌肌力为 3 级或 3 级以上的平面，且其以上所有节段关键肌肌力均正常
  - 对没有肌节用于检查的部位，如果该节段以上可检查的运动功能正常，可以假定运动平面与感觉平面一致
- 确定神经损伤平面
  - 即由步骤 1 和步骤 2 确定的感觉和运动平面中最高的平面
- 确定损伤为完全性损伤或者不完全性损伤（骶保留）
  - 骶保留 = 最低骶节段有感觉或运动功能，即在 $S_4 \sim S_5$ 节段有 PP 或 LT、VAC 或 DAP
- 确定 AIS 分级
  - 是否为完全性损伤（即无骶保留）
    - ➢ 若是，AIS=A；若存在，则记录为 ZPP
  - 若为不完全性损伤，是否为运动不完全损伤
    - ➢ 否，AIS=B（AIS B 指如果患者为感觉不完全损伤，则无 VAC 或在给定一侧的运动平面以下超过 3 个节段无运动功能）
    - ➢ 是，如果患者为感觉不完全损伤，则 VAC 存在或在给定一侧运动平面以下超过 3 个节段存在运动功能
  - 若为运动不完全损伤，损伤平面以下至少 50% 或以上关键肌肌力≥ 3 级
    - ➢ 若否，AIS=C。若是，AIS=D
  - 若所有节段的感觉和运动功能均正常，AIS=E
    - ➢ 备注：AIS E 级用于记录 SCI 患者恢复正常功能后的随访检查。若在最初的检查中没有发现损伤，则该个体被认为是神经系统完整，不适用 ASIA 残损分级

AIS. ASIA 残损分级；DAP. 直肠深压觉；LT. 轻触觉；PP. 针刺觉；SCI. 脊髓损伤；VAC. 肛门自主收缩；ZPP. 部分保留带

的肌肉肌力等级为≥ 3 级。

如果患者为感觉不完全损伤，并且在低于该水平的所有关键肌中无肌力，但存在 VAC，适当的分类是 AIS C 级。但是在这种情况下，应注意确认肛门括约肌是自主收缩，而不是臀肌收缩或括约肌反射性收缩（如前所述）。如有疑问，应将患者评定为肛门括约肌无自主收缩[31]。

一旦患者被归类为运动不完全损伤，区分 AIS C 级和 D 级是很重要的。如果患者单个 NLI 下方超过 50% 的关键肌肌力被归类为小于 3/5，则损伤被归类为 AIS C 级。

(4) AIS D 级：运动不完全性损伤如前所述（具体来说，VAC 运动功能保留或患者符合骶部感觉不全状态的标准，身体的任一侧保留损伤水平以下超

过 3 个节段的运动功能），且至少有 50%（50% 或更多）低于单个 NLI 的关键肌肌力等级 ≥ 3 级。

重要的是要注意区分 AIS C 级和 D 级，使用的是低于单个 NLI 的运动评分，而区分 AIS B 级和 C 级则使用身体两侧的运动水平。使用运动级别区分 AIS B 级和 C 级的原因是为了避免当患者可能在尾侧感觉恢复一个节段时，从 AIS C 级变成了 AIS B 级。例如，如果患者最初运动平面为 C_5，感觉平面为 C_4，在 S_4/S_5 有感觉保留，仅在 $C_6 \sim C_8$ 中有一些运动保留，使用神经学分级，该患者为 AIS C 级 [因为 C_8 的运动水平低于神经学水平（C_4）3 个节段]。如果患者随着时间的推移在 C_5 皮节中恢复正常感觉（无其他变化），则神经学水平变为 C_5，并且由于 C_8 不再低于神经学水平以下 3 个节段，因此患者将从 AIS C 级变为 B 级。尽管神经功能得到改善，但仍表示"恶化"。通过使用运动平面可以避免这种情况，因为分级的确定与感觉平面无关。

(5) AIS E 级：神经系统标准化检查中各部分均为正常。E 级用于对之前有记录的脊髓损伤恢复正常功能的随访患者。如果在最初的测试中没有发现神经系统缺陷，那么 AIS 就不适用。

当一个神经系统成分的得分和分类不能确定（如感觉平面、运动 NLI 平面、AIS 分级或者 ZPP），应该在工作表记录 ND（不确定）[1]。例如，如果检查已使用 NT（未测），那么运动、感觉、NLI 或 AIS 分级无法确定，在工作表上用 ND 来描述这些平面和 AIS 等级。NT 的原因应记录在注释栏中。

如果有非脊髓损伤相关的原因导致肌无力，应该记录下来，并在损伤分类时加以考虑 [32]。例如，在一个 T_8 骨折和完全性截瘫患者伴有左臂丛损伤，应该注意左臂的感觉和运动缺陷是由于臂丛损伤而不是脊髓损伤引起，患者可能仍然被归类为 T_8 的 NLI。

熟练掌握脊髓损伤的分类可以使临床医生和研究人员研究药物和康复干预的效果并确定预后。AIS 是目前评估 SCI 最有效、最可靠的分类方法，被国家脊髓损伤数据库所采用。利用这个模式已经开发了计算机化的分类程序 [33, 34]，可以在 www.ISNCSCIalgorithm.com 和 http://ais.emsci.org 上找到算法。一些文章提出了具有挑战性的案例及一些潜

在的分类改进 [32, 35-39]，然而自 2015 年以来，这一分类一直保持不变。

（十一）非关键肌

如果某患者似乎为 AIS B 级的分类，则应另外测试每侧低于运动平面 3 个以上节段的非关键肌（表 5-4）[1]。如前所述，如果低于运动平面 3 个以上节段存在主动运动的非关键肌，这表明 AIS C 级损伤，而不是 AIS B 级 [1]。非关键肌不需要作为 ISNCSCI 的常规部分进行检查，而仅在可疑的 AIS B 级与 AIS C 级病例中进行检查。这些肌肉中任何肌肉功能的存在都应记录在工作表的注释部分。

四、检查的信度

检查和分类（使用 ISNCSCI）已被发现总体上是有效的、可靠的和对变化敏感的，尤其是在神经完全损伤患者中 [39-46]。训练量对理解和执行检查、分类方案起着重要的作用 [40, 45, 46]。

Cohen 等发现，LT、锐 / 钝辨别觉和运动能力得分具有高信度，评估者间的信度范围是 0.96～0.98。而评分者内的信度为 0.98～0.99 [40]。Marino 等也证明了运动和感觉测试是可靠的，当由训练有素的检查者进行时，运动检查的评分者间信度分别为 0.97、LT 为 0.96 和锐 / 钝辨别觉为 0.88，锐 / 钝辨别觉评分的可靠性最低，这可能是因为区分锐觉和钝觉的复杂性 [41]。

单个皮节和肌节评分的信度低于总和评分信度 [42, 43]。由于 ISNCSCI 没有手掌感觉测试位置，因此 GRASSP 可能是评估四肢瘫后上肢功能更敏感的测量方法 [47]。考虑到针刺测试是确定损伤水平的主要评估方法 [48]，可能需要修订和寻找检查时间更短的检查方法。进一步的研究正在进行中。

五、儿童注意事项

作为 WeeSTeP 的一部分，ASIA 学习中心网站对儿童人群的检查进行了详细描述（http://www.asia-spinalinjury.org/learning/）。据报道，ISNCSCI 的综合检查对于 6 岁以下儿童 [49, 50] 的认知能力和耐受性来说过于复杂，一些 8 岁的患者可能对该检查也有困难 [49, 51]。虽然在那些 6 岁以上的慢性 SCI 儿

表 5-4　ISNCSCI 中用于区分 AIS C 级与 AIS B 级的非关键肌

运　动	神经根水平
• 肩：屈、伸、内收、内旋、外旋 • 肘：旋后	C_5
• 肘部：内翻 • 手腕：屈曲	C_6
• 手指：近端关节屈曲、伸展 • 拇指：拇指平面的弯曲、伸展和外展	C_7
• 手指：MCP 关节屈曲 • 拇指：对掌、内收、垂直于手掌的外展	C_8
• 手指：食指外展	T_1
• 髋：内收	L_2
• 髋：外旋	L_3
• 髋：伸展、外展、内旋 • 膝盖：屈曲 • 脚踝：内翻和外翻 • 脚趾：MP 和 IP 伸展	L_4
• 踇趾和脚趾：DIP 和 PIP 屈曲和外展	L_5
• 踇趾：内收	S_1

AIS. ASIA 残损分级；DIP. 远端指（趾）间关节；IP. 指（趾）间关节；ISNCSCI. 脊髓损伤神经学分类国际标准；MCP. 掌指；MP. 跖趾；PIP. 近端指（趾）间关节（经许可转载引自 American Spinal Injury Association: *International Standards for Neurological Classification of Spinal Cord Injury;* Atlanta, GA, Revised 2011, Updated 2015.）

童中，重复 ISNCSCI 运动和感觉检查得分有高评定者间信度，但对小于 6 岁的儿童，他们的感觉、运动和神经系统的损伤应该通过临床检查进行估计和记录，而不是基于 ISNCSCI 进行明确的损伤水平判定。

由于检查可能很耗时，对于儿童患者和检查人员来说都是如此，因此研究人员对 16 个皮节进行了缩短检查（而不是 56 个皮节），并发现该检查与完整检查具有良好的相关性[52]。这种缩短检查时间的方法可能对那些不能忍受完整检查的 SCI 患儿有帮助。

Vogel 等报道，对所有年龄组和类型的损伤儿童进行 $S_4 \sim S_5$（肛门直肠）重复针刺和轻触觉检查，其结果具有良好的一致性[7]。然而，在低年龄组，DAP 和 VAC 检查结果的一致性较差。因此，在所有儿童 / 青少年中使用肛肠检查来确定损伤严重程度或临床研究试验不一定会得到支持[7]。

六、脊髓损伤的临床症状

脊髓损伤的多种临床综合征已在文献中被描述，包括中央脊髓综合征、半切综合征、前切综合征、后切综合征、马尾综合征、脊髓圆锥和不完全综合征。这些综合征中的大多数自最初被描述以来基本保持不变，除了中央脊髓综合征。没有一种临床综合征的定义包含精确的、定量的标准，如肌肉比例和特定功能。

（一）中央脊髓综合征（CCS）

CCS 是临床最常见的综合征，约占不完全损伤的 50%，占外伤性 SCI 的 9%[53]。其特征是上肢的运动无力大于下肢，与骶保留有关[54]。在损伤水平有下运动神经元（LMN）无力及感觉丧失，损伤水平以下有上运动神经元（UMN）麻痹。除了运动无力外，其他特征还包括膀胱功能障碍和病变水平以下的各种感觉丧失。CCS 最常发生在患有颈椎病的老年人身上，他们遭受过度伸展性损伤，通常是摔倒，其次是车祸。然而，CCS 可能发生在任何年龄的患者身上，并与其他病因、诱发因素和损伤机制有关。假定的常见损伤机制包括脊髓的前方和后方因骨结构的退行性改变而受压，在已经狭窄的椎管过度伸展时，黄韧带向内突起[53, 58]。无论是否发生骨折或脱位，CCS 最初被描述为由中央脊髓出血引起。然而，随后的研究注意到，该综合征的出现主要是由于白质病变，并可能进一步累及灰质（合并上肢 LMN）[55-57]。上肢相对来说比下肢更复杂，最初的假设是由于上肢的纤维更集中在脊髓运动束的中心位置（下肢的位置更外围）[54, 58]。这一观点受到了挑战，因为最近的研究支持皮质脊髓束的不均衡分布有助于手和上肢的功能，因此任何损伤导致这些区域的症状更加明显[59]。

外伤性 CCS 的诊断标准仍然不完善，调查显示对分级所要求的上肢无力或下肢保留程度缺乏共识[60, 61]。研究表明，即使上肢和下肢之间存在较大的运动差异，它们的恢复情况也没有明显的改变，而 AIS 仍然是预测恢复的最佳指标[62]。

CCS 通常预后良好[53, 63, 65]。典型的康复模式是下肢出现最早和最大限度的恢复，其次是肠和膀胱功能、上肢（近端），然后是固有（远端）手功能。行走功能恢复、日常生活活动（ADL）、肠和膀胱功能的预后取决于患者的年龄，老年患者的预后较年轻患者差[63, 64]。年龄 < 50 岁的患者比年龄较大的患者更容易独立行走（87%～97% vs. 31%～41%）。在独立的膀胱功能（83% vs. 29%）、独立的肠功能（63% vs. 24%）和修饰（77% vs. 12%）方面，年轻和年老的患者存在相似的差异。然而，对于首次神经系统检查（72h 内）并被诊断为 AIS D 四肢瘫的患者，即使是那些年龄 > 50 岁的患者，独立行走恢复的预后也很好[66]。

20 世纪 50 年代首次提出 CCS 外科减压术时，因其可能导致更糟糕的功能结果而受到劝阻。虽然减压现在已被接受，但对 CCS 手术时机的争论仍在继续。到目前为止的回顾性研究还没有显示早期减压与功能改善相关[67-69]，尽管一项单独的双向研究显示，对于在受伤24h内接受减压的部分CCS患者，在 6 个月时运动功能改善[69]。

具有类似临床特征的上肢麻痹或轻瘫，很少或没有下肢受累的综合征为交叉麻痹[70-75]。这可能发生在 C₁ 和 C₂ 骨折，伴颈髓交界处脑干神经系统损害[71]，而不是通常局限于颈脊髓中下段的 CCS。大约25%的患者会出现呼吸不通畅，脑神经也可能出现呼吸衰竭。总的来说，交叉麻痹的预后很好，研究表明超过 50% 的患者完全康复[71]。Wallenberg 对该临床综合征提出了解剖学上的解释[76]，认为上肢的传导束位于颈髓交界处的头侧、内侧和腹侧位置，而下肢的传导束位于外侧和尾侧位置。因此，交叉后上肢纤维单独行走的椎管损伤导致上肢先损伤。然而，支持这一假说的神经解剖学证据尚未找到[77]。

（二）脊髓半切综合征（BSS）

BSS 以不对称痛觉缺失为特征，肌力减退较轻的一侧更为明显，占所有创伤性脊髓损伤的2%～4%[76-82]。BSS 的典型病例的临床表现主要包括：①伤侧水平的所有感觉丧失；②伤侧出现弛缓性瘫痪；③伤侧平面以下失去位置觉和振动觉；④对侧损伤平面以下疼痛和温度觉丧失；⑤伤侧损伤平面以下运动功能丧失（UMN 类型）。几乎 90% 的病例发生在颈部，66% 为 AIS D 级[53]。

了解潜在的神经解剖学可以让我们深入了解这些临床表现。脊髓内的脊髓丘脑束交叉导致受伤时对侧疼痛和体温觉丧失。皮质脊髓束和背柱束在脑干内交叉，可解释伤侧运动、本体感觉和振动觉丧失的临床表现。

虽然 BSS 传统上与导致脊髓半切的刀伤有关，但包括导致伴或不伴椎体骨折的闭合性脊髓损伤在内的多种病因可能是其原因[81-83]。此外，肿瘤和髓内炎性病变，如多发性硬化症，可导致部分或完全 BSS。然而，在临床实践中，只有少数患者表现出单纯的 BSS。更常见的情况是，患者在临床上表现为 Brown-Sequard 综合征和 CCS 的共同特征，出现不同程度的同侧偏瘫和对侧痛觉减退。这被称为 Brown-Sequard+ 综合征[81]。

尽管在表现上存在差异，但在 BSS 的预后上存在相当大的一致性。恢复通常发生在同侧近端伸肌，然后发生在远端屈肌[84, 85]。任何肢体出现疼痛/

体温感觉障碍时，运动功能的恢复都先于另一个肢体出现，这些患者可能需要 6 个月才能恢复正常的步态。

75%～90% 的患者在康复出院时能独立行走，70% 的患者能独立完成功能技能和 ADL[53, 79, 83]。功能最重要的预测因素是上肢还是下肢是主要的无力部位，当上肢比下肢无力时，患者出院时更容易恢复步行 [81]。在一项研究中，肠道和膀胱功能的恢复也很好，分别达到了 82% 和 89% 的自主控制 [81]。

（三）脊髓前切综合征（ACS）

ACS 占外伤性脊髓损伤的 2.7%，其病变影响脊髓前 2/3，同时保留后柱。ACS 可能发生于椎间盘组织或骨碎片的逆流动 [86]，对前脊髓的直接损伤，或最常见的血管损伤，或为前脊髓提供血液供应的前脊髓动脉阻塞 [87]。这可能发生在主动脉手术中（特别是在肾动脉上方夹闭时）或其他可能会减少流向脊髓的血液的过程中（如脊椎爆裂性骨折手术）。在轻触觉、本体感觉和深压觉相对保留的情况下，会出现运动和针刺觉不同程度的丧失。ACS 患者通常只有 10%～20% 的肌肉恢复机会，即使有些恢复，肌力和协调性也很差 [88]。

（四）脊髓后切综合征

脊髓后切综合征是不完全 SCI 综合征中出现频率最低的一种，在最近的国际标准中已被删去。它的特征是保留疼痛、温度和触觉，并有不同程度的保留运动和后柱功能丧失。步行预后差，继发于本体感觉障碍。

（五）脊髓圆锥和马尾损伤

脊髓圆锥和马尾损伤见表 5-5。圆锥是成人脊髓末端，位于 L_1 椎体，终止于 L_1 椎体下缘。脊髓圆锥上方的节段称为圆锥尖，由脊髓 L_4～S_1 节段组成。神经根从脊髓圆锥向尾部延伸形成马尾神经。由于这个区域的神经根和 UMN 紧密结合，脊髓圆锥和圆锥上的损伤在临床上可出现不同的表现。通常，圆锥上的病变主要累及下腰神经根，骶反射弧相对较少受累。这在临床上表现为骶节段的 UMN 压迫，并可能发展为足趾屈肌、踝关节足底屈肌和腘绳肌的痉挛，以及球海绵体反射阳性。

影响 S_2 及以下神经节段的下部圆锥病变，由于 S_2～S_4 前角细胞的损伤，将伴随肛门括约肌和膀胱的 LMN 损伤。这些下部圆锥病变在临床上与马尾损伤难以区分（见下文）。膀胱和直肠反射减弱或消失，取决于病变的确切水平和范围。神经节前副交感神经纤维的破坏导致膀胱逼尿肌麻痹、尿潴留和溢流性尿失禁。在男性中，由于神经节前副交感神经元和躯体运动前角细胞的破坏，勃起和射精失败。由于输精管和精囊的运动纤维有交感神经

表 5-5　圆锥尖、脊髓圆锥和马尾综合征的临床表现差异

症　状	圆锥尖	脊髓圆锥	马　尾
骨折节段	T_{12} 及以上	T_{12}/L_1～L_2	L_2 及以下
疼痛	不常见	不常见	很常见，且可能很严重
肠道 / 膀胱反射	存在（UMN 综合征）	消失*最常见（LMN 综合征）	消失（LMN 综合征）
肛门和球海绵体反射	存在	消失*（LMN 综合征）	消失（LMN 综合征）
肌张力	增加（UMN 综合征）	（LMN 综合征）†	减弱（LMN 综合征）
肌肉牵张反射	增加‡	（LMN 综合征）†	减弱（LMN 综合征）
对称性无力	是	是	否
感觉	按皮节分布	鞍区感觉消失，可能呈分离形式	按皮节分布
恢复预后	有限	有限	可能

*. 除非为高位圆锥损伤；†. 取决于神经根是否受累。若受累，为减弱；‡. 踝跖屈肌和腘绳肌，不包括膝反射；LMN. 下运动神经元；UMN. 上运动神经元

支配，仍可发生精液排出。下肢的运动肌力可能保持不变，但程度不同，这取决于更多头侧节段对神经根的损伤程度（$L_2 \sim S_1$）。位于圆锥内腰神经根可部分或全部保留，称为根逃逸。如果神经根随脊柱内的骶神经走行时受到影响，这将导致反射减弱或消失的 LMN 损伤。在一些圆锥损伤中，膝盖的反射可能被保留，但是脚踝的反射会受到影响。在低圆锥病变中，S_1 节段不受累，因此踝关节反射正常，这是大多数未能识别临床综合征的原因。由于圆锥的体积较小，与马尾损伤相比，病变更可能是双侧的。对于脊髓圆锥病变，完全瘫痪的肌肉恢复有限。

L_1 椎体尾端的损伤主要不引起脊髓损伤，而是引起供应腰段和骶段皮肤和肌肉群的马尾或神经根的损伤。因此，马尾综合征（cauda equina syndrome，CES）是一种 LMN 综合征，表现为腰骶神经损伤的斑片状皮肤感觉异常和经常不对称的运动损伤，范围从完全无力到由于这些神经节段的相对灵活性而看似不受影响。下肢肌肉萎缩和弛缓性麻痹（$L_2 \sim S_2$）及各种神经根型感觉丧失是常见的。此外，经常可见深部肌腱反射和肠 / 膀胱受累。患者可能出现典型的鞍状麻醉（上内侧腿、臀部内侧和会阴区域感觉丧失），同时伴有球海绵体和肛门反射丧失。与不完全 UMN 综合征相比，LMN 组分对该综合征的预后有显著影响。这可能是由于神经根对损伤的弹性反应，早期的损伤可能是由于神经失用，在几周到几个月的时间里逐渐恢复。由于马尾神经是组织学上的周围神经，再生是可能的。

临床实践中，由于病变的临床特点和程度不同，很难将这些重叠的病变损伤分离[53]（表 5-5）。孤立的圆锥病变是罕见的，因为形成马尾的神经根围绕着圆锥。创伤性脊髓损伤很可能产生混合性综合征或单纯的马尾损伤。圆锥可能受到 L_1 骨折的影响，而 L_2 或更低的骨折只影响马尾。骶骨骨折和骨盆环骨折也会损伤马尾和骶神经丛。枪伤能穿透骨结构，损伤马尾和圆锥。圆锥髓内肿瘤可选择性损伤圆锥。

马尾病变可以被认为是多种神经根病变，电诊断研究可能有助于诊断。马尾病变的肌电图异常是广泛的和双侧的（但通常是不对称的）。其他研究

神经根或神经功能的方法（H 反射、F 波、神经根刺激、体感诱发电位）可能有助于诊断。脊髓圆锥病变会导致 LMN 受影响的肌肉电生理异常。

SCI 临床症状可能是外伤性和非外伤性病因的结果。CCS 和脊髓圆锥综合征最可能是由于跌倒，而机动车碰撞是 BSS 的主要病因。相比之下，前脊髓和后脊髓综合征更常是非创伤性损伤的结果。CES 几乎由创伤性和非创伤性病因造成的[53]。

七、次全性损伤

即使在临床检查中神经学上完全损伤后，脊髓内的神经通路也可以保留。Dimitrevic 及其同事[89, 90]引入了次全损伤这一术语来描述一个临床完全性 SCI，其神经生理学证据表明损伤上下之间存在残余功能和连接。随后的研究表明，在没有保留临床运动、LT 或锐 / 钝辨别觉的情况下，通过定量感觉测试，在完全性损伤（AIS A 级）的神经损伤水平以下可检测出一定程度的功能保留[91-95]。Finnerup 等在 24 例 AIS A 级（受伤平面以下没有自主运动，或保存锐 / 钝辨别觉或轻触觉）病例中，进行损伤水平以下的定量感觉测试（包括热刺激、压力、捏和疼痛敏感性），发现 50% 对刺激有模糊的定位感觉[95]。所有患者对下肢（胫后神经）SSEP 均无皮层反应。这种感觉的存在与损伤程度或病因学之间没有关系。感觉知觉的存在与痉挛或慢性神经性疼痛的存在或严重程度也没有相关性[95]。

神经病理学研究发现，在临床完全损伤患者中，解剖学上不完全损伤的比例与此相似（50%）[89, 91]。此外，最近关于硬膜外刺激在临床完全损伤中的研究表明这种潜在神经束的存在[96]。然而，我们仍然不清楚这些信息传播到哪里，这些途径的保存代表着什么。SCI 中残留的信息传导可能会对治疗策略和增进功能恢复产生影响，还需要进一步的研究。

八、结论

ISNCSCI 推荐的准确检查将允许专业人员使用 ASIA 残损量表对患者进行分级。使用一致的术语和技巧可以改善临床医生、研究人员和患者之间的沟通。

第 6 章

脊髓影像学

Imaging of the Spinal Cord

Roland R. Lee　Blaine L. Hart　著

一、概述

脊柱和脊髓的活体成像对于评估脊髓疾病非常重要。本章讨论脊柱和脊髓成像技术，重点讨论 MRI 在脊柱、脊髓中的应用。医学影像成像技术在脊髓疾病诊断中的作用将在接下来的内容中进行叙述。

二、脊柱成像技术

一个多世纪以来，X 线检查一直是脊柱的成像方式。脊柱的椎体及其附件得到了很好的评价，并且这项技术简便经济。但是脊髓本身不能在 X 线片上显示出来。

脊髓造影是将对比剂引入硬膜囊后通过 X 线对脊柱成像，首次使得脊髓轮廓在对比增强的脑脊液（cerebrospinal fluid，CSF）中显示，可诊断硬膜外、硬膜内、髓外和髓内病变。骨、脊髓和脑脊液之间对比性良好，但这一检查是有创的。

计算机断层扫描（computed tomography，CT）为横断面成像，能够很好地显示骨的解剖结构和椎旁软组织。因脊髓及神经根与硬膜囊内的脑脊液对比度较差，故显示不清。脊髓造影后行 CT 扫描能够很好地显示脊髓和神经根，但这项检查依然要依赖于注入椎管内的非离子对比剂。虽然 CT 扫描获得的原始图像为横断面，但当其扫描层厚 ≤ 3mm 时，可以重建出较好的矢状面和冠状面图像。由于多层、高分辨率 CT 扫描的广泛应用，使得高质量的矢状面、冠状面和斜状面图像重建成为可能，并

大大地减少了成像时间，这对于创伤性损伤的检查特别有帮助。

脊柱血管造影是脊柱和脊髓的动脉、静脉成像的最佳检查方法，能够很好地显示血管畸形及肿瘤血管。血管造影是血管内治疗这些病变的先决条件。但脊柱血管造影是有创的，且操作困难，因此它的应用通常局限于脊柱血管畸形及少数血管肿瘤的诊断和治疗。

超声在脊髓疾病诊断中的作用有限。这是由于脊髓及其硬膜囊周围为骨性椎管结构，而骨性椎管在很大程度上阻碍了声波的传播。超声是一种可携带的、无创的、相对便宜的成像方式，具有良好的软组织分辨率。在脊柱骨性结构缺失时，例如手术切除椎板后或在婴儿早期脊柱骨化不全时，超声对于脊髓的成像具有一定的作用。

核医学研究，包括平面骨扫描、PET 和 SPECT，可以对感染、肿瘤或创伤性疾病进行功能检测。铟标记的 CSF 研究可用于观察脊柱、头部的 CSF 分布和流动。

MRI 应用于脊柱成像至今已有 35 年有余。虽然 MRI 的价格较上述检查技术昂贵，但其具有无创性（没有电离辐射）、多平面成像、软组织分辨力高等优点，并且能够直接显示脊髓神经，目前它已成为脊柱和脊髓的首选影像学方法[1]。然而在某些情况下，上述讨论的一个或多个成像技术的应用可能比 MRI 更有优势。

（一）成像的基本概念

评价图像质量的三个主要参数是空间分辨率、信噪比（S/N）和对比度分辨率[1]。图像质量的提高体现了空间分辨率、信噪比和对比度分辨率的提高。

空间分辨率本质上是该技术能够检测到的最小尺寸，由层厚、视野（field of view，FOV）、采集和显示矩阵的大小决定。在数字系统中，如 MRI，层面内空间分辨率的单位（定义为像素）是 FOV 除以矩阵大小。因此，采用 48cm 的 FOV（大约是脊髓的长度）和 512×512 的矩阵可以获得空间分辨率为 0.94mm 的图像，能够完整地显示脊髓结构。理想情况下，为了获得良好的空间分辨率，应该使用薄层（3mm）和大矩阵（256×256，或高达 512×512）。但正如下文所讨论的，要权衡提高空间分辨率和降低 S/N 两者之间的利弊。

信噪比（S/N），顾名思义，是指图像的信号强度与背景噪声强度之比。MRI 信号强度与成像体素中的质子数成正比，增加了采样体积（即体素和像素），S/N 升高。但像素的增加将会降低空间分辨率。

S/N 的内在增加，例如 MRI 磁体强度的增加或线圈技术的改进，不仅可以提高 S/N，还可以获得更小的像素，从而提高空间分辨率。

对比分辨率是区分不同组织的能力。MRI 不仅通过信号（与 X 线和 CT 一样），还通过不同组织的 T_1 和 T_2 弛豫参数和弥散度（即 DWI）来区分物质。在鉴别软组织（如灰质和白质）、正常组织与水肿组织方面具有无可替代的价值。

（二）成像速度

除上述三个参数，成像速度是另外一个重要的参数。上述三个参数可以直接从图像本身进行测量或计算，而生成图像所需的时间则不能进行测量（尽管可以通过其他方法进行测量）。成像速度（即获得图像所需的时间）是评价成像系统最重要的标准之一，这也是 MRI 和 CT（及所有医学成像技术）正在提高之处。

人体内部解剖结构对成像速度有严格的要求，最明显的是心脏跳动或呼吸运动。患者处于仰卧位时，其脊柱运动不明显，对于成像速度的要求要低得多。但为了提高患者的舒适性及避免患者运动伪影（尤其是那些严重背痛的患者），最好尽量减少成像时间。此外，成像速度的显著提高可以明显改善 S/N，如快速自旋回波（fast spin-echo，FSE），其也称为快速采集弛豫增强（RARE）序列。

正如以往所有的成像技术，包括 CT，图像质量的提高伴随着成像速度的提高。更快、更强大的计算机，以及更好的重建算法和硬件改进都带来了这些好处。

（三）相控阵表面线圈和多通道并行成像

长期以来，通过使用表面线圈来提高脊柱成像的空间分辨率及 S/N，但缺点是 FOV 较小和身体穿透深度受限[2, 3]。幸运的是，脊柱结构靠近背部皮肤表面，所以现代脊柱 MRI 使用后表面线圈接收 MRI 信号。

相控阵表面线圈的发展解决了纵向 FOV 受限的问题，其由许多（4～6 个）线圈按照纵向阵列组合而成[4]。这使得几乎整个脊柱（48～50cm）的图像可以在一次扫描采集中获得，扫描中应用大 FOV，获得的图像具有良好的分辨率（应用 512×512 或 512×384 的矩阵），而不需要分别对颈椎、胸椎、腰椎进行单独的、耗时的成像（图 6-1）。相控阵线圈的各种组合可以通过电子方式激活，以此来分别观察颈椎、胸椎、腰椎或全脊柱，而无须移动线圈或患者。

这使得全脊柱 MRI 成像可以在一次采集中完成，而不是将脊柱作为三个独立的部位（颈椎、胸椎、腰椎）进行扫描。这对于转移性疾病的检查特别有价值；对全脊柱行层厚为 3mm 的 T_1WI 矢状位扫描需要 3～7min；对有病变的层面，而不是全脊柱，进行轴位扫描（T_1– 或 FSE-T_2）。在 3～6min 可以获得大的 FOV-FSE（下文讨论）T_2WI 矢状位图像，可以清楚地显示脊髓损伤区域（图 6-2）。因此，全脊柱的 MRI 总成像时间约只需要 20min，这个扫描时间几乎所有患者都可以耐受。当临床指征指向脊柱的某一特定区域时，如腰椎神经根病，则应进行针对性的、更有限的脊柱影像学检查。

此外，注射钆对比剂后行矢状位扫描可以观察

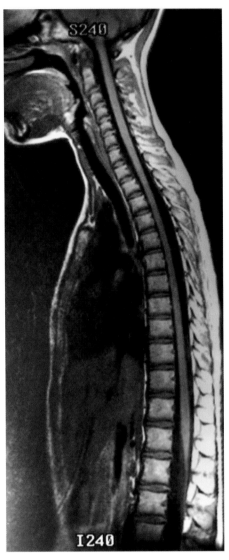

▲ 图 6-1　矢状位 T_1WI 大 FOV（矩形 FOV，48cm，512×512 矩阵）

使用相控阵线圈，覆盖正常 11 岁女孩的整个脊柱，自脑桥至 L_4 水平脊柱成像仅需 4.5min。空间分辨率为 0.9mm。图像中所有解剖结构均在扫描范围内，且解剖结构显示清晰。FOV. 视野（引自 Lee RR. Recent advances in spinal MRI. In: Lee RR, ed. *Spinal Imaging*. Philadelphia, PA: Hanley & Belfus; 1995:45-60.）

整个脊柱内的鞘内疾病，图像扫描时间约为 5min，分辨率为 0.9mm（48cm FOV/512 矩阵），并对异常强化区域进行轴向扫描。

近年来随着线圈技术和重建算法的发展，多通道相控阵射频线圈可以应用于并行成像技术，将扫描时间缩短 2 倍以上。并行成像技术在脑 MRI 中的应用越来越广泛，在 3T 及以上场强下尤其具有价值[5]。该技术也将在脊柱成像中发挥巨大的优势[6]。

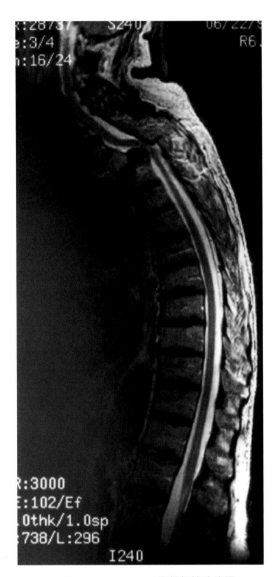

▲ 图 6-2　FSE-T_2WI 脊柱相控阵线圈

患者脊柱后凸畸形，伴甲状腺癌脊柱转移。FSE-T_2 扫描仅需 6.5min，视野 48cm（扫描范围自颅底至 L_3）。脊柱结构显示良好，信号均匀（分辨率 0.9mm）。T_2WI 图像组织对比度良好，类似脊髓造影，清楚地显示 T_2 椎体转移瘤，向后移位、压迫同水平脊髓；扫描范围内颈椎病也得到清楚地显示。FSE. 快速自旋回波（引自 Lee RR. Recent advances in spinal MRI. In: Lee RR, ed. *Spinal Imaging*. Philadelphia, PA: Hanley & Belfus; 1995:45-60.）

三、快速扫描技术的基本原理

为了提高 S/N，可以通过增加信号的采集次数（即获取图像数据的次数，实际上是对患者进行多次扫描），但这明显延长了检查时间，并增加了患者运动导致图像质量下降的风险。但如果一个成像序列本身扫描速度就非常快，那么将成像速度增加 1 倍或 2 倍是可行的，以此来显著地提高 S/N、获得更小的像素（即提高空间分辨率）。因此，最近的技术改进集中在减少扫描时间方面——快速扫描技术。

（一）梯度回波成像

许多快速扫描方法已经被研发出来，其中梯度回波成像（GRE）是最早的方法之一。这项技术依靠梯度场来重聚焦自旋回波，而不是常规自旋回波成像中使用的180°脉冲。由于翻转角度小和重复时间短（TR），因此缩短了扫描成像时间[7, 8]。除了成像速度之外，GRE 的主要优势是可获得非常薄的扫描层厚（＜1mm），与常规 2D 自旋回波扫描所能达到的最小 2mm 的层厚相比，它代表了大三维（3D）成像容积的多个薄分区。然而，GRE 图像的信号特征不直接对应于常规 T_1WI 或 T_2WI 自旋回波图像[9]。脊柱 GRE 图像比常规 T_2WI 或 FSE 图像差，GRE 图像总是高估椎间盘的水化，易受磁敏感伪影影响而高估骨赘的大小，并且对神经结构的显示能力较差[9, 10]。此外，由于缺少 180°重聚相位脉冲，GRE 扫描更容易受到组织、磁场不均匀性和运动的影响[11]。

在脊柱中，GRE 成像目前在颈椎 3D 容积薄层扫描轴向图像中的应用最为广泛，因为颈椎的解剖结构相对较小，需要连续的薄层图像观察[12, 13]。

（二）快速自旋回波（FSE 或 RARE）成像

作为对 Hennig 等[16]首次提出的一种技术的改进，Melki 和 Mulkern 等[14, 15]于 1990 年开发了 RARE 技术。目前 RARE 序列及其衍生序列是一种快速扫描成像技术，在脊柱 MRI 应用中具有重要价值。这个序列也被称为 FSE 或 TSE，能够在真实（常规）自旋回波所需时间的一小部分内提供良好的 T_2WI 对比度，从而获得比以前更好的分辨率和 S/N（图 6-2；FSE 每个序列通常只需要数分钟，而不是需要约 20min 来进行等效的多次激发真实 T_2WI 采集）。

该序列在每个 90°脉冲之后施加数个（3～16 个或更多）不同的相位编码梯度，然后施加 180°射频脉冲，而不是仅仅施加一个相位编码、1 个或 2 个 180°脉冲。这将大大提高成像时间的利用率，将扫描时间缩短 2～6 倍或更多。

与常规自旋回波图像相比，FSE 图像磁化率敏感伪影不明显[17, 18]，这使得骨刺的伪影最小化，且在一定程度上减少了手术器械的伪影[19]（图 6-3）。FSE 可能的缺点包括：脂肪组织信号强度增高，对含铁血黄素（陈旧出血产物）的敏感性降低，以及偶尔的图像模糊效应[16-18, 20]。FSE 图像的一个主要伪影是由脊柱头侧区域的脑脊液搏动引起的，表现为局部信号流空，可能误诊为脊髓背侧的动静脉瘘或 AVM[17, 19]（图 6-4）。采取心脏门控、流动补偿和其他特殊的脉冲序列可以减少 CSF 搏动伪影[21, 22]，但一些伪影通常会持续存在。

FSE 序列极大地改善了脊柱成像[19, 23]。良好的 FSE T_2WI 图像（轴位及矢状位）（图 6-5）的获得只需几分钟（图 6-3），而真正的单激发 T_2WI 序列约需要 10min。如上所述，快速 FSE 序列可以提高分辨率和实现更多次的激发（更好的 S/N）。在极短的成像时间内（总检查时间≤30min），可获得具有良好分辨率和 S/N 的矢状位、轴位 T_1WI 和 T_2WI 图像。

最近发展起来的 3D FSE 序列（3D FSE-T_2WI）可以提供薄层、连续、高分辨率的 T_2WI 图像，可以通过单一、相对快速的采集允许在任意平面上重建[24]（图 6-6）。

（三）其他快速成像技术

快速液体抑制反转恢复（fluid-attenuated inversion

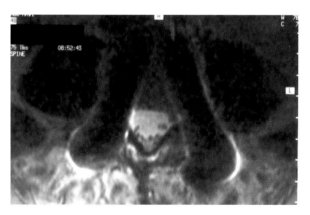

▲ **图 6-3　MRI 示钛手术器械伪影最小化**
轴位 FSE-T_2WI 图像于双侧钛螺钉内固定水平显示仅位于螺钉附近的少许磁敏感伪影。中央管及个别神经根仍然清晰可见。不锈钢手术器械将会导致此水平解剖结构显示不清。使用 FSE 序列亦有助于最大限度地减少伪影（引自 Lee RR. Recent advances in spinal MRI. In: Lee RR, ed. *Spinal Imaging*. Philadelphia, PA: Hanley & Belfus; 1995:45-60.）

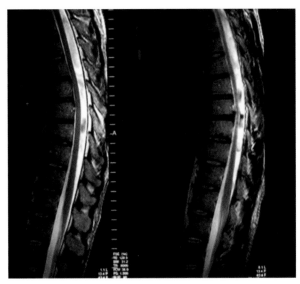

▲ 图 6-4 连续的胸椎矢状位 FSE-T₂WI 图像

脊髓背侧 CSF 区域有多个局灶性流空信号。这些是 FSE-T₂WI 脉冲序列上常见的伪影，不能被误解为血管畸形。CSF. 脑脊液；FSE. 快速自旋回波

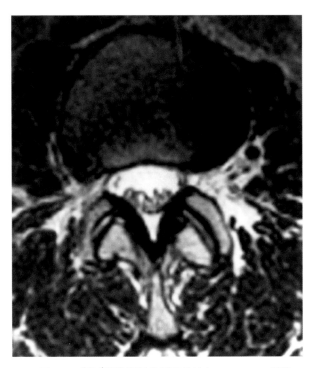

▲ 图 6-5 通过腰椎椎间盘层面的轴向 FSE-T₂WI 图像

图像清楚地显示了硬膜囊内的神经根，类似于脊髓造影。椎间盘、骨性结构、椎小关节及椎旁软组织亦清晰可见（引自 Lee RR. Recent advances in spinal MRI. In: Lee RR, ed. *Spinal Imaging*. Philadelphia, PA: Hanley & Belfus; 1995:45-60.）

recovery，FLAIR）通过选择合适的反转时间抑制 CSF 信号，是评价脑内 T₂WI 高信号病变的一项有效技术[25]。然而，其在脊髓成像中的应用存在争议，一些作者发现 FLAIR 诊断脊髓病变的显著性低于常规 T₂WI[26]。

快速短时间反转恢复（short inversion-time inversion-recovery，STIR）图像与标准 T₂WI 图像相仿，均表现为 CSF 高信号、神经组织低信号。但正常的骨髓脂肪在 FSE-T₂WI 上相对高信号，而在 STIR 上表现为低信号（图 6-7）。一项对比研究发现，快速 STIR 图像比 FSE-T₂WI 或快速 FLAIR 图像能够更敏感地发现脊髓病变[26]。

所有这些快速成像技术的很多方面可以继续优化[27]。例如，FSE 序列中的回波序列长度、k 空间不同相位编码步级的划分、获得的回波数和回波间的间隔等。

（四）脊柱快速成像技术

脊髓 T₂WI 图像在脊柱疾病诊断中具有重要价值，这是因为 CSF 在 T₂WI 上呈高信号，与低信号的神经根、椎骨和椎间盘形成鲜明的对比。更重要的是，T₂WI 可以直接显示脊髓水肿或胶质增生，同 T₂WI 呈低信号的正常脊髓组织相比，水肿或胶质增生呈相对高信号。

除了快速 FLAIR 序列，上述讨论的快速成像技术都有良好的脊髓成像效果。评价脊髓内病变的最佳序列是 FSE-T₂WI 和快速 STIR，并且 FST-T₂WI 还可以很好地显示椎间盘和其他软组织。根据笔者的经验，FSE 质子密度图像有助于 T₂WI 发现脊髓病变；脊髓病变在 FSE 质子密度图像中呈明显高信号，能够证实 FSE-T₂WI 上可疑的病变（图 6-7）。

GRE 图像的一个用途是检测少量的含铁血黄素（如脊髓损伤）或钙化，而这可能在 FSE、SE T₂WI 图像中漏诊。

综上所述，颈椎的 MRI 检查应包括矢状位 T₁WI、矢状位流动补偿、心电门控或优选 FSE-T₂WI 序列及轴向 3D GRE 序列。另外，矢状位 3D FSE 序列及重建后的轴位图像可替代单独的轴位和矢状位 T₂WI 序列（图 6-6）[24]。在急性创伤性损伤诊断中，一个或多个脂肪抑制的 T₂WI 序列（STIR 或脂肪饱和）有助于鉴别软组织水肿和脂肪（见后文）。

胸椎扫描图像应包括矢状位 T₁WI、矢状位 FSE-T₂WI、轴位 FSE-T₂WI、病变区域轴位 FSE-T₂WI。

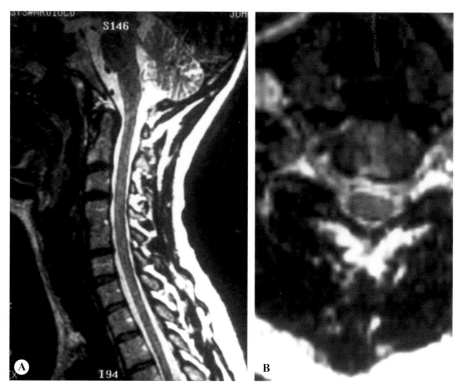

▲ 图 6-6　颈椎 **3D FSE-T₂WI 图像**

A. 作为 3D 容积采集的一部分，在 7.5min 内获得 48 层、层厚 1.2mm 的矢状位 FSE-T₂WI 图像。椎体、CSF 及脊髓显示清晰。另外可见 C₄～C₅ 椎体融合。B. 从获得的矢状位图像（A）重建层厚为 0.9mm 的轴向 T₂WI 图像，并没有直接进行轴向图像的扫描。因此，矢状位和轴位的图像均在 7.5min 的单次采集中获得，分辨率为 1.2mm。轴位重建图像清晰地显示脊髓和神经孔。CSF. 脑脊液；FSE. 快速自旋回波（引自 Lee RR. Recent advances in spinal MRI. In: Lee RR, ed. *Spinal Imaging*. Philadelphia, PA: Hanley & Belfus; 1995:45-60.）

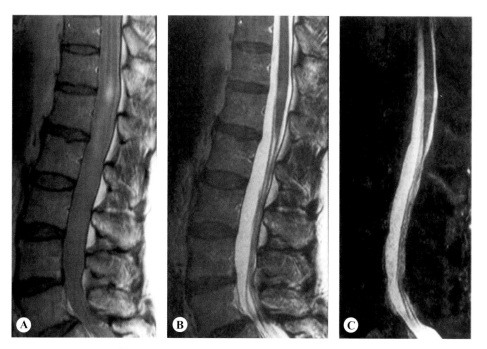

▲ 图 6-7　**58 岁男性多发性硬化患者的矢状位 MRI 图像**

A. FSE 质子密度图像，清楚显示脊髓圆锥远端有一个小的卵圆形斑片状高信号；B. FSE-T₂WI 图像，仅能清楚显示病变；C. 快速 STIR 图像，显示斑片状异常信号略好于 FSE-T₂WI 图像，但不如 FSE 质子密度图像。快速 STIR 图像示所有骨性结构和软组织结构均呈低信号，仅 CSF 和病变呈高信号。CSF. 脑脊液；FSE. 快速自旋回波；STIR. 快速短时间反转恢复

在腰椎成像中，首先进行矢状位 T_1WI 和多回波 FSE-T_2WI 的扫描，然后再进行轴向 T_1WI 和 FSE-T_2WI 扫描。

如上所述，评价脊髓内病变的最佳序列包括矢状位 FSE 质子密度成像和 T_2WI，矢状位快速 STIR 作为补充序列。静脉注射 Gd-DTPA 后的 T_1WI 为诊断髓内、髓外病变提供必要的诊断依据。

（五）饱和脂肪抑制技术

脂肪在 T_1WI 呈高信号，在 FSE-T_2WI 呈较高信号。在 T_1WI，高信号的脂肪与低信号的硬膜囊内 CSF、神经孔的神经根、周围的硬膜外脂肪之间形成了自然对比。但有时高信号脂肪可以掩盖病变，主要存在以下两种情况：①注射钆对比剂后的 T_1WI 中，被增强而表现为高信号的组织或病变可能会被周围高信号的脂肪所掩盖；②椎体骨髓内 T_2WI 高信号病变，如转移瘤，亦可以被 FSE-T_2WI 高信号脂肪所掩盖。

在这两种情况下，通过特殊的脉冲序列抑制高信号的脂肪组织，有助于显示 T_2WI 高信号病变和增强的组织或病变，这可能可以更好地显示脊柱的炎症和肿瘤性病变[20, 28, 29]。STIR 是另一种脂肪抑制方法，有助于观察椎体转移瘤[30]。脂肪抑制可应用于 FSE 序列及常规 SE 序列，以提高骨髓病变的检出率[31]。当然，T_1WI 依然是检出骨髓病变最敏感的序列[31]。

光谱脂肪抑制的另一个有价值的应用是发现或诊断含有脂肪的病变。由于亚急性出血、含蛋白类液体、部分钙化在 T_1WI 呈高信号[32]，选择性饱和高信号脂肪的 T_1WI 可以为鉴别这些可能性诊断提供依据（图 6-8）（即使不使用脂肪饱和技术，化学位移伪影的存在也可以提示脂肪的存在）。

（六）MRI 测量 CSF 循环

由于磁场梯度中进动核的相位对磁场内运动非常敏感，MRI 可以定性和定量地测量 CSF 循环。颅内和椎管内（特别是在头侧脊柱）CSF 流动的主要驱动力是心脏周期内大脑的扩张和回缩、大脑和脊髓本身的运动。相位对比影像技术可以对 CSF 流动进行直接成像[20, 33-36]。这项技术可以评估椎管内 CSF 循环的阻塞程度，例如先天性颈髓交界处狭窄、软骨发育不全。尽管这类研究还有待于进一步完善，

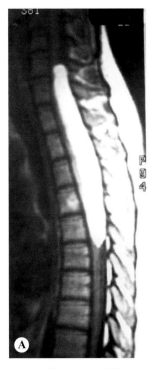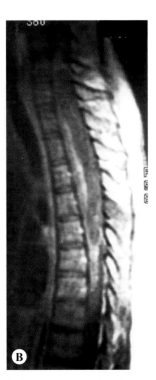

▲ 图 6-8 利用饱和脂肪技术诊断硬脊膜内脂肪瘤

A. 矢状位 T_1WI 图像显示上段胸髓背侧一范围较大、界限清楚高信号肿块，压迫上段胸髓。B. 注射钆对比剂后，行饱和脂肪抑制 T_1WI 扫描，示原 T_1WI 高信号病变信号减低，证明为脂肪成分而不是 T_1WI 呈高信号的血肿。术后证实为脂肪瘤，而非血肿。肿瘤包膜周围可见一菲薄强化环（引自 Lee RR. Recent advances in spinal MRI. In: Lee RR, ed. *Spinal Imaging*. Philadelphia, PA: Hanley & Belfus; 1995:45-60.）

但其还可以用来评估脊髓栓系的正常脊髓运动缺失，鉴别硬膜内蛛网膜下腔囊肿与正常增宽的椎管[20, 34]。

（七）扩散加权成像和扩散张量成像

作为 MRI 技术，扩散加权成像（diffusion-weighted imaging, DWI）和扩散张量成像（diffusion-tensor imaging, DTI）可以反映组织中质子扩散程度，为鉴别正常组织与病变提供了另一个 MRI 参数（除了 T_1、T_2、质子密度和流动）。DWI 可以提高组织特征的特异性，例如鉴别脓肿和坏死肿瘤，或者表皮样囊肿与蛛网膜囊肿[37]。DWI 广泛应用于脑 MRI 中，以诊断急性脑梗死和其他病变，具有较高的敏感性和特异性。在动脉阻塞后 30min，急性梗死组织与正常组织相比，扩散受限[38]。DTI 可行脑白质纤维束 3D 成像[39]。

DWI 和 DTI 技术现应用于脊柱、脊髓和大脑。与大脑相比，脊髓的轴向尺寸更小，易受椎管内

CSF 搏动伪影的影响，以及脊髓和椎管之间存在磁敏感伪影，故使得这些技术在脊柱上应用更为困难[40]。现在 DWI 已成功用于诊断脊髓缺血[41]，评价脊髓型颈椎病[42]，以及鉴别表皮样囊肿和蛛网膜囊肿[43]（图 6-9）。DTI 现可应用于诊断脊髓损伤[40]、脊髓型脊椎病[42] 和多发性硬化[44]。在未来，技术的改进将使这些技术及其他技术，如磁共振波谱（MRS）和扩散峰度成像，在脊柱中得到更广泛的应用[45]。

（八）钛制脊柱器械

CT 和 MRI 对于脊柱融合或稳定金属植入术后的成像存在困难，这是由于金属植入物在 CT 中产生线束硬化伪影或在 MRI 中产生广泛的铁磁敏感性伪影（图 6-10）。钛是一种坚固的金属，其密度低于不锈钢，与钢相比是无铁磁性的。钛植入物在 CT 和 MRI 上的成像虽然还远未达到完美的程度，但与钢成像相比，其伪影相对较少。通常，钛植入物的 CT 或 MRI 图像可以充分评估相关结构，而钢植入物的 CT 或 MRI 图像会因广泛伪影的影响而无法评价相关结构（图 6-3 和图 6-11）[46]。

正如前文所讨论的，FSE 序列应用于评价钛金属植入物，以尽量减少金属磁敏感性伪影。

（九）总结

在快速发展的脊柱成像领域有许多最新的发展。一些成像技术（快速 MRI，特别是 FSE，多通道 MRI 线圈采用并行成像技术和多层 CT）可以减少成像时间，这可提高 S/N 和空间分辨率。其他方面的发展（例如可变带宽、相控阵线圈或磁场强度增加至 3T[47]）极大地改善了 S/N，其次加快了成像速度和改善了患者的舒适度。还有一些方法（饱和脂肪抑制技术、DWI 和钛金属植入物的使用）可以提高对比分辨率或提高图像质量。

所有这些发展都在不断完善，未来的进步将继续提高图像质量、成像速度，并最终提高医疗质量。

四、先天性发育畸形

在婴儿早期，脊柱骨化不全，所以可以成功地进行脊柱超声检查。除婴儿早期外，MRI 是脊柱畸形首选的影像学检查方法。在婴儿早期，超声可以显示早期骨化区域之间的脊髓。脊髓栓系不仅表现为脊髓圆锥低位，还可以表现为脊髓不能随着位置的改变而改变，不能随着心脏和呼吸运动而移动。

X 线片通常有助于评估脊柱的骨性结构。在许多先天性畸形中都可以发现隐性脊柱裂，但隐性脊柱裂对于预测先天性畸形并无特异性。相邻椎板交叉或斜行融合罕见，但具有特异性，当 X 线片发现时，高度提示存在脊髓纵裂（一种脊髓分裂畸形）。CT 有助于观察脊柱骨性结构的异常，鉴别骨性分

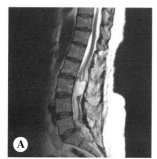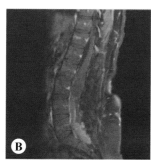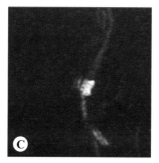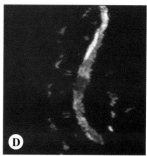

▲ 图 6-9 **DWI 鉴别术后蛛网膜囊肿和复发表皮样囊肿**

矢状位 FSE-T$_2$WI 图像（A）和增强后 T$_1$WI 饱和脂肪抑制图像（B）显示 L$_3$ 水平硬膜内一圆形、大的、无强化病变，信号同椎管内 CSF 相仿；L$_4$～S$_2$ 水平硬膜囊内信号异常，T$_2$WI 信号增强扫描轻微强化，略低于 CSF；L$_1$～S$_2$ 椎板切除术后改变。矢状位 DWI（C）及相应的表观扩散系数（ADC）图（D）显示 L$_3$ 水平硬膜内病变明显受限扩散（DWI 呈高信号，ADC 上呈低信号）；L$_4$～S$_2$ 硬膜囊内轻度受限扩散。DWI 表现与复发表皮样囊肿一致，而与术后蛛网膜囊肿无关，这在手术中得到证实。ADC. 表观扩散系数；CSF. 脑脊液；DWI. 扩散加权成像；FSE. 快速自旋回波（病例由 Dr. S. Imbesi 提供；引自 Tang L, Cianfoni A, Imbesi SG. Diffusion-weighted imaging distinguishes recurrent epidermoid neoplasm from postoperative arachnoid cyst in the lumbosacral spine. *J Comput Assist Tomogr*. 2006;30:507-509. doi:10.1097/00004728-200605000-00026）

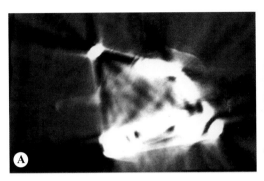

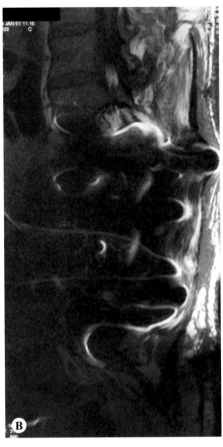

▲ 图 6-10　A. 通过不锈钢椎弓根和椎体螺钉内固定水平，轴位 CT 显示来自内固定螺钉的广泛线束硬化伪影，椎管或骨性结构显示不清，评价受限；B. 同一患者行 MRI 扫描，矢状位 T_1WI 图像显示明显的金属磁化率伪影，使得腰椎 MRI 无法观察评价

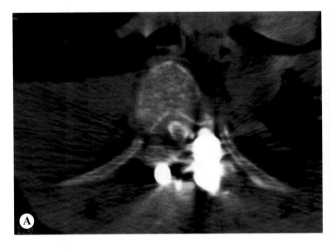

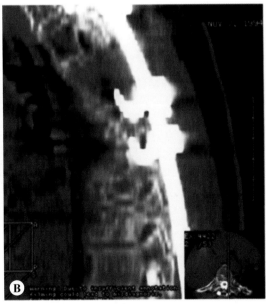

▲ 图 6-11　钛制手术器械最大限度地减少了 CT 上的伪影

A. 轴位 CT 脊髓造影，左侧椎板钩、右侧棒产生少许伪影。椎管后部组织结构、椎管内脊髓和对比剂填充的硬膜囊清晰可见。钢制手术器械会使这一水平组织结构无法观察。B. 利用轴位 CT 数据重建出的矢状位图像清楚地显示钛制手术器械和脊柱仅有少许线束硬化伪影（引自 Lee RR. Recent advances in spinal MRI. In: Lee RR, ed. *Spinal Imaging*. Philadelphia, PA: Hanley & Belfus; 1995:45-60. ）

隔或软骨分隔，识别椎管内脂肪。脊髓造影和脊髓造影后的 CT 在评估脊柱先天性发育畸形方面作用有限。对于几乎所有的先天性脊柱畸形，MRI 是目前评价脊髓的最佳检查方法 [48]。

脊髓脊膜膨出（图 6-12）是一种开放性神经管闭合不全，在出生时即表现很明显，影像学检查为辅助诊断作用。随年龄增长会伴发脊髓栓系。大部分 Chiari Ⅱ 型畸形和脊髓脊膜膨出的患者伴有脑积水，所以头部的 CT 或 MRI（或婴儿时期的超声）通常被用来评估引流管放置的必要性，并监测引流管功能。部分 Chiari Ⅱ 型畸形可发生脊髓空洞，偶尔可见颈段脊髓萎缩，可能是由上颈段椎管内向下移位的小脑压迫所致（图 6-13）。

脂肪脊髓脊膜膨出虽然与脊髓脊膜膨出名称相似，但两者是完全不同的。脂肪脊髓脊膜膨出源于神经管未完全闭合前神经管与皮肤的过早分离，从而导致中胚层暴露在发育中的中枢神经系统中，并诱导脂肪的形成，脂肪向外与皮下脂肪相延续，向内与脊髓密切相关，从而造成脊髓栓系。因为病变区覆盖的皮肤是完整的，这种发育畸形可在几年甚至几十年内无症状。CT 可以显示脂肪瘤，但 MRI 显示更为敏感（图 6-14）。在 CT 表现为低密度、MRI 上同其他部位脂肪信号相仿，此为椎管内脂肪瘤特异性影像学表现。MRI 是显示脊髓远端位置的最佳检查方法。在椎管与皮下脂肪相沟通的部位可见隐性脊柱裂。脂肪脊髓脊膜膨出与 Chiari Ⅱ 型畸形无关，这些患者脑积水的发生率与普通人群相似。

终丝脂肪瘤可能与脊髓栓系有关（图 6-15）。极少量的脂肪在终丝内很常见，但其意义值得怀疑。脊柱脂肪瘤发生于脊髓者最不常见。脊髓脂肪瘤实际上是软脊膜下脂肪的聚集，且几乎总是沿着脊髓的背侧面分布（图 6-16）。

皮毛窦因脊髓背侧与被覆的外胚层不完全分离所致，窦道内衬上皮组织。当出现局部皮肤凹陷、毛发增生或伴色素沉着时，应怀疑皮毛窦的存在，MRI 检查可证实。窦道常斜行延伸至皮下组织。窦道终止于皮下组织、硬脊膜外间隙、硬脊膜、脊髓等任何部位。约 50% 的背侧皮毛窦伴有皮样囊肿或表皮样囊肿，MRI 表现为椎管内圆形或卵圆形肿块，且可显示其与脊髓的关系。

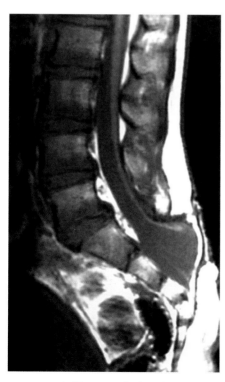

▲ 图 6-12 脊髓脊膜膨出

6 岁儿童脊髓脊膜膨出术后出现脊髓栓系症状，矢状位 T_1WI 图像显示脊髓向下延伸至骶骨水平的脊膜膨出区域

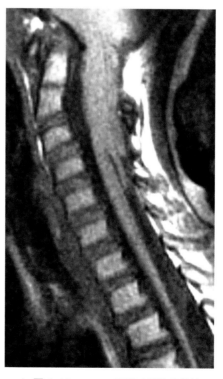

▲ 图 6-13 Chiari Ⅱ 型畸形伴发萎缩

6 岁儿童，脊髓脊膜膨出。矢状位 T_1WI 图像显示小脑向下移位至颈段椎管，颈段脊髓萎缩

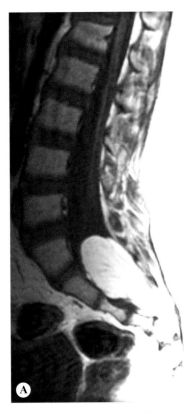

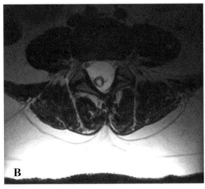

▲ 图 6-14　脂肪脊髓脊膜膨出

12 岁男孩，终身尿失禁，无手术史。A. 矢状位 T_1WI 图像显示远端椎管内大的脂肪瘤；B. 轴位 T_2WI 图像显示脊髓远端空洞形成（脊髓积水）

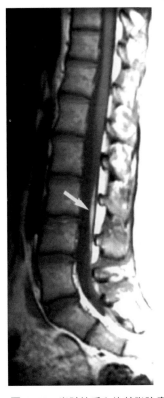

▲ 图 6-15　脊髓栓系和终丝脂肪瘤

年轻成年患者背痛。矢状位 T_1WI 图像显示终丝脂肪瘤，呈高信号（箭）

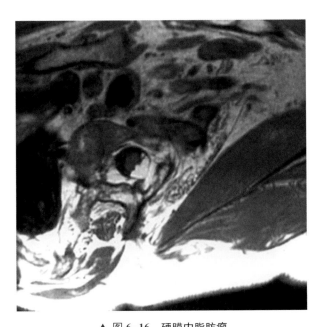

▲ 图 6-16　硬膜内脂肪瘤

成人男性患者脊柱侧凸。轴位 T_1WI 图像显示上胸椎脊髓背侧高信号脂肪组织

脊髓栓系成因很多。脊髓脊膜膨出和脂肪脊髓脊膜膨出均暗示脊髓栓系。但是，在发育的后期，与尾端细胞团有关的异常可以导致脊髓栓系，但不会出现脊髓和脊椎更明显的异常。在 98% 的人中，脊髓圆锥的上端约在 L_2 或以上水平，而脊髓圆锥在 $L_2 \sim L_3$ 水平或以下的位置通常被认为异常偏低[49]。有时仅仅依靠矢状位 MR 图像会造成混淆，因为马尾神经根可能与脊髓圆锥相似。为了准确地对远端脊髓成像，通常需要附加的冠状位或轴位图像。T_1 加权图像通常是识别脊髓圆锥的最可靠方法。如前面提到的，超声检查只能在早期进行，但具有提供动态信息的优势。

脊髓纵裂是由脊索分裂引起的一种罕见的先天性畸形。脊髓在矢状位上被分割，并且硬膜囊可以完整也可以被分割。约 1/2 的病例可有穿过椎管的骨性或软骨性隔膜。这种隔膜在 CT 上显示最佳，在 MRI 上可能显示，尤其是 GRE 技术。脊髓的裂开和分裂的长度在 MRI 上显示最佳。

五、外伤

无论是在急性情况下还是后期并发症的影像中，影像学在评估脊柱创伤方面都起着关键作用。各种成像方式的互补性在脊柱创伤成像中尤其重要。

对于强烈怀疑有脊柱损伤的患者，X 线片是常规评估的一部分。对于所有在锁骨上方有明显损伤迹象的患者，建议对颈椎进行影像学评估。关于该做哪种检查尚无共识，但有许多不同的观点和建议。应始终获取包括颈胸交界处的侧位图，典型的颈椎外伤影像学系列影像也包括前后位和齿状突。如果颈胸交界处被肩膀遮住，"游泳者"图像通常会很有帮助。额外投影，如斜状位或"柱状"视图，通常保留用于特殊情况。这些视图可获得脊柱后部信息，但是要在不移动患者的情况下获得从技术上具有挑战性。增加的时间、精力和辐射是影响因素。

胸椎和腰椎的影像学评估至少包括侧位和前后位。评估急性创伤时很少显示胸腰椎斜位图。

在评估脊柱 X 线片时，应检查顺列、骨本身是否存在骨折及相邻的软组织轮廓[50]。尽管慢性退行性改变可引起轻微的顺列异常，但局灶性后凸畸形或半脱位应提示骨折或严重韧带损伤的可能性。在颈椎、椎体的前缘和后缘、棘突孔线（沿着椎管的后缘和棘突的前缘）及棘突的后缘均应显示出规则的、相对平滑的改变（图 6-17A）。颈部椎前软组织可以提供损伤的重要线索，尤其是在颈椎的上半部分。邻近下颈椎的食管通常使软组织变宽、肿胀，从而难以识别。在 C_3 椎体水平，在常规的侧位片（距离 183cm）上，椎前组织的厚度通常不应超过 4mm。使用较短焦距的便携式技术会导致放大倍率和略大的表观厚度（图 6-17B）。在胸椎，通

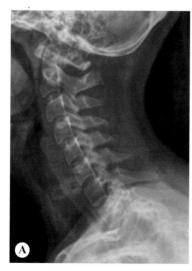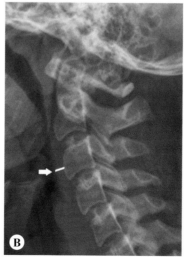

▲ 图 6-17　**A.** 正常脊柱的侧位图显示了沿从左到右的椎体前部、椎体后部、椎弓根线和棘突后缘的平滑顺列。颈部伪影清晰可见。**B.** 同一患者的放大图像显示 C_3 椎体前方的正常薄软组织（箭和线）

常在前后位视图中可以看到骨折引起的棘突血肿。骨折可以直接显示，也可以根据椎体高度的缺失或受压骨区域密度的增加来推断。用 X 线片很难识别出后路元件的骨折，而在 CT 上发现的所有后路元件骨折中，有高达 50% 在 X 线片上漏诊。因此应仔细检查齿状突是否骨折（图 6-18）。

对于骨折的检测，CT 比普通 X 线片更敏感[51, 52]。轴位的骨折可能难以在 CT 上识别。此类包括齿状突基底部的骨折、一些压迫性骨折和 Chance 骨折（这种损伤模式稍后将在本章胸部和腰部损伤讨论）。在这种情况下，矢状位和冠状位重建图尤其有用（图 6-19）。3D 重建有时有助于评估对齐和位移。这样的重建及对较长脊柱的常规 CT 扫描更容易通过螺旋技术进行。现代的多层 CT 可以在数秒内快速扫描整个兴趣区的解剖结构，并且可以实现高质量的多平面和 3D 重建（图 6-20）。脊柱的 CT 层厚应小到足以允许重建视图并识别骨折。根据笔者的经验，CT 层厚不应超过 3mm。在诸如颈颅交界处和齿状突的区域，可能需要更薄的层厚。

MRI 对于脊髓的可视化和软组织损伤的识别特别有用。血肿、椎间盘突出、脊髓挫伤、出血或压迫，以及椎动脉的通畅可通过 MRI 直接证实[53]。急性脊柱外伤的 MRI 适应证包括神经损伤，在考虑进行手术时评估可疑的复杂因素，如椎间盘突出

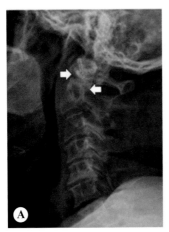
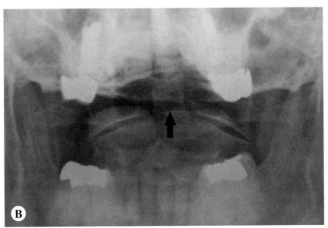

▲ 图 6-18 齿状突骨折
侧位片（A）显示轻度后移（箭）。齿状位图像（B）显示锯齿状透明带（箭）

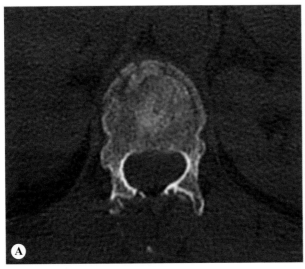
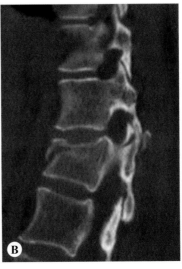

▲ 图 6-19 Chance 损伤。在一次机动车事故中，成年女性 T_{12} 水平 X 线片上可见椎体前部高度下降。轴位 CT 扫描（A）显示 T_{12} 前缘不规则、右侧椎板骨折。矢状位二维重建图像（B）显示这种 Chance 损伤中椎板之间的前压缩和后加宽

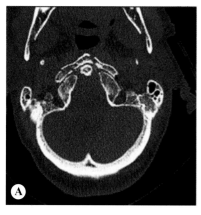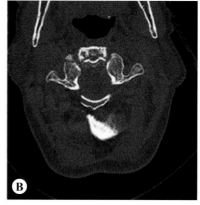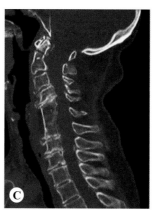

▲ 图 6-20　一名老年女性在汽车事故中的颈椎高分辨率 CT 图

轴位图像（A 和 B）显示 C_1 环和颅底的骨折。重建的矢状位图像（C）更清楚地显示了通过颅底的水平骨折，以及陈旧性下颈椎融合（$C_5 \sim C_7$）和广泛多节段的退行性改变。扫描在 0.75mm 层厚的 16 排螺旋 CT 上进行

症，以及对软组织损伤的评估，尤其是在临床评估有限的患者中。矢状 T_1 和 T_2 加权图像可用于筛查脊髓，而轴位图像则用于关注特别区域。由于正常的椎旁脂肪在 FSE-T_2WI 成像上具有较高的信号强度，软组织损伤时可以掩盖 T_2 高信号的水肿，因此在 FSE-T_2WI 成像中使用脂肪抑制技术非常重要。如本节前面所述，关于脂肪饱和度，可以将反转恢复技术（即 STIR）或化学脂肪饱和度用于 FSE 成像。

颈椎骨折的类型多种多样，而全面的综述不在本章范围之内（见第 14 章）。包括整本书在内的描述可以获得更多观点[54-56]。屈曲损伤主要是由于屈曲时用力过大，包括压迫或楔形骨折、双侧小关节脱位（图 6-21）、棘突骨折（黏土铲骨折）、完全性扭伤和屈曲泪滴骨折。伸展时过度用力造成的损伤主要包括过度伸展性脱位、C_1 前弓撕脱性骨折、C_1 后弓骨折、层状骨折、延伸 – 泪滴骨折、枢椎椎弓骨折（创伤性脊椎滑脱）（图 6-22）和过度伸展性骨折 – 脱位。旋转和屈曲的结合会导致单侧小关节脱位（图 6-23）；旋转与伸展相结合会导致柱状或侧向骨折，这在 X 线片上很难证实。MRI 对这些后部骨折可能有帮助，以显示伴随韧带损伤的程度，这可能是确定不稳定性的重要因素[57]。更广泛的韧带损伤可能表明这些侧块骨折的不稳定性风险更

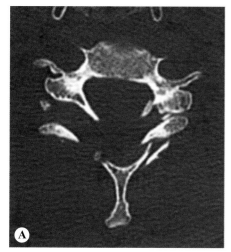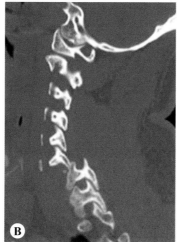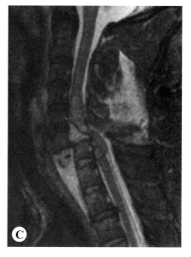

▲ 图 6-21　机动车事故后四肢瘫痪的中年男性的双侧小关节脱位

轴位 CT（A）显示脱位和小的骨折碎片。矢状位 2D 重建视图（B）更直接地显示了 $C_6 \sim C_7$ 处的小关节错位。矢状位 T_2WI（IR）MR 图像（C）显示 $C_6 \sim C_7$ 半脱位、脊髓压迫和水肿、上胸椎骨髓水肿、严重的前后纵向韧带损伤，以及广泛的椎后软组织水肿

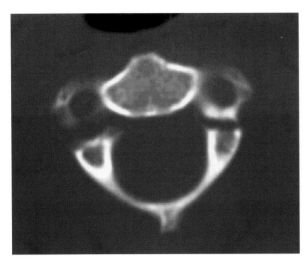

▲ 图 6-22　枢椎椎弓骨折（创伤性脊椎前移）
C_2 处的轴位 CT 显示穿过椎弓峡部的双侧骨折

大。椎弓根和椎板联合骨折会导致侧块分离和旋转不稳的风险（图 6-24）。

主要由轴向载荷机制引起的损伤包括 C_1 的 Jefferson 爆裂骨折、$C_3 \sim C_7$ 的爆裂骨折、涉及胸椎或腰椎的爆裂骨折及 C_2 椎体的斜矢状骨折（2 型）。Jefferson 骨折模式包括穿过 C_1 环的两个或多个断裂。CT 是识别该骨折的最佳方法（图 6-25）。X 线片的表现包括在 AP 齿状位上 C_1 侧块的侧向移位，在侧位片上通过 C_1 后弓的透亮影，以及上颈椎前软组织肿胀。

爆裂骨折可以从 C_3 穿过整个下颈及整个胸椎和腰椎。当通过椎间盘传递的轴向力传递到下方的中心点或椎体上时，椎体就会骨折。矢状位几乎均可见椎体突出，当椎体发生更广泛的骨折时，骨碎片通常向后移位进入椎管，可能会损害脊髓（图 6-26）。

颈颅交界处很复杂，由 C_1 和 C_2 与枕骨的关节及多个韧带组成，这些韧带在多个方向上的稳定和运动起了很大作用。除了 C_1 和 C_2 骨折外，枕骨也会骨折。除了 CT（图 6-27）以外，很难识别此类骨折[58, 59]。韧带损伤可以通过软组织肿胀来推断，并且可以通过 MRI 更直接地显示出来。负责维持

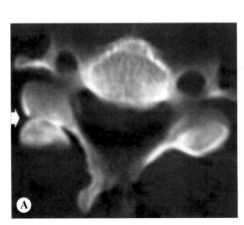

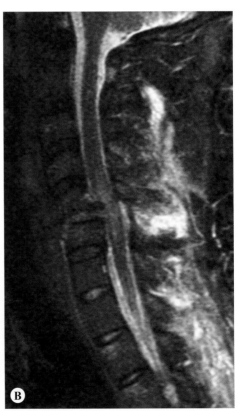

▲ 图 6-23　单侧小关节脱位
轴位 CT（A）显示患者右侧小关节异常相邻关系（箭）。注意，与图 3-17 双侧小关节脱位不同，仅一侧脱位，半脱位较少。矢状位 T_2WI（IR）MR 图像（B）显示 $C_5 \sim C_6$ 半脱位，脊髓压迫和水肿，以及背侧软组织水肿

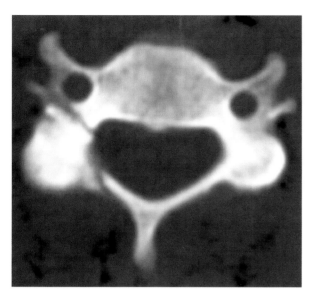

▲ 图 6-24　椎弓根骨折类型
CT 显示右侧椎弓根和右侧椎板骨折

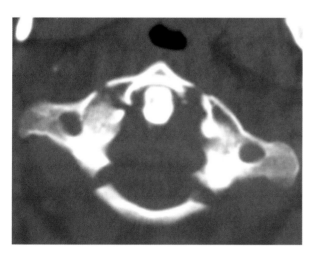

▲ 图 6-25　C₁ Jefferson 爆裂骨折
CT 显示 C₁ 的前弓和后弓有四处骨折

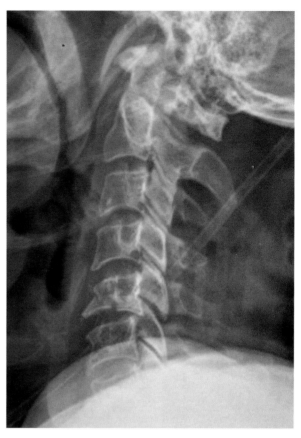

▲ 图 6-26　C₅ 爆裂骨折的侧位 X 线片显示椎体的前缘和后缘均向下移位

C₁ 和齿状突关系的横韧带非常坚固，仅因重伤损坏。MRI 可直接显示韧带损伤，但通常通过在侧位 X 线片上前齿间隙的异常增宽也能识别（图 6-28）。成人的这个间隙不应超过 3mm。韧带的外伤、C₁ 侧块上的结节破裂或撕脱、类风湿性关节炎或其他炎症性损伤，以及某些先天性疾病可能会导致此间隙的扩大（图 6-29）。

　　寰枕关节分离（AOD）需要强大的力量才能撕裂将枕骨附在寰椎上的韧带，尤其是十字韧带的牢固上部。这种外伤通常是致命的[60]，伴随严重的上颈椎前软组织肿胀。一些位移较小的患者可以生

存，并且 X 线片发现 AOD 可能很少。目前，已经有各种测量方法来确定 C₁、C₂ 和枕骨之间的异常关系。最可靠的方法是 Harris 等描述的方法[61]。从斜坡的下端或枕骨大孔的中点进行两次测量。从颅底到齿突顶点的距离可在距靶片 102cm 的侧位 X 线片上测量，成人的基线 - 齿距离（BDI）不应超过 12mm。在侧位 X 线片上，从基线垂直到 C₂ 椎体后皮层边缘（基线 - 轴向间距，BAI）向右侧延伸的直线距离，在儿童或成人中不应超过 12mm。据报道，基于 CT 的相同测量的 BDI 标准值较低（95% 的成年人 < 9mm），且 BAI 难以测量（即可再现性差）[62]（图 6-30）。MRI 可以更直接地显示韧带断裂（图 6-31）。

　　胸椎和腰椎损伤模式与颈椎的损伤模式相比，运动受到的限制更大。压缩性骨折是常见的损伤，导致椎体高度降低，前部比后部常见。在轻型病例中，影像学表现包括皮质边缘和终板畸形。轴向载荷会导致爆裂骨折，其中通过椎间盘传递的力会导

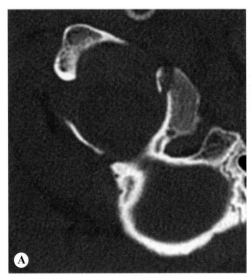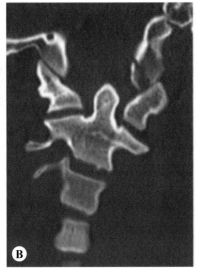

▲ 图 6-27 枕髁骨折

轴位 CT（A）显示左侧枕髁透亮线。冠状位二维重建（B）更清楚地显示了骨折

致椎体下方爆裂。通常存在后部元件骨折，失状位上椎体骨折中几乎总是有突出成分，并且向椎管内移位。CT 通常有助于确定骨折的程度和后部受累的范围（图 6-32）。骨折脱位涉及复杂、剧烈的作用力、不同程度的脱位，通常是多处骨折。脊髓压迫引起的神经功能缺损很常见。多种成像方式通常有助于治疗。脱位通常最初在 X 线片上即可显示出来，X 线片对椎体顺列显示最佳。CT 检查，特别是具有多平面和 3D 重建的高分辨率 CT，对损伤椎体及手术干预计划非常有帮助。MRI 是评估脊髓的最佳成像方法（图 6-33 至图 6-35）。最后，在任何手术方法可能受到前根动脉位置影响的损伤中，可能都需要进行脊髓血管造影。

屈曲和牵拉结合会导致特殊类型的损伤，通常发生在上腰椎或下胸椎。在汽车事故中，当患者系腰带但不系肩带时，经典的 Chance 骨折水平延伸穿过椎体和两个椎弓根，X 线片显示最好，因为轴位 CT 不太适合识别轴向骨折（图 6-19）。也可能

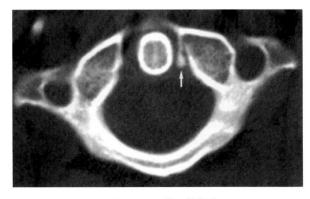

▲ 图 6-28 侧位 X 线片显示寰齿前间隙（线）变宽

正常情况下，从 C_1 前弓的后缘到齿状突前部的距离不应超过 3mm。该患者此部位距离为 7mm，可能的潜在病因是 RA。RA. 类风湿关节炎

▲ 图 6-29 横韧带撕脱

汽车事故中一名年轻女性的颈椎侧位片显示，寰枢椎间隔增宽至 5mm。CT 显示骨折穿过结节处横韧带与患者相连（箭）

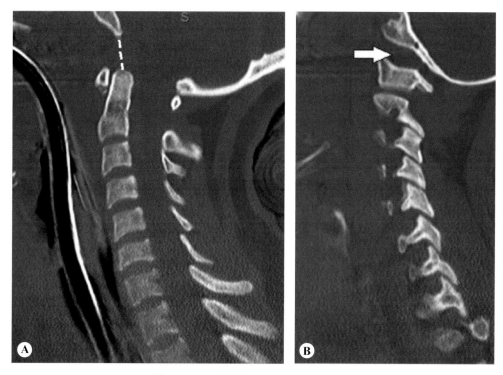

▲ 图 6-30 22 岁患者，机动车事故后寰枕分离

CT 矢状位正中线重建图像（A）显示了从斜坡尖端到齿突顶部的异常距离（虚线），在这种情况下为 13mm。CT 的旁矢状位重建图像（B）显示了寰枕关节的破坏和扩大（箭）

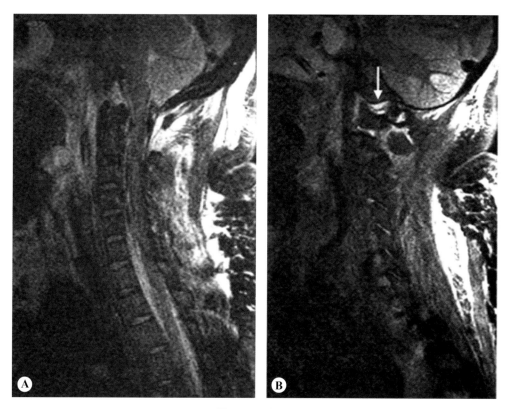

▲ 图 6-31 寰枕分离

对高速机动车事故中的一名患者进行了 MRI 检查，中线矢状位 T_2WI IR 图像（A）显示在颈颅交界处严重的前后椎旁软组织水肿的高信号。椎管内的不均匀信号反映血液存在。旁矢状位重建图像（B）显示寰枕关节半脱位，枕髁和 C_1 侧块之间有高信号液体（箭）

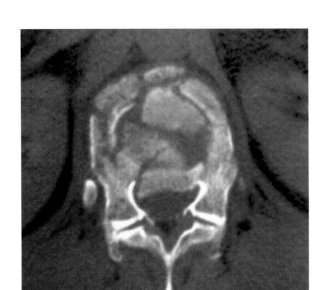

▲ 图 6-32 跳伞事故中，T_{12} 爆裂骨折。患者不完全截瘫

轴位 CT 显示 T_{12} 椎体多发骨折，伴骨碎片后移进入椎管

发生其他形式的屈曲牵张损伤，但仍带有轴向和后牵拉。在这些损伤中，可能会在椎间盘间隙内产生剪切力，伴有小关节半脱位或脱位 [63, 64]。

除了因移位的骨骼使椎管机械性变窄外，脊髓

还会受到外伤性椎间盘突出、血肿、短暂性过度伸展、过度屈曲、局部缺血的损害。在所有这些情况下，MRI 是最佳的影像学检查。许多被认为无放射学异常的脊髓损伤（SCIWORA）病例其实在 MRI 上具有明显的异常 [65, 66]（图 6-36）。如有可能，那些无法解释的神经功能缺损应通过 MRI 评估。此外，MRI 可以通过揭示创伤性椎间盘突出在骨折或脱位复位后对脊髓的损害来帮助制订手术计划 [67]。根据笔者的经验，受伤后 2～3 天内的 MRI 可以排除可能威胁颈椎稳定性的任何重大韧带损伤 [68]。

脊柱的穿透性损伤也会损伤脊髓，如果是轻微的骨性损伤，可能更难成像。在这些情况下，MRI 有时可显示脊髓损伤（图 6-37）。

创伤性脊髓损伤的后遗症最好通过 MRI 进行评估。脊髓内的液体区域，在 T_1WI 和 T_2WI 上均具有 CSF 信号。MRI 可显示创伤后病灶的大小和范围，并可用于追踪干预结果。创伤后脊髓软化症表现为脊髓变细，通常伴有特征性软组织改变（图 6-38）。可能进一步限制脊髓功能的粘连或囊肿也可以显像。

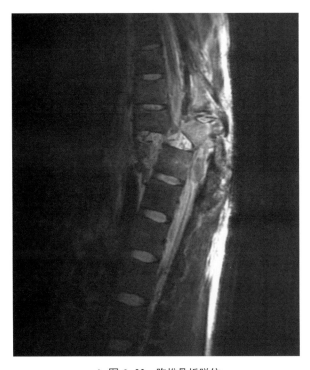

▲ 图 6-33 胸椎骨折脱位

矢状位 T_2WI IR 图显示严重 $T_{10}～T_{11}$ 骨折，一次伐木事故导致该年轻成年患者胸椎脱位和脊髓横断

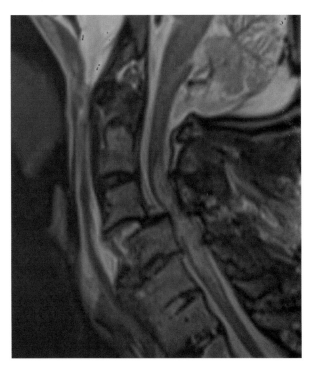

▲ 图 6-34 颈椎矢状位 STIR MR 图像不仅显示了 C_3 在 C_4 上的前移，而且还显示了椎间盘、前后纵韧带、棘间韧带断裂，以及水肿导致的髓内 T_2 高信号

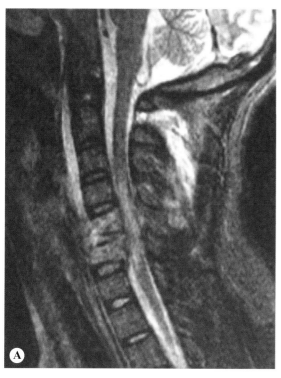

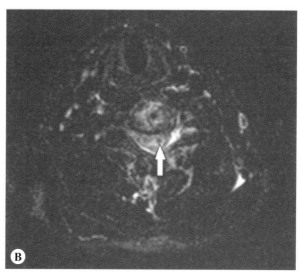

▲ 图 6-35　A. 矢状位 STIR 图像显示在 C$_5$ 和 C$_6$ 处的急性损伤导致椎前水肿和广泛的脊髓水肿；B. 轴位 T$_2$WI 压脂像显示脊髓左侧有暗点（箭），增加了脊髓内出血的证据

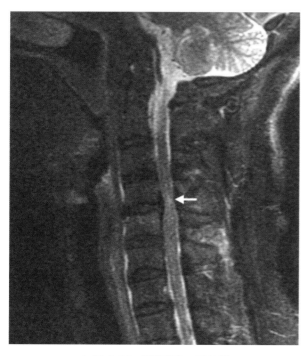

▲ 图 6-36　脊髓挫伤，无骨折

机动车事故后上肢无力的男性患者，矢状位 T$_2$WI IR MR 图像显示椎管狭窄，C$_4$～C$_5$ 处的椎间盘膨出或突出，以及脊髓内水肿处于同一水平（箭）

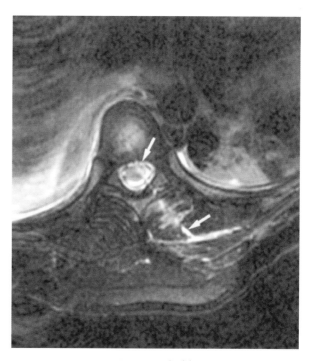

▲ 图 6-37　脊髓刺伤

轴位 T$_2$WI MR 图像显示线性高信号沿刀道穿过后软组织、T$_{10}$ 左侧椎板和脊髓左侧（箭）。该患者左下肢感觉丧失，但力量完整

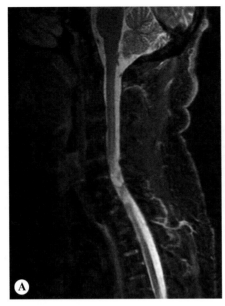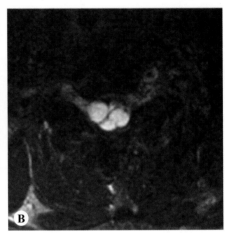

▲ 图 6-38　创伤后的变化

患者此前有 $C_5 \sim C_6$ 脱位和前路内固定，后新发小创伤后回诊。矢状位 T_2WI IR 图像（A）显示，在旧的损伤水平上脊髓轮廓消失。在轴位 T_2WI 图像（B）上证实了脊髓软化症；软组织中有许多条样影，提示可能有分隔和囊性改变

六、退行性疾病和术后脊柱成像

脊椎退行性疾病是正常衰老过程的一部分（图 6-39）。椎间盘退变和相关的终板骨赘形成，以及小关节突过度反应和黄韧带的突出，可能会导致中枢或神经孔洞狭窄，以及脊髓或神经根受压。但是，在所有无症状的成年人中，约有 30% 会出现腰椎退行性疾病的 MRI 表现，而在无症状的成年人中，有 19% 的颈椎 MRI 表现出明显异常 [69, 70]。因此，医生必须根据患者的症状仔细解释影像学发现 [69]。而且，背痛的自然病史是约 80% 的患者在不进行任何治疗的情况下 2 个月内即可康复 [71]。因此，除非有已知或疑似癌症、脊柱感染、创伤等情况，否则不应立即获得背痛的脊柱成像。

椎间盘源性退变可分为椎间盘膨出、突出、脱出和椎间盘碎片分离，其大小和临床症状逐渐增加 [72]。椎间盘膨出非常普遍（一项研究发现无症状的正常成年人中有 52% 出现椎间盘膨出），并且通常是无症状的。这些膨出在 MRI 上是椎间盘的弥散性、非局灶性突出，超出了椎间盘和终板的正常轮廓。膨出可能使中央椎管狭窄和神经孔的下方变窄，但除非它们很大，否则不会引起症状。晚期疾病可能导致中央管狭窄和骨髓病，这些疾病表现为

非常大的椎间盘膨出，通常与终板边缘骨性骨赘有关（图 6-40）。

椎间盘突出被定义为髓核后疝引起的纤维环的局灶性变性，通常具有完整的后纵韧带复合体（图 6-41）。椎间盘突出在 27% 的无症状志愿者中被偶然发现 [72]；但是突起也可能是有症状的，导致脊髓受压、脊髓内水肿或神经胶质增生，表现为 T_2 高信号（图 6-42）。同样，医生必须在手术干预之前确认患者症状与 MRI 表现之间的相关性。

椎间盘脱出通常大于突出，并且通常与后韧带复合体破裂有关。脱出更可能是有症状的，无症状的成人椎间盘脱出只有 1% [72]。当椎间盘脱出、分离时，会产生分离碎片。

后纵韧带骨化是另一种较不常见的变性疾病，在日本人中最常见，但在其他人种中也能见到，会导致中央管狭窄和脊髓受压 [71]（图 6-43）。

术后并发症

术后并发症包括术后血肿、假性脊膜膨出、感染、反复性椎间盘突出和蛛网膜炎 [73]。复发性椎间盘突出症可以区别于术后瘢痕组织，后者与正常瘢痕组织不同，静脉注射 Gd-DTPA 后复发性椎间盘突出不增强 [74]。

蛛网膜炎有很多原因，但可能与有碘苯酯脊

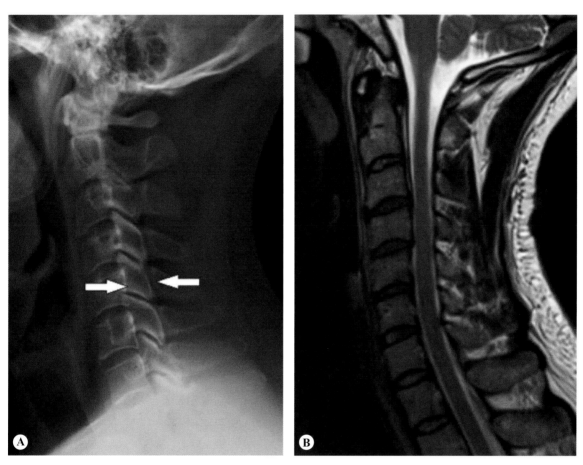

▲ 图 6-39　椎管狭窄

在侧位 X 线片（A）中显示椎管狭窄，在矢状位 T₂WI MRI 图像（B）中，脊髓周围的 CSF 很少。CSF. 脑脊液

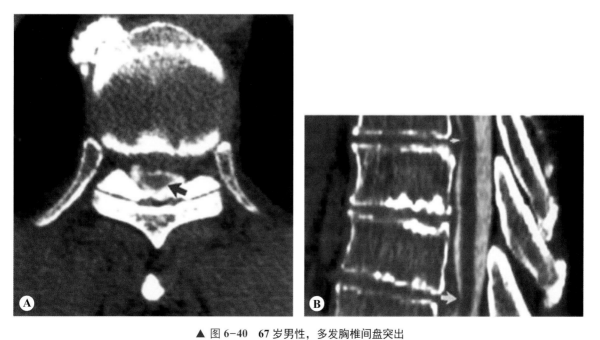

▲ 图 6-40　67 岁男性，多发胸椎间盘突出

A. 脊髓 CT 的轴位图像显示，宽基部的中央椎间盘突出部使腹侧硬膜囊变平，压迫脊髓（黑箭），白色增强的 CSF 勾勒出轮廓；B. 从矢状位 CT 重建图像显示，两个胸椎间盘突出（箭）挡住了腹侧 CSF；对应图 A 中的下部突起，轻微压迫脊髓。CSF. 脑脊液

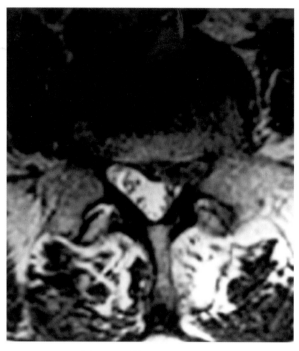

▲ 图 6-41　轴位 FSE-T₂ MR 图像

突出的椎间盘在 L₅ 椎体左外侧隐窝后，压迫并向后移位横过 L₅ 神经根。在脑脊液、椎间盘和神经根之间有极好的轮廓（引自 Lee RR. Recent advances in spinal MRI. In: Lee RR, ed. *Spinal Imaging*. Philadelphia, PA: Hanley & Belfus; 1995:45-60.）

髓造影史或脊柱外科史有关。在 MRI 上，神经根增厚、结块，并表现出不同程度的增强。它们可能黏附在鞘囊的周围，鞘内可能存在蛛网膜带或囊肿（图 6-44）。

　　另一个术后并发症是脊柱器械位置不当。如前所述，钛合金在 CT 和 MRI 上的可视性比不锈钢更好（图 6-3、图 6-9 和图 6-10）。有时，CT 可显示金属物直接压迫在脊神经根上（图 6-45）。

七、炎症和脱髓鞘

　　为了评估脊髓的脱髓鞘疾病和其他炎性髓内病变，MRI 基本上单独作为一种成像工具。脊髓造影和 CT 扫描显示脊髓的轮廓变化，而 MRI 可显示有关脊髓本身内容的信息。但是，MRI 的表现通常是非特异性的，特别是对于孤立病变。

　　在 T₂WI 图像上，多发性硬化症（MS）的斑块表现为脊髓内高信号区域。它们通常发生在脊髓背外侧边缘，但也可以在脊髓的其他位置看到。就像在大脑中一样，急性期斑块有时会出现增强，但是

无增强并不能排除斑块 [75]。在存在急性斑块的情况下，脊髓可能会增粗，这可能是肿瘤引起的。因此，如果在脊髓内的 MRI 上发现病变，即使病变增强，也应在鉴别诊断中考虑 MS，并获取脑部 MRI 以寻找 MS 的其他证据。发现脊髓内多发病变有助于 MS 的诊断，使诊断为肿瘤的可能性大大降低（图 6-46）。

　　视神经脊髓炎通常缺乏多发性硬化症所见的脑内典型病变。视神经脊髓炎的脊髓病变通常比多发性硬化症的病灶范围大，并纵向延伸，常累及多个脊髓节段（图 6-47）。视神经炎的发现有助于确定诊断。

　　横贯性脊髓炎通常在 MRI 上表现明显，T₂WI 图像上表现为局限性高信号，矢状位上脊髓通常细长或呈纺锤形（图 6-48）。造成脊髓炎症的原因有很多，但是其影像学表现通常不具有特异性 [76]。

　　影像学检查对吉兰 – 巴雷综合征（Guillain-Barré syndrome）疑似患者的评估起辅助作用。然而，如果行脊柱 MRI 检查，常可见神经根增粗，增强扫描后可见强化（图 6-49）。这种强化不具有特异性，还可见于转移或炎症。在吉兰 – 巴雷综合征中，可见腹侧和背侧神经根均强化或仅见腹侧神经根强化，后者更具有特异性 [77, 78]。

　　椎管和脊髓同样可以受硬膜外炎性病变压迫，如类风湿关节炎。许多疾病可能影响到脊髓，尤其是颈髓。侵蚀椎体可以导致半脱位。横韧带滑膜间隙内的血管翳可以削弱或破坏韧带，以及后续出现的 C₁~C₂ 椎体不稳定。骨质软化和韧带破坏可以导致颅底凹陷，威胁到脑干。X 线片和 CT 可以显示椎体骨质侵蚀改变和半脱位，MRI 可以显示血管翳，以及血管翳和骨质、脊髓的关系（图 6-50）。

　　伴有长期强直性脊柱炎的患者，可以发生马尾综合征。其典型腰椎 MRI 表现为鞘内蛛网膜炎，以及椎管后部因受侵蚀而扩大的硬膜囊 [79]，可以摒弃脊髓造影检查（图 6-51）。

八、脊髓感染

　　近几十年来，由于艾滋病的发生，包括脊髓在内的中枢神经系统的感染发生率大大增加 [80]。脊柱

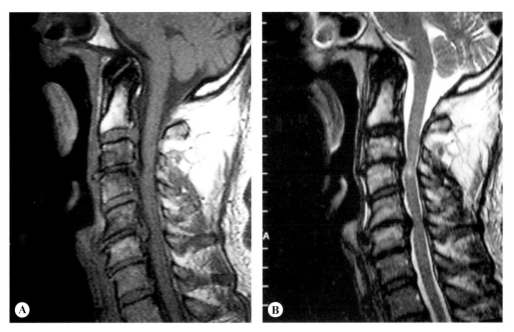

▲ 图 6-42　一名 62 岁男性因椎间盘突出而引起的颈脊髓压迫和神经胶质增生

矢状位 T_1WI（A）和 T_2WI（B）的 MR 图像几乎在所有颈椎水平均显示椎间盘突出，$C_3 \sim C_4$ 和 $C_5 \sim C_6$ 处脊髓受压。脊髓（B）内有一小部分 T_2 高信号显示胶质细胞增生，其与 $C_3 \sim C_4$ 脊髓受压相关。FSE. 快速自旋回波

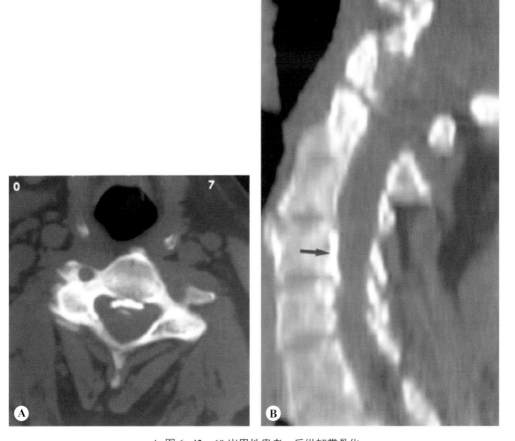

▲ 图 6-43　60 岁男性患者，后纵韧带骨化

C_4 椎体水平的轴位 CT 图像（A）和矢状位 CT 重建图像（B）示钙化、增厚的后纵韧带（黑箭）压迫脊髓

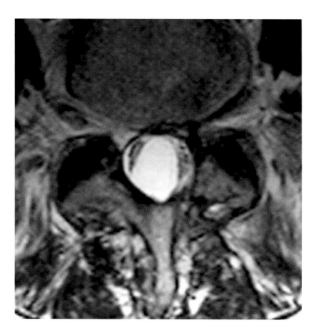

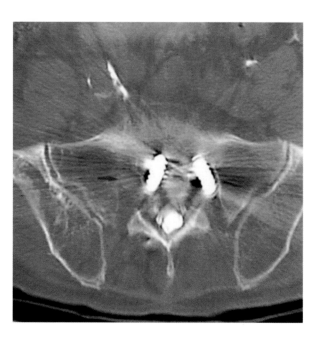

▲ 图 6-44　61 岁男性，既往腰椎手术史，病理证实为蛛网膜炎及硬膜内蛛网膜囊肿

$L_5 \sim S_1$ 水平轴位 T_2WI MR 图像示神经根被硬膜内蛛网膜囊肿压迫到一起，并移位到囊肿一侧。注意既往左侧半椎板手术性缺损

▲ 图 6-45　64 岁男性，脊柱手术后左侧 S_1 神经根病

轴位 CT 示左侧椎弓根螺钉位置错误，位于左侧 S_1 神经管内，使左侧 S_1 神经根受损，引发患者症状。右侧椎弓根螺钉错开右侧 S_1 神经管。黑箭示右侧 S_1 神经管内的神经根

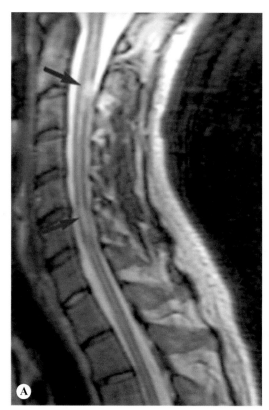

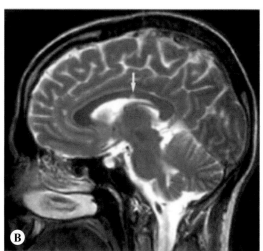

▲ 图 6-46　多发性硬化

此年轻患者伴有上下肢麻木。颈髓矢状位 T_2WI 图像（A）示脊髓内高信号将脊髓分为两部分（箭）。头颅矢状位 T_2WI 图像（B）示胼胝体下缘斑片状高信号（箭）

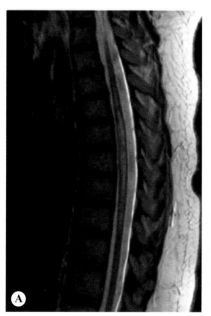
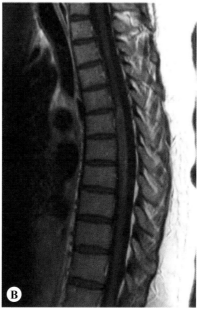
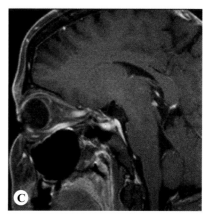

▲ 图 6-47　视神经脊髓炎

下胸段矢状位 T_2WI 图像（A）和增强 T_1WI 图像（B）示下胸段脊髓长节段病变，病变脊髓轻度膨胀伴强化，并累及多个脊髓节段。视神经和颅脑增强矢状位 T_1 压脂序列（C）示后眼眶内视神经明显强化，表现为视神经炎

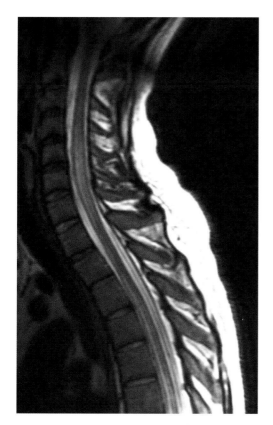

▲ 图 6-48　横贯性脊髓炎

该患者患呼吸系统疾病 3 周后发生尿潴留和颈髓感觉及运动障碍，其矢状位 T_2WI MR 图像示脊髓内局限性高信号。异常信号延续至胸髓

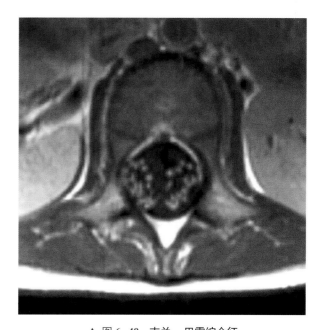

▲ 图 6-49　吉兰 - 巴雷综合征

静脉注射钆剂 Gd-DTPA 后的腰椎轴位 T_1WI 增强图像，示腰神经根明显强化。Gd-DTPA. 二乙烯五胺乙酸钆

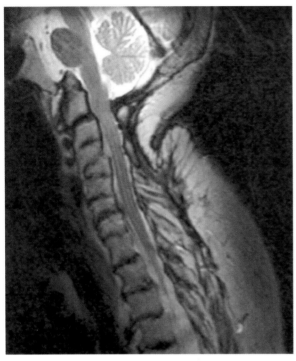

▲ 图 6-50 类风湿关节炎和颅底凹陷症

一位类风湿关节炎女性患者的矢状位 T_2WI MR 图像显示齿状突受侵蚀，颅底凹陷，齿状突与脑桥几乎在同一水平。$C_2 \sim C_3$ 椎体半脱位，$C_4 \sim C_5$ 椎体呈典型的类风湿关节炎表现

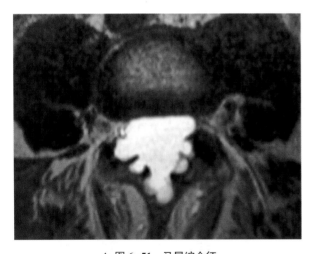

▲ 图 6-51 马尾综合征

该患者为 59 岁男性，伴有长期强直性脊柱炎。上腰椎轴位 T_2WI 图像示椎管后部受侵蚀，硬膜囊呈"扇贝样"扩大。神经根因炎症、瘢痕黏附于硬膜囊壁上

感染最常见于椎体和椎间盘，其可对硬膜囊、脊髓和神经根产生占位效应。硬膜外间隙直接受累也很常见。脊柱感染也可以累及硬膜内间隙（图 6-52），可以为髓外的累及脊膜（如蛛网膜炎），抑或为髓内累及脊髓或马尾神经（如脊髓炎、肉芽肿或脓肿）。

诊断性影像学检查对于脊柱感染的诊断和治疗具有重要意义。常规的影像学检查可以用于脊柱感染的初步评估，包括椎体和椎间盘，可以显示椎间盘高度减低、邻近的终板受侵蚀，以及椎体高度减低。最常见的病原菌是葡萄球菌，其他病原菌还有肠杆菌、沙门菌、假单胞菌及沙雷菌[81]。然而，虽然 X 线片上可能会显示相关的软组织肿块，但是只有骨皮质结构可以被很好地显示。

CT 图像上可以同时显示骨质结构和软组织结构。然而，脊髓结构只有在引入对比剂后（脊髓造影术，一种有创检查）才能观察。计算机矢状位和（或）冠状位后期重建对观察纵向异常及被感染脊柱的 3D 解剖结构是很必要的。

MRI 是脊柱感染影像学检查的主要检查方式，因为其为无创检查，并且能够清晰地显示除骨骼（X线检查可显示）之外的结构，包括脊髓和神经根在内的软组织结构及病变。除了轴位成像外，MRI 还可以直接进行矢状位（或任何其他平面）成像。

化脓性感染一般会累及椎间盘及邻近椎体结构，椎体终板皮质界限不清。病变椎间盘及椎体在 T_1WI 图像上信号减低，T_2WI 图像上信号增高[82]（图 6-53）。Modic 等[82]的一项研究显示，MRI 评估骨髓炎的敏感度为 96%，特异度为 93%，精确度为 94%，与骨骼和镓联合扫描的结果相同，但 MRI 具有极好的解剖结构分辨率，以及包括脊髓、硬膜囊及椎旁组织在内的软组织显示。

硬膜外脓肿常被发现与骨髓炎和关节盘炎有关（图 6-53），但也可为单一发现（图 6-54）。同样，MRI 为主要的影像学检查方式，尤其是静脉注射 Gd-DTPA 后的增强检查。金黄色葡萄球菌是最常见的病原菌（见于约 60% 的病例）。另外，13%的病例由其他革兰阳性球菌所致，15% 的病例由革兰阴性病原菌所致[80, 83, 84]。静脉注射 Gd-DTPA 后行增强扫描，大多数硬膜外脓肿均匀强化，提示它们很大程度上为蜂窝织炎，但也可能是典型脓肿表现，即中心内容物不强化呈液性 T_1 低信号、T_2 高信号，周围见强化的软组织环（图 6-53 和图 6-54）。布鲁氏菌病表现为椎体的溶骨性病变，通常位于下腰椎[85, 86]。

结核病[87]与化脓性细菌感染不同，其早期通

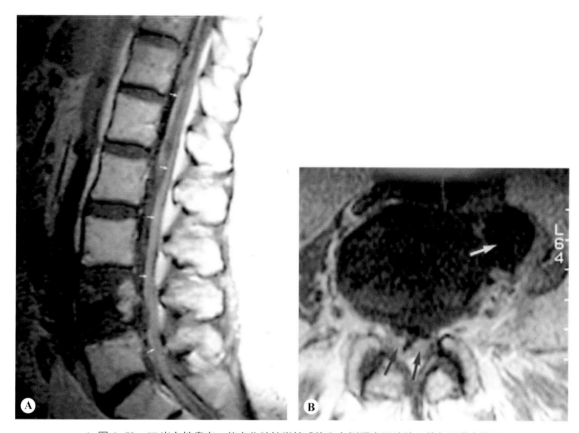

▲ 图 6-52　57 岁女性患者，伴有化脓性脊柱感染和左侧腰大肌脓肿，并向硬膜内扩展

A. 矢状位 T$_1$WI 增强图像示马尾神经弥漫性增厚伴异常强化，以及远端脊髓周围的硬膜内渗出物强化（小白箭）。L$_4$ 椎体前部感染。
B. 轴位 T$_1$WI 增强图像同样显示马尾神经弥漫性增厚伴异常强化（黑箭）。白箭所指为左侧腰大肌脓肿

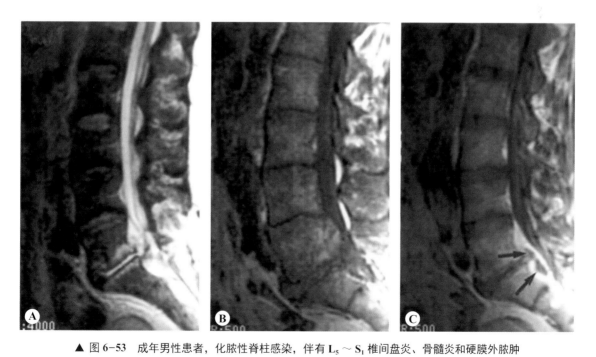

▲ 图 6-53　成年男性患者，化脓性脊柱感染，伴有 L$_5$ ～ S$_1$ 椎间盘炎、骨髓炎和硬膜外脓肿

A. 矢状位 T$_2$WI 图像示 L$_5$ ～ S$_1$ 椎间盘内的高信号脓液，并向后延伸扩展。水肿或感染累及邻近终板，呈 T$_2$ 高信号。B. T$_1$WI 图像更好地显示出相关的硬膜外脓肿压迫末端硬膜囊。C. T$_1$WI 增强图像再次显示强化的蜂窝织炎组织压迫硬膜囊前部。硬膜外脓肿内可见呈 T$_1$ 低信号的脓液（箭）

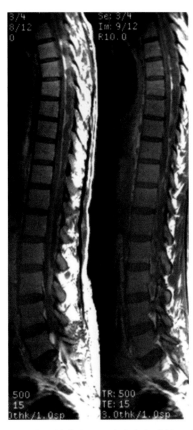

▲ 图 6-54 21 岁女性患者，伴有自身免疫性肝炎，长期服用类固醇药物，其脊柱后见弥漫的硬膜外隐球菌脓肿。胸腰段矢状位 T₁WI 增强图像示，胸髓和马尾神经后部见薄壁、环形强化的脓肿，并对胸髓和马尾神经造成压迫。注意椎体和椎间盘是正常的

常不累及椎间盘（可能是因为分枝杆菌缺乏蛋白水解酶）。它不存在异常的 T_2 高信号，多累及椎体后部、两个以上椎体受累，以及更大的椎旁肿块。CT可以显示提示结核病变的小的软组织钙化，但在 MRI 上则不能可靠地显示[88]。慢性结核感染可以导致典型的后凸畸形，称为"Pott 病"，通常位于中胸段。

艾滋病患者常表现为病毒引起的多发性神经根病，最常见的是巨细胞病毒[89]。钆剂增强 MRI 是目前显示强化马尾神经根最佳的影像检查方法，而常规 T_1 和 T_2 加权图像上可表现为正常；有时，脊髓蛛网膜下腔可弥漫强化（图 6-55）。艾滋病患者的脊髓 HIV 感染会引起空泡性脊髓病。脊柱 MRI 可以表现正常，但常表现为脊髓萎缩，或有时伴 T_2 高信号[90]。艾滋病相关脊髓病一般不见强化[90]。

急性弛缓性脊髓炎（acute flaccid myelitis，AFM）被报道与肠道病毒 D68 暴发相关，而且一些 AFM 患者有肠道病毒 D68 感染的证据。其影像学表现包括前角受累为主的深灰质呈 T_2 高信号，有时可累及脑桥和小脑，有时可见神经根强化。西尼罗河病毒感染、脊髓灰质炎及肠道病毒感染被报道有类似表现[91]。梗死在 MRI 上也表现为中央灰质的 T_2 高信号，但可根据临床进行鉴别（图 6-56）。

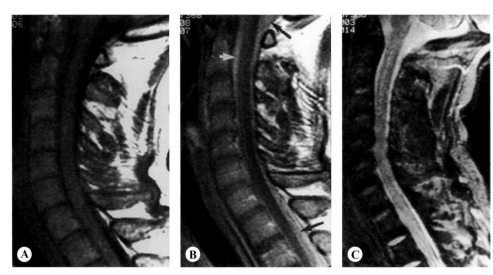

▲ 图 6-55 31 岁男性艾滋病患者，表现为双腿疼痛和无力，肠及膀胱功能障碍

矢状位 T₁WI MR 图像（A）及矢状位 T₂WI MR 图像（C）显示颈椎正常（患者 T₂WI 图像上体位倾斜；下段颈髓未在该层面中显示，图像所见为脑脊液而非脊髓；注意棘突同样未显示在该层面中）。然而，静脉注射 Gd-DTPA 后的 T₁WI 图像（B）示脊髓蛛网膜下腔内弥漫、明显强化的炎性组织（白箭及黑箭）。其脑脊液中培养出 Ⅱ 型单纯疱疹病毒，血液中培养出巨细胞病毒。Gd-DTPA. 二乙烯五胺乙酸钆

九、脊髓受压

（一）特发性脊髓前疝

脊髓可以通过腹侧硬脊膜的缺损处向前方疝出，通常发生于胸椎，导致疝出脊髓组织受压。矢状位 T_2WI MRI 显示背侧脊髓呈特征性的局限性弯曲表现，局部背侧脑脊液间隙增宽[92]（图 6-57）。疝出脊髓组织的手术修复和腹侧硬脊膜缺陷的手术修补 / 封闭可以阻止症状进展，并常会使一些症状改善。

（二）胸椎后蛛网膜网

髓外硬膜内蛛网膜组织带可压迫脊髓背侧面，造成脊髓压迫症状，通常发生于上胸段。在矢状位 T_2WI 图像上有特征性表现，包括局限性背侧脑脊液间隙增宽、脊髓背侧受压[93]（图 6-58）。邻近受压脊髓区域的脊髓内可见相关瘘管。手术切除网状物后一般可以改善患者症状。鉴别诊断包括鞘内蛛网膜囊肿或脊髓前疝（前文所述）。

十、血管损伤和缺血

对脊髓疑似血管性疾病通过影像学检查进行证实尤为具有挑战性。虽然 MRI 是显示脊髓的最佳检查方法，但血管造影对于一些疾病的诊断具有重要价值。

脊髓梗死在 MRI 上表现为局限性 T_2 高信号（图 6-59）。这种表现不具有特异性，主要是因为脊髓的血管供血区分界不像大脑那样显著。因此，鉴别脊髓梗死和其他如感染或脱髓鞘等病变，常常更多地依靠临床信息而非影像表现。

脊髓血管畸形分为 4 种类型，分别是髓内动静脉畸形、青少年动静脉畸形、硬脊膜动静脉瘘和髓周动静脉瘘[94]。患者年龄和临床表现有助于鉴别这些类型。静脉高压或盗血导致的出血或缺血可以引发症状。

脊髓出血与中枢神经系统其他部位出血具有类似表现，并取决于出血的时期。急性髓内出血呈 T_2 低信号；亚急性出血，正铁血红蛋白形成，呈短 T_1 信号（T_1 高信号），T_2 上最初为低信号，然后为高信号，随后含铁血黄素形成，呈显著的 T_2 低信号（T_1 上也为低信号）。然而，急性期出血有时难以确定，而且与脑出血不同，脊髓出血易沿纵向扩展。包括硬膜外出血在内的轴外出血信号更为多变，在外伤或其他高风险情况下，需要高度怀疑。

认识到 MRI 检查在出血中的作用很重要。FSE 技术在采集时间和伪影消除方面具有优势，且能减少血液的磁化率变化，因而被广泛用于脊柱成像。FSE 技术能够削弱血液的影响。GRE 技术则使血液和周围组织的磁敏感差异增大，但会增加一些

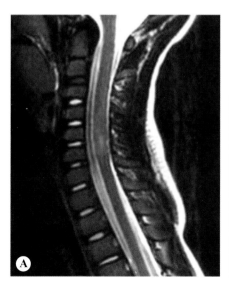
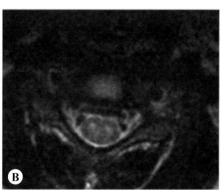

▲ 图 6-56　3 岁患儿，呼吸系统疾病后发生右上肢弛缓性瘫痪，其 MRI 示脊髓中央灰质内见 T_2 高信号
A. 矢状位；B. 轴位

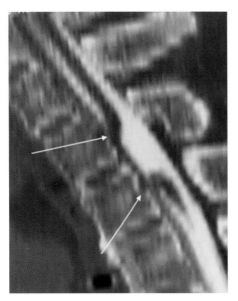

▲ 图 6-57　轴位 CT 脊髓造影成像矢状位重建示局部脊髓向前疝出，上下边界特征性扭结，局部脑脊液间隙增宽（白箭之间）

伪影。

　　脊髓内出血的鉴别诊断包括外伤、血管畸形和肿瘤，其中外伤可以通过病史进行鉴别。MRI 上显示多处流空信号进一步提示为高流速血管畸形，可见于髓内动静脉畸形（图 6-60），或者位于脊髓表面的动静脉畸形，或常位于髓周的动静脉瘘

（图 6-61）。通常迂曲引流静脉较供血动脉显示更为明显。脊髓造影检查可以显示出浅表血管，尤其是增粗的引流静脉。

　　血管造影对脊髓血管畸形的诊断具有重要价值。其可以确定脊髓动静脉畸形中供血动脉的位置、数量及中心病灶的大小，也可确定动静脉瘘中的瘘管连接部位（图 6-61B），以及显示静脉引流的范围及方向。根据血管畸形的性质和部位，可以通过单纯血管内治疗（如栓塞）或联合外科手术进行治疗。一些动静脉瘘疑似病例需要详尽观察脊髓动脉，从最低的腰骶部分支直至椎动脉、颈动脉及颈外动脉。

　　海绵状血管畸形可以发生于脊髓和脑内，且影像学表现相似。典型表现为不同时期的血液周围见含铁血黄素沉积所致的 T_2 低信号环。较大病灶常呈网格状，因为其内含多房正铁血红蛋白，而小病灶内可能仅见含铁血黄素瘢痕。海绵状血管瘤内急性出血表现缺乏特异性，除非其周围见较陈旧的血成分。

十一、脊柱肿瘤

　　据估计，1/4 或 1/5 的中枢神经系统肿瘤位于

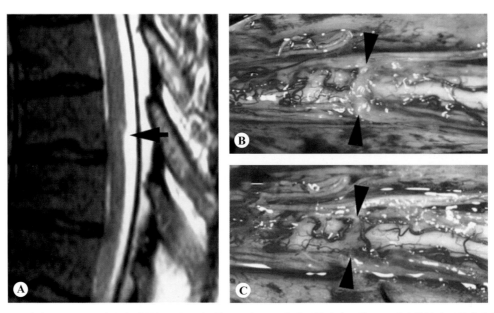

▲ 图 6-58　A. 矢状位 T_2 MRI 示胸段脊髓局部背部压迹(箭)；B. 打开硬脊膜后的术中图像示硬膜内横线走形的白色蛛网膜带（箭头之间）压迫脊髓背侧；C. 蛛网膜带状组织被切除后的术中图像（箭头）

经 AJNR 许可转载，引自 Reardon MA, Raghavan P, Carpenter-Bailey K, et al. Dorsal thoracic arachnoid web and the "scalpel sign": a distinct clinical-radiologic entity. *AJNR Am J Neuroradiol*. 2013;34:1104-1110.

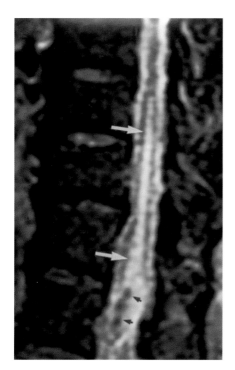

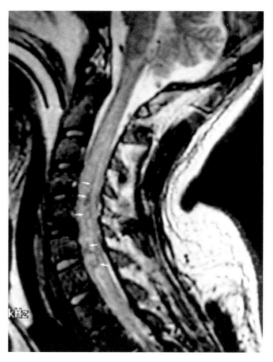

▲ 图 6-59　68 岁男性患者，腹主动脉瘤手术修复过程中发生脊髓梗死
矢状位 T₂WI 图像示远侧胸髓及脊髓圆锥内 T₂ 高信号（白箭），远端髓内见少许低信号出血灶（黑箭）

▲ 图 6-60　29 岁男性患者，髓内动静脉畸形，表现为轻偏瘫和呼吸困难
矢状位 T₂WI MR 图像示颈髓弥漫肿胀和水肿。髓内动静脉畸形呈迂曲走行流空信号，以及其引流静脉自 C₄～C₇ 延伸（小白箭）。经右侧椎动脉入路成功栓塞动静脉畸形

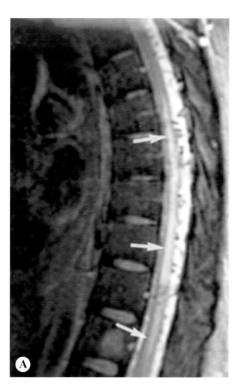

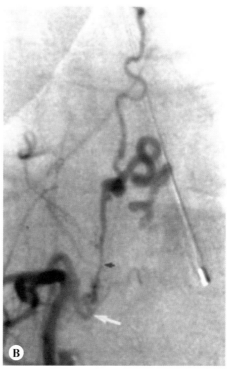

▲ 图 6-61　42 岁男性脊髓 - 硬膜动静脉瘘患者，表现为截瘫
A. 矢状位 T₂WI MR 图像示中下段胸髓肿胀、水肿（白箭），以及多条直接从背侧至髓内的迂曲走行的异常引流静脉；B. 经 T₇ 水平注射的脊髓造影图像示根动脉（白箭）和异常迂曲、增粗引流静脉之间的异常瘘管连接（黑箭）。血管内栓塞后 2min 内患者症状缓解

脊柱 [95-97]。Kurland 的研究 [98] 估算原发性脊柱肿瘤每年的发生率为 2.5/100 000。MRI 是脊柱肿瘤的最佳影像学检查方法 [99]，具有极佳的软组织分辨能力（包括不需要应用鞘内注射对比剂即可鉴别脑脊液和神经组织），没有射束硬化伪影，并且能够多平面成像，这使其在评估硬膜外和硬膜内疾病方面明显优于 CT、脊髓造影、X 线片和超声检查。对于骨骼病变和原发骨肿瘤病变，X 线片和 CT 检查依然很重要。

（一）技术

我们进行脊柱扫描的 MRI 技术有：矢状位 TR 500～600、TE 11 和 FSE 矢状位 TR 3000～4000、TE 102，可以在 4min 左右的时间内获取快速"脊髓造影"。轴位 FSE-T_2WI 图像通过堆叠方式获取，而非单纯通过椎间隙水平的斜轴位扫描获取，因为后者可能会遗漏肿瘤部分。层厚最好是矢状位图像 3mm，轴位图像 4mm，层间距 1mm，以最大限度地减少部分容积误差。

T_1 加权钆剂增强图像（矢状位和轴位）被推荐用于硬膜内肿瘤的评估 [100]。通常，髓外硬膜内肿瘤强化明显，而髓内肿瘤的强化方式多变。但是，增强检查对于脊柱转移瘤来说不仅没有帮助，而且可能不利，因为 T_1 低信号的骨髓转移瘤强化之后与呈 T_1 高信号的正常骨髓信号相同，除非采用压脂序列扫描。

为了最大限度减少脑脊液流动及其他运动伪影，可以应用流量补偿、心脏门控、呼吸门控及相位频率方向交换等手段。但是，在许多系统中，流量补偿还不能应用于 FSE 序列，而且对于没有阅读 FSE 图像经验的医生来说，运动伪影也是要面临的一个问题。

当需要覆盖大部分脊柱时（例如要显示硬膜外脊髓压迫情况），应用相控阵线圈能够获取更好的 S/N，并且不需要移动线圈或患者的位置。

除了 T_1WI 图像，IR（或更佳的 FSE IR）序列可以通过使邻近骨髓脂肪信号消失来显示椎体骨髓转移瘤 [30, 31]。IR 图像与 T_2WI 图像一样，可以清晰地显示髓内水肿或高信号的肿瘤。冠状位图像在显示如颈胸段神经纤维瘤等时会有帮助。

GRE T_2^* 图像在显示脊柱肿瘤中一般无益。在鉴别软组织或肿瘤与脑脊液时不如真 T_2 或 FSE-T_2 图像。GRE 图像仅在发现少量含铁血黄素或钙化时有用，而在 FSE 或 SE T_2 图像上可能会遗漏。

脊柱肿瘤通常根据解剖位置进行分类，包括硬膜外、硬膜内、髓外或髓内肿瘤。

（二）硬膜外肿瘤

硬膜外肿瘤的发生率占所有脊柱肿瘤的 1/3，且一般会累及椎体 [95]。大多数为骨转移瘤。转移至硬膜外间隙的转移瘤少见，脊柱骨质或脊索结构的肿瘤（良性或恶性）则更少见。有一小部分神经纤维瘤和脊膜瘤完全位于硬膜外（见第 36 章）。

原发性骨病变在 X 线片上比 MRI 更具特征性的表现，因为骨皮质结构和钙化在 MRI 上显示不佳。但是，MRI 是用来发现骨髓内病变而非骨基质病变，所以 MRI 是发现椎体骨肿瘤的最佳检查方法 [101]。

（三）硬膜外恶性肿瘤

骨转移瘤是目前累及脊柱最常见的恶性肿瘤，且日常工作中可见。由于其疾病部位通常不能通过临床进行准确定位，因此对此类患者的整个脊柱进行快速、有效的检查非常重要。对各个脊柱水平进行矢状位和轴位 T_1 及 T_2 加权成像，以及平扫和增强扫描是不切实际且多余的。此类患者通常会遭受剧痛而不能较长时间静卧。

首选扫描模式为大视野（FOV，48～50cm）和大矩阵（512×512 或 512×384）的矢状位 T_1WI 序列扫描，其可以在约 6min 甚至更少的时间内覆盖几乎整个脊柱（图 6-62）。数分钟的矢状位 FSE-T_2WI 扫描序列即可提供脊髓图像信息，显示肿瘤导致脑脊液消失的区域。4mm 轴位扫描（T_1 或 FSE-T_2）可以获取脊髓受压水平的图像，以更好地显示脊髓的受压程度。一般不需要应用钆剂来对椎体骨转移瘤进行脊髓受压情况的诊断和评价。因此，20min 左右即可完成整项检查，而几乎所有患者也都可以接受。

良好的镇痛（如吗啡）可以帮助患者放松，并减少图像运动伪影。镇静药如地西泮（安定）或咪达唑仑价值不大。此类患者在扫描过程中移动多是由于疼痛而非幽闭恐惧症或焦虑。

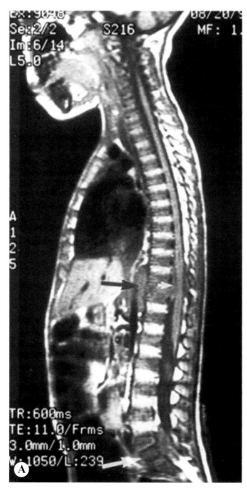

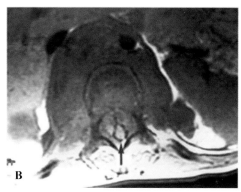

▲ 图 6-62　6 岁女童的转移性膀胱横纹肌肉瘤

A. 5min 内获取的大视野全脊髓矢状位 T_1WI 图像，示椎体肿瘤浸润区域（大箭）及脊髓受压区域（箭）；B. 轴位 T_1 图像示大量的椎体及椎旁肿瘤，向前推挤主动脉和下腔静脉，通过两侧椎间孔蔓延至椎管内，并从两侧压迫脊髓（黑箭）[引自 Lee RR. Spinal tumors. In: Lee RR, ed. *Spinal Imaging* (Spine: State of the Art Reviews, Vol.9). Philadelphia, PA: Hanley & Belfus; 1995;261-286.]

相控阵线圈可以使图像获得极佳的 S/N，并且能够在不移动患者或线圈的情况下覆盖整个脊柱。但是，缺乏相控阵线圈时，则需要应用体线圈对整个脊柱进行单一大视野（FOV）T_1WI 矢状位序列扫描。应用常规线圈需要先分别对颈椎、胸椎和腰椎进行轴位和矢状位的 T_1 及 T_2 加权序列扫描，注射对比剂后再行颈椎、胸椎和腰椎的矢状位和轴位扫描，这将耗费几个小时，会导致患者的极度不适，仅能获取一些无用的、存在运动伪影的图像。

如上所述，T_1WI 自旋回波（SE）序列图像容易发现这些病变，但是它们的 MRI 表现不具有特异性。这些病变在 T_1 上呈低信号，T_2 上呈高信号，增强后强化方式多样。I 型（纤维血管）Modic 退行性改变和感染具有相似的信号特点。感染和肿瘤

之间最重要的鉴别要点在于，肿瘤一般不侵犯椎间隙，而感染（除了结核）则常累及椎间隙。被感染的椎间盘表现为明显的 T_2 高信号，并常会见到邻近终板被侵蚀。相反，Modic 退行性改变与退变的椎间盘（即呈 T_2 低信号）有关，而肿瘤则应该不影响椎间盘信号。

虽然一些作者试图寻找鉴别病理性骨折和骨质疏松性骨折的影像征象，例如，骨髓信号完全呈 T_1 低信号或椎体后缘后凸提示肿瘤，但是进行明确的鉴别通常是不可能的[102, 103]。

1. 多发性骨髓瘤

浆细胞肿瘤常累及脊柱，常见于胸椎，且多见于中年以上患者[104]。典型影像学表现为小的穿凿样溶骨性病变，MRI 上表现为椎体内多发、呈 T_1 低信

号的小病灶。MRI 可以显示多发性骨髓瘤的整个脊柱情况，尤其是可以评估脊髓压迫情况（图 6-63）。

2. 白血病和淋巴瘤

脊柱骨髓常被这些肿瘤的造血细胞和淋巴细胞浸润。在 MRI 上的影像学表现可以多种多样，包括弥漫或散在的骨髓浸润，有时因为椎体压缩性骨折或骨内局部肿瘤沉积而影响脊髓。硬膜外肿瘤也可表现为孤立的硬膜外病灶[105]（图 6-64）。

3. 血管瘤

这些病变其实是血管畸形而非肿瘤，通常在 MRI 检查时偶然被发现。10%～15% 的尸体解剖病例发现此病变[104]，并且发生率随年龄增长而增加。根据我们的经验，几乎所有老年患者均可见小的椎体血管瘤。最常见于胸椎，其次是腰椎[105]。T_1 上呈斑驳的高信号（病灶内散在分布脂肪组织）、T_2 上呈高信号（病灶内液性成分和细胞成分）是特征性表现（图 6-65）。偶然发现的血管瘤通常呈圆形且较小，但也可占据整个椎体，使椎体膨胀而引起压迫性的神经症状。X 线片和 CT 上可见特征性的骨条纹和骨针样改变，MRI 上也可见此改变。

（四）其他原发骨肿瘤

1. 骨巨细胞瘤

血管瘤是最常见的椎体良性骨肿瘤；骨巨细胞瘤是第二常见的良性肿瘤[106]。骨巨细胞瘤在 MRI 和 X 线片上的表现不太具有特异性（图 6-66）。

2. 动脉瘤样骨囊肿

动脉瘤样骨囊肿是呈膨胀性改变的良性肿块，内含多发的充满血液的囊样结构，可在 MRI 上清晰显示。其内信号较为多变，与血液成分的状态有关。只有 20% 的动脉瘤样骨囊肿累及脊柱[105]。

其他的骨肿瘤包括嗜酸性肉芽肿（组织细胞增

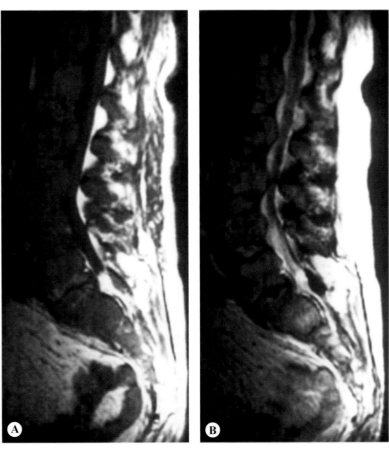

▲ 图 6-63　61 岁女性患者，多发性骨髓瘤

矢状位 T_1WI 图像（A）示多发性骨髓瘤浸润所致的骨髓内弥漫低信号。矢状位 FSE T_2WI 图像（B）给出了一个骨髓图的效果，其清晰显示了受肿瘤浸润、后缘膨胀的椎体及脑脊液和神经结构 [引自 Lee RR. Spinal tumors. In: Lee RR, ed. *Spinal Imaging* (Spine: State of the Art Reviews, Vol.9). Philadelphia, PA: Hanley & Belfus; 1995;261-286.]

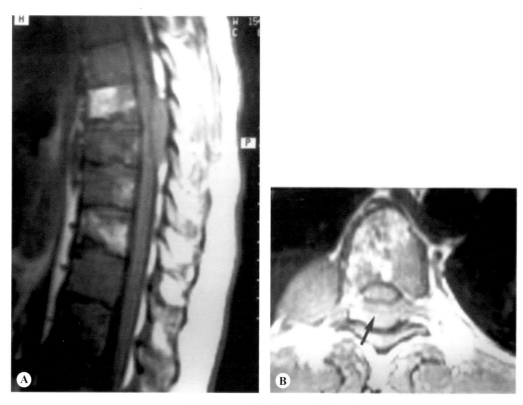

▲ 图 6-64 23 岁男性，B 细胞淋巴瘤

A. 矢状位 T₁ MR 图像显示椎体骨髓内呈斑片状低或高信号，提示受肿瘤累及。巨大的脊髓后部硬膜外肿瘤从后侧压迫脊髓。B. 在这一水平上的轴位 T₁ 图像显示椎体骨髓受累，一个较大的椎旁脊髓后部硬膜外肿瘤肿块从后部压迫脊髓（箭）

引自 Lee RR. Spinal tumors. In: Lee RR, ed. *Spinal Imaging* (Spine: State of the Art Reviews, Vol.9). Philadelphia, PA: Hanley & Belfus; 1995;261-286.

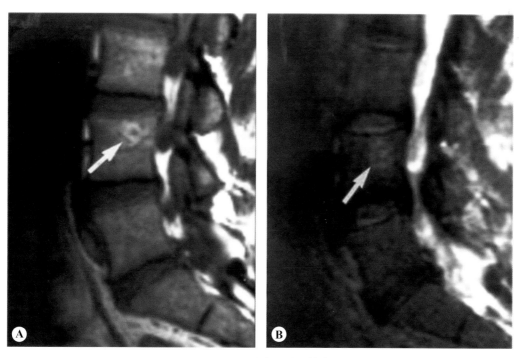

▲ 图 6-65 38 岁女性，小血管瘤（箭）

A. T₁WI 矢状位图像；B. T₂WI 矢状位图像 [引自 Lee RR. Spinal tumors. In: Lee RR, ed. *Spinal Imaging* (Spine: State of the Art Reviews, Vol.9). Philadelphia, PA: Hanley & Belfus; 1995;261-286.]

生症 X）、骨样骨瘤、成骨细胞瘤，以及软骨来源肿瘤，如骨软骨瘤和软骨肉瘤。

（五）髓外硬膜内肿瘤

1. 神经鞘类肿瘤

这些肿瘤包括神经鞘瘤（图 6-67）和神经纤维瘤（图 6-68），且最常见于胸椎。大多数位于髓外硬膜内，10% 同时位于硬膜内和硬膜外[95]，完全位于硬膜外者偶见。神经鞘瘤通常是单发的，神经纤维瘤病 2 型（NF-2）患者除外；神经鞘瘤和脑膜瘤是 NF-2 常见的脊柱髓外硬膜内肿瘤（图 6-69）（NF-2 典型的髓内肿瘤是室管膜瘤）[107]。大多数病例见于青壮年（男性发病年龄略小于女性）；男性和女性发病率相同，脑膜瘤则不同。脑膜瘤在女性多发[95]。Slooff 等[108] 的一个大样本椎管内肿瘤研究发现，神经鞘瘤（占 29%）的患病率略高于脑膜瘤或胶质瘤。

神经鞘瘤和神经纤维瘤影像学表现相似，呈等 T_1 信号、高 T_2 信号，增强扫描时可见强化。有时神经鞘瘤有囊性成分（图 6-67），这点有别于神经纤维瘤[109]。在 T_1 增强和 T_2WI 图像上，神经纤维瘤可能有一个中心不强化的区域，T_2 呈低信号[110]（图 6-68 和图 6-70）。

2. 脑膜瘤

脑膜瘤常发生在中老年人中，女性发病率超过男性的 4 倍，80% 位于胸椎（图 6-71）。约 6% 位于硬膜内，6% 位于硬膜外[95]。与神经鞘瘤信号特征相似，呈明显均匀强化[100]，典型特征是以硬脑膜为基底。脑膜瘤很少位于髓内。

3. 副神经节瘤

脊髓副神经节瘤的组织学与身体其他部位（如肾上腺髓质和颈动脉体部）的副神经节瘤的组织学相似，也具有相似的影像学特征，包括明显强化。在成人中，通常附着于终丝或马尾[109]（图 6-72）。

4. 胚胎性肿瘤

发育性肿瘤（如表皮样囊肿、脂肪瘤、皮样囊肿、畸胎瘤）的 MRI 表现各不相同，这取决于构成肿瘤的成分。MRI 中的脂肪饱和技术对脂肪成分的诊断非常有帮助（图 6-73）。CT 也可明确诊断脂肪

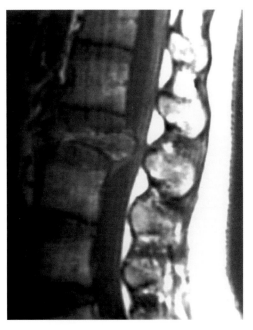

▲ 图 6-66　28 岁男性，矢状位 T_1WI MR 图像显示椎体巨细胞瘤，伴有椎体塌陷和椎管后移

[引自 Lee RR. Spinal tumors. In: Lee RR, ed. *Spinal Imaging* (Spine: State of the Art Reviews, Vol.9). Philadelphia, PA: Hanley & Belfus; 1995;261-286.]

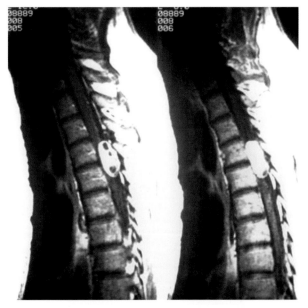

▲ 图 6-67　52 岁男性，神经鞘瘤

连续矢状位 T_1 增强图像显示一个卵圆形、界限清楚的髓外硬膜内增强肿块，包含不强化的囊性成分，肿块明显压迫胸中段脊髓

[引自 Lee RR. Spinal tumors. In: Lee RR, ed. *Spinal Imaging* (Spine: State of the Art Reviews, Vol.9). Philadelphia, PA: Hanley & Belfus; 1995;261-286.]

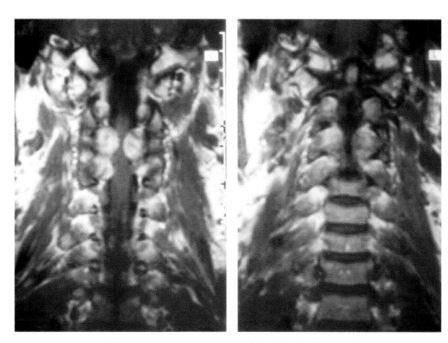

▲ 图 6-68　15 岁男孩，NF-1 型多发性颈椎神经纤维瘤

连续冠状位 T_1 增强磁共振图像显示几乎每一个层面都有多个双侧增强的神经纤维瘤。双侧肿瘤明显压迫脊髓。注意这些神经纤维瘤中典型的不强化中心核 [引自 Lee RR. Spinal tumors. In: Lee RR, ed. *Spinal Imaging* (Spine: State of the Art Reviews, Vol.9). Philadelphia, PA: Hanley & Belfus; 1995;261-286.]

(脂肪 CT 值很低，约 100Hu)。

在脊柱和大脑中，表皮样囊肿在磁共振成像上可能很难被发现，因为它们在所有标准脉冲序列上可能与脑脊液等信号[111]（图 6-74）。然而，DWI 在区分正常脑脊液或蛛网膜囊肿（图 6-9）和表皮样囊肿(通常表现为明显受限的扩散)方面非常有用[37, 43]。

脊髓发育异常，如脑膜脊髓膨出或脊髓栓系，通常伴有发育性肿瘤，尤其是脂肪瘤（图 6-75 ）。

5. 转移瘤

脊髓蛛网膜下腔转移是由颅内原发肿瘤如髓母细胞瘤（图 6-76 ），或者室管膜瘤、肺癌或乳腺癌（图 6-77 ），或者淋巴瘤的脑脊液播散引起的。这些转移瘤 T_1 通常呈等信号或稍高信号，T_2 呈稍高信号，尽管这可能被 T_2 高信号的脑脊液所掩盖。钆增强极有助于使这些髓外硬膜内病变更明显地显示，这些病变明显强化[100]。

（六）髓内肿瘤

1. 胶质瘤

胶质瘤是最常见的髓内肿瘤，成人常为室管膜瘤（常位于圆锥和终丝），儿童常为星形细胞瘤。

60% 的原发性脊髓肿瘤是室管膜瘤[109]。病变使脊髓增粗，T_1 呈稍低信号，T_2 呈高信号。室管膜瘤的近端或远端可伴发囊肿或空洞，通常会强化。出血并不罕见，与室管膜瘤相关，Nemoto 等在颈部室管膜瘤的研究中强调了这一事实[112]。肿瘤也可能含有钙化（GRE T_2^* 序列可能有助于显示含铁血黄素，FSE 成像不特异，可能正常)。

需要特别注意的是室管膜瘤黏液乳头状亚型[109]。这类肿瘤容易识别，几乎只发生在圆锥或终丝（图 6-78 ）。肿块可能很大，充满硬膜囊，偶尔可见强化的软组织肿块导致硬膜囊扩张。如前所述，髓内室管膜瘤与 NF-2 有明显相关性[107]（图 6-79 ）。

星形细胞瘤通常表现为脊髓梭形扩张伴长 T_2 信号，增强图像可能见强化[105]（图 6-80 和图 6-81 ）。囊肿可能存在于肿瘤内或肿瘤边缘。

脊髓少突胶质细胞瘤罕见，占脊髓和终丝髓内肿瘤的 0.8%～4.7%[113]。常见于 40 多岁的成年人，好发于颈胸段。少数公开的病例中有一例看起来与我们手术证实的病例相似[113]（图 6-82 ）：颈胸段脊髓内增强的膨胀性改变的髓内肿块，伴有邻近的囊性髓内成分。脊柱少突胶质瘤常伴有脑膜或颅内少

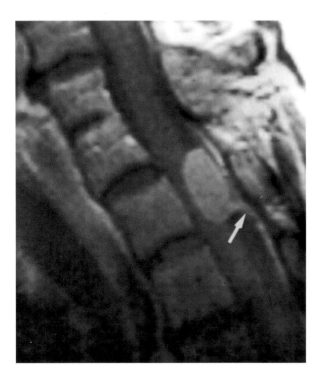

▲ 图 6-71　62 岁女性，脑膜瘤，数月步行能力下降史

矢状位 T₁ 增强 MR 图像显示髓外硬膜内肿块均匀强化，明显压迫 T₂ 水平的胸段脊髓。注意典型增强的 "硬脑膜尾"（箭）[引自 Lee RR. Spinal tumors. In: Lee RR, ed. *Spinal Imaging* (Spine: State of the Art Reviews, Vol.9). Philadelphia, PA: Hanley & Belfus; 1995;261-286.]

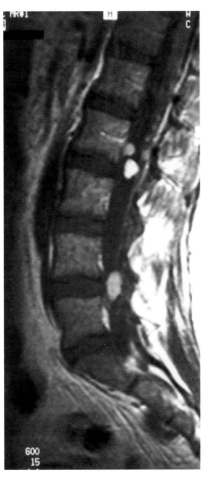

▲ 图 6-69　18 岁女性，NF-2 型，多发性马尾神经鞘瘤

矢状位 T₁WI 增强 MR 图像显示多个结节增强肿块附着于马尾神经 [引自 Lee RR. Spinal tumors. In: Lee RR, ed. *Spinal Imaging* (Spine: State of the Art Reviews, Vol.9). Philadelphia, PA: Hanley & Belfus; 1995;261-286.]

突胶质瘤病[113, 114]。

2. 血管网状细胞瘤

该肿瘤偶发，但往往是多发性的，并与 von Hippel-Lindau 综合征的小脑血管网状细胞瘤相关。可表现出典型的囊肿和相关的壁结节，壁结节明显强化（图 6-83）。可能有相关的水肿，和在大脑中一样，肿瘤可能有相关的显著的血管增多[109]。

3. 胚胎性肿瘤

在髓外硬膜内肿瘤的章节中已经讨论过该类肿瘤，但其也可能发生在髓内。如前所述，该类肿瘤发生可能与脊柱闭合不全有关，尤其是脂肪瘤。皮样囊肿和表皮样囊肿具有不同的信号强度，这取决于它们的组成成分。囊性畸胎瘤可见于脊髓内（图 6-84）。

4. 转移瘤

很少见，主要表现为髓内病变，多位于大脑或中枢神经系统外。T₁ 呈低信号，T₂ 呈高信号，病灶通常可见强化（图 6-85）。

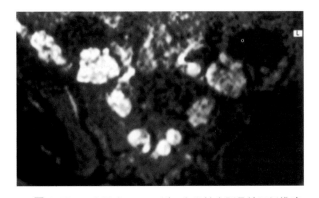

▲ 图 6-70　8 岁男孩，NF-1 型，多发性大骶骨神经纤维瘤

轴位 T₂WI 图像显示多个大的高信号的神经纤维瘤，累及骶神经根管内的所有神经根，并沿骶翼延伸至骨盆。注意肿瘤中典型的中心低信号 [引自 Lee RR. Spinal tumors. In: Lee RR, ed. *Spinal Imaging* (Spine: State of the Art Reviews, Vol.9). Philadelphia, PA: Hanley & Belfus; 1995;261-286.]

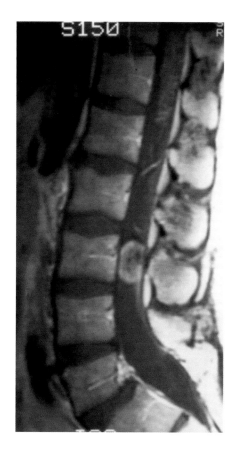

◀ 图 6-72　**47 岁男性，副神经节瘤**
矢状位 T_1 增强 MR 图像显示一个 L_3 水平终丝旁肿块，可见强化，边界清晰 [由 Dr. P. Burger 提供；引自 Lee RR. Spinal tumors. In: Lee RR, ed. *Spinal Imaging* (Spine: State of the Art Reviews, Vol.9). Philadelphia, PA: Hanley & Belfus; 1995;261-286.]

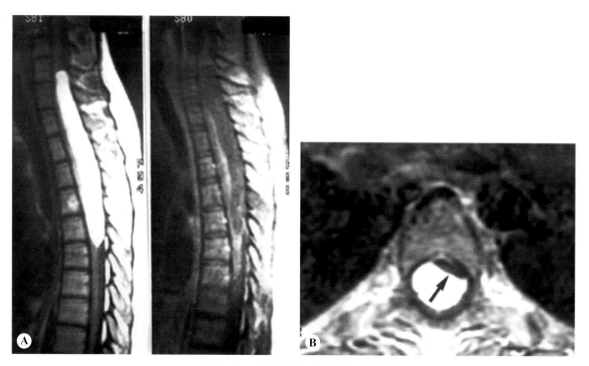

▲ 图 6-73　**20 岁女性，髓外硬膜内脂肪瘤**
A. 左侧矢状位 T_1 MR 图像显示一个巨大的、边界清楚的髓外硬膜内 T_1 高信号肿块，位于上胸椎水平并压迫上胸髓。右侧 T_1 压脂增强图像显示 T_1 亮信号完全被抑制，证明是脂肪而不是 T_1 亮血信号。肿瘤包膜周围可见一个细微的薄强化边缘。B. 轴位 T_1 图像显示脂肪瘤填充和扩张硬膜囊及椎管，脊髓（箭）明显受压变平 [引自 Lee RR. Spinal tumors. In: Lee RR, ed. *Spinal Imaging* (Spine: State of the Art Reviews, Vol.9). Philadelphia, PA: Hanley & Belfus; 1995;261-286.]

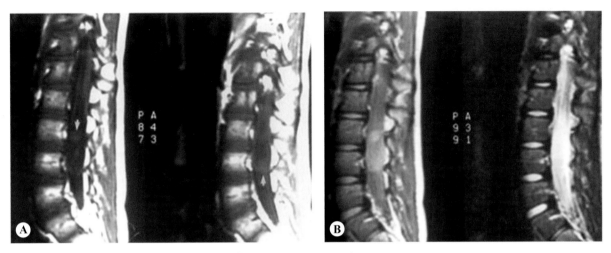

▲ 图 6-74　5 岁男孩，表皮样囊肿

A. 连续的矢状位 T_1 图像显示在 $L_3 \sim L_4$ 水平，脊髓圆锥下方有一个非常小的（几乎无法检测到的）硬膜内二分肿块（箭头）。钆造影后未见增强。B. 矢状位质子密度图像（左）和矢状位 T_2WI 图像（右）再次显示了非常微小的肿块，在所有序列上几乎与脑脊液等信号强度，但在质子密度图像上最为明显。手术时，肿块呈黄白色。切割时，它有类似肥皂的质地和密度 [引自 Lee RR. Spinal tumors. In: Lee RR, ed. *Spinal Imaging* (Spine: State of the Art Reviews, Vol.9). Philadelphia, PA: Hanley & Belfus; 1995;261-286.]

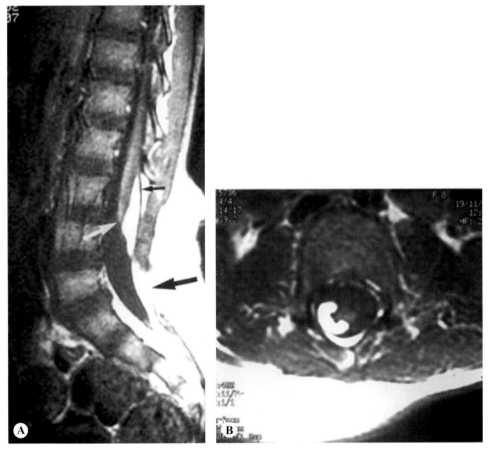

▲ 图 6-75　8 岁女孩，伴有圆锥脂肪瘤脊髓脊膜膨出的脊髓栓系

A. 矢状位 T_1 图像显示在 $L_3 \sim L_4$ 水平有圆锥栓系的脊髓（白箭）和存在后粘连的 T_1 硬膜内高信号脂肪瘤。后硬脑膜（小黑箭）被脂肪清楚地勾勒出来。可见到在这个水平上没有正常的后部结构，存在宽的脊柱裂缺陷（大黑箭）。B. 轴位 T_1 图像显示 C 形 T_1 高信号脂肪瘤包绕圆锥右侧。也可见到硬膜外后囊脂肪瘤和异常的骨性椎体后部结构 [引自 Lee RR. Spinal tumors. In: Lee RR, ed. *Spinal Imaging* (Spine: State of the Art Reviews, Vol.9). Philadelphia, PA: Hanley & Belfus; 1995;261-286.]

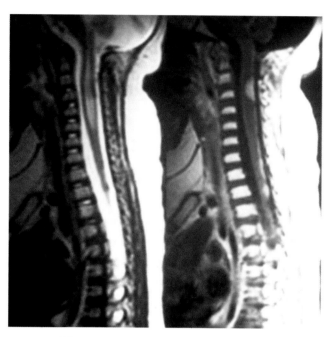

▲ 图 6-76　3 岁男孩，髓母细胞瘤鞘内滴状转移

T₂WI 图像（左）显示颈髓向上延伸至延髓的扩张和水肿。可见到脑脊液占据了后颅窝的大部分中线，因为部分小脑被髓母细胞瘤侵犯而被切除。矢状位 T₁ 增强图像（右）显示多发性蛛网膜下腔转移瘤，转移瘤覆盖脊髓后部，一些较大的肿物似乎延伸到脊髓，从而出现水肿 [引自 Lee RR. Spinal tumors. In: Lee RR, ed. *Spinal Imaging* (Spine: State of the Art Reviews, Vol.9). Philadelphia, PA: Hanley & Belfus;1995;261-286.]

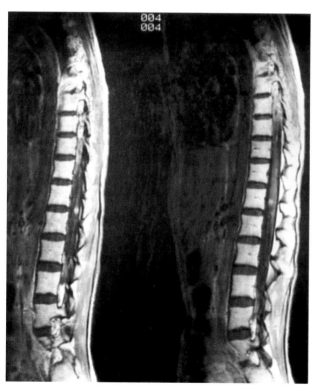

▲ 图 6-77　25 岁女性，肺癌鞘内转移

连续的矢状位 T₁WI 增强图像显示圆锥处有两个小的强化的肿瘤结节。在脊髓后部和马尾神经周围也有弥漫性的微小强化转移结节。平扫图像显示椎体骨质在任何层面均未受累 [引自 Lee RR. Spinal tumors. In: Lee RR, ed. *Spinal Imaging* (Spine: State of the Art Reviews, Vol.9). Philadelphia, PA: Hanley & Belfus; 1995;261-286.]

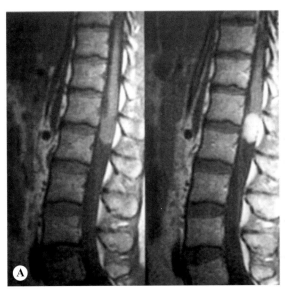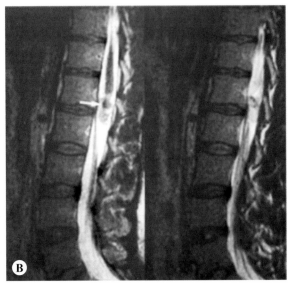

▲ 图 6-78　43 岁男性，脊髓圆锥黏液乳头型室管膜瘤

A. 矢状位平扫 T₁ 图像（左）和矢状位 T₁WI 增强图像（右）显示圆锥处有一个边界清楚的增强肿块；B. 连续的矢状位 T₂WI 图像清楚显示肿块。T₂ 内小的黑信号（箭）提示存在含铁血黄素（出血后改变），这条线索有助于室管膜瘤的诊断 [引自 Lee RR. Spinal tumors. In: Lee RR, ed. *Spinal Imaging* (Spine: State of the Art Reviews, Vol.9). Philadelphia, PA: Hanley & Belfus; 1995;261-286.]

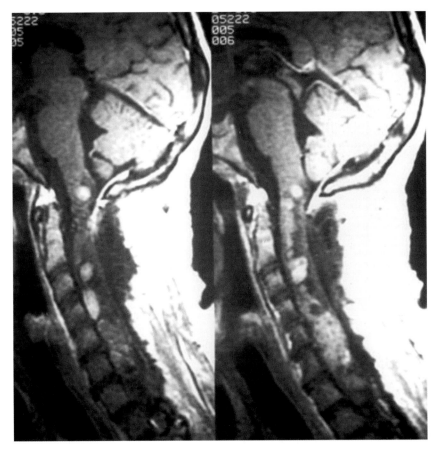

▲ 图 6-79　22 岁女性，复发性 NF-2 型颈椎室管膜瘤

连续的 T₁ 增强矢状位图像显示一个较大的增强肿块使颈髓增粗。患者曾有肿瘤切除，从而表明这是术后变化 [引自 Lee RR. Spinal tumors. In: Lee RR, ed. *Spinal Imaging* (Spine: State of the Art Reviews, Vol.9). Philadelphia, PA: Hanley & Belfus; 1995;261-286]

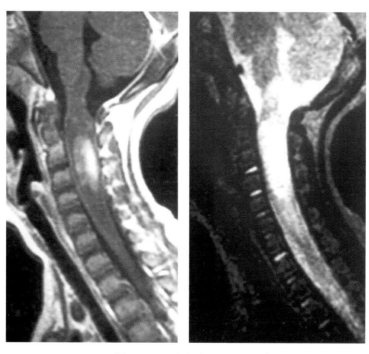

▲ 图 6-80 4 岁女孩，星形细胞瘤

矢状位 T₁ 增强磁共振成像（左）显示颈髓梭形扩张，轻度部分强化，广泛的 T₁ 低水肿信号向上延伸至延髓，向下延伸至 C₆。矢状位 T₂ 图像（右）再次显示颈髓梭形扩张，T₂ 亮水肿信号被清楚显示 [引自 Lee RR. Spinal tumors. In: Lee RR, ed. *Spinal Imaging* (Spine: State of the Art Reviews, Vol.9). Philadelphia, PA: Hanley & Belfus; 1995;261-286.]

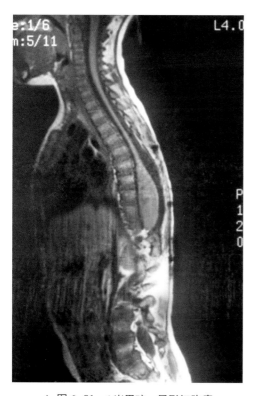

▲ 图 6-81 4 岁男孩，星形细胞瘤

矢状位 T₁ 图像显示中 / 下胸髓明显梭形扩张 [引自 Lee RR. Spinal tumors. In: Lee RR, ed. *Spinal Imaging* (Spine: State of the Art Reviews, Vol.9). Philadelphia, PA: Hanley & Belfus; 1995;261-286.]

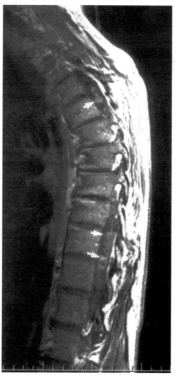

▲ 图 6-82 64 岁男性，少突胶质细胞瘤，表现为左腿萎缩和无力

矢状位 T₁WI 增强图像显示增强的髓内肿块（箭）和一些囊性成分（由于患者的脊柱侧凸，可见肿瘤区域之间的正常神经孔）

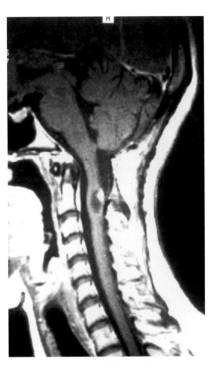

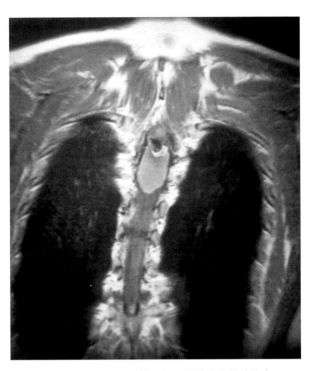

▲ 图 6-83　28 岁女性，血管网状细胞瘤和 von Hippel-Lindau 综合征

矢状位 T₁ 增强图像显示上颈髓后部有一个小的增强结节，伴有一个脊髓囊肿，使脊髓轻微扩张。患者曾有小脑血管瘤切除病史 [引自 Lee RR. Spinal tumors. In: Lee RR, ed. *Spinal Imaging* (Spine: State of the Art Reviews, Vol.9). Philadelphia, PA: Hanley & Belfus; 1995;261-286.]

▲ 图 6-84　36 岁女性，复发性髓内囊性畸胎瘤

冠状位 T₁WI MR 图像显示脊髓囊性扩张，内含蛋白液成分。静脉造影基本上没有增强。手术发现肿瘤含有角蛋白、毛发和黏液 [引自 Lee RR. Spinal tumors. In: Lee RR, ed. *Spinal Imaging* (Spine: State of the Art Reviews, Vol.9). Philadelphia, PA: Hanley & Belfus; 1995;261-286.]

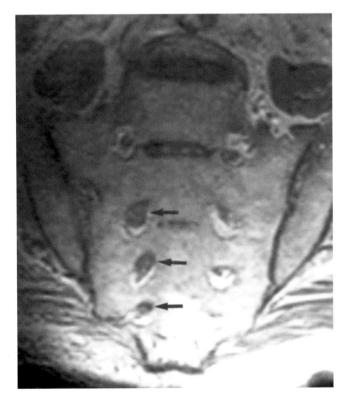

◀ 图 6-85　70 岁男性，侵犯骶神经根的转移性前列腺癌

斜冠状位 T₁WI 增强图像显示右侧骶神经根弥漫性增大和轻度增强（箭）。术中发现前列腺癌弥漫性浸润。椎体骨质未受累 [引自 Lee RR. Spinal tumors. In: Lee RR, ed. *Spinal Imaging* (Spine: State of the Art Reviews, Vol.9). Philadelphia, PA: Hanley & Belfus; 1995;261-286.]

脊髓疾病的电生理评价

Electrodiagnostic Evaluation of Spinal Cord Disorders

Mark A. Lissens　Ryan Solinsky　Steven Kirshblum　著

第7章

一、概述

在脊髓的各种疾病中，获得脊髓传导束神经生理学方面的客观信息是重要的。电生理评估对脊髓损伤的诊断和预后都有意义。躯体感觉诱发电位（somatosensory-evoked potential，SEP）和运动诱发电位（motor evoked potential，MEP）可以分别评估感觉（上行束）和运动（下行束）电生理状况。

二、感觉诱发电位

（一）方法学

体感诱发电位通过电刺激经皮传导至混合或感觉神经，或传递到相应皮节诱发。这种刺激兴奋了Ⅰa类和Ⅱ类传入神经纤维。刺激为单相、矩形脉冲，频率 $3\sim5Hz$，持续 $100\sim300\mu s$。刺激强度应大于 $2\sim3$ 倍感觉阈值，如果混合神经被刺激则略高于运动阈值。为了减轻患者的不适，皮肤接触阻抗应 $\leqslant 5k\Omega$。

在临床操作中，最常见的是刺激正中神经、尺神经和胫后神经，但任何可触及的神经都可以被刺激。SEP 可以用表面电极或针电极记录。从神经近端传到刺激部位的反应进一步记录，包括脊髓和头皮上的不同区域（根据国际 10/20 系统[1]）。通过在被刺激的肢体上放置接地电极来减少刺激干扰。可以通过患者的镇静来减少肌肉和运动的干扰。

从通过平均计算的背景（脑）活动中提取 SEP试验数目的平均值取决于记录质量、背景噪声和兴趣信号的大小。通常需要 $300\sim4000$ 个单项试验。

通常应用 $30\sim3000Hz$ 带通滤波器，应至少获得两个平均值，以确保 SEP 的结果可重复[2-7]。

SEP 反应的特征在于测试电极相对于参考电极具有一定极性，也和刺激后延迟时间有关。电压变化反映了中枢神经系统（CNS）不同部位的激活。有很多术语的变化，但 SEP 研究中最典型的参数是极性（P 或 N，对应正极或负极）和预期延迟（以毫秒为单位），如 P_{14} 或 N_{20}（图 7-1）。

在上肢进行操作时，大多数情况下使用 Erb 点为参考值（N_{13}/P_{13}-P_{14}），该点反映颈髓和中额皮层（Fz）之间的电压差，N_{20} 记录了反向手皮层区（$C_{3'}$ 在左侧皮层 /$C_{4'}$ 在右侧皮层）和中额皮层（Fz）之间的电压差。颈髓 N_{13} 最有可能反映脊髓突触后电活动，而 P_{14} 反映内侧丘系活性。N_{20} 可能生成于初级躯体感觉皮层。

同样，刺激下肢的胫后神经时，以 P_{37} 和 N_{45} 作为颅骨参考，两者记录了皮层顶点（Cz）参考值（图7-2）。N_{20} 和 N_{45} 反映不同的皮质发生器[2]，根据头皮上不同记录点出现许多不同的峰值。与颈髓 N_{13} 相比，在马尾和胸腰段脊髓可出现负电位。这个负电位被认为主要和腰髓的突触后活动有关[8]。

最后，脊髓中的主要负峰（如颈髓 N_{13} 或胸髓 N_{23}）和初始负峰（如 N_{20} 或 N_{37}）之间的间隔时间定义为中央躯体感觉传导时间（central somatosensory conduction time，CSCT）。该值有助于测量通过中枢神经轴的传播受阻，例如在颈髓和皮层（可能是中枢病变，例如各种神经病变、SCI、重症脊髓型颈椎病等）连接处之间的传播受阻。

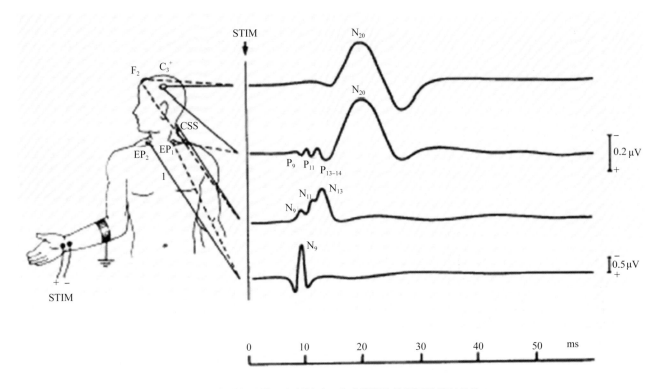

▲ 图 7-1　在腕部尺神经电刺激后，从感觉通路的不同位置记录的 SEP
SEP. 体感诱发电位

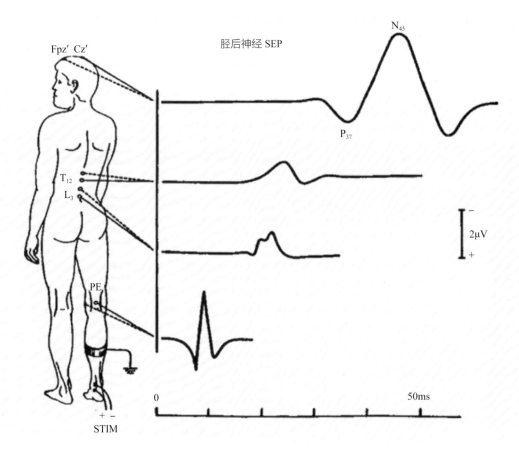

▲ 图 7-2　在踝关节胫后神经电刺激后，从感觉通路的不同位置记录的 SEP
SEP. 体感诱发电位

除了 SEP 绝对组成和各值之间的潜伏期，也需要考虑相对潜伏期的差异。如果这些反应超过对照组平均值的 2.5 或 3 个标准差被视为异常。不太严格的标准可能导致更高的假阳性结果。特定成分的存在或丢失在确定 SEP 异常中也很重要。另一方面，由于正常受试者的变异性大，SEP 振幅和形态变化的可靠性稍差。然而，如果相对振幅差异超过50% 则是有意义的，并需要经常进一步评估。

（二）临床应用

SEP 的变化没有年龄或病理学特异性，只能提供位于近端背根神经节病变确切位置的有限信息。这些诱发电位试验的一个优点是电生理变化与 SCI 之后神经功能的缺损同时发生。这不同于其他电生理诊断，后者可能需要数周时间诱发。虽然 SEP 异常在病因上是非特异性的，但是在一些脊髓疾病诊断上是非常有帮助的，包括创伤性脊髓损伤、颈椎病、脊髓压迫、神经根病和多发性硬化症。此外，它们还可用于判断预后、评估治疗，并在患者随访中监测神经恢复，以及用于术中监测。

SEP 在脊髓损伤急性和亚急性阶段具有判断预后的价值 [2, 4, 9-12]。虽然缺乏特异性，但是 SEP 在急性期预后评估时可能很敏感，因为如果 SEP 缺失则预后较差。当 SEP 存在时，如果潜伏期在正常范围内，则更能说明神经功能恢复是可以预期的。当 SEP 与 MEP 同时测量时，该评估的特异性可能会增加。

对于脊髓型颈椎病，SEP 可以帮助评估病变的严重程度和水平，特别是与其他电生理诊断技术结合使用时。SEP 在患者手术或康复治疗后的随访中也很有用 [13-15]。

在重症监护病房，如果 SEP 的皮质反应是双侧缺失的，那么处于昏迷状态的患者则不太可能恢复。这尤其适用于成人患者的非创伤性昏迷（如缺氧）[5, 16-18]。对于创伤性脑损伤和 SCI 的双重损伤患者，这会变得尤其相关。不幸的是，完全性 SCI 可能会影响此信号采集，使昏迷恢复的预后较难预测。相反，在可疑 SCI 昏迷患者中，SEP 可以早期定量诊断，并有助于指导还在昏迷中的患者的治疗。

在多发性硬化症中，SEP 可以反映上肢运动功能：如果 SEP 异常，患者完成手指灵巧性测试（9-HPT）明显需要更长的时间；相比可检测 N_{20} 或 P_{14} 的患者，检测不到 N_{20} 或 P_{14} 的患者完成 9-HPT 明显需要更长的时间 [19]。此外，某些研究表明，SEP 的变化与多发性硬化症的整体残疾演变相关，特别是与其他诱发电位配合使用时 [20, 21]。

SEP 已被证明对术中监测非常有用，如脊柱畸形手术 [22] 和血管手术 [23, 24]。

在某些情况下，皮节刺激的节段性躯体感觉诱发电位（dermatomal somatosensory evoked potential, dSSEP）已经显示临床显著变化的客观证据，而其他电生理诊断仍然正常 [25]。同样，有人建议将 dSSEP 与电感知阈值结合作为 SCI 后感觉的客观检测指标 [26]。除了精确的定量外，这些测试还可以评估新的 SCI 治疗方法的安全性。

鉴于其客观性质，SEP 还可以区分潜在的转化或病情恶化。SEP 评估脊髓传导性的多种用途在临床和研究中都很重要。

三、运动诱发电位

不同于 SEP，MEP 可以由皮质电刺激或磁刺激引起。相对于 SEP，MEP 的引出会导致疼痛更高的电刺激，目前普遍采用磁刺激 [27-36]。经颅磁刺激技术同时记录诱发反应，MEP 可以在以下方面提供可靠信息，比如检查肌肉功能、皮质脊髓束的完整性和传导性、各种神经系统疾病引起运动功能障碍的诊断和预后评估。它还可以允许检查者跟踪运动控制的演变，并评估不同治疗方法的效果。传导速度变化可能是在受伤脊髓内皮质脊髓束髓鞘再生或重新连接 [37]。

（一）磁刺激的原理

磁场是通过有电流的电线线圈产生的。电流脉冲在导电区域（如人体）诱导出电流，产生了磁脉冲。如果诱导电流有足够的振幅和持续时间，它会和传统的电刺激一样，刺激附近的神经组织。

目前，有两种类型的磁刺激器可选择：单相（如 Magstim 200 刺激器）和多相（如 Cadwell 刺激器），后者可改变大脑结构被兴奋的方式。

经颅电刺激和经颅磁刺激激活大脑的不同位

点 [38]。电刺激直接激发皮质脊髓束的神经元，磁刺激激发这些神经元突触，这解释了磁刺激与电刺激相比有几毫秒的额外延迟。

（二）生理机制

经颅刺激提供了第一个客观的没有外科暴露的测量人类皮质脊髓束功能的实验室指标。MEP 程序包括经颅刺激，然后测量不同肢体和躯干肌肉的复合肌肉动作电位（compound muscle action potential, CMAP）。

磁刺激能安全、轻松、有效地刺激大多数神经结构，不受脂肪和骨组织影响，且患者没有不适。磁刺激后无论是神经或肌肉的反应均以标准的方式记录，信号平均通常没有必要。各种肌肉的 CMAP 可以从经颅磁刺激运动皮层、神经根、臂丛和周围神经得到结果。

当受到刺激时，中枢神经系统可以进行几次调整。通过预激活目标肌肉，刺激阈值可降低约 30%，反应波幅可增加，潜伏期延迟减少 1～6ms（通常 1～2ms）。这种技术称为"促通"，在 Merton 和 Morton 的早期经皮电刺激研究中被记录并描述得相当详细 [38-40]。这种技术在大脑磁刺激中相当重要 [41]。

电刺激中背景力与 CMAP 波幅的关系大致呈线性，而磁刺激中基于通常 5% 最大值产生的小背景收缩振幅具有惊人的促通效果。

有几个不同的促通程序，可能在脊髓和皮层都会发生。当注意力集中于特定肌肉产生精力向上时，促通作用则发生在小力量时。这可能涉及皮层机制。假设在脊髓促通期间，更多的脊髓运动神经元被一个恒定下降信号激活，因为它们的兴奋性是由下降信号自发输入诱发的，而皮层促通取决于磁刺激引起的下降信号的实际增加程度。

自发收缩期间反应潜伏期缩短，影响了 Henneman 原则应用：在一次自主收缩中，首先兴奋的皮质运动神经元细胞大多数传导慢，而随着收缩逐渐增加，更大更快的传导神经元被招募 [42]。此外，人类单一运动单位的研究已经证明，第一个受到磁刺激的运动单位是第一个在自发控制下激活的单位，潜伏期相对较长 [41]。后期具有更快传导轴索的更大单位具有更短的潜伏期。

当比较肌肉对磁刺激和电刺激的反应时，磁反应不应期出现时间更长，约 2ms（手部肌肉），波形更简单，持续时间更短，波幅更大。这些差异表明，电刺激和磁刺激在不同的位点激活不同的运动通路网络。电刺激很可能直接激发皮层脊髓神经元，而磁刺激则通过突触。

运动神经元放电的突触延迟有两个组成部分：兴奋性突触后电位（excitatory postsynaptic potential, EPSP）延迟（±0.3ms）和 EPSP 到达兴奋水平的延迟。当运动皮层受到强烈刺激时，放电的皮质脊髓神经元的数量增加，从而使 EPSP 的空间总和量增加，缩短了运动神经元到达激发水平的延迟时间。当肌肉放松时，运动神经元需要增加激发才能达到兴奋水平，例如可以通过由皮质脊髓束直接和间接放电引起的运动神经元 EPSP 时间总和产生。间接皮质脊髓束放电将会产生 CMAP 额外延迟，可归因于皮层突触延迟，以及紧张和放松状态下的肌肉 CMAP 潜伏期的差异（±2ms），这可以在放松时没有或轻微反应时出现。

另一个现象（抑制）是经颅磁刺激运动皮层干扰了持续肌肉自主收缩。这种现象表现为持续 100～150ms 没有 EMG 信号，定义为"不应期" [43-46]。不应期（图 7-3）是皮层和脊髓抑制的共同作用。不应期的前 50ms 起源于皮层和脊髓两方面的机制。在这最初的 50ms 后，对于运动皮层水平的皮质激素神经系统，脊髓激活作用的重要性不如皮层抑制的作用。值得注意的是，在不应期的后半部分磁刺激不产生 MEP 而电刺激通常仍然可以唤起肌肉反应。换句话说，第二次磁刺激后的运动皮层失兴奋表明运动皮层本身被抑制，而电刺激后的兴奋性意味着皮质脊髓束和脊髓运动神经元不被抑制 [43, 44, 47]。

（三）临床应用

对未受伤个体的研究表明，有一个身体特定区对应于运动皮层的某些区域并易于兴奋。考虑到刺激的大小、潜伏期和持续时间对于测试者来说非常重要，MEP 非常依赖于刺激的类型、强度、位置及皮层和脊髓神经元的兴奋性。根据测试的目的，有许多重要的参数可在皮层刺激时记录，如刺激阈

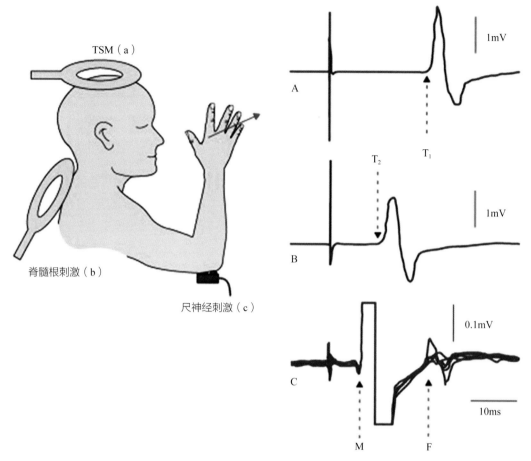

▲ 图 7-3　经颅运动皮层刺激（A）和脊髓根刺激（B）后的骨间背侧肌肉运动诱发电位和周围尺神经刺激（C）后的复合肌肉动作电位（M）及 F 波（F）。CMCT=T₁-T₂（见正文）。CMCT. 中枢运动传导时间；TMS 经颅磁刺激

值、MEP 潜伏期、MEP 波幅、形态、中央运动传导时间、不应期持续时间、疲劳、皮层内抑制和兴奋通路等。

中枢运动传导时间（central motor conduction time，CMCT）（用于区分病因是中枢还是周围神经疾病），可以通过皮层刺激不应期减去脊髓神经根刺激的不应期来计算[48-50]。但也可以使用 F 波潜伏期来计算[51]。使用 F 波计算的 CMCT 通常优于基于根刺激计算，后者由远端至腹侧刺激外周运动轴索。

$$CMCT = \frac{皮层到肌肉的潜伏期 - F 波潜伏期 - （运动终端潜伏期 +1）}{2}$$

CMCT 可能在不同水平受若干因素的影响，包

括锥体束神经元的激活时间、运动皮层和脊髓运动神经元的传导时间、运动神经元的激活时间、运动神经元放电之间的时间和运动根刺激的部位，可能还有其他因素[52]。

对皮层刺激引起的肌电反应的大小或 MEP 波幅可能受皮层刺激器（高压电或磁电）类型、刺激强度及其他肌肉激活程度的影响。

CMCT 增加时 MEP 波幅可减小，受以下几个因素影响，包括运动皮层兴奋性降低、运动皮层和脊髓运动神经元之间的传导速度减慢、在运动神经元水平的运动轴突传导速度减慢等。

颅内刺激的临床应用包括脊髓损伤、多发性硬化症、前角细胞疾病（如肌萎缩性侧索硬化症）、脊髓型颈椎病及许多其他神经系统疾病[53-71]。手术期间也可在手术室使用，运动传导是监测中央运动通路完整性的一个有用指标，特别是在神经外

科手术期间[31, 34, 72-79]和在重症监护病房[80, 81]。最后，MEP 可能在康复期间随访运动功能很有用，并作为客观的研究指标。

在 SCI 中，MEP 和运动功能之间有着良好的相关性[68, 82-89]。MEP 波幅减小或 MEP 反应缺失在肿瘤比在炎症性病变中更频繁。相反，炎症性病变通常显示潜伏期延长[90]。在急性脊髓缺血症中，MEP 正常预测预后良好[91]。在膈肌受损的高节段四肢瘫痪患者中，可以从膈肌及其他呼吸肌肉中记录 MEP，以检测肌肉系统中枢运动传导特性[67-69, 71, 92, 93]。

在多发性硬化症（MS）中，高达 79% 的确诊 MS 患者发现 CMCT 延迟[62, 94-98]。MEP 缺失大多出现在有明显临床残疾的 MS 患者[96]。CMCT 延迟往往伴随着 MEP 分散和缩小，但未发现在 CMCT 和疾病持续时间之间存在相关性。在有性功能障碍的 MS 患者中，盆底肌肉的 CMCT 延长[99]。当 MRI 信号变化局限在顶叶皮层内、半卵圆中心和内囊时，MEP 异常率较高[100]。

在前角细胞疾病中，发现肌萎缩性侧索硬化症（amyotrophic lateral sclerosis，ALS）患者即使用高压电刺激[48, 101, 102]或磁电刺激[103-105]，MEP 也会延长或缺失。在原发性侧索硬化症的一个亚组患者中也发现了这一点[106]。MEP 和皮层兴奋性可能也有助于区分前角细胞疾病和其他类似疾病[107, 108]。MEP 研究进一步表明，在 ALS 中超兴奋性先于运动神经元功能障碍[109]。

在脊髓型颈椎病中已经证明，CMCT 与脊髓压迫的临床症状和影像学有较好的相关性[14, 110-115]。CMCT 比 MEP 的波幅或形态更容易出现异常。在脊髓型颈椎病，MEP 异常先于 SEP 出现，因为增生的椎骨和椎间盘压迫皮质脊髓束比后柱严重[14]。然而，长时间的 CMCT 不一定是由脱髓鞘引起，也可能是皮质休克引起下行束不同步的结果。传导速度最快的神经纤维的传导阻滞或轴索脱髓鞘会使 CMCT 延长、反应去同步化和波幅减小[110]。

最后，MEP 可用于治疗和康复期间的运动功能随访，可以满足医护人员和患者的需要[84, 114-122]。

脊髓损伤的功能评估

Functional Assessment in Spinal Cord Injury

Marcel P. J. M. Dijkers　Jeanne M. Zanca　著

第 8 章

一、概述

由于身体、认知或情感障碍，慢性疾病和伤害通常会导致日常活动遇到困难。在康复临床实践和研究中，确定此类问题的类型和程度，或执行正常行为、活动和角色的能力的过程通常被定义为"功能评估"（functional assessment，FA）。功能评估的目的是衡量一个人的功能偏离"正常"的程度，正常可能指无残疾者（所有人或年龄、性别、教育程度等相同的人）的典型功能，或者区别于其自身受伤前的状态。FA 中的"评估"通常指量化，确定被评估者从无功能（完全缺失功能）到功能很好（具有或甚至超过"平均"或伤前的水平）这个连续范围内的位置，并用数字表示。然而，"评估"一词也有第二个含义，指评估或评价：确定当事人或他人所能达到的（一些）功能的价值或意义。虽然这两种类型的"评估"是紧密相连的，但它们不是同义词。虽然通常更有能力被认为是"更好"或"更有价值"，但人们可能重视一种能力超过另一种（步行与洗澡），以及他们重视一个能力的特定水平超过另一个级别[1]。在本章中，我们将概述 FA 评估工具（也称为量表或标准）中有用的概念和技术，以及在选择脊髓损伤（SCI）临床和研究应用工具时涉及的问题。一项关于可用标准的系统回顾（systematic review，SR）及参考文献在细节上讨论了各种有价值的 FA 标准。

二、失能维度

"功能"可以涵盖一个极其广泛的领域，从涉及单个器官系统的简单功能到复杂的活动，依赖于多种身体和认知技能，并以遵循既定的社会和文化模式的社会活动为补充。世界卫生组织的国际功能、残疾和健康分类（ICF）[2]（图 8-1）是一个总结各种 FA 概念和术语的规章。

世界卫生组织将损伤定义为"身体功能或结构问题的重大偏差或损失"，包括身体或心理功能缺陷[2]。正性标准是身体功能，它被定义为身体系统的生理功能。在 SCI 中，损害的主要衡量标准包括脊髓损伤神经学分类国际标准（ISNCSCI）的感觉和运动评分[3]。

就个人来说，活动在 ICF 中被描述为"个人执行任务或行动"[2]。其负性表现是活动限制，被定义为"个人在执行活动时可能遇到的困难"[2]。在康复治疗中，活动限制的典型衡量标准是功能独立性量表（FIM）[4]，但许多其他量表也在应用；尤其是在美国境外 SCI 领域，脊髓功能独立性量表（SCIM）[5] 被越来越多地使用。

最后，在与他人交往过程中可能有参与限制，这些限制被定义为"个人在参与日常生活时可能遇到的问题"[2]；正性的对应是参与，被描述为"社会参与度"[2]。在 SCI 文献中，Craig 医院评估和报告技术（CHART）[6] 经常被用作衡量参与限制的标准。

如图 8-1 所示，许多在 ICF 之前出现的或其他术语可以放在同一用途上。康复的核心内容是活动，与日常生活活动（有时是指基本或个人日常生活活动）相对应。扩展（工具、高级）ADL（IADL）通常被定义为跨越活动 – 参与边界；评估失能程度的另一方面，区分残损和活动的功能限制的典型动

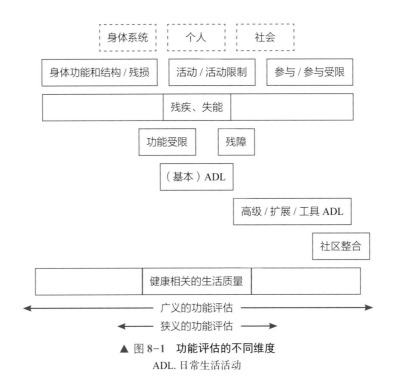

▲ 图 8-1　功能评估的不同维度
ADL. 日常生活活动

作是抓握、举起等[7]。社区融合度（在更早的文献中通常称为残障）评估可以量化 IADL 的各个方面和参与的其他环节，强调了社会互动程度。

健康状况是卫生服务研究人员使用的术语，通常作为损伤和活动限制的要素进行操作，尽管一些措施，例如众所周知的简表 –36（SF-36）[8] 也采用参与作为指标。SF-36 现在越来越多地用作生活质量（QoL）的衡量标准。QoL 已经在许多方面进行了定义[9]；与健康相关的 QoL（HRQoL）的大多数定义与"活动"和"参与"重叠，甚至可能涉及残损的某些方面。"残疾"可能指残障、活动限制或参与限制，或三者之和。"残损"有时被用来代替"残疾"，或可能指各种因素导致残疾的过程。

三、功能评估工具的结构

在最简单的层面上，FA 测量包括许多单独的项目，每个项目都指狭隘或广泛的能力、技能或活动，例如举重物过头、使用浴缸或拨打电话。在每一个项目上，从 2 到 7，"能力"分为不同的水平或级别。最低的级别通常对应于没有能力 / 根本做不到 / 需要最大帮助，最高的级别对应于独立的、"正常的"或甚至高于平均水平的技能。还使用了其他指标，例如经历的困难和所需的时间。对于

参与度的度量，所使用的度量包括执行活动的频率、花在活动上的时间、执行活动所占比例和其他[10]。患者或受试者在组成项目上评分的数字（项目分数）通常加在一起，总数（有或没有进一步的计算）反映了他或她在被测领域的功能状态。

对于某些测量，所有项目都有相同的编号类别（步骤）和相同的最小值和最大值范围（如 FIM 表），但也不一定全是这样，例如 Barthel 指数[11] 只由两种关于能力的分类组成，但其他项目有三种。对于该工具的创造者来说，不同类别的评分可以用来表示整体功能的技能组成的相对权重（重要性）。添加前的单独加权步骤可用于实现相同目的。

功能的某些方面可以直接测量，例如关节的活动范围（度），或者走一英里（1 英里 ≈1609.34 米）的速度。这些测量是使用比例标度进行的，其中有一个真正的零点（可以没有关节活动或没有速度）和标度上的点之间的等距离。这样的方法可以让我们计算出一个群体在算术上有意义的平均值，或者随着时间提高的百分比。然而，对于许多度量，类别（项目标度类别或步骤）的数值表示在序数标度上的度量，它们仅表示沿完全能 / 不能（或根本不参与 / 完全参与）连续的相对顺序，而标度步骤之间的差异不一定相等，因为类别本身的选择是

任意的。因此，严格地说，将这些项目的得分相加得到总分不是一个合理的数学运算。因此，序贯测量的总分不能反映受试者 / 患者在一个有真正的零点连续体中的位置，以及标度点之间的距离不一定对应于现实中存在的能力差异。例如，FIM 运动量表 20～40 分的差异不一定与 40～60 分的差异相同。在计算个人和团体的功能评分时应谨慎。特别是，"改进百分比"和"改变效率得分"应该被视为所提供的数学精度的粗略近似值。然而，研究表明，如果"合理"地选择了项目类别值，那么序数项目的总和与真实比率表上的值相当吻合，至少在总分连续体的中间水平上是这样。Rasch 分析是一种基于项目反应理论(Item Response Theory，IRT)的数学程序，已被用于将有序 FA 项目的一组评分转换为区间量表的评分 [12, 13]。基于 Rasch 分析的 FA 工具的理论假设和数学操作超出了本章的范围；Bond 和 Fox [14] 中可以找到该技术及其在 FA 中应用的详细介绍。

四、功能评估中的问题

FA 工具的创建和应用似乎很简单，而且表面上的简单导致了成百上千量表的发展，其中许多措施从未应用过。在其创建和应用过程中需要考虑几个问题，其中许多问题是相互关联的。一些重要的关注包括以下几方面。

（一）容量和性能

功能的两个方面通常是有区别的：能力和表现 [2, 15]。能力，是人们在最佳环境下能够做的事情，具体指在障碍最小的环境中，充分休息后并鼓励他们尽最大努力。表现，是他们在日常生活中真正做的事情。由于种种原因，脊髓损伤患者可能并不总是能自我照顾。一个人的表现和能力之间的差异可能是由几个因素造成的，其中包括个人的优先事项和选择。例如，研究表明，对于许多自我护理能完成但很费精力的患者来说，更愿有一个私人护理人员或家庭成员照顾他们，这样他们就可以花时间和精力去做他们认为更重要的事情，例如，走出家门、完成工作。另一个关键因素是环境，从广义上讲，环境包括社会支持、态度、身体特征和获得技术的机会。人们普遍认为，功能是一个人内在能力

和环境特征相互作用的结果，但需要进一步研究，以了解这种相互作用的具体性质和强度 [16]。

在失能维度的残损层面，功能限制的衡量标准往往是关注能力。ASIA 运动量表是以关键肌的收缩能力为基础，医生和患者对患者在 24h 内收缩这些肌肉的实际频率几乎没有兴趣。在参与层面，参与的评估是量化表现。既不可能去测试能力（如何进行"一名脑外科医生的能力"的测试），或者也并未引起关注：在评估康复努力的长期结果时，真正感兴趣的是实际表现，而不是潜力。在活动领域的中间地带，能力和表现之间的差异很可能是相关的，而且表现可以随环境和其他干预措施的调整而不同 [15]。根据个人对"环境"的定义，辅助技术（AT）是环境的一部分，同时是另一个不属于个人生理、认知和情感特征的因素，但它与后者相互作用并影响功能。辅助技术的使用是功能评估的一个关键问题。无论一个人是否想量化能力或表现，都应具体说明评估期间此人是否使用了 AT。康复领域尚未对此 [17] 制订一致的方法，其中一些 FA 措施忽略了记录是否使用（或不使用）AT，另一些措施明确在整个过程中是否包括 AT，但其他措施可能在项目之间是不一致的。如果要评估脊髓损伤后功能的自然恢复，估计不使用 AT 的技能完成测量是最合适的。然而，如果关注的是独立性水平，与通常雇佣的护理人员一起评估使用 AT 时的能力或表现可能是最好的方法。到目前为止，脊髓损伤功能指数是唯一特定于脊髓损伤的 FA 度量，分为有 [18, 19] 或没有 [12, 13, 20] AT 的版本。

（二）评估、观察和报告

收集功能信息的方法主要有三种。测试包括要求患者（研究对象）在测试管理员的直接监督下执行特定任务或技能，测试管理员对测试进行计时，评估所需设备或助手的帮助程度等。测试评估通常在实验室或临床环境中进行，但也可以在患者的家中或其他进行活动或与活动有关的场所进行。这取决于测试情况接近最优情况的程度，得到的分数量化了最优能力，或与功能信息的使用最相关的情况下的能力。

习惯性行为的观察是量化的基础，是指一个人习惯于做什么，而不是能做什么。大多数作为住

院或门诊康复计划组成部分的活动评估至少在理论上是基于观察的。例如，医疗康复统一数据系统（UDSMR）的 FIM 入院和出院评分将基于患者在康复入院后的前 3 天和出院前的最后 3 天实际做的事情。实际上，不断有压力要求他们发挥最佳状态，尤其在物理治疗师和职业治疗师的治疗过程中，表现的评估变成了一种能力。

收集功能评估信息的第三种方式是通过患者或其代理人（如家庭成员）的报告。这些报告可能涉及能力（例如借助器械后上肢的能力[7]），但更典型的是考察表现。主要询问患者如何在他或她的日常生活中进行各种活动，这些问题包括在 FA 测量中。通过使用标准化的问卷调查，经过培训的面试官可以达到较高的评价者间（面试官间）的可靠水平。这就是在 UDSMR（医疗康复统一数据系统）和其他项目评估系统及 SCI 模型系统研究中收集数据进行后续评估的典型方法。

这三种方法各有利弊，例如在成本方面、需要专家人员、需要患者配合数据采集的能力等。如果对能力数据感兴趣，测试是首选方法。对于真实的数据表现，面试通常是最可行的评估方法。然而，可穿戴或可以放置在人们生活环境中的小传感器提供了在日常生活中观察行为的新方法（见"仪器记录"一节）。

当用两种方法获得的数据需要互通时，就会出现问题。例如，一个典型的问题（临床和研究中）是脊髓损伤患者出院后是否能够维持甚至提高其在住院康复期间获得的技能。如果在医院和家庭之间注意到功能表现的差异，这是由于数据收集方法本身的变化，还是由于不同的环境，甚至是由于真正的潜在能力的变化（神经恢复所致）。这个问题几乎没有被研究过，而且我们还不够了解通过功能评估得到的分数和通过数据收集方法得到的分数是如何产生差异的。

（三）功能评估工具中项目的性质

在智商测试中，被测者须完成多项算术运算问题、逻辑推理测试，以及测试者本身不感兴趣的其他项目。智商评分的结果值得关注，因为它反映了（近似）被测试者智力的整体状况。重点是智力的潜在特质。然而，在 FA 中对于评估人和被评估人，这些项目很可能有内在的含义：它们反映的是对自己

重要的活动，无论是爬楼梯还是交流一个简单的想法。由于项目（任务、活动）关注的是本身（以及它们所代表的基本结构），因此有一种趋势，即在 FA 中包括作为正常人功能一部分的全部行为。当不同的工作人员（语言治疗、神经心理学等）报告其专业领域内的患者状态时，这样一个广泛的内容可能是可行的，因为评估工作由几个人分担。在受试者接受测试或被要求报告其自身表现的情况下，许多项目会增加身心负担，并可能导致疲劳，影响评估结果的准确性。在可行性和囊括所有生活关键的功能性任务的全面性之间保持平衡一直是 FA 工具开发人员关注的问题。

当 FA 的焦点从个人的特殊任务转向广泛的基本能力状态（"自理能力""运动力量和协调能力"），包括每个可能项目的需要减少。传统的心理测量方法（见下文）可以被用来显示基本结构，可以用一组项目或指标（如 A、F 和 K）及另一组来测量（如 B、C 和 L），最后的总分互相之间有很高的相关性。例如，一些功能限制的评估并不试图覆盖所有方面——它们选择代表整个相关项目领域的活动，并使用这些活动来评分，如上肢功能。毕竟，如果知道一个受试者在拿起一罐汤或一大叠纸时有多困难，就应该相当了解她搬一本平装书的情况。计算机自适应测试（computer adaptive testing，CAT）是一种以预定顺序呈现与被评估人相关的项目子集的测试方法，它有可能在获取全范围功能能力的需求与评估管理可行性之间取得平衡（见"计算机管理"一节）[21, 22]。这种做法在多大程度范围上适合使用尚不清楚。需要单一的参与还是需要多个维度，结构的类型是否需要描述，涉及参与评估的这些和其他问题需要更详细地讨论[10, 23]。

五、测量中的问题：FA 工具的测量特点

只要测量，就会产生误差，无论是在测量简单的具体特征时的小误差（如个人体重），还是在量化如独裁主义这种抽象概念时产生的大误差。FA 也不例外，重点不在于消除误差（我们永远无法完全做到这一点），而在于对数据可能包含的错误数量敏感，并意识到误差的存在对我们基于数据得出的任何结论和我们采取的行动意味着什么。FA 工

具的开发人员和用户大多依赖于源自心理学的工具开发方法，即心理测量学。心理测量学是一门技术性很强的学科，对大多数临床医生来说是一门非常枯燥的学科，但要想有效地使用 FA 工具，就必须掌握一些基础知识。其他信息可在该领域的手册 [24] 和教学文章 [25] 中找到。Johnston 和 Graves 的论文不仅关注脊髓损伤，而且讨论了这里没有涉及的测量工具开发的 IRT 方法中的一些问题 [26]。

传统上，反映测量结果的数据最重要的两个方面是效度和信度，但在临床应用中，敏感性和实用性等问题越来越受到重视。在心理测量学理论中，信度是效度的一个方面，但大多数人倾向于把它们看作是工具（或者更恰当地说，是工具产生的数据）的独立特征，而对信度和效度进行量化的技术是分离的。"效度"指的是某一工具是否测量了它所想要测量的？如果是以特征 X 为目标，那么测量操作产生的数字（"分数"）是否真正反映了 X，而不是特征 Y，或者反映了 Z 的特征远大于 X？"信度"是指如果同一测量者进行测量，并且我们知道测量者没有变化，能否得到完全相同的结果，测量结果的重复性如何？如图 8-2 所示，工具可以在没有效度的情况下信度可以很高。如果它没有信度，那么就没有效度。我们的目标是信度（它们给出的结果是可重复的）和效度（它们测量我们想要测量的）都很高的 FA 工具。

多年来，人们发展了许多方法来评估效度和信度，每种方法都适用于不同的情况。不幸的是，心理学家和社会科学家已经养成了"发明"新类型的效度和信度的习惯，他们以这些技术命名。然而，不存在所谓的重复测量信度和结构效度。每种工具只有一个效度和一个信度，可以用不同的技术来评估。

（一）信度

估计测量的可靠性是最容易理解的。所有的估计方法都是基于某种形式的重复测量。如果两个临床医生同时利用 FIM 洗漱项目评估患者 X 的能力，他们应该给出相同的分数，否则其中有一个错误或两者都是错误的。我们可以通过这两位临床医生使用 FIM 的洗漱项目对几百名患者进行评估，并计算他们完全或几乎完全一致的频率。一个统计公式，如系数 kappa（或加权 kappa）可以用来表示一致性水平。所有公式都是这样组成，其结果可靠性系数在 0.00（完全不可靠）和 1.00（完全可靠）之间变化。"评分者间信度"基于某些评分员来估计，以代表所有可能的评分员，这样我们就可以知道这个单项目工具（FIM 梳理）在临床医生使用时的平均可靠性。

如果同一位临床医生对同一位患者进行两次评分，我们同样可以计算出"评分者内信度"，即他 / 她对自己先前评分的认同程度。有两种情况可以这样做，要么患者的表现被录下来，要么评分员观察患者早上常规梳洗 2 次。在后一种情况下，重要的是我们要确保这些患者在这段时间内没有改变。在这两种情况下，临床医生都应该"忘记"他 / 她所做的第一次评级，如果要进行大量评级，这并不难。

功能状态是一个相当广泛和抽象的结构，并

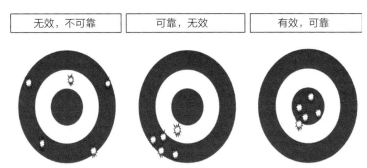

只有当一个人的所有子弹（FA 工具项目）击中靶心（兴趣结构），才能说枪（测量工具）是真实（有效）的

▲ 图 8-2　信度与效度的关系
FA. 功能评估

且像洗漱这样的单个项目不太可能代表它的整个范围。通常，我们选择多个指标（项目）并将它们组合起来，以充分评估我们可能拥有的"功能状态"。使用多个指标还有一个好处，即在任何一个项目量化过程中产生的随机测量误差很可能被另一项随机误差所抵消。因此，在其他条件相同的情况下，一个量表中的项目越多，它消除随机误差的机会就越大，就越可靠。然而，任何系统误差都无法消除，如果量表太长，将有实用性问题。因为在 FA 量表中的每个项目都是对内容的重复测量，就像两个评分者对于梳洗都是重复的"测量"，我们可以计算出项目之间的一致性，作为可靠性的另一种估计。有几种估算"内部一致性可靠性"的公式，其中最常用的是 Cronbach 系数 α。分半信度和复本信度是相关公式，它们的值都为 0.00～1.00。

评估所需的最小信度取决于数据应用的目的。在需要对个别患者做出决定的情况下，信度至少需要 0.90（如 Jones 夫人是出院还是延长一周的住院时间），而在组应用时，如系统评估和研究，信度常规的最低要求是 0.70 或 0.80。只有"中等"重测试信度或评测者信度的量表不再被视为可接受的选择[27]。较长的量表往往更可靠，但趋势是使用短的量表，如 SF-12 和 CHART-SF，而不是长的量表，如它们的前身 SF-36[8] 和 CHART[6]。随着优化结构和更好的筛选，新的短量表可靠性可以接近于旧的量表。一个与此相关的发展是计算机辅助测试（CAT），在CAT 中，只会询问针对个人能力水平的问题（进一步讨论请参阅"计算机自适应测试"一节）[21]。

（二）效度

效度不能像信度那样简单地估计，但是有一种特殊情况，我们确定已经存在的量表是完全有效的，因此是完全可靠的。在这种情况下，我们可以将现有的量表和新的量表同时处理一个样本，计算两个分数之间的相关性，并使用该相关性作为估计新量表效度的依据。当然，问题是，如果有一个完美的评价方法（"金标准"），为什么需要一个新的？更短或更便宜的量表可能是唯一可以接受的原因。在更常见的情况下，都是使用不太有效的方法来评估效度：我们感兴趣的方面没有现成的量表，而现

有的量表本身存在问题。

在没有金标准的情况下，用与现有量表的相关性来验证一个新量表的效度；希望新旧量表之间有很强的相关性，从而提供"聚合效度"的证据。有时与被视为与正在操作的新措施无关的相关性特征也要进行计算；预期的低相关性被视为"分歧效度"的证据。

在大多数权威人士看来，"表面效度"并不是效度评估的一种形式，而是以下问题的答案：量表从表面上衡量的是填表者期望看到的内容吗？特质 X 的测量是否真的是患者（受试者）认为的关于 X 的问题？有些量表没有或少有表面效度，但完全有效，例如明尼苏达多相人格问卷（MMPI）。然而，缺乏表面效度的工具可能并未完成，或未正确完成，因为患者看不到它们的相关性。在功能量表领域，表面效度基本不是问题，因为作为功能能力指标的活动相当具体，患者／受试者都认可其与他们的生活相关性。

密切相关的术语"内容有效性"是指开发者所关注的实际覆盖整个结构范围的测量。它通常由专家为测量 X 的必要内容写出提纲，或者对照他们不成文的期望检查测量草案的内容。当然，这需要测试开发人员对他们想要操作的概念有一个清晰的描述，如果你不知道画中人，那么批评一幅绘画肖像的真实性是没有意义的。计算这种效度没有标准公式。

"预测效度"指的是一种测量方法预测未来状态或事件的能力，这种状态或事件与被测特征有内在联系。如果能够准确地预测 4 年（5 年、6 年）后谁将毕业，那么高考入学考试被认为具有预测效度。FA 中的一个平行指标是预测哪些康复患者将成功出院回家，而哪些患者将成功出院到养老院。预测效度评估的一个问题是，对于预测的最低成功水平，没有即时的硬性规定。我们知道，许多因素都会影响到成功的独立生活、家庭的便利性、家庭的支持、个人对风险的决心和承受能力等。如果基于 FA 的预测至少有 50% 是正确的，那么 FA 工具是否具有足够的预测效度？至少 80% 正确？

"公认群体效度"是基于两组测量的特征不同的量表之间的分数差异，这种差异是已知。SCI 患者在身体功能测量方面的平均得分应低于创伤性脑

损伤（TBI）患者的平均得分；在认知功能测量方面，结果则逆转。如果结果与上述预期不符，那么量表很可能并没有测量我们希望它测量的指标。或者，数据反映存在大量的系统误差（偏差）。如前所述，在确定公认群体效度时也会出现一个类似的问题，即在整个组的功能状态中，有多少变化应该用诊断类别来解释：SCI 或者 TBI？如果每个 SCI 患者的认知功能水平都高于 TBI 患者，那么事情就很简单了：变量可以 100% 解释问题，低于这一水平的所有因素都意味着所采用的 FA 效度不是 100%。然而，TBI 组和 SCI 组的功能能力（运动和认知）的分布有一定的重叠。断言一个好的 FA 量表应该解释 1%～100% 的组间差异，对于选择或开发一个工具并没有多大帮助。

"建构效度"涉及一个（高度抽象的）结构的测量数据与其他结构的数据之间的关系。有时，我们有一个理论基础来预测结构 K 应该与结构 L 密切相关（但不完全相同），并且独立于结构 M（例如，"ADL 能力与社区融合相关，但与政党偏好无关"）。如果数据证明了这一点，那么 K 的度量可能是有效的（同样，L 和 M 的操作也是有效的）。然而，如果 K 与 L 之间的预测关联极小或不存在，我们不知道问题是与理论有关，还是与 K 的操作有关，还是与 L 的测量有关。这是一个不寻常的理论，它规定了 K 和 L 之间关系的确切强度，前提是所涉及的结构的完美测量。"强"或"非常强"是我们从理论家那里得到的最好结果，而这些都不是评价所涉量表效度水平的良好起点。

"生态效度"不关注工具的效度本身，而是所测数据和测试环境之外的真实情况之间的关联性。在与真实世界相似的情况下测试行走技能（项目比训练室中的双杠要多）提供了更有"生态效度"的数据，但是测试的标准化可能会受到影响。标准化测试都是能力测量，一直是心理测量学的重点，是评估神经心理学量表和患者个体能力量表信度和效度的方法。然而，标准化的环境往往不同于人们在功能保护下进行自我照顾、交流、工作和所有其他事情的环境。标准化环境中的测试意味着几乎总是处于最佳环境中[15]，因此结果往往更多地测试能力而不是表现，这可能意味着测试数据对现实生活中的常规

程序没有很好的预测性。

上述讨论应清楚地表明，评估工具的有效性总是不如量化其可靠性那么简单。寻找高价值，相当于 0.91 级的重测信度不会发生；效度系数几乎总是低得多，因为所有的信度估计方法都是间接的。最直接的评估方法是聚合效度，0.60 被认为是同一结构的两个测量方法之间的聚合效度所需的最小相关系数[27]。在实践中，几乎总是有必要使用所有可用的方法评估效度，并基于多个结果分析得到支持效度的证据，但这些证据不会永远不变的。在多个研究中，通过基于专家知识的相关模式，发现不同类型的效度的令人鼓舞的水平是典型的情况。幸运的是，在 FA 的情况下，有关专家对功能状态的各个方面的决定因素、相关性、组间差异等有着广泛的了解，使得评估具体措施的质量问题可能比前面的问题清单建议的问题少。

（三）灵敏度

显而易见，如果量表的"衡量标准"只有"能"和"不能"两类，那么它就缺乏灵敏度：不能较好地反映能力 / 表现上的细微差别，不能用来记录微小但有临床意义的个人或团体表现的变化。灵敏度是指量表的捕捉能力，涉及被测对象 / 待测患者的全部功能能力范围，以及临床相关或在研究中微小但是仍然重要的区别。当灵敏度与时间变化有关时（例如，从入院到出院），反应性这个概念经常被使用。

地板效应和天花板效应是灵敏度的一个问题。第一个术语是指利用 FA 的最低可测水平高于可被测出最低能力患者的状态。所有能力等于或低于最低可测量水平的患者被集中在一起，并给出相应的分数。反之亦然，天花板效应意味着可测量的水平至少低于一些能力更强的患者的表现水平。应该注意，测量通常是针对一组患者，没有地板效应或天花板效应，但是会应用于有两者效应的另一组患者。例如，FIM 量表旨在量化康复住院患者的功能状态，任何在出院时达到最高分数的患者都不适合再入院。然而，在患不完全性截瘫（如 C_4 或以下，ASIA 残损分级 D 级）几年后，许多患者会获得 FIM 运动量表的最高分。FIM 量表的设计从来就不是为了区分无最小功能缺失的人群、其他正常人和

超人。因此，"缺乏反应性"有时是量表使用者而不是量表开发者的问题。

没有使用公式对响应性进行量化导致简单系数范围从 0.0（根本没有响应）到 1.0（可能最大响应）。所有的量化方法主要用于比较一种测量与另一种测量的反应性，允许用户选择响应最快的一个。使用了多种指标，包括效应值（时间 1 和时间 2 之间的平均变化除以时间 1 的标准差）、标准化响应平均值（时间 1 和时间 2 之间的平均变化除以变化分数的标准差）、观测者操作特性曲线（ROC）分析及许多其他指标。对这些指标的讨论超出了本章的范围；读者可参考大量的文献 [28, 29]。

一个相关的问题是：什么是最小的变化（随着时间的推移）或者一种测量方法可以检测出的（两种情况之间的）差异？这不仅是一个使用的度量标准问题（当然，日龄可以反映出比年龄更小的差异），而且还涉及测量误差。每个测量值都是一个近似值，适合显示可能涉及的误差范围：入院时患者 X 的重量为 53.7kg ± 0.2kg。类似的信息表明，使用的量表不能可靠地检测小于 0.2kg 的变化。在临床流行病学及相关领域，可使用最小可检测差（mininum detectable difference，MDD）一词；在心理学领域，对应的是可靠变化，可以用可靠变化指数表示。其他术语包括最小真实差和最小可检测变化。

不应将 MDD 与第二个概念混淆：最小临床重要差异（minimal clinically important difference，MCID）（有时指最小重要差异值、临床重要差异或最小的重要变化）。MCID 是指患者认为有价值的最小得分差异。根据定义，MCID 应大于相应的 MDD——可检测到的差异不一定足以反映被评估者日常功能的有意义变化。通过一个非常敏感的量表，想减肥的人可以确定他或她在 4 周内减掉了 0.013（ ± 0.002）kg，但这是否意味着其对节食的结果感到满意？同样，在一项新的脊髓损伤上肢（upper extremities，UE）康复方法的临床试验中，采用上肢评价量表如 CUE-T（非自我评估版本）[30]，治疗组平均得分为 102，而普通医疗对照组为 99（P=0.03 表示差异具有统计学意义），但如果考虑与新干预措施有关的潜在高得多的资源支出，那么这种差异在临床上是否特别重要？因此，MCID 反映了临床意义，主要从患者的角度来看，因此可以与疗效程序、需要治疗的数量和其他量化差异有多大意义的方法联系起来。有多种方法可用于确定特定 FA 测量的 MCID[31]，因为它们基于不同的假设，所以往往会给出不同的 MCID 值。Wu 等 [32] 对脊髓损伤研究中涉及确定 MDD 和 MCID 的问题进行了有说服力的讨论，强调这些参数在有序 FA 测量中应慎用。

（四）其他测量特性

除了效度、信度和灵敏度之外，还有一些 FA 度量的其他特性及其在临床、项目评估和研究应用中的应用，大多数都与实用性有关。

语言：谨慎的措辞特别适用于自我管理工具，如上肢评价测试 [7]，但也可能是观察和其他措施的问题 [33]。文本的阅读水平和翻译成用户熟悉的语言都值得关注。在 SCI 中，测试中使用的词语（如 SF-36 中的"行走"）可能有问题，因为它们不适用于介助轮椅移动的人，甚至可以被解释为反映研究者的部分不敏感性 [34]。

所需培训：许多观察性 FA 和测试类型的测量要求使用者接受培训，有时还需要经过认证，以产生可靠的数据。

可用性和成本：有些措施是受版权保护的，可能不能用，或者只能一次性或按次性付款。

所需时间和设备：受试者或管理者花费过多时间的措施，或使用特殊设备的措施，可能都不适合在研究外应用。

可供选择的版本：由代理人填写的版本可能对儿童、四肢瘫患者或认知交流障碍患者的自我报告适用。类似地，在受试者可能接受"学习测试"的情况下（如心理测试），等效版本也会被使用，并且似乎会在重复使用单一版本时获得技能。

患者安全：如果检测车辆驾驶能力时，每次都受到检测人员的干扰是危险的，检测结果也不太真实。另外，完全不干涉也不利于被测者或测试人员。虚拟现实（见下文）等模拟技术已经开发出来，使得在这种情况下进行"真实"测试成为可能。然而，它们可能会带来生态有效性的担忧。

临床实用性：如果一项措施的实施和评分没有增加临床医生的知识库，或者如果信息不能帮助医生对某一特定患者或某一类患者做出决定，那么该工具就缺乏临床实用性。评分的可解释性可能有助于临床应用；在某些情况下，标准的可用性（适用于所有 SCI 患者，或最好适用于在年龄、损伤程度和完整性等方面具有可比性的亚组）也有好处。

六、功能评估的使用

FA（狭义地定义为活动限制的测量）的起源是临床医生试图定量地表达患者在接受康复治疗时的缺陷，并监测其进展，或者至少确定出院状态，因此，除了患者简单的报告外，还有一些"证据"证明治疗的有效性，患者现在可以做一些在入院前不可能或困难的事情。FA 量表的应用范围已经大大扩展，我们现在可以用于描述个体患者的诊疗、项目管理、赔偿及研究。

（一）个体患者的医疗

无论是一般的还是针对特定的患者，住院和门诊项目的入院决策通常基于正式的 FA，以确定患者的缺陷类型和程度是否具有参与和治疗的资格。因此，"基线"评估通常会传达给第三方付款人，第三方付款人可以使用该评估来批准项目准入和一定的治疗持续时间或强度。入院前或入院评估通常是预后的基础，它会传达给患者和付款人，理想情况下是目标设定的基础。许多康复计划使用一种 FA 量表，如 FIM，来设定预期的结果，无论是针对一类患者还是针对个别患者。已经开发了软件应用程序，以协助病例管理人员进行此类预测；它们在很大程度上建立在一个 FA 数据库，该数据库包含了许多先前具有相同康复诊断、年龄、性别和并发症的患者入院和出院情况的信息。

在许多康复项目中使用 FA 措施进行治疗监测。团队查房通常包括患者在"最关注 / 最常见的疗法"（膀胱护理；表达语言等）等方面目前的状态，这些项目都可以用 FA 量表表示。尽管终止治疗的决定越来越多由"外部"标准（例如，第三方付款人批准的最长住院时间）决定，理想情况下，这些标准建立在目标完成或患者总体功能能力稳定的基础上。在这两种情况下，患者状态的测量应该是使用具有高灵敏度的量表进行，以便能够可靠地确定变

化或缺少变化。

不幸的是，病历管理者和医疗保险公司可能会要求使用不能充分反映可能发生的改善程度的工具来衡量改善程度。一个例子是在脊髓损伤合并高位四肢瘫的患者中使用 FIM 运动量表。由于 FIM 量表本身对此类患者病情变化不敏感，不太可能充分记录改进情况。手功能测试或四肢瘫功能指数（quadriplegia index of fuction，QIF）可能是更好的选择[35]。在门诊设置中，由于天花板效应，FIM 运动量表也可能无法捕获功能改进。对现有量表缺陷的广泛了解，使医疗保健提供者能够更好地应用这些测量方法，并使保险公司认识到这个问题。

FA 信息也可用于沟通与非康复团队成员治疗的进展和结果。患者本身、其家庭成员、转诊来源和付款人对患者状态的功能方面特别关注，尤其是在涉及活动和参与的情况下。FA 的另一个用途是长期监测患者的状态。尤其是在多发性硬化等进行性疾病的情况下，这些信息对于决定是否需要新的治疗、患者环境的变化等非常重要。事实上，FA 量表所反映的功能状态信息被认为是第六个（标准 4 和疼痛之后）生命体征[36]。

（二）项目管理与评估

无论是否进行部分结果管理、持续质量改进（continuous quality improvement，CQI）或全面质量管理（total quality management，TQM），项目评估旨在评估一个项目在多大程度上确实完成了其改善残疾患者功能状态的目标。项目评估的基本问题是：患者是否有更好的变化（项目有效性），如果有，资源是否在实现这一点（项目有效性）时得到最佳利用？公认的非营利认证机构和组织康复设施认证委员会（CARF）[37]要求进行项目（自我）评估，常规收集的结果数据可以也应该传达给利益相关者，包括当前和未来的患者、第三方付款人和当地社区。美国医疗保险和医疗补助服务中心（CMS）已开始在其网站上公布养老院和家庭健康机构的功能结果比较，未来还将为提供康复服务的其他机构发布包括功能评估信息在内的类似"报告卡"[38]。

虽然从进入项目到退出是很常见的，但要证明项目的可靠性并不容易。脊髓损伤患者可能在测

试后比测试前获得更高的分数，这可能与得到服务的选择、时间、质量和数量无关。积极的变化可能是由于自然恢复、测试能力的提高和许多其他因素 [39, 40]。不幸的是，常规的项目评估数据往往不足以说明哪些因素是导致成功或失败的因素；可能需要进行额外的研究来获得这些信息。

所有的康复计划都面临着证明有效性的相同问题，一个（部分）用于比较项目之间结果的解决方案是通过一个包括人口统计、损伤后的时间及损伤严重程度评估的"最小数据库"，除了功能的具体测量外，其选择取决于项目类型和随访时间。UDSMR 就是这样一个数据库 [41]，美国许多住院康复机构及一些提供康复服务的亚急性机构和疗养院参与了 UDSMR；eRehabData[42] 是另一个类似数据库。当然，如果两个项目的输入（入院状态）相同，那么两个项目之间的比较才是公平的；那些治疗受伤害更严重或有严重并发症的患者的项目可能比那些要求不高的患者项目更为困难。因此，UDSMR 和其他数据库的报告在诊断组、并发症、年龄和其他被认为与项目成功机会相关的因素（相关的"病例组合"）方面进行了比较。

康复机构的资源不是无限的，而效率往往是项目评估的关键组成部分。住院时间通常被用作资源使用的总指标，每天的功能状态变化被解释为项目效率的指标（可能有必要重复一些假设，包括在计算该指数时，对功能状态进行了区间水平测量；这些假设可能经不起推敲）。

（三）康复服务费

FA 数据也对医疗保健费用支付有重大影响。自 2002 年以来，美国 CMS 已经在前瞻性支付系统（PPS）为每位出院患者的住院康复设施（IRF）支付固定金额，而不是根据（调整后的）报销费用、手术费用或目前仍被其他一些支付者使用的公式计算的费用进行支付。固定金额部分基于患者入院时的功能状态，结合诊断类别（卒中、脊髓损伤、脑外伤等）和年龄类别，共同定义功能相关组（FRG）。为了测量功能状态，使用了 FIM 中的一个微小变化，它嵌入了住院患者康复机构 - 患者评估工具（IRF-PAI[43]）中。综合诊断、状态、类别和年

龄这些因素定义患者群，这些患者的康复需要类似的资源，在每个病例的支付金额中都已确认。[此项付款因为并发症（级别）、机构所在地区的工资水平等进行调整]。PPS 给予了 IRF 财务激励，以加快功能恢复和达到其他结果的速度，并执行更完整和准确的操作入院功能评估。养老院和家庭保健机构的支付方式与 IRF 类似，但有自己的计量工具。CMS 以外的第三方支付方也可以使用功能状态（而不是诊断）作为确定康复和其他机构支付水平的关键要素，因为功能是资源消耗的主要决定因素，因此 FA 信息为报销系统增加了价值。近几年来，有人一直在推动将服务的支付和结果质量联系起来，开放诸如 CMS 的连续性评估记录等新的评估工具，以便在此类应用中使用 [44]。

（四）研究

项目评估通常不处理个别患者所做的事情，以解释功能状态的变化（康复的"黑匣子"）。它也没有系统地解决结果的替代解释，也没有传统或创新治疗有效性的确凿证据。这就是研究的切入点。这方面的大多数研究涉及：① FA 工具的研发，包括评估其信度、效度、敏感性和实用性；②采用 FA 指标评价常规或实验性康复治疗的效果；③对受试者进行此类治疗方案的筛选；④评估残损、活动和参与之间的联系；⑤描述残疾的自然过程；⑥评估残疾对经济和社会的影响。

因为功能是康复机构、研究者及他们的患者/代理人所预期的关键，许多研究使用 FA 信息作为"独立"（预测）变量、"应变量"（结果），或者两者兼有。不过，值得记住的是，在使用本研究的结果之前，需要根据所选 FA 工具的适用性和它们的心理测量质量进行评估。研究人员的结论和建议与他们使用的 FA 工具相关。

七、功能表现的主观评价

对 SCI 中临床医疗、项目评估和研究应用的大多数 FA 方法的主要批评是，它们不能反映所涉及的主体主观观点。"正常功能"可能是一个值得称赞的目标，但如果这种功能降低人的主观生活质量，那就不这样了。一些研究表明，参与限制比残损或

活动限制更能解释生活满意度或幸福感的差异[45]。因此，至少在某些应用中，功能性活动与人的价值观和偏好之间的契合需要在 FA 工具中以某种方式加以考虑和反映，特别是在参与度测试中。脊髓损伤患者本人的观点在这种调查中还没有得到应有的重视。

尽管大多数量表都被设计用来测量集中在动作、行为、角色的"独立程度"和"多大程度"的"功能"上，少数量表探讨了其他维度。目标达成量表（GAS）和加拿大职业表现量表（COPM）是一种半结构化方法，通过这种方法，康复服务受试者和临床医生共同制订并优先考虑治疗的个体化目标，出院后患者对其功能表现的充分性、他们对它的满足程度，以及每个目标对他们生活的重要程度提出看法[46, 47]。目标的选择反映了个人的价值，重要性评级也是如此。结果项得分的重要性加权和是关键的评价指标。一些具有标准化内容的工具包括重要性评级，例如许多传统上归类为 QoL 度量的工具[48]。

八、功能评价中的新技术

由于引进了其他学术领域的技术，FA 领域正在经历缓慢而确定的变化。本节重点介绍一些已经可用的技术，或者即将从原型技术转变为在常规临床和研究应用中收集和处理 FA 信息的有用方法。

（一）测试的电子管理

个人电脑、平板电脑、智能手机和其他电子设备的广泛应用，使得患者或研究人员利用设备管理 FA 量表成为可能，而不是传统的纸张和铅笔。电子数据收集有几个优点。一个好处是消除将数据从纸张转录到计算机文件的成本和可能出现的错误；更重要的是，根据最初问题的答案的性质，将提供不同后续问题进行分类的潜力。它相当于自我管理的纸质问卷中的"跳过"和"转到"指令，但功能更强大，而且在 CAT 中得到了最充分的利用（见下文）。类似的好处可能会体现在其他口头面谈活动中；自从上门调查者消失以来，计算机辅助电话采访（computer-assisted telephone interviewing，CATI）多年来一直是民意调查的工具。

平板电脑和其他类型的手持电脑也可以被临床

医生和研究人员用来直接记录观察数据。提高数据输入的质量和易用性是以大量编程为代价的，而这些编程通常是由销售特定 FA 系统的商业公司执行的。最后，可以使用计算机完成容量测试，特别是对于需要计时、计算错误或其他繁重的管理功能的测试。未来，即使是小样本应用，FA 量表的计算机管理也将越来越普遍。即使是缺乏编程技能的临床医生或研究人员，利用"创作"型软件将在有限时间内使用户界面和底层算法结合起来。某种意义上说，就像 Zoomerang 那样，基于网络进行问卷设计和管理服务[49]。患者 / 研究对象完成基于网络的问卷调查和其他工具，即时对工具进行评分，即时返回总分甚至解释性报告，这是另一个当前的应用，其重要性有望增加[50]。

（二）计算机辅助测试

一旦知道一个患者或研究对象可以走 2 英里，问其是否可以走 1 英里或者是否在自己家里四处走动就没有多大意义了。答案不会提供任何有用的信息，而下一个问题是能否在不平的地面上走 2 英里或者是否能背 10 磅（1 磅 ≈0.45 千克）的重物行走。这是 CAT 的前提：根据已知的功能性任务在难度方面的相对顺序，我们可以限制自己只问那些有信息量的问题，以了解受试者在丧失能力 – 完全能力维度的确切位置。

以对回答有关测试中所有功能任务的问题的人为样本（"项目池"），CAT 是通过对以上大量数据的分析而产生的。然后可以使用 Rasch 分析或其他 IRT 方法以确定整个集合是否定义了单个维度（如物理能力）及每个项目的相对难度。然后，对于每一个新的被调查者，我们都可以利用这些信息，用最少的问题来确定他或她的能力。首先，确定中等难度任务的能力；基于结果，提问转移到更困难或更容易的任务，直到以预定的误差幅度知道其能力，或者基于预定的要使用的项目数[22]。使用计算机算法估计能力水平完成每个项目并选择下一个要问的最佳问题。可以证明 CAT 创建的项目集产生的信息精度和质量与从中提取这些项目集的更广泛的项目库相同。

在管理 CAT 逻辑上不便利的情况下，可以使用各种方法（硬拷贝形式、访谈等）来管理包含固定数量的代表不同难度水平的项目的"简短形式"，并产生被认为与 CAT[51] 的分数直接可比的分数。2016 年，简版的脊髓损伤功能指数测量被采用为脊髓损伤模型系统纵向数据收集的组成部分。虽然 CAT 的应用还处于早期阶段，但该方法有望成为对活动限制、参与度和可能的残损进行更精确和更有效的一种评估手段。

（三）生态瞬时评估

除非一个人在一段时间内关于自己的感觉、经历和行为的自我报告是固定的日常生活的一部分，否则公认是不可靠的。生态瞬时评估（ecological momentary assessment，EMA）是指一套技术，使临床医生或研究人员所需的信息报告更接近行为或感觉发生的时间点，并在受试者处于相关环境而不是在研究室中时生成报告。EMA 可以用来回答以下问题：你目前从事什么活动？在过去的一个小时里，你多久考虑一次问题 X？如果有的话，你目前正在与哪些人交流？通过适当的方法，可以汇总一天中的这些离散报告，以及较长时期中的每天情况，只要符合记录要求，研究人员就可以更可靠地了解一个人的活动和参与情况[52]。在许多 EMA 研究中，每天都会使用寻呼机、特殊的预编程手表或智能手机在多个预设或随机时间提醒对象，然后要求其使用便携式的工具如日记、智能手机、平板电脑或其他类型的掌上电脑报告一些关键信息。因为采集的样本是时间点，所以该方法也称为体验采样方法（experience sampling method，ESM），尤其是当关注点为主观体验时。使用 EMA/ESM 进行研究的重要考虑因素是减轻参与者的负担并最大限度地提高依从性，这可以通过精心选择和编程电子数据收集方法来实现。

迄今为止，EMA 方法已经在有限的基础上用于 FA 研究中[53, 54]，但尚未在 SCI 中使用。各种书籍和文章都提供了有关此方法的详细信息，并提供了适当的方法来处理和分析所产生的复杂且经常量大的数据[55, 56]。

（四）设备录音

各种各样的技术可用于收集有关功能活动的定量信息[57]。计步器和其他可穿戴式"健身追踪器"在市场上可供公众使用，包括为轮椅使用者量身定制的设备[58]。计步器已被证明与活动的直接观察有很好的相关性，而与能量消耗的相关性则较小[59]。加速度计可以类似地记录总体活动水平[60]，但有潜力评估特定的下肢或上肢活动的频率和持续时间[61]，包括追踪剧烈运动的时间、强度及持续时间[62]、不同的姿势（坐、躺、站立）所花费的时间，以及活动（步行、骑自行车等）发生的特定类型[63, 64]。安装在轮椅上的利用 GPS 的"数据记录器"可以确定用户每天的行驶距离及常去的地方[65]。运动捕捉技术、力传感器和视频技术提供了详细研究移动性的方法[66]。最后，研究人员已开始将传感器嵌入住宅的墙壁，这是另一种捕获信号的方法，该信号可被解码以推断出居住在其中的测试者的功能水平[67]。

（五）虚拟现实

虚拟现实（virtual reality，VR）是一系列技术的名称，该技术可以使人沉浸在计算机生成和交互的环境中，因为它会根据人的行为和动作而变化。可以使用平板显示器、头戴式显示器，甚至 3D 投影室呈现模拟的世界，反馈是对凝视跟踪设备、手势感应手套或其他用于确定人与生存环境互动方式的响应。VR 是为治疗目的而开发的，但利用 VR 处于自然世界的复杂性与测试实验室的过度简化之间的事实，实现了越来越多的评估机会。虚拟实境允许在医疗人员 / 患者 / 受试者对自然环境做出反应时收集数据，同时对该环境进行操作（刺激演示的速度、数量或顺序，例如，受试者需要通过的虚拟高速公路上的汽车），挑战任何技能和能力是测试管理员感兴趣的指标。研究人员正在研究 VR 在促进轮椅移动性训练和残疾人生活所需的许多其他技能领域的培训中所扮演的角色。现在有轮椅移动性评估[68] 和上肢功能评估[69]。随着技术的不断发展，VR 在 FA 中的作用可能会越来越大。

九、功能评估方法的选择

选择适用于临床、治疗或研究情况的 FA 方法并非易事；但是可以使用指南[70]。第一个问题始终应该是要衡量的是什么：仅活动的（限制），或还包括障碍（表现）和参与（限制）。尽管在 TBI 研究中使用了诸如残疾评估量表[71]等涵盖了所有三个领域的工具，但它们经常效果很差，并且没有为两个或三个域提供单独的分数。由于残损，活动限制和参与限制之间的相关性通常较低，因此最好使用两个或三个单独的工具。

第二个问题可能是这三个对象中是否存在感兴趣的特定子域。即使在诸如手／手臂功能之类的"狭窄"子域中，也可能存在多个子子域（例如，各种抓握、本体感觉、感觉、需要手／手臂操作的 ADL 任务），可能会或不会出现在众多可用的手功能测试中[72]。如果您对活动（限制）感兴趣，那么一个问题是：在什么方面关注功能、能力或表现；因此，应该选择哪种管理方式：在实验室或其他环境中进行测试、由患者或看护人进行观察或报告？这些限制了选择，并且如果所处理的人群具有无法应用最常见工具的特征（例如，英语水平不足），则选择可能会受到更多限制。可用于管理的资源（特别实验室、管理员培训、管理员和受试者的时间）通常在量表选择中起关键作用。最后，度量标准的特性（可靠性、有效性、敏感性）应该为选择提供依据，尽管在某些情况下，对量表的选择非常有限，以至于人们需要接受一种特征不那么突出的度量指标。

即使所有临床医生、研究人员或项目评估人员都选择了在工作中使用高质量的 FA 指标，但由于他们选择了不同的指标，因此数据可能仍然不兼容。近年来，要求数据创建者采取一致的量表使数据集集成变得可行的压力越来越大。国际脊髓学会（ISCoS）已启动创建 SCI "数据集"的过程[73]。这些数据集指定了特定区域中需要包含在临床记录（基本数据集）和研究记录（基本和扩展数据集）中的信息的内容和格式[74]。迄今为止，已经发布了核心数据集和性功能、肠功能、尿路功能及其他障碍领域的数据集[73]。基本的活动和参与数据集已经发布[75]；但扩展部分仍在开发中。美国国家神经系统疾病和卒中研究所（NINDS）已发布了一套完整

的通用数据元素（CDE），用于 SCI 临床研究[76]。这些涵盖的变量和测量用于量化基于专家共识而推荐的各种特征，并提供病例报告表。许多 ISCoS 国际 SCI 数据集已全部或部分合并到 NINDS SCI CDE 中。

多年来，已经发表了许多综述 FA 措施的论文，无论是一般的[17, 23, 46, 71, 77–83]还是专门适用于 SCI 医疗和研究的领域[84–100]。最近，已经发布了用于 SCI 的 FA 措施的 SR，这为临床医生和研究人员提供了一种简单的方法来识别相关测量，并了解所有与他们的心理计量学特征有关的已发表研究。

加拿大 SCIRE（脊髓损伤康复证据）计划审查了许多结果指标，包括 FA 中传统上定义为与 SCI 相关的功能组成部分[98]。在美国，Shirley Ryan AbilityLab（以前称为芝加哥康复研究所）也制订了类似的举措：创建康复评估数据库（RMD）[101]。虽然 RMD 不仅仅关注 SCI 但基于已发表的主要文献，其回顾了评估方法，并指出了哪些方法适合 SCI。尽管 SR 有时可以直接比较特定领域的测量方法，但是这两个网站的优点是不受空间限制，并且能够提供完整的心理测量数据，有时在版权所有者允许的情况下可以复制测量方法。由于它们是免费提供的，因此它们是选择用于研究或临床医疗评估的快速起点。

表 8–1 列出了七个类别中与 SCI 相关的 FA 测量的选定列表。对这些类别的分配基于当前作者对每种评估方法主要用于什么架构的看法。他们承认，其他人可能会做出不同的选择，许多方法可能会被列为多个类别。优先考虑了 SR 中已包含的方法；提出了一些未在 SR 中出现的较新的方法，因为其开发的高质量表明它们将来可能会收到审稿人的积极评价。我们在适用的情况下提供有关 SCI SR 的信息，其中包括该方法。鉴于研究人员和临床医生对 FA 评估的兴趣不断提高，不断开发新的评估方法，并且有关现有方法的新测量标准信息正在发布。在寻找研究或临床评估项目的结果指标时，读者应查阅定期更新的网站[98, 101]和（或）在书目数据库搜索 FA 工具的评论。

表 8-1　按 ICF 域划分的功能评估量表

缩　写	度量名称	描　述	精选参考文献*
障碍和功能限制——整个身体			
ISNCSCI	脊髓损伤神经学分类国际标准	包括运动和感觉部分，以确定 AIS 所描述的伤害程度和严重程度	[90, 98, 99, 100, 101]
BBS	Berg 平衡量表	包括 14 个评估跌倒风险的项目，该量表基于执行具有挑战性任务的能力，例如闭眼站立或单脚站立。最初是为老年人开发的，最适合不完全性 SCI 且具有一定站立和行走能力的人	[97, 98, 99, 101]
SCAR	脊髓功能标尺	将功能方面与强度相结合（通过 SCIM Ⅲ 和 ISNCSCI 的某些项目进行衡量），以"意志表现"应对挑战	[102]
障碍和功能限制——上肢			
CUE	上肢功能	自我报告调查表（CUE-Q），专门评估四肢瘫患者在手臂和手部功能（伸、提、拉、推、移动、手指使用）方面遇到的局限性和困难。还提供了观察者评分版本（CUE-T）	[72, 98, 99, 101]
GRASSP	强度、感觉和抓握功能分级改良评估	基于每个手臂的 5 项评分（背侧感觉、掌侧感觉、力量、感觉能力和抓握能力），对上肢功能进行全面评估	[72, 98, 99, 101]
GRT	抓握释放实验	评估四肢瘫患者的手功能，方法是根据其用一只手操作 6 个物体（钉子、镇纸、叉子、木块、罐头、录像带）的能力。得分是由受过训练的观察者根据物体在指定时间段内成功移动的次数给出的	[72, 83, 99]
JHFT	Jebsen（-Taylor）手功能测试	基于标准动作评估，使用模拟的 ADL 动作（书写、翻卡片、捡起小的普通物体、模拟进食、堆叠、捡起大物件、捡起大的重物）来测试精细和粗略的手部功能	[98, 99, 101]
THAQ	四肢瘫患者手部活动量表	包括与九种活动有关的 153 个项目（自我护理、穿衣、大小便、移动性、饮食/饮水、工作、休闲、家务和杂项）。评分是基于受试者对他们执行活动的能力、独立执行活动的重要性以及是否需要帮助来评级	[98, 99, 101]
VLT	van Lieshout 手功能测试（VLT 简表）	包括 10 项评估，其中临床医生对患者够取、抓握和操纵各种物体（管、瓶、硬币、装满水的水罐、杯子、钢笔等）的能力进行评分。每项得分应基于如何执行任务的特定标准，范围从 0 分（不可能完成）到 5 分（最高评分水平）	[72, 83, 98, 99, 101]
SCI-FI Fine Motor	脊髓损伤-功能指数-精细运动控制	由 35 个项目组成，这些项目与需要执行精细运动控制的任务（翻页、打开邮件等）的能力有关。通过自我报告完成；可以通过 CAT 或 11 个项目的简表（截瘫或四肢瘫版本）实施†	[12, 13]
障碍和功能限制——下肢			
6minW	6min 步行测试	测量患者 6min 内在平坦坚硬的地面上按照自己的步伐行走的距离	[87, 91, 95, 98, 99, 101]

（续表）

缩　写	度量名称	描　述	精选参考文献 *
10 MWT	10m 步行测试	测量患者按自行选择的步行速度行走 10m 所需的时间	[87, 91, 95, 97, 98, 99, 101]
FIM-L	FIM 运动项目	评估主要运动方式（步行或轮椅）的护理负担。分数由训练有素的观察员给出，并且基于辅助设备的使用、行进距离和其他人提供的帮助的组合。另请参见下面的 FIM	[87, 91]
SCI-FAI	SCI 功能性步行量表	针对可独立行走的个人的自我报告步态表现指标，基于辅助设备的使用和步行能力	[89, 91, 97, 98, 9, 101]
TUG	"起立—行走"定时测试	通过患者从扶手椅上站立，以自行选择的速度行走 3m，转身，回到椅子上再坐下，进行计时测试，以测量步行能力（以及转移和平衡的某些方面）	[91, 95, 98, 99, 101]
WISCI	脊髓损伤步行指数（ I 、 II 版）	步行能力的特征是得分为 0～20（"WISCI 水平"），该得分基于步行的距离，以及辅助设备、支具和身体辅助的使用	[87, 89, 94, 95, 97, 98, 99, 101]
SCI-FI	脊髓损伤 – 功能指数 – 移动控制	由 29 个项目组成，这些项目涉及患者在速度，地面（水平、不平坦、楼梯）和其他条件变化时行走活动的能力。通过自我报告完成；可以通过 CAT 或 11 个项目的简表（截瘫或四肢瘫版本）实施 †	[12, 13]
活动 / 活动限制			
BI、MBI	Barthel 指数、改良 Barthel 指数	由 10 个自理项目组成，可以根据观察或自我报告或看护人报告完成。最初版对大多数项目都有 3 个评分选项（0= 无能力；5= 需要帮助；10= 完全独立），但修改后的版本使用 5 分制和项目的权重来提高敏感性	[11, 86, 89, 95, 98, 101]
COPM	加拿大职业表现评估	个性化的衡量标准，侧重于患者希望、需要或期望执行的活动和参与元素。评分是在半结构式访谈之后完成的，同时考虑了活动的主观重要性（0～10 级）和完成水平（0～10 级）	[72, 101]
FIM	功能独立性量表	基于两个领域来衡量护理负担：运动（13 项）和认知交流（7 项）。所有项目均以 7 分制进行衡量（0= 完全辅助；7= 完全独立）。在 SCI 评估的使用通常会省略认知交流项目，并认为 FIM 可用于评估总体运动能力而非护理负担	[83, 86, 89, 95, 97, 98, 101]
NAC	需求评估检查表	在 9 个领域中全面实施 SCI 患者住院康复期间的功能：ADL（29 个项目）、皮肤管理（14 个）、膀胱管理（10 个）、肠道管理（7 个）、行动能力（17 个）、轮椅和设备（33 个）、社区准备（24 个）、出院协调（32 个）和心理问题（19 个）；使用 4 分制，从 0 分（完全依赖）到 3 分（完全独立）	[89, 99, 101]
PARA-SCI	SCI 患者的体育锻炼回想评估	根据最近 3d 在轻度、中度和高强度的休闲和生活活动中的参与度（min）来衡量体育活动强度，采取自我报告的形式对这些活动分别进行评分。也可以计算总分	[93, 97, 98, 99, 101]

（续表）

缩　写	度量名称	描　述	精选参考文献*
QIF	四肢瘫痪功能指数（改良，简版）	因为 Barthel 指数被认为太不灵敏，无法记录四肢瘫患者在康复过程中获得的少量功能改善而开发此量表。简版 QIF 使用 6 个项目替换了覆盖 10 个域的 37 个 QIF 项目，从而获得了几乎相同的敏感度。修改后的 QIF 通过观察或自我报告的方式，使用了 14 个项目来涵盖三个领域：梳洗、洗澡和进食	[72, 83, 86, 89, 95, 98, 101]
SCIM	脊髓独立性量表（Ⅰ、Ⅱ、Ⅲ版）	使用 19 个项目评估 SCI 患者执行日常任务的能力，这些项目涉及三个领域：自我护理（进食、梳洗、洗澡和穿衣）、呼吸和括约肌管理及活动能力（床、转移、室内 / 室外）。可以采用观察者评估、自我报告或护理人员报告的形式来收集信息；对项目进行加权以反映假定的临床相关性	[86, 89, 95, 97, 98, 101]
CARE Tool	连续性评价记录和评估	护理工具的功能评估组件，包括涵盖自我护理，功能性移动，补充功能能力和 IADL 的项目，所有这些项目的衡量标准为 1 分（非独立）到 6 分（独立），并由康复人员进行观察	[44]
SCI-FI Self-Care	脊髓损伤 – 功能指数 – 自我护理控制	由大约 90 个项目组成，包括沐浴、梳洗、膀胱和肠道管理、上下身穿衣及进食，CAT 可以储存这些数据，也能以 9 个项目的简版实施，并为四肢瘫和截瘫患者提供单独的版本†	[12, 13]
SCI-FI Basic Mobility	脊髓损伤 – 功能指数 – 基本运动控制	由 54 个项目的数据组成，包括身体定位、转移、搬运物体，以及在不同位置移动的项。可以通过 CAT 或 9 项简版形式（截瘫或四肢瘫版本）实施†	[12, 13]
轮椅技能			
WC	轮椅赛道	包括涉及手动轮椅推进的一组 8 项任务和一项步行任务。分数由观察员给出。计分标准因任务而异，有些分数基于执行任务的能力，而其他分数则取决于速度	[98]
WST	轮椅技能测验	由观察者打分，观察者使用已定义的标准来评估执行一组任务的能力，这些任务代表轮椅使用者在日常生活中通常遇到的情况（驱动、开门、穿越坡道等）。轮椅类型（手动、电动和踏板车）和计分人员（轮椅使用者与照料者）存在不同的版本	[97, 98, 99, 101]
SCI-FI WC	脊髓损伤 – 功能指数 – 轮椅活动控制	包含 56 个项目，涉及在各种情况和条件下可移动手动或电动轮椅的能力。通过自我报告完成；可以通过 CAT 或 10 项简版形式（截瘫或四肢瘫版本）实施†	[12, 13]
参与 / 参与限制			
CHART	Craig 障碍和报告技术（CHART-SF）	使用残障患者或护理人可以完成的 27 个项目评估限制参与 / 参与限制，包括五个方面：身体独立性、移动性、职业、社会融合和经济自理（更新版本增加了认知独立性，共计 32 个项目）。CHART-SF 涵盖六个领域的 19 个项目	[88, 93, 97, 98, 99, 101]

（续表）

缩　写	度量名称	描　述	精选参考文献*
CIQ	社区融合问卷	衡量三个领域的参与：家庭融合（生活）、社会融合（爱好）和生产活动（工作）。可以由残疾人或护理人员完成	[98, 99, 101]
IPA（Q）	对参与和自主的影响（问卷）	评估个人感觉到的自主权和参与度，涵盖五个领域中的 39 个项目：户外自主权（例如拜访朋友，休闲时间）；室内自主权（如自理）；家庭角色（例如做家务）；社会关系（如带薪工作和教育）；参与的两个方面被量化：参与的感知（1 = 非常好，至 5 = 非常差）和参与各方面存在问题的体验（0 = 没问题，至 2 = 严重问题）	[88, 93, 97, 98, 99, 101]
LIFE-H	生活习惯评估（SF）	将生活习惯定义为"确保一个人一生中在社会中生存和发展的生活习惯"，其中包括从 ADL 到社会角色的各种活动。LIFE-H 使用 242 个项目（长表）或 77 个项目（短表）来评估从营养到娱乐的各领域的 12 个功能，分别使用难度等级（5 分制）和所需的帮助类型（4 分制）。满意度是单独衡量的	[88, 93, 97, 98, 101]
PART-O	使用重组工具进行参与度评估 – 客观	参与程度的客观度量，代表社会功能。有 17 个项目要求小时数、次数，以及关于参与活动的类似报告，它根据个人或护理者报告量化了三个领域：社会、生产力和"外出"	[93, 99, 101]
RNL	重新融入正常生活指数	自我报告调查表，使用 11 项评估对生活活动（运动、自我护理、日常活动、娱乐活动和家庭角色）表现的满意度，并使用三个可替代评分系统之一：10 分制视觉模拟量表、3 分制量表或 4 分制量表	[93, 98, 99, 101]

健康相关的生活质量（HRQoL）

缩　写	度量名称	描　述	精选参考文献*
Euro-QoL	欧洲生活质量	使用 3 分制量表（无、轻度至中度和严重问题）通过自我报告来衡量移动性、自我护理、日常活动、疼痛 / 不适和焦虑 / 抑郁五个方面。答案根据健康效用的范围，从 0.000（死亡）到 1.000（完美健康），而合并为一个指数得分	[82, 101]
Qaliveen	Qaliveen	针对 SCI 患者泌尿系统疾病的特定病情进行 QoL 测量，涵盖了四个领域：局限性 / 不便（9 项）；约束 / 限制（8 项）；恐惧（8 项）；感觉 / 日常生活影响（5 个项目）。SF-Qaliveen 每个域使用 2 个项目，但是采用相同的 Likert 量表：0 = 无影响，至 4 = 高影响	[96]
QWB	幸福指数	效用度量类似于 EQ-5D，但基于涵盖四个领域的 71 个项目：活动性、体育活动、社交活动、症状 / 问题复合体（自我管理版本，而不是观察者管理的版本，内容有些不同）	[82, 98, 99]

（续表）

缩　写	度量名称	描　述	精选参考文献*
SF-36、SF-20、SF-12	（医学成果研究）简表 36、20 或 12	健康状况衡量指标涵盖 8 个方面的功能状况和幸福质量：身体机能、因身体健康问题引起的角色限制、疼痛、总体健康、活力、社交功能、由于情绪问题引起的角色限制、心理健康。这 36 个项目可以组合在心理健康摘要和身体健康摘要子评分中。12 项和 20 项简表版本不会生成 8 个域得分，而只会生成 2 个心理和身体健康得分	[82, 96, 99, 101]
WHOQoL-BREF	世界卫生组织生活质量简版	自我报告调查表可评估四个方面的生活质量：身体健康、心理健康、社会关系、环境。它使用 Likert 量表（1 = 完全不一样，至 5 = 完全一样）询问在过去 2 周中该患者经历 24 项情况的程度。此外，还有 2 项测量总体生活质量和总体健康状况的项目	[96, 99, 101]

*. 参考可用的系统评论和讨论该评估的网站，而不是介绍该评估的原始论文。读者可以查阅系统评价和网站以获取其他参考

†. 除非项目中另有说明，否则 SCI-FI 项目响应反映基于没有辅助设备或身体帮助的活动的执行情况。另一个版本 SCI-FI / AT[18, 19] 允许在评分中考虑使用辅助技术。CAT 和简版均提供 SCI-FI / AT

ADL. 日常生活活动；AIS. 美国脊髓损伤协会损伤量表；CAT. 计算机辅助测试；ISNCSCI. 脊髓损伤神经学分类国际标准；FIM. 功能独立性测量；ICF. 功能，残疾与健康国际分类；LIFE-H. 评估生活习惯；PARAP-SCI. 针对 SCI 患者的体育活动回想评估；QIF. 四肢瘫功能指数；SCI. 脊髓损伤；SCIM. 脊髓独立性测量；SF. 简版；WISCI. 脊髓损伤步行指数

脊髓损伤结局预测

Predicting Outcomes Following Spinal Cord Injury

Christina V. Oleson Adam E. Flanders 著

第 9 章

一、概述

脊髓损伤（SCI）仍然是任何人都不能承受的最具破坏性的损伤之一。在美国，每年新增的 SCI 病例估计为 17 000 例[1]，患病人数为 282 000 例。患者及其家属主要关心两个结果：运动和感觉恢复的预期程度，以及康复和恢复其先前生活方式的程度和时机。对于许多人来说，恢复将是微乎其微的，而对于其他人，则可以预期实质性神经功能的恢复。在新的 SCI 患者中，年龄较大的患者正在迅速增加，对于患有并发症的患者而言，出院后制订身体援助和家庭改造所需的计划可能会更加复杂。对于在他们生命的黄金时期受伤的患者来说，长期照护的财务问题可能会令人不知所措，因此及早了解未来的照护需求至关重要。患者和他们的护理者想知道伤者是否能够行走、工作、自理，并回到他们在受伤前享受的亲密关系。

患者和临床医生对 SCI 后的功能结局有切合实际的期望是至关重要的。临床医生必须能够预知结局，以此作为规划有效康复计划的基础。对预期结果的认识也有助于确定各种治疗干预措施（药物和康复方案）的有效性。最后，在当前的医疗系统中，资源减少和向管理型医疗转变，对预期结果的认识对于确保在尽可能短的时间内实现最佳功能所需的最具成本效益的方案至关重要。例如拒绝或不提供必要和适当的康复服务是不适当的；提供的有价值的康复服务和资源只能最低限度地改善患者的整体功能，或者在消除支具限制或压力损伤等障碍后才能有效地实施，这样的服

务和资源也是不合适的。SCI 预后的准确预测将确定治疗计划，并在必要的医疗和资源合理的情况下，将不必要的干预措施降至最低。

目前和未来促进脊髓损伤康复的努力还需要对脊髓损伤后自然恢复的性质和程度有一个透彻的了解。在缺乏此类知识的情况下，很难区分治疗效果和自然恢复，从而难以确认新干预措施的效果。因此，我们必须继续加深对 SCI 后自然恢复的认识。

本章回顾了影响准确神经评估的各种因素，描述了外伤性脊髓损伤后自然恢复的程度和时间框架，阐明了诸如行走等具体结果的前景，总结了传统影像学的作用和观察损伤脊髓的新模式，最后简要概述了恢复的基本机制。

二、影响神经功能恢复的因素

（一）早期运动和感觉功能神经学检查的特点

根据国际脊髓损伤分类标准（ISNCSCI）[2]（详见第 5 章），SCI 预后和预期结局的确定是基于早期准确的神经检查结果。长期预后最重要的决定因素是临床诊断为完全性还是不完全性损伤。国际标准将完全性脊髓损伤定义为当骶髓最低节段感觉和运动功能（"骶保留"）完全丧失时。这已被证明是临床上最可靠和有用的定义[3]。临床上完全损伤并不意味着脊髓的结构断裂或完全断裂，因为这是相对罕见的；但在最近的一份报告中，临床上 38% 的患者为完全损伤[4]。相比之下，不完全损伤的特征是存在"骶保留"（$S_4 \sim S_5$ 皮节的感觉功能、直肠深压觉、肛门括约肌自主收缩存在）。这个定义是直

观的，因为要保留骶髓的功能，一些信号必须穿过脊髓的整个长度，正如不完全阻滞所预期的那样。在确定损伤是否完全或不完全后，使用美国脊柱损伤协会残损量表（AIS）对损伤严重程度进行分级，如第5章所述。

（二）评估时间与预后之间的关系

受伤后多久可以进行准确的检查，以便对功能结局做出合理的预测？虽然在急诊室进行检查可能很困难，并可能导致错误，但应尽快进行检查，以用于记录目的和建立可监测神经功能状态改善或下降的基线。在这种情况下进行评估时，评估者应意识到可能影响早期检查准确性的因素。Burns和同事[5]评估了在受伤后1~2d进行初始评估时出现的因素，发现具有以下一种或多种因素的患者在受伤后1周和1年内其转化率较高（完全性到不完全性）：①机械通气；②中毒、化学镇静或麻痹；③闭合性头部受伤；④精神疾病；⑤语言障碍；⑥剧烈疼痛；⑦脑瘫。没有这些因素的临床完全损伤患者中，没有一个在1年后转变为运动不完全，而至少有一个因素的患者中13%（3/23）转变为运动不完全。结果表明，当变量限制了受试者的可靠交流和参与时，分类错误的风险就会更高。

已证明72h检查比24h检查[6-9]具有更高的准确性，这不仅是由于先前提到的限制因素，而且还有可能在伤后24~72h脊髓肿胀和水肿的加重。Marino及其同事发现，受伤后1周进行的神经系统检查对确定恢复具有预后价值[10]。这些研究人员使用了ASIA残损量表（AIS）和Frankel量表来预测神经功能恢复。Frankel量表早于当前的国际标准，不同之处在于后者需要骶保留。一些对完全和不完全损伤患者的早期研究提供了有价值的数据，但是必须与当前标准进行比较，以解释Frankel量表和AIS量表的差异。鉴于越来越多地强调缩短在急诊和康复机构中的住院时间，如许多早期分析中所做的那样，可以在受伤后1个月预测结局[11-14]，现在通常比此时间范围更早进行。因此，使用1个月的数据来补充有关预后的早期讨论。

目前，使用ISNCSCI反复进行临床检查（包括在损伤后立即加重的急性SCI）是评估分级变化的最常用方法[15]。应该注意的是，与正在进行的压迫或局部缺血相反，系列检查无法检测到隐匿性神经损伤[16]。制订的下颈段脊髓损伤分类量表（SLIC）[17]可来评估颈椎损伤并确定那些进行性神经系统恶化风险最大的患者。尽管仅通过临床评估[16, 18, 19]对准确分类存在不确定性，而且该系统已显示出相当的有效性，但它并没有得到广泛的应用。一项针对脊柱损伤专家的调查指出，SLIC不能区分损伤水平、相对复杂、可靠性不足，以及无法预测病情总体发展，表明偏爱传统和简单的系统更受青睐[20]。

三、基于神经损伤水平的康复

（一）完全性SCI：ASIA残损量表（AIS）A级

一般认为SCI后的大部分神经系统恢复发生在受伤后的第一年。Fawcett等[21]总结了几项研究后发现，这些研究检查了从完全性损伤（AIS A级）到不完全性（AIS B级、C级和D级）损伤分级的转变。他们的分析表明，在SCI后最初的3~28d内被归类为AIS A级的受试者中有80%在受伤后1年仍保持AIS A级，而20%则转变为不完全性，其中约1/2转化为AIS B级，另一半转化为AIS C级或D级。这些统计数据包括截瘫和四肢瘫患者，代表了国际标准在2000年修订"不完全性运动损伤"定义之前和之后的研究结果。2000年前，在受伤部位附近运动或感觉有所改善的患者中，可以观察到完全损伤状态转变为不完全性。

2000年之后，采用了"骶保留"的要求 [S_4~S_5皮节中的感觉、直肠深感觉（后来称为直肠深压觉）或肛门括约肌自主收缩]，以此判断患者为临床上不完全性损伤。此外，对于AIS C级或D级，患者必须具备：①某种程度的肛门感觉及超过运动水平下三个节段存在运动功能；②肛门括约肌自主收缩、直肠深压觉或S_4~S_5感觉存在或缺失[22]。无论哪种情况，AIS C级和D级的区别都是基于特定的低于神经损伤水平（NLI）的运动评分[2]。虽然一些包括四肢瘫和截瘫患者的早期研究估计，从完全性损伤到不完全性的转化率为20%，但只有2%~3%可以恢复到AIS D级[10]。此外，这一小部分AIS D级患者中的许多人可能无法步行[10]。其他研究从AIS A级到B级、C级或D级的转换率为

$4\% \sim 13\%^{[10-12]}$。

Burns[5] 提供的数据表明，在 103 名美国模型系统患者中，由于以下原因，在最初的 72h 检查中，最初被视为 AIS A 级的受试者中有 9.3% 在第一周内被重新分类为 AIS B 级，从而挑战了早期 ISNCSCI 检查的可靠性。相比之下，没有任何因素影响早期检查准确性的受试者中 2.6% 重新分级。通过可靠的早期检查在 72h 内诊断为完全性损伤的患者中，30 人中只有 2 人（6.7%）转为运动完全、感觉不完全（AIS B 级），但没有一人转换为运动和感觉不完全（AIS C 级或 D 级）。在后来检查的受试者和没有认知障碍的受试者中观察到更高的转化率。这一发现可能可以解释 Maynard[7] 的一项较早研究，结果表明在一组包括 10% 的严重颅脑损伤的患者中，从完全性到不完全性损伤的患者的 1 年转换率为 19%。

Zariffa 等 [23] 使用欧洲多中心脊髓损伤研究（EMSCI）数据库对 399 例胸椎 SCI 患者进行了回顾性分析，包括从 18 个中心收集的数据。在 48 周的最终结束点，18.2% 的患者从完全性 SCI 转换为不完全性：7.7% 从 AIS A 级恢复为 AIS B 级，而 5.7% 恢复为 AIS C 级，4.8% 恢复为 AIS D 级。在受伤后的最初一年中，从完全性脊髓损伤恢复为不完全性取决于胸髓 SCI 的初始水平：9.46% 的 $T_2 \sim T_5$ 转变为感觉或运动不完全；$T_6 \sim T_9$ 为 15.56%；$T_{10} \sim T_{12}$ 为 29.17%。

Lee 等 [24] 研究了 482 名完全性损伤的患者，他们的重点也集中在 $T_2 \sim T_{12}$，特别是达到 AIS D 级的患者百分比，因为将来的步行者会从该组中出现。在 $T_{10} \sim T_{12}$ 损伤中，AIS D 级的转化率更高（7.2%），但在 $T_2 \sim T_5$ 损伤患者中只有 1.9% 转化为相同级别。

由于回顾性数据的性质，在 AIS D 级患者中未进行过各种程度的功能活动性评估。与具有相同 NLI 的年轻个体相比，年龄在 50 岁以上的患者表现出较低的 FIM 分数。

最近 Kirshblum 等完成了对 SCI 模型系统数据库 5 年内结果的回顾，包括颈椎和胸椎损伤水平[4]。作者使用了两个结果时间点：①在康复和出院之间，入院发生在受伤后 30d 内，并且康复时间长短不等；②在受伤后 1 年。对于康复入院与出院之间的变化，作者观察到从 AIS A 级到不完全状态的转化率为 20%：恢复至 AIS B 级的概率为 13.1%，恢复至 AIS C 级的概率为 6.2%，恢复至 AIS D 级的概率为 0.5%[4]。与损伤节段较高的截瘫（$T_1 \sim T_9$）和损伤节段较低的截瘫（T_{10} 及以下）相比，颈脊髓损伤型患者向 AIS B 级和 C 级的转化率更高。最初的损伤水平为 T_{10} 及以下的 662 名患者，有 3 名（0.5%）从 AIS A 级转换为 AIS D 级。据报道，在 1 年时，神经功能从 AIS A 级到不完全损伤的总体转换率为 27.8%；恢复至 AIS B 级为 10.7%，AIS C 级为 13.9%，AIS D 级为 3.2%[4]。在颈脊髓损伤和低位胸脊髓损伤的患者中转化率较高，而高位胸脊髓损伤转化为运动和（或）感觉不完全性 SCI 的比例较低。

1. 完全性四肢瘫的损伤恢复区的特点

与功能强度有关的个体肌肉恢复分析将有助于确定独立的功能。0/5 级的肌肉在 1 个月内恢复到功能强度(定义为运动评分 > 3/5)的可能性极小[25]。大多数神经功能完全损伤（AIS A 级）的患者（约 80%）至少可以恢复一个节段的运动功能[25-28]（表 9-1）。例如，Fisher 等 [27] 报道 67% 的患者恢复

表 9-1　上肢运动恢复的预测

1 个月时的徒手检查肌肉力量 *	1 年时肌力 > 3/5 的患者百分比	
	完全性四肢瘫	不完全性四肢瘫
0/5	20%	24%
1/5	90%	73%
2/5	100%	100%

*. ASIA 关键肌；ASIA. 美国脊柱损伤协会 [引自 Waters RL, Adkins RH, Yakura JS, et al. Motor and sensory recovery following complete tetraplegia. *Arch Phys Med Rehabil.* 1993;74:242-247;Waters RL, Adkins RH, Yakura JS, et al. Motor and sensory recovery following incomplete tetraplegia. *Arch Phys Med Rehabil.* 1994;75:306-311. doi:10.1016/0003-9993(94)90034-5.]

了一个节段的运动功能；16% 恢复了两个节段的运动功能，3% 恢复了三个节段的运动功能。Steeves 等 [28] 从 Sygen 试验和欧洲多系统研究数据库中检查了上肢自发恢复，并报道了更乐观的结果，其中颈脊髓损伤（C_5～C_7 患者）28.8%～40.7% 恢复了一个节段的运动功能，而 28.8%～32.5% 恢复了两个或更多节段的运动功能。在观察个体神经功能水平时，除肱三头肌外，所有初始分级至少为 1 级的上肢肌肉在 1 年后可以恢复到至少 3 级 [12, 25, 29]。

最初的 NLI 恢复是否存在差异尚有争议。Ditunno 等发现与更低水平的颈脊髓损伤相比，C_4 损伤患者神经功能下降一个平面（恢复到 C_5）的可能性不大。在最初 NLI 分级 C_4 的患者中，有 70% 的患者恢复到 C_5 运动水平，而 C_5 恢复到 C_6 的患者达到了 75%，C_6 恢复到 C_7 的患者达到了 85% [26]。与此相反，Steeves 等 [28] 发现无论最初的 NLI 水平如何，最后获得的运动分数都差不多。

2. 完全性截瘫的损伤恢复区的特点

对于绝大多数在损伤后 1 个月内仍然为完全性截瘫的患者，神经学分级仍将保持完全性 [4, 11]。截瘫患者运动功能的恢复与损伤水平有关。1992 年，Waters 使用 Frankel 量表对运动功能恢复进行研究，结果中没有 1 例 NLI 高于 T_9 的患者在伤后 1 年恢复了运动功能 [14]。在受伤水平更接近尾端的情况下，通过轻触觉的功能恢复，运动功能会得到更好的恢复。

在 1 个月时为 0 级的下肢关键肌恢复到"功能"强度（3 级或更高）的可能性极小 [11]。受伤后 1 年，这些肌肉中只有约 5% 会恢复功能强度。相反，在 1 个月时肌力为 1 级或 2 级的肌肉中有 64% 在 1 年时强度为 3 级。通常，具有这种运动强度的肌肉出现在部分保留区域。即使损伤总体上可能仍

然是完全性的，该节段的改善也可能最终导致 NLI 改变到更接近尾端的水平。Fawcett 在完全性和不完全性 SCI 转换的数据中也发现了相似的结果 [21]。在 Waters 的研究中受伤 1 年后的患者，只有 5% 的完全截瘫患者 [11] 恢复了足够的力量来行走（表 9–2）。

3. 决定完全性 SCI 结果的因素

在某些程度的 SCI，年龄是影响运动恢复的重要因素。它可能是获得准确的早期检查的限制因素之一，但年龄也会在运动恢复的可能性中发挥作用，特别是在 AIS B 级和 C 级患者中。Wilson 等 [30] 比较了 376 名年龄在 65 岁以下与 65 岁及以上的患者。作者发现，虽然可能由于天花板效应和地板效应的影响，AIS A 级和 D 级的运动恢复相似，但 65 岁及以上患者的功能独立性测量得分明显较低，尤其是分级为 AIS B 级和 C 级的患者。

关于手术时机，Vaccaro 等 [31] 观察了 1997 年以前的一些回顾性研究，报道了对颈椎损伤手术减压和固定的适当时机的不同意见。在他们对早期和晚期手术进行的随机前瞻性对照研究中，伤后 5d（平均 16.8d）以上和伤后不到 72h（平均 1.8d）进行手术对比，没有统计学差异，对神经系统也没有明显好处。然而，在 2012 年，Fehlings 等 [32] 进行的一项大型前瞻性队列研究（n=313）证明了早期手术的益处，早期手术的定义为 SCI 后 24h 之内。结论是，可以在 SCI 后 24h 之前安全地进行减压手术，并与神经系统预后改善相关，神经功能在 6 个月随访时 AIS 分级至少改善了 2 级。现在，当地医院与较大的一级创伤中心之间有了更好的医疗协调，因此有可能节省患者到达医院后的时间，以及诸如"生命图像"之类的图像共享工具，消除了患者转移到创伤中心后重复进行 MRI 和 CT 扫描的需

表 9–2　下肢运动恢复的预测

1 个月时的徒手检查肌肉力量 *	1 年时肌力＞3/5 的患者百分比		
	完全性截瘫	不完全性截瘫	不完全性四肢瘫
0/5	5%	26%	24%
1/5，2/5	64%	85%	97%

*. ASIA 关键肌；ASIA. 美国脊柱损伤协会 [引自 Waters RL, Yakura JS, Adkins RH, et al. Recovery following complete paraplegia. *Arch Phys Med Rehabil*. 1992;73:784-789; Waters RL, Adkins RH, Yakura JS, et al. Motor and sensory recovery following incomplete paraplegia. *Arch Phys Med Rehabil*. 1994;75:67-72. doi:10.1016/0003-9993(94)90034-5.]

要，从而节省了宝贵的时间和资源，并能够进行早期手术。2017 年的一项对 2012 年以后的研究进行的系统分析[33] 证实了越来越多的共识，即早期脊柱减压手术（而不是后期干预）与神经系统改善的结果和较低的术后并发症发生率相关，并且在受伤前 12h 内进行手术可以取得较好的疗效。有关更多详细信息，请参见第 13 章。

先前已经在文献中探讨了保护性类固醇的作用，但没有定论的结果，第 12 章对此进行了详细介绍。在基于美国 SCI 模型系统数据库进行研究的受试者中，接受类固醇治疗的患者数量不一，特别是大剂量甲泼尼龙具有不同的治疗效果[34]。在过去的 10 年中，因为早期手术干预的确认和对类固醇治疗风险的担忧[35]，已经逐渐淘汰这种治疗方法。但是，2017 年指南建议在 8h 内稳定的患者使用甲泼尼龙[36]。目前这仍是一个焦点问题。

（二）不完全性 SCI：AIS B 级

运动完全性、感觉不完全性 SCI 仅占初始 SCI 病例的 11%[1]。此类患者在骶髓的最低平面具有一定的感觉保留，但在受伤平面以下（身体两侧的运动水平以下 3 个水平）缺乏自主运动功能。Foo[37] 和 Waters[13, 14] 进行的 2 项早期研究表明，那些最初的针刺觉平面低于损伤平面的患者，运动恢复的效果更好，但这些研究的局限性在于样本量较少和使用早期 Frankel 量表。

Marino 等回顾了 1994—2009 年 SCI 模型系统的数据[38]，发现在颈脊髓损伤 AIS B 级患者中，有 24.8% 维持为 AIS B 级，8.8% 退化为 AIS A 级；29.6% 成为 AIS C 级，36% 成为 AIS D 级。Marino 等的发现依赖于模型系统数据，由不同程度培训和 SCI 分级专业知识的专家收集而成。为了尽可能地验证回顾性数据库研究的准确性，使用了一种计算机算法对照由 SCI 临床医生交叉检查的计算模型来检查报告的分数。尽管这种保护措施，但与评估更加正规化且检查者接受了一致评估标准培训的研究相比，应谨慎解释大型数据库研究的结果。

与其他调查相比，EMSCI 数据库研究发现，在随访 1 年后，有 22.5% 的最初 AIS B 级受试者仍然是 AIS B 级，10% 退步到 AIS A 级，35% 改善到了 AIS

C 级，32.5% 改善到了 AIS D 级[39]。在 Kirshblum 等（2016 年）对 2011—2015 年的模型系统数据的一项回顾研究中，有 35.7% 的患者（最初为 AIS B 级）仍为 AIS B 级；下降为 AIS A 级的患者占 10.7%；提高为 AIS C 级的患者占 32.2%，提高为 AIS D 级的患者占 24.4%[4]。该研究还提供了康复出院时的发现，但与 SCI 模型系统中的早期数据相比，2017 年康复出院的结果变得越来越难以比较，因为急诊和康复训练的住院时间越来越短，并且预计康复治疗将在门诊进行。与历史研究相比，这种差异使近年来住院康复期间的神经损伤结局的解释具有挑战性。

在一项仅对胸髓损伤患者进行的研究中，有 34 例 AIS B 级患者进行了 1 年的随访复查，其中 20.8% 的患者已退步为 AIS A 级，同样数量的患者仍为 AIS B 级，其余 31% 的患者改善为运动不全状态（几乎在 AIS C 级和 D 级之间平均分配）[24]。根据 Marino 等的报道，这比四肢瘫患者从 AIS B 级下降到 AIS A 级的百分比要高[38]，说明了颈髓损伤与胸髓及以下水平脊髓损伤之间差异的重要性[4, 38]。

（三）针刺觉的重要性和保留位置

感觉保留模式在预后中的作用已被考虑。在一项小型研究中，Crozier 等[40] 发现，在受伤后 72h 评估的 27 例运动完全、感觉不完全性损伤的受试者中，18 例患者在受伤平面以下无针刺觉，其中只有 2 例（11%）在康复出院时可以行走。相反，在 9 例保留一些节段针刺觉的患者中，如果在最初评估时观察到针刺觉保留带低于损伤平面，其中有 8 例（89%）可恢复到社区行走（定义为行走距离在 200 英尺以上）。重要的是要认识到，这种感觉上的发现并不是骶保留，而是利用了先前对不完全损伤的定义（例如使用 Frankel 量表）。

在随后的研究中，伤后 72h 行 ASIA 检查，Oleson 等[41] 发现在 131 名 AIS B 级的患者中，行走能力具有 Benzel Ⅴ 水平 [能够在有或无辅助的情况下行走 25 英尺（1 英尺 ≈30.48 厘米）] 为 48%，Benzel Ⅵ 水平（能够在没有辅助的情况下行走 150 英尺）为 24%。然而，个体患者的恢复率在很大程度上取决于针刺觉的保留。伤后 4 周最低骶节段保留了针刺觉的患者在伤后 1 年内恢复到 Benzel Ⅴ 或更高水平占 36%，而 S$_4$～S$_5$ 没有针刺觉的患者占 4.4%，两者差异显著。然而，在 72h 的检查时有和没有 S$_4$～S$_5$ 针刺觉保留的患者 1 年时在更高水平的行走功能（Benzel Ⅵ及以上）没有观察到显著差异。相反，在伤后 72h 检查时，下肢有针刺觉在 L$_2$～S$_1$ 皮节超过 50% 时，可以预测行走能力在 6 个月或 1 年时恢复到 Benzel Ⅴ和 Benzel Ⅵ以上。伤后 6 个月和 1 年时的行走功能都是如此。总的来说，66% 在最初 L$_2$～S$_1$ 有保留针刺觉的患者在脊髓损伤后 1 年内恢复了行走功能≥ Benzel Ⅴ，40% 恢复到≥ Benzel Ⅵ。然而，40.3% 患者在 L$_2$～S$_1$ 针刺觉没有达到 50% 阈值的情况时，至少可以达到 Benzel Ⅴ的行走能力，但只有 16.4% 患者可以达到 Benzel Ⅵ或更好的行走能力。

同时，许多有保留针刺觉的患者似乎无法恢复运动功能，因此出现了其他哪些因素可能影响运动恢复的问题。似乎多发性损伤的存在延长了康复时间，但最终不会改变康复结束训练时的神经功能结局。并发症和合并伤的严重程度被证明可以延长住院时间。Scivoletto 等 [42] 考虑了这一问题，得出结论：在住院康复期间，多发伤患者需要更长的时间。需要住院康复的患者残损程度更大。然而，他们结果在统计学上与那些单一创伤和住院时间较短的患者的结果相似。

Oleson 等最近研究了年龄对 AIS B 级患者行走功能恢复的影响 [43]，发现 50 岁及 50 岁以上的患者与 50 岁以下的患者相比，受伤后 1 年恢复步行能力的可能性降低。与没有针刺觉的老年患者相比，下肢针刺觉在 L$_2$～S$_1$ 皮节超过 50% 的年轻患者（50 岁以下）的步行能力有所提高。然而，针刺觉保留对老年 AIS B 级患者的预后没有影响，这些患者在急性 SCI 后 1 年的成功行走率仍然很低（表 9–3）。在另一项研究中 Wilson 等发现，虽然单因素分析在运动恢复或 AIS 分级转换方面没有发现与年龄相关的差异，但老年患者的未来功能独立性明显较低（由 FIM 评分衡量）。此外，多因素分析显示，年龄越大，AIS 分级与较差的功能相关，尤其是 AIS B 级和 C 级损伤患者 [30]。

多种形式的骶部感觉保留都可以定义为 AIS B 级，包括：仅有针刺觉、仅有轻触觉、仅有直肠深压觉（DAP）或这些方式的组合。在 2016 年 Kirshblum 等的研究中，骶部感觉保留（LT、PP 和 DAP）的患者在 1 年时达到 AIS D 级的可能性更大 [4]，这些问题需要进一步研究。

（四）运动不完全性损伤（AIS C 级和 D 级）

事实证明，年龄在不完全性四肢瘫和截瘫后下肢功能的恢复中起着重要作用。对于 AIS C 级的患者，康复后出院的 50 岁以下人群有 91% 的机会获得社区行走能力，而 50 岁以上的人群只有 42% [46]。Burns 及其同事 [46] 先前描述的研究检查了多种不完全性运动损伤亚型（中央综合征、Brown-Séquard 综合征和混合型），对 AIS C 级和 D 级分别进行了分析。Penrod [45] 的一项研究仅限于中央脊髓综合征患者，行动能力的结果随着患者年龄的不同产生显著的差异。在 50 岁以下的患者中，有 97% 能够在住院康复后行走，但在 50 岁以上的患者中只有 41%。但是，作者并未将 AIS C 级与 AIS D 级分别进行分析。Kay 等 [47] 在他们对 AIS D 级患者的评估中，并未发现类似的老年患者步行能力更差的趋势，尽管他们的研究表明老年患者康复出院时行走的可能性较小的趋势（55% vs. 79%）。相反，Burns 等发现不论年龄大小，所有 AIS D 级患者在康复后均能行走 [46]。

前面提到的两项研究 [45, 46] 都检查了康复出院时的步行情况，从 20 世纪 90 年代早期到中期，受伤后的住院时间为 3～6 个月。由于保险范围的限制，2007 年不完全性四肢瘫患者的急性医疗和康复出院时间比 1990—1999 年缩短。如今，这一趋势更加明显 [1]，因为几周后患者就可回家但功能恢复水平较低，这常常推迟了长期目标，例如在门诊患者中实现社区活动的目标。

在 Kirshblum 等 [4] 的研究骶部保留对运动和感觉恢复影响的预测调查中，对于入院时为 AIS C 级的患者，96.2% 的患者维持 AIS C 级（44%）或改善为 AIS D 级（52%）。最初低于神经损伤平面的运动功能仅剩肛门自主收缩（VAC）的 AIS C 患者预后最差；没有患者改善为 AIS D 级，0% 的患者在康复出院和受伤后 1 年达到 AIS D 级。相比之下，那些在骶髓最低节段保留肛门自主收缩、直肠深感觉和轻触觉或针刺觉的患者有 60%～87% 在同期改善为 AIS D 级。

恢复到 AIS D 级的良好功能，下肢功能恢复可能

表 9-3　与 ASIA 残损量表（AIS）分级对应的行走能力

ASIA 分级	初查时间	具有行走功能的百分比
AIS A 级		
四肢瘫 [7]	≤ 30d	0% 患者 1 年后具有社区行走能力
截瘫 [6]	≤ 30d	5% 患者 1 年后具有社区行走能力（没有 T_9 平面以上损伤的患者）
Frankel B 级（更早的标准）		
损伤区以下有轻触觉但无针刺觉 [40]	≤ 72h	11% 患者在住院康复期间从 C 级到 D 级
损伤区以下有轻触觉和针刺觉部分或全部的存在 [40]	≤ 72h	89% 在住院康复期间从 C 级到 D 级
损伤区以下有触觉和针刺觉部分或全部的存在 [37]	1～42d	67% 在住院康复期间从 C 级到 D 级
损伤区以下有触觉和针刺觉全部缺失 [37]	1～42d	14% 在住院康复期间从 C 级到 D 级
AIS B 级		
下肢皮节针刺觉保留在 50% 以上 [41]	≤ 72h	40% 患者 1 年之后具有社区行走能力
		67% 患者 1 年之后只具有家庭行走能力
下肢皮节针刺觉保留在 50% 以下	≤ 72h	16% 患者 1 年之后具有社区行走能力
		40% 患者 1 年之后只具有家庭行走能力
骶髓最下部 S_4～S_5 至少有部分针刺觉 [41]	4 周	36% 患者具有家庭行走能力
骶髓最下部 S_4～S_5 没有针刺觉	4 周	4.4% 患者具有家庭行走能力
50 岁以下 [43]	≤ 72h	15.8% 患者 1 年之后具有行走能力
50 岁或以上	≤ 72h	7.9% 患者 1 年之后具有行走能力
50 岁以下，下肢皮节针刺觉保留在 50% 以下 [43]	≤ 72h	10.9% 患者伤后 1 年之后具有行走能力
50 岁或以上，下肢皮节针刺觉保留在 50% 以下	≤ 72h	0.0% 患者伤后 1 年之后具有行走能力
50 岁或以下，下肢皮节针刺觉保留在 50% 以上 [43]	≤ 72h	50.0% 患者伤后 1 年之后具有行走能力
50 岁或以上，下肢皮节针刺觉保留在 50% 以上	≤ 72h	25.0% 患者伤后 1 年之后具有行走能力
AIS C 级		
50 岁以下 [46]	≤ 72h	91% 在住院康复期间至少从 C 级到 D 级
50 岁或以上	≤ 72h	42% 在住院康复期间至少从 C 级到 D 级
50 岁以下 [47]（NS）	≤ 72h	33% 在住院康复期间从 C 级到 D 级，行走能力≥ 3 分
50 岁或以上	≤ 72h	25% 在住院康复期间从 C 级到 D 级，行走能力≥ 3 分
AIS D 级		
所有年龄 [46]	≤ 72h	> 95% 在社区康复期间从 C 级到 D 级
50 岁以下 [47]	≤ 72h	79% 在住院康复期间从 C 级到 D 级，行走能力≥ 3 分
50 岁或以上	≤ 72h	55% 在住院康复期间从 C 级到 D 级，行走能力≥ 3 分

ASIA. 美国脊柱损伤协会；NS. 非显著性

优于上肢功能。许多 AIS C 级和 AIS D 级脊髓损伤患者继续保持上肢无力，这使得他们在自我照顾方面依赖他人，特别是当任务涉及精细运动功能时 [45]。

（五）神经损伤初期的局部恢复

与 AIS 分级的变化无关，不完全性四肢瘫和截瘫的损伤区改善，其结果高度依赖于被观察恢复肌肉的初始（平均 30d）运动强度。Waters 在 20 世纪 90 年代发表了 2 项研究 [13, 14]，发现在任何给定上肢肌肉初始运动评分为 0/5 的患者中，受伤后 1 年该肌肉恢复到"功能性" 3 级力量的比例仅为 5%；截瘫患者中 55% 恢复了部分运动功能，但只有 26%（55/212）的患者的某个肌节达到了满足功能性运动恢复定义所需的 3 级。如果肌肉的初始评分为 1 级，90% 的四肢瘫痪患者在 1 年内达到 3 级，如果初始肌力的强度为 2 级，那么所有受试者在受伤后 1 年内恢复了肌肉的功能性使用。截瘫患者在 1 年的随访中，根据 1 级或 2 级的初始运动强度，获得 3 级力量的结果与上述相似。

（六）运动不完全性脊髓损伤的特殊综合征

脊髓中央综合征（CCS）是不完全性综合征中

最常见的。这种情况在老年人中普遍存在，对日常生活和自我照顾活动有深远的影响。恢复较早发生，并且下肢恢复程度较大。较早的研究表明，这种综合征的患者中有 57%～86% 可以独立行走 [48, 49]。Penrod 对年龄 50 岁以上或以下的患者进行比较发现，患有 CCS 的年龄较大组（41%）与年龄较轻组（97%）的行走能力有显著差异 [45]。保持独立生活能力必不可少的手内在肌功能通常是难以提高和康复的，恢复可能不如下肢 [50]。

前索综合征的特征是缺乏自主运动功能和针刺觉与轻触觉分离，但本体感觉和一般轻触觉相对保留 [37]。该综合征影响脊髓前 2/3 的脊髓束，特别是控制痛温觉的皮质脊髓束和控制运动功能的脊髓丘脑束。然而，前索综合征保留了脊髓后部区域中后柱的功能，该区域中进行轻触觉和本体感觉处理。在这种情况下，患者的行走能力恢复较差 [13, 37, 40]。

Brown-Séquard 综合征仅占所有创伤性脊髓损伤的 2%～4%，但在所有不完全综合征中，其预后最好，其中约 75% 最终实现了社区行走能力。这种情况包括对侧痛温觉的丧失，以及同侧运动功能和振动、本体觉的丧失。感觉和运动交叉的这种模式是由于脊髓的半切。80%～90% 的 Brown-Séquard 综合征患者可以恢复肠道和膀胱功能 [51]。此外，约 70% 的患者恢复了独立日常生活活动能力 [51]。有人提出，对侧脊髓中未交叉的轴索有助于恢复 [52]。

（七）运动恢复的时机：早期与晚期

绘制自受伤以来随时间变化的年变化率图表揭示了运动恢复的特点。不论受伤的平面或程度如何，大部分康复都在受伤后的头 6 个月内发生。变化率约 9 个月趋于稳定，但不等于零（图 9-1）。尽管某些运动恢复可能会在受伤后持续 2 年或更长时间，但程度通常很小，不太可能显著改善功能。Mange 及其同事检查了受伤区域的运动恢复情况，并比较了运动完全和运动不完全受试者的恢复情况。他们的结果表明，运动不完全损伤的患者较早康复 [9]。

Waters 的研究结果表明，在经历"晚期恢复"（定义为 30d 后转换）至不完全状态的 4% 患者中，运动恢复受限。但是，后期转换对于功能的恢复很重要。约有 50% 晚期恢复的患者将恢复自主肠道

和膀胱功能 [11]。Kirshblum 等 [25] 研究了在受伤后的第一年和第五年之间的神经功能恢复率，在 539 名 AIS A 级伤后 1 年的受试者中，达到 AIS B 级的比例为 3.5%，达到 AIS C 级 /D 级为 1.05%。其余 94.4% 的患者保持 AIS A 级。

四、预测预后的其他方法

基于反射恢复判断预后

脊髓损伤后，所有反射活动可能会立即丧失，从而导致所谓的"脊髓休克"。经过两个多世纪，临床医生认为脊髓休克涉及损伤平面以下浅、深反射（deep tension reflex，DTR）的丧失（无反射）或暂时性抑制（反射减弱）；它可能伴随着交感神经张力的丧失引起的低血压。脊髓休克的根本原因是脊髓电信号的传导能力丧失，阻止了控制损伤部位下方自主反射的神经冲动的传递。SCI 部位以上的反射（近端反射）一般不受 SCI 的影响。Stauffer 警告不要在脊髓休克期间预测脊髓损伤患者的预后 [52]。他和其他人将脊髓休克定义为所有反射消失，这种情况即使在那些完全脊髓损伤患者中也很少观察到。

1. 反射恢复模式

反射的恢复和脊髓休克的结束以一种特定的模式发生，浅反射通常先于深反射（DTR）[53, 54]。SCI 患者早期检查的第一步是检测是否存在延迟跖反应（deplayed plantar response，DPR），方法是用钝器对足底施加强烈刺激，从足跟到脚趾移动。在 1999 年对脊髓损伤 24h 内入院患者反射恢复的前瞻性研究 [55] 中，Ko 及其同事提出了第一种反射恢复的重要模式，在最初几天内首先观察到延迟跖反应（DPR）恢复，接着是球海绵体反射（balbocavernosus，BC）和提睾反射（cremasteric，CR），最后，在 1～2 周内出现深反射（DTR），即踝关节和膝关节腱反射。他们进一步得出结论：① DPR 持续存在 48h 或以上提示神经功能恢复预后不佳；②损伤后数日反射的发展与预后的关系比受伤当日是否存在更为密切。在严重损伤中始终可以看到 DPR，但是在 AIS D 级 SCI 中，DPR 的出现频率要低得多，持续时间短得多。在 AIS A 级、B 级或 C 级 SCI 患者中，如果 DPR 持续存在超过 2d，他们行走能力的恢复可能性降低。

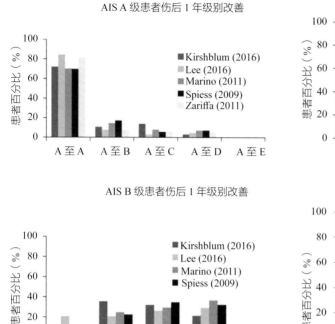

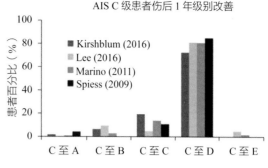

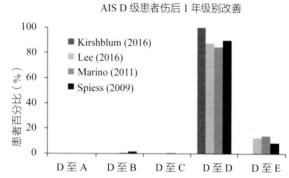

▲ 图 9-1　初始检查后 AIS 分级改善患者比例（SCI 后 3 天内至 30 天到 SCI 后 1 年）

AIS. 美国脊柱损伤协会残损量表；ASIA. 美国脊柱损伤协会；SCI. 脊髓损伤 [引自 Kirshblum SC, Botticello AL, Dyson-Hudson TA, et al. Patterns of sacral sparing components on neurologic recovery in newly injured person with traumatic spinal cord injury. *Arch Phys Med Rehabil*. 2016; 97(10): 1647-1655. doi:10.1016/j.apmr.2016.02.012; Fawcett JW, Curt LA, Steeves JD, et al. Guidelines for the conduct of clinical trials for spinal cord injury as develop by the ICCP panel: spontaneous recovery after spinal cord injury and statistical power needed for therapeutic clinical trials. *Spinal Cord*. 2007;45:190-205. doi:10.1038/sc.2014.194; American Spinal Injury Association/International Medical Society of Paraplegia (ASIA/IMSOP).*International Standards for Neurologic and Functional Classification of Spinal Cord Injury,* Revised 2000. Chicago, IL: ASIA; Lee BA, Leiby BE, Marino RJ. Neurological and functional recovery after thoracic spinal cord injury. *J Spinal Cord Med*. 2016;39(1):67-76. doi:10.1179/2045772314Y.0000000280; Marino RJ, Burns S, Graves DE, et al. Upper and lower extremity motor recovery after traumatic cervical spinal cord injury: an update from the National Spinal Cord Injury Database. *Arch Phys Med Rehabil*. 2011;92:369-375. doi:10.1016/j.apmr.2010.09.027; Spiess MR, Muller RM, Rupp R, et al. Conversion in ASIA Impairment Scale during the first year after traumatic spinal cord injury. *J Neurotrauma*. 2009;26:2027-2036. doi:10.1089/neu.2008.0760]

球海绵体反射在上运动神经元损伤患者中的存在没有判断预后的意义，因为它在这些病例中都会出现。如果伤后数天仍不恢复，提示下运动神经元（LMN）损伤，这确实对恢复独立的肠道、膀胱和性功能有影响。虽然大多数 LMN 损伤发生在 $T_{12} \sim S_5$ 水平，但在 $T_9 \sim T_{11}$ 损伤中，有相当比例的患者没有球海绵体（BC）反射和深反射[56]。Calancie 等[57] 检查 229 名急性脊髓损伤受试者，其主要关注点为交叉内收肌反射，并密切检查深反射幅度。在他们的研究中，保持运动功能完整的个体中从未观察到交叉内收肌反应。相比之下，只有 3 个运动不完全性损伤的颈脊髓损伤患者在受伤后头 3 个月进行随访时，没有表现出交叉内收肌反应。

此外，相对于运动不全损伤的患者，运动完全损伤患者深反射的幅度减小了。通过结合深反射的幅度和是否存在交叉内收肌反应，作者能够 100% 准确地预测哪些患者可以保持运动完全性。

2. 反射恢复的四阶段模型

2004 年，Ditunno 等[54] 提出了一种反射恢复的四阶段模型，以反射亢进为特征，这被认为是由于脊髓内新突触的产生而导致的，并且随着突触的重新建立而产生痉挛状态。四个阶段的简要描述如下。

① 无反射 / 反射低下（0～1d）：涉及皮肤多突触反射（如球海绵体反射、肛门反射和提睾反射）的初始恢复。如果损伤严重，则包括延迟跖反应（DPR），检查者很少能观察到它的短暂存在。在颈

脊髓损伤中，这一阶段可能涉及缓慢的心律失常、房室传导阻滞和低血压，这些都是由交感神经支配受损和迷走神经反射、副交感神经占优势引起的。在这段时间内，由于脊髓运动神经元和神经元间通路的中断、正常背景的脊髓上兴奋的丧失、脊髓抑制的增强和神经元代谢的减少，脊髓神经元也会发生超极化。

② 初始反射恢复（1～3d）：浅反射（如球海绵体反射、肛门反射和提睾反射）强度增加，大多数患者仍无深反射。但胫骨 H 反射可以恢复[58]。生理学上，这一阶段包括无活性依赖性受体上调和 N-甲基 D- 天冬氨酸（NMDA）受体上调及失神经超敏反应。

③ 早期反射亢进（4～30d）：跟腱反射再次出现通常发生在髌骨反射之前，而巴宾斯基反射在踝反射出现后不久再次出现。可以观察到心律过缓和低血压的改善，但同时患者也有发生自主神经反射障碍的风险（尽管第 4 阶段有更多的这种风险）。恢复的机制包括新的突触生长以补偿空出的突触位点，其中大多数发生在短轴突的中间神经元以及有限生长的长轴突的中间神经元。

④ 痉挛和反射亢进（1～12 个月）：浅反射和深反射现在变得亢进，可以在最小的刺激下出现。逼尿肌的功能范围从无收缩到过反射（逼尿肌和尿道括约肌的共同收缩呈协同失调状态）。这一阶段的恢复机制包括长轴突神经元（如 1A 传入神经元和跨膜传入神经元）在轴突运输的帮助下，在突触生长的某些方面出现新突触生长。

五、影像学对预后和功能恢复的作用

磁共振成像对我们理解脊髓损伤后损伤变化的贡献比任何其他成像方式都要大，而且磁共振成像反映脊髓解剖结构的清晰度的能力是无与伦比的。具体来说，磁共振成像已经使评估（包括脊髓在内的椎管内和椎旁软组织）成为可能[59-69]。尽管如此，在创伤背景下对脊柱脊髓进行 MRI 评估的临床指征仍然存在争议。

然而，MRI 在急性期有助于排除隐匿性韧带 / 软组织损伤、椎体血栓形成和确认急性骨损伤。它也被用来排除不合作、愚钝或装病患者的神经损伤。现已明确在脊髓损伤后患有持续性脊髓病的任何患者均应在急性期进行 MRI 检查[65, 66, 70]。

（一）SCI 的 MRI 表现

MRI 常规显示 SCI 后发生髓内出血和水肿。在动物研究中，病变长度、直径和白质保存程度（横截面）等 MRI 综合指标与尸体解剖时的功能状态和病理发现有关[71-73]。实验诱导的 SCI 的 MRI 表现也已被用来解释遭受相同损伤的动物功能缺陷的变异性[71]。

1. 脊髓出血

MRI 上的创伤后脊髓出血定义为在脊髓实质内（髓内）存在离散的出血灶。最常见的位置是在脊髓中央灰质内，以机械撞击点为中心[60, 62, 65, 68, 74, 75]。从实验和尸检研究中得出，潜在的病变最常见是脊髓出血性坏死。真正的血红细胞很少见[75]。

受伤后立即产生的最常见的血红蛋白是脱氧血红蛋白（deoxyhemoglobin）[60, 62, 64, 68, 75-77]。在高场强 MRI 扫描仪上，脱氧血红蛋白的存在代表脊髓出血性坏死[62-64, 78]，在 T_2WI 和梯度回波图像上显示为低强度的离散区域[59-62, 64, 68, 70, 74, 77-80]。病变部位的自由基和氧化应激最终导致脱氧血红蛋白演变成高铁血红蛋白，其为一种无法携带氧气的血红蛋白。转换为高铁血红蛋白后，SCI 的出血成分在 T_1WI MRI 图像上显示为信号增加。动物证据表明，损伤后脊髓内实质性出血迅速发展[81]，但影像学上出血证据不会立即出现。在初次出血后 3～5d，高铁血红蛋白出现在大脑中。在脊髓中，由于局部缺氧 / 血流过多和脱氧血红蛋白的降解延迟，受伤后向细胞内高铁血红蛋白的转化可能会延迟 8d 或更长时间。

2. 脊髓水肿

MRI 上将脊髓水肿定义为 T_2WI 图像上异常高强度信号的聚集[70]。尽管微出血也可能是造成损伤的原因，但这种信号异常被认为反映了损伤时细胞内和间质液的局部聚集[61, 62, 64-67, 69, 70, 82, 83]。通过使用矢状中段长重复时间图像可以更好地定义水肿程度。轴向 T_2WI 图像提供了有关横截面中特定结构相互作用的补充信息。通常会在脊髓损伤水平之上和之下引起可变长度的水肿，且离散边界与未受累的实质相邻。脊髓水肿总是与某种程度的脊髓肿胀有关。创伤后脊髓出血总是与脊髓水肿并存。然而，相反的情况并不总是正确的。也就是说，如果没有 MRI 证明有髓内出血，也会发生水肿。在外伤的情况下，脊髓内的水肿被称为挫伤，如果存在出血，则改为使用"出血性挫伤"一词 [74, 76, 79, 80, 84]。仅有脊髓水肿预示着比脊髓出血更有利的预后 [64, 74, 84-86]。

影响脊髓水肿长度的因素包括年龄和从受伤到成像的时间。患者年龄与脊髓水肿长度成反比 [87]，而成像时间与水肿长度成正比。在完全性颈脊髓损伤患者中，脊髓水肿的长度在受伤后的头 72h 内每 30h 增加大约一个椎体节段 [88]。目前尚不清楚创伤性脊髓损伤后水肿首次发作需要多长时间。最近 Aoyama 等 [89] 描述了一名患者跌倒导致 C_4 水平的完全性 SCI。受伤后 120min 进行的 MRI 检查在 T_1 或 T_2 加权图像上的脊髓无信号变化。术后即受伤 8h 后，MRI 显示 T_2 加权图像上的信号增强，术中超声同一区域显示高回声病变。

（二）脊髓 MRI 检查结果的临床意义

出血的解剖位置与神经损伤平面密切相关，髓内出血意味着预后不良 [60, 62, 64, 74, 77, 85, 90-92]。Zohrabian 等 [89] 发现出血上界与 NLI 的相关性强于水肿上界和病灶中心。多元回归分析表明，病灶中心和水肿长度的组合是神经损伤平面的最佳预测指标 [89]。钝性颈椎损伤后的 Brown-Séquard 综合征患者常伴有局限于肌力更弱一侧的半脊髓水肿 [93]。脊髓中央综合征（CCS）患者通常在损伤水平有脊髓水肿，但没有出血的迹象 [94]。因此，当临床检查无法确定损伤类型和严重程度时，MRI 可作为神经损伤平面的客观评估手段，可提示损伤类型和严重程度。

与神经功能损伤和预后相关的影像学参数有脊髓出血、脊髓水肿和脊髓压迫。利用多元回归分析，Flanders 等 [95] 评估了 MRI 在预测运动功能方面的应用，该研究与最初的临床评估无关。最初的运动评分、出血的出现和水肿的持续时间是 1 年后最终运动评分和有功能肌肉比例的独立预测因素。在初始临床信息中加入 MRI 参数，该模型对上肢和下肢的预测能力分别提高了 16% 和 34%。

1. 脊髓出血是神经功能缺损和恢复的预测指标

虽然最初认为在 MRI 上检测到髓内出血可以预测完全性脊髓损伤，但目前 MRI 技术的灵敏度和空间分辨率的提高已经表明，在不完全损伤中可以识别出少量出血 [60]。随后，研究表明神经功能缺损的严重程度取决于脊髓水肿和脊髓出血的程度 [80]。在脊髓中检测到一个相当大的血液聚集（矢状位图像上的长度＞10mm）通常提示完全性的神经损伤 [84]。Boldin 等 [96] 发现纵行长度＞4mm 的出血患者在随访时没有临床改善，而＜4mm 的出血患者为不完全性损伤，在随访时有临床改善。这些结果表明，损伤大小可能有一个绝对阈值，可以预测神经系统的恢复。

Schaefer 等 [97] 将入院 MRI 的表现与运动总评分的变化相关联，发现出血性损伤的四肢瘫患者在随访时运动评分没有明显改善。Marciello 等在 24 名四肢瘫患者的类似研究中 [85]，有无髓内出血与上肢和下肢运动评分的变化相关。对于脊髓出血患者，只有 16% 的上肢肌肉和 3% 的下肢肌肉在随访时改善了功能级别（≥3 级），仅 7% 的患者改善了一个或多个运动水平。相比之下，对于没有脊髓出血 MRI 证据的患者，73% 的上肢和 74% 的下肢肌肉改善到有用的级别，78% 的受试者改善了一个或多个级别。

2. 脊髓水肿作为神经功能缺损和恢复的预测因子

与伴有水肿的脊髓出血相比 [64, 74, 84-86]，单纯的脊髓水肿意味着更有利的预后。脊髓水肿的长度与最初的神经功能缺损 [62, 80] 成正比。Schaefer 等 [80, 97] 报道相比于小范围水肿，脊髓水肿延伸超过一个椎体节段的范围与最初的神经功能缺损更相关。这些研究人员还指出，与出血和水肿患者相比，仅在 MRI 上表现为水肿的患者在运动总评分上有更大的改善。

此外，小范围水肿（长度小于一个椎体节段）患者的运动总分改善最大（72% 恢复），而大范围水肿患者的恢复较小（42%）。这一发现在 104 名颈部脊髓损伤患者的研究中得到了证实。记录患者急性住院和伤后 12 个月的上下肢肌肉徒手肌力测试分数。还研究了上肢和下肢的运动恢复率。损伤时损伤长度与神经功能损伤成正比

（$P < 0.001$）。MRI 上非出血性（水肿）损伤与下肢和上肢较高的运动恢复率相关，且肌肉中具有功能性运动功能的比例较高[95]。

3. 脊髓压迫与神经功能缺损的关系

Silberstein 等[90] 报道了与严重脊柱创伤相关的发现，如脊柱骨折、半脱位、韧带损伤、椎体前肿胀和硬膜外血肿，其表现与严重的临床缺陷和不良预后相关。相比之下，Flanders 等[62] 发现骨折、椎间盘突出和韧带损伤并不预示着神经功能缺损；但是由骨、椎间盘或液体造成的残留脊髓压迫的存在预示着出血性脊髓损伤，对于这种损伤，功能结果似乎不太有利。这些发现提示残余压迫可能是决定脊髓损伤后恢复的一个重要因素，并为脊髓损伤后早期减压[59, 62, 98] 提供了一定的支持。

显然，脊髓压迫程度与神经损伤之间存在关联[99]。Rao 及其同事[100] 对现有文献进行了关键的、基于证据的分析。回顾性研究包括对椎管和脊髓尺寸的定量和定性评估。先前存在的矢状面中央管狭窄（发育性或先天性）与颈椎损伤后更严重的神经损伤有关，最明显的是在中矢位椎管直径 ≤ 10mm 时。在另一颈部 SCI 研究中，与无神经损伤（16.7mm）的患者相比，完全性脊髓损伤（10.5mm）和不完全损伤（13.1mm）患者的椎管前后直径小于前者[101]。Hayashi 等[102] 发现 30% 的严重脊髓压迫患者（定义为脊髓直径缩小 2/3）在受伤时为完全性运动障碍，而轻度的脊髓压迫患者则为 20%（定义为脊髓直径减少不到 1/3）。更重要的是，90% 的轻度脊髓压迫患者 AIS 等级改善了一个或多个级别，而只有 30% 重度脊髓压迫患者改善了 AIS 等级。

Miyanji 等[103] 对 100 例连续性颈脊髓损伤患者进行定量评估，以确定 MRI 是否与初始神经状态和临床结局相关。完全性运动和感觉障碍与脊髓压迫和椎管占位有关，出现上述情况时髓内出血、损伤长度、软组织损伤、狭窄和脊髓肿胀的发生率较高。最初的脊髓压迫、髓内出血和脊髓肿胀程度预示着随访时神经损伤预后不良。不完全性脊髓损伤（AIS B 级、C 级或 D 级）或轻度损伤（AIS E 级）的受试者平均损伤长度 ≤ 20mm，而完全性损伤的受试者平均损伤长度为 40mm。

（三）传统 MRI 评价脊髓损伤的局限性

MRI 是目前评价脊髓实质最佳的影像学检查方法，但缺乏区分水肿和轴突损伤的能力。虽然 MRI 提供了关于部位和基本损伤特征的有价值信息，但含水量（水肿）和出血并不一定反映轴突的完整性和功能。这种局限性在脊髓损伤的动物模型中很明显。成年大鼠脊髓挫伤后，神经功能恢复程度与损伤大小（体积）之间没有相关性，无论是用 T_2 加权异常信号（水肿）还是 T_2 低强度（出血）评估[83]。在另一项使用成年大鼠脊髓挫伤的研究中，损伤区域的含水量和 T_2 信号并不总是显著变化[101]；因此，传统的 MRI 技术可能低估了损伤程度。此外，T_2 图像上可能看不到一些小出血区域。慢性脊髓损伤的影像学应用仅限于评估外伤后脊髓空洞症和脊髓软化症[104-109]。

先进的磁共振成像技术，如弥散磁共振成像、功能磁共振成像（fMRI）和磁共振波谱（MRS）等，可以提供损伤脊髓实质功能和轴突完整性的重要信息。然而，迄今为止，这些技术的临床应用受到限制。技术上的挑战是巨大的，特别是脊髓体积小，靠近骨骼结构，以及由于脑脊液搏动和呼吸运动造成的图像质量下降。这些先进的磁共振成像技术中最有前途的是弥散张量成像（diffusion tensor imaging，DTI）。DTI 提供了解剖结构内自由水扩散的定量评估。在正常有髓的神经元中，水分主要沿轴突纵轴扩散。细胞膜和髓鞘抑制垂直于轴突长轴的扩散。这些成分可以被测量并用于评估轴突本身的完整性和（或）髓鞘的保存。损伤的动物和人脊髓表现出可预测的扩散特性，纵向扩散减少，横向扩散增加。这些扩散特征与神经功能相关，可作为神经功能恢复的无创生物标记物[110-112]。初步研究表明，磁共振弥散成像具有良好的应用前景[112-114]；然而，还需要更大范围的明确研究来阐明磁共振弥散成像在预测功能和神经恢复方面的作用。

六、功能恢复

行走能力

能否恢复行走能力是 SCI 患者（及其家人）关心的首要问题。像其他功能结局一样，行走功能除了神经功能外还取决于许多因素。当从整体上研究脊髓损伤患者时，专家通常会认为只有少数个体能够在脊髓损伤后恢复行走能力。除了患者能够行走还是只能依靠轮椅这样的基本问题之外，还存在行走功能达到何种程度的问题。

在 20 世纪 70 年代，Stauffer 将行走状态分为四类：社区行走、家庭行走、运动行走和非运动行走[44]。社区行走患者可以从床上或轮椅上转移自己，在没有他人帮助的情况下，步行"合理"的距离（后来估计超过 150 英尺），进出家中。与轮椅相比，这一类人在社区中使用步行作为主要的移动方式。家庭行走可能需要，也可能不需要帮助从床上或轮椅上转移；他们可以在家中相对独立地走动，但不能在家以外走动任何真正意义上的距离。这些人经常使用轮椅在家以外的区域活动。运动步行者使用轮椅实现功能性移动，并且只能在严格控制的条件下行走。步行还需要大量的辅具帮助。非行走者只能依靠轮椅。社区和家庭步行都被认为是"功能性"步行，而运动性步行被认为是"非功能性"。

所采用的步态类型取决于神经损伤的程度。Waters[11] 已经确定只有 5% 的完全性截瘫患者和 0% 完全性四肢瘫患者[12] 在受伤后 1 年可以社区行走。在前面提到的研究中，社区步行被定义为步行超过 250m 的能力。截瘫患者缺乏足够的髋关节屈曲，因为交互步态模式必须利用能量密集的摆动，拐杖辅助[11]。这项技术需要手臂和肩带的力量，足以支撑整个身体的重量，并将其向前摆动，因为所需的能量比率很高，不适合日常活动，导致步行速度大大减慢[115]。因此，尽管个体可能会利用摇摆步态模式来跨越建筑障碍或出于运动或心理原因步行，但很少有人将这种步行方式作为其主要的移动模式。

在髋屈肌和股四头肌中至少为 3 级的力量控制骨盆[116] 时，可以使用交互步态模式。这种步态允许在不使用膝 – 踝 – 足矫形器的情况下保持膝关节稳定。虽然交互步态模式需要的能量比摇摆式少，但能量消耗率仍然高于健全人。那些不完全受伤的人更有可能恢复足够的运动能力来支持交互步态。运动完全、感觉不全的损伤比运动不全的损伤恢复的可能性小。表 9–3 重点介绍了几项研究[37, 40, 41, 43, 46, 47] 将步行作为主要结果指标的研究结果。尽管不完全截瘫的整体社区活动率是 76%，不完全截瘫的整体运动率为 46%，但结果明显受 ASIA 残损等级和感觉限制的方式的影响。

Hussey 和 Stauffer 确定下肢力量强度和行走能力之间存在直接关系[116]。他们认为"以交互步态进行社区行走需要良好的骨盆控制和髋关节屈曲灵活，最好一侧股四头肌肌力 ≥ 3 级"。在另一项调查中，Crozier 及其同事研究了 Frankel C 级（"无用运动"）损伤的患者[117]。他们专注于股四头肌的恢复，并报道所有受伤后 2 个月内股四头肌力量至少达到 3 级的患者逐渐成为功能性步行者，而在两个月内未达到 3 级的患者中，8 名患者中只有 2 名达到了此状态。一般认为，一侧髋屈肌的力量 ≥ 3 级，对侧股四头肌的力量 ≥ 3 级，可以成功地进行社区步行。这种程度的功能允许使用一个保持踝关节背屈和锁定膝关节的长腿支具及一个类似踝关节背屈的短腿支具。然而，本体感觉也需要在很大程度上保持完整。

Waters 和他的同事用测量轴向负荷的仪器拐杖检查了行走过程中的能量消耗。他们发现，ASIA 使用的运动评分系统是一个简单的临床测量，也与步行能力密切相关[118]。ASIA 下肢运动评分（LEMS）≤ 20 分的患者被归类为有限步行者。与 LEMS 30 分或以上的达到社区步行状态的患者相比，这些患者的平均速度较慢，心率较快，随后的能量消耗更大，对辅助设备施加的轴向负荷更大。LEMS 为 30 分或更高的患者的生理参数与健全受试者的生理参数相近。

除了剩余力量外，患者的平衡、本体感觉和认知能力也是决定实现社区行走而不是单纯的有监督的家庭移动的重要考虑因素。

基于线性回归的预测模型

多项研究利用逻辑回归分析模型来预测神经和功能预后[119-125]。Wilson 等利用临床和影像数据来预测功能结局，并发现了四个指标可以预测结局[119]。更好的功能状态预测包括较轻的初始 AIS 评分和入院时运动评分超过 50 分。更差的功能状态预测包括受伤时年龄较大、MRI 信号特征与脊髓水肿或出血相符。Kaminski 等研究了许多可能影响创伤性脊髓损伤功能预后的变量。作者发现，轻触觉得分是最有力的预测因子，AIS 分级紧随其后。接下来最有影响力的因素包括伤害严重程度评分（一种解剖学评分系统，可为多发伤患者提供总体评分，并已显示与残疾相关）和 ASIA 运动评分[120]。van Middendorp[121]（使用临床数据）和 Belliveau[122]（使用临床和人口数据）开发了一个模型，用于预测受伤后 1 年内的行走能力。van Middendorp 报道了五个主要的行走能力预后变量，包括年龄（截止到 65 岁）、关键肌股四头肌（L_3）和腓肠肌 / 比目鱼肌（S_1）的运动评分，以及 L_3 和 S_1 皮节的轻触觉。其他研究也证实了这一点[124]。为了进一步验证这些因素，Hicks 等的研究表明预测模型的进一步简化将包括三个变量（入院时），包括年龄（＜ 65 岁）、L_3 运动评分和入院时 S_1 的轻触觉评分[123]。有关脊髓损伤后恢复行走能力预测模型的更多详细信息，请参见第 42 章。

七、结论

预测脊髓损伤后结局的能力不仅对遭受创伤的患者及其家属极其重要，而且对负责制订适当医疗计划的康复专业人员和研究自然恢复在未来治疗研究中作用的研究人员都很重要。本章回顾了预期结果所涉及的因素。在过去的几十年中，鉴于住院和康复时间的缩短，以及随之而来的迅速做出出院决策的需求，确定此类早期预测因素的必要性变得越来越重要。此外，目前在受伤后不久开始的研究干预强调了为受伤后立即建立预测模型的重要性。在未来，新兴的、跨学科的基因组学领域将很可能在决定预后方面发挥更大的作用。

第二篇

脊髓损伤急性期管理与手术处理

Acute Spinal Cord Injury Management and Surgical Considerations

脊髓损伤的院前管理
Prehospital Management of Spinal Cord Injury

William D. Whetstone　著

一、概述

脊髓损伤患者的管理应该由最早到达的救援人员在现场立即开始实施。美国神经外科学会制定的循证指南已经用于提高院前管理技术[1]。以往估计3%～25%的脊髓损伤发生在最初的创伤性损伤之后，包括搬运过程和治疗过程的早期[2]。

在过去的40年里，院前管理有了巨大的进步，送达急诊室的脊髓损伤患者神经学预后也有改善。在20世纪70年代，大多数脊髓损伤患者被送达急诊时为完全性损伤。然而到了80年代这个统计数字已经发生变化，大多数患者被发现是不完全性损伤[3]。

1989年Garfin提出"在患者没有脊柱固定的情况下，不应该从碰撞的交通工具中拖拽，或从事故现场搬运任一名患者"[4]。19世纪70年代完全性脊髓损伤的比例为55%，19世纪80年代下降至39%，合并有颈椎损伤的多发伤患者的死亡率也显著下降，颈椎固定被认为发挥了关键作用[4]。遗憾的是，目前还没有Ⅰ级、Ⅱ级医学证据支持这一说法。

在实践基础上，绝大部分创伤性脊髓损伤的患者预后改善被认为是急救医疗服务（emergency medical service，EMS）发展的结果。EMS不仅培训急救人员恰当的救援技术，而且能够发挥协调作用可以迅速转运患者到创伤中心。本章定义并讨论了5个院前管理的责任：评估、复苏、固定、救援和转运[5]。

二、评估

评估期包括了ATLS指南强调的初次评估和二次评估[6]。创伤初次评估的"ABCDE"指：A为颈椎固定的气道维持（airway）；B为呼吸与通气（breathing）；C为控制出血维持循环（circulation）；D为残疾评估（disability assessment），如神经功能；E为暴露/环境控制（exposure/environmental control），如彻底去除患者衣物同时，防止体温过高或过低。

完成初次评估后，院前施救者应该进行简要的二次评估，这包括了对患者进行更细致的从头到脚的全面评估检查。在评估过程中，最重要的是要假设患者不仅有脊髓损伤，还有潜在的不稳定脊柱骨折。因此，整个评估过程应该在患者脊柱完全制动的情况下完成。

院前脊髓评估试图快速识别损伤部位。其中很重要的一点是，要记录患者是否存在颈部和背部疼痛，或这些区域存在触痛。为了更好地评估脊柱，应该由三位施救者滚木样转移患者，检查脊柱是否有骨压痛或明显的创伤体征（图10-1和图10-2）。

虽然滚木转移技术的有效性存在质疑[7]，但仍是标准的转移方法。滚木方法的替代手段包括将有脊柱损伤风险的患者手臂置于高位（high arm in endangered spine，HAINES）和多人多手，或采用消防员升降机法。在HAINES方法中保持患者为仰卧位。"外"（对侧）侧手臂以180°的外展姿势放置，"近"（与跪着的施救者同侧）侧手臂横跨患者的胸部，双下肢屈曲。救援者双手固定患者头颈部，滚动患者到救生板或其他搬运器材上[8]。多人多手或消防员升降机法，需要几个施救者立于患者同一侧，

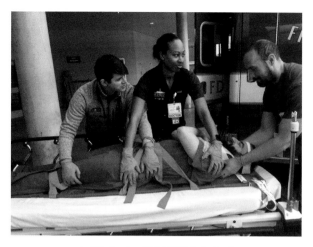

▲ 图 10-1 滚木转移技术（一）

位于患者头部的一名救援者（指定的转移指挥者）控制头部和颈椎。同时，两名助手双臂交错控制躯干和下半身

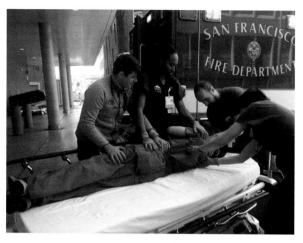

▲ 图 10-2 滚木转移技术（二）

在指挥者的命令下，三名救援者以单一流畅的动作（小心地避免任何扭转动作）将患者翻滚。第四名救援者评估整个脊柱的压痛

所有施救者把手臂滑到患者身下，将患者托起从一个位置转移到另一位置上，然后放到救生板或其他设备上面。

评估后应该进行简单的运动检查。除了大体的感觉检查外，运动检查还应评估抓握力量和足背屈力量，以此提醒院前施救者注意患者完全性或部分性脊髓损伤的存在。也应该记录失禁、尿潴留、阴茎异常勃起或肛门括约肌失张力等体征。评估皮肤温度、颜色。温暖、变红的皮肤提示损伤水平以下的交感血管张力丧失。此时即使没有发现前面所述的体征，多发伤或重大创伤患者也必须佩戴硬围领，固定于背板上转运到医院。

三、复苏

复苏应在检查和初次评估过程中尽早开始。气道管理是最重要的，在颈椎固定的同时应即刻给予吸氧。最初的气道管理包括开放经鼻或经口气道。如有必要，使用吸引装置，以清除血液、分泌物和可能的异物。如果不能维持充足的氧合，并且护理人员有过良好培训，应该为患者插管做好准备。使用如 King 喉通气管光索引导的声门上通气装置或口腔气管插管都被认为是恰当的，这些操作应在正确的颈椎轴向稳定的情况下进行。许多研究已经表明，如果由有经验的专业人员实施轴向稳定（图 10-3）下经口气管插管是一种安全的方法[9-11]。Gerling 等[12] 在尸体模型中发现轴向稳定下插管没

有造成任何明显的椎体移位。相比之下，颈围领固定下的插管尝试却引起了明显的椎体错位。因此，在尝试插管前应该打开颈围领。

院前循环复苏包括了建立静脉通道和恰当的液体复苏。颈部脊髓损伤患者可能表现为神经源性休克或失血性休克。神经源性休克是第 4 胸椎或以上水平脊髓损伤的结果。这些损伤可引起交感性周围血管张力丧失，进而降低了中心静脉回心血量。不同于失血性休克中因低血容量导致的代偿性心动过速，神经源性休克中心脏丧失交感神经支配，在副交感神经作用下会出现心动过缓。失血性休克和神经源性休克的起始治疗都可以采取头低脚高的体位[13]。这种方式有助于减少下肢血液蓄积、增加中心静脉回心血量。对于颈部或脊柱区域的出血应采用直接压迫法控制，应放置大孔径的外周静脉导管以便补液和输血。

四、制动（固定）

为了预防脊髓的进一步损伤，所有院前急救人员均需要接受严格的制动技术培训。在美国的大多数地区，所有重大创伤受害者、有颈痛或神经症状的患者、不明原因精神状态异常的患者，都会被给予制动。根据这些指南，颈椎制动已经成为院前急救流程中最常使用的技术[14]。据估计，每年近 500万名患者接受脊柱制动，平均每人花费 15 美元[15]。除了花费外，制动过度会引起患者不必要的不适，

增加医疗人员的工作时间。证据显示脊柱制动增加压力性损伤的风险。在一项研究中发现，最早在伤后 2h 可出现压力性损伤[16]。在另一项研究中发现，躺在脊柱硬板上的时间与伤后 8d 内压力性损伤的出现密切相关[17]。

对于制动是否能够改变预后仍存争议。Hauswald 等调查了急诊脊柱制动对神经学损伤的效果，比较了马来西亚和美国新墨西哥州的创伤患者，其中马来西亚没有实施院前急救措施，而新墨西哥州则常规进行院前脊柱制动[18]。有趣的是，马来西亚患者神经功能障碍发生率较低。但是，这些数据遭到了质疑，因为该研究排除了那些当场或转运途中死亡的患者。因而，很难对美国急救服务体系的有效性下结论[19]。

临床标准旨在确定研究一些不需要制动的患者。在一项 6500 名创伤患者参加的多中心前瞻性研究中，所用的临床标准为：精神状态改变，局灶性神经功能缺陷，中毒的证据，脊柱疼痛或压痛，或肢体可疑骨折，以此预测需要制动的大多数颈椎损伤患者。预测值可较好地区分高危险和低危险的损伤机制[20]。学者建议使用临床标准而非损伤机制作为选择脊柱制动的标准。目前美国的大多数 EMS 系统已经采纳该临床标准用于进行脊柱制动患者的选择[21]。进行这些评估的 EMS 急救人员需要接受强化培训和严格的资质认证，以确保有潜在脊髓损伤的创伤患者得到适当的治疗和管理。来自 2 级临床研究、解剖学与生物力学的数据和临床医生经验的一致性观点认为所有颈椎损伤患者，或那些创伤后有潜在颈椎损伤的患者应该被制动直至排除损伤或已启动明确的治疗[1]。

（一）制动技术

损伤现场，施救者应该放置患者于中立仰卧位。通过锁紧的双手轻轻牵拉下颌和颈下部，移动患者头部时应与身体保持在一直线上。这一中立位对于防止任何脊髓再损伤至关重要。

当移动坐立位的患者时，首先要给患者戴颈围领。一名施救者负责头颈部，另一名施救者在保持头部和身体处于中立位同时以协调运动模式帮助移动患者的身体。然后立即将患者放置于背板上面，同时继续保持头颈部的直线稳定。

由于多达 25% 的脊柱损伤涉及多个非连续椎体，因此整个脊柱都有潜在的危险，应该进行固定[22]。最好的方法是用硬质背板。首先使用内含衬垫和沙包类似物的预固定硬围领保证颈部安全（图 10-4）。把带子和尼龙搭扣绕过前额防止颈部屈曲。着重说明一点：单用颈围领限制颈部运动相对无效[23]。围领必须联合带子限制颈椎屈伸[7, 24]。恰当颈部固定后，也要用安全带牢牢固定胸腹部，但是不能影响呼吸（图 10-5）。

（二）去除头盔

在颈部损伤的现场管理中，戴头盔的患者不同于其他创伤性颈椎损伤患者。头盔使患者颈椎轻度屈曲，尤其是在没有肩部衬垫时，可能会掩盖威胁生命的头部外伤。因而，这种情况下可能要去掉头

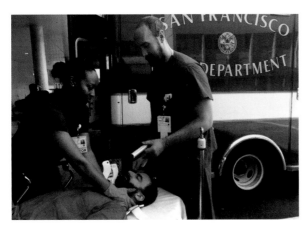

▲ 图 10-3 轴向稳定。刚性围领打开的情况下，助手在患者插管时，应防止其头颈部的运动

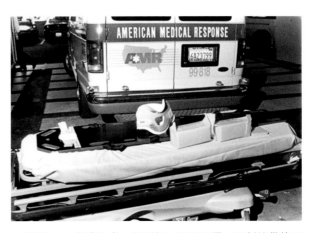

▲ 图 10-4 固定设备：硬质板、硬质项圈、预制的带垫子和尼龙搭扣带的固定装置

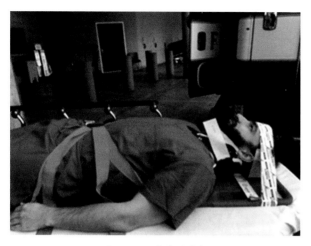

▲ 图 10-5 患者适当制动

盔。如果要去掉头盔，应使用美国大学外科医生推荐的两人法：一名施救者维持轴位固定，另一名施救者轻柔摘掉头盔[25]。

在照顾受伤的运动员时有一些特殊的处理方法。这包括了现场评估，固定技术，去除保护设备。评估有潜在颈脊椎损伤的运动员时，第一步是现场评估。应该小心地将失去意识的运动员滚木样翻滚到仰卧位。在评估气道、呼吸、循环时应取出运动员的牙垫。头盔或肩垫等保护性器材应该留在原位，直至头颈部得到充分固定[26]。多项研究表明，只用头盔或肩垫固定颈部损伤的足球运动员会导致颈椎明显移位[27-29]。如果在院前必须去掉保护设备，美国大学外科医生协会推荐使用如前所述的有 3～4 名成员的团队方案（参考"去除头盔"）。头盔应首先采用两人法移除[25]。肩垫也应该依次去除，同时头颈应被稳定在躯干轴位方向。应首先剪开前方带子和腋带。然后头部和胸应作为整体抬高，让肩垫从运动员身下滑脱。最后，把患者放到脊柱硬板上面，并加戴围领[28]。

在泳池或冲浪情景下，使用该技术的不同实施方案。第一名施救者在水中采用手法轴向支持固定颈部在中立位并使面部朝上。第二名施救者进入水中装上适合颈部的中等硬度围领。第二名施救者把漂浮脊柱板全部没入水中并放于患者身下。在水中把所有的带子系紧确保安全后由 4 名施救者将患者从水中转移出来，或者放在救生船、系在水上摩托后面的救生冲浪垫上[30]。

五、救援和转运

事故现场的可达性是抢救患者时的首要考虑因素。一旦患者被适当地固定，院前工作人员必须就最安全、最快的交通方式做出决定。在偏远的农村地区，直升机运输是直接转运至创伤中心的最佳选择。考虑到早期的脊柱手术有更好的结果，患者应该优先转移到一级创伤中心[31]。虽然速度很重要，但最重要的因素是在所有系统稳定的情况下将患者安全送到急诊科，以最大限度增强神经恢复的潜力。

第11章

复杂创伤患者的处理

Management of Trauma Patients With Complex Injuries

Adam D. Fox　著

一、概述

对创伤患者的初步评估和治疗至关重要，因为它为确定损伤和治疗优先级奠定了基础。对任何创伤患者采取有组织的方法是进行这些评估的关键。在理想的情况下，我们将会创建一个了解角色和责任的团队。一旦团队被激活，一个精心设计的"舞蹈"可以让每个患者进行顺利的评估，通常基于高级创伤生命支持（advanced trauma life support，ATLS）的基本原则[1]。利用体格检查的辅助手段去确定治疗的优先级。彻底了解创伤者的潜在伤害和需求将决定后续的步骤。

二、伤检分类

伤检分类，源于法语"to sort"，是根据疾病的严重程度对患者进行识别和排序的行为。在日常工作中，分诊可以在各种地点进行，通常只涉及一个或几个患者。当遇到有限数量的患者时，将为每个患者应用最大数量的资源。在发生灾难或大规模人员伤亡事件时，伤检分类的目的是找出病情最严重的可存活损伤患者，并优先考虑他们的治疗。

在一个成熟和资源密集型的环境中，分诊通常从急救医疗服务（emergency medical service，EMS）的呼叫开始。然后，基于患者损伤严重程度，EMS将派遣适当级别的EMS人员（包括急救医疗技术员或护理人员）。一旦到达现场，就会进行下一级的分诊。在这里，急救医疗服务人员将确定创伤患者需要哪种类型的医疗护理。不同的医院对受伤的患者的最

佳护理，唯一区别应该是资源[2]。受伤的患者应该被直接带到装备最合适的医疗中心处理伤情。多种分类标准的存在，可以帮助指导院前急救人员确定最适合患者的医院。但是，它们都有一些基本的基础，包括生理学（如异常的生命体征）、解剖学（如躯干枪伤）、损伤机制（如高速机动车辆翻车）和合并疾病（如使用血液稀释药的老年患者）。尽管生理异常可能是识别损伤最敏感的因素，但将所有四个标准结合起来，增加了需要创伤小组提供服务的损伤发生的可能性[3, 4]。

因为当前区分不同级别的创伤中心是基于资源，包括神经或矫形手术、先进的成像和康复团队等专业团队，有一些迹象表明重伤的患者会在一级创伤中心受益[5]。对于那些明显的高位脊髓损伤患者，指南推荐优先将这些患者分诊到一级创伤中心，即使必须绕过二级或三级创伤中心[6, 7]。一旦在较低级别的创伤中心或非指定医院做出诊断，应强烈考虑将这些患者尽早转移到一级创伤中心。

一旦进了医院，患者将再次接受分诊。使用类似的标准，医院分诊的目的是重新评估而且可能修订患者的病情严重程度，以便于安排最合适的工作人员[8-11]。

三、房间和设备

虽然没有关于评估和治疗创伤患者所需的房间和设备的具体文献，但评估创伤患者的基本原则应规定最低标准。房间和设备最终应该能够优化创伤团队的性能。理想情况下，要识别和治疗所有危及生命的损伤的前提是需要一个专门的空间，能足够

容纳创伤小组和他们的设备。这个房间应该有一套标准的设备，将用于救治所有的创伤患者。这包括可以兼容 X 线的担架，心脏和生命体征监测设备，止血工具（如止血带、缝合材料和绷带），血管切开器械以及基本仪器设备。可根据具体情况使用的其他设备，包括超声机、1 级输血器和胸管设备。

四、团队

在理想的情况下，创伤团队是一个多学科小组，在患者住院期间的不同时间共同完成特定的任务。在创伤患者评估的早期阶段，创伤团队应最大限度地对患者进行全面、快速的评估，使其情况稳定。不管团队中有多少人，评估每个创伤患者的基本原则包括发现和治疗患者所有危及生命的损伤。然后是进一步的二次评估。总体来说，这些评估分别被称为初级评估和二次评估。因此，理想的情况是组建一个包括执行这些任务所需人员的团队。

与创伤患者的初次接触应根据垂直或水平复苏的模式进行设计。那些人员有限的医疗中心将采用垂直复苏模式，由 1～2 个人利用 ATLS 的基本原则逐级评估患者。在这个模型中，由于人员的限制，多个任务不能同时执行。对于那些拥有大量专职人员的医疗中心来说，理想的复苏应该是一种水平的模式，利用 ATLS 原则，同时完成多个任务[12]。

水平复苏的理想团队包括以下人员。

组长：这通常是对病理生理学有深入了解的最资深的人员。组长作为创伤小组的"指挥"，指导所有患者的护理决定。他们应该有一个"30 000 英尺的视角"的优势点，好似他们实际上并没有直接进行患者的管理。组长应该让团队保持工作状态，并根据需要提供及时的行动和指导，以使最初的评估和管理得出适当的结论。

初级评估师：其任务是进行初级评估。主要使用 ATLS 方法对所有危及生命的伤害进行评估，包括气道、呼吸、循环、残疾。当初级评估师确定了伤情后，组长将对伤情进行管理。

二级评估师：在处理了危及生命的伤害后，二级评估师将负责对患者进行全面的检查。这其中还应该包括病史问询及记录。

程序员：在初步评估中确定患者受伤后，组长

应指定一名人员负责执行所需的程序。

气道管理人员：鉴于确保呼吸的重要性，通常会有一个（或多个）人被指定在患者床旁，以便在需要时确保气道安全。这个人需具备插管技能，因为气管内插管是必要的。对于疑似脊髓损伤的患者，在插管期间应手动维持其颈部稳定，并在其他所有时间使用 C 形颈围领进行固定，直到进行进一步诊断。

护理人员：护理人员及其辅助人员在创伤患者的初步评估中起着重要的作用。他们通常负责静脉导管的放置、生命体征监测以及药物的管理。

辅助人员：由于创伤的不确定性，应该存在一种引入其他团队成员的机制。这些其他成员可以包括额外的护理人员、呼吸治疗师和 X 线技术员。另外，还需要有一种激活手术室和介入放射科人员的方法。还应随时提供有关顾问的最新联系信息。

五、EMS（急救医疗服务）交接

EMS 在从受伤地点到医院工作人员之间起着重要的中介作用。他们可以提供关于损伤机制、患者初始状态和治疗反应等有价值的信息。他们也经常是受伤患者在最初就诊地点的决定者。因此，应该为他们提供专门的时间来交接，其中可能会有创伤小组需要的重要信息。不理想的交接已被证明会增加患者的发病率和死亡率[13]。

从技术层面讲，EMS 报告可以从院前环境开始。成熟的系统将允许现场或转运团队与接收医院联系，提供有关患者的基本信息。这将使创伤小组有时间为患者做准备，包括召集团队和准备急救设备，为严重受伤的患者节省宝贵的救治时间。

一旦进入医院，EMS 团队应提供一份全面但简短、合理的相关信息报告。虽然有多个模板可以用于此交接，但最常见的模板之一是 M.I.S.T。其中 M 为机制（mechanism），I 为损伤（injury），S 为生命体征（sign），T 为治疗（treatment）。利用 M.I.S.T 提供的信息，EMS 团队可以在不浪费时间、不延迟创伤团队进一步评估或治疗的情况下完成任务[13-15]。

六、初步评估

考虑到创伤管理的首要目标是降低死亡率和改

善预后，初步检查的目的是优化预后。它的设计不仅是一个评估，而是识别和治疗威胁生命的伤害，利用 ABCDE 公式，主要评估人员将能够快速评估患者损伤并允许创伤小组开始治疗。

气道检查从评估气道通畅度开始。一般来说，口语声音正常的患者没有气道病变。但是，如果患者不能自然地说话，则需要进一步的检查，来确定口腔、口咽或颈部是否有问题。应该检查是否有口腔内出血或下颌畸形。对于穿透性创伤后口咽出血的患者，无脊髓损伤的患者可以允许其坐起并自由呼吸。对于气道病变或精神状态改变且格拉斯哥昏迷评分（Glasgow coma score，GCS）<9 分的患者，应使用气管内插管进行气道稳定。

虽然使用快速顺序插管和标准技术可以确保大部分气道的安全，但还必须准备其他替代方法（如视频喉镜检查）、抢救(如 King 通气道）或气管切开。

呼吸检查是为了寻找危及生命的胸腔病变。这些损伤包括气胸和血胸。患者的血流动力学将决定这项检查的有创性。对于那些没有血流动力学不稳定的患者，主要评估人员将首先进行听诊检查，评估是否存在呼吸音。对于气管插管的患者，若左侧呼吸音缺失，应在其他有创性干预措施实施前，立即拔出气管导管 1～2cm。其他的评估手段包括：观测是否存在呼吸过速、血氧饱和度或痉挛。胸部 X 线片可以用来辅助评估呼吸。超声被证明比胸部 X 线更敏感；然而，血流动力学正常患者的超声病理检查结果尚不清楚。

对于血流动力学不稳定的患者，需要缩短诊断时长，因此团队需要更多的有创性检查。胸腔修补可以通过胸腔引流管或开胸手术来完成。

存在胸部病变（即气胸和血胸）的患者，通常的处理方法是放置胸腔引流管。

可以通过触诊脉搏和寻找出血来评估循环。任何外部出血应通过直接按压、伤口填塞或使用止血带来控制。治疗循环系统损害的其他干预措施包括生命体征监测和建立静脉通道。辅助检查包括使用胸部和盆腔造影快速查找腔内出血位置，创伤超声聚焦评估（FAST）检查，以及诊断性腹腔穿刺 / 灌洗。不稳定的患者一旦发现胸腔内或腹腔内有损伤，应立即到手术室进行检查。

残疾检查的重点是患者的神经系统状况。应该评估 GCS 和瞳孔反应。对有偏侧体征的精神状态改变的干预包括渗透治疗和快速手术减压以及血压支持。

每次检查的关键是患者的充分暴露。所有的衣服应该从患者身上脱下，以帮助完成全面检查。检查完成后，应注意保护和保温，可以使用温暖的静脉输液和毯子。

七、二次评估

二次评估应在初步评估 / 治疗完成后立即开始，可由与主评估人员相同或不同的人进行。这次评估是对身体各部位的一个更全面和详细的检查。完整的病史和体格检查将有助于识别并发症以及其他非危及生命的损伤。

在获得一组完整的生命体征后，应使用诸如 AMPLE（过敏、药物、既往史、最后进食、事件 / 环境 / 机制）等工具来收集患者病史。然后，检查者进行完整的体格检查。对于 SCI 患者，重要的是由有经验的人员（例如有诊治 SCI 经验的医生）尽快进行全面的神经功能检查，以确定损伤的平面和严重程度，并提出护理建议。神经学检查的进一步细节可以在第 5 章和第 12 章中找到。

八、辅助检查

鉴于创伤体格检查的局限性，需要辅助检查来帮助识别损伤[16-19]。这些检查将有助于确定严重损伤。这些检查还应具备迅速、可靠、可移动性，并具有高度的特异性。辅助检查包括胸部和盆腔 X 线，快速（用超声对创伤进行集中评估）检查，诊断性腹腔穿刺 / 灌洗。这些检查有助于识别危及生命的损伤，特别是那些血流动力学不稳定的患者。虽然 CT 扫描已经彻底改变了创伤护理，但它不应该用于血流动力学不稳定的患者。

九、血流动力学不稳定

对于创伤患者应及时评估其血流动力学不稳定的来源。当出现血流动力学不稳定时，造成休克最常见的原因是出血。这种"创伤说法"揭示了一个基本前提，即创伤造成的死亡主要来自于出血。

考虑到出血是重要的死亡原因，因此出血来源的寻找对提高生存率至关重要。应尽快处理失血性休克，控制出血，用血液和血液制品补充血容量。既往使用收缩压阈值（systolic blood pressure，SBP）来定义休克，这对于创伤患者并不适用。低于 90mmHg 的 SBP 对于成年患者适用。最近的文献认为有必要将老年创伤患者的这一数值重新定义为低于 110mmHg[20]。就其本身而言，危及生命的出血只有少数几个来源，这包括胸部、腹部、骨盆、长骨损伤和外伤。因此，对每个患者的评估包括以下部位检查。

胸部：虽然呼吸音提供了一些基本信息，但胸部 X 线确实是胸腔检查的主要手段。血胸的鉴定为血流动力学改变提供了一个病因，可以通过放置胸腔引流管进一步监测。胸腔引流管引流超过 1200～1500ml 即提示需要手术干预。如有可能，应考虑将患者引流出的血液吸收再利用。

腹腔：利用床旁超声对腹腔进行检查。FAST 是一项便携式可重复的检查，它可以识别腹腔内的游离液体。在血流动力学不稳定情况下的阳性表现是剖腹探查的指征。在没有超声设备或检查人员不了解设备使用的情况下，可以使用诊断性的腹腔灌洗或穿刺来评估腹腔。

骨盆：用骨盆 X 线来检查盆腔。盆腔环的明显破裂提示严重损伤并伴有出血。对于这类损伤的理想床边首要治疗是恢复正常的解剖结构和稳定性。

长骨：单独来看，股骨骨折会导致几个单位的失血。其他长骨骨折，尤其是多发骨折，也会导致多个单位的失血和血流动力学紊乱。四肢骨折应尽快固定，以限制活动和减轻疼痛。手术固定的时机取决于患者的损伤负荷和血流动力学稳定性。各个团队之间的沟通对于确定骨折固定的优先顺序非常重要。

外部：任何与动脉出血或凝血异常（如使用抗凝药）相关的开放性伤口会导致大量失血，从而导致创伤性休克。根据具体情况，应使用直接按压、包扎伤口、止血带或缝合来帮助控制出血。

在对失血性休克进行评估后，对血流动力学不稳定的创伤患者，应考虑其他类型的休克。常见的原因包括以下几个方面。

神经源性休克：高位脊髓损伤的患者会失去交感神经张力，导致身体无法做出正常的"战斗或逃跑"动作反应。除了瘫痪的表现外，这些患者将不会出现心动过速，并伴有低血压和正常或低心率出现。虽然对 SCI 患者的全面检查超出了本章的范围，但它将为这类损伤鉴别提供一些线索。瘫痪是最有可能发现的症状，但对于意识改变或无反应的患者，这可能很难确定。还必须认识到，外伤患者同时存在两种形式的休克（即出血性和神经源性）并不少见。一旦确定，对神经源性休克患者的最初治疗包括确保补液充足和 α 受体激动药以帮助提供血管张力（见第 12 章）。

其他：偶尔，创伤患者会有一个诱发创伤的原发病。

心源性休克：通常由心肌梗死引起，需要考虑心脏不能将适当的血流输送到身体的其他部分，特别是老年人或有明显并发症的患者。一旦怀疑患有该疾病，需要做的检查包括心电图、心肌酶、超声心动图，以及及时的心脏专科会诊。立即治疗的选择包括确保补液充足和使用强心药物。

感染性休克：未经治疗的或严重的感染可导致感染性休克。虽然在创伤患者中不是最可能引起休克的原因，但在排除更常见的休克病因后，应该考虑到这一点。孤立性感染性休克的线索包括极端温度、四肢发热、明显的外部来源或近期的疾病/感染史。这些患者应在及时使用抗生素和源头控制之前，进行血液、尿液和呼吸道分泌物的培养。

十、结论

遭受创伤的患者需要尽快和尽可能彻底地接受评估。一个成熟的医疗系统将提供从受伤到整个住院期间的无缝评估和干预。创伤评估，基于 ATLS 的原则，识别和治疗危及生命的损伤，然后进行全面的检查，将确保识别所有的损伤。对于那些出现休克症状的患者，团队必须迅速确定其原因并开始治疗，以确保积极的结果。

第12章

急性脊髓损伤的神经危重症处理

Neuro-Critical Care Management of Acute Spinal Cord Injury

Beverly Hon　Jing Wang　Peter Yonclas　Steven Kirshblum　著

一、概述

在美国，每年估计有 17 500 例新的急性脊髓损伤（SCI）病例[1]。急性脊髓损伤的处理应在受伤后立即开始。最初受伤时的死亡率为 48%～79%，另外 4.4%～16% 的死亡发生在出院前[2]。在危重病房积极监测急性脊髓损伤，可以改善发病率和死亡率[2]。

从重症监护的角度来看，创伤事件后的首要目标是医疗稳定。从康复的角度来看，这段时间对于实施可以限制继发性损伤并预防或尽量减少并发症的时效性干预措施也是至关重要的。本章的讨论范围是对创伤性脊髓损伤患者的早期干预措施。这包括早期院前管理；抵达医院后的初步护理，包括神经保护药物和快速神经系统检查；最后，系统回顾了 SCI 在急性损伤阶段所遇到的问题。

二、现场管理

创伤性脊髓损伤的急性气道治疗始于损伤现场。在现场的初步检查后，优先评估和建立安全的气道和呼吸。当患者的精神状态改变或发声功能不全时，需要有明确的气道。对于疑似或已知颈椎有损伤的患者，检查者应在快速顺序诱导下进行气管内插管，同时施加环状软骨压力，手法维持脊柱稳定[3]。高位颈髓病变（C_3 以上）的患者会出现膈肌、主要吸气肌（由 C_3～C_5 支配）和呼气肌（由 T_5～T_{12} 支配）的麻痹，常常需要立即插管[4]。一旦建立最终气道，就需要监测氧合和通气情况，并根据需要给予高浓度吸氧[5]。早期的管理是基于高级创伤和生命支持（advanced trauma and life support，

ATLS）协议，这将在第 10 章进行更详细的讨论。

在固定气道和调节呼吸后，如果患者出现明显的循环受累，ATLS 提供者还应该启动循环复苏。休克导致组织灌注减少，导致细胞损伤和组织损伤。对于创伤性脊髓损伤的患者，低血压应假定为低血容量或出血的继发表现，直到排除其他因素[6]。休克的初期处理以静脉液体复苏为主。标准的 ATLS 原则要求尽可能通过大口径外周静脉或中央静脉通路输注大量的晶体液，然后输注胶体液[5]。

潜在 SCI 患者的颈椎稳定是现场管理的重要组成部分。当损伤机制可能导致 SCI 发生时，ATLS 原则要求在现场进行早期颈椎稳定[5]。此外，预测颈脊髓损伤的临床症状或体征包括精神状态改变、脊椎疼痛或压痛、存在中毒、局灶性神经功能缺损或转移性疼痛[3-7]。对于疑似脊髓损伤的患者，脊髓医学临床实践指南（Clinical Practice Guideline，CPG）在早期急性处理中特别推荐使用硬质的颈围领和带背带的支撑块来固定整个脊柱[3]。在早期院前管理中，多个救援人员应使用滚木转移技术协助转移，重新定位和转移患者，以保持脊柱稳定[3,5]。

作为分诊过程的一部分急救人员或到达医院时，进行快速神经系统检查可提供关于脊髓状态的宝贵信息。脊髓损伤的早期发现可能影响患者是否被转运至有脊柱专家的创伤中心，并可以促进脊髓损伤定向治疗的早期启动。早期救援人员可以采用的一种临床评估是脊髓损伤紧急评估（spinal emergency evaluation of deficit，SPEED）测试，该测试已通过回顾性验证，能够快速确定损伤的严重程度和平面[8]。在这个检查的基础上，可以通过结

合踝关节运动和 S_1 的轻触觉来评估损伤的严重程度和运动功能的完整性。此外，握力受损以及颈椎疼痛可以准确预测颈椎水平损伤。

导致 SCI 的外力也会同时导致创伤性脑损伤（traumatic brain injury，TBI）。据估计，SCI 人群中 TBI 的发病率在 25%～74%[9, 10]。伴随 TBI 的相关危险因素包括完全神经损伤、颈脊髓损伤和受伤时的酒精中毒[10]。因此，对 SCI 患者的初步评估应包括对 TBI 的评估。格拉斯哥昏迷量表（Glasgow Coma Scale，GCS）通常被用来识别 TBI 的存在和描述损伤的严重程度。应用 GCS 评估患者应作为现场管理的一部分。

三、住院起始阶段

（一）初步分诊

在到达创伤室或急诊室（emergency room，ER）时，伤者应立即接受脊髓损伤评估。对于不需要立即插管和机械通气的患者，医生应该继续仔细监测其呼吸状况。例如，C_6 以下损伤的患者最初可能不会出现明显的呼吸损害，这是由于膈肌功能得到了保留，呼吸功能下降可继发于包括胸大肌的锁骨头（由 C_5～C_7 脊神经支配）和肋间肌 / 腹肌（由各节段胸脊髓支配）在内的辅助呼吸肌的损伤。最初的肺部检查应包括胸部 X 线和动脉血气（arterial blood gas，ABG）检查[11]。在高危人群中，早期选择性插管可防止呼吸衰竭的发生。关于插管更详细的讨论可以在下面的呼吸部分中找到。

理想情况下，压力性损伤的预防应在急诊室就尽早开始。脊柱稳定建立后，在保持脊柱和皮肤的防护措施的同时应尽快将患者从坚硬的木板上转移到坚固的软垫上[3]。在最初的复苏操作完成后，仍要保持颈椎稳定直到完成更完整的神经学和影像学评估。颈椎干预由创伤小组根据临床和放射学发现完成进一步讨论之后进行。手术稳定的方法和时机在第 13 章讨论。

通常，脊髓损伤的诊断可能由于紧急处理其他危及生命的损伤而延迟。如前所述，SPEED 测试可在 ER 环境下快速评估损伤的严重程度和平面[8]。由于认知功能受损，插管或镇静等干预措施，可能会限制患者参与神经系统检查的能力。患者由于认

知功能或医疗稳定问题，无法在 ER 内完成一个完整的神经系统检查，可以在其临床稳定并且能够参与全部神经学分类国际标准 SCI（ISNCSCI）检查（参见下面的临床评估部分）后，在重症监护室完成，以确定患者损伤的平面和严重程度。

（二）休克

在急救室或创伤室，密切监测和管理低血压，以维持足够的组织灌注并解决脊髓损伤患者的休克，是最初复苏的一个重要目标。最近的脊髓医学 CPG 联盟和神经外科医生大会（Congress of Neurological Surgeon，CNS）建议在患者受伤后至少 7d 内监测和维持平均动脉压（mean arterial pressure，MAP）高于 85mmHg[3, 12]。在神经学上，维持 MAP 的目的是为了保证足够的脊髓血流灌注，减少继发性损伤。脊髓灌注压（spinal cord perfusion pressure，SCPP）可以通过 MAP 与椎管内压（intraspinal pressure, ISP）的差值来计算。最近，在急性环境下通过硬膜内压力探头直接测量 ISP 被证明是安全的[13]。创伤团队应采用全面的方法来发现急性血流动力学不稳定的病因，并根据发现采取适当的治疗措施。在创伤事件发生后，低血压可继发于以下一种或多种原因：低血容量性休克、心源性休克或感染性休克。对于脊髓损伤患者来说，脊髓休克和（或）神经源性休克也可能出现，并将成为我们讨论的重点[3]。

脊髓休克被定义为脊髓损伤平面以下脊髓反射的短暂性抑制，最终会恢复[14]。在 Ditunno 等提出的脊髓休克模型中，脊髓休克的四个阶段包括 0～1d 的无反射 / 反射减退、1～3d 的初始反射恢复、1～4 周的早期反射亢进和 1～2 个月的晚期反射亢进[14]。

神经源性休克是由于神经损伤平面以下所有交感神经和副交感神经张力的丧失。颈 SCI 和胸 SCI 的神经源性休克发生率分别为 13%～29%[15-19] 和 5.5%～7%[17, 18]。在颈、胸髓损伤中，交感神经系统（sympathetic nervous system，SNS）传出功能障碍，导致外周阻力和血压迅速下降，并导致周围血管的血液淤积。然而因为副交感神经系统（parasympathetic nervous system，PNS）的颅内部分传出是不受影响，所以 PNS 在肠内血管系统的张力

加重了低血压。在心脏中，受损的 SNS 传出导致对低血压缺乏生理变时性和电离性反应，而完整的 PNS 传导通过迷走神经可导致反常的心动过缓。在真皮中，SNS 张力的丧失和随之而来的血管舒张导致温度失调和体温过低。这一系列的急性生理变化可以解释神经源性休克的典型临床特征：低血压、心动过缓和体温过低。虽然目前尚无神经源性休克的直接治疗方法，但临床上对神经源性休克的体征和症状的处理往往是 SCI 急性期处理的重点。由于神经源性休克对神经恢复和预后的影响，及时处理对防止继发性损伤至关重要。据文献报道，神经源性休克的持续时间可长达 5 周[20]。

休克处理的第一步是通过静脉输液对患者进行液体复苏，以确保有足够的血容量。对于神经源性休克的处理，在没有解决外周血管张力的情况下，过度补液可能会导致肺水肿和第三间隔水肿。早期使用血管升压药在神经性休克的治疗中是重要的。脊髓医学联盟 CPG 目前还没有明确的关于容量复苏量或血管加压素开始使用时间的指南[3]。虽然乳酸盐和碱缺乏水平可以作为失血性休克适当复苏的指标，但它们在神经源性休克中的作用尚未被研究。此外，尿量、中心静脉压或超声心动图 / 下腔静脉（inferior vena cava，IVC）超声检查也可进一步了解神经性休克的管理情况，但目前尚无正式的研究。

在一项前瞻性研究中，Levi 等通过液体复苏和多巴胺，维持了 50 例急性 SCI 患者损伤后 1 周 MAP＞90mmHg。在 6 周的随访中，82% 的患者使用 Frankel 分级系统显示脊髓分级稳定或改善。学者的结论是，积极维持急性脊髓损伤患者的 MAP 是安全的[21]。在 Vale 等的另一项前瞻性研究中，64 例颈椎或胸椎段脊髓损伤患者接受了容量复苏和必要的血管升压药物治疗，以维持 MAP＞85mmHg[22]。1 年的随访中，在 60% 的完全性颈 SCI 和 33% 的完全性胸 SCI 患者中出现了 ASIA 损伤量表（AIS）分级至少一级的改善[22]。在不完全性 SCI 患者中，学者报道了在行走、肠功能和膀胱功能方面的显著改善[22]。虽然目前的脊髓医学 CPG 和 CNS 指南推荐至少 7d 的 MAP 维持，但根据 AIS/Frankel 分级，几项研究显示仅 5d 的 MAP 维持即可获得良好的神经功能恢复[3, 12, 23-27]。

关于血管加压素的选择，脊髓医学联合会 CPG 联盟广泛推荐使用多巴胺和去甲肾上腺素治疗颈段和高位胸段脊髓损伤，因为它们对血管系统和心脏有 α 和 β 肾上腺素能作用。去氧肾上腺素是一种纯粹的血管收缩药，被推荐用于较容易保持心脏 SNS 张力且低血压主要由血管舒张引起的下胸段损伤[3]。多巴胺是最广泛使用的血管加压素[28]。然而，Readdy 等最近证实，在急性脊髓损伤患者中，使用多巴胺比去氧肾上腺素与心脏并发症的发生率更高[29]。在另一项关于急性外伤性中央综合征的研究中，Readdy 等发现，55 岁以上（90.0%）的患者明显比 55 岁以下（57.1%）的患者出现更多的血管加压素相关并发症。此外，在 55 岁以上的人群中，使用多巴胺比去氧肾上腺素的并发症发生率增加了 5 倍[30]。同样，Inoue 等证明，60 岁以上的人服用血管加压素与心脏并发症显著相关[26]。最后，Altaf 等的一项研究发现，去甲肾上腺素在增加 SCPP 方面比多巴胺更有效（分别为 67mmHg 和 65mmHg）[31]。这些因素提示，神经源性休克治疗中血管加压素的选择应根据年龄和损伤平面进一步个体化。

四、检查

（一）影像学评估

一旦患者病情稳定下来，医生应该进行影像学评估以确认脊髓和中轴骨骼的损伤。确定是否有颈椎损伤，将有助于判断颈椎制动的时间和是否需要手术处理。目前美国神经外科医生协会（American Association of Neurological Surgeon，AANS）和 2013 年发布的 CNS 指南不建议对清醒和无症状（无颈部疼痛和神经缺陷）的患者在解除颈椎固定术之前进行影像学评估[32]。在清醒、有症状的患者中，进行高质量的颈椎计算机断层扫描（computed tomography，CT）是首选的初始影像学评估方法[32]。在此之前，2002 年版的 ANNS/CNS 指南中，三维（前后位、侧位和齿状突）X 线被推荐作为该人群的初始影像学评估方法，并在需要时补充 CT。然而，目前被推荐使用 CT 超过 X 线，因为 CT 在脊髓损伤的检测中显示出更高的灵敏度，而且在创伤中心比过去更容易使用[33-36]。对于已确诊的颈椎损伤患者，目前的脊髓医学 CPG 联盟建议对整个脊柱进行影像学检查，以排除任何并发的胸腰椎损伤[3]。

当患者的症状和（或）体格检查与最初的影像学检查结果不相符时，还需要进行额外的影像学检查。如果患者的 CT 呈阴性，但他继续表现为疼痛或神经功能障碍时，则应进行进一步的磁共振成像（magnetic resonance imaging，MRI）检查。同样的，在最初 CT 检查结果为阴性的患者中，如果根据损伤机制或临床表现高度怀疑 SCI 存在，则建议行 MRI 检查。

如前所述，当患者的症状与最初的 CT 或 XR 检查结果不相符时，需要进行 MRI 成像。MRI 可评估脊髓水肿、血肿或软组织压迫脊髓的存在，并可显示椎间盘和韧带结构。然而，检查持续时间长、需要更好的医疗稳定性、设备资源有限和成本增加等因素可能成为在急性期获得 MRI 检查的重要障碍。虽然通过 MRI 获得的额外信息可能有助于指导手术，但如果已经有适应证，则不应延迟及时的手术干预。

某些并发症应该会降低影像学检查介入标准。例如，老年人对疼痛的感知能力可能受损。即使患者否认有任何症状，影像学评估也可能是有益的。无论症状如何，已知强直性脊柱炎的患者应进行 CT 和 MRI 检查。最后，对于与脑血管相关的损伤，如骨折累及椎动脉，应考虑 CT 血管造影排除颈动脉损伤（见第 6 章和第 14 章）。

（二）临床评估

除了影像学检查外，通过确定神经损伤平面和损伤的完全性与否来评估脊髓损伤的严重程度，有助于指导进一步的临床治疗和判断预后。此外，可靠和可重复的神经学检查可作为任何后续神经学变化比较的基线。目前，SCI 评价和分级使用最广泛的工具是 ISNCSCI 检测。在保持适当的预防措施下，包括颈椎稳定、滚翻技术、下胸段 / 上腰段脊髓损伤患者避免髋部过度屈曲，这种神经学检查是标准化的，可以安全地进行。神经系统检查的准确性并不一定受 SCI 患者的敏锐度影响，但检查确实需要患者持续参与，而这可能会受到插管 / 镇静、酒精或药物相关损伤，伴随的创伤性脑损伤，严重

的疼痛，或急诊室、ICU 环境中频繁的干扰所影响。

在整体神经学评估方面，早期发现 TBI 有助于根据 TBI 严重程度实施有针对性的适当干预措施，如颅内压管理[37]。除了脊髓损伤外，对并发 TBI 的持续评估 – 常规 GCS 评估包括在整个住院起始阶段。

TBI 人群特有的并发症包括情绪不稳定、认知障碍、癫痫和自主神经功能障碍。此外，TBI 患者可能会出现额外的运动缺陷，力量、平衡和（或）协调能力受损，以及可能影响触觉、本体感觉和（或）特殊感觉的感觉缺陷[10]。对于疑似创伤性脑损伤的患者，创伤后遗忘的持续时间（posttraumatic amnesia，PTA）也被用来描述创伤性脑损伤的严重程度。Galveston 定向和健忘症测试（Galveston Orientation and Amnesia Test，GOAT）和定向日志（Orientation Log，O-Log）是两种常用的评估 PTA 严重程度和持续时间的量表[38-40]。GCS 评估以及 PTA 评估应与 ISNCSCI 检测一起进行，以确保 TBI 得到了恰当的评估。

五、神经学治疗

神经保护和神经学治疗是急性脊髓损伤的重要研究领域。在脊髓最初损伤时，血 – 脊髓屏障被破坏，导致炎性细胞外渗，释放局部细胞炎性因子。同时，细胞内离子梯度被破坏，导致细胞内 Ca^{2+} 的增加。细胞因子和 Ca^{2+} 的流入驱动各种促凋亡通路，导致细胞死亡和坏死[41]。过去的研究集中在可以停止原发损伤后的继发级联伤害的干预措施。次级级联为干预提供了许多理论目标；然而，尽管受到关注和研究，目前还没有 SCI 急性期的推荐使用的神经治疗药物[3]。

甲泼尼龙（methylprednisolone，MP）是创伤性脊髓损伤治疗中应用最广泛的药物。自 20 世纪 60 年代以来，类固醇的抗炎特性就引起了人们的兴趣。虽然在 2002 年的 CNNS/ANS 指南中保留了 MP 的使用，但在 2013 年发布的最新更新不再向新发 SCI 患者推荐 MP。AOSpine 在 2017 年发布的临床实践指南提供了最新的更新版本，建议（推荐强度较弱）24h MP 灌注可作为急性脊髓成年患者伤后 8h 内的治疗选择[42]。然而，48h MP 输注不推荐

用于成人急性脊髓损伤患者[42]。

AOSpine 最近进行的一项调查发现，来自北美、欧洲和亚太地区的脊柱外科医生对 MP 的使用比例分别为 24.0%、46.9% 和 64.1%[43]。在调查北美外科医生使用 MP 的原因时，20.3% 的回答表明使用 MP 是因为感觉到患者恢复情况的改善，5.2% 是为了"避免法律问题"。相比之下，这些比例明显低于其他地区（分别为 30.3%～44.3% 和 15.8%～18.7%）。这些数字表明，MP 在北美的使用更加合理，在那里，关于 MP 使用的大部分研究已经完成，并强调了未来教育计划的目标[43]。

今天，SCI 患者中 MP 的使用因机构惯例和外科医生的判断而异。与所有的治疗方法一样，MP 使用应该因人而异。一些需要注意的因素包括年龄、并发症和受伤程度。老年患者感染和伤口愈合不良的风险较高，与其他健康的年轻患者相比，他们可能更容易受到类固醇的影响，后者发生继发性并发症的风险较低。

目前，许多针对急性脊髓损伤患者的神经保护和神经学治疗的药理学制剂和细胞疗法正在研究中。此时，有些药物已经进行各种临床试验，但在临床应用中还远远没有被广泛接受。更详细的讨论可以在第 52 章中找到。

六、呼吸系统并发症

呼吸系统并发症是急性 SCI 发病和死亡的主要原因[44]。呼吸系统并发症的发病率与神经损伤平面和运动损伤的程度直接相关[44]。在一项研究中，87.5% 的 C_5 以上损伤患者需要插管，而损伤级别为 C_5～C_8 的患者需要插管的比例为 61%[45]。此外，90% 的完全四肢瘫患者在住院期间需要插管，而不完全四肢瘫患者的插管比例为 48.5%[45]。

在受伤最初的 72h 内，监测呼吸状态是至关重要的，因为 90% 的呼吸衰竭患者都是在这段时间内发生呼吸衰竭的[2]。在最初 24h 内，约有 1/3 的急性颈髓损伤患者需要插管[2]。在第 1 周内，C_4 水平损伤患者的肺活量下降到预计值的 24%[4, 46]。肺活量（或负吸气力）的下降可能提示需要插管和机械通气，在颈髓损伤急性期应持续监测[2]。损伤后最初几天对肺部状态的额外监测方法包括进一步的影

像学检查，持续的血氧饱和度，以及定期评估呼气末 CO_2[11]。伴随疾病的存在，如高龄、重大创伤、吸烟史或既往肺部疾病，增加了急性期肺功能下降的发生率[44]。

急性 SCI 患者呼吸衰竭的发展可能源于吸气能力受损、分泌物滞留、黏液堵塞的形成及自主神经系统功能障碍[44]。对无创通气措施无反应的即将发生呼吸衰竭的患者，或有误吸迹象或极有可能发生误吸的患者，应考虑插管[11]。呼吸衰竭定义为 PO_2＜50mmHg 和（或）PCO_2＞50mmHg，这是基于一个人在室内空气中进行的 ABG 测试得出的结论[11]。如前所述，连续监测肺活量可能有助于评估病程第 1 周的肺功能疲劳度[44]。肺活量低于 10～15ml/kg 的理想值（ideal body weight，IBW）并继续恶化，强烈提示需要机械通气[11]。在 1994 年的一项研究中，需要机械通气的呼吸衰竭平均在受伤后 4.5d 出现，平均持续 35.9d[47]。

对于需要机械通气的个体，脊髓医学 CPG 联盟建议增加潮气量（15ml/kg），以减少或预防肺不张[11]。Peterson 等证明，较高的潮气量可使肺不张发生率在 2 周内从 84% 下降至 16%，并可缩短完全脱离呼吸机的天数[48]。尽管对急性 SCI 患者推荐较高的潮气量，但考虑到较低潮气量的机械通气（6ml/kg IBW）与诊断为急性肺损伤（acute lung injury，ALI）或急性呼吸窘迫综合征（acute respiratory distress syndrome，ARDS）的患者的低死亡率相关[49]，高潮气量方案的使用存在一定问题。ARDS 和 ALI 是最初 SCI 后常见的呼吸系统并发症（见第 18 章）。事实上，较低的潮气量方案应用于急性脊髓损伤患者，他们仍有较高的 ARDS/ALI 发展风险。为了研究高潮气量的安全性，Fenton 等证明，在 SCI 亚急性期（＞2 周），20ml/kg IBW 的高潮气量方案与 10mg/kg IBW 的低潮气量方案同样安全，脱机天数无差异[50]（见第 18 章）。

创伤性颈 SCI 患者在插管后 1 周内可早期行气管切开术，因为早期气管切开置管与较少的呼吸机天数（23.9d ± 16.5d vs. 36.9d ± 26.7d）、较少的拔管天数、较短的 ICU 住院时间（20.7d ± 6.5d vs. 26.0d ± 11.4d）相关[51]。气管切开术较气管插管有许多好处，包括改善患者的舒适度，加强分泌物的

管理，有益于吞咽 / 发声，以及降低气道阻力以促进呼吸机的脱机。此外，Flanagan 等也证实气管切开术后 90d 死亡率或 90d 再入院率无差异，提示早期气管造口是一种安全的选择[51]。在另一项研究中显示，在机械通气前 7 天接受气管切开术的患者通气时间短（26.07d ± 1.69d vs. 48.75d ± 3.45d），ICU 住 院 时 间（36.52d ± 1.59d vs. 54.58d ± 2.92d）减少，并气管插管并发症降低，包括气管肉芽肿和狭窄的形成[52]。与早期气管切开置管相关的因素包括更严重的 AIS 评分和更高位的神经损伤[51]。然而，1998—2004 年的一项回顾性研究显示，68% 的下颈椎损伤（$C_5 \sim T_1$）需要插管，其中 69% 在急性护理住院期间需要气管切开[53]。如果患者使用呼吸机，监测肺活量是决定何时开始脱机的有用指导。在一个脱机方案中，肺活量减少超过患者基线的 50% 是停止呼吸机的标准[11]。用力肺活量<1000ml，年龄>50 岁，以及相关的损伤被发现对脱机有不利影响[4]。术后患者如有咳嗽无力、损伤前疾病、有吸烟史或年龄>45 岁等情况，应延缓停用呼吸机。通常情况下，这类患者一开始可以自行呼吸，但随后出现呼吸不畅、肺不张或咳嗽困难等症状。肺活量下降可能是新的或恶化的肺不张和（或）感染的一个指标，这可能需要通过分泌物管理和当前呼吸管理的进行调整（包括使用机械通气），并进行重复胸片检查[11]。随着时间的推移，四肢瘫患者的肺功能（通过肺活量评估）会得到改善。增加肋间肌和腹肌的肌肉张力可能对个体有益，因为这会使咳嗽变得更有效[4]。

在一项调查初始损伤后肺部并发症的研究中，67% 的 T_{12} 及以上 SCI 患者出现呼吸系统损害，最常见的并发症是肺不张（36%）、肺炎（31%）和呼吸衰竭（22%）[47]。高位颈脊髓损伤患者（$C_1 \sim C_4$，84%）发生肺部并发症的比例高于低位颈脊髓损伤患者（$C_5 \sim C_8$，60%）或胸椎损伤患者（$T_1 \sim T_{12}$，65%）[47]。高位颈脊髓损伤组、低位颈脊髓损伤组和胸脊髓损伤组最常见的呼吸并发症分别为肺炎（63%）、肺不张（34%）和胸腔积液（38%）。事实上，胸廓受伤的患者，由于呼气肌（如肋间肌和腹部肌肉组织）的功能障碍会导致无效的咳嗽，无法清除分泌物并产生黏液，以及肺不张也有发生肺部

并发症的显著风险[54]。在住院初始阶段，45% 的四肢瘫患者和 36% 的截瘫患者患有肺炎和（或）肺不张[55]。因此，颈椎和胸椎损伤的患者可以通过积极的预防性呼吸道管理来减少肺不张的发生[47]。使用机械通气 – 呼气装置或吸痰可能有助于预防和治疗肺不张以及分泌物的清除[11]。其他呼吸道管理辅助技术包括胸部物理治疗、辅助咳嗽技术、使用腹带等[11]。

七、心血管并发症

许多心血管并发症可以在 SCI 发生后开始发展（见第 16 章和第 17 章）。T_6 或以上损伤水平的个体特别容易患上自主神经功能紊乱，并常伴有更严重的低血压[3]。受伤后，50%～90% 的急性颈脊髓损伤患者需要积极的液体复苏或使用血管升压药来维持 MAP>85mmHg[2]。导致低血压的一个因素可能是周围小动脉血管张力的丧失，导致血液淤积[3]。

在损伤后的最初 2 周内，心动过缓的发展更为常见，高达 15% 的患者可能并发低血压和心脏停搏[3, 56]，会使心动过缓进一步复杂化。在 SCI 急性期，17%～77% 的颈 SCI 患者出现心动过缓，室上性心动过速或其他心律失常也可能发生[57]。胸髓及以下损伤的患者发生心律失常的风险较低，发生率为 0%～13%[57]。对于颈脊髓损伤患者，有害的刺激，如气管内抽吸，也可能导致心动过缓[3]。应对患者的护理团队（包括护理人员和呼吸治疗师）进行教育，让他们了解患者在日常护理过程中出现心动过缓的风险，这对于确保对有危险的患者进行仔细的监测非常重要。脊髓医学 CPG 联盟认为，对于高颈损伤患者，可能需要阿托品、氨碱、血管升压药和起搏器（外用或植入），以减少在损伤的前几周出现有症状的心动过缓[3]。随着损伤时间的延长，心动过缓的风险降低；心动过缓发作一般在受伤后 2～6 周内自行好转[57]。对于持续性心动过缓或危及生命的心动过缓患者，可以使用临时和永久性起搏器[56]。心脏起搏器的适应证可能包括由于心动过缓相关的低血压引起的头晕或精神状态改变等症状，也可能包括对药物干预无反应的严重心动过缓，这可能导致心搏骤停，需要心肺复苏[56]。

除了心率异常外，体位性低血压也可能在脊髓

损伤患者中发生，其特征为头晕或在体位改变时出现晕厥[58]。74% 的 SCI 患者在站立动作时被诊断体位性低血压，其中 59% 在最初的物理治疗中出现症状[58]。非药物治疗策略包括使用弹力袜或弹性包裹物来减少静脉淤积、腹带、输液以增加血容量，以及逐渐增加角度到直立位置[2, 3, 58]。对于有更严重的直立位障碍的个体，药物治疗包括米多君和氟氢可的松（在第 17 章进一步讨论）。

在脊髓损伤之后，交感神经受到刺激后，由肾上腺释放去甲肾上腺素引起的反射性副交感神经活动会引发以严重高血压和心动过缓为特征的反应[59]。最初的高血压期很快被脊髓休克所取代[59]。脊髓休克消退后，T_6 及以上损伤水平的个体可能出现自主神经反射异常(autonomic dysreflexia，AD)[60]。患者收缩压高于基线 20～40mmHg 可能提示 AD[60]。血压突然升高、头痛、相对心动过缓（虽然经常出现心动过速）、损伤平面以上皮肤潮红和（或）大量出汗是 AD 的一些症状或体征[60]。对可能有 AD 风险的个体的生命体征进行常规监测是很重要的。T_8 以下损伤的患者中很少出现 AD[60]。AD 一般发生在受伤后 1 个月，5.7% 的患者在受伤后 1 个月内发生 AD[61, 62]。一个病例系列报道了早在伤后 7d 继发于膀胱过度膨胀的 AD[63]（有关病理生理学和处理策略的更多细节，请参阅第 16 章和第 17 章）。

八、血栓栓塞的预防

急性 SCI 显著增加了静脉血栓栓塞性疾病（ venous thromboembolic，VTE ）的风险，如肺栓塞和深静脉血栓形成（ deep vein thrombosis，DVT ）。PE 在受伤的第 1 个月内发病率最高，是 SCI 后的第三致死原因[64, 65]。DVT 可在伤后 72h 内发生[66]。DVT 的发生率在受伤后的 2 周内达到高峰，并且在患者受伤后的 12 周内的发生风险仍在增加[2, 66, 67]。早期预防和检测对于降低与 VTE 相关疾病的潜在发病率和死亡率至关重要。急性 SCI 患者易发生静脉血栓栓塞，因为 Virchow 三联征的所有组成部分都存在：静脉停滞、血管内皮损伤和高凝状态[68]。急性 SCI 创伤患者是 DVT 风险最高的一类[69]。急性脊髓损伤中静脉血栓栓塞的发生率为 47%～100%，

而静脉造影是血栓检查的金标准[70-72]。在临床上，多普勒超声是首选的 DVT 无创性检查。与 SCI 后发生 VTE 相关的危险因素包括高龄、完全性神经损伤、合并下肢骨折、血栓预防的缺失或延迟[67]。

所有急性脊髓损伤患者在可行的情况下，应尽快采取血栓预防措施。机械方法，如连续使用气压压缩装置，可能对血栓形成提供一些保护预防，并且应该在急性期尽早开始使用[67]。脊髓医学 CPG 联盟建议，一旦急性脊髓损伤没有活动性出血的迹象，就开始使用低分子肝素（ low molecular weight heparin，LMWH ）作为预防用药[67, 73]。由于与低分子肝素相关的 PE 和 DVT 的报告病例明显减少，低分子肝素被推荐超过普通肝素（ unfractionated heparin，UH ），但最近这两种药物在预防血栓栓塞方面的疗效的比较效果受到了质疑[74, 75]。最近的 OASpine 指南（2017）建议（弱推荐）UH 或低分子肝素可用于急性期预防[76]。对于接受低分子肝素治疗的患者，存在关于形成脊髓或硬膜外血肿的风险[77]。

尽管启用低分子肝素可能会因出血问题而推迟，但在开始低分子肝素治疗之前，应每天对出血风险进行重新评估[67]。Chang 等最近的研究表明，在损伤后 48h 内开始使用低分子肝素或 UH 进行预防并不会增加创伤性脊髓损伤后椎管内血肿的风险[78]。此外，Green 等报道低分子肝素与标准肝素治疗相比，患者出血量明显减少[79]。尽管还没有进行大型随机对照试验（RCT），但在剂量方面，低分子肝素 40mg 每日皮下给药与低分子肝素 30mg 每日 2 次皮下给药用于预防急性脊髓损伤的 VTE 疾病[80] 似乎是同样安全有效的。

急性脊髓损伤后不推荐常规预防性 IVC 过滤器放置[81]。Gorman 等认为放置 IVC 过滤器可能会增加 DVT 的风险[82]。然而，IVC 过滤器的放置可能对伴有严重并发症，如长骨骨折的，应用药物预防措施但仍发展为 DVT 的，以及有抗凝禁忌证的 SCI 患者有益[81]。

脊髓损伤后静脉血栓栓塞发生率高，早期预防和早期发现仍是急性期管理的重要内容。VTE 疾病的治疗将在第 16 章讨论。

九、皮肤

所有 SCI 患者由于感觉功能障碍和活动能力下降，都有出现压力性损伤的风险[83]。导致 SCI 压力性损伤发生的危险因素包括体重下降、吸烟、肺部疾病、尿失禁、白蛋白减少、完全性 SCI、认知功能受损、年龄增加、肾脏疾病、糖尿病和血细胞比容降低[84, 85]。综合的预防策略应该作为 SCI 急性期管理的一部分，包括及时的压力性损伤风险评估、常规的皮肤检查、体位变换和使用减压装置[86]。例如，Braden 量表是一种广泛使用的风险评估工具，它基于 6 个因素评估压力性损伤的风险，即感觉、湿度、活动、营养、摩擦和剪切力。虽然应该每天进行对皮肤进行完整的视诊、触诊评估，但需要特别注意 SCI 患者发生压力性损伤的高危区域包括骶骨、尾骨、坐骨结节、大转子、脚踝、膝盖（内侧）、枕部和跟骨[87]。

在 SCI 急性期，压力性损伤最常发生的区域是骶骨（57%），其次是足跟（22%），这是因为在这一时期仰卧位为主要体位[88]。在医学允许的情况下，每 2h 应为患者翻身一次。此外，患者应置于一个保护性的表面环境，以防止皮肤水分积聚和温度升高，并给予皮肤减压。减压床已被证明可以减少压力损伤的发生[89]。关于足跟，可使用保护工具，如 Prevalon 足跟保护器，不仅可以减轻压力，而且可以使脚保持在一个中立的位置，与使用枕头进行减压相比，可以显著减少压力性损伤[90]。侧卧时在双下肢之间放置枕头，有助于保持正确的体位，减少对内踝的压迫损伤。除了通过预防性的机械技术来降低压力性损伤的风险，根据个人需要评估和提供足够的营养摄入以满足热量目标、蛋白质、微量元素（锌、维生素 C、维生素 A、铁）和液体对保持皮肤完整性也很重要[87]。

在急性创伤性脊髓损伤患者中，37.5% 在住院初始阶段或住院康复期间至少发生一次压力性损伤[91]。与压力性损伤发生风险增加相关的因素包括完全性神经损伤、机械通气和肺炎的发生[91]。此外，Ploumis 等证明，创伤中心在优化急性脊髓损伤管理方面的经验和专业知识也会影响压力性损伤发生的风险[92]。事实上，最初在非 SCI 一级创伤中心接受治疗的患者比在有经验的 SCI 创伤中心接受治疗的患者发生压力性损伤的可能性几乎高 3 倍（分别为 34% 和 12%）[92]。随后的一项研究报道，专业 SCI 创伤急救中心（26.7%）与非专业创伤中心（51.5%）相比，最初 SCI 发生后的压力性损伤的发生率显著降低，这进一步证实了专业 SCI 创伤中心的重要性[93]。在非专科创伤中心住院的患者也比在专科 SCI 创伤中心住院的患者更容易发生多部位的压力性损伤（分别为 24.2% 和 2.2%）[93]。在压力性损伤发生时间和持续时间方面，50% 的医院获得性压力性损伤发生在入院后 30d 内，住院期间压力性损伤愈合的中位数时间为 31d[94]。因此，压力性损伤的发生仍然是新受伤患者的一个重要的发病率来源。

早期干预和持续的警惕对预防压力性损伤很重要。在患者实际已经发生压力性损伤的情况下，及时发现并实施有效的治疗，尽量减少与这些通常可预防的并发症相关的发病率、死亡率和费用。关于压力性损伤的更多细节将在第 29 章和第 30 章中讨论。

十、胃肠道并发症

在 SCI 的第 1 个月，患者存在胃肠道（gastrointestional，GI）系统的一系列并发症的风险，包括反射性肠梗阻（4.6%）、急性胃十二指肠溃疡和出血（4.2%）、胰腺炎（11.5%）[95-97]。颈脊髓和上胸段脊髓损伤患者的胃肠道并发症发生率高于下胸段脊髓或腰骶段脊髓损伤患者[98]。鉴于急腹症在 SCI 人群中难以识别，因此需要一个低水平的阈值来避免胃肠道并发症的漏诊或误诊。

脊髓损伤后的早期就会发生结肠运动功能受损。麻痹性肠梗阻是一种没有机械阻塞的肠道功能性梗阻。肠梗阻最常发生在损伤后的前 2 天，常在发病后 2～3 天内改善[99]。在肠梗阻期间，患者可能出现肠鸣音消失或减弱[96]。肠梗阻被认为是由脊髓休克期间交感神经和副交感神经神经支配的急性丧失引起的[99]，可通过体格检查和影像学检查来诊断。随后的肠扩张和排空不足可能会导致恶心和呕吐、肺膨胀不良、厌食和静脉回流不足[3]。

处理肠梗阻的方法包括肠道休息与暂时停止

经口进食，在肠鸣音恢复前进行鼻胃管减压（不进行吸痰）[99]。药物治疗包括使用促动力药，如甲氧氯普胺，它有助于增加胃动力。甲氧氯普胺主要通过胆碱能和多巴胺能受体在上消化道发挥作用[100]。然而，考虑到与迟发性运动障碍相关的严重不良反应[101, 102]，不建议长期使用甲氧氯普胺。对于顽固性肠梗阻，可以使用红霉素[103]。脊髓损伤引起的肠梗阻可能对新斯的明或静脉注射利多卡因有反应[104, 105]。

消化性溃疡穿孔在初次受伤后的第 1 个月内发生率最高，报道的发生率为 1%～5.5%[106, 107]。胃肠道出血的最大风险发生在受伤后 3～17 天[107]。急性损伤后，建议所有患者使用 H_2 受体拮抗药或质子泵抑制药（proton pump inhibitor，PPI）进行至少 4 周的应激性溃疡预防[108]。与 H_2 受体拮抗药相比，使用 PPI 预防出血可能更有效，但延长 PPI 的使用可能与艰难梭状芽孢杆菌感染的风险增加有关[3]。临床医生应权衡超过 4 周的 PPI 延长疗程的风险和益处。糖皮质激素的使用与住院患者胃肠道出血和溃疡穿孔的风险增加有关[109]。

此外，Pirolla 等报道急性胰腺炎在急性 SCI 中的发生率为 11.53%[97]。因此，学者建议用血清淀粉酶和脂肪酶水平筛查急性 SCI 患者的胰腺炎[97]。脊髓损伤患者由于存在感觉缺失，体格检查结果参考价值有限，可能需要进一步的 CT 或 MRI 检查。急性胰腺炎或胰酶升高更可能发生在完全神经损伤（AIS A 级）、颈或胸段损伤或存在麻痹性肠梗阻的患者中[97]。糖皮质激素的使用也与急性胰腺炎有关[110]。

关于上消化道，临床医生应该保持一个较低的阈值来筛查患有颈 SCI 患者的吞咽困难。急性四肢瘫患者吞咽困难的发生率为 41%[111]。吞咽困难的重要预测因素包括气管切开术和机械通气、颈椎前路手术、颈外固定器和高龄[112, 113]。早期发现吞咽困难可以适当改变饮食，减少呼吸道并发症，如吸入性肺炎。肠内营养比肠外营养更可取，并可在受伤后 72h 内根据临床适应证开始[114]。事实上，早期的肠内营养支持与改善预后、降低并发症发生率和缩短多发伤患者的住院时间有关[3]。一项利用脊髓损伤营养筛查量表（Spinal Nutrition Screening Tool，

SNST）的多中心前瞻性研究表明，营养不良或营养不良风险与较长的住院时间和 12 个月的死亡率较高显著相关[115]。此外，曾在 ICU 治疗、机械通气或人工营养支持的 SCI 患者的营养风险最高[115]。

适当的实验室检查和胃肠道预防可以帮助最大化地减少急性脊髓损伤患者的继发性胃肠道并发症。在脊髓损伤患者中，腹部疾病诊断具有挑战性。例如，典型的急腹症包括腹肌紧张、腹部压痛和反跳痛，而这些症状在颈脊髓损伤的患者中通常是不存在的[106]。除了实验室检查，通常还需要影像学检查来正确识别潜在的胃肠道疾病并指导进一步的治疗[106]。最后，以提供适当营养支持为目标的吞咽困难评估和营养支持的实施仍然是胃肠道管理的重要组成部分。

神经源性肠道

神经源性肠道是 SCI 最常见的继发性并发症之一。在上运动神经元肠功能障碍患者中，反射介导的排便可能在脊髓休克终止后才会发生，而脊髓休克可能持续数小时至数周[116]。一旦患者开始肠内进食，肠道运动应在肠道管理的协助下发生[3]。应在住院初始阶段启动神经源性肠道管理，以尽量减少并发症，如结直肠扩张、梗阻或嵌顿[95, 98]。简而言之，排便应安排在每天的同一时间，若患者经口进食，通常是在进食后 30min，以引起胃结肠反射。此外，排便应至少每 2d 进行一次。通过饮食和液体，可以帮助调整粪便的性状。由于排便管理可能涉及对患者和急症护理团队的协助，特别是护士，在患者住院期间接受早期培训可能是有益的。排便管理可能会不断进行调整，以达到预期的和有效的排泄[98]（见第 23 章，了解建立有效排便管理的更多细节）。

十一、膀胱管理

神经源性膀胱是急性脊髓损伤后常见的问题，其特点是患者不能自行排空。在脊髓休克期间，常见由于泌尿生殖道反射活动的丧失而导致的继发性尿潴留[3]。除非怀疑尿道损伤（常伴有盆腔深部损伤），否则应尽早经尿道留置尿管[117]。男性尿道损伤的症状体征包括裂口出血、血尿或前列腺增生[3]。

留置导尿管可以精确监测尿量，有助于在脊髓损伤后的急性期准确评估体液平衡。并且，对于神经源性膀胱患者，给予急性脊髓损伤患者留置导尿管还有其他益处，特别是确保膀胱排空。因担忧留置尿管致尿路感染（concerns for catheter-associated urinary tract infection，CAUTI），往往会早期给予拔除导尿管。更新后的 2014 年感染控制和流行病学专业协会（Association for Professional in Infection Control and Epidemiology，APIC）预防留置尿管致尿路感染指南建议某些 SCI 患者可能需要留置导尿管或耻骨上导尿管[118]。当损伤急性期患者正在接受药物稳定治疗，可能需要紧急液体复苏或静脉药物治疗时，我们建议维持留置导尿管。

对留置尿管的护理包括避免导管弯曲，在引流袋半满之前定期清空尿袋，监测导管积垢或结石导致的引流缓慢或阻塞[119]。留置导尿管的建议是每 2~4 周更换一次，因为导尿管积垢的风险随着导尿管放置时间的增加而增加[117]。对于手功能差、液体摄入量高、认知障碍、逼尿肌压力升高、膀胱输尿管反流的患者，建议在急性期后继续使用留置导尿管，以应对膀胱充盈诱发的自主神经反射亢进和（或）护理人员有限[117]。

从医学角度来看，当个体血流动力学稳定，不再需要大量静脉注射时，留置的导尿管可以被移除。APIC 推荐间歇性导尿（intermittent catheterization，IC）计划，适用于能够独立导尿的患者[118]。从功能上讲，个人应该具备独立完成 IC 的身体能力和认知能力，以坚持膀胱管理计划和液体的限制，从而有效地独立管理 IC。

IC 计划包括 SCI 患者或其护理人员按常规将导管暂时插入膀胱以排空膀胱。正常膀胱容量为 500ml；IC 体积应保持在正常膀胱容量以下，以减少膀胱过度膨胀和缺血的风险。间歇导尿计划的使用消除了持续留置导管的需要。虽然间歇导尿被认为是 SCI 中膀胱管理的黄金标准，但是有几个原因会导致间歇导尿计划的延迟进行。与 IC 计划相关的并发症包括泌尿道感染、膀胱过度膨胀、尿失禁（除非密切监测尿量）、尿道创伤、尿道假道形成、尿道狭窄、自主神经反射亢进和膀胱结石[117]。

当决定神经源性膀胱管理时，有三个重要的目标，包括保护上尿路，减少下尿路并发症，以及与功能和生活方式目标的相容性[117]。Bywater 等最近发表的一项研究报道，几乎 2/3 的患者出现了尿流动力学障碍，包括逼尿肌过度活动、逼尿肌括约肌协同困难、逼尿肌最大压力升高、膀胱输尿管 – 肾脏反流和膀胱顺应性低下[120]。维持留置导管和启动间歇导尿计划都与脊髓损伤患者的风险和利益相关，因此，需要仔细决定并监测。其他不太常见的膀胱管理方法，包括 Crede 和 Valsalva，将在第 22 章膀胱管理部分详细讨论。

十二、贫血

贫血是急性脊髓损伤后常见的并发症。最初的失血可能继发于最初的创伤或手术。在一篇综述中，根据脊柱手术的复杂性和融合的需要，估计失血量在 674~3556ml[121]。一旦患者进入重症监护病房，频繁的抽血会进一步消耗患者的血液供应。此外，在最初的损伤治疗中，积极的静脉液体复苏也可能导致血液稀释。在最近的一项评估限制型和自由型红细胞输血方案的综述中，由于研究中 SCI 个体的数量有限，输血的理想血红蛋白水平仍未知[122]。然而，血红蛋白浓度降低会导致大脑和脊髓组织的氧输送障碍[122]。

在一项前瞻性研究中，Grossman 等报道了 15.9% 的急性 SCI 患者在最初住院期间出现严重贫血（血红蛋白 ≤ 8.0mg/dl）[123]。一项研究表明，在首次入院接受康复治疗时，65% 的患者存在贫血（血红蛋白 < 13.0g/dl），86.7% 的患者存在低蛋白血症（白蛋白 < 3.2g/dl）[124]。以前，Huang 等曾指出，在 SCI 急性期，最常见的贫血类型是正常细胞正色素性贫血[125]。然而，在 SCI 后 1 年，大多数患者的贫血有所改善。持续性贫血可能与并发的慢性炎症有关[124]。

十三、治疗

急性期物理治疗（physical therapy，PT）、作业治疗（occupational therapy，OT）和言语治疗（speech therapy，ST）的早期介入仍然是 SCI 管理的重要组成部分。PT 侧重于在临床稳定的情况下对患者进行的早期动员[126]。此外，PT 还对患者及其家属、临床护理团队进行有关四肢活动范围的培训，以帮助维持患者关节活动度和肌肉质量。训练方案基于患者的神经状态和临床稳定性。OT 协助提供适当的辅助具，以保持关节的解剖位置，并防止挛缩形成。除了辅助具外，OT 还可以评估和教育 SCI 患者关于使用专门工具进行日常生活活动和交流。最后，ST 评估吞咽功能并治疗吞咽困难。对于那些做了气管切开术的患者，ST 还研发了包括发声瓣膜在内的沟通策略。在脊髓损伤的急性期采用多学科的方法可以使康复治疗在早期就开始实施，以改善患者功能和独立性，同时最大限度地减少因运动障碍引起的并发症。

十四、结论

本章旨在强调创伤性脊髓损伤患者急性期管理的重要性和策略。较好的预后通常与损伤的早期识别、适当的处理、及时开始适当的非手术和外科治疗有关。此外，通过系统的方法，可以减少或预防继发的并发症。适当的治疗可以缩短急性期患者住院的时间，使患者更早地过渡到全面康复。

影响脊髓损伤手术决策的因素
Factors Affecting Surgical Decision Making in the Management of Spinal Cord Injury

So Kato　Satoshi Nori　Michael G. Fehlings　著

第13章

一、概述

由于人口增长和社会老龄化，外伤性脊髓损伤（spinal cord injury，SCI）及其相关外科手术的发生率一直在缓慢上升[1]。手术干预的主要目的是解除脊髓的压迫，恢复脊柱的稳定性，改善局部环境，促进神经功能的恢复。随着手术技术、麻醉方案和围术期管理策略的发展，SCI 手术干预的安全性和有效性显著提高，因此医生处理复杂并发症患者的意愿也提高了。

手术干预的结果对患者的生活质量有很大的影响[2]，SCI 治疗产生的社会成本也是一个巨大的经济负担。尽管其至关重要，但关于治疗策略的共识尚未完全建立，在手术决策方面也存在一些争议。本章的目的是回顾目前影响 SCI 手术决策的因素，并提供笔者对这一具有挑战性的话题的看法。本章讨论的主要问题是损伤的分类、手术减压的时机、手术技巧和患者的并发症。

二、损伤分类

为了确定创伤性脊髓损伤的手术指征，必须对损伤类型和神经状态进行彻底的评估。目前，有不同的分类来描述脊髓损伤。

（一）下颈椎

AOSpine 最近开发并建立了一个分类系统来描述颈椎下段损伤[3]。这种分类主要关注损伤的形态和机制，它有助于医务人员之间的交流和从研究的角度更好的定义。然而，为了直接回答手术治疗适应证的问题，2007 年开发并在此后得到广泛应用的下颈椎损伤分类系统（subaxial cervical spine injury classification system，SLICS）评分以更直观的方式解释了哪些病例需要手术治疗（表 13-1）[4]。SLICS 评分评估了三个类别的损伤特征：骨折形态（压缩、爆裂、牵张和旋转 / 移位），间盘韧带复合体（discoligamentous complex，DLC）损伤和神经功能。每一类分别评分，当 3 种评分之和在 4 分以上时，建议采取手术治疗，当 3 种评分之和在 4 分以下时，建议采取非手术治疗。骨折形态和 DLC评分主要关注脊柱的稳定性，在脊柱较不稳定的部位评分较高。一般来说，失稳取决于根据 Denis 分类法（前、中、后）损坏的柱数[5]（图 13-1）。考虑到其恢复的潜力和干预的紧迫性，神经系统评分在脊髓不完全损伤的情况下比完全损伤更重要。神经根损伤（即马尾神经损伤）被认为有更好的预后。SLICS 建立了系统的信度和效度[6]。

（二）胸腰段脊柱

对胸腰段损伤的分类评分也被提出（在此考虑包括胸腰椎损伤）。Denis 分类系统根据脊柱破裂的程度将损伤分为四种类型：压缩、爆裂、安全带骨折和骨折脱位[5]。与下颈椎类似，AOSpine 也开发了胸腰椎的分类系统[7]。2005 年，在 SLICS 之前，开发了胸腰椎损伤分类和严重程度（thoracolumbar injury classification and severity，TLICS）系统（表 13-2）[8]，后经改良应用于下颈椎。与 SLICS 一样，TLICS 分析骨折形态、后纵韧带复合体

表 13-1 下颈椎损伤分类系统（SLICS）

	类 型	分 值
骨折形态	压缩	1
	爆裂	2
	牵张	3
	旋转或移位	4
DLC 完整性	完整	0
	不确定的	1
	中断	2
神经功能	完整	0
	神经根损伤	1
	完全性脊髓损伤	2
	不完全性脊髓损伤	3
	持续性脊髓压迫	+1

DLC. 间盘韧带复合体 [引自 Vaccaro AR, Hulbert RJ, Patel AA, et al. The subaxial cervical spine injury classification system：a novel approach to recognize the importance of morphology, neurology, and integrity of the disco-ligamentous complex.*Spine*（*Phila Pa 1976*).2007；32：2365-2374. doi：10.1097/BRS.0b013e3181557b92]

（posterior ligament complex，PLC）的完整性和神经功能。骨折形态与瞬间稳定性的相关性更强，而 PLC 完整性与长期稳定性的相关性更强。完整的 PLC 损伤评估有助于区分 Chance 骨折和爆裂骨折。Chance 骨折是椎体前部分受压损伤，通过椎体后部分和椎体后方的横向骨折，涉及 PLC 损伤。它也被称为"屈曲 – 分离损伤"。这种损伤常见于机动车交通事故，也称为"安全带损伤"。这对于临床决策是很重要的，因为 Chance 骨折通常需要后路张力带重建来稳定，而压缩骨折或爆裂性骨折则不需要。与下颈椎分类系统相似，高于 4 分的总分表明需要手术干预，低于 4 分的总分表明可能需要非手术治疗。胸腰椎损伤分类和严重程度系统的信度和效度已被反复验证和建立，但胸腰段爆裂骨折的最佳治疗策略仍存在争议。因为此段椎管较宽，绝大多数胸腰段爆裂骨折患者神经功能正常，可以采用非手术治疗。单发神经根性症状的患者 TLICS 评分一般为 4 分（边缘性），预后良好，应根据症状和患者的身体状况，个体化确定手术适应证。

三、手术入路和固定技术

早期描述的分类不仅影响手术指征，也影响手术入路和稳定技术等管理策略。鉴于脊髓稳定性在创伤性脊髓损伤中受到不同程度的损害，需要恢复脊柱的稳定性。由于单纯椎板切除术后存在稳定性恶化或畸形发展的风险，所以很少进行不融合的减压手术，但对于无不稳定的椎板成形术治疗中央脊髓综合征（central cord syndrome，CCS）除外。在手术入路（前后路）和固定技术方面，有几种手术减压和固定的选择。手术入路的选择取决于脊髓压迫和导致机械不稳定的脊柱损伤部分。

Dvorak 等报道了外科医生在处理下颈椎损伤

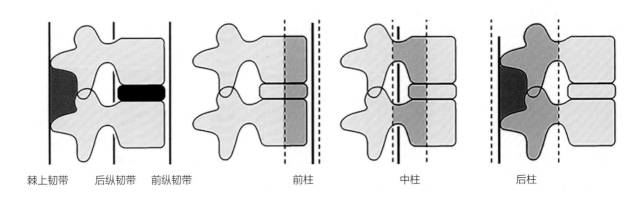

棘上韧带　　后纵韧带　　前纵韧带　　　　　前柱　　　　　　　中柱　　　　　　　后柱

▲ 图 13-1　Denis 三柱理论插图

经BMJ 出版集团许可，引自 Denis F. The three column spine and its significance in the classification of acute thoracolumbar spinal injuries. *Spine*（*Phila Pa 1976*）. 1983；8: 817-831.doi: 10.1097/00007632-198311000-00003；http://bestpractice.bmj.com/best-practice/monograph/819.html

表 13-2　胸腰椎损伤分类和严重程度（TLICS）系统

	类　　型	限　　定	分　　值
骨折形态	压缩		1
	爆裂		+1
	移位 / 旋转		3
	分离		4
PLC 完整性	完整		0
	可疑 / 不确定		2
	损伤		3
神经功能	完整		0
	神经根		2
	脊髓，脊髓圆锥	完全性	2
		不完全性	3
	马尾		3

分值 0～3. 非手术；4. 不确定；5. 手术

PLC. 后纵韧带复合体 [引自 Vaccaro AR, Lehman RA Jr, Hurlbert RJ, et al. A new classification of thoracolumbar injuries：the importance of injury morphology, the integrity of the posterior ligamentous complex, and neurologic status. *Spine (Phila Pa 1976)*. 2005；30：2325-2333. doi：10.1097/01.brs.0000182986.43345.cb]

是使用 SLICS 确定手术入路的程序 [9]。爆裂性骨折累及前柱、中柱，以及椎体后壁的骨碎片侵入椎管。为了减压和稳定，最佳的方法是前路椎体切除融合，并结合结构性移植物（如 cage、自体或异体移植物）重建脊柱稳定性。相反，移位 / 脱位最好采用后方入路。它与椎弓根 / 侧块螺钉内固定的固定点有关，相对于前路手术，关节突脱位可以通过切开复位直接操作。但有一个例外，当移位与明显的椎间盘突出相关时，应首先进行前路椎间盘切除和融合，然后根据需要进行后路重建。与脊柱僵硬相关的过伸性损伤，如弥漫性特发性骨骼骨质增生（DISH）或强直性脊柱炎（AS），需要长节段稳定固定，并且可以通过骨折部位上下至少三个节段的后路固定进行治疗。Westerveld 等报道，54.2% 与 AS 相关的骨折都进行了手术，主要是后路固定 [10]。CCS 的手术入路与退变性颈椎病的手术入路相似。前后路手术各有利弊。例如，前路手术与术后吞咽困难和关键结构损伤（如食管、喉返神经和椎动脉）

的风险相关，而后路手术则被认为有更高的术后轴性疼痛和 C_5 麻痹的风险。然而，指导原则是确定最有效地处理压迫和稳定因素的方法。

对于胸腰段骨折，各种方法的有效性存在争议。没有有力的证据支持一种特定的方法或手术技术在胸腰段爆裂性骨折中的优越性。随着椎弓根螺钉内固定术的普及，越来越多的损伤倾向于后路手术。经椎弓根入路、肋骨横突切除术和各种截骨术等复杂的减压手术已经成为一种趋势。尽管如此，前路减压术仍有几个优点，包括直接减压去除骨性压迫和较短的固定节段，因此应在特定的病例中进行。

四、手术减压的时机

临床前动物研究表明，创伤后脊髓的持续压迫会导致缺血，并加剧继发性损伤级联反应 [11, 12]。根据对临床前动物模型手术干预时机的系统回顾，脊髓受压时间越长，局部缺血程度越大，损伤范围越大，运动功能恢复越差 [13]。另一项临床前研究的 Meta 分析报道了类似的发现 [14]。从临床角度看，早期手术减压是为了减轻机械压迫，以减少脊髓受压和缺血。

根据这些临床前研究的结果，已经出现了一些研究来阐明早期减压的有效性。急性脊髓损伤手术治疗研究（STASCIS）是一项前瞻性队列研究，共有 313 例颈脊髓损伤患者参与 [15]。在对混杂因素进行调整后，早期减压组（SCI 后 24h 内）与晚期减压组（SCI 后 ≥ 24h 内）相比，前者在 SCI 后 6 个月 ASIA 脊椎损伤量表（AIS）评分，至少有 2 级改善的可能性是后者的 2.8 倍。然而，值得注意的是，van Middendorp 等对 STASCIS 研究的原始数据进行了重新分析，显示早期减压改善的趋势，但差异无统计学意义 [16]。随后，加拿大一项包括 84 名颈、胸、腰椎脊髓损伤患者的前瞻性队列研究也表明，在脊髓损伤后 24h 内进行手术，在康复出院时，至少有 2 级 AIS 改善 [17]。另一项前瞻性队列研究比较了 888 例颈、胸、胸腰段 SCI 患者的早期（≤ 24h）和晚期（> 24h）手术情况 [18]。不完全 SCI（AIS B 级、C 级、D 级）患者在早期组 ASIA 运动评分较晚期组增加 6.3 分。此外，一项对 70 例颈脊髓损伤患者的回顾性研究表明，脊髓损伤后 8h 内减压与脊髓损伤后 1 年的脊髓独立测量（SCIM）评分和 AIS 评分的改善有关[19]。另一项以颈 SCI 为重点的前瞻性队列研究表明，早期手术（≤ 48h）减少了术后并发症、重症监护病房天数和死亡率[20]。有趣的是，在前瞻性队列研究中，超早期手术（≤ 4h）在 AIS 改善方面与早期手术（4～24h）相当[21]。另外，在一项随机对照试验中，比较了颈段 SCI 早期（≤ 72h）和晚期手术（> 5d），结果表明，神经系统的恢复在早期和晚期手术之间并无差异[22]。然而，这项研究的发现与其他同类研究的发现之间的差异可能是由于他们将 ≤ 72h 定义为"早期"[22]。在另一项前瞻性队列研究中，有报道称，在完全 SCI 患者中，早期手术减压（≤ 24h）可以优化 AIS 的恢复，尤其是在颈 SCI 患者中[23]。虽然大多数研究支持早期手术的有效性，但最近的一项系统综述显示，只有低强度研究证据支持早期干预对改善 SCI 后的长期功能结果有显著的临床益处[24]。

中央脊椎综合征

中央脊椎综合征（central cord syndrome，CCS）在创伤性 SCI 中占很大比例，是最常见的不完全性脊髓损伤综合征[25, 26]。常见于既往存在颈椎病的老年患者，患者跌倒后出现颈椎过伸，通常在 X 线片或 CT 上没有骨折的证据[27]。该综合征的特征是上肢的功能损害大于下肢，膀胱功能不稳定，感觉功能不稳定，早期神经功能改善[25]。这种特征性的运动障碍模式是由于灵长类动物的皮质脊髓束的主要功能，它对远端肌肉的精细运动至关重要，尤其是对上肢[28]。在过去，由于担心手术会影响恢复，会避免或推迟手术减压直到神经恢复稳定下来[25]。虽然有几项研究报道了保守治疗后神经系统恢复良好[29, 30]，但最近的研究显示明显倾向于手术减压[31, 32]。

但是，考虑到 CCS 自发恢复的巨大潜力，应当谨慎决策。前瞻性队列研究表明，在 12 个月的随访时，与晚期减压（SCI ≥ 24h 后）相比，早期减压（在 SCI 后 < 24h）的 CCS 患者的 ASIA 运动评分高 6.31 分，以及 ASIA 残损量表评分改善更多（优势比 =2.81）[33]。随后，2013 年开始了不完全脊髓损伤手术减压与保守治疗的前瞻性随机对照研究

（COSMIC，NCT01367405）[34]。然而，由于患者登记的困难，该研究于 2016 年终止。另外，一些研究支持 CCS 的延迟减压[35, 36]。延迟手术的优点之一是有时间进行临床治疗和彻底的风险评估，特别是对老年患者。事实上，Samuel 等在全国创伤数据库中报道，与早期手术组相比，延迟手术与死亡率降低相关[36]。

最近，在 AOSpine 组织的多学科工作组的努力下，制订了创伤性脊髓损伤的临床实践指南[37, 38]。该小组对创伤性脊髓损伤中一些有争议的话题进行了系统的回顾，以确定最佳方案并提出治疗建议。总之，尽管证据质量不高，他们目前的建议是对于急性脊髓损伤，包括创伤性 CCS，考虑早期手术（损伤后 ≤ 24h）[39]。考虑到 SCI 患者的差异性，未来的前瞻性研究有必要阐明基于神经损伤或损伤模式的早期干预的益处和安全性，以及超早期干预（如 8h 或 12h）的疗效的研究。

五、并发症

（一）年龄对决策的影响

随着社会面临人口老龄化，老年人 SCI 的管理成为人们关注的焦点[40]。与年轻患者相比，老年人更容易受到低能量创伤。因此，这类患者最常见的损伤是与颈椎病相关的 CCS。虽然神经损伤的严重程度各不相同，但有时，其对老年患者的生活质量的影响是毁灭性的。因此，年老不应排除手术的选择。然而，这些年龄组更有可能有医学上的并发症。例如，在国家脊髓损伤研究（NASCIS）中，老年患者在创伤性脊髓损伤后表现出与年轻患者相似的运动恢复，但死亡率明显更高[41]。

（二）其他医学并发症的考虑

脊髓损伤患者的并发症有时会影响手术决策。以前的一项回顾性队列研究分析了各种并发症（即心血管系统、肺部、代谢疾病、肿瘤、脊柱）及术后常见并发症如尿路感染、肺炎对 133 例颈、胸、胸腰段 SCI 患者早期手术（SCI 术后 12h）后的 ASIA 运动评分的影响[42]。观察到，有脊柱并发症（如椎间盘突出或椎管狭窄）的患者运动功能的改善明显减少。然而，其他并发症或并发症并没有报

道损害运动功能恢复的结果。

强直性脊柱炎（AS）是一种血清阴性的脊柱关节病，累及脊柱的韧带和关节[43]。AS 具有典型的尾端至头端进展趋势，呈"竹节样脊柱"，融合的脊柱起连续的轴向支撑作用[44]。在此之前，有报道称，AS 患者脊柱骨折的风险增加，这是由于椎体骨质量降低及刚硬的脊柱充当杠杆而导致的受力放大[45-47]。AS 患者的脊柱骨折通常是不稳定的三柱损伤。因此，认为 AS 患者发生 SCI 的风险比一般脊柱骨折患者高。根据最近的系统回顾，81.2% 的骨折发生在颈椎，而 AS 患者的 SCI（ASIA A～D 级）发生率为 67.2%[10]。另一个使用全国住院患者的大样本回顾性队列研究（共有 939 名患者）表明，AS 患者住院死亡率较高（6.6%），另外，29.4% 的患者住院期间会出现尿路感染、插管、肺炎、急性肾损伤[48]。此外，13.1% 的 AS 患者脊柱存在多处骨折[48]。

骨质疏松症是最常见的人类骨病，其特点是骨量减少，骨组织恶化，骨折风险高[49]。骨质疏松往往会导致老年患者椎体压缩性骨折，最终可能需要手术治疗[50]。一项大型回顾性队列研究分析了 1 602 129 例接受退变性颈椎手术的患者，并报道了骨质疏松症对颈椎手术后并发症和预后的影响[51]。共有 32 557 人（2%）患有骨质疏松症，与没有骨

质疏松症的患者相比，骨质疏松症患者更有可能接受后路颈椎融合手术（分别为 11.3% 和 5.4%）。骨质疏松患者环周融合术的次数是对照组的 2.7 倍。在并发症方面，骨质疏松患者术后出血的发生率更高（比值比为 1.7）。此外，对翻修手术的多因素分析表明，骨质疏松患者更有可能进行翻修手术（比值比为 1.5）[51]。

肥胖已成为一个日益严重的公共卫生问题，据估计，美国成年人中有 34.9%，即 7860 万人患有肥胖症[52]。肥胖会增加椎间盘退变、腰背痛、坐骨神经痛和脊柱手术的发生率[53-57]。接受脊柱手术的肥胖患者有较高的死亡风险和术后并发症，如手术部位感染和静脉血栓栓塞[58-61]。研究还表明，肥胖患者手术时间更长，失血量增加[59,61]。尽管对于 SCI 患者还没有关于肥胖对减压手术影响的研究，但一项关于肥胖对脊柱手术影响的系统综述显示，与非肥胖患者相比，肥胖患者对手术干预的反应相似或更好[62]。

六、病例介绍

一个病例的手术决策及影像学图像见图 13-2。一位 66 岁无并发症的病患，C$_{5/6}$ 双侧小关节脱位，并存在 SCI（AIS B 级）表现。该损伤与 C$_{5/6}$

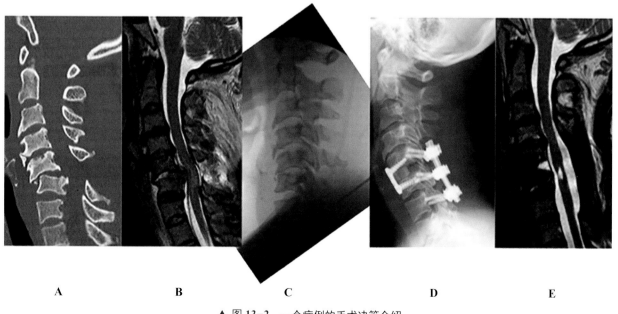

▲ 图 13-2　一个病例的手术决策介绍

A. 术前矢状位 CT 图像；B. 术前矢状位 MRI T$_2$ 加权像；C. 术前颅骨牵引后侧位 X 线片；D. 术后侧位 X 线片；E. 术后矢状位 MRI T$_2$ 加权像

移位合并严重的前、后韧带复合体的不稳定有关。AOSpine 分级为 C，SLICS 评分为 9 分（手术处理）。术前颅骨牵引复位满意。决定在 $C_{5/6}$ 接受椎间盘前路切除融合治疗椎间盘突出，然后接受 $C_5 \sim C_7$ 椎板切除融合。24h 内减压，4 周内神经功能明显恢复（AIS D 级）。

七、结论

影响外伤性脊髓损伤手术决策的因素有很多。根据骨折形态和神经功能确定手术指征。一般建议对脊髓损伤进行及早减压，但应收集更多有关 CCS 的证据。每种手术入路和固定技术都有其优缺点，策略制订应根据具体情况而定。患者的情况包括高龄和并发症也应该考虑在内。

第 14 章

颈脊髓损伤的外科治疗

Surgical Management for Cervical Spinal Injuries

Christine Hammer　　Ravichandra A. Madineni　　James S. Harrop　　著

一、概述

国家脊髓损伤统计中心（National Spinal Cord Injury Statistics Center，NSCISC）估计，在美国，脊髓损伤（SCI）发生率为每百万 54 例，相当于每年约 17 000 例新发脊髓损伤 [1]，而颈椎损伤占这些病例的 1/2 以上 [2, 3]，其出院前的死亡率估计为 6% [4]。目前的趋势还表明，颈椎损伤正变得越来越普遍。在美国，这方面病例增长原因主要是由于 $C_1 \sim C_4$ 损伤的增加，$C_5 \sim C_8$ 实际上损伤的发生率在过去 20 年中有所下降 [2, 3, 5]。

虽然 SCI 最常见于 16—30 岁的人群，但颈椎损伤的平均年龄一直在增加，这反映了一般人群年龄的增加，主要是老年人跌倒次数的增加 [2, 6, 7]。老年人跌倒风险的增加通常继发于其他疾病，如糖尿病周围神经病变或退行性脊髓狭窄相关的脊髓疾病 [8]。

大多数颈椎损伤发生在下颈椎，但最常见的是 C_2 骨折，占所有颈椎骨折的近 25% [7, 9]。在老年人中，C_2 骨折占颈椎骨折的比例较大，最常见的损伤机制是跌倒 [8, 9]。在这些骨折中，出现 SCI 的比例估计小于 20% [1]。强直性脊柱炎、弥漫性特发性骨质增生症（diffuse idiopathic skeletal hyperostosis，DISH）等骨质增生症以及退行性改变使老年人即使受到轻微的创伤，也容易发生颈椎骨折 [8]。老年人颈椎骨折中，齿状突骨折占 9%～15% [10]。

颈椎骨折有几种分类系统存在，可以根据骨折部位进行分类。例如以下传统力学分类实例：齿状突骨折，Anderson 和 D'Alonzo 分类；Hangman（C_2）骨折，Levine 和 Edwards 分类；亚轴位脊柱，Allen 和 Ferguson 分类；Harris 分类 [4, 11, 12]。最近，Vaccaro 和他的同事引入了下颈椎损伤分类（SLIC）和严重程度量表，通过观察骨折形态、间盘韧带复合体（discoligamentous complex，DLC）受累和神经功能来帮助指导治疗，试图创建一个对 $C_3 \sim C_6$ 骨折的功能分类系统 [11, 13]。传统的分类系统试图根据过伸、过屈、牵张、脱位和（或）压迫等因素来明确损伤类型，而 SLIC 损伤严重程度评分试图超越描述损伤机制，来指导处理决策 [4, 13]。

二、初始处理

（一）评估

在怀疑发生颈部损伤的创伤事件中，应根据适用的创伤生命支持指南对患者进行初步评估和稳定治疗。SCI 患者死亡的主要原因是误吸和休克。此外，失血可能会导致低血压，从而影响脊髓灌注，进而造成和（或）加重脊髓损伤 [14]。因此，一个多学科团队应立即对患者进行心血管评估和血流动力学稳定是必要的 [14]。多年来已经进行了广泛的文献回顾，以确定哪种稳定和转移方法对疑似颈椎损伤的患者最安全 [15]。建议采用轴向手动的升降滑动式或滚木式维持颈椎稳定性 [14, 15]。

应对患者进行完整的神经学评估，以了解神经损伤的程度（如果有）。颈脊髓损伤检查的关键要素包括上肢和下肢的运动和感觉检查，以及肛门直肠检查以评估骶髓功能残留。在贯穿性损伤的情况下，任何明显存在颈部的物体残留，可能会损伤颈椎、脊柱和（或）神经，应留在原处，直到可以通过影像学评估其轨迹、深度和神经血管结构受累[17, 18]。

（二）影像学

X 线（XR）、计算机断层扫描（CT）和磁共振成像（MRI）是 SCI 病例中颈椎损伤的主要评估方法，有指南建议患者如没有神经损伤的挥鞭伤（whiplash）的表现，可以单独使用 XR 进行安全评估。挥鞭伤是颈椎软组织结构（如肌肉、韧带、椎间盘和关节）损伤后继发的损伤，临床对挥鞭伤相关疾病（WAD）的分级包括四个不同程度的疼痛、肌力或感觉功能障碍[1]，见表 14-1。

表 14-1　挥鞭伤相关疾病（WAD) 的临床分级

分　级	疼痛、肌力或感觉功能障碍
0 级	无关于颈部的主诉，无体征
1 级	主诉颈部疼痛、僵硬或压痛，无体征
2 级	颈部不适和肌肉骨骼体征。肌肉骨骼体征包括运动范围缩小和压痛点
3 级	颈部不适和神经症状。神经症状包括运动范围缩小和压痛点
4 级	颈部不适，骨折或脱位

引自 Haiduk P, Benz T, Lehmannet S, et al. Interdisciplinary rehabilitation after whiplash injury: an observational prospective 5 years outcome study. *Medicine*. 2017; 96 (9): e6113. doi: 10.1097/MD.0000000000006113

不建议对 1 级患者进行影像学检查，2 级和 3 级患者应进行颈椎 X 线检查，但对于临床表现为脊髓损伤（如神经功能障碍）的患者，如认为合适，应行更广泛的 CT 或 MRI 等影像学检查。4 级患者包括挥鞭伤、骨折或脱位。

研究表明，在老年人群中，颈椎骨折患者无颈部疼痛的情况并不少见，因此，对于重大创伤的老年患者应更积极地进行影像学检查[20]。此外，无论临床表现如何，强直性脊柱炎患者应立即进行颈椎固定，并进行全面的 CT 和 MRI 检查[21, 22]。

CT 血管造影（CT angiography，CTA）可用于评估颈部（如椎动脉和颈动脉）和头部的血管结构。对于可能存在钝性脑血管损伤（blunt cerebrovascular injury，BCVI）的病例，丹佛筛选量表（Denver Screening Criteria，DSC）或改良 Memphis 量表可用于指导医生何时进行 CTA 检查[23]（表 14-2 和表 14-3）。DSC 关注的是症状和体征以及危险因素。

在枪伤（GSW）病例中，伪影可能干扰完整的骨折分析。通过 MRI 对椎间盘韧带复合体（discoligamentous complex，DLC）的评估可能是禁忌的，MRI 的安全性由放射科医生决定，他们需要考虑碎片的位置，因为它们与静脉、动脉和神经有关[24]。最近的一项前瞻性研究发现，颈部枪伤患者残留的碎片没有移位，这为筛选可能受益于 MRI 评估的患者提供了一定的依据[25]。

在 SCI 的判断过程中，XR、CT 和 MRI 提供了不同的信息。例如，在评估横韧带完整性（这是决定是否手术处理的关键）时，MRI 的 STIR 信号可能提示韧带损伤，而 XR 可能用于计算 Spence 规则。这是一种放射学计算方法，它指出如果 C_1 的左右

表 14-2　丹佛筛选量表（DSC)

体征和症状
• 局灶性神经功能缺损
• 动脉出血
• 颈部擦伤或震颤（＜50 岁）
• 头颅 CT 示梗死
• 颈部血肿肿胀
• 神经学检查与头颅 CT 不符

危险因素
• 面中部骨折
• 颅底骨折
• 格拉斯哥昏迷评分＜8 分
• 伴缺氧脑损伤
• 安全带磨损或颈前部其他软组织损伤伴肿胀和（或）精神状态改变

表 14-3　改良 Memphis 量表

• 颅底骨折累及颈动脉血管
• 颅底骨折，累及颞骨
• 颈椎骨折
• 神经学检查结果不能用神经影像学来解释
• 霍纳综合征
• Le Fort Ⅱ 或 Ⅲ 级骨折
• 颈部软组织损伤（如安全带标志、悬挂、血肿）

侧块的测量值之和超过 C$_2$ 的侧块 7mm 或更多，则横韧带的完整性受到损害。一般来说，MRI 对于充分了解神经结构和 DLC 损伤的范围是至关重要的，包括脊髓内 T$_2$ 信号或椎间盘 / 韧带内的 STIR 信号的增加[17]。确实存在"无放射学异常的脊髓损伤"（spinal cord injury without radiographic abnormality，SCIWORA），尽管 MRI 未提示异常，但这些患者在急性期和后期均应接受屈伸位放射学检查[26]。SCIWORA 是典型的儿童 SCI 表现，患者需要至少 6 个月的时间来避免高风险的活动，同时他们需要通过一系列的屈伸位放射学检查观察[26]。

（三）医疗处理

对于急性脊髓损伤，包括低温和类固醇治疗在内的各种治疗方法存在争议，目前已经进行许多研究来评估这两种方法的风险和好处。这在第 12 章中会有更详细的描述。

感染是贯通性损伤的固有风险，无论是来自外部污染源还是内部来源（如穿过黏膜表面）。对于有贯通性损伤的患者，应根据当前的创伤指南进行破伤风预防[29]。此外，需要重点记住异物可能作为填塞物存在，不应该在没有影像学检查或在手术室外移除，以防止不可预见的出血[30]。

使用硬质颈围领可以限制约 54% 颈部运动，使用 Halo 架限制效果更好[15]。在穿透性脊髓损伤而无间盘韧带复合体损伤或神经功能缺损的情况下，颈椎矫形器并不能通过防止脊柱后凸或神经功能减退来改善这些病例的自然结局[31]。因此，仔细把握手术适应证与确定非手术治疗患者同样重要。

（四）手术处理

临床证据表明，早期手术减压（损伤后＜24h）可改善预后，减少并发症（如需进一步讨论，请参阅第 13 章）[14, 16, 32]。对于有不完全神经损伤和持续椎管内压迫的患者，在评估后应尽早尝试骨折 / 脱位（包括小关节脱位）的开放性或封闭性复位。在 MRI 检查之前减除神经压迫，最近的一项研究表明最好能够在脱位后 6h 内进行手术[21, 33]。限制手术早期进行的因素包括头部损伤或中毒的患者。因此，对于这些病例应进行 MRI 检查[21]。

三、具体的手术注意事项

（一）C$_1$～C$_2$

急性 C$_1$（或寰椎）骨折可单独发生，也可与 C$_2$ 骨折同时发生（发生率分别为 50% 和＜45%）。关于寰椎和枢椎的单独骨折的处理方式取决于骨折的位置和是否有韧带断裂（即齿状突，枢椎椎弓和枢椎椎体）[21, 26, 34, 35]。Jefferson 骨折被描述为 C$_1$ 环的四点骨折，但也可以包括三点或两点骨折，这是由于轴向载荷造成的[36]。通常，孤立的 C$_1$ 骨折在 10～14 周内可采用硬质颈围领或 Halo 架进行固定。然而，如果 Spence 法则为阳性，则需要进行 Halo 架固定；如果存在相关的 C$_2$ 骨折，则需要通过后路手术 C$_1$～C$_2$ 融合或枕～C$_2$ 融合进行稳定处理。

当骨折通过齿状突尖端时，将其归类为 I 型；当骨折通过齿状突的基部时为 II 型，这也是最常见的；当骨折通过 C$_2$ 椎体时为 III 型[12]。I 型齿状突骨折通常被认为是稳定的和罕见的，并且可通过硬质颈围领来处理。在某些情况下，它可能与寰枕脱位有关。III 型齿状突骨折被认为是稳定的，用硬质颈围领处理 10～14 周。然而，最近的文献中有大量的病例和研究表明，融合术在这些颈椎层面的应用更为频繁，且效果良好[13, 37, 38]。后寰枢椎融合采用螺钉钢板和钉杆系统，稳定性好，融合率高[10]。如果 C$_2$ 椎弓根螺钉由于骨骼解剖原因或椎动脉位置异常而无法安全放置，则可采用较短的 C$_2$ 螺钉[10]。

对于年龄超过 50 岁，有继发骨不愈合风险的患者，一般推荐手术治疗齿状突骨折。此外，对于移位大于 5mm 而不能持续颈椎矫正器复位的患者，建议进行手术。选择前后入路固定齿状突骨折存在争议[39]。一般来说，当骨折碎裂程度很小或者没有严重骨关节炎时，首选前路固定。关于年龄，Dhall 等最近的一项研究发现，80 多岁的外伤性 C$_2$ 骨折患者，手术治疗往往导致住院时间更长，并增加了肺炎、呼吸窘迫和压力性损伤等并发症的风险[40]。然而，一项针对医疗保险人群中 C$_2$ 骨折的手术研究发现，那些接受手术治疗的患者 30 天和 1 年的死亡率较低[38]。因此，在决定齿状突骨折手术指征时，必须考虑老年患者的总体健康状况。对于那些最初未经手术治疗的齿状骨骨折患者，2 周后的影像学检查应显示角度变化小于 5°，否则需要手术固定。

$C_{2/3}$ 半脱位 ≤ 3mm 的 Hangman 骨折为 I 型；当 $C_{2/3}$ 椎间盘破裂时，后纵韧带损伤导致 $C_{2/3}$ 半脱位 ≥ 4mm 或成角 11° 为 II 型骨折，IIIA 型骨折比 II 型骨折移位少但成角大；如果 $C_{2/3}$ 小关节囊被破坏伴 $C_{2/3}$ 小关节绞锁，可能存在前纵韧带损伤时为 III 型[41]。I 型和 II 型 Hangman 骨折被认为是稳定的，没有任何神经损伤，所以可以用硬质颈围领治疗 10～14 周。如果使用硬质颈围领顺应性差，可以考虑颅骨牵引。IIA 型和 III 型 Hangman 骨折在 C_3 上存在显著移位（>3.5mm）和（或）C_2 成角（>11°），或 $C_{2/3}$ 椎间盘间隙破坏时需要手术固定[34, 35, 42]。

（二）下颈椎

手术固定可通过前路、后路或联合入路进行，也称为 360° 路或环形入路[43]。手术选择需要了解并发症、手术入路风险和一般手术风险，因为不止一种手术入路可能实现相同的目标[7]。基本目标应包括神经减压、复位和机械稳定性[7, 44]。爆裂骨折，通常被称为泪滴损伤，最常发生在 C_2，通常涉及严重的间盘韧带复合体损伤和神经功能障碍，需要进行前路椎体切除、植骨和钢板固定，当后路被破坏时可能需要后路入路[13]。

前路手术治疗下颈椎屈曲 - 牵张损伤可能会增加吞咽或言语功能障碍的风险，或者前路手术没有解决后张力带的问题[45]。然而，Jack 等发现，在发生下颈椎屈曲 - 牵张损伤时，单纯前路手术是一种合理的方法，只有极少的例外，如双侧小关节紊乱[45]。此外，他们认为行环形入路手术的患者，术后可能出现无症状但影像学上进展的移位或后凸。椎间盘突出常见于单侧或双侧小关节损伤，但在许多病例中，闭合复位后，可采用后路或前路入路[13]。

强直性脊椎病、弥漫性特发性骨质增生或严重骨关节炎患者面临独特的挑战，这些病例应与有经验的外科医生进行讨论。患者脊柱的僵硬除了需要前路手术外，还需要较长节段的后路固定[13, 46]。

（三）使用牵引治疗下颈椎骨折

1893 年，Walton 首次提出了小关节脱位的闭合复位方法。1933 年，Crutchfield 创造了用于内嵌式牵引复位的夹钳[47]。在颈椎骨折脱位中应用牵引的主要目的是重新调整脊柱序列，从而减轻脊髓压迫，保护和帮助神经功能的恢复。牵引使不稳定的脊柱得到稳定，直到以 Halo 架或手术（前、后或联合）的形式进行最终治疗。

颅颈牵引是在无菌及局部麻醉下使用 Gardner-Wells 钳，或 Crutchfield 钳，或 Halo 架进行的。对于闭合复位后需要进行最终手术的患者，考虑到易于使用和维持，首选 Gardner-Wells 钳。Halo 架可与 MRI 兼容，并可对颅骨进行四点固定，这被认为是更稳定的固定方式，可以作为儿童使用的首选。因为使用 4 个引脚可以减少拉出力，增加硬度，并允许一个较低的扭矩施加到引脚[48]。Halo 架能更好地控制头颈，特别是需要定位和定向牵引以减少骨折脱位时。Halo 架也用于闭合复位完成后，以背心固定作为治疗方式稳定颈椎的病例。使用钳子的情况下，针的放置位置在耳郭上方约 1cm 处，与外耳道位置相一致。将针放置在稍后的位置，引起屈曲运动，可以减少关节突关节脱位。使用 Halo 架的情况下，用三个包含塑料盖的定位销临时固定。局部麻醉后，使用 4 个 Halo 针。前针放置在眶缘上方 1cm 处，颅骨赤道下方，眶外侧 2/3 以上，后针放置于前针的对角位置。在选择重量时，损伤水平以上每个节段增加 3 磅（1 磅 ≈0.454 千克），一般从 15～20 磅开始，每 15～20 分钟增加 5 磅，密切监测神经、血流动力学功能，并进行影像学评估。重量上限为 50～150 磅[49, 50]。然而，更常用的 Gardner-Wells 钳的拉出强度比 Halo 架更大[51]。以肩带和床脚端重物的形式进行反牵引，可以防止患者向上滑动。低剂量的苯二氮䓬类药物可用于减轻清醒患者的焦虑。

考虑到颈椎骨折脱位的闭合复位，建议患者在无任何中毒或相关的颅脑损伤情况下，保持清醒、警觉，并能按照指令进行全面的神经系统检查。如果患者为保护气道行气管插管或由于精神状态改变而不能神经系统检查，应谨慎地行颈椎 MRI 评估任何椎间盘突出或继发于闭合复位牵引的脊髓硬膜外血肿压迫脊髓，这可能是导致神经功能恶化的一个原因[52]。如果使用牵引后出现神经功能恶化，建议立即进行逆转牵引，使患者得以恢复。Thomas Jefferson 大学对 11 名患者进行前瞻性试点研究，比较了小关节脱位手法复位前后椎间盘突出的发生率。复位前后椎间盘突出的发生率分别为 18% 和 56%，提示牵引闭合复位过程可能导致椎间盘破裂和软组织损伤[53]。对于急性椎间盘突出，可先进行前路手术，以使脊髓减压并稳定，必要时再做后路稳定处理。对于因椎间盘突出而不能行闭合性复位的病例，可以采用三阶段手术，起始从前入路减压，然后从后路切开复位，再从前路稳定。

在 1200 名接受闭合复位治疗的患者中，永久性神经并发症的报告率低于 1%。与闭合性复位相关的神经功能恶化的原因包括过度牵张、未能识别头侧非邻接损伤、椎间盘突出、硬膜外血肿和脊髓水肿[54]。

（四）其他手术注意事项

一般情况下，术中应使用神经监测。前路手术可以在环形圈式头枕上进行，也可以在马蹄形头枕上进行。在安全的情况下，建议在肩膀下放置一个充气袋，以方便伸展。此外，术中可用 Gardner-Wells 钳牵引。在这种情况下，使用马蹄形的头枕是有帮助的。后路手术包括使用 Mayfield 钳夹，使患者俯卧于胸滚上。

围术期护理包括机械和药物预防深静脉血栓形成。此外，围术期使用抗生素 24h 也是合理的。一般情况下，患者在植骨融合术后戴硬质颈围领 4～6 周。

在颈椎贯穿性损伤的病例中，一般的共识是，神经系统完整的患者损伤部位没有大块残留碎片，不需要手术减压、融合或固定[24, 55, 56]。

对于存在血液感染、骨或其他异物、刀片贯穿的病例，由于神经功能有恶化可能，应行颈椎椎板切除减压术以使患者恢复[18]。另一种情况是担心铅或铜碎片及其相关的毒性[27, 57]。

对于任何贯穿性颈椎损伤，可以通过皮肤闭合来修复 CSF 瘘，在开腹手术之前，可以尝试使用腰椎引流，并在随后的脑脊液分流（如腰椎引流）时采用原硬膜闭合或补片[55, 56]。

与大多数贯穿性颈椎损伤病例一样，韧带损伤并不常见，因此不需要脊柱内固定。然而，对于脊柱不稳定或继发于椎板切除术后的不稳定患者，根据对骨折和不稳定的常规评估来决定前后入路或联合入路[27, 31, 58-62]。

某些情况下，椎动脉或颈动脉损伤可能需要开放或血管内修复处理[18, 56]。通过研究与战争相关的椎动脉损伤已被研究发现其比一般损伤相对少见，而且当它们发生时常伴有颈椎骨折[63]。从 $C_2 \sim C_6$ 横突孔的 V_2 段假性动脉瘤比闭塞和其他椎动脉损伤更常见，可单独使用弹簧圈或支架辅助弹簧圈治疗，也可联合抗凝治疗[63-65]。

前路手术包括经鼻和（或）经口手术。对于所有的前路手术，患者的营养状况和神经系统检查可以指导术前胃管和气管切开的计划[66]。要考虑到气管切开术可能会导致迷走神经、舌下神经和（或）舌咽神经功能障碍[67]。考虑到感染和腭咽功能不全或鼻腔反流的风险增加，经鼻和（或）经口长期插管的病例可行 PEG 和气管切开术[68]。

四、结论

急性颈脊髓损伤的处理和手术决策需要考虑几个关键因素，包括患者的年龄、损伤程度或位置、损伤机制、损伤类型（包括骨或脱髓鞘受损）和神经功能。颈脊髓损伤在年轻男性中最为常见，意外事故可导致下颈椎损伤；也常见于 65 岁以上的老年人，可能是摔伤导致的继发 C_2 损伤。手术与非手术治疗的决定取决于脊柱的稳定性，以及是否存在骨折脱位或间盘韧带损伤。在决定进行牵引治疗或选择手术入路时，必须考虑到患者现有的并发症、术前神经功能缺陷以及神经功能和可能的系统性恶化的潜在风险，以便管理患者和团队的期望。

第15章 胸腰段脊髓损伤的外科治疗
Surgical Management for Thoracolumbar Spinal Injuries

Tristan B. Fried　Hamadi A. Murphy　Joseph S. Butler　Daniel Tarazona
Gregory D. Schroeder　Alexander R. Vaccaro　著

一、胸腰椎病理生理学

胸腰椎骨折最常见于 20—40 岁的男性，通常是由于高能量碰撞和钝器损伤造成的[1-3]。最常见的损伤机制包括机动车事故、运动相关损伤、暴力损伤和高空坠落[1, 4, 5]。2016 年，Mukherjee 等研究了因机动车事故导致胸腰椎骨折患者的神经损伤的危险因素，发现高危因素包括：年龄＜10 岁及 70—80 岁，体重过轻和肥胖，座位无安全带和气囊[6]。

胸腰椎在解剖学上分为三个不同的区域，即胸椎、胸腰段和腰椎，每个区域具有不同的解剖学特征。胸椎小关节为冠状位，同时有坚硬的肋骨和胸骨保护；而腰椎小关节呈矢状位，其椎间盘更大，因此其活动性更大。胸腰段（$T_{10} \sim L_2$）是这两个区域的交界，由于其生物力学的变化，此处承受的应力更大。

由于这些损伤的机制和力量，患者常常伴随损伤，因此必须进行评估和管理。Soboe 等回顾了 508 例脊髓损伤患者，发现其中头部、胸部和长骨损伤分别占 26%、24% 和 23%[1, 7]。20%～40% 的胸腰椎骨折伴有神经损伤，其原因是胸段椎管狭窄[3]。

二、分类

自从 Boehler 在 1929 年创建了第一个分类系统后，目前已经有了其他的分类系统，这些分类系统在各个方面合并并改进了先前的系统。Denis 回顾研究了胸腰椎损伤并提出了三柱结构的概念，他注意到中柱损伤会导致生物力学不稳定。Denis 在1983 年发表了被广泛接受的胸腰椎骨折三柱理论，该理论将脊柱分为三柱（图 15-1）。前柱由椎体前半部分、前纵韧带（anterior longitudinal ligament, ALL）和纤维环前半部分组成。中柱由椎体后半部分、后纵韧带（posterior longitudinal ligament, PLL）和纤维环后半部分组成。后柱包括所有后部组成部分（包括椎弓根）。根据这一理论，如果三柱中的任意两柱被破坏，则认为存在脊柱不稳定[8]。Denis 将胸腰椎骨折分为四类：压缩性骨折、爆裂性骨折、安全带损伤和骨折脱位[8]。目前，AOSpine 胸腰椎损伤分类系统是最新的分类方法，它简化并解决了以前系统的许多不足[9, 10]。

（一）AO/ASIF（Magerl）分类

这个由 Fritz Magerl 开发的分类系统将胸腰椎骨折分为三类。A 型包括由于前部结构在过度轴向负荷下失效而造成的压迫损伤。B 型为牵张损伤，C 型为旋转和移位损伤，如骨折脱位。每一型损伤分类都包含逐渐加重的亚组[3, 11, 12]。

（二）胸腰椎损伤分类及严重程度评分

2005 年，Vaccaro 等开发了一种新的胸腰椎损伤分类系统——胸腰椎损伤分类及严重程度（thoracolumbar injury classification and severity, TLICS）评分（表 15-1）。这个分类系统考虑了三个被认为可以独立预测预后的关键变量。该分类系统考虑了骨折形态、后纵韧带复合体的完整性和神经功能。然后计算严重性评分，以帮助指导外科医生做出治疗决定[13-17]。综合严重程度评分≤ 3 分的建

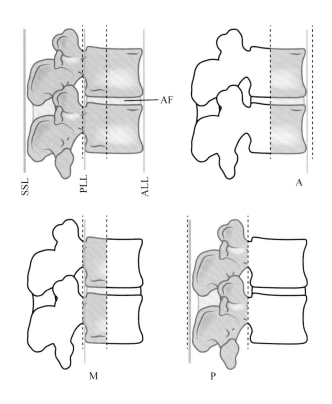

▲ 图 15-1　脊柱三柱理论

A. 前柱；AF. 纤维环；ALL. 前纵韧带；M. 中柱；P. 后柱；PLL. 后纵韧带；SSL. 棘上韧带 [引自 Denis F. The three-column spine and its significance in the classification of acute thoracolumbar spinal injuries. *Spine*. 1983; 8(8):817-831. doi: 10.1097/00007632-198311000-00003.]

议采用非手术治疗，而评分 ≥ 5 分的建议采用手术治疗。总分为 4 分的受伤可以保守处理，也可以手术处理[15]。在 2015 年的一项研究中，100 例患者根据 TLICS 标准进行治疗，并评估 TLICS 的有效性。研究发现，TLICS 很容易应用，但也发现了一些需要改进的地方。这些方面包括严重程度评分为 4 的不确定性，以及韧带损伤难以确定[18]。2015 年由 Pneumaticos 等进行的一项对 TLICS 为 4 分的患者保守治疗效果的研究，发现保守治疗是有效的，而且与 TLICS 为 1～3 分的患者相比结果没有明显的统计学差异[19]。2015 年，Savage 等对 20 例儿童胸腰椎骨折的 TLICS 进行了信度和效度评估。即使在儿童人群中，TLICS 的信度和效度也很好，但是不如对成年人有效。儿童人群中发生屈曲性牵张损伤的亚组准确性最差，提示儿童发生屈曲性牵张损伤可能需要与成人不同的治疗策略[20]。

（三）AOSpine 胸腰椎损伤分类系统

2013 年，对 Magerl 分类系统进行了修订，建立了一个合理、简单、可重复的形态学分类系统（表 15-2）[21]。这个分类系统是基于三个不同参数的评估：①骨折的形态学分类；②神经功能；③临床修正。在骨折形态分类方面，根据脊柱的破坏可分为三种基本类型：A 型损伤为椎体压缩损伤；B 型损伤为后张力带或前张力带失效，既无整体移位，也无可能发生整体移位的证据；而 C 型损伤的发生是由于所有组成部分的破坏，导致任何平面的脱位或移位，或即使在没有移位的情况下脊柱软组织铰链的完全破坏[21]。神经功能根据 5 部分系统进行分级。N_0 指神经系统完好，N_1 指有暂时的神经系统缺陷，N_2 指有神经根病变的体征或症状，N_3 指不完全脊髓损伤或马尾神经损伤，N_4 指完全性脊髓损伤。

三、评估

在评估胸腰椎骨折患者时，了解患者的病史和损伤机制是很重要的，因为它可以为患者的治疗提供指导。虽然大多数胸腰椎骨折并不造成永久性的

表 15-1　TLICS 分类系统和形态学定义

骨折类型	形　态		损伤严重程度评分
压　缩	轴向爆裂，轴向压缩		1
	横向爆裂		
	横向爆裂，横向压缩		
	屈曲爆裂，屈曲压缩，屈曲压缩或爆裂伴后方组成部分牵张		
移位 / 旋转	移位 / 旋转		3
	移位 / 旋转压缩或爆裂		
	单侧或双侧小关节脱位		
	单侧或双侧小关节脱位压缩或爆裂		
牵　张	伸展牵张		4
	屈曲牵张，屈曲牵张压缩或爆裂		
后纵韧带复合体完整性	**完整性**		**损伤严重程度评分**
	完整		0
	可疑 / 不确定		2
	损伤		3
神经功能	**受累和受限**		**损伤严重程度评分**
	完整		0
	神经根		2
	脊髓，圆锥——完全		2
	脊髓，圆锥——不完全		3
	马尾		3

神经功能缺损，但在患者的病史中应特别注意，以确定是否存在暂时性的神经功能缺损 [10, 11, 17]。在评估胸腰椎骨折患者时，体格检查是至关重要的。考虑到造成这些损伤的高能机制，在评估创伤患者时遵循标准方案是很重要的，包括完成全面的从头到脚的创伤检查。已知的胸腰椎骨折的合并损伤包括肋骨骨折、气胸、血胸、膈肌破裂和肺挫伤。对于提示任何的开放性骨折可能，应进一步评估。以刺痛或疼痛为特征的轴性、无放射性背痛是最常见的临床症状 [3]。

在体格检查期间，建议遵循美国外科医生学会的指导方针，在颈椎固定下评估患者气道、呼吸和循环情况 [11]。对于胸腰椎损伤，谨慎的做法是假定存在一定程度的颈椎不稳定。因此，插管应在颈椎固定的前提下完成。

对于胸腰椎骨折患者，神经学检查通常是相当复杂的，但它是至关重要的，因为约 26% 的胸腰段骨折患者伴有相关的脊髓损伤 [22]。此外，文献报道的神经损伤的严重程度不同，Dobran 等报道了69 例胸腰椎损伤后 SCI，他们发现 ASIA 残损分级（AIS）呈一个相对均匀的分布，A 级、B 级、C 级、D 级分别占 29%、19%、17%、34% [23]。脊髓损伤的严重程度取决于损伤的位置，几乎 75% 的胸椎损伤导致完全脊髓损伤 [24]，尤其是 T_9 以上的损伤，而胸腰椎区域的损伤最常导致不完全损伤。

医生必须评估任何神经缺损来确定损伤的严重

表 15-2　胸腰椎 AOSpine 损伤评分、AOSpine 骨折分类及临床修正

骨折分类			
类型 / 亚型		描　述	TL AOSIS 评分
A 型：压缩骨折	A_0	骨折没有影响脊柱结构完整性的可能，或没有骨折	0
	A_1	骨折通过一个终板，未累及后壁	1
	A_2	骨折通过双终板，未累及后壁	2
	A_3	不完全爆裂	3
	A_4	爆裂	5
B 型：张力带损伤	B_1	全骨后张力带损伤	5
	B_2	后张力带断裂，无论是否累及骨	6
	B_3	骨折伴前张力断裂，后张力带完整	7
C 型：移位损伤	C	脊柱在任何平面的移位	8

临床修正			
类型 / 亚型		描　述	TL AOSIS 评分
神经功能	N_0	神经功能完整	0
	N_1	短暂神经损伤，已恢复	1
	N_2	神经根损伤	2
	N_3	马尾综合征或不完全脊髓损伤	4
	N_4	完全性脊髓损伤	4
	N_x	不能够完成可靠的检查	3
特殊情况	M_1	PLC 完整性不明确	1
	M_2	影响患者治疗方案的特殊因素（如严重烧伤、强直性脊柱炎）	0

PLC. 后纵韧带复合体

程度（根据骶骨保留确定完全和不完全损伤），以及包含下运动神经元损伤的损伤分类（例如，马尾神经损伤或单独神经根损伤）[10, 11]。完成运动、感觉（针刺觉、轻触觉、位置觉）、直肠和反射检查。应该注意的是，对在 T_8 水平以下存在潜在脊柱不稳定的患者，必须注意在执行下肢徒手肌力测试时，髋关节屈曲（主动或被动）不应该超过 90°，否则会增加腰椎后凸的压力[25]。在这种情况下，应采取等速和单侧检查，使对侧髋部保持伸展以稳定骨盆[25]。脊髓终止于 $L_1 \sim L_2$ 水平，因此脊髓终止平面以上或以下的神经损伤有所不同。L_1 以上的损伤会损伤脊髓，形成上运动神经元损伤，$L_1 \sim L_2$ 以下

的损伤会影响马尾神经，形成下运动神经元损伤[3]。此外，随着时间推移评估损伤平面，以排除渐进性损伤是很重要的[10, 11]。脊髓圆锥综合征是一种与 L_1 骨折相关的特殊损伤类型。在这个水平上的骨折可以破坏肠道和膀胱神经根，但使马尾神经完整，从而下肢功能接近正常[26]。

脊髓休克可在骨折后几分钟至几天内发生，造成损伤平面以下运动、感觉或反射活动消失[10, 11]。一般在 48h 内，尽管通常在受伤后不久，脊髓休克开始消失，第一个恢复的反射是跖反射，随后是球海绵体反射[27, 28]。然而，需要注意的是，可以通过在损伤后 48h 内球海绵体反射或肛门收缩消失来评估较

低的运动神经元损伤。低位的运动神经元损伤将导致膀胱松弛和肛门括约肌张力下降 / 缺失 [10, 29]。

影像学检查

如今，在怀疑有脊髓损伤的可能时，许多医疗机构会对整个脊柱进行 CT 检查。也会进行更常见的传统的脊柱前后、侧位 X 线片检查 [11, 30]。全面的评估包括任何脊柱旋转或移位、椎体高度缺失、脊柱序列、异常后凸、椎弓根间或棘间距离增宽的评估 [3]。也建议对整个脊柱进行评估，因为据报道多达 25% 的患者存在相邻和非相邻水平的椎体骨折 [26]。虽然针对可能存在脊柱损伤患者的特定成像算法具有显著的区域变异性，但在学者所在的机构，所有可疑损伤的患者都要接受颈椎 CT 扫描，以及胸部、腹部和骨盆的 CT 扫描。如果在 CT 扫描中发现脊柱有任何损伤，就会对特定区域进行专门的 MRI 检查。鉴于 CT 扫描的可用性，X 线片不再是学者最初研究的一部分。

1. 计算机断层扫描（CT）

所有胸腰椎骨折患者均要求进行 CT 扫描 [31, 32]。这些扫描评估脊柱骨折、神经损伤和椎管损伤 [11, 33-36]。虽然在过去 MRI 被用于确定后纵韧带复合体（PLC）的损伤，但许多研究试图将放射学结果与 PLC 损伤联系起来。2015 年 Hiyama 等的一项研究检查了胸腰椎爆裂骨折的放射学表现，并确定是否存在 PLC 损伤的迹象。本研究比较了 40 例患者的 CT 和 MRI 检查结果，以确定是否存在 PLC 损伤。唯一与 PLC 损伤相关的测量是局部后凸大于 20° [37]。2016 年 Rajasekaran 等的一项类似研究试图创建一个放射学指标，用于 CT 扫描来确定 PLC 损伤 [38]。本研究通过 MRI 和 CT 对 60 例患者进行评估，观察特定的放射学参数，以确定哪些参数是 PLC 损伤的最佳指征。本研究的结论是，CT 扫描显示脊柱后凸大于 20°，棘间距＞2mm，提示可能存在 PLC 损伤，敏感性分别为 85% 和 90%[38]。在创伤性脊柱损伤中使用标准化的放射测量的一个困难是，脊柱外科医生用于测量脊柱后凸和椎体高度的方法有很大的差异 [39]。

2. 磁共振成像

MRI 对不能用骨折解释的进行性神经功能缺损

是最有效的 [11, 17]。与标准 CT 扫描相比，MRI 在显示 PLC、椎间盘和脊髓方面优于 CT。MRI 常被用来确定可疑脊髓压迫的原因 [10, 36]。

四、治疗方案

大多数胸腰椎骨折患者可以采用非手术治疗方法 [31-38]。Aras 等 2016 年的一篇论文支持了这种非手术治疗方法，该论文研究了爆裂骨折的手术治疗和非手术治疗的效果。在此研究中，对 AO A₃ 爆裂性骨折患者进行了非手术或手术治疗，并评估了治疗效果和费用 [40]。他们认为结果的差异性没有统计学意义，因此表明手术治疗的成本效率不高。此外，Bakhsheshian 等进行了系统回顾，大量证据表明，对于神经功能完整的胸腰椎爆裂性骨折，手术治疗和非手术治疗的结果相似，这表明非手术治疗可能是一种有效的手术替代方法 [41]。此外，有研究表明，在无神经损害的爆裂性骨折手术治疗和非手术治疗中，并发症、恢复就业和生活质量的差异无统计学意义 [42]。脊柱不稳定的程度和神经缺陷将有助于确定手术干预的需要和时机。外科医生应根据损伤的类型和平面制订治疗计划。大多数脊柱稳定的胸腰椎损伤患者可以使用支具作为治疗的一部分。对于压缩性骨折的患者，通常采用 Jewett 矫形器（或其他类型的胸腰椎过伸支具）是足够的，但如果患者有爆裂骨折，建议使用胸腰骶矫形器（TLSO）。已经证明，与手术相比，如果后部结构完整且不涉及神经损伤，患者可以通过支具和早期活动来保守治疗 [43]。Alanay 等对后纵韧带复合体完整的患者接受铸型减压治疗进行了一项前瞻性研究。结果发现，虽然患者的预后令人满意，但复位并没有防止最初胸椎后凸角的复发 [44]。另外，后方组成部分骨折和一些压缩骨折可能不需要支具支撑 [11]。

如果有证据表明存在脊柱不稳定且进行性加重或神经功能恶化的风险，则需要手术治疗。如果患者随进行性脊柱不稳定出现神经功能缺损、神经功能恶化或疼痛加重，通常需要手术干预 [11]。

手术原则

手术干预的目的是神经减压，重新调整恢复脊柱稳定性 [11]。胸腰椎损伤有多种手术入路和方法。

外科医生通常使用前、后或前后联合入路来处理这些损伤。在 2015 年发表的一篇系统综述中，比较了前后入路治疗胸腰椎损伤的效果。结果发现，后路手术在椎管减压、手术次数和围术期失血量方面有明显的优势[45]。

1. 后路手术

胸腰椎骨折最常见的手术治疗方法是骨折水平以上和以下 1～2 个节段的骨折复位和后路固定[11, 46, 47]。使用椎弓根螺钉的短节段融合固定常用于神经系统完整的下腰椎爆裂性骨折患者[11]。后路手术可以采用中线入路或 Wiltse 双侧椎旁入路。Liu 等在2015 年发表了一项研究，评估了与开放入路相比，Wiltse 入路的安全性和有效性，发现 Wiltse 入路在手术时间、术中出血量、术后引流、VAS 评分等方面均优于开放入路[48]。

2015 年 Cankaya 等对胸腰椎爆裂性骨折采用短节段（SSPF）或长节段（LSPF）后路内固定治疗对男性生活质量和性功能的影响进行了一项前瞻性随机研究。结果发现，与 LSPF 治疗的患者相比，SSPF 治疗的患者对生活质量和性功能的负面影响要小得多，因此外科医生治疗这些骨折时应该考虑这一点[49]。

2015 年 Zhu 等的一篇系统综述比较了胸腰椎骨折的前路和后路治疗。他们发现很少有随机研究，因此发表的文献存在显著的异质性。他们的结论是，与前路手术相比，后路手术椎管减压更好，手术时间及失血量更少[45]。

2. 前路手术

前路手术的优点是可以直接观察减压的充分性。前路和后路内固定系统的生物力学分析表明，与后路相比，前路内固定提供了更高的稳定性[50, 51]。此外，采用前路入路的稳定手术在治疗不稳定爆裂骨折时是安全有效的[52, 53]。Hitchon 等比较了胸腰椎爆裂性骨折的前路和后路手术，发现前路手术比后路手术更成功地改善了成角畸形[54]。另一项对比前后入路的研究发现，与后方入路相比，前方入路矢状面对齐改善 8.1°，后方入路矢状面对齐改善 1.8°[55, 56]。然而，前路手术的失血量大于后路手术[51]。

用于胸腰椎骨折前路稳定手术的两种常见的内固定方式是单钉前路内固定（single-screw rod anterior instrumentation，SSRAI）和双钉前路内固定（double-screw rod anterior instrumentation，DSRAI）。2016 年 Yu 等开展了一项前瞻性随机对照研究，研究这两种螺钉方法在治疗伴有不完全神经损伤的爆裂骨折中的应用。结果发现，在疗效方面，SSRAI 和 DSRAI 的差异无统计学意义。SSRI 手术时间更短和手术失血量更少，这表明它可能是更好的选择[57]。

3. 前后路联合手术

在某些情况下，可以采用前后路联合手术来更好地治疗患者。这通常用于骨折脱位的情况，在这种情况下，脊柱重新排列可能需要后路手术，而前路手术可能被用来提供进一步的前柱支撑。2014 年 Schnake 发表了一篇文章，研究了使用撑开型椎间融合器进行前后稳定的长期效果。5 年后发现，撑开型椎间融合器在融合和后凸矫正方面既安全又有效，具有统计学意义。然而，并发症发生率也很高，1/3 的患者术后出现开胸术后综合征[56]。在2014 年 Schnake 等进行的另一项研究中，他们研究了在前后稳定骨折中增加前方钢板的效果。本研究分为两组，一组为前、后固定组，另一组为前板固定组。前板组融合率明显提高。然而，两组间的临床结果和钛笼下沉没有显著差异[58]。

五、术后管理

根据手术入路的不同，手术可能引起的并发症也不同。前路手术的并发症较特殊，包括奇静脉或半奇静脉的损伤、大血管的损伤、输尿管的损伤、腹膜穿孔、腹壁神经支配障碍和上腹下神经丛的损伤。此外，其他损伤如减压不完全或硬脊膜撕裂也可能发生[59]。强直性脊柱炎（ankylosing spondylitis，AS）患者的并发症发生率高于典型的胸腰椎骨折治疗。2016 年 Puvanesarajah 等的一项研究发现，胸腰椎骨折患者接受手术治疗后，感染、输血、呼吸衰竭、肺炎和急性肾衰竭等并发症的发生率增加[60]。为了降低栓塞的风险，应联合使用下肢气压助动装置与抗凝药物，特别是血栓栓塞的高危患者[11, 17]。

建议术后 10 周内不要服用抗炎药物，因为抗炎药物与骨愈合缓慢有关。使用烟草制品对骨骼愈合有不良影响，应避免使用。患者应食用健康营养的饮食，以帮助愈合过程和减少感染的风险[11]。2016 年，Skotch 等对胸腰椎骨折手术后支具支撑进行了系统回顾。发现术后支具的中位佩戴时间为 13.3 周；但是，没有明确的术后支具指征[61]。该研究观察了支具支撑组和非支撑组，发现疼痛、螺钉断裂、感染和恢复工作的差异无统计学意义。此外，支具支撑组的并发症发生率更高，后凸矫形更不明显；然而，非支撑组的假关节形成增加[61]。

治疗的最终目的是恢复患者的功能，使他们能够恢复日常活动和工作。McLain 对采用节段性脊髓内固定的脊柱手术患者的功能结果进行了研究。据观察，对功能结果影响最大的变量是神经损伤，在 5 年的随访研究中，这直接影响了被调查者的工作状态[62]。

六、预后

胸腰椎创伤的预后差异很大，其中一个关键因素是患者的神经功能状态。Lee 等报道了 661 例胸段脊髓损伤患者，他们发现 73% 的患者伤后评估为 AIS A 级，这其中只有 7.7% 的患者恢复了一部分运动功能；然而，最初表现为 AIS B 级的患者中有 55.9% 转化为运动不完全损伤（AIS C 级或 D 级）[24]。相反，胸腰段骨折常常后神经功能往往会有显著改善，一些学者甚至报道多达 2/3 的患者在没有手术减压的情况下表现出神经功能的恢复[63]。

重要的是，虽然患者的神经状态是最重要的，但即使没有神经损伤，骨折对患者生活质量也有实质性的影响。Kraemer 等比较了 24 例无神经功能损伤的胸腰段爆裂骨折患者 2 年后非手术治疗的 Short Form 36 量表评分，发现其总体效果与糖尿病患者的结果相似[64]。此外，24 名患者中只有 8 名能够恢复到以前的工作水平。正因为如此，一些学者，特别是欧洲的一些学者，主张对所有胸腰椎爆裂性骨折进行手术干预；然而，这些骨折的治疗存在显著的区域差异。目前，在学者所在的机构几乎所有神经功能完整的单纯性爆裂性骨折患者均接受非手术治疗。

第三篇

医疗管理
Medical Management

第 16 章

脊髓疾病中的心血管功能障碍
Cardiovascular Dysfunction in Spinal Cord Disorders

Sunil Sabharwal 著

一、概述

脊髓损伤（SCI）患者的心血管功能发生了改变[1-8]。SCI 后自主神经功能受损是一个主要影响因素[7, 9-11]。特别是在颈段和高位胸段损伤中，交感神经传出中断，在心血管功能障碍中起着关键的作用。交感神经系统失去了脊髓上神经调节控制，导致损伤平面以下总体交感神经活动水平降低，并引起诸如低血压、心动过缓及心血管对运动刺激反应迟钝等问题[7, 9]。损伤远端的交感神经节前神经元发生形态学改变[12, 13]。可能出现外周 α 肾上腺素反应过度，并且可能导致自主神经反射异常（autonomic dysreflexia，AD）中过度的压力反应[14, 15]。自主神经系统在心血管功能障碍中的作用将在第 17 章中进一步详细讨论。除了自主神经异常外，身体活动减少，代谢功能改变和其他 SCI 相关问题对心血管功能也有间接影响[2, 5, 6, 16-23]。表 16-1 总结了 SCI 后心血管问题的主要表现。

二、低基础血压

在急性和慢性 SCI 患者中通常会发现低血压，主要是在颈段和高位胸段损伤后[9]。损伤水平与血压降低之间存在反比关系[9]。完全性颈椎损伤患者的血压低于正常血压；而低位胸段或腰段损伤患者的静息压力正常。通常认为，脊髓损伤水平较高者出现基础血压降低是由于损伤平面以下交感神经活动降低，使血管舒缩张力降低[9]。第 12 章介绍了伤后立即治疗急性低血压的方法。

三、体位性低血压

体位性低血压（orthostatic hypotension，OH）已被定义为，当保持站立或于倾斜台上倾斜至头高位至少 60° 时，3min 内出现收缩压降低至少 20mmHg 或舒张压降低 10mmHg，或者两者兼有[24, 25]。但是，当伴发有提示灌注受损的相关症状时，较小的血压下降值可能同样重要。有些人将 OH 简单定义为直立姿势时有症状的血压下降[26]。SCI 后的 OH 很常见且有据可查[1, 26-29]。

（一）病理生理学

SCI 相关 OH 的主要潜在异常表现为缺乏交感介导的反射性血管收缩，尤其是在大血管床中，例如供应内脏区域和骨骼肌的血管床[9, 29-31]。因重力作用，下肢静脉淤滞，加以其他血管床缺乏代偿性

表 16-1 SCI 中的心血管问题

低血压
- 低基础血压
- 体位性低血压

心动过缓，心律失常，心脏骤停
自主神经反射异常
心血管健康下降及运动能力改变
对心脏代谢、冠状动脉和周围动脉疾病的影响
- 对风险因素的影响
- 隐性缺血，非典型表现
- 特殊诊断和治疗注意事项

静脉血栓栓塞
SCI 药物对心血管的影响

SCI. 脊髓损伤

变化，导致血压下降。静脉淤积引起心脏的充盈压降低，从而减少舒张末期血液充盈量和每搏输出量。心动过速可能是由于反射性迷走神经抑制引起的，但仍不足以弥补交感神经反应的减弱。在主要内脏神经传出起点的 T_6 以下的 SCI 及不完全性 SCI 中，不易发生症状，但在这些情况下，静脉淤积因素仍可能导致某些症状 [26, 30]。颈段损伤患者的体位性低血压（OH）患病率和血压下降程度高于胸段损伤 [32]。在某些情况下，低血容量、低钠血症和心血管疾病可能是 SCI 后发生 OH 的其他促成因素 [1]。据报道，创伤性 SCI 的 OH 比非创伤性更常见 [33]。

OH 通常会随着时间的推移而改善，但并非总是如此 [26, 30]。其他血管床的代偿性变化可能会有助于血压的动态平衡。流向肾脏的血液减少可能会激活入球小动脉肾小球扩张，从而刺激肾素 – 血管紧张素 – 醛固酮系统 [28]。随着时间的推移，其他有助于改善的潜在机制包括血管壁受体超敏反应、一些脊髓水平姿势反射的恢复，以及骨骼肌张力的增加 [28]。OH 症状的耐受性通常会随着时间而发展，即使在直立姿势时血压降低的证据仍持续存在。有人认为，脑血流量的自动调节而不是全身性血压，可能在对 OH 的适应中起主导作用 [34]。

（二）临床表现

OH 的许多关键表现是由于脑灌注不足引起的 [28, 30]。包括头晕、意识丧失和视觉障碍，例如视力模糊、暗光、隧道视觉、灰视和颜色缺陷；也可能出现面色苍白、听觉缺陷、非特异性虚弱和嗜睡 [35]；损伤平面以上可能会出汗过多。血压失调会影响患者的健康和生活质量 [35, 36]。包含坐立或站立动作的活动治疗可引发 OH 症状，限制患者参与康复治疗。有报道指出，在连续的急性 SCI 患者样本中，43% 患者的直立性低血压被视为限制治疗的因素 [31]。另有初步数据表明，SCI 患者的慢性低血压可能与包括记忆力、注意力及处理速度等在内的认知功能受损有关 [37]。

OH 可能受多种因素的影响（表 16-2），其中许多是可逆的 [25, 27, 28]。这些因素包括位置的快速变化和长期的卧床；晨起时低血压可能较严重，饱餐会加重血压下降的程度，这是由于饭后血液分流到内

表 16-2　可逆因素加重 SCI 症状性体位性低血压

- 长期的卧床
- 快速的体位变化
- 难消化的膳食
- 强体力活动
- 热环境
- 脱水（腹泻、病毒性疾病）
- 败血症
- 药物，如利尿药、抗抑郁药、α 受体拮抗药、麻醉药

SCI. 脊髓损伤

脏循环而引起的 [38, 39]，体力消耗、酒精摄入或高温环境会通过促进血管舒张而引起低血压 [28, 40]；败血症和脱水会使症状恶化；有些药物可以诱发或加重姿势性低血压 [25]，三环类抗抑郁药（TCA）、抗高血压药、利尿药、血管扩张药和麻醉性镇痛药可引起这种反应。OH 在伤后数月或数年时的晚期发展或恶化可能是创伤后脊髓空洞症的征兆，应引起对此病的重视，并进行适当的诊断研究 [41]。

（三）管理

对于 SCI 患者的 OH，没有一种单一的治疗方法是持续有效的。医生通过尝试联合各种措施并采取个性化管理来提高成功率 [25, 27, 42]。治疗的目的是减轻因症状而引起的障碍，而不是血压读数达到某一理想水平。

很多实用性非药物学措施（表 16-3）可用于最大限度地减少低血压反应，尽管其中多数对 SCI 的有效性证据有限 [25, 27, 42, 43]。少食多餐可最大限度地减少餐后症状 [39]。患者饭前要比饭后 1h 内功能状况更好，据此可以相应地调整他们的活动。如果一天内后半程血压稍高，则运动锻炼或物理疗法等体力活动的耐受性在下午可能会更好，而不是清晨 [40]。SCI 患者有时会发生夜间利尿，可能会导致血容量不足。虽然患者在夜间可能无法承受超过一定角度的抬头倾斜 [42, 43]，但抬高床头（反向头低脚高位）可减轻夜间利尿、早晨 OH、血容量不足和仰卧位高血压。应避免位置的快速变化，在炎热的环境中也应避免过度用力。必须检查患者的用药情况并酌情调整，最大限度地降低低血压的不良反应 [25]。如果在进餐时使用血管活性药物，会使患者更加无法活动。尽管盐负荷的益处尚未在 SCI 患者中得到充分

表 16-3　SCI 患者 OH 的处理

- 确定并尽量减少恶化因素
- 增加盐的摄入量
- 紧身长袜，腹带
- 倾斜的、渐进的姿势挑战
- 睡觉时抬头倾斜
- 抬高轮椅腿休息
- 斜倚式或倾斜式轮椅
- 功能性电刺激
- 生物反馈

- 药物治疗
  - 米多君
  - 氟氢可的松
  - 其他药物（与 SCI 相关的 OH 的使用报告有限）

SCI. 脊髓损伤；OH. 体位性低血压

证明，但放开盐和水的摄入量可能会改善血容量。可以尝试使用腹部束带和弹力袜来增加静脉压力，并通过降低腿部和腹部血管床的容量，从而减少静脉的积聚[44]。但是，穿上这些可能会给 SCI 患者带来一些实际问题，并且其有效性证据尚存在相互矛盾之处[27]。在急性期中，重复且难度递增的姿势训练，如使用倾斜台，可能使患者受益[28, 30]。倾斜装置或可调节靠背轮椅有利于适应就座角度的逐渐增大，并且可以根据症状进行倾斜。使用体重支持的跑步机训练来改善体位耐受性的证据目前尚不充分[45]。

有一些证据支持功能性电刺激（FES）治疗 SCI 患者 OH 的作用[46, 47]。FES 诱导的腿部肌肉收缩可能会促进静脉回流，增加心排血量和每搏输出量，从而提升血压并减轻与低血压相关的症状。该作用似乎是剂量依赖性的，并且与刺激部位无关。此领域需要进行进一步研究。生物反馈疗法也被尝试用于治疗 SCI 患者 OH[48]。

药物管理

多种药物已用于治疗 OH，尽管很多都疗效有限（表 16-3）[25, 27, 42, 43, 49–55]。在 SCI 相关的 OH 方面使用经验最丰富的药物包括氟轻可的松[54, 55]、麻黄碱[50] 和米多君[49]。其中，只有米多君被食品药品管理局（FDA）批准用于神经源性 OH 的治疗，并通过随机对照试验确立了有效性[25, 51–53]。2014 年，屈昔多巴也获得了 FDA 批准用于治疗神经性低血压[43, 56]，但长期疗效尚未确定[43]，而且迄今为止对 SCI 的使用经验有限[57]。

米多君是一种 α₁ 受体激动药，对神经源性 OH 患者具有公认的疗效[43, 51, 52]。它在治疗与 SCI 相关的 OH 方面取得了一定的成功，证实其在运动过程中会提升收缩压，并改善运动耐量[27, 49, 53]。米多君通过小动脉和静脉收缩直接增加血压。米多君属于药物前体，在吸收后会被代谢为脱甘氨酸米多君。口服后吸收率为 93%，其生物利用度不受食物的影响。米多君的半衰期为 30min，其活性代谢产物脱甘氨酸米多君的半衰期约为 3h。该药物的使用必须个体化，以达到最好的疗效。通常米多君的起始剂量为早餐和午餐时 2.5mg，然后以 2.5mg 的增量迅速增加，直到获得满意的效果为止，每天最多 30mg[51]。患者的维持剂量通常为晨起第 1 剂（5～10mg），然后上午 10 点左右第 2 剂，下午 3 点左右第 3 剂。在一天的早些时候使用米多君效果最好，此时患者最需要它，并避免了夜间仰卧位时血压过度升高的不良反应。仰卧位高血压是潜在的最严重的不良反应，因此对维持米多君治疗的患者，监测仰卧位和坐位血压均至关重要。头抬高入睡，并在就寝前至少 4h 服用最后一剂，可能有助于最大限度地降低仰卧位高血压。另外，在开始用药后，密切监测血压也很重要。米多君的其他不良反应也主要与其 α₁ 受体激动药活性有关。立毛肌的刺激作用导致患者通常会感觉到起鸡皮疙瘩，头皮感觉异常或瘙痒。这些症状通常是轻微的，甚至可能是药物正在起作用的好转迹象，但是有些患者会受其困扰而中断治疗。另外膀胱 α 受体受其影响可能会加剧尿潴留。

氟氢可的松是一种强力的盐皮质激素，而糖皮质激素活性很小。尽管目前通常不作为一线治疗药物[54, 55]，但它被用于治疗与自主神经功能紊乱有关的 OH 已有超过 40 多年的历史了。氟氢可的松的升压作用是钠潴留的结果，常于使用数天后起作用[42, 55]。患者和医生应该清楚这种延迟性，不要期望立即受益。出于同样的原因，更改剂量的速度不得超过每周或每 2 周一次。除了促进肾钠潴留，氟氢可的松还增强了小动脉对去甲肾上腺素的敏感性[42]，许多患者每天 1 次即已起效。但是，仍建议每天 2 次的治疗方案可能更有效，因为已证明该药物的半衰期相对较短，为 2～3h[42]。通常的起始剂量是口服 0.1mg/d，每天低于 0.05mg 的剂量几乎没有任何效果。剂量可以每间隔 1～2 周增加 0.1mg。很少有患者每天需要剂量超过 0.4mg，尽管曾有文献报道使用的剂量更高。在这些剂量下未观察到显著的糖皮质激素作用，但使用剂量较高时可能会出现促肾上腺皮质激素（ACTH）抑制作用，表现为皮质醇水平降低。氟氢可的松治疗可伴有多种不良反应[25, 26, 30, 42, 43, 55]。由于水潴留是疗效的关键，因此患者通常会在增重 5～8 磅后才能见到最佳效果，尽管如此，应避免体重增加超过这个范围。对于不能耐受体液负荷增加的患者，如充血性心力衰竭患者，应避免使用氟氢可的松。氟氢可的松治疗还会引起电解质失衡，建议定期检查血清电解质。低钾血症尤其常见，多达 50% 的患者可于 2 周内发生。因此使用氟氢可的松治疗时应同时补钾。5% 的患者可能出现低镁血症，通常对纠正低钾血症有不良反应。有些患者可能需要小剂量的硫酸镁。头痛是氟氢可的松的另一种相对常见的不良反应，比起年老体弱患者，在健康的年轻成年人中，问题更加严重。与华法林的潜在相互作用可能需要使用该药的患者增加华法林剂量，以维持使用氟氢可的松前的治疗效果。

麻黄碱是第一种可口服的拟交感神经兴奋药。它被用于治疗低血压已有多年的历史[30, 50]。但由于对其安全性和滥用的担忧、其他有效替代品的出现及其有限的效果导致最近几年的使用减少。麻黄碱主要通过释放储存的儿茶酚胺而起作用，并附带对肾上腺素受体具有直接作用，该作用为非选择性的、拟肾上腺素类的[42]。通常的口服剂量是根据需要每 4h 25～50mg。为达到最佳效果，它的使用通常是个性化的。例如，在晨起前 15～30min 服用。不良反应包括敏感患者的仰卧位高血压、颤抖、心悸及偶发性心律不齐的风险[42, 50]。麻黄碱对膀胱括约肌的拟交感神经作用可能会增加尿潴留。使用麻黄碱可能会导致失眠，因为它是中枢神经系统（CNS）的刺激物。反复给药可能会出现快速耐受，尤其是在几周内每天服用 3 剂或更大剂量的患者。这种药物的刺激性使滥用和依赖性成为可能。

其他药物已被用于治疗 OH，收效甚微[25, 42, 43]，但是用于 SCI 相关 OH 方面的经验性报道很少乃至没有。屈昔多巴，一种合成的去甲肾上腺素前体药物，是 FDA 批准的用于治疗由原发性自主神经功能衰竭、多巴胺 β- 羟化酶缺乏症和非糖尿病性自主神经病所引起的神经性低血压的第二种药物。初始剂量为 100mg，每天 3 次（最后一剂须在就寝前至少 3h 给出），每 24～48h 可增大剂量，每次增加 100mg，每天 3 次，直到最大剂量 600mg，每天 3 次[43]。但是，尚不能确定其在 2 周后的长期有效性[43]，并且目前在 SCI 中使用它的经验也非常有限[57]。溴吡斯的明是一种乙酰胆碱酯酶抑制剂，对直立和仰卧血压影响不大。它可增强包括交感神经节在内的外周胆碱能突触的神经传递，并被认为通过放大交感神经对立位应激的反应而在 OH 中发挥作用。它已被用于治疗神经性低血压，但很少报道它在脊髓损伤中的应用经验。生长抑素类似物奥曲肽抑制肠肽的释放，而肠肽可产生血管舒张和降压作用。由于这些肽中有许多是在用餐后释放的，因此奥曲肽被建议用来控制餐后低血压[39]。阿托西汀，一种选择性去甲肾上腺素再摄取抑制药，已被开发用于治疗患有自主神经功能衰竭的原发性 OH[43]，但尚未用于 SCI。静脉输注一氧化氮合酶（NOS）抑制药，即硝基 L- 精氨酸甲酯（L-NAME），可增加 SCI 的仰卧位和立位血压；但是，L-NAME 是一种未经 FDA 批准且目前尚未在临床上使用的试验药物[58]。

四、心动过缓和心搏骤停

由交感神经活性降低和副交感神经活动的相对优势引起的自主神经系统失衡导致心动过缓[9, 59]。这是颈段损伤特有的问题，尤其是完全性神经损伤，在急性期甚至可能危及患者生命。心动过缓通常在伤后 2～6 周得到缓解，尽管其后有时会发生偶发性心动过缓。一份报道显示，完全性四肢瘫的患者在急性期普遍存在心动过缓，其发病率在伤后第 4 天达到峰值，此后逐渐下降[60]。在吸痰或支气管灌洗时发生的气管刺激，可通过增加无拮抗的迷走神经刺激，而引起新近受伤的患者反射性心动过缓，甚至心搏骤停。偶尔排便甚至翻身亦可诱发[59, 61]。

治疗包括确保充足的氧气供应、及时处理可能导致缺氧的因素（如呼吸道感染），以及必要时在气管吸痰前约 10min 注射阿托品。据报道，当其他药物治疗失败时，氨茶碱用于治疗难治性心动过缓有效，初始负荷剂量为 200～300mg，随后维持剂量为 100mg，每天 3 次，持续 8～12 周[62, 63]。临时心脏起搏器已被应用于严重反复发作的患者[64, 65]。几乎没有证据表明慢性 SCI 患者的心律不齐显著增加[66]。尽管有一些这种患者的病例报告，可能其伤前就存在心律失常，那就需要植入永久性起搏器[67]。

五、自主神经障碍

T_6 或以上水平（主要内脏传出神经起点之上）的 SCI 患者容易发生自主神经反射障碍（autonomic dysreflexia, AD），尽管低至 T_8 的损伤亦可能发生[68, 69]。

（一）病理生理学

自主神经反射障碍（AD）由有害刺激引起，而有害刺激触发了交感神经亢进。来自于损伤平面以上的抑制性冲动被阻断，从而使交感神经传出不受拮抗。损伤平面以下的外周肾上腺素能受体的去神经支配超敏反应可能亦与其相关。膀胱问题是最常见的诱发原因，其次是肠胀气或梗阻，但是损伤平面以下的任何有害刺激都可能导致 AD[68]。AD 的病理生理和表现在第 17 章进行讨论。

（二）临床表现

表 16-4 总结了 AD 的症状和体征[68]。与 AD 最相关的特征是血压的显著升高并可能危及生命。血压比基础水平高 20～40mmHg，提示可能为 AD。它反映出交感神经传出的增加，并可能导致面色苍白和立毛。代偿性副交感反应引起损伤平面以上的血管扩张，可能导致剧烈的头痛、鼻塞、损伤平面以上的皮肤潮红及瞳孔缩小。尽管据报道相对心动过速更为常见，但也可能会发生心动过缓[70]。危及生命的并发症可能包括心律不齐、心肌缺血、癫痫发作或颅内出血[68, 71]。

（三）治疗

AD 是危及生命的急症，四肢瘫患者可能会终生危险。脊髓医学联合会已经制订了针对 AD 急性治疗的临床实践指南[68]。及时识别和治疗至关重

表 16-4 自主神经反射障碍的症状和体征

- 血压突然显著升高
- 剧烈头痛
- 在脊髓损伤水平以上或可能低于脊髓损伤水平的皮肤潮红
- 视力模糊，患者视野中出现斑点
- 鼻塞
- SCI 平面以上或者可能 SCI 平面以下大量出汗
- SCI 平面以上或可能 SCI 平面以下会起鸡皮疙瘩
- 心动过缓或心动过速
- 心律失常
- 忧虑或焦虑
- 轻微或无症状，尽管血压明显升高

SCI. 脊髓损伤

要。如果患者有反射异常的症状和体征、血压升高并且处于仰卧位，则应立即将患者调整至坐立位。衣服或限制装置应宽松。需密切（通常每 5 分钟）监测血压和脉搏，医生应从泌尿系统开始快速排查诱因。如果没有留置导尿管，则应对患者进行导尿。在插入导尿管之前，可将利多卡因凝胶注入尿道中。如果患者留置有导尿管，则应沿着其完整长度系统地检查是否有扭结、褶皱、狭窄、阻塞，以及尿管留置位置是否正确。如果发现问题，应立即予以纠正。应避免人为地压迫或敲击膀胱。如果导尿管不能引流并且血压持续升高，则应将尿管拔除并更换。如果无法更换尿管，应咨询泌尿科医生。如果患者 AD 的急性症状持续存在，包括持续的血压升高，则应怀疑是否出现粪便梗阻。尤其是在检查粪便是否梗阻之前，如果收缩压升高 > 150mmHg，建议进行药物治疗以降低收缩压而不要引起低血压。如果怀疑粪便梗阻，则应评估直肠是否存在粪便。如果 AD 诱因仍无法明确，则应评估其他不太常见的原因。

1. 药物治疗

当 AD 的诱因尚未确定时，应使用起效快、持续时间短的降压药，同时应监测患者血压，以免出现症状性低血压[68, 69]。少许硝酸甘油软膏（2%）涂抹在胸部或背部（有时可将软膏涂抹于前额）是目前用于 AD 急性治疗的最常见药物[69, 72, 73]。如此给药的优点在于：若血压发生急剧或过度的下降，可及时停止。在 24～48h 内可能服用了 5- 磷酸二酯酶（PDE-5）抑制药（如西地那非）的患者，禁用任何

形式的硝酸盐类（包括硝酸甘油软膏）。硝苯地平 10mg（速释型），指导患者咬破胶囊并吞下其内容物，也常用于 AD 的急性治疗 [69]。由于吸收延迟或不稳定，不建议经舌下或口服给药。必要时，硝苯地平可以在 10～15min 后重复使用。已有很多报道指出，使用速释硝苯地平治疗非 SCI 患者的高血压紧急事件，具有严重的心血管不良反应和死亡率。这就导致了它在 AD 治疗中的使用下降，尽管没有专门报道其在 SCI 患者 AD 治疗中的使用情况 [69]。出于同样的原因，在老年患者和已知心血管疾病患者中应避免使用。肼屈嗪 10mg 和卡托普利舌下用药 25mg 也有成功治疗的病例报道 [69, 74]。前列腺素 E2 及其他药物（如二氮嗪、苯氧基苯甲胺、可乐定和美甲胺）也已被使用，尽管这些主要限于病例报告或专家意见 [69, 73]。

AD 发作缓解后，应继续监测患者的症状和血压至少 2h，以确保其不会复发。如果对上述的治疗反应不佳和（或）尚未发现引起反射异常的原因，则应强烈考虑接收患者入院监测，以维持对血压的药物控制，并检查引起反射不良的其他可能性原因。本次发病应记录在患者的个人病历中。

2. 预防

一旦 SCI 患者的病情稳定下来，就应与患者和护理人员一起筛查起病原因，并在必要时进行宣教。四肢瘫患者及其护理人员应该能够识别和治疗 AD，如果不能及时解决病情，应教会他们寻求紧急治疗 [68]。

预防策略的重点是减少可能触发 AD 的有害刺激 [69]。这包括确保制订膀胱管理计划，以便规律排空膀胱并避免过多的膀胱容量或压力 [75]。定期进行泌尿科评估和随访有助于优化膀胱管理，并减少可引起 AD 的并发症，如尿路感染或结石。对特定患者行降低膀胱兴奋性或收缩性的措施，比如注射肉毒杆菌毒素，可降低其 AD 发作频率，同样地，对保守措施治疗效果欠佳的排空障碍患者，可行膀胱或括约肌手术 [75]。可以通过制订肠道管理方案，以便规律有效的排便，从而减少 AD 的肛肠原因；尽可能地减少排便过程中的有害刺激；预防、识别并及时处理便秘、痔疮和肛裂等并发症 [76]。预防和积极处理压力性伤害可以减少其成为有害刺激来

源 [77]。硬膜外麻醉可以减少分娩期间的 AD [78]。哌唑嗪是一种 α1 受体的突触后拮抗药，可通过舒张血管来降低血压，有报道称其已成功用于预防 AD [69, 73]。成人的推荐起始剂量为每天 2～3 次，每次 0.5mg 或 1mg。

六、降低的心血管健康与运动能力改变

SCI 后自主控制的肌肉量减少 [79]。此外，高位完全性 SCI 患者的交感神经传出减少，导致正常机制（代偿由大活动量的体育运动造成的心血管压力）丧失 [9, 79-81]。这样，以最大摄氧量来衡量，运动能力降低了，同时运动不耐受会导致身体状况的整体脱适应。这些患者对有氧和无氧活动的反应，既没有交感神经介导的血管收缩和静脉回流增加，也没有心率和心肌收缩力的增加。尽管部分心动过速可通过迷走神经活动减少以及可能通过体液机制而发生。研究表明，与健全对照组或截瘫患者相比，四肢瘫患者的最大心率明显降低 [81]。尽管存在这些限制，SCI 患者仍有多种潜在有效的锻炼方式可供选择，包括上身有氧运动和强化锻炼，以及电刺激锻炼，例如骑行、划船和电子辅助手臂锻炼 [82-87]。美国卫生和公共服务部针对美国人的体育锻炼指南包括针对残疾人的体育锻炼和运动建议 [88]。

七、心血管代谢和冠心病

关于 SCI 患者心血管疾病发病率的报道差异很大 [2, 3, 22, 23, 89-93]。样本人数少、对混杂变量的控制不足，以及样本数不同、纳入研究的疾病结局不同，可能导致不同研究结论出现差异 [90]。尽管心血管疾病是慢性 SCI 的主要死亡原因之一，但一些人认为，这可能归因于衰老的影响，而不是损伤本身 [90]。无论如何，心脏病现在是 SCI 患者死亡率和发病率的主要原因，并且随着 SCI 人群的老龄化，在这些患者的治疗中对心血管和心脏代谢风险的关注变得越来越重要 [2, 17, 20, 21, 91, 94-97]。因此，重要的是要了解冠心病（CHD）的危险因素和预防策略，并熟悉 SCI 患者 CHD 诊疗中的独特问题。

（一）危险因素和预防策略

在普通人群中，动脉粥样硬化和 CHD 的危险

因素已得到广泛研究，并得到了很好的描述[98–105]。长期的流行病学研究，例如 Framingham 研究为确定这些因素提供了重要信息[98]。不可改变的危险因素包括年龄增长、男性，以及 CHD 阳性家族史。一级亲属中 CHD 的既往发作史尤为重要，这些患者应仔细识别并筛查 CHD。可改变且已有成功干预实例的风险因素包括高血压、吸烟、血脂异常 [低密度脂蛋白（LDL）胆固醇增高；高密度脂蛋白（HDL）胆固醇降低]、缺乏运动、肥胖、糖尿病或葡萄糖耐量降低[99–104]。除了确定的风险因素外，还有几种正在研究的[106–108]。在 SCI 患者中某些危险因素的患病率可能升高（表 16–5）[2, 3, 17, 96, 109–112]。有人提出，传统的风险评估工具可能会低估慢性 SCI 患者的心血管风险[113]。

患者和医护人员的积极性对于成功进行预防性干预以降低冠心病风险至关重要。干预过程中，首先要与患者讨论危险因素。建议在所有成年人中都进行危险因素筛查和冠心病风险的整体评估[103]。主要的干预目标见表 16–6。

1. 高血压

血压水平与心血管疾病之间存在持续不断的联

表 16–5　SCI 后可能增加心血管疾病的危险因素

- 体力活动减少
- 低 HDL 胆固醇
- 身体脂肪比例增高
- 葡萄糖耐量受损，胰岛素抵抗
- 心理社会因素（抑郁、社交孤立）
- SCI 对新发危险因素（炎症、血小板功能）的影响

HDL. 高密度脂蛋白；SCI. 脊髓损伤

表 16–6　CHD 的主要预防目标

- 戒烟
- 脂质管理达标
- 控制血压
- 控制体重
- 体力活动
- 饮食管理达标
- 已知 CHD 二级预防的其他手段
  - 抗血小板药物（阿司匹林），抗凝药
  - 肾素血管紧张素醛固酮系统拮抗药
  - β受体拮抗药

CHD. 冠心病

系，并且有充分的证据表明，治疗高血压可以降低心脏病的发病率和死亡率[100, 114]。SCI 患者，特别是完全性四肢瘫或高位截瘫的患者，基础血压通常较低而不是较高[9]。然而，有报道表明这些患者的高血压患病率很高[115–117]。这种高血压通常是特发性的，尽管在某些情况下可能与肾脏疾病有关。根据所研究人群的属性，包括年龄、性别、种族、退伍军人身份及 SCI 本身的特征（包括损伤平面、完全性和病因），高血压患病率在不同的报道中差异很大[109, 115, 117–119]。据报道，与截瘫患者尤其是低位截瘫患者（T$_7$ 及以下）相比，四肢瘫患者的高血压患病率较低。在一项针对美国退伍军人的研究中，与没有 SCI 的对照组相比，四肢瘫患者发生高血压的概率显著降低，而截瘫患者与对照组发生高血压的概率相似[115]。在尽可能控制 SCI 特征、年龄、人口样本和并发症等变量之后，非创伤性 SCI 比创伤性 SCI 患高血压的概率更高[115]。当 SCI 由主动脉疾病或主动脉修复的并发症所导致时，高血压尤为常见。在诊断 SCI 患者的高血压时应考虑独特的挑战，包括由于自主神经不稳造成的体位影响和血压变异性[109]。体位会影响 SCI，尤其是四肢瘫患者的血压[117]。四肢瘫患者如果仅测量坐位血压，则可能错漏其存在的仰卧位高血压。由于自主神经的不稳定性，SCI 患者的血压普遍存在明显的差异[29]。AD 和 OH 等并发症可能导致错诊和漏诊，特别是在四肢瘫患者中。在临床上，AD 可通过其表现、病程和发作特点而与原发性高血压区分开[68]。持续地对血压进行反复测量，并且同时测量仰卧位和坐位的血压，可以提高 SCI 后诊断高血压的准确性。

高血压患者的主要生活方式改变是限制钠摄入量，每天限制饮酒 1～2 杯，增加体育锻炼以及适当的体重控制[100]。如果保持依从性，药物治疗将非常有效。对于那些血压≥ 130/80mmHg 的人群，应该强调生活方式的改变[100]。对于大多数成年人来说，开始药物治疗的阈值为 140/90mmHg 是合理的，尽管在某些特定个体和亚人群中可能需要考虑不同的目标阈值[100, 114]。目前，尚不确定 SCI 患者的目标血压水平是否应与一般人群有所不同。将一般人群推荐的阈值应用于 SCI 患者是合理的。与

SCI 有关的考虑因素可能会影响药物的选择。例如，噻嗪类利尿药被推荐作为一般人群的一线治疗药物 [100, 114]，但由于其相关的利尿作用，对于那些以间歇性导尿为方案进行膀胱管理的人来说可能并不实用。

2. 吸烟

吸烟与冠心病之间的联系已经确定了 [105, 120, 121]。戒烟后不久，心肌梗死的风险有显著降低。通过系统性程序识别所有的吸烟者至关重要 [105]。戒烟需要频繁的个人或团体干预，尝试设定戒烟与随访的日期。应在每次随访时询问烟草使用情况，建议每个烟草使用者戒烟，通过咨询和制订戒烟与随访安排计划提供协助，并考虑转介特殊程序和（或）药物治疗，包括尼古丁替代和安非他酮 [122, 123]。可以使用尼古丁贴剂（21mg、14mg、7mg，在 10～12 周内逐渐减少）或尼古丁胶（2mg 或 4mg）。还可以选择尼古丁喷雾剂、含片和吸入器。各种行为学方法可能对特定患者有效 [123]，例如改用尼古丁含量较低的品牌，尝试让患者将香烟放置在无法接近的地方，以及推迟每天吸第一支烟的时间。由于烟草依赖的特点是复发和缓解，因此临床医生应准备好接收吸烟者，并向复吸者提供可供选择的新的药物治疗策略与更多咨询资源 [124]。应鼓励避免在家中或工作中接触二手烟。

3. 血脂异常

低密度脂蛋白胆固醇（LDL-C）水平升高已经证实是 CHD 的危险因素 [104]。有令人信服的证据表明，LDL-C 的显著降低会降低 CHD 发展的比例 [103, 104, 125, 126]。高密度脂蛋白胆固醇（HDL-C）是一个强大的保护因子，并且高 HDL-C 水平与 CHD 风险呈反比例关系 [103, 104, 126]。有证据表明，患有慢性脊髓损伤的人群 HDL-C 水平低于一般人群 [17, 89, 110]。据报道，24%～40% 的 SCI 患者的 HDL-C 低于 35mg/dl，而一般人群中只有 10% [18, 110]。

选择血脂异常治疗方法的第一步是评估一个人的危险状况 [103]。尽管尚缺乏关于最佳筛查指南的普遍共识，但人们一致认为筛查推荐应以确定心血管疾病的总体风险为基础 [103, 127-129]。由于生理上的差异，健全成年人的研究结果不一定能完全推定适用于 SCI 人群，但目前的证据并不足以支持为 SCI 患者提供异于健全人群的阈值以诊治血脂异常。对于患有 SCI 的成年人来说，每 5 年至少一次空腹血脂检查是合理的，而对于那些具有较高风险或已发现血脂异常证据者，检查应更频繁。结果异常者应排查继发性血脂异常的原因（例如糖尿病、甲状腺功能低下，以及某些药物如合成代谢类固醇）。降风险治疗的强度应根据患者的绝对风险情况调节 [104, 130]。目前，对于单纯的 HDL-C 水平降低尚无关于药物治疗的普遍共识或建议；有效的生活方式改变是 HDL-C 干预的关键 [131]。这些措施包括戒烟、超重患者减轻体重、久坐患者增加活动量。应当鼓励所有人有益于心脏健康的生活方式。尽管据报道烟酸会增加 HDL 水平，包括 1 项针对 SCI 患者的研究 [132]，但由于缺乏证据表明其对死亡率或心血管临床结果有益，同时其使用伴有较高的不良事件发生率，因此不再推荐将其作为单一疗法或他汀类药物治疗的辅助 [133]。他汀类是药物治疗总胆固醇和 LDL 胆固醇升高的推荐选择 [104, 130]。他汀类药物是一类降脂药物，可降低总胆固醇和 LDL-C 的水平，并在较小程度上降低甘油三酯的水平，同时可能还具有抗炎和抗斑块的作用。美国心脏病学会 / 美国心脏协会（ACC/AHA）实践指南工作组报道了有力的证据支持他汀类药物用于以下情况：① 动脉粥样硬化性心血管疾病（ASCVD）临床患者的二级预防；② LDL-C ≥ 190mg/dl 患者的一级预防；③ 40—75 岁且 LDL-C 为 70～189mg/dl 的糖尿病患者的一级预防；④ 估测 10 年 ASCVD 风险 ≥ 7.5%，40—75 岁，LDL-C 为 70～189mg/dl 的非糖尿病患者的一级预防 [104]。ACC/AHA 推荐使用固定剂量的他汀类药物疗法，而不是拟定特定的 LDL-C 治疗目标。既可采用高强度方案（每日剂量可使 LDL-C 水平降低约 50% 或更高），亦可为中等强度方案（每日剂量可使 LDL-C 水平降低 30%～50%）[104]。该指南建议不要对接受他汀类药物治疗的患者进行肌酸激酶（CK）的常规测量，同时建议对具有肌肉症状（虚弱疼痛、疼痛、敏感、痉挛或僵硬）的患者保留该项检查。鉴于在 SCI 患者中评估这些症状的局限性，本指南可能未必适用，并且可能需要对该患者人群进行 CK 检查以加强监测。但是，缺乏特异性监测方案的支持证据。大多数关于他汀类药物使用的研究都是在非 SCI 人群中进行的，对于慢性 SCI 患者，有一篇样本量相对较小的回顾性综述，同样报道了他汀类药物治疗的全因死亡率降低了 [134]。

4. 体育锻炼

有充分的证据表明，久坐的生活方式是冠心病的独立危险因素 [132, 135, 136]。建议进行体育锻炼有几个潜在的好处。包括通过增加 HDL-C 胆固醇和降低 LDL-C 与甘油三酸酯的抗动脉粥样硬化作用、对血小板黏附性和血液黏度的有利作用、改善的内皮功能、减少的全身炎症、增加的胰岛素敏感性、心脏耗氧量调节能力的提升，以及降低血压 [136]。

SCI 患者由于活动能力受损，交通不便，运动选择有限，以及压力相关性肌肉骨骼损伤而常常久坐不动 [137]；此外，由于运动所需肌肉量的丧失及自主神经功能的改变，他们对运动的生理反应也有所改变 [23, 80, 138]。SCI 情况下每日日常生活活动和移动所产生的体力消耗不足以维持心血管健康 [23]。尽管有氧运动可以改善 SCI 患者的心血管健康和功能能力，但有关改善心血管健康的最佳运动干预措施以及运动对 SCI 心血管风险影响的数据有限 [23, 83, 84, 139]。应鼓励 SCI 患者使用适合其需求和能力的可用运动选择，例如上身有氧运动和强化运动，包括上肢肌力训练或轮椅活动、游泳，以及电刺激项目，如骑车、划船和电辅助上肢训练 [82-87]。FES 训练可以改善运动耐受，耐力和心血管健康。减重步行训练对不完全性 SCI 患者的心血管健康影响的数据非常有限 [140]。美国卫生与人类服务部针对美国人的体育锻炼指南建议，有能力的残障成年人每周应至少获得 150min 的中等强度运动，或每周至少 75min 的有氧运动，或中等强度和有氧运动的等效组合 [88]。有氧活动应每组不少于 10min，最好整周的坚持。他们还应每周 2d 或更多天进行中等强度或高强度的涉及所有主要肌肉群的肌力训练活动，因为这些活动可带来额外的健康益处。如果不能满足指南要求，则应根据自己的能力进行定期的体育锻炼，应避免不运动。残疾成年人应向健康护理人员咨询适合其能力的体育锻炼与类型 [88]。柔韧性训练应作为这种方案的补充。

5. 肥胖和体重过重

肥胖会对心脏功能产生不利影响，增加 CHD

的危险因素，并且是心血管疾病的独立危险因素 [141, 142]。一旦急性损伤阶段结束，SCI 患者的能量消耗通常比健康人低 [143, 144]。慢性四肢瘫患者的比例通常低于截瘫患者 [145]。因此，体重增加过多的情况并不少见。慢性四肢瘫患者的肌肉含量减少，体脂百分比增加 [17, 18]。体内过多的脂肪会导致胰岛素抵抗，并增加患冠心病的风险 [17, 18, 119, 146]。传统的肥胖症测量方法（如体重或体重指数）在 SCI 后可能由于肌肉质量下降和较高的体脂百分率而变得不可靠，从而难以估计 SCI 中的肥胖率 [90, 143]。由于慢性 SCI 能量需求减少，因此减少能量消耗是合适的，常规运动也是如此。SCI 患者通常膳食摄入欠佳，因此营养咨询和干预尤为重要 [147]。有人建议，根据损伤程度，应将 SCI 患者的基础能量需求量比对健全人的基础能量需求量而减少，减少范围从低位截瘫的 10% 到四肢瘫患者的 25%[148]。由于肌肉量减少，理想体重可能比一般人群建议的体重低 10～20 磅，具体取决于 SCI 的水平。

6. 糖尿病、葡萄糖耐量降低和高胰岛素血症

糖尿病患者患冠心病的风险特别高 [149-152]。这种风险的很大一部分是由脂质异常引起的，但胰岛素水平和血糖等因素也似乎具有独立的作用 [150]。胰岛素水平与随后的心血管疾病风险之间的正相关关系已被证实 [151]。构成代谢综合征的危险因素包括腹部肥胖、动脉粥样硬化性血脂异常、血压升高、胰岛素抵抗，以及血栓形成和促炎状态 [153]。脊髓损伤退伍军人患有糖尿病（DM）者，其 CHD、心肌梗死和其他并发症的发生率比未患有 DM 者要高 [154]。据报道，慢性脊髓损伤者，其糖耐量降低，胰岛素抵抗和高胰岛素血症的发生率增加，然而，数据尚无定论，并且患病率高度依赖于所研究对象的人口统计学特征 [90, 112, 154]。一项研究报道，与普通人群相比，患有 SCI 的退伍军人 DM 发生率更高，但与其他退伍军人相比，DM 的发生率相似 [154]，这表明是人口统计学因素造成了这种差异，而不是 SCI。年龄、人种、种族、退伍军人身份和家族史可能会增加胰岛素抵抗的风险 [154, 155]。目前提出的 SCI 患者胰岛素抵抗增加的决定性因素，包括骨骼肌失神经支配后的胰岛素敏感性改变、长期不活动和脂肪增加。[17, 110, 146]。体重控制、饮食调

整、体育锻炼和血糖控制是这些患者的重要干预措施[99, 152, 155]。对糖尿病治疗措施加强已被证实与患有 SCI 和 DM 患者这些方面的改善相关[156]。

7. 社会心理因素

有证据表明，社会心理因素可能会导致 CHD 的发生[157-159]。有确凿证据的已确定因素包括抑郁症、社会孤立和长期生活压力。流行病学研究表明，抑郁程度与冠状动脉事件的可预测性之间存在分级关系。抑郁是急性心肌梗死或不稳定型心绞痛致死的独立危险因素[158]。推测的机制包括抑郁症中血小板功能受损，以及通过皮质醇水平升高等激素变化，促进动脉粥样硬化的形成。社交孤立感是通过缺乏家人、朋友或集体活动作为个人生活的一部分来衡量的。这种社交孤立或情感支持水平低下与心肌梗死后继发心脏事件的重大风险相关[157]。尽管对发病率的估计多不相同，但有证据表明，与普通人群相比，SCI 患者的抑郁和社交孤立更为普遍[160, 161]。对抑郁症状和社会支持系统的评估应该是对这些患者进行评估的常规部分，然后进行适当的医学和社会心理干预[156]。

8. 其他风险因素

除了上述经典、公认的危险因素外，研究还发现了 CHD 的其他各种可能的危险因素，尽管目前还没有关于这些因素重要性或干预策略的最终指南[106, 108]。这些因素包括氧化剂、血小板激活剂、血浆同型半胱氨酸升高、脂蛋白（a）、载脂蛋白 B（apo-B）、血栓形成因子和促炎因子 [例如高敏 C 反应蛋白（CRP）][108]。虽然大多数关于这些因素的报道研究都是针对的普通人群，但也有一些专门针对 SCI 人群的报道[162, 163]。有些报道提示 SCI 中存在血小板异常，包括聚集异常、对前列环素抑制作用的抵抗，以及存在前列环素受体抗体[18]。这些发现的意义目前尚不清楚。其他研究报道了 SCI 人群中的 CRP 水平升高[162]。然而，炎性标志物在 SCI 患者中的升高，可能是由于包括尿路感染或压疮在内的多种因素所致，并且这些标志物与 SCI 心血管疾病风险之间的关系尚不清楚。

（二）症状和体征

心脏疼痛冲动在传入性交感神经中通过上五个胸部节段，再通过脊髓丘脑束穿过脊髓，到达丘脑，然后到达大脑皮层[164, 165]。T_5 以上水平的 SCI 患者，可能由于心脏交感神经传入通路的中断，而无法感觉到心绞痛或者甚至是急性心肌梗死所引起的胸痛[166, 167]。冠状动脉疾病发作的非典型表现可能包括 AD、基线痉挛水平改变、恶心、阵发性呼吸急促以及疲劳。由于没有典型的胸痛，患者与医护人员都可能会延迟或漏诊[166-168]。相反，SCI 后常见的胃食管反流可能被误认为心绞痛。同样，在鉴别肺内湿啰音的体征是由充血性心力衰竭引起，还是由肺不张或坠积性水肿引起时，也可能会出现混淆，而后两种情况在 SCI 中都很常见[168]。

（三）诊断性检测

心电图可揭示当前或既往缺血性疾病的证据，但其不是特别敏感或特异的筛查工具[169]。一些研究报道 SCI 患者非特异性 ST 段和 T 波改变的患病率更高，但其他研究尚未证实这一点[169, 170]。传统的跑步机运动压力测试或自行车测试无法进行，因为 SCI 后身体条件受限。截瘫患者可以使用轮椅或上肢测力计进行手臂功能测试，但四肢瘫患者不可行[171]。然而，最大限度的手臂锻炼也比腿部锻炼产生的心血管压力要小，因此可能会遗漏潜在的心脏异常。在缺乏伴随缺血体征的情况下，SCI 体育锻炼中低血压的意义可能难以明确[168]。基于这些原因，药理学压力测试通常是 SCI 患者最实用的选择[172]。这些测试包括使用如多巴酚丁胺、腺苷或双嘧达莫类药物，以诱导心脏压力，同时联合心脏成像技术[173]，例如包括多巴酚丁胺超声心动图和双嘧达莫闪烁显像。通过超声心动图检查出的心壁运动的缺陷或通过闪烁显像术检查出的灌注的缺陷，以表明心脏疾病的存在和严重程度。表 16-7 总结了与 SCI 患者 CHD 诊断有关的特殊问题。

（四）治疗

SCI 患者 CHD 的治疗原则，包括对于已知心血管疾病的二级预防，与普通人群的治疗原则基本相同[174-176]。应酌情为 SCI 患者提供一系列干预措施，包括生活方式改变、药物治疗、血管成形术和心脏血运重建[177]。SCI 患者可能由于血压低而无法耐受传统的抗心绞痛药物剂量，因此可能需要以较

表 16-7 SCI 后 CHD 诊断的独特问题

- 非典型表现，无胸痛
- 对 CHD 未做出全面诊断
- 治疗延迟
- 二级预防不足
- 令人困惑的体征
  - 坠积性水肿与心力衰竭
  - 肺不张与左心室衰竭
- 心脏压力测试
  - 无法进行传统的跑步机测试
  - 手臂和腿部运动的敏感性欠佳
  - 运动诱发性低血压的意义难以解释
  - 药理学压力试验的适应证

CHD. 冠心病；SCI. 脊髓损伤

低的剂量使用药物并进行仔细的血压监测[30]。除非有禁忌证，否则动脉粥样硬化性心血管疾病和心梗后患者常规建议使用阿司匹林和 β 受体拮抗药[174-176]。由于西地那非和其他 PDE-5 抑制药可用于 SCI 相关性勃起功能障碍[78, 178, 179]，因此，如果考虑使用硝酸盐治疗心绞痛，应特别询问患者上述药物的使用情况。禁止同时使用这两类药物，因为它们都会增加一氧化氮和环鸟苷单磷酸（cGMP）的水平，并可能导致严重的低血压甚至死亡[180]。但是，对于接受西地那非或伐地那非治疗的患者，通常可以在使用这些药物 24h 后安全地给予硝酸盐，而对于接受他达拉非治疗者需在 48h 后给药，其作用时间更长[180, 181]。大量证据表明，血管紧张素转化酶（ACE）抑制药具有心血管保护作用，可降低心肌梗死后未来发生缺血性事件的风险，并被建议用于同时患有高血压、DM、左心室射血分数不超过 40% 或慢性肾脏病的缺血性心脏病患者，有禁忌证的患者除外[174]。在存在潜在的肾功能不全的情况下（例如 SCI 相关的泌尿系统问题），应在使用这些药物时严密监测电解质、血尿素氮和肌酐。此外，由于血管紧张素系统在四肢瘫患者的血压维持中可能具有重要的作用，对于这类患者使用 ACE 抑制药可能会导致严重的低血压，因此尽管这些药物通常可以耐受，但在开始使用时应保持谨慎，并小心地给予低初始剂量[182, 183]。心脏康复计划遵循与健全人相同的原则[184, 185]，SCI 患者可以轻松纳入心脏康复组课程[168]。可能需要进行调整以解决移动性限制。

例如，渐进式轮椅推进可以代替传统的渐进式步行程序，尽管可能会受到肩部、肘部和腕部肌肉骨骼并发症的限制。不同水平的 SCI 患者在平地上推进轮椅的能量消耗已有描述[186, 187]。患者可能需要学习在日常生活过程中节省体力的技巧。

八、周围动脉疾病

随着年龄的增长，出现周围动脉疾病（PAD）并发症的概率增加，尤其是在糖尿病患者和吸烟者[188]。在 SCI 人群中这种病的患病率尚不明确。一些报道表明患病率相对较高[189]，而且 SCI 腿部周围血管功能障碍已有报道[190]。像一般人群一样，血脂异常、吸烟和糖耐量下降会增加 SCI 患者中 PAD 的易感性[188, 189]。

（一）临床评估

由于缺乏间歇性跛行的基本症状，SCI 患者 PAD 的诊断可能会延迟。更严重的肢体缺血症状，如静息痛或麻木，同样可能缺如，而患者可能以坏疽性变化或其他严重的体征为首发表现[191, 192]。在 SCI 中，周围血管疾病可能伴有不愈的皮肤溃疡。作为 SCI 患者定期评估的一部分，应常规进行外周脉搏检查和足部缺血性皮肤变化检查[191]。但是，即使没有明显的周围血管疾病的证据，SCI 也会出现足部皮肤变色和温度降低的情况，而且 SCI 中发生的腿部坠积性水肿可能使触诊足部脉搏变得困难。

（二）诊断性检测

由于这些患者动脉疾患的病史与体格检查方面的局限，可能需要进行血管检测以诊断，评估疾病的严重程度，以及监测疾病的进展或消退[191]。具体的动脉检测法包括连续波多普勒、节段性血压、经皮血氧测定及成像研究[193]。节段性血压的测量方法为：通过对包绕肢体和手（足）指的气动袖带依次充气和放气，在袖带放气期间动脉血流恢复时，使用连续波多普勒测定该节段的收缩压。最常见的节段性压是踝臂指数（ankle-brachial index，ABI）[188]。ABI > 1.0 为正常的，0.8~1.0 为轻度疾病，0.5~0.8 为中度疾病，< 0.5 为严重疾病。对于 SCI 患者，ABI 可为 PAD 的有用筛查工具[194]。

当由于钙化导致血管壁不可压迫时（如在糖尿病患者中常见的情况），无法使用此测量方法。经皮血氧测定通过利用对氧气敏感的电极来评估皮肤的血流量。该测量方法对于确定截肢部位的皮肤灌注是否足以愈合也很有用。测量值高于 40mmHg 时通常是足够的，而低于 20mmHg 则不够。影像学检查方法，比如二维（2D）实时超声、CT 及磁共振血管造影的应用已经越来越多，并替代了有创性血管造影术。

（三）治疗

最大限度地降低诸如吸烟、糖尿病和高脂血症等危险因素是治疗的重要组成部分[193, 195]。有一些报道支持运动作为改善 SCI 患者动脉功能的有益干预措施，尽管其证据的质量和数量较低[196]。由于 CHD 是周围血管疾病患者的常见并发症，并且是这些患者的常见死亡原因，因此建议采用 CHD 一级和二级预防措施。为缓解间歇性跛行而做的肢体血运重建可能不成问题了，因为 SCI 患者缺乏这种症状。闭塞性疾病的动脉重建可能很困难，因为 SCI 的动脉很小而且萎缩[197, 212]。但是，在某些患者，尤其是不完全损伤的非卧床患者中，可能会考虑使用它[191]。重病患者截肢的考虑，应该是一个团队的决定，除外科医生外，还应包括患者和 SCI 医生。截肢对平衡和转移的影响、体重重新分布带来的新的压力区域，以及无感觉残肢的皮肤破裂等因素应纳入商议范围[192, 198-200]。患者截肢后，应由康复小组对其进行评估。患者除了接受残肢和皮肤护理方面的教育外，通常还需要购买新的轮椅并接受转移与轮椅移行方面的再培训。

九、静脉血栓形成

静脉血栓栓塞症（venous thromboembolism，VTE）是 SCI 后最初几周的一个主要问题，尽管报道中的发病率因所使用的监测技术而异[201-206]。静脉造影术在 47%～100% 的 SCI 患者中检测到了深静脉血栓形成（DVT）[201]，并且一项对急性 SCI 患者（仅使用腿部加压装置和长袜进行机械性血栓预防措施，而未使用抗凝血栓预防措施）的研究表明，DVT 在所有损伤患者中占 41%，而在运动完全性

SCI 中占 73%[206]。急性 SCI 患者属于 VTE 发作的最高风险，与没有 SCI 的创伤患者相比，VTE 的概率显著增加[201]。VTE 的高发病率、潜在的致命后果和长期影响使其成为急性 SCI 后死亡和发病的主要原因。肺栓塞（PE）是最严重的并发症[201, 202]。

（一）病理生理学和危险因素

急性 SCI 发生 VTE 的诱发因素包括 Virchow 三联征的所有三个组成部分：瘫痪引起肌肉的静脉泵功能丧失，从而导致静脉淤积[207]；短暂的高凝状态[208]；由于伴随创伤、静脉扩张和静脉受压所引起的内皮损伤[209]。凝血状态的改变包括纤溶活性降低和血液因子Ⅷ活性增加，而常规凝血测试，比如凝血酶原时间和活化的部分凝血活酶时间（activated partial thromboplastin time，aPTT），则保持正常[209]。已报道的增加急性 SCI 患者 VTE 风险的因素，包括截瘫相比于四肢瘫[210, 211]、年龄增长[210, 211]、运动完全性相比于不完全性 SCI，以及伴发下肢或骨盆骨折[203, 206, 212]。据报道，既往有 VTE 病史的患者 SCI 后发生 VTE 的风险比既往没有 VTE 的患者高 6 倍[210]。与延迟预防相比，在 SCI 患者伤后 2 周内开始血栓预防，与降低 VTE 风险有强相关。

发生 DVT 的最大风险是在伤后 2 周内及最初 72h 之后[201]。受伤 8 周后，发病率大幅减少[210, 212]。据报道，SCI 后的前 3 个月、第 6 个月及伤后 1 年时的 VTE 诊断风险分别为 34%、1.1% 和 0.4%[212]。

（二）预防

脊髓医学联合会关于"脊髓损伤血栓预防"的临床实践指南提供了预防 VTE 的循证医学建议[201]。如果没有下肢损伤的禁忌证，应在急性 SCI 后尽快应用带有或不带有梯度压力袜（graduated compression stocking，GCS）的间歇性气动加压装置（pneumatic compression device，PCD）进行机械性血栓预防。各种类型的 PCD 可增加下肢静脉回流，从而减少静脉淤滞。为了提供保护，PCD 和 GCS 应该连续使用，只能在患者为了洗澡或皮肤检查时短暂去除。尽管这些机械装置在急性损伤后立即能发挥作用，但一旦患者进入康复模式，难于保持这些机械装置的连续性使用则限制了其可行性。只要没

有活动性出血的证据，则推荐低分子量肝素（low molecular weight heparin，LMWH）作为 SCI 后急性护理阶段中血栓形成的预防性药物。依诺肝素 40mg，每天 1 次与 30mg，每天 2 次一样有效，并且两种方案的安全相同，出血并发症发生率低[213]。不推荐使用调整剂量的肝素，因为有更高的出血风险[201, 214]。低剂量皮下肝素被一些研究证实对急性 SCI 的 VTE 几乎没有保护作用，因此脊髓医学联合会临床实践指南不推荐使用[201, 215]，尽管其他指南确实将其纳入作为一个选项[214]。口服维生素 K 拮抗药（如华法林）同样不应在 SCI 后的早期急性护理阶段用作血栓预防措施，原因在于对其伤后早期出血、起效延迟与不确定以及作用持久等方面的担心，后者在需要中断抗凝治疗时可能成为问题[201]。由于缺乏 SCI 相关的证据、出血时或需要有创性干预时半衰期相对较长，以及其中一些药物缺乏快速逆转剂等原因，直接口服抗凝药（direct oral anticoagulant，DOAC），如阿哌沙班、达比加群、依多沙班和利伐沙班等，目前尚不是 SCI 后早期的合理选择。然而，DOAC 是 SCI 患者急性期后血栓预防的非常有吸引力的选择，原因是它们为口服给药、剂量固定而无须实验室监测，与药物和食物的相互作用很小，并且成本比 LMWH 低[201]。目前尚不清楚 SCI 后预防血栓的最佳持续时间，推荐在伴有活动受限的 SCI 后进行血栓预防至少 8 周。对于每位患者，应考虑其神经损伤的平面和完全程度、伴发伤和医疗状况、出血风险、功能状态及可行性，从而个体化决定其抗凝持续时间。较长的血栓预防时间可能适合于运动完全性损伤、下肢骨折、年龄较大、既往 VTE 或同时患有癌症的患者[201]。在急性期过后康复阶段进行血栓预防的选择包括 LMWH、口服维生素 K 拮抗药如华法林（INR 2.0～3.0），或 DOAC[201]。目前不推荐预防性下腔静脉（IVC）滤器用于在 SCI 中进行原发性血栓预防，因为缺乏其降低 PE 或死亡率的证据、与滤器使用相关的高并发症发生率，以及显著且不合理的相关费用[201, 216]。短期并发症包括放错位置、血肿、空气栓塞、早期移位以及伤口感染。对于需要辅助咳嗽以帮助清除支气管分泌物的 SCI 患者而言，IVC 滤器的移位和腔静脉的穿孔可能是一个特殊的问题。长期并发症则包括 IVC 的浸润和穿孔、穿刺部位的 DVT、IVC 的血栓形成和闭塞、移位、滤器断裂及慢性腿肿胀[201, 217]。

慢性 SCI 患者的 VTE 风险要低得多[210]。但是，患有急性内科疾病或需要手术的 SCI 患者，发生 DVT 的风险与其他任何患者都相似或增加，在风险增长的时期内应考虑重新采取预防措施[201]。

（三）诊断

临床表现可能包括单侧腿的水肿、小腿直径增大、局部敏感和（或）低热，尽管没有这些表现的情况下也可能存在 DVT[218]。急性 SCI 患者若突然出现呼吸急促、低血压、心动过速、胸膜炎性胸痛、无法解释的低氧血症时，必须立即考虑 PE 的可能。DVT 的代表性诊断检测包括多普勒超声。目前不推荐对 DVT 临床表现不明显的 SCI 患者常规行多普勒超声（DUS）筛查 VTE[201]。DUS 是有症状患者诊断 DVT 的首选初始检测，尤其是考虑到其无创性和技术的进步[218, 219]。PE 的影像学检查包括通气和灌注扫描、螺旋 CT 及肺血管造影。肺部螺旋 CT 通常是 PE 的首选影像学检查，如果临床评估和 CT 扫描不一致，则应考虑进行初始成像[218, 219]。动脉血气可提供有关患者总体呼吸状况的有用信息，但在诊断中价值相对较小。PE 后心电图可提示右心室应变模式的变化，但灵敏性或特异性欠佳。D- 二聚体水平的检测尽管对 VTE 的阴性预测较好，但特异性较差[219]。

（四）治疗

尽管理论上栓塞形成后松散地附着在血管壁上的风险最大，但是并不建议延长卧床休息或限制活动[218, 220]。对于已确诊 VTE 的患者，应立即开始抗凝治疗。治疗的目的是预防血栓的扩大与 PE，并在短期内缓解症状，而在长期内预防其复发。LMWH、肠胃外肝素、磺达肝癸钠和 DOAC（利伐沙班和阿哌沙班）是 FDA 批准的用于急性治疗阶段（前 7d）的药物，而所有通过批准的 DOAC 和华法林则是首周后长期治疗阶段的抗凝药物选择[221, 222]。尽管 DOAC 的使用经验相对较少，但其已越来越多地被用作有吸引力的选择，无须常规监测即可产生可预测的抗凝反应[223]。如果使用华法林，则应通过频繁测试国际标准化比（INR）来调整其剂量，以使其维持在推荐的 2～3 的治疗范围内 [224, 225]。尽管最佳治疗持续时间尚不确定，但对于已知的 DVT，抗凝治疗通常持续 3～6 个月，而确定的 PE 则持续 6 个月。

十、药物相关的心血管不良反应

（一）琥珀酰胆碱引起的心搏骤停

快速进展的高钾血症导致心搏骤停，已有报道见于胸腰段 SCI 患者，此类患者为下运动神经元损伤，肌肉去神经支配 [226]。推测的机制为去神经作用后，乙酰胆碱和琥珀酰胆碱敏感区域从肌神经连接处扩散到更多的肌膜，其中乙酰胆碱受体（AChR）上调并分布在整个肌膜中，同时表达新的 AChR 亚型，这样在去极化时就会发生大量的钾离子外流 [226, 227]。胸腰段损伤患者在手术过程中必须接受替代性的非去极化肌肉松弛药，而不是琥珀酰胆碱进行麻醉。

（二）用于 SCI 相关功能障碍的药物的作用

用于治疗与 SCI 直接或间接相关的问题的许多药物具有明显的心血管作用。SCI 患者易受药物的降压不良反应已在前文关于 OH 的内容里讨论 [25, 30]。这对于用来治疗 SCI 痉挛、疼痛或抑郁等问题的药物来说是个重要的问题，并且可能会影响用于治疗这些问题的药物的选择。如前所述，西地那非和其他 PDE-5 抑制药现在经常用于治疗 SCI 相关的勃起功能障碍 [78]。大多数患者可以耐受这些药物而没有明显的问题，但是其低血压作用可能迫使需要降低其起始剂量，并在某些情况下要提高剂量时需要保持谨慎。在 SCI 中使用 PDE-5 抑制药时，需要重点关注的是其与硝酸盐的相互作用。两种药物同时使用会导致灾难性的、甚至是致命性的低血压 [191, 192]。由于局部硝酸甘油软膏常用于治疗 AD，因此应强烈警告颈段或 T_6 以上胸段损伤的患者，不要同时使用这些药物。治疗人员应在开始使用局部硝酸盐，或静脉注射硝酸甘油，以紧急治疗反射异常引起的高血压前，先询问 PDE-5 抑制药的使用情况。通常，硝酸盐可以在西地那非或伐地那非使用 24h 后，以及他达拉非使用 48h（其作用时间更长）后安全地施用 [180, 181]。

第17章 自主神经功能障碍和管理

Autonomic Dysfunction and Management

Andrei Krassioukov 著

一、概述

在过去的 10 年中，与破坏性脊髓损伤（SCI）相关的自主神经功能障碍的诊断和管理问题在临床医生和科学家中引起了越来越多的关注和兴趣。虽然损伤通常只影响脆弱的脊髓神经元组织的一小块区域，但这种局部破坏的后果通常可以在交感神经和副交感神经（parasympathetic，PS）脊髓回路控制的几乎所有自主神经功能中看到。SCI 患者的临床表现以严重的自主神经控制障碍所导致的免疫、膀胱 / 肠道、性功能、体温调节和心血管功能障碍为主 [1]。例如，SCI 患者每天都面临着管理血压不稳定的挑战，这常导致持续性低血压和（或）发作性不受控制的高血压。最近的大量研究表明，这种极不稳定的血压可能是心血管疾病引起的 SCI 患者发病率和死亡率的主要原因 [2-4]。

直到最近，大多数基础科学和临床研究都集中在寻找治疗瘫痪和恢复运动功能的方法。然而，很少有人关注 SCI 后自主神经系统（autonomic nervous system，ANS）的功能 [5]。但是，一项评估 SCI 患者功能优先级的调查显示，性功能和其他与自主神经有关的功能（包括异常血压控制）对于 SCI 患者来说是很重要的领域 [6]。

本章重点介绍与 SCI 后自主神经控制异常有关的自主神经功能障碍的临床管理，包括心血管疾病、体温异常和出汗控制。与膀胱、肠道和性功能有关的自主神经功能紊乱的处理信息，请参见第 22 章、第 23 章和第 24 章。

二、ANS 组织

历史上，自主神经系统（ANS）被分为两个主要组成部分：交感神经系统和副交感神经系统。交感神经和副交感神经都有中枢神经系统（central nervous system，CNS）和周围神经系统成分。胃肠道（gastrointestinal，GI）内的自主神经回路已被认为是 ANS 的一个独立组成部分，并被称为肠源性 ANS[7]。交感神经系统已知是人体快速生理变化的原因（如战斗或逃跑反应）。延髓神经元位于头端腹外侧延髓（rostral ventrolateral medulla，RVLM）内，初级交感神经兴奋性传出通过它经下行脊髓通路传出至脊髓交感神经节前神经元（sympathetic preganglionic neuron，SPN）[8, 9]。SPN 的胞体主要位于 $T_1 \sim L_2$ 的脊髓外侧角内。这些神经元的轴突通过脊髓前根离开脊髓。此后，除了直接突触连接到肾上腺外，大多数 SPN 与交感神经节的节后神经元相结合，它们位于脊柱的两侧。交感神经节后纤维延伸到末梢器官（从动物研究中得知），例如心脏（$T_1 \sim T_5$）、胃肠道（$T_6 \sim T_{11}$）、肾脏（$T_{10} \sim T_{12}$）、下尿路和生殖器官（$T_{10} \sim L_2$），以及上身（$T_1 \sim T_5$）和下身（$T_6 \sim L_2$）的相关血管（图 17-1）。PS 神经系统总体来说是一个较慢的系统，主要在身体休息时起作用（如进食后，称为"休息和消化"反应）。源于脑干的 PS 神经节前神经元通过不同的脑神经（CN Ⅲ、Ⅶ、Ⅸ和Ⅹ）离开 CNS。迷走神经（CN Ⅹ）对于心脏、呼吸道及胃肠道（直至脾弯曲）的控制至关重要。此外，PS 神经节前神经元还位于骶髓节段

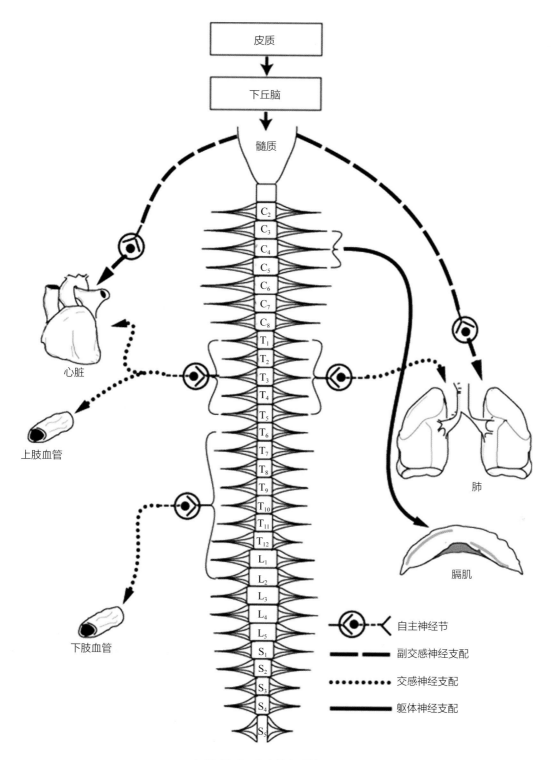

▲ 图 17-1　自主神经系统和 SCI

SCI 后心血管和其他系统自主控制的示意图（以闪电表示）。大脑，即大脑皮层和下丘脑，向延髓内主要控制心血管的多个核团提供兴奋性和抑制性传入。迷走神经（脑神经 X）提供心脏和其他器官的 PS 支配，于脑干水平发出，在 SCI 后通常保持完整。然后，迷走神经的神经节前纤维与目标器官（如心脏或肺）上或其附近的神经节中的神经节后 PS 神经元发生突触连接。此外，PS 神经节前神经元从 S₂~S₄ 脊髓节段（以黑色突出显示）发出至骨盆神经丛，并与靶器官（如膀胱、肠和生殖器官）附近的神经节后 PS 形成突触连接。延髓头端腹侧内的神经元为控制心血管及其他方面的脊髓 SPN 提供交感张力控制。SPN 位于 T₁~L₂ 节段的脊髓外侧角内。这些神经元的轴突通过腹侧根离开脊髓，并与位于交感干神经节的神经节后神经元形成突触，而交感干神经节位于脊柱的两侧。最后，SPN 与靶器官（如心脏、汗腺和血管）突触连接。来源于中央和周围压力感受器的以利于心血管控制的传入反馈没有显示。根据 SCI 的水平，与心血管控制有关的后果可能会有很大不同。这可以部分地由不受脊髓上控制影响的 SPN 数量解释，在外周激活时损伤平面以下会产生交感神经活动。PS. 副交感神经；SCI. 脊髓损伤；SPN. 交感节前神经元

（S₂~S₄）内，控制膀胱、肠道下部以及生殖器官[10]。PS 节后神经元要么起于神经节内，例如骨盆丛中，要么直接位于靶器官内[11]。交感神经和副交感神经 ANS 神经节内的主要神经递质都是乙酰胆碱。在交感神经 ANS 内的靶器官水平上，去甲肾上腺素是主要的神经递质（汗腺和立毛肌除外，这些部位释放乙酰胆碱）。所有的副交感节后纤维在靶器官水平上也都释放乙酰胆碱。

自主神经功能障碍和 SCI 的后果：解剖和生理相关

SCI 导致下行的脊髓自主神经通路中断[12]。相反，PS 迷走通路于脊髓上传出，在 SCI 患者中通常是完好的。由于 ANS 的解剖结构，SCI 平面对伤后观察到的自主神经功能紊乱具有重要影响。例如，心脏功能受交感神经（T₁~T₅ 水平的 SPN）和 PS（迷走神经，CN X）神经系统的双重支配。高位颈脊髓损伤后，PS（迷走神经）支配保持完好，而交感神经系统将失去其张力性自主控制（图 17-1），从而导致心动过缓。另一方面，T₆ 以下损伤患者，心脏的交感和 PS 支配均完好无损。由于损伤程度的不同，四肢瘫患者与截瘫患者伤后的心血管反应将有很大差异[13-16]。重要的是要意识到，SCI 的水平与受自主神经支配的器官（膀胱、肠道、汗腺等）功能之间可能存在相似的关系。

在过去的十年中，临床观察和动物实验研究极大地促进了我们对 SCI 后自主神经功能障碍的病理生理学的理解[1,17-19]。研究发现，在脊髓损伤后自主神经通路的许多环节中发生了变化，这些变化可能导致 SCI 后的心血管控制异常[20]。例如，已显示 SCI 破坏了 RVLM 中神经元的下行交感兴奋通路[8,12]，而该通路通常为脊髓 SPN 提供张力性传入。这些下行性心血管通路的中断，至少会导致以下 4 种现象：最初的交感神经功能减退[21,22]；SPN 的形态改变[23,24]；脊髓回路内的可塑性变化（包括背根传入发芽并可能形成不适当的突触连接）[25]；逐渐形成外周交感神经血管反应性的变化[26,27]。

最初的交感神经功能减退导致低静息血压、血压稳态失衡及反射控制紊乱[18]。SCI 后最初阶段的特点是交感活动水平低，临床上称为神经性休

克[5,28]。此外，随着 SCI 后时间流逝，下行抑制性通路的丧失、加上脊髓内可塑性的变化、外周神经血管的改变，很可能使患者容易患上与自主神经反射不良（autonomic dysreflexia，AD）相关的极端高血压发作[1,29]。实际上，AD 在 SCI 的急性和慢性阶段均常常出现。

直到最近，脊髓自主神经回路内的形态学变化才开始被确定为 SCI 后各种自主神经功能障碍的原因。对实验动物和人类 SPN 形态的评估[24,30]表明，在脊髓横断后的急性期，这些神经元显示出萎缩的迹象。但是，随着时间的流逝，这些 SPN 会恢复其正常形态[31]。SPN 内最初的形态学变化可能是由于失去了髓内神经元（一部分神经元被认为直接与 SPN 突触连接）的下行性投射而造成的部分传入神经阻滞导致的。除了因失去来源于脑干的重要兴奋性传入而导致的自主神经功能立即下降之外，SPN 的萎缩可能也影响了最初的交感张力缺失。相反，随着 SCI 后时间的流逝，持续的兴奋性反应发展为 AD[17,32]。AD 通常可见于 SCI 的亚急性和慢性阶段，在颈髓或高 - 中胸段脊髓损伤的个体中，在伤后的头几个月内变得明显[33]。到了 SCI 的后期，其他机制可能会导致心血管控制受损。例如，在 SCI 后的动物中，已显示背根传入神经会出芽[25,34]，并且最初丧失突触传入的脊髓神经元似乎已将其用来自不同来源的突触所替代[35]。因此，来自不同传入来源的新的不适当的传入输入可能会影响人类 SCI 后的晚期 AD[36]。最后，除了中枢神经系统内的可塑性变化外，外周变化也可能影响 SCI 后的自主神经控制不稳定。大量的动物研究已证实了脊髓内背根传入神经的异常发芽，以及背根神经节内交感神经纤维的出芽[25,37]。这种异常的出芽可能会引起感觉 - 自主神经相互作用的恶性循环，而后者以前被认为是 AD 形成的潜在机制[38]。最后，临床和实验动物研究表明，外周血管 α 受体超敏反应也可能促进 AD 的发展[26,27]。

三、SCI 后的自主神经功能评价

直到最近，SCI 对一个人的神经功能的影响通常是仅通过使用运动和感觉评定来评估的，这是脊髓损伤神经学分类国际标准（ISNCSCI）的一部

分[39]。然而，这项广为接受的国际评估方法并未检查患者自主功能的状态。为了解决这一缺陷，美国脊髓损伤协会（ASIA）和国际脊髓学会（ISCoS）委任了一组专家去制订用于记录残存自主神经功能的共同策略。由于团队的努力，许多文件被制订用以指导临床医生和科学家评估和记录 SCI 后的自主神经功能障碍。首先，该小组制订了一份文件，其中包含了 SCI 之后自主神经功能障碍的参考术语和定义[5]。接下来，制订并发布了 SCI 之后的国际自主神经标准[40]，并且在几年后，该文件进行了修订，并于 2012 年发布了新版本，目前称为脊髓损伤后残存自主神经功能国际记录标准（International Standards to document remaining Autonomic Function after SCI，ISAFSCI）[41]。

在评估 SCI 后的自主神经功能时，我们必须认识到 ANS 的复杂性和组织性，以及其参与几乎身体每个系统的控制。这种复杂性使我们的任务极为困难，因为我们必须选择适当的临床测试，以使我们能够洞悉个体特定的（心血管、膀胱、肠等）自主神经功能障碍。此外，我们还必须意识到，自主神经功能的变化还很难通过床旁检查来记录。

ISAFSCI 评估的目标是描述 SCI 对特定器官系统功能的影响[41]。这些标准并不意味着为特定器官系统的治疗提供建议。增加自主神经标准可以使临床医生和研究人员识别可能的自主神经功能障碍，并记录 SCI 对自主神经功能的影响。当前的 ISAFSCI 版本包括自主神经分类的以下 4 个组成部分：总体自主神经、膀胱、肠道和性功能。总体自主神经部分用于记录 SCI 对心血管、支气管肺，以及汗腺分泌功能（包括体温调节）自主控制的总体影响（图 17-2）[42]。该图表还为检查者提供了描述和分级 SCI 患者对下尿路、肠道和性反应的神经控制的可能性。推荐在管理的不同阶段将每个 SCI 患者的信息记录在单页文档中。

四、SCI 后心血管自主功能障碍的治疗

（一）SCI 后的神经源性休克与治疗

神经源性休克是 SCI 后自主神经功能障碍的急性表现之一[5, 43]。文献报道的神经源性休克发生率在颈 SCI 患者中差异很大（13.8%～43.8%），部分原因在于患者种族和病情定义的差异[28, 43-45]。尽管在定义神经源性休克的血压参数中存在一些变异，但总的来说它是以基础交感张力丧失导致的动脉基础血压显著降低为特征的。在颈脊髓损伤中，这种交感张力的丧失会导致严重的低血压和心动过缓。根据之前的研究，当收缩压（systolic blood pressure，SBP）<90mmHg 且心率<50 次／分时，就认为存在神经源性休克，尽管也有其他研究以 SBP<100mmHg 且心率<80 次／分为标准[44, 46]。此外，人们已经认识到，低血压除了神经源性的原因外，内脏器官和骨骼的重大创伤也可能与 SCI 后患者的低动脉血压有关。神经源性休克的存在可能会严重影响 SCI 患者的临床治疗。例如，可能会延迟急性颈 SCI 患者的手术干预和手术减压的时间[47]。

目前，公认的是，SCI 后急性心血管表现的临床治疗应集中在动脉血压和灌注压的维持上[48]。急性静脉液体复苏治疗是一线治疗。通常还与具有变时性和正性变力作用及血管收缩特性的二线治疗药物联用[48]。根据成人 SCI 早期急性治疗的临床实践指南，推荐使用静脉血管加压药，如多巴胺、去甲肾上腺素、肾上腺素或去氧肾上腺素，其主要目的是将平均动脉血压维持在 85～90mmHg 以改善脊髓灌注[48, 49]；相关更多详细信息，请参见第 12 章。

（二）SCI 后的心律失常与治疗

除了动脉血压控制异常外，患有急性和慢性 SCI 的患者还可能出现各种心率异常[50, 51]。SCI 后的心脏节律失常主要归因于心脏控制失衡，其特征在于可导致心率降低的 PS（迷走神经）控制完好，而颈髓及高位胸髓 SCI 后交感神经系统的脊髓上控制受损。SCI 患者中心律不齐的发生率仍不清楚，尤其是胸段损伤患者。有证据表明，颈 SCI 患者在伤后第 1 个月内会发生各种心律不齐，例如心动过缓、窦房结骤停、室上性心动过速以及相对少见的心搏骤停[45, 52-54]。临床证据表明，心律失常最常见于 SCI 后的急性期，并且随着时间的推移，发生率逐渐降低。在受伤后的最初几周，心动过缓可能危及生命，并可能导致心搏骤停的发生[52]。在 SCI 后的慢性期，可观察到的心率变化最常与 AD 发作

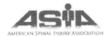

自主神经标准评估表

患者姓名：_____

自主神经诊断：（脊髓上□　脊髓□　马尾□）

一般自主功能

系统 / 器官	表现	异常情况	核查记录
心脏自主控制	正常		
	异常	心动过缓	
		心动过速	
		其他心律失常	
	未知		
	无法评估		
血压自主控制	正常		
	异常	静息时收缩压低于 90mmHg	
		直立性低血压	
		自主神经反射异常	
	未知		
	无法评估		
汗液自主控制	正常		
	异常	病灶上多汗症	
		病灶下多汗症	
		病灶下多汗症	
	未知		
	无法评估		
温度调节	正常		
	异常	高体温	
		低体温	
	未知		
	无法评估		
支气管肺的自主和躯体控制	正常		
	异常	不能自主呼吸，需要完全呼吸支持	
		自主呼吸受损，需要部分通气支持	
		自主呼吸受损，不需要通气支持	
	未知		
	无法评估		

下尿路、肠道和性功能

系统 / 器官	评分
下尿路	
有排尿的意识	
防漏尿的能力（自控力）	
膀胱排空法（请注明）_____	
肠道	
有排便感	
防漏便的能力（自控力）	
随意括约肌收缩	
性功能	
生殖器兴奋（勃起或润滑）　　　　心因性	
反射	
性高潮	
射精（仅限男性）	
月经感（仅限女性）	

2= 功能正常，1 = 神经功能降低或改变，0 = 完全失去控制，NT = 由于先前存在或伴随的问题无法评估

损伤时间_____　　　评估时间_____

本表格可自由复制，但不得修改。
该评估应使用国际 SCI 数据集 (ASIA 和 ISCoS – http://www.iscos. org.uk) 中的术语

检查者_____

▲ 图 17-2　自主神经标准评估表（ISAFSCI 2012）

该表格构建了一个用以记录 SCI 对自主神经功能影响的系统。所有的信息被设置成可以简洁地填写在一份文件中，该文件用于结合 ISNCSCI 体现所有 SCI 患者损伤对自主神经功能的影响。ISAFSCI. 脊髓损伤后残存自主神经功能国际记录标准；ISNCSCI. 脊髓损伤神经学分类国际标准；SCI. 脊髓损伤（引自 Krassioukov A, Biering-Sorensen F, Donovan W, et al. International standards to document remaining autonomic function after spinal cord injury. *J Spinal Cord Med.* 2012;35:201-210. doi:10.1179/1079026812Z.00000000053)

有关，并且很可能是由于心肌对刺激的持续敏感所致[51]。

处理心律不齐的第一步是使用连续的心电图记录方法，以便在 SCI 早期发现这些异常。在 SCI 后的急性期内，识别和处理显著的心动过缓，包括通过外部起搏、经静脉起搏、阿托品静脉滴注、格隆溴铵和沙丁胺醇，可以挽救这些患者的生命[48, 55]。

（三）SCI 后的体位性低血压与治疗

体位性低血压（orthostatic hypotension，OH）是 T_6 或以上节段 SCI 患者中另一种常见的使人衰弱的疾病[56, 57]。四肢瘫患者比截瘫患者更容易发生 OH，四肢瘫患者的患病率高达 82%，而截瘫患者患病率为 50%[58]。OH 不仅在 SCI 后的急性期很明显，而且许多患者会持续很多年[57, 59]。美国自主神经学会和美国神经病学会的共识委员会[60] 将体位性低血压定义为随着身体姿势自仰卧位变为直立位，SBP 降低至少 20mmHg，或舒张压降低至少 10mmHg。注意，这种血压的变化可能会在没有症状的情况下发生。OH 的形成可能为多因素的影响。首先，伤后不久，血浆容量低、低钠血症及长期卧床休息引起的心血管疾病最可能为 SCI 后早期常见 OH 的原因。随着 SCI 后时间的流逝，这些因素许多会改善，但是下行性心血管张力控制（神经性组成部分）的丧失可能会持续存在，并且很可能是持续 OH 的原因（尤其是高位胸髓和颈 SCI 患者）[61]。关于 SCI 后此病的病因和表现的详细描述见第 16 章。

治疗 SCI 患者中 OH 的方法类似于在其他神经系统疾病中治疗该病的方法[62]，例如帕金森病、多系统萎缩、外周神经系统损伤或周围神经病变发展（如糖尿病）。尽管病因多种多样，在这些自主神经衰竭综合征中，OH 的临床表现（如动脉血压下降，伴可能出现的头晕、目眩或认知障碍）通常相似[61]。

通常，如果已确诊，OH 的治疗应包含药物性和非药物性措施相联合[63]。应该对 SCI 患者进行宣教可能引起其 OH 不稳的潜在诱发因素。例如，应鼓励他们睡觉时床头抬高 10°～20°，因为这种做法在健全人身上显示会增加血浆容量和体位耐受性[64]。

医生还应建议 SCI 患者避免血管舒张应力，例如热应激（如暴露在阳光下、热水淋浴中）；避免使用常见的血管扩张药，如酒精；规律少量进食以尽量减少餐后低血压[63, 65]。在餐后低血压中，进餐后由于消化食物需要增加血流量，因而一定数量的血液会积聚到腹腔器官，从而伴发动脉血压降低。同时建议 SCI 患者保持足够的盐和液体摄入量，并避免使用利尿药，例如酒精和咖啡因，以维持血浆容量[66, 67]。还有证据表明，在治疗体位性血压不稳时，使用腹带或弹力袜来限制静脉积聚在腹部和下肢的血管中具有潜在的好处[68]。一些研究还表明，使用功能性电刺激[68]或减重训练[69]，对治疗症状性 OH 可能具有潜在的效果。

就 OH 的药物治疗而言，只在 SCI 患者中进行了很少的一些研究，以检查不同药物的作用。来源于一项小型（$n=4$）、交叉、随机对照试验的数据表明，口服短效 α 拟交感神经药物（10mg 米多君）可通过升高 SCI 患者的 SBP 从而对其运动表现产生有益影响[70]。此外还显示，除了抵消体位性的血压下降外，口服米多君对 SCI 患者的脑灌注和认知有积极作用（图 17–3）[71, 72]。还有一些有限的证据是关于氟可的松、麦角胺和麻黄碱的作用[63, 73]，以及静脉输注一氧化氮合酶抑制剂（L-NAME）和屈昔多巴（去甲肾上腺素的前体）会增加 SCI 患者体位改变后的平均动脉压[74, 75]。

（四）SCI 后的自主神经反射异常和治疗

自主神经反射异常（AD）是可危及生命的紧急事件，多发生在 T_6 及以上水平的损伤患者中，在低至 T_8～T_{12} 水平患者中 AD 也有报道[76-78]。其病情以前被称为自主神经反射亢进、阵发性高血压以及交感神经反射亢进。AD 是一种医疗急症，定义为收缩压和舒张压的突然显著升高，偶尔较典型地表现为伴发心动过缓（尽管也可出现心动过速）[29, 79, 80]。鉴于高位胸段和颈段 SCI 患者通常具有较低的静息动脉血压（收缩压范围在 90～100mmHg）[81]，因此，患者血压升高＞20mmHg 可能表明患有 AD[41]。AD 发作可导致血压极端升高，收缩压高达 250～325mmHg，舒张压高达 200～220mmHg[82]。未经治疗的 AD 发作可能会造成严重后果，包括颅

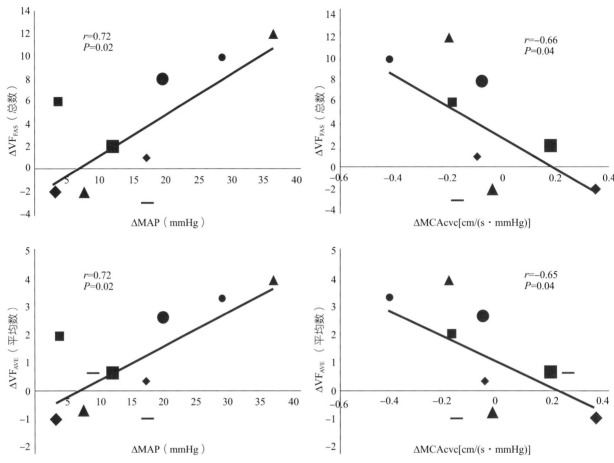

▲ 图 17-3 米多君对 SCI 患者全身动脉血压和认知功能（VF 评分）的影响

口服米多君后 MAP 升高较大的患者，VF 升高也较大。同样，那些 MCAcvc 静息电导减少更多的患者，其 VF 升高也较大。符号代表参与个体。MAP. 平均动脉压；MCAcvc. 大脑中动脉；SCI. 脊髓损伤；VF. 言语流畅性（引自 Phillips AA, Warburton DE, Ainslie PN, et al. Regional neurovascular coupling and cognitive performance in those with low blood pressure secondary to high-level spinal cord injury: improved by alpha-1 agonist midodrine hydrochloride. *J Cereb Blood Flow Metab*. 2014;34:794-801. doi:0.1038/jcbfm.2014.3）

内出血、视网膜脱离、癫痫发作、心律不齐、心肌梗死和死亡[83-88]。也有其他各种并发症的病例报告，包括：在 AD 发作期间因过度反射性出汗导致体温过低[89]、由于血压突然升高而引起的可逆性后脑白质脑病[90]，以及神经源性肺水肿[91]。

AD 通常不在 SCI 急性期立刻出现。Krassioukov 等报道了颈 SCI 患者受伤后第 1 个月内 AD 发病率为 5.7%，最早出现在伤后 4 天[92]；约有 92% 的病例是在第 1 年内发病[93]。AD 在完全性 SCI 患者中更常见。Helkowski 等[94] 报道，ASIA 障碍量表（AIS）A 级患者的 AD 发生率明显高于那些不完全性 SCI 患者，其中 AIS B 和 C 级患者的发病率相同，且为 AISD 级患者的 2 倍。在该研究中，从损伤到 AD 发作的时间为 3.5 周～6 个月。

在过去的十年中，大量的临床前研究都集中在探索 AD 的潜在机制上。可以确定的是，多种非有害或有害刺激可以诱发 AD 发作[17, 29]，然而，最常见诱发因素是膀胱刺激，75%～85% 的病例由它引起[93, 95]。通常是这种情况，即由于 Foley 导管扭结或间歇性导尿频率不足，而使膀胱容量增大，从而导致膀胱过度膨胀。AD 的第二大常见的诱因是粪便嵌塞导致的肠膨胀，占病例的 13%～19%。其他潜在诱因见表 17-1。AD 可能发生在孕妇身上，并且有可能难以与先兆子痫鉴别。两种疾病的病状都与高血压相关，因此控制血压很重要（见第 16 章）。

从生理学角度看，AD 是由源自 SCI 神经损伤平面以下的刺激所触发的大量交感神经放电而引起的。这些上行性传入刺激在脊髓内形成突触，导致

表 17-1 自主神经反射异常的病因和诱发因素

泌尿生殖系统	GI 系统	皮 肤	四 肢	其 他

• 膀胱膨胀
• 插入导尿管
• 尿路感染
• 睾丸扭转
• 阴囊压缩
• 附睾炎
• GU 仪器
• 性交
• 性传播疾病
• 射精
  – 电刺激诱导射精
  – 振动刺激
• 月经
• 阵痛和分娩
	• 肠扩张
	• 阑尾炎
	• 糜烂性胃炎
	• 胃反流
	• 胃和十二指肠溃疡
	• 腹膜刺激
	• 胆囊炎、胆石症
	• 灌肠
	• 痔疮
	• 肛裂
	• GI 仪器
		• 压伤
		• 嵌甲
		• 晒伤
		• 水疱
		• 紧身的衣服
		• 与尖锐物体接触
			• 异位骨化
			• 深静脉血栓形成
			• 骨折
			• 关节脱位
			• 电刺激
				• 助推
				• 过多的咖啡因摄入
				• 外科手术
				• 肺栓塞

GI. 胃肠道；GU. 泌尿生殖系统

局部交感神经纤维的反射性激活，并向外传送到神经节后交感神经链和椎前神经节。由于大部分内脏传出通路是通过 $T_5 \sim L_2$ 脊髓节段介导的，因此该水平以上的损伤无法控制这种反射激活。交感神经系统的刺激引起神经递质的释放，包括去甲肾上腺素和多巴胺，继而引起内脏大血管床的局部血管收缩，从而导致全身性高血压。在完好的脊髓中，交感反应是受脊髓上中枢的下行抑制性传入调节的，但是，在 T_6 以上的 SCI 患者中，这种抑制性控制就会丧失。其他机制也可能导致过度的交感神经反应，包括轴突出芽形成异常突触，以及脊髓和周围神经交感神经受体部位的超敏反应[96]。

受交感神经调节的系统（如血压），其间接性全身性变化由颈动脉体中的压力感受器所感知，这些感受器的脊髓上连接仍然保持完好，导致副交感神经（PS）张力的反应性兴奋。为了纠正系统性高血压，迷走神经传入会激活心脏的窦房结，这有可能导致反射性心动过缓；但是这种体征并非所有经历 AD 的患者都会出现，据报道仅见于 10% 的患者[50–52]。然而反射性心动过缓对降低血压并无作用，因为根据 Poiseuille 定律，流速变化（心律减慢）对管内的压力仅产生线性影响，而半径改变（血管收缩）与管内压为四次方反比关系[97]。除反射性心动过缓外，脊髓损伤平面以上的交感活动通常普遍

下降，导致损伤平面上方血管系统的舒张[79, 90]。这种对交感神经张力（起源于损伤平面以下）与脊上控制的 PS 张力（来源于损伤水平之上）的努力平衡，可能是导致 AD 中出现局灶性交感神经症状和 PS 症状相混合的原因。

由于治疗的原因或因其发作本身是自限性的，AD 的症状通常是短暂的。然而，有报道称由特定刺激引起的 AD 持续数天至数周[98]。症状可能与交感神经兴奋直接相关，也可能为反应性的，源自损伤神经平面以上完全集中的 ANS，PS 系统尝试维持平衡。与交感神经级联反应直接相关的症状包括视力模糊（瞳孔扩张）、上身出汗和鸡皮疙瘩。PS 介导的常见症状包括头痛、潮红或分泌物增多（流泪或流涕）。头痛特别归因于，为响应压力感受器检测到的高血压，PS 介导颅内疼痛敏感性血管的舒张反应。AD 的潜在病理生理学机制多变，且对临床鉴别意义不佳，AD 发作表现为无任何明显症状的患者也很常见[99, 100]。目前尚不清楚其原因。

对于 AD 发病的潜在原因，已经提出了许多不同的机制，包括在损伤后的急性和慢性阶段在脊髓和周围自主神经回路中发生的变化[17, 26]。下行性血管舒缩通路的破坏，导致 SPN 丧失脊髓上抑制性和兴奋性传入，目前被认为是趋于 SCI 后导致血压不稳定的主要因素[8, 30]。

治疗 AD 发作的第一步是预防。考虑到任何损伤平面以下的疼痛或无痛刺激都会触发这些危及生命的病情发作，因此很关键的一点就是要对 SCI 患者及其护理人员宣教保持膀胱和肠道按照程序管理的重要性（如避免尿路感染和便秘）。保护皮肤完好和避免使用任何紧束的限制性装置（如紧束的安全带或紧束的鞋带）也可以预防 AD 的发作 [29]。同样重要的是要认识到检查和治疗程序也可能诱发 AD 发作（如医源性 AD 发作）。可能诱发 AD 的医疗技术包括尿动力检查、碎石术、膀胱镜检查、电动射精治疗、泌尿系结石的尿道内操作和结直肠操作等。因此，这些操作需在充分保护下进行，即心血管监测、局麻或全麻，或在操作前给药 [101-106]。成功的长期管理的基石在于通过避免这些诱发因素及对所有相关人员的教育来预防疾病 [29, 107]。

此外，认识到有关 AD 管理的宣教意义也至关重要，特别是急诊室（ER）医务人员。尽管 AD 被认为仅是少数 ER 入院患者的病因，但它仍然是认识不足及管理不善的疾病之一 [108, 109]。因此，应急响应小组和急诊人员应针对这种可能危及生命病情的诊断和治疗进行相关的教育 [109]。成功地在更广泛的医学界中提高对 AD 警识的第 1 步是开发和宣传 AD 信息口袋卡。该卡类似于医疗警报手环，里面含有关 AD 病情及可采取措施的信息。

一旦确定了 AD 的诊断，就必须迅速识别并积极治疗诱发因素，同时还要处理高血压。目前，由脊髓医学联合会制订的 AD 治疗临床实践指南已被国际上广泛接受为该病治疗的主要指南 [106]。临床医生还可以在脊髓损伤研究证据（SCIRE）上找到最新的临床试验信息以及有关 AD 治疗的最新进展，SCIRE 包含了有关 SCI 各种病情治疗的年度更新临床信息 [29]。AD 发作治疗的初始步骤旨在通过诱导外周的血液蓄积作用降低血压并消除可能导致该发作的任何潜在诱因。膀胱诱发因素是 AD 最常见的原因，其次是粪便嵌塞，因此必须首先排除这些因素。

通常，在启动自主管理程序时，建议立即采取以下措施。

1. 将患者调整为直立位置 [106]，以尝试通过外周血液蓄积降低血压并引起体位性血压下降，同时

尝试降低颅内流量和压力 [63]。

2. 松开所有的限制性设备和紧身衣物，包括敷料、尿管绑腿袋、石膏支具等。

3. 进行持续血压监测。

4. 下一步要根据对通常引起 AD 的最常见原因的识别来决定。

(1) 将膀胱作为发病的潜在诱因来检查。这可能包括以下内容。

① 如果有留置尿管，请确认导尿管是否通畅、是否使尿液顺着导管顺流进入尿袋。轻轻触诊或扫描耻骨上区域以检查膀胱是否扩张，同时避免耻骨上受压，因为这可能会加重 AD。

② 如果膀胱膨胀，请检查是否有任何明显的阻塞原因，例如明显的扭结，或关闭的分流阀系统（如 Flip-Flo 阀）。

③ 如果没有发现明显的现象，请用温盐水冲洗导尿管，因为膀胱的冷冲洗可能会加重病情。

④ 如果未留置导尿管或者冲洗导尿管失败，则应插入新尿管。导尿操作可能会提供进一步的传入刺激并加重 AD。因此，如果条件允许应在插入尿管前几分钟在尿道内滴注利多卡因凝胶。

(2) 下一步应集中在检查肠道作为 AD 发作的潜在触发因素。尽管采取了上述措施并消除了膀胱作为传入刺激的来源，如果高血压持续存在，则应排除粪便嵌塞的可能。但是，通便也可能通过增加脊髓传入信号来加重 AD。因此，在进行数字检查和通便前几分钟，应将利多卡因凝胶滴入直肠。

(3) 如果未发现粪便嵌塞为诱因，则应轻柔地检查腹部以排除急性腹部疾病，例如阑尾炎或肾盂肾炎。腹部检查应包括外生殖器检查，以排除附睾炎和睾丸扭转。应检查所有受压部位以排除压力伤害，并应考虑较不常见的情况，例如血栓形成的痔疮、血栓性静脉炎和晒伤。

(4) 如果在最初的 1～2min 内找不到 AD 的病因，或者血压升高到 150mmHg 以上，则应立即进行药物治疗，尤其是在进行任何侵袭性操作前（如导尿或通便）。

文献中支持 AD 药物治疗的证据有限，因为许多报道属于小刊物或坊间传闻，最近有较多的报道发表 [111]。表 17-2 列出了临床实践中使用最频繁，

表 17-2　自主神经反射异常的药物管理

药物作用机制	剂量/管理	效　果	不良反应	文献证据*
硝酸盐（通过一氧化氮直接使平滑肌松弛）	损伤平面以上应用 1～2 英寸 2% 的硝酸盐	静脉注射硝酸盐立即起效，舌下含服需 1～3 分钟，软膏需 10～20 分钟	患者禁用的 PDE-5 抑制药导致低血压	最常用的药物（临床一致）[29, 107, 110-113]
硝苯地平（二氢吡啶钙拮抗药）	胶囊 5mg 或 10mg，立即释放，"咬和吞"	给药后 5～10 分钟内血压明显下降，在 30～60 分钟达到峰值，持续时间约为 6 小时	血压不受控制地下降	2 级证据[102, 114, 115]
卡托普利（血管紧张素转化酶抑制药）	片剂 12.5mg 和 25mg，分次服用	在 20～30 分钟内开始起效，在 60～90 分钟达到高峰	血压不受控制地下降	4 级证据[116]
哌唑嗪（一种选择性 α_1 受体阻断药）	1～3mg 每日口服	对血压起效达峰为 2～4 小时	在第一次给药期间血压严重下降	1 级证据[101, 117]

*. 根据 Sackett 等提出的证据水平

PDE-5. 5-磷酸二酯酶（引自 Sackett WS, Straus SE, Richardson WS, et al. *Evidence-Based Medicine: How to Practice and Teach EBM*. 2nd ed. New York, NY: Churchill Livingstone;2000. ）

临床证据最多的药物[112]。在目前推荐用于 AD 治疗的药物中，大多数通常是口服或经皮给药。静脉给药通常在监测下进行，以治疗严重的 AD 发作并预防严重的低血压[29, 113]。解决 AD 急性发作后，应在接下来的 2h 内对患者的血压进行监测，以确保病情缓解，并确保血压下降不仅是由于使用了降压药。一旦发现了诱因，就必须对患者的治疗计划进行适当的调整，以尝试预防该诱因再次导致 AD 发作。医生必须对发作进行适当的病程记录，包括表现出体征和症状、治疗方法及其反应。如果 AD 发作没有缓解，或者没有发现诱发因素，则应考虑允许患者进行更多的检查并观察。

最后，由膀胱特异性触发的 AD 治疗，其替代性方法可能成功。这可以通过使用肉毒杆菌毒素的膀胱内注射减少膀胱收缩来实现[118]，或者通过在膀胱内滴注辣椒素后阻断膀胱内的感觉神经纤维并因此减少反射性膀胱收缩来实现[119]。更多详细信息参见第 22 章。

尽管 AD 会带来严重的发病和死亡风险，但有些患有 SCI 的运动员会试图诱发 AD，以利用血压升高引起心排血量增加，理论上这样会提高运动员的表现。诱发 AD 以增强表现（称为 "boosting"）的运动员通常通过使膀胱过度扩张、穿戴缠紧的腿带，或坐在尖锐的物体或睾丸上来达到这种目的。一项针对轮椅长跑运动员的研究表明，诱发 AD 的运动员其平均时间比那些未报告 "boosting" 的运动员快 10%。故意 "boosting" 被国际残奥会医学和反兴奋剂法视为不道德和违规的行为[120-122]。

（五）SCI 后的体温调节障碍和治疗

体温的维持取决于热量损失和热量产生之间的平衡。对于没有 SCI 的个体，正常的口腔温度范围为 36.5～36.9℃（97.7～98.4°F）。T_8 以上的 SCI 患者由于对环境变化的反应能力减弱，通常会出现体温调节异常。尽管我们关于 SCI 后体温调节的信息有限，但普遍认为如下因素最有可能涉及：由于失去了与从外周接收和传递信息的脊髓回路的连接而导致的下丘脑控制丧失；血管舒缩反应不良；异常的出汗反应；骨骼肌寒战能力减弱或丧失[123-125]。许多研究表明，在慢性脊髓损伤患者中，体温过低很常见[125]。

体温调节的过程可以分为三个阶段，即温度感知传入、中枢调节和传出响应[120]。温度感知传入包括主要来自皮肤表面和内脏器官的多重信号。中枢调节阶段的作用是处理温度信息，该过程发生在主要的温度调节控制器下丘脑中。它的作用是响应传入信息形成适当的反应[125, 126]。在下丘脑中，将来自各种传感器的综合体温信息与热响应阈值和冷响应阈值温度水平进行比较，触发特定的传出响应，即出汗、血管收缩和寒战，以启动必要的体温调节防御。

临床上，已报道 SCI 后与温度失调相关的三种主要现象：异型体温，急性体温升高和运动引起的体温过高[5]。异型体温也称为"环境热"，但可以通指 SCI 患者由于暴露于周围环境而经历的体温过低和体温过高。

在 SCI 患者中，体温过低症比体温过高症更常见，因为下行性交感通路的损害会降低体内血液流动和出汗的调节能力。体温过低会导致严重的并发症，包括呼吸困难和心律不齐[127]。可能抑制体温过低的药物包括奥昔布宁、加巴喷丁和抗抑郁药物去甲肾上腺素和 5- 羟色胺摄取抑制药[128]。

据报道，在急性脊髓损伤中每 20～25 例患者中约有 1 例发生神经源性发热[129]。这些患者的体温升高是在脊髓损伤后发生的，与感染或其他可确定的原因无关[130, 131]。由于自主温度调节机制的广泛中断，这种病情更常见于完全性神经损伤及高水平损伤的患者[132]。

大量研究还表明，颈段或高位胸段 SCI 患者在运动过程中容易发生体温过高[125, 133, 134]。通常，颈段或高位胸段 SCI 患者容易出现更大程度的体温调节障碍，因为其有更大的皮肤区域失去脊上交感神经控制，包括对温度调节至关重要的汗腺和血管[135, 136]。

尽管温度管理是日常临床活动的重要方面，但尚无针对 SCI 后温度管理的具体指南。通常，普遍认为保持恒定的体温很重要，因此温度管理对于体温调节能力下降的患者尤其重要。由于 SCI 后皮肤温度并非最可靠，因此使用深部体温来监测温度非常重要。为了记录 SCI 之后的温度失调，建议临床医生 / 研究人员使用最近开发的国际 SCI 皮肤和温度调节功能基本数据集，该数据集使临床医生可以收集和记录温度调节史，包括体温过高、体温过低、损伤平面以上或以下的多汗或少汗病史[137]。直肠温度被认为是监测深部体温最准确的可

用方法[138]。

一般认为，应采取一切预防措施以预防 SCI 患者的体温大幅波动：提供良好的环境控制（如温度控制室、空调、风扇）；适当着衣；保持足够的水分。接下来，至关重要的是向 SCI 患者提供有关可能对体温调节产生潜在影响的各种药物和环境因素的教育。例如，尽管大多数 SCI 患者经常抱怨感到冷，即使是短暂暴露于热环境中（如晒太阳、洗热水澡）或运动都可能使这些患者容易遭受热应激的危险[139]。在 SCI 后温度平衡的另一面，应考虑到酒精摄入会导致周围血管舒张和热量散失，因此，在预计寒冷的条件下应避免酒精摄入。另外，许多用于治疗 SCI 后各种病情的常用药物可能会加重低或过高的体温（如替扎尼定）[140]。因此，慢性脊髓损伤患者应考虑避免使用这些药物，或者应将其剂量降至最低，因为它们对体温调节的作用通常是剂量依赖性的。有趣的是，在最近进行的关于评估慢性 SCI 患者中烟酸缓释剂的安全性、耐受性和功效的临床试验中，一些参与者报道，烟酸因使皮肤潮红提供了温暖感而具有有益作用，它抵消了颈 SCI 患者常常提到的发冷感觉[141]。

（六）SCI 后的出汗障碍和治疗

SCI 患者经常出现出汗异常。出汗功能障碍的特征是出汗过多（多汗）、出汗减少（少汗）或不出汗（无汗）。据估计，SCI 后多汗症的患病率为 26%[142]。过度出汗不仅可能给 SCI 患者造成社交和情感困扰，而且还可能引起严重的医疗问题，因为皮肤上存在水分会损害皮肤的天然屏障，并使受损区域容易受到伤害和感染[143, 144]。还需要认识到，SCI 患者出汗功能受损也可能影响他们的温度调节能力[145]。

SCI 后，临床上最常见的出汗方式是在损伤平面以上大量出汗，而在损伤平面以下出汗较少或无汗（图 17-4）。这种出汗模式是汗腺反射性激活的结果，并且通常是大量反射或自主神经危象的表现，最常见于颈段或高位胸段损伤患者[146, 147]。SCI 患者的多汗症通常伴发于其他自主神经功能障碍或疾病（如 AD、OH 或创伤后脊髓空洞症）[148-151]。

SCI 后多汗症的治疗对患者和医生而言都是一

项艰巨的任务。SCI 患者多汗症治疗的初始步骤必须集中在检测和消除有助于反射性出汗的潜在触发因素上。如果寻找潜在的诱因失败，并且患者持续主诉多汗，则应考虑药物治疗。在一般人群中，大量出汗（通常影响手掌、腋窝和脚掌）的治疗包括局部和全身药物治疗[152]。不幸的是，所有局部用药的使用都伴随着色素沉积、效果有限，以及对皮肤的不良反应（如接触致敏或刺激性）[153]。皮肤刺激是在 SCI 患者中使用这些药物的最大限制因素之一，因为任何皮肤刺激都可能导致压力性伤害的发病。在一般人群中，肉毒杆菌毒素注射已被证明可有效治疗腋窝和手掌多汗症[154]。不幸的是，对于 SCI 患者，过度出汗通常会影响身体的大部分区域（图 17-4），从而可能无法注射肉毒杆菌毒素。

在先前尝试治疗多汗症的全身性药物中，抗胆碱能药物是最常用的药物之一。由于其众所周知的直接作用于汗腺神经末梢（交感神经系统的胆碱能成分）的不良反应，导致所有的抗胆碱能药物均成为治疗多汗症的有用药物，能够减少出汗[155]。文献证据表明，各种抗胆碱能药，如溴化丙环苯碱、格隆溴铵、奥昔布宁、东莨菪碱和冰片萘，已被测试用于健全人群与 SCI 患者的多汗症治疗[156, 157]。迄今为止，针对 SCI 后多汗的治疗仅进行了一项随机对照临床研究（表 17-3）[158]。

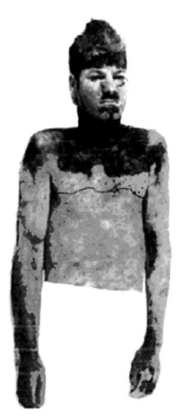

▲ 图 17-4　在体温调节性出汗测试的早期阶段，T_4 水平完全性 SCI 患者的出汗模式

实线（位于乳头水平，T_4）显示了痛觉缺失与麻木的边界。出汗仅限于面部、颈部、上肢和上胸部，并且在测试的第一阶段中，低于该水平有完全汗湿。在以后的阶段，出汗逐渐扩展到 T_{10}。SCI. 脊髓损伤（引自 Guttman L, Whitteridge D. Effects of bladder distention on autonomic mechanisms after spinal cord injuries. *Brain*. 1947;70:361-404.doi:10.1093/brain/70.4.361）

表 17-3　脊髓损伤后多汗症治疗的文献证据

药物 / 程序	剂量 / 作用机制	人群
溴苯辛[159]	剂量未显示 / 抗胆碱能	病例报告；SCI 患者
酚苄明[160]	剂量未显示 / α 受体拮抗药	病例系列；共 5 例受试者完成研究
盐酸丙氧芬[161]	达尔芬，65mg，一日 1 次或 2 次 / 阿片类镇痛药（通过弱神经节阻滞作用）	病例报告；2 例完全性 SCI 患者
莨菪碱[156]	含 1.5mg 莨菪碱的透皮贴剂 / 抗胆碱能	前瞻性病例分析；共 5 例 SCI 患者
盐酸右旋丙氧芬[158]	Abalgin 缓释剂 150mg 口服 / 合成阿片受体激动药（通过弱神经节阻断作用）	RCT；共 41 例 SCI 患者
溴丙胺太林[162]	剂量未规定 / 抗胆碱能	个案研究；2 例完全性颈 SCI 患者
加巴喷丁[163]	剂量未显示 / 抗癫痫和抗神经病药物	病例报告；SCI 儿童
波那普林[164]	每日 2~4mg 口服 / 抗胆碱能	病例系列；共 12 例急性 SCI 受试者

RCT. 随机对照试验；SCI. 脊髓损伤

第18章

脊髓功能障碍的呼吸和睡眠障碍

Respiratory and Sleep Disorders in Spinal Cord Dysfunction

Anthony F. DiMarco　著

一、概述

脊髓损伤（SCI）后的呼吸系统并发症，包括肺炎和呼吸衰竭，是急性和慢性损伤患者的主要死亡原因[1-4]。此外，在过去40年中，呼吸道疾病的死亡率略有下降[5]。呼吸系统并发症在伤后第1年内最常见，但终生均可能发生。在SCI发生后的头15年内，呼吸系统疾病占所有死亡原因的20%～24%[4-6]。

影响呼吸系统损害程度的一个关键因素是神经损伤的平面和程度[7-10]。颈髓和高位胸髓损伤会影响吸气肌和呼气肌的神经支配，同时导致自主神经功能障碍。通常，SCI的损伤平面越高，对呼吸功能的影响越大（请参阅下文），从而会导致更大程度的呼吸障碍[11-13]。包括膈肌在内的吸气肌功能丧失会导致呼吸衰竭，而呼气肌功能丧失则会损害形成有效咳嗽（一种关键的防御机制）所必需的产生较大气道正压（positive airway pressures，PAP）的能力。C_5～C_6急性完全性神经损伤[14]患者的用力肺活量（forced vital capacity，FVC）预估下降约达70%。但是，该数值在第20周后改善为约40%。至于运动不完全性损伤，Linn等[15]发现，在高位四肢瘫患者（C_2～C_5）中，其FVC比完全性损伤者明显高出16%。而在低位四肢瘫痪患者（C_6～C_8），运动不全损伤的FVC相比要高10%。不仅如此，损伤水平每上升一个椎体高度，就预示着FVC的损害会再增加9%。相比之下，截瘫患者每上升一个椎体高度，预计FVC降低幅度差不多会超过1个

百分点[15]。

除脊髓损伤外，合并的胸外伤也可能导致该人群肺部并发症的高发，包括肋骨骨折、连枷胸、肺挫伤或撕裂伤及气胸[16, 17]。

本章将讨论SCI急性期（通常是受伤后的数天/数周），亚急期（通常是数周/数月，能够参与康复并有进一步神经康复的可能）及慢性期（伤后6～12个月，伴稳定的慢性神经功能障碍）的呼吸系统并发症和潜在的治疗选择。

二、呼吸肌

正常的静息吸气与膈肌、肋间外肌（external intercostal，EI）及胸骨旁肋间肌肉的协调收缩有关，而呼气是被动的。当需要更高水平的通气功能时，例如在锻炼期间，一些辅助肌（胸锁乳突肌和斜角肌）通常就会加入进来。膈肌受C_3～C_5颈神经根支配（图18-1），是主要的吸气肌，对肺活量（vital capacity，VC）的贡献约为65%。实际上，SCI患者在静息状态下，可以仅靠膈肌的收缩，就能舒适地呼吸。相反，缺乏膈肌功能的患者通常患有慢性呼吸衰竭，并需要依赖机械通气（mechanical ventilation，MV）或膈肌起搏（diaphragm pacing，DP）。因此，C_5水平至关重要，因为高于该水平的损伤通常会导致呼吸衰竭，而低于该水平，患者无须辅助即可舒适地呼吸[9, 18, 19]。然而应该指出的是，许多患者是不完全性损伤，因此即使是累及C_4～C_5脊髓的损伤也能够自主呼吸。胸骨旁肌、肋间外肌，以及肋间内肌受胸神经根支配。

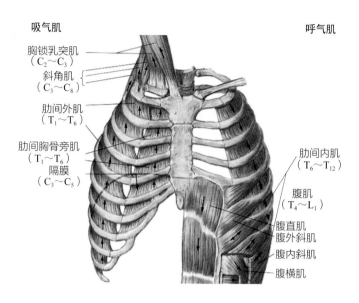

吸气肌

胸锁乳突肌
（C₂~C₃）

斜角肌
（C₃~C₈）

肋间外肌
（T₁~T₆）

肋间胸骨旁肌
（T₁~T₆）

隔膜
（C₃~C₅）

呼气肌

肋间内肌
（T₆~T₁₂）

腹肌
（T₄~L₁）

腹直肌

腹外斜肌

腹内斜肌

腹横肌

▲ 图 18-1 主要呼吸肌

上胸廓的肋间外肌和胸骨旁肌（T₁~T₆）在功能上属于吸气肌。而下胸廓的肋间外肌非常小，对呼吸没有明显的作用。肋间外肌受肋间外神经支配（图 18-2），其起自肋骨下缘，斜行向下，并止于下方肋骨的上缘。它们从脊柱向后延伸到肋软骨交界处。而胸骨旁肌从肋软骨交界处（T₁~T₆）延伸至胸骨，其走行与肋间外肌平行。它们受肋间内神经支配。吸气时这些肋间肌肉将提升肋骨，并增大胸廓的前后径与横径。

哪怕是高位颈脊髓损伤，通常也会有一些辅助肌功能仍保持完好（图 18-1）。由于受副神经脊髓支支配，胸锁乳突肌通常会避过损伤。副神经脊髓支纤维起自 C₂~C₃ 节段，并形成第 11 脑神经。斜角肌受 C₃~C₈ 神经根支配，作用是提升上胸廓，使肺扩张。在休息状态下，这些肌肉对呼吸的贡献非常小。然而，对于膈肌瘫痪的脊髓损伤患者，当他们脱离机械通气时，这些肌肉常常需要动员起来加入呼吸，例如在从床转移到椅子上时，或者在仅剩边缘吸气肌功能的患者呼吸需求较高时，后者通常发生在肺炎或支气管痉挛的情况下[7, 20, 21]。此时，它们可以起到在疲劳导致完全呼吸衰竭之前延长呼吸时间的作用[22, 23]。

正常情况下呼气是被动的，剧烈运动时及当需要强力的驱动力以形成有效咳嗽时，呼气肌则开始参与进来以支持高水平的通气。SCI 患者无法清除

分泌物是肺不张和肺炎等肺部并发症起病的关键因素[7, 21, 24-27]。最主要的呼气肌是腹肌，包括腹直肌、腹横肌、内外斜肌（T₄~L₂）及下胸廓的肋间内肌（T₆~T₁₂）（图 18-2）。后面的这些肌肉垂直于肋间外肌走行。胸大肌的呼气功能虽然较弱，但它会导致动态的气道压迫（见下文）[28-32]。上胸廓的肋间内肌很小，对呼气没有明显的作用。呼气肌的收缩会导致下胸廓受压，并形成较大的胸腔内压，从而导致气道压力和峰值呼气流速分别超过 $200cmH_2O$ 和 $12L/s$。

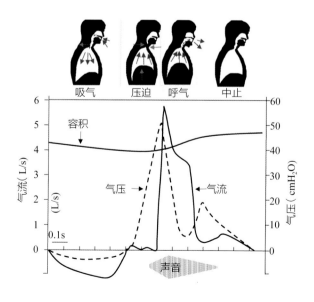

吸气　压迫　呼气　中止

容积

气流（L/s）

气压

气流

(L/s)

0.1s

声音

气压（cmH₂O）

▲ 图 18-2 咳嗽期间的事件序列（见正文）

重要的是要认识到咳嗽是一种反射，包含多个阶段（图 18-2）：①努力吸气；②压缩期，其特征是声门关闭、腹肌收缩，导致胸腔内压力增大；③声门打开并用力呼气；④放松。一次有效的咳嗽会引起胸腔内气道动态受压，从而导致气流的线速度和动能显著增加及最终分泌物向口腔方向运动。自主呼吸的颈段和高位胸段 SCI 患者保留了咳嗽反射，但无法产生大的胸内压力从而形成一次有效咳嗽。因此，这些患者有较高风险出现肺部并发症，包括呼吸道感染、黏液堵塞、肺不张 [7, 22, 23]。除了主要的呼吸功能外，呼吸肌还具有姿势功能 [33, 34]。

三、急性期的评估和管理

（一）脊髓休克

自创伤性脊髓损伤后即刻起，可发生持续数周至数月不等的松弛性麻痹，涉及损伤平面以下肌肉。因此，保留膈肌功能的患者可能因肋间肌和腹肌麻痹而无法自主呼吸。吸气过程中，当膈肌收缩引起胸腔内负压时，由于缺乏肋间肌的协同收缩，会导致松弛的前胸壁向内矛盾运动，呼吸做功增加 [20, 21]，从而导致膈肌疲劳。此外，腹肌松弛会导致腹壁顺应性增高，从而降低了膈肌扩张胸廓的作用，这种作用是通过作用于移行区发生的。这种机械性的失衡会造成远端气道塌陷，以及出现黏液堵塞和微肺不张的趋势 [24]。在这个阶段必须进行插管和 MV，以预防进一步的并发症 [26, 35, 36]。随着时间的推移，胸廓上的肌腱、韧带和关节逐渐变得僵硬。加上肋间肌的痉挛，胸廓会在较低的绝对肺活量水平上变稳固，这样反常呼吸就会逐渐减少 [37-39]。

（二）急性呼吸窘迫综合征

Veeravagu 等 [40] 研究了一个大型数据库，评估了 1988—2008 年超过 37 000 例的 SCI 入院患者，发现急性呼吸窘迫综合征（acute respiratory distress syndrome，ARDS）和急性肺损伤（acute lung injury，ALI）是急性 SCI 后的常见并发症。在超过 12 000 例合并开放性脊柱骨折（vertebral column fracture，VCF）证据的 SCI 入院患者中，发现 ARDS [41] 证据的比例是 32%，而在合并闭合性 VCF 的患者中该比

例为 21%，无骨折的患者中比例为 9%，在合并闭合骨折但无 SCI 的患者中为 2.4%。在所有的颈 SCI 患者中，ARDS 和 ALI 的总体患病率分别为 17% 和 11%。SCI 是 ARDS 和 ALI 更大的危险因素。不出意外的是，并发 ARDS/ALI 的患者院内死亡率要比未患 ARDS/ALI 的患者高得多。而且，出现 ARDS/ALI 并发症的患者，其平均住院时间比那些没有此类并发症的患者明显更长（25d vs. 6d）。男性西班牙裔美国人和美国原住民罹患 ARDS/ALI 的风险相对更高，这一发现与脑外伤相似 [42, 43]。

当 SCI 合并于颅脑外伤且格拉斯哥昏迷评分为 8 分或以下时，必须进行气道保护。对于决定是否需要气道管理很重要的变量包括 VC、呼吸道分泌物的量和气体交换，这些变量可以准确预测 80% 或更多患者的管理情况 [14, 44]。

（三）颈脊髓损伤

在颈 SCI 患者中，大多数在入院后需要进行插管，其范围据报道为 54%～65%。[36, 45, 46] 完全性损伤和平面较高的患者需要插管的比例更高。

正如前面所讨论的，由于缺乏膈肌支配，$C_1 \sim C_4$ 水平的完全性损伤患者无法自主呼吸。对于这些患者，立即使用呼吸机支持是挽救生命的。幸运的是，急性 SCI 通常的特征为损伤部位的明显炎症和水肿，因此在随后的几天和几周后，大多数患者的吸气肌功能会明显恢复，并能脱离 MV [19]。对于完全性神经损伤的患者，成功脱离 MV 的比例，据报道 C_1 为 0%，C_2 为 0%～28%，其他水平则各有不同 [19, 47]。另有研究报道，C_4 以上水平的概率约为 40%，C_3 水平为 25%～50%，而 C_4 水平则为 77%～83% [19, 48]。C_4 及以下水平损伤的患者，约有 80% 于出院前脱机。大多数下颈段损伤（$C_5 \sim C_6$）的患者，由于保留了膈肌的功能，通常能够无须机械辅助而舒适地呼吸 [49]。然而，尽管这些患者可能表现出正常的动脉血气分析结果，但他们在接下来的 3～5 天内面临着诸如肺不张和呼吸道感染等并发症的高风险 [22, 26]，必要时需要机械通气辅助。此外，需要接受脊柱手术的下颈段 SCI 患者，由于边缘肺储备不足，可能需要比预期更长的术后辅助通气时间。

（四）呼吸机护理

在许多方面，急性呼吸衰竭和 SCI 患者的护理与其他原因引起的通气障碍非常相似[50]。值得一提的是，除了 SCI 以外，当还存在基础性肺部疾病（如哮喘或慢性阻塞性肺部疾病）时，呼吸机的管理会更加复杂。关于通气、加湿、吸痰技术、气道无菌性维持及各种脱机技术的可行模式，其讨论不在本章范围之内，但可以在已出版的文献中获取[50]。

然而，关于 SCI 中的呼吸机护理，有几个问题值得一提。先前的研究表明，与其他呼吸衰竭患者的常规护理相比，SCI 患者使用的潮气量要高得多，范围为 15～20ml/kg[48, 51-53]。大潮气量具有潜在的好处，可以通过伸展气道平滑肌来防止小气道闭合，还可以通过扩大肺泡表面活性剂的表面积来降低表面张力。在 Peterson 等的回顾性研究中[52]，他们发现，与使用较小潮气量（<20ml/kg）进行通气的患者相比，使用大潮气量（>20ml/kg）者可以提前 21 天脱机，具体天数分别为 37.6 天和 58.7 天。高潮气量组肺不张的发生率较低。但是，正如其他研究者所指出的那样[7]，该研究有一些局限性，主要原因是：这是一项回顾性分析，这些患者不是急性患者，气管导管的接口部分存在不同程度的漏气。因此，实际输送的潮气量是很难评估的，而各组之间的比较尤为困难。在 Fenton 等的最新研究中[54]，将高潮气量（20ml/kg）与标准潮气量（10ml/kg）的使用进行了比较，这是一项涉及 14 天脱机方案，有 33 名患者参与的前瞻性随机试验。平台期压力维持在 30cmH₂O 以下。两者脱机天数的中位数没有差异 [14.5 天（高潮气量）vs. 14 天（低潮气量）]。两组之间肺部不良事件的发生率相似。学者得出的结论是，可以采用较大的潮气量，不会增加任何不良反应。

控制性 MV，也就是完全抑制患者的呼吸努力，会快速导致膈肌萎缩，进而使其严重无力并伴持续性地呼吸衰竭，无论患者有没有 SCI[55]。这种现象的机制尚不完全清楚，但被认为是继发于膈肌蛋白酶活性增加和膈肌氧化应激反应放大而发生的[56]。这和颈 SCI 患者尤其相关，他们可能几乎完全依赖于膈肌功能来支持自主呼吸。因此，应尽可能提供呼吸机辅助模式地支持。使用这些模式的目的是维持患者驱动每一次呼吸的膈肌收缩，以防止其萎缩。可以通过调节呼吸机，每当患者产生较小的负压或气流改变时，触发一次呼吸。然而，必须密切监测患者与呼吸机之间的相互作用，以避免其不同步，因为这可能会严重增加呼吸功，从而损害呼吸肌功能。

基于这些研究，合理的策略为启动时在辅助模式（即允许患者启动每次呼吸）下应用标准吸气量并将压力平稳维持在 30cmH₂O 以下。如果尽管采取了充分的分泌物管理技术，患者仍反复复发严重的肺不张，那么潮气量可以逐渐增加至 15～20ml/kg，同时保持平台期压力 <30cmH₂O。然而，使用高潮气量的一个重要例外是发生 ARDS，此时建议潮气量在 6～8ml/kg 范围内，因为更大的潮气量会带来更高的死亡风险[41]。

（五）呼吸机脱机

脱机可以定义为使患者摆脱 MV 的过程。只有在面临的负荷（气道阻力、胸壁弹性）和吸气肌力量之间达到适当的平衡时，脱机才会成功。例如，在极高阻力负荷情况下，在伴有严重的支气管哮喘时，即使吸气肌肌力正常，也可能无法成功脱机。只有通过适当的支气管扩张治疗并充分降低气道阻力后，脱机才会成功。在另一种极端情况下，如果患者的气道和胸壁生物力学接近正常，但是吸气肌肌力不足（如继发于 SCI 的双侧膈肌麻痹）时，也不可能脱机。只有当吸气肌力量得到改善时，才能成功脱机。大多数情况下，患者可以在各种适中的异常机械负荷下及可以忍受的吸气肌肌力下降情况下脱机。在开始脱机尝试之前，应努力显著降低机械负荷（如治疗肺炎或肺不张及采用气道清理技术；表 18-1）。

对于脱机患者，无论其有没有 SCI，最常用及成功率最高的方法是，在有/无呼气末正压（PEEP；≤ 5cmH₂O）的辅助下，逐渐断开呼吸机增加自主呼吸[57-62]。例如，Jubran 等[63]证实，与压力支持方法相比，通过渐进式自由呼吸可以更快地完成脱机。

然而，在进行脱机尝试之前，必须评估肺功能，即确定吸气肌的肌力[7, 64, 65]。有用的指标包括最大吸气压（maximum inspiratory pressure，MIP），以评估吸气肌的肌力和 VC。MIP 值应为 −20cmH₂O

或更大的负值，而 VC 测量值应超过 10～15ml/kg 理想体重。气道阻力和肺顺应性也可以在呼吸机上测量。可容忍的异常情况将取决于吸气肌的强度。其他重要的标准包括稳定的生命体征、清醒且警觉的精神状态、较少的呼吸道分泌物、氧气需求＜50%（表 18-1）。

满足最低脱机标准的一种方法是，首先断开 MV 自由呼吸，直到出现呼吸困难、低氧血症、心率显著增加，或其他即将出现呼吸衰竭的证据。然后将断开 MV 可以耐受的时间设为基础水平，渐进式延长自由呼吸时间。将颈 SCI 患者从 MV 中断离所需的时间通常为数周至数月。

对于已拔管并出现呼吸窘迫的患者，可采用无创性 MV（通过鼻腔或全脸面罩），以防止需要再次插管[66-72]。尽管仍处于实验阶段，但 DP 可应用于膈神经功能保持完好的、呼吸机依赖型、急性期或亚急性期、颈 SCI 患者。DP 可让患者较早地从 ICU 转出到康复设施。通过肌肉内途径使用 DP（请参阅以下内容），一旦患者断离呼吸机支持，即可将其移除。

（六）气管切开术

气管切开术主要是将导管直接放置到气管中，从而形成对上呼吸道的绕道作用。这种技术的优势在于，基本上消除了声音损害的风险，患者可以说话和吃饭，减少无效腔，并且使吸痰技术更为有效[73-76]。

表 18-1　成功拔管的标准

- 充足的精神状态
  - 清醒、警觉、合作
  - 对镇静药 / 镇痛药物最小需求
- 生命体征稳定
- 足够的吸气肌肌力
  - 肺活量 > 10～15ml/kg 理想体重
  - 最大吸气压 <-20cmH$_2$O
- 需要氧气
  - 在吸入氧浓度＜50% 与 PEEP＜5cmH$_2$O 情况下，氧供充分
- 足够水平的自主通气
  - 随意呼吸坚持 12～24h，并维持二氧化碳分压＜60mmHg
- 气道内很少分泌物
- 胸部 X 线未见肺叶或以上范围的肺不张

PEEP. 呼气末正压

由于消除了经口气管插管的阻力，呼吸功也减少了，这可以对脱机时间产生积极的影响。不利之处包括：气管软化在内的潜在的气管损伤、气管狭窄，较高的感染率[77]。气管血管瘘可能会导致严重的出血，尽管随着低压袖带的出现其越来越少见。先前的研究表明，创伤性 SCI 后较早行气管切开术（＜7天）与 ICU 入院时间缩短和喉气管并发症发生率降低相关。其他研究也已经证实，在相似的时间范围内尽早进行气管切开术可以缩短住院时间。例如，Leelapattana 等[78]证实，早期气管切开术导致了更早的拔管、减少的肺部并发症及降低的死亡率。

大多数气管切开患者的导管外袖可以放气[79, 80]。可以通过增加呼吸机上的潮气量设置来维持潮气量，以补偿流经喉头的空气损失[10]。应当监测潮气末 PCO$_2$ 以确定合适的潮气量[81]。放气的袖带允许空气穿过声带以产生语音[82-84]。这一点非常重要，因为它允许患者、家人和医院工作人员之间进行沟通。袖带放气还可以减轻食管后部的压力，从而有利于吞咽功能。有些研究还表明，袖带放气可以减少拔管的时间和呼吸道感染的发生。通常，一旦不再需要有创性 MV，并实现了充分的分泌物控制，大多数患者便可以拔管。

（七）分泌物和气道管理

早期治疗 SCI 继发性呼吸衰竭患者的最重要方面之一是分泌物的管理[85-87]。分泌物影响是肺不张和呼吸道感染的常见原因之一。Wallbom 等[88]表明，强化分泌物管理技术可以改善患者的预后。常用于清除气道分泌物的几种技术（表 18-2）包括：气道吸引、体位辅助引流、胸壁叩击、手动辅助咳

表 18-2　SCI 后分泌物管理方法

- 吸痰
- 体位引流
- 叩背
- 人工辅助咳嗽
- 腹带
- 机械辅助咳嗽
  - 机械吸气 - 吹气（咳嗽辅助装置）
- 舌咽神经呼吸与积气
- 高频胸壁震动（背心）
- 呼气肌电子刺激（试验性）

SCI. 脊髓损伤

嗽、纤维支气管镜、使用腹带、机械辅助咳嗽及高频胸壁震动（high-frequency chest wall oscillation，HFCWO）。吸痰通常用于经口气管插管或气管切开置管的患者。然而，由于气管隆嵴的解剖结构，吸痰管通常会进入右主干支气管，而左肺中积聚的分泌物则无法清除。这个问题可以通过使用定向导管来解决，这种导管的末端具有小的弯曲，使用者可以在近端识别其方向。使用这种导管可以分别吸引左右主干支气管。

体位引流包括将患者调整至各种姿势，以便于通过重力作用来引流分泌物。采用何种特定姿势将取决于要引流的肺部区域。叩背是指将手握为杯子形状，叩击患处胸壁。人工辅助咳嗽是指通过海姆利希式动作或推腹动作，从而模仿咳嗽时胸腔内压力的上升。通过这种技术，治疗师将双手放在患者的胸廓下面，随着患者的呼气或咳嗽努力而向上和向内施加压力。这种操作，也称为"四级咳嗽"，对于最近有胸壁损伤或有急性腔静脉滤器置入史的患者，不应进行该操作[80, 89]。纤维支气管镜检查的优点是可以直接观察主要气道，以排出潴留的分泌物。肺泡灌洗也可以用来清除小气道的分泌物。这种技术是保留手段，通常用于患有严重肺不张且未能通过更保守的分泌物管理方法解决问题的患者。

腹带也可以用来增强咳嗽的效果。Julia 等[90]发现，使用三条式腹带，仰卧位四肢瘫患者的呼气峰流量增加了 19%~28%。Wadsworth 等[91]也发现，在坐位姿势中，紧身腹带会增加 VC 过程中的呼气流量（更多信息请参见下文）。而使用松弛的腹带，其改善则明显减少。

机械吸气 – 吹气（MI-E；图 18–3）[92-98] 是 SCI 患者常用的清除分泌物的方法。有多种不同的 MI-E 设备，但在美国只有两种，即 Phillips 公司的 Cough Assist（图 18–3）和 Hill-Rom 公司的 VitalCough。这些 MI-E 设备，先是逐渐使肺部膨胀（吹气），然后立即瞬间变为负压，从而产生快速的呼气（吹气）。这种方法旨在模拟咳嗽动作，造成分泌物向口腔方向运动。这些设备可产生高达 600L/min 的呼气流速。通常，在每个参数设置下应用几个周期，吸气 2s，呼气 3s。这些设备可以通过气管切开切口或面罩使用，已被证明可以促进呼吸机脱机，并

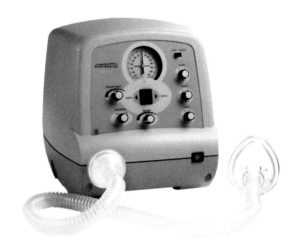

▲ 图 18–3　机械吸气 – 吹气设备

可以减少上呼吸道感染后呼吸衰竭的发作[99]。使用这种设备的并发症很少见，但可能包括：胃食管反流、胸部和腹部不适。禁忌证包括大疱性肺气肿、气胸或纵隔气肿、近期气压伤。Bach 等[100]在使用机械通气的神经肌肉疾病患者中，进行了数百次的吸气 – 吹气操作，未发现气胸、误吸或咯血。建议两次操作之间须有短暂的休息时间，以免换气过度，同时应在进餐或喂食之前使用本设备[99]。有趣的是，尽管对于 MI-E 设备的临床与案例研究结果是积极的，但是最近一项关于它们的获益 / 风险比的系统性综述研究发现，当前的科学证据并不支持将这些设备用于患有神经肌肉性疾病患者的气道清理[101]。这篇综述强调了关于 MI-E 设备用于气道清理尚缺乏可靠的数据。最后，HFCWO 是指使用充气背心，该背心通过管道与发动机相连。背心的快速充气和放气会导致气道分泌物脱落，并促使其向大气道移动，从而可以吸引处理[102]。然而，没有证据表明使用此设备比 MIE 更有效。

（八）药物治疗

支气管扩张药的使用也是治疗的重要辅助手段，有助于 SCI 患者的分泌物管理和肺不张的逆转[36, 103-107]。支气管痉挛对 β$_2$ 受体激动药的给药反应良好，而 SCI 患者在使用异丙托溴铵后会出现一致性更佳的改善。一项调研肺活量测定法、人体体积描记法及脉冲振荡的研究[107]发现，异丙托溴铵可提供更大的支气管扩张作用（71%vs. 47%），并且能更大限度地降低中央气道阻力。异丙托溴铵还

显示可以阻断乙酰甲胆碱引起的气道高反应性。其主要作用部位位于中央大气道内。这些结果提供了有力的证据显示，四肢瘫患者的气道高反应性代表了肺的交感神经支配丧失，从而使导致支气管狭窄的胆碱能活性不受抑制。

（九）胸脊髓损伤

损伤不涉及颈髓的患者通常发生呼吸相关的并发症要少得多。然而，肺部并发症的发生高度依赖于胸段损伤水平。Cotton 等 [108] 在一项对胸腰椎损伤合并 SCI 的成年患者进行的回顾性研究中发现，在 $T_1 \sim T_6$ 患者中有 51% 发生呼吸系统并发症，而在 $T_7 \sim T_{12}$ 患者中则为 34.5%。$T_1 \sim T_6$ SCI 患者的插管需求、肺炎风险和死亡风险明显更高。上胸段损伤的患者，呼气肌麻痹的可能性更大，会导致无效的咳嗽和气道分泌物清除能力受损，进而使他们处于反复肺不张和呼吸道感染的风险中。此外，如前所述，上胸段损伤伴肋间内肌和腹肌麻痹的患者，可能由于脊髓休克在急性期发生严重的呼吸系统损害。因此，这些患者需要加强监护和积极的肺部护理，并将受益于前面描述的分泌物管理技术。

四、亚急性和慢性期的评估和管理

亚急性和慢性期管理的许多方面与急性期重叠。例如，维持机械通气辅助的患者仍需要常规呼吸机护理和尝试撤机。这些患者也仍然需要分泌物管理技术。然而，考虑到更大程度的稳定性，这些 SCI 患者还可以接受其他治疗方案。

（一）无创机械通气

对于那些具有边缘肺功能而不需要全天候呼吸机支持的 SCI 患者，无创机械通气（noninvasive mechanical ventilation，NIMV）是支持呼吸的一种有用方式。然而，要使该方法应用成功，患者必须是清醒、警觉、能够配合治疗，并且具有完好的延髓功能。双水平通气 [双水平气道正压通气（bilevel positive airway pressure therapy，BiPAP）]，是压力支持通气的一种形式，与呼气压相比，它提供的吸气压相对更高，是最常用的设备。这种通气模式允许自主呼吸，并且可以调节设定备用频率，如果患者无法启动呼吸，则可以确保最小的呼吸频率。

然而，连续气道正压（continuous positive airway pressure，CPAP）装置也可能有用。一些患者可能只需要夜间通气支持，可以为其提供各种类型的面罩（如全脸、鼻腔、鼻内设计）。除了全脸面罩外，使用其他类型的面罩时可能需要一根下巴带以防止漏气和继发性通气不足。对于拔管后有呼吸衰竭迹象的患者，使用 NIMV 可以避免再次插管的需要，并为达到全天候自主呼吸提供了过渡的桥梁。

值得一提的是，Bach 及其同事 [67, 68] 已证实，双水平通气可成功应用于急性 SCI 的呼吸衰竭管理。这种方式的优点是不需要气管插管，减少气道分泌物，并降低护理成本。缺点包括失去气道控制（尤其是在血流动力学不稳定的情况下），以及在气道和（或）胸壁生物力学改变时，可能无法满足通气需求。在 Tromans 等 [109] 的研究中，在 17 例患者中仅 10 例 BiPAP 取得成功，其余患者则需要有创性 MV。这些患者的平均 VC 为 1.1L。研究人员得出结论，在这种情况下，BiPAP 的主要用途是为脱机患者断离全时通气支持。应当指出的是，这种方法仅在少数患者中使用过，并且大多数中心在急性 SCI 的呼吸衰竭管理中依靠的是标准的有创性 MV。

对于某些患者而言，另一种潜在有用的设备是气动带，这是一种紧身胸衣，它会周期性地充气，将空气从肺部排出，然后再充气，让空气进入肺部。因此，其提供的通气水平低于功能残气量。一些患者已经能够非常成功地使用该设备 [39]。该设备具有潜在的优势，可以让患者说话更加正常，并且不需要气管切开。然而，使用该设备需要患者保持直立的姿势，可能促进胃内气体的产生。自从舒适鼻罩的出现使得双水平通气的使用变得容易起来，气动带已经很少使用了。

（二）舌咽呼吸

舌咽呼吸（glossopharyngeal breathing，GPB）或"蛙式呼吸"是一种将空气以活塞方式注入肺部的方法，其产生的吸气量要大于个人最大吸气能力所能达到的吸气量 [110]。该技术涉及通过吞咽空气来使用声门增加吸气效果。基本上，嘴巴和喉咙的肌肉被用作将空气压入肺部的泵。对于除此无法正常呼吸的 SCI 患者可能有益。这种技术不太常用，但对于患有慢性呼吸衰竭的患者，在促进其活动性方面，例如在从床到椅子的转移期间及在通过增加肺活量促进咳嗽努力方面，可能非常有用[111]。

（三）体位的作用和腹带的使用

与正常人相比，四肢瘫患者仰卧位下的肺活量要显著高于直立位[8, 112-119]。仰卧位时，腹腔内容物向头侧移动，拉长膈肌，使之在长度 – 张力曲线上处于更有利的位置。因此，与直立位相比，膈肌在吸气过程中会产生明显更大的胸内负压。另外，当横隔膜在胸腔中处于较高位置时，膈肌与下胸廓的移行区域增加。于是，当膈肌收缩时，下胸廓向外扩张，从而促进更大的吸气量[120, 121]。而直立位时，腹部内容物会向前下降，导致膈肌变平、其纤维缩短，并且由于移行区域的减少，削弱了膈肌的胸廓扩张机制。同时，四肢瘫患者的腹壁顺应性是正常受试者的 2 倍，使得上述效果变得更加复杂。

基于这个原因，腹带常用于四肢瘫患者，通过在坐位时阻止腹壁扩张，从而防止膈肌下移，进而对呼吸具有显著的有益作用。事实上，McCool 等[122]证实，腹部束缚会影响整个吸气能力范围内的胸廓运动。有趣的是，正常人在使用腹带时其总体肺活量会减少，但四肢瘫患者使用时其总体肺活量和胸廓尺寸会增加。这表明腹带使下胸廓扩张的效果要大于其阻碍膈肌下移的作用。

尽管腹部束缚的优点通常胜过缺点，但应该注意的是，腹壁受压及随之发生的膈肌向头部方向运动，可能会导致严重的肺底不张和继发性低氧血症。因此，应监测腹带对氧饱和度的影响[123]。

（四）呼吸肌训练

由于气道和胸壁的生物力学改变及呼吸肌无力而导致的呼吸效率低下，使 SCI 患者很容易出现呼吸肌疲劳[23]。尽管在病情稳定时呼吸相对轻松，但当患者出现肺不张、分泌物潴留或呼吸道感染时，就可能会出现明显的呼吸困难。因此，四肢瘫患者极有可能会从旨在改善呼吸肌性能的方案中受益。

众所周知，呼吸肌和其他骨骼肌一样，会对旨在提高力量和耐力的训练做出反应。Leith 和 Bradley[124]首先在正常个体中证实了，通过适当的呼吸肌训练计划，可以特异性地提高呼吸肌的力量

和耐力。

多项评估患者呼吸肌训练（respiratory muscle training，RMT）的研究同样显示其可以提高患者表现。然而，多数研究规模较小，以非随机方式进行，并且缺乏长期的评估随访。鉴于这些研究的设计多种多样、训练技术存在差异及研究对象的特点各有不同，因此在各种研究之间进行比较也是困难的[125-134]。

Gross 等[130]的研究很好地进行了概念验证，他们使用膈肌肌电图（electromyogram，EMG）来检测 6 名四肢瘫患者，在各种阻力抵抗下呼吸 10min 时的疲劳度。进行了 8 周、12 周和 16 周的吸气肌训练（inspiratory muscle training，IMT），其中包括每周 6 天、每天 30min 的抗阻力吸气训练，阻力大小刚好足以在 EMG 上产生疲劳迹象，他们发现患者在力量和耐力方面呼吸肌均明显改善。Sheel 等[129]针对 SCI 患者的呼吸肌表现进行了一项系统性回顾研究，研究对象包括运动训练评估（5 项研究）和 IMT（8 项研究）。IMT 训练设备包括阻力训练器（受试者通过小口径孔洞呼吸）和阈值训练器（受试者通过弹簧加压的阀门呼吸）。运动训练评估方面的研究涉及不同形式的锻炼方法，包括轮椅测功有氧运动和手臂曲柄运动。大多数评估锻炼效果的研究主要针对截瘫患者进行测试，除了一项研究以外都是案例分析。有 2 项研究支持运动锻炼有改善呼吸功能的作用而没有负面影响。至于 IMT 训练方面，有 3 项研究使用了随机对照试验设计。有 2 项研究发现了能同时在对照组和训练组中改善吸气肌功能的措施。1 个案例分析发现呼吸肌力量得到了显著的改善。学者得出的结论是，虽然这 2 种方案均有一些相关效果的证据，但没有足够的证据强烈支持运动训练或 IMT 作为改善 SCI 患者肺功能的手段。

Tamplin 和 Berlowitz[128]针对 RMT 对四肢瘫患者肺功能的影响进行了一项系统性回顾和数据分析研究。这项研究涉及全面的文献检索，包括相关的 Cochrane[131] 数据和临床试验注册资料。检索获得 40 项研究，但由于设计（非随机）问题或者因为研究目标人群及干预方法不合，仅纳入 11 项研究。Cochrane 结果数据是呼吸并发症的发生率、呼吸困难、VC、最大吸气和呼气压力、FEV_1 及生活质量[131]。测试体位不一致，腹带的使用也不一致；

只有极少数报告的方法学具有严谨性。8 项研究使用了针对吸气或呼气肌功能的阻力性肌肉训练设备。虽然在这篇综述里纳入了 11 项研究，但 Meta 分析强烈依赖的仅为其中 5 项的数据。在 VC、MIP 和最大呼气压力、最大自主通气和吸气能力方面发现了显著的效果。影响的持续时间无法确定。

在更近的一项评估抗阻 IMT 的长期影响及其呼吸系统并发症的研究中，Postma 等[126] 在荷兰的 4 个 SCI 专业机构里进行了一项随机单盲对照试验。他们评估了 40 名肺功能受损的 SCI 患者。在其基础水平、干预 8 周后、再过 8 周以后、住院康复出院后 1 年时进行测量。在干预期间，与对照组相比，训练组的 MIP 改善更多。然而，在随访中这种影响并不明显。此外，主观感觉上的呼吸功能、患者（包括生活质量）的功能状态及呼吸系统并发症也没有差异。显然，要在更长的时间内保持其益处，患者的训练时间可能需要无限期延长。这些发现与 Rutchik 等[125] 的发现一致，后者发现，停止训练后 IMT 的呼吸益处丧失。最后，在最近的一项随机短期试验中，Kim 等[134] 发现，通过腹部内收动作可以增强 RMT 的效果。与单纯 RMT 的效果相比，当 RMT 与此操作相结合时，FVC 的增加幅度是其 3 倍以上。

尽管没有很好的研究，但在受试者长时间从辅助通气到脱机的过程中，IMT 的应用可能是最有用的。对于仅剩少量吸气呼吸储备的受试者，哪怕只是轻微的吸气肌肌力和耐力方面的改善，亦将从中受益，从而相比其他方式，这可能使他们更早地从 MV 中解放出来。

（五）膈神经刺激

对于患有稳定的慢性呼吸衰竭的个体，通过膈神经的双侧电刺激进行的 DP 可将其从 MV 中解放出来。与 MV 相比，DP 有许多潜在的好处（表 18-3），包括生活质量的改善、自身呼吸肌的参与、舒适度的改善、语言的改善、嗅觉的恢复、活动性的增加、焦虑和尴尬的减少、呼吸机噪声的消除、降低了总体成本。还有一些证据表明呼吸道感染的发生率也降低[135-143]。

这里对电刺激进行了简要的回顾，关于功能性电刺激和磁刺激技术及其应用，读者可以参阅第 48

表 18-3　膈肌起搏的潜在优势

- 移动性增加
  - 从床上到椅子的转移更容易
  - 从家中移动到工作或娱乐场所更容易
- 嗅觉恢复
- 语言改善
- 主体感觉呼吸更正常
  - 自身呼吸肌起作用
  - 正常负压通气
- 减少焦虑和尴尬
  - 无须通气导管
  - 消除呼吸机噪音
  - 气管造口的日间关闭
- 舒适度改善
  - 消除呼吸机断开的担忧
  - 消除呼吸机导管脱出的可能
  - 消除正压通气导致的不适
- 减少呼吸道感染风险
- 减少整体费用
  - 减少和（或）消除呼吸机供应
  - 减少需要的护理支持等级

章和第 55 章中更全面的综述。

可以通过胸腔镜或开胸手术将电极放置在膈神经上，该电极会直接刺激膈肌（图 18-4）。尽管电极可以放置在颈部或胸部的膈神经上，但后者是首选并且普遍使用的方法[9]。膈神经刺激的一种替代性方法涉及将电极直接放置在膈肌内靠近膈神经运动点的地方，即分叉的膈神经进入膈肌的入口点[140, 141]（图 18-4）。虽然通过该技术可直接刺激膈肌纤维，但成功的 DP 取决于通过肌内途径刺激膈神经。重要的是要意识到以下事实：后一种方法涉及导线穿过前胸壁皮肤发出，而整个刺激系统则植入皮肤下直接刺激神经[140]。

在应用 DP 之前，应于临床上确认对 MV 的依赖程度，即主动脱机的尝试不成功。膈神经的功能也必须通过膈神经传导研究来评估确认其可行性[9]。通常，在颈部区域进行膈神经电刺激，同时在下胸廓表面记录膈肌肌电图。刺激过程中膈肌的下降幅度（3~4cm）也是膈神经功能的有用指标。完好的双侧膈神经功能对于实现全时起搏是必需的。

由于膈肌瘫痪，通常在最初使用 DP 时，膈肌是萎缩的，必须经历一段逐渐适应的过程[9]。这涉及逐步增加起搏持续时间。通常情况下，这个适应

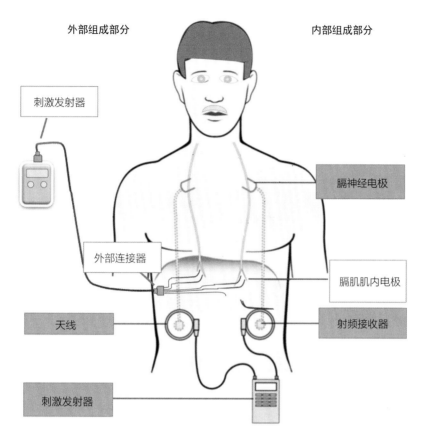

外部组成部分　　　　　　　　　　　　　内部组成部分

刺激发射器

外部连接器

天线

刺激发射器

膈神经电极

膈肌肌内电极

射频接收器

▲ 图 18-4　直接膈神经和肌内膈肌起搏系统的外部和内部组成

过程需要几周时间，患者才能保持全天起搏。在调节过程中要密切监测呼吸相关参数，包括氧饱和度和患者呼吸困难的感觉。

在双侧膈神经起搏的患者中，约 50% 的病例实现了全时起搏，可作为其呼吸的唯一方式[9]。超过 80%～90% 的患者可以显著地摆脱机械通气，例如仅在夜间依赖呼吸机。

并发症的发生率很低，但可能出现技术故障，例如电池故障和接收器故障。感染率也很低，但可能发生在接收器或电极部位。当电极直接放置在神经上时，膈神经可能发生机械性损伤，但这种情况也不常见[9]。

（六）呼气肌刺激

由于继发于呼气肌的麻痹，许多脊髓损伤患者不能有效地完成咳嗽动作。这使他们容易出现严重的呼吸系统并发症，例如误吸、肺不张和呼吸道感染。理论上，通过电刺激呼气肌来恢复有效的咳嗽可以减少这些并发症的发生，改善发病率和死亡率。

对呼气肌刺激的研究包括磁刺激、腹壁表面刺激、脊髓背侧硬膜外表面刺激（spinal cord stimulation，SCS）[9]。其中研究最多的是 SCS，目前已应用于超过 20 位患者[144, 145]。目前反复应用的方法包括通过使用微创技术放置电极丝来应用双极刺激[146]。在许多研究对象中，通过测定高峰值气流速率和气道压力，SCS 已被证明可以恢复有效的咳嗽，与健康人的水平相近[144]。在颈段或高胸段脊髓损伤患者中每日规律使用该装置，可显著降低呼吸道分泌物的管理难度，减少护理人员的工作，并降低呼吸道感染的发生率[145, 147]。使用 SCS 来恢复咳嗽也被证明可以减少医疗费用[148]。虽然这项技术尚未投入市场，但它有望改善脊髓损伤患者的生活质量，并可能降低发病率和死亡率。

五、结果

（一）呼吸功能

急性颈脊髓损伤后，呼吸功能在伤后第 1 年有显著改善，在前 3 个月改善最多[19, 86, 149, 150]。在入院时使用呼吸机辅助治疗颈脊髓损伤患者中，超过 90% 可以在最初的几个月内从机械通气中解脱出来。虽然绝大多数患者在最初 6 个月内摆脱了呼吸机，但据报道，也有患者在急性损伤之后 12 个月才得到恢复[19, 151]。

Ledsome 和 Sharp[14] 对 $C_5 \sim C_6$ 脊髓完全横断的患者进行了监测，发现伤后 1 周时初始 VC 为 30%，随后 VC 逐渐增加，3 个月后增加了约 1 倍。这些变化可以归因于几个因素：①膈肌的功能有所改善；②膈肌神经营养的改善；③肋间肌的反射活动的增加；④颈部辅助肌肉的功能增强；⑤胸壁顺应性的降低。Brown 等[10] 应用膈肌压力测定了 5 例急性完全性四肢瘫痪患者在受伤后 47 天及次年的总肺容量、部分肺容量、膈肌功能。膈肌压力的增加证明了膈肌功能的改善，这表明膈神经的自我恢复。同时研究还观察到了呼气肌功能的改善。Axen 等[37] 在 36 名四肢瘫痪患者急性损伤后随访 10 个月，观察到 VC 从 45% 增加到 58%。

Stolzman 等[152] 评估了受伤后第 1 年不需要机械通气的慢性脊髓损伤患者 FVC 和 FEV1 的纵向变化。他们观察到肺功能在纵向上的下降与健康人相似。持续吸烟、体重指数（body mass index，BMI）增加、持续喘息、呼吸肌力量是肺功能加速下降的显著预测因子，其下降幅度超过预期的年龄相关性下降。本研究的重要性在于潜在的可改变的危险因素可以减缓脊髓损伤患者肺功能的下降。

包括肺炎在内的呼吸道并发症是受伤后第 1 年住院治疗的三大常见原因之一[153, 154]。Meyers 等[155] 发现，在独立生活中心，每年有 18%～25% 的高节段脊髓损伤患者发生呼吸道感染。此外，退伍军人事务部（Veterans Affairs，VA）的数据显示，肺炎占退伍军人卫生系统所有呼吸道疾病的 30%，超过一般退伍军人统计数据的 2 倍[154]。其平均住院时间为 13.5～19.3 天，总死亡率为 0%～8.5%。

（二）生活质量

经过 15 年的纵向跟踪，Krause[149] 发现，患者受伤后 2 年，其生活满意度开始提高。横断面研究表明，受伤后的时间与适应呈正相关[156, 157]。然而，

实际年龄与脊髓损伤后适应呈负相关。Krause 通过一份生活状况问卷调查发现，随着时间的推移，患者主观幸福感略有下降[149]。

关于慢性呼吸衰竭，Charlifue 等[156] 发现，康复出院时不需要机械通气的患者总体健康状况及生活质量改善较好。然而，在 Hall 等[157] 的一项研究中，他们评估了受伤后 14 年和 24 年的慢性 $C_1 \sim C_4$ 四肢瘫痪脊髓损伤患者，发现呼吸机依赖者和自主呼吸者的生命质量都很高。此外，Bach 和 Tilton[158] 发现，大多数四肢瘫痪患者认为长期生活满意度和幸福感是积极的，而依赖和不依赖机械通气的患者之间没有显著差异。令人惊讶的是，他们还发现需要机械通气的患者对他们的住房、家庭生活和工作比自主呼吸的四肢瘫痪者更满意。

（三）死亡率

脊髓损伤患者的死亡率明显高于正常人。呼吸系统并发症仍然是 SCI 患者发病和死亡的主要原因[1, 150, 159, 160]。自 1973 年起进入国家 SCI 数据库的人员受伤后被跟踪了 40 年。SCI 人群中对预期寿命降低影响最大的死亡原因是肺炎和败血症[1]。在此期间，呼吸系统疾病导致的死亡率仅略有下降[1]。据估计，超过 20% 的死亡原因为肺炎[161]。

死亡率随脊髓损伤严重程度的不同而不同：损伤节段越高和完全性损伤者的风险越大，这与呼吸功能损害程度直接相关。伤后第 1 年的死亡率大有改善[5, 162]。在对年龄、性别、种族、受伤原因和受伤严重程度随时间变化的趋势进行调整后，2005—2009 年，受伤后第 1 年的死亡率比 20 世纪 70 年代降低了 69%。这可以归因于重症监护管理的进步[162-165]。但是，自 20 世纪 80 年代以来，除了伤后第 1 年之外，年死亡率没有出现任何有意义的减少[162]。值得注意的是，呼吸系统疾病，特别是肺炎的年龄调整死亡率在过去 40 年没有显著变化。随着年龄的增长，并发症的发生率也大大增加。例如，在 60 岁以上的人群中，30% 患了肺炎[166]。因此，健康人与脊髓损伤者之间的预期寿命差距一直在扩大[162]。

Garshick 等[4] 在一项影响慢性 SCI 患者死亡率因素的前瞻性评估中发现，在 4.5 年的时间里，死亡率提高了 47%。死亡的危险因素包括糖尿病、心

脏病、肺功能低下、吸烟。本研究的结果证明了脊髓损伤死亡率可以通过戒烟等可预防因素降低的观点。此外，长期应用改善呼吸肌功能的方法和长期康复训练也可能降低患者的死亡率。

六、睡眠障碍

（一）睡眠的生理学

睡眠是一个中央调节的过程，它的特点是与外部环境的不同程度的分离，在这个过程中意识实际上是暂停的。脑干及脊髓，是调节、控制和控制睡眠的指挥中心。因此，中枢神经系统某些程度的损伤或疾病会导致睡眠障碍。事实上，现有的研究表明 SCI 人群中睡眠障碍的患病率很高[167]。

正常睡眠

睡眠是一个动态过程，在非快速眼动（nonrapid eye movement，NREM）和快速眼动（rapid eye movement，REM）睡眠的多个阶段以一种相对可预测的方式进行[168]。梦主要发生在快速眼动睡眠期间，快速眼动睡眠是由脑电图激活模式（低电压、混合频率波活动）来定义的，与清醒状态时脑电图表现类似。快速眼动睡眠伴有除膈肌以外的全身骨骼肌弛缓、体温失去控制和眼球运动的阵发性爆发。非快速眼动睡眠阶段脑电图表现为较高的电压和较低的频率，并分为 3 个阶段，对应于睡眠深度的递进。第 1 阶段和第 2 阶段代表较轻的睡眠，而第 3 阶段或慢波睡眠代表深度睡眠，其特征是低频、高压脑电图模式[168]。虽然第 2 阶段是恢复性的，但慢波睡眠更强，在睡眠剥夺后首先被取代[169]。

对于正常成年人，整晚的睡眠是一个动态过程（图 18-5）。从第 1 阶段开始，这个过程只持续短暂的几分钟，并以容易唤醒为特征。脑电图信号中 K 复合体和纺锤波的出现是第 2 阶段睡眠的开始，在此阶段觉醒阈值增加。在 10~30min 的时间内，较慢的较大振幅的脑电波预示着第 3 阶段的开始，此阶段的觉醒阈值最高，这个阶段通常持续 20~40min。随后进入快速眼动睡眠阶段，一般在入睡后 90min 左右。快速眼动睡眠的特点是位相性和时相性阶段间隔出现。位相性 REM 阶段的唤醒能力与第 2 阶段睡眠相似，而时相性 REM 阶段的唤醒能力则更接近第 3 阶段[170]。这个周期在整晚重复出现，其中 REM 阶段逐渐延长（可持续 1h），NREM 阶段逐渐缩短。在健康的年轻人中，正常的睡眠阶段 1、2、3 和 REM 分别占 5%~10%、50%~60%、15%~20% 和 20%[171]。这些阶段在图 18-5 中进行了说明。

睡眠觉醒周期受 2 种独立但相互作用的机制调节，即昼夜节律和体内平衡过程（图 18-6）。人体内置的昼夜节律钟是控制睡眠时间的主要机制，与入睡前的睡眠或清醒时长无关。人类昼夜节律调节中枢位于下丘脑视交叉上核（hypothalamic suprachiasmatic nuclei，SCN）[172]，控制着睡眠-觉醒周期，并影响许多生理过程，包括核心体温、激素分泌、血压和肾功能[173]。SCN 神经元的节律性活动由基因决定，这种节律性活动受到光的调节。光，特别是波长在 450~495nm 的蓝光通过视丘脑束到达 SCN。随后，SCN 通过复杂的神经通路，经

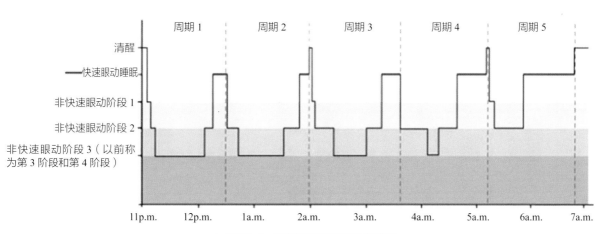

▲ 图 18-5　夜间睡眠周期的正常过程

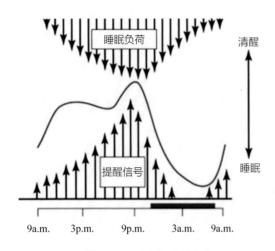

▲ 图 18-6 对立的睡眠模型

睡眠负荷（下箭）随着先前清醒状态的增加而增加，随着睡眠的开始而减少。它与来自 SCN（上箭）的提醒信号相反。提醒信号在入睡前增加到最大值，以帮助保持清醒状态（睡眠剥夺），但在睡眠期间减少，这样就可以进入睡眠状态。实线是清醒-睡眠倾向，其到下午都有下降。SCN. 视交叉上核（引自 Courtesy of Charlifue S, Apple D, Burns SP, et al. Mechanical ventilation, health, and quality of life following spinal cord injury. *Arch Phys Med Rehabil*. 2011;92:457-463. doi:10.1016/j.apmr.2010.07.237.）

上颈神经节到达松果体，抑制褪黑素（松果体是褪黑素产生和分泌的场所）。这种信号会抑制褪黑素的生成[174]。因此，在有光照的情况下（白天），褪黑素水平较低；而在没有光照的情况下（夜间），褪黑素水平较高。与褪黑素作用相反的激素是皮质醇。皮质醇水平在早上高，晚上低。因此，打乱昼夜节律可能导致遵循自然昼夜节律的激素水平失调，例如皮质醇、醛固酮和生长激素（图 18-7）[175]。

然而，仅靠昼夜节律不足以启动和调节睡眠[174-176]。此外，还有一个内在的睡眠觉醒自我平衡系统，与昼夜节律相平衡。自我平衡过程是一个

内在的生化系统，它就像一个计时器，产生自我平衡的睡眠驱动力或睡眠压力，并调节睡眠强度。这一机制提醒身体在一段时间后需要睡眠。基本上，我们清醒的时间越长，就越渴望和需要睡眠（睡眠负荷）。相反，我们睡的越久，睡眠的压力就越小，醒来的可能性就越大[177]。

当蓝光在晚上逐渐消失时，视网膜细胞产生的黑视素和松果体分泌的褪黑素之间的复杂相互作用会调节"提醒"信号，这种信号与体内自我平衡的睡眠驱动相对抗。当自我平衡过程中积累的睡眠负荷超过了受环境控制的抗拒睡眠的倾向时，睡眠最有可能发生。在大多数现代社会中，睡眠通常被整合成一个发生在晚上的睡眠周期[171]。

灵长类动物 SCN 的病变既会导致昼夜节律的丧失，也会导致总睡眠时间的增加，这与昼夜节律和体内平衡过程的相互作用是一致的。根据这个"对抗过程"模型，SCN 生物钟会产生一个提醒信号，以增强清醒状态，并积极抵消自我平衡的睡眠驱动的积累（图 18-6）[174]。

（二）脊髓损伤患者的睡眠

有几个潜在的因素可以破坏正常的睡眠模式，包括正常的老化和伴随疾病[178-180]，在 SCI 患者中，两者都会出现。人们开始抱怨入睡困难和（或）易醒、睡眠支离破碎、频繁打盹、白天过度嗜睡；这就需要对患者的睡眠觉醒模式、睡眠环境、睡眠卫生、伴随疾病和药物使用进行全面评估[176]。

在一项针对 SCI 医学问题的综合性个人问卷研究中，353 人中有 34% 报告在前一周睡眠受到干扰，30% 的人主诉疲劳[181]。慢性痉挛和疼痛也很常见，

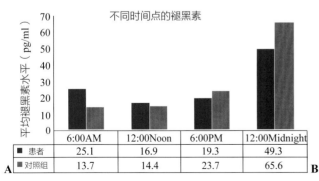

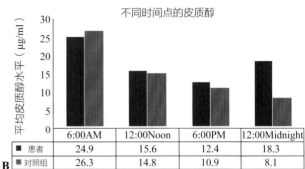

▲ 图 18-7 **A.** 不同时间点的血清褪黑素；**B.** 不同时间点的血清皮质醇
引自 Courtesy of Berry RB. *Fundamentals of Sleep Medicine*. 1st ed. Philadelphia, PA: Saunders;2011.

这可能导致睡眠中断。Hyppa 等[182] 在对慢性病患者的问卷调查研究中发现，截瘫患者明显受到各种睡眠障碍的折磨，比 2 型糖尿病和心肌梗死患者有更多的睡眠问题。Biering-Sorensen 等[183] 在一项使用北欧睡眠问卷的调查研究中发现，与健康人对照组相比，半数颈椎损伤的 SCI 患者更难以入睡。他们不仅醒得更频繁，而且常服用安眠药，经常会打鼾。很明显，整体流行病学证据表明，在社区居住的 SCI 患者中，睡眠障碍的发病率很高，甚至死亡率都有所增加。睡眠病理学中 SCI 患者的年龄、损伤程度、用药情况、伴随疾病情况等因素对于睡眠的全面影响有待进一步研究。

脊髓损伤患者的昼夜节律

由于颈上神经节对褪黑素起抑制作用，因此脊髓损伤会对该区域产生影响，导致昼夜节律被显著扰乱。在大鼠研究中，颈脊髓下段完全性损伤可导致褪黑素分泌水平降低，而上胸段脊髓完全性损伤对褪黑素水平没有影响[174]。Fatima 等[175] 通过测量 24h 内不同时间间隔的血清褪黑素和皮质醇，比较了颈 SCI 患者和健康受试者的血清皮质醇和褪黑素昼夜节律模式。颈 SCI 患者早晨血清褪黑素水平明显升高，夜晚和夜间褪黑素水平明显降低，但差异无统计学意义（图 18-7）。颈 SCI 患者夜间和午夜皮质醇水平的差异具有统计学意义。脊髓损伤患者褪黑素和皮质醇释放的昼夜节律模式紊乱，可以部分解释这些患者经常出现的睡眠觉醒周期紊乱。颈 SCI 患者也更容易出现与睡眠质量差相关的临床症状，如肌肉抽搐、疲乏、晨僵、晨乏、头痛、频繁觉醒、体重减轻和嗜睡。

对于有昼夜节律紊乱的健康成年人来说，适当的睡眠环境调整、外源性褪黑素[184] 和光照疗法[185]，是主要的治疗手段。低剂量（约 1mg）的外源性褪黑素用于改变昼夜节律（提前或延迟睡眠阶段），而 > 3mg 的外源性褪黑素用于产生催眠效果。虽然对外源性褪黑素的反应是不可预测的，但血清褪黑素水平较低的成年人对外源性褪黑素的补充可能有更好的反应[186]。

在创伤性脑损伤和脊髓损伤的动物模型中，褪黑素的神经保护或抗氧化特性已得到充分的证明[187]。褪黑素是活性氧的有效清除剂。此外，它通过血脑屏障的固有特性使得它在调节神经保护方面更加有效。然而，很少有研究关注褪黑素在治疗 SCI 睡眠障碍中的特殊作用。

Spong 等[188] 对 8 名完全性四肢瘫痪患者进行了一项随机、双盲、安慰剂对照的研究，探讨了外源性补充褪黑素对主观和客观睡眠的影响，其中试验组给予 3mg 褪黑素。患者被给予 2 周的适应期，随后 3 周每晚服用 3mg 的褪黑素或安慰剂，接下来是 2 周的药物代谢期和 3 周的相反治疗。所有参与者都接受了多导睡眠描记术（EEG 部分只包含中央通道）。在 8 名参与者中，只有一名被选为完成实验室睡眠研究，而其他参与者则在家中接受中央通道脑电图和眼电描记的记录。试验结果与之前的研究报道一致，四瘫患者的内源性褪黑素水平较低[189]，且褪黑素组的血浆褪黑素水平明显高于安慰剂组。从问卷调查和睡眠日记来看，褪黑素的使用与睡眠质量、入睡时间和心理健康的主观改善有关。轻度睡眠（第 1 阶段和第 2 阶段）的比例也显著增加。然而，多导睡眠图并不能客观地证实睡眠潜伏期的减少、睡眠结构的改善和总睡眠时间的延长。需要在更大的人群中进行进一步的研究，以评估最佳的褪黑激素剂量，同时控制年龄、性别、受伤后的时间、潜在睡眠问题的程度和昏迷状态。轻度睡眠（第 1 阶段和第 2 阶段）的比例也显著增加。然而，多导睡眠图并不能客观地证实睡眠潜伏期的减少、睡眠结构的改善和总睡眠时间的延长。还需要进行更大样本的研究，以评估最佳的褪黑素剂量，同时控制年龄、性别、受伤后的时间、潜在睡眠问题的程度和伴随疾病的情况。

（三）睡眠呼吸紊乱

阻塞性睡眠呼吸暂停（obstructive sleep apnea, OSA）被定义为睡眠中反复发作的上呼吸道阻塞。阻塞性睡眠呼吸暂停通常与反复发作的氧饱和度降低、交感神经过度兴奋、巨大的胸膜腔内压波动有关，这些波动会导致睡眠碎片化和随之而来的白天嗜睡[171]。重要的是，与一般人群相比，OSA 与显著的认知障碍、生活质量下降、功能损害和高心血管风险相关，从而导致更高的发病率和死亡率[189-192]。

中枢性睡眠呼吸暂停比阻塞性睡眠呼吸暂停要

少见得多，可定义为反复发作的主要吸气肌动力减弱，导致呼吸暂停发作。复杂性睡眠呼吸暂停的特征是阻塞性和中枢性呼吸暂停的可变组合。

睡眠呼吸紊乱（sleep disordered breathing，SDB）的确定诊断是通过在睡眠实验室或通过家庭睡眠测试设备进行多导睡眠描记确定的[168]。睡眠呼吸暂停低通气指数（apnea-hypopnea index，AHI）被用来判定 OSA 的严重程度。阻塞性呼吸暂停是指至少 10s 内胸、腹呼吸肌做功不变或增加，且通气减少超过 90%；中枢性呼吸暂停是指至少 10s 内胸腹呼吸肌不做功，且通气减少超过 90%。低通气是指气流减少 30% 以上至少持续 10s，且比基线氧合下降 ≥ 4%[168]。AHI 是通过将呼吸暂停和低通气发生次数相加并除以总睡眠时间得出的。AHI 为 5～14 次 / 小时为轻度 OSA，AHI 为 15～29 次 / 小时为中度 OSA，AIH 为 ≥ 30 次 / 小时为重度 OSA。

1. 脊髓损伤患者的患病率

OSA 患病率的估计取决于对于数量、事件、小时的定义范围，一些研究将轻度睡眠呼吸暂停纳入，而另一些研究将阈值定为 AHI 高于 15 次 / 小时。患病率的估计也取决于是否纳入 / 排除一些其他症状（如白天过度嗜睡）和性别差异。

在威斯康星睡眠队列[193]中，使用 AHI > 5 次 / 小时，30—60 岁的男性 OSA 患病率为 24%，女性为 9%。然而，OSA 伴有白天过度嗜睡的患病率很低；男性为 3%～7%，女性为 2%～5%[194]。考虑到阻塞性睡眠呼吸暂停综合征和肥胖之间的密切关系，目前的肥胖率也必须被纳入这一评估。当威斯康星睡眠队列的数据被重新检查并根据当前的肥胖水平进行调整后，34% 的男性和 17.4% 的女性的 AHI > 5 次 / 小时，并且在 14% 的男性和 5% 的女性中合并了日间过度嗜睡[192, 195]。

现有数据表明 SCI 患者的 OSA 发生率明显高于正常人。有 40%～50% 的慢性 SCI 患者和 65%～75% 的急性 SCI 患者至少有轻度睡眠呼吸暂停（AHI > 5 次 / 小时）[196-202]。在对退伍军人医院 584 名男性患者的回顾性分析中，发现四肢瘫患者的睡眠呼吸暂停明显多于截瘫患者[203]。一项针对急性颈脊髓损伤后 SDB 的纵向评估（其中睡眠呼吸暂停被定义为 AHI > 10 次 / 小时），也证实了四肢瘫和阻塞性睡眠呼吸暂停之间的密切联系。62% 的受试者在受伤后 1 个月内出现了睡眠呼吸暂停，在 1 年的随访中没有显著变化[199]。其他研究也证实，四肢瘫患者 SDB 比截瘫患者发生率更高[204]。

考虑到白天过度嗜睡的症状，阻塞性睡眠呼吸暂停综合征的患病率差异很大，从 9%～53%[197, 204-207]，远远超过了正常人的观察值。慢性稳定的 SCI 患者的总体患病率为 40%～60%[197, 199, 205-207]。与正常人一样，脊髓损伤患者中枢性睡眠呼吸暂停比阻塞性睡眠呼吸暂停要少见。

2. 危险因素

在一般人群中，肥胖、男性、颈围、高龄是发生 OSA 的重要危险因素[171]，这其中也许最重要的是肥胖。此外，体重增加是 OSA 新发病和进展的重要预测因素。对于脊髓损伤患者，有几项研究表明，BMI 与呼吸暂停严重程度直接相关[197, 205, 208, 209]。应用多导睡眠图[197, 205, 210]对四肢瘫的受试者进行检查，发现 BMI 和 OSA 之间的关系更为密切。与一般人群一样，四肢瘫患者的颈围也与呼吸暂停的严重程度相关[197, 205]。阻塞性睡眠呼吸暂停综合征的患病率随着年龄的增长而增加，并可能继发于多种因素，包括咽旁结构的改变和脂肪沉积的增加。年龄相关的 OSA 增长率在 60 岁之后趋于平稳[210]。

经常开给 SCI 患者的药物，如阿片类药物和苯二氮䓬类药物及抗痉挛和抗心律失常药物，也会显著加重中枢性和阻塞性睡眠呼吸暂停。这些药物会抑制中枢神经系统，并被证明会加重 SDB 的严重程度，尤其是中枢性睡眠呼吸暂停[211, 212]。

最后，有证据表明，个体可能在基因水平上倾向于发展成睡眠呼吸暂停，因为这种疾病在直系亲属中有更高的发生率[213]。然而，这种关系在 SCI 患者中尚未明确。

3. 睡眠呼吸暂停的病理生理学

除了在健康人群中发现的常见危险因素外，还有一些特殊因素可能增加脊髓损伤患者发生 OSA 的倾向。例如，脊髓损伤患者中更常见的仰卧睡姿可能会造成更大的上呼吸道引力性狭窄，就像健康人通常看到的那样。脊髓损伤患者与正常人[214]相比，在任何给定的 BMI 下肥胖更显著，因为颈部有更大的脂肪堆积，这可能会影响上呼吸道的通畅。其他可能的因素包括呼吸肌和咽部扩张肌肉之间协调不良[215]。

在睡眠期间，健康的成年人的通气会减少，且二氧化碳分压升高 3～7mmHg；低氧和高碳酸对于通气的驱动力均降低。因此，脊髓损伤患者也可能出现通气减少。Sankari 等[216]调查了 26 例脊髓损伤患者的 SDB，其中颈脊髓损伤患者 15 例，胸脊髓损伤患者 11 例。记录了肺活量、多导睡眠图、问卷调查和咽部压力，并比较了颈、胸脊髓损伤患者组间差异。颈 SCI 患者夜间潮气量较日间下降更大，潮气末二氧化碳增加更多，提示该组存在明显的换气不足。虽然大多数患者有阻塞性睡眠呼吸暂停，但在没有心力衰竭的情况下，只有 25% 的颈 SCI 患者存在陈 – 施呼吸（cheyne–stokes breathing，CSB）。CSB 是中枢性睡眠呼吸暂停的一种，其特征是对换气不足或二氧化碳分压升高反应过度，导致换气迅速增加，随后二氧化碳分压迅速下降。二氧化碳分压的快速降低导致呼吸动力的丧失，从而导致呼吸暂停。在呼吸暂停期间，氧合减少，而二氧化碳分压逐渐升高，超过呼吸暂停阈值，最终呼吸恢复。通气在呼吸暂停和呼吸暂停之间以渐强 – 渐弱的模式振荡，通常持续 30s 到数分钟。CSB 在 SCI 的其他病例研究中也有报道[217]。

Bascom[218]也评估了 SCI 患者睡眠开始时的通气情况，发现 SCI 患者在从清醒状态过渡到第 1 阶段睡眠时，潮气量的减少明显大于健康对照组。而且，这些变化在颈脊髓损伤较胸脊髓损伤患者更为明显。两组患者上呼吸道阻力均无明显增加，提示睡眠开始时的低通气与气道阻塞无关。

由于脊髓损伤导致的睡眠开始时的低通气、呼吸控制障碍和神经可塑性改变都可能导致 SDB 的发生。表 18-4 列出了导致 SCI 患者发生 SDB 的一些假设的变化。

4. SCI 患者睡眠呼吸暂停的临床特征

临床上，健康人的阻塞性睡眠呼吸暂停常表现为鼾声大作、睡眠时呼吸暂停、呼吸困难、日间过度嗜睡、疲劳、夜尿和晨起头痛[183, 219]。并发症为认知的改变，包括注意力、复杂问题解决能力、短时记忆和判断能力下降。此外，还会增加高血压和肺动脉高压、充血性心力衰竭、抑郁和死亡的风险[219-221]。这些临床表现在脊髓损伤患者中的表现还没有得到很好的研究，但其似乎与健康人相似，甚至更严重。爱普沃思嗜睡量表（Epworth Sleepiness Scale）是一个广泛使用和有临床指导作用的指南，其评估了白天嗜睡的程度。该量表以分值记录（范围：0～24 分），涉及 8 种常见的日常活动，包括坐位、阅读或看电视。每项活动的得分在 0～3 分，0 分表示不打瞌睡，3 分表示很有可能打瞌睡。总分达到 10 分或更高通常意味着白天过度嗜睡。

表 18-4　SCI 后可能导致睡眠呼吸障碍发生率增加的机制

变　量	SCI 后可能的变化	可能的生理影响
颈围	增　加	咽旁组织压力增加
体重 / 肥胖	增　加	咽旁组织压力增加
腰围	增　加	上呼吸道尾侧牵拉减少
肺容量	减　少	上呼吸道尾侧牵拉减少
仰卧睡眠时间	增　加	增加上呼吸道塌陷力
副交感神经和（或）交感神经张力	改　变*	支气管狭窄；上呼吸道血管和（或）黏膜的变化
脑干活动	改　变*	尚未明确
中枢化学敏感性	改　变*	尚未明确
药物	增　加	呼吸运动活性降低

*. "改变"，因为其可能非常复杂，很难归类为 "增加或减少"
SCI. 脊髓损伤

一项由 Biering-Sorensen[183] 进行的流行病学调查显示，与对照组相比，脊髓损伤患者习惯性打鼾更普遍和强烈，持续时间也更长。在 Ayas 等进行的另一项调查显示[222]，40% 以上的受访者报告有习惯性打鼾，其中肥胖和服用抗痉挛药物的受试者更常见。在一般人群中，打鼾是 OSA 的重要标志，也是缺血性心脏病和卒中的独立预测因子[223]。

SDB 患者心血管疾病和代谢疾病[221, 223-225] 的发生率会增加。特别是在 SDB 过程中，由于气体交换中断、胸膜腔内压波动、觉醒导致自主神经系统波动，进而产生心律失常[226]。低氧血症、酸中毒和心室肥大可引发快速心律失常[221]。这些因素可能会增加 SCI 患者的心肺负担，因为他们的呼吸力学已经发生了改变，而且存在呼吸 – 灌注不匹配。

也有证据表明睡眠呼吸暂停与 SCI 患者的认知异常有关。Sajkov 等[227] 证明了包括言语注意力和专注力、即时和短期记忆力、认知灵活性和工作记忆在内的神经心理学变量与睡眠相关的低氧血症的测量相关。

5. SDB 的治疗

与健康人群一样，气道正压（positive airway press，PAP）是治疗 SCI 患者睡眠呼吸暂停的首选方法。PAP 作为一种机械固定装置，在睡眠期间克服气道塌陷，从而防止阻塞性呼吸暂停发作。患者可以安装各种各样的面罩，并且基于设计的改进，患者对于面罩的适应性越来越好。基本设计有三种：罩鼻式（鼻罩）、入鼻式（鼻枕）、同时罩住口鼻（全面罩），参见图 18-8。面罩通过特制的管路连接到一个小压缩机，为患者提供可变的正压。有几种类型的 PAP 治疗，包括持续气道正压（continuous positive airway pressure，CPAP）、双水平气道正压（bilevel positive airway pressure therapy，BiPAP）、匹配伺服通气（adaptive servo-ventilation，ASV）。也可以应用自动调节 CPAP（APAP），即提供指定范围内的压力（通常为 4～25cmH$_2$O），其压力可自动调节，每次呼吸提供最佳压力。自动正压通气（automatic positive pressure ventilation，APAP）设备产生的压力会根据需要自动变化，以提供维持气道通畅所需的最小压力。双水平气道正压设备通常应用于有高压要求的患者，可提供两种压力设

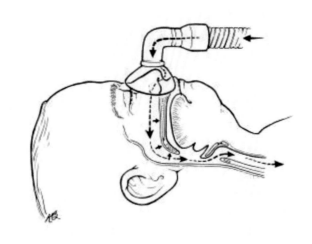

▲ 图 18-8　描绘鼻罩的使用和气压方向
患者要戴上面罩，面罩可以罩住鼻子（鼻罩），可以塞进鼻孔（鼻枕），或者同时罩住鼻子和嘴巴（全面罩）（引自 http://pneumoncy.com/wp-content/uploads/2010/12/CPAP.jpg）

置：一种用于吸气，另一种用于呼气。ASV 设备用于治疗中央睡眠呼吸暂停（CSA）、复杂睡眠呼吸暂停及陈 – 施呼吸。ASV 治疗的关键区别在于，它为患者的呼吸模式提供了支持；可检测呼吸次数的明显减少或暂停，然后提供足够的支持，以保持患者的呼吸达到正常呼吸的 90%。即使在患者呼吸稳定的情况下，ASV 仍可作为辅助支撑，维持气道通畅，防止气道阻塞，这一支持可减少 50% 的呼吸做功。

PAP 设备在治疗 OSA 方面是非常有效的，但其有效性往往受到耐受性和依从性的限制。流行病学研究将最低限度的依从性定义为使用超过 4h 的天数达到 70%，这已被医疗保险和大多数主要保险公司采用。然而，特定个体的症状控制是多变的，可能需要长时间的使用。

Burns 等[198] 对 40 名合并 OSA 的 SCI 患者的 CPAP 治疗依从性进行了评估，这些患者回答了关于睡眠习惯的调查问卷。他们进行睡眠检测的主要原因包括打鼾、白天嗜睡和呼吸暂停。32 名尝试过 CPAP 的患者中，有 20 名（63%）仍在继续使用，并对 CPAP 的有效性和症状改善程度都很满意。停止 CPAP 治疗的原因包括：佩戴 CPAP 时无法入睡（63%）、症状没有改善（25%）、认为无须治疗（8%）。不良反应包括鼻塞（60%）、面罩不舒适（40%）、干燥（30%）、醒来频繁（30%）、伴侣抱怨（5%），这些与使用 CPAP 的健全人在表现和

数量上相似[228]。

在治疗早期的强化支持已被证明可以改善有类似主诉的健全者的依从性[229]。尽管 SCI 本身并不妨碍使用该装置，但由于无法自行操作 CPAP 面罩以减轻不适或改善契合度，SCI 合并 OSA 的患者在使用 CPAP 时可能会面临更多的困难。最重要的是，每个患者都应配备合适的设备和最舒适的面罩，以实现长期依从性。

对于 SCI 患者，治疗睡眠呼吸暂停的其他方法的研究有限，但很可能其他方法也会有效。其他可选择的治疗包括口腔矫治器（oral appliance，OA），比如使下颌骨向前移动的装置或舌索引装置，打开舌体后方区域[230, 231]。这些 OA 最适合患有轻度或中度阻塞性睡眠呼吸暂停的患者，因为它们对于重度患者通常效果较差。尽管对于一些症状（如白天过度嗜睡）或其他健康状况（如高血压和神经认知功能）的影响没有差异，但在改善 AHI 方面，OA 通常不如 PAP 有效。由于 OA 相对于 PAP 的有创性较小，患者一般更喜欢这种治疗方式。牙科疾病，如颞下颌关节疾病、牙周病或牙齿数量不足以支持器具保留在口腔是 OA 治疗的相对禁忌证[232]。对于导致阻塞性睡眠呼吸暂停的上呼吸道解剖结构狭窄的患者，上呼吸道手术的疗效可能优于 OA。这些疾病包括腺扁桃体肥大或下颚后缩[232]。对阻塞性睡眠呼吸暂停的最新干预是舌下神经刺激器（Inspire）[233]。本装置已证实对不能接受 PAP 治疗的患有中度至重度 OSA 健全人有效。

尽管目前还没有对照临床试验评估 SCI 患者的减重效果，但减重仍被强烈建议，因为它可能会对 OSA 产生积极影响，并对于健康具有明显的其他益处。

由于睡眠呼吸暂停的高患病率，特别是随着 SCI 病程延长，其发病率的增加，建议对患者进行仔细的随访，了解其是否存在睡眠障碍、打鼾、非恢复性睡眠和白天嗜睡。然而，单凭调查问卷是不够的，患有睡眠障碍的人应该接受更正式的多导睡眠图测试。由于 SCI 患者很难进入睡眠实验室[200]，家庭监测可能是更好的选择[201]。

6. 睡眠相关运动障碍

除了 SDB，运动障碍也会影响 SCI 患者的睡眠质量。最常见的运动障碍是 Ekbom 综合征或称作不宁腿综合征（restless legs syndrome，RLS）。RLS 的特征是下肢有一种不舒服的难以描述的感觉，偶尔也会出现在上肢，有一种无法抑制的活动冲动，这种感觉通常能部分或完全缓解。上述症状通常在晚上更严重，可能会导致失眠。当坐下或躺下时，活动的冲动就会产生。重要的是要认识到，RLS 是一个在其特征症状基础上的临床诊断，不需要正式的测试。

RLS 的病因尚不清楚，一些可能的病因包括铁缺乏、神经递质功能障碍、昼夜节律紊乱和遗传因素。RLS 患者的检查应包括铁储量的测量[234]。在某些情况下，RLS 的发病机制可能是由于铁转运障碍或铁缺乏以及相关的多巴胺分泌减少。中枢神经系统铁缺乏可能导致黑质致密部神经元无法运输多巴胺。MRI 显示 RLS 患者黑质铁含量下降[235]。铁蛋白是储存铁的标记，当检测到铁含量低于 45μg/dl 时应补充铁。

Kumru 等[236] 回顾性描述了在一家神经康复医院门诊就诊的 195 例脊髓损伤患者。其中 35 例患者合并 RLS。154 例颈胸 SCI 患者中有 22 例（14.3%）合并 RLS，41 例腰骶神经损伤患者中有 13 例（31.7%）合并 RLS。其中 2 例症状轻微，10 例症状中等，12 例症状严重，11 例症状非常严重。而随机选取的 8 例 SCI 患者均有 RLS[236]。虽然 SCI 患者不能随意控制他们的下肢，但他们经常有腿部不适的主诉，可通过护理人员按摩或腿部被动活动来缓解。由于脊髓损伤患者合并病理性神经痛或肌肉痉挛，因此其临床表现常难以明确。当 RLS 被正确诊断时，有针对性的治疗可以帮助患者改善睡眠质量。

使用 SF-36 评估，RLS 患者的生活质量较低[238]，睡眠明显减少。因此，选择合适的治疗方法是至关重要的。SCI 患者 RLS 的一线治疗是物理治疗[239]。运动导致内啡肽和多巴胺的释放已经被研究证实，进而激活阿片受体和多巴胺受体。若运动和补铁后症状仍持续存在，可尝试应用多巴胺受体激动药如罗哌尼尔或普拉克索。在 Kumru 等[236] 的系列研究中，10 名患者接受了普拉克索治疗，结果显示，RLS 的严重程度降低了 65%。普拉克索有效用于

SCI 患者已经有好几年了[240]。一些服用多巴胺能药物的患者会出现症状加重或药物引起的症状恶化。在这种情况下，应检查血清铁蛋白水平，并考虑试用不同药物。一种可能有效的替代药物是加巴喷丁，包括其通用剂型或长效制剂——加巴喷丁酯缓释片（Horizant）。这种药物不良反应较少，在 RLS 试验中没有观察到严重的不良反应[241]。

即使患者没有腿部不适的主诉，通过多导睡眠图仍然可发现睡眠中肢体运动的增加。睡眠中周期性肢体运动（periodic limb movements of sleep，PLMS）是一种缓慢的、刻板的、有节奏的肢体运动，在多导睡眠图上通过监测肢体肌电图进行诊断。在许多情况下，PLMS 的存在可能是一个偶然的发现并不产生临床后果。然而，当伴有非恢复性睡眠或白天嗜睡时，周期性肢体运动障碍（periodic limb movement disorder，PLMD）可能需要治疗。大多数 RLS 患者有 PLMS，可以证实 RLS 的诊断。然而，也有许多没有 RLS 的无症状 PLMS 患者不需要治疗。有趣的是，PLMS 与 RLS 之间可能存在遗传联系[237]。

在 Peters 等[242] 最近的一项回顾性研究中，对 173 名急性和慢性四肢瘫痪患者进行了完整的夜间诊断性睡眠研究。在非快速眼动和快速眼动睡眠中，PLMS 的发生率都很高，而 OSA 患者与非 OSA 患者的 PLMS 发生率(36% vs. 42%)并无差异。在亚组分析中，还发现腿部的运动在清醒时也会继续，而且两组自述睡眠质量都很差。在一项前瞻性研究中，Proserpio 等[204] 评估了 35 名患者（15 名四肢瘫痪患者和 20 名截瘫患者）在受伤一年内的情况，发现其中 10 名患者（28.6%）患有 PLMS，且不完全损伤患者比完全损伤患者更常见。其他研究也发现在慢性 SCI 中 PLMS 的发病率很高[237]，远高于一般人群。这些发现表明 PLMS 也可起源于脊髓中央[237]。

7. 失眠

在普通人群中尤其在 SCI 患者中，慢性失眠(每周至少 3 天，持续 4 周以上存在难以入睡或睡眠难以维持，并伴有白天不适)是一种常见的医学疾病[243, 244]。据估计，约 30% 的美国成年人符合失眠诊断标准。从历史上看，治疗慢性失眠是相当困难

的。因为存在多种因素，导致失眠率被认为是非常高的。这些因素包括疼痛，情绪紊乱（如焦虑和抑郁）、药物、昼夜节律紊乱和其他伴随疾病[244]。

与一般人群相比，SCI 患者的失眠率更高[183]。SCI 患者在入睡和睡眠维持方面都有更大的困难，需要睡眠辅助的比例也更高。潜在的原因包括排尿问题、肌肉痉挛和疼痛[183]。医疗结果研究睡眠量表（纳入 620 名 SCI 患者）[245] 显示，与健全人慢性病患者或健康受试者相比，SCI 患者的睡眠相关问题发生率明显更高。此外，年轻的参与者睡眠问题更多。然而，脊髓损伤时间和发病年龄与睡眠困难无显著相关性。由于 SDB 在这两项研究中均未被排除，因此该混杂因素可能与这些患者的睡眠相关问题有关。然而，一项问卷调查研究调查了前一年 SCI 患者的睡眠障碍或失眠，其中诊断为 OSA 的患者被排除在外。他们发现，49% 的患者存在睡眠障碍。在这一组中，吸烟者、伴随哮喘或慢性阻塞性肺病（chronic obstructive pulmonary disease，COPD）、高血压和酒精相关问题的比例更高[244]。

与身体健全的成年人一样，最初的失眠管理应侧重于改善睡眠卫生以及与入睡和睡眠维持相关的其他行为方面。在一般成年人中，催眠药物治疗失眠的长期疗效较差，只能短期使用，最好联合应用正规的认知行为疗法（cognitive behavioral therapy，CBT）[219]。尽管对 SCI 患者的失眠治疗效果研究较少，但在长期失眠的治疗中，CBT 单独或联合短期催眠药物使用优于单独药物治疗。最后，如果存在并发症，最好就诊于设置有多学科的睡眠诊所，以统一的方式评估和治疗导致失眠的多种因素。

七、总结

SCI 患者肺部并发症的发生率高，尤其是在脊髓损伤急性期，是最常见的死亡原因。大多数急性颈脊髓损伤患者根据损伤水平和程度的不同，需要时间不等的机械通气。虽然大多数患者可以摆脱机械通气，但大量患者通常通过气管切开持续机械通气时间较长。呼吸道分泌物管理对于脊髓损伤患者非常重要，以帮助脊髓损伤患者脱机，并有助于预防肺炎、肺不张和低氧血症。继发于颈脊髓损伤的慢性呼吸衰竭可以采用膈神经起搏来恢复呼吸运

动，亦能消除机械通气的很多不良反应。在某些慢性呼吸衰竭病例中，患者可以长期应用无创呼吸机治疗。通过 SCS 电刺激呼气肌是一种很有潜力的恢复有效咳嗽的新技术。

随着急救医疗管理的改善，急性脊髓损伤后第 1 年的死亡率显著下降。但在过去的 40 年里，在第 1 年存活下来的 SCI 患者的死亡率并没有降低。一些危险因素已被证实与死亡率相关，包括糖尿病、心脏病、肺功能低下、目前和最近吸烟。对潜在可改变危险因素的干预措施可能最终提高生存率。最后，电刺激技术的进一步发展和应用可能改善呼吸

（膈肌起搏）和分泌物清除率（呼气肌刺激），以降低长期发病率和死亡率。

与身体健全的人相比，睡眠相关的问题在 SCI 人群中更为常见，这与其他疾病的研究结果一致。因此，对患者的护理需要及时准确的临床评估，以确定是否存在 SDB、RLS 和（或）失眠。与呼吸系统的其他问题一样，对睡眠障碍的诊断和管理可以对生活质量产生巨大影响，并最终对发病率和死亡率产生影响。由于缺乏临床可用的数据，针对这些症状的诊断和管理的研究至关重要。

第19章 脊髓损伤患者的感染
Infections in Persons With Spinal Cord Injury

Rabih O. Darouiche　著

一、脊髓损伤

脊髓损伤是一种影响多系统的破坏性疾病，需要多学科管理。SCI 的患病率和发生率在逐年上升。2017 年，美国约有 285 000 名 SCI 后遗症患者和每年至少 17 500 SCI 新病例[1]。交通事故是最常见的 SCI[1] 的原因，最常见的感染原因是脊髓硬膜外脓肿[2]，其发病率逐渐增高[3]。感染不仅能引起 SCI，而且也常在 SCI 损伤后发生，可导致严重的并发症和死亡。

由于 SCI 可影响各年龄段人群，患者可能发生急性、慢性和复发性感染。SCI 患者中大多数感染的类型与健康人群相同，但感染的频率和临床特征在这些人群之间有所不同。虽然泌尿道感染（urinary tract infection，UTI）是最常见的感染类型，也是 SCI 患者再次住院的主要原因，但肺炎相关的死亡率最高，压疮和骨髓炎最难处理。尽管 SCI 患者在损伤的急性期更容易发生感染，但绝大多数感染发生在慢性期。在这一章中，讨论的重点是易于感染的因素、感染的评估、SCI 患者最突出的感染及在 SCI 背景下的多重耐药菌。

易于感染的因素

SCI 患者感染的风险可能是全身性的，也可能是器官性的。脊髓损伤患者 T 淋巴细胞和 B 淋巴细胞功能正常。然而，与健康健全人的对照组相比，无并发症的脊髓损伤患者血清循环促炎细胞因子和自身抗体水平升高，且合并神经痛、UTI 或压疮的 SCI 患者更高。与正常人相比，脊髓损伤患者（特别是四肢瘫痪患者）通常具有较高水平的炎症标志物，

如 C 反应蛋白和细胞因子（如白细胞介素 –6 和肿瘤坏死因子 α）。这种差异可以归因于未被发现的炎症或隐性感染。这些现象可能出于保护性的自身免疫，或只是隐性 / 显性感染的结果，或是细胞因子调节异常的表现。细胞因子调节异常可能导致免疫介导的轴突传导损伤[4]。在脊髓损伤急性期和慢性期并发症（包括应激、营养不良和肾衰竭）时高剂量的糖皮质激素的使用可能损害免疫系统。动物模型显示 SCI 小鼠膀胱组织局部炎症标志物在感染过程中降低，且治疗后出现延迟的抗炎反应，这可能导致 UTI 风险的增加和治疗后慢性炎症的持续存在[5]。

感染是 SCI 患者的常见威胁。例如，肺炎和压疮是运动完全损伤后神经功能预后不良的独立危险因素[6]。有证据表明，脊髓损伤的动物细菌感染的风险显著增加。除了明显的运动和感觉麻痹外，还可出现脊髓损伤诱导的功能性免疫缺陷综合征（SCI-IDS；免疫麻痹），从而引起临床感染，这种感染与损伤水平密切相关[7]。

更重要的是，脊髓损伤患者具有容易受到感染的器官相关因素。例如，大多数患者有神经源性膀胱，并由于尿潴留和留置尿管而频繁发生 UTI。尿潴留严重损害尿路的自然保护机制，包括排尿对于尿道的冲洗作用和膀胱上皮细胞的吞噬能力。尽管一些膀胱导尿技术比其他技术更安全，但都有将微生物引入尿道的潜在风险。在脊髓损伤的急性期，由于头部损伤或非法药物摄入引起的麻痹性肠梗阻和意识状态异常，或两者并存诱发吸入性肺炎。在颈髓或高位胸髓损伤患者中，膈肌和肋间肌无力会损害呼吸道分泌物的清除能力。感觉障碍区域的皮

肤破损、运动障碍、失用性肌肉萎缩、漏尿和粪便污染易导致压疮感染。

SCI 患者在泌尿外科、血管外科、骨科、呼吸外科、胃肠外科和神经外科中频繁插管易导致各种导管相关的感染。这有助于解释为什么医院获得性感染最常影响泌尿系统、血管和肌肉骨骼系统。SCI 患者的院内感染发生率普遍高于其他人群。约 1/3 的 SCI 患者在住院期间发生感染，每 1000 个住院日发生 35 次医院获得性感染[8]。此外，创伤后免疫抑制似乎使 SCI 患者易受感染[9]。

二、脊髓损伤的结果

脊髓损伤患者从康复机构出院后的一年内发生各种继发性并发症的风险很高。虽然数据提供了一些关于 SCI 并发症首次发生和复发的高风险因素，但还需要进一步的研究来制订有效的宣教和预防策略[10]。

SCI 和残障（spinal cord injury/disorder，SCI/D）人群中医院获得性感染的总发生率高于其他人群，从而证实了该人群发生医院获得性感染的风险增加。需要新的策略来降低与长时间住院相关的感染风险，从而减少住院时间以降低感染率[11]。

一项对常规进行间歇导尿 SCI 患者 UTI 伴发热的危险因素的回顾性评估，结果显示男性 ASIA C 级或更高的 SCI 患者出现发热性 UTI 更频繁[12]。SCI 患者入院时的凝血功能障碍与呼吸机相关性肺炎的增加具有统计学显著相关性。20%~25% 的创伤患者在入院时有凝血功能障碍，甚至在开始复苏治疗之前就已经出现[13]。41 例 SCI 患者中，78% 需要入院治疗社区获得性肺炎，其中 5% 需要插管和机械通气。约 2/3 的患者进行了微生物学检测，只有 5 例（12%）发现了特定的病原体，7% 的患者死亡[14]。

三、患者感染的评估

当试图在 SCI 患者中建立诊断和治疗感染时，可能会遇到许多特殊的挑战。脊髓损伤患者的感染表现与正常人不同，感觉障碍严重影响感染的诊断。

虽然排尿困难、尿频和尿急在健全人 UTI 患者中经常出现，但这些症状在脊髓损伤患者中很少出现。会阴脓肿的诊断对那些感觉损伤水平较高的患者尤其有挑战性，因为他们不能感知侧腹疼痛或压痛。脊髓损伤的症状和体征不能及时发现，是造成脊髓硬膜外脓肿诊断延迟的重要原因。由于缺乏临床表现而造成的诊断困难可能会因为与感染无关的神经痛或牵涉痛而加剧。此外，多达 20% 的 SCI 患者同时发生多种感染。比起确定感染源，更困难的是判断发热是由感染引起，还是可能与感染极为相似的非感染性疾病引起，SCI 患者中有 1/5 的发热都属于后一种情况。

当 SCI 患者存在体温调节障碍和自主神经紊乱而引起发热时，诊断会变得更加困难。由于产热与散热之间的不平衡，T_6 以上脊髓损伤的患者在环境温度变化时时可能无法维持正常体温。这种体温调节改变是由于脊髓损伤以下躯体的排汗和肌肉活动障碍引起的。这些因素可能导致 SCI 患者出现自限性的发热反应，并在数小时至数天内自行消退。然而，无论是环境温度变化，还是患者排汗和肌肉活动障碍，都不能解释受伤时间较短的四肢瘫痪患者长时间发热的原因。这种特殊的临床表现，即所谓的四肢瘫热，会持续数周到数月，患者可能多次接受感染评估，并使用多个疗程的抗生素治疗，但没有效果。发热有可能伴随自主神经过反射出现，这是一种突然发作的脊髓损伤并发症，主要表现为高血压、出汗、面部潮红和头痛。有时，也可能出现心动过缓，这有助于区分自主神经过反射导致的发热与感染性发热。自主神经过反射见于 T_6 以上的 SCI 患者，通常由脏器（膀胱和直肠）的扩张、皮肤刺激（如嵌甲）或者感染引起。

SCI 患者感染的治疗中，会出现一些特有的问题。例如，SCI 后体液成分变化引起的两个相反的因素可以改变某些系统给药抗生素（如万古霉素和氨基糖苷）的分布。脊髓损伤患者的细胞外容量增大，这是由于细胞外液以亚临床水肿的形式淤积，并以细胞外液替代减少的骨骼肌。因此，这些患者有更大的体重调整药物分配体积，达到与健全人类似的抗生素血药浓度时，可能需要更大的体重调整负荷和药物维持剂量。通过使用现有健全人的公式预测血清肌酐水平较低的慢性脊髓损伤患者的肌酐清除率时，将肌酐清除率高估，可以抵消（至少是部分抵消）对抗生素浓度的潜在影响。24h 尿液分析可以准确地估计肾功能。SCI 患者病情复杂且多样，是其频繁住院的原因 [15-17]。

四、泌尿系统感染

UTI 是创伤性和非创伤性 SCI 患者中最常见的感染类型，发生率为每人每年 2.5 次。在美国，抗生素存在供应不足以及 UTI 的治疗费用每年增加约 20 亿美元。长期留置导尿的患者（经尿道或经耻骨上膀胱造瘘）菌尿几乎是普遍的，其发生率高于间歇导尿的患者（98% vs. 70%）[18]。间歇导尿间隔时间越长，菌尿的发生率越高。尽管门诊患者可能会发现使用清洁可重复使用的导尿管比使用无菌导尿管更实用，但关于清洁导尿管与无菌导尿管的价值存在争论 [18]。

细菌在膀胱定植往往是无症状的，但也可以进展为有症状的 UTI。脊髓损伤患者很少出现泌尿系统感染的典型表现（包括排尿困难、尿急、尿频、耻骨上区不适及肾盂肾炎患者的肋腰椎角压痛）。然而，排尿习惯的改变、膀胱内残余尿量的增加、尿液恶臭、肌肉痉挛和（或）自主神经反射障碍的加重往往是 UTI 的临床表现。由于这些临床表现的非特异性，在诊断 UTI 之前应排除其他疾病。虽然没有脓尿存在可以合理地判断脊髓损伤患者没有发生 UTI，但脓尿是一种非特异性表现，在未受感染的个体中也可观察到，原因是其尿路因导管操作、肾结石和间质性肾炎而发炎。尿液中其他常见的检验标准异常，包括亚硝酸盐和白细胞酯酶，也不具有感染的特异性。另一个诊断上的局限为约 2/5 的 SCI 患者错误地将自己的疾病发作归因于 UTI。与其他需要导尿的患者一样，SCI 患者尿液中的细菌浓度可能对于区分无症状的膀胱细菌定植和有症状的 UTI 无意义。

脊髓损伤患者的 UTI 多由肠道和会阴部的共生菌引起，尤其是革兰阴性杆菌和肠球菌。尽管环丙沙星对住院 SCI 患者的急性 UTI 有足够的覆盖作用，但随着时间的推移，我们发现喹诺酮类药物的耐药率逐渐上升 [19]。住院患者对氨苄西林、阿莫西林 – 克拉维酸、甲氧苄啶 – 磺胺甲基异噁唑和头孢菌素的敏感性较低。此外，在氟喹诺酮耐药率高的地区，在经验性治疗期间应谨慎使用氟喹诺酮类药物 [20]。在 SCI/D 和非 SCI/D 中病原菌的分离频率不同。耐甲氧西林金黄色葡萄球菌（methicillin-resistant staphylococcus aureus，MRSA）在产生 β– 内酰胺酶、耐碳青霉烯类肠杆菌科的细菌中更常见。从 SCI/D 患者体内获得的多重耐药菌的频率令人担忧 [21]。无论是血管还是尿路置管，都可能发生导管相关性感染，病原菌包括革兰阳性菌（血管置管）和革兰阴性菌（导尿管）[22, 23]。

患者的性别和损伤水平可能影响膀胱内微生物。SCI 患者可发生多种细菌混合的菌尿。在这些患者中，几乎 50% 的阳性菌尿可培养物出一种以上的微生物，而在长期留置尿管的患者中，多种细菌混合的菌尿可能更为普遍。虽然从普通人群中分离出多种细菌通常被认为是标本污染的标志，但留置尿管的脊髓损伤患者的类似发现不应该被忽视。对于多种细菌混合的 UTI，只应用对其中一种或几种微生物敏感的抗生素治疗往往效果不佳，需要联合应用覆盖另外那些微生物的抗生素治疗。尽管多数尿液培养来自仅有下泌尿道 UTI 的患者，其血液培养得到的细菌可能极少，但若检测到并存的菌血症，则可确定尿液培养所得微生物中哪一种是病原。对于肾盂肾炎合并多种细菌混合菌尿的患者，即使从血液培养中仅分离出一种微生物，在 UTI 发生过程中其他细菌也起着不可忽视的作用。由于很难准确区分引起感染的培养菌和无症状的定植菌，因此，针对尿液培养得到的所有致病菌进行治疗可能是合理的。

自从近半个世纪前开始应用闭合性尿路引流以来，还没有发现一种能显著预防 UTI 的方法。在可行的情况下，优化和改变尿路引流方式，从留置尿管到间歇导尿，甚至集尿器的应用，仍然是预防 UTI 的基本策略。膀胱结石是一种与 UTI 反复发作相关的疾病，留置尿管患者中膀胱结石的发生率高于间歇导尿的患者 [24]，揭示了肾结石、尿路阻塞和感染之间的关系。上尿路结石常采用体外冲击波碎石术或经皮肾镜取石术治疗。

对于各种导尿管预防感染效果的研究显示，具有抗菌效果的尿管（包括水凝胶 / 镀银和呋喃妥英涂层）及间歇导尿管可以减少菌尿（非临床泌尿系统感染）的发生。但没有强有力的证据表明，这样的导管可以防止或减少临床泌尿系统感染的发生。一项随机对照试验和一项单臂研究均报告，逼尿肌内注射 A 型肉毒杆菌毒素患者发生 UTI 的概率与注射前相比降低了约 45%[25-29]。A 型肉毒杆菌毒素可降低逼尿肌压力，有助于防止输尿管反流，预防肾盂肾炎[28]。用甘露糖 –PAMAM（树枝状大分子）包覆硅胶可减少生物膜的形成[29]。由于全身和局部应用抗生素预防 UTI 效果不佳，许多研究集中使用大肠杆菌 83972 预防神经性膀胱患者的 UTI。这些研究显示，大肠杆菌 83972 膀胱定植可形成细菌干扰，能够预防脊髓损伤患者的 UTI 发生。在随访期间，感染了大肠杆菌 83972 的患者发生 UTI 的可能性明显降低[29-32]。益生菌在预防 UTI 中的价值尚未明确[33]。

　　脊柱裂儿童患者采用清洁的间歇导尿，可降低膀胱压力和防止上尿路损伤而使膀胱保持完整，从而显著减少病情的恶化[34]。慢性神经源性下尿路功能障碍患者经间歇导尿和逼尿肌肉毒素注射后，UTI 的发生率显著增加[35]。然而，另一项研究发现，实施 A 型肉毒杆菌神经毒素注射（detrusor botulinum neurotoxin type A，BoNTA）可显著降低 SCI 患者的 UTI[36]。

　　不推荐使用亲水性或浸渍的导尿管[37]。美国传染病协会的指南指出，脓尿伴随无症状菌尿并不是抗菌治疗的适应证[38]。

　　蔓越莓已被研究作为非神经损伤人群 UTI 的预防剂，但结果有好有坏。这种补充剂的作用机制是通过阻止细菌黏附泌尿系统上皮细胞，对大肠杆菌尤其有效[39]。Hess 和同事发现蔓越莓提取物片剂对预防 UTI 有益。然而，由脊椎损伤的神经性膀胱抗菌组（spinal-injured neuropathic bladder antisepsis，SINBA）进行的蔓越莓与马尿酸甲氧明的大型随机对照试验发现，无证据显示蔓越莓用于预防泌尿系统感染有效[40-41]。在一项前瞻性、随机、多中心临床试验中，脊髓损伤或功能障碍的成年患者被随机分为两组，一组使用 StatLock 装置固定尿管，而不是一组使用现有的方法，如将导管不均匀地绑在皮肤上。结果显示，这种方法在降低 UTI 发生率方面无统计学意义[42]。

　　无症状菌尿可发展为有症状感染，目前有几种策略来预防或根除无症状菌尿[43]。对于内镜下泌尿外科手术围术期抗生素使用的时间和剂量的研究并无显著差异[44]。与其他干预措施一样，需要在器械使用期间提供抗生素覆盖。这是 SCI 患者尿流动力学检查前和检查后常用的方法[45]。虽然无症状性脓尿通常不使用全身静脉应用抗生素治疗，但如果尿液中存在变形杆菌，情况可能有所不同，因为变形杆菌与结石的形成可能有关。事实上，约 1/5 尿中有变形杆菌的患者也患有肾结石。脲酶将尿液中的尿素分解成氨和二氧化碳，从而提高尿液的 pH，使通常可溶的离子沉淀并形成结石[46]。一次性亲水性涂层导尿管与可反复使用的聚氯乙烯导尿管用于间歇导尿的随机交叉试验表明，两组之间的 UTI 发生率没有统计学差异。这些结果与 Cochrane 关于慢性间歇导尿的综述一致[47]。

五、肺炎

　　虽然肺炎的发生率远低于 UTI，但它是 SCI 患者最常见的死亡原因，发生率为 30%～50%。国家脊髓损伤数据库从 1995—2005 年（随访至 2016 年）筛选了 20 个中心的 3834 名患者进行，发现 47% 的脊髓损伤患者发展为肺炎[32]，这些结果与之前的研究一致[48]。来自脊髓损伤模型系统的数据表明，损伤后第 1 年的主要死亡原因是呼吸道并发症，占 28%[14]。肺部并发症尤其可能发生在颈髓或高位胸髓损伤后的最初几个月和老年患者中[49-54]。与肺炎相关的较高死亡率使其成为脊髓损伤患者感染死亡的主要原因。

　　急性损伤患者的肺炎与住院时间延长和住院费用增加有关。颈 SCI 和存在吞咽障碍的患者可能发生误吸，推荐留置胃管以避免吸入性肺炎的发生。吸入性肺炎通常由革兰阴性菌或厌氧菌引起。与正常人一样，SCI 患者的社区获得性细菌性肺炎主要由肺炎链球菌、流感嗜血杆菌和卡他布兰汉菌引起。铜绿假单胞菌、耐甲氧西林金黄色葡萄球菌和鲍曼不动杆菌是引起呼吸机相关性肺炎的 3 种最常见的病原微生物，在约 1/4 的感染病例中，呼吸机相关性肺炎由多种微生物引起。由于患者不能感知呼吸肌肉疲劳和对呼吸困难的感觉迟钝，SCI 患者的肺炎可能发展为呼吸衰竭。因此，在治疗肺炎时，最好通过动脉血气分析来评估气体交换。也可以应用经皮血氧饱和度测定，但要小心其加热的电极会灼伤感觉障碍区域的皮肤。

许多非感染性疾病在临床表现上与肺炎相似。例如肺不张，和肺炎类似，通常发生于颈髓或高胸髓损伤后早期，是肺部分泌物残留所致。因为患者对胸痛和呼吸困难的感觉障碍或丧失及无效咳嗽，呼吸急促、心动过速、发热和白细胞增多可能成为肺炎的临床表现。然而，肺不张也可能伴有低热和白细胞增多。肺不张和肺炎都会主要累及左肺，因为左主支气管比右支气管倾斜，吸痰管较难进入。在这种情况下，可能需要使用支气管镜进行诊断和治疗。

在临床上，肺炎应与肺栓塞相鉴别。肺栓塞在慢性脊髓损伤患者中的发病率约为 5%，且通常很难发现血栓来源。虽然肺栓塞通常可以通过通气 - 灌注肺扫描来诊断，但扫描中观察到的缺损在合并肺不张时可能难以明确诊断。在这种情况下，可能需要进行肺部血管造影来明确诊断。在这种情况下，血液中 D- 二聚体检测阴性，可以作为排除肺栓塞的依据。在 SCI 急性期，若合并长骨骨折可导致脂肪栓塞的发生，临床上并不一定有瘀斑和脑功能障碍的表现。发生于麻痹性肠梗阻之前的胃内容物误吸和无效的咳嗽反射可导致类似细菌性肺炎的化学性肺炎。对足够的呼吸道分泌物样本进行分析可能有助于区分这两类肺炎。最后，在脊髓损伤的急性期，肺部挫伤可能被误认为肺炎。肺炎是急性完全性脊髓损伤预后不良的独立危险因素，因此，临床上需要准确、快速地诊断和治疗肺炎。

由于脊髓损伤患者发生肺炎的风险高于健全人，因此评估脊髓损伤患者的免疫状态非常重要。根据年龄（> 50 岁）、慢性呼吸道疾病、长期居住于护理机构这些因素，几乎 2/3 的 SCI 患者需要接种肺炎链球菌和流感病毒疫苗。脊髓损伤患者对肺炎球菌和流感疫苗的抗体应答是肯定的。已有研究表明，65 岁以上人群在接种疫苗后血清抗体水平较低。因此，老年脊髓损伤患者应遵循指南推荐的疫苗剂量[55]。健康宣教提高了这些患者的疫苗接种率。尽管缺乏研究来检验这些疫苗在这一人群中的临床益处，但对所有脊髓损伤患者接种肺炎球菌和流感疫苗可能是合理的。

通常治疗脊髓损伤患者肺炎的抗生素疗程为 10～14 天[18]。在没有误吸或呼吸机的情况下，喹诺酮类或大环内酯类抗生素联合头孢类抗生素足以用于社区获得性肺炎经验治疗。治疗医院获得性吸入性肺炎时，应使用对厌氧菌、革兰阴性菌和 MRSA 的抗生素治疗。对于使用呼吸机的感染患者，应考虑经验性使用对 MRSA 和铜绿假单胞菌有作用的药物。大多数用于脊髓损伤患者急性呼吸系统疾病的抗生素被认为是不必要的，并应强调预防抗生素的滥用。

六、压疮感染

导致压疮感染的局部因素包括皮肤完整性的破坏、压力的作用和相邻区域的污染[56-58]。因此，葡萄球菌、链球菌和革兰阴性菌或厌氧菌是压疮感染的常见致病菌。SCI 患者的大部分压疮发生在坐骨、骶骨和大转子附近。瘫痪患者不能直接看到自身的皮肤破溃，因此他们的病史采集通常是不完整的，而且在他们就诊时感染已经发展。3 期或 4 期压疮的患者比一般人群更容易发生 Fournier 坏疽，这是一种最可怕的坏死性筋膜炎，影响会阴和生殖器区域，通常由多种微生物感染引起。由于患者存在感觉障碍，压疮感染通常依靠临床表现（发热、脓性引流、周围炎性变化，包括红斑、肿胀和发热）来诊断。

由于压疮通常存在细菌定植，除非有明显的临床感染，否则不应采集拭子培养样本。压疮部位深部组织活检是明确感染病原体最可靠的手段。从压疮或其窦道采集的拭子标本培养通常不可靠，而且常常具有误导性，导致对定植耐药性细菌的过度治疗。通过针吸获得的培养物往往高估了细菌分离物的数量。如果蜂窝织炎与压疮邻近，鉴别感染组织变得困难，而深部软组织活检是确定感染微生物的可靠手段。

通常需要药物 - 手术的综合方法来治愈感染。利用闭合负压装置治疗深度压疮的潜在益处尚不清楚。手术的目的是清除不能存活和感染的组织及分泌物。压疮治疗效果不佳可能是由于抗生素应用不足量及未覆盖病原菌、脓肿未彻底引流、压疮感染与骨或关节相通、窦道与胃肠道或尿道形成瘘管。在开始抗生素治疗后不久出现新的致病菌可能是发生了细菌定植。除非出现反复发热，这些细菌微生物一般可被忽略。即使是明显愈合的压疮，也可能存在深部软组织脓肿，有时会引起发热甚至菌血症。

虽然软组织脓肿的核素显像敏感性通常很高，但这种检查也可以在合并压疮但无脓肿形成的脊髓损伤患者中产生阳性结果。软组织脓肿合并感染性压疮可以通过 CT 或 MRI 和核素显像检查得到更准确的诊断[59-60]。由于压力性坏死对皮下组织和肌肉的影响大于对皮肤的影响，所以窦道在皮肤的开口可能看起来很小。探查窦道可能有一些帮助，但也可能不能揭示其全部深度。窦道造影可清楚显示其深度及与骨骼、关节、腹腔内脓肿或内脏器官的潜在相通。将染料注入肠道或膀胱也有助于发现压疮与其形成的瘘管。

七、骨髓炎

脊髓损伤患者的骨髓炎多发生在压疮下方的骨质[61-65]。较少见的类型包括假体相关、术后、血行性和椎体骨髓炎。一般来说，很难确定压疮下方的骨质是否被感染；如果被感染，是由什么病原生物引起的。从溃疡中提取的拭子标本不仅在预测骨髓炎病原体方面没有什么价值，而且可能导致不适当的抗生素治疗。压疮下方的骨髓炎需要骨组织病理学检查以明确诊断。经皮穿刺骨活检的组织病理学检查显示，1/5～1/3 的压疮下方有骨髓炎。由于骨髓炎是一个局部病灶，经皮穿刺骨活检可能无法采样到真正感染的病灶，因此术中骨组织活检更能准确诊断骨感染。坐骨压疮可导致肌肉和骨骼的感染。在多发压疮的患者中，对一个部位的骨组织病理学评估不一定能反映其他部位压疮下方的骨髓炎。此外，即使不同部位的病理结果相似，骨培养也可能得到不同的病原微生物。

由于黏附在骨纤维组织的细菌定植的发生率很高，大多数骨髓炎患者的骨组织标本的培养呈阳性，但其骨组织的组织病理学检查结果可能不显示骨髓炎。此外，定量骨培养不能区分骨髓炎与覆盖骨表面的软组织细菌定植或感染。因此，骨髓炎的诊断应根据组织病理学的阳性来确定。在这种情况下，除了常见的定植菌（如表皮葡萄球菌和类白喉菌），抗生素应根据培养结果选择。压疮下方的骨

髓炎多由两种或两种以上的细菌引起，包括革兰阳性球菌（主要是金黄色葡萄球菌和链球菌）、革兰阴性杆菌（包括铜绿假单胞菌和肠杆菌科）、厌氧菌（特别是拟杆菌和梭杆菌属）和念珠菌属。

临床评估不能很好地预测非愈合性深压疮下骨髓炎的存在，特别是在临床资料（压疮持续时间、骨暴露、脓性引流、发热）、实验室数据（包括白细胞增多、红细胞沉降率和 C 反应蛋白升高）和影像学检查结果（X 线片和锝 – 骨核素显像）与组织病理学检查结果不一致时。骨核素显像对压疮下方的骨髓炎诊断非常敏感，但特异性较差。这种低特异性是由于注入的锝能够聚集在压力作用的组织或异位骨化区域。骨核素显像阴性几乎可完全排除压疮下方骨髓炎，并排除了骨组织活检的需要。CT、MRI 和核素显像可以确定非愈合压疮导致的骨髓炎[66]。

虽然骨髓炎可阻碍压疮的愈合，但更可能是由于其他非感染性因素造成的，例如压力相关的组织变化、痉挛、营养不良和异位骨化。后者在临床和影像学表现上与骨髓炎类似。多达 50% 的 SCI 患者会发生异位骨化，尤其是完全性脊髓损伤后的第一年或合并压疮的患者。它能引起软组织的红肿，主要发生在髋关节和膝关节附近。虽然早期血清碱性磷酸酶水平可升高，但不能明确诊断异位骨化，因为许多其他骨增生过程也可能导致 ALP 异常升高。在临床症状出现后的 1～2 周内，往往没有影像学改变，但此时锝的聚集会增加。

对于 SCI 患者，压疮引起骨髓炎通常需要使用抗生素治疗，必要时则需进行清创手术。尽管抗生素使用时间无明确定论，但大多数患者接受了至少4～6 周的抗生素治疗。没有证据表明 SCI 患者与非 SCI 患者椎体骨髓炎的抗生素治疗时间存在差异。虽然常规使用肠外抗生素，但可考虑使用口服高生物利用度的药物。肌皮瓣手术比单纯的清创术效果更好，因为带血管蒂的肌肉转移，允许更广泛地切除坏死组织，增强机体对感染的防御，并提供更好的血管供应以促进骨愈合。若骨髓炎治疗不当，可能在重建手术后发展为深部脓肿和窦道。对于复发性感染或疾病较多的患者，可以考虑行骨盆半侧切除术。在骨髓炎治愈后，X 线片和骨显像的改变可能会持续存在。

八、血行感染

泌尿道感染、压疮、肺部感染和血管置管是 SCI 患者最常见的血行感染来源 [67-71]。不明原因的隐性深部脓肿可能导致菌血症。与 UTI 和长期留置血液透析通路相关的血行感染主要由革兰阴性杆菌引起，而葡萄球菌是压疮感染或留置短期血管通路患者血液培养中最常见的病原微生物。由于由革兰阴性菌引起的，与血管导管相关的血行感染在 SCI 患者中发生率是一般人群的数倍，因此在开始经验性抗生素治疗时应考虑对革兰阴性菌的覆盖。这与报道的观察结果一致，即超过 1/3 的患者接受的经验抗感染治疗不够，这主要发生在多种细菌混合的血行感染患者中。慢性 SCI 患者菌血症的来源，按发生率从高到低，依次为 UTI（39 例）、污染（28 例）、压疮（21 例）、血管导管（19 例）、肺炎（5 例）和其他不明原因。由尿路感染引起的菌血症有 2/3 是由革兰阴性菌所致的，大多数与导管相关的感染是由革兰阳性菌所致的 [72]。

九、腹腔感染

脊髓损伤患者的胆石症中比在一般人群更为常见，因此胆道感染是其最常见的腹腔内感染。虽然大多数胆结石可能无症状，但也有一些会导致胆囊炎或沿胆总管下行而引起胆管炎或胰腺炎。在较少见的情况下，脏器的破裂或压疮的瘘管可以导致腹腔脓肿的形成。高位脊髓损伤患者的腹腔感染可能被误诊，因为它们经常表现为腹胀、腹壁肌肉痉挛、触诊腹壁紧张，但没有局部腹痛或压痛 [73]。腹部超声、CT 或 MR 可发现隐匿性脓肿。

艰难梭菌

脊髓损伤患者的感染容易迁延和（或）复发，因此较难治疗。此外，腹泻的可能是感染的临床表现，而非神经源性胃肠功能障碍。接受康复治疗的急性期患者，艰难梭菌在肠道内的定植率可能会升高，而患者并没有临床症状。此外，艰难梭菌的定植常是无症状的，因此可能会在康复机构环境中传播 [74]。

十、多重耐药菌

SCI 病房的多重耐药菌比普通病房更多，这些细菌包括 MRSA（最常见的多重耐药菌），耐万古霉素肠球菌（vancomycin-resistant enterococcus，VRE），肠球菌和产生超广谱 β- 内酰胺酶的革兰阴性杆菌或耐碳青霉烯类肠杆菌 [75-79]。多重耐药细菌定植或感染的患者的接触者感染风险明显增加。与健全人一样，脊髓损伤患者耐碳青霉烯类肠杆菌的感染呈上升趋势，抗生素的耐药性持续增加，这促使越来越多含有 β- 内酰胺酶抑制药的抗生素被使用。膀胱内噬菌体对脊髓损伤患者的作用还没有被证实。

常规监测、接触预防、手部卫生、严格遵守感染控制措施及制度的建立和完善，都可以减少传播，并减少 SCI 病房的 MRSA 获得性感染。与 MRSA 不同的是，VRE 主要是从尿液中培养出来的，特别是留置尿管的患者，而 MRSA 可以存在于几乎所有的身体器官中。尽管来自尿液培养的 VRE 的大多数表现为无症状的菌尿，不需要抗生素治疗，但 VRE 的定植和长期住院增加了继发菌血症的风险。SCI 病房频繁使用抗生素和潜在的环境卫生不当是艰难梭菌感染相对高患病率的原因。在神经源性肠道功能障碍和感觉障碍患者中，梭状芽孢杆菌相关的胃肠疾病可能没有临床表现，直到发生毒性巨结肠或肠穿孔等严重并发症才被明确。

留置尿管的 SCI 患者易因产生超广谱 β- 内酰胺酶的多重耐药革兰氏阴性杆菌（如大肠杆菌和肺炎克雷伯菌）而发生 UTI。脊髓损伤患者的一个潜在的更大的威胁是碳青霉烯类耐药肠杆菌的广泛存在。多年来，SCI 病房的抗生素耐药性不断升级。最近出现的新抗生素（如内酰胺酶抑制药），如果使用得当，可能会有较大作用。

十一、微生物组与 SCI

微生态失调导致肠道微生物的破坏，从而导致或加剧一些疾病。这些变化可能与肠相关淋巴组织（gut-associated lymphoid tissue，GALT）免疫细胞的激活有关，这导致了肠道细菌组成的变化 [80]。有假说认为，脊髓损伤导致的神经源性肠功能障碍是肠道菌群组成显著改变的原因。共生微生物及其代谢产物可以显著影响宿主并调节许多系统的功能，包括免疫系统和神经系统 [81]。

脊髓损伤患者的内分泌与代谢
Endocrinology and Metabolism of Persons With Spinal Cord Injury

William A. Bauman　　Mark S. Nash　　著

第 20 章

一、概述

急性脊髓损伤（SCI）后可即刻导致软组织的组成改变及多种内分泌系统功能的功能障碍或丧失。功能和生理上对麻痹 / 瘫痪的适应过程更容易导致代谢紊乱的发生。随着年龄的增长，其中几种疾病有可能对 SCI 患者的健康和独立性产生不利影响。本章的主题包括碳水化合物、脂质、钙和骨代谢；甲状腺和肾上腺功能；水盐代谢和同化激素。脂肪的增加，特别是内脏脂肪的增加，常常会导致胰岛素抵抗、高胰岛素血症和高脂血症，与动脉粥样硬化性疾病相关，容易发展成为冠心病（coronary heart disease，CHD）。脊髓损伤水平以下的骨质变化使脊髓损伤患者骨折的风险大大增加，也可导致其他的功能障碍和并发症的发生率增加。随着促进功能预后的外骨骼及其他新近康复方法的出现，患者需要负重与直立的姿势，因此保持下肢长骨的结构完整和强度现在变得越来越重要。认识到这些代谢紊乱所带来的风险及识别 SCI 患者的代谢紊乱，是改善临床护理必不可少的第一步。采取适当的治疗措施来预防、逆转或至少改善这些代谢异常，具有明显的增加脊髓损伤患者活动、劳动能力、寿命和生活质量的作用。

二、SCI 的心脏内分泌异常

大量的研究和临床关注都集中在 SCI 患者一系列易导致心血管（cardiovascular，CV）疾病的发病率和死亡率增加的代谢紊乱上 [1-8]。虽然这些疾病的原因还没有被一致确定，但它们通常被归结为 SCI 后的生活方式或行为因素 [6, 9-11]。这些原因中最主要的是久坐不动的生活方式和每日摄入的营养超过了所需的热量，这些因素共同导致了 SCI 后早期体脂量的增加 [12-14]。

在 SCI 患者中观察到的最常见的代谢紊乱是肥胖、血脂异常和胰岛素抵抗，这通常归结为患者脊髓损伤一年内体脂量迅速增加 [1, 15, 16]。体脂量的增加常与糖代谢紊乱（如糖耐量减低和糖尿病）[4, 17, 18] 和高血压 [17, 19] 有关。最近的研究也表明，肥胖应该归类为心脏内分泌障碍。脂肪组织则被认为是一种内分泌器官，因为脂肪因子和其他与脂肪相关的信号物质与肌肉和肝脏中调节脂质、碳水化合物和能量代谢的通路相互作用 [20-22]。肥胖、血脂异常和血糖异常之间关联在 SCI 患者中经常被观察到 [23-25]。此外，所有的典型的心脏内分泌危险因素，例如肥胖、胰岛素抵抗、高血压和血脂异常 [如低高密度脂蛋白（high-density lipoprotein，HDL）胆固醇和（或）空腹甘油三酯升高] 在 SCI 患者的发病率均有增加 [6, 10, 26]。所有这些都与动脉粥样硬化炎症活动水平升高密切相关 [27-29]。因此，SCI 患者在急性 SCI 后可能出现多种心脏代谢危险因素，当这些危险同时存在时 [10, 30]，可进展为糖尿病或心脏疾病，是心血管代谢综合征（cardiometabolic syndrome，CMS）的整体表现 [6, 16, 26, 31, 32]。这种临床综合征在脊髓损伤患者中的发病率几乎是普通人群的 2 倍 [6, 10]，而在普通人群中，CMS 的诊断率以类似传染病大流行的速度在增加 [33]。

（一）SCI 伴随的糖耐量异常

在美国，年龄在 20—74 岁的人群中，约有6.6% 的人被诊断为糖尿病，其中以 2 型糖尿病（type 2 diabetes mellitus，T_2DM）为主[34]。至少有 3 个因素参与了 T_2DM 的发病机制：遗传易感性、胰岛素作用降低和胰岛细胞功能缺陷[35]。T_2DM 的遗传基础复杂，然而，环境因素可能会增加糖尿病的发展趋势，如 SCI 患者中已知的环境因素[10, 30, 31, 36]。在具有糖耐量异常或 T_2DM 的遗传易感性个体中，胰岛素抵抗的出现可能早于碳水化合物紊乱导致的临床表现[37-39]。在存在胰岛素抵抗的情况下，胰腺会通过增加胰岛素释放来进行补偿，以维持血糖正常，从而导致高胰岛素血症。

与非残疾人群相比，SCI 患者更容易出现口服糖耐量异常[15, 40-42]。在大多数有糖耐量异常的 SCI 患者中，可以发现胰岛素在外周促进葡萄糖摄取的作用受到抵抗。在存在胰岛素抵抗的情况下，对葡萄糖的正常体内平衡反应是胰岛细胞释放胰岛素增加，其目的是维持血糖正常；当胰腺代偿性反应不足时，糖耐量随之下降。由于空腹血糖已被证明与肝糖输出的基础率有很强的相关性，而 SCI 患者平均空腹血糖仅轻度升高，外周胰岛素抵抗似乎是导致其葡萄糖耐受不良的主要因素[43]。因此，SCI 患者和糖耐量异常患者，甚至是被诊断为口服糖耐量异常的糖尿病患者，其空腹血糖值可能在（或）接近正常范围，没有明显的碳水化合物紊乱症状。然而，进一步检查显示，这一过程发生在血浆胰岛素水平升高的情况下。重要的是，即使没有糖耐量异常，胰岛素抵抗和高胰岛素血症也被认为是动脉粥样硬化的原因[44, 45]。

Duckworth 及其同事对于 SCI 患者糖尿病不成比例的患病率[15]进行了报道，45 位慢性 SCI 患者进行了 100g 口服葡萄糖耐量试验（oral glucose tolerance test，OGTT），根据国家糖尿病数据组建立的标准，其中 23 例可以诊断糖尿病（diabetes mellitus，DM）[46]，这其中有 12 例为高胰岛素血症和胰岛素抵抗。糖尿病和胰岛素抵抗患者的脊髓损伤时间明显长于糖耐量正常且对胰岛素敏感的患者[15]。Bauman 和 Spungen 对 100 名不同水平 SCI

患者和 50 名正常对照组进行了 75g OGTT 测试[42]。在 SCI 患者中，DM 患病率为 22%，而对照组只有 6%[42, 47]。82% 的对照组口服糖耐量正常，相比之下，四肢瘫患者和截瘫患者口服糖耐量比例分别为 38% 和 50%。与非 SCI 对照相比，SCI 患者在 OGTT 中位时间点的平均血糖和胰岛素值明显高于对照组，表明 SCI 与胰岛素抵抗相关。对 SCI 患者和对照组口服葡萄糖后的总血糖浓度以年龄为参数进行比较，低年龄段 SCI 患者总血糖值明显高于对照组。在亚组中评估了以下胰岛素敏感性的决定因素：去脂体重比率、体脂率和心肺健康。胰岛素敏感性的数值与心肺健康的数值显著相关。胰岛素敏感性与去脂体重直接相关，与肥胖间接相关，但未达显著水平。因此，在一组相对较小的截瘫人群中，胰岛素敏感性的最强决定因素是心肺健康。最近，Nash 和他的同事发现，SCI 患者中 20.1% 的人存在空腹血糖异常或 DM[10]。

Bauman 和同事还研究了口服糖耐量与脊髓损伤水平和程度、性别、种族、年龄、受伤时间的关系，并计算了体脂率[41, 42]。201 名研究对象中，有 27 人（13%）患有糖尿病，56 人（29%）糖耐量异常[48]。这些研究对象的平均年龄比先前报道的小 10 岁，分别为（39±1）岁和（49±2）岁[41, 42]。与其他亚组相比，完全性四肢瘫患者对糖耐量明显较差（完全性四肢瘫，73%；不完全性四肢瘫，44%；完全性截瘫，24%；不完全性截瘫，31%）。完全性四肢瘫患者在口服葡萄糖后，其胰岛素峰值和总浓度明显高于其他神经功能损伤程度较轻的患者。男性和女性糖耐量相似；然而，在葡萄糖负荷后的 30min、60min 和 90min，男性的血浆胰岛素水平显著升高，这表明了胰岛素抵抗性别相关。逐步回归分析显示，血糖峰值与总体脂率增加、完全性四肢瘫、年龄和男性性别显著相关。血浆胰岛素峰值水平与总体脂率增加和男性性别有关。在本研究中，糖耐量似乎与种族无关，糖耐量异常随着年龄的增长而增加[41]。

因此，脊髓损伤患者的身体活动障碍在胰岛素抵抗的形成过程中起着重要但不一定是唯一的作用，而能量需求的减少，特别是局部肌肉代谢的减少，可能是导致这一病理结果的原因。长时间不活动会导致糖耐量异常，并与高胰岛素血症相关[49, 50]。此外，让健康受试者卧床休息 7 天会导致口服糖耐量中度下降，空腹和口服葡萄糖负荷时血浆胰岛素水平均会升高[51]。这种反应伴随着胰岛素剂量反应曲线的右移，因此需要更高的胰岛素浓度才能产生相同的葡萄糖浓度，而最大摄取反应几乎没有变化[51]。糖耐量异常也发生在卧床的肥胖、胰岛素抵抗个体中[52]。相反，T₂DM 的发病率随着能量消耗和经常锻炼的增加而下降[53, 54]。

由于骨骼肌是胰岛素作用的主要部位，而瘫痪会导致去脂体重的绝对减少和肌球蛋白重链表型的改变[55-58]，因此，研究 SCI 对肌肉已知形态、生理和生化造成的影响非常重要。骨骼肌失神经支配已被证明会引起胰岛素抵抗[59]。通过动物模型，其他研究者已经报道了去神经支配对受体后胰岛素作用、运动诱导的葡萄糖摄取、胰岛素受体结合、受体磷酸化、葡萄糖转运蛋白（GLUT-4）和蛋白激酶 C 活性的不利影响[60-65]。在探讨糖耐量异常病理改变机制时，有研究表明短时间不活动及其对糖代谢的影响主要发生在骨骼肌[51]，因为卧床似乎会减少胰岛素受体的结合[52]。此外，胰岛素作用中的受体后缺陷也可能起作用。单腿石膏固定 1 周可减少固定肢体对胰岛素刺激的葡萄糖摄取[66]，对于神经功能正常的受试者，卧床休息造成的糖耐量异常可在活动后的 1 周内逆转[49, 67]。Goodyear 及其同事报道了运动后葡萄糖转运蛋白 GLUT-4 的数量和活性增加[68]，运动后糖原合成酶活性也增加，导致糖原合成增加及非氧化性葡萄糖处理增加。除了胰岛素对肌肉葡萄糖摄取的影响外，运动也能以不依赖胰岛素介导的葡萄糖摄取的方式影响外周葡萄糖利用[69, 70]。因此，肌肉失神经支配似乎是导致胰岛素作用受体后缺陷和收缩刺激下葡萄糖利用减少的原因。

除了不活动对胰岛素敏感性的不利影响外，过多的体脂还与糖代谢异常有关。Yalow 等报道了肥胖人群血浆胰岛素浓度高于对照组[71]，而其他研究也表明，与肥胖相关的高胰岛素血症是由于外周组织对胰岛素的反应降低所致[72, 73]。研究已经证实了非残疾人群肥胖、高血压、高胰岛素血症和糖耐量异常之间的明确联系[71, 74-77]，在 SCI 患者中肥胖（总体和局部）、活动水平、糖耐量异常、高胰

岛素血症和脂质异常之间的联系[42, 78-80]。也有报道称慢性截瘫患者的高血压患病率增加[81]，这可能在一定程度上反映了胰岛素抵抗叠加于动脉硬化状态[82, 83]。代谢综合征也可表现为高尿酸血症[84]，SCI 患者也会出现高胰岛素血症、高甘油三酯血症和高尿酸血症[85]。据报道，脂肪组织会释放一种细胞因子——肿瘤坏死因子 -α（tumor necrosis factor-α，TNF-α）进入血液循环，这种细胞因子可能随着肥胖而增加，并抑制胰岛素受体的酪氨酸激酶活性，导致终末器官的胰岛素作用减弱[86]。脂肪组织巨噬细胞释放的外泌体（细胞来源的囊泡，直径 40～100nm）中含有一种特异性的 mRNA，已被证明可以调节肝脏和肌肉的胰岛素反应。在一项临床前研究中，巨噬细胞与肥胖动物脂肪细胞相互作用产生的 miR-155 过表达并在体内外释放降低了全身胰岛素敏感性，而巨噬细胞与瘦动物脂肪细胞相互作用产生的外泌体含有能减轻肥胖动物胰岛素抵抗的外泌体物质[87]。限制热量可以部分逆转这些异常。在肥胖成年人体内，脂肪细胞的大小也与胰岛素抵抗相关[88, 89]，脂肪细胞肥大与胰岛素介导的葡萄糖摄取减少相关，这可能是由于胰岛素受体数量减少和受体后缺陷[90, 91]。对健康人身体脂肪分布的研究表明，体内脂肪分布可能是肥胖与其他代谢紊乱的一个重要因素[92-94]。Nightingale 等的研究发现 SCI 后体液成分的变化具有心脏代谢风险因素，它与胰岛素抵抗的关系比健康状况更具影响[95]。

（二）SCI 伴随的脂质代谢紊乱

SCI 患者心血管内分泌风险和早发冠心病的患病率增加已被得到证实[6, 26, 96]。Whiteneck 和他的同事报道，全因心血管疾病（cardiovascular disease，CVD）是受伤后 30 年以上的 SCI 患者中最常见的死亡原因（占所有死亡的 46%）及 60 岁以上的 SCI 患者中最常见的死亡原因（占所有死亡的 35%）[97]。62 909 人参加的 2010 年加拿大社区健康调查中得到了 353 例 SCI 的数据。在对年龄和性别的混杂因素进行调整后，SCI 患者心脏病患病率 [调整后的比值比（OR）=2.72] 和卒中患病率（调整后的 OR=3.72）显著增加[98]。CCHS 的数据还显示，SCI 和 T₂DM 之间的校正 OR 值为 1.66

（95% CI 1.16～2.36）。一项 17 年的队列研究统计了 SCI 相关的心脏内分泌风险的纵向比例[99]，心脏代谢疾病的患病率显著增加，从 6.7% 增加到 20.8% 或 38.2%；同样，糖尿病患病率也显著增加了 6.7 倍[30]。Bauman 和同事使用铊闪烁压力测试发现，20 名（65%）截瘫患者（平均年龄 52 岁）中有 13 名（65%），6 名（67%）四肢瘫患者（平均年龄 47 岁）中有 4 名[100, 101] 存在无症状冠心病。Budoff 及其同事利用电子束 CT 检测进行研究，结果显示 91 名 SCI 患者的冠状动脉钙化积分显著高于对照组[102]。由于其中一些研究的样本量相对较小，因此需要更大的队列研究来更好地确定 SCI 后冠心病的患病率[100-102]。尽管如此，血脂异常、伴有糖耐量异常的胰岛素抵抗及心脏内分泌危险因素[19, 96, 103] 为 SCI 患者全因 CVD 风险的增加提供了支持。

　　血清低密度脂蛋白（low-density lipoprotein，LDL）胆固醇升高和血清高密度脂蛋白（HDL）胆固醇浓度降低是冠心病的危险因素[104-106]。血清 LDL 胆固醇的分布与一般人群相似[107-109]，与截瘫患者的内脏脂肪有关[24]。血清 LDL 升高，可以通过生活方式和药物干预来治疗[110]。空腹血清 HDL 胆固醇浓度降低是 SCI 后最常见的血脂异常[25, 109, 111-114]。约 10% 的美国人血清 HDL 胆固醇值低于 40mg/dl，这是健全男性发生冠心病的独立风险[115]。相比之下，24%～63% 的 SCI 患者空腹血清 HDL 胆固醇水平低于这一水平[108, 111, 113, 116]。慢性四肢瘫患者血清 HDL 胆固醇水平也低于慢性截瘫患者，完全性 SCI 患者血清 HDL 胆固醇水平也低于不完全性 SCI 患者[79]。尽管有报道称，与对照组相比，SCI 男性患者血清 HDL 胆固醇水平较低，但绝经前女性的血清 HDL 水平则没有显著差异[117]。白人和拉美裔 SCI 患者的血清 HDL 胆固醇水平低于与同种族的非残疾人对照组，而非裔美国健全人与 SCI 患者的血清 HDL 胆固醇水平没有显著差异[117]。然而，与白人或拉丁美洲人相比，非裔美国人的血清 HDL 胆固醇值明显较高，血清总胆固醇（total cholesterol，TC）与 HDL 胆固醇的比值较低，与对照组无显著差异[118]。血清脂蛋白（a）是一种可能导致动脉粥样硬化和血栓形成的血清脂蛋白组分，它似乎不受年龄、脊髓损伤时间、损伤水平和损伤程度的显著影响[119]。虽然不是所有研究都支持 LDL 胆固醇浓度是动脉粥样化形成的一个重要风险，但许多包括不同的种族和族裔群体的前瞻性研究证实，HDL 胆固醇浓度是心血管事件（如心肌梗死、缺血性卒中）的一个强有力的独立预测因子[120, 121]。证据也支持 HDL 胆固醇水平是有症状的 CV 疾病个体 CV 发生率的一个强有力的预测因子[122]。总胆固醇与 HDL 胆固醇的比率（即 TC:HDL）被用作心血管疾病风险的标志物，SCI 患者分值通常高于高风险得分[10, 36, 113, 114]。

　　久坐的生活方式和健康水平较低可能是导致 SCI 患者和非 SCI 患者血清 HDL 胆固醇浓度降低的原因[108, 112, 123-126]。病程超过 6 周的 SCI 患者的前瞻性研究显示空腹血清 HDL 胆固醇浓度的增加[116, 126-128]，但不能确定这一改变是由身体健康水平提高，体液成分改变，或其他空腹脂肪水平改变，尤其是血清甘油三酯浓度的改变而造成的。此外，血清 HDL 胆固醇浓度与胰岛素敏感性[108, 129, 130] 之间存在显著相关联系，据报道这在慢性脊髓损伤患者中有很高的比例。血清甘油三酯浓度升高和胆固醇酯转移蛋白活性增加时，血清 HDL 胆固醇浓度会降低，这是由于甘油三酯在脂蛋白核中对胆固醇酯的一对一转移，脂肪酶分解代谢富含甘油三酯的脂质颗粒，脂质颗粒体积变小、密度变大，在循环中的停留时间缩短[129, 131, 132]；富含甘油三酯的脂蛋白的低效分解代谢导致磷脂和载脂蛋白 A-I 向新生的高密度脂蛋白颗粒的转移减少[133]。然而，尽管 SCI 患者血清 HDL 胆固醇浓度降低，且胰岛素抵抗患病率增加，但在 SCI 患者中并未发现血清甘油三酯水平相应的升高[108, 117]。尽管内脏脂肪和胰岛素抵抗水平相关，但研究观察到脊髓损伤水平高的患者血清甘油三酯值低于脊髓损伤水平低的人，这一发现可能与交感神经系统活动的减少有关，即高位损伤对组织交感神经功能的抑制可能减少内脏脂肪储备增加所导致的脂肪分解，并减少肝脏中富含甘油三酯的脂蛋白的产生[134]。

　　除了身体活动障碍以外，其他生活方式因素（包括高热量或高脂肪饮食），也可能增加血清甘油三酯浓度，导致血清 HDL 胆固醇浓度下降[135]。过量饮酒可能增加血清甘油三酯[136, 137] 和降低血清 HDL 胆固醇水平[136]，尽管轻度至中度饮酒似乎会增加血清 HDL 胆固醇水平[138]。然而，在肥胖受试者中，酒精提高血清 HDL 胆固醇水平的作用并不明显[139]。吸烟也被证明与胰岛素抵抗和低血清 HDL 胆固醇有关[140, 141]。目前吸烟是冠心病的独立危险因素已被证实，减少吸烟或戒烟可降低患冠心病的风险[142]。在一组 250 名慢性脊髓损伤退伍军人研究中，Spungen 和他的同事们发现，76.8% 的人有吸烟史，但只有 31% 的人仍在吸烟，这与报道的一般人群中吸烟者的比例相似[143, 144]。低血清 HDL 胆固醇水平也是一个建议患者减少吸烟或戒烟的医学指标。

绝大多数 SCI 后血脂异常的研究都集中在空腹状态的风险评估上。然而，当今社会的人们基本上没有食物限制，餐后循环甘油三酯水平持续较高被认为是未来心血管事件的独立预测因素[145]。在 Nash 及其同事[146] 的一项研究中，报道了 3 名截瘫患者餐后高甘油三酯血症，而他们的空腹血清甘油三酯水平正常。Emmons 等的另一项研究报道了 10 例截瘫患者餐后甘油三酸酯显著升高，这与腹部肥胖的所有指标呈正相关[24]。这些结果的原因可能是局部的肌肉松弛和肌球蛋白重链表型向"快速"型的转变，这使得损伤水平以下的肌肉成为餐后甘油三酯代谢的重要"沉淀"位置。尽管有明确的原因，但越来越多的证据表明，餐后循环中甘油三酯的持续升高导致富含甘油三酯的脂蛋白的氧化、黏附分子的激活和氧化应激[146]，这会促使血管壁内动脉粥样硬化的形成。

（三）SCI 患者的一线治疗——生活方式干预

SCI 后心血管内分泌疾病的首选治疗方法是通过运动和饮食调整的方式进行早期的生活方式干预[6, 9, 14, 26]。干预措施包括根据 SCI 患者运动指南进行的锻炼，营养计划（包括有益心脏健康的膳食与热量的减少）及行为干预（包括生活方式管理及持久干预），详见第 16 章。应在脊髓损伤后尽早采取这些干预措施，最好是在患者从康复机构出院后的第一年，因为此时患者已出现身体脂肪的明显积累[13, 147]。

（四）心脏内分泌失调的药物治疗

当改变生活方式，运动和营养调整对心脏内分泌控制不满意时，药物治疗被认为是二线治疗。因

为 SCI 患者进行减重手术可能带来其他手术并发症和风险，术后疼痛、血栓和胃肠道（gastrointestinal，GI）功能障碍的风险也可能增加，因此手术应该作为减少肥胖和其他心脏内分泌风险的最后选择。空腹血糖浓度和血脂水平（包括血清 HDL 胆固醇水平）异常的患者，应考虑治疗其糖和脂质代谢紊乱。

1. 脊髓损伤后肥胖的治疗

一般来说，美国食品药品管理局（food and drug administration，FDA）批准的治疗肥胖的药物还没有在 SCI 人群中进行过药物试验，因此，这些药物的使用可能存在风险。目前批准的治疗普通人群肥胖的药物中，没有一种在 SCI 人群中经过了严格的安全性、耐受性或有效性的试验测试，所有的处方被视为"适应证外"用药。经批准的药物中，肠道脂肪酶抑制药奥利他降低了肠道对膳食甘油三酯的吸收，从而增加了肠道推进率[148]。与治疗相关的不良反应通常包括油性大便、排便急迫和胀气，可能导致神经源性肠道功能障碍患者出现便失禁，对其健康和社会都构成影响[149]。其他获批准的减肥药物包括 5- 羟色胺特异性激动药（氯卡色林），含有安非他明类精神兴奋剂（芬特明）与抗惊厥药（托吡酯）联合应用，氨基酮类抗抑郁药（安非他酮）与用于酒精和（或）阿片类依赖的药物（纳曲酮）联合应用。这些药物的使用都存在药物相互作用的风险，特别是与治疗抑郁症、神经性疼痛和双相情感障碍的处方药联合应用时。这些处方药与草药和非处方的药物相互作用，可能会增加发生"5- 羟色胺综合征"的风险[150]，5- 羟色胺综合征的症状包括肌肉过度活跃，阵挛和强直，而且这些症状对于脊髓损伤患者很容易被误认为是痉挛状态和肌肉阵挛性活动。

2. 脊髓损伤后血脂异常的药物治疗

目前有五类经 FDA 批准的治疗血脂异常的药物。然而，自 2012 年以来，权威指南强调使用 HMG-CoA 抑制药（他汀类药物）作为治疗"复杂高脂血症"的一线单一药物，即血清 TC、甘油三酯和 LDL 胆固醇水平升高的血脂情况。迄今为止，他汀类药物还没有在 SCI 患者中进行正式的临床试验。如果血清 HDL 胆固醇水平较低，炎症生物标志物升高，选择性使用他汀类药物可能对降低 CV

疾病的风险有益[151, 152]。他汀类药物的不良反应被关注，特别是其肝毒性，早期和持续监测肝功能测试以及特征性肌肉损伤的症状和迹象，并可通过血清或尿液检验（如血清肌酸激酶和肌红蛋白或肌红蛋白尿）证实横纹肌溶解[153-155]。

SCI 人群中普遍血清 HDL 胆固醇水平较，因此含烟酸类药物是治疗的有效选择。烟酸是最古老的调脂药，也是提高血清 HDL 胆固醇水平的最有效药物[156]。尽管不如他汀类药物有效，也有报道证实烟酸对血清甘油三酯和 LDL 胆固醇降低有显著益处[157]。Nash 等进行了逐渐增加烟酸缓释剂的试验，结果显示血清 HDL 胆固醇水平显著增高，血清 TC、LDL 胆固醇和甘油三酯水平显著降低[114]。此外，血清 TC 与 HDL 的比值[158] 显著降低，这是全因 CV 风险的有效鉴别因子。尽管脊髓损伤患者对烟酸类药物有很好的耐受性，而且服药前服用了 325mg 阿司匹林，该类药物仍有很强的皮肤"潮红"反应[114]。到目前为止，没有证据表明任何药物已经被用于治疗 SCI 患者的血脂异常。

3. 脊髓损伤后糖代谢紊乱的药物治疗

当通过规范的生活方式干预血糖未能达到血糖指标，或由于依从性差而未达到血糖指标时，应选择符合最新治疗建议的降糖药或多种降糖药物联合应用。根据 2015 年美国糖尿病协会 - 欧洲糖尿病协会指南研究[159]，除非禁忌或耐受不良，二甲双胍是血红蛋白 A1c 水平＞ 7% 的患者的一线用药。如果二甲双胍的最大耐受剂量未能达到治疗目标（2.0g/d），则应联合另一种药物，也可能需要第 3 种药物。

单独使用二甲双胍治疗，可能出现胃肠道并发症和血容量不足[160]，这些并发症对于 SCI 水平较高的患者产生的影响更大，包括仰卧位和体位性低血压的风险增加。脊髓损伤患者的直肠括约肌控制减弱或松弛，因此二甲双胍治疗导致的腹泻可能难以控制，这种潜在的并发症可能会影响患者生活质量，从而大大降低药物的依从性。应用二甲双胍治疗的 1～2 周应使用低剂量（如 100～250mg/d），以减少胃肠道症和水样便的并发症，而后几周逐渐增加治疗剂量（1000～2000mg/d）。SCI 患者的药物不良反应可能比普通人群更明显，因此应仔细监测，特别是在开始使用新一类药物治疗时。

将糖化血红蛋白降至 7% 以下可减缓早期微血管疾病的进展，如果合理控制血糖水平，微血管疾病也可逆转[159]。对于没有明显低血糖风险或对积极治疗方案无其他不良反应的患者，可以考虑将糖化血红蛋白控制在 6.5% 以下作为治疗目标[161]。对于糖尿病病程较短、预期寿命较长和早期心血管疾病的患者也可考虑将糖化血红蛋白控制较低水平作为治疗目标。药物选择应考虑患者的具体情况，也可能增加静息状态低血压和体位性低血压、淋巴水肿、心脏衰竭和尿路感染的风险。长期使用二甲双胍可能发生维生素 B_{12} 缺乏，因此应定期测量维生素 B_{12} 水平，特别是在贫血或周围神经病变的情况下[162]。2017 年美国糖尿病协会糖尿病医疗标准[163] 进一步建议以患者为中心的治疗方法，包括考虑药物有效性、低血糖风险、对体重的影响、潜在的不良反应、花费等。对于长期血糖控制不佳的 T_2DM 患者和合并冠心病的患者，应考虑使用依帕列净或利拉鲁肽，因为这些药物已被证明在标准护理（包括常规运动、有益心脏健康和卡路里限制的营养计划）的基础上可降低 CV 和死亡率。

4. 脊髓损伤患者肥胖的手术治疗

有限的实验证据支持给予脊髓损伤肥胖患者使用常规减肥手术治疗，除了在最具挑战性的情况下[164, 165]。最近的一项关于脊髓损伤肥胖管理的综述报道称，尽管相关研究数量有限且被归类为低到中等质量[164, 165]，但减肥手术可以最大限度地实现体重减轻和体重指数（body mass index, BMI）降低。在文献报道的少数病例中，对 SCI 患者手术围术期或术后风险的关注有限[166-168]。目前在欧洲和美国减肥手术候选人的体重指数、适应证及围术期 / 术后护理指南均适用于非 SCI 人群[169, 170]，但并不涵盖 SCI 患者的特殊需求或相关的风险，包括瘫痪、移动和日常生活活动（activities of daily living, ADL）障碍、神经源性心动过缓和低血压、心肌萎缩、循环功能减退、自主反射功能紊乱、神经源性限制性和阻塞性肺病、神经源性膀胱、神经源性肠道、神经源性皮肤、肌肉萎缩、骨量减少骨质疏松症和痉挛。一项共有 91 963 位接受肥胖外科手术的患者中有 83 位截瘫患者[171]，研究结果显示静脉血栓栓塞的 OR 为 5.71（95%CI 1.36～24.02）。其他尚未被报道的手术风险包括腹痛 / 痉挛、倾倒综合征、脚气病、术后粘连和稀便。

三、骨骼和钙代谢

（一）急性脊髓损伤后的钙代谢

SCI 会造成负重骨骼区域的结构和代谢的异常。活动障碍发生后，骨骼吸收增加导致尿钙排泄增加。这一过程在脊髓损伤发生后 10 天开始，尿钙在受伤后 1～6 个月达到最大量 [172-174]。脊髓损伤发生后出现骨吸收增加，同时肾脏对钙的部分排泄功能受损，并且（或）在骨转换率增加的状态下，例如患有多发性骨折或 Paget 病的成人，儿童和青少年 [175]，会发生高钙血症。瘫痪、男性、完全性神经损伤、高颈髓损伤、脱水和长时间活动障碍是高钙血症的危险因素 [173]。急性脊髓损伤患者的最大尿钙量可达自愿卧床休息的正常人的 2～4 倍。被动负重运动或轮椅活动并不能减少钙尿 [172]。甲状旁腺激素（parathyroid hormone，PTH）- 维生素 D 轴在急性脊髓损伤后受到抑制，血清 PTH、1,25- 二羟基维生素 D 和肾源性环腺苷单磷酸水平降低 [176]。完全性 SCI 患者与不完全性损伤患者相比，对 PTH- 维生素 D 轴的抑制更强，这可能是由于其骨吸收更多，血清钙离子浓度更高造成的 [177]。虽然低钙饮食可显著提高尿钙（400mg/d），但将急性 SCI 患者的饮食钙摄入量增加至约 1g/d 并没有进一步增加尿钙排泄或血清钙浓度 [176]。急性脊髓损伤后可发生高钙尿，而高钙血症较少发生，这导致临床上常常限制饮食钙摄入量，显然是一种无效和不必要的干预。

高钙血症的症状通常在急性脊髓损伤后较早出现，最初出现在 1～2 个月，但也可能在活动障碍后更早或长达 6 个月出现。前文已述有高钙血症风险的患者，但值得重申的是，由于儿童和年轻人生长和骨转换率的增加，发生这种并发症的风险更大。急性或亚急性 SCI 患者出现恶心、呕吐、厌食、疲劳、嗜睡、多饮、多尿或脱水时，应排除高钙血症 [173, 178]。通过血清白蛋白的浓度应该能够计算出"修正的"血清总钙浓度，以便更准确地预测具有生物活性的离子钙浓度，但最准确的方法是直接测量钙离子浓度。

高钙血症的治疗包括增加含钠液体的应用，以促进利尿和尿钙排泄。在可耐受的情况下，可应用生理盐水以 100～200ml/h 静脉注射。对于不能自主排尿或接受间歇导尿的患者，在进行静脉输液治疗时，建议留置导尿管。可以在补液完成后使用呋塞米加强钙的排泄，但必须在保证液体平衡的前提下，以避免负液体平衡。使用糖皮质激素、降钙素和（或）双膦酸盐（唑来膦酸 4～5mg 和帕米膦酸 60～90mg）可降低血清钙浓度 [173, 179, 180]。二代双膦酸盐治疗高钙血症的优点是快速可降低血清钙浓度，且通常只需单剂，无须长期静脉输液或口服药物。另一个有效抑制吸收的药物是狄诺塞麦，该药物对活动障碍的患者有效，并且是肾功能障碍患者避免使用双膦酸盐药物而进一步使肾功能恶化的首选药物 [181, 182]。

（二）急慢性脊髓损伤患者的骨丢失

运动完全性脊髓损伤的患者骨骼改变取决于其解剖位置和进展速度，以及其对规范抗再吸收治疗的耐药性。值得注意的是，这种与活动障碍相关的骨骼疾病在膝关节位置对双膦酸盐耐药。运动完全性 SCI 患者的骨密度（bone mineral density，BMD）最初可能以接近 1%/ 周的速度丢失 [183, 184]。骨干的骨丢失是隐匿的、渐进的骨内再吸收过程，并持续数年 [186]。因此，长骨 BMD 的丢失取决于骨骼位置（图 20-1）[184]。无肌肉瘫痪的活动障碍 [微重力（0.25%/ 周）或卧床休息（0.1%/ 周）] 或未服用抗再吸收药物的绝经后妇女 [（3%～5%）/ 年][186-188] 骨丢失率明显低于急性 / 亚急性 SCI 患者。运动完全性脊髓损伤后，骨丢失可能会因一些可预见的相关情况而加重。骨有丰富的感觉神经和交感神经支配，前者被认为具有骨合成代谢作用。因此，周围感觉神经功能是影响局部骨骼骨丢失速度和程度的主要因素 [189]。其他可能导致 SCI 患者骨丢失的可能原因包括：损伤程度、合成代谢因子 [如睾酮和（或）生长激素] 的抑制、局部骨环境的因素（如旁分泌受萎缩肌肉的影响）及受伤时的分解代谢因子 [即急性脊髓损伤时高剂量糖皮质激素的应用、全身和（或）局部产生的炎症介质 / 细胞因子]。

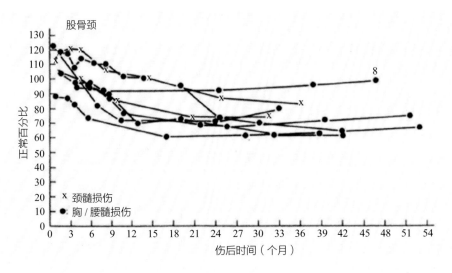

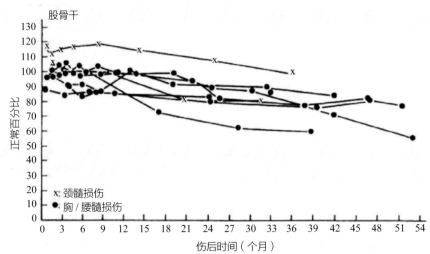

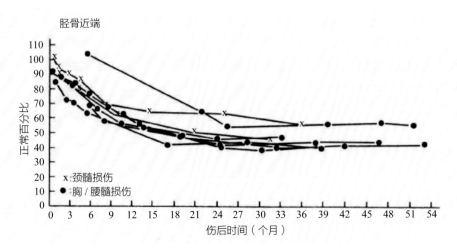

▲ 图 20-1 脊髓损伤后特定区域正常骨丢失随时间的百分比

运动完全性 SCI（病变：C$_7$～L$_1$）后股骨颈、股骨干、胫骨近端正常骨丢失的随时间（个月）的百分比。基线测定的中位 SCI 损伤持续时间为 43 天（范围：9～167 天），受试者随访的中位 SCI 损伤时间为 41 个月（范围：31～53 个月）。8 名受试者（6 名男性和 2 名女性）的 DXA 测量中位数值为 8（范围：3～13）。请注意，每个区域的正常骨矿物质含量的百分比取决于特定的骨、骨的一个区域和损伤的持续时间。DXA. 双能 X 线吸收测量法 [引自 Reproduced with permission from Biering-Sørensen F, Bohr HH, Schaadt OP, et al. Longitudinal study of bone mineral content in the lumbar spine, the forearm, and the lower extremities after spinal cord injury. *Eur J Clin Invest*. 1990;20(3):330-335. doi:10.1111/j.1365-2362.1990.tb01865.x]

一些研究者已经描述了股骨远端和胫骨近端明显的骨丢失，Cirnigliaro 等[190]对这一主题进行了综述。Dauty 等[191]对 31 例慢性 SCI（病程＞1 年）患者进行了横断面研究，这些患者股骨远端 BMD 平均降低 52%，胫骨近端 BMD 平均降低 70%；膝关节骨密度损失的幅度与其他几个研究者报道的结果相似[184, 185, 192, 193]。Eser 等利用外周定量 CT（peripheral quantitative CT，pQCT）对运动完全性脊髓损伤男性患者骨小梁和骨皮质隔室进行了横断面研究。在急性损伤后达到稳定状态时，股骨骨骺丢失 50%，胫骨骨骺丢失 60%。SCI 后 5～7 年内，骨干中皮质骨的骨内侵蚀速度约为 0.25mm/ 年，导致股骨和胫骨骨密度损失分别为 35% 和 25%[185]。Zehnder 等对 100 名受伤时间为 3 个月至 30 年的男性运动完全性截瘫患者的横断面研究显示，腿部的 Z 得分显著降低，随着时间的推移，股骨颈和胫骨远端骨丢失在受伤后 1～3 年呈指数级下降，而后趋于平稳，而胫骨远端骨干的 Z 得分逐渐下降，可持续 10 年以上[194]（图 20-2）。股骨远端和胫骨近端由于骨丢失及其解剖位置，在跌倒和转移过程中极有可能发生低能量骨折。

一项针对 SCI 患者同卵双生双胞胎的横断面研究证明，其中一人发生 SCI 后的几十年其局部 BMD 持续增加，这表明脊髓损伤患者整个生命周期中的净骨丢失率可能比非脊髓损伤人群更高（图 20-3）[195]。尽管对长骨的结构评估并没有在孪生兄弟中进行，但 Eser 等的研究表明 SCI 孪生兄弟中潜在的、持续的骨丢失可能是渐进的骨内骨吸收的结果。

几项横断面研究发现，脊柱在瘫痪后并没有出现骨质疏松，反而随着年龄的增长和（或）损伤时间的延长，脊柱出现了骨质增加[195-200]，但这些早期的报道受到了质疑[201-204]。标准的前后双能 X 线骨密度检测（dual-energy x-ray absorptiometry，DXA）不能区分椎体与其他钙化实体，如异位骨化（heterotopic ossification，HO）、椎体微骨折或脊髓损伤后常见的退行性改变。与退行性改变较少的 SCI 患者相比，有中度退行性关节疾病的 SCI 患者的骨密度 T 值显著升高[204]。因此，当需要评估椎体骨丢失时，侧位 DXA 检测或 CT 比标准的前后

位 DXA 检测更可靠[203, 204]。SCI 患者长期进行上半身活动，这可能增加椎体受力，因此，在进行负重训练时应警惕椎体压缩性骨折的可能，可进行椎体骨质检测后给予训练。

（三）脊髓损伤后骨折

脊髓损伤后骨质疏松症易导致损伤水平以下肢体的低能量骨折（图 20-4）[194, 205-209]；关于这个主题的讨论见第 26 章。关于 SCI 患者骨折的文献局限于相对较少的横断面报道，通常是回顾性研究。少数前瞻性队列研究收集了骨折的诱发条件和骨折骨的参数信息。骨折通常来源于下肢长骨的转移时扭转应力，主要来自轮椅或应力集中于膝关节时。从轮椅上摔下来和转移过程是最常见的导致骨折的原因[194, 206, 210]。Comarr 等描述了 1363 名 SCI 患者中的 119 例脆性骨折，其中 97 例（82%）发生在膝关节[211]。在合计超过 1010 个患者年的综合观察中，Zehnder 等报道了 98 例 SCI 患者中有 15 例出现了 39 处下肢脆性骨折，首次骨折的平均时间约为 9 年。在受伤后的第 1 年，骨折的发生率为 1%，而在 SCI 20 年后，这一比例稳步上升至 4.6%/ 年（图 20-4）[194]。Frotzler 等从医疗记录中发现，107 例 SCI 患者（86% 为运动完全性脊髓损伤患者）发生了 156 例下肢骨折，股骨骨折发生率最高（60.9%）；约 1/3 的患者有两处或两处以上的骨折[212]。一项研究对 7590 名慢性创伤性脊髓损伤的男性退伍军人的医疗记录进行了回顾，其中 140 例患者中有 155 处骨折；骨折主要为股骨骨折（52 例，33%）和胫骨 / 腓骨骨折（83 例，54%）；67 例骨折（43%）发生在轮椅活动时，41 例（22%）发生在轮椅转移时[210]。

脊髓损伤者下肢骨折的风险阈值尚未得到广泛的临床认可。如果通过骨密度测定可确定常见骨折部位的特异性阈值，这些信息将具有明显和直接的临床相关性。尽管试图在 SCI 人群中确定骨折风险的临界点存在困难，但仍有少数研究人员尝试这样做。在一项对 41 名 SCI 患者的研究中，其中有 14 人发生骨折，以每减少 0.1gm/cm² 的 BMD 或每减少一个单位的标准偏差（t 值）为标准，股骨颈骨折的风险分别增加了 2.2 倍和 2.8 倍[213]。然而，因为大多数 SCI 患者通常不会发生髋部骨折，髋部

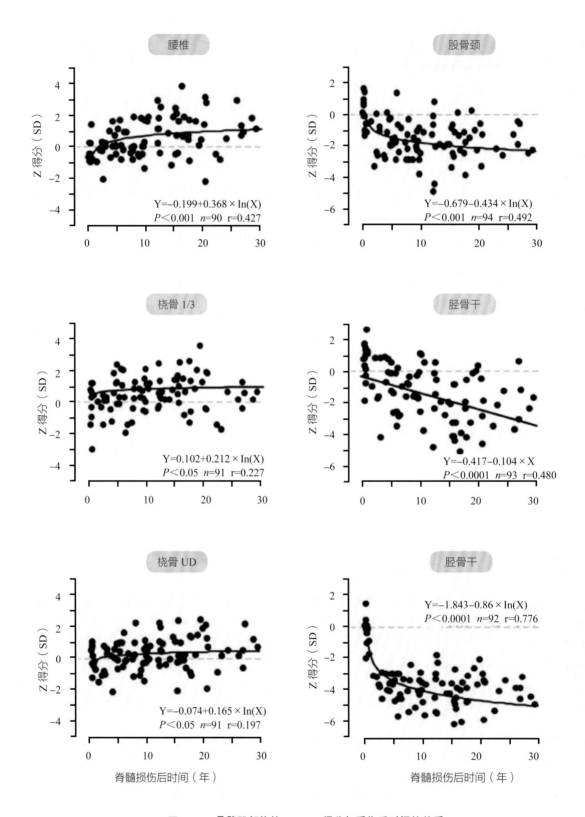

▲ 图 20-2 骨骼肌部位的 BMD Z 得分与受伤后时间的关系

脊髓损伤后不同骨骼部位的 BMD Z 得分（SD）随时间的变化。BMD. 骨密度；SD. 标准差 [引自 Reproduced with permission from Zehnder Y, Lüthi M, Michel D, et al. Long-term changes in bone metabolism, bone mineral density, quantitative ultra-sound parameters, and fracture incidence after spinal cord injury: a cross-sectional observational study in 100 paraplegic men. *Osteoporos Int.* 2004;15(3):180-189. doi:10.1007/s00198-003-1529-6]

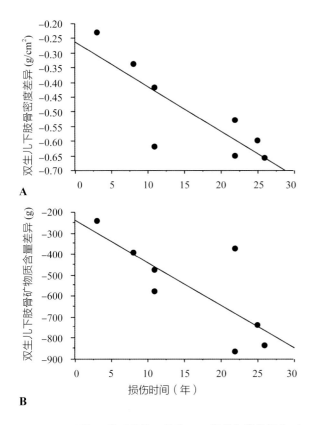

▲ 图 20-3　同卵双生双胞胎下肢的 IPD 评分与脊髓损伤时间的关系

下肢 IPD 线性回归分析 BMD（r^2=0.70，$P<0.01$；A）和 BMC（r^2=0.60，$P<0.05$；B）。BMC. 骨矿物质含量；BMD. 骨密度；IPD. 双生儿之间差异；SCI. 脊髓损伤 [引自 Reproduced with permission from Bauman WA, Spungen AM, Wang J, et al. Continuous loss of bone during chronic immobilization: a monozygotic twin study. *Osteoporos Int*.1999;10(2):123-1277. doi:10.1007/s001980050206]

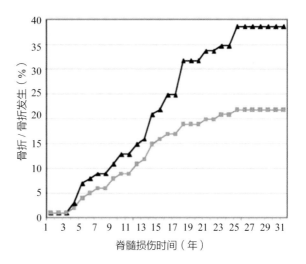

▲ 图 20-4　脊髓损伤患者骨折率和骨折发生率

98 例截瘫患者脊髓损伤 0～30 年后（总计 1.010 个 - 患者年数）的累计骨折率（三角形）和骨折发生率（长方形）[引自 Reproduced with permission from Zehnder Y, Lüthi M, Michel D, et al. Long-term changes in bone metabolism, bone mineral density, quantita-tive ultrasound parameters, and fracture incidence after spinal cord injury: a cross-sectional observational study in 100 paraplegic men. *Osteoporos Int*. 2004;15(3):180–189. doi:10.1007/s00198-003-1529-6]

和下肢其他骨骼 BMD 的关系尚未报道，因此以髋部 BMD 来预测下肢远端骨骼的 BMD 是否可行尚无定论。通过骨小梁区域的 pQCT 评估，低骨密度值与骨折风险增加有关。在 99 例 SCI 患者中，有 21 例发生了股骨或胫骨骨折，其中股骨和胫骨远端骨小梁骨密度值分别为非残障参照组平均值的 46% 和 29%[214]。然而，pQCT 仍然是一种主要用于研究的工具，并不常规用于临床。Garland 和他的同事在几项研究中提到了膝关节骨折的阈值。在近期有下肢骨折病史的患者中，膝关节骨折的断点骨密度值约 0.60g/cm² （股骨远端和胫骨近端平均值）[215]。其后续研究表明，膝关节骨折阈值为 0.5279g/cm²（95%CI 0.482～0.5755g/cm²），与其早

期研究结果相近[216]；采用非残疾人群骨折临界值的方法进行分析时，骨折阈值为 0.78g/cm²，骨折断点骨密度值为 0.49g/cm²[217]。

膝关节的骨密度、髋部的 Z 得分或 T 值可作为预测 SCI 患者骨折风险的参考因素。骨折的危险因素包括运动完全性脊髓损伤、较低水平的损伤（其活动能力强于较高水平的损伤患者）、长期受伤（≥ 10 年）、低 BMI（<19kg/m²）、受伤时年龄（<16 岁）、脆性骨折家族史、女性性别、过量饮酒（＞ 5 份 / 天）和应用抗惊厥或苯二氮䓬类药物[194, 206, 209, 216, 218-222]。据报道，血浆脂联素是 SCI 患者骨骼健康的一个标志。通过有限元分析发现，脂肪因子与轴向刚度和最大载荷之间呈反比关系。骨折患者的血清脂联素水平较高，他们的股骨远端硬度较低，最大轴向负荷较低[223, 224]。

SCI 患者的局部骨折可能不伴有疼痛，可能会出现骨折部位明显肿胀、发热、肌肉痉挛加剧、自主神经过反射（新发或更频繁发生）。与下肢骨折相关的并发症包括关节僵硬、关节活动范围（reduced range of motion，ROM）缩小、皮肤破损、疼痛和

痉挛加重[225]，这取决于感觉运动保留的程度（骨折的处理见第 26 章）。

慢性 SCI 患者下肢负重时存在长骨骨折风险，因此参与机器人步行和其他先进的康复训练时需要足够的骨骼健康，允许患者维持直立的姿势和步态。除了在灵活性和独立性方面的明显改善外，脊髓损伤患者的医疗和生活质量也是恢复活动功能的强大动因。如前所述，脊髓损伤患者发生心血管疾病的风险增加，其原因有很多，在很大程度上是由于瘫痪引起的活动水平的急剧下降造成的及伴随的身体软组织成分的变化。在瘫痪的情况下，胃肠道系统的运动能力降低，导致排便困难和便秘，也可能有大便失禁风险。不能站立和行走的患者体位性低血压的严重程度和频率也可能增加。可使用辅助外骨骼设备行走的标准包括：①可适应该设备的身体条件（如身高和体重方面的考虑）；②髋、膝和足部 ROM 正常（无或很少的关节挛缩和 HO）；③无或很少的下肢痉挛；④总体健康情况（如没有心脏病、肺病、难以纠正的体位性低血压等禁忌证）；⑤下肢骨骼有足够的力量，可以安全移动。目前还没有明确的骨骼健康临床指南。在没有临床指南的情况下，退伍军人事务部合作研究"脊髓损伤患者外骨骼辅助行走对生活质量的影响"应用以下排除标准，以确保足够的骨骼健康：①髋、膝或足部脆性骨折；②过去的 2 年里下肢出现非脆性骨折；③膝关节 BMD 低于 $0.6gm/cm^2$；④全髋关节 T 值＜3.5 分。

（四）脊髓损伤后的骨代谢

SCI 后骨骼的突然不负重会导致骨转换增加，伴随破骨细胞和成骨细胞数量和功能的增加[226]。在受伤后的几个月里，成骨细胞和破骨细胞功能的正常关系被打破，伴有成骨细胞骨形成的严重抑制和小梁表面骨吸收的显著增加[227]。急性脊髓损伤后，在人髂骨骨髓培养中发现破骨细胞数量增加，高钙尿和骨吸收标志物的普遍升高[227-231]。长期 SCI 患者的骨周转率可能显著降低。

（五）维生素 D 和钙

由于急性脊髓损伤后骨的快速吸收，血清钙离子水平不断升高，同时钙排泄增加[176]。当血清钙离子水平升高时，可相应抑制循环中的甲状旁腺激素水平。除了由于骨溶解而增加了钙的滤过负荷外，由于 PTH 的低水平导致了肾小管对钙的吸收的减少，进而影响尿钙量。硬化蛋白，是一种已知的、骨细胞中 WNT/β- 连环蛋白信号的有效抑制剂，被血清 PTH 抑制。因此，钙离子浓度升高抑制 PTH，后者在循环血液中大大减少，从而无法抑制硬化蛋白水平的上升[232, 233]。

患有慢性疾病的人被认为更容易持续维生素 D 缺乏。生活方式改变、入住疗养机构导致的日照减少，以及药物治疗（如抗惊厥药和增加肾脏对维生素 D 清除率的精神药物）是造成维生素 D 缺乏的原因[234, 235]。SCI 后早期，医疗保健提供者经常建议 SCI 患者避免食用乳制品，因为他们错误地认为，由于骨吸收的猖獗，会进一步增加高钙血症水平，从而导致高钙尿。尽管在 SCI 后的最初一年中，肾钙结石的风险增加，但限制钙的摄入并不能降低肾结石的风险，因为无论饮食中钙的摄入量如何，在没有 PTH 的情况下，肠道对钙的吸收明显受到抑制[176]。即使从受伤的亚急性期过渡到慢性期，SCI 患者可能会继续被鼓励避免奶制品[174, 176]，这导致了 SCI 患者钙摄入量低于一般人群[236]。

过去，SCI 人群中维生素 D 缺乏症的患病率高于普通人群[237, 238]。在 20 世纪 90 年代早期，约 1/3 的 SCI 退伍军人被证明缺乏维生素 D[25(OH)D＜16ng/ml][239]。在另一份针对慢性 SCI 受试者的报道中，在冬季，96% 的人被定义为维生素 D 不足（＜32ng/ml），54% 的人被定义为绝对缺乏 [25(OH)D＜13ng/ml][238]；即使在夏季，81% 的 SCI 受试者的 25(OH)D 水平被定义为不足 [25(OH)D＜32ng/ml]。在一项回顾性研究中，100 名住院康复的急性 SCI 患者中，相对或绝对 25(OH)D 缺乏症的患病率为 93%，平均水平为（16.3±7.7）ng/ml[239]。然而，随着对维生素 D 缺乏症的临床认识的增强和适当的补充，SCI 患者维生素 D 缺乏症的患病率可能已经下降到与非残疾人群相当的水平。

当使用抗再吸收药物（如双膦酸盐或狄诺塞麦）治疗骨丢失时，如果 25(OH)D 水平不足以在药物强烈抑制骨吸收的情况下提供足够的钙的肠道吸收，低钙血症可能会迅速发展。因此，在开始抗再吸收治疗之前，应确定维生素 D 水平。如果发现维生素 D 水平较低，应在开始抗再吸收治疗之前进行适当的替代治疗。

补充维生素 D 的剂量应该是有效的，以恢复 SCI 患者维生素 D 水平到一个适当的阈值以上。关于维生素 D 浓度的最佳下限存在争议。美国医学研究所针对北美普通人群推荐维持维生素 D 水平为 > 20ng/ml[240]；由于目前尚无令人信服的证据说明 25(OH)D 应 > 30ng/ml，25(OH)D 水平 > 20ng/ml 可能是对于大多数健康的健全成年人更合适的目标值，这样的目标水平将会减少潜在的维生素 D 相关的不良事件的风险，如肠道钙吸收增加导致的肾结石，特别是那些肠道钙吸收过剩的人群（如钙高吸收者）。内分泌学会推荐 25(OH)D 替代治疗的目标值为 30ng/ml 以上，因为更高的数值与骨密度增加和抗骨折药物疗效的增加相关。支持维生素 D 值 > 30ng/ml 的其他考虑因素是维生素 D 测定的变异性，及 25(OH)D 值稍高（ < 50ng/ml）时的相对无毒性[241]。25(OH)D > 30ng/ml 的临界值也可以优化 GI 对钙的吸收[242]。SCI 患者可发生严重的局部骨质疏松，高维生素 D 截断值可以改善肠道钙吸收，保持血清钙水平在骨丢失最小的范围内，进而防止继发性甲状旁腺功能亢进和骨转换增加造成的骨丢失。对于维生素 D 缺乏的 SCI 患者，应用胆钙化醇（维生素 D_3）2000U/d，持续 3 个月后，维生素 D 的平均水平高于正常范围的下限 [25(OH)D > 30ng/ml]，并在 85% 的受试者[243]中上升到正常范围。

（六）预防或减少骨丢失的药物治疗

双膦酸盐类药物对与骨质疏松症相关的其他几种疾病有效，因此认为其对 SCI 患者有益。双膦酸盐对骨有很强的亲和力，抑制破骨细胞骨吸收。这些强效的氨基膦酸盐，如阿仑膦酸盐（福善美）或唑来膦酸盐（唑来膦酸）可以抑制法尼焦磷酸合成酶。法尼焦磷酸合成酶是一种干扰破骨细胞皱折边缘鸟苷三磷酸酶（GTPases）异戊二烯化的酶，其作用是防止破骨细胞附着于骨表面。通过这个过程，双膦酸盐可以阻止骨吸收，并启动破骨细胞的凋亡[244]。这类药物的抗再吸收作用可能还

通过阻断破骨细胞自噬来实现[245]。根据双膦酸盐在运动完全性 SCI 患者中的实验结果，这类药物对那些不能承受体重或不能行走的人的疗效尚存在问题[246, 247]。

废用导致的骨质疏松症临床前模型研究显示，使用双膦酸盐并不能预防骨丢失或维持皮质骨强度[248, 249]。2 项纳入患者较少的病例系列报道显示，双膦酸盐在可承受体重和行走的运动不完全性脊髓损伤患者的治疗中具有优势[250, 251]。许多双膦酸盐对急性脊髓损伤患者 BMD 影响的研究纳入的患者神经损伤程度不同，因此，他们的行走能力也不同[252-254]。如果一项研究的实验设计和数据分析没有考虑到运动损伤的程度和功能能力，这篇文献对治疗干预的有效性的解释可能不够有说服力。先前研究的另一个关注点是在急性脊髓损伤后使用高剂量的糖皮质激素以维持神经功能[254]。糖皮质激素对骨骼有明显的不良影响，如果在研究设计中不加以控制，可能会混淆对研究结果的解释。

在一项前瞻性、双盲、随机、安慰剂对照的临床试验中，Gilchrist 等对 31 例急性脊髓损伤（伤后 10 天内）患者使用阿仑膦酸盐（福善美）对 BMD 的影响进行了研究，这些患者的损伤程度范围广泛（AIS A～D 级）；在开始治疗后的 18 个月，患者下肢、全髋关节及其局部和股骨干的 BMD 值均无明显下降[252]。Shapiro 等对急性运动完全性脊髓损伤患者给予唑来膦酸治疗，其髋部的骨完整性保持了 6 个月。治疗 12 个月后，股骨颈 BMD 和骨稳定性开始下降，但在股骨转子间和骨干部位仍有保护效果[255]。在 Bubbear 等的另一项研究中，唑来膦酸用于不同程度损伤的急性脊髓损伤患者，在损伤后 12 个月内，该药物对全髋、股骨转子和腰椎均有良好的疗效[253]。Schnitzer 等随机选取了 17 例患者中的 12 例，这些患者包括完全性和不完全性 SCI 患者（AIS A 级、B 级、C 级），受伤时间 < 12 周，最初被登记为使用唑来膦酸或安慰剂治疗；6 个月时，全髋关节和股骨颈的 BMD 得到了适度的保留，但膝关节的治疗效果不明显[256]。除了 Schnitzer 等的报道[256]，其他研究[252, 253, 255]没有报道膝关节骨密度，膝关节及远端下肢也是骨折的好发部位。Bauman 等测定了急性 SCI 后 12 个月持续给予帕米

膦酸盐对全腿和膝关节骨密度的影响，结果显示停药后 1 年和 2 年对骨没有影响[246]。Bauman 等报道称，唑来膦酸可在急性脊髓损伤后 6 个月和 12 个月保存髋部 BMD；相比之下，唑来膦酸治疗后，膝关节骨密度与安慰剂治疗无显著差异[247]。值得注意的是，以前的研究报道了双膦酸盐在脊髓损伤患者中的应用，但并没有涉及这些药物对骨折发生率的影响。因此，迄今为止使用双膦酸盐进行的治疗干预是不够的，不充分的，甚至可能说明在急性 SCI 患者中不应使用此类药物[257]。在一项前瞻性、随机、开放研究中，Zehnder 等对 65 名运动完全性 SCI 患者进行了 24 个月的使用或不使用阿仑膦酸盐药物治疗，这些患者的受伤时间为 0.1～29.5 年（两组的平均受伤时间均为 10 年；两组都补充钙，若维生素 D 缺乏，则给予补充）；24 个月时，药物组全髋关节、胫骨远端及骨干的 BMD 较对照组保存较好[258]。然而，由于早期的研究没有将急性和亚急性 SCI 受试者分组报道，因此较难解释阿仑膦酸钠的效果，可能是其在受伤后早期迅速抑制了骨吸收。尽管慢性 SCI 患者存在更严重的骨丢失和较高的下肢骨折风险，因此其临床治疗愿望强烈，但没有研究直接指出双膦酸盐治疗慢性 SCI 患者的疗效。此外，人们还认识到，慢性 SCI 损伤患者的病理生理学并不是骨吸收的增加，而是骨形成和吸收的显著减少。因此，我们可以预见，抗再吸收剂在低骨转换率的状态下效果有限，特别是骨基质已经遭到明显破坏的情况下。

核因子的细胞因子受体激活因子 κB 配体（receptor activator of nuclear factor κB ligand，RANKL），是肿瘤坏死因子（tumor necrosis factor，TNF）的成员，对破骨细胞的形成、活性和生存能力至关重要。RANKL 是骨吸收的有效诱导物，主要是在骨重塑的刺激下由骨细胞产生[259]，结合并激活其细胞受体，受体激活核因子 κB（receptor activator of nuclear factor κB，RANK）。骨保护素（osteoprotegerin，OPG）是 TNF 受体家族成员，与 RANKL 结合并阻止其同源受体 RANK 的激活，从而作为"诱饵"受体下调破骨细胞的分化和活性。在瘫痪、肢体固定、长时间卧床休息患者中，可观察到破骨细胞与成骨细胞的解耦联，即初始阶段的

骨吸收加速，之后在较长时间内骨形成减少，这与大量骨丢失相关[260, 261]。通过干预 OPG/RANKL 系统来增加 OPG 或减少 RANKL，或两者同时进行，已被证明在几种临床前废用模型（如航天飞行、尾悬吊和坐骨神经损伤）中对皮质骨量的保存非常有效[262]。在急性 SCI 模型的临床前研究中，体外细胞培养发现 RANKL 表达数倍增加，OPG/RANKL 比值下降；RANKL 表达的这些不利变化与破骨细胞分化标志物表达的增加和 WNT 信号通路标志物表达的抑制相关，标志着骨吸收的增加和骨形成的抑制[263]。在啮齿动物模型中观察到急性脊髓损伤后 RANKL 的过度表达，这使我们很容易假设 RANKL 拮抗作用可能在人类临床试验中也有效，因为它直接抑制破骨细胞的功能。与破骨细胞增多相反，成骨细胞分化标记物在急性 SCI[263] 后不久被发现严重抑制。因此，临床医生在急性脊髓损伤后面临的双重挑战是减少破骨活性和增加成骨功能以保持骨完整性。

狄诺塞麦（Prolia）是一种对 RANKL 具有高亲和力和特异性的人单克隆 IgG 抗体，能拮抗其结合和激活 RANK 的能力。这种治疗骨质疏松症的新型免疫药理学方法已经获得了 FDA 的批准，并已投入商业使用。双膦酸盐和狄诺塞麦均能抑制破骨细胞的生长，但其作用机制存在明显差异。狄诺塞麦对骨重建的作用似乎比双膦酸盐更强，这一点可以通过其增加骨密度和降低骨转换率的效果得到证明[264, 265]。与双膦酸盐相比，狄诺塞麦治疗绝经后骨质疏松症可显著降低骨质表面的侵蚀。

23 例 SCI 患者（损伤时间：88 天 ±39 天）的平均血清 RANKL 水平升高，并在观察 6 个月后进一步升高；6 个月时 RANKL 水平与全髋 BMD 下降呈负相关；平均 OPG 水平与对照的基线平均值没有显著差异，但 SCI 患者 6 个月时的 OPG 水平下降[266]。值得注意的是，与 RANKL 水平较高的患者相比，在狄诺塞麦给药 6 个月后未检测到 RANKL 水平的患者的骨转换率和髋部 BMD 均有较大下降[266]。狄诺塞麦给药后血清 PTH 水平的净增长与 RANKL 水平间接相关，与 OPG/RANKL 比值的变化直接相关[266]，证实了 RANKL 值较低、OPG/RANKL 比值较高时骨吸收受到抑制。一项 14 名平

均受伤时间（15±4）个月（8～21 个月）的 SCI 患者的前瞻性观察研究显示，狄诺塞麦治疗 12 个月后全髋（2.4%±3.4%）和股骨颈（3.0%±3.6%）BMD 显著增加（若不进行治疗，可以预期髋部 BMD 会比基线值有所下降）[267]。狄诺塞麦对膝关节骨密度的影响未见报道。从骨吸收和骨形成循环生化标志物的减少可以推断，使用狄诺塞麦治疗期间骨转换率明显降低[267]。由于急性脊髓损伤后不久就会发生强力的破骨 / 骨吸收，因此可能需要一种比双膦酸盐更有效的药物来保持骨量，如狄诺塞麦。应用该药物的临床试验有望证明该药物对预防脊髓损伤后 1～2 年内骨丢失的有效性。

特立帕肽（Forteo）、重组 PTH 1–34 和阿巴洛肽（Tymlos）——一种 PTH 相关蛋白（PTH-related protein，PTHrP），是目前市场上仅有的具有骨合成潜力（即刺激成骨细胞活性的能力）的药物。如前所述，急性脊髓损伤后，与骨吸收相关的钙离子水平升高可抑制血清 PTH 水平，从而无法对抗硬化蛋白水平的升高[176, 232]。一项临床前研究显示，小鼠脊髓完全横断后给予 PTH 治疗，骨小梁体积可保留 78%（赋形剂治疗的 SCI 动物骨体积减少了 49%），小梁的连通性增加超过 300%，股骨皮质骨损失在基线值 5% 以内，（赋形剂治疗的 SCI 动物皮质骨减少了 15%），并能够防止皮质骨多孔化。使用赋形剂治疗的动物骨细胞明显减少，而 PTH 治疗的动物保留了成骨细胞和破骨细胞的数量，并增加了骨形成率[268]。在绝经后骨质疏松症的治疗中，阿巴洛肽对骨密度的提高作用优于甲状旁腺激素。这两种药物在作用上的差异对于四肢骨骼尤为明显[269]。与特立帕肽类似，使用阿巴洛肽可以减少椎体骨折，但是使用阿巴洛肽也可以减少非椎体骨折，这是使用特立帕肽没有观察到的疗效[270]。特立帕肽在预防急性脊髓损伤后骨丢失或修复慢性损伤后骨质流失方面的功效，在临床试验中尚未得到充分的证实。一项初步研究试图对 12 名长期受伤的非步行受试者（受伤持续时间为 3～21 年，即严重骨质流失已经发生后）服用特立帕肽和机械刺激（如机器人辅助步态训练）进行评估。由于缺乏对照组、样本量小、治疗时间短（11 名受试者接受了 6 个月的 PTH，7 名受试者接受了 12 个月

的 PTH Rx），这项工作受到了严重限制。在 3 个月时，膝关节小梁厚度明显增加，但这一良好结果在 6 个月和 12 个月时未得到证实[271]。特立帕肽增加了骨转换，因此具有激活成骨细胞和破骨细胞的双重作用。由于在非残疾人群中，经过约 2 年的治疗后，骨质的净累积量会丢失，因此有学者建议暂停或中断使用特立帕肽或阿巴洛肽的治疗。在急性脊髓损伤的临床试验中使用 PTH 或阿巴洛肽或其类似物，如果不能充分阻止破骨细胞活性和骨快速溶解，则可能会加重高钙血症和高钙尿症。值得注意的是，与特立帕肽相比，阿巴洛肽可能不太倾向于提高血清钙浓度，因为 PTHrP 可能只会造成成骨细胞 cAMP 生成的短暂刺激，这可能导致成骨细胞衍生的 RANKL 表达降低，从而减少对骨吸收的刺激[272]。不管使用哪种药物，都强烈建议密切监测血清钙水平。由于 PTH 和 PTHrP 类似物是代谢合成的，因此在脊髓损伤时间较长的患者中具有骨修复的潜力。如果骨骼结构仍然相对完整，允许新骨与现有的基质相适应，这些药物应该更有效。

硬化蛋白是一种半胱氨酸结蛋白，是经典 Wnt 信号通路的抑制剂之一，最近被证明是骨细胞的重要调控因子，在失用性骨质疏松症的发病机制中起着重要作用[273, 274]。在一项对绝经后骨质疏松症患者进行的 II 期试验中，每月使用单克隆抗硬化蛋白抗体进行治疗，结果显示该制剂比阿仑膦酸盐或特立帕肽更能增加全髋和股骨颈的 BMD[275]。在大鼠脊髓中度挫伤时用硬化蛋白抗体治疗并持续 3 周，可防止由于保留小梁数量、厚度和间距而增加的骨形成率进而导致的局部骨丢失；阻止了股骨干皮质骨强度的减弱[276]。大鼠脊髓横断后 7 天给予硬化蛋白抗体 7 周可阻止 SCI 导致的股骨和胫骨 BMD 减少，但这种合成骨骼效应主要是由于骨小梁结构增厚，伴有骨小梁数量的轻微增加和连接减少，表明瘫痪后延迟治疗导致的骨小梁结构的丧失，经药物治疗后未被逆转（图 20–5）。值得注意的是，在体外培养的骨髓干细胞中，硬化蛋白抗体可显著减少急性 SCI 后观察到的骨细胞形态和结构的异常，减少破骨细胞的产生，增加成骨细胞的数量[277]。值得注意的是，敲除硬化蛋白的 SCI 横断小鼠模型

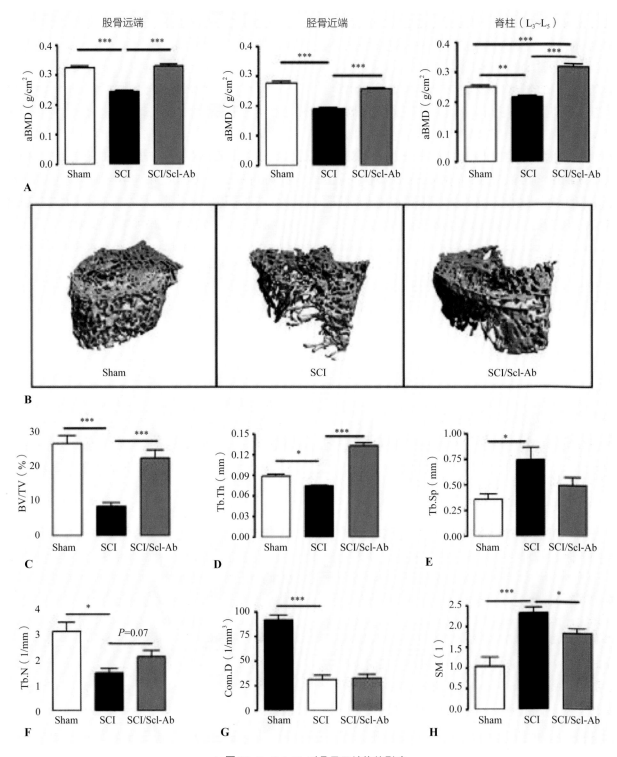

▲ 图 20-5 Scl-Ab 对骨量及结构的影响

A. 通过对 DXA 扫描获得的图像进行区域分析确定的指定部位的 aBMD；每组 *n*=9～13。B 至 H. 通过 μCT 确定远端股骨的骨小梁结构以评估 Scl-Ab 效果。B. 典型的骨小梁微结构三维图像。C 至 H. 测量如下：骨小梁体积 / 总体积（BV/TV，%）（C）；骨小梁厚度（Tb. Th,μm）（D）；骨小梁间隔（Tb.Sp,μm）（E）；骨小梁数目（Tb.N, mm^{-1}）（F）；Conn.D（mm^{-3}）（G）；SMI（0～3,0= 板状，3= 棒状）（H）。数据用均数 ±SE 表示。*N*=6～7

*.*P*<0.05；**.*P*<0.01；***.*P*<0.001

3D. 三维；aBMD. 区域 BMD；BMD. 骨密度；Conn.D. 连接密度；DXA. 双能 X 线骨密度仪；SCI. 脊髓损伤；Scl-Ab. 硬化蛋白抗体；SE. 标准误差；SMI. 结构模型指数（引自 Reproduced with permission from Qin W, Li X, Peng Y, et al., Sclerostin antibody preserves the morphology and structure of osteocytes and blocks the severe skeletal deterioration after motor-complete spinal cord injury in rats. *J Bone Miner Res*. 2015;30:1994–2004. doi:10.1002/jbmr.2549）

对骨丢失具有抵抗性，可见所有选定区域的骨小梁厚度、数量和连接性的增加，即 BMD 升高[278]。完成啮齿动物脊髓横断模型 8 周后，给予抗硬化蛋白抗体治疗 12 周，股骨远端和胫骨近端的 BMD 得到恢复，但其变化是由于小梁厚度的增加与连通性的减少[279]。因此，使用抗硬化蛋白抗体可能是一种非常有效的合成代谢和抗分解代谢（如降低破骨活性）的治疗方法，以防止急性脊髓损伤后的骨丢失。硬化蛋白拮抗也可能逆转慢性脊髓损伤后的骨丢失，但只有在小梁结构丢失前开始治疗才有效。

（七）机械载荷和电磁场对骨的影响

骨骼需要机械载荷来维持骨骼健康。骨细胞可感知和响应机械应力和张力，诱导由破骨细胞和成骨细胞介导的协调的局部反应[274, 280]。因此，骨重塑是由骨细胞整合骨骼应力的强度和频率，以应对环境变化。Biering-Sørensen 等的文章对急性损伤后骨保护或逆转慢性损伤后骨丢失的各种机械干预的多样性和有效性做了全面的讨论[281]。经历过太空飞行微重力的宇航员通常（但不一定）会有明显的骨丢失，直到他们回到地球上正常重力环境一年后，骨丢失才通常会有一个显著的逆转[282]。更好地理解微重力及返回地球对骨骼的病理生理影响，可能使我们能够更有效地建模，以给予脊髓损伤患者的局部骨骼充分载荷，从而保持骨骼的完整性。

SCI 后，骨骼的静态机械载荷并不能有效地防止骨质的快速丢失[283, 284]。进行部分负重的跑步机训练，在减少急性脊髓损伤后的骨丢失或增加慢性瘫痪患者的骨量方面也是无效的[285, 286]。电刺激（electrical stimulation，ES）通过表面电极引起周期性肌肉收缩已被一些研究者证明对急性或慢性脊髓损伤患者的骨量有益。对 3 例运动完全性脊髓损伤男性（受伤时间 4.2～6.2 年）进行比目鱼肌的等长收缩训练 4～6 年后可看到部分骨小梁沿胫骨后缘的保存，经过训练的下肢平均 BMD 比未经训练的下肢高 28%[284]。在亚急性脊髓损伤患者中，将 ES 与站立结合可能比单独使用 ES 对髋部和膝关节的 BMD 有更大的益处，单独站立不能有效地保留局部骨骼的 BMD[287]。

ES 在增加骨量方面对长期瘫痪的患者效果较差，这可能是由于慢性脊髓损伤患者的骨小梁结构明显丧失所致[288]。然而，那些进行踏车或膝关节伸展抗阻力训练的慢性脊髓损伤患者的 ES 训练中，显示出了一定的骨骼净增值[289-290]。因此，如果对急性脊髓损伤患者进行定期的 ES 训练，可以显著减少局部的骨丢失；如果对慢性脊髓损伤患者进行 ES 训练，也可以有效地减少负重骨的骨丢失，但效果会降低。当 ES 训练的频率降低或终止时，其对骨骼的作用会迅速消失，而且进行 ES 训练比较消耗人力，所以将 ES 作为改善骨骼健康的常规临床方法比较困难。因此，ES 方法尚不能将足够的骨骼负荷更全面地传递到下肢，并未被临床康复计划所接受和纳入，故目前只被少数患者采用，而且主要是作为一种实验模式。

对于无法进行下肢负重运动活动的人，如果存在有效的被动形式或机械干预，就很容易被接受。高强度振动（3～5g）对虚弱的或已存在显著骨丢失的患者不是一个适当的干预措施，因为其增加了骨折的风险。低强度（＜1g）、高频振动已被发现可减少因脊柱侧凸而导致的骨质疏松症（32～37Hz）患儿、能够独立站立但行走能力有限的残疾儿童（90Hz）和绝经后妇女（30Hz）[291-293] 的骨丢失。一项对运动不完全性脊髓损伤啮齿动物模型的临床前研究报道了有关低强度振动（low-intensity vibration，LIV）疗效的一些问题。对中胸段脊髓中度挫伤后 28 天的动物给予每天 2 次，每次 15min 的 LIV（共 35 天），结果显示 LIV 未能增加骨密度或骨小梁体积，这可能是由于在这个啮齿动物模型中，胫骨远端和股骨近端骨丢失的程度仅为 5%，其效果可能低于检测阈值[294]。然而，LIV 可增加血清骨钙素，而 SCI 导致的骨髓前体细胞破骨细胞潜能的倍增降低了 70%。LIV 还对成骨细胞中的基因表达产生了有利的改变，完全逆转了 SCI 导致的 SOST（如编码硬化蛋白的基因）表达的双重升高[294]。在脊髓损伤患者中，LIV 可以在仰卧位传递到下肢，且振动应力的传递随着直立姿势而增加[295]。LIV 在预防急性/亚急性脊髓损伤患者骨丢失或逆转慢性脊髓损伤患者骨丢失方面的疗效尚未得到充分的检验。一项对 9 例损伤时间＞2 年的运动完全性 SCI 患者的初步研究，给予患者超过 6 个月，每周 5d，每天 20min 的 LIV（Hz=0.3g，34Hz 垂直的正弦运动 50μm），结果显示 LIV 对骨密度和骨小梁结构没有影响[296]。尽管 LIV 仍然是改善脊髓损伤患者骨骼健康的一个选择，但还需要进行更多的临床前研究和可应用于临床的证据，包括确定 LIV 的最佳频率、强度和持续时间。

在组织培养和软骨内成骨的动物模型，电磁刺激在调节人间充质干细胞成骨、改变细胞因子分布以改善失用性骨质疏松症、促进骨形成和修复、调节蛋白多糖和胶原合成、增加骨形成等方面具有显著的作用[297-300]。脉冲电磁场在受伤至少 2 年的受试者的单侧膝关节应用导致双下肢一系列的变化：3 个月后刺激侧膝关节 BMD 短时间增加，对侧膝关节 BMD 下降；6 个月时 BMD 回到基线水平；12 个月时则双膝 BMD 下降，靠近刺激的部位发生的变化较大。这个临床实验模型的发现提示了脉冲电磁场刺激对局部和全身的骨骼 BMD 均有影响[301]。电磁场对骨骼的刺激有望作为一种临床干预方式，但迄今为止的研究表明，其作用的方向和幅度是可变的，尚无法预测。

（八）药物物理综合治疗

物理和药物联合干预以防止急性脊髓损伤后的骨丢失似乎是一种合理的治疗策略，因为单独使用这两种方法都没有获得临床可见的 BMD 升高。由于在损伤后立即引入机械干预的困难，药物干预可能是一种实用的早期治疗选择。通过药理学方法拮抗 RANKL，抑制破骨细胞的功能和活性，可能是急性损伤后有效保护局部骨完整性的直接方法。在急性 / 亚急性 SCI 后，男性经常出现相对或绝对的睾丸激素缺乏，而雄激素的缺乏可能会加速骨丢失，这在接受雄激素阻断治疗的男性患者中得到了证实[302]。Yarrow 等的临床前研究表明，急性 SCI 时大剂量睾酮治疗可预防后肢骨质丢失，保留松质骨结构[303]。因此，激素替代疗法可能被认为是其他药物干预的辅助手段[304]。虽然不经常使用，但在急性 SCI 时仍偶尔使用大剂量甲泼尼龙[254]，并可能加剧因制动而导致的骨丢失。临床前和临床研究表明，睾酮可减弱糖皮质激素对肌肉骨骼系统的分解代谢作用[305-307]。

联合使用物理干预与至少一种药物治疗对减少急性损伤后骨质流失可能有更好的效果。给予移动时可承重的 SCI 患者双膦酸盐和物理干预，可防止硬化蛋白从骨细胞的释放[232, 308, 309]。在脊髓损伤发生后，负重突然从骨骼中移除，一种实用的、经济有效的损伤后不久的物理干预可能会保留骨量。因此，采用机械干预联合同化剂（如特立帕肽，一种 PTH 类似物，或抗硬化蛋白抗体）或一种有效的抗再吸收剂（如狄诺塞麦）的临床治疗方法可能比单独应用这两种药物更有效。然而，在针对 SCI 人群的研究中几乎没有关于物理干预和药物治疗联合作用的报道。因此，需要进行研究以确定联合使用物理干预和骨作用药物以减少骨密度下降和骨折风险是否存在的协同作用。

（九）新兴疗法

目前对于骨病理生理学的最新认识及预防或治疗骨丢失的新药物研究，为 SCI 患者的治疗带来了希望。新的 PTH 或 PTHrP 类似物已经被开发出来，并即将研究其合成代谢的作用。骨形成蛋白（bone morphogenic protein，BMP）是转化生长因子 -β 超家族成员，其抑制剂可能具有在脊髓损伤后保护局部骨骼的作用。在小鼠研究中，一种可溶性 mBMPR1-mFc 融合蛋白与 BMP2 和 BMP4 结合以防止 BMP 信号传导，该蛋白增加了 BMD、骨皮质厚度、骨小梁厚度和数量，并增加早期成骨细胞数量和骨形成率以减少骨小梁的分离[310]。雄激素（如大剂量睾酮或合成代谢类固醇）已被证明可减少 SCI 动物模型中的骨丢失[303, 311]。因此，合成的雄激素对肌肉和骨骼具有合成代谢活性，但对前列腺没有作用，需要进行急性损伤后有效性和安全性的研究。在一项临床前研究中，急性 SCI 患者联合服用睾酮和非那雄胺（Ⅱ型 5α 还原酶抑制药），结果显示其通过不合并前列腺肿大的抗再吸收作用，可预防骨小梁的丢失，但对皮质骨无明显作用[312]。除了给予肌肉和骨骼物理作用外，人们还逐渐意识到旁分泌和自分泌对肌肉的作用可能也参与了骨代谢。SCI 导致损伤水平以下的肌肉迅速萎缩，肌肉释放的因子可能在局部影响骨骼健康，但作用机制仍不清楚。肌肉生长抑制素是肌肉释放的一种肌动蛋白，它抑制肌肉生长，但在培养的骨细胞中，也被证明可以促进 Wnt 信号通路抑制剂和 RANKL 的表达，然后在肌肉生长抑制素的作用下，释放外泌体，减少成骨细胞的分化[313]。这表明肌肉生长抑制素对骨细胞功能有直接影响，因此拮抗肌肉生长抑制素或成骨细胞释放的外泌体中的小分子 RNA 和蛋白质，可能有助于减少 SCI 相关的骨丢失。

（十）异位骨化

1. HO 的临床表现

异位骨化（heterotopic ossification，HO）是在 SCI 水平以下的关节周围软组织中骨外板层骨的形成。具有临床意义的 HO 可导致 ROM 丧失并影响关节功能，10%～20% 的 SCI 患者发生 HO，其中 5%～8% 会进展为关节僵硬[314-317]。在 SCI 中，HO 最常发生在髋关节（前内侧最常见），其次是膝关节、肘关节和肩关节，HO 很少出现在手和脚的小关节。HO 的危险因素包括神经损伤的严重程度（运动完全性 SCI 患者发生率高）、男性、年轻（尽管儿童和青少年较少见）、深静脉血栓（deep vein thrombosis，DVT）形成、痉挛状态或压疮的邻近关节[318-320]。尼古丁使用、气管切开术和尿路感染也被报道与 HO 的发生有关[318-321]。

HO 的临床表现包括可能是从 X 线片的偶然发现及关节活动明显受限的关节僵硬。HO 最常见的发病时间为 SCI 后 3～12 周，高峰为 2 个月。HO 可表现为发热，随后关节肿胀，ROM 可能受限并伴有疼痛。如果 HO 发生在膝关节，可能会出现关节积液。HO 的临床表现应与下列疾病相区别，包括下肢骨折、DVT、感染性关节炎和蜂窝织炎。因为 DVT 可能与 HO 同时出现，所以应同时考虑两种诊断并存的可能性。

HO 的长期并发症包括功能丧失及由于 ROM 减少、慢性疼痛、压疮、DVT、痉挛增加而导致的乘坐轮椅困难；邻近的神经血管结构损伤可能是 HO 更严重的临床表现，可导致远端肢体肿胀和神经卡压。HO 也可能发生在 SCI 数年后，通常关节功能得以保留，并常于新发生的压疮、DVT 或骨折相关。

2. HO 的发病机制

脊髓损伤后 HO 的发病机制尚不完全清楚，临床前模型研究提出了几种可能的机制。由免疫细胞及坏死软组织介导的炎症级联反应，通过释放细胞因子和生长因子，刺激软组织部位的成纤维细胞增殖和胶原沉积。局部环境明显缺氧，导致内源性因子的释放，激活间充质和骨生成细胞簇的形成。这些细胞分化为软骨细胞，迅速肥大并分裂，最终分泌软骨基质。在血管生成因子释放和微血管化后，软骨基质可能发生重塑，增加组织氧张力，使成骨细胞分化和矿化得以发生[322]。最终，编织骨重塑形成更成熟的板层骨（如哈弗森管、骨髓腔和血管）。一些临床前模型支持该病理情况[323-326]。HO 的发生和发展的潜在机制包括：随着骨形成因子（即抑癌蛋白 M 和 BMP2）的释放，组织巨噬细胞活性增强，抑制维 A 酸信号传递，增加 P 物质的生成并与肌肉和（或）肥大细胞的神经激肽受体结合[324-330]。HO 的组织学与正常的成熟骨相似，具有完整的皮质和小梁结构。骨骼有很高的代谢率，新骨骼增加的速度是正常骨骼的 3 倍多。

3. HO 的诊断

循环标志物对诊断 HO 的作用有限。血清碱性磷酸酶（alkaline phosphatase，ALP）升高是 HO 的一种非特异性标记物，它通常是 HO 最早出现的实验室指标，并早于放射学表现。ALP 升高通常反映异位骨形成过程中的成骨活性，但在某些情况下并不升高。血清 ALP 的临床价值也有限，因为其他原因也会导致其升高，包括非特异性骨骼创伤、外科手术和腹部疾病。血清 ALP 的绝对水平与骨活性的多少或程度无关，也不能用来判断新骨的成熟度。血清肌酸磷酸激酶（creatine phosphokinase，CPK）升高可能是 HO 更可靠的循环预测因子[331, 332]。其他非特异性炎症标记物，如 C 反应蛋白（C-reactive protein，CRP）和红细胞沉降率（erythrocyte sedimentation rate，ESR），在疾病的进程中可能有用[333]，CRP 正常可反映 HO 炎症阶段的结束，任何系统性炎症都可能导致 CPK 和 ESR 的升高。尿中羟脯氨酸和胶原代谢物与血清 ALP 水平相关，其水平也可作为 HO 存在的间接标志。Citak 等研究了 87 例髋关节 HO 的患者，发现 49% 的患者血清 ALP 水平升高，45% 的患者骨 ALP 水平升高，77% 的患者 CRP 水平升高[334]。只有 9% 的病例同时出现发热、CRP

升高和磷酸肌酸升高[335]。因此，血源性 HO 标记物敏感性或特异性不足，不能作为 HO 的确定诊断。

三相骨扫描（如放射标记焦磷酸盐骨显像）是最敏感的成像技术，用于在普通 X 线片中发现明显的钙化之前检测 HO。然而，如果局部创伤与检测部位重叠，也可能产生假阳性结果。HO 最早的表现可以在骨扫描的前 2 个阶段发现，这表明充血和血液淤积；骨扫描的第 3 阶段（通常在几周后）显示钙化[336]。HO 在 X 线片的表现比三相骨扫描晚几个星期，因此不作为早期识别 HO 的敏感方法。在 X 线片上，HO 最初表现为软组织肿块，随后是类骨质的钙化。超声检查可在 HO 早期呈阳性表现，可发现周围带和回声中心[337]。超声检查具有操作简便、无辐射、诊断敏感性高（损伤后约 62 天内确认的病例约 90%）等优点，其诊断准确性可与 CT、MRI 相媲美[338, 339]。肌肉、筋膜和皮下组织中 T_2 信号（水肿）增加使得 MRI 有助于急性 HO 病例的诊断[340]。虽然 CT 扫描可用于确定计划手术切除的骨体积，但很少被用于早期诊断。建议进行骨扫描以确定 HO 的骨成熟度，吸收率连续降低或保持稳定是骨病变程度的可靠指标。

HO 的分类主要基于其放射学表现。Brooker 分类描述了前后位 X 线片骨化的进展，适用于髋关节（骨盆区）周围的 HO[341]。Finerman 和 Stover 根据放射学表现[342]为髋关节周围 HO 定义了五个等级。Garland 等提出了一种基于软组织骨形成程度的术前分级方法，该方法可用于任何部位的 HO，具体如下：1= 极少，2= 轻度，3= 中度，4= 重度，5= 关节僵硬[343]。Mavrogenis 等推荐基于 HO 的位置进行分类，以更好地评估预后[344]。Arduini 等描述了一种基于三维（3D）CT 重建扫描的最新分类方法，该方法使外科医生能够完整地看到骨形成，从而制订最佳的手术方案，这一分类是基于 SCI 和创伤性脑损伤[345]的研究而提出的。

4. HO 的治疗

前几年常使用药物预防脊髓损伤患者的 HO，包括依替膦酸盐、缓释吲哚美辛、华法林和罗非考昔。由于相对较低的发病率和对术后骨愈合的潜在干扰[315, 318, 346, 347]，并没有常规干预措施预防 HO。

HO 的治疗包括轻度拉伸 ROM、药物治疗[双膦酸盐类，非甾体抗炎药（nonsteroidal anti-inflammatory drug，NSAID）]、放射治疗（radiation therapy，RT）和手术切除。ROM 是否对 HO 的形成或发展有影响，仍然是有争议的。临床前研究模型显示，积极的 ROM 训练和外力强制运动可能导致新骨形成然而 SCI 患者的相关数据非常有限[348, 349]。一旦确定诊断 HO，就不应该进行过度的 ROM 训练，因为这种对关节的过度活动会引起额外的组织微创伤，可能导致 HO 的形成增加[350]。建议小心而温和地移动受累关节，以防止 ROM 的进一步丢失，这种缓和的方法似乎不会加速 HO 的形成[351]。冰敷可能有助于减轻炎症。急性炎症期后，可以轻柔、持续的缓慢增加或维持 ROM。ROM 训练可以次数较多，但持续时间需要较短。功能性电刺激（functional electrical stimulation，FES）在 HO 的急性期是相对禁忌的[352]。

双膦酸盐的使用，主要是依替膦酸盐。双膦酸盐作用于骨形成后期矿化阶段，阻止了无定形磷酸钙转化为羟基磷灰石，从而降低了新骨形成的速度，但对已经沉积的骨没有影响。对于第一代无氮双膦酸氮类药物——依替膦酸（与第 2 代和第 3 代氨基二膦酸盐相比，它对骨骼的亲和力更低）治疗 HO 的剂量或给药时间，目前尚无定论。目前的建议是：CPK 升高患者给予口服依替膦酸每天 20mg/kg 体重，疗程为 6 个月；CPK 正常患者给予口服依替膦酸媒体 20mg/kg，3 个月后减量为每天 10mg/kg，持续 3 个月[315]。使用这个方案给药，停药后水肿消退更快，HO 反弹形成更少。如果初始血清 CPK 浓度升高，或血清 CRP＞8mg/L，一些临床医生建议添加 NSAID，直到血清 CRP＜2mg/L 或血清 CPK 恢复正常[333]。当 HO 已经被确诊，早期使用依地膦酸盐可以停止 HO 的进展，在骨扫描阳性和 X 线片仍为阴性表现的情况下开始治疗是最有效的。一旦 X 线片呈阳性表现，治疗似乎就不那么有效了[467]。建议饭前 1～2h 分次服用依地膦酸盐，以改善吸收，减少包括恶心、呕吐和腹泻等胃肠道不良反应。尽管据报道，静脉注射阿替膦酸钠可以更快地消除水肿，并在停药后较少形成反弹 HO[353]，但这种药物剂型已停产。关于第 2 代和第 3 代双膦酸盐的报道有限。一项研究报道了阿仑膦酸盐对 HO 的抑制作用有限，但这种药物可能造成挛缩的发展[354]。在 5 例手术切除患者中，我们研究了更有效、高亲和力的氨基双膦酸盐的应用，发现其疗效显著，术后 5～54 个月无复发的迹象[468]。

氯膦酸盐是一种可替代依替膦酸盐的制剂，它也是第一代双膦酸盐，与依替膦酸盐具有相似的骨亲和力，作用也相似[469-471]。尽管没有专门研究氯膦酸盐治疗 HO，但其与依替膦酸盐相似；对于病情较严重的患者，给予较高剂量的氯膦酸盐（每天口服 1600mg）6 个月，对于那些不太严重的患者，经过 3 个月的大剂量治疗，再给予 3 个月的低剂量（800mg/d）。另一种方法是肌内注射氯膦酸盐（intramuscularly，IM），剂量为每周 200mg（相当于口服氯膦酸盐 1600mg/d），或每周 100mg（相当于口服氯膦酸盐 800mg/d），因为该药物的肠道吸收约只有 1.9%[472]。然而，目前氯膦酸盐在美国还没有上市。

低强度脉冲电磁场（pulse low-intensity electromagnetic field，PLIMF）治疗已被证明可有效地预防 SCI 后 HO[355]，但这种干预目前不常使用。不同剂量的 RT 已被应用治疗早期 HO 患者[356]。对放射治疗的长期风险尚未进行大规模研究，而且鉴于长期并发症的可能性，一般不将放射治疗作为主要治疗手段。

对于严重的 HO 患者，应给予手术切除，包括 ROM 严重受限导致明显功能障碍的患者，或有并发症的患者（如皮肤易破损）。手术切除肘关节和肩关节的 HO 可改善 ADL，尤其是对于有进行性尺神经压迫的患者。大多数临床医生建议等待异位骨成熟（通过骨扫描确定）后进行手术治疗，这可能需要 12～18 个月[357]。MRI 或 CT 成像被成功地用于 HO 的术前定位。切除 HO 肿块可应用多种手术方法。楔形切除是最常见的手术方式，但它经常导致大量的失血；异位骨越不成熟，出血的可能性越大。手术切除的其他并发症包括伤口感染、神经损伤和（或）血管损伤。术后治疗包括使用 6 周 NSAID 和（或）依地膦酸钠 [20mg/（kg·d）]3～12 个月及 RT[314, 358, 359]。手术切除后，术后 72h 后给予轻柔的 ROM 训练是有益的，但积极的物理治疗应该在术后 1～2 周开始，此时软组织肿胀已经消退。虽然 RT 可降低 HO 的复发程度，但该方法的并发症包括延迟伤口愈合、骨坏死和罕见的肉瘤。尽管

只是在一项小的研究中进行了评估，HO 术前和术后静脉应用药帕米膦酸钠，在阻止 HO 的进展方面是有效的[360]。虽然 HO 的复发是手术后的一个问题，但功能和 ADL（如轮椅坐立、梳妆、卫生和活动能力）改善的目标通常是可以实现的。

四、甲状腺功能

据报道，甲状腺激素在急性脊髓损伤后会发生生理适应。当创伤应激与负热量平衡，特别是与碳水化合物摄入量减少时，将导致血清甲状腺激素水平的可预测变化。这些激素水平的紊乱被称为“低 T_3 综合征”“甲状腺功能病态综合征”“系统性非甲状腺疾病”，它们指的都是相同的情况[361, 362]。受伤后给予高剂量皮质类固醇治疗也可能改变血清甲状腺激素的水平。体外研究表明，糖皮质激素可通过提高脂皮质蛋白 -1 水平而抑制促甲状腺激素释放激素和福斯高林（一种腺苷酸环化酶激活药）诱导的促甲状腺激素分泌[363, 364]。

（一）急性脊髓损伤后甲状腺功能检查

急性脊髓损伤发生后，即使没有甲状腺疾病，甲状腺功能测试也可能由于事件的压力、并发疾病和（或）饮食限制而异常[362]。Bugaresti 等的研究对 18 名急性 SCI 患者和 14 名脊柱骨折但没有 SCI 的患者进行了甲状腺功能测试，脊髓损伤组在损伤后 24～48min 观察到血清甲状腺素（thyroxine，T_4）和三碘甲状腺素（triiodothyronine，T_3）的短暂性降低，而脊柱骨折组则无此现象；而三碘腺苷（reverse triiodothyronine，rT_3）在受伤后没有立即升高，但在受伤后 7 天升高，表明 5'- 脱碘酶活性的延迟降低[365]。Clauso-Walker 等观察到创伤性四肢瘫后 T_3 和 T_4 水平会下降 2～6 个月[366]。通常，同时存在的并发症，尤其是肺部感染和压疮，在脊髓损伤水平较高的患者中发病率增加，这可能导致 5'- 脱碘酶活性降低和甲状腺功能病态综合征。Prakash 等报道急性 SCI 后至少 3 个月血清 T_3 水平较低，T_4 水平相对正常；脊髓损伤水平较高的患者血清 T_3 水平较脊髓损伤水平低的患者更低[367]。Prakash 在随后的研究中发现，血清 T_3 水平低的患者，血清 rT_3 水平较高[368]。

尽管观察到的甲状腺功能变化提示甲状腺功能减退，但目前的共识是低 T_3 综合征不需要甲状腺激素替代治疗[369]。在从疾病 / 压力恢复过程中，压力引起的垂体 TSH 释放的抑制可能会变为血清 TSH 短暂的 "反弹" 性增加[370]。从压力或疾病中恢复期间 TSH 的增加，部分可能是由于 T_3 与核受体结合的减少和受体后激素效应的减少[371, 372]。值得注意的是，临床前研究证实，在 SCI 后不久即使用外源性 T_3 或促甲状腺激素释放激素（thyrotropin-releasing hormone，TRH）治疗，神经功能恢复得到了改善[373, 374]。推测 T_3 可能对神经元恢复直接有益，TRH 可能由于其免疫调节活性而减轻继发性损伤。体外试验证实，T_3 是一个少突胶质细胞形成和成熟的有效刺激物，提示可能在损伤部位局部使用 T_3 可以促进残存的剥落轴突的再髓鞘化，改善功能恢复[375]。

有报道称压力事件会诱发易感个体自身免疫性甲状腺疾病[376]。SCI 肯定是一个灾难性的生命事件。

普通人群中有约 10% 的人 TSH 水平超出正常范围，有 5% 的女性患有自身免疫性甲减或甲亢[377]。SCI 患者自身免疫性甲状腺疾病的患病率与普通人群相似，但女性患者的比例更高。如果有其他病因无法解释的甲状腺疾病临床表现，则应进行甲状腺抗体的测定 [即甲状腺球蛋白抗体、甲状腺过氧化物酶抗体和（或）TSH 受体抗体]。

（二）慢性期 SCI 患者的甲状腺功能检测

慢性期 SCI 患者亚组中的甲状腺功能检查与慢性病的变化有关。在 Wang 等关于 63 名 SCI 男性患者的病例报道中，发现在平均年龄为（31.2±6.8）岁（范围：18—44 岁）、受伤时间（6.2±5.0）年（范围：8 个月～20 年）的 24 名四肢瘫和 39 名截瘫患者中，约 11% 的患者血清 T_3 水平降低，而 T_4 和 TSH 水平正常；四肢瘫比截瘫患者的血清 T_3 水平更低[378]。Cheville 等报道称即使没有明显的并发症和急性创伤事件，30 名慢性期 SCI 患者（14 名四肢瘫和 16 名截瘫）的平均血清 T_3 和 T_4 水平虽然仍在正常范围内，但平均值要低于 30 名年龄和性别相匹配的非残疾对照者；慢性期 SCI 患者的 T_3 树脂摄取值要高于非残疾对照者；血清 TSH 水平一般在正常范围内，提示其甲状腺功能正常[379]。约

23% 的患者患有低 T_3 综合征，这些人容易合并感染性疾病，如慢性压疮或尿路感染[379]。在既往研究中，放射性标记 T_3 与树脂的结合力更高表明甲状腺结合球蛋白（thyroid-binding globulin，TBG）的含量下降。急性应激事件后经常发生甲状腺激素结合力改变，从而降低了血清甲状腺激素水平，但这一点尚未在慢性期 SCI 患者中得到充分研究[380]。在一般文献中，全身性疾病患者的 TBG 水平通常在正常范围内，但可能存在能与 TBG 结合的血清甲状腺激素循环抑制剂，这种抑制剂与增加甲状腺激素的透析比例有关，因此推测可通过减少放射性标记物的结合位点来减少甲状腺激素与树脂的结合力[381]，这与 Cheville 等的观察结果相反[379]。

（三）TSH 从垂体释放

在刺激促甲状腺激素或记录 24h TSH 释放的研究中，已证实了慢性期 SCI 患者垂体功能的完整性。在一组慢性期 SCI 受试者中，刺激 TRH 后的 TSH 反应通常是正常的[382]，但是 30 名受试者中有 8 名的 TSH 和催乳素反应增强，表明中枢多巴胺能神经元功能降低[382]。2 名截瘫患者和 3 名四肢瘫患者中的 2 名 TSH 释放的昼夜节律是正常的[383]。在 9 对同卵双胞胎中，Bauman 发现双胞胎间患和未患 SCI 其 T_3 或 TSH 水平并没有明显差异（未发表的观察研究）。因此，除去遗传变异和疾病因素，健康且相对年轻的慢性期 SCI 患者的甲状腺功能基本是正常的。

五、肾上腺功能

既往有几项研究[384-388]试图依靠有限的血液采样来确定肾上腺功能的完整性，但由于皮质醇激素释放的脉动性，这些结果可能无法准确反映肾上腺的分泌功能。这些报道中的受试者来自于受伤后的不同时间。通过临床刺激性试验来预测下丘脑－垂体－肾上腺轴在面对重大疾病 / 压力时的激活情况并不可靠。此外，SCI 后由于中枢神经系统合并垂体损伤，肾上腺功能不全的可能性也增加，有报道称急性期或慢性期 SCI 患者中皮质醇激素浓度不同可能与此有关。

（一）急性期 SCI 患者的血清皮质醇浓度

急性 SCI 是灾难性的，会强烈刺激垂体－肾上

腺轴导致血清皮质醇水平升高。Cruse 等针对 54 例患者在发生急性事件后 2 周进行了研究（28 例四肢瘫、21 例截瘫和 5 例卒中），结果发现促肾上腺皮质激素水平（ACTH）（17pg/ml vs. 11pg/ml）和 24h 尿游离皮质醇水平（162µg/24h vs. 54µg/24h）升高，说明压力导致了一定的神经内分泌反应；这两个值在 6 个月后恢复到正常范围[384]。与此相反，在一项包含有 37 例神经源性休克的 199 例急性颈 SCI 患者回顾性研究中，有 22% 的患者随机血清皮质醇低于 15µg/dl 并被确诊为肾上腺功能不全（平均值：肾上腺功能不全的患者为 9µg/dl，肾上腺功能良好的患者 29µg/dl）。学者强调指出，在急性期 SCI 患者中肾上腺功能不全容易漏诊，因此应积极使用糖皮质激素进行治疗[389]。由于急性 SCI 是灾难性事件，而且可能会并发其他严重疾病，因此对于临床医生来说，在有临床表现时要高度怀疑并考虑肾上腺功能不全的诊断，同时要排除 / 治疗其他严重并发症（如出血、重要脏器损伤、败血症和血流动力学改变）。

（二）SCI 患者血清皮质醇的昼夜节律

既往有研究报道 SCI 患者血清皮质醇的昼夜节律。Claus-Walker 及其同事对 11 名男性急性期（n=7）和慢性期（n=4）四肢瘫患者进行了连续 6d 的研究，从 8 点开始采集了 4 份全天的血液标本，同时采集 4 份 6h 的尿液标本，在 24h 内检测皮质醇代谢物，发现急性损伤患者没有明显的昼夜节律，但慢性损伤者有昼夜节律[387]。Zeitzer 等和 Nicholas 等发现慢性 SCI 患者表现出正常的血清皮质醇昼夜节律[383, 388]。慢性期 SCI 患者无论是 24h 血清皮质醇的平均值还是皮质醇节律的昼夜波动幅度均与非残疾受试者相似[383]。

（三）识别肾上腺功能不全

既往研究通过测定肾上腺皮质醇值是否在正常范围来排除肾上腺功能不全，但这种方法并不可靠。在没有压力的情况下，单独一个正常范围内的血清皮质醇值无法评估下丘脑 – 垂体 – 肾上腺轴是否足以应对灾难性事件。皮质醇的分泌是间歇性的，因为皮质醇的释放可被"整合"在每日尿液的收集中，所以 24h 尿皮质醇值比单次的血清样本更能反映出肾上腺功能不全；此外，在激素分泌不足的状态下，

由于血清皮质醇结合球蛋白保持相对稳定，激素的游离部分减少会让其尿清除率水平下降进一步加重。一项动物研究表明，传入神经反馈也可能影响皮质醇的分泌，这种神经连接可能会因 SCI 而破坏[390]。如果在急性损伤时给予了糖皮质激素，那么皮质醇激素的释放可能会被持续抑制。在一个病例报告中，在颈椎椎板切除术后 3 周内给予了 2 个单独疗程的糖皮质激素治疗，结果出现一些非特异性症状（如体位性低血压和全身乏力），最后通过糖皮质激素替代治疗得以解决[391]。肾上腺功能不全是一种易于治疗的疾病，但是如果不治疗可能会导致顽固性低血压，甚至死亡。因此，对于急性 / 亚急性 SCI 患者如果出现了血流动力学不稳定表现（可能伴有其他非特异性症状），在排除其他因素外医疗提供者应反复确认肾上腺功能不全的可能性。

（四）下丘脑 – 垂体 – 肾上腺轴的动态检测

动态研究的目的是确定下丘脑 – 垂体 – 肾上腺轴的功能完整性和储备功能，以揭示基础激素分泌中未能反映出的异常。Huang 等在 25 名 SCI 男性和 25 名年龄相匹配的非残疾男性中进行了 2 种不同的垂体 – 肾上腺轴刺激性试验：促肾上腺皮质激素释放激素（corticotrophin-releasing hormone, CRH）和胰岛素诱发低血糖[392]。SCI 患者 ACTH 对 CRH 的反应低于对照组，但结果未达到显著性；SCI 患者的血清皮质醇反应明显降低，但校正基线值后两组之间的差异并不显著；25 名受试者中的 6 名在胰岛素诱发低血糖试验中未能测到引起血清皮质醇反应，这与缺乏或极少的 ACTH 反应有关，而在 25 名受试者中有 11 名的低血糖皮质醇反应低于正常值范围下限[392]。Wang 等对 42 名发生 SCI 至少 1 年的男性患者进行了低剂量（1µg）或高剂量（200µg）ACTH 刺激试验以检测肾上腺储备功能[393]。结果发现在慢性期 SCI 患者中肾上腺储备功能受损的患病率很高，低剂量试验似乎对检测亚临床肾上腺功能不全更为敏感。

这些关于肾上腺功能的刺激性研究虽然有限，但表明一部分脊髓损伤患者可能在应激时存在肾上腺功能反应不足。值得注意的是，通过刺激试验观察 ACTH– 肾上腺轴在强烈应激中的生理反应来推

断肾上腺功能储备是不可靠的[394]。因此，当发生手术、低血压或医疗灾难等现实事件时，为了确定肾上腺储备功能是否足够及是否需要进行肾上腺激素替代治疗，必须"研究"患者。鉴于我们目前对四肢瘫患者在应激状态下的肾上腺反应缺乏了解，并且一部分亚群可能存在肾上腺功能储备不足，如果发生低血压且对标准药物治疗无反应，则必须及时考虑到肾上腺功能不全的诊断。在治疗上必须立即使用足够的高生理剂量的糖皮质激素。在开始糖皮质激素治疗后，随着血流动力学的稳定和应激状态的缓解，应考虑逐渐减少类固醇的剂量并密切监测血流动力学情况。

六、同化激素

（一）SCI 患者的睾酮和生长激素

同化激素对人体软组织成分有很强的影响，为人体理想发育、身体机能和全身健康所必需。主要的内源性同化激素是睾酮和生长激素。睾酮在青春期发育过程中对肌肉产生影响从而使男性与女性区分开来，除此以外，它还能在成年人中对骨骼、脂肪、肝脏、肾脏（促红细胞生成素）和大脑产生有益作用。生长激素会在儿童发育期间对骨骼和软组织产生影响，后续还会对身体发育、运动耐力 / 能力、脂质、一般代谢和成年心理产生有益影响。据报道，睾酮和生长激素之间存在明显的协同作用，一种激素能刺激另一种激素的释放和功能，一种激素的缺乏可能也会对另一种激素产生不利影响。

运动完全性脊髓损伤的功能变差与瘦体重减少和体脂增加有关，但体重可能无明显改变[395]。SCI患者体内的脂肪百分比可能比相匹配的非残疾对照者高 60%[396]。Spungen 等在一项同卵双胞胎研究中（每对中有一人是 SCI 患者）报道称，身体瘦体组织的丧失在过去的几十年中是渐进性的，并且与损伤的持续时间直接相关（图 20-6）[397]。瘦体是一种代谢活跃的组织，因此肌肉质量的减少会导致基础能量消耗的减少。事实上，Mollinger 等证明了脊髓损伤平面和预计的基础能量消耗直接相关，脊髓损伤平面越高能量消耗减少越明显（图 20-7）[398]。在慢性截瘫患者中，Spungen 等和 Bauman 等通过 DXA 显示了身体总钾和瘦体质量与能量消耗

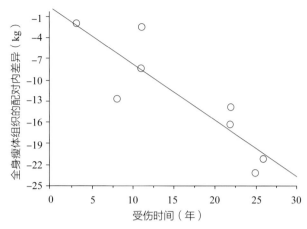

▲ 图 20-6　全身瘦体组织丢失（用 IPD 分数表示：双胞胎中的残疾者 – 非残疾者）与受伤时间之间的关系（*R*=0.87，斜率 =–0.782±0.181，*P*＜0.005）

IPD. 配对内差异 [经许可转载，引自 Spungen AM, Wang J. Pierson RN, et al. Soft tissue body composition differences in monozygotic twins discordant for spinal cord injury. *J Appl Physiol*. 2000. 88(4):1310-1315. doi:10.1152/jappl.2000.88.4.1310]

之间的线性关系[399, 400]。如先前详细讨论的那样，SCI 患者由于身体成分不良变化的部分原因，容易产生胰岛素抵抗、糖耐量异常 /DM 和不利的脂质改变，其中包含一系列动脉粥样硬化性代谢变化[15, 42, 79, 109, 401, 402]。

SCI 男性患者相对或绝对缺乏雄激素[403-408]。SCI 患者血清睾酮的缺乏可能因素很多，例如总体健康状况欠佳、营养不足、抑制垂体功能的处方药、毒品和酗酒等。长时间乘坐轮椅阴囊和睾丸的温度过高会对睾酮生成和精子发育产生不利影响[409]。在 102 名 SCI 男性中，约 60% 的总血清睾酮浓度降低（大多数 SCI 男性患者病程＜4 个月，只有 35%的 SCI 男性患者病程超过 1 年）；受伤病程较短的受试者血清总睾酮水平较低，而睾酮水平较低的患者催乳素水平较高，这提示了中枢功能障碍[304]。在 63 名创伤性 SCI 男性患者中（24 名四肢瘫和 39 名截瘫，平均年龄 31 岁，平均受伤时间 6 年），Wang 等发现 8 名患者的血清睾酮水平降低，但没有人的血清促性腺激素水平升高；17 例（27.0%）有高泌乳素血症，提示中枢性多巴胺能递质减少[378]。Tsitouras 等报道称，在 20 名 SCI 患者中，有一部分受试者血清总睾酮和游离睾酮水平降低，而血清促性腺激素浓度却没有显著增加；血清睾酮水平并

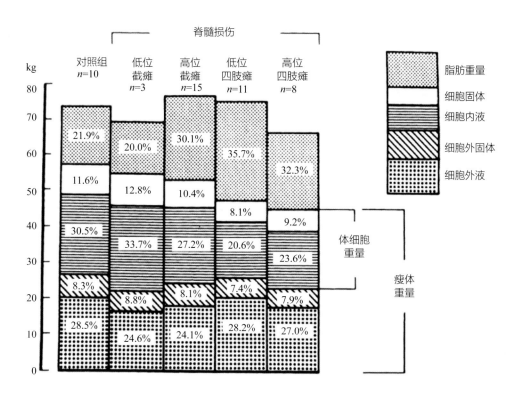

▲ 图 20-7　非残疾对照和四组完全性脊髓损伤受试者的身体成分

在较高的损伤水平、减少的瘦体质量和增加的身体脂肪之间存在显著相关性（经许可转载，引自 Rasmann Nulicek DN, Spurr GB, Barboriak JJ, et al. Body composition of patients with spinal cord injury. *Eur J Clin Nutr*. 1988;42:765-773.）

没有像非残疾男性那样随着年龄的增长而降低，但是会随着病程的延长而显著下降[407]。在 Tsitouras 等的先前报道中，无法确定血清睾酮浓度下降与年龄相关可能是由于其样本量相对较小，并且在年轻时血清睾酮水平已经很低，因此很难识别是否会随着年龄的增长而进一步减少[407]。随后，Bauman 等回顾性评估了 243 名慢性 SCI 健康男性的血清总睾酮和游离睾酮浓度，结果证实了 SCI 患者的血清总睾酮浓度每年下降了 0.6%，而在马萨诸塞州男性衰老研究中这一数值每年仅下降了 0.4%；SCI 男性患者对比非残疾人群在生命的前几十年中血清睾酮浓度更低且患病率更高（图 20-8）[408]。

（二）下丘脑 - 垂体 - 性腺轴的激发性刺激

成年男子血清睾酮浓度的正常值范围相对较大。因此，血清睾酮的基础水平反映雄激素状态的临床意义有限。为了全面理解睾酮调节的生理，可以考虑对下丘脑 - 垂体 - 性腺轴进行激发试验。Huang 等进行了垂体的激发性刺激试验，将促黄体生成素

释 放 激 素（luteinizing hormone-releasing hormone，LHRH）用于 SCI 患者和非残障对照受试者；30 例 SCI 患者中有 16 例黄体生成素（luteinizing hormone，LH）反应增强，6 例卵泡刺激激素（follicular-stimulating hormone，FSH）反应增强[382]。为了确定睾丸的功能状态，Bauman 等在 30 例 SCI 健康男性中使用人绒毛膜促性腺激素（human chorionic gonadotropin，hCG）进行了分级激发性刺激试验，观察到非残疾对照者的平均血清睾酮反应并不显著，表明不存在原发性睾丸功能障碍（图 20-9）[410]。当 Bauman 等用促性腺激素释放激素（gonadotropin-releasing hormone，GnRH；又称 LHRH）对垂体进行常规激发性刺激试验时，SCI 组和非残疾组中对刺激有临床可接受反应的受试者（"应答者"）比例相似；然而，与非残疾组相比，患有 SCI 的"应答者"的 FSH 反应明显增加，并且 LH 反应更显著（$P=0.06$），表明下丘脑驱动促性腺激素从垂体释放的能力降低（图 20-10）[411]。Bauman 等用更精确的方式刺激垂体促性腺激素以试图发现中枢功能障碍，以非残疾

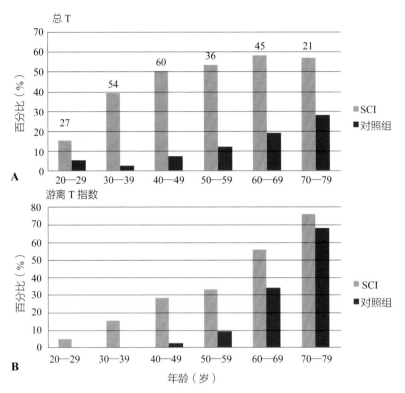

▲ 图 20-8　SCI 男性患者（灰色柱）和对照组（黑色柱）中低睾酮的患病率

柱高表示观察的百分比，其中低睾酮定义为总 T（A）（＜11.3nmol/L）或游离 T 指数（B）（＜0.153nmol T/nmol SHBG）。图 A 中，的分析显示在 20—29 岁组至 70—79 岁组中分别包含 27、54、60、36、45、21 名 SCI 男性。在同年龄组中 SCI 男性患者，无论其数值如何，低睾酮患病率均高于对照组。SCI. 脊髓损伤 [引自 Bauman WA, La Fountaine MF, Spungen AM. Age-related prevalence of low testosterone in men with spinal cord injury. *J Spinal Cord Med*. 2014. 37(1):32-39.]

男性做参照（27 名性腺功能减退和 11 名性腺功能正常），在 SCI 男性中（16 名性腺功能减退和 14 名性腺功能正常）逐步增加 GnRH 剂量直至临床常规剂量（10μg、50μg 和 100μg）并进行观察。给予较低剂量的 GnRH 并不能改善对下丘脑 – 垂体 – 性腺轴临床功能障碍的识别，但是观察到 FSH 对 GnRH 激发（100μg）和 LH 对 GnRH 激发（50μg）的反应增加；注意到在各 GnRH 剂量下，SCI 患者促性腺激素释放的反应都更强，尽管差异未达显著性，但表明大多数 SCI 患者存在中枢功能障碍[412]。这些发现表明，由于脊髓回路的中断和激素反馈机制的改变，睾丸和下丘脑 – 垂体之间的反馈回路可能被破坏，从而导致轴功能障碍。下丘脑 – 垂体 – 性腺轴调节中的微小障碍可能导致血清睾酮浓度降低，这可能导致或加速不良的身体软组织组成变化，同时对代谢状况和精子发生产生不良影响。因此 SCI 男性患者应定期测量血清睾酮的浓度。如果睾酮水平一直很低，并且没有激素替代疗法的禁忌证，则可

以接受睾酮替代疗法。

有报道称 SCI 患者的生长激素和胰岛素样生长因子Ⅰ（insulin-like growth factor Ⅰ，IGF-1）的水平降低了。在 Shetty 等的报道中，四肢瘫患者的平均血浆 IGF-1 水平低于非残疾对照人群[413]。Bauman 等对 SCI 受试者静脉注射精氨酸并观察激发刺激反应，结果发现其生长激素释放减弱；在 45 岁以下的人群中，平均血浆 IGF-1 水平显著低于非残疾对照人群[414]。脊髓灰质炎后综合征患者的血浆 IGF-1 水平较低，这是与其他同样存在 ADL 能力、功能独立性下降和疼痛加剧者的有效鉴别点[415]。因此，考虑到脊髓灰质炎后幸存者中 IGF-1 水平与功能能力之间的相关性，根据 Rao 等的报道可以假设血浆 IGF-1 水平较低的 SCI 患者可能由于合成代谢下降而导致了其功能能力的进一步降低。有趣的是，在 SCI 患者血浆 IGF-1 与血清总睾酮浓度之间似乎存在显著的非线性关系[407]。在临床前模型中，生长激素或 IGF-1 增强了睾酮的分

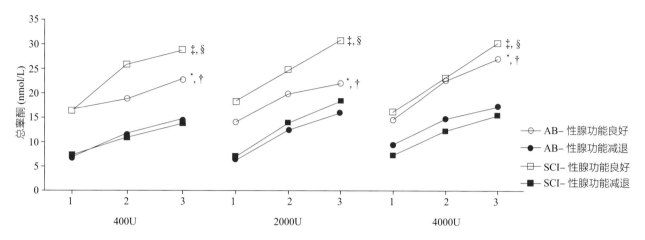

▲ 图 20-9 数据表示为各组平均值并对标准差进行了编辑以增强各组血清睾酮反应的可视化

每组血清睾酮浓度的标准差是按剂量（如 400U、2000U、4000U）和天数（如 1、2、3）展示：（400U——AB- 性腺功能良好：9.0nmol/L、8.6nmol/L、6.7nmol/L；AB- 性腺功能减退：3.3nmol/L、4.5nmol/L、6.5nmol/L；SCI- 性腺功能良好：6.2nmol/L、8.6nmol/L、9.5nmol/L；SCI- 性腺功能减退：3.8nmol/L、6.8nmol/L、6.1nmol/L）；（2000U——AB- 性腺功能良好：4.5nmol/L、5.2nmol/L、7.5nmol/L；AB- 性腺功能减退：3.0nmol/L、4.5nmol/L、6.6nmol/L；SCI- 性腺功能良好：7.7nmol/L、8.2nmol/L、12.4nmol/L；SCI- 性腺功能减退：5.2nmol/L、6.2nmol/L、10.4nmol/L）；（4000U——AB- 性腺功能良好：6.8nmol/L、8.6nmol/L、10.5nmol/L；AB- 性腺功能减退：5.1nmol/L、8.6nmol/L、8.6nmol/L；SCI- 性腺功能良好：8.7nmol/L、7.2nmol/L、8.3nmol/L；SCI- 性腺功能减退：5.2nmol/L、5.7nmol/L、7.7nmol/L）。各剂量的综合统计模型对组和时间主效应具有统计学意义，但未观察到各组之间的时间相互作用

*. *P*＜0.01：SCI- 性腺功能良好 vs. SCI- 性腺功能减退

†. *P*＜0.01：SCI- 性腺功能良好 vs. AB- 性腺功能减退

‡. *P*＜0.01：AB- 性腺功能良好 vs. SCI- 性腺功能减退

§. *P*＜0.01：AB- 性腺功能良好 vs. AB- 性腺功能减退

SCI. 脊髓损伤 [经许可转载，引自 Bauman WA, La Fountaine MF, Cirnigliaro CM,et al.Testicular responses to hCG stimulation at varying doses in men with spinal cord injury. *Spinal Cord*. 2017;55(7):659–663. doi:10.1038/sc.2017.8]

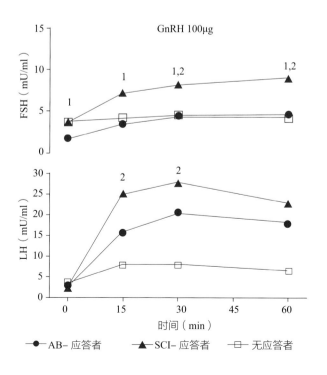

◀ 图 20-10 数据以组均值表示，对标准误进行了编辑以增强 **FSH**（上图）和 **LH**（下图）浓度对激发性刺激反应的可视化

FSH（*P*＜0.0001）和 LH（*P*＜0.01）存在明显的相互作用。对于血浆 FSH 浓度（AB- 应答者：0.26mU/ml、0.47mU/ml、0.60mU/ml、0.55mU/ml；SCI- 应答者：0.76mU/ml、1.42mU/ml、1.49mU/ml、1.83mU/ml；无应答者：0.70mU/ml、0.93mU/ml、0.95mU/ml、0.79mU/ml）和血浆 LH 浓度（AB- 应答者：0.46mU/ml、2.32mU/ml、2.88mU/ml、2.44mU/ml；SCI- 应答者：0.36mU/ml、4.23mU/ml、3.91mU/ml、3.33mU/ml；无应答者：2.51mU/ml、3.58mU/ml、4.47mU/ml、5.04mU/ml），每组按时间（如 0min、15min、30min 和 60min）提供平均值的标准误。各时间点 Bonferroni 事后检验比较结果成显著性：1 表示 AB- 应答者 vs. SCI- 应答者 *P*＜0.05；2 表示 SCI 应答者 vs. 非应答者 *P*＜0.05

FSH. 卵泡刺激素；GnRH. 促性腺激素释放激素；LH. 黄体生成素；SCI. 脊髓损伤 [经许可转载，引自 Bauman WA, La Fountaine MF, Cirnigliaro CM,et al. Provocative stimulation of the hypothalamic–pituitary-testicular axis in men with spinal cord injury. *Spinal Cord*. 2016;54(11):961-966. doi:10.1038/sc.2016.50]

泌，但相反的情况也可能是，睾酮可能会增加生长激素的释放，这一点已在青春期男性和成人中得到证实[416-419]。巴氯芬作为 SCI 患者常用的中枢抗痉挛药物，本身是一种 GABA-B 激动剂，据报道会在血浆 IGF-1 水平正常范围内刺激生长激素释放增加[420]，由此造成身体构成和功能的改善。

（三）睾酮替代疗法

睾酮替代疗法治疗缺乏症已在非残疾人群中进行过研究。接受睾酮替代治疗的老年男性随着瘦体重的增加和脂肪含量的减少，身体构成发生了良好的变化，这与治疗的剂量和持续时间直接相关[421, 422]。睾酮替代疗法会使得躯体肥胖非残疾老年男性患者的内脏脂肪含量减少 9.1%，同时也会使空腹血糖浓度降低[423]。在相同的测试人群中，血清 TC 和 LDL 胆固醇水平也降低了，而血清 HDL 胆固醇水平没有显著变化[424, 425]；然而，与老年男性的发现相反，在性腺功能减退症接受睾酮替代疗法的年轻男性中，血清 HDL 胆固醇水平降低[426]。因此，具有睾酮相对缺乏状态的老年男性进行生理性替代疗法似乎可以改善血脂状况，从而有望降低 CV 风险。对 11 名性腺功能减退症的男性 SCI 患者进行长达 12 个月的睾酮替代疗法，平均使人体瘦组织总质量平均增加约 3.5kg，使能量消耗增加约 110kcal/d，两者均发生了显著变化（图 20-11）[427]；停用睾酮 6 个月后，瘦组织质量和能量消耗持续改善[428]。超生理范围内的睾酮给药除了增加瘦组织、减少脂肪含量导致人体成分更大变化外，通常会大大降低血清 HDL 胆固醇水平，从而对血清脂质谱产生不利影响[429]。

（四）生长激素替代疗法

在患有相对生长激素缺乏症的非残疾老年人中，使用生长激素会对瘦体组织和全身脂肪含量产生有益影响[430-434]。还有报道称生长激素替代疗法会使 LDL 胆固醇水平降低、HDL 胆固醇水平升高，这种脂质变化有助于降低 CV 风险。使用生长激素治疗仅 2 周后，在身体组成成分发生明显改变之前，新陈代谢率就已经增加，这种代谢变化被认为是甲状腺激素水平升高后的继发改变[433, 436, 437]。由于使用生长激素、其类似物或 IGF-1 可能导致活动上肢

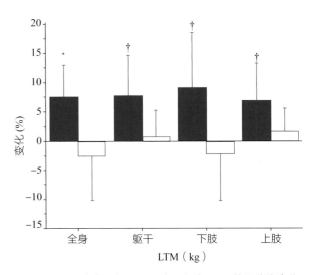

▲ 图 20-11　全身、躯干、下肢和上肢 LTM 的百分比变化；黑框代表治疗组，白框代表对照组。与基线比较，治疗组全身($^*P$=0.001)、躯干($^\dagger P$<0.01)、下肢($^\dagger P$<0.01) 和上肢($^\dagger P$<0.01) 的 LTM 百分比变化显著，而对照组不明显
LTM. 瘦组织含量 [经许可转载，引自 Bauman WA, Cirnigliaro CM, La Fountaine MF, et al. A small-scale clinical trial to determine the safety and efficacy of testosterone replacement therapy in hypogonadal men with spinal cord injury. *Horm Metab Res.* 2011;43(8):574-579. doi:10.1055/s-0031–1280797]

的个体发生继发于室间隔综合征的周围神经卡压（如腕管综合征），因此应谨慎行事，并注意监测潜在不良神经肌肉事件的发生，这可能会损害其自主功能。尽管如此，SCI 患者通过生长激素、生长激素释放激素类似物或 IGF-1 给药来逆转不利的身体组成成分、脂质和代谢变化的相关研究很有吸引力和临床应用潜力。

（五）使用同化激素类药物的注意事项

SCI 患者在符合特定适应证时可考虑使用同化激素。据报道，在 SCI 的患者中使用氧雄龙可使膈肌厚度增加 11%，肺功能中的肺活量提高约 10%，最大吸气和呼气压可提高 12%～24%，去脂体重提高 5%；试验治疗结束后，自我报告的呼吸困难症状减少了 50%[438]。普通人群中的氧雄龙给药也已显示出可以加速烧伤组织的愈合，并且还有助于非残疾患者和 SCI 患者难治性压疮的愈合[439-441]。但是，一项 VA 合作研究旨在确定氧雄龙治疗 SCI 退伍军人骨盆区域慢性压疮的功效，结果发现该疗法与安慰剂相比并无益处，但这项工作存在局限性，包括研究地点缺乏一致的伤口护理措施以及大小便失禁

对伤口愈合的潜在影响，这些混杂因素在研究中并未系统收集或控制[442]。

如前所述，SCI 患者的瘦体组织明显减少，肌肉损失程度与神经损伤水平直接相关。由于严重疾病可能导致氮流失，并导致肌肉组织丢失加重和相关的功能损害，因此额外的瘦体组织减少可能进一步减少人体总蛋白质储备，导致呼吸肌无力和灾难性的呼吸事件。如果由于急性疾病导致突发功能障碍或突发肺功能不全并易患呼吸道感染，则可考虑口服同化激素进行有限的治疗干预。口服同化激素类药物会对脂质谱产生严重不利影响，显著降低 HDL 胆固醇水平[443, 444]。肝毒性也是同化激素类药物的严重的不良反应，氧雄龙由于肾脏排泄相对增加、肝脏代谢减少，与本类型其他药物相比具有较低的肝脏并发症风险[445]。如果这些药物限期内使用并达到明确的治疗终点，那么同化激素治疗的益处可能超过潜在的风险。

七、钠和水的新陈代谢

（一）高位脊髓损伤的血压维持

非残疾人群在立起时可以通过立位反射的激活将血压维持在正常范围。由于四肢瘫患者通过直立姿势激活的周围交感神经系统缺失或受损，因此必须采用其他体内平衡机制来维持直立时的正常血压。Mathias 等观察到四肢瘫患者与非残疾患者相比，抬头倾斜时血浆去甲肾上腺素释放减弱、血浆肾素活性增强；还注意到血浆中醛固酮水平的延迟上升[446]。直立位时普萘洛尔不影响血浆肾素活性的升高，提示肾素的释放依赖于肾血管受体的激活，与交感神经系统无关[447]。Kooner 等观察到四肢瘫患者对比截瘫患者和非残疾对照者，在坐位时血浆肾素活性和醛固酮水平更高，而尿中钠钾排泄减少；四肢瘫患者的尿量会随着直立姿势而减少、随着斜躺而增加，而在其他两组并未观察到这一尿量波动现象[448]。限钠导致四肢瘫组的仰卧位血压下降，而截瘫和非残疾对照组没有下降；与交感控制正常组相比，四肢瘫患者血浆肾素活性增加更快、峰值更高、尿钠排泄量减少更大[449]。限钠和钠负荷期间四肢瘫患者血浆心钠素水平较高，提示有效循环血量不足[449]。由于高位脊髓损伤患者更依赖

于肾素 - 血管紧张素系统来维持血压，因此建议要谨慎考虑使用血管紧张素转化酶抑制药治疗四肢瘫患者，因为这可能导致灾难性低血压，就像报道的一例四肢瘫和血容量减少的患者一样[450]。四肢瘫患者的抬头倾斜动作会导致血浆血管加压素水平（也称为抗利尿激素）升高数倍，而在无残疾对照者中该激素水平没有出现明显升高[451]。多位研究者已经观察到血浆血管加压素水平的升高是由于体位变化致血压下降而发生的[451-453]，这在生理上比低渗透压更能刺激血管加压素的释放。值得注意的是，四肢瘫患者的血管对静脉输注血管加压素的效果很敏感，平均动脉血压呈中度升高，这是对激素输注的一种反应，而非残疾对照组则没有这种反应[451]。

（二）高位脊髓损伤的低钠血症 / 低渗透压

在高位脊髓损伤患者中经常观察到低渗性低钠血症。脊髓损伤后低钠血症有多种原因，包括适当释放抗利尿激素 [由于血容量减少和（或）直立性低血压]、不适当释放抗利尿激素（由于压力、疼痛、创伤性脑损伤或肺部病理 / 感染）、肾钠过多丢失，或减少自由水清除率的内在肾机制。然而，在一项针对 2 周内受伤的 21 名四肢瘫患者的研究（7 名是运动完全性损伤患者）和一组脊柱外伤但无 SCI 的研究中提出了另一种机制，低钠血症发生在 85% 的 SCI 患者（约 86% 为低血压）和 25% 的对照组中；值得注意的是，研究中对 6 名 SCI 患者进行了验尸分析，其中 50% 患有低钠血症[454]。没有观察到低钠血症的发生与下行血管舒缩通路相关，但是与未发生低钠血症的患者相比，在发生低钠血症的患者中下行肾交感神经通路中大部分轴突是完整的，这表明脊髓之上的肾脏神经支配的持续完整性可能与低钠血症有关，至少在受伤后不久是这样的[454]。

脊髓损伤患者经常被建议多饮水（如 3～6L/d），但是该建议不会单独导致稀释性低钠血症，因为正常肾脏可以排泄肾小球滤过率的 6%～7% 或每天约 10L。非残疾人士的尿自由水清除率降低可能是由于急性疾病或压力所致，这种情况在 SCI 患者中很常见[455]。对 11 名四肢瘫患者和 9 名健康无残疾对照者对高渗盐水输注后抗利尿激素的释放进行

观察，SCI 患者输注后血浆抗利尿激素的改变在直立位比仰卧位更大，表明直立位时激素释放的敏感性增强[456]。Williams 等在 2 名低钠血症患者坐位时进行了饮水负荷试验，发现他们抗利尿激素释放的敏感性增加、渗透阈值降低。在其中一位仰卧位时（即当抗利尿激素被完全抑制时）的低钠血症患者中，这些研究者观察到肾脏排水功能持续受到损害，因此推断肾功能损伤是由不依赖抗利尿激素的因素引起的[457]。Wall 等在 11 名稳定的四肢瘫患者和 9 名健康的无残疾对照人群中进行了研究，研究了在饮水期间体位因素对血浆抗利尿激素释放和排尿的影响（如仰卧位和坐位）；血浆抗利尿激素被抑制到无法检测的水平，而渗透压清除率、自由水清除率和滤过液的远端输送率在四肢瘫患者中均低于正常对照组，无论其位置如何。该观察结果表明，不依赖抗利尿激素的机制导致滤液向肾小管稀释段的输送减少[458]。除肾脏内水处理缺陷外，5 名低钠血症 SCI 受试者对高渗盐水输注的反应显示血浆抗利尿激素在血浆渗透压达到正常范围之前逐渐增加，提示渗透压稳定点被重调定[459]。在一例存在低钠血症四肢瘫患者个案报道中，其抗利尿激素释放的渗透压阈值降低，通过一段时间的严格限水将血浆渗透压恢复至正常范围，抗利尿激素释放的渗透压阈值被纠正到了正常[460]。因此，在高位脊髓损伤的患者中，通过抗利尿激素非依赖和其他机制，以及渗透压再设定，直立位和（偶尔）仰卧位的自由水清除率可能会降低，从而容易产生低钠血症。

据报道，对于标准治疗方法无效的脊髓损伤低钠血症患者，在排除了其他原因引起的低钠血症（如甲状腺功能低下、肾上腺功能不全、肾衰竭、停止使用可能引起不适的药物）后，可以通过使用考尼伐坦来拮抗抗利尿激素 Ⅰa 和 Ⅱ 受体进行治疗[461]。但是，应谨慎地开具抗利尿激素拮抗剂处方，因为阻断抗利尿激素 Ⅰa 受体可能会使体位性低血压加重，而阻断血管加压素 Ⅱ 受体可能会导致水利尿增加，同时血清钠浓度升高过快。如果正在考虑对患有慢性低钠血症的正常血容量或高血容量患者采用这种方法，那么当前的建议是在 24h 内将血钠浓度提高至不超过 10～12mEq/L，以减少发生脑桥和脑桥外髓鞘溶解的风险[462]。

（三）尿崩症的鉴别

垂体后叶功能障碍可在 SCI 急性期的任何时间点发生，或在此后的数年变得明显。多达 60% 的创伤性 SCI 患者合并头部外伤，据报道其中 2% 的患者发生尿崩症[463, 464]。头部外伤伴随的抗利尿激素中枢性缺乏将表现为尿液浓缩障碍。如此，高渗状态可能导致高钠血症与相对稀释的尿液并存。在这种情况下，临床上应高度怀疑中枢性尿崩症的诊断。抗利尿激素的释放是波动性的，其从循环系统中的清除迅速，并且在技术上仍然难以测量。确定抗利尿激素释放的一种实用替代方法是测量血浆和肽素。前抗利尿激素原的 C 末端肽与抗利尿激素以等摩尔量分泌，拥有更长的半衰期，也更易于测定[465, 466]。如果血钠浓度升高伴随尿液稀释，则可进行血浆和肽素水平的测定，以确定可能存在的抗利尿激素释放不足。也可以考虑进行正式的禁饮试验。去氨加压素的适应证为抗利尿激素缺乏症，在这种情况下，激素给药后尿液的渗透压应增加，而在对于激素肾抵抗患者，去氨加压素给药后尿液渗透压不会发生变化。

八、结论

脊髓损伤后发生的内分泌和代谢紊乱可分为伴随大脑及其效应器器官之间神经系统连续性丧失导致的紊乱及那些由于身体组成成分变化和活性降低而间接引起的紊乱。脊髓损伤后出现的不利的碳水化合物和脂质变化主要是不良的软组织身体组成变化（如肥胖增加和肌肉质量下降）和心肺适应性水平下降的结果，这些是产生胰岛素抵抗的决定因素。与普通人群相比，SCI 患者更容易出现口服糖耐量不足和 DM。最常见的脂质异常是血清 HDL 胆固醇浓度降低。尽管两组腹部肥胖和胰岛素抵抗程度相似，但肝脏的功能性交感神经失神经支配可能有助于降低高位脊髓损伤个体的甘油三酯水平。应大力鼓励采取减少肥胖的营养干预措施和增加心肺适应性的康复处方，但临床医生应始终明白，即使在非残疾人群中，尝试进行有意义的饮食或运动干预措施通常也难以启动和坚持。已有人采用了药物和手术的方法，但在 SCI 人群中尚未明确其结果和风险。同化激素（如睾酮和生长激素）的降低只会使不利的身体成分变化进一步恶化，是 SCI 的代谢后遗症，可能部分是由于肥胖增加和活动水平降低所致。不利的代谢环境易患动脉粥样硬化性血管疾病。

由脊髓损伤引起的病理生理变化可以分为在急性 / 亚急性期发生的病理生理变化和在慢性期发生的病理生理变化。对于那些在 SCI 期间遭受头部创伤和（或）双侧腰部创伤、血压过低而通常的治疗手段无效的患者，医护人员应在伤后不久就高度怀疑肾上腺皮质功能不全的诊断。但是，如果慢性期损伤患者发生低血压并对治疗无效，应考虑肾上腺功能不全的诊断并立即开始糖皮质激素治疗。脊髓损伤平面以下的骨量丢失发生在骨小梁和骨皮质，但两者丢失的速度不同。骨小梁的质量和结构在瘫痪后最初 2～3 年内迅速减少和降解，而皮质骨（占骨量的 80%）在急性期后的最初 7～8 年内以相对较快的速度被骨内膜吸收所丢失。与非残疾人群相

比，脊髓损伤患者在最初损伤后的几十年中仍以更快的速度潜在丢失骨量。对骨形成的更好理解催生了新的抗吸收和合成代谢药物的开发，这些药物有望在 SCI 的头几年减轻或防止骨丢失，并且有可能逆转更多慢性期患者的骨量丢失。低渗性低钠血症在高位脊髓损伤患者中很常见。血管收缩引起的全身总血容量减少和（或）由于脉管系统功能性交感神经失神经支配引起的体位性低血压（可能因血容量减少而加剧）将伴随着生理性抗利尿激素释放以及肾素 – 醛固酮轴的激活。疼痛、颅脑损伤或肺部感染可能会导致抗利尿激素的"不适当"释放 [即抗利尿激素释放不是因正常的血容量减少和（或）高渗性刺激的结果]。慢性 SCI 患者也可通过内在的肾脏机制增加尿钠排泄或减少自由水清除，从而导致低钠血症。

脊髓损伤的营养
Nutrition in Spinal Cord Injury

Heather Asthagiri　James Wilson　Frederick S. Frost　著

一、脊髓损伤营养的重要性

良好的营养对身体健康至关重要。饮食摄入可为理想的心理和身体健康提供必要成分，有助于抵抗感染、皮肤破损和 SCI 的其他常见并发症。相反，不良的饮食会提高发病率和死亡率，在高血压、糖尿病和动脉粥样硬化等慢性疾病的发展中起主要作用[1]。在急性损伤或疾病的情况下，营养不良也可能导致预后不佳和住院时间延长[2-6]。例如，Wong 等使用 2 种量表 [脊椎营养筛查工具（the spinal nutrition screening tool，SNST）和营养不良通用筛查工具（malnutrition universal screening tool，MUST）] 评估了 150 名 SCI 患者，以寻找目前存在营养不良或有潜在风险的患者[7]。营养不良组的住院时间延长了 52%，1 年期死亡率为 9.2%。恰当的营养保健计划在治疗急性疾病和预防或治疗慢性疾病中的重要性已得到充分证明，从而凸显了营养评估在识别营养不良或有营养不良风险的人中的作用。完整的营养评估包括病史、体格检查、实验室评估、人体测量和饮食评估。

与健全人相比，SCI 患者需要更严密地监测恰当的营养，因为他们更容易受到对营养因素敏感的许多疾病的影响。SCI 后肌肉质量、身体习性、活动水平、新陈代谢和胃肠（gastrointestinal，GI）运动发生变化（表 21–1）。患者营养不良和肥胖症发生率的增加均与受伤严重程度和出现并发症有关[8]。此外，失神经支配产生胰岛素抵抗、脂质分布的不利变化和炎症——表现为高敏 C 反应蛋白（C-reactive protein，CRP）水平的升高[9-12]。这些因素导致体重增加、代谢综合征及随后的糖尿病和心血管疾病的风险升高[13, 14]。SCI 后也常常发生电解质紊乱，包括低钠血症、高钙血症（损伤急性期）和低钙血症（损伤慢性期）[15-19]。最后，如本章稍后所述，SCI 慢性期患者中的维生素缺乏已得到充分证明。这些因素说明了定期进行病史采集 / 体格检查、体重趋势监测和饮食充足性实验室评估的重要性。

二、营养基础

（一）脂溶性维生素

脂溶性维生素 A、维生素 D、维生素 E 和维生素 K 在使用前被储存在肝脏和脂肪组织中，但过量部分无法排出，因此可能会发生过量和中毒。维生素 A 除了支持视力、胶原蛋白合成和免疫功能外，在细胞分化和增殖中也起着重要作用。维生素 A 缺乏可能会导致伤口延迟愈合和容易感染，而这两点都是 SCI 常见问题。由于存在中毒的风险，必须慎用替代疗法。维生素 A 的天然来源包括菠菜、哈密瓜、胡萝卜、红薯和肝脏。维生素 E 作为抗氧化剂可保护细胞免受自由基的破坏，自由基与心血管疾病和癌症的发展有关。维生素 E 在维持免疫功能中也起作用，尤其是老年人。维生素 K 对于正常的凝血功能必不可少，它存储在肝脏中，维生素 K 依赖性凝血因子在肝脏中合成。严重肝功能损伤患者中，这些凝血因子的血清水平降低会导致出血时间延长和出血风险增加。维生素 K 由正常的胃肠道菌群产生，存在于卷心菜、花椰菜、菠菜和其他绿叶

表 21-1　脊髓损伤急性期和慢性期的营养意义

造成营养风险的因素	脊髓损伤后果
• 活动障碍 　– 高钙血症 　– 高钙尿症 • 吞咽困难（颈脊髓损伤） • 麻痹性肠梗阻 / 便秘 • 神经源性肠道 • 神经源性膀胱 　– 限制液体摄入 　– 肾脏疾病风险 　– 尿路感染 • 骨骼肌质量下降 • 肺功能障碍 　– 食欲不振 • 抑郁 / 悲伤 　– 食欲不振 • 压疮 　– 蛋白质和液体丢失 　– 获得健康食品的途径受损	• 贫血 • 糖耐量异常 • 负氮平衡 • 能量消耗减少 • 骨质疏松症 • 肺功能障碍 　– 机械通气脱机困难 • 压疮 • 伤口愈合不良 • 免疫功能受损

SCI. 脊髓损伤；UTI. 尿路感染

蔬菜、谷物和大豆中。

维生素 D 和钙对于骨骼生长和重塑中的重要性在佝偻病、骨软化症、骨量减少和骨质疏松症等疾病中显而易见。维生素 D 将钙的吸收量从饮食摄入量的 10%～15% 增加到 30%～40%，同时可将磷的摄入量从 60% 增加到 80%。而且大多数组织和细胞都具有维生素 D 受体，这表明该维生素在骨骼系统以外的组织中具有广泛的作用。维生素 D 调节许多编码蛋白质的基因，这些蛋白质除了具有神经肌肉和免疫功能外，还对细胞增殖、分化和细胞凋亡具有重要作用。最新证据表明，维生素 D 可能在减轻炎症及预防和治疗许多慢性疾病中发挥作用（如高血压、糖耐量异常、1 型和 2 型糖尿病及多发性硬化）。另外，补充维生素 D 可以显著降低全因死亡率。不幸的是，维生素 D 缺乏症很普遍，尤其是在寒冷的气候中。晒太阳是补充维生素 D 的一个极好来源。在美国，许多食物都添加了维生素 D，例如牛奶、酸奶、果汁和谷类食品，但很少有天然含有这种维生素的食物。维生素 D 的最佳来源是鱼（鲑鱼、金枪鱼、鲭鱼）和鱼肝油，牛肝、奶酪、蛋黄，一些蘑菇中也有少量维生素 D。

（二）水溶性维生素

水溶性维生素 B 和维生素 C 在人体中容易排出并且不能大量储存（B 族维生素中的吡哆醇和氰钴胺除外），因此需要经常食用。B 族维生素 [硫胺素（B_1）、核黄素（B_2）、烟酸（B_3）、泛酸（B_5）、吡哆醇（B_6）、生物素（B_8）、叶酸（B_9）和氰钴胺（B_{12}）] 充当许多必需酶（包括分解碳水化合物、蛋白质和脂肪以获取能量所必需的那些酶）的辅酶或辅助因子。叶酸和维生素 B_{12} 在 DNA 和 RNA 合成中充当辅酶。维生素 B_{12} 还可以保护神经细胞的髓鞘不发生变性。维生素 B_{12} 在与内因子（一种胃黏膜泌酸壁细胞产生的蛋白）结合后被回肠吸收。维生素 B_{12} 缺乏会导致恶性贫血和神经系统症状，例如感觉异常、平衡障碍和痴呆。维生素 B_{12} 存在于肉、鱼、禽、蛋和乳制品中。素食饮食、胃旁路手术、回肠损伤或切除的个体容易发生 B_{12} 缺乏。作为一种抗氧化剂，维生素 C 在免疫系统、胶原蛋白的生产和维持及肾上腺素、5- 羟色胺、甲状腺素和肾上腺类固醇激素的合成中具有许多重要作用。所有水果和蔬菜都含有一些维生素 C，但在柑橘类水果、西兰花、草莓和多叶绿色蔬菜中含量最高。

（三）矿物质

钙是人体中最丰富的矿物质，大部分存储在骨骼和牙齿中（占人体储量的 99%），维持骨骼结构的完整性。钙是平滑肌和骨骼肌收缩、神经递质释放所必需的，也是许多酶的辅助因子。循环系统中的钙水平被严格调控着，饮食中如果摄入不足会导致骨骼脱矿质。高钠和高蛋白饮食会导致尿钙排泄增加。乳制品是大多数美国饮食中钙的主要来源。其他含钙食品包括豆类、卷心菜、西兰花、菠菜和羽衣甘蓝。

锌是 300 多种酶活性所必需的微量元素。缺锌会影响伤口愈合和免疫功能，缺锌可能是通过伤口引流、慢性腹泻或长期饮食摄入不足引起的。牡蛎每份含锌量高于其他任何食物，但在美国红肉和家禽是主要的饮食来源。其他含锌食物包括豆类、坚果、螃蟹和龙虾、全谷物、强化早餐谷物和乳制品。应密切监测没有锌缺乏症人群的补锌情况。高水平的锌会影响伤口愈合、吞噬作用和铜代谢。

（四）蛋白质 – 热量营养不良

蛋白质 – 热量营养不良（protein-calorie malnutrition, PCM）在老年人和慢性疾病的患者中很常见，并有可能存在于高达 50% 的住院患者中[20]。PCM 的存在会增加发病率、死亡率和感染风险。对于更严重的 PCM 类型，恶性营养不良或消瘦症，将体内蛋白质存储分为躯体（肌肉）蛋白质或内脏（非肌肉）蛋白质是有用的[21]。如果在蛋白质摄入不足而热量摄入充足的情况下（如 Kwashiorkor 症），内脏蛋白质水平可能会大大低于正常水平，但人体测量评估指标相对正常。Kwashiorkor 症的严重低白蛋白血症会导致血管外积液和明显的水肿，并使胰岛素、生长激素、抗利尿激素和皮质醇等激素水平发生改变。成人 Kwashiorkor 症可见于分解代谢状态下（如严重创伤或严重烧伤）蛋白质摄入不足的人。相反，卡路里 / 能量缺乏的情况下可能出现身材消瘦但内脏蛋白质水平相对正常，如消瘦（marasmus）症。PCM 的第三种形式是消瘦型 Kwashiorkor 症，这种情况兼有两者的特征。一些人认为，PCM 是一种疾病为适应饥饿而产生的不同表现，其在消瘦症出现了适当的反应，而在 Kwashiorkor 症中适应失败。

Kwashiorkor 症的预后比消瘦症差。

三、实验室评估

（一）内脏蛋白

内脏蛋白质通过肝脏合成并释放到血清中，在蛋白质营养不良的情况下会降低，因此可用作营养状况的替代性指标。内脏蛋白质包括白蛋白、前白蛋白（prealbumin, PAB）、转铁蛋白和视黄醇结合蛋白等。这组蛋白质是为血浆提供结合、转运和免疫活性的蛋白质。内脏蛋白是阴性急性期反应物，肝脏通过减少合成阴性急性期反应物，而增加合成阳性急性期反应物，例如 CRP、纤维蛋白原、铜蓝蛋白和补体因子 C_3 和 C_4。此外，炎症反应会导致白蛋白和 PAB 经毛细血管渗漏，进一步降低其血浆浓度。

（二）白蛋白

白蛋白水平已被用作内脏蛋白质储备和营养状况的指标，并有证据支持白蛋白降低与总发病率和死亡率风险增加之间的相关性[4, 22, 23]。白蛋白是血管内流体渗透压的主要贡献者，还与血液中的各种物质结合，例如胆红素、皮质醇、脂肪酸、金属和某些药物。血清白蛋白水平是常规肝功能检查的组成部分且检测价格低廉。不过白蛋白水平对营养状况的变化不敏感，半衰期为 20 天，在体内有大量的储备[24]。另外，白蛋白水平受水合状态和肾功能的影响。更复杂的是，已证明 SCI 患者血清白蛋白消除率增加，损伤平面越高和存在炎症状态时（如慢性压疮）流失越快[25-28]。鉴于这些缺点，目前认为血清白蛋白水平的测定比半衰期更短的其他类似蛋白质的测定作用要小。这些新测定项目可作为近期营养状况或对营养干预措施反应的准确评估指标。

（三）其他营养指标

甲状腺素结合型 PAB，也称为转甲状腺素蛋白，近年来已成为营养不良实验室评估的首选标志物，并与患者预后相关[24, 29, 30]。血清 PAB 的多种特性使其成为蛋白质和营养状况的良好指标，包括半衰期短（2 天）、易于测试及必需与非必需氨基酸的比例高[24]。严重 PCM 患者补充足够蛋白质的情况下，如果不存在混杂因素，则 PAB 的水平应每天增加至 1～2mg/dl。对于严重的 PCM 健康儿童患者，在适当的营养干预下 48h 内可见到 PAB 水平升高，并在 8 天内恢复正常水平[5, 24]。如果每周 PAB 浓度增加超过 4mg/dl，则表明机体已从分解代谢状态转换为合成代谢状态[2]。但是血清 PAB 水平对炎症非常敏感，与 CRP 水平呈强烈负相关。实际上，用皮质类固醇疗法抑制炎症反应会增加 PAB 水平。在慢性炎症和 CRP 升高的情况下，PAB 水平可能难以解释，而这些情况在 SCI 人群中很常见。在急性炎症反应期如果 PAB 水平升高可能提示营养状况得到

改善，并且全身性炎症反应正逐步缓解[2]。因此，建议初始 PAB 检测时也要检测 CRP 水平。为了评估对营养和其他治疗干预措施的趋势或反应，可以至少每隔 3 天对 CRP 和 PAB 进行连续监测。

表 21-2 和表 21-3 中描述了用于评估营养状况的其他指标，例如转铁蛋白、淋巴细胞计数、胆固醇水平、视黄醇结合蛋白和纤连蛋白。转铁蛋白在铁的吸收、转运和释放到总循环中起着重要作用。转铁蛋白水平通常会维持在其总铁结合能力的约 1/3，但在缺铁性贫血时，转铁蛋白水平会随缺

表 21-2　营养状态常用实验室指标

血清指标	正常范围*和营养风险水平	半衰期	影响因素
前白蛋白	• 15～35mg/dl 　– 11～15mg/dl：营养不良的风险增加 　– 5～11mg/dl：高风险 　– <5mg/dl：预后不良 →在透析患者中，PAB<30mg/dl 表示营养不良的风险增加	2～3 天	• 减少：急性或慢性炎症、急性应激、缺锌、肝衰竭、水肿 • 增加：肾功能不全、糖皮质激素治疗、孕激素、急性酒精中毒
白蛋白	• 4～6g/dl；<3.5g/dl 　– 2.8～3.5g/dl：内脏蛋白质轻度消耗 　– 2.1～2.7g/dl：内脏蛋白质中度消耗 　– <2.1g/dl：内脏蛋白质重度消耗	21 天	• 减少：水分过多、排泄增加、急性应激、急性或慢性炎症、年龄、肝衰竭 • 增加：脱水、血浆量减少、外源性给药
转铁蛋白	• 250～300mg/dl 　– 150～250mg/dl：轻度消耗 　– 100～150mg/dl：中度消耗 　– <100mg/dl：重度消耗	7～10 天	• 减少：肝衰竭、排泄增加、急性应激、急性或慢性炎症、大剂量抗生素治疗时可能减少 • 增加：缺铁性贫血、口服避孕药、妊娠、病毒性肝炎、慢性失血、脱水
视黄醇结合蛋白	• 20～80mg/L	10～12h	• 减少：维生素 A 缺乏症†、镉中毒、甲状腺功能亢进、慢性肝病、囊性纤维化、急性应激 • 增加：雌激素、肾衰竭
纤连蛋白	• 0.3～0.35mg/ml	15～22h	• 减少：烧伤、创伤、败血症，与肌动蛋白、纤维蛋白、DNA 或金黄色葡萄球菌结合 • 增加：富含纤连蛋白的冷沉淀或血液制品
总淋巴细胞计数	• <1500/mm³		• 增多：急性病毒感染、结缔组织病、甲状腺功能亢进、Addison 病、脾大 • 减少：艾滋病、骨髓抑制、再生障碍性贫血、肿瘤、类固醇、肾上腺皮质功能亢进、多发性硬化、重症肌无力、格林 – 巴利综合征
总胆固醇	• <160mg/dl		• 增加：高脂饮食、原发性高脂蛋白血症、急性心肌梗死、阻塞性肝病、甲状腺功能减退、肾病综合征、糖尿病、同化激素、孕激素、噻嗪类 • 减少：无 β 脂蛋白血症、严重肝病、营养不良

*. 参考值可能因实验室而异；†. 在维生素 A 缺乏症中，肝脏中视黄醇结合蛋白的水平升高、血清水平下降，这表明视黄醇是肝脏释放所必需的；PAB. 前白蛋白

表 21-3 营养状态一般指标

内脏蛋白	前白蛋白、白蛋白、转铁蛋白、视黄醇结合蛋白
总蛋白利用率	氮平衡
体蛋白	肌酐身高指数
蛋白质缺乏症	总淋巴细胞计数
蛋白质 – 热量营养不良（中至重度）	皮肤抗原检测——细胞免疫功能无反应

铁量的增加而增加。转铁蛋白的半衰期为 8～10 天，比白蛋白对近期营养变化的反应更快。但是转铁蛋白对营养状态的评估缺乏特异性。总淋巴细胞计数（total lymphocyte count, TLC）也已被用作营养状况的评估指标，但由于缺乏特异性和敏感性而受到非议。淋巴细胞是病毒防御和抗体产生的主要来源。显然，淋巴细胞计数会随着某些感染而增加，随着免疫抑制、类固醇用药或营养不良而减少。营养不良时总胆固醇（total cholesterol, TC）水平降低，而胆固醇水平下降（＜175mg/dl）与老年人死亡率升高存在相关性[31]。视黄醇结合蛋白是维生素 A（视黄醇）的主要转运蛋白，可与一分子 PAB 和一分子视黄醇结合，保护其免受氧化。维生素 A 缺乏时，视黄醇结合蛋白浓度在肝脏中升高而在血清中降低，说明视黄醇对肝脏释放该蛋白是必要的。最后，纤连蛋白是唯一一项不仅能在肝细胞产生，而且能在上皮细胞、成纤维细胞和巨噬细胞产生的血清蛋白指标。纤连蛋白在伤口愈合和降低血管通透性方面特别重要。当存在组织损伤或炎症时，会发生纤连蛋白沉积、血清水平下降[32]。因此，与其他阴性急性期反应物一样，存在炎症时纤连蛋白水平的可靠性较差；SCI 患者常出现纤连蛋白水平降低[33]。

四、人体测量

由于能量需求减少、活动受限和健康食品获取困难，SCI 群体很少能达到或维持理想体重（ideal body weight, IBW）。体重的过度增加或减少会对该人群产生很大影响。无论在哪个极端，皮肤和深层组织损伤的问题都是至关重要的。如果太瘦，则由于骨突出而导致组织损伤的风险很高；如果太重，则额外的重量（通常在腹部）会使局部组织应力增加，发生机械变形和血管压缩而导致局部缺血。少量体重增加可能会对转移和其他日常活动产生负面影响，从而影响 SCI 患者的独立性。

（一）理想体重

SCI 患者的 IBW 可以根据损伤水平来计算，采用传统的身高体重公式得出[26]。健全人群并不存在普遍接受的 IBW 公式，但是最常用的公式是从相同的身高体重表得出相似的结果[34]。下表中使用的公式将 Broca 指数换算成磅和英寸。截瘫患者的 IBW 从计算出的标准 IBW 中减去 5%～10%。对于四肢瘫患者，从标准 IBW 中减去 10%～15%。此外，对于截肢的患者，计算 IBW 时扣除方法如下：经胫骨截肢减去 7%，经股骨截肢减去 10%，髋关节截肢减去 18%[32]。

标准理想体重

男性：身高 5 英尺体重为 110 磅，超过 5 英尺每英寸加 5 磅

女性：身高 5 英尺体重为 100 磅，超过 5 英尺每英寸加 5 磅

SCI 患者的转换

截瘫：标准 IBW 减 5%～10%

四肢瘫：标准 IBW 减 10%～15%

IBW. 理想体重；SCI. 脊髓损伤

（二）体重指数

如果根据标准体重指数 BMI（body mass index, BMI）计算，许多 SCI 患者会被归类为超重或肥胖，并没有针对瘦体重的损失进行调整。脂肪量与 SCI 水平相关，高位脊髓损伤患者的脂肪含量增加[35]。体内总脂肪含量的增多也与高龄和病程长有关[10, 36]。在 95 名慢性截瘫的男性患者中，Tomey 使用未针对 SCI 校正的 BMI 标准计算后发现，有 57%

的患者归为"超重"（BMI ≥ 25kg/m²），有 19% 的归为"肥胖"（BMI ≥ 30kg/m²）[37]。在这项研究中，有 7% 的患者体重不足（BMI<18.5kg/m²），只有 36% 的参与者处于理想的 BMI 范围内。通过对 408 名退伍军人（401 名男性和 7 名女性）的图表审查，发现 27.9% 的受试者 BMI 正常、体重不足的占 3.6%、超重的占 65.8%、29.9% 被认为肥胖[38]。根据标准 BMI 计算，许多 SCI 患者被归类为超重或肥胖，但是考虑到瘦体重的损失，这一结果低估了满足超重 / 肥胖标准的 SCI 患者比例[14, 39]。实际上，在给定的 BMI 下比较 SCI 患者和健康受试者，发现 SCI 患者的脂肪量增加了 9.4kg[40]。2007 年发表了对 7959 名 SCI 退伍军人的人体测量学数据的综述，使用标准 BMI 值将 33% 的受试者归为超重，将 20% 的受试者归为肥胖[41]。当使用经 SCI 校正的 BMI 范围时（23～27kg/m² 为超重，> 28kg/m² 为肥胖），超重和肥胖的患病率分别上升到 37% 和 31%。较高的 BMI 与截瘫、白人和年龄大于 50 岁有相关性。

近期一项 SCI 患者 BMI 与脂肪含量百分比的对比评估显示，符合代谢综合征标准的受试者中有 74% 的 BMI 低于 30kg/m²[42]。如果将 SCI 中定义肥胖的 BMI 阈值降低到 25kg/m²，那么仅 26% 的肥胖受试者会漏诊。这些研究人员还发现，通过测量脂肪含量百分比和 CRP，BMI 低至 22kg/m² 的受试者中肥胖相关疾病的风险也有提高。这些研究人员得出的结论是，对于 SCI 慢性患者，BMI 值大于 22kg/m² 就预示着发生肥胖和与肥胖相关慢性疾病的风险增加。

（三）皮褶厚度和上臂肌围

估计体脂组成的方法包括测定皮褶厚度和上臂肌围（midram muscle circumference，MAMC），主要适用于上肢未受影响的瘫痪患者。皮褶厚度是测量皮下脂肪储备情况，可在多个身体部位进行测量，例如在肱三头肌、肩胛下、髂上和腹部区域。肱三头肌的皮褶厚度（triceps skinfold thickness，TSF）是在肩峰和非优势臂的鹰嘴之间的中间位置进行测量的，方法是轻轻地将皮肤和皮下组织拉离肌肉，然后用卡尺测量厚度。在男性中，厚度<12.5mm 意味着营养不良，而 > 20mm 则表明体内脂肪过多。在女性中，测量值<16.5mm 的表明营养不良，而 > 25mm 表明脂肪过多。许多因素会影响皮褶厚度，包括体液转移、年龄和种族背景[21]。皮褶厚度测量最适用于对数月至数年内慢性疾病患者皮下脂肪储备情况进行重复测量[32]。MAMC 能反映出热量的充足性和肌肉含量，这是使用以下公式根据上臂围（midarm circumference，MAC）和 TSF 厚度计算得出的。

MAMC=MAC–π[TSF（以 mm 为单位）]

这种测量方法在四肢瘫痪人群中的有效性降低，并且通常受到观察者间可靠性低的限制[26, 43]。

（四）腰臀比

最后，用腰围与臀围的比值衡量皮下和腹部内脂肪的分布情况。要确定腰臀比，首先在侧方肋弓下缘和髂嵴之间的中点测量腰围，然后在最宽点测量臀围，最后按如下方式计算比值。

腰臀比 = 腰围 / 臀围

在没有 SCI 的人群中，腰臀比男性 > 0.95、女性 > 0.80 就表明患心脏病和代谢综合征的风险增加，而比率低于该数值意味着患肥胖相关健康问题的风险降低[44]。在 SCI 人群中尚未明确该工具的有效性[39]。该比率往往随年龄和超重而增加，对于胸髓及以上脊髓损伤患者可能因躯干肌肉的失神经支配而假性升高。

五、急性期营养注意事项

（一）脊髓损伤急性期的营养保健计划

脊髓损伤急性期患者的营养保健计划从全面的营养评估开始，随后密切监测营养状况，包括频繁的体重测量。营养评估还可以包括 SNST 等量表。营养评估在 SCI 急性期护理中很常见，但却是患者一生中经常被遗忘的方面。Locatelli 在退伍军人事务部（veterans affairs，VA）的护理系统中研究了 SCI 患者的体重管理文档，发现即使在强调长期护理的系统中，也缺乏对营养和体重控制的关注[45]。在年度评估中经常跳过营养评估内容。体重问题仅在 12% 的住院和 23% 的门诊就诊中进行过讨论。很少有人给出具体的热量建议。

在脊髓损伤后的急性期，体重减轻普遍存在。经典研究显示第一个月内体重较受伤前减少超过 10%[46]。平均而言，四肢瘫患者的体重减轻（30～50磅）比截瘫患者（10～35 磅）更大[28]。早期体重减轻的大部分（＞85%）可归因于损伤平面以下失神经支配的肌肉萎缩导致的瘦体重减少[46]。尽管预期会出现急性体重减轻，但许多临床医生建议当出现显著的体重下降时（＞10%）要进行患者 / 家属访谈，评估医源性或医学因素导致，并通过计数卡路里进行饮食评估。失神经支配加剧了体重的丢失，胃肠动力明显降低，肠内容物常常因为神经源性肠梗阻或使用阿片类药物致蠕动功能受损而出现滞留。在急性期应积极监测营养状况和饮食充足性，需要咨询注册营养师。蛋白质营养的评估应通过连续的 PAB 水平进行监测，最好与 CRP 检测同时进行。

（二）早期喂养与晚期喂养

Dvorak 等在 23 例急性颈脊髓损伤患者中比较了早期（＜72h）和晚期（＞120h）肠内喂养的结果，并引用了在其他患者人群中进行的类似研究，这些研究在早期喂养组中的结果较差或没有组间差异[47]。他们发现感染发生率、营养状况、喂养耐受性、平均呼吸机使用时间或急性期住院时间没有差异。有趣的是，只有一名受试者没有出现感染性并发症。晚期组的喂养不耐受发生率无明显增加，喂养不耐受主要表现为恶心和腹泻。学者从这项研究中得出结论，早期肠内营养对于那些因损伤而发生强制性代谢变化的急性颈脊髓损伤患者来说可能没有那么重要。这些结论与一般创伤人群的研究一致[48-50]。

（三）吞咽困难

尽管吞咽困难是颈脊髓损伤（cervical spinal cord injury，CSCI）的已知并发症，但此问题的发生率和机制尚不明确。危险因素包括前路颈椎稳定手术、气管切开术、意识障碍和颈部矫形器。当伴有低位脑神经损伤时，出现严重吞咽困难的风险更高。在 51 例急性 CSCI 和呼吸功能不全患者中，Wolf 报道称有 21 例（41%）经历了中度至重度吞咽困难，20 例（39%）患有因喉部水肿或轻度误吸所致的轻度吞咽困难，而 10 例（20%）没有吞咽困难[51]。在急性期出现严重吞咽困难的患者中，只

有 3/21（14%）在随后的几个月内仍存在严重吞咽困难。对存在危险因素的颈脊髓损伤患者可安排进行床边吞咽困难筛查。如果必须长期留置肠内营养管，则空肠造口术通常比胃造口术更可取，以减少胃食管反流的发生。在 2002 年的出版物中，美国神经外科医生协会和神经外科医生代表大会尚未研究过 SCI 后的肠内营养成分，因此该建议来自为创伤患者制订的指南[52]。该文献支持从蛋白质（高氮）中提供至少 15% 的热量，葡萄糖要少于 15%，必需脂肪酸提供至少 4%，并要补充维生素、必需元素和微量矿物质。

（四）负氮平衡与代谢

具有严重外伤的非 SCI 患者在受伤后会迅速进入高代谢状态，伴有尿氮排泄升高。这种情况在受伤后 1～7 周内消失，氮平衡从负值变为正常值或正值。但是，在严重 SCI 导致肌肉失神经支配的情况下，不可能在急性损伤期建立正氮平衡，负氮平衡的持续时间会更长[46]。该氮缺乏的 85%～100% 要归因于瘦体重的丢失。在 1991 年的一篇经典文章中，Rodriquez 研究了 10 名 SCI 患者和 20 名创伤对照患者[53]。在 7 周的研究期内，没有 SCI 患者达到中性或正氮平衡。实际上，研究发现 SCI 患者的负氮平衡峰值发生在能量消耗减少的阶段，并且对卡路里或蛋白质摄入的增加没有反应。为了减轻急性损伤期加速的蛋白质分解，建议每千克理想体重要补充 2g 蛋白质。提供更多的蛋白质是无效的，并且对伴有肾功能不全的患者可能是危险的。在随后的出版物中，Rodriquez 检测了 12 个急性 SCI 受试者持续 4 周或直到开始口服营养之前的氮平衡、能量消耗预计值（predicted energy expenditure，PEE）和能量消耗实测值（measured energy expenditure，MEE）[54]。使用 Harris-Benedict 公式通过能量消耗基础值（basal energy expenditure，BEE）计算出 PEE，卧床休息的活动因子为 1.2，严重创伤的受伤因子为 1.6。

如果发现营养管理有任何不一致或 FiO_2 波动，则不记录测量值。能量消耗的预计值和实测值的比较结果显示并不一致，趋向于高估。急性创伤后高代谢、高分解代谢和弛缓性麻痹导致的能量消耗减

少之间的复杂相互作用，使得在此期间很难预测该人群的能量需求。其他研究表明，SCI 后的前 2 周，MEE 占 PEE 的 67%，并且随着肌张力的恢复 MEE 升高 5%[46]。

因此，依靠氮平衡评估和 PEE 公式来计算该人群的饮食需求通常会导致营养过剩。有多种估算 BEE 的公式，包括更简单和越来越流行的 Mifflin–St Jeor 公式 [55, 56]。在脊髓损伤急性期中，目前使用的估算公式无论是否有活动和受伤因子修正，都不能被证明是精确或准确的。推荐使用间接测热法来评估能量消耗[46, 52, 57–59]。

氮平衡

NB=（24h 蛋白质摄入克数 /6.25）–（24h 尿素氮含量克数 + 4g*）

（增加 4g 以弥补氮损失）

Harris-Benedict 公式

男性：BEE=66+（13.8× 重量）+（5× 身高）–（6.8× 年龄）

女性：BEE=655+（9.6× 重量）+（1.8× 身高）–（4.7× 年龄）

Mifflin-St Jeor 公式

BEE=66+（10× 重量）+（6.25× 身高）–（5× 年龄）+（男性 5 或女性 –161）

能量消耗预计值

PEE=BEE×1.2（卧床休息）×1.6（严重创伤）

重量单位为 kg；身高单位为 cm；NB. 氮平衡；BEE. 能量消耗基础值；PEE. 能量消耗预计值

（五）便秘和食欲

由于各种原因，大多数急性期住院康复患者不能维持适当的饮食摄入。上肢功能障碍可能会降低进食能力。便秘引起的恶心和食欲不振也很普遍。急诊住院的患者很少活动或规律排便。疼痛、沮丧、悲伤和药物（尤其是阿片类药物）会对进食产生不利影响。当患者情绪稳定并开始康复治疗时，通过肠道管理和减少用药，食欲通常会得到改善。

相反，SCI 慢性患者担心体重增加不受控制而常常会去门诊就诊。原因是多方面的，尽管医务人员通常认为缺乏运动和耗能减少是主要因素。损伤后的激素变化肯定起到了作用。在脊髓损伤慢性期可见到瘦素水平升高（一种参与饥饿和能量稳态的激素）。2013 年的一项 Meta 分析表明，瘦素水平升

高与 BMI 和损伤水平呈正相关[60]。这些特殊患者的脂肪分布变化与交感神经功能障碍之间的关系仍未得到充分研究。

六、慢性期营养注意事项

（一）社区居民受试者的饮食评估

脊髓损伤个体的长期营养建议与普通人群相似。所需营养成分是一样的，但由于活动受限、肌肉萎缩和脂肪含量升高，热量需要减少[61-63]。Buchholz 等估计 SCI 慢性患者的静息代谢率比未受伤个体低 14%～27%，所以若使用标准公式计算 SCI 患者的能量需求会高估 5%～32%[64, 65]。Levine 分析了 33 名 SCI 慢性患者的饮食情况（男性 24 例，女性 9 例）[66]。总卡路里摄入量是 1989 年 "每日推荐摄入量"（recommended dietary allowances, RDA）建议的健全人摄入量的 75%，远低于推荐的基础代谢率和总能量消耗率水平。总能量摄入中脂肪热量较高 (男性和女性分别比推荐比例高 7.6% 和 1.5%)、碳水化合物热量较低（比推荐水平平均低 16.5%），而蛋白质热量比推荐值稍高。除了摄入过多的脂肪外，多不饱和脂肪酸与饱和脂肪酸的比率约为美国心脏协会（American Heart Association, AHA）1.0 目标的一半。SCI 人群没能维持健康的饮食结构。

对于微量营养素，男性和女性的平均饮食摄入量与 RDA 的比较见表 21-4。平均纤维摄入量仅为一般人群推荐量的 25%。Gorgey 强调了饮食中碳水化合物的重要性，证明其与瘦体重呈正相关而与脂肪含量呈负相关[69]。SCI 患者的胆固醇摄入量低于一般人群，也低于 AHA 指南。SCI 慢性患者的酒精和盐消耗量也增加了[70]。饮食习惯是一种社会和文化现象。对加拿大 SCI 社区居民人群进行的分析显示，截瘫和四肢瘫的男性和女性患者均摄入足够的能量，平均常量营养素百分比也合适[69]。然而，人们注意到纤维摄入量低于推荐量，并且微量营养素的摄入也很差（表 21-4）。膳食补充剂的使用情况表明，只有不到 25% 的 SCI 患者食用的多种维生素、钙、维生素 D 和维生素 C 达到推荐剂量。

（二）维生素 A、维生素 C 和维生素 E

维生素 A、维生素 C 和维生素 E 代表着三种

表 21-4　已知的营养缺乏症

评 估	PEIFFER 等[26]1981	LEVINE 等[66]1992	WALTERS 等[67]2008	PETCHKRUA 等[68]2003
常量营养素	• 截瘫 　– 无热量或蛋白质摄入不足—脂肪未评估 * • 四肢瘫 　– 热量摄入量不足 *	• 男性和女性 　– 低热量摄入：低碳水化合物、蛋白质稍高、高脂肪 *	• 男性和女性 　– 常量营养素比例合适： 　– 碳水化合物男 52%，女 53%；蛋白质男 16%，女 17%；脂肪男 30%，女 28%*	• N/A
微量营养素	• 截瘫 　– 维生素 A • 四肢瘫 　– 维生素 A、硫胺素、钙、铁	• 男性 　– 维生素 A、硫胺素、核黄素、吡哆醇、维生素 E、钙、镁、锌、钾、泛酸、铜 • 女性 　– 吡哆醇、钙、铁、镁、锌、铜	• 男性和女性 　– 维生素 A、镁、叶酸、锌、维生素 C、维生素 B_{12}、硫胺素、维生素 B_6、核黄素、钾、钙、维生素 D	• 维生素 B_{12} 　– 低于正常维生素 B_{12} 5.7% 　– 超过正常 MMA 19% 　– 同时存在维生素 B_{12} 缺乏和 MMA 过量 13.3%

*. 这些研究基于针对普通人群的推荐进行评估，没有考虑 SCI 患者能量需求的下降；MMA. 甲基丙二酸

重要的微量营养素，因为它们具有抗氧化特性，并且在预防心血管疾病、癌症和压疮方面具有重要作用。SCI 慢性患者的维生素 A、维生素 C 和维生素 E 摄入分别低于参考值 16.4%、37.3% 和 30.0%[71]。老年人、新鲜压疮及损伤程度和平面与较低的血清水平（尤其是维生素 A）有相关性。这些相关性可能通过教育和遵守健康、均衡的饮食而得到纠正。

（三）维生素 B_{12}

SCI 后对血清 B_{12}、甲基丙二酸（methylmalonic, MMA）、叶酸和高半胱氨酸水平的评估显示维生素 B_{12} 缺乏的患病率高达 19%[68]。叶酸水平通常是正常的。维生素 B_{12} 缺乏最常见于 SCI 更严重、病程更长的患者。MMA 假阳性在 SCI 患者中很常见，但在没有肾功能不全的健康人中很少见。常用处方药（H_2 受体阻断药、质子泵抑制药、二甲双胍和维生素 C）可能会通过影响吸收而导致维生素 B_{12} 缺乏[72]。SCI 患者在慢性损伤阶段应考虑筛查维生素 B_{12} 的缺乏情况[68]。

（四）钙和维生素 D

最近的研究表明，使用维生素 D 补充剂可降低总死亡率，并具有预防胰岛素抵抗、糖尿病和高血压的作用。维生素 D 缺乏症在 SCI 人群中普遍存在[73-75]。Zhou 发现 92 名 SCI 男性的 25- 羟基维生素 D 和总血清钙水平明显低于 28 名健康对照者。患有压疮和低活动水平的受试者中维生素 D 和钙水平

最低。研究人员认为维生素 D 水平的下降可能部分归因于机构住所、医院和肢体残疾重导致的阳光照射减少。在 SCI 受试者（n=100）和健康对照者（n=50）的另一项比较中，SCI 组维生素 D 和钙缺乏的发生率明显增高（32% 的患者维生素 D 缺乏、17% 的患者钙缺乏）[75]。但是，SCI 组和对照组中两种营养素的平均水平相似。这些研究中总钙水平低的原因可能是低蛋白血症、维生素 D 代谢改变或钙摄入不足，这些情况在 SCI 中都很常见。乳糖不耐症常见于非裔美国人，这些患者可能会避免食用钙强化乳制品。其他患者可能被错误地告知要避免补充钙的摄入，以防止肾结石或膀胱结石。在 SCI 人群中改善钙代谢的机会取决于提供准确的营养信息和教育。

为了明确维生素 D 缺乏替代疗法的合适剂量，Bauman 研究了 SCI 慢性患者缺乏维生素 D 的替代疗法，对有和没有血清 25- 羟基维生素 D 水平降低的 SCI 受试者补充维生素 D 并观察其影响[76]。在研究的替代治疗组中，受试者每周 2 次接受 50μg 维生素 D_3 并持续 14 天；在补充组中，受试者每天接受 20μg 维生素 D_3 并持续 12 个月。所有受试者均补充钙剂。两组中的血清 25- 羟基维生素 D 水平均显著增加，尽管在替代组中大多数受试者在第 14 天仍处于非正常水平，而在补充组中大多数受试者在 1 年时仍处于低正常水平。学者得出结论，需要更长时间、更高剂量的维生素 D 治疗来充分替代缺乏的维生素 D 储备。

（五）脂质状况

脊髓损伤会对空腹的脂质状况产生负面影响，导致低密度脂蛋白（low-density lipoprotein，LDL）升高，高密度脂蛋白（high-density lipoprotein，HDL）降低和甘油三酯（triglyceride，TG）升高，易导致动脉粥样硬化和心血管疾病[11, 14]。损伤的严重程度似乎会影响胆固醇水平，损伤程度平面和程度越高的人 HDL 水平越低[77]。截瘫患者的 TC 较高，而四肢瘫患者的 TC/HDL 比率较高。Jones 和 Manns 均报道了 SCI 患者 HDL 降低、胰岛素负荷升高与活动水平降低之间的相关性[10, 78]。比较损伤平面相同的男性和绝经前女性，结果显示女性中的 HDL 水平更高，而 TC/HDL 比率更低，不同性别间 TC、LDL 和 TG 水平无明显差异[79]。但是，四肢瘫患者的 TG 水平明显高于截瘫患者。有其他研究显示 SCI 人群中 HDL 和 TG 浓度之间存在明显的负相关[11]。

（六）环境因素

在西方社会中，比起健康食品（如新鲜农产品、瘦肉和全谷物），获得高脂肪和高糖的加工食品要容易和便宜得多。随着行动不便的增加，环境障碍增加了定期获取健康食品的难度。贫困在残疾人中更为普遍，这进一步阻碍了人们获得更昂贵的营养丰富的低脂食品，例如新鲜水果和蔬菜。2008 年，对 2 个类似规模的低收入社区（一个城市和一个郊区）进行了比较，观察健康食品的可选种类和当地杂货店、便利店轮椅的使用便捷性[80]。市区的商店数量更多（48 个，郊区有 34 个），但是入口可以使用轮椅的商店较少（46%vs. 88%）。在商店内部，过道宽度、产品高度、柜台高度和冰箱门的易打开性等因素是患者获取健康的可负担食品的影响因素。

（七）社区营养知识

许多专家，尤其是那些关注 SCI 慢性期患者饮食摄入的专家，建议咨询营养学家以获得该人群的正确食物选择。一些人建议这样的评估一年一次[72]。尽管很多患者在急性期康复时都咨询了营养学家，但是在过渡到社区期间，先前得到的信息可能会丢

失，或者与其他因素相比，被认为不重要。在芝加哥地区对 95 名截瘫的男性进行了 1 年以上的营养知识和饮食摄入量评估，结果显示饮食质量（根据健康饮食指数）与营养问卷上的能力之间存在显著相关性，尽管整体教育程度和收入的影响可能更大[37]。该评估还显示出不良饮食与人体测量指标（BMI）、贫困、吸烟和独自生活之间的相关性。没有发现抑郁与饮食质量之间的相关性。与其他调查一致，该人群总体热量摄入量低、胆固醇摄入量低（只有 2/3 的参与者达到了推荐的摄入量）、纤维摄入不足（12% 达到了推荐摄入量）及饮食中的总脂肪（18% 达到了推荐的摄入量）和饱和脂肪酸（33% 达到了推荐的摄入量）过多。此外，只有不到 35% 的受试者达到了推荐的钠、水果和蔬菜摄入量，只有 16% 的受试者达到了推荐的每日奶制品摄入量。这些信息为 SCI 社区提供更多的饮食和营养教育。

（八）移动的能量消耗

1978 年，Fisher 和 Gullickson 回顾了不同移动方式的能量消耗[81]。与健康受试者以 5km/h 的速度行走相比，采用轮椅会使每米的热量消耗增加 9%，而截瘫患者采用支具和拐杖行走时速度要慢得多（1.28km/h），热量消耗达到 5 倍以上。截瘫患者借助支具和拐杖行走耗能且缓慢，因此轮椅是其首选的移动方式。由于有健身的好处，通常鼓励使用手动轮椅，但大多数长期轮椅使用者会随着年龄的增长而选择电动轮椅。保护轮椅移乘的能力是患者独立的关键，数十年手动轮椅的过度使用会引起肩部损伤和上肢功能障碍。推动轮椅消耗的少量卡路里与上肢损伤的风险之间存在着脆弱的平衡性。此外，肌肉质量和通过运动燃烧热量的能力会随着年龄的增长而下降。在 SCI 患者衰老和肌肉质量下降的情况下，精细的饮食管理将成为体重管理的基石。

不完全性脊髓损伤发生后，损伤水平以下的肌肉纤维会转变为快速收缩的糖酵解纤维，从而导致耐力丧失和早期疲劳。2007 年，Nash 对 3 名不完全性脊髓损伤患者进行了一项移动疲劳后的营养补充研究，以确定剧烈运动后立即服用碳水化合物和蛋

白质对身体恢复和后续试验表现的影响[82]。受试者在 5 天里移动疲劳后的 5min 内服用实验性饮料（麦芽糖糊精和乳清蛋白）或对照饮料（缓慢消化的大豆蛋白），在随后的周末休息，然后接受另外 5 天同样的试验，随后是为期 2 周的缓冲期，然后重复该过程但不再提供补充剂。受试者和数据收集者都对补充剂的成分不了解。与对照组相比，所有受试者在实验补充过程中走的时间更长、距离更远且能量消耗更大。人们认为液态碳水化合物的快速补充可以通过加速补充耗尽的糖原储量来促进恢复，其中乳清蛋白可以刺激胰岛素反应，并通过提供氨基酸来延迟运动后蛋白质的分解代谢。研究人员得出结论，碳水化合物和乳清补充剂对运动表现的影响反映出 SCI 患者中部分失神经支配的肌肉对糖原的依赖。

（九）压疮和营养

2014 年第二版临床实践指南"SCI 后压疮的预防和治疗"对 SCI 特定的压疮评估和处理进行了回顾[33]。该群体推荐的营养状况评估包括膳食摄入量分析、人体测量和生化参数评估，如总蛋白、PAB、白蛋白、血红蛋白、血细胞比容和 TLC。多个生物标志物的系列测定可能比单项测定更能评估趋势性变化。建议使用 SCI 特定的营养筛查工具，如 SNST。积极的营养支持、充分补水以及与营养师的协商是营养计划的一部分。如果预计经口进食摄入不足超过 3～5 天，则建议补充肠内营养。全胃肠外营养适用于严重胃肠道功能障碍，不能耐受胃肠内营养的患者。

营养不良是皮肤和软组织压疮的主要危险因素[83-85]。体重减轻、BMI 和 TSF 下降都与压疮的发展相关[86-90]。血清生物标志物也与压疮的发生也有相关性。但是如本章前面所述，每种方法都有其局限性。血清 PAB 低于 14mg/dl，白蛋白低于 3.5mg/dl、总蛋白水平低于 6.4g/dl 和血红蛋白水平低于 12～14g/dl 与压疮的发生率增加相关[86, 87, 91-95]。此外，白蛋白和血细胞比容水平也与压疮阶段、压疮的终生发生率、部位数和复发呈负相关[96]。应考虑潜在的病理改变（如肝病和肾病）。应解决铁缺乏症，但一般不建议静脉补铁。

一些研究者认为，白蛋白水平低引起的间质性水肿可能是压疮的原因。这种水肿可能会干扰氧气和营养物质向组织的运输[89, 97]。低白蛋白也可能是伤口负压治疗的相对禁忌证[85]。

为了治愈晚期褥疮，应积极进行口服蛋白质、热量和液体摄入的管理。建议包括 30～35kcal/（kg·d）和 1.25～2g/(kg·d) 蛋白质[88, 98-100]。必须增加蛋白质和液体的补充以弥补伤口部位的大量流失并实现正氮平衡。在 SCI 慢性期，伤口愈合期间对蛋白质和卡路里的补充需求比在急性损伤期更为迫切。暖气床垫或发热可能进一步增加脱水的风险[101]。为了帮助实现这些营养目标，进食频率增加到每天 6 顿小餐。补充营养配方也显示出益处[99]。

已知微量营养素缺乏与伤口愈合不良有关，尤其是维生素 A、维生素 C 和锌的缺乏，一旦发现应予以纠正。一些专家建议若存在 Ⅲ 期或 Ⅳ 期伤口就要进行补充，无论其血清水平如何；然而，尚无证据显示补充微量营养素可改善脊髓损伤患者的压疮[88, 102]。一份 Cochrane 综述分析了在外科手术、老年人或重症患者群体的饮食方案中添加混合营养补充剂、维生素 C、锌或蛋白质的影响，结果表明大多数研究纳入的对象人数较少、质量较差和（或）流失率高[103]。在这种情况下，通常会出现相互矛盾的研究结果。此外，还提醒临床医生，患者长期无限制地使用补充剂会带来一定的风险。有必要针对这一主题开展更多研究，以开发基于证据的饮食方案来预防和治疗压疮。

七、推荐

（一）日常饮食

人们普遍认为，患或不患有脊髓损伤的人都应选择富含水果、蔬菜和全谷物的食品，并且总脂肪、饱和脂肪、胆固醇和钠的含量要低。水果和蔬菜的摄入与代谢综合征、糖尿病和心血管疾病的风险成反比。相反，高饱和脂肪酸饮食比其他任何单一营养素增加的血清胆固醇水平都更高，其中载脂蛋白的升高被认为是心血管疾病的主要病因。不幸的是，SCI 患者饮食中倾向于缺乏水果、蔬菜、必需矿物质和维生素。这些饮食中的总脂肪酸和饱和脂肪酸很高。此外，SCI 患者因在急性损伤后观察到高钙血症而通常被错误地建议避免钙和乳制品[104]。为了防止或纠正不良的饮食习惯，应该为患有 SCI 的社区居民提供注册营养师咨询服务。如果饮食不能获得足够的营养，应添加补充剂。在可能的情况下，应鼓励运动以应对截瘫和四肢瘫患者低体力活动的影响，即 HDL 降低、TG 升高、空腹血糖升高、腹围增大以及慢性炎症标志物升高（CRP 升高），这些都是代谢综合征的关键要素[10]。随着远程医疗的兴起，针对行动不便者的生活方式干预可以以较低的成本远程进行。但是，远程医疗在控制体重方面的功效仍不清楚[105, 106]。SCI 患者还可以考虑少食多餐，以缓解对如饥饿、恶心、血糖变异性和体位性低血压等情况的普遍担忧[107]。

（二）蛋白质和热量需求

间接量热法是确定能量消耗和热量需求的金标准。代谢推车曾经只有在住院患者中才有实用性，但随着这些设备的便携性和易用性的提高，它们在门诊设置中也变得非常有用。尽管如此，该项技术的局限性促使大多数临床医生依靠计算来估计能量需求。

慢性四肢瘫患者的能量需求约为 22.7kcal/（kg·d），截瘫患者的能量需求约为27.9kcal/（kg·d）。该建议的卡路里摄入量远低于推荐的维持热量，后者是由同样体重的健全人身上计算得出的[108]。如果尝试减肥，则上述计算应按照期望的或历史健康的 IBW 进行，而 SCI 患者由于肌肉量减少，这些 IBW 值也较低。与普通人群一样，对于高龄和久坐人群要考虑减少热量需求，而对于运动员和其他运动人士要考虑增加热量需求。不幸的是，"典型的"容易获得且负担得起的美国食品富含脂肪和精制糖，加上纤维、复合碳水化合物及多种维生素和矿物质的摄入不足，使得脊髓损伤患者低能量需求和适当的营养素推荐摄入量之间很难平衡。

在脊髓损伤慢性期，每日蛋白质需求量与一般人群相当，为 0.8g/kg。但是，在损伤后急性期和存在压疮时需要更大的剂量。为了治愈 III 期或 IV 期压疮，建议的每日蛋白质摄入量为 1.25～2g/（kg·d），而在损伤急性期的高分解代谢状态下，蛋白质的摄入量为 2g/（kg·d）。由于补充的蛋白质超过一定量就会转化成脂肪，因此在每顿饭或零食中加入一份蛋白质，而不是在一顿饭中摄入每日的蛋白质需要量，这一点很重要。

（三）纤维

SCI 患者中建议的纤维摄入量经常引起争议。在健康人群中，纤维已被证明可以减少口腔到肛门的传输时间，并有助于控制体重和血糖。它也与减少癌症和心血管疾病的发生有关。在 C_4～T_{12} 节段 SCI 和神经源性肠道的患者中，Cameron 研究了增加基线膳食纤维摄入量对胃肠道传输时间和粪便重量的影响[109]。纤维消耗量从 25g/d 增加到 31g/d，导致平均结肠传输时间（28.2～42.2min）和直肠乙状结肠传输时间（7.9～23.3min）显著增加，而口腔到肛门的传输时间、升降结肠运输时间和粪便重量保持不变。高纤维饮食可能会延长已经大大延迟的传输时间。

1998 年美国瘫痪退伍军人协会（Paralyzed Veterans of America，PVA）的成人脊髓损伤神经源性肠道管理临床实践指南中不鼓励让所有 SCI 患者接受相似的高纤维饮食[110]。相反，该团体建议评估每个人饮食中现有的纤维含量，并根据需要进行调整以优化其排便程序，初始每日纤维摄入量至少为 15g/d。如果需要更多的膳食纤维，则应从多种来源获取并逐渐加量。优质的纤维来源包括全谷物、麸皮产品、绿叶蔬菜和生蔬菜。

（四）SCI 患者的营养评估

1981 年，Peiffer 等制订了一系列 SCI 患者的营养风险指标，如表 21-5 所示[26]。尽管我们对 SCI 代谢和营养的理解有了重大进步，但该人群营养不良仍然没有被普遍接受的定义。SCI-SNST 等特定筛查工具已经开发出来，值得进一步研究使用。

2008 年对 SCI 肥胖的综述为门诊患者参与 SCI 护理的临床医生提供了一套建议[39]。一致认为，有效的医疗护理包括在门诊就诊时经常测量体重、跟踪趋势、与患者讨论这些趋势及确定患者的个人营养目标。医疗保健提供者应根据 SCI 患者损伤程度和平面来制订运动选项，在需要时能进行物理治疗评估和教育。推荐患者给注册营养师的门槛应该降低。注册营养师是急救和康复小组的重要成员，建

表 21-5　识别 SCI 患者营养风险的指南

体重	比推荐的 IBW* 低 10% 以上
血清白蛋白	＜3.0g/dl
血清前白蛋白	＜15mg/dl
能量摄入	低于计算出的维持或合成代谢要求
蛋白质摄入	低于计算出的维持或合成代谢要求
血红蛋白	＜12g/dl
血细胞比容	＜37%
肌酐身高指数	低于标准的 60%

*IBW. 为截瘫和四肢瘫调整后 [引自 Peiffer SC, Blust P, Leyson JF. Nutritional assessment of the spinal cord injured patient. *J Am Diet Assoc.* 1981;78(5):501-505.]

议在住院和门诊患者中与这些临床医生进行定期咨询[72]。

八、结论

在营养领域中很难实践循证医学，因为假定的远远超过已证明的。由于依从性差、流失率高，即使在非残疾受试者中也难以进行随机对照试验。与 SCI 患者体重过轻和超重状态直接相关的健康问题在每种医疗服务中都很常见。注意饮食和营养是该人群每次医疗保健的重要内容。

脊髓损伤的泌尿外科处理与肾脏疾病

Urologic Management and Renal Disease in Spinal Cord Injury

Todd A. Linsenmeyer 著

第 22 章

一、概述

绝大多数脊髓损伤（SCI）患者都存在神经源性膀胱和明显的排尿功能障碍。即使在不完全性脊髓损伤的患者中 [美国脊柱损伤协会残损分级（association impairment scale，AIS）D 和 E 级]，68% 的患者存在排尿异常[1]。在脊髓损伤后的各种并发症中，泌尿系感染（urinary trad infection，UTI）是脊髓损伤后最常见的住院原因。神经源性膀胱不仅是内科疾病的主要原因，而且影响社交活动、性生活和生活质量。因此，在脊髓损伤后及时识别排尿功能障碍的类型，正确决定膀胱治疗的类型，并进行随访是至关重要的。

二、上尿路和下尿路的解剖与生理

讨论往往集中在患者的神经源性膀胱问题。但更需关注的是下尿路的改变，例如尿液引流欠佳或膀胱内压力升高，往往对肾脏造成直接影响。泌尿道分为上尿路和下尿路。上尿路由肾脏和输尿管组成。下尿路由膀胱和尿道组成。

（一）上尿路

肾脏包括两部分，即肾实质和集合系统。肾实质分泌、浓缩尿液，并将尿液排泄至集合系统。尿液由多个肾盏排泄至肾盂。肾盂变窄成为输尿管的部位称为输尿管肾盂连接部[2]。由于先天性狭窄、血管交叉或肾脏结石可能导致肾脏梗阻，因此该部位具有临床意义。

成人输尿管长约30cm。就可能出现结石梗阻而言，除输尿管连接处（ureterovesical junction，UPJ）外还有 2 个生理性狭窄的部位具有临床意义，即输尿管下部髂动脉横跨输尿管的部位和输尿管膀胱连接部[3, 4]。输尿管膀胱连接部是输尿管在膀胱内开口前，于膀胱壁的肌层和黏膜下层之间斜行 1～2cm 的距离，这一解剖特点可以使尿液流入膀胱的同时阻止尿液反流至输尿管。任何膀胱内压力的增加可同时压闭黏膜下层的输尿管，有效地形成单向阀门（膀胱输尿管连接部瓣膜作用），已证实在黏膜下层部分存在尿管平滑肌对阻止反流是十分重要的[5, 6]。不幸的是，如果存在持续的膀胱内压升高，这一结构可能限制尿液从肾脏的引流。先天性膀胱黏膜下输尿管过短的患者，由于没有"单向阀"效应（膀胱输尿管连接部瓣膜作用不全）而发生膀胱输尿管反流（vesicoureteral reflux，VUR）。膀胱镜检查发现，这类患者的输尿管开口不是位于正常膀胱三角区的前内侧位置，而是膀胱后壁后侧。回顾脊髓损伤伴输尿管反流患者的膀胱镜检查结果发现，在大多数脊髓损伤患者中，输尿管后口是引起反流的常见原因[7]。在这些患者中，输尿管膀胱连接部的瓣膜作用没有起到保护作用，因此膀胱高压力可以直接传递到肾脏（请参阅并发症——VUR、梗阻性尿路病 / 梗阻性肾病 / 肾盂积水）。

（二）下尿路

从解剖学上讲，膀胱分为逼尿肌和三角区。逼尿肌是由自由交叉、彼此交错的平滑肌束构成。在靠近膀胱颈的部位，肌纤维呈现为 3 个不同的分层。平滑肌在膀胱颈部的环形排列使其可以充当功能性括约肌。三角区位于膀胱下方底部，并从输尿管口延伸至膀胱颈。三角区深层是逼尿肌平滑肌的延续，三角区浅层是输尿管肌肉组织的延伸[5]。

无论在男性还是女性，膀胱颈和尿道起始部位肌肉组织之间均没有明确的分界。女性尿道包括内层纵行和外层半环形的平滑肌。环行肌层与整个全长约为 4cm 的尿道一起，产生括约肌的效果（图 22–1）。男性阴茎由 2 块含有海绵状勃起组织的阴茎海绵体和 1 块包绕尿道的尿道海绵体构成，每个海绵体的表面都覆盖着一层白膜，3 个海绵体又被一层筋膜包绕，叫 Buck 膜（Buck's fascia）。男性尿道分为从膀胱颈延伸至泌尿生殖膈的后尿道（尿道前列腺部）和延伸至尿道口的前尿道。前、后尿道之间连接的部分称为尿道膜部。

（三）尿道括约肌

传统意义上认为尿道有 2 种不同的括约肌，即内括约肌和外括约肌（或横纹括约肌）。内括约肌并不是真正解剖学上的括约肌。相反，无论在男性还是女性，这一名词指的是膀胱颈和近端尿道连接的部位，该部位由膀胱延伸而来的环形排列的结缔组织和平滑肌纤维组成。这一部位被认为是功能性括约肌，这是因为随着膀胱充盈，该部位张力进行性增加，使得尿道压高于膀胱内压。这些平滑肌纤维还沿着尿道向黏膜下层延伸，并位于尿道外（横纹）括约肌表面[8]。

男性尿道外括约肌（或横纹括约肌）往往被描述为尿道前列腺部（即尿道膜部）薄层环状横纹肌束形成的隔膜。但是，在一项解剖学研究中 Myers 等再次验证了较早的研究，显示尿道外括约肌不形成

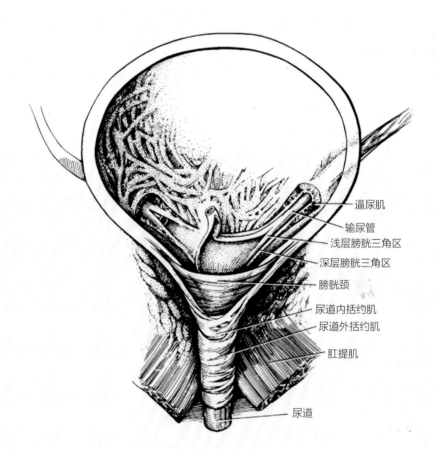

逼尿肌
输尿管
浅层膀胱三角区
深层膀胱三角区
膀胱颈
尿道内括约肌
尿道外括约肌
肛提肌
尿道

▲ 图 22–1　女性膀胱和相关组织的解剖结构
值得注意的是，膀胱颈和括约肌之间没有明确的界限（经许可转载，引自 Hinman F Jr. *Bladder repair*. In: Hinman F Jr, ed. *Urological Surgery*. Philadelphia, PA: WB Saunders; 1989:433.）

环状束，而是纤维延伸至膀胱的基底部[9]。大部分纤维被发现位于尿道膜部[10]。该括约肌接受随意控制。无论男性还是女性，该横纹肌纤维被认为大部分由慢收缩纤维构成，具有对尿道稳定施加张力的能力。女性横纹肌纤维环绕尿道的上 2/3[10]。

（四）尿液从肾脏至膀胱的正常运输

尿液运输是主动、被动力量共同作用的结果。被动力量由肾脏滤过压产生。正常的近端肾小管压为 14mmHg，肾盂压为 6.5mmHg，略高于输尿管和膀胱的静息压力。主动力量由肾盏、肾盂和输尿管的蠕动产生。蠕动由集合管近端起搏细胞的电活动起始[11]。

为了使输尿管能够有效推动尿流的排出，收缩波必须紧密贴合输尿管壁[8]。任何原因导致的输尿管扩张都会导致尿流推进效率降低。这可能导致该部位尿液引流的延缓而引起该部位的进一步扩张，并随时间推移导致肾盂积水。

三、下尿路的神经解剖

在支配下尿路的周围副交感神经（parasympathetic，PS）、交感神经和躯体神经相互作用下，共同影响膀胱储尿和排空功能。此外，中枢神经系统（central nervous system，CNS）亦存在调节机制。储尿和排空的轻微改变，不仅因为其潜在发病率，还因为尿失禁还会造成社交窘迫，因此无论尿失禁发生的频率如何，都具有重大的临床意义。

（一）膀胱的神经解剖：传出系统

传出系统由交感神经系统、副交感神经系统和躯体神经系统组成。交感系统负责膀胱储尿，副交感系统负责膀胱排空。

支配膀胱和尿道的交感传出神经支配起自 $T_{11} \sim L_2$ 灰质的中间外侧柱，对膀胱提供抑制性传入。交感神经冲动经过相对短的距离传递至腰交感神经椎旁神经节。从此处开始，交感神经冲动沿腹下神经进行长距离的节后神经传递，与膀胱和尿道内的 α 受体和 β 受体形成突触。交感神经系统的主要节后神经递质为去甲肾上腺素。这一解剖顺序可能发生变异，交感神经节有时也位于靠近膀胱的部位，交感神经传出纤维可能沿骨盆神经和腹下神经走行（图 22-2）[12-14]。

肾上腺素能受体的分布决定了交感神经刺激有助于膀胱储尿（图 22-3）。β_3 受体主要分布在膀胱

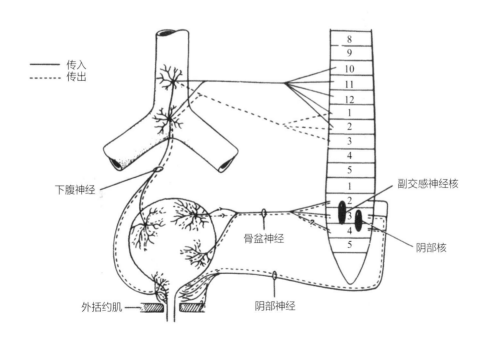

▲ 图 22-2 膀胱和尿道的外周神经支

管理尿液储存的交感神经刺激穿过下腹神经丛，引起膀胱收缩的副交感神经穿过骨盆神经（经许可转载，引自 Blaivas JG. Management of bladder dysfunction in multiple sclerosis. *Neurology*. 1980;30:12-18. doi:10.1212/WNL.30.7_Part_2.12）

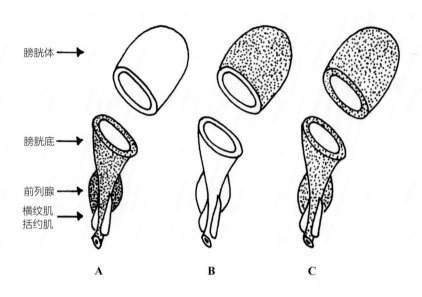

膀胱体 →

膀胱底 →

前列腺 →
横纹肌 →
括约肌

A   B   C

▲ 图 22-3 膀胱受体的位置

膀胱的尿液储存功能同时由交感神经肾上腺素能受体——收缩（A）和 β 肾上腺素能受体——松弛刺激（B）维持。副交感神经胆碱能受体刺激引起膀胱排空（示意图由 C. Taylor 绘制）

体和膀胱顶部。刺激 β_3 受体导致膀胱壁平滑肌松弛。α 受体主要分布在膀胱基底部和尿道前列腺部，刺激这些受体可增加膀胱和前列腺尿道的出口阻力[12-14]。因此，交感神经刺激通过放松膀胱和同时收紧出口而引起尿潴留。

副交感传出神经支配起自位于 $S_2 \sim S_4$ 骶髓灰质中间外侧的单独的逼尿肌神经核。骶髓传出神经为腹侧脊神经根（ventral root，VR）内的节前纤维，沿骨盆神经走行至紧邻逼尿肌或位于逼尿肌内的神经节，对膀胱提供兴奋性传入。在神经冲动到达副交感神经节后，走行很短即到达平滑肌 M 受体，这些受体分布在膀胱各处。该受体也称为胆碱能受体，是因为节后神经递质主要是乙酰胆碱（acetylcholine，ACh）。人类的 M 受体有 5 种亚型，但膀胱中只有 M_2 受体和 M_3 型受体。在正常情况下，M_2 受体与 M_3 受体数量之比为 $3:1$[15]。已发现 M_3 受体介导膀胱收缩[16]。M_2 受体的确切作用尚不清楚。膀胱对 M 受体的敏感度在穹顶处最大，向膀胱底部递减。刺激这些副交感 M_2 和 M_3 受体会导致膀胱收缩，从而导致膀胱排空[12]。这一独特的受体分布旨在促进高效的膀胱引流。

脊髓损伤后，膀胱受体发生了多种变化，包括 M 受体密度增加和对受体激动药的敏感性增

加[17, 18]，这被称为"去神经超敏反应"。因此，与非神经源性膀胱的患者相比，较小剂量、不同药理作用的药物就可以对脊髓损伤患者产生更明显的效果。同时脊髓损伤后膀胱受体的位置和密度也可能发生变化[19]。Norlen 等发现，在完全失神经后，膀胱从 β 受体占优势转变为 α 受体占优势[20]。由于 α 受体引起平滑肌收缩，受体的改变可能是一些患者脊髓损伤后膀胱顺应性变差的原因之一。

动物研究表明，虽然存在前述的长距离节后神经元，并且靠近膀胱和尿道的神经节中，既含有胆碱能纤维，也含有肾上腺素能纤维，已将其命名为泌尿生殖短神经元系统。这些神经节由 3 种类型的细胞组成，即肾上腺素能神经元、胆碱能神经元和低强度荧光（small intensely fluorescent，SIF）细胞。目前认为 SIF 细胞负责肾上腺素能和胆碱能神经元的节间调节。但在人类是否存在这一系统仍需要进一步的研究[21]。

（二）膀胱的神经传入系统解剖

刺激排尿最重要的传入神经是经由骨盆神经传递到骶髓的神经。这些传入神经包括 2 类传入纤维，即 A-δ（有髓）纤维和 C（无髓）纤维。A-δ 纤维以等级方式对膀胱膨胀做出反应，对正常排尿是必不可少的。由于对膀胱膨胀无反应，C 纤维被

命名为"静息 C 纤维"，因此对正常排尿不是必需的。但是，当膀胱壁受到化学药物或寒冷的温度刺激时，这些"静息 C 纤维"会出现自发放电。此外，已发现在骶上脊髓损伤动物中，C 纤维"被唤醒"，对膀胱膨胀做出反应，并刺激膀胱收缩，而 A-δ 纤维无此作用。

实验证明，系统应用辣椒素可以增加脊髓损伤后传入 C 纤维的活性。已知辣椒素是一种可以破坏 C 纤维传入功能的神经毒素。在非脊髓损伤动物（有 A-δ 传入纤维）中，辣椒素不能阻断膀胱扩张诱导的膀胱收缩。但是，在脊髓损伤动物中，辣椒素完全阻断了膀胱扩张引起的节律性膀胱收缩。这些发现具有重要的潜在治疗意义。其主要机制可能是抑制膀胱的感觉神经元[22-25]。

动物研究表明，非神经细胞也在膀胱感觉机制中发挥作用。传统上认为，尿路上皮是储存尿液的被动屏障。但是，现在已经知道尿路上皮具有特殊的感觉和信号特性，使其能够对化学和机械刺激做出反应，并与膀胱壁中的神经进行相互的化学交流。尿路上皮已发现有 M 受体和烟碱样受体[26-30]。

现在的研究集中在 ACh 作为神经 - 尿路上皮相互作用的化学介质的作用。膀胱内注射毒蕈碱或烟碱样受体激动剂或抗胆碱酯酶药物可增加内源性 ACh 的水平，从而促进大鼠和猫的反射性膀胱活动[31]。因此，抗毒蕈碱药物在膀胱过度活动症（感觉症状的减轻）中的临床效果可能与阻断尿路上皮或传入神经中的 M 受体有关[32, 33]。

乙酰胆碱是副交感神经系统和交感神经系统的主要节前受体。乙酰胆碱也是主要的神经节后副交感神经递质，去甲肾上腺素是主要的交感节后神经递质。众所周知，除乙酰胆碱和去甲肾上腺素外，还存在其他递质，包括一氧化氮、血管活性肠多肽（vasoactive intestinal polypeptide，VIP）、内源性阿片肽和神经肽 Y。这些递质可独自发挥作用，也可协助调控经典神经递质。一氧化氮和 VIP 具有平滑肌松弛作用。大量的受体有助于解释"阿托品耐药性"的概念。研究发现，单一神经递质阻断药（如阿托品）不能 100% 抑制膀胱或尿道活性[19, 32, 34]。这就解释了为什么药物组合可能比单一药物的更高剂量更有效[35]。

（三）尿道括约肌的神经支配

通常认为尿道外括约肌（external urethral sphincter，EUS）由躯体神经支配，可以使其随意闭合。躯体传出神经起源于 Onuf 核（阴部核）内的 $S_2 \sim S_4$ 运动神经元。然后，躯体传出经阴部神经到达尿道外括约肌中横纹肌纤维的神经肌肉接头处[26]。

尿道内括约肌被认为由自主神经系统控制。这个区域有大量的交感 α 受体，当受到刺激时会引起闭合。动物研究表明，一氧化氮是介导尿道平滑肌松弛的重要神经递质[9, 34]。

但是，内括约肌和外括约肌之间的区别变得不那么明显了。Elbadawi 和 Schenk 报道了 5 种哺乳动物的外括约肌存在三重神经支配模式的组织化学证据，交感和副交感自主神经的成分并叠加躯体神经[36]。Sundin 和 Dahlstrom 发现猫在去副交感神经支配后，肾上腺素能受体增加和轴突发芽[37]。Crowe 及其同事报道了在脊髓损伤伴下运动神经元损害患者的尿道平滑肌和横纹肌中，肾上腺素能神经纤维的大量浸润[38]。

（四）中枢神经系统对下尿路的影响

自主神经系统的促进和抑制是在中枢神经系统的控制下进行的。关于这一调控如何发生存在多种理论。Denny-Brown 和 Robertson 提出排尿主要源于骶部排尿反射[39]。根据他们的理论，下行神经系统通路对这一排尿反射进行调节[39]。Barrington、Bradley 和 de Groat 认为对膀胱的排尿冲动源自被称为"Barrington 中枢"的脑桥前部区域[34, 40, 41]。

Carlsson 提供的证据表明，桥中脑区也在协调逼尿肌和括约肌活动方面发挥作用。刺激"Barrington 中枢"显著降低尿道周围横纹括约肌的肌电活动，同时引起膀胱收缩[42]。在人类中，这个区域被认为是导致括约肌松弛的原因，而括约肌松弛又会引发膀胱收缩。如果没有这个中枢的协调，膀胱收缩过程中就会发生括约肌的间歇性收缩，即逼尿肌 - 括约肌协同失调（detrusor sphincter dyssynergia，DSD）。

虽然已经发现大脑某些区域的损伤会导致膀胱过度活动，但在猫身上进行的横切实验表明，大脑皮层对排尿的净效应是抑制的。基底神经节也是如此，并与基底神经节功能障碍（如帕金森病）患者的逼尿肌反射亢进的临床表现相对应。小脑被认为可以维持盆底肌肉的张力并影响尿道周围横纹肌松弛和膀胱排空之间的协调 [20, 42]。

四、正常排尿生理学

认为排尿具有 2 个阶段，即充盈（储尿）期和排空（排尿）期。充盈期出现于患者没有排尿意图时。排空期定义为试图或被告知排尿时。

（一）充盈（储尿）期

在充盈过程中，由于膀胱壁的黏弹性特性，膀胱内压力应该只会很轻微的升高。膀胱壁的黏弹量，称为膀胱壁顺应性（C），定义为膀胱体积的变化（ΔV）除以逼尿肌压力的变化（Δpdet），即 C=ΔV/Δpdet，并以 ml/cmH_2O 表示。当膀胱充满并且顺应性正常时，膀胱内压力通常在 0～6cmH_2O，不应超过 20cmH_2O。充盈持续超过膀胱黏弹性的极限，导致膀胱内压力稳步递增。膀胱功能正常的人通常看不到这部分充盈曲线，因为充盈过多会导致明显的不适感并且无法忍受。除了膀胱的正常黏弹性特性外，还可以通过逐渐增加对 β_3 受体（位于膀胱体部）的交感神经刺激而松弛膀胱壁，从而维持较低的膀胱内压。在充盈阶段，尿道括约肌肌电活动也逐渐增加 [43]。充盈阶段的膀胱储存进一步由位于膀胱和尿道底部的 α 受体的交感神经刺激来维持，该 α 受体引起收缩。此外，在充盈过程中，逼尿肌的副交感神经支配也被抑制，尿道括约肌的平滑肌和横纹肌部分被激活，防止了不自主的膀胱收缩。这个过程是由尿道反射统合起来的，统称为"保护反射"。这些反射由通过骨盆神经传送的膀胱传入活动激活，并由脊髓中的神经内回路组织 [26]。

关于膀胱充盈和储存，膀胱壁的顺应性具有重要的临床意义，因为如果由于膀胱壁顺应性差导致膀胱内压力显著升高，尿液从肾脏到膀胱的引流受到抑制，造成潜在的上尿路梗阻。虽然正常值还不明确，但认为正常的膀胱壁顺应性应该＞ 20cmH_2O。一般来说，膀胱壁顺应性＜20cmH_2O 和膀胱储存压力＞ 40cmH_2O 与上尿路损害有关 [44]。除了膀胱过度膨胀超过膀胱的正常黏弹性外，其他导致膀胱壁顺应性差的原因还包括内在肌肉张力增加（副交感神经增加或交感神经受体密度和敏感性降低）、膀胱壁小梁形成（纤维化）及膀胱壁急性炎症。

高膀胱压力也会导致膀胱壁相对的缺血。这反过来有可能导致尿路感染和膀胱壁小梁形成 [45, 46]（参见并发症：脊髓损伤后尿路感染的危险因素）。

（二）排空期

当被告知排尿（排尿期或排空期）时，即认为是排空期的开始。尿道括约肌的肌电活动应该停止，尿道括约肌压力下降，使膀胱颈呈漏斗形。括约肌机制不再对骶髓排尿中枢产生反射性抑制。在整个排尿期，尿道括约肌应保持开放，并且在排尿期间腹腔内压力不应升高。年轻人，排尿后不应该有排尿后残余尿（postvoid residual，PVR），但是残余尿可能随年龄增长而增加。在患有神经源性膀胱和反射性（非自主）膀胱收缩的患者中，即使未告知患者排尿，尿流动力学也要在排尿时进行测量，因为患者膀胱收缩和排尿是非自主的（参见尿动力学评估）。

五、根据损伤程度预测膀胱和括约肌功能

根据损伤的位置可以对排尿功能障碍的类型进行归纳。需要注意的是，如果要准确评估膀胱和括约肌功能，仍然需要进行尿动力学评估。因为即使损伤程度相同，也可能存在各种排尿功能障碍。值得注意的是，由于各种其他因素（如药物、前列腺梗阻、膀胱功能正常但认知能力较差）导致排尿功能障碍也可能与预期有很大不同（请参阅尿动力学检查，即尿动力学检查结果与临床检查结果）。

（一）脑桥以上病变（SPL）

大脑或脑干的任何病变，导致脑桥排尿中枢（pontine micturition center，PMC）保留，都可能影响排尿。例如脑血管疾病、变性疾病、脑积水、颅内肿瘤、颅脑外伤、帕金森病和多发性硬化症（multiple sclerosis，MS）等。SPL 可能导致排尿不能，膀胱排空不当，神经性逼尿肌过度活动（neurogenic detrusor overactivity，NDO）和尿失禁。脑桥以上病变（suprapontine lesion，SPL）后预期的尿动力

学表现为逼尿肌过度活动，通常伴随排尿 / 膀胱排空期间逼尿肌和括约肌具有协同功能。应当注意，多发性硬化症在 SPL 中的独特性，因为其还会累及脊髓的白质（尤其是颈部和腰骶部），并且往往具有复发和缓解的特点。帕金森病患者可能存在尿道括约肌松弛延迟，这类似于逼尿肌 - 括约肌协同失调。其特点是试图排尿时括约肌的松弛受阻，导致排尿延迟。如果 PMC 也受到影响，则可能是由于膀胱没有任何收缩导致尿潴留或充溢性尿失禁[47]。

（二）骶上脊髓病变（SSL）

创伤性脊髓损伤是一种常见的影响排尿的骶上病变。其他骶上病变包括横贯性脊髓炎、多发性硬化症和原发性或转移性脊髓肿瘤。骶上脊髓损伤的患者，预期会存在逼尿肌过度活动和逼尿肌 - 括约肌协同失调。但是，由于局部病变、隐匿性起病或持续性脊髓休克，导致症状并不总是如此[48]。

创伤导致的骶上脊髓损伤在脊髓休克初期，损伤平面以下的躯体神经系统运动和感觉暂时丧失反射活动，逼尿肌反射消失。脊髓休克导致最初几天脊髓神经冲动的持续丧失，随后在 1～3 天内原始反射恢复 [如球海绵体反射（BCR）]，1～4 周是原始反射亢进，最后是晚期反射亢进（1～12 个月)[49]。膀胱功能的恢复通常伴随着骨骼肌反射的恢复。脊髓休克不是一个全或无的现象。脊髓损伤处于恢复的哪个阶段，脊髓休克何时结束，也存在分歧。神经病学家经常提到，当开始出现膀胱不自主收缩时，脊髓休克就结束了。Bors 和 Blinn[50] 提出可以用球海绵体反射和 "冰水试验"（ice water test，IWT）来确定这一点。当注入 50ml 冰水后，液体在 1min 内从膀胱排出则认为 IWT 阳性[50, 51]。虽然文献有限，但一般说来，非自主性膀胱收缩在 6～8 周后逐渐恢复[52]。但是，一项为期 3 年前瞻性研究显示，对 54 名骶上脊髓损伤患者在伤后 40 天内进行尿动力学检查，32/54（60%）有逼尿肌过度活动[53]。传统上，尿动力学通常在损伤后推迟 3～4 个月。这使得大多数患者有足够的时间从脊髓休克中恢复过来[54, 55]（ 见尿动力学注意事项）。临床上，随着非自主性膀胱收缩的出现，创伤性骶上脊髓损伤患者可能开始出现尿失禁和各种内脏感觉，如刺

痛、潮红和下肢痉挛加重。由无抑制性收缩和伴随的逼尿肌 - 括约肌协同失调也会引发自主神经反射异常（autonomic dysreflexia，AD），因此 T_6 水平及以上损伤的患者可能会开始经历 AD。随着无抑制性膀胱收缩变得更强烈，残余尿可能会减少。Rudy 和他的同事评估了骶上脊髓损伤患者在伤后 4 周膀胱功能的变化。他们发现尿道外括约肌的静息压力，排尿效率和残余尿量在 12 周时达到最低点。因此，排尿功能在受伤后 12 周似乎是最佳的[56]。据报道，神经源性逼尿肌过度活动可延迟长达 22 个月才发病，这些患者最终都出现了无抑制性膀胱收缩[57]。Commarr 认为在逼尿肌反射亢进的患者中，当 PVR 小于膀胱总容量的 20% 时，膀胱达到 "平衡"[51]。Graham 报道，不接受治疗的情况下 50%～70% 的患者在最终都会形成 "平衡" 膀胱[58]。不幸的是，由于逼尿肌 - 括约肌协同失调，通常需要非常高的膀胱内排尿压力才能形成平衡膀胱。如果不及时治疗，膀胱高内压可能会导致肾脏损害和上尿路并发症。

传统上一直认为急性脊髓休克时尿道外括约肌的活动减少。但是，Downie 和 Awad 在 T_2～T_8 横断的狗中发现，尽管逼尿肌无反射，但尿道周围横纹肌活动没有改变[59]。对于人类，Nanninga 和 Meyer 在 44 例骶上病变且处在休克期的患者中发现，所有人的球海绵体反射都是阳性的，虽然在受伤后 72h 内逼尿肌无反射，但 32 例患者中有 30 例仍存在括约肌活动[60]。因此，球海绵体肌阳性并不预示膀胱收缩的恢复或存在逼尿肌 - 括约肌协同失调。

逼尿肌 - 括约肌协同失调也常发生在骶上脊髓损伤后，但不发生在脊髓上损伤后，因为调节括约肌协同作用的脑桥输入会被骶上损伤破坏。Koyanagi 及其同事指出，急性脊髓休克期间，外括约肌电活动不受影响，但在脊髓休克恢复后，外括约肌电活动可能会增加。与骶上低度病变相比，骶上高度病变的增加更为明显[61]。逼尿肌 - 括约肌协同失调包括位于膀胱颈附近的外横纹括约肌和内括约肌。两者有时一起被称为 "括约肌机制"，因为在脊髓损伤后，外括约肌经常出现 α 受体的增加，而且这两个括约肌的功能相似。逼尿肌 - 括约

肌协同失调被定义为膀胱收缩和排尿过程中尿括约肌间歇性或完全松弛失败。如果在充盈期没有膀胱收缩，括约肌不能放松，就不应该做出这种诊断。Blaivas 等发现骶上病变的患者中逼尿肌 – 外括约肌协同失调的比例达 96%。并发现了几种不同的协同失调模式 [62]。Rudy 等提出逼尿肌 – 括约肌协同失调是一种过度的尿控反射 [56]。尿控反射是膀胱充盈时尿道括约肌活动增强的正常现象。他们认为由 Blaivas 等描述的模式代表的单一尿控反射的不同变化形式 [56]。

综上所述，一旦脱离脊髓休克，骶上脊髓损伤患者预期的尿动力学表现通常是神经性逼尿肌过度活动伴有逼尿肌外括约肌协同失调。这通常会导致明显的残余尿和"高压"膀胱，并可能导致尿失禁 [47]。在 T_6 及 T_6 以上损伤的患者中，自主神经放射异常常伴有神经性逼尿肌过度活动和逼尿肌 – 括约肌协同失调。

（三）骶髓病变（SSCL）

有多种损害可能累及骶髓或骶神经根，包括脊柱创伤、腰椎间盘突出、原发性或转移性肿瘤、脊髓发育不良、动静脉畸形、腰椎管狭窄、炎性病变（如蛛网膜炎）和盆腔根治性手术后。在 Pavlakis 等的系列病例中，圆锥和马尾损害中超过 50% 为创伤导致的，其次为 $L_4 \sim L_5$ 或 $L_5 \sim S_1$ 椎间盘突出 [63]。腰椎间盘突出导致马尾综合征的发生率为 1%～15% [63]。

骶髓损伤通常会导致逼尿肌收缩，并伴有或不伴有膀胱顺应性降低，通常伴有括约肌活动受损 [49]。值得注意的是，不完全损伤的患者更容易出现膀胱顺应性的降低，导致充盈期膀胱内压进行性增加 [64]。骶髓副交感神经的膀胱失支配，导致顺应性降低的确切机制尚不清楚 [65, 66]。

已经注意到，外括约肌与逼尿肌受累的程度不同。这可能是因为骨盆神经对膀胱的神经支配通常比阴部神经对括约肌的神经支配高一个节段 [66]。并且核团位于骶髓的不同部位，逼尿肌核位于中间外侧细胞柱，阴部核位于腹侧灰质。此外，骶髓和骶下病变的患者也可能出现括约肌失迟缓潴留。综上所述，神经性逼尿肌无收缩合并括约肌失迟缓常常出现膀胱过度扩张的临床表现，并伴有或不伴有溢出性尿失禁。高膀胱内压也可能出现，取决于膀胱壁顺应性和括约肌松弛的程度。

（四）骶下（马尾神经和周围神经）损害

多种周围神经损害可能影响排尿功能，最常见的损害是继发于糖尿病的周围神经病变。其他已经与排尿功能障碍相关的周围神经病变包括慢性酒精中毒、带状疱疹、吉兰 – 巴雷综合征（Guillain-Barre Syndrome，GBS）和盆腔手术 [67, 68]。感觉神经病变是糖尿病最常见的并发症。尿动力学检查所见包括由于膀胱胀满感觉减退所致的膀胱感觉减退、慢性膀胱过度充盈、排尿后残余尿量增加，并且可能出现膀胱失代偿。Andersen 和 Bradley 在其病例系列中报道：平均膀胱容量为 635ml，范围为 200～1150ml [69]。自主神经病变同样可能是膀胱收缩力减退的原因。吉兰 – 巴雷综合征和带状疱疹主要是运动神经病变。暂时的排尿症状主要是尿潴留，见于 0%～40% 的患者，并且被认为是由于自主神经骶髓副交感神经受累所致。吉兰 – 巴雷综合征患者有时可能出现逼尿肌反射亢进 [47, 70]，由骨盆手术或骨盆创伤所致的排尿功能障碍，通常同时累及支配膀胱的运动神经和感觉神经 [63]。

（五）混合性神经元损害

除了上述损害外，患者可能有多个神经受累区域。混合性神经损伤用于描述不同水平的神经通路损伤 [47]（表 22-1）。以多发性硬化为例，多发性硬化是伴有大脑皮层、颈部和骶骨病变。其尿动力学和临床症状取决于每个特定区域的损伤程度。一般情况下，如果不同部位的损伤程度相同，则最低位的损伤导致的症状将占主导地位。尿动力学能够识别出特定类型的排尿模式 [71]，参见尿动力学评估部分。

六、排尿功能障碍的综合评价

（一）神经系统病史

需要采集患者详细的病史做出神经系统诊断，并找出伴随的医学问题。功能性病史对排尿功能障碍有特别重要的意义。应该询问患者的手功能、穿衣技能、坐姿平衡、转位能力和行走能力。这些因素是制订膀胱管理策略时的重要考虑因素。泌尿系

表 22-1　根据损伤程度预测的排尿模式

SPL(如脑血管病、脑积水、颅内肿瘤、创伤性脑损伤、帕金森病和多发性硬化症)	
膀胱	逼尿肌过度活动
括约肌	括约肌协同作用
SSL(如颈椎脊髓损伤、颈椎转移)	
膀胱	逼尿肌过度活动
括约肌	括约肌协同失调
SSCL(如脊髓损伤、腰椎间盘突出、原发性或转移性肿瘤、骨髓增生异常)	
膀胱	逼尿肌活动不足或收缩，有时膀胱壁顺应性差
括约肌	不活跃
骶下 CEPNL(如马尾神经损伤、糖尿病神经病变)	
膀胱	逼尿肌活动不足或无收缩（在糖尿病神经病变中，逼尿肌过度活动可与前述症状合并出现）
括约肌	不活跃

CEPNL. 马尾神经和周围神经损害；SCI. 脊髓损伤；SPL. 脑桥以上病变；SSCL. 骶髓病变；SSL. 骶上脊髓 / 脑桥病变 [引自 Gajewski JB, Schurch B, Hamid R, et al. An International Continence Society (ICS) report on the terminology for adult neurogenic lower urinary tract dysfunction (ANLUTD). *Neurourol Urodyn*.2018;37:1152-1161. doi:10.1002/nau.23397]

统病史应该包括目前膀胱管理的情况（类型、问题、接受程度）、液体摄取量、排出量及排尿主诉（如尿急、尿频、排尿踌躇、排尿困难、尿失禁和自主神经反射异常等）。

下尿路症状有三种类型。这些症状包括尿储存症状、排尿症状和排尿后症状。尿储存症状包括日间尿频、夜尿、尿急和尿失禁。尿失禁可进一步分为压力性尿失禁、急迫性尿失禁、混合性尿失禁、遗尿（睡眠时尿失禁）、认知障碍性尿失禁、行动障碍性尿失禁、性活动性尿失禁和情境性尿失禁（如癫痫发作、咯咯笑或括约肌去神经）[47]。

排尿症状包括尿流缓慢、尿分叉、间歇性尿流、尿等待、用力排尿、尿滴沥。排尿后症状是指排尿后立即出现的症状。那些有不完全性损伤的人可能会有症状，包括排空不全的感觉和排尿后渗漏 [47]。

虽然症状有助于判断哪些情况对患者造成困扰、患者是否度过脊髓休克及膀胱管理的问题，但是重要的是不要仅针对症状进行治疗。症状与膀胱和括约肌实际功能之间的相关性往往很差，相似的症状可能产生于膀胱功能异常、括约肌功能异常，或两者兼而有之。因此，尿动力学对客观评估脊髓

表 22-2　尿失禁或尿潴留的潜在可逆性病因

D	妄想或其他认知原因
I	尿路感染 / 炎症
A	萎缩性阴道炎（老年妇女和雌激素拮抗剂）
P	药物
P	疼痛
E	内分泌（糖尿病）
R	活动受限
S	大便嵌塞

引自 Resnick NM, Yalla SV. Management of urinary incontinence in the elderly. *N Engl J Med*. 1985;313:800-805. doi:10.1056/NEJM198509263131307

损伤后排尿功能障碍是必不可少的。

还应注意，在健康人身上发生的可逆性尿失禁和尿潴留的病因，在也可能发生在脊髓损伤患者身上。可以采用 "DIAPPERS" 原则 [72]，见表 22-2。虽然 "DIAPPERS" 原则最初用于描述尿失禁的可逆性原因，但也可以用于尿潴留的可逆性原因。

泌尿科评估和管理的另一个重要部分是患者的肠道的详细病史。肠肛门括约肌影响泌尿括约肌的功能。例如，如果患者便秘，肛门外括约肌会反射性收缩，以防止大便失禁。这也会导致外括约肌收

缩，使导尿管难以通过或加重逼尿肌 – 括约肌协同失调。在 T_6 及以上损伤的患者中，大便嵌塞也会导致自主神经反射异常。自主神经反射异常可以加强的膀胱扩张。大便嵌塞 / 便秘是引起自主神经反射异常的常见原因之一。还应注意，在 T_6 损伤或更高的患者中，膀胱和括约肌与以前的检查没有变化，在尿动力学过程中容易出现自主神经反射异常，这是由于患者的神经源性肠道造成的，使得患者不得不再次进行膀胱检查。这不一定是便秘的急性发作，而是便秘的逐渐增加，需要改变患者的排便程序、药物或其他因素。可以使用"ACCIDENT"原则来帮助评估这些因素[73]（表 22–3）。

重要的既往病史和社会史包括可能影响排尿的手术或药物、过敏、吸烟和饮酒史、其他医疗问题、生活方式 / 性取向和生活环境，这些对于制订膀胱管理策略都很重要。

（二）神经系统体格检查

神经生理检查不会提供有关膀胱和括约肌功能的客观证据。但是能提示排尿功能障碍的潜在诱因。神经科体检应重点检查腹部、外生殖器和会阴皮肤。在进行直肠检查时，要注意的不是前列腺的大小，而是引起梗阻的前列腺向内生长的程度。因此，需要尿动力学检查（urodynamic study，UDS）而不是直肠检查来客观诊断尿道梗阻。对于女性而言，应该检查尿道口的位置，并评估盆腔器官是否存在脱垂（如膀胱膨出、尿道膨出或直肠膨出）[74]。感觉检查的重点应放在确定脊髓损伤患者的损伤水

平。尤其要确定患者脊髓损伤是否在 T_6 或以上水平，因为这些患者更易出现自主神经反射异常。骶部感觉应评估骶髓排尿中枢的传入支（即阴部神经）。

运动检查有助于确定脊髓损伤患者的损伤水平和是否为完全性损伤。应该评估手功能，以判断脱衣服或可能进行间歇性导尿术（intermittent catheterization，IC）的能力。应评估痉挛程度和坐立平衡，还应该评估肛门括约肌张力。张力降低或消失提示骶骨或周围神经病变，而张力升高则提示骶上病变。肛门括约肌随意收缩评估骶神经支配、骶上完整性和患者的理解能力。

对神经学检查有帮助的皮肤反射有提睾反射（$L_1 \sim L_2$）、球海绵体反射（$S_2 \sim S_4$）和肛门反射（$S_2 \sim S_4$）。这些皮肤反射的消失提示骶髓或骶下病变。球海绵体反射是评估骶反射弧的标准测试，但可能不可靠。假阴性通常是由于患者紧张，并且在检查时已经夹紧肛门括约肌所致。应该评估肌肉伸牵张反射。

（三）实验室评估

最好能够获得尿液细菌培养和敏感性测定的基线结果（urinalysis culture and sensitivity，UA C&S）。血清肌酐水平在检测脊髓损伤患者早期肾功能损伤方面不敏感，尽管肾功能已经达到中度到重度损伤，血清肌酐水平仍可能保持较低或正常水平[75]。此外，血清肌酐是衡量肾脏清除人体肌酐效果的指标。血清肌酐是肌肉分解的产物。脊髓损伤患者通常肌肉质量下降，如患者肾脏功能正常，其血清肌酐应低于正常人。血清肌酐"正常"的脊髓损伤患者仍可能会存在肾脏损伤。因此，24h 肌酐清除率是测定脊髓损伤患者肾小球滤过率（glomerular filtration rate，GFR）更准确的实验室方法[76]。

1. 上尿路检查

上尿路的检查包括肾脏超声、24h 尿肌酐清除率和定量巯基乙酰三甘氨酸（mercaptoacetyltriglycine，MAG3）肾脏扫描、CT 和磁共振（magnetic resonance，MR）。在安排检查前，医生必须要了解患者上尿路的功能和（或）解剖结构的相关信息。

24h 尿肌酐清除率和定量 MAG3 肾脏扫描多用来评估上尿路功能，而肾脏超声多用于评估肾脏解

表 22–3　肠功能障碍的潜在可逆性病因

A	活力 / 运动能力——降低
C	认知能力 / 谵妄
C	慢性便秘
I	感染（如艰难梭菌）
D	药物（阿片类药物、抗胆碱药、轻泻药）
E	内分泌 (DM、甲状腺功能减退症)
N	营养（低容量、低液体摄入量）
T	肠道计划的时间安排（无时间表）

DM. 糖尿病

引自 Linsenmeyer T, Donovan J. Assessment of Bladder and Bowel Dysfunction (Chapter 5). In: Mitra R, ed. *Neurogenic Bowel and Bladder*. New York, NY: Lippincott; 2018:69.

剖特征。CT 和 MR 检查主要用于评估上尿路解剖特征，同时也可以了解肾功能和引流情况。每种测试都有一定的优缺点，应综合考虑后进行选择。

定量 MAG3 放射性同位素肾扫描用于监测肾功能和引流情况，是治疗脊髓损伤的一种安全有效的方法[77]。应尝试获得 GFR 或有效肾血浆流量（effective renal plasma flow，ERPF）。研究发现，ERPF 下降 20% 或示踪剂从上腔缓慢排出可显著影响脊髓损伤患者的诊断试验和治疗。肾脏扫描的适应证包括神经源性膀胱，特别是伴有膀胱过度活动和逼尿肌 – 括约肌协同失调的神经源性膀胱。肾脏超声可以发现肾积水，评估干预措施的治疗效果，如治疗药物、膀胱管理的改变及泌尿生殖系统（genitourinary，GU）手术[78]。如果核医学科不能进行 GFR 或 ERPF 检测，可以进行肾脏扫描和 24h 尿肌酐清除率来定量跟踪患者每年的肾功能。LaSix MAG3 肾脏扫描将有助于区分上尿路扩张是由于梗阻或非梗阻原因引起的。

如前所述，肾脏超声有助于发现诸如肾积水和肾结石等解剖学问题。超声的主要优点是无创性，不使用对比剂。超声的主要缺点是依赖使用者的经验，并且不能评估肾功能[79]。

如果需要进一步的解剖学显像来评估结石或肿瘤，应该考虑进行 CT 检查。在一项前瞻性螺旋 CT（非增强）扫描的研究中，CT 检测输尿管结石的敏感度为 97%、特异度为 96%、准确率为 97%。一篇文章强调了对 CT 扫描辐射的担忧，学者估计美国未来约 29 000 名癌症（14 500 名癌症死亡）可能与 2007 年进行的 CT 扫描有关。最大的辐射剂量来自腹部和骨盆扫描[80]。美国食品药品管理局（Food and Drug Administration，FDA）以及美国疾病控制和预防中心（Centers for Disease Control and Prevention，CDC）指出，有效剂量为 10mSv 的 CT 检查可能与增加患致命癌症的风险有关，约每 2000 人中有 1 例死亡。但是他们也指出，单次 CT 扫描的辐射所导致致命性癌症风险的增加，与美国人口致命癌症的自然发病率相当，每 2000 人中约有 400 例。换句话说，对于任何患者来说，辐射诱发癌症的风险比自然发病患癌症的风险小得多[81]。

最近的一篇综述指出，磁共振尿路成像具有优异的对比度分辨率并且没有电离辐射，是一种可以考虑评估整个尿路的无创性技术，特别是在避免电离辐射的情况下，例如在儿科或孕妇患者中[82]。此外，动态对比增强 MR 成像可以提供同等的关于肾功能信息和更好的形态学信息，并且有可能取代目前在儿童肾积水评估中使用的其他成像方式的组合[83]。目前，MR 在脊髓损伤患者泌尿学评估中的作用仍有待明确。

2. 下尿路检查

用于评估下尿路的检查包括膀胱超声、膀胱造影、膀胱镜检查和尿动力学检查。由于每一项检查都极有可能涉及有膀胱细菌定植的患者，所以学者的做法是先进行尿细菌培养和敏感性测定，如果检测呈阳性，则在检测前应用特定的抗生素（参见尿动力学研究的评估考虑——预防性抗生素）。膀胱超声可用于筛查膀胱结石和大型膀胱肿瘤。一组研究人员指出，对于无肾损害危险因素的患者，逼尿肌壁厚度（detrusor wall thickness，DWT）≤ 0.97mm 可以安全地（敏感性 91.7%、特异性 63.0%）作为临界值。但是，他们强调，膀胱管理所需的其他参数，尤其是逼尿肌过度活动，无法通过该技术进行评估，并且无法替代尿动力学测试[84]。膀胱超声的优点是检查为无创性的。但是，膀胱超声检查时需要扩张膀胱，以便提供一个"窗口"让声波进入膀胱和骨盆。如前所述，那些存在膀胱细菌定植的患者有发生尿路感染的潜在风险，特别是当导尿管被夹住，膀胱变得过度膨胀时。此外，膀胱扩张和用超声探头向下推压膀胱可能会引发自主神经反射异常（AD）。因此，对于存在自主神经反射异常风险的患者，应仔细监测 BP 并谨慎进行膀胱超声检查。如果发生自主神经反射异常，超声检查的团队应该熟悉自主神经反射异常的评估和治疗。

下尿路评估的另一个重要方法是膀胱镜检查。脊髓功能障碍患者的膀胱镜检查适应证包括血尿、症状性尿路感染反复发作、反复发作有结石形成病原微生物（奇异变形杆菌）的无症状性菌尿（asymptomatic bacteriuria，ASB）、血尿、泌尿生殖败血症、尿潴留或尿失禁、冲洗导尿管时出现蛋壳样结石碎片，以及长期留置尿管（表 22–4）。因

表 22-4 神经源性膀胱行膀胱镜检查的常见适应证

- 长期留置导尿管
- 更换导尿管时导尿管结垢
- 膀胱结石复发
- 神经源性膀胱
- 血尿
- 尿液 pH 高于 6.5[尿素酶（结石）产生菌]
- 存在结石形成病原微生物（如奇异变形杆菌、普罗维登氏菌、肺炎克雷伯氏菌）
- 导尿困难或导尿后尿道出血
- 存在或疑似解剖学问题（尿道狭窄、假道）
- 腹部 X 线片疑似存在膀胱结石
- 留置导尿管气囊破裂（检查气囊残留碎片）
- 膀胱癌治疗监测

引自 Linsenmeyer T, Donovan J. *Neurogenic Bowel and Bladder*. New York, NY: Lippincott;2018.

为膀胱结石可能发生在放置导尿管后的 4 周内[85]，因此膀胱镜检查也适用于拔除已放置数周以上的 Foley 导尿管，或拔除留置导尿管并改用不同类型的处理方法（如间歇导尿或平衡膀胱）时。虽然膀胱镜比超声波更具有创性，但如果发现结石的话，它有清除膀胱结石和碎片的优势。膀胱镜检查发现 86% 的腹部 X 线片检查漏掉了钙化的毛发样或蛋壳结石[86]。评估膀胱结石或在粉碎较大的膀胱结石后，无论结石有多小（沙），都要清除所有的结石（这一点非常重要），因为神经源性膀胱的患者，除了 Valsalva 和反射性尿道外，患者不能将结石碎片从膀胱中排出。这些残留结石可作为膀胱结石进一步生长的病灶（见并发症——膀胱结石）。

进行膀胱镜检查的另一个原因是筛查膀胱癌。虽然不太常见，但一项前瞻性研究发现，在脊髓损伤患者中，41% 的膀胱癌是通过膀胱镜检查发现的；其中 50% 的患者没有留置导尿管。学者的结论是，泌尿科医生应该考虑对所有脊髓损伤患者进行长期的、认真的膀胱癌筛查，而不仅仅是那些留置导尿管的患者[87]（参见并发症——膀胱癌）。

七、尿动力学评估

尿动力学可以提供排尿功能的客观信息。一般而言，尿动力学是指通过任何适当的方法进行膀胱和尿道储存、运输和排空尿液过程中正常和异常因素的研究[88]。尿动力学评估最常见的适应证包括：①膀胱和括约肌功能的初步评估；②膀胱和括约肌的长期监测；③短期和长期药物治疗的效果监测；④考虑手术干预 [耻骨上膀胱置管、化学去神经（肉毒杆菌毒素）、膀胱扩大术]；⑤泌尿系统症状的变化；⑥上尿路显像异常；⑦原因不明的自主神经反射异常；⑧新出现的可能归因于尿路的问题，以及长期监测。

（一）尿动力学检查与临床检查的对比

仅仅依靠临床病史和体格检查是不够的，已经有许多研究表明尿动力学评估的重要性[48, 89-93]。

已经注意到针刺感和球海绵体反射（BCR）的存在对预测自发性排尿的恢复方面虽然是有一定的敏感性，但不能预测逼尿肌反射亢进和括约肌协同障碍[89]。在一项对 489 例脊髓损伤患者的回顾性研究中，神经损伤程度与预期膀胱尿道功能之间存在普遍的相关性，但既不是绝对的，也不是特异的。具体而言，17% 的颈髓病变有逼尿肌无反射，27% 的腰髓病变有逼尿肌 - 尿道外括约肌协同失调（DESD），31% 的骶髓病变有逼尿肌反射亢进或 DESD[48]。

在另一项对 65 例骶上损伤患者的研究中，81% 的患者伴有或不伴有逼尿肌 - 括约肌协同失调（DSD），9% 的患者有逼尿肌无反射，9% 的患者膀胱功能正常。在 5 例骶骨损伤患者中，1 例表现为神经性逼尿肌过度活动（NDO），4 例表现为逼尿肌无反射。这项研究还指出，无法预测实际的膀胱压力及是否需要治疗。骶上病变组 27 例（41%）膀胱壁顺应性差（<20ml/cmH₂O），47 例（72.30%）逼尿肌漏尿点压高（>40cmH₂O）。骶骨损伤组 4 例（80%）膀胱顺应性低，5 例（100%）逼尿肌漏尿点压高[90]。

逼尿肌 - 括约肌协同失调类型与脊髓损伤的完整性或不完整性呈显著正相关，但与损伤程度无关[94]。此外，还注意到逼尿肌 - 括约肌协同失调似乎随着时间的推移而加重。因此，逼尿肌 - 括约肌协同失调患者必须定期进行尿动力学随访检查，以便在必要时调整他们的治疗[48, 94]。综上所述，上述研究强调了尿动力学在脊髓损伤患者中的重要性。常见的问题是门诊的脊髓损伤患者是否需要进行尿动力学检查。在一项比较急性脊髓损伤患者的研究中，在储存期的高压系统、逼尿肌过度活动、逼尿肌 – 括约肌协同失调和 VUR 方面，门诊和非门诊患者之间没有发现显著差异[95]。这项研究强调了对所有脊髓损伤患者进行独立于步行能力的相同的神经学评估（包括尿动力学检查）的重要性。

（二）尿动力学评估的注意事项

传统上，尿动力学检查不在损伤后立即进行，而是在损伤后 3~4 个月进行，因为这是大多数骶上损伤患者膀胱和括约肌功能预期有所恢复的时间段。如果在脊髓损伤后过早进行，则必须在膀胱和括约肌功能恢复时再次进行评估[54]。如果患者开始排尿，下肢痉挛增加，或出现不明原因的自主神经反射异常，应考虑尽早尿流动力学检查，所有这些都可能意味着膀胱收缩功能的恢复。最近的一项前瞻性研究指出，在入院后 40 天内接受尿动力学检查的患者中，63% 存在不良的尿动力学参数（神经性逼尿肌过度活动 / 逼尿肌 – 括约肌协同失调），尽管 37% 的患者仍然没有膀胱收缩（仍处于脊髓休克期）[52]。该研究建议，如果怀疑患者已经脱离脊髓休克期，在 3~4 个月有一个窄的窗口期进行尿动力学检查。但是，如果在脊髓损伤后不久进行了尿动力学检查，常规在脊髓损伤后的 3~4 个月的时间间隔重复尿动力学检查是合理的，因为预期在伤后 40 天开始会继续发生膀胱和括约肌功能进一步的恢复以及自主神经功能障碍。需要进一步的研究，以确定早期的尿动力学检查和治疗是与传统的 3~4 个月尿动力学检查和治疗相比产生临床差异。我们的做法是在受伤后大约 3 个月进行初步的尿动力学评估，如果患者每年都做得很好，在 6 个月时再进行一次。理想情况下，每年的泌尿学评估应该包括泌尿科病史和体格检查、尿动力学检查（如果可以的话，还可以进行视频透视检查）、膀胱镜检查和上尿路检查。我们在第一次尿流动力学评估期间进行膀胱造影。这将有助于识别那些容易发生输尿管反流的患者及其伴随的风险，如由于先天性后路输尿管口引起的肾盂肾炎。如果有证据表明可能存在输尿管反流，例如肾积水或肾盂肾炎，则在随后的评估中进行膀胱造影，膀胱透视可以代替膀胱造影。

医生在场指导对于尿动力学检查非常重要。如果患者有症状，重现这些症状是很重要的。患者以前从未经历过的新的或不同的症状应该被怀疑是"测试诱发的"。典型的决策包括停止膀胱灌注的时机、是否重复检查，以及是否让患者坐位或站位排尿。在尿动力学检查过程中对患者的观察，也将有助于获得可能影响检查的因素（如患者焦虑或不能理解排尿指令）。同时，医生还能够确保导尿管的放置及尿动力学设备的正常运行。

尿动力学对于检测 T_6 及以上脊髓损伤患者的自主神经反射异常非常有帮助，因此在检查时监测血压是很重要的。对于在膀胱充盈和排尿过程中可能无症状的患者，尿流动力学也是检测自主神经反射异常的好方法[98]。一项研究表明，43% 的 T_6 脊髓损伤患者在排尿期间没有症状或被称为"无症状反射障碍"（血压升高，没有任何症状）[96]。这也强调了在有自主神经反射异常风险的患者的检查过程中监测血压的重要性。

学者还发现，尿流动力学有助于监测容易患自主神经反射异常患者的肠道功能。如果膀胱功能没有改变，但自主神经反射异常的发病率却逐年增加，这通常表明是急性便秘，但通常是慢性便秘的问题，可以帮助患者进行排便程序干预。重复进行尿流动力学检查有助于客观地评估干预效果。

八、泌尿外科手术中的预防性抗生素

为了对患者进行准确的尿动力学评估，没有泌尿系感染是很重要的。膀胱壁的炎症可能使膀胱丧失部分顺应性，导致膀胱容量比实际减少。炎症还可能引发无抑制性收缩，并可能在 T_6 及以上受伤的人中引起自主神经反射异常。对于已经治愈的泌尿系感染导致膀胱壁炎症的患者，在接受膀胱镜检查时有可能需要进行膀胱活检。预防尿动力学检查后的泌尿系感染也非常重要。但是，尽管有上述考虑，但在尿流动力学手术之前使用预防性抗生素尚无共识。

健康人进行尿动力学检查时一般不使用预防性抗生素。此外，研究表明，检查后尿路感染的发生率相对较低；在一项针对未预防性使用抗生素的男性接受尿动力学检查的研究发现，需要使用抗生素的症状性尿路感染发生率仅为 4.1%。学者得出结论，不需要使用预防性抗生素，除非患者有发生严重泌尿系感染并发的风险（如人工瓣膜）[97]。在另一项对 822 名非脊髓损伤女性的大型研究中，这些女性患有非神经源性下尿路功能障碍，尿动力学检查之前发现 4.1% 的女性存在尿路感染并对其进行了治疗。在真正进行尿流动力学检查时均未给予预防性抗生素，包括那些之前接受过抗生素治疗的女性。检查后尿路感染的患病率为 8.4%。尿流动力学检查后尿路感染的主要危险因素包括：①年龄＞ 70 岁；②既往接受过失禁手术；③尿动力学检查前存在尿路感染[98]。

在脊髓损伤患者中，缺乏关于预防性抗生素对泌尿外科操作后预防泌尿系感染有效性的大样本、前瞻性随机对照研究。但是，有证据支持在其他涉及尿道和膀胱器械的泌尿外科手术中短期使用预防性抗生素。一项没有预防性使用抗生素的 A 型肉毒毒素注射的研究中，注射后细菌性尿路感染和无菌性尿路感染的发生率为分别为 5% 和 7%。他们的结论是，在接受逼尿肌内毒素注射的患者中，重新认真地考虑预防性使用抗生素[99]。这与另一项评估 A 型肉毒毒素（botulinum toxin A，BTX-A）注射后尿路感染的研究是一致的，该研究发现，有症状的尿路感染在第一周的发生率为 7.1%，尿液细菌定植率为 31%。研究人员得出结论，在接受 BTX-A 注射的神经科患者中，预防性抗生素是必要的[100]。

一项前瞻性观察研究评估了住院脊髓损伤患者尿动力学检查后的泌尿系感染情况，发现无论膀胱排空方法如何，泌尿系感染的总体发生率为 15.79%。显著菌尿（significant bacteriuria，SBU）定义为尿培养中每毫升 105 个菌落形成单位（colony-forming unit，CFU）。因此在尿液分析中，尿路感染被定义为同时具备 SBU 和每微升 100 个白细胞。在检查前无菌尿的患者，其尿路感染发生率为 8.6%。相反，在检查存在 SBU 的患者，其尿动力学检查后 3 天尿路感染的发生率为 32.5%。学者得出结论，脊髓损伤患者在尿动力学检查前存在未被发现的 SBU 和反射性排尿，其 UDS 后泌尿系感染的风险可能更高[101]。

在一项前瞻性非随机对照研究中，脊髓损伤患者进行尿动力学检查前没有预防性使用抗生素，

9.7% 的患者在尿动力学检查后发生显著的 UTI，39.6% 的患者检查后出现无症状菌尿（asymptomatic bacteriuria，ASB）[102]。在尿动力学检查后出现症状性尿路感染的患者中，大多数存在间歇性导尿，只有 1 名患者存在反射性排尿。学者得出的结论是，接受尿流动力学检查的脊髓损伤患者应该预防性使用抗生素。

欧洲泌尿外科协会（European Association of Urology，EAU）关于泌尿系统感染的指南建议在"高危患者"和"既往泌尿生殖系统感染"患者的 UDS 中考虑预防性使用抗生素。根据这项建议，大多数脊髓损伤患者都要预防性使用，因为大多数脊髓损伤患者都有泌尿系感染的病史[103]。

关于脊髓损伤患者预防性使用抗生素的时间长短或有效性的文章很少。在一项随机、双盲、前瞻性研究中，40 名患者接受了为期 3 天的口服环丙沙星或安慰剂治疗，安慰剂组 14% 的出现症状性尿路感染，接受环丙沙星治疗的患者中没有出现症状性尿路感染。不幸的是，考虑到样本量较小，只能说明预防性使用抗生素具有减少尿路感染的趋势[104]。

虽然在 UDS 之前多久给予抗生素尚不清楚，但 Allergan 建议，在膀胱注射 BTX-A 和进行尿道器械检查之前，应该在治疗前 1～3 天和治疗后 1～3 天给予预防性抗生素（氨基糖苷类除外），以降低与操作相关的尿路感染的可能性[105]。

学者的做法是根据细菌培养给予预防性抗生素，目的不仅是预防术后尿路感染，而且有足够的时间来减少膀胱壁的炎症反应，以确保 UDS 结果的准确性。我们中心使用以下抗生素方案取得了很好的效果，即在测试前 1～2 周进行尿细菌培养和药敏检测。脓尿或症状性尿路感染患者在检查前接受了 5 天的治疗。无症状菌尿的患者在检查前 3 天根据培养结果给予特定的抗生素。无菌尿的患者在测试之前被给予 1 剂抗生素。在检查当天出现泌尿系感染症状的患者将重新安排检查。有难辨棱状芽孢杆菌（clostridium difficile，C. Diff）病史的患者在检查的前 2 天各服用 1 剂。通常在检查前 1 天开始预防性抗生素，检查后继续服用 1～2 天。根据过去感染的严重程度、复发的 C. Diff 或患者自用药习惯，推荐口服甲硝唑（Flagyl）500mg，3 次 / 天，

如果患者对甲硝唑不耐受，可以选择口服万古霉素125mg，4 次 / 天。鼓励患者在服用抗生素期间服用益生菌。使用该方案，术后泌尿系感染发生率约为0.33%。最常见的并发症是使用环丙沙星偶尔引起便秘，或使用抗生素 1～2 天后出现恶心。虽然使用预防性抗生素存在产生长期耐药性的潜在风险，但在实践中还没有发现这一情况。

九、排尿功能障碍的分类

目前存在多种排尿功能障碍的分类，如基于神经损害[41, 50, 51, 106]、尿动力学检查[45]、功能性分类[107]，以及基于尿动力学的膀胱和尿道功能的组合等[41, 45, 47, 51, 107]。国际尿控协会（尿动力学检查）的分类已经被泌尿专业的研究人员广泛接受[47]。该分类提供了标准化的术语描述膀胱和尿道的功能，并对每个术语进行了详细解释。还有两个国际脊髓损伤数据集，专门用于以标准化方式记录脊髓损伤患者的尿动力学，以及膀胱和括约肌功能[108, 109]，本章使用 2018 年国际尿控协会（International Continence Society，ICS）的术语[47]（参见表 22-5 和表 22-6，以及尿动力学测试）。

（一）尿动力学评估

尿动力学评估包括评估膀胱充盈（储尿）、膀胱排空（排尿），或两者兼而有之。膀胱储尿功能应根据膀胱感觉、逼尿肌活动、膀胱顺应性和膀胱容量来描述。排尿研究包括压力和流量的测量。

（二）膀胱充盈的评估（储尿期）

评估膀胱充盈的最简单的膀胱检查被称为床边膀胱内压图（cystometrogram，CMG）。这项检查是通过一个没有柱塞的注册器针筒（如 50ml 灌注注射器）连接到留置导尿管的末端，然后慢慢地将水倒入针筒，并通过重力将水注入膀胱。记录注入膀胱的液体体积。对于存在自主神经放射异常风险的患者，还应监测并记录血压。将压力计通过 Y 形接头连接到留置尿管上，可以测量水压的实际升高情况。

当患者血压开始上升（即自主神经放射异常），不再有液体流入膀胱或开始返流到针筒中，或者患者自诉感觉胀满时停止灌注。此检查旨在评估膀胱感觉、稳定性（是否存在非自主膀胱收缩）和膀胱

表 22-5　尿动力学膀胱充盈测定术语

感觉：可能是正常的、减少的、异常的、缺失的、非特异性膀胱感觉（没有特定的膀胱感觉，而是腹部或尿道的感觉）、异常的膀胱感觉（如膀胱或尿道或阴茎刺痛、灼热、电击感觉）和膀胱过度敏感或膀胱疼痛

膀胱容量：膀胱容量（膀胱充盈结束时的膀胱容积），充盈膀胱测压时的最大逼尿肌压力（cmH_2O）

充盈性膀胱测压期间的逼尿肌功能——神经源性逼尿肌过度活动（充盈期的不自主膀胱收缩，可能是自发的，也可能是被激发的）

充盈膀胱测压过程中的膀胱顺应性：膀胱容积变化和逼尿肌压力变化之间的关系

逼尿肌漏尿点压：DLPP，在没有逼尿肌收缩或腹压增加的情况下发生尿漏的最低逼尿肌压力。DOLPP 与前述相似，但发生在逼尿肌过度活动者。DLPV 是发生泄漏的体积。ALPP 是在没有膀胱收缩的情况下，由于腹部压力增加而发生尿漏的膀胱内压力

ALPP. 腹压漏尿点压；DLPP. 逼尿肌漏尿点压；DLPV. 逼尿肌漏尿点容量；DOLPP. 逼尿肌过度活动漏尿点压 [引自 GajeWski JB，Schurch B，Hamid R，et al. An International Continence Society（ICS）report on the terminology for adult neurogenic lower urinary tract dysfunction (ANLUTD). *Neurourol Urodyn.* 2018;37:1152-1161. doi:10.1002/nau.23397]

表 22-6　压流（排尿）术语

逼尿肌：正常逼尿肌功能、神经源性逼尿肌活动不足 [收缩强度和（或）持续时间降低，导致膀胱排空不完全]、神经源性逼尿肌无收缩（无收缩）和平衡性膀胱排空（NDO 伴随膀胱排空时膀胱压力正常且 PVR 低）

压力流研究中的括约肌功能：逼尿肌括约肌协同失调、尿道括约肌不松弛、尿道括约肌延迟松弛

膀胱容量：充盈期膀胱测压时的膀胱测压容积：充盈膀胱测量结束时的膀胱容量，通常此时允许排尿

膀胱测压容量：指所有排出量加上残余尿的体积

排尿后残余尿：残余体积是指排尿结束时留在膀胱中的尿液量

NDO. 神经源性逼尿肌过度活动；PVR. 排尿后残余

引自 Gajewski JB, Schurch B, Hamid R, et al. An International Continence Society (ICS) report on the terminology for adult neurogenic lower urinary tract dysfunction (ANLUTD). *Neurourol Urodyn.* 2018;37:1152-1161. doi:10.1002/nau.23397

容量。膀胱感觉评定为正常、增强、减退、消失、非特异性的膀胱感觉（膀胱没有特殊感觉，而是腹部或尿道的感觉）、膀胱感觉异常（如膀胱、尿道或阴茎刺痛、灼热、电击感）和膀胱过度敏感，或膀胱疼痛（膀胱充盈引起的耻骨上或耻骨后的疼痛）[47]。该检查还可进行膀胱容量测定，膀胱容量

指膀胱充盈停止并被告知排尿时体积，或者检查者根据不同原因（如自主神经放射异常、膀胱容量大或膀胱疼痛）而决定终止充盈膀胱。床边膀胱内压图可以作为一种筛查试验来确定脊髓损伤患者是否已经度过脊髓休克期（存在不自主的膀胱收缩）。膀胱稳定性取决于连接到留置尿管的针筒中的水柱是否有抬升。水柱的抬升通常是由于膀胱的不自主收缩，认为患者存在神经性逼尿肌过度活动。但是，床边膀胱内压图有几个局限性。首先很难确定水柱的微小上升是由腹内压力（即紧张）还是膀胱收缩造成的。其次，如果尿道 Foley 导尿管的尖端刺激膀胱三角压力传感器，将触发膀胱收缩，引起医源性膀胱收缩。最重要的是，无法评估排尿期膀胱收缩的实际力量、逼尿肌 – 括约肌协同失调的存在与否和程度等其他方面[71]。

（三）膀胱排空评估

评估膀胱排空最简单的筛查试验是排尿后残余尿量，可以通过导尿或膀胱超声判断。年轻人排尿后不应该有残余尿，而没有排尿症状的老年人排尿后可能有 100～150ml 的残余尿。残余尿不应用于描述特定类型的排尿功能障碍。例如，尽管有显著的尿道梗阻（如良性前列腺增生、逼尿肌括约肌协同失调），但是由于逼尿肌收缩肌力代偿性增加，或逼尿肌无收缩，但存在腹内压增加（如 Valsalva 手法、Crede 手法），患者残余尿量可能正常。由于泌尿系感染引起的膀胱炎，残余尿量也可能是减少的。对于大量残余尿的解释必须谨慎。可能是患者理解差，没有在排尿后立即进行检查导致；或者存在异常的排尿情况（凌晨 3 点钟排尿）。一般来说，如果患者大量 PVR 和正常 PVR 混合出现，那么患者的 PVR 很可能是正常的，因为膀胱的功能没有变化。

评估膀胱功能的金标准是多通道水灌注尿动力学检查，因为其既测量了排尿的充盈期，也测量了排空期。多通道是指每一个尿动力学参数都作为单独的通道进行测量，例如逼尿肌压力、腹压和流速。尿动力学检查还可以结合尿道压力记录、尿道括约肌或肛门括约肌肌电图。如果可行，在尿动力学过程中进行视频透视是有帮助的，因为它具有能够更好地评估逼尿肌和括约肌功能的同时评估膀胱

输尿管反流的优势。

（四）多通道水灌注尿动力学检查

多通道水灌注尿动力学评估 2 个不同阶段的膀胱功能，充盈（储尿）期和排空（排尿）期。首先是充盈（储尿）期。检查的第 1 部分是充盈（储尿）期，在控制下以一定的速度将水注入膀胱。这一阶段可以评估的尿动力学参数包括：膀胱感觉、膀胱容量、膀胱壁顺应性和膀胱稳定性（是否有非自主性收缩）。检查的第 2 部分是排空（排尿）期。当患者被告知排尿时，则认为排尿期开始。在神经源性膀胱反射性排尿的患者，当患者出现无抑制性收缩并开始排尿时，认为排尿期开始。在排尿期可以评估的尿动力学参数包括：尿道开放压或漏尿点压力（排尿开始时的膀胱压力）、最大排尿压力、尿道括约肌活动（肌电图或实际压力）、尿流率、排尿量和排尿后残余尿量。在可能出现自主神经反射异常的患者，应该在排尿前、排尿过程中和排尿后监测的血压变化。

膀胱排空时应该没有膀胱感觉。在充盈期，膀胱初次胀满感（如患者开始认为自己需要导尿时）通常出现于 100～200ml。胀满感（如患者明确自己需要导尿时）出现于 300～400ml，急迫开始通常出现于 400～500ml 时。但是，膀胱容量存在差异，成人膀胱容量范围在 400～750ml。充盈期应该没有或几乎没有膀胱内压升高，这表明膀胱壁顺应性正常。此外，在检查过程中不应该出现不随意的膀胱收缩（图 22-4）。排空期可以评估膀胱感觉、膀胱稳定性和膀胱容量。不应该出现膀胱过度活动（不自主的膀胱收缩）或排尿。

压力流量研究可以更好地描述神经性逼尿肌过度活动的特征，神经性逼尿肌过度活动被定义为发生在膀胱充盈期间。神经性逼尿肌过度活动可定义为期相性逼尿肌过度活动（特征性波形）、终末期逼尿肌过度活动（发生在最大膀胱收缩时或接近最大膀胱收缩时的无意识收缩）、持续性逼尿肌过度活动（高于基线的持续收缩）、复合逼尿肌收缩（每次膀胱收缩后紧随相位收缩）和高压逼尿肌过度活动（上述任何一种最大逼尿肌压力较高的收缩，认为患者有潜在的上尿路损害）[47]。如果在灌注过程

中发生排尿，这被描述为漏尿点压。漏尿点压是个重要的尿动力学参数，因为高漏尿点压意味着膀胱内的压力增加，进而抑制尿液从肾脏排出。有几种类型的漏尿点压。逼尿肌漏尿点压是在膀胱收缩压力没有增加的情况下发生漏尿的最低逼尿肌压力。同理，在逼尿肌过度活动的患者中发生漏尿的压力称逼尿肌过度活动漏尿点压。逼尿肌漏尿点容量（detrusor leak point volume，DLPV）是指在逼尿肌过度活动或膀胱壁顺应性低的情况下发生漏尿的容积。腹压漏尿点压是指在没有膀胱收缩的情况下，由于腹部压力增加而导致漏尿的膀胱内压力。在排尿期，女性逼尿肌压力通常小于 30cm H_2O，男性通常在 30~50cmH_2O。

正常的最大流速为 15~20ml/s，在任何年龄段都不应低于 10ml/s。膀胱中的尿量少（＜150ml）会导致流速变慢。尿流通常呈钟形曲线，逐渐增加到最大流率，然后下降。在整个排尿期间，尿道括约肌应保持开放，并且腹内压力不应升高。如前所述，尽管残余尿量会随着年龄增长而增加，但排尿后不应有残余尿（图 22-4）。逼尿肌功能可描述为逼尿

肌功能正常（自主引发的膀胱收缩），神经源性逼尿肌活动不足 [收缩强度降低和（或）持续时间短，导致膀胱排空不完全]，神经源性收缩性逼尿肌（无收缩）和平衡膀胱（神经源性逼尿肌过度活动、膀胱排空、膀胱压力正常、排尿后残余尿量少）[47]。

在检查结束时，测得残余尿量（排尿后留在膀胱中的尿液量）。该指标是最不可靠的尿流动力学参数。因为患者可能由于紧张、体位或尴尬等因素而停止排尿。在尿动力学检查前进行残余尿的测量更可靠。如果在检查之后发现残余尿量较大，则应多次进行导尿或超声检查以确认尿动力学检查中残余尿量结果的准确性。

尿动力学参数是评价脊髓损伤后膀胱和括约肌功能的良好指标。图 22-5 和图 22-6 显示了逼尿肌过度活动和括约肌协同障碍或逼尿肌无反射这两种常见的异常尿动力学表现。

（五）儿童特殊注意事项

儿童尿动力学评估一度被推迟至学龄期，并确定进行矫正手术时。但是，反流和肾脏损害通常

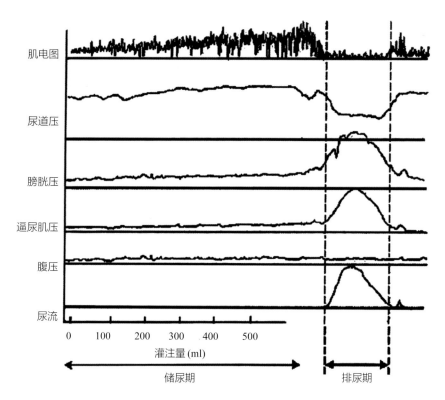

▲ 图 22-4　正常尿动力学图形
括约肌松弛（尿道压），然后是膀胱收缩（膀胱压和逼尿肌压），形成平稳的钟形尿流曲线

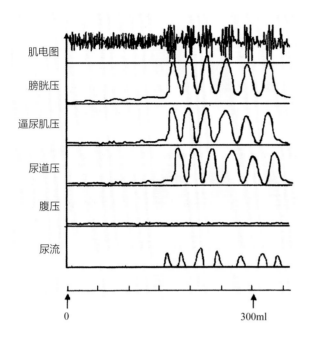

▲ 图 22-5　代表 DSD 的尿动力学

括约肌、逼尿肌和膀胱在基本相同的时间收缩。膀胱（逼尿肌和膀胱）收缩时尿道松弛失败导致了间歇性尿流。DSD. 逼尿肌括约肌协同失调

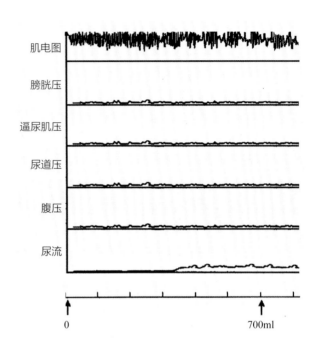

▲ 图 22-6　代表无反射性膀胱的尿动力学

膀胱无收缩。当膀胱扩张时，可能有微弱的尿流（溢出）

发生在 3 岁前。McGuire 和他的同事报道，漏尿点压 >40cm H_2O 的患者其肾脏损害的发生率很高[110]。因此，建议对所有脊髓发育异常新生儿尽快进行评估尿动力学[111]。

对年龄 <4 岁或 5 岁的患儿，很难获得高质量的水灌注尿动力学检查结果。幼儿有时需要使用镇静药或全身麻醉。重要的是让患儿对医生、护士和检查感到舒适。作为一般原则，植入肌电图探针所获得的额外信息，通常不足以抵消患儿哭闹、恐惧而导致尿动力学检查结果欠佳的风险。如果期望患儿将来接受后续研究，这点尤其正确。有许多公式可以计算儿童的正常膀胱容量。对于所有年龄段来说，最准确的公式是 4.5× 年龄（0.40）= 容量（盎司）。两个实用的线性方程是：2× 年龄（岁）+2= 容量（盎司；1 盎司 ≈28.41 毫升）适用于 2 岁以下儿童的；年龄（年）/2+6= 容量（盎司），适用于 2 岁或 2 岁以上的儿童。虽然女孩的膀胱容量比男孩大，但两者的增长速度没有显著差异[112]。

十、随访 / 长期泌尿系统监测

共识一致认为，脊髓损伤患者需要监测上、下尿路，需要尿动力学来准确评估膀胱和括约肌功能。但是，脊髓损伤患者泌尿系统并发症的监测并没有标准化，已出版的指南对检查类型或检查频率提出了不同的建议。有证据表明，即使在受伤后 20 年，膀胱功能仍继续发生变化，这表明应该考虑每年进行评估[113, 114]。但是，留置耻骨上导尿管或 Foley 尿管的患者通常每年接受膀胱镜检查，以排除结石和膀胱肿瘤。在一项前瞻性研究中，每年接受尿动力学评估的脊髓损伤患中，47.9% 的患者需要至少一种基于尿动力学评估的干预措施：82.6% 是泌尿外科干预措施（药物变化最常见，占泌尿系统干预的 54.3%）；13.0% 为非泌尿系统干预；4.3% 为非泌尿系统和泌尿系统联合干预。干预与否似乎不受膀胱管理的类型、损伤后的时间长短或损伤程度的影响。学者得出结论，每年进行尿动力学评估在指导脊髓损伤后的膀胱治疗中起着重要作用[115]。同样，在一项回顾尿动力学指导膀胱管理有效性的研究中，他们发现许多患者需要根据个人的尿动力学评估来管理膀胱和上尿路，这凸显了尿动力学评估的重要性，特别是对于没有症状的患者[116]。

另有研究人员指出，逼尿肌 – 括约肌协同失调（DSD）似乎随着时间的推移而加重，如果有必要，逼尿肌 – 括约肌协同失调患者必须定期进行尿动力

学随访检查，以调整他们的治疗[87, 94]。

成人尿路动力学评估：美国泌尿学会（American Urological Society，AUA）和尿路动力学和女性泌尿学会（Society of Urodynamics and Female Urology，SUFU）指南建议，对于神经源性膀胱，临床医生应该进行排尿后残余尿量（PVR）评估、复杂的 CMG（膀胱内压测量图）、压力流量分析，并可以在有或没有症状的相关神经疾病患者的初始泌尿学评估期间进行透视（视频尿动力学）和肌电图结合 CMG，作为正在进行的随访的一部分，在适当时，也适用于其他神经系统疾病和排尿后残余尿量升高的患者或有持续性症状的患者。但是，指南没有对"适当时"进行明确解释[117]。

欧洲泌尿外科学会神经源性膀胱患者的随访指南建议，检查的最低要求包括每 6 个月进行一次膀胱和上尿路的尿液分析和超声检查，每年一次泌尿科医生随访和血液生化和尿培养，逼尿肌过度活动或顺应性差的患者每年进行视频尿流动力学检查，其余患者每 2 年进行一次检查[118]。在 2003 年对 SUFU 的一项调查中，85% 的人赞成每年一次肾脏超声用于常规的上尿路监测，超过 50%（65%）的人常规使用视频尿流动力学检查来评估下尿路。学者指出，用于监测泌尿系统的具体方法缺乏共识，在这一领域需要明确的指南[119]。

在监测方面，尿动力学评估（UDS）在识别脊髓损伤后非泌尿科问题和住院教育方面也发挥着重要作用。在一项研究中，47% 的人需要基于 UDS 的某种类型的干预。其中，13.0% 为非泌尿系统干预；4.3% 为非泌尿系统和泌尿系统联合干预。干预最常见的非泌尿系统原因是新发的自主神经反射异常或恶化，与膀胱或括约肌功能的变化无关[114]。对比既往 UDS 的结果，有助于向患者强调继续、恢复或更换药物的必要性。该研究还发现 62% 的干预是由于药物变化引起的，其中 13% 在过去一年中停止了药物治疗[114]。

值得关注的是，相当数量的脊髓损伤患者没有获得泌尿学评估。这一点在一项回顾性队列研究中得到了强调，该研究评估了脊髓损伤患者进行泌尿科随访（包括泌尿科就诊、血清肌酐测量和肾脏超声）的数量。使用 2007—2010 年 5% 的医疗保险管

理数据样本（*n*=7162 名脊髓损伤患者），4.9% 在 2 年内没有接受任何监测检查，70.5% 接受了部分监测检查，24.6% 接受了所有 3 项监测测试。在 2 年的时间里，35.7% 的患者去看泌尿科医生，90.7% 的患者有血清肌酐检测，48.6% 的患者有某种上尿路评估，其中大多数是 CT 扫描（占整个队列的 39.0%），其次是腹部超声（35.2%）。其他泌尿科检查包括：①78.9% 为尿液分析；②57.5% 为尿培养；③ 11.8% 为膀胱镜检查；④ 6.7% 为 UDS。该研究还指出，在 2 年的时间里，66% 的脊髓损伤患者出现并发症[120]。

十一、脊髓损伤后排尿功能障碍的管理

（一）管理目标

除了了解脊髓损伤后膀胱和括约肌功能的类型外，还应该牢记一些目标。这些目标包括：①预防上尿路并发症（如肾功能恶化、肾积水、肾结石、肾盂肾炎）；②预防下尿路并发症（如膀胱炎、膀胱结石、膀胱输尿管反流）；③制订切实可行的膀胱管理计划，使患者更容易重新融入社区。

（二）膀胱管理类型：概述

国际尿控协会（ICS）在标准化神经源性下尿路功能障碍（NLUTD）相关术语方面发挥了关键作用，其中包括膀胱管理计划。使用标准化术语是 NLUTD 研究和交流的一个重要方面。根据 ICS 的定义，神经源性膀胱管理的术语最近发生了一些变化。膀胱管理方案现在被分类为导尿术、膀胱反射触发、手法辅助和电刺激。

导尿术包括用导尿管或导尿管引流膀胱的任何方法，如留置导尿术（经尿道、耻骨上、经导尿管）或间歇导尿（IC）。

膀胱反射触发包括各种动作，如耻骨上膀胱轻敲、大腿抓挠、肛门/直肠操作触发括约肌松弛，以及不自主的膀胱收缩导致排尿。手法辅助指的是腹部张力（Valsalva 手法）和手法耻骨上压迫（Crede 手法）等增加腹内压力，进而导致排尿的方法。

国际尿控协会将电刺激分为 4 类：①直接电刺激，即通在神经或神经组织附近植入电极进行直接刺激，以影响终末器官的功能；②神经电调控，即

刺激神经或神经组织调控下尿路（LUT）的功能并诱导治疗反应；③经皮神经电刺激（TENS），即通过完整的皮肤电刺激神经，调控下尿路的功能并诱导治疗反应；④盆腔电刺激，即用电流直接刺激盆腔器官或支配器官的神经[47]。

（三）基于尿流动力学评估的膀胱管理

根据患者脊髓损伤后膀胱和括约肌功能的类型，排尿功能障碍的治疗选择各异。本部分将膀胱治疗分为两大类型，分别为骶上损伤和骶髓损伤/骶下（马尾神经和周围神经）损伤。为了讨论方便，将假设骶上损伤的患者有逼尿肌过度活动和括约肌协同失调，而那些骶髓/骶下损伤的患者膀胱无收缩，但可能有或没有括约肌活动减退。在这 2 大类中型的任何一类，都详述药物、手术和支持性治疗方案。如前所述，内括约肌和外括约肌之间的区别表现没有那么明显。因此，在下面的讨论中，"括约肌"将指代"括约肌机制"，既包括内括约肌，又包括外括约肌。必须记住，膀胱和括约肌的功能经常随着时间的推移而变化。

（四）脊髓损伤后最初的膀胱管理

创伤性脊髓损伤发生后，2 个具有重要的泌尿学意义生理事件在伤后即刻发生。分别是神经源性休克和脊椎休克。神经源性休克是由于交感神经张力丧失（由于副交感神经优势），导致血管运动衰竭/低血压/心动过缓。脊髓休克是指最初的易化运动、感觉冲动和反射的丧失（包括膀胱反射；见骶上脊髓损伤一节）。当患者刚入院时，医生试图纠正（神经性）低血压，他或她可能会经历医源性液体超载。患者入院后，神经性低血压需要谨慎处理，谨慎使用晶体以将平均动脉压（mean arterial pressure，MAP）保持在 85～90mmHg，以帮助预防肺水肿。如果晶体不够用，应慎用升压药。体液再动员通常发生在伤后 3～7 天，尿量突然增加。因此，在此期间，患者的膀胱管理最好使用留置导尿管。一旦患者停止静脉输液，且伤后利尿症状消失，液体出量小于 100ml/h，就可以开始间歇导尿（IC）。间歇导尿最好每 4 小时一次，目的是防止导尿量超过 500ml。可以通过鼓励患者限制每天液体入量不超过 2L 来实现。无菌间歇导尿经常用于住

院环境，以减少医院感染的传播。可以使用无菌导尿管和无菌导尿管托盘或自给式导尿管来实现。自给式导尿管系统的优点是尿液被包含在一个封闭的系统中。对于那些由于医学或社会原因，出院后不能接受间歇导尿的脊髓损伤患者，应考虑继续留置导尿管或改用耻骨上导尿管[121]（有关详细信息，请参见导管插入术内容）。

研究人员对 204 位急性脊髓损伤患者进行了研究，这些患者被分为 5 种泌尿外科治疗类别（在损伤后 36h 内开始间歇导尿；在损伤后 36h 内留置耻骨上尿管；在开始间歇导尿前使用尿道导尿管 36h 以上；住院期间留置导尿管，并带管出院；以及在社区医院开始间歇导尿）。各组之间在伤后 1 年的寒战和发热、尿路感染（不包括整个尿道）、上尿道改变、泌尿系统并发症或泌尿外科手术的发生率上没有统计学差异。学者得出结论，初始膀胱管理方法对于确定脊髓损伤后泌尿外科的预后不那么重要[123]。

（五）脊髓休克后的膀胱管理

随着时间的推移，膀胱会从脊髓休克中恢复过来。对于神经科医生来说，这时膀胱开始出现不自主收缩。据报道，发生这种情况的时间不到 40 天，最长可达 2 年[49, 52, 53]。膀胱不自主收缩（神经性逼尿肌过度活动）的发生通常伴有逼尿肌-括约肌协同失调。临床上，这可能不伴有新的体征或症状，新发作的尿失禁，膀胱收缩的感觉，和（或）新发作的自主神经反射异常。一旦脱离脊髓休克期，有更多的膀胱管理可选择。

骶髓损伤（膀胱活动不足）的患者在临床上也可能出现尿失禁，但通常是由于膀胱外溢或膀胱壁顺应性降低，而不是膀胱过度活跃。对于这类患者，最初的管理通常是间歇导尿。

在决定治疗方案时，首先应该确定患者是否患有尿失禁或尿潴留，或者两者兼而有之。尿潴留通常可以通过病史和排尿后膀胱扫描和（或）排尿后导尿来确定。下一步是确定尿失禁或尿潴留，还是两者兼而有之，是由膀胱还是括约肌引起的。需要进行尿流动力学检查来确定。一旦确定了，就可以对每个患者进行个性化的膀胱管理。以下讨论将综述行为治疗方案（液体摄入和定时排尿）、非手

术治疗（间歇性导尿、留置尿管）、触发膀胱反射、膀胱表达和电刺激、药物治疗方案（抗肌松药、α受体拮抗药、肉毒毒素、β_3 受体激动药），以及手术治疗方案（膀胱增大、尿流改道 – 可控、失禁），以治疗因膀胱或括约肌导致的尿失禁或潴留。

十二、膀胱源性尿失禁

（一）膀胱源性尿失禁的行为治疗选择

1. 骶上脊髓 / 脑桥病变

神经性逼尿肌过度活动（NDO）和神经性逼尿肌过度活动导致尿失禁的患者不能控制排尿，接受间歇导尿、膀胱反射性排尿或使用膀胱表达（以及接受过治疗或没有高膀胱压力），经常从计划（定时）排尿方案中受益。膀胱充盈会触发膀胱不自主收缩；因此，目的是防止膀胱充盈到触发不自主收缩的程度，因为这可能会导致肾脏压力、尿失禁和（或）自主神经反射异常（在损伤程度较高的患者）。定时排尿方案成功的关键是准确评估患者的液体入量和出量。可以通过 72h 排尿日记确定，日记还记录了尿失禁的发作。对于那些损伤程度较高的患者来说，记录他们在排尿或导尿前后的血压也是有帮助的，以确定自主神经反射异常是伴随着膀胱收缩还是膀胱扩张而发生。一旦确定了他们的膀胱容量和排尿频率，应该教会患者在膀胱预计达到最大容量之前进行膀胱插管或使用膀胱反射。对于那些使用反射性排尿的患者，固定时间间隔使用膀胱反射触发有助于控制膀胱的非自主性收缩，并有助于防止意外的尿失禁。

2. 骶髓损伤

计划（定时）排尿方案对骶髓损伤的患者也有帮助。对于这些患者，计划排尿不是为了防止膀胱收缩，而是为了防止膀胱过度膨胀。因为膀胱壁顺应性差，过度膨胀会导致膀胱压力过高，同时还会导致尿失禁（溢出）。

（二）膀胱性尿失禁的非手术治疗

对于大多数脊髓损伤患者来说，非手术治疗是膀胱管理的主要选择。这些选择包括导尿术（间歇性和留置）、膀胱反射触发及不太常见的电刺激技术。与骶髓损伤相比，骶上损伤的患者在膀胱管理方面有一些不同之处，我们将在以下内容进行讨论。

骶上脊髓 / 脑桥病变

间歇性导尿术

由于可以减少并发症，20 世纪 60 年代 Guttman 和 Frankel 在脊髓损伤患者中推广无菌间歇导尿[123]。在 20 世纪 70 年代中期，Lapides 和他的同事报道了脊髓损伤患者使用清洁技术进行间歇导尿的有效性[45]，并将间歇导尿的成功归结于防止膀胱过度膨胀。与无菌间歇导尿相比，清洁间歇导尿更容易操作，因此患者更有可能进行自我导尿并防止膀胱过度膨胀[45]。Maynard 和 Glass 对间歇导尿的患者监测 60 个月，报道其中 80% 继续选择间歇导尿，表明此种方法致病率低，患者接受度高[124]。

间歇导尿可进一步分为 4 种技术，包括：①清洁间歇导尿——导尿前清洗双手和生殖器；②消毒间歇导尿——生殖器消毒准备，并在指定的清洁区域使用无菌（一次性）导尿管和器械 / 手套；③无菌间歇导尿——完全无菌设置，包括生殖器皮肤消毒、无菌手套、镊子、长袍和口罩；④非接触式间歇导尿——使用即用导尿管（预润滑）进行自我间歇导尿。使用辅助置入器或特殊包装来操作导尿管，而无须直接接触导尿管的表面[47]。

间歇导尿的重要原则是限制液体入量在每天 2L，并进行足够次数的导尿，以防止膀胱过度膨胀（＜500ml）。因为膀胱过度膨胀是膀胱感染、尿失禁和 T_6 及以上损伤患者发生自主神经反射异常的主要原因。

根据脊髓损伤协会指南的建议，存在以下一种或多种情况的患者避免间歇导尿：①无法自行或由护理人员完成导尿的；②尿道解剖异常的（如狭窄、假性尿道或膀胱颈梗阻）；③膀胱容量小于 200ml 的；④认知功能差、缺乏能动性、不能或不愿意接受按时导尿或液体摄入方案的；⑤每天必须多次导尿引起会阴部不良反应的；⑥尽管经过治疗，但在膀胱充盈时仍有发生自主神经反射异常的风险[121]。

骶上脊髓损伤并伴有神经性逼尿肌过度活动（NDO）的患者在进行间歇导尿术时，通常需要添加相关药物（详见"膀胱骶上脊髓 / 脑桥病变所致尿失禁的药理学治疗方案"）。这不仅是为了防止尿失禁，也是为了保持膀胱稳定，以保持上尿路尿液的引流，并降低 T_6 及以上损伤的人发自主神经反射异常的风险。

间歇导尿的患者不推荐使用预防性抗生素，预防性抗生素有很多缺点（详见"长期预防性使用抗生素"）。

间歇导尿一些常见的并发症包括膀胱过度膨胀、尿路感染、血尿，以及那些在 T_6 及以上损伤的患者存在发生自主神经反射异常的风险。少见的并发症包括尿道损伤、假道和尿道狭窄、膀胱内高压和反向压力 / 上尿路损伤[121]。需要注意的是，一个并发症通常会导致多个并发症。例如，过度充盈可能导致尿路感染、血尿、膀胱内高压和自主神经反射异常。尿道损伤可能导致假道、狭窄、尿道出血、自主神经反射异常和菌血症。在进行吻合口介入治疗的患者还存在黏液堵塞导尿管的可能性（详见"可控性尿流改道"）。

（三）留置导尿术（图 22-7）

由于住院时间较短，许多脊髓损伤患者在膀胱仍处于"脊髓休克"状态时就出院了。脊髓损伤协会建议有下列一种或多种症状的患者应考虑留置导尿管：①手功能差；②液体摄入量大；③认知障碍或活性药物滥用；④逼尿肌压力升高；⑤使用其他有创性较小的膀胱管理方法未获成功；⑥需要暂时处理膀胱输尿管反流；⑦从护理人员获得的帮助有限，使其他类型的膀胱管理不可行[121]。

对于不能自行导尿的患者来说，留置导尿管的一个主要优势是能获得更高的独立性。在出院回家使用间歇导尿的脊髓损伤患者，改用留置导尿管的最常见原因是不能独立进行间歇导尿。一项研究发现，在损伤后 30 年，最初接受间歇导尿治疗的人中只有 20% 仍在使用这种方法；80% 的人已经转向其他膀胱管理方法。该研究还发现，一开始就采用留置导尿管的患者中有 70% 仍然在使用留置导尿管。另一项研究发现，由于社会和实际原因，80%的四肢瘫患者更喜欢留置导尿管而不是其他类型的膀胱管理[125, 126]。

常见的误区是认为留置导尿管会导致患者出现"懒惰性膀胱"，或忘记如何排尿。实际上真正的情

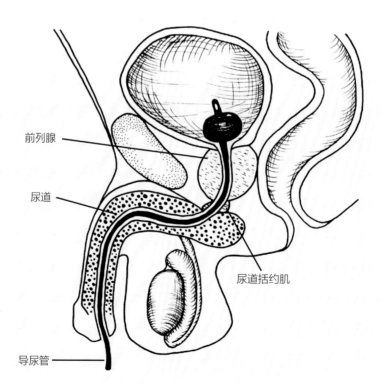

前列腺

尿道

尿道括约肌

导尿管

▲ 图 22-7　留置导尿管示例。充气的气球使导尿管保持在原位

图片由 J. Linsenmeyer 绘制

况与此恰恰相反。留置导尿管通过防止膀胱慢性过度充盈来增加提高膀胱张力，实际上可以增加膀胱的收缩力。因此，通常需要药物治疗（抗毒蕈碱药物），以防止留置尿管引起的膀胱过度活跃。

经尿道留置导尿管的日常管理原则包括：鼓励正常的液体摄入，除非有限制液体的医学原因；当男性躺下时，将导尿管粘贴于腹部，以减少勃起时因导尿管向下牵拉而导致的尿道下裂的风险；每天用肥皂和水清洁尿道口的污垢；将引流袋放置在低于膀胱的水平防止尿液向膀胱反流；及时排空尿袋，避免尿袋内尿液超过容量的 1/2 而影响尿液引流。2009 年 CDC 导尿管相关泌尿系感染（CA-UTI）指南建议保持封闭系统，不需要定期更换导尿管，以预防症状性细菌（症状性泌尿系感染）[127]。不幸的是，CDC 在制订建议时没有对预期的定植和有症状的细菌进行区分。CDC 的文件写道："研究人员对导尿管相关泌尿系感染的研究结果使用了许多不同的定义，从一系列浓度的简单菌尿到不太常见的菌尿和各种体征和症状组合定义的症状性感染。"导尿管相关泌尿系感染定义的异质性可能会降低特定干预措施的证据质量，并经常被 Meta 分析排除。美国疾病控制与预防中心的指南还指出，75%～90% 的有细菌定植的无症状菌尿患者不会出现全身炎症反应或其他提示感染的体征或症状[127-129]。

保持封闭的系统可能将细菌定植的时间向后推迟几天。但是，对于符合脊髓损伤协会留置导尿管的标准并需要留置尿管的脊髓损伤患者来说，一旦放置导尿管超过 5～14 天，预计患者会出现膀胱定植。同时为保证封闭系统，只能使用标准的导尿管和引流袋将，不允许白天换成较小、易隐藏的尿袋，晚上再换回较大的尿袋。

保持"封闭系统"的理念也不鼓励常规更换导尿管。但导尿管放置的时间越长，导尿管结垢、导尿管堵塞和膀胱过度扩张的风险就越大。急性膀胱充盈的后果包括泌尿系感染、脓菌血症、尿道损伤以及高水平损伤患者自主神经反射异常。如果导尿管顶端有明显结痂，可能导致拔管困难需，要用力拔出导尿管。导尿管结痂的粗糙边缘可能会而导致尿道损伤，对于脊髓损伤水平较高的患者可能会引起严重的自主神经反射异常。因此，每 4 周更换一次 Foley 导尿管有助于防止导尿管内外形成结石（结痂）。对于导尿管经常结痂的患者，已证明每周更换导尿管是有帮助的[85]。在门诊诊疗中，医疗保险支持每月更换导尿管的费用。但是，对于膀胱结石复发的患者，只需要医生写一封信证明这是必需的医疗行为，每周更换导尿管也已获得保险支持。

导尿管的大小应该限制在 14～16Fr，特别是女性患者。较大直径的导尿管可能会引起尿道损伤，如尿道下裂和慢性尿道扩张（牵张）。女性患者有时会抱怨导尿管周围渗漏，医生有时会逐渐更换直径更大的导尿管。大直径的导尿管可能在短期内会起作用，但当尿道扩张到新的大小时又开始渗漏。因此，对于导尿管周围渗漏的女性来说，不是增加导尿管的直径，重要的是找出原因并进行治疗。渗漏的常见原因包括逼尿肌过度活动引起强烈的膀胱不自主收缩、储尿袋过满或输尿管扭折引起的功能性梗阻、尿路感染，以及膀胱结石导致的阻塞。美国疾病控制与预防中心的指南建议使用硅胶导尿管来防止导尿管结垢。但是，根据学者的经验，对于长期留置导尿管的患者来说，硅胶导尿管越硬，对膀胱壁的摩擦刺激就越明显。此外，当导尿管气囊被放气时，气囊并不是均匀地贴附在导尿管上，经常是形成坚硬的脊状结构，就像飞镖的镖尾一样，拔出尿管时，可能会导致尿道撕裂。除非患者对乳胶过敏，学者发现选择乳胶或硅胶涂层导尿管比纯硅胶导尿管更可取。

对于逼尿肌过度活动，特别是骶上脊髓损伤患者，导尿管摩擦膀胱壁会进一步刺激膀胱的不自主收缩。因此，定期监测尿动力学和使用适当的药物来抑制非自主性收缩（如果存在）是重要的。对于留置导尿管的患者不推荐使用预防性抗生素，因为存在产生耐药菌的风险[52]。

在改用其他膀胱管理方法（如反射性排尿或间歇导尿），需要拔除长期留置导尿管之前，学者的做法是进行尿细菌培养和药物敏感性测试，并根据培养结果对患者进行特异性抗生素治疗。如果患者不能排尿并出现膀胱扩张时，这样可以减少尿路感染和菌血症的风险[130]。相比没有留置导尿管的患者，指南建议留置导尿管的患者进行更频繁的膀胱镜检查[52]。留置尿管患者进行膀胱镜检查指征包括：年度评估、血尿、近期导尿管堵塞、更换导尿管时发现导尿管结垢、在改用间歇导尿前留置导尿管 2 周或以上、尿液分析显示有脲酶产生菌、碱性尿液 pH 为 6～7 以上（提示有脲酶产生菌）、导尿管插入困难、有尿道外伤或狭窄病史[131]。

（四）耻骨上留置导尿术（图 22-8）

如果留置导尿管作为膀胱管理的长期选择，患者可能希望改用耻骨上导尿管。因为不通过尿道而直接插入膀胱，耻骨上导尿管比留置导尿管有许多优点。耻骨上导尿管无须躺下或脱衣即可更换，对有感觉的患者，放置在膀胱内更容易、更安全，尤其对于男性来说舒适得多。清洗和保持卫生要容易得多，因为它位于腹部，不会妨碍性交，在紧急情况下，如果耻骨上管堵塞或无法取出，可以进行尿道插管，起到"弹出"阀门的作用。如果想看看患者是否可以独立排尿或自行导尿，可以夹闭耻骨上导尿管（建议在服用抗生素的时候使用），尿道仍然可以导尿和引流。一旦拔除导尿管，耻骨上开口将在 24～48h 内闭合。脊髓损伤协会指南建议，对有以下情况的患者应考虑耻骨上导尿管：①尿道异常（如狭窄、假道、膀胱颈梗阻或尿道瘘）；②尿道不适；③反复出现经尿道导尿管阻塞；④导尿管插入困难；⑤生殖器周围皮肤破损；⑥继发性尿道功能不全导致的漏尿；⑦心理原因（身体形象或个人喜好）；⑧有改善生殖和性功能的愿望；⑨前列腺炎、尿道炎或附睾炎[121]。耻骨上导尿术是四肢瘫痪患者泌尿管理的一种有价值的选择[132-135]。对于脊髓损伤致截瘫患者，除形成膀胱结石外，耻骨上导尿术与间歇导尿的效果相当[134]。

在放置耻骨上导尿管前，要进行尿动力学评估，以确保膀胱没有强烈的非自主收缩，并且膀胱充盈时不会发生经尿道漏尿。如果出现这些情况，需要在置管前进行治疗。此外，还需要进行膀胱镜检查，如果有炎症，还需要活检以排除膀胱癌。如果患有膀胱癌并开放膀胱，可能导致癌细胞扩散到后腹膜，使膀胱癌由低级别转变为高级别。出于同样的原因，有膀胱癌病史的患者不应该选择耻骨上导尿管，因为膀胱癌复发可能会引起膀胱外扩散。

对于健康人，通常将膀胱膨胀到 600ml 或以上，将肠道推离膀胱穹顶（上部），使其更接近皮肤表面，再放置耻骨上导尿管。然后将套管针插入膀胱，将导尿管置入膀胱。对于健康人来说，存在一些肠道损伤的风险。而脊髓损伤的患者，肠道损伤的风险更大，因为脊髓损伤患者通常膀胱壁增厚，

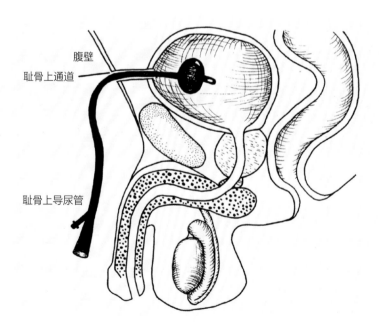

腹壁

耻骨上通道

耻骨上导尿管

▲ 图 22-8 留置耻骨上导尿管的示例

导尿管通过下腹直接进入膀胱。皮肤和膀胱之间形成一条通道，因此导尿管可以很容易取出。图片由 J. Linsenmeyer 绘制

膀胱容量小，膀胱壁顺应性降低。此外，神经源性肠道的患者一般都会出现肠膨胀，导致肠管有可能覆盖在膀胱上。当试图扩张膀胱时，也有自主神经反射异常的风险。由于不是临时导尿管，所以准确放置在膀胱顶部是很重要的。因此，有学者做了一个切口，显露膀胱，然后放入导尿管（耻骨上开放膀胱造瘘术）。因为直径较小的导尿管可能发生扭折，学者使用 24Fr 导尿管，在良好引流的同时还有助于防止导尿管的扭折。

耻骨上导尿管的管理原则与留置尿管相同，不同之处在于使用 22～26Fr（通常为 24Fr）的导尿管。使用直径较大的导尿管可以获得更好的引流，并且不易扭折或阻塞。还可以降低膀胱过度充盈和其导致的自主神经反射异常（在 T_6 或以上的损伤中）、尿路感染或可能的败血症的风险。耻骨上导尿管也被认为比留置 Foley 导尿管更安全，因为减少了附睾炎、尿道狭窄和尿道刺激的风险。造瘘口通常有少量肉芽或无气味的浆液性分泌物，所以许多患者会覆盖一块 4cm×4cm 的中间有洞的海绵。这个区域可以用肥皂和水清洗，淋浴和游泳不受影响。需要注意的是耻骨上导尿管和留置导尿管在更换方式的不同。导尿管一直通到 Y 形接头，然后让气囊充气。首先在要更换的耻骨上导尿管近皮肤处贴一块胶带或做标记，以明确导尿管在膀胱中的长度。拔出旧导尿管后，确保新导尿管与旧导尿管插入相同的长度。不测量距离可能会使导尿管插入太深，而插入尿道，当气囊充气时，造成尿道严重创伤。有学者在女性患者中见过这样的案例：导尿管穿过尿道，球囊在两腿之间充气。拔除导尿管时，应检查有无结垢，因为如果有导尿管结垢，膀胱内有结石的可能性很高[131]。

（五）留置导尿管的风险

根据回顾性综述的结果，留置导尿管的风险包括上尿路损害、膀胱结石、血尿、菌血症（特别是如果出现导尿管阻塞）、尿道糜烂、阴茎阴囊瘘和附睾炎[132, 133]。但值得注意的是，在这些回顾性病例中很难知道是因为并发症而进行留置导尿管，还是留置导尿管引起的并发症。在对 58 项留置导尿管的回顾性研究中，还注意到在许多早期报道上尿路积水和肾脏损害的研究中，患者均没有服用抗胆碱能药物[133]。现在人们认识到，为了使尿液从肾脏引流到膀胱，舒张膀胱壁是非常重要的[121]。在回顾文献后，一组研究人员注意到，接受抗胆碱药物治疗的患者，频繁更换导尿管和膀胱冲洗以维持膀胱容量，这种膀胱管理方案与清洁间歇导尿的并发症发病率相似[133]。

学者指出，留置导尿管的患者最常见的问题包括：①膀胱结石（约 30%）；②膀胱结石导致导尿管堵塞或引流不良；③尿路感染（留置导尿管与耻骨上导尿管的其他方法相似）；④尿路感染导致的尿失禁、引流袋过满、尿路感染或导尿管堵塞导致的自主神经反射异常。很少见到因尿管没有完全进入膀胱而进行气囊充气造成的尿道损伤。

（六）反射性排尿

骶髓排尿反射弧未受损的患者可以使用的另一种膀胱管理方式，即反射性（自发）排尿。这种类型的排尿通常用于男性患者，因为男性可以使用阴茎套导尿管连接附腿袋来收集尿液。极少数情况下女性患者可以反射性排尿至尿垫。当膀胱达到一定容量时会发生自发的不自主收缩，出现反射性排尿。但是，"触发"非自主膀胱收缩的尿量对患者来说是因人而异的。外置阴茎套导尿管的优点之一是不需要良好的手功能。看护人员可以在早上放上阴茎套导尿管，直到第 2 天再更换。但是，因为附腿尿袋最多只能容纳 1L 尿液，在充盈 1/2 的时候仍需要帮助放掉尿液，以防止尿液回流膀胱。另一个优点是，与使用间歇导尿作为膀胱管理方式的患者相比，不需要限制液体摄入量。与间歇导尿相比，反射性（自发）排尿主要的缺点是必须佩戴阴茎套和附腿袋，阴茎套导尿管可能导致阴茎皮肤破裂，略有增加膀胱感染的风险。

因为反射性排尿的男性通常患有逼尿肌 - 括约肌协同失调，所以需要经常对括约肌进行各种治疗。这些措施包括 α 受体拮抗药、尿道支架、括约肌肉毒素注射和括约肌切开术[121]。这些内容在"括约肌所致的尿潴留"中有更详细的讨论。反射性排尿的患者需要对其上尿路和下尿路进行监测。虽然人们一致认为排尿压力升高会导致上尿路问题，但对于多高的排尿压力会导致这一损害尚未达成共识[136-138]。另一项研究表明，导致上尿路阻塞的最重要的排尿参数是膀胱收缩的持续时间[115]。反射性排尿患者面临的问题包括：自主神经反射异常、反复发作的膀胱感染、膀胱输尿管反流、肾结石或膀胱结石、肾脏感染、膀胱损害（排尿后残余尿量逐渐增高）和肾功能损害。

（七）骶髓损伤

在 SSCL 患者中，膀胱引起的尿失禁通常是由于膀胱过度充盈，但也可能是由于括约肌活动不足（固有的括约肌缺陷）或压力性尿失禁。排尿日记和尿动力学检查有助于明确尿失禁的原因。管理方法包括行为疗法（定时排尿）和间歇导尿。使用留置尿管的也有例外情况发生，如尿失禁的患者，尿液污染尾骶部压疮或尿失禁对患者的生活质量有重大影响。

（八）膀胱性尿失禁的药物治疗选择

1. 骶上脊髓 / 桥病变

骶上脊髓损伤的患者一般有神经性逼尿肌过度活动（NDO）和逼尿肌 – 括约肌协同失调（DSD）。神经性逼尿肌过度活动的患者除了定时排尿和限制入量外，通常还需要药物治疗来稳定膀胱。在使用反射性排尿的患者中，如果存在逼尿肌 – 括约肌协同失调并导致高压排尿或自主神经反射异常等问题，应针对逼尿肌 – 括约肌协同失调进行治疗。

抗胆碱能药物是治疗神经性逼尿肌过度活动的金标准[119]。乙酰胆碱是人类逼尿肌收缩神经中的主要递质，抗胆碱能药物通过抑制乙酰胆碱与逼尿肌平滑肌细胞和膀胱内壁其他结构上的 M_2 和 M_3 受体结合而发挥作用，用来治疗膀胱过度活动。在撰写本书时，全球目前有 6 种用于治疗膀胱过度活动的抗胆碱药物，即奥昔布宁、托特罗定、非索罗定、曲司氯铵、达非那新和索非那新。每种药物都已证明对治疗膀胱过度活动症状有效，但由于结构差异（叔胺和季胺）、M 受体亚型选择性和器官选择性，它们的药代动力学特点和不良事件略有不同。即使在特殊患者群中（如膀胱出口梗阻的男性患者、老年患者和儿童），抗胆碱能药物的耐受性也很好。

Madhuvrata 等进行了一项系统回顾和 Meta 分析，纳入 16 个随机对照试验，共 960 名患者。比较了抗胆碱能药物治疗成人神经源性逼尿肌过度活动的效果。总体而言，与安慰剂相比，患者的膀胱容量增加（+50ml），膀胱首次收缩容量增加（+50ml），逼尿肌压力降低（–38cmH$_2$O）[139]。比较不同的抗胆碱能药物效果的研究中，没有发现有明显优势的药物。在比较相同药物的不同剂量的研究中，发现高剂量的效果更好。增加剂量后通常出现的口干和其他不良事件的增加这些研究中没有报道，表明脊髓损伤患者能很好地耐受更高剂量[140]。

抗胆碱能药物的临床研究中，最常见的不良事件包括：口干、便秘、头痛、瞳孔扩大和视力模糊、心动过速和嗜睡。很少有患者因为不良事件而退出临床试验[141]。口干对于使用间歇导尿的患者来说是个特别严重的问题，因为这些患者必须限制液体的摄入量。便秘对于许多脊髓损伤患者来说也比较棘手，因为其存在神经源性肠道，并且易感患者可能引起自主神经反射异常。另需关注的是，在长期使用抗胆碱能药物老年非脊髓损伤人群中曾报告存在潜在的认知功能障碍[142]，尽管在脊髓损伤患者中还未见报道。对于老年脊髓损伤或伴有嗜睡或担心认知功能障碍的患者，应该考虑选择血脑屏障通过性差的药物。

闭角型青光眼和严重胃瘫是使用抗胆碱能药物的禁忌证，对于那些可能因使用抗胆碱能药物而病情恶化的重症肌无力患者也必须谨慎。

因为抗胆碱能药物种类和配方多样，如果患者不能耐受某种类型的抗胆碱能药物，但可能会耐受其他类型的抗胆碱能药物。每种药物都各具优点和缺点。例如，托特罗定是一种抗霉菌药物，对膀胱的抗胆碱能作用与奥昔布宁相似；但是，它与唾液腺的乙酰胆碱受体的亲和力明显降低，可以减轻口腔干燥。必须注意的是，患者不要服用更大剂量的托特罗定，有报道称大剂量的托特罗定可以缩短心电图的 QT 间期[107]。

已开发出对膀胱受体更具选择性的多种剂型的新型抗胆碱能药物，如缓释剂或局部贴片。开发这些药物是试图减少抗胆碱能药物的不良反应，特别是口干和便秘。普遍的共识认为，与速释制剂相比，缓释制剂较少引起口干和便秘。

奥昔布宁、托特罗定和托吡酯有速释和缓释两种剂型。研究发现，速释剂比缓释剂的不良反应更多。因此对于有不良反应的速释剂药物，应该考虑试验缓释制剂。但是，对于在一天中特定时间出现尿失禁或其他问题的患者，速释制剂更方便患者根据需要增加或减少剂量，例如在晚间增加剂量。对于缓释剂，尚未证明其可以在整个 24h 内保持有效性。这对于 T_6 及以上脊髓损伤的患者来说是特别重要，因为如果药物逐渐"失效"，患者有可能出现自主神经反射异常。应该要求这些患者在晚上服药，并在第一次使用缓释制剂时监测血压，因为预计患者在躺下时会处于自主神经反射异常最严重的状态。

奥昔布宁还可用作贴剂和凝胶。一项多中心研究表明奥昔布宁透皮贴剂（oxybutynin transdermal system，oxybutynin-TDS）能有效改善脊髓损伤患者的尿失禁。同时指出，奥昔布宁透皮贴剂与口服相比有几个优点，最重要的是剂量较少（每周 2 次），以及不良反应发生率和不良反应严重程度较低。口干的发生率仅为 8%，但有 12% 的患者出现局限性皮炎[143]。

膀胱内灌注奥昔布宁也证明是有效的[144, 145]。奥昔布宁不仅有抗胆碱能作用，还具有位于远端局部平滑肌胆碱能受体的止痉挛作用和膀胱壁的局部麻醉作用[146]，这使其成为良好的膀胱内灌注剂。值得注意的是，由于胶囊是不溶的，所以不能使用缓释制剂。我们发现 5～10mg 奥昔布宁（奥昔布宁速释片 2 片，每片 5mg）溶于 15～30ml 生理盐水，每日膀胱内灌注 3～4 次对大多数患者有效。由于不可能全天都有条件制备奥昔布宁并进行膀胱内灌注，我们建议如果不方便的话，可以口服相同剂量的奥昔布宁代替。一项纳入 7 名男性并使用该剂量的研究指出，患者尿失禁显著改善，外在形象得到改善，性功能得到增强[147]。另一位研究者对 32 名患者进行研究，比较膀胱内灌注奥昔布宁的标准剂量（每千克体重 0.3mg）和从每千克体重 0.2～0.9mg 的递增剂量。32 例患者中有 21 例（66%）在标准剂量下尿失禁得到控制。在 11 例小剂量无效的患者中，有 7 例在中剂量每千克体重 0.7mg 时尿失禁得到控制，总体成功率为 28/32（87%）。11 例中有

4 例无改善，有 2 例在剂量为每千克体重 0.9mg/d 时出现不良反应[148]。

两名患者在大剂量下出现不良反应的事实表明，膀胱内灌注奥昔布宁有部分全身吸收。已经发现，膀胱内灌注奥昔布宁避免了第一次通过肝脏，因此降低了活性代谢物 N- 脱乙基 - 奥昔布宁的浓度。N- 去乙基 - 氧丁宁被认为是许多抗胆碱能药物不良反应的罪魁祸首。一项研究显示，N- 去乙基 - 氧丁宁 / 氧丁宁血浆比值为 10.8，而膀胱内为 2.1[149]。目前还没有用于膀胱内灌注奥昔布宁的商品制剂。因此，患者必须将药物溶解在无菌盐水中，并每隔 4～6h 灌注一次。很多患者因为需要耗费大量劳力而放弃该治疗。但是，随着长效药物的开发，膀胱内灌注可能在控制膀胱非自主收缩方面发挥更重要的作用。

目前比较受关注的是传入 C 纤维神经毒素。原型药物是辣椒素，一次使用可以有效地抑制膀胱的非自主收缩长达数月。一项双盲安慰剂对照研究中，20 例脊髓损伤患者进行的经膀胱灌注辣椒素后，膀胱容量从 169ml ± 68ml 增加至 299ml ± 96ml，最大逼尿肌压力从 77cmH$_2$O ± 24cmH$_2$O 降至 53cmH$_2$O ± 27cmH$_2$O[150]。但是，辣椒素经常会引起不适或耻骨上疼痛、紧迫感、血尿和自主神经反射异常，在灌注后可能持续长达 2 周。局部膀胱内灌注利多卡因也证明能有效抑制膀胱过度活动患者的膀胱不自主收缩[23]。虽然作用起效很快，但作用的持续时间不长。因此最适用于紧急情况。膀胱内用药的主要优点是从膀胱壁的全身性吸收较少，几乎没有全身性不良反应。膀胱内用药的主要缺点是溶解药物并将其注入膀胱的操作比较烦琐。

三环类抗抑郁药有时单独使用，或与抗胆碱能药物联合使用。这类药物被认为具有外周和中枢抗胆碱能作用。已经发现三环类抗抑郁药可以抑制膀胱的不自主收缩，增加膀胱容量，并提高尿道阻力[151]。因为比抗胆碱能药物有更多的不良反应，所以它们很少被用来治疗神经性逼尿肌过度活动。有个别报道称，脊髓损伤患者由于膀胱过度扩张出现严重自主神经反射异常。因此，对于依赖膀胱非自主性收缩进行排尿的患者（反射性排尿者），也应谨慎服用这类药物。

米拉贝隆（Myrbetriq）于 2012 年获得 FDA 批准，用于治疗急迫性尿失禁、尿急和尿频等膀胱过度活动的症状。它是一种 β_3 受体激动药，通过与抗胆碱能药物完全不同的机制发挥作用，通过刺激 β_3 受体来放松膀胱壁，而不是通过阻断导致膀胱非自主收缩的乙酰胆碱受体来放松膀胱壁。对患有膀胱过度活动的非脊髓损伤人群进行的前瞻性、随机、双盲研究表明，米拉贝隆有增加膀胱容量的效果，减少了非神经源性膀胱过度活动患者排尿的频率和尿失禁次数 [126, 152-156]。

目前，米拉贝隆未被批准用于治疗神经性逼尿肌过度活动。由于对便秘和口干的影响很小，在脊髓损伤和神经性逼尿肌过度活动患者中使用这种药物值得期待。一项针对脊髓损伤患者进行的小型（$n=7$）回顾性研究，探讨抗胆碱能药物与米拉贝隆联合治疗抗胆碱能耐药型神经源性膀胱的疗效。所有膀胱壁顺应性差的患者在加用米拉贝隆后，其尿失禁和膀胱壁顺应性均有所改善 [157]。在另一项对脊髓损伤患者进行的回顾性研究中，服用米拉贝隆 6 周后，在膀胱充盈储存阶段的膀胱容量、顺应性和逼尿肌压力等尿动力学参数出现改善，尿失禁发作显著减少 [158]。这些研究表明，米拉贝隆在治疗神经性逼尿肌过度活动方面也可能是有效的。但是，需要前瞻性、随机对照研究证实。

A 型肉毒毒素在 2000 年首次被证实是治疗神经性逼尿肌过度活动的有效方法 [159]。BOTOX 和 BOTOX Cosmetic 更名为 A 型肉毒杆菌毒素，并于 2011 年获得 FDA 批准。它是目前唯一获得 FDA 批准的用于治疗逼尿肌过度活动的肉毒杆菌毒素。肉毒杆菌毒素通过抑制神经肌肉接头处乙酰胆碱的释放，进而阻止神经肌肉收缩，放松痉挛或过度活动的肌肉。已通过膀胱测压证实剂量，100～300U 的肉毒毒素可以抑制逼尿肌的过度活跃。因为完全耗尽神经肌肉接头处的乙酰胆碱可能需要 1～4 周的时间，所以稳定膀胱的效果可能会延迟。由于神经肌肉交界处有神经再支配和发芽，治疗效果通常在 3～6 个月后就会消失；但是，在一些患者中，治疗效果可能会持续一年或更长时间。临床症状和尿动力学检查有助于确定何时需要重复注射。除了已知的对运动神经元突触前膜释放乙酰胆碱的抑制作用

外，越来越多的证据表明 A 型肉毒毒素（BTX-A）也可能影响感觉纤维。在神经性逼尿肌过度活动和特发性逼尿肌过度活动患者的组织活检中发现，在肉毒杆菌注射后感觉受体减少 [25]。另一项针对患有膀胱疼痛的非脊髓损伤患者的研究中，85% 的患者在 BTX-A 治疗后疼痛明显改善，尿频减少，膀胱容量增加 [160]。一项系统综述证实，对其他药物治疗无效的成人神经性逼尿肌过度活动和尿失禁患者，逼尿肌 A 型肉毒杆菌毒素注射可显著改善临床症状。文章指出，一些问题需要更多的研究来解决，例如最佳剂量、注射次数和位置及效果持续的时间 [161]。脊髓损伤协会专家小组推荐，将 A 型肉毒杆菌毒素膀胱内（逼尿肌）注射作为逼尿肌过度活动的脊髓损伤患者除间歇导尿以外的另一种选择。需要注意的是，应考虑避免同时使用氨基糖苷类药物，因为其可能会增强肉毒毒素的作用 [121]。2009 年 4 月，FDA 宣布了新的安全警示变化，包括方框警告，以及药物指南 / 风险评估和缓解战略，强调了肉毒毒素效应从注射区域传播的风险，导致出现类肉毒杆菌中毒的症状 [105]。其中大部分是欧洲研究和 Abobotum 毒素 A（DySPORT），在注射后 4 周内出现无力，并在 3 个月内消失 [161]。其他已报道的不良反应有血尿、尿潴留和尿路感染。获益包括减少纤维化、减少尿路感染和降低自主神经反射异常的发生率 [161]。有趣的是见到关于具有 BTX-A 抗体的患者中可能存在 B 型肉毒杆菌毒素受体的报道。一项研究中，在 3 名有脊髓性神经性逼尿肌过度活动的患者，膀胱注射 5000U[162] 或 7500U[163] 的 BONT-B（NeuroBloc）使膀胱功能恢复持续 6 个月 [163]。其中 1 名患者出现了口干和眼干，并在 20 天内消失。由于这种不良反应在膀胱应用 A 型肉毒毒素（BTX-A）后未见报道，因此不同的类型的肉毒毒素可能具有不同程度的器官亲和力。

最近去氨加压素被批准用于夜尿症患者的潜在药物。去氨加压素可以阻止夜间的尿液排出。虽然去氨加压素治疗一般耐受性良好，但至少在一项研究中，17 名患者中有 4 名因无症状或轻微症状的低钠血症而停止治疗 [164]。

总而言之，有多种药物制剂可以单独使用，或与其他治疗方式联合应用。因为"神经源性膀胱"

的患者经常在试验之初就被排除在外，所以一些药物仍在研究中或作为"超适应证"使用。重要的是要回顾有关药物治疗的最新进展[23, 146, 151]，在选择药物时，必须权衡潜在的益处与潜在的不良反应和禁忌证。

2. 骶髓损伤

骶髓病变的患者出现尿失禁通常是因为膀胱过度充盈和溢出。目前还没有特效的药物来治疗下运动神经损伤所致的无收缩膀胱（SSCL）。请注意，氯贝胆碱对那些完全性下运动神经损伤的患者无效，因为氯贝胆碱可以增强膀胱收缩，但不会引起膀胱收缩。如果患者由于膀胱壁顺应性差而导致膀胱容量小，那么治疗神经性逼尿肌过度活动的药物，包括注射 A 型肉毒毒素可能会有帮助。目前虽然还没有论文发表，但在仔细监测血清钠的情况下，对夜间 / 清晨导尿量巨大的脊髓损伤患者应用去氨加压素可能会有帮助。

（九）手术治疗选择：膀胱性尿失禁

骶上脊髓 / 脑桥病变

(1) 膀胱扩大术：在绝大多数情况下，行为治疗、逼尿肌肉毒毒素注射和药物治疗都可以有效的改善膀胱容量。但有时仍需要手术治疗，脊髓损伤协会指南建议存在以下情况的脊髓损伤患者考虑膀胱扩大术：①顽固性非自主膀胱收缩引起的尿失禁；②进行间歇导尿的能力和动机；③要求从反射性排尿转换为间歇导尿方案；④由于高排尿压逼尿肌 – 括约肌协同失调导致肾积水和（或）输尿管膀胱反流，增加上尿路损害的风险[121]。指南不推荐对炎症性肠病、盆腔放疗、既往手术引起的严重腹腔粘连和肾功能受损的患者实施膀胱扩大手术[121]。既往膀胱癌病史也应避免进行膀胱扩大术。

术前进行多方面的评估很重要。病史应包括任何有关胃肠道疾病的问题。应该进行尿动力学检查以评估膀胱和括约肌功能。如果漏尿点压力低，可能需要针对括约肌进行治疗。实验室检查应包括肝功能和肾功能。为了降低发生严重酸中毒和代谢异常的风险，膀胱扩大术最好选择血清肌酐低于 2.0mg/dl 的患者。应进行膀胱造影以评估是否有输尿管反流。如果存在明显的反流，可以考虑输尿管

再植术。上尿路评估也很重要，既可以排除其他疾病，也可以作为扩大后随访的基线资料[165]。

有多种膀胱扩大术，不同技术可以使用不同的肠段。最常见的膀胱扩大术是蛤式膀胱成形术。手术过程包括分离肠管，注意保持其与肠系膜的连接，使其去管腔化，然后缝合到已部分切开的膀胱上。根据外科医生的喜好，可以使用不同的肠段。

术后最常见的变化包括：尿液增加、可能的代谢改变（见"使用肠段的尿流改道 / 代谢改变"）、药物吸收异常（特别是那些被胃肠道吸收未经改变由肾脏排泄的药物，如苯妥英钠和某些抗生素）、高氯代谢性酸中毒、骨软化症及慢性酸中毒引起的结石。肠道吻合于膀胱的长期后果尚不清楚。已有膀胱扩大术、回肠膀胱吻合术和结肠膀胱吻合术的患者发生肿瘤的病例报告，包括腺癌、未分化癌、肉瘤和移行细胞癌[166, 167]。

Mast 及其同事报道了 70% 的成功率（平均随访时间为 1.5 年），并且在括约肌阻力较低的患者植入人工括约肌后，成功率提高至 85%[168]。并发症包括反复发作的尿路感染（59%）和结石形成（22%）。但是，44% 的患者由于并发症的原因需要进一步手术。另一项研究评估了 18 名神经源性膀胱患者和 3 名因放射性膀胱炎所致挛缩性膀胱患者在肠膀胱成形术的临床效果和生活质量。使用 40cm 的末端回肠进行小肠膀胱成形术。平均膀胱容量由术前的 165ml 提高到术后的 760ml。平均在第 36 个月时，90% 的患者获得可接受的尿失禁控制率，95% 的患者生活质量有所改善[169]。

不使用肠管、不产生黏液尿，通过手术增加膀胱容量的另一种方法是膀胱自体扩大术，也称为逼尿肌切除术。通过腹部入路，将逼尿肌从黏膜内层剥离。去除肌肉层后，膀胱黏膜会逐渐伸展成一个巨大的憩室，从而增加膀胱容量。自体扩大术的优点是不会像使用肠管进行膀胱扩大术那样出现新陈代谢和吸收问题。但操作往往存在技术困难，特别是对于神经源性膀胱的患者来说，其膀胱多为小膀胱并伴有大量的小梁形成，导致膀胱容量只能增加约 25%。术后膀胱容量不会立即增加，而是随着时间的推移逐渐增加。

一位研究者对 50 例神经性膀胱男性患者进行

膀胱自体扩大术。在 1～6 个月的时间内出现膀胱容量的增加。1 例患者膀胱破裂，2 例由于心理原因报告"无效"[170]。

目前也在开发工程化膀胱组织，这种组织是在胶原 - 聚羟基乙酸支架上的种植自体膀胱细胞得到的。然后将支架缝合到患者自己的膀胱上以扩大膀胱[39, 171, 172]。

(2) 尿流改道：尽管尿流改道的术式很多，但可以分为两类：标准尿流改道（非可控性）和可控性尿流改道（图 22-9）。脊髓损伤协会指南建议有以下情况的患者考虑尿流改道：于留置导尿管所致的下尿路并发症；尿道皮肤瘘；会阴部压疮；女性患者尿道断裂；膀胱壁增厚导致的肾盂积水；继发于输尿管或再植入术失败的肾盂积水；膀胱恶性肿瘤需要进行膀胱切除术。指南建议脊髓损伤患者考虑尿流改道应谨慎，患者身体虚弱，不能接受重大手术的，或有下列情况之一的：炎症性肠病、盆腔放疗、既往手术造成的严重腹腔粘连，或肾功能受损[123]。

① 非可控性尿流改道：当患者手功能不允许自我导尿时，非可控性尿流改道可作为膀胱扩大成形术或可控性尿流改道的替代方案。进行非可控性尿流改道的最常见原因是尿失禁、尿道狭窄、尿道瘘导致会阴部压疮愈合困难需要进行尿流改道[121]。尿液可以通过直肠括约肌（输尿管乙状结肠吻合术、直肠袋等）进入肠道、皮肤或尿道（原位新膀胱术）[173-175]。输尿管乙状结肠吻合术是最传统的尿流改道方法[124]，在过去特别是在儿童患者中广泛使用。在输尿管肠吻合区出现尿便混合可能增加感染和肾盂肾炎的风险。输尿管乙状结肠吻合术 10～20 年后，吻合口区癌症发生率为 6%～29%[173, 176]。

最常见的标准（非可控性）尿流改道是回肠膀胱术。从回肠中分离出 10～15cm 的回肠及其肠系膜。将分离的回肠近端闭合，输尿管的远端通过右侧腹壁区域的腹直肌和筋膜进入与肠襻行端一侧吻合，另一端通过腹壁拉出，外翻做成乳头样回肠造口。手术前要确定并标记最佳的造口位置，这样才能贴合在衣服下面，患者也方便护理。

永久性回肠造口的正确护理和患者教育是极其重要的。有效地控制尿液和保护造口周皮肤对保证患者生活质量至关重要。有多种类型的储尿袋可供

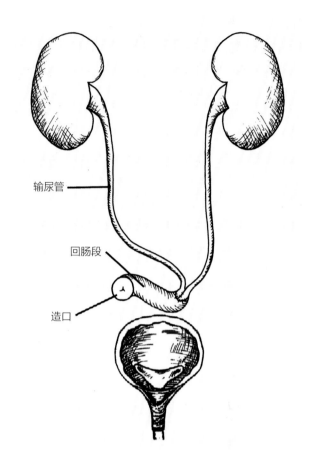

▲ 图 22-9　将输尿管与回肠段吻合的不可控性尿流改道的示例

回肠的一端附着在皮肤上，形成一个造口（不可控性造口）。这种类型的造口不断地将尿液排入收集袋。造口也可以有另一种形成的方式，这种方式尿液不会漏出（可控性造口），并且需要使用间歇性导尿术，以便从回肠袋中排出尿液

图片由 J. Linsenmeyer 绘制

选择，可分为一体式或两件式、柔性或刚性，以及平面式或凸面式[133, 173, 175]。带尿管患者管理的重点主要集中在如何保持足够的液体摄入量、导尿管夜间管理及尽量减少异味的策略。虽然大多数尿袋都是耐异味的，但不能除异味。

预防感染的关键是摄入充足的液体，因为持续的尿流是防止导尿管细菌定植的最佳保护。必须告知患者饮用足够的液体 [30ml/(kg·d)]，并在全天分次摄入。导尿管的夜间管理可能是一个挑战，患者可能需要在夜间多次起床以排空储尿袋，或者储尿袋连接到下水系统。每天清洗夜间下水装置很重要。

造口护理还必须包括造口和造口周围并发症的处理。常见的造口周围并发症包括上皮剥脱、真菌

性皮炎和过敏性皮炎。对于上皮剥脱的处理，需要修改引流袋系统，以尽可能消除皮肤和引流物之间的接触。真菌性皮炎通常使用抗真菌制剂（制霉菌素）治疗。也可以使用氟康唑进行全身治疗。过敏性皮炎的治疗主要取决于清除致敏物质[133, 177]。常见的造口并发症包括回缩、疝气形成、脱垂和狭窄，也可能发生大出血。收回的管理包括修改收集装置以匹配表面轮廓。腹壁疝通采用常保守治疗，除非发生嵌顿或坏死（两者都很罕见），在这种情况下需要手术干预。吻合口脱垂的保守治疗包括应用高渗液以减轻吻合口的水肿，因此可以手动减少。持续性或复发性脱垂通常需要手术治疗。如果是轻微的吻合口狭窄，可以通过温和的吻合口扩张来治疗。但大多数患者需要手术治疗[133, 173, 177]。

②可控性尿流改道：可控性改道分为两种类型。第一种是原位改道，即肠道储尿囊与尿道吻合；第二种是可控导尿囊[167]。脊髓损伤协会专家小组建议对下列脊髓损伤患者考虑进行可控性尿流改道：由于先天畸形而不能使用自身尿道；痉挛（难以经尿道导尿）；肥胖；挛缩；四肢瘫痪；膀胱颈闭合不全；长期留置尿管导致尿道糜烂的女性四肢瘫患者；继发于尿道瘘、骶尾部压疮导致膀胱"无法治疗"男性脊髓损伤患者，膀胱癌需要膀胱切除的患者[121]。

第一种可控性尿流改道是原位尿流改道。原位尿流改道很像膀胱扩大术，可以增加膀胱容量。因为与尿道相连，患者可以通过尿道进行导尿，就像进行膀胱导尿一样。可控性导尿囊的优点是可以将造口放置在更易于导尿的位置。例如，可以在脐部造口，这样患者就不需要脱下衣服来导尿。可控性改道最困难的是建立控尿机制。

可以使用天然的"瓣膜"（如回盲瓣、输尿管膀胱连接处或阑尾）建立可控机制。通常是强化的，或者在尿流改道的传出通道通过压迫组织、蠕动、平衡压力和使用人工瓣膜来构建人工可控机制。最常用的肠段是回盲瓣。右半结肠作为储尿囊，也可以加一段小肠以增加容量，回肠末端用建立导尿通路[165, 167, 178-180]。回盲瓣是一种可用于控尿机制的天然瓣膜。移除回盲瓣可能会影响脂肪和胆盐的吸收，脂肪和胆盐会进入结肠并导致腹泻。因此，一

些患者更喜欢用回肠段来构建可控机制。回肠段可以折叠和嵌入，或者套叠，也可以构造液压阀以确保可控[178-181]。

阑尾也可以作为一种排尿机制。如果用阑尾在皮肤表面和膀胱之间建立通道道，被称为 Mitrofanoff 阑尾膀胱吻合术或 Mitrofan-off 手术[182]。该术式经常用于脊柱裂和接受可控导尿袋的脊髓损伤儿童，可控率接近 100%[179, 180, 182]。

术后患者需要经常导尿以防止储尿囊破裂。由于黏液分泌增多，应教会患者如何用水或生理盐水冲洗储尿囊。随时间推移，冲洗次数可以减少，但建议每月至少冲洗一次，因为使用回肠盲肠瓣可能会导致胆盐吸收障碍。结肠中胆盐的增加可能会导致腹泻，最好的治疗方法是口服考来烯胺[183]。

膀胱扩大和尿流改道的长期随访包括上尿路定期监测，血生化和肾功能的仔细监测。一般不需要进行尿动力学检查。需要进行膀胱镜检查以监测结石或肿瘤[165, 167]。

③使用肠段的尿流改道的代谢改变：由于肠段与膀胱壁不同，肠段对尿液有透过性，因此根据使用的肠段不同，可以预测对应的代谢异常。使用胃组织优点是胃黏膜有分泌上皮，而且几乎没有吸收功能。因此对尿液溶质的吸收性较差、尿液酸化，产生的黏液也较少。胃黏膜分泌盐酸，并与全身释放的碳酸氢盐相结合。因此，如果使用胃组织，特别是如果患者肾功能不佳，可能会导致低氯性代谢性碱中毒。通常问题不大，除非患者有肾衰竭，碳酸氢盐排泄减少。这种情况下，可以尝试奥美拉唑和血清酸化，但这些措施通常很难成功，可能需要更换胃组织。由于胃组织的吸收性能最低，如果担心因肠壁对尿液溶质重新吸收引起代谢性酸中毒，胃组织是最好的选择。但是，使用胃组织的操作比使用肠段更难，因为肠段离膀胱更近。

空肠黏膜与回肠和大肠黏膜不同，可以分泌钠和氯化物，重新吸收钾和氢化物，可能导致高钾血症、低钠血症、低氯代谢性酸中毒，因此很少用于尿流改道。如果确实需要使用空肠段，应尽量使用较短的肠段。代谢异常的治疗包括用氯化钠溶液复水，利尿药也可能（高钾血症）有帮助。回肠和结肠有相似的转运机制，这些肠段吸收氯化铵，释放

碳酸，可能导致高氯性代谢性酸中毒[184]。在大多数情况下是比较温和的，可以用碱化剂或氯化物运输阻滞剂来治疗，可能还需要补钾[173, 175, 184, 185]。

④生活质量尿失禁与可控性分流：在接受膀胱癌根治性膀胱切除术的非脊髓损伤癌症患者中，就总体生活质量而言，普遍认为可控性尿流改道比导尿管更好。一项研究中，只有 25% 的造口患者恢复了术前的活动，1/3 的患者愿意接受手术来摆脱尿具，而绝大多数可控性尿流改道的患者恢复了术前的活动[186, 187]。但是，一项纳入 21 项研究的 Meta 分析中，学者得出结论，与回肠段移植术相比，原位新膀胱术仅显示出略好的生活质量评分，特别是那些更年轻和更健康的患者[188, 189]。在脊髓损伤的患者中，进行间歇导尿需要考虑的许多因素，特别是患者的手功能，对于尿流改道患者进行吻合口间歇导尿同样重要。

(3) 膀胱神经阻断：已有阻断膀胱神经支配的手术方法。可以通过中枢神经（如蛛网膜下腔阻滞、脊髓切断）、周围神经（如前根或前、后根切断术）或膀胱周围神经（如膀胱广泛清扫）来实现[190, 191]。通常短期效果比较不错，但膀胱顺应性降低或逼尿肌反射亢进可能会复发，可能是由于去中枢化后受体敏感性增加所致[192]。术后通常会发生性功能障碍（阳痿）。

(4) 神经刺激：电刺激已被应用于治疗多种排尿功能障碍。既可以通过减少膀胱非自主收缩来促进储尿，也通过帮助触发非自主收缩来改善排尿。抑制膀胱收缩的方法已在膀胱过度活动的非脊髓损伤患者中得到了最广泛的应用。Ohlsson 和 Frankenberg-Sommar 报道，通过用肛门和阴道电极刺激阴部神经，膀胱容量平均增加了 49%[193]。Tanago 报道了选择性骶神经根刺激增加括约肌张力进而抑制逼尿肌活动获得成功[5]。FDA 虽然没有批准经皮胫神经电刺激（posterior tibial nerve stimulation，PTNS）用于神经源性膀胱，但已经批准用于膀胱过度活动。PTNS 使用表面自粘电极或 34 号针式电极，在内踝上方 3 指、内踝后 1cm 处，以 10Hz 频率和 200ms 脉宽的连续脉冲模式刺激。PTNS 可减少尿频、急迫性尿失禁。电刺激前和电刺激时尿动力学参数：首次逼尿肌非自主收缩容量

（$P < 0.0001$）和最大膀胱测压容量（$P < 0.0001$）显著改善[194, 195]。

据报道，与标准药物治疗相比，植入式 InterStim 神经调控装置在改善尿急、尿频、膀胱过度活动症状和生活质量方面取得了有效的治疗结果，但 FDA 尚未批准用于神经源性膀胱[196]。

研究人员试图通过使用神经电刺激来改善神经源性膀胱的患者的排尿功能。这些技术包括将电极放置在膀胱、盆腔神经、脊髓圆锥、骶神经和骶神经前根。其中，骶神经前根刺激是最成功的[197]。最多的经验是通过手术植入的 Finetech-Brindley 骶髓传入神经刺激器，在过去的 15 年里估计已完成 800 例次的植入。

除非患者骶髓反射弧是完整的并且膀胱有收缩能力，否则不适合植入骶神经刺激器[121]。刺激骶髓传入神经会引起括约肌传出神经的反射性激活。但是，这种反射会导致括约肌产生疲劳，尿道中产生的压力被膀胱收缩所抵消。因此，往往在植入刺激器的同时还要进行骶神经后根切断术，以减轻膀胱的不自主收缩，消除括约肌收缩，并改善膀胱壁的顺应性。骶神经后根切断术的缺点是丧失反射性勃起和反射性射精，丧失会阴部感觉以及反射性膀胱收缩[121, 198]。Van-Kerrebroeck 回顾了全球使用 Finetech-Brindley 骶神经刺激器的经验。184 例中有 170 例仍在使用刺激器，95% 的患者排尿后残余尿量小于 60ml，没有出现上尿路损害。2/3 的男性报告存在刺激后勃起，但只有 1/3 的患者将其用于性交[199]。骶神经刺激器已在欧洲上市，FDA 目前正在审查一款与 Finetech-Brindley 刺激器类似的骶神经刺激器。目前还没有神经调控装置被批准用于神经源性膀胱患者。

(5) 骶髓损伤：前面提到的膀胱、膀胱扩大或尿流改道等手术治疗均适合致骶髓损伤导致尿失禁的患者。但是，神经刺激除外，因为骶髓损伤的患者的骶髓反射弧是不完整的，也没有膀胱收缩，所以不能使用神经刺激[121]。

十三、括约肌所致尿失禁的治疗

骶髓和马尾损伤的患者可能会发生由括约肌所致的尿失禁。在骶上脊髓损伤患者虽然不常见，但

也可能发生。这通常是由医源性原因造成的，如服用 α 受体拮抗药，曾进行括约肌肉毒毒素注射、放置尿道支架、进行括约肌切开术的患者，或长期使用大直径导尿管导致尿道过度伸展的女性患者[121]。骶上脊髓损伤的老年女性，也可能由于之前存在的括约肌无力或尿道脱垂而出现尿失禁。长期使用大直径导尿管过度伸展尿道造成的损伤可能会引起导尿管周围漏尿。还必须考虑到导尿管周围漏尿可能是由于导尿管阻塞或逼尿肌过度活动所致。

（一）括约肌所致尿失禁的行为治疗选择

1. 骶上脊髓 / 脑桥病变

对于膀胱功能正常但尿道括约肌机制不活跃的轻度到中度尿失禁患者，定时排尿有时是有帮助的。这样做的目的是让患者在膀胱容量达到最大容量之前排出尿液。满负荷时，膀胱内压力更有可能超过尿道压力，导致渗漏。

对于神经系统正常，括约肌障碍所引起的轻度到中度压力性尿失禁的患者，可以尝试盆底练习（即 Kegel 练习）[200]。但是，骶上脊髓损伤的患者通常很难随意控制尿括约肌的收缩。虽然未见文章报道，但有专家担心，在膀胱收缩期间收缩尿括约肌可能会产生类似逼尿肌括约肌协同失调的情况，可能会造成对高压排尿压和肾脏反向压力，或者在 T_6 或以上损伤的患者中，可能一起自主神经反射异常。

2. 骶髓损伤

上述骶上脊髓损伤的治疗策略对于骶髓损伤的患者也可能是有效的。和骶上脊髓损伤的患者一样，由于不能随意收缩括约肌，Kegel 练习的效果通常有限。

（二）括约肌所致尿失禁的药物治疗选择

1. 骶上损伤

目前缺乏在脊髓损伤患者中使用 α 受体激动药的研究。α 受体激动药用于非脊髓损伤人群压力性尿失禁的治疗。认为，α 受体激动药可以通过刺激膀胱颈和括约肌机制的 α 受体，从而增加括约肌张力，改善由括约肌（通常是医源性原因）无力引起的轻度到中度压力性尿失禁。Wyndaele 报道，对于患有尿道扩张的不完全脊髓损伤女性，α 受体激动

药成功地减少了 Foley 导尿管周围的尿漏[201]。麻黄碱和苯丙醇胺是 2 种最常使用的药物。麻黄碱引起去甲肾上腺素的释放，并直接刺激 α 受体和 β 受体。苯丙醇胺在药理上与麻黄碱相似，但对中枢神经系统刺激较少[186]。因为有报道称，苯丙醇胺可能会增加患者，特别是女性患者出血性卒中的风险，故已不再使用[202]。

Cochrane 最新的一篇综述，评估肾上腺素能激动剂治疗成年人压力性尿失禁的随机或准随机对照试验，纳入的试验中要求至少有一组使用肾上腺素受体激动药。目前关于男性使用此类药物的对照研究还未见报道。最终纳入了 22 个合格的试验，其中 11 个是交叉试验。学者总结道，"有微弱的证据表明使用肾上腺素受体激动药比使用安慰剂效果更好"[203]。一般来说，在骶上脊髓损伤患者中应谨慎使用 α 受体激动药，因为这些患者中有许多都合并膀胱过度活动。增加膀胱出口阻力可能会导致对肾脏的反向压力，而 T_6 及以上损伤的患者可能会引起自主神经反射异常。在使用药物或其他治疗方案之前，必须进行尿流动力学检查排除逼尿肌过度活动或膀胱顺应性差。如果存在这些情况，在使用 α 受体激动药之前应该进行治疗，这点至关重要。同时，需要权衡与使用的其他治疗括约肌引起的尿失禁药物的获益与潜在的不良反应、禁忌证[186, 202]。

可以在括约肌机制和膀胱颈周围的黏膜下注射填充剂以增加尿道阻力。自体脂肪、硅胶珠、胶原蛋白、碳颗粒和聚四氟乙烯糊剂都在一定程度上取得了成功[204]。

已证明填充剂比盆底肌肉疗法对压力性尿失禁的治疗更有效，但效果不如手术。临床试验中公认被用作新型填充剂的是戊二醛交联的牛胶原蛋白（Contigen），但在 2010 年被从市场上撤下。据报道，在 12 个月时胶原蛋白治疗压力性尿失禁的有效率为 48%，34～47 个月时下降到 32%[205-207]。在随机对照研究中，PAHG（Bulkamide）、羟基磷灰石（Coaptite）、热解碳（Durasphere）和聚二甲基硅氧烷（Macropltique）显示与胶原蛋白效果相当[208]。

尿道周围填充治疗女性压力性尿失禁的综述中，在 12 个月时硅胶颗粒和碳颗粒获得与胶原蛋白效果相当的改善。通过比较尿道旁和经尿道注射

填充剂的差别，结果证明两者效果相似，但尿道旁填充组早期并发症发生率较高，可能需要 2~3 次的注射才能达到令人满意的结果 [209]。此方法产生了持续 2 年的实质性、持久的效果，在 12 个月的评估中 84% 的患者 Stamey 分级显著改善，2/3 的患者在 24 个月时仍然有效。Macropltique 的持久性表明，它是一种可行的长期治疗女性由于先天括约肌缺陷导致压力性尿失禁的有效方法 [210]。但是，在一项研究中，尿道吊带手术失败的神经源性膀胱患者接受了尿道填充剂治疗，经过 8 年的中位随访，只有 7% 的患者在进行一次填充剂注射后症状改善；44% 的患者进行了第二次注射；30% 的人进行了第3 次注射，但随后的注射没有导致尿失禁 [211]。神经源性膀胱患者的不良结果可能部分是由于在进行转移术时需要施加显著的腹内压力。尤其重要的是，对于那些有神经源性膀胱的患者，在注射填充剂之前应进行尿动力学检查，以确保患者没有明显的逼尿肌过度活动或膀胱壁顺应性差，因为尿道阻塞有可能导致肾脏反向压力。

也有自体干细胞尿道注射用于治疗尿道括约肌无力和压力性尿失禁患者的报道。一项研究报道了自体肌细胞和成纤维细胞移植治疗女性压力性尿失禁 1 年后的有效性和安全性 [212]。

2. 骶髓损伤

前文讨论的骶上脊髓损伤患者由括约肌引起的尿失禁的干预措施也适用于骶髓损伤的患者。事实上，由于括约肌引起的尿失禁更有可能是由于骶髓损伤，所以在这些患者中这些治疗方法的使用率更高。

（三）括约肌引起尿失禁的外科治疗选择

1. 骶上损伤

对于有或没有骶上损伤的患者，可以考虑仅影响括约肌机制的选择性损伤，如前列腺切除术后或骨盆骨折、尿道吊带或手术植入人工尿道括约肌。有人建议手术应该推迟至少 6 个月到 1 年，以确保括约肌功能不会自发恢复。人工括约肌在成年脊髓损伤人群中很少使用，因为在那些逼尿肌过度活动和高膀胱内压的人群中，人工括约肌可能会导致上尿路损伤。此外，由于频繁的菌尿发作，脊髓损伤患者假体感染或袖套侵蚀的风险增加。Light 和

Scott 报道，他们的脊髓损伤患者中有 24% 出现感染，需要移除设备 [213]。作为另一种选择，一组研究人员对 13 名患有神经性膀胱和尿道功能不全的男性（10 例脊柱裂，3 例脊髓损伤）进行了膀胱扩大术，并对其进行了膀胱颈锥形和膀胱颈吊带。患者平均年龄 27 岁（17—40 岁），平均随访 34.3 个月（5.5~49 个月）。术后，平均膀胱容量增加 113%（从 260ml~550ml），平均膀胱压力下降 62%（从 53cmH$_2$O~20cmH$_2$O）。最早的两名 Marlex 吊带患者出现糜烂，并接受了经尿道切除治疗。结果，随后的 11 名患者进行了直肌筋膜悬吊术。9 名患者（69.2%）在自行插管后完全干燥；2 名患者（15.4%）需要注射胶原以改善大小便；2 名失败患者（15.4%）需要额外的手术 [214]。

对于由括约肌引起的压力性尿失禁或固有括约肌损伤（如长期留置导尿管）的女性，已经开发了各种手术来从解剖学上改善尿道支撑和位置。这些女性尿失禁手术可以通过腹部、阴道进行，甚至不需要手术切口。据报道，1~3 年的随访成功率为 57%~91% [215]。一个潜在的问题是手术效果太好，导致滞留。因此，患者应该意识到需要进行术后 IC 的可能性。对于那些有固有括约肌损伤的人，其他手术选择包括手术关闭膀胱颈，然后用可以插管的腹部造口进行尿流改道，或者插入耻骨上导尿管。

2. 骶髓病变

前面讨论的骶上脊髓括约肌失禁的药理学干预方法也适用于那些因括约肌导致骶髓损伤失禁的患者。

（四）括约肌所致尿失禁的支持性治疗选择

括约肌引起的尿失禁的支持性选择对骶上和骶椎脊髓病变的患者可能都有帮助。具体地说，这些包括尿布、外用阴茎套导尿管和留置导尿管。尿布和外置阴茎套导尿管不应用于排尿后残余尿量大的患者，因为它们不能改善膀胱排空。

十四、膀胱尿潴留治疗方法

（一）行为学治疗选择

1. 骶上脊髓 / 桥病变

对于伴有 SSL 和微弱的不自主膀胱收缩的患者

中，耻骨上膀胱轻敲可以用来触发收缩[216]。由于反复的耻骨上膀胱敲击导致尿括约肌疲劳，患者被指示敲击 15～20s。一旦括约肌疲劳，括约肌对膀胱的反射性抑制就会减少，这往往会导致膀胱的不自主收缩。该过程重复几次，直到不再发生排空。建议患者每天至少轻拍膀胱 3～4 次。在 T_6 及以上受伤的人应该意识到，引发膀胱收缩也会导致括约肌收缩（逼尿肌 - 括约肌协同失调），这可能会导致自主神经反射异常。因此，经常需要放松括约肌的治疗。

2. 骶髓损伤

定时排尿结合使用手动（即 Credé 动作）或腹内压力（即 Valsalva 排尿）增加膀胱内压（膀胱反射），可允许因无膀胱收缩而发生膀胱滞留的 SSCL 患者排空膀胱。

Credé 动作指的是用紧握的拳头向下推耻骨上区域，使其有足够的力量排出膀胱里的尿液。Valsalva 动作指的是屏气用力增加腹内压，用足够的力量将尿液挤出膀胱。脊髓损伤协会膀胱管理指南建议，对于脊髓损伤者，不应考虑使用 Credé 动作和 Valsalva 动作作为膀胱管理的主要方法。如果要使用这些手法，最好用于那些不能进行 IC 和尿道括约肌活动减少的人，例如老年女性或下运动神经元损伤及括约肌切开术的男性患者[121]。

Credé 和 Valsalva 手法可能导致痔疮加重、直肠脱垂或疝气。在逼尿肌括约肌协同失调的患者中，增加腹内压力通常会加重逼尿肌括约肌协同失调[121, 217]。要特别注意膀胱输尿管反流，因为膀胱中的压力直接传递到肾脏[121]。

（二）膀胱性尿潴留的药物治疗选择

1. 骶上脊髓 / 桥病变

氯化苯乙二酚对膀胱和肠道提供相对选择性的刺激，并能抵抗乙酰胆碱酯酶的快速水解，用于增强膀胱收缩。文献回顾显示，苯妥英钠对膀胱收缩功能低下和括约肌功能协调的患者最有用[218]。Light 和 Scott 报道称，它未能在脊髓损伤患者中诱导膀胱收缩，并伴有逼尿肌无反射[219]。重要的是要强调，过量的儿茶酚会增强膀胱收缩，但不会刺激逼尿肌无反射患者的膀胱收缩。Sporer 和他的同

事们发现，苯甲醇使脊髓损伤患者的外括约肌压力增加了 10～20cmH$_2$O[188]。因此，它不应该用于那些未经治疗的逼尿肌 - 括约肌协同失调患者。它也是未经治疗的膀胱出口梗阻患者的禁忌证。学者发现这种药物在脊髓损伤患者中最有用，他们多年前做过括约肌切开术，并开始因为膀胱收缩不足而导致 PVR 增加。当使用药理药物改善排空时，必须权衡潜在的不良反应和禁忌证及潜在的益处[220]。

两种改善膀胱排空的研究药物包括前列腺素和麻醉性拮抗药。一项研究发现，膀胱内注射前列腺素 F2α 可以增加有骶上病变的脊髓损伤患者的逼尿肌压力[221]。麻醉性拮抗药被认为可以阻断脑啡肽，而脑啡肽被认为可以抑制骶骨排尿反射[222]。

2. 骶髓损伤

氯化苯乙二醇和其他胆碱药物尚未发现对那些有尿潴留和没有膀胱收缩的人有效。在这些患者中，膀胱可能会表现出轻微的张力增加，但没有协调的膀胱收缩。如果氯化苯乙二醇和其他胆碱药物刺激膀胱颈和括约肌机制周围的胆碱受体，实际上可能会使排尿变得更加困难[188, 218]。

（三）膀胱性尿潴留的外科治疗选择

1. 骶上脊髓 / 桥病变

有报道称可以通过手术缩小膀胱的大小来减少 PVR；但是，目前还没有通过膀胱自身进行手术增加膀胱收缩的有效手术方式。有一项研究描述了皮肤 - 中枢 - 膀胱反射的建立。这是在有逼尿肌过度活动或逼尿肌无反射的脊柱裂儿童身上进行的。这些儿童接受了椎板切除和腰椎 VR～S$_3$ VR 的显微吻合术。轴突再生后，L$_5$ 背根作为躯体 - 自主神经反射通路的传入分支保持完好。在 L$_5$ 皮节表面的皮肤抓挠皮肤用来产生皮肤传入信号，以触发新的排尿反射弧。在 14 例无反射性膀胱患者中，12 例（86%）有改善，膀胱容量和平均最大逼尿肌压力增加。在逼尿肌过度活动者中，UDS 显示从逼尿肌反射亢进伴逼尿肌外括约肌协同失调，以及高逼尿肌压力转变为接近正常的储存和协同排尿，直到术后 8～12 个月才注意到变化[223]。克隆和组织工程学在未来可能会有所帮助[224]。

2. 骶髓损伤

有报道试图通过对患有尿潴留和逼尿肌无反射的脊髓损伤患者施行括约肌切开术来治疗由膀胱引起的尿潴留。但是，一般不推荐这样做，因为如果膀胱没有收缩，降低 PVR 的失败率很高 [225]。有报道称 20 例依赖 IC 的收缩膀胱患者通过将背阔肌包裹在膀胱周围，成功地维持了排尿，多年来没有上尿路功能恶化 [226]。

（四）膀胱性尿潴留的支持性治疗选择

对于骶上和骶骨损伤的手部功能障碍者，处理膀胱引起的尿潴留的一种成功的方法是 IC。对于那些不能进行 IC 的患者，另一种选择是留置尿道或耻骨上导尿管。管理原则已经在前面讨论过了。尿布或外置阴茎套导尿管有时用于进行 Credé 手法或 Valsalva 手法排尿者。

十五、出口或括约肌性尿潴留的治疗

（一）出口或括约肌所致滞留的行为治疗选择

1. 骶上脊髓 / 桥病变

在患有逼尿肌 – 括约肌协同失调的 SSLS 患者中，定时排尿和生物反馈方法尚未被报道为成功的治疗方法。据报道，生物反馈在自愿假性逼尿肌括约肌协同失调的患者中是成功的。这些患者通常是儿童，他们在排尿时自愿收紧括约肌，导致较大的 PVR 和 UTI [227]。

在患有神经性逼尿肌过度活动和逼尿肌 – 括约肌协同失调的脊髓损伤患者中，据报道，肛门伸展或修剪阴毛和耻骨上膀胱轻敲是暂时中断协同失调并允许排尿的方法 [228]。

2. 骶髓损伤

骶骨损伤的个体可能会由于张力增加而未能放松括约肌而导致尿潴留。但是，由于他们没有膀胱收缩，他们没有真正的逼尿肌 – 括约肌协同失调。因此，针对逼尿肌 – 括约肌协同失调的行为疗法对这些人无效。

（二）出口或括约肌性尿潴留的药物治疗选择

1. 骶上脊髓 / 桥病变

对于骶上脊髓损伤且骶骨排尿反射完整的男

性，有时会使用反射性排尿进入阴茎套导尿管。但是，上尿路损害或 PVR 升高可继发于逼尿肌 – 括约肌协同失调。α 受体拮抗药已被证明能有效改善逼尿肌括约肌协同失调和前列腺出口梗阻患者的膀胱排空 [229-231]。对于前列腺出口梗阻的患者，α 受体拮抗药是有效的，因为前列腺平滑肌是由 α 受体刺激介导的。

由于多种因素，α 受体拮抗药可能改善继发于脊髓损伤的括约肌协同障碍患者的排尿功能。去神经后，尿道会对 α 受体刺激产生超敏反应。此外，通常的 β 受体可能会转化为 α 受体 [44, 232]。Scott 和 Morrow 发现，苯氧苄明在减少骶上脊髓损伤和自主神经反射异常患者的残余尿量方面效果很好，但对那些没有反射障碍的患者有不同的效果 [230]。α 受体拮抗药的另一个好处是它们能够钝化自主神经反射异常 [186, 230]。在决定使用哪种 α 受体拮抗药时，重要的是要知道苯氧苄胺的制造商已经表明了大鼠胃肠道肿瘤的发生率与剂量有关。在人类使用苯氧苄明超过 30 年的时间里 [233]，没有出现与苯氧苄明相关的胃肠道肿瘤病例；但是，应该考虑年轻脊髓损伤患者长期使用苯氧苄明的潜在医学法律问题。

建议有症状性低血压或直立位风险很大的个体避免使用 α 受体拮抗药。应在夜间仰卧开始，特别是对于损伤平面高的患者。在服用 α 受体拮抗药的高水平脊髓损伤患者中，也建议谨慎使用磷酸二酯酶抑制药 [121]。

用于横纹外括约肌松弛的三种药物是巴氯芬、地西泮和丹曲林。根据我们的经验，这些药物不如 α 受体拮抗药有效，不应该作为外括约肌松弛的首选药物。但是，学者在 UDS 上注意到，当巴氯芬在脊髓损伤患者中逐渐减量时，他们的逼尿肌 – 括约肌协同失调会增加。

肉毒杆菌毒素注射到括约肌机制也被用来治疗逼尿肌 – 括约肌协同失调 [234]。当肉毒毒素被注射到尿道括约肌或膀胱壁时，它会抑制神经肌肉交界处 ACh 的释放，进而阻止神经肌肉收缩，放松痉挛或过度活动的肌肉。因此，它可以松弛逼尿肌 – 括约肌协同失调患者的括约肌痉挛。因为随着时间的推移，神经肌肉接头的再支配会发生，肉毒杆菌毒素经常在 3～6 个月后失去效力。因此，重新注射通常是必要的。可能需要重新注射的次数没有限制。在一项研究中，肉毒杆菌毒素被注射到 24 名逼尿肌 - 括约肌协同失调患者体内。21 例患者尿道压力显著降低，PVR 体积随之减少[235]。肉毒杆菌毒素注射对有症状性低血压、对 α 受体拮抗药有不良影响或服药依从性有困难的脊髓损伤患者特别有用。对于有神经肌肉疾病、已知对肉毒毒素过敏、有过肉毒杆菌毒素不良反应，或者目前正在服用氨基糖苷类药物的脊髓损伤患者，应该避免注射这些药物[121]。

2. 骶髓损伤

α 受体拮抗药对那些因脊髓损伤而导致出口或括约肌引起的骶骨损伤而保留的人也可能有效。对低血压的担忧较少，因为这些人中的大多数人的基线血压都不低。此外，肉毒杆菌毒素直接注射到括约肌，以及口服药物，如巴氯芬、安定和丹曲林，松弛横纹外括约肌可能是有益的。但是，这些干预措施可能会导致尿失禁，特别是如果患者有间歇性"压力性"尿失禁。就像所有的药理制剂一样，熟悉任何最新情况是很重要的。在使用这些药物改善排空障碍时，必须权衡潜在的不良反应和禁忌证与潜在的益处。

（三）出口或括约肌性尿潴留的外科治疗选择

1. 骶上脊髓/桥病变

使用不锈钢编织网状支架（如尿道内支架，American Medical Systems）已经用来治疗逼尿肌 - 括约肌协同失调。由于没有切断括约肌，认为移除支架后，这可能是可逆的过程。支架在 3～6 个月内就会被上皮覆盖，从而防止钙垢形成。一项针对 153 名脊髓损伤的男性患者进行的多中心研究显示，在长达 2 年的时间里，排尿压力和 PVR 容量都有显著的下降。28 例患者中有 22 例（78.6%）肾积水消退，无勃起功能丧失。最常见的并发症包括术后轻度血尿（10 例）、阴茎水肿（2 例）、支架取出（通常由支架移位引起）、13 例继发膀胱颈梗阻手术[236]。在 12 年的随访研究中，7 例脊髓损伤患者中有 5 例出现不同程度的膀胱颈协同障碍，如排尿膀胱尿道造影（voiding cystourethrogram，VCUG）所示，均经膀胱颈切开后成功治疗。均没有出现支架移位、尿道糜烂、勃起功能障碍或自主神经反射异常等问

题[237]。但是，由于移除支架有很大的困难，这其实并不是很容易的可逆过程。因此，鉴于之前描述的并发症和不能轻易逆转的手术过程，在很大程度上已放弃用支架治疗脊髓损伤患者逼尿肌 - 括约肌协同失调。

经尿道括约肌切开术（transurethral sphincterotomy，TURS）是脊髓损伤合并逼尿肌括约肌协同失调的一种成熟的治疗方法。适应证包括膀胱输尿管反流、大量残余尿伴严重自主神经反射异常或复发性尿路感染、伴有持续高膀胱内压的上尿路改变、依从性差或括约肌肌松药物的不良反应[238, 239]。Perkash 报道，在缓解反射障碍症状、减少残余尿量、减少尿路感染、显著的影像学改变等方面，成功率超过 90%。他强调将切口延伸至膀胱颈很重要[238]。脊髓损伤协会指南建议，对于希望使用反射性排尿且存在以下情况的男性脊髓损伤患者，应考虑使用 TURS 治疗逼尿肌 - 括约肌协同失调：不能进行间歇导尿，有不顺从性膀胱的反复自主神经反射异常病史，由于尿道假道或继发性膀胱颈梗阻而导尿管插入困难，膀胱输尿管反射，结石疾病，前列腺射精反流，可能反复发生附睾炎，间歇导尿但抗胆碱能药物治疗失败或不耐受，和（或）反射性排尿但 α 受体拮抗药治疗失败或不耐受[121]。除非在手术后计划进行阴茎植入，否则阴茎较小且无法放置外部集尿器的男性患者应避免 TURS。

括约肌切开术的并发症可能包括术中和围术期出血、尿道狭窄、勃起和射精功能障碍。大多数脊髓损伤患者最担心的是这是一种是不可逆的外科手术，术后必须佩戴附腿尿袋。通过使钬激光进行括约肌切开术，手术出血的风险已基本消除[121]。

纵向研究显示括约肌切开术失败率为 30%～60%。可见于多种原因，例如患者选择不佳（即逼尿肌无力或膀胱收缩<30cmH$_2$O）、复发性逼尿肌 - 括约肌协同失调、没有认识到需要其他手术支持（如膀胱颈切开术或前列腺切除术）或新发逼尿肌收缩无力[239]。因此，重要的是不仅要进行膀胱尿动力学评估，而且要告知患者很有可能需要重复手术。另外一个重要的膀胱管理问题可能发生在长期括约肌切开的患者身上。随着时间的推移，由于膀胱活动不足，患者会出现尿潴留和尿路感染。不幸的是，因

为由于括约肌切开术仍有尿失禁。TURS 术后膀胱颈部通常有一个突出部分，这使得插入和更换留置的尿管更加困难，使得留置尿管或耻骨上插管不是治疗尿潴留的最好选择。解决的方法是尝试用贝他尼考（尿胆碱）、留置尿管或耻骨上插管同时膀胱颈切开来增加膀胱收缩。

2. 骶髓病变

手术方法，如尿道支架或括约肌切开术，通常不成功，也不推荐使用，因为膀胱活动不足会导致术后排尿后残余尿量持续增加 [239]。

（四）括约肌性尿潴留的支持治疗选择

骶上或骶髓损伤引起的括约肌尿潴留的支持性治疗选择与膀胱引起的尿潴留的支持性治疗选择相同，特别是间歇导尿或留置导尿管。偶尔，患者括约肌痉挛频发，以至于导尿管很难通过。可以在导尿前 5min 将利多卡因凝胶滴入尿道，给予 α 受体拮抗药或使用 coudé 导尿管有助于导尿。

十六、儿童神经源性膀胱的管理

在一般管理一节中讨论的行为和药理学原则同样适用于儿童。需要考虑儿童的年龄并减少药物剂量。同样，在前面讨论的外科手术同样也可以用于儿童。过去，膀胱输尿管反流患儿接受尿流改道治疗，但由于尿流改道的长期并发症，以及间歇导尿和输尿管再植入术的巨大成功，儿童尿流改道在今天很少使用。严重尿失禁儿童的外科手术包括环绕尿道前方的筋膜吊带和人工尿道括约肌 [213, 215, 240]。据报道，儿童使用人工括约肌的长期成功率为 90% [240]。Kropp 手术，由膀胱的一部分形成新的尿道，并在三角区建立黏膜下隧道，可能是人工尿道括约肌的良好替代 [241]。

已证明清洁间歇导尿是治疗儿童排尿障碍的有效方法 [242, 243]。监测和治疗儿童进行逼尿肌过度活动很重要。一项研究发现，在随访的 5 年中，92% 的脊髓发育不良新生儿预防性使用奥昔布宁和异丙肾上腺素能维持正常的肾功能和排尿，相比之下，未接受该治疗的患儿为 52%。间歇导尿没有发现不良反应 [242]。

十七、膀胱管理对性功能的影响

膀胱管理选择也会对性功能有影响。一项研究指出，15.7% 的脊髓损伤患者报告，肠道 / 膀胱问题（尿失禁）确实阻止了他们与伴侣寻求性行为。19.6% 的患者报道，这些问题有时会干扰性生活 [244]。对于间歇导尿的患者，需要限制液体，在性行为前通常需要脱衣服和导尿（为了防止膀胱膨胀、尿失禁、可能出现自主神经反射异常——T_6 及以上）。使用反射式排尿法的男性担心阴茎套随时可能脱落，通常需要将阴茎套从引流袋管中取出（或断开）进行性交。一旦关闭，如果患者自发地离开，可能会很尴尬并"打破情绪"。

关于留置导尿管，一些患者主要担心的是导尿管带来的尴尬。对于留置导尿管的男性患者来说，一个问题是需要在性交时移除和更换（很少）折叠连接在阴茎套的导尿管。对于女性来说，虽然不需要移除导尿管，但是会导致导尿管周围的清洁困难（卫生），尤其是在性交、月经和意外排便之后。耻骨上导尿管对男性和女性都有优势，因为导尿管不碍事，性行为时（男性）不需要拔除导尿管，而且更容易保持尿道、外生殖器和会阴周围的良好卫生。

总之，如果患者的手功能良好，间歇导尿有许多优点（没有附腿尿袋）。如果患者的手功能不好，耻骨上导尿管有很多优点（不需要用导尿管）。

十八、脊髓损伤后尿路并发症

综述

康复出院后，泌尿生殖系统相关并发症仍然常见；尿路感染是脊髓损伤后最常见的并发症，也是再次住院的主要原因 [245, 246]。第二位常见的并发症是尿路和膀胱结石，主要见于留置导尿管的患者。除了尿路感染和膀胱结石，脊髓损伤后其他潜在的泌尿系统并发症还包括：膀胱输尿管反流、肾结石、自主神经反射异常、梗阻性肾病、肾积水和膀胱癌。肾衰竭和肾淀粉样变非常罕见。一项回顾性研究发现，在为期 2 年的随访中，35.8% 的患者出现轻微并发症，其中大多数为急性或复发性膀胱炎（患病率为 21.1%）[120]。中度并发症的发生率为 17.1%，最常见的是慢性肾衰竭，发生率为 5.6%。

严重并发症发生率为 8.0%。虽然与脊髓损伤无关，但发生在健康人身上的泌尿问题也可能发生在脊髓损伤患者身上。例如，在一项研究中，33.3% 的老年脊髓损伤男性患者进行了前列腺特异性抗原（PSA）筛查，1.4% 诊断为前列腺癌[120]。

十九、泌尿系感染

泌尿系感染是脊髓损伤后最常见的并发症。预计每个脊髓损伤患者平均每年会发生 2 次泌尿系感染。对于脊髓损伤专业人员来说，关于泌尿系感染有许多重要的方面需要注意，下面将对此进行讨论。

1. 人类微生物群

理解细菌定植的概念变化是非常重要的。人类微生物项目（human microbiome project，HMP）是一项为期 8 年、耗资 1.94 亿美元的美国国立卫生研究院（National Institutes of Health，NIH）发起的，描述了 250 名健康西方成人的正常微生物群及其特征。虽然该研究没有评估膀胱定植，因为大多数人认为膀胱中没有细菌，但有许多重要的发现可以应用于膀胱细菌定植。人类微生物群被定义为在人体内 / 人体表面定植的集体微生物群落（细菌、病毒、霉菌、真菌）[247]。

HMP 揭示了每个个体都有自己独特的微生物群落，有非常不同类型和丰富的有机体。此外，根据获得培养物的位置，每个个体具有多个微生物群[156]。人类微生物群不是被动的，而是扮演着许多极其重要的角色。例如，肠道微生物群分解食物以更有效地提取营养，激发人体免疫系统，产生局部抗生素，帮助胃肠道脂肪分解（生物源细菌），产生神经递质，甚至可以影响焦虑水平（动物研究）[248, 249]。

因此，尽可能避免干扰人体的微生物群是很重要的。

2. 泌尿系感染分类

当讲到神经源性膀胱尿路感染的评估和治疗时，熟悉文献中讨论的两种类型的尿路感染是很重要的，即无症状和有症状的泌尿系感染。

3. 无症状性菌尿

无症状的泌尿系感染不是真正的感染，而是微生物在膀胱的定居。留置尿管、耻骨上留置尿管或

间歇导尿患者的导尿管相关无症状菌尿（catheter associated asymptomatic bacteriuria，CA-ASB）被定义为在患者的单个导尿管尿样中存在 1 种以上细菌 $\geq 10^5 CFU/ml$，且没有与泌尿系感染相一致的症状。使用阴茎套导尿管的男性中的 CA-ASB 的定义是，在没有与泌尿系感染相一致症状的患者中，从新使用的阴茎套导尿管的单个尿液样本中存在 1 种以上细菌 $\geq 10^5 CFU/ml$[250]。

但是，在一项研究中，对采用耻骨上排尿的脊髓损伤患者的尿液评估发现，低水平菌尿很常见；因此，传统的诊断标准，导尿管中尿液大于 $10^5 CFU/ml$ 的，对耻骨上排尿患者的菌尿敏感性太低，不可接受[251]。该研究得出结论，在这一独特人群中，应使用大于 $10^2 CFU/ml$ 的标准来诊断菌尿症。使用这些标准，无症状泌尿系感染可由以下标准定义：无症状且初始计数为 $10^2 CFU/ml$ 或更高（留置导尿管除外，并确保细菌都来自于膀胱）。对于留置导尿管，任何可检测到的细菌都被认为是膀胱的定植[251]。

仅有脓尿也不能可靠地预测泌尿系感染。在一项研究中，对脓尿的估计没有明确区分细菌和非细菌标本[252]。在同一研究中，使用导尿管中段尿（midstream catheter urine，MCU）、导尿管末端尿（terminal stream catheter urine，TCU）和耻骨上抽吸获得的尿的等分试样，对脊髓损伤患者的白细胞排泄率（leukocyte excretion rate，LER）进行了比较。对于 25% 的配对样本，TCU 和 MCU 之间的差值 > 150 个白细胞 $/mm^3$。耻骨上抽吸和 MCU 经常低估 LER，TCU 经常高估 LER。因此，本研究的结论是，导尿管尿液的等分试样不适于估算脓尿，并且脓尿的估算不是细菌尿可行的筛选试验[253]。由于导尿管的刺激，可能会出现脓尿，但不一定意味着泌尿系感染。美国传染病学会（Infectious Diseases Society of America，IDSA）临床实践指南指出，在使用导尿管的患者中，脓尿不能诊断导尿管相关细菌尿或导尿管相关泌尿系感染[250]。有无异味或混浊的尿液也不能单独应用于区分导尿管相关无症状性菌尿和导尿管相关泌尿系感染，也可能作为尿液培养或抗微生物治疗的指征。脓尿的存在、缺失或程度也不应该用来区分导尿管相关无

症状性菌尿和导尿管相关泌尿系感染[250]。

定植（无症状性菌尿）在排尿功能障碍的患者中非常常见。Lloyd 及其同事使用标准培养技术，对 181 名刚从急性脊髓损伤中心出院的脊髓损伤患者进行了为期 1 年的跟踪调查，这些患者最初使用的是无菌尿液和各种膀胱管理程序。1 年时，取决于患者的膀胱管理方案，66.7%～100% 的患者至少有一次菌尿发作[122]。Maynard 和 Diokno 报道了 50 例新发脊髓损伤住院患者，发现 88% 的患者有一次或多次菌尿症（只要检测出任何细菌存在）[254]。

4. 症状性泌尿系感染

诊断泌尿系感染的传统标准为每毫升尿液 10^5 CFU，该标准基于对患有急性肾盂肾炎或无症状性菌尿的孕妇和非孕妇的研究[255]。但是，发现菌落计数低至 10^2 CFU/ml 可能表明有感染的有症状妇女[256]。但是，在神经源性膀胱的患者中，细菌尿和脓尿可能发生在有定植且无急性泌尿系感染的患者中。这使得阅读文献或制订医院指南变得困难，因为 10^5 CFU/ml 在健全个体中意味着泌尿系感染，但在神经源性膀胱的患者中通常仅仅是细菌定植[251]。2009 年，IDSA 考虑了在留置尿管、留置耻骨上尿道或耻骨上尿道的患者中进行 CA-UTI。在这些患者中，CA-UTI 定义为症状的存在与 UTI 相一致的体征，无其他已确定的传染源；在单个尿管尿液样本或来自患者的中段排泄尿液样本中 1 种以上细菌 ≥ 10^3 CFU/ml，该患者的尿道、耻骨上导尿管在之前 48h 内已被移除[250]。另外两个小组已经为脊髓损伤和神经源性膀胱的患者提出了类似的"症状性" UTI 定义[257, 258]。因此，脊髓损伤中"真正"症状性 UTI 的标准是细菌尿菌落计数增加，尿液中白细胞增多（脓尿）和新的症状。这些症状可能包括典型症状，如混浊、尿液恶臭、膀胱或肾脏区域不适或疼痛、排尿困难、不适、发热、嗜睡或"不舒服"的一般感觉、尿失禁增加或脊髓损伤人群特有的症状，如痉挛或自主神经反射异常增加（表 22-1）[257, 258]。

关于症状性泌尿系感染的一些警告。关于脓尿，Anderson 和 Hsieh-ma 发现革兰阴性杆菌引起显著的脓尿，但表皮葡萄球菌或粪链球菌即使数量很大也不会[259]。但是，表皮葡萄球菌或粪链球菌在泌尿道中很少被发现为病原体。

关于症状，Massa 等的一项研究报道称，总体而言，在脊髓损伤患者中，"混浊尿"的准确率最高（83.1%），而"白细胞尿"对 UTI 的敏感度最高（82.8%）。"发热"的特异性最高（99.0%），但敏感度非常低（6.9%）[260]。两项独立的研究指出，脊髓损伤患者在判断自己的症状是否由泌尿系感染引起时并不准确。在一项研究中，自我预测泌尿系感染的准确率为 61%；39% 的患者没有准确预测其患有泌尿系感染，不管他们的感染程度如何[261]。另一项研究中也发现了类似的结果，认为自己患有泌尿系感染的患者的总体准确率为 66.2%，而认为自己没有泌尿系感染的总体准确率为 82.8%。换句话说，参与者在预测其没有泌尿系感染比没有泌尿系感染要准确[260]。这些研究强调了对存在泌尿系感染主诉的患者进行进一步评估的重要性，包括尿细菌培养和敏感性测定，而不仅仅是开一个经验性抗生素。

急性上尿路感染（如肾盂肾炎、梗阻性肾结石）的患者通常会出现发热、寒战和血清白细胞计数升高。有感觉的患者通常抱怨肋椎角压痛。但是，对于出现发热症状的脊髓损伤患者需要进行彻底的评估，即使是"阳性"尿，因为细菌定植是常见的；但是，发热在膀胱感染中很少见。已发现"发热"（99.0%）的特异性最高，但是敏感性非常低（6.9%）[260]。发热可能是由于需要紧急治疗的其他原因引起的，例如胆囊炎，阑尾炎，肠梗阻或肾盂肾炎伴梗阻性肾结石。相反，由于体温调节方面的问题，高节段脊髓损伤的患者发低热可能是由于诸如坐在阳光下等活动引起的。因此，仔细评估发热的患者是很重要的。

应该注意的是，在老年人中，体征和症状可能更微妙，患者可能会出现非特异性症状，例如厌食、思维混乱和功能下降[80]。尽管有上呼吸道感染，但老年人可能没有发热或有所减少[262]。

5. 脊髓损伤后尿路感染的危险因素

与无神经源性膀胱的脊髓损伤患者相比，具有神经源性膀胱的脊髓损伤患者患尿路感染的风险增加，这已被广泛接受。发生尿路感染的主要危险因素是膀胱过度扩张。Lapides 医生在一篇有关 IC 的经典文章中写道："膀胱内的血流量可以通过增加膀胱内压力和（或）使器官过度扩张而减少。然后，由此产生的缺血性膀胱组织是导致来自患者自身肠道的革兰阴性杆菌入侵的原因[44]。从那时起，有文献记载在膀胱收缩期间（增加膀胱压力），通过膀胱壁的血流减少[45]。因此，任何可能导致膀胱过度扩张的因素都是危险因素。例如，导尿管堵塞、引流袋过满、阻止尿液从膀胱流到引流袋、膀胱结石。另一项研究指出，与尿路感染相关的危险因素是无抗生素预防的有创性手术、宫颈损伤和慢性导尿（优势比分别为 2.62、3 和 4）。与重复感染相关的危险因素是功能独立测量评分＜74 分和膀胱输尿管反流（优势比分别为 10 和 23）[263]。

6. 无症状性尿路感染的治疗

由于文献中术语的混淆以及尿液中细菌的存在是定植还是感染引起争议，因此很难制订 ASB 的治疗指南。Kass 及其同事对 225 名儿童进行了 10 年的间歇性清洁导尿，并报道称，在没有膀胱输尿管反流的情况下，杆菌尿被证明是无害的，只有 2.6% 的受试者出现新的肾脏损害。然而，在严重的反流中，60% 的患者出现肾盂肾炎[264]。Lewis 及其同事在 52 例急性脊髓损伤患者首次住院治疗期间进行了随访。78% 的患者体内有超过 10 万个微生物，但只有 13% 的患者有症状，需要 6 个月以上的抗菌治疗。有趣的是，35% 的培养物每周从阳性变为阴性，从阴性变为阳性，或从一种有机体变为另一种有机体[265]。75%～90% 的 ASB 患者没有出现全身性炎症反应或提示感染的其他体征或症状[128, 129]。对于身体健全的人来说，监测和治疗 ASB 也不是一种有效的预防尿路感染症状的措施，因为大多数有症状的尿路感染病例发生之前并没有超过一天的菌尿[266]。尚未证明 ASB 的治疗在临床上是有益的，并且与抗微生物药物的选择有关。

普遍同意，不宜对留有气囊导尿管的患者进行 ASB 治疗。在进行泌尿科检查之前，在肾积水或尿素分解生物（如奇异变形杆菌、斯氏普鲁威登菌）存在的情况下，应尝试根除 ASB。

在哪些情况下脊髓损伤的患者应接受 ASB 治疗，目前还没有一个强有力的共识。希望考虑诸如上段和下段解剖结构，尿动力学参数（如膀胱壁顺应性和 DSD 程度），以及生物毒力等因素的前瞻性评估能够为 ASB 的治疗制订指南。

7. 症状性尿路感染的治疗

在治疗之前获取 UA C&S 非常重要。一旦获得尿液培养物，就可以在等待培养结果的同时为患者开始经验性口服抗生素治疗。患者通常在 7 天的抗生素疗程中表现良好。我们惯例是一致建议在使用抗生素时同时使用益生菌。对于尿路感染和高热、脱水或 AD 患者，应采取更积极的治疗。应考虑住院来密切监测，在等待培养结果和退热的同时，补充水分并给予广谱抗生素，明显发热的患者应考虑上呼吸道受累（即肾盂肾炎），因此，发热消退后应继续口服抗生素 10～14 天。另外，这些患者应当对尿毒症的原因进行泌尿科评估。在急性期，排除肾结石引起的梗阻是很重要的。肾脏超声检查是一项很好的筛查测试[48]。如果有结石、肾盂积水或持续发热的问题，腹部 / 骨盆 CT 扫描通常可以诊断。其他原因，例如肾脓肿、前列腺炎或附睾炎也可能引起发热，应予以考虑。还需要记住的是，大多数具有神经源性膀胱的个体尿液中都有细菌和白细胞，因此需要评估其他发热原因，如肺炎或压疮。由于膀胱 - 输尿管交界处的结构，大多数尿路感染位于膀胱，肾盂肾炎在患有脊髓损伤的患者中并不常见。因此，患有一个或多个肾盂肾炎发作的人应进行膀胱造影以排除膀胱输尿管反流。此外，膀胱镜检查有助于评估膀胱出口和膀胱，尿动力学可以评估膀胱和括约肌功能（见并发症——膀胱输尿管反流）。

静脉或口服补液期间放置留置导管可使膀胱保持减压状态，并有助于改善上尿道的引流。在那些逼尿肌过度活跃的患者中，抗胆碱能药物在导管到位时非常有用。这将降低逼尿肌壁内的内在压力，从而使输尿管膀胱连接部松弛并改善肾脏的排水能力。抗胆碱能药的增加或持续治疗对损伤节段在 T_6 及以上的患者尤其重要，因为留置导管会触发膀胱不自主收缩，反过来会引起 AD。Tempkin 及其同事在肾脏扫描中发现，服用抗胆碱能药物的脊髓损伤患者的上尿路引流得到了改善[267]。

8. 尿路感染后的继发并发症

除了急性下尿路（即膀胱炎）和上尿路尿路

感染外，医生还应意识到并考虑其他潜在的尿路问题。下泌尿道感染的感染包括附睾炎、前列腺脓肿或阴囊脓肿、败血症或上行感染到上尿路。急性上尿路泌尿道感染可引起的继发并发症包括慢性肾盂肾炎，肾脏瘢痕形成，进行性肾脏恶化，肾结石（如果存在尿素分解生物，如变形杆菌），乳头状坏死，肾或腹膜后脓肿或菌血症和败血症等。

9. 导尿管相关的尿路感染

留置导尿管已被确定为医院获得性感染和感染源的主要原因。结果，医疗保健感染控制实践咨询委员会制订了一份文件"与导尿管相关性尿路感染预防指南 2009"，该文件在 2009 年 10 月出版[268]。这导致着重强调尽快拆除导管。研究表明，留置导尿管至少增加两倍尿路感染。留置的耻骨上导尿管的感染率略低于 IC[263]，这是不正确的。然而，在那些脊髓损伤的患者中，"尽快"移除留置导管是一个值得关注的问题。最有可能留置导尿管的患者是那些手功能差且由于脊髓损伤节段较高（颈椎）而无法进行 IC 治疗的患者。也正是这一群体也有患 AD 的风险。在工作人员不熟悉 AD 评估和治疗的环境中移除留置导管可能会给 AD 患者带来风险。另一个担心是，工作人员可能不熟悉教学和监测脊髓损伤患者进行 IC。特殊的问题包括膀胱充盈感下降及躺下时，有大量的尿液排出，这些尿液是白天在轮椅上坐起来时积聚在腿部的。如前所述，膀胱膨胀是尿路感染、血尿、败血症，以及脊髓损伤节段在 T_6 及以上 AD 患者的主要危险。

另一个考虑因素是生活质量。如果一个人的手功能差，需要别人时刻给他导尿，则留置导管会显著提高患者独立性和生活质量。已经发现，随着时间的流逝，大多数脊髓损伤患者转用留置导管[125]。一项研究指出，76% 的患者在出院时进行了间歇性清洁导尿，53% 的患者在随访期间停用了这种方法，重新使用留置导管。女性、四肢瘫患者和完全受伤患者的间歇性清洁导尿依从性较低。出于社交和实际原因，80% 的四肢瘫患者更喜欢留置导管[126]。

联合委员会在其文件 NPSG.07.06.01 对导管相关性尿路感染（catheter-associated urinary tract infections, CAUTI）的要求方面进行的更改已得到联合委员会的认可，并已于 2017 年 1 月生效。第 A.3 节现在列

出了"神经源性膀胱"作为留置导尿管的原因，并在文件中添加了一条注释，内容为："有些医疗条件需要长期使用留置导管，以避免不良事件和促进患者的安全。例子包括但不限于脊髓损伤、多发性硬化症、帕金森病和脊柱裂患者[269]。

二十、改变微生物群能够预防尿路感染

预期患有神经源性膀胱的人每年会发生 2 次尿路感染（无发热）。如前所述，那些经常发生尿路感染的人需要进行上下尿路评估，以评估解剖原因，确保膀胱不会过度扩张，并评估可能的危险因素。如果未发现明显原因，这个人可能有一个敌对的微生物群导致复发性尿路感染。为了改变微生物群，可以尝试几种策略。据报道，改变微生物组的一些方法是预防性抗生素、尿酸化、益生菌、抑制细菌对膀胱壁的黏附和细菌干扰。

（一）长期应用预防性抗生素

预防性抗生素的作用存在争议[254, 270-272]。有一个强烈的共识是，对于有留置导管的人，不应使用预防性抗生素[273-276]。这部分是由于细菌可以迅速形成保护性的生物膜这一事实，使预防性抗生素的效果降低，从而促进微生物群向耐药性增强的细菌的转变。在没有留置导管的个体中使用预防性抗生素的共识较少。Anderson 报道称，与对照组相比，联合使用呋喃妥因和新霉素 / 硫酸多黏菌素 B 的脊髓损伤住院患者的菌尿有统计学差异[270]。Merritt 及其同事报道称，与对照组相比，在 3～9 个月但不超过 15 个月时，服用甲氧胺盐或复方新诺明的菌尿有统计学上的显著减少[271]。已经发现，预防性应用抗生素可显著降低实验室感染的可能性，但不能降低临床感染的可能性[254]。Kuhlemeier 及其同事评估了维生素 C 和一些抗微生物药物作为预防药物的作用，与对照组相比，在脊髓损伤患者中未发现任何有益作用[277]。Morton 等对 15 个临床试验的 Meta 分析表明，预防性使用抗生素不会明显改变症状性感染的发生率，但可以降低 ASB。此外，还发现抗生素耐药性增加了 2 倍[276]。

除了发展成耐药微生物外，长期预防性抗生素的使用还存在其他问题。在患有症状性尿路感染的

使用预防性抗生素患者中可能很难鉴定细菌的类型和抗生素敏感性。预防性抗生素有可能抑制收集的冷冻尿液样本中的细菌生长，即使这些微生物对预防性抗生素有抗药性。长期抗生素也可能有不良反应，例如呋喃妥因引起的肺部反应 / 纤维化[278]，精子存活率在链霉素、庆大霉素和新霉素作用下会显著降低（$P<0.001$）。庆大霉素和新霉素可明显减低精子活力（$P<0.05$）。研究发现，使用氧氟沙星、庆大霉素、链霉素和新霉素后，精子总数明显减少（$P<0.022$）[279]。据报道，接受复方新诺明治疗 10 天的儿童出现中性粒细胞减少和血小板减少[280]。

与有关 ASB 治疗的考虑一样，当前的证据支持不使用常规的长期预防性抗生素。需要进一步的前瞻性研究，以确定哪些特定的危险因素可能最适合在脊髓损伤患者中长期使用预防性抗生素。

（二）尿酸化

试图防止被细菌定植的患者复发性尿路感染的另一种方法是通过尿液酸化改变尿路的环境。已经描述了用甲氧胺酸化尿液，但是评论褒贬不一。在一项研究中，39 名接受间歇性导尿（ICP）的脊髓损伤患者被随机分为两组，一组采用预防甲氧胺，另一组不采用预防甲氧胺。甲氧胺组尿路感染发生率为 9/17（53%），安慰剂组为 19/22（86%），差异有统计学意义（$P=0.02$）[281]。另一项安慰剂对照研究随机选取脊髓损伤患者，每日两次服用马尿酸甲氧胺 1g 或蔓越莓提取物 800mg。多变量分析显示，与安慰剂组相比，随机分配到甲氧胺组的患者的尿路感染自由期没有明显延长 [危险比（HR）0.96，95% 置信区间（CI）0.68～1.35，$P=0.75$]。与安慰剂组相比，被随机分配到蔓越莓提取物的患者没有显著更长的尿路感染自由期（HR 0.93，95%CI 0.67～1.31，$P=0.70$）[282]。

根据学者的经验，甲氧胺对于复发性尿路感染的患者效果很好，但并不是所有人的"通用"治疗方法。这支持了甲氧胺马尿酸会改变尿路感染复发者的环境的观点。但是，如果一个人已经具有不易患复发性尿路感染的微生物群，则无须使用甲氧胺马尿酸来改变环境 / 微生物群。这可能也解释了为什么如果"所有的患者"都包括在研究中，而不仅

仅是那些复发性尿路感染患者，那么关于甲氧胺预防尿路感染的有效性的论文就会相互矛盾。

（三）益生元 / 益生菌的使用

益生元的作用（专门的植物纤维，有益于滋养大肠或结肠中的有益细菌）和益生菌对尿路感染的特异性抑制作用仍处于早期认识阶段。当前，当人使用抗生素以维持正常的肠道菌群时会给予益生菌。但是，益生菌可能会计划在帮助预防尿路感染方面发挥重要作用。研究发现，绝经期妇女体内的微生物群经常发生变化，乳酸菌被其他菌群所取代，如尿道致病性大肠杆菌（uropathogenic escherichia coli，UPEC），它可引起 85% 以上的尿路感染。一项研究发现，补充乳酸菌可有效减少绝经后妇女的尿路感染[283]。乳酸菌不仅维持生殖部位的低 pH；它还会产生过氧化氢，阻碍大肠杆菌的生长[284]。

（四）细菌干扰

另一种正在研究的改变微生物群的预防策略被称为细菌干扰。这涉及使用一种细菌来阻止另一种细菌的定植。在一项研究中，17 例脊髓损伤患者的膀胱接种了友好型大肠杆菌 HU2117。在 1 年的随访中，发现 30% 的接种组有＞1 症状性尿路感染。然而，70% 的对照组在一年内有＞1 症状性尿路感染。因此，结论是定植减少症状性尿路感染。然而，这种方法有几个局限性，必须克服，以便它有一个实际的临床应用。第一个是需要一个 3 天的强化接种周期（1 小时夹住，重复一次持续 3 天）来定植膀胱。即使有了这个接种计划，定植率也只有 37%。这组研究人员目前正在研究使用细菌浸渍导管作为膀胱定植的方法[285]。

（五）阻止黏附到宿主 / 膀胱上皮细胞

虽然没有特别改变微生物组，但一种有助于防止微生物组改变的策略是阻止致病菌与膀胱尿路上皮的粘连。大多数 UPEC 菌株编码称为 1 型菌毛的丝状黏附细胞器。1 型纤毛黏连素（FimH）不仅介导细菌黏附，还介导入膀胱上皮细胞的侵袭。因此，阻断这些菌毛与膀胱上皮细胞的黏附可能是预防 UTI 的一种非常有效的方法。

蔓越莓提取物包含 A 型原花色素（A-type proanthocyanidin，PAC），具有阻止大肠杆菌中菌毛黏附的能力。一项随机交叉研究表明，每天摄入 300ml 蔓越莓汁可将细菌性尿和脓尿的概率降低至对照组的 42%[286]，因此，使用蔓越莓提取物预防尿路感染受到了广泛关注。不幸的是，在具有神经源性膀胱的个体中，未发现蔓越莓补充剂能有效改变尿液 pH 或减少细菌计数，尿液白细胞计数或尿路感染。一个可能的解释是，蔓越莓的特异性阻止了大肠杆菌菌毛的黏附。然而，患有脊髓损伤的患者通常具有多种微生物，并且通常具有除大肠杆菌外的其他微生物[287, 288]。还已经研究了 D- 甘露糖作为阻断大肠杆菌黏附的试剂。在一项针对 308 名有复发性尿路感染病史的健康女性的研究中，与无预防性组（60.8%）相比，服用预防性 D- 甘露糖粉明显降低了复发尿路感染的风险（14.6%，$P<0.001$）[289]。还需要进一步的研究，以开发出一种药剂，可以防止膀胱内的细菌黏附，这些膀胱内的细菌可以附着在多种微生物上，也可以附着在大肠杆菌以外的微生物上。

（六）更新的尿路感染概念 / 未来方向

传统观念认为尿液是无菌的。这是基于标准的尿液培养方案，其中尿液在 35～37℃的温度下有氧处理 18～24h，然后检查细菌的生长情况，并报告为"生长或无生长"。当前的尿液培养物和敏感性是由实验室设计的，用于检测快速生长的生物（24h 尿液生长）[290]。但是，在最近的一项研究中，使用标准尿液培养物和更详细的定量尿液培养物评估了 65 个尿液样本（41 个膀胱过度活跃者和 24 个对照组）。尿液标本在厌氧条件下放置 48h，在 35° 有氧条件下放置 5 天。如果肉眼观察到生长情况，则将样品放置在需氧和厌氧条件下再培养 48h，并使用先前验证的方案提取基因组 DNA。使用标准的尿液培养方案，报告有 92% 的患者在 $10^3 CFU/ml$ 时无生长。使用扩大的尿液定量培养，80% 的细菌种类增长[291]。

一般来说，膀胱内的细菌传统上被认为是致病的。然而，皮肤定植的研究也可以应用于细菌膀胱定植。学者指出：一个新的假设是皮肤微生物直接

对宿主有益，很少表现出致病性。例如，约占总菌群 90% 的表皮葡萄球菌被发现下调毒力因子，影响竞争细菌（如金黄色葡萄球菌）的信号传导，最终导致定植抑制。铜绿假单胞菌的副产物对金黄色葡萄球菌和链球菌有很强的抗菌活性。铜绿假单胞菌也能抑制真菌的生长[292, 293]。

HMP 发现个体具有独特的个体化定植[247, 248]。有趣的是，在确定"尿液不是无菌的"的研究中，还注意到在过度活动的膀胱组和没有过度活动的膀胱组之间，生物体 / 微生物群有所不同[291]。因此，膀胱定植实际上可能以比我们所知道的更多的方式在积极和消极中扮演许多角色。

从临床角度来看，发现个体具有独特的膀胱定植现象有助于解释为什么益生菌和预防性抗生素及治疗策略可能对某些个体有所帮助，而对其他个体却无济于事。它有助于强调开发一种通用预防性抗生素的困难。

对于那些有更多致病菌定植或尿路感染常复发的人，未来的治疗策略可能是免疫生物疗法的使用。这类制剂的一个很好的例子是大肠杆菌提取物 Uro-Vaxom。在 6 个月试验的中，与安慰剂组[294, 295]相比，治疗组的尿路感染复发次数显著减少（$P<0.0005$）。

正在针对具有生物膜的留置导管的患者评估其他新的治疗方法，包括涂有水凝胶或抗生素、纳米颗粒、离子电渗疗法、生物膜酶抑制剂、脂质体、细菌干扰、噬菌体、群体感应抑制剂、低能表面声波和抗粘连剂的导管[296, 297]。

开发新抗生素的另一种选择可能是增强目前使用的抗生素的作用。例如，发现蛋白水解酶菠萝蛋白酶（在菠萝中发现）和胰蛋白酶可增强抗生素的有效性。在一项双盲试验中，患有尿路感染的人接受了抗生素加菠萝蛋白酶 / 胰蛋白酶联合治疗（400mg/d，共 2 天）或安慰剂。那些接受抗生素和酶治疗的人可以 100% 地解决感染。那些接受抗生素和安慰剂治疗的人感染的治愈率只有 46%[298]。

综上所述，为了减少症状性尿路感染的风险，必须执行以下步骤，即预防膀胱壁扩张引起的局部缺血、维持"好"细菌的定植、预防膀胱结石。对于复发性有症状性尿路感染的患者，关键是要改变

环境，防止膀胱过度膨胀，并通过采取诸如使用足够剂量的抗胆碱能药，A 型肉毒杆菌毒素和防止导管阻塞的策略来确保膀胱"安静"。膀胱细菌定植是常见的。然而，细菌定植可能通过抑制致病菌的定植而产生积极的作用。明智地使用抗生素是很重要的，因为抗生素会加速耐药微生物的进化。潜在的预防和治疗策略包括杀死致病微生物、改变环境（如尿液酸化）、改变毒性因子和细菌微生物群[299]。

二十一、尿路结石（膀胱/肾结石）

（一）膀胱结石

膀胱结石是脊髓损伤患者第二常见的泌尿系统并发症[300]。膀胱结石的发生因研究的频率、监测方法和膀胱管理类型的不同而有所不同[301, 302]。据报道，有 5% 的 IC 患者发生膀胱结石，36% 的脊髓损伤患者在受伤后 8 年内发生膀胱结石[303]。另一项研究发现，在脊髓损伤患者中，有 3.3% 的人患有膀胱结石，11% 的人有耻骨上导尿管，6.6% 的人有经尿道导尿管，2% 的人有 IC 导尿，1.1% 的人有排尿反射，平均发展时间为 7.9 年[302]。IC 患者更容易有钙化的阴毛，这是导尿或留置导尿管残留的结石引起的。

在学者的诊所中有大量高节段脊髓损伤和留置导尿管的患者，30% 的患者初次膀胱镜检查患者发现有结石[86]。有趣的是，这些患者中有 30% 发展为复发性膀胱结石，而其他 70% 最初没有膀胱结石的患者很少发展为膀胱结石。一种可能的解释是人的膀胱微生物群是导致膀胱结石的原因。这是学者的经验，那些将要发展为复发性膀胱结石的人通常会在他们的首次损伤后膀胱镜检查中发现结石。另一项研究也有类似的膀胱结石发病率。36% 的耻骨上留置尿管患者有膀胱结石。其中，42% 的患者有复发性膀胱结石。如果一个人患上了膀胱结石，那么以后形成结石的风险每年会增加 4 倍，达到 16%。膀胱结石复发的主要危险因素是留置尿管。这种风险的增加与年龄、性别、损伤节段或损伤程度（完全或不完全）无关。也已经发现，与使用留置尿道导管的患者相比，耻骨上导管患者更不容易形成膀胱结石[304, 305]。

如果未能发现和治疗膀胱结石，可能会导致导管堵塞和膀胱膨胀，从而使损伤节段在 T_6 及以上的患者或复发性尿路感染、血尿和（或）复发性导管堵塞患者可能出现自主神经反射障碍[306]。脊髓损伤患者的肾结石 98% 由磷酸铵镁（鸟粪石）或磷酸钙组成。这些结石通常与膀胱内产生尿石的细菌定植有关，因为尿素酶使尿液碱化，并促进鸟粪石和磷酸钙的结晶[307]。

实验室研究表明，产生脲酶的变形杆菌，普通变形杆菌和普罗威登斯菌会产生碱性尿液（pH 8.3～8.6）。令人感兴趣的是脲酶阳性的摩氏摩根菌，肺炎克雷伯菌和铜绿假单胞菌不会提高尿液 pH 或形成结晶生物膜[308]。这些研究表明，脲酶的强度各不相同，并非所有脲酶都能产生碱性尿。这有助于解释为什么一些被变形杆菌感染的个体可能不会产生膀胱结石，而大多数个体会产生结石。膀胱结石按明确的顺序发展。当一根导管插入膀胱时，它就像一个异物，细菌附着在上面，形成生物膜。这种生物膜是由覆盖在导管内表面和外表面的生物薄片组成，并分泌由细菌糖酵母菌和宿主蛋白组成的细胞外基质。尿中的晶体，如鸟粪石和磷酸钙，也被纳入这一生物膜[309-311]。

在那些患者膀胱中有一个微生物群，其中含有产生脲酶的细菌，这一过程被加速[304]。导管内腔积垢常导致导管堵塞。更换导管有望解决堵塞。然而，即使一开始冲洗导尿管，试图打开导尿管，一些结石碎片也可能会遗留在膀胱内，导管结痂也可发生在球囊外和导管上。在膀胱紧缩和导管取出后，小块结石从导管上脱落并留在患者膀胱内。这些石头碎片为进一步的石头生长提供了一个场所。任何一种情况下遗留在膀胱内的结石碎片都可能随时被拉入导尿管，造成导尿管阻塞，导致膀胱膨胀及其伴随的并发症[312]。

（二）膀胱结石诊断

诊断膀胱结石的方法包括腹部 X 线片、膀胱超声、CT 扫描和膀胱镜检查。如果一个人的尿液样本中 PH 为持久性碱性，那么应该怀疑产生尿石的微生物和可能的膀胱结石。X 线片检测鸟粪石结石 28.6%，磷酸钙结石 41.9%[86]。如果肾超声被认为是筛查膀胱结石的一种方式，需要谨慎，因为它涉及膀胱扩张，这可能导致尿路感染、尿脓毒症，以及损伤节段在 T_6 及以上的 AD。膀胱镜检查的优点是不仅能检测膀胱结石，而且能在结石存在时将其移除。一个有用的预测膀胱结石的方法是在导管端部发现结石。这被发现在 86% 的情况下可以预测膀胱内是否存在结石[131]。

（三）膀胱结石管理

有几种治疗膀胱结石的方法。这些方法包括用生理盐水冲洗直至透明，用抽吸膀胱镜检查，碎石术，外科手术，以及用柠檬酸溶解、葡萄糖酸 δ - 内酯和碳酸镁溶液（Renacidin）溶解。强烈建议不要用水或生理盐水冲洗堵塞的导管。这种冲洗实际上会将碎石推入膀胱。阻塞的导管还可以作为一个单向阀，允许一些液体进入膀胱，但不允许其排出，因此只会增加膀胱扩张，对于那些损伤节段在 T_6 及以上受伤的患者，则是 AD。因此，只有在确认导管堵塞时才应进行轻微冲洗。冲洗新的导管也无效，因为膀胱结石的碎片可能足够重，以至于它们停留在膀胱底部。膀胱结石移除的金标准是膀胱镜检查。

学者发现以下技术很有帮助。如果有非常小的颗粒（沙粒），在直接观察下可进行抽吸膀胱镜检查。如果有蛋壳结石，则用膀胱镜粉碎，通常鳄鱼钳是足够的（岩生），由于大多数"感染"结石具有很多基质并且可以分解，因此需要进行抽吸。如果有小的圆形结石（<3.0cm），则使用电液压碎石术或激光。如果有大块结石、多块结石或硬结石，则通常需要进行开放性膀胱造口术。在每个步骤中，重要的是要去除所有的石头碎片，在这些过程中重要的是要删除所有石头无论多小的碎片，因为神经源性膀胱患者通常有一个导管或 IC，所以他们不能自己排空碎片，碎片会作为复发性结石的病灶。另一种方法是使用柠檬酸、葡萄糖酸 δ - 内酯和碳酸镁溶液冲洗来溶解膀胱结石。为了使膀胱石溶解，建议通过导尿管向膀胱中滴注 30ml，夹紧导管 30~60min，然后排空膀胱，每天重复 4~6 次。应监测血清镁和磷酸盐水平。如果有尿路感染，则不应进行冲洗[313]。然而，这种溶解方法需

要很长时间才能成功。另外，当结石在溶解过程中变小时，仍存在导管阻塞的风险。因此，很少执行此方法。

膀胱结石管理的关键是预防膀胱结石。对于没有膀胱结石史的患者，通常的护理标准是至少每月更换一次留置导管。膀胱结石复发者需要更频繁地更换导管。更换越频繁，形成的生物膜的可能性就越小。在一组 SCI 留置个体中，每周更换导管对减少膀胱结石的复发和复发性膀胱结石非常有效[85]。因此，该组人群应考虑每 1~2 周更换一次导管。即使出现一些结石，频繁的更换也有助于防止因急诊就诊而导致导管阻塞和导管阻塞并发症。如果膀胱结石继续复发，则用于溶解结石的柠檬酸，葡萄糖酸 δ - 内酯和碳酸镁膀胱冲洗的相同溶液已获得FDA 批准，可用于防止导管结垢。在使用这些溶液之前，重要的是要排除膀胱输尿管反流，因为如果存在膀胱输尿管反流，则全身吸收的风险会增加。据报道，每天将 30ml 的 10% 柠檬酸，葡萄糖酸 δ - 内酯和碳酸镁溶液滴入膀胱并放置 30min，可防止 85% 长期使用导管的人发生结石。增加的冲洗几乎可以防止结石。此溶液刺激性低于 Suby G 溶液[314, 315]。推荐的治疗方法是：通过导管 30ml，夹住 10min，排干。每天重复 3 次[316]。对于有可能因膀胱膨胀而发展为 AD 的个体，应指导护理人员滴注 15ml，静置 10min，然后再重复一次。与膀胱结石溶解一样，如果有任何膀胱感染的体征或症状，则不应滴注冲洗剂，因为这可能会加剧感染，增加全身吸收，并在受伤程度较高的患者中引发 AD。对于膀胱结石复发的患者，也可以考虑从留置尿道导管切换到耻骨上管。与较小口径的导管[317]相比，22Fr 导管很少阻塞。对于那些膀胱结石中含有代谢成分的患者，代谢检查、药物治疗和饮食变化可能会减弱结石的活性[318]。大有人主张摄入液体或用生理盐水冲洗膀胱是预防膀胱结石的一种方法。从理化角度来看，由于尿液量增加和尿液中结石成分的稀释，大量摄入液体会减少结石的形成。但是，没有证据表明大量摄入液体会显著降低膀胱结石的发生率[319]。

还没有发现每天用水或生理盐水冲洗膀胱在减少导管结垢和膀胱结石方面是有效的，因为它们

无法从导管上移走生物膜[320]。膀胱冲洗可能会暂时从导管腔内清除一些结石和碎片，但实际上会将结石向下推入膀胱。尽管没有研究建议在膀胱结石患者中多久重复一次膀胱镜检查，但更频繁的膀胱镜检查对预防导管阻塞也很重要。重复膀胱镜检查也有助于确定谁发展为复发性结石，需要进一步的干预。学者在 1 个月时重新评估膀胱，如果没有结石，则在 3 个月时重新评估膀胱，如果没有结石，则是 6 个月时重新评估膀胱，然后每年评估一次。

乙酰氧肟酸（商品名 Lithostat）是一种脲酶抑制剂，被证明可有效降低氨的浓度和肾结石的生长。但是，安慰剂组的患者流失率为 31%，乙酰氧肟酸组的患者流失率为 62%[321]。不幸的是，由于不良反应发生率高，用乙酰氧肟酸预防膀胱结石的临床长期数据有限。总体而言，有 30% 的不良反应发生，包括胃肠道疾病（20%～25%），头痛（30%），脱发（10%），精神疾病 [神经质、颤抖、焦虑和抑郁（20%）]，以及溶血性贫血（15%）[316]。乙酰氧肟酸旨在减少尿液中的氨和碱度，但不应代替外科治疗（结石患者）或抗菌治疗[322]。

（四）肾结石 / 石症

约 8% 的脊髓损伤患者会发展为肾结石[323]。草酸钙是健康个体中最常见的肾结石类型，据报道，患有脊髓损伤的人中肾结石的 98% 由磷酸钙或磷酸镁铵组成。这与脊髓损伤患者的膀胱结石的组成相似[307]。其发病机制与膀胱结石相似，但不同的是细菌首先附着在尿路上皮上，而不是附着在尿路导管上。这是由产生脲酶的细菌促成的。这导致氨分解产物的增加，使尿碱化并刺激尿路上皮，促进细菌进一步黏附尿路上皮。最终，尿液中的晶体，如鸟粪石和磷灰石，被整合到这个生物膜中，从而导致结壳和结石的形成[324]。

Kuhlemeier 及其同事发现，肾结石是导致肾脏恶化的最重要的原因[272]。如果不进行治疗，患有鹿角形结石的患者有 50% 的可能失去受累肾脏[325]。DeVivo 和 Fine 发现，伴有结石的脊髓损伤患者更有可能发生神经学上的四肢瘫痪，克雷伯菌或沙雷菌感染，有膀胱结石病史和高血清钙值[323]。

另一项研究回顾了 1982—1996 年的 1669 例脊髓损伤患者，报告鸟粪石结石的发生率为 1.5%。这些患者中有 67% 的患者患有完全性脊髓损伤，有 5% 的患者有颈髓病变，有 53% 的患者在损伤 10 年后出现了第一块结石。受伤后头两年内只有 22% 的人有肾结石。值得注意的是，有肾结石的患者留置导尿管的发生率较高（49%），膀胱结石的发生率较高（52%），膀胱输尿管反流的发生率较高（28%）[326]。持续存在变形杆菌感染的患者应当监测肾结石。解脲生物形成碱性尿液，进而导致磷酸铵镁的过饱和和结晶。

经皮肾镜取石术（percutaneous nephrolithotomy，PNL）和体外冲击波碎石术（extracorporeal shock wave lithotripsy，ESWL）是治疗的主要手段。很少进行开放性外科手术[327]。PNL 与 ESWL 相比在治疗鸟粪石鹿角结石时，总体结石游离率为 84.2%，而 ESWL 治疗为 51.2%[328]。目前的美国泌尿学会肾结石指南建议大多数患者应使用 PNL 合并 ESWL 或重复 PNL，PNL 是联合治疗的第一部分[329]。上述任何一种手术都需要结合对解脲微生物的消除。通常是由于不完全去除肾结石，而不能消除形成结石的微生物，这常会导致复发性肾结石。

柠檬酸、葡萄糖 δ - 内酯和碳酸镁冲洗液（pH3.85）被批准可用于肾结石溶解，但又很少使用，因为存在显著的风险。如果使用的话，必须密切监测肾脏引流导管的通畅性、血清镁、磷酸盐、血清肌酐、肾盂内压及尿路感染或导管阻塞。如果上述任何一种情况有所增加，或 X 线片检查发现严重的尿路上皮水肿，则需要立即停止通过导管将溶液注入肾脏[313]。已发现乙酰氧肟酸导致鸟粪石肾结石部分溶解[321]。然而，正如先前关于将其用于膀胱结石的讨论一样，据报道的不良反应和高昂的费用限制了其作为主要治疗剂和预防的用途[330]。

二十二、AD：注意事项

自主神经反射障碍（autonomic dysreflexia，AD）是指损伤节段在 T_6 及以上的脊髓损伤患者出现的体征和（或）症状群，它是对低于伤害水平的有害或非有害刺激做出的响应，该伤害水平是由收缩压

BP 升高超过基线 20mmHg 所确定的，包括头痛、脸红、汗毛竖起、鼻塞、高于病变水平出汗、低于病变水平血管收缩、心律失常。该综合征可能有症状也可能没有症状，并且可能在脊髓损伤之后的任何时期发生[331, 332]。AD 的最常见原因与泌尿生殖系统（GU）相关，其次是胃肠道原因。这里讨论一些独特的泌尿学方面。

（一）下尿路 AD 的生理学

为了更好地了解 GU AD 的发病原因和治疗策略，了解与 AD 相关的排尿的病理生理学是非常重要的。传统上讲，膀胱膨胀会引起 AD。确实是这种情况，但引起 AD 的不是膨胀本身。相反，当膀胱膨胀时，它会触发非自主的膀胱收缩。过去的多项研究表明无髓 C 纤维是导致膀胱不自主收缩的原因[333]。反过来，这会引起括约肌收缩，以试图防止排尿（保护反射），这增加了交感神经的外流。这种反应也可能由于受体敏感性的变化和密度的增加而加强。这增加了交感神经外流，从而引发了 AD。通过导尿管或耻骨上膀胱穿刺刺激括约肌收缩，也可诱发或加重 AD。

常见原因包括 IC 期间膀胱过度扩张，更换尿道导管，更换耻骨上导管（经常引起不自主收缩和括约肌收缩），留置导管流出道阻塞，尿路感染（膀胱炎症引起的 AD），导致膀胱膨胀的膀胱手术，以及诸如 α 受体拮抗 – 激动药之类的药物如米多君（升压药 / 抗低压药），并有可能增加 DSD。重要的是要注意，同时引起 AD 的原因（如便秘）也会加剧 GU 引起的 AD。最小化其他原因也将减少 GU AD。

（二）GU AD 的管理

管理可分为三个领域：①预防 AD 易感人群的措施；②泌尿外科手术期间发展为 AD 的人的治疗；③患 AD 的人来泌尿科门诊就诊。主要的管理目标是防止膀胱和括约肌的不自主收缩并使其他促成因素最小化。

一般来说，潜在的 AD 可预测在导管更换或者泌尿外科手术时发生 AD 的风险。根据 AD 的既往史，可以采取以下一个或多个步骤来防止这种情况的发生。如果患者在开始前血压基线升高，最好确定 AD 的原因并考虑重新安排手术时间。根据学者的经

验，血压基线升高最常见的原因是便秘。正常排便后的恢复通常能显著改善基线血压。帮助预防 AD 的其他步骤包括：①坐起来而不是躺下进行导管更换；②在导尿管更换之前 1h 服用抗胆碱药；③在更换导尿管或手术前 10min，将利多卡因注入膀胱内；④在手术前几分钟涂上 0.5～1 英寸（1 英寸 ≈2.54cm）的硝酸盐。但是，建议不要在 UDS 之前使用硝酸盐和利多卡因进行预处理，因为这可能会改变患者正常的膀胱和括约肌功能。脊髓损伤联合会的指南建议是在患有 AD 的患者更换导管之前先注入利多卡因凝胶（如果有）[334]。在使用硝酸盐之前，了解最近摄入的磷酸二酯酶抑制药是很重要的，因为磷酸二酯酶抑制药和硝酸盐的组合是禁忌的，会导致血压急剧下降。

如果一个人在手术过程中发生 AD，应立即将膀胱排空。如果 AD 持续存在，则可使用 0.5～1 英寸的硝酸盐，并将利多卡因滴入膀胱。通常，这足以控制 AD 并允许该手术继续进行。但是，如果没有，则应中止该过程，并让该人坐下。硝苯地平 10mg（用针在胶囊上穿孔，然后舌下含服，咀嚼后吞咽）是有效的。学者发现另一个原因不明的 AD（膀胱排空但血压仍然升高）是一个人的骶骨压力损伤。当人躺在桌子上时，血压逐渐升高。将患者从压疮中解脱出来会使血压很快恢复到基线水平。偶尔，如果使用直肠尿动力学导管会引起排便，进而导致 AD。

应当指出，尿动力学有可能引起 AD。但是，重要的一点是，尿动力学可以识别在正常的膀胱排空和充盈过程中发生 AD 的个体。根据学者的经验，一旦人躺下并且放置了尿道导管，尿动力学就会产生与膀胱充盈患者相同的感觉。它还将发现"沉默的" AD，并给出膀胱容量以及是否存在膀胱收缩的概念。然而，在不自主膀胱收缩开始后，或当患者的血压开始升高或有 AD 感觉时，持续的充盈会使血压上升高于正常水平。因此，在 AD 的第一个体征中仔细监测和中止膀胱充盈很重要。有明显 AD 史的患者也不要使用直肠导管。

第三种情况是患 AD 的人来泌尿科门诊就诊。在这种情况下，应遵循脊髓损伤协会提出的 AD 评估和管理的步骤[334]。

二十三、膀胱输尿管反流

在脊髓损伤患者中，常见的误解是膀胱高压和膀胱过度膨胀导致膀胱输尿管反流。然而，正如在尿液运输一节中所讨论的，输尿管膀胱连接部（UVJ）在某种程度上被配置为一个单向阀，以防止尿液回流回肾脏。因此，较高的膀胱内压力可降低膀胱输尿管反流的发生，但会增加肾梗阻的发生。

儿童膀胱输尿管反流与先天性黏膜下输尿管短缩或缺失、黏膜下段输尿管肌肉缺失或与膀胱输尿管旁（Hutch）憩室相关[335]。在一项脊髓损伤患者反流的研究中，15 名患者中有 11 名有后置输尿管口。其余 4 例患者输尿管口位置正常，但均有严重的小梁形成。在这些情况下，严重的小梁可能会破坏膀胱后壁的支撑，因此不再存在单向阀效应。Prince 和 Kottke 在一项为期 8 年的研究中报道，膀胱输尿管反流是脊髓损伤后经常与肾脏恶化相关的因素之一[336]。Fellows 和 Silver 发现，反射程度与肾脏损害之间存在一定的联系[337]。

由于膀胱输尿管反流，可通过两种方式发生肾积水和肾脏恶化。首先是肾脏的"功能性梗阻"，不允许尿液自由排入膀胱。第二个是膀胱输尿管反流可以将膀胱压力和细菌直接传递回肾脏。通过提供一个直接导管，患有膀胱感染的人的细菌可随后进入肾脏。反流引起的肾脏恶化被认为在很大程度上是继发于再发性肾盂肾炎，导致肾瘢痕及背压性肾积水。如管理部分所述，治疗那些膀胱输尿管反流和排尿功能障碍的主要方法是降低膀胱内压力和尽快治疗症状性尿路感染。较低的膀胱内压力也有助于降低膀胱壁小梁形成和继发性 VUR 的风险。还应考虑改变微生物群的策略。一项研究发现，使用留置导管进行保守治疗，57.5% 的患者病情完全缓解，另有 23.7% 的患者出现膀胱输尿管反流的症状下降[338]。输尿管再植在技术上很难在小梁状膀胱中进行，也并非都能成功。

二十四、梗阻性尿路病 / 梗阻性肾病 / 肾盂积水

正常肾脏功能的目的是产生一种不含蛋白质的滤液，其中含有适当的水、电解质及水和代谢副产物，以维持个体的正常体内平衡。当沿尿路的任何地方存在尿液的功能性或解剖性阻塞时，就称为梗阻性尿路病。当由于阻塞而导致肾实质的实际损害时，被称为梗阻性肾病。肾盂积水是一个描述性术语，指的是肾盂和肾盏的扩张。需要注意的是，肾盂和肾盏可以扩张而无梗阻。因此，肾积水应作为一个描述性术语，指的是扩张，但不是扩张的原因，不应与梗阻性尿路病交替使用。

（一）梗阻性尿路病 / 梗阻性肾病 / 肾盂积水的原因

由于输尿管扩张，由于管壁不能完全贴合，导致尿液推注的推进效率低下，同时由于输尿管直径增大，导致腔内压力降低。随着时间的推移，这可能导致输尿管进一步扩张，最终导致肾盂积水[8, 339]。输尿管扩张的原因有多种。可能发生于实际上超过输尿管负荷的瞬时的、活跃的利尿作用，使单股的尿流没有足够的时间沿输尿管下行。另一个原因可能是机械性阻塞，例如结石或狭窄。膀胱壁顺应性、DSD 或出口梗阻较差的患者可能会由于高膀胱内压力而发展为功能性梗阻。升高的膀胱内压力增加了膀胱壁内的张力，继而收缩了黏膜下输尿管以及增加了膀胱内的静水压力。如果输尿管蠕动不能克服这些增加的压力，则会发生输尿管扩张[339, 340]。

McGuire 及其同事报道，漏点压力高于 40cmH$_2$O 的骨髓增生异常儿童中有 81% 出现上尿路改变，而漏点压力低于 40cmH$_2$O 的儿童只有 11% 出现上尿路改变[110]。输尿管和肾脏的静水压力也可能由于膀胱输尿管反流阻止尿液的向下流出而增加，这反过来可能导致肾积水（请参阅并发症：膀胱输尿管反流）。Teague 和 Boyarski 发现了输尿管扩张的另一个潜在原因。他们发现，将人尿培养液中的大肠杆菌和柠檬酸杆菌注入狗的输尿管腔中，可产生明显的蠕动抑制和长达 2h 的输尿管扩张[341]。

（二）梗阻性尿路病 / 梗阻性肾病 / 肾盂积水的发病机制

很少有关于脊髓损伤后梗阻性肾病和肾衰竭的发病机制的研究。然而，已经有大量的动物模型、动物研究，以及对身体健全的梗阻性肾病患者的研究。在慢性梗阻之后，有许多变化可导致梗阻性肾

病，甚至可能导致肾衰竭。这些改变的程度不仅取决于梗阻的程度，还取决于梗阻的长度、初始基线肾功能，以及其他因素（如膀胱输尿管反流、肾结石、慢性肾盂肾炎和肾瘢痕形成）。梗阻性肾病患者组织活检的主要组织学改变是间质纤维化。

也有管状萎缩和细胞死亡（凋亡而非坏死），通常无炎症。其余肾小球 GFR 和毛细血管静压升高。肾小球液压压力升高是肾减重后肾脏损伤的主要因素[342]。有人提出间质纤维化也是由于肾小管间质间室的慢性缺氧所致[343]。除了血流动力学改变外，尿液流动受阻还会导致生化、免疫和功能改变。它刺激级联反应，使血管紧张素 II、细胞因子和生长因子水平升高，导致肾小管细胞凋亡和细胞炎症、净基质形成增加和肾小管间质纤维化[344, 345]。

（三）肾盂积水 / 梗阻性尿路病的评估

重要的是首先要确定是否由于梗阻还是由于先前的已解决的梗阻或没有梗阻的集尿系统的先天性扩张而发生肾积水。筛查肾盂积水的最佳方法是肾超声。然而，评估梗阻性尿路病变和梗阻性肾病的最佳方法是利尿药 MAG 3 肾脏扫描。另一个有助于评估梗阻的试验是 Whitaker 试验。然而，这种检查很少使用，除非一个人已经有了肾造口术，因为它是有创性的。这项测试包括在肾脏中放置一根造瘘管，并在测量压力时通过该管向肾脏内注水。如果有梗阻，肾盂内的压力会升高，这是由于肾脏不能有效地排水造成的。超过 15cmH_2O 的压力被认为是阻塞性的[344, 345]。

二十五、肾功能恶化 / 衰竭

在此之前，肾衰竭是继脊髓损伤之后的主要死亡原因。据报道，在 20 世纪 60 年代，肾脏疾病的死亡率为 37%～76%。Price 和 Kottke 对 280 例患者进行了 8 年的随访，其中 78% 肾功能良好，13% 轻度恶化，4% 中度恶化，5% 严重恶化[336]。最常与肾脏恶化相关的因素有膀胱输尿管反流、肾结石、复发性肾盂肾炎和复发性压疮。Kuhlemeier 和他的同事对 519 名脊髓损伤患者进行了长达 10 年的肾脏扫描。他们发现，与肾有效血浆流量显著降低相关的因素包括四肢瘫痪、肾结石、30 岁以上的

女性患者，以及可能由急性尿路感染引起的寒战和发热史。肾结石是最重要的病因。未发现有统计学意义的因素包括损伤后数年、存在严重压疮、膀胱结石、无反流的细菌尿和损伤完全[75]。

目前，肾衰竭是脊髓损伤后非常罕见的死亡原因。肾功能恶化的常见原因是功能性梗阻（反流、膀胱高容量或排尿压力）引起的梗阻性尿路病，这进而导致肾功能障碍（梗阻性肾病）。动物研究用手术诱发急性和慢性输尿管梗阻有助于更好地了解梗阻神经病变的后遗症和肾脏恶化。已发现梗阻性肾病的特征是肾小管纤维化。最近的一项前瞻性研究显示，在脊髓损伤患者中，无论采用何种膀胱管理方法，肾功能都会逐渐下降。留置导尿管组较 IC 组表现较好[346, 347]。

肾衰竭的治疗

肾衰竭的治疗超出了本章的范围。个人应该被推荐给一个肾科团队，他们可以就饮食变化（如低盐、钾和蛋白质）、电解质和肾功能的监测及肾透析和肾移植的讨论提供建议。康复小组和泌尿科医生可以使用前面概述的原则来帮助保留剩余的肾功能，以实现肾脏的最佳引流。由于脊髓损伤患者所使用的药物和抗生素中至少含有一定程度的肾脏排泄，因此，在考虑使用新药物治疗脊髓损伤患者时，咨询肾病专家是很重要的。

二十六、膀胱癌

在脊髓损伤患者中膀胱癌的发病率在 0.1%～10% 变化[348]，尽管在对 18 项研究的回顾中，总发病率为 6%[349]。脊髓损伤患者在膀胱癌发病率报告中的变异性可能与转诊模式（癌症中心）、队列大小、平均年龄差异、危险因素（吸烟、感染等）、筛查方案、统计方法和脊髓损伤患者生存期的改善等因素有关。该发病率高于一般人群，一般人群中男性的发病率为 9.0/10 万，女性为 2.2/10 万[350]。

膀胱癌的类型在 SCI 和一般人群研究中有显著差异。在一般人群中，移行细胞癌（TCC）占美国原发性膀胱肿瘤的 90%，而鳞状细胞癌（SCC）占 3%～7%[351]。然而，在脊髓损伤患者中，与炎症相关的鳞状细胞癌被报道为主要类型的癌症占 25%～81%[348]。在一项关于脊髓损伤患者膀胱癌组

织学类型的大型研究中，鳞状细胞癌的发生率为46.9%，移行细胞癌的发生率为31.3%，腺癌的发生率为9.4%，而移行细胞癌与鳞状细胞癌的混合发生率为12.5%[87]。在另一项回顾12项研究的Meta分析中，鳞状细胞癌和移行细胞癌的发生率被平均分配[348]。普通人群与脊髓损伤人群的另一个重要区别是，脊髓损伤患者在更早的年龄就患上了癌症。一般人群膀胱癌诊断的平均年龄为60—70岁，脊髓损伤人群膀胱癌诊断的平均年龄范围为48—61岁，平均年龄53岁[348, 349]。

在脊髓损伤人群中，膀胱癌的预后更差。在美国普通人群中，约有45%的膀胱癌伴有肌层浸润[352]，而在脊髓损伤患者中，有58%～100%的膀胱癌伴有肌层浸润[348]。此外，在一般人群中，膀胱癌诊断后的5年生存率为77%，而在有组织学发现的SCI患者的大型研究中，有70%的移行细胞癌患者在1.5年内死亡，有73%的鳞状细胞癌患者在诊断后5年内死亡[87]。

从脊髓损伤到膀胱癌确诊的时间平均值是18～24年[348]。这表明由脊髓损伤引起的独特因素可导致膀胱癌的发生。在一般人群和脊髓损伤人群中，吸烟都构成罹患膀胱癌的重大风险。吸烟者的膀胱癌发病率是从未吸烟者的4倍[353, 354]。职业致癌物包括苯胺染料，来自煤的燃烧气体和烟尘，以及某些醛，例如用于化学染料的丙烯醛。据估计，在美国，职业暴露约占膀胱癌病例的20%，通常潜伏期较长（30～50年）[354, 355]。

在患有脊髓损伤的患者中，留置导管，慢性膀胱炎，膀胱结石和可能的免疫系统改变均被认为是膀胱癌的可能危险因素[87, 348, 349]。传统上，普遍的看法是，留置导管是膀胱癌的危险因素，尤其是放置超过10年时[348, 349, 356]。在一个使用大量留置导管治疗大量脊髓损伤个体的中心进行的一项研究中，主要使用留置导管超过1年的患者，膀胱癌的年龄标准化率增加，并且放置导管10～19年的患者相对风险比放置导管1～9年的患者高4.6倍[357]。

然而，由于许多因素，例如研究的回顾性，与留置导尿相比进行IC治疗的个体较少，以及个体经常改变其膀胱管理方法，因此难以确定留置导尿管对发展中的膀胱癌的影响。在一篇脊髓损伤的膀胱管理的综述中发现，在30年的时间里，最初使用IC的脊髓损伤患者中只有20%仍然使用IC，80%从IC切换到留置导管[125]。在另一项研究中，我们注意到只有37例脊髓损伤的患者合并患有膀胱癌，19%的患者目前使用留置导尿管处理膀胱问题，另有14%的患者有使用留置导尿管的历史[348, 358]。据报道，在另一项研究中，没有留置导尿管的膀胱癌患者比留置导尿管的患者更容易发生膀胱癌[359]。一项大型研究发现，只有50%的膀胱癌患者有过留置导尿管的病史，这表明膀胱癌的危险因素是神经源性膀胱，而不是留置导尿管[87]。最后，最近的另一项大型单点研究发现，无论是神经源性膀胱的类型（NDO或顺应性）还是膀胱引流的形式似乎都不会影响风险。在被调查的患者中，长期留置导尿管引流只起了很小的作用[360]。

在许多脊髓损伤患者中，另一个独特的方面是细菌尿的存在和尿路感染的发作。已经提出，膀胱癌的机制可能与致癌化合物（亚硝胺）的产生有关，可以在尿路感染中检测到。研究发现，患有慢性尿路感染的大鼠在24周内尿中N,N-二甲基甲酰胺水平升高，并且与膀胱上皮的增生和早期肿瘤形成有关[361]。另一项研究指出，当存在亚硝酸盐时，二甲亚硝胺（一种强致癌物）会在患有奇异变形杆菌和大肠杆菌尿路感染的患者的尿中产生。当个体被给予培养专用抗生素时，这些水平降低[362]。如果感染和尿中的亚硝胺是膀胱癌的重要诱因，由于尿路感染和菌尿是脊髓损伤后的常见病，那么在脊髓损伤患者中膀胱癌的发生率会更高。然而，它们可能在增强癌症生长和侵袭性方面发挥作用，这方面需要进一步的研究。

根据3项研究，膀胱结石也被认为是膀胱癌的危险因素，其中33%～59%的膀胱癌患者患有膀胱结石[348]。膀胱结石有可能引起膀胱炎症，并可充当病灶允许慢性低级别感染，阻止形成结石的细菌（如变形杆菌）的消灭。已有研究发现脊髓损伤后免疫系统可能出现功能下降。这也可能在脊髓损伤后膀胱癌的发展中发挥作用[363]。

大多数患有膀胱癌的脊髓损伤患者表现为血尿（最常见）、耻骨上膀胱肿块、肾衰竭或肾积水等传统症状（37%～100%）[348]。但是，需要注意的是，其他症状有时可能是前兆症状，包括频繁的尿路感染和较少的胱结石，出现的阴囊脓肿和阴茎分泌物[348]。

由于血尿通常是一般人群的表现体征，因此不应认为脊髓损伤患者的血尿仅归因于尿路感染，如果没有近期评估，应进行更彻底的评估。

所有 SCI 患者都应考虑进行长期膀胱癌筛查。但是，关于监控协议尚无共识。在一项 Meta 分析中，膀胱镜检查显示对膀胱癌的检测灵敏度为64%，而细胞学检查显示为 36.3%[349]。常规筛查尿细胞学，膀胱镜检查和随机膀胱活检尚未显示对死亡率的显著影响[349]。

建议留置导管的患者比未留置导管的患者更常进行膀胱镜检查[121]。我们每年对所有 IC 和留置导尿管患者进行膀胱镜检查。尽管膀胱癌的风险很小，但是膀胱镜检查仍然很重要，因为在留置导管的患者中约有 30% 的机会患有膀胱结石。如果一个人有泌尿系统问题，如复发性尿路感染，这将更频繁地执行。如果发现炎症区域，则进行杯状活检。

总之，尽管膀胱癌总体上发病率较低，但它在脊髓损伤患者中可能是致命的。医生需要对所有脊髓损伤患者保持高度怀疑。

二十七、肾淀粉样变性

据报道，淀粉样变性在脊髓损伤患者中虽然很少见。据推测，这是由于三种炎症过程的三联征，特别是肾盂肾炎、压疮和骨髓炎。有人提出，淀粉样变性与总体炎症程度有关，而不是与单一病灶有关[364]。

淀粉样变性可累及多个器官，临床表现因器官不同而异。如果肝脏和脾脏受累，这些器官通常可触及。当肾脏受累时，蛋白尿已被报道与之相符的体征。低蛋白血症、玻璃样变和颗粒管型及氮质血症是肾脏受累的晚期病征[365]。有趣的是，大多数出版物都是 30 多年前出版的。这可能表示治疗导致这一炎性疾病的方法得到了改进。

二十八、结论

脊髓损伤后发生上、下尿路并发症的风险较大。然而，有效的管理策略可以最小化这些风险。仔细的泌尿系统评估、泌尿系统的监测和管理是很重要的。

脊髓损伤中的胃肠道疾病
Gastrointestinal Disorders in Spinal Cord Injury

Lauren F. Vernese　David Chen　Alan Anschel　著

第 23 章

一、概述

胃肠道系统（gastrointestinal，GI）由许多器官和腺体组成，它们协同工作以产生咀嚼、消化、营养吸收和调节，以及消化副产物和代谢废物的生理功能。胃肠道功能主要由食管壁里的内在机制控制，但也依赖于自主神经系统（autonomic nervous system，ANS），腰骶神经和中枢神经系统（central nervous system，CNS）的外部调节。脊髓损伤（spinal cord injury，SCI）后，消化和吸收的生理功能发生了轻微改变；然而，脊髓损伤患者的整个脊髓束的协调性可能会受到显著影响，并对脊髓损伤患者的发病率和社会心理产生重要影响。

本章回顾了胃肠道系统的正常解剖学和生理学，以及脊髓损伤后发生的生理变化。然后，它解决了在脊髓损伤之后引起的与胃肠道有关的医学，身体和社会心理方面的并发症，并回顾了最佳管理方法以最大限度地降低胃肠道功能障碍的影响。

二、胃肠道系统解剖

胃肠道起源于口腔，终止于肛门。它还包括相关的腺体器官，这些器官将其化学物质排入食管。该食管的生理功能包括运动、分泌、消化、吸收和消除，以调节身体的营养[1]。食管的壁在解剖学上分为几个功能层，特化细胞和神经元的类型及数量在整个食管中略有不同，以使这些功能有效发挥作用。胃壁组织始于中空管腔周围的黏膜，其次是黏膜下层，然后是固有肌层，最后是浆膜（最外层）（图 23-1）。

黏膜由上皮细胞层、基底膜、固有层和肌层黏膜组成（图 23-2）。上皮细胞对于肠道功能至关重要，因为它可以选择性地吸收电解质、营养物质和水，同时防止有害分子的吸收[2]。上皮细胞分化成专门的细胞，这些细胞根据食管内的位置执行不同的功能。例如，胃上皮细胞可以发挥分泌作用（如分泌胃液、重碳酸盐离子和黏液）或对分泌细胞进行内分泌调节。上皮细胞上方是一层薄的基底膜，将其与固有层分开。椎板中含有神经末梢和血管，其免疫细胞和炎症细胞起着宿主防御的作用[2]。外板是一层薄薄的平滑肌，称为黏膜肌层。这一层可能帮助上皮细胞的运动更紧密地接触管腔内容物，从而提高其吸收功能的效率[3]。

黏膜肌层之外是黏膜下层，由神经细胞丛组成，将信息从黏膜传递到内外神经系统。此外，它通过自己的神经丛独立地控制分泌和吸收。

黏膜下层的外层是固有肌层，它由两层平滑肌组成，它们协同工作以产生肠蠕动。内环沿圆周方向定向，而外环沿束沿纵向定向。这些层协调收缩产生食物的机械消化和蠕动。在这两块肌肉之间是肌间神经丛，它提供肠道的内在调节。

固有肌层的纵向层周围是一层称为浆膜的结缔组织，根据食管内的位置，也称为外膜和腹膜。它的作用是防止胃肠道器官与腹腔中的其他内容物之间发生摩擦，并使肠道在该空间内悬浮。

三、胃肠道系统神经解剖

胃肠道具有复杂的神经支配，包括中枢和局部

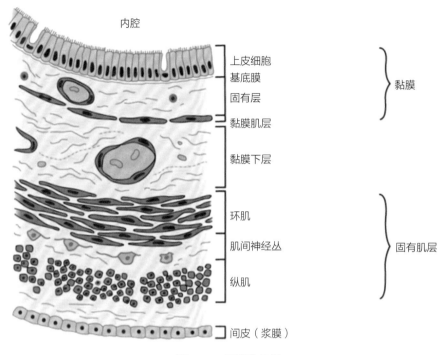

内腔

上皮细胞
基底膜
固有层
黏膜肌层
黏膜

黏膜下层

环肌
肌间神经丛
纵肌
固有肌层

间皮（浆膜）

▲ 图 23-1　肠壁的组织

引自 Chapter 25: Overview of Gastrointestinal Function and Regulation. In: Barrett KE, Barman SM, Boitano S, Brooks HL, eds. *Ganong's Review of Medical Physiology*. 25th ed. New York, NY: McGraw-Hill;2016. http://accessmedicine.mhmedical.com/content.aspx? bookid=1587&section id=97165032.© 2017 McGraw-Hill Education 版权所有

对其分泌、内分泌和机械生理功能的控制。内源性（肠道）神经系统可以独立于外源性（中枢、外周和自主）神经系统，但接受调节以达到最佳功能。

（一）肠神经系统

肠神经系统内的两个主要神经丛是黏膜下神经丛和肌间神经丛（图 23-3）。黏膜下丛，顾名思义，它位于胃肠道壁的黏膜下层内。它的主要功能是控制局部肠道的分泌和吸收。肌间神经丛，也称为 Auerbach 神经丛，位于固有肌层的环形肌和行肌之间。该神经丛控制运动活动，促使管腔内物质混合和推进，并最终帮助排泄粪便。

在肠神经系统内，胆碱能和非胆碱能神经元会释放出一系列具有兴奋性和抑制性的神经递质。兴奋性神经递质，例如乙酰胆碱、腺苷、5- 羟色胺和 P 物质，可增强肠蠕动，增加肠分泌物，释放肠激素 [如缓激肽和胆囊收缩素（cholecystokinin，CCK）]，以及扩张血管 [4, 5]。兴奋性传播也可能引起恶心，呕吐和（或）内脏疼痛 [4, 5]。抑制性神经递质被认为包括氨基丁酸、κ 阿片类药物、一氧化

氮（nitric oxide，NO）和生长抑素，并可能起到减轻管腔扩张引起不适的作用 [4, 5]。

以前认为肠道神经元的神经递质直接作用于平滑肌细胞。但是，动物研究表明，Cajal 间质细胞（interstitial cells of Cajal，ICC）可能参与了肠动力传递至平滑肌细胞 [6]。ICC 独立于肠神经元，在 Meissner 和 Auerbach 的神经丛中发现，它们充当电子起搏器，以产生节律性肠收缩 [6, 7]。以前认为肠神经元和 ICC 可以独立发挥功能来产生蠕动，但是现在人们认为它们具有胃肠道功能的整合调节作用，其中 ICC 在产生节律性运动中可能起更主要的作用 [7]。糖尿病性胃轻瘫和其他形式的肠动力障碍可能与 ICC 浓度降低或异常降低有关 [6, 8, 9]。肠神经系统会受到自主神经系统的影响。如前所述，副交感神经（parasympathetic，PS）活性的增强促进了黏膜下和肌间神经丛用途的功能，而交感神经活性的增强则减弱了它们的功能。

（二）外部神经系统

胃肠道的外在神经系统牵涉到自主神经系统

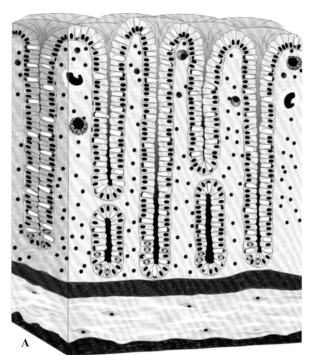

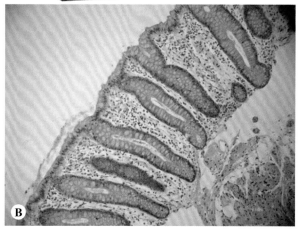

▲ 图 23-2　肠壁黏膜层的组织学

A. 正常肠黏膜示意图；B. 显微镜下图片（10×）。表面上皮细胞和管状腺体内嵌在排列松散的基质中。增加的表面积是通过绒毛或管腔褶皱实现的（经许可转载，引自 Van Eyken P, Fanni D, Gerosa C, Ambu R. Chapter 1 The Normal Biopsy: Mucosa and Submucosa. In: Geboes K, Nemolato S, Leo M, eds. *Colitis: A practical approach to colon biopsy interpretation.* 2014）

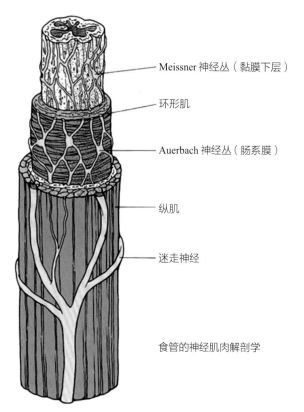

▲ 图 23-3　肠神经丛（**Auerbach 神经丛和 Meissner 神经丛**）
食管肌肉层中的肠系膜（Auerbach）和黏膜下层（Meissner）神经丛的示意图（经许可转载，引自 Staller K, Kuo B. Chapter 19: Development anatomy and physiology of the esophagus. In: Shaker R, et al., eds. *Principles of Deglutition: A multidisciplinary test for swallowing and its disorders.* 2013）

的副交感神经和交感神经部分以及躯体腰骶神经（图 23-4）。自主神经和体神经与内在系统进行交流，以促进正常的消化功能并将胃肠道与中枢神经系统连接起来。自主神经系统的副交感神经分裂通常会增强肠道功能，而交感神经分裂通常会抑制消化。

1. 副交感神经系统

通常，副交感神经支配导致蠕动增加、分泌物增多和括约肌松弛[10]。它还促进胰腺和肝功能。副交感神经沟通通过迷走神经和盆腔内脏神经发生。迷走神经起源于延髓水平的中枢神经系统和从食管到近端结肠的肠神经元突触。盆腔内脏神经起源于骶脊髓节段 $S_2 \sim S_4$ 的灰质前外侧束，支配着从远端横结肠到肛肠区域[11]。大多数副交感神经具有胆碱能和兴奋性，主要释放乙酰胆碱来调节肌间神经丛和黏膜下神经丛。也有非肾上腺素，非胆碱能神经元释放神经递质，如血管活性肠肽（vasoactive intestinal peptide，VIP）和 NO[5]。

2. 交感神经系统

胃肠道的交感神经支配减少了蠕动，抑制分泌物，损害吸收，收缩括约肌和血管[10]。在交感神经刺激的情况下，胰腺释放的胰岛素和消化酶减少，肝脏增加糖原分解和糖异生。交感神经系统起源于从 $T_5 \sim L_2$ 的脊髓中外侧柱的细胞体内

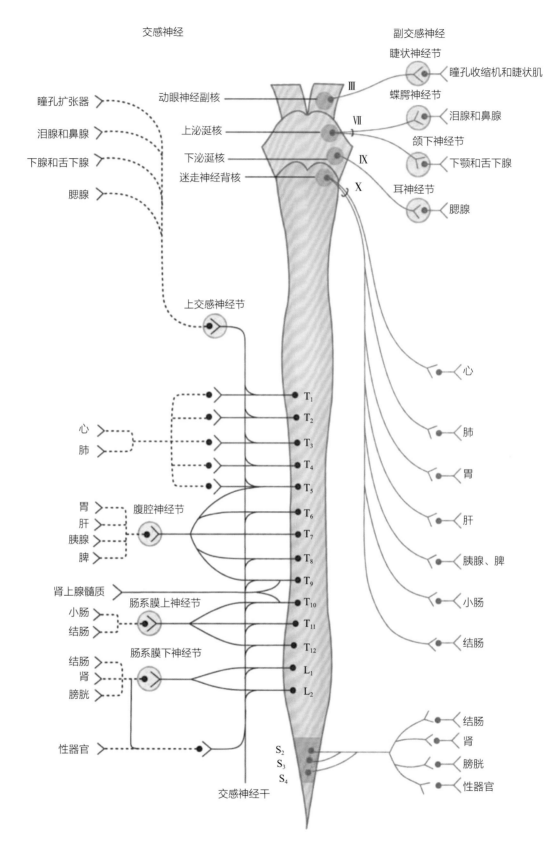

▲ 图 23-4　胃肠道的自主神经系统的神经支配

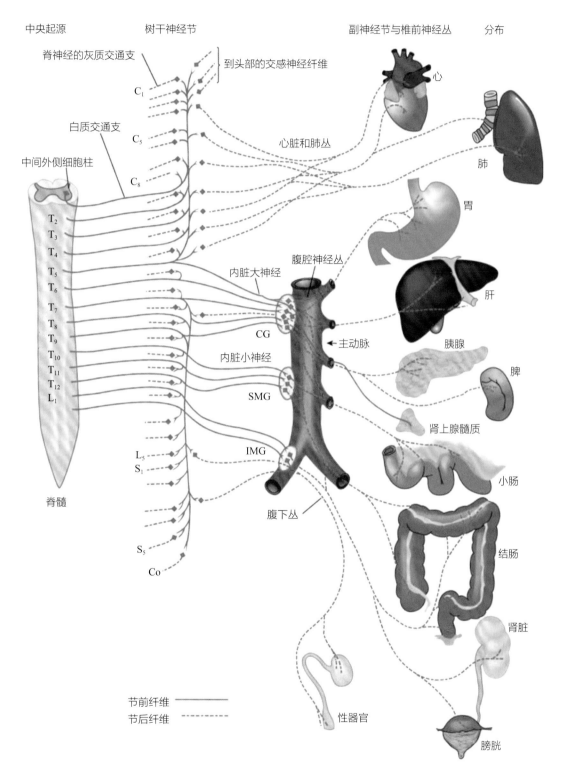

▲ 图 23-5　胃肠道的交感神经支配

CG. 腹腔神经节；IMG. 肠系膜下神经节；SMG. 肠系膜上神经节（经许可转载，引自 Chapter 20: The Autonomic Nervous System. In: Waxman SG. ed. *Clinical Neuroanatomy*. 27th ed. New York, NY: McGraw-Hill Education;2013. http://accessmedicine.mhmedical.com/content. aspx?sectionid=45395985&bookid=673&jumpsectionID=45401345&Resultclick=2. ）

（图 23-5）。交感神经纤维在继续作为节后纤维直接在平滑肌、腺体和血管上突触，或通过肠神经系统上的突触间接连接。乙酰胆碱是神经节前纤维释放的初级神经递质，去甲肾上腺素是神经节后交感神经末梢释放的初级神经递质，对胃肠道系统起抑制作用[5, 12]。

胸段 T_5～T_9 通过神经节前交感神经纤维通过较大的内脏神经发到腹腔神经节，然后再将神经节后轴突发送到食管、胃、肝脏、胆囊、胰腺、脾脏和肾上腺[13]。肠系膜上神经节从小内脏神经和 T_{10}～T_{12} 将节后交感神经纤维发送到小肠、升结肠和横结肠[13]。肠系膜下神经节接收从 L_1～L_2 的交感纤维，并通过胃下丛将节后纤维输送到剩余的结肠、肛肠区、肾脏、膀胱和性器官[13]。内括约肌（internal anal sphincter，IAS）的交感控制是通过这个神经丛介导的。

3. 躯体神经

躯体运动神经元位于脊髓的腹角。大多数躯体神经通过与免疫活性细胞的突触连接间接地支配胃肠道平滑肌[14]。它们通过速激肽进行兴奋性传递，通过血管活性肠肽和一氧化氮进行抑制性传递[15]。然而，肛门外括约肌（external anal sphincter，EAS）和盆底肌可直接受到来自 S_2～S_4 的躯体神经的支配[16]（图 23-6）。

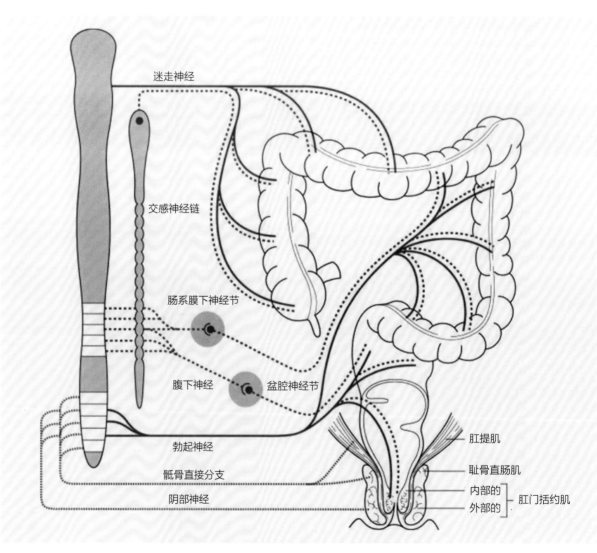

▲ 图 23-6 外源性神经系统对结肠及肛肠区域的神经支配

四、正常胃肠道解剖和生理

（一）口腔和食管

口腔是控制食物的摄入和消化的初始阶段，称为咀嚼。咀嚼增加食物颗粒暴露于消化酶的表面积。口腔内的唾液腺提供唾液以创造水环境，并释放黏液覆盖在食团表面以帮助吞咽[2]。水环境将味觉分子扩散到舌头上的感受器，感受器再集中传递信息以进一步控制食物摄入[2]。一旦食物缩小到适合通过食管的颗粒大小，下一个阶段就可以开始了。

吞咽由三个连续的阶段组成[11]。最初的随意阶段包括闭口和舌头将食团向后传播到口咽腔[2]。不随意的咽相位协调食团从咽到食管的运动，同时防止误吸。为了食物的安全通过，软腭必须关闭鼻腔通道，腭咽褶皱必须拉在一起，只允许小颗粒通过，声带和喉部的运动必须移动会厌来覆盖喉部。咽肌蠕动波将食物推进食管。接下来是不自主的迷走神经介导的食管期，在这个阶段，蠕动波将食物移动到食管的远端。远端食管由平滑肌组成，平滑肌与食管下括约肌（lower esophageal sphincter，LES)的吞咽反射和放松协调工作，允许食团进入胃。

（二）胃

胃主要起着贮存器的作用，控制着食物进入十二指肠的速度。胃可分为四个功能区域：贲门、胃底、胃体和胃窦（或幽门区；图23-7）。贲门是胃的最近端功能段，与LES重叠。这个区域分泌黏液和碳酸氢盐来保护表面免受胃内容物的侵蚀[2]。胃底由胃的上部弯曲形成，包含胃底腺，分泌盐酸和胃蛋白酶原形成蛋白水解酶，胃蛋白酶。胃脂肪酶开始降解脂质，虽然不是胃的主要功能。内在因子的释放有助于维生素 B_{12} 的吸收。胃底和幽门之间是胃体，它通过许多皱褶来增加存储能力。当迷走神经刺激胃收缩时，食物的内容物被导向胃窦。胃窦将胃内容物混合磨碎形成食糜。幽门括约肌在基线时保持收缩，并随蠕动收缩而短暂放松，使胃内容物缓慢排空至十二指肠。括约肌也受到神经激素肽如缩胆囊素和胃泌素的影响。

进一步控制胃排空速度涉及十二指肠腔内容物、神经递质释放和激素调节。例如，十二指肠酸化、葡萄糖和某些脂质会减慢固体和液体的排空[17]。一

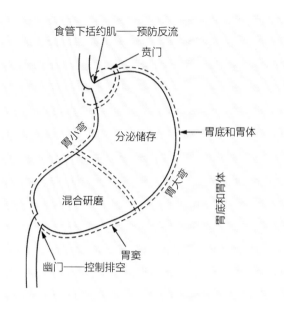

▲ 图 23-7　胃的功能区域

经许可转载，引自 Barrett KE. Chapter 1: Functional anatomy of the GI tract and organs draining into it. *Gastrointestinal Physiology*. 2nd ed. New York, NY: McGraw-Hill;2014. http://accessmedicine. mhmedical.com/content.aspx?–bookid=691&sectionid=45431407

氧化氮和缩胆囊素的存在会延迟胃排空，血清素通常会抑制兴奋性神经传递。身体的应激反应也影响胃运动、愤怒增加、恐惧和抑郁降低胃运动活性[17]。

（三）小肠

小肠由十二指肠，空肠和回肠组成，是消化和营养吸收的主要部位。十二指肠对于消化过程至关重要，其十二指肠内腔含有内分泌细胞和对化学和机械敏感的神经末梢，这些末梢将信号发送至胃肠道系统的其他区域，以调节内含物的流动和酶的释放[2]。在该区域，胰腺和胆囊通过 Oddi 括约肌将其酶分配到管腔中。胰酶包括消化糖类的淀粉酶、消化蛋白质的胰蛋白酶和糜蛋白酶，以及消化脂肪的脂肪酶。另外，胰腺释放胰岛素来调节葡萄糖和碳酸氢钠以中和胃酸含量。肝脏产生胆汁酸以乳化大的脂肪颗粒，进一步帮助脂肪消化。胆汁酸在胆囊储存位置的释放受缩胆囊素和自主神经输入的影响[18]。

空肠被设计为吸收的主要部位。它的表面积通过向内腔的突起（称为 Kerckring 褶皱和绒毛）而大大增加。绒毛上皮细胞上的大量微绒毛可进一步放大表面积[2]。髂骨的主要功能是通过其末端表达

的转运蛋白回收胆汁酸[2]。如果小肠近端吸收功能受损，则回肠有能力承担主要的吸收功能[2]。

（四）结肠

结肠（大肠）按解剖形态分为升结肠、横结肠、降结肠和乙状结肠，但功能上存在细微差异。升结肠和横结肠参与回收液体和吸收其他膳食副产物，如短链脂肪酸和膳食纤维。然而，结肠通常缺乏小肠中常见的吸收转运蛋白，因此不能吸收氨基酸、单糖、多肽和维生素。结肠的更远侧部分的功能是将粪便向远侧推进以准备排空。

两餐之间，结肠仍然相当不活跃。进食后，我们稍后讨论的反射会增加结肠运动。结肠运动模式包括节段性收缩和巨大的移行性收缩（giant migratory contraction，GMC）。近端结肠主要进行节段性收缩，进一步混合和吸收管腔内容物。GMC 在整个结肠中发生，将粪便推向直肠，尽管这些在远端结肠中最为常见[16]。巨大的移行性收缩在一天中会出现几次，但在早上更明显，并伴有胃绞痛反射[16]。结肠运动和排便受固有的、反射的、自主的和随意的躯体控制[16]。

结肠还提供了共生的细菌生态系统，有助于个体的健康和营养状况。已经发现微生物及其代谢产物可调节免疫系统、内分泌系统、肠神经系统和中枢神经系统的功能[19]。

五、涉及胃肠道运动和功能的反射

胃肠道的有效功能依赖于介导食物运输和酶释放的反射。这些反射通常是指从神经束的一个部分到另一个部分的神经元间的交流，然而，反射也可能涉及与内在系统的外部通信，例如中枢神经系统通过部位或气味识别食物，然后刺激胃液分泌。

（一）胃肠反射

接受放松指的是最初吞咽或咽部刺激后胃近端张力的下降[17]。然后，由于胃调节反射，胃膨胀导致进一步的近端胃松弛。这种机制可使吞咽的食团 80% 保留在胃中[17]。这些反射是由迷走神经反射弧通过孤束核介导的[17]。胃近端张力通过食管扩张、营养灌注、缩胆囊素释放、十二指肠经迷走神经和内脏途径扩张等机制进一步降低[17]。食入食物会刺

激回肠反射，或增加回肠推进力，并导致回盲部结压降低。内在的神经元通路可能介导了这些反射[17]。

（二）结肠反射

有三种主要的结肠反射作用可促进粪便运动，包括胃结肠反射、结肠结肠反射和直肠结肠反射。肠胃反射是通过进食后结肠活动增加而定义的，是胆碱能介导的反射[11]。运动通常在几分钟内增加，在不到 1h 内达到峰值，并持续数小时[16]。人们认为，脂肪食物和蛋白质可为这种反射提供最佳的刺激，但也可能涉及激素（缩胆囊素，胃泌素和胃动素），以及内在的神经和迷走途径[16]。

由固有的肌间神经丛介导的结肠结肠反射导致结肠扩张区域上方的肌肉收缩，而结肠下方的肌肉松弛，从而促进大便的向前推进[11]。最后，由骨盆神经介导的直肠结肠反射描述了结肠蠕动是由于对直肠或肛管的化学或机械刺激而发生的[16]。如本章稍后所述，这种反射是使用栓剂和 DS（digital stimulation，DS）来帮助脊髓损伤患者排便的基础。

除了这三种结肠反射外，还有两种反射影响肛门直肠区域。在 IAS 中机械感受器受到刺激后，肛门直肠兴奋性反射通过直肠的不自主收缩刺激粪便排出。相反，直肠肛管抑制反射对促进自制很重要。在这种反射中，直肠扩张导致 EAS 收缩，直到有合适的排便时间。在自愿决定排便后，条件反射放松的 IAS 和随后的自愿放松的 EAS 允许排出直肠内容物。

六、自制和排便

自制依赖于肛门直肠区域肌肉和神经的有效协调。它涉及在直肠穹窿中保持粪便，感知一个完整的直肠，并适当放松 EAS 以允许在适当的时间排泄粪便。为了保持大便在直肠内，共同收缩需要 IAS 和 EAS 及直肠顺应性。IAS 由非随意平滑肌组成，在静息状态下仍保持强直收缩[11]。EAS 由骨骼肌组成，由躯体阴部神经自主控制（$S_2 \sim S_4$）。盆底肌肉，尤其是耻骨直肠肌，也有助于促进节制（图 23-8）。特别是在直肠压力增加的时期，如咳嗽或 Valsalva 手法，它们起着重要的作用。结肠收缩将粪便推向直肠，直肠壁扩张并拉伸耻骨直肠肌。如前所述，

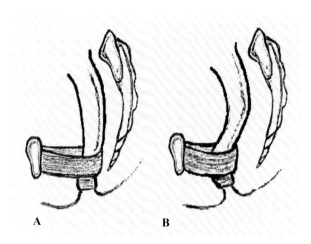

▲ 图 23-8 耻骨直肠肌作为直肠上的功能性吊索示意图。比较肠道角度与松弛的耻骨直肠肌
A. 允许排便与收缩的耻骨直肠肌；B. 防止尿失禁

这导致了 IAS 的反射性松弛，即直肠肛门抑制反射。接下来是排便的冲动，但是控制反射（EAS 和耻骨直肠肌的随意收缩）阻止排便，直到有意志的放松发生。一旦 IAS、EAS 和耻骨直肠肌放松，便可排出粪便，这一过程可由腹部肌肉组织增加的腹内压力来辅助。

大便失禁

大便失禁（fecal incontinence，FI）可能是由于粪便稠度改变，括约肌收缩受损，直肠顺应性差，直肠感觉受损或骨盆底肌肉功能障碍引起的[20, 21]。腹泻是由于直肠充盈太快而使身体无法做出适当反应，以及稀薄的液体粪便（与固体粪便相比更难保留）导致腹泻[21]。若水样粪便四周漏出，则直肠内仍留有硬便而产生与便秘有关的大便失禁。此外，大而硬粪便的存在可能导致协同排便障碍，在这种情况下，肌肉无法协同工作，以促进节制和产生有效和完整的排便。涉及括约肌或盆底的肌肉损伤或无力可导致难以协助 EAS 收缩，以防止大便泄漏。直接参与控制括约肌或耻骨直肠肌的神经元的神经损伤导致不能有强直性 IAS 收缩、随意 EAS 收缩和随意调节括约肌控制的耻骨直肠肌。除了脊髓损伤或周围神经损伤外，诸如头部创伤或卒中等中枢神经系统疾病也会降低调节这一过程的能力，并增加在不适当时间失禁或排便的风险。如下文所述，在患有脊髓损伤的患者中，上运动神经元（upper motor neuron，UMN）病变和下运动神经元（lower motor neuron，LMN）病变都有可能导致大便失禁。

为了了解大便失禁的原因，如果不是直接基于患者的基础诊断，专家可以通过肛门测压术、肛门超声（ultrasound，US）、排便造影、肛门肌电图，以及典型的影像学来评估这些结构的功能，以促进自制[21]。

七、脊髓损伤之后的胃肠道系统变化

脊髓损伤影响许多器官系统，包括在不同程度上贯穿整个呼吸道的胃肠道系统。对胃肠道系统的影响可能在急性期是暂时的，也可能是长期的，并有可能导致这些人的发病率和死亡率。

（一）对上消化道的影响

吞咽困难是外伤性脊髓损伤后常见但未被充分认识的胃肠道功能障碍[22]。在 Shem 等的研究中，急性四肢瘫患者吞咽困难的发生率约为 41%[23]。吞咽障碍通常是暂时性的，是在脊柱前路手术、长时间插管和（或）气管造口术中软组织肿胀或无力的结果[23]。功能性吞咽困难也可能与受伤后急性期颈椎固定支具或强迫仰卧位有关。

最近的研究表明脊髓损伤后食管运动障碍的发生率增加[24]。食管的蠕动可能受到破坏或减弱，导致吞咽困难、胃食管反流病（gastroesophageal reflux disease，GERD）或痉挛性胸痛[24]。在 Radulovic 的一项研究中，使用测压法来评估 25 名慢性脊髓损伤患者（13 名 $C_5 \sim C_7$ 的损伤，12 名 $T_4 \sim T_{12}$ 的损伤）与 14 名健全个体的食管运动障碍[24]。脊髓损伤患者（84%）与正常对照组（7%）在食管测压异常患病率方面存在显著的临床差异。本研究显示，贲门失弛缓症的患病率为 16%，食管胃交界流出道梗阻的患病率为 20%，而这两种疾病在健全个体中均未观察到。脊髓损伤受试者的蠕动功能缺陷主要是由于蠕动功能减弱所致，但也有部分个体的蠕动功能经常失败。Stinneford 等报道慢性脊髓损伤患者的食管收缩幅度和食管收缩速度明显低于年龄匹配的对照组[25]。

胃排空障碍在脊髓损伤患者中很常见，尤其是在受伤后的最初几周，以及在颈部和上胸部病变的患者中[16]。Williams 等在一项研究中比较了脊髓损

伤患者的胃排空时间与年龄和性别匹配的健全个体的胃排空时间，SmartPill 胶囊显示了具有统计学意义的延迟排空时间（10.6h vs. 3.5h）、结肠运输时间（52.3h vs. 14.2h）和整个肠道运输时间（3.3h vs. 1.0d）[26]。排空障碍可能是通过自主神经和肠神经受损，或 ICC 功能障碍导致的胃窦和十二指肠运动的分离[27]。脊髓损伤后胃结肠反射也可能受损，导致胃排空障碍；然而，目前关于脊髓损伤对这种反射作用的证据仍然未知。Connell 等的一项研究记录了胃绞痛反射的存在，而 Aaronson 等的一项研究发现这种反射在脊髓损伤后消失[28, 29]。

颈、胸段脊髓损伤患者存在胆囊运动障碍和肠肝循环障碍[30]。胆囊的交感神经供应起源于 $T_7 \sim T_{10}$，损伤这些神经元中的任何一个都可能导致胆囊收缩能力的改变，促进胆汁淤积，并增加胆结石的形成[16]。然而，脊髓损伤对胆囊的确切影响仍存在争议。一些研究表明，较低的胆囊射血分数是由于基线静息容积减少，而不是由于收缩受损[31]。胆囊异常发生率的增加可能与肥胖等传统危险因素的增加有关。

在脊髓损伤后的最初几天到几周内，小肠运动受损是一种常见的并发症。典型表现为腹胀，但如果进展，可发展为麻痹性无力性肠梗阻，后果更为严重。

（二）对下消化道的影响

尽管肠系统和 ICC 可能不受脊髓损伤的影响，但脊髓损伤后大推进收缩和排便的自主和躯体控制功能受损会导致大肠严重功能障碍。外源性神经控制的受损、腹肌控制的减少或丧失、麻醉剂的使用、营养的改变和不动都是导致神经性肠病的因素。潜在的后果包括运输时间增加、便秘、大便失禁、排便协调障碍、排便需求感知障碍[16]。

与对照组相比，已证实脊髓损伤患者的左结肠和直肠运输时间延迟[32]。脊髓损伤对肛门括约肌张力和控制的影响与脊髓损伤的水平直接相关。脊髓圆锥（T_{12}）以上的损伤可导致痉挛性 EAS，原因是丧失了自主运动控制，但保留了反射活动。这通常被称为 UMN 肠。在这种情况下，必须采取其他措施使括约肌松弛，以便排便。当 T_{12} 以下的损伤发生时，EAS 会变得衰弱无力，失去自主和反射性运动能力。这被称为 LMN 肠。在 LMN 肠患者中，外部盆腔 PS 刺激降结肠、乙状结肠和直肠蠕动的丧失可导致便秘，但这些患者通常因弛缓性 EAS 而出现尿失禁[11]。

脊髓损伤除了对排便的灵活性和协调性有影响外，还对结肠有其他影响。在 UMN 和 LMN 肠功能障碍中均观察到肠道菌群的组成变化[19]。有一种假设认为，肠道生态的改变是由于与初始损伤相关的应激引起的，即肠道功能障碍类型（即肠道疾病），改变自主神经系统平衡，结肠运输时间受损[19]。这种微生物群的失调会导致肠道功能的进一步改变，并影响个体的整体健康[19]。

八、脊髓损伤后肠道管理

肠道功能障碍是脊髓损伤后患者关注的主要问题。对神经性肠道的有效管理可以促进可预测的和有规律的肠道运动，最小化尿失禁的发生，预防胃肠道并发症，提高生活质量（quality of life，QoL）[11]。最初有效的 UMN 肠计划通常包括口服药物、栓剂或灌肠剂和 DS，而 LMN 肠方案通常需要口服药物来调整粪便浓度和手动排空。无论损伤程度如何，营养（包括液体状态和膳食纤维摄入）起着至关重要的作用，仅营养调整可能就足以维持足够的粪便浓度和结肠运输。其他能提高肠道护理效率的因素包括活动水平、护理人员的协助和适应性设备的使用[11]。每个人都需要肠道计划的不同组成部分来有效地管理他或她的神经性肠道，该计划应经常由临床医生进行评估，以实施任何必要的改变。

（一）药物治疗

在新的 SCI 之后，通常使用药理制剂来帮助建立排便程序，但长期管理并不总是必需的[11]。药物应作为辅助工具使用，以达到足够的大便量、稠度和结肠转运[11]。常用的药物包括大便软化剂、散装制剂、蠕动刺激剂和接触性刺激剂[11]。还可以考虑使用促进剂来解决受损的胃和结肠输送时间。

1. 大便软化剂

如果饮食和液体管理不足以使粪便柔软而结

实，则可能需要大便软化剂。多库酯钠（Colace）和多库酯钙（Surfak）是表面活性剂，乳化胃肠道中的脂肪并减少结肠中水的重吸收，从而导致粪便中水含量增加。适当的液体摄入量对大便软化剂的效果至关重要。

2. 散装剂

散装剂通过结肠 - 结肠反射增强结肠传输。这些药物吸收水分进入粪便，扩大其体积，并导致随后的管腔膨胀。这导致刺激结肠蠕动。重要的是要保持足够的液体摄入，以防止大便太硬而导致肠梗阻。存在各种不同的配方，如车前草（Fiberall、Metamucil、Naturacil）、多娑钙（FiberCon）和甲基纤维素（Citrucel）。

3. 蠕动刺激剂

蠕动刺激物直接刺激肠神经系统引起蠕动。番泻叶（Senokot）被认为可以刺激结肠肌间神经丛。进食后 6～12h 可观察到排便，因此脊髓损伤的给药计划是根据排便的时间而定的。例如，在一个晚上排便的患者中，番泻叶一般在中午前后服用。长期使用后，人们发现番泻叶会导致大肠黑变病，结肠镜检查发现的结肠黏膜良性染色。更重要的是，长期使用与泻药性结肠有关，随着时间的推移，反应性的降低会导致肠扩张和弛缓[33]。番泻叶可以与多库酯钠一起作为通便软化剂组合使用，有多种剂型可供选择。

4. 肠接触刺激剂

接触刺激物直接刺激结肠黏膜，可用于各种制剂，包括栓剂和灌肠剂，以及不太常用的口服片剂。栓剂是典型的半固体制剂，而灌肠剂是液体制剂。栓剂被认为是比较安全的，但是灌肠剂可以到达结肠的高处，以便更彻底地排空粪便。在使用栓剂或灌肠剂之前，直肠穹窿应在插入药物以改善药物与肠壁的接触之前，通过最大限度地用手指清除粪便来清除直肠穹窿。

栓剂形式的比沙可啶可能含有植物碱（Dulcolax）或聚乙二醇基碱（Magic Bullet），由于生物利用度提高，后者的效果更快[34, 35]。据报道，植物碱排泄时间为 58min，而聚乙二醇碱为 32min[36]。灌肠剂是聚乙二醇钠盐（总量为 5ml），据报道在 2～15min 内有效[37]。灌肠剂还含有苯佐卡因，对排便过程中出现疼痛的患者或有自主反射障碍（autonomic dysreflexia，AD）的患者有益。Enemeez 被认为是迷你灌肠剂。尽管使用了口服药物和栓剂，但只有在出现肠阻塞时才使用大容量灌肠剂[11]。

长期使用灌肠可能导致依赖、结肠损伤和电解质紊乱。甘油栓剂除了是接触刺激物外，还能润滑大便以促进排泄。当栓剂转变成单独的 DS 时，它们经常被使用[11]。

5. 泻药

泻药的作用是将液体吸入肠腔并刺激结肠运动。盐泻药通常是由镁、钠或钾组成的盐。其中包括镁乳、柠檬酸镁和磷酸钠盐口服溶液。高渗性泻药在结肠中代谢为短链氨基酸，将液体吸入结肠。乳果糖、山梨醇和聚乙二醇（GoLy tely，Miralax，CoLyte）是常见的高渗。聚乙二醇制剂不会引起电解质紊乱，因此长期使用是安全的，经常用于排便。乳果糖常用于肝性脑病的治疗而非脊髓损伤。它会导致胃痉挛和肠胃胀气[11]。

6. 其他促进剂

除了这些药物外，还可以考虑使用促进剂。甲氧氯普胺（胃复安）是一种胆碱能激动药和多巴胺拮抗药，可以改善胃动力和排空。通常用于胃动力障碍。然而，由于其锥体外系的不良反应和与许多药物的相互作用，其长期使用受到限制。典型的起始剂量是饭前 5mg，必要时可增加药量，每天不超过 40mg。也可以添加夜间剂量。对于那些不能使用甲氧氯普胺的人，可以使用多潘立酮或红霉素。多潘立酮也是多巴胺拮抗药，初始剂量为 10mg，一天 3 次，饭前服用。它可以增加到 20mg，可以在睡前服用其他剂量。红霉素，一种抗生素，已被发现有利于促进胃蠕动，并经常在运动障碍患者中使用。每日 3 次，每次 250～500mg，饭前服用。应监测速激肽的不良反应。5- 羟色胺激动药如西沙必利和替加色罗等已被作为促动力剂进行了试验，效果良好，但它们的心脏不良反应导致其退出市场[38, 39]。其他的药物，如鸟苷酸环化酶 -C 受体激动药利那洛肽和氯离子通道激活药鲁比前列酮，会导致肠道液体分泌增加。关于其使用的初步报告是有希望的，但是需要进一步评估脊髓损伤患者的疗效[40]。

（二）营养干预

饮食对肠道功能有显著影响。粪便的黏稠度直接受到膳食成分的影响，如纤维和体液。通常，建议每天摄入 15~20g 的膳食纤维和至少 1.5L 的液体 [11, 41, 42]。对粪便浓度、排便频率和胃肠道症状的影响应指导个人的理想摄入量，因为大多数营养调整的循证建议并不存在。

1. 膳食纤维

膳食纤维是植物性食物中不可消化的一部分 [43]。纤维可分为可溶性纤维和不可溶性纤维。可溶性纤维溶于水，形成凝胶状物质，对胆固醇和葡萄糖水平有有益的影响。不溶性纤维是增加粪便体积，减少便秘，改善肠道运动的调节。可溶性纤维的来源包括苹果、大麦、豆类、胡萝卜、柑橘类水果、燕麦和车前草 [43]。不溶性纤维存在于豆类、坚果、土豆、麦麸、全麦面粉和许多蔬菜中 [43]。

迄今为止，尚无前瞻性随机对照试验来评估纤维对脊髓损伤人群神经源性肠的影响。根据纤维在一般人群和慢性便秘人群中调节肠道运动和减少与便秘相关的不适的益处，推断出高膳食纤维可以推荐给脊髓损伤患者。然而，一些研究表明，与正常的胃肠功能相比，高纤维饮食实际上可能对神经性肠产生相反的影响。Cameron 等发现，在 11 例慢性 SCI 患者的饮食中加入麸皮可导致结肠转运时间减慢 [43]。这导致大多数建议避免高纤维饮食，建议每天摄入 15~20g 的膳食纤维，但需要更多的研究来提供循证指南。当将纤维引入患者的饮食中时，应逐渐添加纤维以监测不良反应。鉴于纤维不足或过多会导致进一步的并发症，因此每个人都必须找到一定数量的膳食纤维，以促进大便健康并最大限度地减少肠道护理的并发症。

2. 其他饮食调整

其他的饮食调整将基于个人对食物的反应。例如，高香料和高脂肪含量的食物是神经性肠病患者腹泻的原因 [11]。咖啡因饮料可能有通便作用，但也可能导致某些人腹泻或大量腹泻。此外，由于咖啡因的利尿作用，每天的咖啡因摄入也应该被监测。西梅汁可单独使用或与口服药物一起使用以促进排便 [43]。

3. 液体管理

液体摄入对粪便的含水量有显著影响，因此对粪便的黏稠度也有显著影响。对于液体摄入量的确切数量，并没有明确的指导方针。对于每个人来说，应摄入足够的水以保持柔软、成形的一致性，以防止大便硬出现的并发症 [11]。一般情况下，建议每个人至少喝 1.5L。然而，有关胃肠道管理的液体摄入指南也需要考虑个体的活动水平、环境因素和口渴。除了调整肠道护理的液体摄入量外，还必须考虑液体对患者膀胱管理计划和整体水合状态的影响。

（三）手动干预

为了方便在反射性肠内排便（LMN 肠），使用了手动排泄。相反，反射保留的个体（即 UMN 肠）将能够利用脊柱介导的骶反射活动，直肠的 DS 将增强结肠的运动性，以帮助消除粪便。这些干预将在下文中详细讨论。

（四）替代方式

最近的一项对 21 例不完全运动损伤和神经源性肠功能障碍患者进行的 6 周肛门直肠生物反馈的病例对照前瞻性研究显示，症状评分和肠道相关的生活质量显著改善，肛门直肠感觉改善，肛门直肠运动功能改善 [44]。

骶骨前根刺激器（Sacral anterior root stimulator，SARS）是一种用于膀胱逼尿肌过度活动和逼尿肌括约肌协同障碍的植入装置 [45]。最近发现它可以刺激远端结肠和直肠的蠕动。研究表明，直肠 - 乙状结肠运输时间减少，排便频率增加 [45]。然而，这一过程并非没有风险。它需要 $L_4 \sim S_2$ 的椎板切除术，已知的并发症包括肛门括约肌收缩阻止排泄、感染、技术问题和植入物周围脑脊液的收集 [45]。另一种神经刺激器被称为骶神经刺激器（sacral nerve stimulator，SNS），最初用于特发性大便失禁。对于骶神经刺激器，电极通过骶孔置于 $S_2 \sim S_4$。不完全性脊髓损伤患者的临床疗效较好，完全性脊髓损伤患者的临床疗效较差。与骶骨前根刺激器相比，骶神经刺激器需要的有创性更小，但是已经报道了感染的风险和技术问题（如铅置换）[45]。

在一篇综述各种神经刺激技术的文章中，发现骶骨前根刺激器可改善部分完全性脊髓损伤患者的肠功能，而骶神经刺激器可减少许多不完全损伤患者的神经源性肠功能障碍[45]。然而，在神经刺激成为推荐疗法之前，还需要更大规模的对照试验。

九、排便计划

肠道管理计划是一种有效排空结肠、预防大小便失禁、预防神经性肠的短期和长期并发症的个体化治疗方案[46]。它可以实施饮食改变、口服药物、栓剂和人工干预。如果仍然无效，可能需要其他的选择，如灌肠或手术干预系统。该计划的不良反应或无效的肠道计划的并发症会被监测，随着时间的推移，用于实施肠道计划的改变。

脊髓损伤后急性康复期的重点是肠道计划的优化和个体化。在康复环境中排便控制不良不仅会影响患者参与治疗的能力[47]，而且还会对患者的社会心理健康产生长期的负面影响。在急性康复期间，神经源性肠病的治疗主要集中在教育方面。患者了解脊髓损伤对胃肠道系统的影响，可能出现的潜在短期和长期并发症，以及避免或最小化这些并发症的预防策略。通常，经验丰富的脊髓损伤康复护士和职业治疗师（occupational therapist，OT）提供了大部分的肠道管理培训和教育。如果患者不能执行自己的方案，那么这个人就会被教导如何指导护理人员执行肠道护理。物理治疗师也在肠道护理中发挥作用，通过提高转诊的表现，以减少护理人员的压力，防止皮肤损伤。

在急性康复环境中，开始每天排便。随着患者的神经源性肠模式出现和对任何干预措施的反应变得更加一致，患者可能尝试每隔一天一次的方案或不太频繁的方案。在 Kirshblum 等对 100 名慢性脊髓损伤患者的研究中，46% 的患者进行隔日治疗，24% 的患者进行每日治疗[48]。

（一）排便时间

排便通常是在每天早上或晚上的同一时间进行，以促进白天的节制和规律性。确定计划实施时间时要考虑的因素包括损伤前的排便模式或排便习惯、神经性肠病的类型（即 UMN 或 LMN），患者的生活方式和预期的活动（如工作或学校、厕所的可

及性），以及是否有护理人员在需要时提供帮助[11]。据 Kirshblum 报道，58% 的慢性脊髓损伤患者在早晨进行排便，而 39% 的人在晚上进行排便[48]。

理想情况下，计划应该花费不到 1h，并且通常在 45min 内完成[11]。在 Kirshblum 早些时候的研究中，大多数人（77%）能够在 45min 内完成一个疗程；然而，与每隔一天一次的饮食相比，每天排便的时间更少。频率较低的计划，如每周或每两周，完成肠道护理的时间明显更长[48]。

（二）肠道程序定位

排便程序的定位最好是直立和坐着的，如在有衬垫的便桶上，以改善直肠位置并利用重力[11]。然而，减少对直立位置的容忍可能需要在床上执行计划。如果患者将在床上进行排便，则患者应采取左侧卧位，以便更好地利用重力和正常的直肠弯曲[11, 36]。

（三）UMN 神经源性肠道管理计划

在导致 UMN 肠模式的损伤中，肠管理干预的重点是利用保留的结肠运动反射和放松收缩的EAS。UMN 肠型可能直到脊髓休克后才会出现，通常在受伤后 6 周出现。常见的药物干预包括 3-2-1计划，包括每天 3 次的大便软化和两种兴奋剂，在栓剂前 6～12h 使用[11]。例如，这种夜间排便的方案可以规定为每日 3 次，每次一片多库酯钠，中午服用 2g 番泻叶，饭后服用一个比沙可啶栓剂。聚乙二醇（Miralax）是另一种常用的药物制剂，可以单独或与其他制剂一起促进正常的肠道运动。在排便前摄入咖啡因有助于通过其通便作用促进排泄，将水吸入结肠并刺激结肠运动[11, 35]。Bristol 粪便量表（Bristol Stool Form Scale，BSFS）是一种标准化和有效的 7 型粪便形态量表，可用于指导最佳方案（图 23-9）。BSFS 小于 4 型意味着需要通过口服液体摄入增加粪便湿度，增加粪便软化剂的剂量和（或）增加泻药。BSFS 5 型或 5 型以上将受益于减少排便方案和（或）进一步评估饮食以改善粪便体积。对于一个 UMN 肠，通常最好将粪便保持在4 型左右，而对于一个 LMN，最好是粪便是更像3 型。

一般来说，利用胃结肠反射（胃扩张后结肠蠕动增加）在饭后 20～30min 排便。栓剂对直肠的刺

Bristol 粪便量表

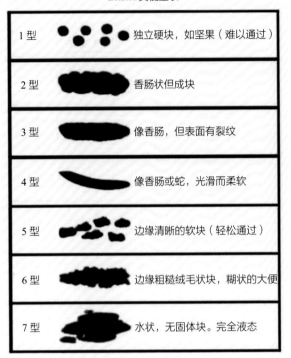

1 型	独立硬块，如坚果（难以通过）
2 型	香肠状但成块
3 型	像香肠，但表面有裂纹
4 型	像香肠或蛇，光滑而柔软
5 型	边缘清晰的软块（轻松通过）
6 型	边缘粗糙绒毛状块，糊状的大便
7 型	水状，无固体块。完全液态

▲ 图 23-9 Bristol 粪便量表

激会刺激直肠结肠反射，帮助大便通过结肠和直肠进入肛门。DS 可进一步增强这种反射。DS 包括将一个润滑良好的戴手套的手指或适应装置插入直肠，然后进行旋转运动来刺激直肠壁。这个过程大约持续 15～20s，然后每隔 10～15min 进行一次，直到直肠穿窿内不再有粪便残留，在连续两次刺激后没有任何结果，或 IAS 关闭手指或装置。排便程序产生定期结果后，可以调整程序的频率和组成部分。在许多慢性脊髓损伤的病例中，单独的 DS 可能产生有效的排便。Kirshblum 发现，在 100 名慢性脊髓损伤患者（平均受伤时间为 6.8 年）中，只有 56% 的人使用口服药物，但 72% 的人使用栓剂，80% 的人将 DS 用作肠计划的组成部分 [48]。几乎所有使用栓剂的患者都需要 DS 才能有助于成功的排泄，但 DS 可以独立于其他干预措施进行。

（四）LMN 神经源性肠道管理计划

对于下腰椎和骶骨损伤的患者，表现出 LMN 肠型，需要采取措施来弥补脊髓介导反射活动的损失，以达到完全排泄和促进自制。通常需要手动从松弛的直肠中取出粪便。通过饮食干预、大便软化

剂和（或）膨化剂来调整粪便的浓度，使粪便变得柔软而坚实，便于方便地排出。与 UMN 肠管理不同，栓剂是无效的，因为它们的作用机制是通过刺激直肠的脊髓反射活动。个人可以执行辅助技术，如 Valsalva 手法或腹部按摩，以促进排泄。腹部按摩按顺时针方向进行，从右下腹轻柔按摩开始，沿结肠方向进行 [11]。在便盆椅上而不是在床上执行这个程序也可以通过重力的使用来促进排泄。对于一些人来说，一天多次排便有助于防止失禁。

（五）不完全性脊髓损伤

一些不完全性脊髓损伤患者将保留直肠充盈的感觉能力，并可能能够自主控制 EAS。无须排空粪便。应通过饮食和（或）药物干预适当监测和管理粪便浓度和胃肠道症状的发生。

（六）肠道管理计划的并发症

在执行肠道计划时，损伤节段在 T_6 以上的完全性脊髓损伤患者患 AD 的风险增加 [11]。这通常发生在无症状的高血压和心动过缓的短暂发作。但是，可能会出现头痛和面部潮红等症状。在一项慢性高位脊髓损伤（T_6 或以上）与低位脊髓损伤（T_{10}～L_2）患者肠道管理组成的比较研究中，AD 在所有高位脊髓损伤患者中均发生，但在低位脊髓损伤患者中未发生指直肠抽吸（digital rectal evacuation，DE）和经肛门灌洗（transanal irrigation，TAI）[49]。观察到 DE 可使收缩压中值增加 61mmHg，而 TAI 可使收缩压增加 37mmHg。此外，在这两种刺激下，去甲肾上腺素而非肾上腺素的血药浓度均显著升高。一旦停止刺激，血压和去甲肾上腺素水平均迅速下降，并在 12min 内恢复至基线 [49]。Furusawa 还报道了在常规肠道检查中出现短暂的高血压，生命体征在 5min 内恢复到基线水平 [50]。对血压和心率影响最大的是手动排便。局部肛门直肠麻醉，如利多卡因胶状液，可在排便前立即使用，有助于减少 AD 症状 [49, 51]。

（七）个性化肠道管理

无论个体的损伤程度或完整性如何，每个人都有独特的肠功能模式和对肠道计划干预的反应。因

此，计划的组成、时间和频率需要根据个人进行调整。在慢性脊髓损伤的处理中，专家必须不断评估患者对其肠道计划的反应，并根据需要进行改变，以继续促进节制和预防并发症。如果进行了修改，建议等待 3～5 个肠道护理周期，然后再决定修改是否有效或是否需要进一步修改[52]。

神经源性肠功能障碍（neurogenic bowel dysfunction，NBD）评分是一种经过验证的评分，通常用于评估脊髓损伤患者的肠症状[53]，并已在几项研究中使用（图 23-10）。这包括 10 个问题，每个症状评分都根据其对生活质量的影响进行加权。将每个问题的分数相加，总分以 47 分为最高，0 分为最低。7 分或更多的分数表明，患者的肠道管理计划在一定程度上（虽然轻微）影响了他或她的生活质量，他或她可能从替代方法中受益。10～13 分代表肠功能的

中度严重程度，14 分以上代表严重功能障碍。神经源性肠功能障碍评分是在脊髓损伤的成年人中制订的，因此没有在儿童中得到验证。

国际脊髓损伤肠功能基础数据集最初发表于 2009 年[54, 55]；2.0 版本[56] 纳入了 NBD 评分，旨在标准化收集和报告日常实践中肠功能的最低限度信息（参考数据集第 2 版），但仅限于研究。肠功能基本数据集包括 16 个项目，适用于个人的创伤或非创伤性马尾上、圆锥或马尾病变。为了确保以统一的方式收集数据，已经明确定义了变量中的每个变量和每个响应类别。SCI-QoL 排便困难评估是最近描述的另一种肠道管理困难对生活质量影响的测量方法[57]。这包括 26 个关于排便困难的项目，可以通过计算机自适应性测试（computer adaptive test，CAT）或简表完成。

括号中给出每个可能答案的评分

(1) 排便频率　　　　　　　　　　　　　　　　　　　　　评分
　　每天□ $_{(0)}$　　　　每周 2～6 次□ $_{(1)}$　　　　每周少于 1 次□ $_{(6)}$　　_____

(2) 每次排便所用的时间
　　0～30min □ $_{(0)}$　　31～60min □ $_{(3)}$　　　　超过 1h □ $_{(7)}$　　_____

(3) 排便时的不适、头痛或出汗
　　否□ $_{(0)}$　　　　是□ $_{(2)}$　　_____

(4) 经常使用预防便秘的药片
　　否□ $_{(0)}$　　　　是□ $_{(2)}$　　_____

(5) 定期使用滴剂预防便秘
　　否□ $_{(0)}$　　　　是□ $_{(2)}$　　_____

(6) 指直肠的刺激或排泄
　　每周少于 1 次□ $_{(0)}$　　每周 1 次或多次□ $_{(6)}$　　_____

(7) 大便失禁的频率
　　每月少于 1 次□ $_{(0)}$　　每月 1～4 次□ $_{(6)}$
　　每周 1～6 次□ $_{(7)}$　　每天□ $_{(13)}$　　_____

(8) 防止大便失禁的药物
　　否□ $_{(0)}$　　　　是□ $_{(4)}$　　_____

(9) 肠胃失禁
　　否□ $_{(0)}$　　　　是□ $_{(2)}$　　_____

(10) 肛周皮肤问题
　　否□ $_{(0)}$　　　　是□ $_{(3)}$　　_____

NBD 总分（范围 0～47）　　_____

NBD 评分	肠道功能障碍
0～6	非常轻
7～9	轻微
10～13	中度
14 及以上	严重

▲ 图 23-10　神经源性肠功能障碍（NBD）评分

引自 Krogh K, Christensen P, Sabroe S, Laurberg S. Neurogenic bowel dysfunction score. *Spinal Cord*. 2006;44:625.

（八）其他管理选项

如果即使尝试改变排便频率、排便过程中的定位、营养、药物治疗和手工操作，仍不能达到有效的排便计划，那么可以考虑采用其他先进的干预措施。灌肠、自制导管（无论是顺行或逆行）和经结肠灌洗是其他可用的选择。

1. 灌肠器

逆行灌肠控尿管是一种特殊设计的插入直肠的导管，由一个充气的气球固定（图23-11）。灌肠通过导管进入直肠，给球囊放气，拔除导管，然后将肠内容物排入便桶[58]。顺行性自制灌肠（antegrade continence enema，ACE）需要外科手术介入，称为Malone手术，从外部环境创造一个隧道进入升结肠（图23-12）。阑尾造口术是典型的造口术。在这个过程中，右下腹部有一个可以插入导管的造口以便于灌肠。

2. 经肛门灌溉

Peristeen TAI系统是另一个减少便秘和大便失禁的选择。这一过程包括将500ml（最多1000ml）温的自来水通过导管注入直肠和远端结肠，然后将气囊充气[49]。灌肠通常需要5～10min，然后水和粪便排空进入马桶。虽然在T_6或以上的受伤个体使用TAI可发生AD，但已发现TAI对高血压和心动过缓的影响不如DS[49]。TAI还被证明可以减少便秘的频率、大便失禁和在肠道管理计划上花费的时间，并增加肠道护理的独立性[59-61]。

（九）外科干预

1. 顺行节制性灌肠

顺行节制性灌肠需要一种被称为"Malone手术"的外科干预，从外部环境创建一条通向升结肠的隧道（图23-12）。阑尾造口术是典型的造口术。在这个过程中，右下腹部有一个可以插入导管的造口以便于灌肠。Malone手术在儿科人群中使用最频繁，但在成人中也可以考虑使用[11]。

2. 结肠造口术

如果所有这些措施仍然没有产生一个规范、有效的肠道管理计划，没有明显的不良反应，那么可以考虑结肠造口术。一般来说，这只适用于压力损伤（骶骨或坐骨结节）或严重便秘的患者[62]。然而，

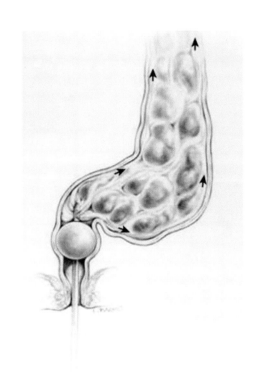

▲ 图23-11 逆行灌肠控尿导管

在结肠逆行（远端到近端）灌肠时，防止灌肠剂渗漏的导管尖端损伤球囊示意图（经许可转载，引自 Levitt MA, Pena A. Chapter 37: Fecal Incontinence and Constipation. In: Ashcraft KW, Whitfield Holcomb Ⅲ G, Murphy JP. *Ashcraft's Pediatric Surgery*. 5th ed. New York, NY: Saunders/Elsevier;2010）

Coggrave等的一项研究发现，92例慢性脊髓损伤患者行造口术（回肠造口术或结肠造口术），其主要原因是肠护理时间延长（61%）、大便失禁（47%）和便秘（26%）[63]。造口后，排便时间、大便失禁、与肠相关的AD、饮食控制和通便均明显减少。造口满意度高，结肠造口术满意度高于回肠造口术，术前教育也得到了改善。其他研究也支持了这些发现，特别是减少了肠道护理时间，提高了这些人的生活质量[64-66]。如果执行该手术以帮助治愈压力损伤，如果该个人愿意的话，一旦伤口愈合，结肠造口术可以逆转。

十、脊髓损伤后的胃肠道并发症及其管理

脊髓损伤相关并发症包括脊髓损伤人群的医学和心理问题，是发病率和死亡率的重要原因[11]。并发症在新的脊髓损伤后的急性期和长期都很常见，从需要改变生活方式的良性症状到需要手术评估的

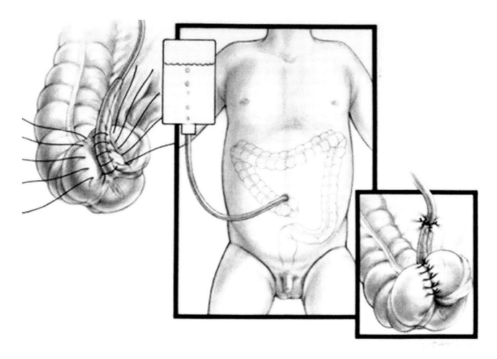

▲ 图 23-12　顺行性尿失禁灌肠（ACE）

图示一个接受 Malone 手术的幼童，其中的顺行性尿失禁灌肠是通过阑尾造口术（经许可转载，引自 Levitt MA, Pena A. Chapter 37: Fecal Incontinence and Constipation. In: Ashcraft KW, Whitfield Holcomb Ⅲ G, Murphy JP. *Ashcraft's Pediatric Surgery*. 5th ed. New York, NY: Saunders/Elsevier;2010）

紧急医疗问题，都有可能发生。根据从 6 个公认的脊髓损伤康复中心收集的数据，在急性住院患者康复期间，胃肠道疾病被发现是转诊到急症护理医院的第四大常见原因[67]。慢性脊髓损伤患者的胃肠道相关并发症已被报道为第六大再住院原因[68] 和第八大死亡原因[69]。

（一）急腹症

脊髓损伤患者的急腹症（acute abdominal emergencie，AAE）往往由于感觉、运动和反射功能受损而延迟出现。在一般人群中，急腹症描述的是突然出现的严重腹痛，需要紧急且有时是紧急的医学评估和治疗。由于脊髓损伤患者对腹腔内病理的疼痛反应减弱，且难以通过体检进行准确诊断，因此诊断和治疗时间可能会延长，随后发病率和死亡率也会增加[70]。

在损伤后的急性期，有 5% 的患者报告急腹症[71]。亚急性和慢性脊髓损伤患者中急腹症的死亡率为 9.5%[72]。根据对脊髓损伤患者在急性住院康复期的研究[67, 70, 73]，在受伤后初期最常见的急腹症原因是消化性溃疡穿孔、急性胆囊炎和胃肠道出血。消化

性溃疡穿孔似乎在受伤后 10～30 天内发生率最高[70]。脊髓损伤后急慢性期急腹症的其他原因包括肠梗阻、阑尾炎、胰腺炎和腹膜炎[70, 73, 74, 75]。大多数急腹症患者的神经系统水平高于 T_6。

可能提示急性腹部的临床体征和症状包括腹痛、肩痛、痉挛、发热、伴有恶心和呕吐的腹痛、腹部压痛、腹胀和 AD[70, 73]。一项针对 237 名脊髓损伤急性住院患者的回顾性研究发现，有 9 名患者出现了急腹症，其中急性胆囊炎是最常见的病因[73]。最常报道的患者主诉是发热、腹痛和腹部不适，最常见的体征是腹部触诊触痛、腹胀和白细胞增多。Juler 和 Eltorai 对脊髓损伤患者急性阑尾炎、内脏穿孔和肠梗阻的急腹症表现和症状进行了回顾性分析[75]。AD 和肩疼痛似乎是这些人最重要的症状；然而，神经损伤程度对临床表现影响较大[75]。

急性或慢性脊髓损伤患者告诉医生新发腹部不适或疼痛、肩部疼痛、AD 和（或）痉挛增加，应高度怀疑存在急腹症，并提示进一步评估。体格检查应至少评估腹部压痛和腹胀。如果肠鸣音变得异

常活跃，然后消失，高度怀疑梗阻。如果实验室在这些症状和体征中显示白细胞增多，可以考虑急性胆囊炎或其他腹腔内感染。如果发现血红蛋白下降，就需要立即对腹腔内出血进行检查。应及时进行腹部 X 线片、腹部超声和（或）CT 扫描，以帮助诊断。以帮助建立一个诊断。随着对整个胃肠道并发症的回顾，在接下来的章节中将讨论导致急腹症各种原因的详细检查和处理。

（二）口腔和食管并发症

1. 口腔并发症

脊髓损伤可能导致面部损伤，影响口腔，需要紧急牙科评估。一旦从最初的伤害中恢复，就会出现有关口腔健康维护和预防的问题[16]。与一般人群相似，脊髓损伤人群中的牙齿疾病可能是由于牙菌斑控制不良、唾液分泌减少、吸烟和饮食改变造成的[76]。

对于脊髓损伤患者，特别是四肢瘫患者，无法维持每日机械清除牙菌斑可能是最重要的因素，因为他们需要依赖护理人员进行日常口腔护理。与那些能够独立进行口腔卫生的人相比，依赖护理人员的人口腔卫生较差，牙龈炎更严重，牙周病也更严重[76, 77]。

另一个原因是口腔干燥，或唾液分泌减少。这常常是脊髓损伤患者常用药物的不良反应，如抗胆碱能药物（如阿米替林和奥昔布宁）和抗痉挛药物（如巴氯芬和替扎尼定）。

以香烟、雪茄或烟斗形式吸烟的烟草使用已被发现会增加中度至重度牙周病的患病率[78]。烟草本身不仅会导致口腔癌和许多其他有害影响，而且牙周病也会增加心脏病、卒中、糖尿病和呼吸道疾病的风险[78]。

研究发现，如果青少年或成人每天摄入超过 4 次或超过 60g/d 的糖，那么含外源糖的食物会增加患牙齿疾病的风险[79]。富含淀粉的食物也可能在牙体发育中起着很小的作用[79]。低水平的膳食维生素 C 会增加患牙周病的风险[80]。食物和饮料中的酸可能会导致侵蚀加剧，可能是由于胃食管反流[79]。也有动物研究表明，软性食物饮食可能导致菌斑增加，牙龈变弱，牙齿强度下降，增加患牙周病的风险[81]。

脊髓损伤人群中的其他问题可能会成为口腔健康的障碍，包括治疗费用、交通问题和在牙科诊所的不便。

考虑到牙周病对个体健康的有害影响，必须及早发现口腔健康障碍。常规的牙科检查和教育对预防牙周并发症至关重要。每次遇到患者的吸烟状况，营养缺乏，以及个人或护理人员提供日常口腔卫生障碍的药物都应进行药物评估，评估可能导致口腔干燥的可能性。与职业治疗师（OT）合作订购合适的设备以协助个人或护理人员进行口腔护理，可能使口腔卫生方案变得更容易，因此更可靠，更有效。

2. 吞咽困难和食管动力障碍

吞咽困难在受伤初期发生率较高，而且发病率的增加似乎长期存在[23, 25]。一项由 Stinneford 等进行的研究发现，30% 的慢性脊髓损伤患者存在间歇性吞咽困难，而年龄相仿、身体健全的对照组中这一比例为 8.5%[25]。如本章前面所述，吞咽困难可能是急性脊髓损伤的一种暂时性间接并发症，如手术后软组织肿胀或插管时间过长导致的虚弱。长期以来，它可能与食管运动障碍有关。根据对慢性脊髓损伤患者进行食管运动研究的结果，慢性脊髓损伤患者的食管收缩幅度和速度明显低于年龄匹配的对照组[25]。许多人将无症状。

可以通过言语和语言病理学家的床边检查、吞咽的纤维内镜检查（fiberoptic endoscopic examination of swallowing，FEES）或吞咽的视频透视检查（videofluoroscopic study of swallowing，VFSS）以检测吞咽困难并将其分类[82]。根据研究结果，语言病理学家可以提供有针对性的干预措施。即使是简单的措施，比如将床头位置调整到至少 30°，这样所有的吃喝都是有益的。

如果没有得到诊断和治疗，吞咽障碍的并发症可能包括气道阻塞、化学性肺炎和肺炎[83]。Chaw 等对急性脊髓损伤患者进行的一项前瞻性研究显示，与无脊髓损伤的患者（16.7%）相比，存在吞咽困难的患者（56%）发生肺炎的概率更高[22]。

3. 胃食管反流病

与一般人群相比，脊髓损伤患者中胃食管反流病的患病率和严重程度有所增加。四肢瘫患者的危险因素包括先前描述的异常测压结果、膈肌的慢性抬高、食管压力降低、仰卧或半直立姿势的时间延长。在较低的胸部脊髓损伤中，由于便秘而频繁使用 Valsalva 手法可能会导致胃内容物反流的风险增加。然而，Singh 和 Triadafilopoulos 的一项回顾性研究发现，胃食管反流病的患病率与普通人群相似，但脊髓损伤患者中严重食管炎的患病率明显高于对照组[84]。这是在对有胃食管反流症状的脊髓损伤患者进行频率较低的内镜检查的情况下进行的，因此，这种疾病可能在被检测到的时候就已经恶化了。

典型的胃灼热症状在 T_7 以上的神经学水平可能不存在，因此许多脊髓损伤患者延迟诊断和治疗。患者最初应使用质子泵抑制药（proton pump inhibitor，PPI）或 H_2 受体拮抗药治疗。然而，如果症状持续存在，考虑到在这一人群中严重食管炎的发生率增加，应该进行内镜评估或测压研究[84]。胃食管反流病管理的其他干预措施包括生活方式的改变，如在餐中和餐后保持直立、戒烟、减少咖啡因、巧克力、薄荷和酒精的摄入。如果个人的胃食管反流病与便秘有关，那么便秘的管理将是重要的。如果患者胃动力受损，如上述措施失败，可以考虑使用甲氧氯普胺等促进剂。然而，这些药物的不良反应限制了它们的使用。

如果患者采取上述治疗措施治疗胃食管反流没有成功，应该评估是否不遵守生活方式干预和药物治疗。然而，如果依从性差不是导致失败的因素，应当考虑并发症，如误吸、食管狭窄和喉炎。手术干预也可以被考虑，如重新接近食管和胃的自然位置或胃底弯曲，创造一个更紧密的胃食管连接部。

（三）胃肠道并发症

1.胃排空不完全

胃排空障碍可能表现为餐后饱胀、上腹痛、恶心和（或）呕吐、腹胀和早期饱腹感[85]。然而，在颈椎和胸椎损伤的患者中，这些症状可能不像便秘、腹胀和吸入性体征和症状那样明显或与其他特征一起出现[85]。胃排空研究或呼吸测试可以确诊[85, 86]。如果怀疑胃排空障碍，餐前 30min 使用促动力药物可能有效。静脉注射甲氧氯普胺

（5～10mg）或氯贝胆碱（25mg）均可使用[16]。

2.胃炎和胃溃疡

在脊髓损伤后的急性期和慢性期，胃炎和溃疡是常见的并发症。在一项针对 46 名慢性脊髓损伤患者的问卷调查中，Stinneford 等发现 61% 的男性报告有胃灼热的症状，而年龄匹配的对照组只有 40%[25]。在患有急性和慢性脊髓损伤的个体中，有 4%～24% 发现了消化性溃疡（peptic ulcer disease，PUD）的临床发展[63, 67]。在急性期和完全损伤、神经系统和呼吸系统并发症的患者中，风险最大[16, 70]。使用类固醇进行脊髓损伤的初步治疗尚未发现与消化性溃疡的发展有关；然而，它被发现与胰腺炎有关[70]。溃疡的发病机制已被提出，如急性胃黏膜缺血和胃肠道自主神经活动失衡；然而，需要进一步的研究以确定真正原因[16, 86]。

在损伤后的急性期，建议所有患者使用 H_2 受体拮抗药或质子泵抑制药进行至少 4 周的应激性溃疡预防[87]。有研究表明，质子泵抑制药在高危患者中更有效地预防出血。在一项 Meta 分析中，比较内镜检查后质子泵抑制药与 H_2 受体拮抗药治疗上消化道出血的疗效，发现质子泵抑制药具有显著的降低复发出血率和降低手术率的统计学意义[88, 89]。然而，在使用质子泵抑制药的患者中发现艰难梭菌腹泻感染的发生率更高[90, 91]。因此，建议减少对消化道溃疡和胃肠道出血风险不高的个人不必要的质子泵抑制药的使用[90, 91]。在急性脊髓损伤期间提供营养支持以满足高总能量需求已获得支持，可降低发生严重消化性溃疡的风险[92]。

3.肠系膜上动脉综合征

肠系膜上动脉综合征（superior mesenteric artery syndrome，SMAS）是由主动脉与肠系膜上动脉之间的十二指肠远端间歇性功能性梗阻引起的临床症状。梗阻可急性、间歇性或慢性发生。经典的表现包括上腹不适，餐后饱胀，恶心，以及经口摄入后反复呕吐[93, 94]。仰卧位的症状通常更严重。肠系膜上动脉综合征最常见于四肢瘫患者、不能活动的患者以及体重迅速减轻的患者[11]。

如果上消化道造影在十二指肠第 3 部分发现对比剂突然停止，则可以确诊。治疗包括在用餐期间和餐后让患者直立坐下，减轻体重（如果适用），

并使用腰骶束腹来提升腹部内容物[11]。可以考虑在餐前使用促动力的甲氧氯普胺[94]。手术，如十二指肠空肠吻合术，仅适用于严重和难治性病例[11, 94]。

4. 肠蠕动改变

神经源性肠病的潜在并发症包括肠的一致性改变（如便秘和腹泻），以及相关的后果（如粪便嵌塞、大便失禁、腹痛和痔疮）[95-97]。腹痛和（或）直肠痛不仅是患者可能经历的麻烦症状，还可能引发 AD 或使痉挛恶化，并引起患者进一步的不适或并发症[95]。粪便嵌塞是仅次于尿源性 AD 的第二大常见原因[97]。正如下面所讨论的，大便失禁可以对一个人产生显著的社会心理影响。据报道，由于便秘导致尿失禁和（或）长时间待在马桶上而造成的压力损伤[97]。由于神经源性肠的管理不当而导致的尿路功能障碍的恶化也有报道，罕见的病例报告了继发于粪便嵌塞的肾积水[96]。

5. 痔疮

由于经常便秘和在肠道护理期间对肛门和直肠的慢性物理刺激，痔疮在脊髓损伤患者中经常报道。据报道，患有慢性脊髓损伤的患者中有症状的痔疮占 36%～74%[64, 98]。然而，Han 等的一项研究并没有发现慢性脊髓损伤患者在结肠镜检查中痔疮患病率与对照组患者有显著差异[99]。Menter 等报道了使用化学刺激进行肠道管理的患者的发生率更高，这与传统的认为物理操作会增加风险的观点相反[100]。本研究还发现，随着年龄的增长，痔疮的患病率也在增加。

出血是典型的临床症状。然而，直肠检查或肛门镜检查需要确认痔疮是直肠出血的来源。痔疮的另一个症状可能是肛周皮肤破裂，这可能是由于直肠黏膜脱垂导致的慢性液体分泌所致。痔疮也被发现会导致 AD，因此可能在 AD 来源的检查中被注意到[101]。

保守治疗始于改变肠道护理以改善便秘，减少紧张，并在可能的情况下减少对肛门直肠区域的物理或化学刺激。氢化可的松栓剂或乳膏剂可在排便结束时用于较小的痔疮。较大的痔疮或脱垂的内部痔疮可能需要硬化疗法，松紧带结扎术或痔切除术。在 Adriaansen 等对脊髓损伤患者至少 10 年的研究中，4.7% 的患者接受了痔切除术[98]。

6. 麻痹性肠梗阻和急性结肠肠梗阻

麻痹性肠梗阻（肠梗阻）和急性结肠假性梗阻（acute colonic pseudo-obstruction，ACPO）描述了肠道转运的功能性梗阻，而没有机械性梗阻。它们在急性脊髓损伤后出现频率很高，据报道发病率高达 8%[67, 102]。提示在完全神经系统损伤以及颈椎和上胸水平损伤中发生率更高[102]。然而，关于神经系统损伤程度是否是一个实际的危险因素，争论仍然存在[67]。

在一般人群中，肠梗阻通常是由于腹部手术引起的肠道反应过度引起的[103]。急性结肠假性梗阻或 Ogilvie 综合征，描述的是一个孤立的大肠肠梗阻，最常见的结果是新陈代谢紊乱，损害结肠运动的药物，严重的疾病，或大范围的手术[103]。在脊髓损伤患者中，肠梗阻和急性结肠假性梗阻的原因也可能是由于典型神经支配模式的丧失而导致肠蠕动受损。它最常见于受伤后 24～48min，并在发病后 2～3 天内消退，被认为是由于脊髓休克期间交感神经和副交感神经活动的急剧丧失所致[11]。诊断依据体格检查及 X 线片，发现小肠及大肠扩张的肠管（图 23-13）。在急性结肠假性梗阻中，仅大肠可见明显的扩张（＞12cm）。应安排实验室测试，评估电解质紊乱。根据肠梗阻的严重程度和患者的临床情况，考虑腹部 CT、胃肠病学会诊和（或）外科会诊。

管理通常包括肠休息与患者停止所有口服摄入（即禁食）。进行鼻胃减压（无抽吸）直到肠鸣音恢复[11]。如果肠梗阻持续存在或伴有胃扩张，考虑使用促动力剂，如甲氧氯普胺。红霉素已被建议用于长期性肠梗阻或慢性 SCI 患者中发展的肠梗阻[104]。除了脊髓休克外，有其他原因导致肠梗阻的风险的人，应适当处理这些因素，如逆转代谢紊乱或停用运动药物。如果这些措施失败，则考虑肠外营养，以防止营养状况恶化。对于严重的肠梗阻，考虑使用新斯的明和外科会诊[105]。

7. 胆石症合并胆囊炎

胆囊结石（胆石症）的发生率在脊髓损伤患者中较高，据报道患病率为 17%～34%，而一般人群的患病率为 8%～17%[106-108]。胆结石形成速率的增加被认为是由于胆囊神经支配的改变导致运动障

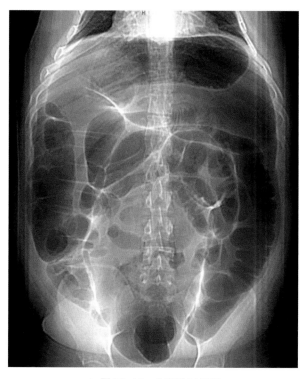

▲ 图 23-13 大肠性肠梗阻

计算机断层扫描侦察片显示出由于麻痹性肠梗阻（Ogilvie 综合征）而导致的结肠严重胀气。结肠上可见扩张的小肠襻（经许可转载，引自 Croft C, Kwazneski D, Moore F. *Chapter 17: Large Bowel Obstruction. Acute Care Surgery Handbook.* Switzerland: Springer International Publishing;2016）

碍，从而导致胆汁排泄分数降低，胆囊淤积和沉积形成[109, 110]。胃十二指肠和结肠动力不足会影响胆汁酸和整体代谢，也被认为有助于结石形成[109, 111]。一个较小的可能来自脊髓损伤之后的快速减重，因为这是一个已知的普通人群胆结石的危险因素[106, 111, 112]。

目前尚不清楚胆石症在受伤水平、受伤时间、年龄、肥胖和糖尿病方面是否存在显著差异。Apstein 等用超声评估胆石症的一项研究发现，在受伤水平高于 T_{10} 且年龄 <40 岁的人群中，胆石发病率更高[107]。然而，Apstein 等的尸体研究发现，在年龄、损伤程度或损伤持续时间方面没有差异[30]。Rotter 等最近在美国进行的一项研究也支持了这一观点，该研究认为，除了肥胖和糖尿病之外，这些因素并不会导致不同的患病率[106]。

胆石症经常是影像学研究的偶然发现。然而，当有症状时，胆结石通常伴有胆绞痛，被描述为右

上腹（right upper quadrant，RUQ）或上腹部[113]的剧烈钝感。疼痛经常放射到上背部和肩膀。尽管它的名字，胆绞痛通常是一种持续 1~24h 的持续疼痛，在进食后 1h 发病[113]。在脊髓损伤患者中，感觉改变可损害典型的症状性胆石症，其症状可能仅为右肩疼痛或腹部压痛。然而，由 Tola 等进行的一项研究。因胆囊疾病并发症而接受胆囊切除术的脊髓损伤患者的神经系统损伤可能不会损害胆囊疾病的典型症状[114]。这项研究表明，分别有 66% 的患者存在右上腹疼痛和 63% 的患者存在胆绞痛。

胆石症的并发症包括结石进入胆管（胆总管结石或肝结石）、胆囊炎和胰腺炎。结石引起的胆囊炎是由于结石阻塞了胆汁的流动，导致胆汁堆积，从而感染细菌。胆囊以外的炎症可以扩散到膈肌的其他腹腔内结构。

没有结石的胆囊炎较少见，称为急性无结石性胆囊炎（acalculous cholecystitis，ACC）。急性无结石性胆囊炎可在危重患者和（或）多创伤患者中发现，发病率和死亡率很高。Romero Ganuza 等对入住 ICU 的急性脊髓损伤患者的研究发现，3.7% 的患者存在急性无结石性胆囊炎[115]。所有这些患者都表现为可触及的肿块，但没有典型的右上腹疼痛症状。诱发因素包括肠梗阻时间延长导致胃肠蠕动减弱、营养不良、呼气末正压通气、使用麻醉剂、脱水和大量输血[115]。Moonka 等对退伍军人医院接受胆囊切除术的脊髓损伤患者进行了回顾性研究，发现大多数急性无结石性胆囊炎患者除了明显的白细胞增多外，还有右上腹疼痛[116]。

如怀疑有胆结石或胆囊炎，应行腹部超声或 CT 检查。如果已经有胃肠病学家或外科医生参与肝胆造影也可以考虑或更具侵袭性的内镜检查。

鉴别胆结石首选的影像学研究是超声，因为它是一种高灵敏度（ >95% ）的检测，而且快速、无创、不涉及电离辐射[117, 118]。基于这些原因，也推荐在胆囊炎中使用羟基亚氨基二乙酸（hydroxy iminodiacetic acid，HIDA）扫描和 CT 检查[117]。然而，超声依赖于操作者，可能局限于胆道淤积的小结石或肥胖患者[118]。这项测试最好在空腹患者中进行。在超声中，胆结石在声阴影作用下，将表现为与重力相关的回声病灶[118]。污泥，被视为无相

关声影的回声区，也可能存在。胆囊炎的超声表现为壁增厚和囊周积液[119]。

CT 对胆结石的敏感性低于超声，但常用于诊断胆囊疾病。CT 对胆石症的敏感性较低，约有 20% 的结石漏诊。但是，它具有很高的特异性，因此，如果看到结石，则无须进一步成像。胆石症将表现为胆囊内的单个或多个充盈缺损，并且结石通常被密集地钙化，边缘钙化或具有中央钙化病灶[118]。胆囊炎表现为炎症、胆囊扩张和壁增厚[117]。

使用 HIDA 扫描的肝胆影像学对胆囊管阻塞具有高敏感性和特异性[119]。胆囊未能充满 HIDA 可以证明梗阻呈阳性[119]。任何胆囊疾病的治疗都需要咨询胃肠病和（或）外科医生，以决定最佳建议，以管理和评估胆囊切除术的必要性。

手术适应证包括有症状的胆石症、胆囊炎、胆总管结石和胰腺炎[116]。在脊髓损伤患者中，胆囊切除术作为无症状胆囊结石的预防措施在文献中存在争议，许多学者建议不采用这种选择性手术，因为在脊髓损伤患者中，胆囊切除术后发病率（而不是死亡率）增加[120, 121]。相反，可能会指示选择连续的超声来评估胆囊疾病的发展。在一般人群中，决策分析模型表明预防性胆囊切除术对无症状胆囊结石患者没有益处[122]。如果发现有症状的胆石症，一般人群建议在症状出现后 3 天内进行腹腔镜胆囊切除术[108]。然而，在脊髓损伤人群中，诊断通常是延迟的，时间建议仍然不明确。

8. 胰腺炎

脊髓损伤后急性胰腺炎（acute pancreatitis，AP）的发生率至少为 3%；然而，这个数字被认为是更高的，因为疾病的诊断不足[123]。学者认为，脊髓损伤后这种频率的增加是由于自主神经系统失衡影响胰腺分泌，并由于不受监管的 PS 输入导致 Oddi 括约肌过度刺激，从而导致胰酶停滞和结构性胰腺受损[102, 124, 125]。在脊髓损伤中，其他可能的机制包括胰腺胰蛋白酶原的直接激活（由于固定化引起的高钙血症）和内源性或药物性类固醇增加胰腺分泌物的黏度[101, 124]。

根据 Pirolla 对 78 例急性 SCI 患者的前瞻性观察研究，发现急性胰腺炎在 11% 以上。神经系统完全性损伤、颈段和胸段水平损伤，以及无动力性

肠梗阻的患者中胰腺炎和血清胰腺酶水平升高更为常见[123]。

典型的急性胰腺炎疼痛开始于上腹部的疼痛，然后变得更严重，持续的上腹疼痛会放射到背部。如果是由于胆结石，起病很急很快。大约 90% 的患者会出现恶心和呕吐[126]。在颈、胸段脊髓损伤的患者中，疼痛症状可能不存在，发热可能是首发症状[124]。

当 AP 处于差异状态时，将立即启动实验室和影像学检查。血清脂肪酶比血清淀粉酶更敏感和更具特异性，但由于半衰期较长，因此脂肪酶不被视为疾病消退的良好指标。需要考虑的影像学包括腹部超声、CT 或 MRI。腹部超声可以评估胰腺并提供引起胰腺炎（如胆结石）的诱因信息。对比 CT 被认为是"黄金标准"，可以高精度显示胰腺炎并发症，如坏死性胰腺炎，具有较高的准确性[127]。通常，如果患者在症状、实验室或影像学检查中有三种支持性发现中的两种，就可以诊断为急性胰腺炎[126]。

一旦做出诊断，将根据严重程度开始治疗。所有患者均应接受强有力的静脉补液，并在不经口喂养（non per os，NPO）的情况下让胰脏和肠道得到休息。如果存在肠梗阻，应进行鼻胃抽吸和纠正电解质失衡。抗生素通常仅用于重症胰腺炎。早期肠内喂养已被发现具有降低感染和手术干预率的有益结果，但它与肠外喂养没有死亡率差异[127]。当症状消失，肠梗阻消失并且实验室检查结果恢复到接近正常或正常值时，从透明的液体开始逐步重新引入口服营养被认为是安全的[11]。

急性胰腺炎可以遵循良性病程，尽早恢复正常的胰腺结构和功能，也可以更具侵略性，导致胰腺坏死甚至多器官功能衰竭[123]。尚缺乏关于脊髓损伤患者急性胰腺炎的预后的详细信息。根据普通人群的信息，如果胰腺炎是轻度的，则恢复需要 3～5 天。在中度或重度疾病中，19%～25% 的患者可见局部或全身性并发症或器官衰竭[126-128]。重度急性胰腺炎的死亡率约为 16%[128]。

（四）结直肠癌

在整个文献中，与普通人群相比，脊髓损伤患者的结直肠癌（colorectal carcinoma，CRC）发生率

有所不同。1984 年的一项研究报道，诊断为脊髓损伤的男性患结直肠癌的概率是未诊断为脊髓损伤的男性的 2～6 倍，近端病变更多，疾病更严重[129]。Kao 等在中国台湾地区进行的基于人群的队列研究中。比较 40 000 多名 SCI 和 160 000 多名非 SCI 患者的非泌尿生殖系统癌症发生率，SCI 人群患 CRC 的风险较低（校正 HR 0.80，CI 0.69～0.93）[130]。来自澳大利亚的一项较小的研究表明，与接受结肠镜检查的年龄和性别匹配的个体相比，脊髓损伤个体的结直肠癌发病率相当[131]。在接受结直肠癌切除的个体中，发现肿瘤的分布和分期与非脊髓损伤的患者相似[132]。

这项澳大利亚的研究还发现，脊髓损伤患者的结肠镜筛查率较低，且由于肠道准备不良，结肠镜检查存在局限性[131]。重要的是根据针对一般人群的建议进行结直肠癌的常规筛查。此外，建议每年对 40 岁以上的脊髓损伤患者进行直肠检查[11]。

（五）神经源性肠道的社会心理并发症

研究一致表明，神经源性肠病和其他胃肠道并发症对脊髓损伤患者的直接和长期社会心理影响。神经性肠道的慢性影响有可能影响脊髓损伤患者生活的各个方面，包括身体、心理、社会、职业、性、活动水平和独立功能[47]。肠功能缺乏是最令人困扰的问题之一[94]，而肠失禁是脊髓损伤后引起社会不适的最常见原因[96]。调查显示，肠功能障碍被视为中度至重度的生活限制问题，限制了社交活动和生活质量[133]。因此，肠功能的优化被认为是脊髓损伤患者最重要的优先事项之一[62, 94, 134]。此外，设备，药物和护理人员协助的成本可能给患有脊髓损伤的患者带来更大的负担。

在 White 等的一项评估肠道功能障碍对生活质量的影响研究中，更严重的肠道功能障碍、大便失禁，以及对肠道护理的依赖性都是对生活质量产生更大负面影响的相关因素[135]。受伤后的时间，受伤程度和年龄均未发现与感知到的肠道相关的生活质量相关。在这项研究中，解决肠功能障碍的有效疗法有益于生活质量，并显示出成本效益[135]。其他研究表明，当肠道护理程序需要更长的时间才能完成，患者经历大便失禁，需要更多的干预措施才能进行肠道护理时，肠道管理的满意度较低[136]。对 FI 的恐惧，排便时间的延长，以及神经性肠道的并发症都可能损害一个人成功地重返学校、工作或社会活动的能力。

考虑到胃肠道功能障碍可能会对脊髓损伤患者产生深远的影响，因此，在急性康复过程中尽早确定与该患者康复后的生活方式相适应的肠道计划的目标非常重要。患者，家庭成员或护理人员以及医护人员可以确定出实现这些目标的障碍，然后在进入社区之前做出适当的更改。

十一、结论

脊髓损伤几乎能影响胃肠道各部分的正常生理功能。由于感觉的改变，在脊髓损伤患者中，胃肠道疾病往往在很长一段时间内得不到诊断和治疗，这可能导致更严重的疾病，具有显著的发病率和死亡率。神经源性肠功能障碍是脊髓损伤后最常见的问题。排便项目应个体化，以减少并发症，促进排便护理的独立性或减轻护理人员的负担，并增强心理社会健康。随着对 SCI 后胃肠道系统生理和功能变化认识的提高，对潜在的继发性并发症的认识也提高了，医疗保健专业人员也提高了管理水平。

脊髓疾病患者的性功能障碍和不育

Sexual Dysfunction and Infertility in Individuals With Spinal Cord Disorders

Stacy Elliott 著

一、概述

虽然大多数创伤性脊髓损伤（SCI）发生在男性中，通常是育龄男性，但是女性也经历了创伤性脊髓损伤和脊髓疾病（SCD，如多发性硬化症），影响他们余生的性生活和生育功能[1, 2]。创伤性和非创伤性 SCI 患者的年龄一直在增加。实事上，对于所有年龄段的人，性别倾向和任何人群的性别偏爱而言，性功能都是重要的。

关于 SCI 对运动、感觉和自主神经功能的影响 [影响日常生活中活动（activities of daily living, ADL）] 的后果已有很多报道，所有这些都会导致多种医学并发症。性功能和满意度不仅与生殖器的功能有关，而且与 SCI 的所有后果紧密相关。此外，必须记住，性问题可能已经存在于 SCI 或与 SCI 不相关，尽管性问题通常是 SCI 的特定后果。例如，在对患有 SCD 患者的调查中，只有 8% 的性问题与SCD 无关，而 75.5% 的性问题是由于 SCD 引起的[3]。

在目前的康复中，过去被忽略的性问题正变得越来越重要，因为调查表明，对于患有 SCI 的患者来说，性功能是决定生活满意度的最高评价之一。一项针对 168 位患有慢性 SCI 的患者的生活质量优先级的互联网调查发现，虽然恢复手臂和手部功能对于四肢瘫患者最为重要，但性功能次之，而对于截瘫患者，性功能是重中之重[4]。在另一项研究中，在社区样本中发现的最常见的重大或慢性问题是性创伤（非创伤性脊髓损伤患者）（41%），慢性疼痛仅次于 24%[5]。对 SCI 患者健康和生活优先

事项的 24 项研究的系统评价确定，运动功能、肠、膀胱和性功能已成为恢复功能的四大优先事项，同样，健康和人际关系也成为重要的生活领域[6]。在一项对胸腰椎 SCI 患者性膀胱和肠功能研究的 51名参与者中，性功能障碍报告最高，为 60.8%，其中 58.8% 报告为膀胱失禁，54.0% 为肠失禁，以及29.4% 的患者三者兼有[7]。

二、脊髓损伤后的性活动和性满足

性功能的所有方面——性欲，性吸引力，生殖器唤醒（女性的阴道润滑和外阴肿胀、男性的阴茎勃起），男性的射精，性别高潮，生育和避孕，性自尊 / 形象和人际关系在 SCI 或 SCD 之后受到影响。一般而言，SCI 后两性的性活动和满意度下降[8]。但是，并非所有的变化都是负面的：在某些情况下，新发现的亲密关系和性创造力可以使受伤后的性生活比受伤前更丰富，更有意义。同样，非医学问题，例如受伤前的性经历，受伤后是否愿意看待性生活，人际关系状态和质量，以及一般人格，都会影响性康复的结果。

由于已有充分研究，改善性功能和性自我感觉可改善脊髓损伤后的生活质量[9, 10]，大多数关注SCI 后新功能的学者都同意性康复有两个主要目标：在 SCI 后最大化和优化性功能，促进受伤后健康的性适应和调节[11, 12]。因此，性和生育康复（做得很好）需要使用生物心理社会学方法的多学科团队。例如，SCI 后的性欲通常受激素改变或生殖器感觉和功能程度以外的其他因素影响：抑郁，人际关系

可用或改变，性自我形象改变，以及适应社会环境或环境的变化伤害的后遗症都可以影响某人的性动机，即使其生理性驱动力完好无损。本章提供了性和生育康复的临床和实践方法。

三、脊髓损伤后神经生理变化

神经系统的三个方面负责性功能：副交感神经（PS；通过盆腔神经），胸腰交感神经（SYMP；通过下腹神经和腰椎交感神经链）和躯体神经（通过阴部神经）。性信号的变化不仅发生在 SCI 后，不仅直接损伤了三个神经系统，还可能发生在 SCI 后的神经元在自主和体细胞途径中的结构变化。本节重点介绍与性功能和经历有关的途径，因为在其他阅读材料中可以找到对所有男性和女性生殖器官和生殖结构的特定神经支配[13]。生殖神经支配是自主神经（PS 和 SYMP）和体细胞途径的结合。SYMP 通路起源于 $T_{11} \sim L_2$ 节段，进入 SYMP 链神经节后，通过腰内脏至肠系膜下和腹下上神经到达骨盆丛[14]。PS 纤维起源于第 2、第 3、第 4 骶髓节段（$S_2 \sim S_4$）的中间外侧细胞柱，PS 节前纤维与 SYMP 纤维合并在骨盆丛中。骨盆丛通过海绵状神经支配阴茎／阴蒂[14]，因此，PS 刺激骨盆丛或海绵体神经将引发生殖器肿胀或唤醒，而 SYMP 支配将导致肿胀。重要的是，骨盆丛也支配膀胱，尿道括约肌和直肠，并且可能是这种刺激可能会导致 SCI 后性活动期间尿液的流失或性刺激期间内即将排尿的内脏感觉。

通常，体神经支配对于通过阴茎的背神经或阴蒂的背神经对生殖器皮肤和尿道进行感官辨别至关重要，然后继续到达阴部神经到脊髓，并向大脑上升，从而导致感觉通过海绵状神经回到生殖器来感知和（或）激活自主神经核[15]。性功能过程中骨盆底的收缩（鳞茎海绵肌和球海绵体肌肉）是由于体神经支配。因此，阳性的球囊海绵体反射（bulbocavernosus reflex，BCR）证实了脊髓反射的感觉（触觉）和运动（有效）成分的通畅性[15]。背神经也被证明是具有躯体和自主神经成分的混合神经，能够调节勃起和射精功能[15]。

（一）生殖器唤醒

下丘脑和海马的视前内侧区域（medial preoptic area，MPOA）和室旁核（paraventricular nucleus，PVN）是生殖器唤醒的重要整合中心[15]。性唤起由适当的激素影响调节，起源于大脑，由五种感官（视觉、嗅觉、味觉和体感）的解释性输入和想象力／幻想触发。瞬间的影响决定了最终的下降信号主要是抑制性的还是兴奋性的[16]。重要的是，必须消除对下降信号的强直抑制，以使生殖反射得以展开。这种产生的下降神经元信号在边缘系统、下丘脑和其他中脑结构中得到协调，并且基本上在 $T_{10} \sim L_2$ 水平促进胸腰椎（SYMP）流出到生殖器，并被认为是性神经支配的"心理上"中心或途径。

$S_2 \sim S_4$（PS）完整的骶骨反射弧被认为是性神经支配的"反射性"成分。反射弧的传入肢是通过伴有运动纤维的阴部神经而受到触觉和摩擦感刺激的；传入肢也可能通过深压力和内脏感受性刺激而从盆腔和下胃神经获得一些输入[17]。该 $S_2 \sim S_4$ 反射的传出成分起源于神经节前纤维，其进入骨盆神经，该神经又进入骨盆神经丛。然后，海绵状神经离开骨盆神经丛，以支配阴茎和阴蒂的身体（勃起）结构[17-19]。这方面男性（图 24-1），与女性相似。

在神经功能健全的人中，生殖器唤醒通常同时发生于心理或反射性刺激，除非在 REM 睡眠中，这主要是心理性途径。脊髓内的神经元可能起到支持两个中心之间相互作用的作用，从而引起盆腔血管阻塞（男性阴道润滑和外阴肿胀，男性勃起）。但是，SCI 可以根据病灶的程度和完整性"分离"心源性或反射性发生途径。例如，颈脊髓完全受伤将阻止兴奋性下降信号到达心理中心，但不会干扰反射中心。完全性四肢瘫的男性由于缺乏抑制性下降控制和完整的反射性唤醒，刺激生殖器通常会有强烈的勃起反应；这种情况可能发生在无性别的情况下（如围护或导管插入术，或者在生殖器上移动衣服）。出于性目的，因为完全四肢瘫的男性和女性已经中断了心理通路（即性思想引起的生殖器唤醒），所以他们依靠生殖器的"反射性"刺激（$S_2 \sim S_4$ 反射的完整功能）产生阴道润滑和勃起。在男性中，反射性勃起在 95% 的完全性的上段脊髓损伤中得以保留，而在 25% 的完全性的下段脊髓损伤中得以保留，这说明骶骨 PS 神经元在反射性勃起中的重要性[15]。

相反，损伤脊髓下部（腰骶部）的男人和女人

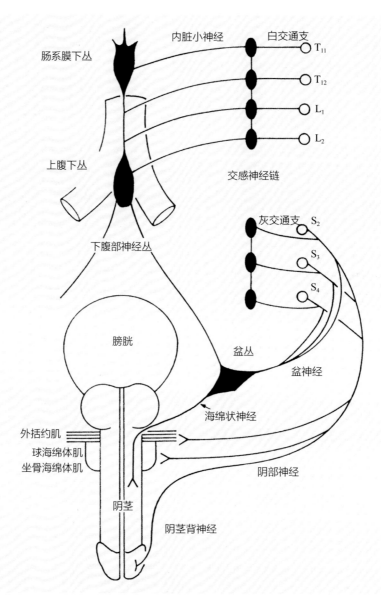

▲ 图 24-1 男性的骨盆神经支配

引自 De Groat WC, Steers WD. Neuroanatomy and neurophysiology of Penile erection. In: Tanagho EA, Lue TF, McClure RD, eds. *Contemporary management of impotence and infertility.* Baltimore, MD: Williams & Wilkins; 1988:3-27.

会损害 $S_2 \sim S_4$ 反射的一个或两个传入或传出成分，这取决于产生生殖器唤醒的心理途径。无论是男性还是女性，都可以通过在 $T_{11} \sim T_{12}$ 皮肤切开术中对针刺和轻触的表面感觉的保留程度来预测 SCI 后获得心理性唤醒的神经源性能力[20, 21]。然而，尽管胸腰椎通路可能通过突触连接来补偿骶骨损伤，但患有骶骨损伤的男性通常在没有持续刺激的情况下就很难维持勃起[22]。心因性勃起通常不如反射性勃起强壮或僵化，可能是因为允许通过胸腰椎途径（主要是 SYMP）通过大脑诱发的 SYMP，PS 和体细胞

冲动的其余突触并不像骶骨（主要是 PS）中那样丰富[15]。

损伤的程度和完整性也可以预测性功能。大约 3/4 的 SCI 男性可以勃起，但可能不可靠或持续时间短，导致约 60% 的人使用某种形式的勃起增强[23]。患有完整的上运动神经元（upper motor neuron，UMN）病变和不完整的下运动神经元（lower motor neuron，LMN）病变的男性发生自然勃起的概率大于 90%，而那些依赖于心理勃起的男性则成功率较低（完整的 LMN 病变为 26%，而不完整的 LMN

病变为 90%）[24]。同样，患有完全 UMN 病变的女性可以通过反射性途径通过生殖器刺激获得阴道润滑，而患有完全 LMN 损伤的女性确实没有反射润滑的潜力。大约 25% 的 $S_2 \sim S_5$ 患有 UMN 完全病变的女性由于腰骶部脊髓完整，可以实现心理润滑[25]。

最后，在生殖器水平上，PS 支配必须占主导地位，以使男女勃起组织中的血管和体表平滑肌松弛，这分别引发了阴茎勃起和阴蒂勃起的过程。一氧化氮（NO）是主要的神经递质，可导致男女双方发生肿胀。消肿是由生殖器神经末梢的大量 SYMP 刺激引起的，通常是由射精和（或）性高潮的生理过程触发的。关于男性和女性生殖器唤醒的更详细的生理学描述可以在其他内容描述中找到[26, 27]。

（二）男性射精

射精是精子从睾丸通过输精管和精囊运输到精囊的射精管，然后通过外尿道排出的过程。射精分为两个阶段：精液射精和推进射精（排出）。精子，再加上来自精囊和前列腺的补充营养液，组成精液，然后作为精液推注通过前列腺尿道，再通过尿道向外推进（顺行射精）。由于男性的勃起，射精和性高潮是独立的神经系统过程，因此可以在有或没有勃起的情况下发生，并且可能伴有或不伴有性高潮感。

SCI、疾病或解剖结构改变（如膀胱颈手术）也可能破坏精液发射和射精的协调性。如果胸腰段 SYMP 通路被破坏，则不会发生精液排出；如果 PS 和体细胞通路被破坏，则不会发生推进性射精。据认为，SCI 后导致顺行射精不足的大多数性活动是由于精液缺乏和推进性射精（射精）的缺乏引起的[28]。患有 SCI 的男性也可能会经历其他射精的变化，包括新出现的早泄，特别是如果他们患有腰骶部病变[29, 30]，如果由于 SYMP 神经损伤导致膀胱颈部不能充分闭合，射精延迟出现（由于重力而出现）和（或）尿液收集装置中的射精丧失，则会出现逆行射精。在排便过程中，在进行生理性前列腺按摩之后，射精也会出现在尿道口处。

最初在雄性脊柱大鼠中发现负责射精的自主神经和体细胞脊髓协调性激活，这是射精（但不是

勃起性反射）所必需的一组特殊的腰椎丘脑细胞（Lst 细胞）[31]。Lst 细胞通过投射介导射精，大概是脊髓内的自主神经和运动神经元[31]。最近在人类中证实，射精是由称为射精的脊柱生成器（spinal generator of ejaculation，SGE）的一组类似的腰椎中间神经元（$L_3 \sim L_5$）精心策划的[32]。此 SGE 受抑制性和兴奋性生殖器和脊柱上输入的强烈影响[32]，作为幕上抑制作用的一部分，必须去除信号降落脊髓以启动生殖器唤醒的信号。SGE 损伤导致 SCI 遭受阴茎振动刺激（penile vibrostimulation，PVS）的男性无法射精。脊髓神经阻滞将抑制 SCI 男性的振动诱发射精，勃起反应和自主神经反射异常（AD）的体征[33]。

SCI 后的性活动使射精更加困难，并且据报道，通过手刺激、性交或 PVS 成功的可能性在 5%～70%[23, 24]。最近的研究表明，有 10%～15% 的性交可以实现射精[34]，尽管一些研究人员能够通过在自然性刺激失败时添加 PVS 和（或）在仅 PVS 失败时添加拟交感神经药物（米多君）将患有 $C_2 \sim L_2$ 病变的男性的比例提高至 89%[35]。通过振动刺激射精的好处包括缓解腿部痉挛长达 3h[36]，频繁治疗 4 周后，射精与渗漏处膀胱容量显著增加有关[37]。

通常，完全 UMN 损伤严重的男性，通过性行为射精的机会较低，而 PVS 的机会较高[26] 可能是由于强烈的传入刺激克服了 SGE 的阈值，并且缺乏幕上抑制作用。病变不完全的男性与完全病变的男性也有更多的射精成功[24]。一项调查报道，那些保留膀胱或肠道控制功能，有性活动痉挛或有生殖器感觉的男性更容易发生射精[23]。为了使 PVS 正常工作，通常需要 BCR 阳性，表明骶髓完整：$L_3 \sim L_5$ 节段的损伤已被证实是 PVS 诱导射精失败的唯一独立预测因子[38]。PVS 似乎同时触发精液排出和射出，而在生育程序中使用电射精（electroejaculation，EEJ）主要引起精液排出。

（三）男女高潮

性高潮的定义和神经病学一直是健康人群和 SCI 人群的争议话题。该领域的研究可以通过最近对自我评估问卷的验证来协助，该问卷评估了性高潮的身体和生理感觉[39]。一般而言，SCI 后

女性（22%～60%）自我报告的性高潮潜力高于男性（5%～40%）[3, 20]。不完全损伤的男性和女性相比完全损伤的更容易发生性高潮，而完全 LMN 受伤的男性和女性非常不容易达到性高潮[40, 41]。尽管没有射精的男性可能会发生性高潮，但射精会增强性高潮的能力[42]，在健康的男人中也注意到了一些东西[43]。

似乎某种形式的血压升高导致 AD 可能是射精发生的先决条件[9, 35]，刺激（即 PVS）越强烈，射精的机会就越大。AD 通常是性唤起、射精或性高潮所不希望的问题，并且会抑制许多 SCI 患者的享乐。但是，轻度至中度 AD 的变体可能会导致一些令人愉悦的感觉，这些感觉被解释为 SCI 后的性高潮释放[10, 23, 35]。

虽然在骶骨水平以上不完全受伤的人中更可能出现性高潮，但在完全受伤的男性和女性中也有性高潮的报道。根据 Komisaruk 及其同事的研究，利用功能磁共振成像（MRI）和 PET 扫描数据，建议将迷走神经作为高度完全损伤女性的性高潮途径，因为机械性阴道宫颈刺激导致损伤水平高于所有生殖脊髓神经传入的脊髓节段的女性[44]。我们目前对 SCI 完整性的神经学评分并未测试自主神经系统的完整性，深部生殖结构（如前列腺或子宫）或内脏传入神经的感觉，而后者可能会导致性高潮感。此外，性高潮和 SCI 可能从非生殖器来源产生高潮，例如头皮、耳朵、嘴唇和乳房刺激。许多患有 SCI 的人报道，超敏区域正好在伤害水平之上，这可能是令人愉悦的，或者如果过度刺激，则令人不快。没有身体刺激的睡眠中也会出现性高潮。发生 SCI 后，人们认为，对感官区域刺激的加深认识与心因性唤起相结合，可以使以前的非性刺激随着时间和重复而变成性刺激，尤其是与可信赖的伴侣一起时[45]。随着时间的推移，这种变形可以解释为性神经可塑性的一种形式。非生殖器刺激，尤其是没有射精的非生殖器刺激，通常可能是那些没有生殖器感觉和（或）具有完整 SCI 的人性高潮的来源。但是，必须指出的是，由于性行为涉及生物学、心理、社会、情感和精神层面，因此，即使没有经历性高潮，大多数患有 SCI 的人也会表现出性满足感[46]。

四、性学评估

患有 SCI 的人，与身体健全的人类似，应进行与其外部和内部生殖器相关的医疗检查，包括男性的前列腺检查和女性的骨盆检查，以及对月经功能的询问。应解决激素缺乏的证据，这将决定避孕方法和将来的生育能力。为了收集有关的医学、手术、心理和关系状况信息，应完成适当的性史，并使用适当的敏感访谈技术对性问题进行处理[41]。可能会影响性活动的具体因素可以在检查中注明，或转移到检查台后观察到，其中包括诸如手功能受损、痉挛的严重程度和持续时间、骨盆或臀部压力损伤、生殖器刺激或溃疡，以及慢性病的证据等，以及慢性尿漏或皮肤损伤。还应该完成可能会影响性功能的药物（尤其是抗抑郁药、解痉药和阿片类药物）的评估。

根据国际脊髓损伤神经分类标准（ISNCSNI）对神经进行评估[47]，重要的是，不仅要确定损伤程度和完整性，而且要根据这些发现评估性功能。神经性学检查应包括如下方面。

（1）生殖器感觉测试（轻触、针刺和振动感）：那些有生殖器感觉（即不完全伤害）的人比那些感觉不到的人更容易遭受生殖器的唤醒和生殖器性高潮。疼痛和体温的感觉显示了通往大脑的完整的脊髓丘脑束。

（2）BCR：完整的 BCR（和类似的肛门反射）表现出骶索反射（阴部神经和段 $S_2 \sim S_4$）的完整性以及生殖器感觉，是男性和女性反射性生殖器唤醒的潜在前兆，也是男性 PVS 射精和性高潮的有力预测指标[48]。没有 BCR 和生殖器感觉的人（通常在 LMN MN 骨损伤的人中）发生生殖器性高潮的可能性大大降低。

（3）自愿性肛门收缩（通过直肠检查）：这种自愿性收缩的存在，以及在阴蒂（或肛周周围）区域或龟头阴茎上感觉和（或）区分钝刺痛或尖锐刺痛感的能力，可很好地预测该能力从生殖器刺激中达到高潮。

（4）髋部屈曲反射：髋部弯曲至脚底或脚部刺激是 SCI 患者所见的病理性屈曲反射。由于它测量 $L_2 \sim L_4$ 段的完整性并假定在 $S_2 \sim S_4$ 段正上方的脊髓段的完整性，因此髋关节屈曲反应是 PVS 成功的一个积极信号[18]。

一种评估自主神经功能的评估工具，即记录脊髓损伤后剩余自主神经功能的国际标准（ISAFSCI）[49]，旨在描述脊髓病变的解剖学诊断（锥上、圆体或马尾），并记录损伤在任何时间点对自主反应成分（包括性）的影响（asia-spinalinjury.org/wp-content/uploads/2016/02/Auto_Stan_Worksheet.pdf）。ISAFSCI 最近被证明具有良好的评估者间可靠性[50]。四个关于性功能的问题被问及，即患者是否有心理和（或）反射性唤醒、性高潮、射精（男性）或月经感（女性）的能力，采用 0（无功能）、1（功能受损）或 2（正常）的评分。根据患者受伤程度和完整性而预期的性功能的知识，如果患者没有性功能，临床医生应调查可能干扰的因素，例如用药或痉挛，并促使治疗改变以改善性功能。

还开发了有关男性性功能以及女性性和生殖功能的国际 SCI 数据集，因此临床医生和研究人员可以更轻松地共享和合并临床 / 研究数据[47]。该数据集旨在记录医疗记录中的性功能并确定治疗需求，并且可以用作发布信息的标准方式。与国际自主标准相比，该性功能数据集询问患者是否对讨论与 SCI 不相关且与 SCI、心理和反射性生殖器唤醒、性高潮和月经不调有关的性问题感兴趣。国际脊髓学会（www.iscos.org.uk），以及美国脊柱损伤协会（ASIA，www.asia-spinalinjury.org）的网站上提供了有关数据收集、数据表和培训案例的完整说明。

五、SCI 后追求快乐

由于约 40% 的 SCI 男性和 50% 的女性存在达到性高潮的神经学潜能，因此发现在损伤程度和完整性相似的 SCI 的男性和女性中发现阻止性高潮的干预性神经系统变量将大有裨益。身体上的性高潮通过与性意象相吻合的重复性生殖器刺激得到加强，这两者都用于性欲低潮的性疗法中。但是，性高潮可以通过单独的图像，在睡眠中，在有或没有生殖器接触及非生殖器（耳、乳头等）刺激的密宗性行为中实现[51]。Tepper 采访了 12 名患有 SCI 的男性和 10 名女性，并阐明了促进性快感和性高潮

的几种条件，包括幻想回忆积极的经历、呼吸、放松、用药、梦想顺其自然、对他人有信任或与可信赖的伴侣在一起，以及非生殖器的接触，大量的时间以及振动器的刺激[45]。

一项有前景的初步概念验证研究显示了感觉知觉在大脑中的重要作用，该研究利用 BrainPort 舌头感觉替代技术重建了慢性 SCI 男性的性感觉[52]。通过仔细关注所有的感觉和内脏线索来利用剩余的躯体和自主神经，可使大脑在与安全意识和（或）性伴环境中相伴的正确的心理幻想和（或）伴侣的陪伴下，将与性唤醒无关的感觉变成新的唤醒源。信任。消除医疗（疼痛、膀胱失禁等）和身体（姿势问题等）的干扰，可使大脑专注于重复性动作，从而增强性唤起能力。因此，神经可塑性似乎是 SCI 后最大化性潜能的关键因素。

六、SCI 后女性性和生殖问题的管理

尽管女性能力、身体形象和自尊心发生了变化，结婚率也低于患有 SCI 的男性[53]，但患有 SCI 的女性对性生活并不感到不满，研究显示 40%～88% 的受试者表示满意的性行为[54, 55]。另一项针对患有 SCI 的女性的研究表明，性功能障碍低，但性生活质量中等至较差，这表明在 SCI 后立即进行性康复很重要[56]。通过对美国 20 名患有 SCI 的女性进行性和生殖健康经历的深入定性研究发现，需要考虑 SCI 对性亲密关系的影响。这与一个人的发展轨迹、适当的性教育时机有关，需要扩大性亲密关系的概念，以及 SCI 可能影响以后生活中的性行为的方式[57]。

斯堪的纳维亚的一项大型研究对 545 名 SCI 妇女进行了研究，结果表明，有 80% 的妇女在受伤后有性生活，这主要是出于亲密需要而非主要出于性原因。不想要或没有勇气进行亲密接触和性行为的原因是身体问题、性欲低下、自尊心低下，以及缺乏吸引力的感觉。学者得出结论，对于能够克服因受伤而造成的身体限制和精神障碍的妇女，有可能与伴侣一起恢复积极的性生活[58]。另一项研究调查了 32 名 SCI 妇女的性满足程度，发现仅有两个与性活动有关的因素至关重要，这两个因素是没有稳定的伴侣和生殖器部位缺乏感觉[59]。

（一）性冲动性欲

SCI 女性性欲改变的原因的细节尚未得到很好的评估。性欲低下的原因与其他妇女类似，包括抑郁症，以及 SCI 自身后果（尿失禁、疼痛、痉挛等）的混杂因素。如果可能，应更改或处理此类原因。Flibanserin 是美国食品药品管理局（FDA）批准的、已被临床诊断为性欲减退的绝经前女性的最新药物，尚未在 SCI 女性中进行评估，考虑到其降压潜力，有必要对 SCI 女性进行特殊研究[60]。

（二）生殖器性高潮

雌激素缺乏症导致阴道 / 外阴萎缩和阴道润滑不良，可以通过安全性评估后使用雌激素药丸或阴道内乳膏治疗。未接受子宫切除术的绝经后妇女如果服用雌激素也必须服用孕激素。与所有女性一样，需要评估性交困难或阴道渗透疼痛。有关绝经后 SCI 妇女激素替代疗法的更多信息，请参见另一篇文章[61]。

关于患有 SCI 的女性引起的唤醒性疾病的口服药物的数据很少。磷酸二酯酶 V 型抑制药（phosphodiesterase V inhibitor，PDE5i）可能会增加某些神经系统残疾妇女的骨盆充血和阴道润滑，但仅观察到轻微变化。从理论上讲，PDE5i 在具有部分生殖器唤醒能力的女性（与具有部分勃起的男性）中可能更有效。西地那非是一种成功用于男性勃起功能障碍的 PDE5i，已在患有 SCI 和多发性硬化症的女性患者中进行了测试[62, 63]，可能有一些轻微的益处，但这些发现需要更多的队列研究来证实[64]。Eros 阴蒂治疗装置（eros clitoral therapy device，EROS-CT）也获得了 FDA 的批准，该装置旨在增强女性性唤起障碍女性的阴蒂充血和血管流动[65, 66]。对于保留了 BCR 的女性，EROS-CT 可能会对骨盆底产生训练作用，这反过来可能会增强剩余的骶骨反射。但是，目前尚无有关此方面的已发表研究，也没有关于 SCI 妇女的阴蒂敏感性或性高潮潜力是否得到改善的研究。

为了促进性高潮的释放，可能需要更长的时间进行任何形式的生殖器刺激。振动器是患有 SCI 的女性阴蒂或宫颈刺激的主要手段。振动器可能需要具有较高的振幅和速度，例如男性使用的 Ferticare，才能在 SCI 后在女性中产生愉悦的感觉甚至达到性高潮，但尚未像男性 SCI 患者一样正式评估最佳速度和振幅的细节。

（三）SCI 妇女的生育力

急性脊髓损伤后，妇女通常会经历 3～12 个月的月经期（闭经），但是一旦月经恢复，妇女通常会恢复到受伤前的生育能力。然而，尽管缺乏月经，但仍可能发生排卵，因此对于那些不愿受孕的在月经恢复前性活跃的妇女，应开始节育措施。SCI 后持续性闭经常伴高泌乳素血症[67]，但是也可以看到过多和异常的出血[68]。恢复月经的周期和经期通常与受伤前的月经相似，但是月经不佳可能会导致行动不便和手功能差，卫生困难，还会引起泌尿问题（卫生棉条或卫生棉垫中导管堵塞），月经量增加，以及月经期间的唇压损伤[61]。女性可能在受伤前有类似经前和经期的症状，但也可能出现肌肉痉挛、头痛、膀胱痉挛、尿路感染（urinary tract infection，UTI）甚至在 SCI 后出现 AD 的增加[40]。控制生育的选择取决于患者的喜好，还取决于风险和易用性。由于缺乏深静脉血栓形成（deep venous thrombosis，DVT）的风险，通常建议行动不便的女性不要服用雌激素水平较高的口服避孕药，尽管尚无确切的数据支持。但是，建议在受伤的第一年内及在吸烟或有偏头痛史、DVT 既往史或心血管疾病的女性中，避免使用雌激素或醋酸去甲丙孕酮（depot-medroxyprogesterone acetate，DMPA）注射剂[62]。宫内节育器（Intrauterine device，IUD）可能含有激素，可能导致机械性损伤（如感觉不到的突出）和激素障碍。SCI 和多个伴侣且留置导管、细菌尿和泌尿道感染的女性患盆腔炎的风险高于一般人群[61]。如果忘记保留的卫生棉条，没有骨盆感觉的女性也有中毒性休克综合征的风险。无法感觉到骨盆疼痛的妇女可能延误了宫内节育器的盆腔炎或子宫穿孔[61]。使用隔膜和子宫颈帽需要良好的手部功能，可能是由乳胶制成的（因此必须避免过敏），应避免长时间在阴道壁内加压，因为它可能导致黏膜破裂[61]。

（四）妊娠和分娩

在 1999 年发表的一项研究中，SCI 后几乎有 14% 的 SCI 妇女妊娠，平均年龄为 32 岁[40]。但是，2015 年的最新数据库注册表显示，过去 12 个月内只有 2% 的 18—49 岁妇女妊娠，最高的比例是在受伤后 15 年，而且这两个问题都与残疾有关（功能更独立的 SCI 妇女更有可能妊娠），并且年龄引起的担忧（也在一般人群中发现）起了作用[69]。在任何女性人群中，随着妊娠年龄的延迟，前置胎盘、剖宫产（剖腹产）和引产的比例较高，围生期和新生儿死亡及胎儿异常的风险也更高[62]。此外，在可能的情况下，应尽可能对使用的任何药物在妊娠前进行孕期安全性评估并进行调整。

SCI 后妊娠会使该妇女易患 UTI，子宫 / 胎儿造成压使尿液漏出，膈肌运动受限导致呼吸能力减少，增加肺炎的风险（尤其是四肢瘫的妇女），因足部水肿、由于营养需求导致的压力损伤和糟糕的皮肤愈合、由于孕激素和铁剂补充导致的肠蠕动降低（铁缺乏很常见）、频发的 AD、痉挛恶化以及失去孕前独立性导致的深静脉血栓形成风险增加[61]。平衡中心的改变和痉挛的加剧会使移动变得更加困难，皮肤护理也更加成问题。一项针对 25 名 SCI 女性进行 37 次妊娠的研究报道，妊娠期间的主要并发症为肾盂肾炎（30%）和泌尿道感染（32%；两者均由于留置导管和膀胱排空不全导致），褥疮（8.8%）和早产（在 37 周之前分娩 12%，之前只有 1 次分娩早于 36 周）[70]。

与 SCI 相关的妊娠必须采取多学科的方法，这一点至关重要。但是，残疾妇女的围产期护理仍然存在许多障碍，例如无法获得、消极的态度、缺乏知识和经验、提供者之间缺乏沟通以及对残疾和与残疾相关的需求的误解。这些障碍也可能导致不良结果[71]。但是，正如多位学者所报道的那样，可以通过门诊康复团队和复杂的产科团队之间的协作来预防和治疗许多并发症，从而获得成功的长期护理[72, 73]。

根据 SCI 的水平和完整性，可能会出现非典型的分娩症状和分娩，但可能包括高于受伤水平或肩膀或上背部的疼痛，异常的非特异性疼痛，肌肉痉挛增加或膀胱痉挛和尿液渗漏增加[61]。早产在 6%～13% 的范围内[74] 在一项研究中，高达 40%[75]；与尿路感染相关的母亲败血病是一个潜在原因[76]。肌肉骨骼问题（如髋关节脱节、挛缩、异位骨化、脊柱侧弯和痉挛）也可能使分娩复杂化，所有这些

因素都会增加分娩干预的风险（剖腹产，使用产钳或吸引器）[40]。此外，SCI 似乎会增加产科并发症的风险，例如早产、低出生体重和新生儿重症监护病房的住院率[77]。

剖宫产率目前为 33%～45%，通常在产科问题之后进行[74, 78, 79]，通常高于健全人群的水平。尽管在一项需要仪器的研究中，阴道分娩不到一半，但目前的规则仍然是尽可能提供阴道分娩，剖腹产仅用于真正的产科适应证，而不仅仅是因为残疾而进行[78, 80]。尽管未进行专门研究，但四肢瘫女性可能因无法诊断的分娩，无法在第二产程用力和 AD 而有较高的剖腹产风险。在妊娠期间可能会出现危及生命的 AD 并发症，可能预示着子宫的提前收缩，并且在大多数四肢瘫女性的分娩过程中会出现。AD 可能会干扰子宫胎盘的血液流动，因此，当反射障碍严重或频繁时，建议仔细监测胎儿[76]。一般会在 T_6 以上的损伤中见到分娩期间的 AD（但并非唯一的），并且脊髓病变以下的 SYMP 活跃的这些严重表现（即头痛和高血压）看起来类似于先兆子痫的体征和症状[74]。

区分 AD 和妊娠先兆子痫是至关重要的，因为治疗方法不同，AD 无法识别可能会导致严重的后果（如 "正常" 范围内的 BP 可能代表一开始伴有严重低血压的高水平损伤女性血压的严重升高）可能会导致严重的后果。患有 SCI 的女性在分娩中可发生 AD 的比例高达 60%～80%[40]。在一项研究中，每 25 名患者中有 2 名患有严重的 AD，其中 1 名患有严重并发症（脑血肿）[78]。AD 和先兆子痫均可出现高血压、头痛、鼻息肉和水肿，但 AD 发生在宫缩期并在它们之间消退，而在先兆子痫中，高血压是恒定的，不受宫缩的影响，还伴有蛋白尿（肾脏正常的 SCI 女性不应该发生）[80]。分娩时可采用硬膜外麻醉和舌下硝苯地平来预防分娩时的 AD[76]。

（五）产后问题

过去的研究表明，与身体健康的人群相比，SCI 人群的母乳喂养率要低得多[40, 55]。为了发生泌乳，通过 T_4 传入神经的乳头对 T_6 背根至脊髓，然后对下丘脑神经元的感觉刺激引起催产素释放到血流中，触发了乳汁从乳房中排出。由于需要这种功

能性的垂体反射来为哺乳婴儿提供充足的牛奶，因此，如果损伤介于 $T_4 \sim T_6$，则 SCI 在 T_4 以上的女性可能会出现神经传导缺失或减少的问题[81]。由于缺乏乳头神经支配，通常哺乳可能会在约 3 个月后停止[54]。一名患有 Brown-Séquard-plus 综合征的女性病例报告指出，由于神经系统的半侧损伤，两个乳房之间的奶汁表达存在显著差异[82]。对于四肢瘫女性，一些长期的母乳喂养技术可能包括主动的心理成像和放松技术，以及使用催产素鼻喷雾剂以促进乳汁释放反射[81]。

在加拿大和瑞典的一项综合研究中，有 38 名 SCI 的女性完成了妊娠后泌乳的调查：18 名 T_6 以上的女性受伤和 20 名 T_6 以下的女性受伤，这项调查证实，SCI 高的女性比 SCI 低的女性遭受更多的母乳喂养相关问题，有更多的乳房肿胀，并且 AD 发生率（38.9%）比以前报道的高[54]。这些发现可能会导致早期研究中报道的母乳喂养率降低[83]。

除了哺乳困难外，重要的是要考虑其他产后问题，例如产后抑郁的风险。一项研究表明，产后抑郁的风险是产褥期最常见的并发症（35%）[84]。身体和环境问题，例如母乳喂养的舒适位置、婴儿转移策略、换尿布的帮助，以及适合轮椅使用者的婴儿床和婴儿车的适应性，都凸显了对 SCI 女性进行围产期护理的多学科方法的必要性。

七、科学治疗后男性性和生殖问题的管理

（一）性冲动／性欲

与女性相似，男性对 SCI 后的性兴趣和性欲评估不佳。一项研究表明，有 83% 的男性和女性（该研究包括 5.8% 男性与 1% 女性）有性兴趣，而没有后代的 27% 的人希望将来有性兴趣[85]。另一项使用男性性欲指数对患有 SCI 超过 1 年的男性进行的研究发现，虽然勃起功能，射精和性高潮是受影响最严重的领域，但性欲仍然很高[86]。SCI 后可能影响性欲和（或）性功能障碍以外的其他性行为的众多因素包括抑郁症、膀胱失禁、药物（尤其是抗抑郁药）、人际关系、疼痛和负面的身体形象。但是，即使不进行性活动，生物驱动力通常仍保持完整，除非伴随激素的破坏，例如甲状腺功能低下或睾丸

激素水平低下（性腺功能低下）。

SCI 可能是睾丸激素水平异常降低或性腺功能低下的危险因素。在一项研究中，发现 46% 的 SCI 男性血清总睾丸激素浓度低（总睾丸激素 <11.3nmol/L），高于一般人群中与年龄相关的血清总睾丸激素浓度下降的水平[87]。此外，与运动不完全（AIS C 级、AIS D 级和 AIS E 级）损伤以及那些服用麻醉性药物止痛的参与者相比，运动完全 [ASIA 损伤量表（AIS）A 级和 B 级] 参与者的睾丸激素缺乏症患病率明显更高[88]。其他可能降低 SCI 后睾丸激素的其他因素包括伴随的脑损伤、肥胖、患有糖尿病或代谢综合征，以及未经治疗的睡眠呼吸暂停[89]。

性欲问题的治疗在于控制失去兴趣的原因。在医学上，应进行适当的性史和病史检查，以确定任何可逆因素（如体重减轻、睡眠呼吸暂停的治疗、抑郁症的治疗、减少阿片类药物的使用），并应测量包括甲状腺和睾丸激素水平在内的血液检查。与没有 SCI 的性腺机能减退男性相似，在 SCI 的性腺机能减退男性中将睾丸激素置换为性腺水平可能有助于性勃起的恢复和 REM 睡眠或晨起勃起，但在 SCI 的老年人群中这种可能性较小。

（二）勃起功能障碍

与其他人群类似，目前使用五种主要的勃起增强方法治疗勃起功能障碍（ED）的神经源性人群，尽管有一些预防措施。

- 口服药物（PDE5i[90-97]）。
- 局部阴茎血管活性疗法，具有最小的侵袭性 [颅内鼻腔注射（ICI）、尿道内栓剂和局部用药]。
- 无创机械疗法 [真空勃起装置（VED）和收缩带]。
- 手术疗法（阴茎假体）。
- 神经调节。

1. 口服药物

促进阴茎海绵体中平滑肌松弛（PS）的神经递质引起阴茎勃起，而引起平滑肌收缩（SYMP）的神经递质导致肿胀。一氧化氮（NO）从性唤起继发的神经末梢（nNO）和健康的内皮层（eNO）中释放出来。NO 通过激活鸟苷酸环化酶 [一种催化

环状 GMP（cGMP）形成的酶] 进入阴茎海绵体的平滑肌细胞而勃起，进而导致阴茎平滑肌松弛。磷酸二酯酶 V 是破坏 cGMP 的酶。通过抑制磷酸二酯酶 V，只要存在 NO 来源，cGMP 就会保持更长的时间，因此可以提高勃起质量和持续时间。

事实证明，PDE5i 在几乎所有患者人群中（包括患有糖尿病和心血管疾病的人群）都可安全有效地治疗 ED。因为 PDE5i 依靠 nNO 或 eNO 的存在来工作，所以那些 eNO 来源较差的患者（如高血压、吸烟或高脂血症的患者）对 PDE5i 的反应不如 eNO 来源良好的患者。同样，那些 nNO 来源较差的人，例如在精神上没有受到性刺激的完整神经系统的男性或患有周围神经损伤的男性（如来自前列腺切除术的男性）对 PDE5i 的反应也不佳。但是，大多数患有 SCI 的年轻人的末梢神经完好无损，并且由于触觉刺激（如果通路开放的话会从精神唤醒）继续在其神经末梢释放 nNO。由于许多患有 SCI 的男性是具有良好阴茎血管状态的年轻人，因此也可以使用 eNO。因此，SCI 人群中的 PDE5i 成功率为 80%。在病变较少影响脊髓的男性中，PDE5i 似乎不如病变较高的男性，可能是由于生殖器刺激释放的 nNO 较少。在具有完全性 SCI 且无心因性勃起的男性中，从神经元或内皮源释放 NO 均需要物理生殖器刺激。PDE5i 药物由于具有降低血压的协同作用，因此禁止使用硝酸盐。在硝酸盐的治疗或预防中使用硝酸盐会产生与 PDE5i 类似的不良反应（潮红、头痛），并且由于可能导致严重的低血压，故禁止使用硝酸盐和 PDE5i。尤其是那些在性活动或射精过程中使用硝化油避免 AD 的男性，不应同时使用 PDE5i。

患有 UMN 病变的男性比患有 LMN 病变的男性更有可能对 PDE5i 药物产生反应（82% : 25%，后者并不比安慰剂好得多）[91, 92, 94]，尽管不完全 SCI 患者与完全 SCI 患者相比勃起反应率更高[91, 92]。与一般人群的经历相似，SCI（心源性或反射性）后任何剩余的勃起保存都会增加 PDE5i 成功的机会。

10 篇有关 SCI 人群中 PDE5i 利用率的文章，所有这些文章均使用国际勃起功能指数（international index of erectile function，IIEF）来研究 PDE5i 的性满意度和（或）功效，包括西地那非、他达拉非和

伐地那非在治疗 ED 中的作用。使用自制的评分量表对患有 SCI 的男性进行回顾、分析和评估[90]。西地那非（研究最多的）、他达拉非和伐地那非均被证明可有效治疗 SCI 男性的 ED。在研究满意度的文章中，患者使用这些药物表现出比基线水平有很大改善。此外，对所有 3 种药物完成的比较研究表明，疗效或满意度在统计学上无显著差异[90]。只有一项比较西地那非与伐地那非和他达拉非的研究发现，SCI 人群的有效率分别为 85%、74% 和 72%，并且还表明只有西地那非组对射精和性高潮域的治疗有统计学意义的改善[91]。一种新的 PDE5i 药物阿伐那非在 SCI 人群中可能具有相似的成功率，但尚未对该人群本身进行研究。实际上，由于在改善所有 PDE5i 的阴茎刚度和延长勃起持续时间方面具有相似的一般功效，因此不良反应、个人功效、自发性和成本是影响患者喜好的决定因素。

PDE5i 的不良反应有限（15%），通常为轻度的 [面部潮红（6%~10%），头痛（10%~15%）]，且对于消化不良、头晕、鼻塞和视力障碍的不良反应小于 5%，这些通常会随着使用而减弱[92]。SCI 患者的不良反应最小，最常见的包括头痛、潮红和轻度低血压[90]。患有严重低血压的四肢瘫痪患者更容易出现头晕（通常是暂时性的）。但是，有时无法容忍 PDE5i，需要尝试其他选择。SCI 患者中尚未报道 PDE5i 导致阴茎异常勃起和死亡的风险[14]，尽管从理论上讲，在 PDE5i 上连续刺激麻木的反射性勃起（如热浴盆喷射器）可能会产生长时间的勃起。

按需使用（PRN）使用 PDE5i 应在性活动前 1h，或如果胃蠕动或排空缓慢则提前 2~3h，给药剂量包括 25mg、50mg 和 100mg 的万艾可（Sildenafil），10mg 和 20mg 的 Levitra®（伐地那非），Staxyn®（口服分解伐地那非）10mg，以及 Cialis®10 和 20mg。据报道 100mg 和 200mg 的 Stendra®（阿伐那非）吸收速度更快，但是尚未在 SCI 人群中进行评估。一些患有 SCI 的年轻男性在 15~30min 内对 prn PDE5i 做出了反应。高脂食物会影响西地那非和伐地那非（但他达拉非除外）的吸收，因此最好空腹服用。PDE5i 的药代动力学既不会受到酒精的严重影响，也不会增强酒精的降压作用[93]；但是，过多的酒精会抑制性功能（无论男女）。由于 PDE5i 的

降压作用，因此在颈椎和高胸损伤中应从低剂量开始，并根据需要增加剂量[95]。卡利斯与其他药物相比，将持续更长的时间（长达 2～3 天，约 6 倍长），并且每天以 2.5mg 或 5.0mg 的低剂量形式出现，这使血清水平处于稳定状态，因此无须在性活动前服用药。这种连续用药有好处（肿胀的正常化和每日改善，提高自发性），也有弊端（由衣服或其他刺激引起性交后不必要的勃起）。具有较高水平和完整病变的男性更容易遭受挫折。

2. 局部阴茎血管活性疗法

局部疗法（在体内进行的疗法），例如前列腺素 E_1（prostaglandin E1，PGE_1），会通过增加细胞内 cAMP 和 cGMP 引起阴茎体组织内的直接平滑肌松弛，并绕开 NOcGMP 途径。因此，罂粟碱、酚妥拉明和 PGE1 的 ICI 单独或组合使用具有比口服药物更高的引起长期勃起和（或）阴茎异常勃起的可能性，特别是在神经源性人群中，他们可能由于去神经敏感性而对这些药物的敏感性增加[98]。由于其有创性或药物本身引起阴茎疼痛，注射疗法的退出率通常很高（最常见于 PGE_1）[99]。

PGE_1，也称为前列地尔，与特定受体结合并激活细胞内腺苷酸环化酶后，可增加平滑肌细胞中 cAMP 的水平[14]。PGE_1 已成功用于许多人群，并以 Caverject® 或 EDEX® 的形式商业出售。罂粟碱是一种鸦片生物碱，可增加细胞内 cAMP 和 cGMP，酚妥拉明可阻断突触后的 α_1 受体，从而阻止平滑肌收缩[14]。酚妥拉明不能作为单一疗法有效，但可以作为辅助药物来增强其他两种药物的作用。罂粟碱可以用作单一疗法，但通常与酚妥拉明（BiMix）或酚妥拉明和前列腺素（TriMix 或 Triple P）联合使用。但是，与罂粟碱和酚妥拉明相比，PGE_1 具有更好的安全性，瘢痕和阴茎异常的风险更低[100]。

在一项针对 37 位 SCI 的男性患者的研究中，使用 PGE_1 和罂粟碱的组合，有 76% 的人对注射疗法有反应，并在 3 个月的随访中每周至少一次成功使用自我注射疗法，其中 85% 的人达到良好或优秀的勃起[101]。在这项研究中的退出的原因是由于缺乏伴侣或阴茎疼痛。对 SCI 人群进行的注射治疗的系统评价显示，ICI 成功勃起的比例为 88%，罂粟碱和酚妥拉明的混合物的成功率为 93%，PGE_1 的

成功率为 80%：无法确定疗效的预测因素，包括 UMN 和 LMN 病变之间的区别[102]。总体而言，由于达到了阴茎的刚度，ICI 在 SCI 人群中的接受率很高。应该由对这种较高的 ED 管理水平感到满意的医生或护士来指导和规定 ICI。对于那些视力或手功能受限的男人，可能需要特殊技术，例如手臂支撑垫、良好的照明、自动注射器或伴侣协助。

由于 ICI 药物的敏感性高，因此对于 SCI 男性，应以非常低的剂量开始使用，以避免长时间的勃起或阴茎异常勃勃。例如，PGE_1 的标准浓度为 20μg/ml，应以 1～2μg 剂量（0.05ml 或 0.1ml）开始，并在随后的测试注射剂中滴定，直到达到足以穿透的勃起并且持续时间不超过 1h。

药物的功效不是线性的（即剂量加倍，效果加倍），而是以指数方式起作用，其中少量额外剂量可能导致用药过量和阴茎勃起。出于这个原因，认真教导该技术并提供有关如何增加剂量的明确说明至关重要。由于阴茎异常勃起的严重性，特别是在生殖器过敏者中，应避免使用娱乐性药物（包括酒精）或药物，这些药物会改变安全注射的能力，或者应选择其他的 ED 治疗。

必须给出有关如何减少长时间勃起的说明，并包括增加 SYMP 活动的治疗（如果可能，则射精，或者如果患者不易患 AD 或已有高血压，则使用口服伪麻黄碱 30～60mg）或从生殖器中收回血液（冷敷、下肢运动）。最终，如果勃起持续超过 2～3h 而没有任何沉陷的迹象，则必须去急诊室就诊，因为这种阴茎异常勃起症需要在数小时内进行医学逆转，以避免不可逆转的缺氧性损害[63]。可在美国泌尿外科协会的网站上找到治疗阴茎异常勃起的治疗指南（www.auanet.org）和其他可下载的参考[103]。

尿道内 PGE_1（前列地尔）已以 250μg、500μg 和 1000μg 的剂量作为药用尿道勃起系统（medicated urethral system for erection，MUSE）购得。通过塑料无菌涂药器将一小块 PGE_1 颗粒放入尿道远端。然后将 PGE_1 从海绵体转移到海绵体体内（可能通过逆行静脉流，这在患有神经源性 ED 的男性中可能较弱）。海绵体和海绵体之间的转移导致在某些情况下导致体位性低血压的小的系统性渗漏，并且

与 ICI 相比，还需要较高的剂量。在一项研究中，发现 MUSE 在 SCI 男性中可以有效地勃起，而 SCI 男性可以勃起，但总体满意度较低[104]。另一项研究表明，SCI 男性勃起质量较差，即使在阴茎根部有一个环来保留药物[105]。两项研究均指出，在放置缩窄环以防止低血压后，SUSE 患者应始终使用 MUSE[104, 105]。与 SCI 男性患者使用 MUSE 有关的具体问题包括：在尿道中插入涂药器引起的排尿，如果反复经尿道插管使尿道黏膜受到创伤，则 PGE1 吸收不良，以及如果存在 MUSE 的禁忌证，如远端尿道狭窄。

3. 机械疗法

VED 是在阴茎外部放置的塑料圆筒。通过手动压力在润滑的气缸底部抵靠皮肤形成密封，泵的激活（通过手动泵或自动化）产生真空，该真空吸取静脉和动脉血液，从而勃起。然后将橡胶勃起带或环放置在阴茎的底部，以防止勃起损失。勃起环不应放置超过 30～45min。对于少数男性，勃起环会引起不适或疼痛，甚至可能阻塞或抑制射精。

对于那些可能无法忍受其他方法或不想服药的男性，在 SCI 男性中使用 VED 是一种可接受的替代方法。要使用该设备，必须具有足够的手动功能，但伴侣可以使用 VED。有害的不良反应可能包括过早的僵硬、瘀斑、阴茎皮肤浮肿和瘀伤。由于真空压力不应超过 250mmHg，因此与价格便宜的性用品店 VED 相比，带有内置压力阀的 VED 医用品牌更安全，更耐用。Denil 等报道了 20 对夫妇，其中 93% 的 SCI 男性和 83% 的女性伴侣在 3 个月后报告通过使用真空装置获得足够的阴茎刚度以进行性交，但到 6 个月时，只有不到 50% 的夫妇对该装置感到满意[106]。另一项研究将真空装置与罂粟碱注射液进行了比较，并在 SCI 人群中显示了相同的功效[107]。Synergist® 是保留在阴茎上的硅胶套内的另一种真空装置，由于没有束缚带和较低的真空压力（8～20mmHg），因此可以长时间使用。一项小型研究指出，增效剂在 SCI 人群中可以接受[108]。

虽然使用 VED 的 SCI 男性的大多数不良反应较小[106]，对于那些生殖器不敏感的男性，使用 VED 的主要风险是使阴茎环打开时间过长，这可能

导致阴茎缺血和潜在的坏死。长期收缩的潜在不良反应可能是 AD，但迄今为止尚未见报道。

4. 阴茎假体

放置在两个海绵体结构内的阴茎假体有效地破坏了它们的勃起能力，因此通常仅在可逆方法失败时才使用。它们分为三种类型：不可充气（可膨胀）、两件式充气和三件式（多组分）充气植入物。

在 1998 年引入 PDE5i 之前，患有 SCI 的男性通常使用阴茎假体来治疗勃起功能障碍和避孕套导管的稳定性。但是，感染率很高（15%～20%），尤其是在糖尿病患者、类固醇激素患者和 SCI 等生殖器麻木者中（9%）[18, 64]。随着阴茎假体通过充气和不充气而得到改善，并引入了抗生素涂层，感染率在所有人群中均大大降低。阴茎假体手术的其他不良反应包括机械衰竭、疼痛和伴侣不适。三件式可充气植入物比自含式可充气植入物穿孔的风险最小（假体通过阴茎龟头突出），可延展植入物的穿孔风险最高，尤其是通过冠状下切口放置的那些[109]。总体而言，选择这种方法的男性由于勃起和安全套引流辅助装置的可靠性，确实表现出很高的性满足感[110]。在最近的一项为期 11 年的随访研究中，接受阴茎假体治疗的 SCI 男性中有 75% 能够成功进行性交，尽管据报道仍有大约 15% 的不良反应[64]。由于已经注意到其他可逆性 ED 治疗的成功，阴茎假体不那么受欢迎，并且由于它们对海绵体造成不可逆的损害，因此它们应该是 ED 治疗的最后手段。

5. 骶神经调节

骶神经调节有助于排尿和节制，被称为骶根刺激植入物（SARSI）。最初的 Brindley Finetech SARSI® 需要分割骶骨后根，从而导致反射性勃起丧失：只有 60% 的患者能够使用植入物驱动的勃起[111]。此后，在逼尿肌无力期损伤后 2～3 个月内将 10 例完全 SCI 的患者在每个 S_3 根部植入骨调节剂，并与六个对照进行比较：该程序可防止逼尿肌过度活动和尿失禁，降低 UTI 率并使膀胱容量正常化，还改善了肠和勃起功能，而不会损害神经[112]。在 2015 年发表于 SCI 的 ED 管理研究的综述中，发现 88% 接受 Brindley 骶骨背侧根除术并植入骶前根刺激器的男性在手术后长达 8 年有效勃起。明确的 with 神经调

节植入物的早期手术后[112]，ED 患者中 20%～37.5% 的勃起功能恢复正常[64]。由于其侵袭性，神经调节仍然是 SCI 男性 ED 治疗中的第 5 条线，主要用于泌尿调节。

（三）处理射精和性高潮障碍

在男性中，射精和性高潮是两种独立的神经生物学现象，最常发生在健全的人群中。SCI 后，如果有可以达到射精的机会，性高潮的机会较高，但有些男性可以在没有射精的情况下达到性高潮。SCI 男性实现射精的主要目标是愉悦（或性高潮放的机会）和性亲密[23]，而不是生育能力。在一项调查中，有 54% 的男性患有颈部损伤，其中 48% 的男性通过手刺激、性交或使用震动刺激成功射精[23]。一项 Meta 分析指出，有 12% 的 SCI 男性通过自我刺激或手淫实现射精[113]。

性功能教育，促进患者受伤后的性自我发现[46]，以及药物治疗（以替代或消除可能导致性问题的药物，如 β 受体拮抗药、5- 羟色胺选择性重摄取抑制药（selective serotonin reuptake inhibitor，SSRI）、5- 羟色胺和去甲肾上腺素重吸收抑制药（serotonin-norepinephrine reuptake inhibitor，SNRI）、普瑞巴林、加巴喷丁和巴氯芬）[41]。从生理上讲，减少诸如尿失禁、排便失禁或性姿势障碍，以及没有膀胱感染和压力损伤，都可能有助于射精和性高潮的成功。对于患有 SCI 的男性和女性，提高对高唤醒感觉（包括自主或内脏来源的感觉）的认识并利用认知框架可以最大限度地提高性知觉[41]；评估愉悦和性高潮的知觉感觉的有效问卷[39] 可能有助于引起人们对 SCI 后可能产生的出现并表征性愉悦和性高潮的生殖器、非生殖器和感官情绪的感觉的关注，这些感觉可以表征 SCI 后的性愉悦和性高潮[41, 114-116]。

增强 SCI 后射精和性高潮机会的医学技术包括使用 PVS 和 SYMP 药物（如米多君）。利用可能引起更多腹部或腿部痉挛的体位可能会提高射精的概率[112]。在一项研究中，91% 患有各种程度和完整性的脊髓损伤的男性能够使用自然刺激（30%）、PVS（49%）或米多君加 PVS（12%）射精。根据损伤的不同，5～25mg 米多君抢救率高达 27%[35]。

在这项研究中，射精时的性高潮感觉似乎与自主神经感觉和意识有关，特别是如果超过了 AD 阈值（收缩压超过 20mmHg 时 BP 升高）：当未达到 AD 时，很少有性刺激的感觉；当达到轻度至中度 AD 时，有性高潮的感觉；重度 AD 时有不愉快或疼痛的感觉。

（四）睾丸激素替代

睾丸激素是一种男性激素，负责性功能（特别是性欲），以及许多其他身体功能（骨骼、心脏、刺激性红细胞生成等）。脊髓损伤后，男性因缺乏身体活动，肥胖增加和下丘脑 - 垂体 - 性腺轴功能异常（特别是伴有脑损伤）[117] 而继发睾丸激素缺乏症的风险高于一般人群。据报道，在 39%～46% 的 SCI 男性中血清睾丸激素水平较低，并且随着年龄的增长和受伤时间的延长而恶化[87]。测量和替代睾丸激素不仅对于 SCI 后的性功能非常重要，而且对于缓解骨质疏松症、保持瘦体重（和力量），以及减少内脏脂肪及其代谢后果也非常重要。当由于这些原因而存在轻度 - 中度性腺功能减退时，可以通过改变生活方式、减少脂肪（如果肥胖）、停用阿片类药物，以及可能治疗睡眠呼吸暂停来改善内源性睾丸激素。

睾酮可被局部透皮凝胶（Androgel®、Testim®）、口服非甲基睾酮制剂（十一酸睾酮或 Andriol®）或肌内注射（分别为 Depotestosterone® 或 Delatestryl®）所替代。肌内注射应经常（每 2 周注射一次，最好每周注射一次）进行，如果患者具有足够的手部功能并且已由医务人员正确地指导，则可以由患者自己进行注射。由于轮椅摩擦，睾丸激素贴剂不是一个好选择，并且还会在许多使用者中引起严重的皮疹和刺激感，这可能会被忽视，并在不必要的区域进行治疗。凝胶形式的鼻睾丸激素（Natesto®）每天需要服用 2 次或 3 次，对促性腺激素和血红蛋白的有害作用明显少于其他睾丸激素制剂[118, 119]。

由于可能会发生红细胞增多症（尤其是注射形式），并且需要通过前列腺特异性抗原（prostate-specific antigen，PSA）血液测试和直肠指检进行监测，因此必须监测睾丸激素的替代情况。睾丸激素仅在已知的乳腺癌或活动性前列腺癌（睾丸激素替代不会引起前列腺癌)的男性中禁忌使用,并且可能会加重未经治疗的睡眠呼吸暂停、其他原因导致的红细胞增多和严重的充血性心力衰竭。可从加拿大的指南中找到有关睾丸激素替代的可下载指南[89],北美性医学协会(Sexual Medicine Society of North America,SMSNA)和欧洲泌尿外科协会(European Association of Urology,EAU)提出的建议,不在本章范围之内。

外源性睾丸激素会抑制精子发生,因此,希望成为父亲的 SCI 男性不应开始外源性睾丸激素,而应利用枸橼酸氯米芬或人绒毛膜促性腺激素(human chorionic gonadotropin,hCG)来增加睾丸的产量,同时保持精子的最大数量。目前正在进行中的研究旨在评估由于促性腺激素抑制作用的减少,是否存在 Natesto® 的生精保护作用。

(五)SCI 后男性的生育力和生殖问题

众所周知,SCI 会影响男性的生育能力,这归因于三个主要问题:勃起功能障碍、射精困难和精液质量差。无射精(精液排出和推进性射精的完全丧失)是 SCI 之后最常见的射精障碍。SCI 后,也可能由于缺乏膀胱内颈闭合(SYMP)或缺乏外部括约肌松弛(PS)引起逆行射精。虽然 SCI 后的射精障碍主要是神经性原因,但损伤后附睾炎可进一步导致阻塞性无精子症。

改善或克服射精影响生育的主要问题的可用方法包括 PVS、EEJ、前列腺按摩(prostatic massage,PM)和手术精子取回(surgical sperm retrieval,SSR)。在这些精子回收方法中,只有 PVS 用于性快感目的,也试图达到射精和性高潮。注射肉毒杆菌毒素治疗无症状的 SCI 男性膀胱过度活动症,在 46% 的病例中增加了 PVS 后逆行射精的发生率,这可能是由于内括约肌张力降低所致。根据膀胱颈闭合的程度,有可能使一些精液逆行,而其余的则顺行,从而减少了后者的体积[120]。

SCI 后精液质量总是下降,很可能在受伤后的前两周内[121]。但是,横断面研究[122]和纵向研究[123]中均显示,SCI 之后的随后几年中,精液质量没有进一步下降。因此,已尝试在受伤后的最初几周内冷冻保存精液和(或)精液 SCI,但

是脊柱休克无法使用 PVS,患有 SCI 的男性和对照的精液都失去约 65% 的活力[33, 124]。早期的损伤后恢复尝试已被广泛放弃,因为精子质量的下降可能等同于使用当前的辅助生殖技术(assisted reproductive technology,ART),例如体外受精(in vitro fertilization,IVF)和胞浆内精子注射(ICSI)[110]改善结果。

SCI 主要影响精子活力和精子存活率,对精子发生和总精子数量影响很小。先前建议的 SCI 后精子质量改变的原因包括前列腺液淤滞、精液成分改变、睾丸温度高(坐在轮椅上使阴囊过热)、复发性 UTI、逆行射精的精子暴露于尿液、睾丸组织学异常、抗精子抗体改变、精囊中精子的无序存储,以及长期使用各种药物[125, 126]。然而,目前,精浆的改变被认为是主要的罪魁祸首。褐色精液可能与精囊功能障碍有关,并不表示红细胞老化,在患有 SCI 的男性中也可以看到,但似乎不会使精子质量恶化[127]。虽然 SCI 后确实发生了激素变化,但尚未证明与异常精液分析参数有明确的关联[18]。此外,受伤的年龄似乎并未改变 SCI 后的精液质量,除非在青春期之前受伤的男孩可能成年后会影响精子形成[128]。

SCI 后的生活方式因素,例如坐在轮椅上、新膀胱管理和射精方式,以前被认为会影响 SCI 后的精液质量[18]。阴囊热疗不被认为是精液参数改变的主要因素,因为研究表明,发现患有 SCI 的非卧床男性与坐在轮椅上的 SCI 男性具有相似的精液分析参数,并且对阴囊进行降温对精液参数没有影响[126]。在 SCI 后,即使精液参数始终异常,通过手淫获得的射精也比通过 PVS 或 EEJ 获得的射精具有更高的精子活力[34]。通过 PVS 获得的精液质量也优于 EEJ,这可能是因为与精液排出相比,整个射精反射被动员了起来[129, 130]。

尿液污染会影响精液质量。未受尿液污染的整合标本通常质量优于逆行标本。已显示使用气球导管压塞膀胱颈的一种简单方法可产生顺射性射精而无尿液污染,并且在接受 100 例 PVS 或 EEJ 辅助射精手术的 12 例患者中,射精后尿液中也没有精子[131]。与使用留置导管相比,干净的间歇性导管插入术和其他干净的膀胱管理方法与较高的精子活力有

关，这可能是由于维持了较低的膀胱压力，并减少了回流到射精管和感染的风险。但是，即使那些自发性排尿的 SCI 男性也不会具有正常的精液分析参数 [18, 132, 133]。注射肉毒杆菌毒素治疗不活跃的 SCI 男性膀胱过度活动症也显示，精液质量略有改善，精子活力提高 67%，精子存活力提高 43%，精液培养提高 43%，提示减少尿道感染对精液的污染可以改善精子发生和随后的精液质量 [120]。然而，SCI 后精液参数差的关键原因似乎在于精浆本身。大量研究表明，SCI 后前列腺和精囊的功能异常，尽管尚无 SCI 后前列腺本身发炎的迹象 [134]。与年龄相匹配的年轻健康对照组相比，SCI 受试者的血清 PSA 浓度升高，精浆 PSA 浓度降低 [135]。

患有 SCI 的男性的精浆具有大量白细胞，其中许多是已知分泌细胞因子的活化 T 淋巴细胞 [134, 136, 137]。这些细胞因子（鉴定为 IL-1β、IL-6 和 TNF-α）具有促炎性，在体外被中和后，可显著改善精子活力 [136, 138]。在免疫系统中，称为炎症小体的多蛋白寡聚体可促进炎症性细胞因子的成熟。在患有 SCI 的男性中发现了炎症小体复合物的成分，主要是 caspase-1 和凋亡相关的斑点样蛋白，包含 C 末端 caspase 募集域（ASC）[139]，中和 ASC 后，发现精子活力明显改善 [140]。在炎症小体中起主要作用的 pannexin-1 细胞膜通道可被丙酸（一种较旧的痛风药）阻断。一项对 20 名 SCI 男性患者的近期研究表明，在治疗前、治疗后以及施用丙磺舒 4 周后的随访中均进行了精液检查，结果显示每个受试者的精子活动性均得到改善，平均具有进行性活动性的精子百分比从 19% 显著提高到 26%；线性运动迅速的精子平均百分比显著增加，为 5%~17%（$P < 0.001$）。在总运动精子数量上也观察到了类似的改善，并持续了 4 周的随访期，但是在所检查的 3 个时间段内精子浓度没有差异。这是第一项报告口服药物治疗后 SCI 男性精子活力改善的研究 [18]。

考虑到射精的瘀滞问题，数项研究探讨了反复射精是否能改善精子质量。在 3~12 个月内每周重复，每周一次的振动刺激的无对照研究中，精液参数已显示出改善和（或）保持不变 [58, 141, 142]。一项为期 3 个月的前瞻性、随机性、对照研究确实显示了形态和向前进展的改善，并具有运动性改善的趋势 [143]。在连续 4 天的 EEJ 中，从患有慢性 SCI 的男性获得的精液中的精子运动性和生存力在第 2 天和第 3 天平均增加了 23%[144]。重复（而非一次）EEJ 对精子浓度和活力，以及最终的 ICSI 结果有积极影响 [145]。但是，其他研究表明，重复进行 EEJ 对体积、精子浓度、运动力或总运动量没有影响 [146]。

利用当今的技术，精液质量差并不一定会影响生物学上的父亲的身份。此外，尽管与对照组相比，SCI 男性的 DNA 损伤更高 [147]，但没有证据表明患有 SCI 的男性会生出先天性异常孩子的发生率比一般人群更高。但是，讨论应包括根据获得的精液质量和女性伴侣的年龄、对受孕机会进行切合实际的前期期望、在进行人工授精之前需要进行精液冷冻保存、双方用药的讨论、财务和情感成本、医疗干预理念，以及可行替代方案的机会（如捐助者的授精和收养）。

（六）射精功能障碍的治疗

在慢性脊髓损伤的男性中，有五种主要的精子恢复方法：药物、阴茎振动刺激（penile vibratory stimulation，PVS）、电射精（EEJ）、前列腺按摩（PM）和手术精子恢复（surgical sperm retrieval，SSR）。多数成功的精子取回是通过重复的 PVS 或 EEJ 进行的，应在手术抽吸前尝试进行这些操作 [18]。提倡按顺序使用手淫的方法，随后进行 PVS 试验（包括使用两个同时振动器的试验），接着进行 EEJ，如果仍未成功，则进行 SSR。结果表明，完成此算法的 97% 的 SCI 男性可以没有 SSR 就射精 [148]。然后可以处理精子，立即进行授精或冷冻保存一段时间。全面的性学评估和精子冷冻保存可增加患有 SCI 的男性成为亲生父亲的机会 [149]。

PDE5i 引起的射精频率增加，可能使该患者人群中无须医疗干预就可以生孩子 [97]。在一项研究中，西地那非成功进行性交尝试的百分比（53% vs. 12%）和西地那非相对于安慰剂的偏爱率（96% vs. 4%）是显著的（$P < 0.001$），包括具有完全 SCI 的亚组。西地那非最常见的全因不良事件包括头痛（16.1%）和尿路感染（11.6%）[97]。西地那非对实验性脊髓损伤的兔子也具有神经保护作用，在减轻脊髓的继发性损伤方面可能比甲泼尼龙更有效 [150]。

在一项旨在研究勃起功能障碍有效性的研究中，还显示了伐地那非可将 IIEF 的射精范围从 10% 增加至 19%[96]，就像西地那非一样[91]。

用于增强射精反射的药物方法可提高 SYMP 张力，可与手淫一起单独使用或作为 PVS 的辅助手段使用[35, 151]。在腰骶脊髓完整的男性中，PVS 利用增强的传入刺激来刺激射精反射通过脊髓中间介质射出，通常导致搏动性顺行性射精。EEJ"跳动"反射弧的远端传出纤维，刺激精囊和末梢脉管的 SYMP 传出纤维和平滑肌，并导致散发性的精液散发（可能需要从尿道中挤出精液）或偶尔出现搏动性射精。PM 是通过手指插入肛门以通过精液导管系统"按摩"精子而进行的机械尝试，但实际上需要排空输精管的精囊和壶腹，而不仅仅是按摩前列腺[132]。SSR 包括从生殖结构（如睾丸或附睾）中去除精子，而无须功能性神经通路，并且仅当 PVS 或 EEJ 在顺行或逆行射精中不产生精子时才应尝试。

神经刺激技术，例如经会阴 EEJ、胃下神经丛刺激器，以及与输精管相连的用于直接进行精子抽吸的植入胶囊，还不如 PVS 和 EEJ 成功。两种较早的诱导生理性射精的方法，鞘内注射新斯的明[152]和皮下注射毒扁豆碱[153]，由于其有创性和严重的不良反应（通常是恶心和呕吐），包括因新斯的明引起的脑出血而死亡，因此几乎已停用。

精子取回的难易程度和精子的取回量将决定辅助生殖方法的复杂程度：那些产生可重复的、精子数量高的方法可采用有创性最小和自然的人工授精方法，例如阴道内人工授精（intravaginal insemination，IVI）或子宫内人工授精（Intrauterine insemination，IUI），而那些仅限于去除少量精子的人则需要 IVF 和胞浆内精子注射（intracytoplasmic sperm injection，ICSI）才能将配子引入男科学实验室。通常，辅助生殖技术越高，妊娠结局越好，但是这对夫妇和生殖团队的费用和劳动强度要高得多。

1. 药物治疗

伪麻黄碱或米多君等药物可作为拟交感神经药，因此，如果发生逆行射精，可以增强精液的发射并促进顺行射精。拟交感神经药会增加血压，促进 AD，并可能导致某些患者的尿潴留[151]。但是，谨慎使用拟交感神经药可能会与其他可能不会自行射精的方式（例如手淫或震动刺激）结合使用。已经对米多君进行了研究，发现米多君常用于患有 SCI 引起的低血压的男性中，是安全有效的 PVS 辅助剂，可用于接受 BP 监测和逐步添加米多君（5.0～30mg）的 SCI 患者[35, 91]。但是，在一项针对 10 名 SCI 男性患者的小型研究中，与安慰剂和 PVS 相比，米多君和 PVS 治疗 SCI 后的射精并没有导致更好的顺行性射精[202]。尽管如此，米多君仍然是用于治疗慢性脊髓损伤的男性射精的一种药物，尤其是在马尾神经和延髓圆锥病变的患者中，可能需要大剂量米多君[154]。

最后，腰骶部损伤后严重早泄的令人困扰的问题，可能是由于缺乏对射精的骶骨抑制或心源性勃起和发射的同时激活[41, 155]，很难解决，但已注意到苯氧基苯扎明、特拉唑嗪和哌唑嗪有轻微改善[156]。

2. 阴茎振动刺激

PVS 是慢性 SCI 男性患者射精的第一线治疗方法，其应用需要艺术和科学。PVS 涉及在龟头阴茎和系带周围应用高速（100Hz）、高振幅（2.5mm）的振动器，以通过完整的骶骨射精反射诱导射精（图 24-2A）[157]。SCI 后，高振幅振动器始终比低振幅振动器表现更好，从而引起射精[157, 158]，在大多数情况下，出于性目的而购买的振动器不够强大。PVS 射精可能会或可能不会导致性高潮。尽管 PVS 通常会引起阴茎肿胀甚至勃起，但也可能引起阴茎消肿，特别是如果射精发生得非常快（不到 30s）。1995 年开发的 FertiCare® personal（Multicept A/S，DK，Frederiksberg C，Danmark）专门设计用于诱发 SCI 男性射精的振动器[18]，它具有可变的速度和幅度，以及最近获得 FDA 批准的设备 Viberect X3®（Reflexonic，Frederick，MD，美国），该设备使用两个振动垫来刺激阴茎（图 24-3A）[159, 160]。目前正在开发针对 SCI 的第二代混合动力 Ferticare（图 24-3B）。

通常在 1～2min 的休息间隔后，在使用或重新施加振动器的 1～5min 内触发射精。放弃该程序之前，应尝试 4～6 个周期。但是，大多数积极的响应者会在 1～2 个周期内或 2min 内这样做[158]。由

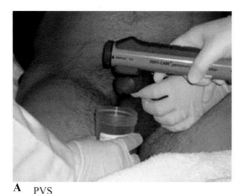

A　PVS

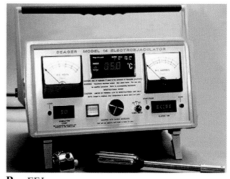

B　EEJ

▲ 图 24-2　PVS 和 EEJ 是从患有 SCI 的男性中收集精液的两种方法

A. 助手拿着杯子收集精液，以用于医生辅助的生殖技术。夫妻也可以私下使用 PVS，作为性快感的一种手段或收集精液以通过家庭授精进行妊娠。B. 显示了用于 EEJ 的设备，该设备成功地从大多数 SCI 男性（包括对 PVS 无反应的男性）中收集精液。EEJ. 电射精；PVS. 阴茎振动刺激；SCI. 脊髓损伤

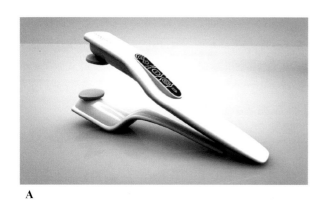

A

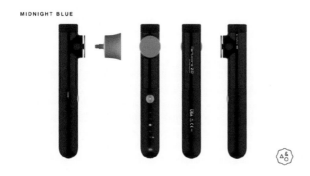

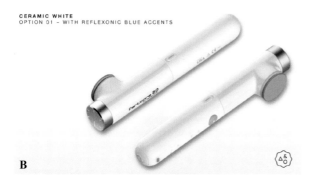

B

▲ 图 24-3　A. Viberect X3；B. Ferticare 2.0

于存在 AD 的风险，PVS 的首次试验应在受监视的临床环境中进行，而不是在家中进行。

可以将患者转移到床上或在轮椅上进行 PVS。无论哪种情况，对 AD 的管理都必须具备从卧位休息到坐直的能力。在手术前不服用抗痉药或将患者置于最有可能引起痉挛的位置可能会有所帮助。还可以在用药前使用抗高血压药物对 AD 进行治疗。通常使用的药物包括在程序前 15min 服用 10～20mg 硝苯地平（Adalat）或在程序前 2～3h 使用 1.0mg 哌唑嗪（Minipress）。应当在较早的日期服用普拉唑嗪作为首剂，以消除首剂现象。硝苯地平有可能在 PVS 手术后引起低血压（即消除 AD 的刺激），因此，在手术后应至少持续进行 BP 测量 15～30min。或者，在手术前 5～10min，可使用 1～2 英寸（1 英寸 ≈2.54cm）的 2% 硝普司（剂量应事先滴定，不能使用 PDE5i）；优点是可以在手术后将糊剂擦掉，以防止血压过低。PVS 不应在阴茎龟头有任何明显损伤或炎症、并发疾病（尤其是 UTI）、开放性伤口或压力损伤的情况下进行，因为 PVS 也不太可能起作用并且可能加重 AD。尽管 PVS 在 T_{10} 或以上的损伤中成功率（86%）比在 T_{11} 或以下的损伤（15%）[148] 更高，但作为 SCI 适当的射精治疗的一部分，应该对所有级别病变和完整性的患者进行治疗。至少一次尝试过 PVS[18]，考虑在适当情况下添加米多君。在另一篇文章中可以找到基于 BCR 和 HR 临床表现的射精预测综合表[48]。一般而言，PVS 已显示成功率在 24%～96%，使用

适当的振动器设置和临床医生 / 中心经验无疑是成功率更高的原因[161]。

PVS 领域的专业知识在射精成功中起着重要作用。PVS 的技术包括将振动器有效放置在龟头上 1~2min。振动器之间要间隔 1~2min 应用，有助于避免反射力衰竭。PVS 技术人员必须不断监测阴茎刺激、患者不适或困扰的迹象（通常会被抑制），以及 AD 和（或）即将射精的迹象或症状。龟头上的"特征点"或特定区域可用于可靠地引起反射。这些可能在系带，但通常在龟头的背面发现。其他即将射精的症状包括下腹部或小腿痉挛增加、臀部或膝盖弯曲、大腿外展或内收，以及睾丸升高[48, 157, 161, 162]。更有力、频繁和有规律的收缩（甚至是强直性痉挛）、尿道周围的收缩、全身性竖毛和龟头的急性扩张（有或没有勃起）是射精即将来临的迹象[162]。一旦 BP 稳定后，偶尔会在一个预约时间引发多次射精，从而增加了用于生殖目的的精液总量。PVS 的风险包括 AD 及其后遗症，以及因 PVS 延长而导致的龟头自发性轻微擦伤或远端阴茎水肿。

虽然单个 PVS 通常是有效的，但有些男性可能需要在龟头的背部使用一个振动器，在龟头的腹侧使用另一个振动器，称为"三明治"。该技术已被用于挽救多达 22% 未能对单个 Ferticare 设备做出反应的男性[163]。在某些情况下，还应注意使用腹部电刺激来提高 PVS 成功率[164, 165]。有些人发现膀胱充盈会有所帮助，而另一些人则常规在 PVS 之前排空膀胱。如前所述，使用 PDE5i 如西地那非等也可能增加射精成功率[97]。

SCI 男性的精子失去运动能力的速度要快于未受伤男性的精子，因此应尽快使用 PVS 样品进行人工授精，并将其在室温或体温下运输到男科学实验室[168]。如果精液质量足够并受 AD 控制，则可以在定时排卵（最好与排卵预测试剂盒定时）之间通过注射器方法在家中进行 PVS 并用于家庭 IVI。

3. 电射精

如果简单，无创的 PVS 方法失败，则下一步是 EEJ。EEJ 可能会引起对前列腺和精囊的直接 SYMP 刺激，并引起附睾马尾神经的间接 SYMP 刺激（图 24-2B）。如精液标记所示，PVS 引起精液排出

和推进射精，而 EEJ 似乎会人为地收缩内部射精结构并释放所拥有的精液，与 PVS 相比降低了精液质量[141, 166]。

在进行 EEJ 之前，应检查患者的直肠感觉以预测其对门诊手术的疼痛耐受性，或者是否需要在手术室进行麻醉（从肛管、前列腺或精囊中识别出这种感觉）。对于部分感觉过敏的患者，一些术前镇静可能足以使他们感到舒适，从而避免了花费更多的手术时间。在 EEJ 手术中使用脊柱麻醉或全身麻醉似乎并没有改变诱导精液发射的成功率[167]。

该手术最通常在左侧卧位进行，但也可以在截石术中进行。手术前后必须进行简短的乙状结肠镜检查（10~15cm），以排除任何先前存在的直肠疾病和手术后肠热损伤。由于使用 EEJ 进行逆行射精的机会增加，因此在进行该操作之前，总是先通过导管排空膀胱，并注入磷酸盐缓冲液或人类输卵管液体溶液以中和尿液，以防精液逆流[18]。一些临床医生此时将 Foley 导管留在其中，以便可以将气囊紧紧拉向膀胱颈以阻止逆行血流。精液将围绕导管的外部流动，以收集在尿道口处。

将装有 3 个不锈钢扁平电极的润滑聚氯乙烯探针（周向宽度在 2.5~3.3cm 变化）插入清空的直肠中。通过牢固贴靠在前列腺上方的前肠壁上的电极施加电流。一个电极朝向前列腺，两个电极朝向精囊[18]。交流电流的生成由操作员控制，探头温度调节通过 EEJ 机器中的内置传感器进行监控。探头的电流以渐变方式连续施加，或者以不连续的方式连续施加，其中 5s 内无电流，额外的 2V 增加超过先前的电压，直到射精发生或医生停止手术为止[18]。顺行血流通常在 5~25V 电压和 100~600mA 电流下出现[11]，通过外部挤压尿道球和海绵体来促进。与连续方法相比，中断和连续电流传递是优选的，因为在顺行部分中发现更高的精子体积更大，平均总运动更高[168]；中断方法还会导致继发括约肌事件的顺行精子比例更高，这有利于休息期间精液顺行流动[168, 169]。

在手术过程中，通常可以看到大腿内收、睾丸缩回、阴茎勃起和竖毛。如果不进行麻醉，即使在那些完全病变较高的男性中，电流也可能引起腹部疼痛和紧绷，有时甚至引起胸部不适，尤其是如果

将探针放在精囊或其他内脏神经源附近的位置。可以通过将探针向远侧移动远离该区域来获得一些缓解。顺流发射和膀胱内容物（逆行部分）均送至男科学实验室进行分析和收集精子。

除非在麻醉下进行监测，否则 AD 是在 T6 以上损伤的那些患者中的主要不良反应，可以采取预防性措施来缓解 AD，就像 PVS 一样。EEJ 引起的严重并发症非常罕见。由于 EEJ 设备的热安全机制，在 <0.1% 的患者中发生直肠损伤，但可能需要进行手术修复 [167]。肠壁受损（溃疡性结肠炎）的人最容易受到伤害。

4. 前列腺按摩

对于无法进入提供 PVS 和 EEJ 的中心或不希望接受精子提取技术的 SCI 男性，PM 是一种简单的办公程序和精液提取的替代方法 [11]。类似于高位直肠指检，从外周到中线在每一侧按摩几次，并在尿道口收集分泌物。尽管通过 PM 获得的精子产量低 [18]，但在 SCI 人群中已发生妊娠 [170]。

5. 手术精子检索

SSR 不是为治疗 SCI 中的射精而开发的，而是用于在发现其射精中没有精子的男性中回收精子的方法（无精子症 [11]）。在患有 SCI 的男性中，SSR 适用于其他精子回收方法失败或存在射精功能障碍的已知阻塞的情况。

精子直接从输精管、附睾或睾丸中去除。方法包括开放性睾丸活检或睾丸精子提取（testicular sperm extraction，TESE）或显微解剖 TESE（microdissection TESE，micro-TESE）、经皮睾丸活检、微附睾精子抽吸术（micro-epididymal sperm aspiration，MESA）和经皮附睾精子抽吸术（percutaneous epididymal sperm aspiration，PESA）[18]。建议仅在精液样本显示没有精子来源的情况下，才对患有 SCI 的男性使用 SSR [18]。输精管的抽吸和同种异体的精子囊肿的植入具有较高的疤痕风险，基本上已经放弃了睾丸或附睾精子直接清除的更新方法。

由于手术取出的精子数量少和精子活动力低，因此需要 ART。在患有 SCI 的男性中，如果精液质量特别差，并且仍然需要更高水平的技术（如 IVF 和 ICSI）。与其他精子取回技术相比，手术性精子的取出可能会有经济上的好处，即使更多使用 PVS 和 EEJ 可以获得更多数量的精子。如果要采用手术中的精子检索方法，则需要与男科学团队密切配合。

（七）利用精子检索方法的妊娠率

由于各种患者选择方法，PVS 技术和授精方法，很难从文献中解释妊娠率。在对 22 项使用 PVS 或 EEJ 干预措施协助精子回收的研究进行的系统评价中，总体（合并的，异基因数据）射精反应率为 86%，合并妊娠率为 51%，活产率为 40% 有 SCI 男性伴侣的报道 [110]。没有证据表明 PVS 或 EEJ 具有更好的生育能力。

可以根据精液质量和实际情况（如旅行和财务状况）采用通过 IVI、IUI 进行或不进行排卵诱导的家庭授精，或采用其他辅助生殖技术（如 IVF 和 ICSI）。只要女性伴侣的年龄在 35 岁以下，就应首先使用最简单，最可重复的授精方法。在尝试妊娠之前，双方都需要接受医学评估是否具有生育能力。对于患有 SCI 的男性及其伴侣，使用较高的 ART 可能会在每个妊娠周期产生最大的受孕机会，并且要使总妊娠率达到 50% 或更高，则需要使用 ART [110]。但是，有关家庭受精的最新研究挑战了那些较早的发现。

1. 家庭授精

家庭授精包括通过安全、可重复的方式使用手淫、性交或 PVS 产生精液的能力，以及能够排卵和阴道内射精或进行 IVI 的能力。当 SCI 后精子取出困难或无法预测时，非处方排卵预测试剂盒特别有用。在家中使用 PVS 结合 IVI 的妊娠率在 43%～50% [171-173]。在迄今为止通过 PVS 在家取精液后进行家庭授精的最大研究中，有 140 对夫妇妊娠 82 例（妊娠率 43%），其中 72 例导致 73 名健康婴儿的活产：首次妊娠的中位时间为 22.8 个月 [173]。其他研究表明，使用各种精子提取技术（手淫、PVS、EEJ）患有 SCI 的男性使用 IVI 报道的妊娠率在 25%～70% [18]。两项研究表明，用于 IVI 导致妊娠的精液样本中的活动精子总数（活动精子总数或 TMSC 总数）在 0.28 亿～1.2 亿 [173, 174]。但是，有人建议，至少有 1500 万个 TMSC 才能在家中使用 IVI [18]。

2. 宫腔内人工授精

如果无法或不安全地取回精子，精液质量不足以进行 IVI（TMSC＜1500 万）或多次 IVI 尝试均失败，则应考虑使用 IUI。处理来自非 SSR 的精液以去除精浆，并将精子浓缩成 0.5ml 沉淀。然后由医生用细的无菌插管通过子宫颈将其引入[18]。IUI 可以使用排卵预测试剂盒或对排卵进行血液测量来完成，但也可以与额外的激素刺激配合使用，以产生多个潜在的卵母细胞（刺激周期）。刺激周期可以提高妊娠率。对有 SCI 的男性伴侣的夫妇进行的文献综述报道，IUI 的妊娠率在每个周期 9%～18%（周期生育率），每对夫妇在 30%～60%，这使 IUI 成为较高 ART 的可接受替代方案[164]。同一位学者的另一项研究表明，在使用 IUI 的 57 对 SCI 夫妇中，妊娠率为 24.6%，周期生育率为 7.9%[174]。用于 IUI 的药物的时间安排也很重要：在一项比较非刺激周期和枸橼酸氯米芬和 hCG 刺激的周期的研究中，刺激周期的 IUI 延迟时间（注射 hCG 后 38～40h）导致较高的妊娠率在四肢瘫男性的女性伴侣中[175]。看来 IUI 要考虑的 TMSC 的下限约为 500 万[18]。

3.体外受精/胞浆内精子注射　IVF/ICSI 的使用可使用最低的 TMSC 数，因此可以使用任何精子回收方法。从精液样本中选择单个活动精子，进行处理，然后注入取回的卵母细胞中以强制受精并产生用于子宫置换的胚胎。使用 SSR 和获得的精子数量少需要 IVF/ICSI，因此增加了费用。一般而言，使用 IVF/ICSI 的 SCI 夫妇的成功率与其他男性不育的夫妇相同。一项比较有或没有伴侣通过 IVF/ICSI 进行 SCI 的夫妇的妊娠率的研究显示，相似的比率分别为 58.1% 和 57.9%[174]。

对专业人员进行的调查，以确定目前与 SCI 男性伴侣不育的治疗方法发现，1/4 的不育诊所不提供 PVS 或 EEJ，说明他们未受过训练或不熟悉精子的取出方法和设备，约有 1/3 不提供 IUI，但只能从睾丸或附睾中直接提取精子作为射精的一线治疗，从而使夫妇接受更具有创性的 ICSI[176]。但是，请注意前面提到的算法[148, 177] 在 97% 的 SCI 男性不需要 SSR 的情况下，大多数 SCI 男性可以通过低成本的 PVS 回收精液，并具有合理的总活动精子产量，这有助于进行 IUI 试验。因此，对于男性伴侣患有 SCI 的夫妇，中心应考虑提供 PVS、EEJ 和 IVI 或 IUI 作为 ART 的合理替代方案[177]。

八、性与生育康复的综合方法

SCI 后的性健康和性医学需要广泛的生物社会心理视角。发生这种灾难性伤害后，应遵循三项性康复原则[16]。首先包括在增加适应和药物治疗之前，最大限度地增加这种损伤后的生理机能。这将包括处理失禁、痉挛、疼痛、抑郁和其他因素，这些因素可能会在康复轨迹的早期影响性能力和娱乐。如果错过了学习自己的生理机能的第一步，就失去了让剩余神经通路达到最佳状态的机会，可能会导致期望降低，药物或性辅助工具过早失效，或者因为专注于药物治疗而不是更广泛，更全面的方法上而延迟了重新获得最大的性潜能。第二个康复原则是适应局限性，尤其是当后者变得更加永久性时。这包括由医疗保健专业人员（healthcare professional，HCP）鼓励在身体学会适应"新常态"的同时，尝试在康复中尽早实现唤醒的创新方法。这种适应的优点是即使在感觉和运动恢复已经停滞之后也可以持续发展。这导致了第三种康复原则，即保持乐观和豁达。有趣的是，遵循这些康复原则的患者要比那些不愿意或没有动力去"挑战"新发现的患者更好，这些发现促进了神经可塑性。

从住院入院开始，提供基本的性教育（SCI 后的性反应和性变化）以及消除受伤后有关性行为的恶性误解应成为所有康复计划的一部分。但是，患者的准备情况和其他生活优先事项可能会决定当时应保留的内容，因此必须进行随访，尤其是受伤后的生活经历。

许多因素影响性行为，因此临床医生在促进消除限制因素方面起着重要作用，这些限制因素阻碍了人们对受伤后性快感和自我发现的关注[46]。除了已经讨论过的通过药物和物理疗法治疗性功能障碍之外，还可以就如何促进私人自我或伴侣性行为的环境提出建议，以及积极主动地对活动能力、痉挛、膀胱和肠道问题、性自我的观点和伴侣关系提出具体建议。

使用多学科的性康复框架是一种方便实用的方法，可以查看阻碍或改善性和生殖功能的医学或心理因素，并根据患者的优先事项概述治疗方案。该框架还允许您通过放心的方式来避免患者的重大性和生育忧虑，这些忧虑将在患者准备就绪时的更早得到解决。必须考虑和尊重那些不以顺式出现的患者。在其他阅读材料中已更完整地描述了该框架 [12, 178]，但是这里有一个简短的介绍。框架的八个类别可以概括为一页纸的表格 [分为 "性领域" 的八个类别的列表，位于左栏的下方，与右栏的两个链接为 "临床说明（即效果 SCI 在每个色情领域都有该区域）" 和 "行动计划 / 推荐 / 计划"]，甚至放置在患者图表中，以鼓励解决问题并推荐给适当的康复 HCP（可能是医生、护士、心理学家、社会工作者）或其他治疗师（职业、体育、娱乐），已经为 SCI 患者开发了一个出色的网站，解决了框架中发现的许多问题。

(1) 性欲或性兴趣：由于性欲或性欲的生物心理社会性质、改善性动机和回报的事情取决于解决该人身上识别出的（经常是多种）医学因素，这些因素会影响性欲（即替代性欲）。例如激素、治疗抑郁症、改变影响性兴趣的药物、解决疲劳、失禁或其他不利的性诱因，以及解决影响性动机的心理和关系问题。一旦对这些因素进行了分类，便可以启动适当的治疗方法。

(2) 性功能能力：性功能能力可以通过以下几个方面来描述：生殖器唤醒（男性勃起，女性阴道润滑和适应）；男性的射精能力；性高潮的可能性；性行为引起的痛苦。然后可以开始适当的治疗。通过积极干预治疗建议以减少医学干扰（如疼痛、痉挛、AD 和失禁）和其他干扰因素，患者可以自由地专注于追求快乐。

(3) 生育力和避孕问题：关于生育力，生物学父母、妊娠和围产期问题和期望应得到评估，并消除误解。应概述个性化的避孕方法及安全的性行为。重要的是，在解决身体可及性和性和育儿的情感能量作为多学科方法的一部分的现实问题时，必须保持患者的父母权利。在这方面的同行经验是无价的。

(4) SCI 的医学后果：与 SCI 有关的许多医学问题都可能会阻碍性功能，但不容忽视的是抑郁症（会对性功能的各个方面产生负面影响）和药物作用（特别是抗抑郁药、用于膀胱功能的抗胆碱能药、鞘内巴氯芬等抗痉挛药，以及心脏药物）和疲

劳。应该尝试减少、替代和定时给药，以影响性功能 [179]。可以通过一次服用药物来减少与放松和性唤起相反的直觉疼痛，以在性活动之前最大限度地发挥其作用。床的定位和特定的支撑垫可能有助于减轻私人性活动中的疼痛或痉挛。

SCI 后性和生育能力恢复的特别考虑因素是 AD。仔细询问有关 AD 的症状和诱因及 AD 过去发作的经验非常重要，因为存在无声的 AD 并不是良性的 [180]。在 T_6 或以上的受伤者中，精子取回方法只能由训练有素的治疗 AD 的医疗团队尝试。建议在使用 PVS 或以下方法时对无症状和有症状患者进行门诊评估。

如果在家中发生性行为而出现 AD 症状。在私人性活动中，在活动期间使用便携式可充气 BP 袖带可为临床医生提供有关 BP 变更和 AD 治疗的适当选择的宝贵信息。

(5) 运动和感觉的影响：性功能潜能也取决于感觉和运动的评估。在床上或性环境中独立转移或转身的能力，对辅助装置的需要以及爱抚、握住或定位伴侣的能力均取决于肌肉力量和核心平衡能力，应由物理和职业治疗师进行评估。身体舒适对能够接受和给予性快感很重要。定位垫子 / 楔子的使用不仅用于性行为本身，而且还用于支撑、平衡、缓解臀部和其他脆弱皮肤区域的压力，以及辅助定位以缓解痉挛（但是，有时痉挛可能有帮助进行性定位或转移）。在性活动之前和期间进行按摩可以增加放松，减少痉挛和增加性专注力。如果没有生殖器感觉，则在低敏或正常感觉区域可能需要更长的前戏。性健康临床医生以及职业和物理治疗师可以建议性姿势，以促进运动并节省能量，减少疲劳 [41]。他们还可以建议使用特定的振动器或其他性辅助器具，并提供有关保持或控制性辅助器具的重量、放置、持续时间、清洁和其他实际问题的能力的建议。感觉在性唤起和愉悦中很重要。可以通过客户 [和（或）合作伙伴] 感觉映射（"人体映射"）来确定哪些区域是不敏感的，哪些区域具有一些唤醒潜力甚至是较高的潜力（即通常是在受伤区域周围的区域），哪些区域应避免由于超敏反应。对于 SCI 后的身体，找到愉悦的感觉区并学习，接受并感到积极对性康复至关重要。通过使用性辅助

手段（如羽毛、按摩油、用于生殖器和非生殖器的振动器）以及心理上的幻想和可视化来重新映射大脑，以接受不同的刺激作为"性"，从而鼓励神经可塑性。这可能包括性伤害或他们受伤前可能没有尝试过的活动。

（6）肠和膀胱问题：令人困扰的膀胱或肠失禁问题以及相关的气味和尴尬可能导致戒断性活动甚至社交活动。尽管在性活动期间对膀胱和肠道的担忧通常不足以阻止大多数 SCI 人群有性活动，但对一部分人来说，这种大小便失禁是一个非常重要的问题[9]。

膀胱管理、尿路感染的治疗以及长时间排便可以统治神经源性膀胱或肠的患者的生活。因此，必须通过适当的专家和治疗师来通过药物、间歇性导管插入术、膀胱增大术、可控性尿流改道以及各种排肠方法来果断地处理失禁问题。有时性活动可能会有所帮助：PVS 频繁发作 4 周后，PVS 连续第三个月射精一个月与膀胱点处膀胱容量显著增加有关饮食[37]。

（7）性的自我看法和自尊：处理早先提到的与 SCI 相关的问题，独立性和自尊的减弱会改变一个人的男性气质或女性气质，市场价值以及对他人的性吸引力。HCP 的态度各异，HCP 与患者之间的质量关系，个人护理，同伴支持，单位的社交生活，一般信息以及对 SCI 性反应的教育都是与 SCI 后的身体正面形象相等的因素[181]。丧失工作能力、运动能力、兴趣爱好和其他伙伴关系可能会导致悲伤，这必须得到承认和支持。在社交上，缺乏朋友、家人和雇主的支持 / 消失，雇主可以进一步降低自尊心。强调一个人可以做什么而不是不能做什么，有助于将消极和悲观的态度转变为一个更积极的方向，但 HCP 必须尊重患者的需要、愿望和准备就绪。在性方面，坚持自我性探索可以重新调整整体性感觉。

（8）伙伴关系问题：伙伴关系问题包括该人是单身还是处于伴侣关系中（如果是，如果是在受伤之前），则性取向偏好是什么，以及确定的性别认同或表达方式。合作伙伴之间的角色互换可能导致关系冲突。照顾 SCI 患者的基本身体或卫生需求的性伴侣可能会遭受一些性动机的丧失（"照顾者－恋人综合征"）。临床医生需要认识到围绕伴侣关系的讨论在性适应中所起的有益作用。在这方面的同伴咨询和经验也可能非常有用。

性行为注意事项

性、生育力和养育子女应在 SCI 之后得到鼓励，因为它们是生活的重要组成部分。对性亲密和情感上的亲密关系及生殖驱动的需求是普遍存在的，并且在 SCI 之后也不能否认。

以前提到过，AD 已被报道与性行为有关[182]。目前正在研究 SCI 后短暂性高血压的长期影响，包括脑血管内皮功能障碍的可能性[183]。在大多数情况下，AD 不会显著干扰性活动。在对 199 名 SCI 男性的调查中，有 28.6% 的人报道在性活动期间出现 AD 症状，但是更少的人（16.1%）认为 AD 实际干扰了他们的性活动[22]。但是，发现 AD 干扰性欲的女性比例为 28%[10]。对于这两种情况，都可以通过典型的膀胱和肠道护理期间的 AD 发生来预测性活动（肛门和性高潮）期间 AD 的发生和困扰[9]。很少有仅凭阴部刺激即可产生 AD[8]的超敏反应，称为恶性 AD，例如一些男性自受伤以来首次射精[184]。

由于强烈刺激 PVS 或 EEJ 导致射精，因此精子取回方法更容易引起 AD，因此建议在受监测的临床环境中进行 PVS 的首次试验，并在任何精子取回过程中连续获取 BP 读数程序。尽管有文献报道射精过程中血压适度增加（20～50mmHg）[20, 35]，但应注意的是，这些测量并非使用逐搏记录进行的，因此收缩压和舒张压峰值读数实际上更高[50, 185]。这可能导致错误的保证，尤其是在无症状或"沉默的 AD"患者中[180]。但是，这种复杂的心血管监测设备通常在研究中心之外无法获得，因此需要以 1min 为间隔进行适当的连续监测，以最好地估计与高唤醒和射精相关的 BP 读数的峰值。刺激越强和持续时间越长，AD 可能越严重[185]，即使有性活动，但通常会随着时间（数月或数年）而减少，症状性 AD 会减少，但不能保证 BP 升高会降低，因为"沉默 AD"仍会发生[186, 187]。使用硝苯地平、哌唑嗪和硝酸盐糊剂在射精和性高潮期间预防和治疗严重 AD 的具体剂量细节可在其他参考资料中找到[41, 177, 188, 189]。

九、为人父母

尽管关于残疾人和父母养育的研究很多，但关于 SCI 和父母养育的影响的研究却很少。在荷兰进行的一项包括创伤性和非创伤性 SCI 的研究中，父母的患病率在男性中为 50%，在女性中为 45%[190]。在这些父母中，大约 2/3（男性为 66%，女性为 72%）在 SCI 后育有孩子。SCI 后育儿的男性较不可能发生完整的病变，更可能具有正常的排便，并且更可能有伴侣，相对于 SCI 之后没有孩子的男人。与没有 SCI 后没有孩子的女性相比，有 SCI 后有孩子的女性患创伤性 SCI 的可能性较小，更有可能拥有伴侣[190]。

在过去的 20 年中，对患有 SCI 的父母及其子女的研究表明，与健康人群相差无几。在丹麦的一份调查问卷中，SCI 的父母角色普遍感到非常满意[191]。这些父母对自己的育儿经历持积极态度，并推荐给其他人，并建议新的 SCI 父母应与有经验的人进行对话，以最好地解决诸如适应性设备和应对日常挑战的解决方案等问题。这些建议与该研究领域的其他研究相似[192, 193]。

Rintala 等报道了 SCI 父母与健全父母的关系，并发现他们在大多数地区相似，尽管 SCI 父母对孩子的要求可能更严格[194]。这项研究中的儿童（6—12 岁）在社交能力或行为问题上没有差异[194]。

在一项比较 SCI 的母亲、伴侣和孩子与非残障人士的研究中，SCI 的母亲与身体健康的母亲之间，或 SCI 的母亲的家庭抚养的孩子与身体健康的家庭抚养的孩子之间没有显著差异[195]。还发现患有 SCI 的母亲对孩子的态度更严格，或者对孩子的行为抱有更高的期望[193]。较早的针对患有 SCI 的父亲的研究发现，孩子的适应能力与父亲残疾或经济安全的严重程度之间没有多少关系[196-198]。

十、关于神经可塑性和性的未来的考虑

性是一种超越生殖器性能的完整身心体验。当 SCI 后"正常"的感觉或运动输入减少或消失时，细微的内脏和其他信号（如唤醒的内脏感觉、心血管效应以及在身体区域的敏感度升高）会变得非常重要。大脑可能会随着时间的流逝而"学习"，大概是通过神经可塑性，以一种新的方式将这些与心理幻想混合在一起的输入感知为"性"，就像在密宗性行为中发生的那样，只是在更大的范围和影响力的范围内。确切的神经生理学尚不清楚，但可能与损伤水平周围的脊髓内神经元发芽有关，以增强或调节性反射，甚至调节远端脊髓或大脑神经元。在 SCI 后，需要长时间的重复练习和开明的接受度[45]来学习解释性信号的新方法，这一事实是围绕性功能的神经可塑性理论的当前基础。

感觉替代也可能通过 SCI 后的大脑可塑性增强性感觉[52, 199, 200]。在一项针对 SCI 中的性行为和男性的研究中，从理论上讲，由于感觉替代技术通过将输入信号从失去的感觉途径传递到另一个完整的感觉方式而起作用，生殖器刺激不敏感的生殖器后映射的舌头感觉（BrainPort）将被解释为生殖器引起的感官知觉并改善了性经验。4 名受试者在大约 8 周的训练中完成了 20 次训练，并且每位受试者均报道，在使用该设备训练后不久，性快感增强，并且在其病变以下与手部动作相匹配的皮肤样感觉的特定感知。虽然仍然令人愉快和有趣，但以后的课程却不一致，并且虽然在课程中没有受试者报告有性高潮的感觉，但所有人都希望在将来尽可能在家中继续使用该设备进行培训[52]。

尽管如此，仍存在外科手术来恢复失去的感觉，并且可能为将来患有 SCI 的男性和女性提供改善生殖器唤醒和性高潮的方法。TOMAX（使感觉、性行为和生活质量最大化），该程序通过从大腿到腹股沟的移植感觉神经，在腹股沟但对阴茎没有感觉的男性脊柱裂患者对阴茎产生感觉。有助于理解身心之间的联系。虽然大多数用 TOMAX 治疗的脊柱裂患者最初经历的是阴茎的性刺激，表现为腹股沟的发痒感，但最终感觉转移到阴茎，表现为色情触摸，可能是大脑变化的结果（通过 fMRI 显示）[201]。需要在大脑可塑性和性功能这一领域进行更多研究。

第四篇

神经和肌肉骨骼护理
Neurological and Musculoskeletal Care

第25章

脊髓损伤患者的疼痛管理

Pain Management in Persons With Spinal Cord Injury

Thomas N. Bryce　著

一、概述

疼痛是一种与实际或潜在的组织损伤相关的不愉快的感觉和情感体验[1]。4/5 的脊髓损伤（spinal cord injury，SCI）患者认为这是一个持续存在的问题[2]。在持续疼痛的患者中，有超过 1/2 的人认为这种疼痛干扰了日常生活和工作[2]，有不到 1/5 的失业者认为，阻碍他们工作的是疼痛，而不是功能丧失[3]。据报道，超过 1/4 的颈段或上胸段 SCI 患者和近 1/4 的下胸段或腰骶段 SCI 患者，愿意牺牲肠道、膀胱或性功能恢复的机会来缓解疼痛[4]。

损伤程度（截瘫与四肢瘫）和损伤的完全性程度（完全与不完全）等这些 SCI 特征似乎和疼痛没有明显关联[5]，不同组患者的持续性疼痛没有明显差异。同样地，男性和女性患者疼痛也没有明显差异[5]。

此外，在定义疼痛的个体影响时，重要的是要认识到，患有疼痛和 SCI 的人通常不只有一种疼痛；大多数人至少经历两种不同类型的疼痛[6, 7]。例如，过度使用引起的肩部疼痛和与 SCI 相关的神经性疼痛。

二、疼痛和相关社会心理因素的评估

SCI 后的大多数疼痛可分为两大类：①伤害性疼痛，这是由能够传递并编码伤害性刺激的周围神经感觉受体（伤害性感受器）激活而引起的疼痛；②神经性疼痛，它是由体感神经系统的损伤或疾病引起的疼痛[1, 8]。

国际 SCI 疼痛（International SCI Pain，ISCIP）分类的制订是为了将 SCI 后的不同疼痛类型组织到一个易于理解的框架中，如表 25-1[9] 所示。在此框架内，除了伤害性和神经性疼痛类型外，还有第三种类型的疼痛，称为"其他"疼痛，对于该类型的疼痛，没有可识别的有害刺激，也无法确定造成该疼痛的神经系统没有任何炎症或损害。对于已确定的病因不明的疼痛综合征属于这一类，包括纤维肌痛和复杂的 I 型局部疼痛综合征。

如表 25-2[11] 所示，经过验证的 ISCIP 分类[10]，取代了许多较早的有时相互冲突的分类，已并入 ISCIP 基本数据集（ISCIP Basic Data Set，ISCIPBDS）。ISCIPBDS 是为标准化与全世界 SCI 相关的临床数据而开发的 20 多种数据集之一，可通过互联网免费访问[12]。

在将特定的疼痛亚类归类为 ISCIP 分类的特定类别时，对于临床医生来说，通过病史和体格检查可以得出表 25-3[13] 中所述的七个主要疼痛属性是很有帮助的。使用 SCI 神经学分类国际标准（Internatinal Standards for Neurological SCI，ISNCSCI）检查对 SCI 进行分类也很重要[14]，特别需要注意神经损伤程度（neurological level of injury，NLI），因为通常需要根据所报告的疼痛相对于 NLI 和相邻皮节的分布范围来区分该平面及平面以下的 SCI 疼痛。同样，感觉和运动功能的部分保留区可以作为区分疼痛亚型的线索，因为在保留的感觉区域，某些亚型比其他亚型更明显；一个明显的例子是肌肉骨骼疼痛。

表 25-1　ISCIP 分类

第 1 层： 疼痛类型	第 2 层： 疼痛亚型	第 3 层： 主要疼痛源和（或）病理（示例）
伤害性疼痛	肌肉骨骼疼痛	外上髁炎，股骨粉碎性骨折，肌肉痉挛
	内脏痛	肠粘连、胆囊炎引起的腹痛
	其他伤害性疼痛	偏头痛，外科手术皮肤切口
神经性疼痛	该平面的 SCI 疼痛	脊髓压迫，神经根压迫
	平面以下的 SCI 疼痛	脊髓缺血，脊髓压迫
	其他神经性疼痛	腕管综合征
其他疼痛		纤维肌痛，Ⅰ型复杂性局部疼痛综合征，间质性膀胱炎，肠易激综合征
未知的疼痛		

ISCIP. 国际 SCI 疼痛；SCI. 脊髓损伤 [引自 Bryce TN, Biering-Sørensen F, Finnerup NB, et al. International spinal cord injury pain classification: part I. Background and description. March 6-7, 2009. *Spinal Cord*. 2012;50(6):413-417.doi:10.1038/sc.2011.156.]

表 25-2　ISCIP 基本数据集（针对每个不同的疼痛填写）

疼痛位置 / 部位 （可以是多个，请选中所有适用项）： 右（R）、中线（M）或左（L）	R	M	L	疼痛类型 疼痛的强度和持续时间 疼痛的治疗
头部				疼痛类型（检查一项）： 伤害性疼痛 □肌肉骨骼
颈部 / 肩部 　喉 　颈部 　肩				□内脏 □其他 神经性疼痛
手臂 / 手 　上臂 　肘 　前臂 　腕 　手 / 手指				□ SCI 水平 □低于 SCI 水平 □其他
躯干前部 / 生殖器 　胸部 　腹部 　骨盆 / 生殖器				□其他 □未知 疼痛的强度和持续时间： 上周的平均疼痛强度：
背部 　上背部 　下背部				0 = 无痛苦；10 = 疼痛可想而知 □ 0；□ 1；□ 2；□ 3；□ 4；□ 5； □ 6；□ 7；□ 8；□ 9；□ 10

（续表）

疼痛位置 / 部位 （可以是多个，请选中所有适用项）： 右（R）、中线（M）或左（L）	R	M	L	疼痛类型 疼痛的强度和持续时间 疼痛的治疗
臀部 / 髋 　臀部 　髋 　肛门				发病日期：YYYY/MM/DD
大腿 / 股				
小腿 / 脚				您是否正在使用或接受任何疼痛治疗方法？ □没有　□有
膝盖 　胫 　腓肠 　踝 　脚 / 脚趾				

一般来说，上周疼痛对您的日常活动有多大影响？ 0 = 无痛苦；10 = 疼痛可想而知
□ 0；□ 1；□ 2；□ 3；□ 4；□ 5；□ 6；□ 7；□ 8；□ 9；□ 10

一般来说，上周疼痛对您的整体情绪有多大影响？
0 = 无痛苦；10 = 疼痛可想而知
□ 0；□ 1；□ 2；□ 3；□ 4；□ 5；□ 6；□ 7；□ 8；□ 9；□ 10

总体而言，疼痛在多大程度上影响了您获得良好睡眠的能力？
0 = 无痛苦；10 = 疼痛可想而知
□ 0；□ 1；□ 2；□ 3；□ 4；□ 5；□ 6；□ 7；□ 8；□ 9；□ 10

ISCIP. 国际 SCI 疼痛；SCI. 脊髓损伤 [引自 Widerstrom-Noga E, Biering-Sorensen F, Bryce TN,et al.The International Spinal Cord Injury Pain Basic Data Set (version 2.0).*Spinal Cord*.2014; 52(4):282-286.doi:10.1038/sc.2014.4]

表 25–3　主要疼痛属性

疼痛属性	对科学疼痛分类有用的例子
发病史	• 将 SCI 与特定痛苦联系起来 • 通过激发事件的机制表明疼痛产生者
疼痛部位	• 在特定水平上以低于或等于受伤水平的水平表示神经性类型 • 通过其特定位置指示疼痛产生
时间模式	• 区分亚型，因为伤害性疼痛通常仅在刺激有伤害性感受器的刺激时才存在，而神经性疼痛通常由于与损伤相关的神经异位而更持久
疼痛质量	• 表示亚型，尤其是在指定了一些特定的描述符（如"灼烧""电击样"或"轻微"）的情况下，因为前两个描述在神经性类型中更常见，而后者通常是针对伤害性疼痛而描述的
改善和加剧因素	• 区分伤害性和神经性亚型，尤其是在涉及运动的情况下，因为疼痛产生器通常可以通过复制加剧因素来定位
相关的感觉障碍	• 病史或体格检查中发现的异常性疼痛或多发病高度提示神经性亚型
疼痛强度	• 强度是公认的疼痛严重程度的替代指标，是最常用的治疗效果度量

SCI. 脊髓损伤

引自 Bryce TN, Gomez J. Management of pain after spinal cord injury. *Curr Phys Med Rehabil Rep*. 2015;3(3):189-196. doi:10.1007/s40141-015-0092-3.

持续的疼痛可能对一个人的日常生活产生巨大的情感、身体和社会影响。许多社会心理因素和状况都与 SCI 后的疼痛相关的困扰和功能障碍有关。社会心理因素和状况可作为警示的"黄旗"[15]列在表 25-4。不受控制的"黄旗"状况和因素可能导致疼痛加剧，反之亦然，因为疼痛加剧可能导致"黄旗"状况和因素的发展。考虑到活跃的黄旗状况或因素与严重疼痛之间的关联，可能需要同时解决这两个问题，才能获得最佳的效果。最后，尽管应该对所有疼痛的人进行"黄旗"综合评估，但如果时间不允许，对疼痛的最低评估应包括对睡眠、情绪和活动的疼痛干预；这些建议的干扰项目措施包括在 ISCIPBDS 中，如表 25-2[11]所示。

在评估疼痛的过程中，除了了解引起特定的疼痛特征、确定 ISCIPBDS 中记录的特定疼痛的病因以及筛选任何相关的"黄旗"病状和因素外，了解一个人对疼痛的信念（包括了解他或她对引起疼痛的信念，潜在治疗方法以及缓解疼痛的可能性）也可能影响任何干预措施的有效性。信念如何影响治疗的一个示例与以下观点有关：人们将新的疼痛与他们过去经历的疼痛相关联，这些疼痛可能是伤害性的，与事件有关，并且能够自我控制或治愈。新受伤的人可能不了解，与大多数伤害性疼痛不同，神经性疼痛可能无法产生任何积极的效果（与急性伤害性疼痛不同，后者可能是保护受伤的信号），甚至对该患者也没有任何有效的治疗方法。如果不了解这一概念，就很难成功地治疗或应对这种痛苦。另一个例子是，观察到不喜欢服药或对尝试的许多药物有"反应"的人比没有这种看法或经验的人药物的治疗效果差。

三、肌肉骨骼疼痛

肌肉骨骼疼痛是由肌肉、肌腱、韧带和骨骼等肌肉骨骼结构内的外围痛觉感受器激活引起的伤害性疼痛。当伤害性感受器被激活时，肌肉骨骼疼痛的强度通常会发生变化，例如由于负责的肌肉骨骼结构的移动或触诊而引起的疼痛。适当的成像（包括 X 线、MRI 或超声检查）通常显示出与疼痛表现相符的肌肉骨骼病理。SCI 相关的肌肉骨骼疼痛在受伤后的时间过程中呈双峰表现[16, 17]。在创伤性脊髓损伤后的早期，伤害性感受器会先被骨折和挫伤激活，随后逐渐消融，而后来，随着个体开始以新的方式进行活动，这使他们倾向于过度使用伤患部位，激活不同的伤害感受器，新的肌肉骨骼疼痛开始出现。因此，从 SCI 康复开始之初就学习安全有效的活动方式和日常功能训练，来减少过度使用伤患部位就显得尤为重要。使用经过验证的工具，其中一种工具是转移评估工具（Transfer Assessment Instrument，TAI），可用于评估转移运动质量[18]，推荐使用这些方法来促进采用循证方法来教授和学习适当的运动技巧，并避免以痛苦为例的不良运动技巧所带来的不良后果。

此外，在 SCI 后的急性和亚急性期，临床医生必须高度怀疑是否存在隐匿性骨折和其他肌肉骨骼损伤，由于最初关注 SCI 的主要后果，这些隐匿性骨折和其他肌肉骨骼损伤可能被忽略了。

表 25-4　"黄旗"：与疼痛相关的痛苦和功能障碍有关的社会心理因素和状况

社会心理因素和状况
• 抑郁症通常表现为食欲下降，睡眠不足，精力不足以及对活动缺乏兴趣
• 焦虑
• 由于疼痛而缺乏完成日常活动或工作的动力
• 减少参与有价值的活动
• 避免与疼痛有关的活动
• 先前存在的疼痛病史
• 应对不力，尤其是在灾难性思维方面
• 使用和依赖酒精或非法物质
• 使用和依赖处方阿片类药物，尤其是在有滥用证据的情况下

引自 Mehta S, Guy SD, Bryce TN, et al. The CanPain SCI Clinical Practice Guidelines for Rehabilitation Management of Neuropathic Pain after Spinal Cord: screening and diagnosis recommendations. *Spinal Cord*. 2016;54 (Suppl 1):S7-S13. doi:10.1038/sc.2016.89.

肌肉骨骼疼痛通常比所有其他类型的疼痛，对下列治疗的反应更好，如休息、关节保护、抗炎药物，伸展和按摩之类的物理措施，以及冷刺激和经皮电刺激等。

（一）肩部疼痛

大约 50% 的 SCI 患者经历了肩部疼痛，包括截瘫或四肢瘫以及完全或不完全损伤的人，他们使用从轮椅到非卧床辅助设备等各种类型的移动设备[19]。在脊髓损伤后的急性期，肩痛被认为是由于对状况不佳的肌肉的相对高负荷而引起的，而在慢性期，肩痛与重复运动导致的过度使用和受影响的肌肉骨骼结构的继发性退化有关。

截瘫或四肢瘫患者在急性期和慢性期疼痛发展的因素可能是肩和肩胛骨的神经支配水平之上的 SCI 导致所有的肌肉无力或拮抗肌之间的不平衡。通过转移活动和推轮椅，某些肌肉（例如肩关节外展肌和屈肌）因锻炼而相对加强，颈椎 SCI 患者肌肉替代因神经支配不完全而肌力下降。这些情况会导致肌肉失衡逐渐进展。不同的活动会锻炼不同的肌肉；例如，在将轮椅推上坡道时，最大的激活发生在肩部屈肌，然后是外部旋转肌。与之相反的是，在俯卧撑抬高动作中，胸大肌中最大激活作用，紧随其后的是冈下肌和冈上肌[20, 21]。此外研究还显示，许多发生肩部疼痛的人的肌肉力量都有所下降，尤其是在肩内收肌中，甚至在疼痛发作之前，身体活动水平就降低了[22]。

由于四肢瘫患者的被动或主动运动范围的缺乏或潜在的痉挛，导致后天的肩囊紧绷和肩胛骨关节挛缩也常与肩部疼痛有关。与上述机制有关的肩部疼痛的具体病因包括肩袖撞击综合征、肩峰下滑囊炎、二头肌腱炎、粘连性关节炎和骨关节炎[23-25]。

肩痛的治疗

预防肩膀疼痛的策略包括最大限度地减少休息和运动时的肩部压力，以及使肩部准备好接受运动时遇到压力的准备。减少肩部稳定肌群在休息时压力的一种策略是促进肱骨头在关节盂内的中性位置，避免因重力和肩膀稳定肌肉系统较弱的人的手臂的重量引起的肩胛骨半脱位。通过将枕头放在坐着或斜躺着的人的肘部下方，并在轮椅上适当放置

的扶手或扶手槽，可以促进中立姿势。个体也应避免侧卧时直接压在肩膀上，并且在教导他们改变身体姿势时，切勿让他人直接拉动手臂（应改用躯干）。其他减少肩部压力的策略包括使用生物力学有效的轮椅推进技术，使用与生物力学优化的传递技术，既可以最大限度地与后轮缘接触，又可以将作用力降到最低，并避免肩部撞击的位置[18]。由于转移过程中后臂和前臂中不同的肩部肌肉受到不同程度的压力，因此改变转移方向（例如，从左到右）可以改变肌肉受力，使特定的肌肉受到更大的压力。例如，通过肌肉收缩强度测量，在后臂转移的所有阶段中，冈下肌的压力明显更大，而与此相反，肩胛下肌在前臂转移中的压力明显更大。因此，如果发现某人由于左肩冈下肌撞击而感到肩痛，并且他们通常向右转移，那么，转移到左侧可能会减轻转移过程中的疼痛。优化轮椅坐姿还可以通过轮椅推进和转移将肩膀撞击减至最小[26]。重要的一点是尽量减小推动轮椅时所需的力气，通常用一只较轻的椅子，同时要达到个人的行动目标，以帮助限制上肢的压力。如果通过上述干预措施，肩痛继续影响轮椅的活动性，则应使用滑动辅助装置（如滑板），甚至需要处方电动轮椅，电动轮椅或手动轮椅的电动轮椅适用于任何 NLI 的主要轮椅使用者。应每天减少所需的转移次数（通过环境改造或购买适当的设备），并应定期检查适当的转移技术，尤其是在出现新的肩部不适时，确保以最有效和压力最小的方式进行转移。应当通过全面的功能评估来确定可促进肩膀撞击或其他引起肩部疼痛的活动，并在可能的情况下通过替代方式来完成这些活动。根据特定的问题活动，可以考虑采取诸如要求他人帮助举起重物或执行上肢任务，以及使用可调节高度的座椅等策略。最后，达到最佳体重对于最小化肩部压力也很重要，因为体重越轻，就限制肩部压力而言越好。如果个人的体重或计算得出的体重指数大于最佳值，则应向他们提供咨询。

准备肩膀压力或保护肩膀通过锻炼达到最佳效果，最好是实施正式的定期锻炼计划。针对轮椅使用者的有效锻炼计划强调加强肩后肌肉，包括外部旋转肌、内收肌和肩后肌（菱形肌和斜方肌），因为轮椅推进和俯卧撑提升动作可增强这些肌肉的拮

抗力量（前肩部肌肉组织）。此外，动态的肩部稳定器，尤其是肩部前部肌肉，需要定期拉伸，因为在轮椅推进和转移活动中，经常使用它们会变得肥大和收缩[27-29]。研究时间 2～6 个月，受试者在家中进行的三项随机对照运动试验均包括拉伸和加强功能，显示在不同活动中评估的疼痛强度综合指标显著降低[27, 30, 31]。其他使用类似干预措施以及电路阻力和有氧运动的非随机队列研究表明，肩痛强度的综合测量指标也有类似的下降[32]。

对于源自肩袖和相关结构的机械性肩部疼痛，上述积极治疗策略的辅助措施包括冰敷、相对休息、使用局部或口服非甾体抗炎药（nonsterordal antiinflammatory drug，NSAID），如果其他治疗无效，则使用法氏囊注射类固醇。对于顽固性黏附性囊膜炎，可以考虑肩部的大容量囊膜扩张配合关节活动度锻炼。

如果保守措施在至少 3 个月内未见改善且有指征，则应考虑手术[33]。在进行手术咨询时，需要明确的是，手术通常需要根据手术程序在不同的时间段限制负重（最多 6 个月），并且在此时间间隔内，个体可能会失去唯一的行动能力，需要制订解决这种行动能力变化的计划。此外，如果继续使用相同的手动轮椅，或负责该问题的其他重复上肢任务没有改变，则个人（尤其是手动轮椅使用者）手术后不良后果的风险可能会增加。在图 25-1 中概述了治疗 SCI 肩部疼痛的算法。

（二）肘部和腕部疼痛

SCI 患者的肘关节肌肉骨骼疼痛原因包括内侧和外侧上髁炎、三头肌腱炎、骨关节炎和鹰嘴滑囊炎。后者通常发生在靠肘部以保持平衡的人中，或者用肘部保持体位的人当中。

在成年人中，腕关节疼痛的常见肌肉骨骼病因包括德奎尔万腱鞘炎、拇指掌指关节炎症/关节炎和手腕关节炎。这些通常是过度使用的伤害，例如，由于在轮椅推进过程中反复抓紧轮椅的前缘而引起的伤害。

肘部和腕部疼痛的治疗

对于鹰嘴滑囊炎，应避免直接在肘部负重（倾斜），这是主要的干预措施。鹰嘴滑囊炎的二级治疗包括冰敷，使用带衬垫的肘垫以及在注射或不注射皮质类固醇的情况下抽吸发炎的滑囊。肌腱炎/上髁炎的治疗包括相对休息，拉伸和加强受累肌肉，以及通过实施避免这些结构受力的技术来重新评估促进这些结构疼痛的活动的功能。冰敷、使用非甾体抗炎药和局部注射皮质类固醇激素是有用的辅助手段。

因过度使用而引起的肌肉骨骼手腕疼痛的治疗包括相对休息、夹板、冰敷、轻柔拉伸，对致病作用进行功能性重新评估以及随后进行的活动变化，提供其他设备（如仿形 push 缘）和消炎药（NSAID 或局部皮质类固醇注射）。治疗 SCI 后腕部疼痛的建议流程概述见图 25-2。

（三）背痛

SCI 患者的背痛很常见，原因很多，包括该人群中脊柱手术的患病率高，由于痉挛和（或）躯干无力引起的躯干肌肉失衡，继发性脊柱后凸和经常依赖轮椅。伤害性感受器激活可以起源于各种肌肉、肌腱和韧带、小关节、椎间盘和骶髂关节。与脊柱不稳或脊柱硬件衰竭相关的疼痛通常也具有伤害性。通常，在融合了一部分脊柱后，邻近（高于或低于）融合的脊柱节段通常会补偿融合节段的运动损失，并且随着时间的流逝，可能会继发退化和疼痛。坐在轮椅上，尤其是以驼背或其他不平衡姿势坐着，可能会导致无脊髓损伤患者出现背痛[34]。

当躯干的一侧痉挛比另一侧更大时，通常会导致脊柱排列的冠状面不平衡，即功能性脊柱侧弯，这可能导致肌肉骨骼背痛，尤其是那些在脊柱不平衡区域保留感觉的人。通过这种冠状面不平衡激活的伤害性感受器不仅可能来自痉挛性肌肉，例如腰方肌和腰椎旁，还可能来自痉挛较明显的一侧骶髂关节和腰椎小关节内。

背痛的治疗

通过适当的轮椅设置为轮椅使用者提供足够的腰椎前凸支撑（包括在必要时增加座椅靠背和额外的腰部支撑），可以减轻由于脊椎肌肉无力继发的正常脊柱对齐丧失而导致的不平衡所引起的背痛。当髋部屈曲动作范围有限（通常小于 90°）的人坐

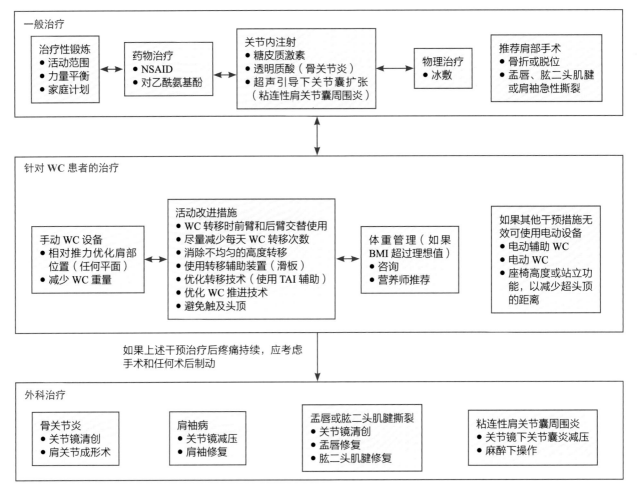

▲ 图 25-1 SCI 后肩部疼痛的治疗方法

BMI. 体重指数；NSAID. 非甾体抗炎药；SCI. 脊髓损伤；TAI. 转移评估工具；US. 超声；WC. 轮椅

在靠背角度为 90° 的轮椅上时，他们通常最终会臀部（坐骨和骶骨）向前滑动或保持在座椅的前部，导致没有腰部支撑的姿势，这可能导致背部疼痛。这个问题可以通过调整椅子的靠背角度，以适应髋部屈曲不足。

如果认为腰痛是由痉挛性肌肉的伤害性感受器引起的，则应首先频繁拉伸相关的痉挛性肌肉。如果单独拉伸无效，则可采用口服药物（如巴氯芬或替扎坦定）或靶向局部注射神经毒素（如肉毒毒素）来治疗痉挛。结合伸展运动，应加强不平衡的核心肌肉组织。对于电动轮椅使用者，使用侧面的躯干支撑和仿形的椅背可以帮助保持最佳的对齐状态并最大限度地减少背痛。对于上述方法无反应的持续性疼痛，也应考虑使用刚性胸腰椎矫形器。如果更保守的措施不够有效，鞘内注射巴氯芬对治疗痉挛

可能有效。

由创伤后或手术不稳定或硬件故障引起的进行性脊柱畸形引起的背痛的治疗通常需要手术。由进行性脊椎病，椎间盘突出或其他退行性疾病引起的背痛的治疗方法与没有 SCI 的患者的推荐治疗方法相同。X 线、CT 和 MRI 是首选的诊断研究。

四、内脏痛

内脏痛是指位于胸部，腹部或骨盆的疼痛，主要在内脏结构中产生[9]。内脏疼痛通常在时间上与食物摄入或肠功能有关，并且可能与恶心或出汗有关。腹部触诊压痛是常见的身体症状（在有些躯干感觉保留的人中），而 "痉挛" "昏暗" 或 "压痛" 的疼痛描述也是如此。SCI 中慢性腹痛的特征与慢性便秘的特征非常相似[34]，适当的影像检查通常显

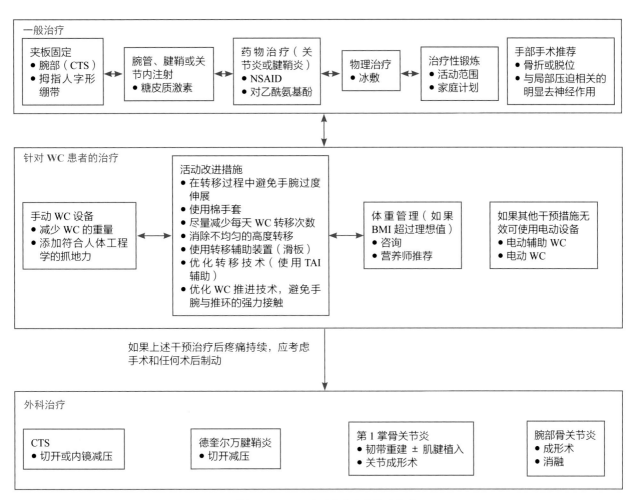

▲ 图 25-2　SCI 后手腕疼痛的治疗方法

BMI. 体重指数；CTS. 腕管综合征；NSAID. 非甾体抗炎药；SCI. 脊髓损伤；TAI. 转移评估工具；US. 超声；WC. 轮椅

示与疼痛表现相符的内脏病理（例如大便引起的结肠扩张）。腹腔内脏疼痛在 SCI 发生后的前 5 年内发病相对较晚，随后发病率增加，在 10 岁时约有 1/5 的 SCI 患者和在 20 岁时约有 1/3 的患者报告。但 20 年后患病率似乎并未增加[36]。

内脏痛的治疗

治疗取决于病因。确保适当的饮食，避免使用便秘药物（阿片类药物和抗胆碱药都可能导致便秘），以及每天或隔天进行一次肠排空（而不是排便间隔时间较长）可以帮助防止因肠粘连或便秘而引起的内脏疼痛。其他较少见的内脏疼痛原因包括肠梗阻、肠梗塞、肠穿孔、胆囊炎、胆总管结石病、胰腺炎、阑尾炎、脾破裂、膀胱穿孔、肾盂肾炎、尿路感染或肠系膜上动脉综合征。由于腹壁躯体感觉有限的个体可能仅会感到不适或疼痛，即使

在严重的腹腔内紧急情况下，例如急性阑尾炎、胆囊炎、腹膜炎、肠梗阻或肠系膜动脉血栓形成，因此对于可能导致腹痛的严重疾病应当始终保持有一定程度的怀疑。

五、其他伤害性疼痛

其他（伤害性）疼痛是指既不属于肌肉骨骼类型也不属于内脏类型的伤害性疼痛[9]。这些疼痛可能与 SCI 间接相关（例如，因压力伤害引起的皮肤破裂疼痛或自主神经反射异常引起的头痛），或可能与 SCI 完全无关（如偏头痛）[37]。

六、平面和平面以下的 SCI 疼痛

平面的 SCI 疼痛是在 NLI 的皮肤处和（或）低于此平面的最多三个皮肤处感觉到的神经性疼痛。

它必须归因于脊髓或神经根的损害 [9]。由于马尾神经损伤而引起的疼痛总是被归为 SCI 水平疼痛。1/3 的 SCI 患者在急性期开始报告受伤后的 SCI 疼痛程度，并且随着时间的流逝其患病率似乎没有变化 [16, 17]。疼痛区域内的感觉改变，特别是异常性疼痛或痛觉过敏，提示了 SCI 级别的疼痛，通常被描述为"热""灼痛""刺痛""针刺""锋利""射击""挤压""剧痛""类似电击" [9]。并非归因于脊髓或神经根损伤的位于 NLI 处或下方的神经位置性疼痛应归类为"其他"神经性疼痛，而不是 SCI 水平疼痛。"其他"神经性疼痛的一个例子是局灶性周围神经受压（例如，患有颈 SCI 的人的症状性腕管综合征）。

SCI 平面以下疼痛是指神经病变性疼痛，其感觉是位于 NLI 下方超过三个皮层，伴或不伴至 NLI，这归因于脊髓损伤 [9]。如果在 NLI 内发生疼痛，并且正遭受 NLI 的个体认为在 NLI 下方的三个皮肤点与在与 NLI 相邻的那三个皮肤点远端经历的疼痛相同，则该疼痛应归类为单一的平面以下痛，而不是平面和平面以下的疼痛。

在受伤后的急性期，不到 20% 的人报告平面以下 SCI 疼痛，但到第一年年底，其患病率增加到约 30%，并且在以后的几年中仍然普遍存在 [16, 17, 38]。

患有完全或不完全 SCI 的人可能会发生低于 SCI 平面的疼痛，其描述符与针对 SCI 疼痛列出的描述相同 [9]。类似于 SCI 级别的疼痛，这种分布中发生的神经性疼痛不能归因于脊髓损伤应被分类为"其他"神经性疼痛，而不是平面以下的 SCI 疼痛。

当病因不明时，应开始进行评估，包括寻找可治疗的神经性疼痛原因，例如神经根或脊髓受压，栓系或脊髓空洞症。如果疼痛在受伤后一年多后才首次出现，这一点尤其重要，因为在这段时间之后，平面和平面以下的 SCI 疼痛的首次报告与最初的静止性伤害相关 [38]。

对已确立的神经性疼痛的恶化值得调查。在三种情况下，可以看到已经确定的神经性疼痛加重。首先，恶化是由于与 SCI 后的第一年内神经系统内发生的持续神经可塑性变化有关的疼痛的自然史。其次，由于神经根或脊髓受压程度，栓系或创伤后脊髓空洞症（posttraumatic syringomyelia，PTS）的变化而导致神经损伤的进展；可以随时看到。在亚急性或慢性环境中加重疼痛的第三种且可能是最常见的情况下，会出现危险症状（表 25–5），可能加剧神经性疼痛 [15]。全面的病史和体格检查是确定疼痛加重原因的第一步。作为第一个证据，我们可以称其为"自然疼痛演变"，可以使其他神经系统

表 25–5　危险信号：可能加重神经性疼痛的情况

系　统	危险指标	危险条件
肌肉骨骼	最近的创伤，新的畸形，运动范围的变化，新发作的局部肿胀和温暖	骨折或脱位，异位骨化
皮肤	发红，溃疡	压伤，指甲向内生长
心血管	胸痛，呼吸急促，发热，发冷或出汗，自主神经系统症状，新肢肿胀	腹主动脉瘤，主动脉夹层，心肌梗死，深静脉血栓形成
呼吸道	胸痛，呼吸急促	肺栓塞，肺炎
泌尿生殖	尿液外观或气味改变，肾脏疼痛，新发尿失禁，导管插入之间的渗漏，肾脏或膀胱结石病史，阴囊或睾丸肿胀	下尿路感染，肾盂肾炎，肾或膀胱结石，尿潴留，睾丸扭转，附睾炎
骨盆	疼痛与月经的关系	卵巢囊肿，子宫内膜异位症和其他泌尿生殖系统疾病
胃肠道	排便习惯改变，腹部膨胀	大便嵌塞量，便秘，肠扭转，阑尾炎，胆囊炎

引自 Mehta S, Guy SD, Bryce TN, et al. The CanPain SCI Clinical Practice Guidelines for Rehabilitation Management of Neuropathic Pain after Spinal Cord: screening and diagnosis recommendations. *Spinal Cord*. 2016;54 (Suppl 1):S7-S13. doi:10.1038/sc.2016.89.

发现的改善，例如感觉和检查时的运动强度得到改善（或至少没有神经系统恶化的迹象）可以令人放心。相比之下，其他神经系统疾病的并发恶化，例如感觉丧失、力量丧失以及深部肌腱反射改变，表明神经系统疾病的恶化很可能是由于神经根或脊髓压迫，栓系或 PTS 或在大多数情况下，应开始进行其他结构更改和诊断检查。

第三种情况的证据是，通过稳定的神经系统检查以及指示其他器官系统发生变化的体征和症状的存在，可以增强因危险状态而加剧的现有神经性疼痛的证据。与潜在或潜在危险信号症状的其他体征和症状相比，在平面或平面以下的神经性疼痛的严重程度相关的改变甚至很常见。尽管尚不清楚导致疼痛恶化的确切病理生理机制，但这些危险信号条件可能会激活伤害性感受器，从而向现有的疼痛途径提供反馈（在感觉受损或缺乏感觉的人中不一定这样认为）。危险信号条件通常需要其他诊断评估和医疗干预。

PTS 是导致 SCI 水平或水平以下疼痛的一个具体原因，值得进一步描述。尽管通常在损伤水平上发现脊髓内有囊肿的 MRI 证据，但在所有 SCI 患者中只有 2%～5% 会发展为 PTS[39-41]。由此可见，囊肿已经扩张，可能导致脊髓的进行性损伤，从而导致临床症状，例如疼痛、感觉丧失、虚弱、肌肉张力改变以及各种其他自主神经症状。

SCI 后疼痛的延迟发作，特别是一年后开始的疼痛，应该引起人们对 PTS 引起疼痛的怀疑[40-43]。球囊的体征和症状，特别是面部疼痛或霍纳综合征，与迟发性水平相关，很少见，但实际上可诊断为 PTS。最常报告的 PTS 初始症状是单侧或双侧疼痛[40, 44]虽然仅在咳嗽时出现疼痛在病史中并非罕见[42]。在几个大系列中，"灼伤""迟钝""刺痛"是最常报告的描述性词语，另一些常用来描述疼痛的词语有"尖锐""电击""刺伤"[40, 41, 45]。

MRI 是评估 PTS 的首选诊断研究方法，尽管计算机 X 线断层扫描（computer tomography，CT）脊髓造影最多可延迟 24 小时成像，但对于无法获得 MRI 的患者，通常会在空洞内显示对比剂。

SCI 平面和平面以下疼痛的另一个后期原因是脊髓或神经根栓系。SCI 后可能发生因脑膜或蛛网膜瘢痕形成而引起的脊髓束缚，并阻止脊髓在椎管内正常的头骶滑动。脊髓在颈椎中的束缚会产生足够的脊髓牵引力，随着颈部弯曲，从而引起脊髓或脑干移位和神经系统症状，包括疼痛、无力和感觉不足。MRI 是评估栓系的首选诊断研究，尽管该研究并非没有局限性，因为它最常见于仰卧位，并且有时很难理解栓系。

脊髓和神经根水平损伤和 SCI 平面以下疼痛也可能是由于进行性脊柱病，创伤后或手术不稳定，椎间盘突出或硬件故障引起的进行性脊柱畸形，晚期脊髓受压而导致的。伤害性肌肉骨骼疼痛通常同时发生。X 线、CT 和 MRI 是首选的诊断研究。

（一）平面和平面以下 SCI 疼痛的治疗

治疗干预措施可分为六类：口服和局部用药，程序性干预措施，外科手术干预措施，包括运动的物理疗法，被动疗法和刺激疗法，以及放松疗法和心理疗法[46]。最理想的是，不仅要评估疗效，还要评估风险和成本，以评估每种治疗干预措施的价值。对文献的系统评价可能更加注重比较治疗效果，而临床实践指南则包括另外的考量，即在确定临床实践建议时纳入风险和成本。2016 年首次发表的《CanPain 脊髓损伤后神经性疼痛康复管理临床实践指南》不仅评估了药物治疗，还评估了其他五个类别的治疗方法（表 25-6）[47]。欧洲神经学会联合会（European Federation of Neurological Societies，EFNS）从 2010 年开始对神经性疼痛进行药物治疗的指南。国际疼痛研究协会（International Association for the Study of Pain，IASP）对神经性药物进行药物治疗的神经痛特别兴趣小组（Special Interest Group on Neuropathic Pain，NeuPSIG）自 2015 年以来的疼痛评估并提出了仅使用药物的建议[48, 49]。

1. 口服和局部用药：一线干预

一线干预在所有三项指南中，用于治疗水平和低于水平的 SCI 疼痛的措施包括加巴喷丁类、加巴喷丁和普瑞巴林；三环抗抑郁药（TCA），阿米替林[47-49]。IASP 指南还包括选择性 5- 羟色胺和去甲肾上腺素摄取抑制剂（serotonin and norepinephrine untake inhibitor，SNRI）类别，但仅仅是因为专家组评估了整个神经病理性疼痛，因此文献更支持此

表 25-6　CanPain SCI 脊髓后神经性疼痛康复管理临床实践指南：治疗建议

	一线药物	二线药物	三线药物	四线药物
强烈推荐	普瑞巴林 加巴喷丁 阿米替林	曲马多 拉莫三嗪（用于 脐带不全病变）		
次要推荐			tDCS+VI	TENS 羟考酮 DREZ 消融

tDCS. 经皮直流电刺激；DREZ. 背根进入区；TENS. 经皮电神经刺激；VI. 视觉错觉

引自 Guy SD，Mehta S，Casalino A,et al.The CanPain SCI Clinical Practice Guidelines for Rehabilitation Management of Neuropathic Pain after Spinal Cord:recommendations for treatment.*Spinal Cord*.2016;54（Suppl 1）:S14-S23.doi:10.1038/sc.2016.90.

类药物治疗各种非 SCI 引起的神经性疼痛的功效原因 [48]。

加巴喷丁和普瑞巴林被认为是有效的镇痛药，因为它们是 γ 氨基丁酸（gamma-aminobutyric acid，GABA）的结构类似物，并与背角中突触前电压门控钙通道的 $\alpha_2\delta-1$ 亚基具有高亲和力，从而减少了释放谷氨酸和去甲肾上腺素 [50, 51]。FDA 批准普瑞巴林在美国用于治疗与 SCI 相关的神经性疼痛。与加巴喷丁相比，普瑞巴林的相关研究更多，证据支持普瑞巴林有更好的疗效。实际上，对于加巴喷丁的研究结果存在矛盾。加巴喷丁和普瑞巴林都没有明显的代谢相互作用。使用中报告的最常见的不良反应包括嗜睡、头晕和周围水肿，普瑞巴林被认为是安全有效的药物。尽管在两项最大的研究中，需要治疗的人数（number of people that are needed to be treated，NNT）里只有 1/7 能获得 50% 的疼痛缓解，这意味着很多人甚至大多数人的治疗效果并不理想 [52, 53]。

阿米替林被认为是通过抑制去甲肾上腺素和 5- 羟色胺再摄取以及可能通过结合 N- 甲基 –D- 天冬氨酸受体而具有镇痛作用。尽管像加巴喷丁一样，其有效性的证据很充分，但也有一些矛盾的结果 [54, 55]。不良反应可能很严重，包括心脏传导阻滞、体位性低血压、意识混乱、口干、尿潴留和便秘。对于有明显心脏传导异常的患者禁用，因为有报道称三氯乙酸（TCA）剂量大于 100mg 会导致心脏性猝死 [56]。尽管尚未对其治疗 SCI 后的疼痛进行研究，但使用仲胺化合物 TCA（如地昔帕明和去甲替林）代替更具抗胆碱能的叔胺化合物 TCA（如阿米替林、丙米拉明和多西平）也可能会提高耐受性。

SNRI（包括度洛西汀和文拉法辛等药物）被认为是神经元 5- 羟色胺和去甲肾上腺素再摄取的有效抑制药，而多巴胺再摄取的有效抑制药则少得多。尽管在随机对照试验中进行了评估，但仍缺乏证据表明它们可有效降低 SCI 后总体神经性疼痛强度 [57, 58]。其中，一项研究确实显示了对脊髓损伤后伤害性疼痛的积极作用，而另一项研究显示出对感冒诱发的疼痛的有效性 [57, 58]。该类药物已被证明可有效治疗其他情况下的神经性疼痛 [49]。

2. 口服和局部用药：二线干预

在所有三个指南中，用于治疗水平和水平以下的 SCI 疼痛的唯一二线干预措施是曲马多。在 CanPain 指南中，拉莫三嗪是 SCI 不完全的患者的二线选择，而在 2010 EFNS 指南中是三线的选择。

曲马多被认为具有镇痛作用，它可以与 μ 阿片受体结合并弱抑制去甲肾上腺素和 5- 羟色胺的再摄取。基于单个小型随机对照试验，证据不像加巴喷丁类药物和三氯乙酸那样强 [59]。在该试验中，与安慰剂相比，接受曲马多治疗者的疼痛强度评分较低。然而，曲马多组因不良反应而戒断的比例更高（43% vs.17%）。

曲马多联合使用 SSRI 或其他药物会导致 5- 羟色胺综合征的风险，这会阻碍 5- 羟色胺的再摄取。其他不良反应包括头晕、镇静、便秘、恶心、头痛和癫痫发作。

拉莫三嗪被认为是镇痛药，因为它对电压门控钠通道的突触前作用减少了谷氨酸的释放。在一项仅针对不完性性 SCI 的受试者的随机对照试验中表明，拉莫三嗪可显著减轻 SCI 平面或平面以下的疼痛[60]。与无这些诱发性疼痛的患者相比，那些患有刷子诱发的异常性疼痛和最大疼痛区域的条状疼痛的患者，使用拉莫三嗪更可能产生积极的效果。拉莫三嗪与潜在的威胁生命的不良反应有关，包括危及生命的皮肤反应，例如 Stevens-Johnson 综合征（每千名成年人中有 3 人），毒性表皮坏死症以及血液异常[61]。总体而言，服用该药的人中有 10% 可见皮疹。

3. 口服和局部用药：三线药物干预

在 IASP 和 EFNS 指南中，强阿片类药物是三线药物，而羟考酮在 CanPain 指南中是四线药物。这些指南中引用的证据表明强力阿片类药物治疗 SCI 后的疼痛效果不佳[62]。羟考酮是一种典型的强阿片样物质，它与 μ 阿片样物质受体结合，通过抑制电压敏感的钙电流并直接抑制背角神经元来抑制

初级传入神经递质的释放。不良反应包括镇静、便秘、呼吸抑制、恶心和神志不清。阿片类药物滥用，阿片类药物转移及用药过量导致死亡的风险可能是服用处方阿片类药物的患者面临的重大问题[63, 64]。同样，药物类别的特定问题，如阿片类药物耐受性，由于导致剂量增加，阿片类药物引起的痛觉过敏的出现及阿片类药物引起的便秘仍然是重大挑战。鉴于这些问题，美国疾病控制与预防中心于 2016 年制订了指南，规定了适用于 SCI 后慢性疼痛的阿片类药物[65]。根据指南中包含的建议，使用阿片类药物治疗疼痛的建议算法概述见图 25-3。

4. 口服和局部用药：其他注意事项

在临床试验中，对于平面和平面以下的 SCI 疼痛尚未被发现有效的治疗药物包括左乙拉西坦[66]、曲唑酮[67]、丙戊酸[68] 及美西汀[69]。在非 SCI 人群中对神经性疼痛有效果的证据，或在 SCI 人群中有效果的药物证据较弱，包括大麻素[70]、卡马

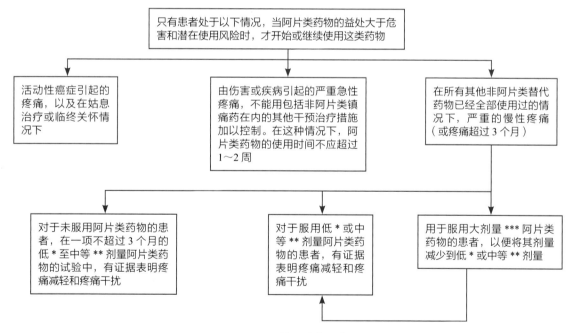

▲ 图 25-3　用阿片类药物治疗疼痛的算法

*. 低剂量 = 每天 20MME 或更少；**. 中等剂量 = 每天大于 20MME 但小于或等于 60MME；***. 高剂量，每天超过 60MME；MME，吗啡毫克当量

当以 1 毫克至以毫克为基础进行比较时，某些阿片类药物比其他类药物更强。为了比较不同阿片类药物之间的阿片类药物剂量，开发了一种工具，可将许多不同的阿片类药物均等化为一个标准值。该标准值基于吗啡及其强度，被称为吗啡毫克当量

应该定义使用的好处，并将其与影响疼痛和疼痛干扰的现实治疗目标相关联，其中疼痛干扰可能与活动、睡眠或情绪有关。应该认识到，患有疼痛和较高 SCI 水平的人可能由于其 SCI 的潜在功能限制而无法证明疼痛对活动的变化

患有 SCI 的人与没有 SCI 的人相比，使用阿片类药物的危害和潜在风险可能更大，因为 SCI 也可能易患继发性并发症，例如呼吸抑制、内分泌异常和胃肠动力异常，所有这些因素都可能会带来相同或相似的不良反应与阿片类药物的使用直接相关

西平、奥卡西平[71]，以及如前所述的 SSRI 和托吡酯[72]。因此由于缺乏足够的证据而无法做出明确的建议。

选择药物时应考虑并发症和不良反应。例如，并发抑郁会建议使用抗抑郁药 SNRI 或 TCA，而夜间睡眠不佳引起的疼痛可能建议使用 TCA。然而，年龄较大和有心脏病史，尤其是节律异常的患者，将禁止使用 TCA。在使用此类药物之前，必须权衡阿片类药物滥用的风险因素与潜在获益的可能性。

5. 程序干预

经椎间孔硬膜外注射类固醇可考虑治疗神经根痛[73]。适应证与没有 SCI 的神经痛患者相同。脊髓刺激（spinal cord stimulation，SCS）是指放置在脊髓背侧硬膜外腔内的单通道或多通道电极的经皮植入和电激活，通常在 C_5 和 T_1 之间治疗上肢疼痛，对于下肢疼痛，通常在 T_9 和 T_{11} 之间。通常每天刺激 3 次，每次 1~2h。MRI 兼容系统可用。然而，关于这种干预措施在成人中的疗效的案例研究并未显示出完全受伤者的神经性疼痛有明显缓解，尽管据报道对少数残障人士有一些益处[74-76]。

6. 手术干预

在文献中描述的所有破坏性神经外科手术方法中，背根进入区（dorsal root entry zone，DREZ）消融和（或）显微外科背根进入区切除术可能在某种程度上可有效治疗 SCI 水平的疼痛，但不能治疗 SCI 水平以下的疼痛[77, 78]。消融的目标刺激标志包括背根小根的外侧束、背角脱除脱皮的过度活跃神经元以及 Lissauer 道的内侧部分。在 CanPain 指南中，基于成本、手术风险、需要专业技术知识，最重要的是证据质量较弱，并且该过程固有的感觉丧失，而这种丧失是由于破坏手术所致 DREZ 在这些级别上进行。因此，DREZ 消融是四线选择，建议在特殊情况下考虑使用，并且是降低疼痛强度的最后手段[47]。当按常规方式进行时，DREZ 会在受伤水平之上和之下两个水平凝结。或者，在进行髓内电记录引导时，会选择性损伤具有自发信号异常的区域，从而可能减少感官损失[79]。由于其破坏性和长期疗效不清楚，因此不常进行。

如果认为疼痛与 PTS 相关，并且在连续随访检查中未发现神经功能下降，则可以使用本章中介绍

的无创性技术和药物对由于这种原因引起的疼痛进行对症治疗。此外，通常建议进行活动限制，尤其是避免剧烈运动，以免增加静脉和脑脊液的压力。当与 PTS 相关的疼痛具有顽固性或伴有持续的神经功能减退时，通常需要手术治疗以减少空洞的大小或防止其扩展。手术方法包括将分流器放置在空洞中，以将液体排入腹膜、胸膜或蛛网膜下腔；脊髓空洞有袋化；硬膜成形术。手术，除了从理论上防止进一步的神经系统恶化外，通常还会减轻疼痛。在一项研究中显示，解除神经根栓系后 56% 的神经源性疼痛有明显改善[80]。类似地，如果认为疼痛与脊髓或神经根栓系有关，则可以考虑采用相同的处理策略，把解除神经根栓系作为外科治疗的手段。

最后，可以通过适当的减压和稳定手术干预措施来治疗由进行性脊椎病晚期压迫脊髓或神经根引起的疼痛，由创伤或手术引起的不稳定的进行性脊柱畸形、椎间盘突出或硬件衰竭。

7. 物理疗法

关于 SCI 之后的理疗，已经进行了一些关于疼痛治疗及其效果的横断面调查。在一项调查中显示，将近一半的受访者表示，理疗后疼痛明显减轻[81]，而另一半受访者中，有 80% 的受访者认为物理疗法和运动对人体的帮助远超过了除大麻和酒精外所有尝试过的其他疗法的效果[82]。在另一项调查中显示，在受访者报告的治疗效果相当好的治疗方法中，体育锻炼的满意度最高[83]。

一项针对遭受创伤性 SCI 的人的研究显示，在持续 9 个月，每两周一次，持续 90~120min，中等强度，有氧和抵抗性运动干预的情况下，运动组的基础疼痛发生了 10% 的变化，而对照组则没有[84]。运动训练 3 个月后疼痛水平降低，而 9 个月后疼痛水平进一步降低，而运动训练停止后疼痛水平升高[84-86]。在另一组每周进行两次，持续 3 个月的适应性力量训练和适应性耐力训练的研究中，疼痛的变化仅趋于显著[85]。在某些情况下，使用外骨骼进行移动时对疼痛的影响似乎显示出治疗前后的有效性，尽管有些人报告外骨骼使用时疼痛加剧[88-91]。

最后，在一组 8 个人的研究中，他们都是患有慢性截瘫的轮椅使用者，其中大多数人都患有神经性疼痛和伤害性疼痛，并接受了定制的坐式双测

力测功计的训练，每周 3 次，持续 10 周，强度中等至剧烈，几乎所有人的神经性和肌肉骨骼疼痛均减轻[92]。

8. 被动和外部刺激疗法

视错觉结合经颅直流电刺激是 CanPain 指南中推荐的三线干预措施，基于试验结果表明，该组合比其中任何一种单独干预都更有效[93, 94]。

视觉错觉是一种技术，个人可以将自己正在做的事情可视化，而实际上他们并没有在做。疼痛缓解可能涉及纠正运动输出和感觉反馈之间的不一致，以及通过瘫痪肢体的运动视觉输入来诱导皮层体感表示图的标准化[94, 95]。这项技术的结果与疼痛改善的两种报告都混杂在一起（使用视频和音频输入进行可视化行走）[94, 95] 和疼痛加重（想象中的脚跟运动）[96, 97]。完成干预疗程所需的时间是可变的；对于此处引用的试验中的受试者，每天一次典型的训练持续 15min。成本取决于用于呈现视觉幻觉的技术的复杂性。除非干预导致更严重的疼痛，否则不良反应可以忽略不计。

经颅直流电刺激是一种将电极放置在头皮上的技术，通过直流电施加直流电可引起大脑兴奋性变化[98]。通常，一个电极放置在运动皮层上（在10/20EEG 系统中为 $C_3 \sim C_4$），而另一电极放置在对侧眶上区域上。典型的刺激过程持续 20min。报告的不良反应包括电极下的刺痛，发痒和发红。单独报告的这种干预措施的效果好坏参半[93, 94, 99-103]。

9. 放松、心理治疗和其他认知干预

通过解决所谓的疼痛原因及其含义，对患有疼痛的人进行 SCI 疼痛教育，所有治疗的临床医生都可以并且应该解决这一问题，因为它可以显著减轻与疼痛相关的疼痛焦虑，对疼痛的选择性关注以及疼痛来源的错误归因。

正式的心理治疗已经被使用了很多年，以减轻疼痛感并改变导致疼痛相关残疾的情境、情绪、家庭和行为因素。

迄今为止，认知行为疗法（cognitive behavioral therapy，CBT）干预是研究最深入的心理干预。CBT 止痛的目标是通过帮助个人减少不良适应行为，增加适应性行为，识别和纠正不良适应的思想和信念，以及提高自我管理的疼痛感，减轻疼痛和

心理困扰，并改善身体和角色功能。技术包括放松训练，设定并努力达到行为目标（通常包括系统地增加运动和其他活动），行为激活，活动节奏指导，解决问题的训练以及认知重建。CBT 通常包括课间练习和应用新技能的活动。活跃 CBT 所需的典型时间是每周 3h。CBT 是安全的；但是，由于需要治疗师来执行和指导会议，因此这样做的成本可能很高。尽管在随机对照研究和前瞻性队列研究中未显示可减轻疼痛强度，但 CBT 已显示可减少疼痛干扰和应对[104, 105]；焦虑与参与[106]；和情绪，焦虑和痛苦造成的灾难性后果[105]。鉴于其缺乏降低疼痛强度的功效，尽管其具有影响其他与疼痛相关的结局的功效，但在临床实践指南中不推荐将其推荐为专门用于降低"疼痛强度"的疗法（在CanPain 中进行了评估）。这并不能降低这种和其他类似疗法的重要性，这种疗法可能比单独地影响疼痛强度更能影响疼痛。尽管（或可能由于）缺乏有效的治疗方法来减轻疼痛强度，但解决疼痛如何干扰活动和参与仍然很重要。例如，与疼痛强度相比，疼痛干扰显示出与 SCI 后的抑郁症有更大的关联[107]并且还与 SCI 后的生活满意度，心理功能和身体功能产生负面关系[108]。

放松技术旨在实现非定向放松，通常是通过反复专注于单词、声音、祈祷、短语、感觉或肌肉活动来实现的，而排除了有创性思想。有几种不同的放松技术，包括引导图像、肌电图（electromyogram，EMG）生物反馈、冥想、进行性肌肉放松，以及有规律的呼吸（教导人们在压力期保持缓慢的呼吸以及深呼吸）。在一项针对 SCI 和疼痛患者的单盲研究中，每周进行 30min，连续 5 周的引导性图像松弛技术已显示出降低疼痛评分的功效[109]，EMG 生物反馈在另一项研究中显示了治疗前后的改善[110]。

催眠是一组旨在增强注意力，最大限度地减少个人分心并提高对改变想法、感觉，行为或生理状态的建议的响应能力的技术。一种技术始于指导员引导诱导，并提出增加呼吸的注意力的建议，然后进行提高舒适度和放松的建议，并且提出具体镇痛的建议。自我催眠是基于这些指导性课程的，通常会提供至少一份感应记录和（量身定制的）建议记录，以方便家庭练习。引导性课程持续约 30min，

而自我催眠课程最终每天只有 1～2min[110]。在一项针对 SCI 后疼痛患者的干预措施的研究中，大约 1/5 的受试者报告了慢性每日疼痛强度的显著降低，而 4/5 的受试者在研究后 3 个月继续使用训练中教授的自我催眠技能[110]。

七、其他神经性疼痛

其他神经性疼痛是指存在于 NLI 上方、下方，或下方但与 SCI 不直接相关的神经性疼痛[9]。最常见的例子是与压迫性神经病有关的疼痛，可能发生在腕部的正中或尺神经。病理生理学被认为是重复性创伤（如轮椅推进）和腕管压力反复显著升高（如功能性活动期间的上肢负荷）引起的局部缺血的结果。

其他神经性疼痛的治疗

预防和治疗腕部反复接触性神经病的方法包括：使用长而平滑的轮椅推进，将轮椅推进过程中施加在推圈上的力降至最低；避免超重；使用生物力学优化技术进行转移；推动尽可能轻的轮椅；使用符合人体工程学设计的轮辋[111-113]。如果持续的手腕疼痛限制了手动轮椅的活动性，则无论是否使用 NLI，都应开具电动轮椅的处方。应避免俯卧撑抬起动作，以减轻坐骨压力并延长腕部负重，并应以侧向或前倾坐骨压力卸载和腕部中立位置代替，以最大限度地减少对横穿腕部神经的伤害。

辅助性保守治疗包括使用带衬垫的手套，夹板（特别是在晚上）和在腕管内注射类固醇。如果保守治疗至少 3 个月仍未见好转，则应考虑减压手术[33]。在进行手术咨询时，需要明确的是，根据手术程序的不同，手术需要限制手腕承重的时间（长达 8 周）是可变的，并且个人此时可能会失去唯一的活动来源，需要制订解决此移动性损失的计划。此外，如果继续使用相同的手动轮椅或上肢肌肉的使用习惯没有改变，则个人（尤其是手动轮椅使用者）手术后不良后果的风险可能会增加。在 SCI 中概述了用于治疗包括 CTS 在内的腕部疼痛的建议算法见图 25-2。

Siddall 和 Middleton 开发并稍加修改的评估和治疗伤害性和神经性疼痛的算法概述见图 25-4 和图 25-5[114]。

八、结论

由于大多数患有 SCI 的患者会持续疼痛，因此所有治疗 SCI 的临床医生都必须熟悉其诊断和治疗方法，包括其精妙之处。同样重要的是，患者在每次遇到疼痛时都要保持警惕，以寻找防止疼痛发生的方法。对各种事情保持警惕，例如提供稳定肩部的肌肉调节程序，促进有规律的体育锻炼以及评估用于适当设置的移动设备。还应定期评估个人是否有可能严重影响疼痛经历的"黄旗"指标。如果初次评估时出现疼痛，那么在开始治疗之前或同时，确保没有可治疗的原因很重要。应根据可获得的最佳证据选择治疗方法，成本和风险应告知治疗选择。最后，必须记住，如果要成功地治疗 SCI 后疼痛，疼痛患者需要积极参与制订治疗计划。

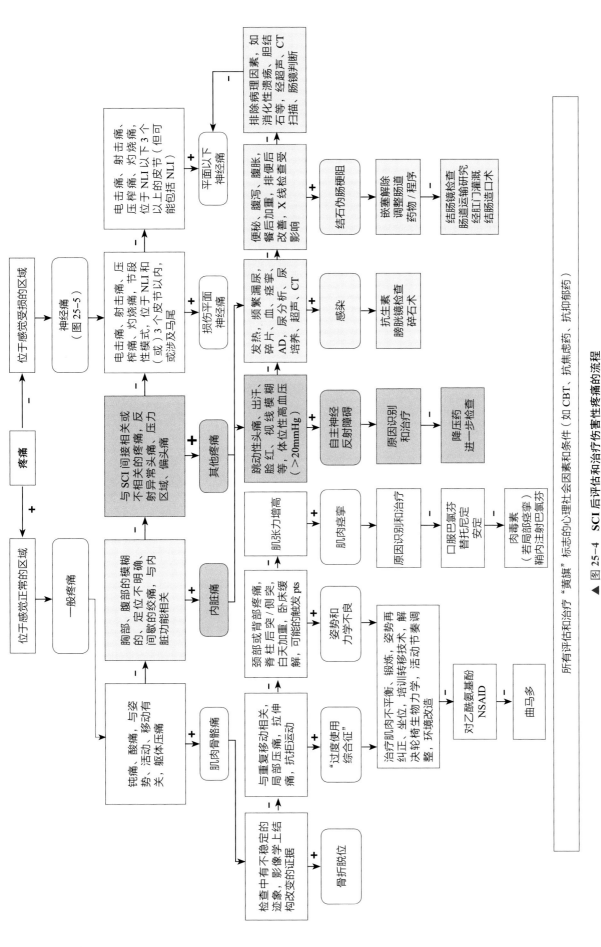

▲ 图 25-4　SCI 后评估和治疗伤害性疼痛的流程

AD. 植物神经反射不良；BP. 血压；CBT. 认知行为疗法；NSAID. 非甾体抗炎药；NLI. 神经系统损伤水平；pts. 点；SCI. 脊髓损伤（引自 Siddall PJ, Middleton JW.Pain following spinal cord injury.
In: Chhabra HS, ed.Comprehensive Management of spinal Cord Injuries.Philadelphia, PA: Lippincott Williams and Wilkins; 2015.）

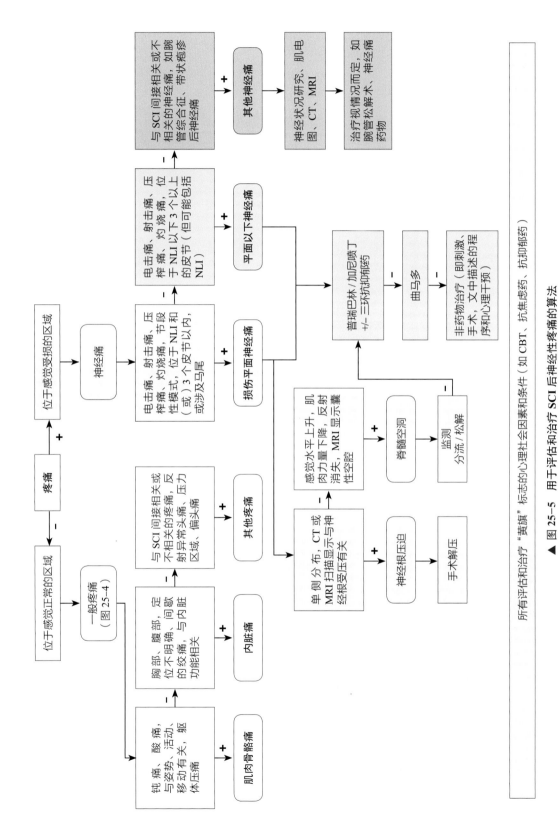

▲ 图 25-5 用于评估和治疗 SCI 后神经性疼痛的算法

CBT. 认知行为疗法；NLI. 神经系统损伤水平；SCI. 脊髓损伤（引自 Siddall PJ, Middleton JW.Pain following spinal cord injury.In: Chhabra HS, ed.*Comprehensive Management of spinal Cord Injuries.*Philadelphia,PA: Lippincott Williams and Wilkins; 2015.）

脊髓损伤中的过度使用性损伤和骨折

Overuse Injuries and Fractures in Spinal Cord Injury

Nathan S. Hogaboom　Leslie R. Morse　Michael L. Boninger　著

第 26 章

一、概述

脊髓损伤（SCI）患者可能会伴有许多肌肉骨骼性的继发性损伤。过度使用轮椅会导致上肢、颈部、背部疼痛，而受伤后骨骼结构、成分的改变，会引起下肢和上肢骨质疏松性骨折。上述两种损伤都会影响生活质量，但是这些都是可以通过干预来管理的。以下是有关 SCI 患者过度使用性损伤和骨折的临床研究的简短讨论。本章的目的是为了更好地理解上述两种继发性损伤的病理生理学、危险因素、测量评估方法及管理措施。

二、过度使用性损伤

经调查研究发现，SCI 患者中肌肉骨骼疼痛的绝对发生率在 50%~81%[1-3]。其中最大的一项研究，由 Sie 团队完成，他们将严重疼痛定义为需要镇痛药物控制的疼痛，与两项或多项日常生活活动（activity of daily living，ADL）相关的疼痛，或严重到足以终止活动的疼痛[1]。使用这个定义，59%的四肢瘫患者以及 41% 截瘫患者出现了严重疼痛。由于大多数 SCI 患者依靠上肢来进行日常生活活动和移动，因此严重限制活动的疼痛可能会对生活质量产生巨大的影响[4]。上肢疼痛会增加对个人护理助手的依赖[5]，限制个人活动及耐受性[6]，同时导致抑郁[7]。疼痛和肌力、功能水平呈负相关[8]。当疼痛缓解时，社会参与度和生活质量会得到改善[9]。不幸的是，当许多患者向医生报告疼痛时，获得的治疗并不能缓解这一症状[5]。

三、替代诊断

患者很可能经历多种类型的疼痛。治疗 SCI 患者需要对疼痛的鉴别诊断有更广泛的了解。比如，对于 SCI 患者来说，一类常见的诊断是神经性疼痛，这常与肌肉骨骼疼痛相混淆。表 26-1 描述了有助于区分肌肉骨骼疼痛源性的伤害感受性疼痛与神经性疼痛的关键因素。

除病史外，肌肉骨骼疼痛通常可以由体格检查引出。而神经性疼痛则不常会出现这种表现。脊髓空洞症是 SCI 特有的诊断之一[10]，与麻痹、疼痛、虚弱等症状有关（详见第 33 章）。如果存在以下情况需鉴别脊髓空洞症：①临床表现存疑；②患者对治疗没有预期反应。许多其他的非肌肉骨骼疼痛，比如神经根病，可以导致上肢疼痛和麻木。对 SCI 患者进行疼痛诊断和治疗时，需进行广泛的鉴别诊断。

四、肩部损伤

（一）综述

肩部是 SCI 患者出现肌肉骨骼性疼痛的最常见部位[11]；SCI 慢性期（受伤超过 1 年）患者肩部疼痛的发生率为 30%~73%[12]。这个发现并不令人惊讶，因为肩部具有最大的灵活度和活动范围——并不是用来承重的。许多日常生活活动，比如驱动轮椅或者转移，会加重上肢的负担。在这些活动中，肩部的受力通常要大于腕部、肘部。常见的诊断包括撞击综合征、囊膜炎、骨关节炎、关节脱位、肩袖撕裂和肱二头肌腱鞘炎。

表 26-1　SCI 患者神经性疼痛和伤害感受性疼痛的区别

疼痛类型	神经性疼痛：灼烧、刺痛、有时酸痛	伤害感受性疼痛：通常为钝痛，可以为肌肉骨骼疼痛或者内脏疼痛	
		肌肉骨骼疼痛	内脏疼痛
位　置	• 任何部位出现 • 通常出现在损伤平面或以下	• 通常出现在损伤平面以上 • 通常和特殊关节或者触发点有关	• 自发性的腹部疼痛 • 钝痛、定位困难、抽搐
加重的因素	• 不确定 • 疼痛时常出现	• 通常随运动和受影响区域的活动加重	• 潜在的腹部病理

肩部疼痛的高发生率已经归结于"过度使用综合征"[1, 2, 5, 13, 14]。据报道，239 名病程在 5 年内的 SCI 患者，其中 53% 的四肢瘫患者以及 16% 的截瘫患者出现了肩部疼痛[1]。组间的差异可能是由于四肢瘫患者出现肩部神经性疼痛所引起。在损伤后 20 年，超过 70% 的截瘫患者出现过疼痛，这个比例高于四肢瘫的患者。截瘫患者肩部疼痛比例的增加，很可能提示截瘫患者过度使用轮椅导致肩部重复劳损。类似的报道，35% 的截瘫患者至少在受伤后 1 年内出现了肩部疼痛，而伤后 25 年，100% 的截瘫患者都出现了肩部疼痛[13]。

（二）病史

由于驱动轮椅和转移带来的肩部重复劳损，有两种不同的发病类型。大多数患者会将其描述为活动中的突然发作，如转移或者在院子中工作可成为疼痛的原因。虽然有人认为这不是一种重复性劳损，但重复性劳损可能会损耗肌腱或韧带，使其变得脆弱，容易受伤。另一种情况是，患者可能会将其描述为疼痛逐渐发作，并无某个特定活动引起。无论哪种方式，随着活动的加剧，疼痛往往会加重，休息后疼痛会缓解。在某些体位、运动或活动期间，疼痛通常会加重。虽然疼痛可能位于刺激部位附近，但与肩袖相关的疼痛可能会辐射到手臂的侧面。

（三）体格检查

体格检查可为临床医生提供各种测试来明确肩部疼痛的来源，同时也是病史采集后进行诊断的重要一步[15]。肌腱特异性疼痛的被动测试包括触诊冈上肌腱和大粗隆，或肱二头肌肌腱和肱二头肌间沟时出现压痛。同时也有些主动测试来帮助我们更好地了解肩痛的来源。肩关节主动外展 60°～120° 出现疼痛（即疼痛弧测试），或者在患者的手臂外展到 90° 并在肩胛骨平面内完全旋前并施加阻力后出现疼痛（即"空罐测试"），可能提示冈上肌腱炎。在 Neer 或 Hawkins-Kennedy 测试期间出现的疼痛是阳性表现[16]。Neer 征：在检查者向下按压患者斜方肌时，全肩部屈曲过程中出现的疼痛是阳性表现[17]。Hawkins-Kennedy 征：在检查者将患者的肩部和肘部弯曲 90° 后，强迫肩部内旋时出现疼痛是阳性表现[18]。

可通过 O'Brien 的主动压缩测试检测到肩锁关节或唇部病变[19]。患者的肩部弯曲至 90°，部分内收，肘部完全伸展并旋前，使拇指向下。重复该步骤，使手臂完全处于右旋状态；如果第一项测试引出疼痛，第二项测试消除疼痛，则该检测为阳性。肩上部疼痛表明肩锁关节异常，而关节内部感到疼痛是关节唇异常的阳性体征[19]。

（四）鉴别诊断

与肩部疼痛有关的常见诊断是肱二头肌和（或）肩袖肌腱炎、肩袖肌腱撞击、滑囊炎和退行性关节炎。肌筋膜疼痛也可能是重要原因和（或）主要诊断。但是这些诊断很少单独列出。此外，通常疾病会同时涉及多个不同的结构，并且导致了疼痛。对于明确肩部疼痛，和其他上肢重复性劳损的鉴别诊断中所涉及的特定结构，不在本章的讨论范围内。

通过包括影像学研究在内的研究，我们可以了解到不同肩部疾病的患病率，并在后续的章节中进行详细讨论。对于肩部疼痛来说，不同病因的初始治疗都是相似的，因此可以在影像学检查开始前就进行。有关治疗的部分，将会在后文进行讨论，但是初始治疗包括疼痛控制、被动运动、主动运动、强化训练。最初的治疗过程和常规性的训练结束后，可能不必再进行影像学检查，但是对于治疗无反应可能需要进行影像学检查和更集中的治疗。

（五）影像学表现

虽然体格检查的发现与一般肩痛有关，但也可能与潜在的软组织病理有关。无创性成像检查为临床医生提供了更好地了解个体疼痛原因的方法 [14, 20-25]。这些放射学的证据（大部分为截瘫患者）表明肩痛的人经常表现出病理征象。

超声具有便携性、成本低和容易操作的特点，已成为评估 SCI 轮椅使用者肩部病变的常用工具。这种动态评估的方式使临床医生和研究人员评估患者肱骨旋转过程中冈上肌、肩胛下肌、肱二头肌腱碰撞程度。在超过 90% 的 SCI 患者样本中发现了不同程度的冈上肌腱炎 [15, 26]。冈上肌腱炎经常与肩部软组织退化同时被发现；比如，大结节皮质表面不规则，撞击和肱二头肌肌腱病 [15]。冈上肌异常也可能伴随盂肱关节不规则和积液以及肱二头肌肌腱长头增厚。超声结果的异常与高龄、受伤时间较长、轮椅使用、体重过大有关 [27]。使用 MRI 可发现，截瘫患者中有超过 50% 的人出现肩袖撕裂，其严重程度与患者年龄、患病时间有关 [22, 28]。虽然影像学异常通常与疼痛有关，但是证据方面存在差异。在使用轮椅较少的年轻患者中，疼痛可能与影像学异常无关 [23]。使用更多符合人体工学学的轮椅技术，也可以降低受伤的发生率 [26, 29]。

截瘫患者需要注意另一个影像学异常即远端锁骨的骨溶解，其特征是锁骨外侧端逐渐吸收（图 26-1）。这些表现提示了骨晚期退变 [24]。两项独立的研究发现远端锁骨的骨溶解发生率约为 13%[23, 25]。截瘫患者肩关节异常的鉴别诊断中应增加远端锁骨的骨溶解。正如 Roach 所说，这一发现的最可能原因是转移和驱动轮椅引起的重复性上肢劳损 [25]。

一般而言，经研究一致认为，使用轮椅时间较长的老年受试者更容易出现肩部退行性表现。有

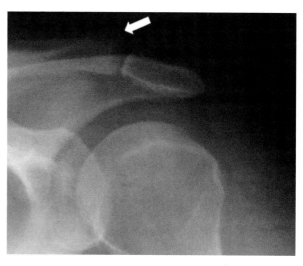

▲ 图 26-1　锁骨远端的骨质溶解

限的证据表明，女性可能比男性更容易出现该类损伤，但是在这一领域还需要更多的研究来证实 [12]。尽管成像异常可能非常普遍，但他们可能与症状并无直接关联。例如，一项研究发现，尽管 53 名受试者中有 38 名出现 X 线退行性改变，但是只有 6 名受试者报告了肩部疼痛 [20]。另一组观察到有疼痛和无疼痛的受试者之间的放射学异常表现并无明显差异 [23]。因此，应根据症状而非诊断测试来进行治疗。

（六）病理生理学

关于 SCI 患者肩部疼痛和损伤如何发展的证据有限，但是一些研究试图更好地了解其病因。有研究显示在轮椅移动期间，SCI 患者肩关节内压升高，超过了 2 倍以上的动脉压 [14]。较高的压力可能会加重肩袖肌腱的脉管系统负担，最终导致患者受伤。肩关节空间变窄是轮椅使用者中另一个常见的解剖异常，可能会导致旋转袖带的撞击和伤害 [21]。剧烈的活动，如转移和推进，可能会导致肌肉失衡 [30]，这可能会导致生物力学异常并最终出现损伤 [23, 31, 32]。这也许就是为什么一些证据表明采取干预措施来加强锻炼肩部和肩袖肌群可以减轻该人群的疼痛并改善其生活质量的原因 [33]。

有证据表明，肩部病变（由 MRI、超声、体格检查确定）与较差的转移和推进人体工学有关 [27, 34]。在轮椅推进过程中关节负荷更大的患者容易在 MRI 上表现为喙突肩峰（coracoacromial，CA）

韧带水肿或增厚[34]，这往往在手术中证实出现了肩袖撕裂[35]。这些患者肩部病理检查也是阳性的。高强度的推动轮椅，会导致关节液流入肱二头肌肌腱[36]，这是肌腱病的标志[37]。此类病变可能会受活动水平、损伤持续时间、肌腱健康程度、生物力学的影响，包括更高的卒中频率和作用力[38]。相似的是，较少的使用人体工程学转移技术与肩部病理的更多超声征象相关联[26, 27]。

五、肘部损伤

SCI 患者肘部疼痛的发生率是 6%～15%[1, 8]。对轮椅运动员的研究发现，12%～14% 的肌肉骨骼损伤发生在肘部[39, 40]。日常使用轮椅者和运动员使用轮椅进行推进性的动作包括前臂的内旋和肘部的伸展，以及腕部的伸展和手部的抓握[41]。肘部和手部的这种位置可能会使 SCI 患者患上肱骨外上髁炎的风险显著增加。此外，在转移过程中肘部受很大的力，这可能使关节的软组织受压，并可能导致肌肉骨骼损伤[42]。尚无具体研究调查 SCI 患者肘部损伤的病因。

肘部的骨骼肌肉问题往往是由于肌肉和肌腱张力过大、神经撞击，或两者兼而有之。在肘部完全屈曲期间，肘部尺神经被卡压在肘管处，而直接创伤也可能损伤神经，因为其外表面仅有一个韧带鞘覆盖。诊断神经或肌肉肌腱损伤可包括神经传导测试或体格检查。轮椅使用者的神经被卡压住可能会导致尺神经穿过肘部的传导速度降低[43, 44]。作为对比的是，肌肉或者肌腱的症状可以通过体格检查引出。为了检测肱骨外上髁炎，需将患者的肘部弯成 90° 或完全伸展。治疗师用一只手扶住患者的肘部，而另一只手抓住患者前臂，让患者肘关节内旋并伸肘。患者的腕部由于疼痛而抗拒伸展，这是肘部肌腱损伤的阳性表现[45]。这些检测还可以排除鉴别诊断，如骨关节炎或神经根病。

六、腕部损伤和过度使用

与肘部一样，肌肉骨骼损伤和神经损伤均可引起手腕疼痛。虽然也有其他主诉，但是腕管综合征（carpal tunnel syndrome，CTS）似乎是截瘫轮椅使用者手腕和手部疼痛的最常见原因[1]。SCI 患

者 CTS 的患病率估计在 49%～73%[1, 44, 46–48]，而普通人群的 CTS 患病率要＜15%[49]。SCI 患者中 CTS 的危险因素包括更高的体重指数（body mass index，BMI）、高龄、瘫痪时间更长，以及轮椅活动期间手腕和手部的过度使用[48]。

与肩部和肘部一样，该人群中 CTS 的较高患病率归因于轮椅的使用。在轮椅推进时，腕部承受高压缩力和剪切力，较大的屈曲 / 伸展度，以及尺侧 / 径向偏角[50]。那些需要更大力量来驱动轮椅的患者出现了更多 CTS 的电生理诊断阳性表现[51, 52]。在轮椅转移过程中，身体从两表面之间抬起的力由手腕承受，而手腕伸展角度增加，超出生理极限[53]。生物力学研究的证据表明，在轮椅活动期间腕关节角度会增加腕管压力，从而可能损害正中神经并促进病理表现[54]。与健康人群相比，SCI 患者的腕管压力通常更高[44]。

作为一类临床综合征，CTS 是通过评估几个相关因素来诊断的。重要的是要排除其他并非由单一神经病变引起的手或腕部疼痛的疾病，如神经根病或肌腱炎。评估患者症状，然后进行激发测试，能洞悉其症状产生的原因。CTS 的特征通常是手麻木或刺痛（通常在晚上出现），难以抓握小物体，重复使用手 / 手指会加剧症状，并且通过移动、摇动或改变手腕或手的位置可以改善症状。

腕部压迫检查是敏感性和特异性最高的 CTS 激发性测试之一[55]。在这次检查时，当被检者的手腕处于中立位时，检查者用拇指在被检者腕管上施加压力。症状在正中神经的皮肤分布区出现，被认为是阳性表现[56]。Tinel 测试也是一项有用的检查，检查者将腱反射锤放在腕部远端上方约 6 英寸处，让其自由下落并敲击正中神经，阳性表现是手上的正中神经分布区出现刺痛感。尽管特异性 / 敏感性较差，但 Phalen 阳性试验也可以帮助诊断 CTS。当患者在坐位前臂向上时，检查者使患者屈腕至最大限度，最长时间不超过 60s。正中神经分布区域皮肤的症状再现或加重被认为是阳性表现[56]。这些检查都不是结论性的，应作为确立诊断标准描述中的参考。

神经传导检查是 CTS 诊断中的“金标准”。已经在 50%～80% 的截瘫患者中观察到了 CTS 的电

生理诊断证据，并且在 30%～75% 的受试者中发现了 CTS 的临床证据 [46-48, 57]。多数研究发现 CTS 的神经传导异常率要高于临床症状发生率，这表明电生理学异常准确性可能更高。证据表明，受伤时间更长、体重更大和 BMI 较高的个体在体格检查中更容易出现 CTS 症状 [48]。

放射学技术的快速发展使我们开始探索超声检查和 MRI 诊断 CTS 的可能性。与神经传导检查相比，超声检查和 MRI 都可以使腕管结构可视化。这种优势可以为医生提供该疾病解剖学异常的信息（如压迫性的肿瘤、血管、囊肿等）[58]。神经已被描述为"沙漏"形状；在腕管的近端和远端都呈圆形，在腕管内呈卵圆形 [59]。最新的超声循证指南报道，腕管近端正中神经的局灶性扩大可用于 CTS 的诊断。具体地说，扩大横截面 $>8.5mm^2$ 具有很高的特异性和敏感性，可作为诊断的临界值 [58]。少量的证据表明，使用轮椅的截瘫患者正中神经常常增大，超过临界值，并且这种增大与症状或体格检查结果无关 [27, 60]。许多超声设备都包含可以测量横截面积的软件；因此，超声检查与神经传导检查在诊断和评估 CTS 及其症状时应考虑一起使用。

七、背部和颈部的骨骼肌肉问题

与一般疼痛表现相似，SCI 患者背痛的发生可能反映出神经性疼痛和伤害感受性疼痛。在一项涉及 200 名 SCI 患者的调查研究中显示，多达 16% 的受访者出现颈部疼痛，其中四肢瘫患者的发生率最高 [61]。据报告，胸椎水平 SCI 患者，背部或躯干神经性疼痛（包括与初始损伤相关的神经根病）的发生率高达 83%；这些疼痛症状中至少有一些与肌肉骨骼原因有关。在一项针对 71 名美国国家退伍军人轮椅运动会参与者的研究中指出，有 66% 的人报告自使用轮椅以来出现颈部疼痛，而 60% 的人报告使用轮椅的第一个月出现疼痛 [62]。出现疼痛的患者，有 60% 的人因疼痛去咨询医生，而 40% 的人因疼痛限制自己活动。通过触发点触诊证实了这些症状，同时也部分表明了疼痛的肌肉来源 [62]。

人们普遍认为，脊柱后凸和脊柱侧弯会导致颈部和背部疼痛，但是目前几乎没有证据支持这

个观点 [63, 64]。SCI 患者脊柱侧弯的患病率估计在 14%～35%，一些证据表明脊柱弯曲发生在受伤后的早期（图 26-2）[64, 65]。理所当然，改善姿势应该及早进行。重要的是，脊柱畸形在儿童 SCI 患者中更为常见，据报道，在生长高峰之前 SCI 患儿中脊柱畸形的患病率高达 97% [66]。

没有正式的研究调查过头顶以上活动对轮椅使用者颈部和背部疼痛的影响；然而，由于坐姿，轮椅使用者可能经常需要双臂抬高高于肩膀高度，这可能导致颈背部疼痛的高发生率 [62]。一项研究发现持续的颈部伸展和旋转会增加轮椅使用者的颈部不适 [67]。应尽量减少极端的颈部姿势，这是轮椅、家庭和环境设计的一部分 [68]。

对于大部分 SCI 患者来说，他们大部分时间用在轮椅上，他们在穿越路边、颠簸和其他障碍物时会遇到冲击振动，而在崎岖不平的地形上穿越时会遇到周期性振动。这些振动是背部和颈部疼痛的潜在原因 [69]。研究表明冲击振动发生在对人体敏感的频率范围内（4～12.5Hz）。与健康人相比，SCI 患者可能会遇到更高的峰值频率 [70, 71]。此较高的频率可能是和轮椅推进固有的坐位（如后凸姿势）有关，或者可能与主动肌肉控制的数量有关。在日常活动中，手动轮椅上遇到的振动可能会超过为卡车司机、重型设备操作员和飞机机组人员等工业职业设定的标准。轮椅使用期间应考虑座椅配置和减少振动的技术 [70, 72]。需要进一步研究导致继发性脊柱损伤和疼痛的其他原因。

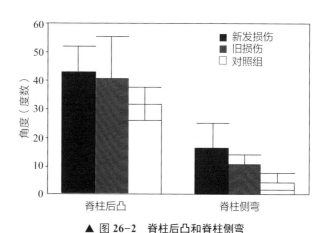

▲ 图 26-2　脊柱后凸和脊柱侧弯

引自 Boninger ML, Sauer T, Trefler E, et al. Postural changes with aging in tetraplegia. *Arch Phys Med Rehabil*. 1998;79:910-915.

八、SCI 患者肌肉骨骼损伤的预防和治疗

（一）预防

和大多数情况类似，预防肌肉骨骼损伤绝对比治疗更可取。根据 SCI 患者上肢功能保护相关的临床实践指南[68]，建议告知临床医生和患者上肢疼痛和受伤的发生率和影响，以便可以实施适当的预防处理。此外，SCI 患者每年应接受健康检查，作为风险评估和上肢预防计划的一部分。该检查应包括对转移和轮椅推进技术，轮椅和转移设备以及当前健康状况的评估[68]。在疼痛严重到足以影响独立程度之前，患者不必进行治疗[11]，因此临床医生应在活动受到影响之前向患者询问有关疼痛的信息。尽早治疗疼痛可能会在降低未来出现症状的可能性，并且可以促进健康的生活方式的改变。其他建议在后文详细介绍。

（二）设备选择、培训和环境适应

1. 推进与转移训练

教育 SCI 患者使用合适的推进方法可能会进一步降低其发生上肢损伤的风险。手动轮椅使用者应使用长而平滑的推进冲程以在较长时间内分配推力，从而减少冲程频率、峰值力和负载率。在推进准备过程中，应允许手自然地漂移到下推圈下方，遵循椭圆形模式，消除方向的突然变化和多余的手部运动，这可降低冲程频率（图 26-3）[73, 74]。降低推动频率和推进以减少受伤风险，这与人体工程学文献一致[75]，并且已被证明可有效减轻各种工作环

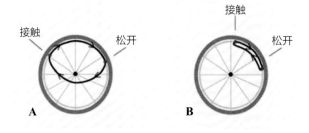

▲ 图 26-3　A. 推荐的推进方式。B.（电弧模式）显示了一种不良推进模式的示例。车轮上的粗黑线是手所走的路径
经许可转载，引自 Paralyzed Veterans of America（PVA）.*Preservation of Upper Limb Function Following Spinal Cord Injury: A Clinical Practice Guideline for Health-Care Professionals.* Washington, DC: Author; 2005.

境中的疼痛和上肢病理炎症[76, 77]。

使用人体工程学技术可以降低转移过程中的关节负荷[42]。尽管转移和其他抬起自己身体的动作发生频率可能比推动发生的频率低，但在这些活动中肩关节的受力要高得多[78]。转移到较高的地面（上坡）会增加上肢的作用力[53]，可以通过调整地面高度和滚入式淋浴椅来避免这种情况。冈上肌腱累及的典型位置是肱骨内旋结合外展或向前屈曲[17]，这在转移中很常见[53]。应探讨避免在极端关节位置负重的策略[68]。这可以部分地通过将轮椅放置在便于快速转移的位置来实现[42]。轮椅的位置应使其尽可能地处于水平高度，并相对于目标地面成 20°～45°。如果可能的话，应避免过度的手腕伸展和负重相结合。正确做法是在转移过程中改变前臂，因为后臂通常承受更大的关节负荷[53]。减压活动也是如此，可以通过多种技术来执行，包括向前倾斜、左右移动和俯仰式操纵[68]。

使用"头-枕"动作——向前倾斜躯干，使臀部以"扭转"运动沿相反方向运动[79]——可以减轻施加在上肢关节上的力[80]。将手放置在尽可能靠近身体的位置（不影响稳定性）可进一步改善生物力学并防止肩膀位置受冲击[42, 80]。将脚放在地板上可以减轻上肢[53]负重的 30%，以减轻肩膀负担[42]。通过培训人员使用上述技术，临床医生可以帮助他们的患者减轻上肢负担[81]，从而有可能保护肩膀和腕部免受组织损伤并减轻与转移有关的疼痛[26, 27, 82]。

2. 设备选择

轮椅应为骨盆和躯干提供适当的座位并使其稳定。如果无法通过适当的坐姿解决，可能会迫使上肢做更多的工作来协助稳定性[83]。可以在临床实践指南中找到有关坐姿和定位的具体建议[68]。为个人提供最轻的可调节轮椅可带来许多好处。超轻轮椅降低了滚动阻力，从而减少了推动轮椅所需的力。轻型轮椅是可调节的或可选的，以更好地适合用户[84]。将车轴调整到更向前的位置可降低滚动阻力、提高效率、减少推动中的肌肉活动，并减少肩部的受力[85-87]。在保持手动轮椅使用者所希望的稳定性水平的同时，应尽可能调整车桥的位置，直到功能正常为止。图 26-4 显示了与轴运动相关的生物力学变化（F= 合力）。大黑箭指示车轴相对于肩

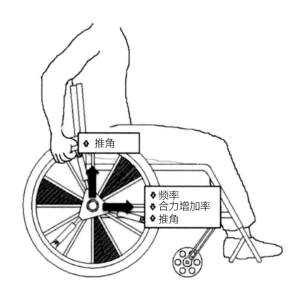

▲ 图 26-4 车轴位置对生物力学的影响

膀的运动方向，方框中的信息指示车轴如何影响推进生物力学。调节座椅高度，以便当手放在推圈的止点时，肘部可在 100°～120° 弯曲。该座椅位置可减少冲程频率并增加推角机械效率[88, 89]。

传统的轮椅扶手是一个小的金属管。一项调查研究发现，超过一半的受试者更喜欢握住轮胎，而不是仅仅使用扶手[90]。这导致替代扶手的设计增加了手的接触面积和摩擦力[91–94]。这些替代设计的目的是减少轮椅推进过程中过度使用受伤的风险，特别是在腕部。目前通过经验研究发现了一种商用的扶手——"Natural Fit"的好处。发现这种扶手可以缓解症状，如手或腕部疼痛，并改善功能预后[94, 95]。

以前的人们认为，如果您可以推轮椅，就应该这样做。随着继发性残疾问题的暴露，这一句话应该重新被审视。对于某些高风险患者，应考虑进行其他形式的活动以保持上肢功能完整性。高危患者包括但不限于既往有上肢损伤、肥胖、高龄或生活在丘陵或崎岖地形的恶劣环境中的患者[68]。动力机动性或动力附加组件将减少与推进相关的重复性应力，并可以减轻疲劳，因为机动性设备所需的能源更少。但是，电动出行更加难以运输、成本更高，并且可能潜在地导致体重增加或身体素质下降。电动助力辅助轮（pushrim activated power assist wheel，PAPAW）和 SmartDrive 提供了电动轮椅和手动轮

椅之间的融合[96]。PAPAW 的轮毂中有电动机，当用户向推轮施加力时，电动机可提供额外的动力。SmartDrive 是一个较小的电动轮，安装在轮椅后部。通常两者都可以改装在用户当前的手动轮椅上，以减轻患者上肢的负担，并且不会导致切换到电动轮椅带来一些困难[97–99]。由于使用轮毂电机，PAPAW 的重量比带有标准轮子的轮椅（每个助力轮子约重10kg，而每个常规轮子不足 2kg）重，因此不建议需经常搬动轮椅的人使用。

提供用于转移的辅助装置，可以减少转移过程中上肢承受的力。一项研究发现滑板减少了横向运动所需的上肢力量[100]。减轻上肢的压力可以减少受伤或疼痛加剧的风险[68]。对于无法进行安全转移的患者，尽管它们比较麻烦且不方便，但也可以使用多种类型的转移设备（如 Hoyer）。

3. 环境改造

改变居住环境、工作和交通方式，可以帮助保持上肢的完整性，并通过日常活动提高独立性。指导原则是限制最容易受伤的部位的关节应力。了解手腕、肩膀和背部的生物力学，以及 ADL 对于适当修改日常活动和环境至关重要。例如，降低重要的厨房用具和经常使用的橱柜的高度，可以减少或消除危险操作来帮助降低受伤风险。推轮椅时，低阻力地板类型（如硬木、低绒毛地毯）可以减轻关节的负担。使用不同的辅助装置可以减轻转移到不同地面上的困难，例如用于转移到床上的滑板或用于浴缸的淋浴椅。

（三）锻炼

锻炼，即为保持或改善健康而进行的计划的、有组织的和重复性的体育活动[101]，这是预防肌肉骨骼受伤的重要方面。应设计拉伸训练以保持正常的盂肱运动和胸肌活动[68]。运动受限与疼痛、活动减少和（或）受伤有关[102, 103]。紧密的肩关节囊可以改变生物力学，从而增加撞击的机会。和普通人群一样，SCI 患者同样也需要保持心血管的健康。最近发布了针对 SCI 患者的循证锻炼指南。建议 SCI 患者每周 2 次，参加至少 20min 的中度至剧烈的有氧运动和三组中度至剧烈的力量运动[104]。尽管推动手动轮椅是一种体育活动，但不一定是最佳选择，因

为它可以促进现有的肌肉失衡而不是纠正它们。常规锻炼处方中应包括加强未充分利用的肌肉群的无氧和有氧运动。对于截瘫患者，上肢握力器、用手骑自行车或游泳是一种低影响的运动形式。对于四肢瘫的患者，可能需要合并电刺激以激活心血管系统。

有证据表明，随着时间的流逝，肩部肌肉较弱的人更容易出现肩部疼痛[31]。个性化的、渐进式的阻力训练程序，可能能够减轻 SCI 患者的肌肉失衡[32]，并可能减轻肩痛[105]。轮椅使用者的外侧回旋肌通常比内侧回旋肌弱[30]。另外，由于轮椅推进的推动特性，SCI 患者肩屈肌往往比肩伸肌更强壮。提供外部旋转的相同肌肉也有助于压低肩膀，从而防止撞击。阻力锻炼应针对可抵消轮椅使用不平衡的肌肉：外侧肩袖肌（小圆肌、冈下肌、冈上肌），肩胛稳定肌肉（菱形肌、前锯肌）三角肌后部和内侧，以及背阔肌。最后，重要的是要使大多数运动都保持在肩膀以下的高度，以避免肩关节撞击。

（四）治疗

治疗 SCI 患者和肌肉骨骼损伤的患者需要洞悉该人群的特殊需求。最独特的因素是，对于绝大多数患有 SCI 的人来说，上肢几乎不可能休息。对于截瘫的患者来说，休息手臂以治疗过度使用或其他损伤可能意味着从生活自理变为完全依赖他人。在某些情况下，如果无法选择家庭护理，则可能有必要让患者进入成熟的护理机构，以确保充足的休息。因此，如前所述，预防损伤和及早治疗损伤至关重要。此外，重要的是要记住尽早治疗疼痛可能会阻止慢性疼痛和损伤的发展[106]。受伤的具体治疗方法有很多，超出了本文的范围。

大多数肌肉骨骼软组织疾病的治疗包括治疗性锻炼、活动改变、夹板/支撑、药物治疗、注射、体重管理和手术。其中一些类别，例如运动和活动方式改变，也是预防计划的一部分，应将其制订为治疗的主要手段。根据情况，集中拉伸通常会有所帮助。最好先使用情境锻炼来控制疼痛，从长远看，最好使用情境锻炼来帮助拉伸。在大多数情况下，情境锻炼应只占治疗计划的小部分，因为它们不会从根本程度上治疗损伤，例如无力或运动范围缩小。

夹板固定和支撑可能在 SCI 的疼痛状况中具有一定的治疗作用。与普通人群一样，通过夹板固定手腕（尤其是在夜间）可以减轻轻度至中度 CTS 的症状。优化坐姿可以缓解肩痛和背痛。适当的坐姿可以改善姿势[83]，至少从理论上讲，减少与背部、颈部和肩膀疼痛有关的主诉[107]。坐在轮椅上时应特别注意减少自然的后屈姿势。这可以通过倾斜座椅、避免吊带内饰以及使用专用的垫子和靠背支撑来实现。

上肢不适的很多情况中可以通过注射药物缓解。不幸的是，类固醇注射在较长的一段时间里会削弱韧带组织[108]。这是治疗肩袖撕裂时的重要考虑因素。通常，患者在注射后的 3～4 天不应当用手臂抬举重物。因为手臂很难不去使用，并且在存在肩袖撕裂的情况下会增加肌腱断裂的风险，因此对于 SCI 患者应谨慎使用该治疗方法。利多卡因注射液也可能在触发点的治疗中起作用[109]。

体重控制虽然传统上不被认为是一种疼痛治疗方法，但它可能是全面的肌肉骨骼治疗计划中不可或缺的重要组成部分。体重与肩部受伤和 CTS 密切相关[23, 27, 34, 51, 82]。这个联系不足为奇，因为较重的患者在转移和轮椅推进期间必须做更多的工作，从而使关节承受更大的压力。同时，保持心血管健康的健身运动能力降低。与普通人群一样，减肥计划的主要内容是控制饮食。但是，仅针对患者的饮食可能并不足够有效，因为由于脂肪量并未减少，SCI 患者的静息代谢率估计比一般人群低 14%～27%。尽管尚无降低 SCI 继发肥胖症的既定干预措施，但集中在解决增加身体活动、饮食和教育的计划上的研究越来越多[110]。

由于睡眠障碍通常伴有肌筋膜疼痛和其他肌肉骨骼疾病，因此也应对此进行讨论。在临床实践指南中[68]，有一些特定的手臂姿势可以减少躺在床上的疼痛。此外，应考虑采取其他有针对性的措施来预防睡眠困难，例如持续的睡眠时间，减少咖啡因的摄入量以及定期运动。不建议长期使用睡眠药物。

如果怀疑轮椅推进可能与伤害或疼痛有关，则可以考虑使用电动轮椅或如前所述的动力附加技术。对于临床医生而言，重要的是要意识到选择电动轮椅是一个关键的选择，应在仔细评估座位和推进技术。如果要求患者使用电动轮椅，患者可能会因这种挫折感而感到明显的失落感。因此，必须以周到、关怀的方式，讨论轮椅的更换问题，并在可能的情况下，请同伴进行协助咨询。下面的流程是作为疼痛管理的结构化指南而开发的，包括何时考虑不同的技术、干预措施（图 26-5）。初步诊断并给予干预处方后，临床医生应允许患者继续手动使用轮椅。这将有助于确定在患者自我推动时是否可以减轻疼痛。

通常在保守治疗未能成功缓解症状，并且在术后可能改善功能或控制疼痛的情况下考虑手术治疗。CTS 患者的外科治疗和大多数肩部受伤后的患者相同可能需要长时间的完全休息。再次复发后，为了确保适当的休息，SCI 患者可能需要在康复期间入住有经验的医疗机构，以确保在满足基本护理需求的同时实现休息。还应注意，对于肩袖损伤，恢复到相同的活动水平和强度时，受伤的风险更大[111]。也有文献表明，如果 CTS 患者恢复到相同的活动水平和轻度，他们可能更容易患有松解手术的并发症[112, 113]。关于肩袖修复手术成功与否的证据尚无定论，因此，在进行外科手术之前，应该采取保守治疗[114-116]。

逐步将治疗方法应用于 SCI 患者的上肢疼痛可能是有用的，该方法已合并到先前描述的流程中（图 26-5）。与所有类型的医疗服务一样，治疗应该整体进行，并因患者参与临床决策而个性化。由于轮椅和 ADL 的变化会影响患者的生活方式，因此临床医生从全面的角度了解患者至关重要，包括职业和业余活动。这些讨论有助于患者了解治疗方法并确保患者具备更好的依从性。

九、骨折

在经历 SCI 后的前两年内，承重部位会迅速发生骨质疏松，这可能会导致病理性骨折。每年的骨折发生率估计为 2.2%[117]。与未受伤的对照组相比，一项研究发现 SCI 患者的股骨骨折风险增加了 23 倍以上[118]。易碎性骨折发生在低作用力冲击下，通常在日常生活中[119]。例如，在 Morse 等的研究中，有 51% 的受试者，报告骨折的原因是轮椅摔落导致的骨折，14% 的患者在转移过程中发生骨折，6% 的人与门框碰撞时发生骨折。骨折也常发生在

一旦疼痛确诊……
* 运动治疗
* 模式
* 药物治疗
* 活动调整
* 夹板固定 / 支撑
* 患者教育
* 体重管理程序
* 使用手动轮椅

↓

如果 2～3 周内症状无缓解……
* 继续上述治疗
* 考虑切换到电动轮椅或电动助力轮椅
* 咨询同行

↓

如果疼痛持续……
* 外科手术是最后考虑的手段，专用电动轮椅可防止再次受伤
* 私人护理助手

▲ 图 26-5　与轮椅推进有关的轮椅使用者疼痛管理流程

关节活动度训练的运动练习中[120]。与非骨折相关的住院治疗相比，在 VA 系统内，出现骨折的 SCI 患者的住院时间增加了 7 倍[121]。骨折后常有并发症，包括固定造成的压迫性损伤、骨折不愈合、深静脉血栓形成或肺栓塞、自主神经反射不良和其他并发症[122, 123]。与普通人群相似，可能是由于伴随多种并发症，成人 SCI 骨折后死亡风险增加[124]。

十、病理生理学

目前公认的 SCI 引起的骨质疏松涉及两个阶段：① SCI 后 6 周就可以观察到快速急性骨质丢失并发生病理改变[125, 126]，损伤后约 2 年逐渐停止；②慢性进行性的骨质丢失，但可能在受伤后持续数十年[127-131]。在 SCI 急性期中，骨转换的标志表明，骨形成立即被抑制，同时骨吸收逐渐稳定[132]。据报道，受伤 2 年后，下肢骨密度损失了 40%[133]。慢性骨丢失阶段（受伤后 2～3 年）的定义不明确；然而，众所周知，SCI 首次骨折的平均时间是受伤后 9 年[117, 130]。根据髋部的骨密度计算，近半数 SCI 慢性期患者患有骨质疏松症[117]。使用轮椅的 SCI 患者，这一比例增加到将近 70%，而 SCI 慢性期的可以步行

的患者，患病率只有 15%[133]。

现在已知 Wnt 信号通路在骨骼动态平衡以及调节骨骼适应机械负荷的细胞和分子机制中起关键作用[134, 135]。骨细胞是骨组织的机械受体，可引发细胞对减轻负荷的反应[136]。硬化蛋白是骨细胞分泌的 Wnt 信号拮抗剂，是有效的骨形成抑制剂[137-139]。有证据显示硬化蛋白在 SCI 引起的骨质流失中具有直接作用。根据啮齿动物和人体研究，机械减压减轻负荷（瘫痪）会导致硬化蛋白升高，导致骨质流失加速并抑制骨形成。目前临床试验正在开展，以测试绝经后骨质疏松症中的人源化抗硬化素抗体。给予抗硬化蛋白抗体药物后，减轻了 SCI 啮齿动物模型中的骨质流失[140]，这也支持 SCI 的临床试验的可行性。

十一、下肢

最常见的骨折部位是膝盖，其次是脚踝和髋部。Vestergaard 等观察到 SCI 患者股骨骨折的风险比健康对照组高 23 倍，而小腿骨折的风险增加了 5 倍[118]。这不足为奇，因为在股骨远端和胫骨近端观察到骨质流失率最高。横断面研究发现，在慢性 SCI 患者中，胫骨近端的骨质丢失在 15%～52%，而股骨远端的骨质丢失在 27%～70%[126, 141-145]。一组研究人员发现，每 SD 面积骨矿物质密度（bone mineral density，BMD）的降低，参与者发生股骨远端和胫骨近端骨折的可能性分别是原来的 5 倍和 6 倍[146]。

十二、上肢

上肢骨折不如下肢骨折常见。可能是由于肌肉活动减少，上肢骨丢失更常见于四肢瘫患者[147]。相比之下，因为与轮椅使用相关的机械负荷增加，截瘫患者的径向轴骨质量实际上可能比健康人更大[148]。上肢锻炼可能是预防四肢瘫患者骨丢失的一种方法[149]。上肢骨折的继发性并发症的经验证据较少。但是，如上一节所述，轮椅使用者上肢能力的降低会带来灾难性的后果。骨折的持续状态可能会影响移动和 ADL。

十三、测量

定义 SCI 后骨折风险的最合适方法、变量或指标，还尚未建立[150]。本章中讨论的许多研究都使用双能 X 线吸收仪或 DXA 来测量 BMD。顾名思义，该技术依靠发射和检测两种不同能量的辐射来量化骨骼对比度[151]。结果是一种高度精确、无创的测量骨骼健康的方法。废用是继发性骨质疏松症的公认原因。因此，建立良好的标准，可以根据 DXA 衍生的 BMD 测量值诊断 SCI 继发性骨质疏松症[152]，从而使 DXA 成为临床和研究应用的常用工具[120]。DXA 的一大优势是辐射暴露，通常比其他 X 线检查少[153]。需要注意的是，BMD 取决于骨骼大小，因此骨骼结构不同的个体之间的测量结果可能不准确[154]。不同制造商之间的 BMD 计算方法不同[155]，并且在不同时间点进行测量时，机器之间或同一台机器内的准确性可能不一致[156]。然而，与 DXA 相关的积极因素使该技术成为测量 SCI 继发骨丢失的常用方法之一。

CT 是另一种常用的放射学技术，可替代 DXA。CT 还依靠 X 线衰减来了解骨骼结构和健康状况。与 DXA 相比，使用定量 CT（quantitative CT，QCT）有优势。QCT 能够从小梁骨中分离出皮质，评估骨的几何形状，并对每个骨进行定量分析，从而使辐射最小[157]。高分辨率 pQCT 还可以测量骨小梁的微结构，包括骨小梁的厚度、间距和数量。SCI 患者的皮质骨和小梁骨丢失率不同[145]，这使其成为特别有用的工具。同样，DXA 测量是二维的，可能会受到其他身体组织的影响[158]。pQCT 可以测量远端骨参数，例如桡骨或胫骨，并且更便携、更经济[153]。最近的一项研究使用 QCT 来评估股骨远端和胫骨近端的骨骺，干骺端和骨干的小梁和皮质骨的变化。骨小梁受损最严重，在骨骺处观察到的小梁和皮质骨减少最大[159]。Eser 等发现股骨远端骨骺的骨量损失约为 50%，胫骨近端的骨量损失为60%。同样，股骨骨干的骨密度降低约 35%，胫骨骨干降低约 25%[160]。

MRI 成为 SCI 后量化许多骨骼健康参数的另一种高分辨率工具[161]。与高分辨率的 pQCT 相反，MRI 可以测量股骨远端和胫骨近端的这些参数，这些参数在该人群中特别有用。MRI 比高分辨率 pQCT 更适合在临床环境中使用，可使参与者暴露于更少的电离辐射中。Modlesky 等使用 MRI 比较 SCI 患者和健康对照者胫骨近端的骨微结构。他们发现 SCI 患者的骨小梁较少，且间隔较小[162]。Slade 等的另一项研究，比较了绝经前后的 SCI 的女性[163]。在所有 SCI 妇女中均观察到股骨远端和胫骨近端微结构的恶化，但在绝经后的组中最为明显。尽管 DXA 是用于量化骨骼健康的最广泛使用的影像学方法，但 pQCT、高分辨率 pQCT 和 MRI 可以提供更多信息，可以更好地了解 SCI 和相关干预措施后发生的骨质疏松变化。此外，在新型骨治疗药物功效的临床试验中，更倾向于采用 QCT 和 MRI 的成像评估主要预后方面。

十四、诊断

Craven 等提出了 SCI 继发骨质疏松症的临床诊断和治疗流程[164]。第一步是找出与 SCI 非直接相关的病因。这可以通过检查详细的病史采集（包括用药情况）以及筛查尿液和血清标志物来完成。目前已发现继发性骨质疏松症中几种与健康相关的危险因素[164]。甲状旁腺功能亢进就是这种情况之一，它会刺激骨骼重塑[165]。SCI 患者中男性和女性的维生素 D 血清浓度和甲状旁腺激素（parathyroidism hormone，PTH）之间存在反比关系；PTH 水平也与 I 型胶原蛋白 C- 端肽相关，后者是骨吸收的标志[166]。确定的其他潜在疾病包括甲状腺疾病、性功能低下或肝病[164]。一项对绝经后女性 SCI 患者的小型研究表明，骨转换加速，股骨 BMD 随之降低[167]。其他基于证据的危险因素包括：BMI 低、病程为 10 年或更长时间、截瘫、运动完全性损伤、家庭或个人病理性骨折史、每天饮酒 5 杯以上、SCI 发生在 16 岁之前[164]。

除了病史和患者特征外，下肢的 BMD 评估对诊断骨质疏松症也很重要。根据世界卫生组织的标准，可以根据 50 岁以上绝经后女性和男性的 T 分数（≤-2.5）或 50 岁以下绝经前女性和男性的 Z 分数（≤-2.0）对骨质疏松症进行诊断。但是，大多数慢性 SCI 患者患有骨质疏松症，基于骨密度的脊髓损伤对骨折风险的预测并不明确。因此，几组报告了 BMD 骨折阈值，膝关节骨折阈值通常为 0.78mg/cm²（损失约 36%），断裂点通常为 0.49mg/cm²（损失约 57%）[168]。qCT 还确定了以下骨折阈值：

股骨远端 110mg/cm³，胫骨远端 70mg/cm³[148]。由于 DXA 仍然是评估骨折风险的金标准，因此 qCT 的定义在临床上使用较少。

十五、治疗

Craven 等根据 BMD 和以下已知的 SCI 骨折危险因素提出了临床参考：受伤年龄小于 16 岁、女性、SCI 病程 10 年或以上、运动完全性 SCI、截瘫、BMI 小于 19kg/m³、酒精每天摄入量超过 5 杯、既往存在病理性骨折以及家族史[164]。应避免的可控的危险因素，包括过量饮酒、吸烟和摄入咖啡因。如果存在维生素 D 缺乏症，则应筛查并纠正骨质疏松的继发原因，包括甲状腺功能障碍和继发性甲状旁腺功能亢进。然后，根据 Craven 的建议，应考虑对骨质疏松症和高骨折风险（3 个或更多风险因素）的患者进行治疗。

缺乏足够临床试验来证明大多数骨合成代谢或拮抗再吸收剂对 SCI 的疗效。但是，有证据表明双膦酸盐可减轻 SCI 引起的骨质疏松症[169-172]。尽管该领域存在争议，但有些人建议将阿仑膦酸盐作为所有已确诊 SCI 继发的骨质疏松症和高骨折风险的患者的合理治疗选择[164, 173]。应讨论已知的不良反应，包括过度抑制骨骼代谢和食管刺激，并应就有创性牙科治疗（拔牙或植牙）后颌骨坏死的风险向患者提供咨询。此外，在维生素 D 缺乏症的情况下进行双膦酸盐治疗可能会导致骨痛。因此，应监测维生素 D 的水平，并按指示进行补充。

全面评估患者安全使用轮椅的能力可能是一种简单但有效的干预措施，可降低 SCI 后的骨折风险。几乎一半的骨折都发生在使用轮椅过程中[119]。这些与轮椅相关的骨折的原因包括轮椅转移，因环境危害引起的绊倒或跌落，与物体的碰撞以及设备故障。除了以物理方式消除环境危险（如无法进入家庭入口）之外[174]，还应向轮椅使用者传授适当的转移技巧并提供适当的辅助技术可能有助于防止跌倒和碰撞。最近的证据表明，有针对性的转移培训干预措施可以提高转移技能[175, 176]，但尚不清楚干预措施如何影响跌倒或骨折风险。轮椅改装和转运设备可能有助于预防轮椅相关的骨折。例如，转接板不仅可以帮助防止过度使用的伤害，还可以实现更安全和受控的转接 [119]。为患者提供更轻便、更易于操纵的轮椅，并具有安全使用轮椅的技能，可能会使在危险环境中的行动更加容易。

除了双膦酸盐，纠正维生素 D 缺乏症和轮椅安全方面的考虑外，还有许多新兴的失用性骨质疏松疗法，无论是基于药理学还是基于治疗的，都尚未转化为临床实践。地诺单抗是抗核因子 κB 配体（receptor activator of nuclear factor kappa-B ligand，RANKL）受体激活剂的可溶性抗体，可减轻急性 SCI 中的骨丢失 [177]。同样，PTH（特立帕肽）是一种骨合成代谢药物，在一般人群中具有确定的功效，但在 SCI 患者中研究不足。此外，研究表明，进行电刺激或功能性电刺激（functional electrical stimulation，FES）骑行 [178]，促进新的骨骼形成或减少骨骼损失 [179]。但是，需要进行严格的临床试验才能确定所有这些新型干预措施的有效性。静止站立是另一种可能的干预措施，但缺乏足够的证据支持临床应用，因此不建议在此活动中花费大量时间来预防骨质疏松性骨折 [180]。

骨折治疗方法差异很大，但尚无关于 SCI 后骨折手术治疗与保守治疗的既定治疗指南或建议。同样，关于手术或保守性骨折治疗后的健康或社会心理表现的文献也很有限。SCI 之后最常见的方法是非手术管理，包括用夹板、石膏固定 [181, 182]。据报道，固定后皮肤破裂、关节挛缩和骨折不愈合，在某些情况下会导致截肢。有证据表明，患者特征（包括轮椅运动员和较好的术前功能）可能与更高的手术固定成功率相关 [182]。由于骨质量差，感染和骨折不愈合导致的植入物失败可能会使手术管理复杂化。骨折骨不连发生率可能高达 16%，并且已发现以下潜在危险因素：保守治疗、股骨近端骨折部位和骨折严重程度增加 [183]。尽管有局限性，但有证据表明，至少在因骨折而住院的患者中，外科骨折管理与较低的并发症发生率相关 [184]。

痉挛管理
Spasticity Management

Heather W. Walker　Alice Hon　Marika J. Hess　著

第 27 章

一、定义和范围

痉挛是上运动神经元（upper motor neuron，UMN）综合征中常见的运动控制障碍。它可能导致疼痛、疲劳、关节活动受限、功能障碍和皮肤破裂，这些并发症引起社会回避和降低生活满意度，可能在生活的许多方面产生负面影响[1, 2]。痉挛最初被定义为因张力反射的兴奋性增加而导致的肌张力过大而导致的强直性张力反射或肌肉张力的速度依赖性增加[3]。有人指出该定义过于狭窄，未能充分描述临床后遗症。2005 年，欧洲制订痉挛性标准措施的主题网络（SPASM 联盟）建议扩大定义以反映更多的临床样本[4]。他们将痉挛定义为"由上运动神经元病变引起的感觉运动控制失调，表现为肌肉的间歇性或持续性不自主激活"[4]。

（一）术语的定义

痉挛一词涵盖了 UMN 综合征的多个特征，包括阵挛、痉挛、痉挛性共收缩和虚弱，这些特征可以单独出现也可以合并出现（表 27-1）。这些现象定义如下。

- 阵挛是由突然伸展引起的肌肉收缩的节律性模式，可激活肌梭反射。肌肉收缩产生的张力会激活高尔基腱器官，从而放松肌肉。受影响的肌肉的收缩将拉伸拮抗肌，进而导致拮抗肌收缩，从而导致交替的收缩和松弛循环。
- 痉挛是突然的、非自发的肌肉收缩，经常引起疼痛和剧烈的身体运动。痉挛代表由于异常的脊髓应答过程导致对肌肉的广泛收缩而对伤害

表 27-1　痉挛的临床表现

阳性体征	阴性体征
• 深肌腱反射增加 • 阵挛 • 痉挛 • 巴宾斯基征 • 支撑反应阳性 • 拮抗肌共收缩	• 虚弱 • 失调 • 疲劳

引自 Young, Robert R. Current Issues in Spasticity Management. *Neurologist*. 1997;3(4):261.

性刺激产生的过度的反应。痉挛可由肌肉拉伸或躯体和内脏刺激引起，如疼痛、肠道或膀胱的扩张或刺激。

- 痉挛性共收缩是由于相互抑制作用的丧失导致自发性活动中拮抗肌群的不适当共同激活[5]。临床上，它会减少受影响的肌肉偏移，降低运动的强度和流动性。
- 虚弱是由于从运动皮层到脊髓的信号传输受到破坏，导致运动单元募集的异常模式和异常的激发模式。这会导致肌肉力量下降和自发性肌肉激活引起的早期疲劳。

（二）机制

痉挛的特征是拉伸反射过大，其机制尚不清楚，但可能是由于传入冲动信号在脊柱内异常处理，节段反射的递减抑制调节丧失，以及运动神经元兴奋性增加所致[6]（表 27-2）。牵张反射是基本神经系统反射单元，脊髓损伤时，唤起了脊髓内更

表 27-2　痉挛的潜在神经机制

减少抑制	增加兴奋
• 抑制性中间神经元的激发减弱 　– 减少突触前抑制 　– 减少 I a 相互抑制 • 中断从大脑 / 脑干到脊髓的抑制性下行通路 • 皮层抑制释放脑干反射	• α 运动神经元兴奋性增加 • 受体上调 / 超敏感性 • 轴突出芽 / 新突触的形成 • 牵张反射的兴奋性增加 　– 减少激活后抑制 　– 减少突触前抑制 • 后角区域异常处理导致皮肤反射增强

多区域激活 [7]。牵张反射起源于平行于肌纤维嵌入的肌梭。被动的肌肉拉伸引起肌梭激活，从而导致 I a 传入神经元激活至脊髓。该传入神经元与中间神经元和 α 运动神经元形成突触，从而调控刺激来源的肌肉。α 运动神经元向激动性肌肉发出传出冲动，导致其收缩（图 27-1）。通常通过相互抑制脊髓内的拮抗肌运动神经元来预防拮抗肌的同时收缩，这被称为相互抑制。脊柱牵张反射弧的兴奋性是通过下行抑制与促进信号以及脊髓内加工之间的平衡来保持。

减少节段抑制似乎是导致痉挛的主要病理变化。中间神经元通过整合竞争传入的冲动并通过单个命令允许对立的肌肉协调，在调节脊髓反射路径中起重要作用。脊髓反射活动受传入途径（如关节和皮肤受体）的影响，并受更高级的神经系统的调节 [8]。痉挛患者的过度牵张反射是由于脊髓中的感觉输入处理异常，节段性脊髓兴奋增加以及突触前抑制作用丢失所致。这种抑制作用的丧失部分，是由于脊髓下行抑制和相互抑制的减弱 [9, 10]。

运动神经元兴奋性增强也似乎在人体的痉挛过程中起作用，并且可能是因为运动神经元内在特性的改变，例如持续内向电流（persistent inward current，PIC）的激活和膜电位的去极化 [10]。PIC 使进入的电流去极化，即使输入停止后，运动神经元也能以较低的阈值进行响应，并具有较长的激发活动 [11]。α 运动神经元兴奋性的增加是由于平衡的改变导致，有利于总体兴奋性输出。

除了这些神经元疾病外，肢体固定、废用和去神经支配还会导致肌肉特性发生变化，称为流变特性。肌腱顺应性的改变和肌肉纤维的生理变化导致肌肉的机械阻力增加。在没有肌肉电活动的刺激下，肌肉会出现下列变化，如肌肉抵抗力增加，肌肉萎缩和缩短，肌节的丢失以及结缔组织和脂肪的浸润 [12, 13]。肌肉的这些变化进一步加剧了痉挛引起的运动控制障碍。

UMN 的体征可能是由于从大脑皮层到脊髓的下行通路上某些结构的损坏引起的。痉挛的方式取决于中枢神经系统（central nervous system，CNS）中损伤的位置。有趣的是，孤立于皮质脊髓束的损伤对痉挛的影响最小。与脑损伤不同，脊髓损伤会导致许多（即使不是全部）下行的皮质和皮质下通路受损，包括网状脊髓束、顶盖脊髓束和前庭脊髓束。

网状脊髓和前庭脊髓束主要负责兴奋反重力肌、姿势伸肌 [9]。如果 UMN 病变位于红核水平以上（中脑），则会导致去皮质姿势（肘部和拳头在胸部屈曲，下肢伸展），而低于红核水平的病变将导致去大脑姿势（上肢旋前伸展，下肢伸展）。原因是来自红核的信号增强了上肢的反重力屈曲。当消除其信号时，网状脊髓和前庭脊髓束的失调会增强上肢和下肢的伸肌张力。

在中脑以下的病变中，在受伤后立即出现弛缓状态（称为脊髓休克），并导致受伤平面以下所有反射消失。人体脊髓休克的症状随时间的延长会逐渐消失，需要数周至数月。人们对脊髓休克的恢复了解甚少，这很可能是由于脊髓加工同时发生多种适应性变化所致，使运动神经元独立于脊髓上的控制而发挥功能 [14]。脊髓休克出现，然后反射逐渐恢复并最终变得活跃，这表明痉挛不仅是简单的开 / 关的结果，该开 / 关是由抑制性和促进性信号的改变触发的。相反，它提示脊髓内以及可能在脑内的神经信号的重新排列，称为神经元可塑性。这种神

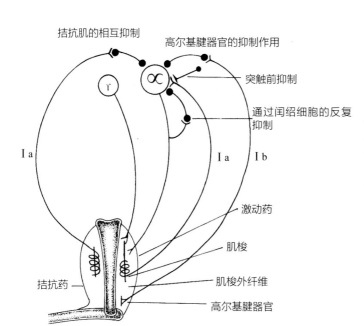

拮抗肌的相互抑制
高尔基腱器官的抑制作用
突触前抑制
通过闰绍细胞的反复抑制
激动药
肌梭
肌梭外纤维
高尔基腱器官
拮抗药
Ⅰa
Ⅰa Ⅰb
γ
∝

- 正常情况下，肌梭的牵张反射是单突触兴奋同名 α 运动神经元
- 脊髓上损伤后，脊髓上和节段的影响改变了牵张反射的兴奋性
- 牵张反射的变化可能既取决于脊髓上驱动改变，也取决于病变下方脊髓的塑性适应

▲ 图 27-1 牵张反射的正常节段处理

经许可转载，引自 Mukherjee A, Chakravarty A. Spasticity mechanisms—for the clinician. *Front Neurol*. 2010;1. doi:10.3389/fneur.2010.00149.

元重组涉及残余潜能突触的激活和轴突的再生，这些神经突触使神经支配的部分失神经，突触重组，神经失敏超敏反应和受体上调的发展，以及 α 运动神经元过度兴奋[15-18]。同时降低抑制性通路的兴奋性有助于增强脊髓反射[18]。

二、痉挛的评估

痉挛很容易识别，但程度可能难以量化。有多种工具可用于评估 SCI 患者的痉挛状态，包括临床量表和自我报告的量表，以及用于临床和研究的客观指标。临床医生经常使用各种评估工具来量化痉挛的严重程度并评估对治疗的反应。尽管文献中有大量的主观和客观的痉挛测量方法，但我们在这里重点介绍与 SCI 患者最相关的方法。我们将讨论已通过心理计量学验证的工具，这些工具最常用于评估 SCI 患者的痉挛状态[19]。

临床评估

1. Ashworth 量表和改良的 Ashworth 量表

Ashworth 量表（Ashworth Scale，AS）和改良的 Ashworth 量表（Modified Ashworth Scale，MAS）通常用于临床工作和临床研究中，作为衡量痉挛治疗干预措施疗效的一种方法。AS 在 1964 年由

Ashworth 首次描述，AS 通过整个关节活动度（range of motion，ROM）评估受影响的关节对被动运动的抵抗力，检查员将痉挛程度的等级评分为 0~4，其中 0 表示被动运动时关节无明显抵抗，得分为 4 表示四肢在屈曲或伸展时僵硬[20]。MAS 在 AS 基础上增加了 1+ 得分，目的是提高量表下限的敏感性。Haas 等评估了这些量表在衡量 SCI 患者下肢痉挛方面的可靠性[21]。这些作者发现，原始的 AS 的可靠性比 MAS 稍高，但并不明显，总体可靠性被评为合理。作者得出结论，在评估 SCI 患者的下肢痉挛时应谨慎使用 MAS 和 AS。Baunsgaard 等评估了 MAS 的可靠性及其与患者痉挛频率评分（Spasm Frequency Score，SFS，在下文中讨论）的相关性。作者发现，MAS 的组间 / 组内的可靠性受到所用统计分析的影响；认为 SFS 是可靠的。MAS 和 SFS 相关性很差（表 27-3）[22]。

2. Tardieu 量表

Tardieu 量表（Tardieu Scale，TS）于 1954 年推出，自首次制订以来已经历了多次修订。TS 优于 AS 和 MAS 的地方，在于它可以评估痉挛的慢速和快速成分，从而考虑到可能在痉挛性肌肉中发生的软组织变化。但是，TS 的有效性和可靠性的研究尚

表 27-3　痉挛的临床评估方法

Ashworth 评定量表	
0	肌张力没有升高
1	当肢体屈曲或伸展时肌张力轻度升高
2	肌张力明显升高，但还可以自由屈曲
3	肌张力极度升高，被动活动困难
4	屈曲或伸直时肢体强直
改良 Ashworth 评定量表	
0	肌张力没有升高
1	肌张力轻度升高，表现为检测部位被动屈曲或伸展时，出现卡顿感和释放感，或者在关节活动范围的最后部分出现轻微阻力
1+	肌张力轻度增高，表现为出现卡顿感，并在其后的关节范围全程内（小于总范围的 1/2）有轻微阻力
2	肌张力明显升高，但尚能够轻松地进行受累部位的被动活动
3	肌张力极度增高，被动活动困难
4	屈曲或伸展受累部位时僵硬（与 AS 标准相比有变化的用斜体表示）

无定论[23]。TS 将三部分内容纳入测试：伸展速度、肌肉反应质量和肌肉反应角度。TS 可以将痉挛的速度相关成分纳入评估中，从而提供更全面的痉挛评估，而不是像 AS 和 MAS 那样简单地测量被动运动的抵抗力。但是，与其他量表相比，这是一项更具技术挑战性的评估，在研究而非临床实践中可能会更受青睐。

3. 痉挛频率量表

虽然基线时肌肉张力的增加代表痉挛的强直成分，但是间歇性肌肉痉挛则构成痉挛的不同阶段，对于量化痉挛也很重要。Penn 痉挛频率评分（Penn Spasm Frequency Score，PSFS）最初用于测量鞘内巴氯芬给药（intrathecal baclofen，ITB）在治疗 SCI 患者下肢痉挛中的功效[24]。PSF 计算患者在 1 小时内经历的痉挛次数。痉挛频率量表后来被 Priebe 等修改[25]，包括对痉挛严重程度的评估，等级 1 为轻度、2 为中度、3 为严重。Snow 等描述的另一种措施[26]是痉挛频率量表，它是从 0～4 的量表，用来评估个人在 24h 内经历的痉挛的次数，其中 0 为每天无痉挛发生，而 4 为每天发生 10 次或更多次痉挛，或呈持续收缩（表 27-4）。

4. 脊髓痉挛反射评估工具

目前开发了用于痉挛反射的脊髓评估工具（Spinal Cord Assessment Tool for Spastic，SCATS），以更好地量化 SCI 患者的屈肌和伸肌痉挛以及踝关节阵挛。在脚的被动背屈后测量踝阵挛。屈肌痉挛是通过在脚的足底表面施加针刺刺激而引发的，伸肌痉挛是通过将患者的对侧肢体伸直，受测的髋关节和膝关节屈曲 90°～110°，随后以高频率地伸展屈肌痉挛关节导致股四头肌收缩。Benz 等[27]确定阵挛、屈肌痉挛和伸肌痉挛，与肌电图活动以及运动学指标相关。SCATS 伸肌痉挛与髋部和膝关节的屈肌以及足踝屈肌的 Ashworth 评分之间存在显著相关性。该工具可以作为量化痉挛性运动行为的另一种方法（表 27-5）。

5. 患者报告的痉挛措施的影响

患者报告的痉挛措施的影响量表（Patient Reported Impact of Spasticity Measure，PRISM）评估了自我报告的痉挛对个人生活各个方面的影响。该工具包括评估在 7 天之内痉挛的影响并评估其对"社交回避和焦虑、激动、日常活动、需要帮助或定位、需要干预和社交尴尬，以及改变运动控制的积极影

表 27-4 痉挛频率量表

Penn 痉挛频率量表（PSFS）
0 无痉挛
1 轻度痉挛，可由刺激引起
2 每小时痉挛出现小于 1 次
3 每小时痉挛出现大于 1 次
4 每小时痉挛出现大于 10 次
改良 PSFS：分 2 部分
第一部分：痉挛频率评分
第二部分：痉挛程度量表
1 轻度
2 中度
3 重度
痉挛频率评分
0 无痉挛
1 每天痉挛次数不超过 1 次
2 1＜每天痉挛次数＜5
3 5≤每天痉挛次数＜10
4 每天痉挛次数≥10 或者持续性痉挛

表 27-5 脊髓痉挛反射评估工具

SCATS: 阵挛
量化脚踝的快速背屈引出的踝阵挛
0 无阵挛反应
1 轻度，阵挛持续＜3 秒
2 中度，阵挛持续 3～10 秒
3 重度，阵挛持续＞10 秒
SCATS: 屈肌痉挛
当针刺刺激施加到脚的足底表面时，评估大脚趾的偏移伸展、踝背屈、膝关节屈曲或髋关节屈曲的角度
0 对刺激无反应
1 轻度，＜10°
2 中度，10°～30°
3 重度，≥30°
SCATS: 伸肌痉挛
髋和膝关节处于 90°～110° 屈曲的起始位置，对侧肢体伸展。然后髋和膝关节同时伸展，并测量股四头肌收缩的持续时间
0 无反应
1 轻度，收缩保持＜3 秒
2 中度，收缩持续 3～10 秒
3 重度，收缩持续＞10 秒

引自 Benz EN, Hornby TG, Bode RK, et al. A physiologically based clinical measure for spastic reflexes in spinal cord injury. *Arch Phys Med Rehabil*. 2005;86:52-59.

响"[28]。在 Balioussis 等的研究中 [29]，人们注意到 PRISM 是评估痉挛对个人生活质量影响的较有前途的工具之一（表 27-4）。

6. 脊髓损伤痉挛评估工具

脊髓损伤痉挛性评估工具（Spinal Cord Injury Spasticity Evaluation Tool，SCISET）是另一种量表，其依赖于 7 天时间内自我报告的痉挛程度 [30]。这份 35 项问卷调查评估了痉挛如何影响个人日常生活的各个方面，李克特量表的评分为 –3（极度有问题）～+3（极有帮助）。这个可靠且经过验证的工具可以评估痉挛状态对个人日常生活（activities of daily living，ADL）、活动能力、社区参与和个人心理社会方面的影响。与 PRISM 相同，Balioussis 等 [29] 得出结论，SCI-SET 是一种很有前途的自我评估工具，可用来评估痉挛对个人生活质量的影响。

7. 生物力学和电生理学评估

尽管在临床环境中不是常规使用，但仍存在

各种生物力学和电生理工具来精确量化痉挛。机械方法可以评估关节对被动运动的抵抗力，而电生理方法可以量化反射活动并记录受影响的肌肉的电活动。常用的技术是使用测力计进行摆锤测试和测量 [31-35]。摆锤测试最初由 Wartenberg 进行描述 [33]，患者坐下或仰卧，检查台在大腿远端。腿被动伸展，然后释放，使其屈曲。腿部的运动速度可以通过转速计测量，从而可以深入了解膝关节伸肌的痉挛程度。表面肌电图（electrornygraphy，EMG）代表一种常用的方式来评估受影响的肌肉的电活动。Skold 等 [36] 确定了腘绳肌和股四头肌的 MAS 评分与表面肌电图上的电活动之间的相关性。EMG 还可以测量由于反射活动引起的电反应。痉挛性肌肉的 H 反射振幅,H/M 比值和 F 波振幅都可能会增加,因此, 对这些措施的监测可能有助于了解治疗方案的有效性 [37, 38]。

三、痉挛的治疗（图 27-2）

（一）目标设定

痉挛管理的目标需要个性化，并与患者，他们的看护者和康复团队共同制订。延迟或治疗不充分会导致肌肉萎缩、挛缩，并最终导致永久性身体畸形。

在评估痉挛患者管理的目标时，期望预后的几个不同层次 [39] 如下。

- 预防继发性影响，如皮肤破裂、挛缩、活动受限和疼痛。
- 促进 ADL，例如改善腿部和手臂的 ROM，以方便穿衣和洗澡。
- 减少干扰转移或定位的痉挛。
- 通过减少拮抗肌的共同收缩，从而使运动更加

顺畅。
- 增加社会和学校参与程度。
- 改善生活质量。
- 在儿童中，需要解决实现适合年龄和发展的能力。

但是，痉挛并不需要完全消除或治疗。一些人可从其痉挛状态中获得一些益处，例如通过提供肌张力，使具有四肢瘫的患者站立、转移和行走。一定程度的痉挛可能对肌肉发达，骨骼健康和预防深静脉血栓提供有益作用。

在评估具有痉挛的患者时，应探索有害触发因素的存在，并在条件允许的情况下消除。已知的诱因包括肠道和膀胱相关的问题、精神压力、穿紧身衣、月经周期、妊娠、姿势改变、感冒、昼夜节律和皮肤状况 [40]。

痉挛可能是全身性的、局灶性的（影响肢体的局部）或多灶性的（影响肢体的多个部分或多个肢体），并且部位分布可能决定治疗方法的不同。康复干预对痉挛的治疗至关重要，无论是单独治疗还是与本章所述的药物治疗和外科治疗相结合。

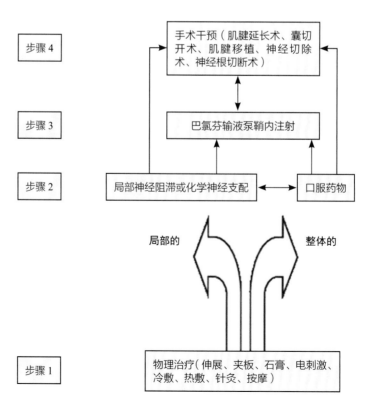

▲ 图 27-2 痉挛管理的流程图

经许可转载，引自 Brewer Sherman K, Goldberg M, Bell KR. Traumatic Brain Injury and Pain. *Phys Med Rehabil Clin N Am.* 2006;17:473-490.

（二）康复技术

本节中讨论了一些常见的康复方法，但并不全面，仅限于更常用的治疗性干预措施。

1. 拉伸运动

拉伸是痉挛管理的主要策略之一。被动、低速拉伸会降低运动神经元的兴奋性，维持肌肉和关节的黏弹性，并改善 ROM[41]。几项研究表明，伸展运动会降低肌电图的运动活性，增加 ROM 并降低僵硬度[42, 43]，但这种作用是短暂的，并且临床上功能改善的能力（如移动能力）的证据有限[44]。此外，关于最佳的拉伸频率、强度、速度和持续时间尚无共识。患者教育的目标应该是教患者或护理提供者独立进行锻炼。

2. 夹板和石膏

可以使用石膏或夹板拉伸肌肉和关节。夹板是一种无创性方法，可提供稳定性，预防挛缩和维持ROM。减少痉挛的可能机制是，石膏和夹板可最大限度地减少肌梭的兴奋性输入。有时将它们与神经松解术一起使用。夹板固定可以是静态的也可以是动态的。动态夹板固定在给定的接头上施加恒定的张力，该张力可以通过自动调节的弹性组件（如弹簧或橡皮筋）进行调节。可以使用各种预制夹板，如手部休息夹板、腕部翘起夹板以及脚踝夹板。尽管通常使用夹板进行痉挛管理和预防挛缩，但支持这种做法的证据有限且相互矛盾[45]。此外，这些技术可能会导致肌肉萎缩和无力、皮肤破裂、静脉血栓形成、骨筋膜室综合征以及骨矿物质密度的局部损失。

3. 体位

体位和轮椅就坐的基本原理是，身体应保持平衡、对称和稳定的姿势，既要舒适又要最大限度地发挥作用。目标是拉伸缩短的肌肉，平均分配压力，并适应固定的挛缩。优化骨盆稳定性可为躯干、头部和四肢的对齐提供稳定的基础。可以对轮椅座位进行更改，以帮助痉挛患者正确就坐。应注意躯干肌肉组织的不对称肌肉神经支配，这可能会导致（不存在或存在痉挛状态）不平衡的姿势，并进一步导致不稳定和持续痉挛。

4. 力量训练

痉挛肌肉的力量训练在治疗方案里发生了重大转变。尽管以前认为增强腹股沟肌肉会加剧异常运动模式并加重痉挛，但多项研究结果表明，可以增加腹股沟肌的肌肉强度而不会加剧痉挛症状[46, 47]。一些研究报道，阻力训练可提高力量、步态速度，并改善功能预后和生活质量[48]。尽管几乎没有证据表明力量训练可降低痉挛，但痉挛的人群通常比较虚弱，可能要求结合或遵循其他干预措施下再考虑使用这些技术[49]。另外，有证据表明在部分瘫痪的肌肉中进行力量训练对痉挛没有不良反应[50]。

5. 神经刺激

电刺激（electrical stimulation，ES）可用于减少痉挛，并作为控制肢体运动和痉挛性肌肉四肢运动的功能替代治疗。支持使用 ES 减少 SCI 痉挛的证据，受到方法和测量方法不一致的限制[51]。痉挛症状的改善似乎仅在治疗期间发生，尽管一些研究人员报道，反复应用可产生更持久的作用[52]。当与其他治疗方法（例如物理疗法和肉毒杆菌毒素）结合使用时，ES 似乎对减少痉挛具有协同作用[53, 54]。ES 可通过以下方式治疗痉挛。

- 功能性电刺激（functional electrical stimulation，FES）：将电流施加到受影响的肌肉上，以产生协调的肌肉群收缩并产生有目的的运动，如步行、骑自行车或进行上肢活动。FES 可增强力量和 ROM，促进特定任务的学习并重新训练肌肉功能，这是重复运动被认为可以增强神经信号传导和使肌肉收缩方式正常化的概念。除了功能上的好处外，还有证据表明 FES 比被动ROM 可以更好地减少痉挛[55]。

- 经皮神经电刺激（transcutaneous electrical nerve stimulation，TENS）：电流刺激皮肤中的粗机械敏感神经纤维，可调节异常的脊髓抑制电路。TENS 对痉挛的作用还可能通过在背角区域产生抑制作用来减轻疼痛[52]。

- 直接 ES：施加到目标肌肉的电流可能通过使肌梭适应感觉刺激、影响 α 运动神经元的兴奋性并引起感觉运动重组而减少痉挛[10, 56]。ES 在痉挛性肌肉拮抗中的作用可以通过刺激脊髓中间神经元而导致相互抑制[57]。

6. 物理疗法

冷冻疗法是指将局部使用的冷却剂用于治疗。

低温降低痉挛的机制可能是由于神经传导速度降低和反应速度降低肌梭的伸展，抑制了不同时间段的牵张反射[58]。可以使用多种方式进行冷冻，包括冰袋、冷凝胶袋、冰按摩、冰浸、冷漩涡浴和冷冻喷雾剂。治疗后冷却效果可持续 1h[59]。冷冻疗法的绝对和相对禁忌证包括冷荨麻疹、冷球蛋白血症、雷诺病、肢体缺血、感觉缺陷、开放性创伤、耐寒性和高血压。加热方式分为表面加热和深层加热，可以使用多种形式。诸如热敷、石蜡、流体疗法和漩涡疗法等大多数方式，都可以穿透软组织达到 2cm 的深度，而微波热疗法和超声波可以穿透更深的结构。这种作用是短暂的，并且像冷冻疗法一样，应立即进行拉伸和运动。热疗对痉挛的影响似乎与弹性增加有关，弹性增加可能有助于伸展运动[60]。

7. 影响脊髓神经可塑性的方法

正在出现针对脊柱和大脑可塑性以管理痉挛的新技术，但这些技术仍处于实验阶段。施加电刺激已显示可改变神经生长并增强神经再生，并用于治疗目的。脊髓刺激是一种相对较新的技术，其中 ES 可在硬膜外或脊髓内应用，以改变脊髓的信息加工过程并缓解痉挛[61, 62]。一般认为刺激脊髓可激活抑制性脊髓回路，通常由高级神经中枢控制脊髓抑制回路。类似地，可以通过金属板在脊髓上施加电场，也可以通过经颅磁刺激和经颅直流电将电场施加到大脑。电场不直接引起动作电位，而是引起中枢神经系统神经元兴奋性和可塑性的变化[53, 63, 64]。

8. 其他的治疗方式

其他选择包括针灸、穴位按摩、肌腱移植术、抑制技术、马术治疗、高压氧治疗以及其他补充性和替代性治疗[65, 66]。最近的研究还表明，在某些人群中，全身振动可能对降低下肢的痉挛症状有效，但还需要进一步的研究[67]。

这些疗法治疗痉挛是有希望的，但在确立其在痉挛管理中的具体作用之前，还需要更多的研究。

（三）药物治疗

口服药物通常用于治疗 SCI 继发性痉挛[68]。由于痉挛是因为失去了基线抑制作用，因此常见的药物选择主要是 GABA 或 GABA 受体激动药，α_2 突触前激动药或外周神经作用药物[69]。根据独特的

不良反应，每种药物应单独试用，并且仅使用必要的最小剂量。最常用的药物包括巴氯芬、苯二氮䓬类、替扎尼定、可乐定、丹特洛林。虽然降低痉挛状态可以潜在地改善功能，但一项研究表明，服用解痉药物可能与急性期康复出院时较低的运动功能独立性评定（functional independence measure, FIM）评分相关，表明康复程度有所降低，但 SCI 后 1 年无明显差异[70]。

- 巴氯芬（Lioresal®），GABA-B 受体激动药，常用于 SCI 患者的痉挛，对屈肌痉挛特别有效[68, 71-73]。它通过尿液排出体外，美国食品药品管理局（FDA）批准每天 3 次，每次 5mg 作为初始剂量，每天 80mg 作为最大剂量[74]。巴氯芬限定最大剂量根本上是因为患者不能耐受药物的不良反应，这些不良反应包括镇静、疲劳、恶心、便秘、虚弱和精神障碍。针对耐受的患者，医务人员有时甚至可以将巴氯芬用量加至 240mg/d[75]。由于巴氯芬可降低癫痫发作阈值，因此有癫痫病史的患者必须谨慎服用[74]。停药前必须将巴氯芬剂量递减，以避免戒断症状，包括癫痫发作、痉挛加剧、发热、精神状态改变和器官衰竭[74]。研究表明巴氯芬可减轻 SCI 和多发性硬化症患者的痉挛，肌张力[76, 77]。

- 苯二氮䓬类，包括地西泮（Valium®）和氯硝西泮（Klonopin®）通常用于治疗严重的痉挛[78]。这些长效苯二氮䓬类药物通过肝脏代谢[68, 79]，是 GABA-A 受体激动药，可间接促进 GABA 与 GABA 受体的结合，因此，在治疗痉挛方面可能比巴氯芬更有效。地西泮，是目前最常用的药物[80]，通常剂量为 2~10mg/d，每天 2~3 次[79]。氯硝西泮通常在睡前以 0.25~1mg 作为初始剂量，并逐步增加至总剂量 3mg[81]。不良反应包括虚弱、镇静、嗜睡、低血压、共济失调和疲劳[79]。必须在停用苯二氮䓬类药物治疗之前逐渐调低剂量，以避免潜在的戒断症状，包括癫痫发作，体温过高和精神状态改变[79]。

- 替扎尼定（Zanaflex®），α_2 突触前激动药，可增强突触前抑制作用，是一种骨骼肌松弛药，已被 FDA 批准用于治疗痉挛，并已在研究中显示可降低 SCI 患者的痉挛[82-85]。由于可能会

引起镇静作用，替扎尼定通常初始给药方式是 2～4mg 睡前口服，之后在患者耐受的情况下加量至 3～4 次 / 天，每次 8mg。替扎尼定的 FDA 批准的最大剂量 36mg/d[82]。不良反应包括镇静、口干、头晕、低血压、心动过缓、便秘和尿频[82]。替扎尼定在肝脏中代谢，可引起肝代谢酶升高[82]，需要监测肝功能[82]。服用环丙沙星（Cipro®）和氟伏沙明（Luvox®）的患者禁忌使用替扎尼定，因为替扎尼定与 CYP1A1 抑制药（如氟喹诺酮）和口服避孕药的并用可能导致替扎尼定的血药浓度升高，从而导致严重的低血压[82]。替扎尼定有片剂和胶囊。空腹时，片剂和胶囊达到峰值浓度的时间相等。但是，饭后片剂的吸收速度是胶囊的 80 倍，可能会增加不良反应[86]。如果在给药前打开胶囊，将导致吸收率增加，并且可能导致不良反应增加[86]。

- 可乐定（Catapres®），主要作用为 α_2 激动剂突触前激动剂，是一种口服和经皮制剂均具有降压作用的药物，已被证明可有效治疗 SCI 患者的痉挛[68, 73, 78, 87–91]。口服制剂的常规初始剂量为 0.05mg，每天 2 次，可在 3 天后增加到 0.1mg/d[88]，然后每周增加每日剂量 0.1mg 逐渐增加到 0.4mg/d[88]。可乐定经皮制剂（Catapres-TTS）的优势是可提供 0.1～0.3mg 的每日药量，可在 7 天内稳定地给药[91]。不良反应包括嗜睡、口干、头晕、镇静、疲劳、头痛、低血压和便秘[79]。可乐定通过肝脏代谢，并在尿液中部分排出[79]。可乐定应逐渐减量，以免发生反弹性高血压。

- 丹特洛林（Dantrium®）通过阻止肌浆网释放钙而直接作用于肌肉，从而抑制肌肉收缩[68, 78, 87]。因此，与仅影响痉挛性肌肉的其他药物相比，它可降低痉挛性和非痉挛性所有肌肉的肌张力[78]。对于具有双重诊断的患者，如 SCI 和认知功能障碍，与其他会引起更多认知作用和镇静作用的中枢性药物相比，本药物使用的可能性最大[78]。丹特洛林起始剂量为 25mg/d，然后缓慢增加至 400mg/d，每天分 3 或 4 次服药[92]。不良反应包括乏力、头痛、头晕、嗜睡、疲劳

和视力障碍[92]。由于丹特洛林被肝脏代谢并可能引起肝酶升高，因此监测肝功能至关重要[92]。它已被证明可有效改善 ADL 并减少痉挛、夜间痉挛、肌张力、阵挛等[93–95]。

- 加巴喷丁（Neurontin®），结构类似于 GABA 的抗惊厥药，在新皮层和海马中发挥作用，并在尿液中排泄[73]。它的起始剂量为 3 次 / 天，每次 300mg，最多可增加至 3600mg/d[96, 97]。尽管未经 FDA 批准可用于治疗 SCI 的痉挛，但加巴喷丁的研究表明，与安慰剂相比，通过表面 EMG、AS 和 Likert 量表可改善痉挛[97–100]。不良反应包括嗜睡、头晕、共济失调、震颤、消化不良和便秘[101]。加巴喷丁必须逐渐减量直至停止，以减少戒断症状的风险，戒断症状包括急性发作、焦虑、失眠、恶心、疼痛和出汗[96]。

- 普瑞巴林（Lyrica®），是一种抗惊厥药，会增加脑中 GABA 的水平，并通过肾脏清除[102, 103]。已获得 FDA 批准用于治疗神经性疼痛[102]。通常以每天 2 次，每次 75mg 的剂量开始，必要时可增加至最大 600mg/d。尽管未经 FDA 批准用于治疗痉挛，但回顾性研究表明多发性硬化症患者的痉挛有所改善[104]。不良反应包括周围性水肿、血管性水肿、共济失调、视力障碍、体重增加和意识模糊[102]。如果要停用普瑞巴林，必须逐渐减少普瑞巴林使用，以减少抽搐发作的风险[102]。

- 赛庚啶（Periactin®）是 5- 羟色胺和组胺拮抗剂，通过肝脏代谢，未经 FDA 批准用于治疗痉挛[105]。事实证明，它可以减少多发性硬化症和 SCI 患者[106]的痉挛和阵挛，并增加痉挛影响步态的患者的步行速度[107, 108]。睡前以 4mg 开始服用，最大建议剂量为 36mg/d，分次服用[68]。每 3～4 天可增加 4mg。不良反应包括镇静、口干、食欲增加和体重增加，因为它是食欲刺激剂[105]。赛庚啶与选择性 5- 羟色胺再摄取抑制剂（selective serotonin reuptalce inhibitor，SSRI）的使用可以逆转 SSRI 的血清素作用[105]。

- 大麻素（Marinol®，Cesamet®）未获得 FDA 用于治疗痉挛的批准[109]，但经过肝脏清除的大

麻可以预防或缓解 SCI 和痉挛患者的痉挛症状[110]。与安慰剂相比，大麻的活性成分 D9- 四氢大麻酚（tetrahydrocannabinol，THC）的使用可以使痉挛改善（EMG 评估）、降低肌张力（MAS 评估）[111]。已发现 SCI 患者的大麻素安全剂量上限是 15～20mg/d[111]。不良反应包括心动过速、体位性低血压、潮红、出汗、流鼻涕、稀便、呃逆、厌食[109]。

- 4- 氨基吡啶（Fampridine®）是一种钾通道阻断药，通常用于改善多发性硬化症患者的活动能力[105]。尽管未经 FDA 批准可用于痉挛治疗，但一项研究表明，用药后 Ashworth 评分反映出痉挛的缓解[112]。不良反应包括头痛、感觉异常、失眠和恶心，剂量小于 80mg/d[105, 113]，过量服用会癫痫发作[105]。

- 环苯扎林（Flexeril®）是一种肝脏代谢的骨骼肌松弛药，其作用机制尚不清楚；但是，可以增强去甲肾上腺素与血清素受体的结合。对于患有脑或脊髓源性痉挛的患者，尚未证明该药物可有效减少痉挛[114]。

（四）肉毒毒素注射

局部或全身多处痉挛的患者可以选择注射肉毒毒素进行化学去神经支配。肉毒毒素在 20 世纪 80 年代被引入斜视的治疗中[115]，其用途已扩展到多种疾病的治疗，包括宫颈肌张力障碍、膀胱过度活动症、偏头痛、睑裂痉挛、美容以及上下肢痉挛。

肉毒梭菌细菌产生从 A 到 G 的 7 种血清型的肉毒毒素。肉毒毒素可有效治疗痉挛，因为它们可阻止乙酰胆碱从神经末梢释放，从而抑制肌肉收缩。注射后，毒素从神经末梢内化，随后裂解，分离成轻链和重链，随后抑制了乙酰胆碱从神经末梢的释放。虽然它们都阻止含乙酰胆碱的囊泡与神经末梢结合，从而阻止乙酰胆碱释放到神经肌肉接头中，不同血清型的肉毒毒素在阻止乙酰胆碱释放的方式上有所不同。肉毒杆菌毒素 A 和 E 靶向结合突触体相关蛋白（synaptosomal-associated protein，SNAP-25），而肉毒杆菌毒素 B、D、F 和 G 靶向结合囊泡相关蛋白（vesicle-associated protein，VAMP），而肉毒杆菌毒素 C 靶向结合 SNAP-25 和突触融合蛋

白[116-118]。A 型和 B 型毒素是临床上仅使用的肉毒杆菌毒素，包括 abobotulinumtoxinA（Dysport），incobotulinumtoxinA（Xeomin），onabotulinumtoxinA（Botox）和 rimabotulinumtoxinB（Myobloc）。重要的是，在 A 型肉毒杆菌毒素中，当从一种毒素改用成另一种毒素时，没有剂量互换性，也没有可利用的转化因子。

- AbobotulinumtoxinA（Dysport）目前已被 FDA 批准用于治疗成人上肢和下肢痉挛以及小儿下肢痉挛。推荐剂量范围是 500～1000U。这些指南基于最近的一项临床试验，评估了卒中或脑损伤引起的上肢痉挛中使用肉毒杆菌毒素 A 的安全性和有效性[119]；但是，许多临床实践剂量每次疗程高达 1500U[120]。该毒素已获 FDA 批准用于特定的上肢和下肢肌肉，主治医生应了解当前批准了哪些肌肉。肉毒杆菌毒素有 300～500U 瓶装，必须在 2～8℃ 的冷藏条件下保存。在将生理盐水注入小瓶中之后，将小瓶轻轻旋转。重组的肉毒杆菌毒素 A 在 4h 内使用[63]。

- IncobotulinumtoxinA（Xeomin）目前已被 FDA 批准用于成人上肢痉挛的治疗。该毒素已获得 FDA 批准用于特定的上肢肌肉，主治医生应了解哪些肌肉目前已获批准。一项最近的临床试验评估了注射 Incobotulinum 毒素对脑卒中继发性痉挛的患者的安全性和有效性，一些作者对上肢超过 400U 表示担忧[121]，其他人则报告使用 800U 的剂量来治疗上肢痉挛[122]。应当指出，这些研究中的每一项都是在具有脑源性痉挛的人群中完成的。IncobotulinumtoxinA 可提供 50U、100U 和 200U 的样品瓶，并且可以在室温（20～25℃）下保存长达 36 个月。它也可以冷藏（2～8℃）或冷冻（-20～-10℃）。产品应使用注入瓶中的不含防腐剂的生理盐水重新配制，然后摇晃均匀。IncobotulinumtoxinA 的重构与其他毒素略有不同，因为该产品在旋转后需要翻转 2～4 次才能重新构成。IncobotulinumtoxinA 必须在配置后 24h 内使用[65]。

- OnabotulinumtoxinA（Botox）被 FDA 批准用于治疗成年患者的上肢和下肢痉挛。该毒素

已获 FDA 批准用于特定的上肢和下肢肌肉，主治医生应了解当前批准了哪些肌肉。OnabotulinumtoxinA 有 100U 和 200U 的小瓶装，必须冷藏保存（2~8℃）。建议的最大剂量为每个疗程 400U；但是，有报告称每次疗程的剂量高达 600~1200U[120]。用不含防腐剂的生理盐水配制毒素。将盐水注入小瓶后，轻轻旋转小瓶进行配置。必须在配置后 24h 内使用[64]。

- RimabotulinumtoxinB（Myobloc）是无须重新配制的可注射溶液。可提供 2500U、5000U 和 10 000U 的样品瓶。RimabotulinumtoxinB 未获得 FDA 批准用于痉挛，但已被临床医生用于治疗痉挛。每次治疗的最大推荐剂量为 10 000U[66]。

- 几种不同的技术可用于肉毒毒素注射。这些包括使用解剖标志进行肌肉定位以及使用 EMG、ES 或超声进行引导。EMG 和 ES 指南要求使用带有注射端口的空心聚四氟乙烯涂层 EMG 针头，该端口允许连接注射器。当使用 EMG 引导时，当在 EMG 放大器上探测到清晰的运动信号时，临床医生会记录准确的定位，在使用标准 EMG 机器时，记录的上升时间小于 500μs。使用 ES 时，电刺激通过已插入目标肌肉的针头传递。这将导致肌肉收缩，当以 1mA 或更低的电流刺激仍能获得所需的肌肉收缩时 [例如，刺激指浅屈肌（flexor digitorum superficialis，FDS）时手指弯曲]，可确保临床医生处于目标肌肉中。另一个选择是使用超声引导。这可以实时显示解剖结构，并可以帮助临床医生避免注射神经和血管等结构。有关注射技术的文章得出的结论是，单独通过解剖学界线进行注射可能是最不精确的肌肉定位方法，应尽可能使用 EMG、ES 或超声等指导技术[123]。

- 肉毒毒素注射治疗局部痉挛已被公认是一种安全有效的方法，可治疗多种神经系统疾病，包括脑卒中、脑损伤、多发性硬化症和脑瘫。Marciniak 及其同事报道，注射肉毒杆菌毒素的患者的健康、疼痛症状和功能得到改善[124]。当与拉伸、夹板或包扎结合使用时，这些注射

的效果可能会得到改善，并且可以与石膏结合使用[125]。在关于肢体痉挛的化学去神经支配的系统综述中，强调了痉挛的病因（大脑与脊柱）会影响痉挛模式，因此，肉毒杆菌毒素可能在不同的患者人群中产生不同的影响[126]。

- 肉毒毒素注射后的初始作用通常是在注射到目标痉挛性肌肉后的 24~72h 内，并在 2~6 周内达到峰值疗效。最近的评估肉毒杆菌注射治疗脑源性痉挛疗效的实验表明，疗效通常持续至少 12 周[119, 121]。这些注射剂通常具有良好的耐受性，但对患者进行潜在的不良反应和并发症的教育非常重要，例如注射部位有出血或瘀伤的风险。所有肉毒毒素均带有黑框警告，提示可能会在局部和远处传播。因此，可能会在非目标肌肉出现虚弱症状。也有报道称可能会导致患者全身无力、呼吸窘迫和吞咽困难[127]。据报道，某些患者在注射后 1~3 周内出现了这些症状[128]。这些并发症更可能发生在儿科患者和每次治疗中接受更高总剂量的患者中。因此，在这些情况下必须格外小心。

- 可以通过使用先前讨论的各种工具（包括 MAS 和 AS）评估临床环境中注射肉毒毒素的功效，这些工具可以评估肌张力的下降；但是，这些工具无法明确患者获得的任何功能改善。最近，在一些评估肉毒毒素注射疗效的研究中使用了目标达成量表（goal attainment scale，GAS）[129, 130]。GAS 方法最初是用于评估心理健康干预措施后的预后[131]，但已被调整为评估注射肉毒杆菌毒素后上肢痉挛的功能预后。在使用 GAS 评估痉挛时，需要确定肉毒毒素治疗的患者可实现的目标。目标可能是被动的，比如在注射到手腕和手指屈肌后，改善佩戴手夹板的便利性；也可能是主动的，比如在注射到手指屈肌后，改善释放物体的能力。当肉毒毒素处于峰值活性时，考虑在注射后 4~6 周重新评估。5 分 Likert 量表可用于分类目标达成情况，其中 0 与基线相比没有变化，+1 和 +2 比预期的要好得多，而 –1 和 –2 比预期的要差很多[132]。在临床实践中使用该量表可能为注射肉毒毒素后获得的功能预后改善提供额外证

据。可以每 3 个月对在主观和（或）客观上改善痉挛状态的患者重复注射一次。

（五）神经阻滞技术

对于局部痉挛、功能受限或引起疼痛的患者，神经阻滞可能是有益的[68, 133]。用利多卡因或可卡因等麻醉药进行的诊断性神经阻滞可暂时性阻断轴突钠通道[134]。ES 用于通过产生目标神经支配的肌肉收缩来定位神经。逐渐减小刺激电流至 1mA 或更低，调整电刺激的部位以获得最大的肌肉收缩，从而定位。用苯酚或酒精进行的神经溶解会使神经蛋白变性并破坏周围神经；但是，痉挛最终会随着周围神经的髓鞘再生和轴突再生而恢复[135-138]。注射后立即见效，可持续 1 个月～3 年，苯酚注射后平均持续 3～9 个月[87, 135, 136]。

苯酚和酒精均可影响运动神经、感觉神经和混合神经。常见的目标神经包括肌肉皮肤神经、闭孔神经和胫神经。由于神经溶解后会出现感觉异常，因此选择性地靶向运动神经或混合神经的运动分支[135, 139, 140]。感觉异常的治疗包括在同一部位重复阻滞或口服抗惊厥药[139]。不良反应包括注射部位疼痛、静脉炎、永久性神经损伤、感觉异常、组织坏死、疼痛和肌肉无力[68, 133, 134]。

（六）运动点阻滞

通常，使用苯酚或酒精进行运动点阻滞注射可改善上肢的功能活动[78]。该技术与先前针对周围神经阻滞所描述的技术类似，定位方法是在 1mA 或以下电流刺激时引起肌肉收缩。肌肉注射可能会很痛苦，可能需要镇静或全身麻醉[78]。不良事件包括静脉炎、永久性神经麻痹、肌肉坏死和全身性影响[68]。运动点阻滞后的灼烧感会持续至注射后 24h，而运动点阻滞的效果可持续 3～8 个月[78]。治疗包括脱敏疗法、抗抑郁药或抗惊厥药等[140]。重复神经阻滞已被证明是有效的[141]。尽管保守治疗可用于治疗严重的病例，但仍可考虑手术神经松解术[142]。

（七）鞘内药物治疗

对于口服药物不能充分治疗或不能耐受药物不良反应的患者，鞘内给药对严重的全身痉挛非常有帮助。巴氯芬（如前所述）常用于治疗 SCI 继发

严重痉挛的患者[143]。脊髓中的 GABA-B 受体可以由 ITB 直接进入，因此，与口服制剂相比，ITB 的使用量大大减少，从而降低了认知和镇静不良反应[144]。ITB 的治疗剂量为口服剂量的 1%[145]，ITB 的研究表明 SCI 患者的痉挛得到了缓解[143, 146-148]。

事实证明，ITB 可改善生活功能和质量，并减轻痉挛和疼痛[146-151]。鉴于 ITB 在损伤节段下方浓度高于上方[152]，下肢的痉挛通常比上肢的痉挛得到更好的控制[143, 146, 147]。ITB 的目标包括减少痉挛、改善功能和减轻疼痛。

鞘内给药的另一个问题是泵的维护和确保定期补充[78]。具有较差的社会支持和依从性的患者可能不适合此方法。如果设备出现故障，或补泵太晚，如果不提供口服巴氯芬的药物，则会出现戒断反应，包括癫痫、头晕、恶心、低血压、头痛和尿潴留[74]。

植入前，患者通过腰穿（通常为 50μg 巴氯芬，尽管有些临床医生会从更高剂量开始）进行 ITB 试验，以评估 ITB 的有效性[74]。给药前和给药后每 2h 评估一次 PSFS 或 MAS 和功能状态。通常在 1h 后观察到初始效果，而在 4h 后观察到峰值效果。超过 8h 后，痉挛恢复至基线。如果初始测试剂量没有改善，则可以尝试更高的试验剂量，如 75μg 和 100μg[74]。如果使用 100μg 的 ITB 并没有明显改善，那么植入给药的疗效可能不大[74]。

阳性试验后，将药泵利用手术放置在腹部的皮下或筋膜组织中。针对伴痉挛的截瘫患者，皮下将导管穿入 L_4/L_5 间隙，然后穿入选定的脊椎水平，通常在 T_{10} 和 L_2 之间，导管尖端位于蛛网膜下腔内[153, 154]。在痉挛性四肢瘫患者中，导管的穿线高度与 T_1 和 T_2 相同，一项研究报道，在导管尖端处于 T_6 时，可以很好地控制痉挛[154, 155]。

通常认为初始剂量是在 24h 内口服给药的两倍，但是如果试验效果持续超过 8h，则初始剂量应与口服初始剂量相同[24, 74, 148]，然后增至目标剂量。在最初的 24h 之后，给药次数可以每 24h 增加 10%～30% 的频率，直到获得最佳给药频率[74]。剂量给药可以是连续的基础剂量，也可以包括可变的给药方案，基础剂量和维持剂量与痉挛程度增加相关[24]。平均维持剂量为 400～600μg/d（范围 50～1000μg/d）[144]。

ITB 的不良反应包括头晕、恶心、低血压、头痛、无力、尿潴留、癫痫发作以及勃起和射精功能障碍[144, 156]。

临床医生应注意鞘内泵中巴氯芬过量或停药的可能性。由于剂量错误可能导致 ITB 过量[157]，因此需要进行多次检查。过量的症状也可能是由泵的机械问题引起的，表现为呼吸抑制、嗜睡、头晕、恶心、低血压和虚弱。如果用药过量，应将泵降低到最低剂量或将其倒空，并应准备好因呼吸抑制和昏迷而可能需要的气管插管[157, 158]。虽然据报道毒扁豆碱可改善 ITB 的中枢不良反应，但由于其不良反应（如心动过缓、癫痫发作和呼吸道分泌增多），不建议大多数患者对其过量使用[158]。

由于泵故障或未加药，可能导致 ITB 戒断反应[157, 158]。当储药囊已空、泵失速或泵出现故障时，泵将发出警报[159]。泵的电池可持续使用 5～10 年，这时需要更换电池。应提前计划好，以免由于泵故障而出现戒断反应。潜在的机械问题包括导管折断、导管扭结、导管移位、注入口袋或皮下组织以及泵故障[144, 159, 160]。

戒断症状包括痉挛性恶化、心动过速、瘙痒、体温过高、低血压、阴茎异常勃起和情绪变化[74]。如果担心出现了机械问题，应该进行导管和泵的检查评估[73, 78]，包括前后位 X 线、腹部 X 线、CT 脊髓造影或者荧光透视引导下的对比观察[158]。

（八）手术管理

对于不能保守治疗的严重痉挛患者，可能需要进行手术以减少痉挛，同时最大限度地减少对运动、感觉、肠道和膀胱功能的有不利影响。患有局部痉挛的患者可能会受益于整形肌腱手术以减轻痉挛肌肉的张力，改善功能或矫正畸形[133, 161]。骨科手术包括跟腱延长（以减少痉挛肌肉的拉力），跟腱切断（腱从痉挛肌肉中释放）和肌腱转移（将腱附着移动到不同的骨骼位置）[133]。一种常见的跟腱转移是切开胫前肌肌腱转移（split tibialis anterior tendon transfer，SPLATT），用于矫正由于痉挛性胫前肌引起的足畸形。

患者可能会受益于神经外科手术，包括神经切开术和选择性神经切开术[78]。神经切开术不同于疗效持续时间有限的周围神经松解术，而是暴露和横切选定的周围神经以减少痉挛[162]。虽然闭孔神经切开术是减少内收肌痉挛的最常见方法，但也有胫骨神经切开术（以减少足痉挛）和坐骨神经神经切开术（以降低屈肌痉挛）的报道[162]。与脑性瘫痪患者相比，SCI 患者很少使用选择性背侧脊神经切开术，这种方法包括选择性切断背根神经根以破坏反射弧[78, 161]。背侧神经根切开术可减少痉挛而不影响肌肉体积，但也会降低感觉功能[161, 162]。

第28章

四肢瘫的手外科手术修复：肌腱和神经转移

Surgical Restoration of the Hand in Tetraplegia: Tendon and Nerve Transfers

Allan E. Peljovich   Tobias N. von Bergen   Anne M. Bryden   Amy Bohn
Michael W. Keith   著

一、概述

20 世纪 70 年代初期，Eric Moberg 博士应用外科手术技术改善脊髓损伤（spinal cord injury，SCI）患者手和手臂功能[1-6]。尽管以前有关于四肢瘫患者手外科手术的报道，但 Eric Moberg 彻底改变了手术治疗方法[1]。Moberg 博士认识到瘫痪的人不希望自己引起别人注意，因此经常会拒绝各种形式的矫形器，包括功能性铰链夹板[7]。而且，在康复中心进行僵硬的、钩状的手训练的时候（很多人还在这样做），Moberg 博士认识到，这些人更喜欢灵活的手。最终，正如 Hanson 和 Franklin 在 1974 年所认识的那样，许多瘫痪的人希望得到更多关注的是手和手臂的功能[8]。有了这些观察，Moberg 开始将肌腱转移的手术技术应用于四肢瘫患者，该技术已经用于恢复周围神经损伤引起的功能丧失。他创建了"关键捏夹程序"，使患者可以用力进行侧向捏夹，并主张使用三角肌后束作为供体来恢复肘部伸展。此后，随着对关心此类人群的热心外科医生的奉献，莫伯格的原始技术已被修改，先进的技术得到了发展。

对于四肢瘫患者的手和上肢的外科手术修复，目前拥有自己的临床和科学学科。有数百种研究出版物致力于这一方向，研究的性质跨越了广泛的范围，从专注于神经肌肉生理学和腱转移数学模型的基础科学项目到诸如外科手术标准 / 目标 / 技术等外科问题，到临床结果研究。在这一不断发展的学科中，已经开发出新的修复概念，如功能性电刺激和神经转移。自 1979 年以来，还有一个国际性的外科医生和治疗师小组致力于该学科，他们在全球范围内定期开会[9]。该小组开发了针对四肢瘫的手术特定分类系统[10]。

从概念上讲，我们认为，为了长期帮助患者，应在护理的急性期早期开始针对手和上肢的治疗，并且这种治疗应超越传统的运动，夹板和矫正概念。四肢瘫患者手的真正康复应被认为是针对特定患者量身定制的非手术和手术干预措施的合理应用，以最大限度地发挥其功能，同时考虑其整体的心理和医学状况。本章将向读者介绍四肢瘫患者肌腱和神经转移修复的现状。

二、背景——"为什么"

虽然四肢瘫是指因任何脊柱颈段受伤而造成的损害，但残疾程度主要由受伤的特定功能水平决定[11]。C_5 不仅是四肢瘫中最常见的受伤节段，而且是所有 SCI 中最常见的受伤节段（14.9%）[12, 13]。接下来的两个最常见的受伤水平也在颈椎，即 C_4 和 C_6 段。大多数四肢瘫患者至少保留弯曲肘部的能力，有些可以伸展手腕，但大多数不保留自主的肘部伸展、腕部弯曲或手指控制的能力。影响功能能力的因素包括损伤是否在神经学上"完整"、是否存在任何认知障碍（脑损伤）、患者的年龄、任何其他上肢损伤，存在不受控制的痉挛，限制活动能力的挛缩和（或）抑郁[14]。

通常情况下，损伤越靠近远端，功能能力和独立性会提高，并且患者保留更多的神经功能[11, 14]。

高位四肢瘫，功能水平在 C₂~C₄，一般没有手臂运动，只能做一些肩部抬高。他们可以控制自己的颈部肌肉，但可能需要依靠呼吸机的支持。在 C₅ 肌节中保留自主神经支配中的人可以弯曲肘部并保持三角肌功能控制。他们能够部分生活自理，甚至可以借助附着在手腕和手上的特殊自适应设备来进行化妆。在 C₆ 水平，一个人可以主动伸展自己的手腕，因此，可以借助适应性设备独立进行美容、洗澡、驾车和准备简单的饭菜。在 C₇ 水平，患者保留了肱三头肌的使用能力，也许还有伸手指的能力。这些患者能够执行以前的所有活动，并且在日常生活中相当实用。重要的是，如果三头肌有足够的力量，他们可以独立地转移自己，只要他们能够自主控制大部分肩部肌肉，因此可以借助特殊的手和适应环境的设备独自生活。它们还保留了良好的腕部弯曲能力，这在推动手动轮椅时特别有用。除了这些患者外，那些颈椎损伤节段较高的人通常在大多数时间需要身体健全的服务员来帮助他们进行日常活动。尽管这是基于损伤程度对功能的过于简化和笼统的看法，但应该显而易见的是，任何改善功能水平的治疗或干预措施，例如针对 C₅~C₆ 的治疗或处理，都将显著改善功能和独立性[15-20]。

现代 SCI 护理和管理提高了患者的生活质量和预期寿命。然而，任何能够提高患者功能能力的干预措施，都将产生巨大的积极影响，其范围将超出患者所能从事的活动。为此，Hanson 和 Franklin 对 SCI 患者进行了研究，以确定他们认为丧失的最重要的功能[8]。在四肢瘫患者（76%）和护理人员（64%）中，手和上肢功能的恢复被认为是最重要。这些概念在后来的研究中得到了加强，在 SCI 康复的各个组成部分中，患者仍然非常重视改善手部和上肢功能[21-25]。罗伯特·沃特斯（Robert Waters）是一位来自 Ranchos Los Amigos 的外科医生，他指出"……提高生活质量的最大潜力在于最大限度地恢复上肢功能"[26]。显然，应该将注意力放在手和上肢的康复上，这是四肢瘫患者全面治疗的一部分。

三、思考修复——协调目标和病理生理学

当患者在进行 SCI 康复时，他会学会使用其手和手臂，将治疗、矫正和创造性的策略相结合。早期治疗有助于维持关节的活动性，并最大限度地增强自主肌肉的力量、耐力和平衡。矫形器最初被用来帮助"塑造"肌腱固定术所需的手部休息姿势，即腕关节伸展时，手指屈曲。腕关节弯曲时，手指得到伸展（图 28-1）。市面上有各种各样的矫形器，可以帮助患者改善姿势和功能（图 28-2）。主要问题是，大多数人不使用它们，通常更喜欢不带支具[7]。这些功能性矫形器通常还需要穿戴和脱下辅助器具。虽然已经有了电刺激植入物相关报道，但目前还不能用于临床植入。最后，经过几个月甚至更长的时间，每个人都学会了用他们的手臂来完成他们

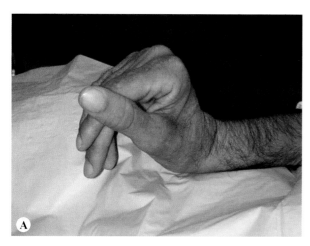
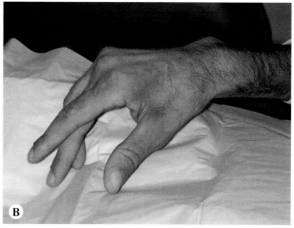

▲ 图 28-1　腕部肌腱固定术效果的临床照片

A. 当个人伸展手腕时，由于外在的屈肌的被动特性，拇指和其他手指呈一种屈曲的侧捏姿势；B. 在腕关节屈曲时，外部伸肌的被动特性使拇指和其他手指得到伸展，从而释放被握持的物体

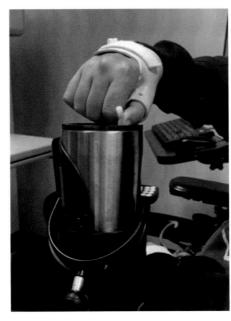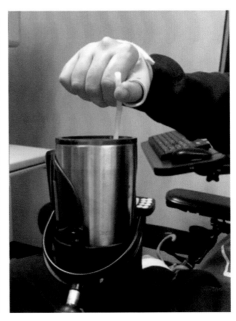

▲ 图 28-2　矫形器可用于增强四肢瘫患者手的功能

以手为基础的拇指对抗夹板将拇指的 CMC 关节从手背侧抵住，同时保持手腕自由。如果拇指的 MCP 关节是可移动的，那么这种夹板可以增强腕部肌腱固定术的捏合力。这对那些在伸展手腕时拇指方向一致的人特别有用。CMC. 腕掌；MCP. 掌指

似乎无法完成的任务。例如，观察一个四肢瘫的人很容易被误导，得出结论说这个人有肱三头肌的功能，控制前臂的旋转和捏夹——而事实上，他们缺乏这些功能，但却找到了弥补替代的方法。简而言之，尽管有很好的非手术治疗，四肢瘫的患者即便上肢健全但其功能仍然严重受损。

执行手术计划的最大困难是，利用当前可用的技术无法将上肢功能完全恢复到健全状态。这是因为手术不能在损伤水平以下重新连接大脑和周围神经系统之间失去的联系。上肢功能必须提炼为最基本的功能，以最大限度地从有限的选择中获得收益。一旦我们了解了手臂的功能，我们就可以制订一种重建策略。传统上，手术策略主要依靠肌腱转移的修复，一些研究中心进行基于 FES 神经假体的修复[7, 13, 27-36]。在过去的 5～10 年中，神经转移技术在四肢瘫患者中的应用证明，这些手术方法可以增强当前的治疗策略，并可能有助于改善我们的重建技术[37-40]。

肌腱转移技术是指将功能正常的肌肉及其肌腱从其正常结合处分离，重新置入另一块肌肉，以帮助完成需要恢复的功能（图 28-3）。这样，当供体肌肉收缩时，它就会产生一个新的目标运动。基于肌腱转移的修复，可修复的功能和关节的数量与远端损伤程度成正比，因为随着损伤向胸椎移动，更多的肌肉处于随意控制状态。保守和创造力是为特殊患者规划手术的基础，但是根据在治疗中的各种经验，存在传统的折中和优先考虑。

从概念上讲，神经转移手术与肌腱转移非常相似。将功能正常且自主控制的肌肉（通常主要来自周围神经）的运动神经分束 / 分支切开并接合到瘫痪的肌肉的运动神经分束 / 分支中（图 28-4）。与肌腱转移一样，在特定的转移有效之前，需要满足特定的标准，即支配的肌肉仍然是"可行的"。而且，就像肌腱移植一样，原来的供体神经（或肌肉）的功能为了新的、更需要的功能而丧失了，所以供体的功能要么是功能上不重要的，要么是重复的。

（一）了解上肢功能的要素——重建的目标

上肢执行身体操纵环境的行为。从某种意义上说，手是操作的通用"工具"，肩膀、肘部和前臂提供了手在空间中移动和定位的方式。更好的灵活性、稳定性，以及肩部和肘部的力量，为手提供了一个巨大的潜在工作空间[41]。肘部的伸展是非常重要的，可以转化为功能性能力，如自我保健、卫

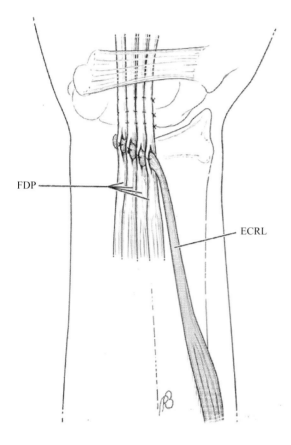

▲ 图 28-3　肌腱转移的示意图

在这张图中，ECRL 肌腱从正常的位于掌骨基底背侧的止点分离出来，然后转到前臂桡侧的掌侧。然后将肌腱编织成 FDP 的 4 个肌腱，并用缝线固定。在移植远端，4 个 FDP 肌腱被缝合在一起，这样当个体收缩 ECRL 时，所有 4 个手指将同时弯曲。ECRL. 桡侧腕长伸肌；FDP. 指深屈肌（引自 Peljovich AE. Tendon transfers for restoration of active grasp. In: Kozin SH, ed. *Atlas of the Hand Clinics*. Philadelphia, PA: W.B. Saunders; 2002:79-96.）

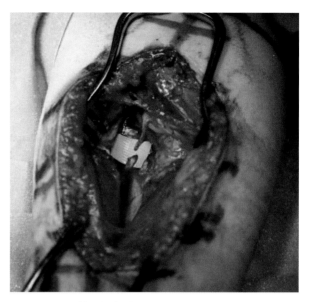

▲ 图 28-4　神经转移到肱三头肌进行肘部伸展的临床照片

后肩部和三角肌后束的外侧牵拉，肱三头肌的远端部分的伤口。在这里，三角肌后束的运动神经已经与腋神经分开，并向远侧走行（肌肉在自主控制下）。支配肱三头肌长头的神经（肌肉可以存活但瘫痪）已被切断，并从后三角肌移向分支

生、轮椅推进和转移，对创造功能独立性至关重要[20, 42]。手的操作能力取决于手和腕的功能水平。

为了最大限度地利用手、肘和肩膀的工作空间，在康复护理中必须优先考虑保持全方位运动。对于患有四肢瘫的患者，运输功能和操纵功能均受到严重损害。四肢瘫（C_5/C_6 损伤）患者普遍保留了肩部活动性和肘关节屈曲，但肘关节伸展功能不足。对于这些患者，肘关节伸肌功能的恢复通常是外科手术的重点[25, 43]。

大多数人的手功能的基础是手腕肌腱固定作用，其关键在于强大的手腕伸展。腕关节的伸展激活了自然的抓握模式，是手指功能激活和恢复的基

础（图 28-1）。手部功能的外科修复，实际上是建立在腕部肌腱固定术提供的抓握的基础上。在具体处理时，有必要降低预期结果。在手指功能方面，虽然恢复我们在日常活动中，下意识使用的所有不同的抓握模式是理想的，但既往的研究表明，最常使用的是侧捏（而不是对侧捏或指尖捏），以及手掌抓握[44]。当两者都无法恢复时，由于侧捏常用于日常生活活动，这种形式的抓握优先于手掌抓握[45]。而且，用笔直的拇指捏，即"挤压捏"似乎比"尖端捏"更有效[46-48]。手术修复的局限性在于，迄今为止，感觉还不能可靠地恢复，但是有些人已经探索了神经转移的用途[49, 50]。支持神经移植的人认为，供体神经确实有可能使具有共同运动神经的不同肌肉恢复活力，但这一点尚未得到证实[38, 40]。

恢复的基本功能按轻重缓急依次为肘关节伸直、手腕伸直、侧捏、手掌抓紧和释放[4, 5, 9, 16, 17, 26, 44, 51–55]。目前的外科手术技术尚不能可靠地恢复肩部功能；因此，损伤水平在 C_5 以上的患者很少适合手术。以四肢瘫中常见的损伤（C_5～C_6 损伤）为例，典型的患者保留了肩部功能、肘部屈曲以及可能的腕部伸展功能。在这些患者中，肌腱转移修复的优先顺序是肘部伸展、侧捏（如果肱桡肌可以转移），以及

手掌抓握 [如果桡侧腕长伸肌（ECRL）可以转移]。对于同一个人，已经描述了肘部伸展、侧捏和拇指指尖夹的神经转移 [38, 39, 56-61]。在 C_4 节段四肢瘫患者中，肌腱转移并不能恢复上肢功能。同时，如果受伤程度达到 C_7 水平，通常不需要恢复肘部伸直，可以采用更优雅的方法进行侧捏和抓握。

（二）将四肢瘫患者组织成分散的群体

已经制订了几个分类系统来描述神经损伤的模式，以了解损伤和残疾 [9-11, 18, 19, 52, 62, 63]。用重建策略的概念来计算患者在功能上缺乏的差异，有助于制订一个计划。分类系统将 SCI 的异质性简化为离散的组。

单纯基于损伤解剖水平的分类体系过于模糊，因为 SCI 的区域和功能与损伤的骨骼解剖水平并不完全一致。因此，大多数分类系统转向损伤的功能水平，因为医疗人员知道大肌肉运动功能提供重要的预后信息。由于手和上肢的神经支配，从 $C_4 \sim T_1$ 根部，从近端到远端以一种相当有序和节段性的方式出现（表 28-1），一旦了解损伤的功能水平、功能丧失和保留的预测就相当可靠。在创伤性脊髓损伤中最常用的分类系统是 SCI 神经损伤分类国际标准（International Standards for Neurological Classification of Spinal Cord Injury, ISNCSCI），其中包括 AISA 量表（AIS），该分类系统是基于功能水平，对损伤的完整性以及四肢的运动和感觉完整性进行区分 [11]。在该系统中，具有英国医学研究委员会（British Medical Reasearch Council, BMRC）规定的肌力强度至少为 3，且上一相邻节段肌节运动水平正常的最远神经支配的肌肉节段为活动平面。选择肌力为 3 是因为它是明确的，而当不同的检查人员面对不同肌力强度的人时，难以区分肌力 4 和 5。

虽然 ISNCSCI 和 AIS 分类对于 SCI 的常规检查和分类很有用，但从手重建的角度来看，分类不够精确。保留了肌张力的患者在自主神经支配的运动（肌肉群）数量方面仍可能有所不同。例如，以至少 3 级肘关节屈曲来定义的 C_5 患者，可能有或没有较强的肱桡侧随意肌，而以至少 3 级腕关节伸展来定义的 C_6 患者，可能有或没有较强的桡侧腕短

伸肌（extensor carpi radialis brevis, ECRB）。从手术修复的角度来看，这些差异是非常显著的，并且推动了国际四肢瘫分类的产生。国际四肢瘫分类是 1984 年在法国吉恩斯举行的一次国际手外科医生会议上提出的，该会议致力于四肢瘫患者的护理 [63]。从那时起，分类制度进行了一些修改，目前的形式如表 28-2 所示 [10]。分类包括两个部分：感觉和运动类别。感觉分类被简化为一个人的拇指和示指是否有完整的两点辨别能力，对于侧捏是否重要。示指和拇指存在完整的感觉（两点分辨力 <10mm）称为"皮肤"，缺乏良好的感觉被标记为"眼"。后者指的是辨别能力受损的人需要视觉监控自己的抓握功能，因为他们在转身去执行其他任务时，缺乏"想象"手中物体的高级能力。

对于 ICT 中的运动分类，肌肉等级 4 被认为是有功能的，而不是国际标准中的 3，因为供体肌肉通常会失去一定程度的力量，它的任务是动员支配关节的肌肉而并不是直接带动关节。该信息（力量 ≥ 4 的那些肌肉）为医生提供了适合进行肌腱转移的"候选"供体肌肉的数量。ICT 是目前大多数外科医生对四肢瘫患者进行手部手术时所采用的公认分类。ICT 与运动水平的相关性见表 28-3。

（三）谁有资格做手术——建立手部及上肢重建标准

决定进行手术修复应该是一个深思熟虑和有组织的过程，因为不是所有的患者都适合做手术。已经对其功能水平感到满意的患者，没有特定要求的患者以及缺乏家庭支持的患者将无法获得满意的手术结果 [64]。研究表明，在所有四肢瘫患者中，50%～60% 的患者符合基于肌腱转移的手术修复适应证 [4, 65]，13% 的患者符合使用植入式功能电刺激（FES）系统进行手术修复的适应证（在可行的情况下）[66]。

只有在不同时间对四肢瘫患者进行彻底的评估，才能确定适当的康复和重建目标 [5, 7, 13, 16-19, 26, 29, 52, 54, 66-70]。医疗服务提供者必须与每位患者建立一种关系，他们可以一起讨论手术的目标和预期。考虑康复，特别是手术干预，要求患者和主要护理人员了解重建的选择，其风险和益处。例如，肌腱转移手术意味着，在短时间内，由于手臂被暂时固定，患者会受

表 28-1　上肢肌节神经支配

C₅	C₆	C₇	C₈	T₁
肱二头肌				
肱肌				
	肱桡肌			
	旋后肌			
	桡侧腕长伸肌			
	桡侧腕短伸肌			
	旋前圆肌			
		桡侧腕屈肌		
		肱三头肌		
		指总伸肌		
		小指伸肌		
		尺侧腕伸肌		
		示指伸肌		
		拇长伸肌		
		旋前方肌		
		指深屈肌		
			拇长屈肌	
			尺侧腕屈肌	
			蚓状肌	
			指浅屈肌	
			大鱼际肌	
			拇收肌	
			骨间肌	
			小鱼际肌	
C₅	C₆	C₇	C₈	T₁

改编自 Zancolli E. *Structural and Dynamic Basis of Hand Surgery*. 2nd ed. Philadelphia, PA: JB Lippincott, 1979.

到更大的损伤，在几个月后，随着患者接受治疗，患者才会逐渐"恢复"。神经移植手术通常至少需要几个月的时间才能有神经支配的迹象，然后再经过一年左右的时间才能达到最大强度。患者必须有一个良好的支持来帮助他们度过对于他们自己和他们的助手 / 家人来说是困难的时期。

对于任何恢复功能重建的成功，还有其他一些必须考虑的实际因素 [5, 7, 13, 16–19, 26, 29, 52, 54, 66–70]。患者必须在整个术后阶段的康复时期都要保持动力和希望。同样，患者的一般医疗条件和认知必须足够稳定，以便进行可能的漫长手术，而不影响术后康复计划。修复的成功需要患者在身心方面的不断努

表 28-2　国际四肢瘫手外科分类（ICT）

组　号	肌力为 4 级
1	肱桡肌
2	桡侧腕长伸肌
3	桡侧腕短伸肌
4	旋前圆肌
5	桡侧腕屈肌
6	指总伸肌和指伸肌
7	拇长伸肌和拇伸肌
8	指屈肌
9	除固有之外的全部
0	例外情况
T+ 或者 T−	4 级的肱三头肌

引自 McDowell C, Moberg E, House J. The second international conference on surgical rehabilitation of the upper limb in tetraplegia (quadriplegia). *J Hand Surg.* 1986;11:604-608. doi:10.1016/S0363-5023 (86) 80213-1; Revised in Cleveland, Ohio, 1998 at the 6th International Conference on Surgical Rehabilitation of the Upper Limb in Tetraplegia.

力；否则，外科重建手术将毫无意义。但是，如果此患者或外科医生对手术结果过于乐观，则该人将失去继续康复的动力，因此情况可能会更糟。最近的研究探索了人们选择手术的原因和成功的可能性。如果患者觉得他们有时间投入到恢复过程中，如果他们有特定的目标和他们想要实现的功能，他们更有可能进行手术修复[64, 71, 72]。显然，不要轻易做出手术修复的决定。

同时，还需要建立重要的机体标准。无论采用何种外科手术技术，成功手术的先决条件都必须存在，包括关节柔软以及供体肌肉和（或）神经的足够强度 / 神经完整性。手、手腕、前臂、肘部和肩膀出现关节挛缩的患者不适合进行完整的恢复性手术，包括外科重建甚至夹板固定。SCI 的一个常见和具有挑战性的后遗症是痉挛，这是由于损伤了上部运动神经元，导致肌肉兴奋性增加，从而增加了高频运动诱发的肌肉收缩。痉挛且难以通过治疗或药物控制的肌肉不能用作有用的供体。患者应能方便地转移到轮椅上，并有良好的躯干支撑和足够大小的座位，以便他们能保持坐姿，以便充分利用他

表 28-3　ICT 中的手术注释

IC 肌肉水平	手术目标（典型的）
1	肘部伸展 *；手腕伸展；基于肌腱固定术侧捏
2	肘部伸展；侧捏 †
3	肘部延伸；侧捏；考虑手掌抓握 ‡
4	肘部延伸；侧捏；手掌抓握；考虑单阶段和两阶段程序
5	可能不需要肘部伸展转移；侧捏、手掌抓握；单阶段程序和两阶段程序
6	和第五步一致
7	不需要进行肘部伸展移位；单阶段侧捏和手掌抓握
8	可能需要侧捏；可能不需要抓握程序
9	只有内在修复 §
X	根据患者情况评估

*. 肘部伸展——肘部伸展二头肌或三角肌作为肱三头肌的供体；†. 侧捏——BR 或 PT 作为 FPL 的供体。拇指 CMC 接受关节融合术或对手成形术（IC ≥ 4）；‡. 抓握——ECRL 作为 FDP 的供体；§. 内在修复——FDS 套索与肌腱固定术（可考虑任何握法）

引自 Peljovich AE. Tendon transfers for restoration of active grasp. In: Kozin SH, ed. *Atlas of the Hand Clinics*. Philadelphia, PA: W.B. Saunders; 2002:79-96.

们上肢的任何功能。对于神经移植手术，使用电生理诊断学来评估潜在的供体和受体肌肉的神经支配是至关重要的 [39, 73]。如果受体肌肉长期失神经或在供体神经到达受体肌肉的运动终板时，如急性期，受体肌肉可能将要长期失神经，神经移植就不能成功。这是通过评估支配特定目标神经的周围神经的完整性和这些目标神经"供给"的肌肉来推测的 [39]。SCI 的挑战在于作为受体的目标神经处于 SCI 损伤水平以下，或者至少是中枢神经麻痹；因此，技术员可能需要使用经皮外电刺激目标神经。神经传导研究（NCS）是因为对复合肌肉动作电位（CMAP）有特别的兴趣而进行的。肌电图（EMG）用于识别是否存在神经支配，并且通过刺激神经，还可以测量肌肉的反馈。当接受者的目标神经完好并"健康"时，神经移植术的手术时机就变得与时间无关。另一方面，当有去神经支配的证据时，神经移植术的实施就会变得依赖于时间，只有在 18 个月的连续去神经支配的时间之内，并且手术之后有足够的时间进行术后治疗的时候，神经移植手术才可能会成功。神经移植不能使长期失去神经的肌肉恢复活力。

手术中最后要考虑的是时机。传统上，一旦人的神经系统恢复被认为是完全的或进入慢性阶段，就进行手术重建。SCI 这一慢性阶段，在过去乃至现在仍然是手术修复的最早阶段，任何肌腱转移和大多数神经转移都应予以考虑和实施 [44, 74]。一般认为，伤后 1 年，完全性 SCI 患者的神经系统不会再有明显的改善。然后，既往的数据也支持恢复会更早地趋于平缓的观点 [75, 76]。既往的证据表明，完全损伤通常在 6 个月后完全恢复，而最近的证据支持，从外科手术的角度来看，完全创伤性四肢瘫的患者在受伤后平均 6 个月出现恢复平台期 [77]。但是，对于那些不完全 SCI 患者，恢复可能会持续 1 年以上。当一系列的评估确认患者已经达到了平台期，并且有动力进行手术，那么手术干预可以选择在平台期进行，平均为受伤后 6 个月。对于考虑介入治疗的人群，治疗的时间没有上限，因为即使是受伤多年的人也能从手术中获益 [72]。

神经移植增加了这些考虑因素。只要受者的肌肉仍处于周围神经支配状态（通常在脊髓损伤水平以下），那么该肌肉就可以在任何时间点通过神经

转移得到恢复。然而，损伤区周围的去神经化并不少见，如果预期的受体肌肉去神经化，那么在损伤后 18 个月发生永久性纤维化之前必须恢复。在这种情况下，神经转移必须在受伤后的前 6 个月左右完成，通常在临床到达神经平台期之前。目前至少有一个国际中心有关于早期神经移植的协议，并取得了合理的早期结果 [78]。损伤水平以上的神经作为合适的潜在供体，损伤水平以下的神经作为合适的潜在受体；而损伤区域的神经可能会出现去周围神经化，并且只有在发生急性 SCI 1 年内，在神经恢复后才能作为合适的受体 [39, 79]。虽然美国有研究中心在探索这类选择，但在大多数情况下，上肢重建选择在 SCI 慢性阶段进行。

这些标准是通过多年的经验建立的，并且仍然是指导临床医生区分哪些患者能够通过外科手术恢复成功的有用工具。有证据表明，当患者能够满足这些严格的心理、社会和生理标准时，就可以获得理想的术后结果 [74, 80]。

此外还应特别考虑到受 SCI 影响的儿童。在美国，每年有 3%～5% 的 SCI 发生在 15 岁以下的儿童 [81]。而科学的基本原则，不仅适用于管理成人也适用于儿童，但必须特别注意 SCI 的额外的压力影响孩子的心理发展及其对康复的依从性，这种关系的独特性质所带来的额外压力，会影响的孩子和他或她的照顾者，通常是父母，以及影响更多生理因素，比如生长发育。只有有限的文献用于指导保健提供者对儿童 SCI 患者的护理；然而，考虑到儿童的认知和心理社会发展，团队方法是治疗成功的关键。

四、手术

肌腱转移以增强 SCI 的上肢功能的早期概念在很大程度上受脊髓灰质炎后遗症患者的经历影响 [82, 83]。使用肌腱转移方法，通过替换患者可以随意控制的强壮肌肉（"供体肌肉"）来恢复瘫痪肌肉的功能。邻近的供体肌肉的肌腱从正常的连接处分离出来，然后缝合到受体肌肉中，以进行修复（图 28-3）。有效供体肌肉必须有足够的自主力量（手动肌力测试等级 ≥ 4）。理想的供体肌肉应当是冗余的，这样它们的损失不会损害既有功能。例

如，肱二头肌为瘫痪的肱三头肌提供了合适的供体肌肉，前提是肱肌仍处于自主控制状态。通常将一种功能（如手指屈曲）提炼为一条肌肉的活动，即指深屈指（flexor digitorum profundus，FDP）。当患者"学会"分离转移肌肉的收缩时，手指就会弯曲。

在 20 世纪初最早的关于神经移植的报告中，描述了使用副神经来治疗面神经麻痹[84]。后来在上肢进行神经移植，以帮助重建臂丛神经损伤的瘫痪状态[85, 86]。然后在外周神经应用该技术，通过利用尺神经的分支直接将神经支配到肱二头肌上，以治疗上干臂丛神经损伤，这标志着开始研究探索各种神经转移应用于各种臂神经丛以外的疾病，包括周围神经损伤、周围神经麻痹、上运动神经元疾病和 SCI。针对 SCI 的神经移植最佳适应证方面尚处于发展的初级阶段，但有希望帮助增强目前的重建策略，对于一些人来说，神经移植可能是主要的策略[78, 87]。

肌腱移植手术与其他辅助手术一起，是传统上四肢瘫患者在大多数脊髓中心进行的上肢重建的核心。无论如何，为了实现成功的重建，必须遵循肌腱 / 神经转移的基本原则[88, 89]，如下所示。

- 灵活的关节至少有一个被动运动的功能弧，这是活动所必需的。肌腱 / 神经移植不能恢复收缩关节的活动能力。
- 供体必须有足够的内在肌力来完成它所需要的"新"任务。就肌肉而言，供体的工作能力必须与受体相似。对于神经移植，特定的供体神经必须有足够数量的运动轴突来有效地支配特定的受体神经[90]。此外，神经移植的结果与供体术前肌电图相关[91]。
- 移植的供体肌和受体肌应该有相近的收缩力和收缩长度[92]。收缩长度是指肌肉收缩时较静息时短缩的长度。例如，尺侧腕屈肌是一个强大的腕部屈肌，潜在的收缩长度为 4.2cm[92]。虽然它可能是一种合适的手腕伸肌，但对于手指屈曲来说，它是一个糟糕的选择，因为手指屈肌通常会缩短 6~8cm，从而形成一个完整的拳头。对于神经移植没有这样的要求。
- 只要有可能，协同作用将有助于肌肉活动再教育。在这种情况下，协同作用是指在功能活动中同步的关节运动，也就是说，在抓握过程

中，手腕的伸展通常伴随着手指的弯曲。将 ECRB 转移到 FDP 可以发挥协同作用（将肱二头肌转移到肱三头肌以进行肘部伸展似乎是个例外，但你要记住肱二头肌主要是前臂后旋肌）。这同样适用于神经转移[90]。

- 移植手术应该在健康的组织床上进行，以减少瘢痕。
- 每当一个单一的肌腱移植跨越多个关节，关节的稳定都会提高其功效和效率，正如肱桡肌（BR）移植已明确证明了此观点[93, 94]。否则转移的力量就会消失，因为转移力量分散在多个关节上。例如，稳定拇指指间关节可以增加 BR 通过拇指掌指关节（MCP）向长屈肌（FPL）传递的挤压力。
- 当供体的拉力和受体的肌腱在同一条直线的时候，将使传递过程中失去的力量最小化。这种转移的潜在力量遵循简单的几何原理，所以当供体肌肉的纤维在其插入点的一条直线上时，就会产生最大的拉力。供体肌肉相对于纤维取向的角度越大，损失的拉力就越大。
- 供体运动丧失的发病率应该为 0% 或最低。供体神经和肌肉功能要么是冗余的，要么是不重要的功能。
- 根据供体肌肉的牵引力预测二次运动。例如，如果需要，可以将 BR 路由到 FPL 中，从而创建次级内翻[95]。
- 在神经移植的情况下，受体肌肉必须已经被周围神经支配，或在去神经支配的急性期，这样肌肉的状态对移植的成功是有利的。失去神经的肌肉不能恢复活力[37]。
- 最理想的是，一个供体对应一个受体。当供体肌肉 / 神经的任务是使单个肌肉恢复活力时，肌腱和神经的移植效果最好[90, 96, 97]。供体肌肉 / 神经承受过多的多个受体肌肉或支配多个肌肉的神经会降低供体的有效性。

要恢复的功能必须根据可供选择的供体肌肉的数量来确定优先次序，而四肢瘫的患者只有有限数量的合适的供体肌肉。因此，每一块供体肌肉的效用必须最大化，以实现尽可能多的功能。辅助手术与肌腱转移相结合，以优化所能达到的效果，并

允许肌腱转移重建功能。肌腱转移通常与关节稳定手术（如关节或腱）结合使用，以最大限度地减少供体肌肉激活的关节数量。例如，为了使拇指按压有效，拇指需要接触弯曲的示指的侧面[46]。BR 通常被转移到 FPL 来重新创建缩放模式。如果拇指的指间（IP）关节不稳定，则当患者收缩 BR 时，MCP 关节和 IP 关节都会弯曲并可能会错过示指的侧面，或者如果捏紧手指会导致不稳定，拇指尖碰到示指。通过稳定 IP 关节，只有 MCP 关节会弯曲，现在直 IP 关节会接触到示指，提高了稳定性和捏合力。这是伴随软组织来实现的，在收缩期间保持 IP 关节相当直。在这个相同的例子中，拇指的腕掌（carpometacarpal，CMC）关节常在相对位置融合，因此当拇指屈曲时，它总是直接指向屈曲的示指近远端指间关节（DIP）的一侧。这些辅助程序帮助肌腱转移变得更加有效。在其他情况下，被动肌腱转移，或"肌腱固定术"，被用来代替肌腱转移。例如，通过将伸肌腱连接到手腕（桡骨）附近的骨头上，从而使手腕屈曲产生比弹性肌肉静态所能提供的更大的手指伸展力，从而为手指伸展提供"动力"。这些被动的转移不是由肌肉本身提供能量，而是由关节交叉运动时施加在肌肉上的张力提供能量，这与主动肌腱转移不同，主动肌腱转移的能量来自于供体肌肉的自主收缩。最后，外科医生可以利用"拉动向量"来改善特定患者的预后。通过桡骨周围的 BR 背侧移位，然后通过骨间膜到达 FPL，拇指屈曲和前臂内旋都可以恢复[98]。由于大多数人可以旋前前臂，这种转移会减弱夹捏，所以这种技术通常不会被采用，它代表了外科手术策略的另一个例子，以应对没有足够的供体来重建正常功能的情况。在大多数关于神经移植重建功能的原始文献中，没有进行辅助治疗的证据[38-40, 78]。而且，关于夹点的定位和稳定性的讨论并没有在这些研究的结果中提到。另外，有几篇论文讨论了神经与肌腱移植联合重建手部功能，笔者认为这是神经移植最大的用处所在[87, 99]。

（一）可靠的供体肌肉及其传统用途

在四肢瘫重建中进行的特定肌腱转移是经过几十年积累的经验和研究提炼出来的。虽然国际分类列出了前臂中可用于移植的潜在供体肌肉的数量，但并不是所有的肌肉都可以被使用。某些功能和肌肉永远不能被使用，因为保留它们要重要得多。有了经验，外科医生就知道该用哪个供体的肌肉，该用哪个备用，哪些运转良好，哪些不能。在神经移植的早期经验中，特定的供体神经被反复使用，但尚不清楚哪些供体神经应该使用，哪些不应该使用。因此，本节将重点讨论肌腱移植，并对神经移植的选择进行评论，以供以后回顾实际的重建过程。

（二）应该保留哪些肌肉

1. 桡侧腕短伸肌

由于腕关节的伸展对构成手部修复基础的肌腱连接功能至关重要，所以只有至少存在 2 块功能完好且可完全自主支配的腕伸肌时，才可以考虑将腕伸肌作为合适的供体肌肉。在对四肢瘫患者进行手部修复时，绝不要损害腕部的伸展。只有伸腕 ICT ≥ 3 才可以将腕伸肌作为供体肌肉。

ECRL 和 ECRB 的力矢量不同，产生的运动也不同[100]。对于 ECRL，其径向插入腕骨在掌骨基部上的位置，随着腕部伸展而产生径向偏移。另外，对于 ECRB，由于其中心插入在长指掌骨的基部上，产生最小的桡侧 / 尺侧偏差的手腕伸展，运动更加平衡和理想。当转移两个强壮的和自主的腕部伸肌中的一个时，ECRL 被选择来恢复侧捏或手掌抓握，这取决于患者的 ICT。类似地，在恢复手腕伸展时，ECRB 是首选的受体[15, 26, 52]。

2. 桡侧屈腕肌

在 ICT ≥ 5 的患者中，桡侧腕屈肌（flexor carpi radialis，FCR）有足够的力量被认为是潜在的供体肌肉。随着可用的供体肌肉数量的增加，通过肌腱移植可以实现显著的功能改善[16]。然而，Zancolli 和 House 建议保留 FCR[17, 69, 101, 102]，因为活动的、随意的腕部屈肌的存在可以改善伸指功能，并通过改善腕部平衡来防止腕部伸展挛缩。对于使用手动轮椅的患者来说，随意的手腕弯曲也很有帮助，对于转移重心来预防压疮也很有帮助。当罕见的 ICT ≥ 5，患者需要手术修复时，我们目前不使用 FCR 作为供体肌肉。

（三）可靠的供体肌肉及其传统用途

1. 三角肌

其中一个应用于四肢瘫患者的原始肌腱转移涉及三角肌的后束来恢复肘部的伸展，三角肌到肱三头肌的转移仍然是一个"金"标准的手术（图 28-5）[2]。所有运动水平为 C_5 或更高（ICT ≥ 1）的患者，在无周围神经损伤的情况下，仍可保持较强的自主三角肌。在生物力学分析之前，这种转移的有效性和可靠性在临床上已经是众所周知的[67, 103-107]。研究表明，三角肌只能够产生大约肱三头肌肌肉 20% 的最大潜在等长张力，但这么大的偏差和能力却保持足够的张力，它可以作为一个合适的供体[108-110]。当肌纤维缩短超过三角肌时，保持持续的强"拉力"的能力使三角肌转移成为一种

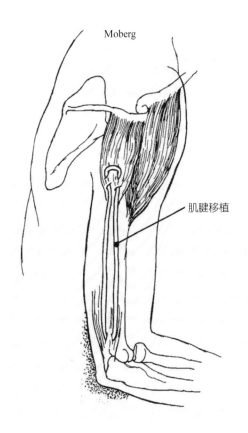

Moberg

肌腱移植

▲ 图 28-5　三角肌后束向三头肌转移的示意图
此图演示了 Moberg 最初描述的过程。三角肌后束从其插入肱骨近端分离。肌腱移植，即图示的胫骨前肌腱，用于连接三角肌和肱三头肌之间的距离。还有其他各种各样的方法来缩短距离（引自 Leclercq C, Hentz VR, Kozin SH, Mulcahey MJ. Reconstruction of elbow extension. *Hand Clin*. 2008;24:185-201. doi:10.1016/j.hcl.2008.02.003.）

可靠和可预测的手术操作。虽然获得抗重力强度的肘部伸展是典型的，但是三角肌作为供体的有限强度使得获得重量转移的强度更加困难——这在临床研究中得到了证实。广泛的分析支持需要保持一个严格和延长的术后治疗方案，以帮助移植成功[111, 112]。

2. 肱二头肌

肘关节强有力屈曲（ICT ≥ 1；运动平面在或低于 C_5）归功于可随意控制的和强大的肱二头肌、肱肌和 BR。1954 年，Friedenberg 首次描述了用肱二头肌来恢复患小儿麻痹症和外伤性四肢瘫的患者肘部的伸展功能[113]。随后，1999 年发表的两篇论文提出了利用肱二头肌作为供体肌肉来恢复四肢瘫患者肘部伸展的临床疗效[114, 115]。虽然是一种非增效剂转移，但两项研究都发现患者能够学会如何分离肱二头肌收缩来激活转移，术后的方案更简单，术后肘部伸展力量优于反重力力量。由于肱肌是肘关节的主要屈肌，肱二头肌可以作为供体运动而不牺牲肘关节的屈肌力量，但在转移前确保肱肌功能是至关重要的。Revol 等在他们的研究中测量了高达 47% 的肘关节屈伸力损失，但也注意到患者并不对这种损失感到不满[114, 115]。患者也会失去一些旋后的力量（肱二头肌的一种功能），但这实际上可能是可取的，以防止旋后挛缩，在没有强大的自主旋前功能的情况下，帮助平衡患者的前臂。肱二头肌已被广泛接受作为肘部伸展供体肌肉（图 28-6）。最近的一项比较研究发现，肱二头肌移植比三角肌后束移植提供了更多的肘部伸展力量[116]。

3. 肱桡肌

BR 是四肢瘫患者中最容易获得和最灵活的重建转移肌肉（图 28-7）。因为它在屈肘过程中不是至关重要，而且大多数 C_5 患者都有强壮的肱二头肌和肱肌，所以 BR 常被取出，对患者的损伤最小。它是四肢瘫患者手术中最主要的供体肌肉。通过调动转移过程中的肌肉，其潜在的舒缩可以从其固有的 41.7mm 增加到 77.9mm 以上，使其成为一个大多数外部前臂肌肉有用的模拟[92, 94, 117, 118]。BR 在其总舒缩的很长一段时间内也以接近最大的力量收缩，使其保持强大和一致的拉力[53]。最后，当转移

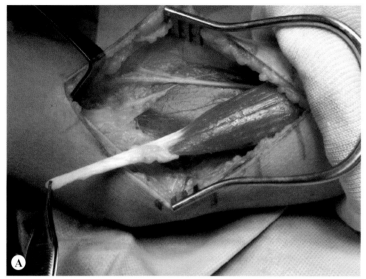
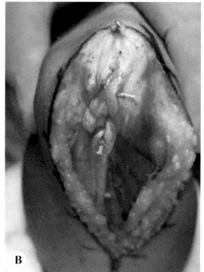

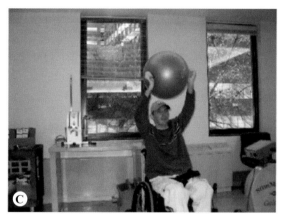

▲ 图 28-6　肱二头肌转化为肱三头肌

A. 将肱二头肌腱分离，通过前切口分离肌腱和肌肉；B. 肱二头肌绕上臂内侧走行，然后与肱三头肌肌腱交织在一起，并直接固定于鹰嘴；C. 患者术后举起手臂的能力照片

时，BR 是大脑可以再控制收缩为受体的肌肉[119]。实际上，已经描述了使用 BR 进行多种肌腱转移的方法，即 BR 转移到 ECRB 进行腕部伸展，BR 转移到 FDP 进行手掌抓握，BR 转移到 FPL 进行侧向捏合，BR 进行内收性对掌成形术，BR 转移到指总伸肌（EDC）/ 拇长伸肌（EPL）用于手指和大拇指伸展[19, 62, 69, 120-123]。

4. 桡侧腕长伸肌

当有强壮的 ECRB（ICT ≥ 3）时，ECRL 可用于转移。我们通常将 ECRL 转移到一个同步的 FDP 以恢复手掌抓握。最初，我们创建了一个"反向级联"，使所有手指同时弯曲，这与 Hentz 提倡的相同[68, 124-126]。这种转移对手腕的伸展和手指的弯曲有协同作用。沿桡骨边缘的牵拉造成了前臂的二次

旋后。如果在特定的情况下不需要二次旋后，也可以将 ECRL 穿过桡骨和尺骨之间的骨间膜。其他已被描述的 ECRL 的常见用途包括转移到 FPL 用于侧抓，EDC/EPL 用于手指伸展，以及用于内在重建[15, 16, 19, 51-54, 68, 69, 94, 101]。

5. 旋前圆肌

自 20 世纪 70 年代初以来，House 在将旋前圆肌（PT）转移到 FPL 方面拥有良好的经验，对旋前没有不良影响[127]。Zancolli 也赞成转移 PT，尤其是转移到 FCR，强调在有较强腕部伸展功能的患者中恢复腕部屈曲活动，以稳定腕部，改善手指肌腱固定术的效果[18, 102]。此外，我们没有观察到，也没有报道过，当 PT 被用作供体肌肉时，ICT ≥ 2 的患者发生旋后肌挛缩。

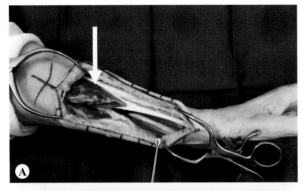

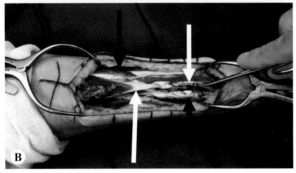

▲ 图 28-7 肌腱移植重建的各种特点

A. 在这张照片中，肱桡肌被解剖，并用白箭表示。肌腱已经从桡骨远端桡侧被分离出来，被周围组织、肌腱和肌肉的各种纤维连接所活动。通过将这块肌肉从它的插入点移动到起点附近，在收缩期间的潜在长度变化可以达到 7cm 以上，使它成为一个有用的供体肌肉。由于其神经支配来自肘部近侧的桡神经，因此可以安全广泛地调动肌肉。B. 两次肌腱转移用于夹捏和抓握重建的临床照片。肱桡肌被织入拇长屈肌（白箭），桡侧腕伸肌被织入已同步的指深屈肌腱（黑箭）

五、四肢瘫的手重建——常见的程序

（一）回顾术后预期

设定恢复时间的预期与术前筛查对结果的影响几乎是同等重要的。患者必须理解"何时"手术将是非常重要的，而不仅仅是手术将是什么和物理疗法是什么样子。早期的术后护理是为了愈合伤口，以实现最小的伤口，恢复转移的肌肉，并学习如何开始新的运动，获得力量和康复。大多数患者在手术后 2～3 个月就可以完成传统的治疗。另外，患者的功能提升可能需要更长的时间。这是因为要反复"实践"、试验和制订完成新任务的策略，才能获得真正良好的预后。2009 年，Sinnott 等以一个案报道为例，描述了某一患者在接受侧捏和手掌抓握的肌腱转移重建后所取得的进展。作者指出，良

好的身体素质影响手的灵活性、移动能力和个人护理，并将其转化为对生活质量、就业、社会参与、信心，和自我形象的积极影响[128]。虽然患者在 1 年内就能写字、拿餐具和杯子、使用钥匙，但术后 2～3 年，他的功能和能力仍在不断提高。正如作者所指出的，"……上肢重建手术被认为提供了需要掌握的新'工具'"[128]。的确，在重建手术后恢复功能需要时间，需要渴望、动力、坚持和积极的态度，这是真的，也是非常重要的[129]。

（二）肌腱转移术后护理的一般原则

传统上，在手术后的一段时间内，上肢用夹板或石膏固定，时间为 1～4 周。如果同时进行多种操作，即肘部伸展、夹捏和（或）抓握复位，所有适当的关节都将固定。在这固定期间，必须使固定的关节，以及未接受手术的肢体保持一定的关节活动度。对患者、家庭和护理人员的教育应侧重于感染控制、正确的姿势和预防措施。应指导个人如何进行移动转移和适应日常生活活动（ADL）、轮椅移动和重心转移。

石膏换为可移动的夹板，以继续保护转移的肌肉。治疗强调夹板保护、去除瘢痕、逆行按摩、肌腱转移的起始滑动和主动 ROM 活动（再教育活动）。夹板内衬薄泡沫，以保护麻木的区域。重点放在教育患者和家属在去除石膏、夹板的时候避免哪些动作，摆放哪种姿势。特定的治疗方法，如声电泳和经皮电刺激，有助于减少和防止瘢痕，限制移动的肌肉。其他模式应用生物反馈，通过声音强化收缩肌肉，以帮助患者学习"点燃"供体肌肉，以实现一个新的运动。这在帮助患者训练从肱二头肌到肱三头肌肌腱转移的肘部伸展方面很有用处[130-132]。

最近，治疗方案已开始包括早期活动，而不是 3～4 周夹板制动。患者仍需使用保护夹板或支架，但为了活动和肌腱转移再训练，保护装置每天要拆除几次。因为有足够的将供体肌腱连接到受体肌腱的技术强度，上述操作是可行的[133]。这些技术已经在三角肌到肱三头肌的转移和侧捏转移方面进行了研究[79, 134-137]。在这两项研究中，早期的活动方案成就了更好的移动性和转移强度。更重要的是，也许更早的恢复功能可以让治疗师在对患者进

行 ADL 方面的培训上获得"领先优势"，从而减少了术后制动时间——这对于决定是否继续手术的患者来说是一个大好处[71]。

（三）肘部伸展

Moberg 最初强调了对四肢瘫患者恢复主动肘部伸展的重要性。从技术角度看，恢复肘部伸展也可以改善更多远端肌腱转移的效果用于恢复手功能的预后[4]。恢复肘部伸展不仅仅是让患者的手可以远离躯体活动；它还通过在关节的所有运动轴中提供力矩来赋予肘关节固有的稳定性。Moberg 强调了恢复肘部稳定性对使用 BR 或 ECRL 进行肌肉转移手术的功能结果的有益影响[5]。Brys 和 Waters 发现，当肘部可以稳定时，从 BR 到 FPL 肌腱转移后的捏强度增加了 150%[93]。Wangdell 等最近描述了积极的肘部伸展的多种有益影响，包括能够轻松地够到物体、驾驶轮椅、自我转移、书写、仰卧时伸直手臂[43]。肘部的伸展是上肢外科重建的重点，它为手的功能和灵活性提供了一个"稳定的平台"，使其在没有"技巧"的情况下也能克服重力[43]。作者指出，在手术后，通过最常积极的肘部伸展使患者通过手术获得的"最喜欢的"新功能。如今，有两种肌腱转移手术和两种神经转移手术可以用来恢复肘关节的主动伸展，即后三角肌转肱三头肌和肱二头肌转肱三头肌，以及小圆肌转肱三头肌和后三角肌转肱三头肌。两项研究比较了肌腱转移的结果，但没有一项研究评估神经转移的相对疗效[116, 138]。当供体肌肉为肱二头肌时，两者都表现出比三角肌更强的肘部伸展功能。

1. 三角肌后束到肱三头肌的转移

以三角肌为供体自 1975 年 Moberg 首次提出以来，仍然是恢复肘部伸展的传统方法[2]。在这个过程中，肱三头肌的功能是通过使用三角肌后束的 1/3～1/2 作为供体肌肉来恢复的。三角肌的内在生物力学为肘部伸展提供了足够的运动，但只能产生肱三头肌力量的平均 20%～50%[118]。这与观察到的结果是一致的程序，因为它很少提供良好的抗重力力量[105, 106, 139]。从后三角肌到肱三头肌的手术有两个方面需要注意。相对较短的大块肌肉需要桥接组织移植物，以允许其附着在肱三头肌中[4, 5, 104, 109, 110, 140, 141] 并需要

一个非常严格的术后康复方案，以避免拉伸和弱化（图 28-5）[112]。较新的手术后方案，包括早期调动转移，能够改善肘关节灵活性和肘关节伸展强度[134]。大多数作者认为肘关节挛缩>45° 是肌腱转移的禁忌证，必须在手术前或手术中进行处理[140, 141]。

术后治疗

保护这种转移是至关重要的，以最小化或防止操作时初始张力设置的伸长或滑移。手术后，将上肢置于长臂石膏中，肘部弯曲≤ 20°，手腕和手可活动[2, 142, 143]。手腕，有时包括手指也一同进行术后固定，因为捏和（或）握的功能重建常常同时进行。当患者躺在床上时，手臂会被抬高以防止水肿，肩膀被放置在 30° 外展的位置。典型的三角肌到肱三头肌的转移是在拉伸布利克斯曲线的上升部分进行的，因此任何延伸 / 拉伸的转移都将导致潜在的强度和效率的损失。已表明，即使在手术后，在坐轮椅期间保持一定的固定量也会减少修复部位的伸长，这表明降低了转移的极限强度[112]。手术后应开始进行肩部被动 ROM 锻炼，肩部屈曲和肩部外展限于 90°，并向中线水平内收。抬举不得超过腋窝。所有这些限制都是为了避免在术后早期可能拉伸转移肌肉。

石膏在手术后 3～4 周移除，除非使用了早期运动方案[141, 144]。铰链式肘关节矫形器用于进一步保护肌腱，并防止肌腱转移过度拉伸或破裂。最初，矫形器在第 1 周被锁定在 0° 伸展范围内，并且除了治疗和皮肤检查期间外，任何时候都要佩戴。铰链式矫形器每周进行 15° 屈曲，前提是肘关节处于主动伸展状态[2, 30, 143, 145]。仅在确定肘关节完全伸展时，治疗师才会增加屈曲。如果患者在伸展 ROM 中显示出限制，则最好在增加允许的屈曲之前保持支撑位置并增加强度。当铰链式矫形器推进到 15° 的屈曲（白天佩戴）时，为晚上制作了一个静态肘部伸展支撑。当刻度铰链式肘部矫形器达到 90° 屈曲 1 周后，就停止佩戴支具。

治疗最初集中在成功激活肌腱转移。为了通过肌腱转移成功地实现肘部的伸展，肩部定位为 90° 外展（抗重力），并提示患者将肩膀向后拉（水平外展）。重要的是要确保患者没有用外旋和重力代替完成肘部伸展。在这个抗重力的平面内继续肘关

节伸展的活动范围。随着患者的进步，在所有运动层面的强化活动被加入到治疗中。在手术后 10～12 周之前，避免矫形器范围之外的肘关节活动屈曲，在此期间开始加强，并考虑在进行过渡、转移和轮椅推进时进行再训练[142]。在晚上需要佩戴软夹板，以避免肌腱的延伸，并坚持 6 个月。在术后 1 年肌腱转移将继续加强。平均而言，通过此转移可以达到 BMRC 3 的强度，多达 40% 的人可以达到 BMRC 4 的强度[142, 146]。

2. 肱二头肌转移到肱三头肌

1954 年首次发表了使用肱二头肌进行肘部伸展的描述[113]。这种手术作为三角肌向肱三头肌转移的一种替代方法获得了发展，并且在一些中心，它已经成为肘部伸展恢复的主要手术方式（图 28-6）[114-116]。研究表明，肱二头肌被证明比三角肌更强壮[114, 116]。而且，虽然有些人注意到肘关节屈曲强度的下降（三角肌转移也有较小程度的下降），但提供强有力的肘关节伸展所带来的功能收益，远远超过了肘关节屈曲强度的下降[115, 116]。这种转移的优点包括能够通过手术将肱二头肌直接插入肱三头肌和鹰嘴（这需要较少的康复方案），而且比三角肌转移的时间更短。虽然这种转移似乎没有协同作用，并且与肌腱转移的重要原理相反，但是肱二头肌实际上更多的是一种旋后肌而不是屈肌，而这正是使患者接受这种转移手术后恢复的原因。与三角肌移位术一样，中度的肘关节屈曲挛缩常是该手术的禁忌证。

术后治疗

手术后，上肢置于长臂石膏中，肘部固定在 ≤ 20° 的屈曲状态下。当患者躺在床上时，手臂抬高以防止水肿，肩膀保持 30° 外展。肩部的被动 ROM 运动应该在手术后开始，并且限制在 90° 的肩膀屈曲和肩膀外展。虽然保护三角肌是必要的，为了防止过度延长，但保护肱二头肌转移也是必要的，以防止转移的肱二头肌肌腱断裂。

石膏在手术后 3～4 周被移除。如果早期开始活动，石膏固定缩短为 1～2 周。为了进一步保护肌腱转移和防止肌腱转移过度拉伸或断裂，需使用一个标准铰链式肘形矫形器。最初，矫形器在第 1 周被锁定在 0° 伸展，除了治疗和皮肤检查外，任何时候都要戴上。铰链式矫形器每周可弯曲 15°，前提

是在不进行替代的情况下肘部可主动完全伸展。当铰链式矫形器推进到 15° 的屈曲度（白天佩戴），一个静态肘伸支撑是为夜间佩戴制作的。当刻度铰链式肘形矫形器达到 90° 屈曲 1 周后，就停止佩戴支具。

治疗最初集中在成功激活肌腱转移。为了通过肌腱转移成功地实现肘部的伸展，肩部定位为 90° 外展（抗重力），并提示患者前臂后旋。重要的是要确保患者没有代替外旋和利用重力完成肘部伸展。生物反馈技术结合使用视觉、触摸，和电信号是必要的，以帮助患者肘部伸展时激活肱二头肌和在肘部弯曲时完全放松肱二头肌[132]。这样，再加上强有力的手术配合，可以将肌腱断裂的风险降至最低。肘关节伸展的主动活动范围在这个消除重力的平面内继续进行。随着患者的进步，力量强化应该发生在所有的运动层面。随着每周屈曲阻力的降低，开始进行功能活动。在手术后 12 周之前，避免矫形器限制之外的肘关节活动屈曲，在此期间可以考虑加强力量、移动转移和轮椅推进。晚上佩戴软夹板以避免肌腱伸长，共持续 6 个月。手术后 1 年或更长时间，肌腱转移将继续加强并变得更加有用。研究表明，这种转移通常会导致 BMRC 4 强度，或更高更好的结果评分，并在适当的治疗下，肱二头肌的阶段性活动改变到肘关节伸肌的活动[130, 131, 144]。Peterson 等最近证明，接受肱二头肌介导的肘关节转移的患者比那些肘关节由三角肌供能的患者更能帮助他们的转移[138]。他们认为，这种能力以及肱二头肌更有利的生物力学，是为什么肱二头肌转移会导致更强的肘部伸展的原因。这种特殊的技术是作者推荐的恢复肘关节活动伸展的方法。

3. 小圆肌到肱三头肌的神经转移

Bertelli 等在 2011 年的一项尸体研究中证实了利用小圆肌运动支或三角肌运动支对肱三头肌进行神经支配的可行性，这两个分支都是腋窝神经的一部分[147]。利用经腋窝或后路入路，供体和受体神经的无张力缝合可以通过两者的合理大小匹配来实现。利用小圆肌对肱三头肌神经的转移来恢复肘部的伸展，其优点是有可能获得比前面描述的经典肌腱转移更大的肌肉力量，后者通常仅限于抗重力力量。相比之下，在术后 14 个月使用神经移植已被

证明可以达到肘部伸展的 MRC 4 级强度，或者可以与肌腱移植联合使用，在抗重力之外协同改善肌肉力量[148]。考虑到联合手术对患者产生最佳结果的可能性，我们更倾向于小圆肌到肱三头肌的神经移植而不是腋神经后三角肌分支，因为它的供体发病率最低。与三角肌后束不同，小圆肌目前不用于 SCI 患者的重建手术。牺牲小圆肌的运动分支到肱三头肌，保留了使用三角肌后束进行肌腱转移的能力，如果神经转移不能产生预期的功能增益，这可作为一种补救措施。此外，由于冈下肌能够补偿小圆肌，肩部的外旋功能得以保留。

术后治疗

在接受神经移植手术的患者中，一个专门的治疗方案是必不可少的，因为供体神经与原受损神经相比，在大脑中必然有不同的运动模式和皮层投射。因此，必须建立新的运动模式皮层映射，以优化手术后的功能结果。

一般来说，术后治疗分为早期和晚期康复[149]。早期康复治疗的重点是使患者达到最佳的功能状态，直到观察到目标肌肉的神经支配。这包括保持受影响关节的 ROM，如轻微转移的肩膀和肘关节。对于患者宣教，特别是手术解剖，是设定现实的期望、建立时间表，并帮助患者建立积极性和依从性的重要因素。小圆肌到肱三头肌的神经移植预计需要 14～19 个月才能达到最大限度的恢复，尽管神经移植的最初迹象出现得更早。疼痛和水肿的控制是重要的方面，立即进行术后护理，通过早期的肩膀运动尽量减少瘢痕和持续的神经修复。持续评估肌肉活动，即肱三头肌功能的恢复，为后期康复设定时间表。

晚期的康复始于出现目标肌肉（肱三头肌）神经再生的证据。神经移植后成功的神经再生遵循一个漫长、逐步的模式，从受体肌肉开始，与供体肌肉同时收缩，最理想的进展是达到至少 3 级或以上的 MRC 目标肌肉强度。运动再教育是晚期康复治疗的主要重点，与建立肌肉平衡一起，通过教患者如何正确地使用新激活的肌肉，从而启动皮质重塑。

强化训练和独立的锻炼计划通常在手术后持续两年。

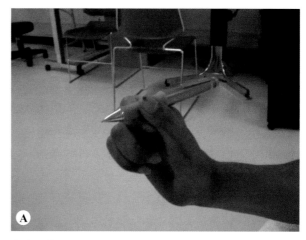

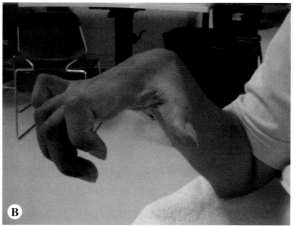

▲ 图 28-8　这些临床照片显示了肌腱转移重建后的侧捏点的抓握（A）和释放阶段（B）
该患者使用旋前圆肌来完成拇长屈肌的功能。他的拇指 CMC 关节对立面通过肱桡肌介导的 FDS 环腹膜成形术得以固定。请注意他的拇指如何握住笔靠在他的示指上。指间关节通过拇长屈肌远端纵裂转移来稳定，以防止关节在旋前圆肌激活时不过度弯曲

4. 三角肌后束到肱三头肌的神经转移

通常用于恢复肘部伸展的第二神经转移，也利用腋神经的运动支，即后三角肌的运动支（图 28-8）。与小圆肌运动支转移相似，经腋窝入路或后路入路可将神经收集至三角肌后束，并与桡神经支结扎至肱三头肌长头。后三角肌的神经分支在达到肘部伸展的 MRC 4 级强度方面与圆肌的小运动分支相当，这可能是由于它们直径相似所致。此外，利用三角肌后束作为供体肌肉的优势在于，其肌力的临床评估明显比检测小圆肌的肌力容易，这可能有助于预测手术的成功结果。然而，使用运动支到三角肌后束有几个重要的缺点需要考虑。牺牲三角肌后束作

为神经转移的一部分，明确地消除了使用它作为肌腱转移的一部分的可能性。在这种情况下，剩下的选择是肱二头肌肌腱转移到肱三头肌肌腱，以实现肘部伸展。然而，牺牲肱二头肌，一个强有力的前臂旋后肌，来恢复肘部伸展的代价是不能再用神经来重建前臂的旋后肌。下一节将更详细地描述这种手术。综上所述，三角肌后束运动支是修复 SCI 患者肘部伸展的可行供体神经。但是挽救性手术受到的限制更大，有可能显著缩小进一步重建外科手术的选择范围，使得它成为比小圆肌运动分支更次一级的选择。手术后的治疗方法与前面所述的方法相似，用于小圆肌到肱三头肌的神经转移。

（四）腕关节伸展

Moberg 指出，在损伤程度较高的患者中，即国际分类为 0 或 1 的个体，其腕部的自主伸展要么缺失要么较弱。因此，手部手术的首要目标是提供腕部的伸展功能[2]。如果能做到这一点，那么自动/被动侧向肌腱固定术可以通过一系列的辅助措施加以实现来增加自然肌腱固定夹紧的强度。当考虑弱 ICT 1 患者的肌腱转移时，BR 作为供体肌肉进入 ECRB。为了优化这种转移，外科医生必须释放其筋膜间连接的 BR，以为手腕伸展创造必要的舒缩。强壮的 ICT 1 的患者，以及所有那些更高等级的人，不需要这种转移。最近，Reinholdt 等描述了一种在自然主动伸展与显著径向舒缩（ICT 2）相关的情况下手腕伸展的方法[150]。在这种情况下，尺侧腕伸肌（ECU），通常用来帮助腕尺偏离、收紧，使径向舒缩被局限，腕部伸展变得更居中和自然。虽然这似乎不影响捏握力，但集中的腕部伸展确实提高了手掌抓握力，这表明在重建抓握力时，腕部伸展与明显的径向舒缩有关[150]。

从肱肌到 ECRL 神经的转移是恢复腕关节伸展的一种手术方法。肱肌由肌皮神经支配，肌皮神经来自一个单独的运动肌束，它可以被转移到运动支，支配来自桡神经的 ECRL。这可以通过在肘窝上的一个切口来实现。由于肱二头肌功能通常在 ICT 0～1 患者中得以保留，因此通过牺牲肱肌肘关节屈曲力矩来实现这种转移的供体部位发病率最低，且得到了很好的补偿。

根据我们的经验，这两种手术都能提供足够的手腕稳定性，因此患者不再需要一个普遍的腕带，但很少能产生足够的腕部伸展力来进行有效的肌腱固定术。

（五）侧捏

主动侧捏向患者提供了使用小物体的能力。其结果是 ADL 功能的增强，包括自我导尿、书写、喂养等。从概念上讲，捏/抓可以理解为四个阶段，即对象获取、捏/抓、握/操作、对象释放（图 28-9）[50]。手术修复的功能性结果需要精确的手指运动的协调，这样才能完成模式的所有阶段。在侧捏的情况下，对象获取充分依赖于拇指的伸展 [拇长伸肌（EPL）、拇短伸肌（EPB）、拇长展肌（APL）]，并伴有重力腕部屈曲。当拇指向相反方向移动 [拇短展肌（APB）]，并用力牢牢地靠在示指上 [FPL、拇收肌（AdP）] 等时，最容易获得安全的抓握。抓握必须足够牢固，使人在拿着物体时能以最小的疲劳保持抓握，然后他或她必须能够轻松地松开物体。在大多数 C_5～C_6 四肢瘫患者中，自主控制的肌肉数量不足以替代许多手部和前臂的瘫痪肌肉，除了 AdP 和 FPL 外，其他肌肉的累及突出了四肢健全者捏夹的复杂性[48]。因此，这一过程的挑战是重新创建一个有意义的捏夹动作，以及通过提取这一复杂的运动集合到其最基本的元素来实现精确的手指定位。这可以通过被动肌腱固定术或使用 BR 的主动肌腱转移激活 FPL 来实现。主动夹捏重建需要足够强的腕部自主伸展，因此，该过程仅在 ICT 的强度 ≥ 1 且腕部伸展强度 ≥ 4 的情况下进行，否则，使用 FPL 进行肌腱固定术是首选。并且，如果前臂内旋是需要的，那么在插入 FPL 之前，BR 可以围绕桡骨，而不是直接将 BR 连接到邻近的 FPL[95]。

辅助程序在供体肌肉较少的情况下帮助恢复按压动作的各个阶段（ICT ≤ 3）。拇指相对的时候，物体获取的效率更高。如果一个人的自然肌腱连接方式被证明是不够的，那么大拇指的 CMC 关节就会对位融合。当 CMC 关节不融合时，能够保留更大的活动度和更大的侧捏"开口"。当 CMC 关节融合时，捏夹强度增加[151]。在拇指放松、示指弯

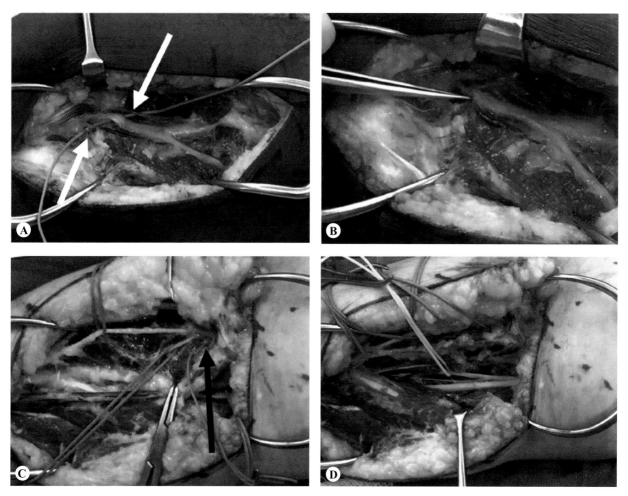

▲ 图 28-9　患者接受神经转移到手指运动的临床照片

A. 照片显示显露的前臂近端。支配指伸肌的大的骨间后神经束暴露在旋后肌浅头下。白箭指向两个运动支，这两个运动支支配着旋肌，使 PIN 靠近旋后肌。B. 这两个肌肉分支被远端切断并连接到 PIN，PIN 也被近端切断。医用钳指向接合处。C. 另一患者前臂近端前部显露。深色的血管襻环绕着桡神经的各个分支和 PIN。黑箭指向一个肌肉分支。D. 通过相同的曝光，正中神经（包括前骨间的分支）是可见的。图片中央明亮的白色圆圈围绕着 AIN。以这种方式，来自旋后肌和（或）ECRB 的运动支可用于支配 AIN 和（或）指深屈肌

AIN. 骨间前神经；ECRB. 桡侧腕短伸肌；PIN. 骨间后神经

曲时，手腕可以在伸展状态下获得一个有效的捏的重建状态 [46]。BR 到 FPL 的转换将通过拇指的所有关节进行，即 CMC、MCP 和 IP。除非这个人的拇指能够自主伸展（ICT ≥ 7），否则当 BR 收缩时，MCP 和 IP 关节都有弯曲的趋势（CMC 通常已经融合）。在这种情况下，要么拇指指尖与示指接触，要么完全没有接触——这两种情况都不理想。所以，拇指的 IP 关节可以通过被动肌腱转移来稳定，保持关节的柔韧性，但要确保拇指指腹会靠在示指的侧面。这是在拇指水平，通过使用一半的 FPL 插入和转移到 EPL。FPL 的激活会牵拉 IP 关节的两侧，

导致近端 MCP 的屈曲。Friden 等提出了另一种方法，通过单独收紧 EPL 来实现类似的稳定 IP 连接 [152]。如果手指 / 拇指的自然伸展不足以释放物体，那么拇指和手指的伸肌可以被拉到桡骨的背侧，当手腕开始屈曲时，从而产生更强的伸展力（尽管是被动的）。House 证明了侧捏重建的所有组成部分都可以通过一个简单的外科手术来实现 [153]。这种手术流程的组合及其最近对 Moberg 最初设计的"按压"程序的修改是目前最受欢迎的干预方式 [4, 68, 74, 154]。

被动侧捏是手腕伸肌无力患者的最佳选择，使用 BR 来增强手腕伸肌（ICT 1）。通过将 FPL"绑"

或拉至桡骨，手腕的伸展会对肌肉产生更大的张力，产生比单纯的自然拉紧所能产生的更大的握力。将拇指固定在侧捏理想位置的辅助措施比较常用。由于大多数四肢瘫患者都有足够的腕部伸展力量，所以不常采用被动侧捏手法。

在 ICT 运动评分为 3 分或更高的患者中，有更多的选择。更良好的重建是可行的，因为有更多的潜在的供体肌肉可供外科医生使用如 BR、ECRL 和 PT。除了捏取物体，有力的手掌抓握可以重建为一个真正的功能手。ECRL 通常用于驱动手指屈曲；因此，BR 和 PT 是常见的供体肌肉，可用于产生主动侧捏。豪斯设计了两种在这些更强壮的个体中重建拇指捏的方法：一种方法是通过肌腱转移使 FPL 激活，通过拇指 CMC 融合来增强强度。另一种方法是通过肌腱转移使 FPL 激活，而用 BR 作为供体激活 FPL 的拮抗肌，以获得更好的精度 / 灵活性[153]。后一种技术，称为内收性对掌成形术，使用 BR 编织到 APB 中的环指浅屈肌（FDS）为对掌提供动力，而 PT 为 FPL 提供动力。当外科医生进行双侧重建时，最常见的方法是应用内收性对掌成形术，其中一只拇指的力量得到重建，另一只手指的灵活性得到重建[153]。其他的报道描述了各种不需要 CMC 融合就可以实现拇指位置的方法[155]。这包括另一种选择，可以通过使用小指伸肌（EDM）作为主动转移来创建主动拇指手掌外展[156]。对于 ≥ 5 的 ICT，这种转移是可能的，因为尺侧腕伸肌通常是自主的，并且保留了更多的传统供体来为其他手指伸肌提供动力。如果需要拇指扩展，可以通过肌腱固定术或使用 BR 为手指扩展提供动力来实现。拇指 IP 稳定仍然是该过程的重要组成部分，以便在弯曲的示指上创建有效的捏夹动作，并最大化主动转移的强度[46]。

1. 术后治疗

在被动侧捏复位手术后，将手臂固定 2 周，90° 肘关节屈曲，20° 腕关节伸展，以及拇指和示指 MCP 关节屈曲[157, 158]。当患者躺在床上时，将手臂抬高以限制水肿。最近的一项多中心纵向研究发现，捏夹力量与较早的石膏去除呈正相关[136]。作者所在的治疗中心之前为患者进行了 3～4 周的石膏固定，但现在对于那些能够在离家近的地方接受

适当的监督理疗的患者，为了获得最大的捏夹力量，已经过渡到为患者进行 1～2 周的固定。但是，传统的固定时期，效果仍然很好。ROM 肩部练习能够在手术侧继续进行，没有任何限制。拆除石膏后，制作背夹板以将手腕置于 20° 伸展位置，拇指和示指 MCP 关节处于弯曲状态，不需要用夹板夹住肘关节。但是，为了保护 BR 肌腱的转移，应避免涉及高压力的活动（如手臂钩住轮椅）。康复的前两周应集中在瘢痕动员和成功自主激活腱转移上。为了激活被动捏的动作，需将前臂置于中立位置，并指导患者弯曲肘部。

当个体持续地激活转移后的肌腱时，将肘部放置在不同的角度继续练习。此外，当个体始终能够激活转移后的肌腱时，功能性活动就开始了。在进行抓握活动时，要抓握的物体应具有较小的直径，以免拉长拇长屈肌腱。在进行功能性锻炼时，应将拇指放置在示指和中指之间，以免在手术后 8～10 周内出现阻力性收缩。腕部屈伸角度不应超过被动活动的角度，拇指伸展也不应超过被动活动的角度。手术后 8 周，手腕伸展应接近手术前范围。此时，可能会通过增加对腕部伸展运动的阻力来加强锻炼。在白天佩戴夹板，直到该患者表现出一致的肌腱转移激活，对腕部伸展的良好控制以及足够的活动度以使拇指指腹能接触其余的手指。这种情况通常会在摘除石膏后 6～8 周发生。一旦患者学会了激活移位以产生收缩，则治疗应过渡到任务完成。神经"重新规划"需要反复练习和坚持不懈，而那些接受过针对特定任务的治疗的人，其力量和功能得到了改善[159]。

2. 神经移位选择

与其将侧捏的四个阶段划分为多个单独肌肉执行的动作，不如将其认为是两条神经的功能，即骨间后神经（PIN）用于抓取和释放物体，骨间前神经（AIN）用于捏和握住（图 28-10）。因此，至少从概念上讲，通过神经传递来恢复 AIN 和 PIN 功能是一种策略，该策略可以恢复更多的自然力学、肌肉运动和手部力量，避免肌腱转移导致的长时间的固定，和瘢痕形成而造成的活动能力下降的缺点。

骨间前神经是正中神经在前臂的主要分支，通过支配拇长屈肌和指深屈肌的桡侧半部分，允许拇

指和示指尖部的挤压。它也支配旋前方肌。肱肌运动支是保存旋后肌支用于重建 PIN 的常用供体；然而，旋后肌、桡侧腕长伸肌和桡侧腕短伸肌的运动支也被描述为潜在的供体（图 28-10）[38, 160]。肱二头肌的运动分支是肌皮神经的一部分，可以在不牺牲肘伸展力量的情况下切取，因为肱二头肌可以很容易地代偿。在臂肌水平，AIN 尚未与正中神经分离，这就需要通过直接刺激正中神经和内部神经松解来确定供应拇长屈肌和指深屈肌的单个神经束。一旦辨认和分离，正中神经的拇长屈肌和指深屈肌束，会在肘部以上的小臂水平与肱肌运动支结合。肱肌束和 AIN 束的这种近端吻合有一个缺点，需要相对较长的恢复期；记住，神经每天的再生速度只有 1mm。根据我们的经验，恢复可能需要超过 12 个月的时间，如果使用旋后肌的运动支作为供体，恢复的时间可能会大大减少。

旋后肌的神经来自桡神经的深支，其远端明显更远，缩短了健康供体神经与受体神经运动终板之间的距离。通过这个过程，最早在手术后 8 个月就可以得到恢复，在握力和握力方面也有类似的成功[161]。然而，旋后肌的分支也可能是恢复 PIN 功能的唯一可行的供体。在 $C_6 \sim C_7$ 水平 SCI 中，不仅 AIN 功能有缺陷，而且拇指和手指的扩展（PIN 功能）也受到损害。利用旋后肌支恢复 AIN 功能，消除了通过神经移位恢复 PIN 功能的选择。因此，与考虑不同的神经移位方案以恢复肘部伸展时的决策过程类似，周密的计划至关重要，以避免限制进一步的重

建方案。

PIN 神经是桡神经的一个分支，是桡神经深支穿过旋后肌后的延续。PIN 为前臂几乎所有的伸肌和旋后肌提供神经支配，控制拇指和其余各指伸展，从而获得和释放物体。$C_6 \sim C_7$ 水平的脊髓损伤患者通常缺乏有意义的拇指和其余各指伸展。然而，正常的旋后肌功能（$C_5 \sim C_6$）通常被保留下来，这使得旋后肌的运动支成为恢复 PIN 其余部分功能的合适供体，主要目标是拇长伸肌腱（EPL）指总伸肌腱（EDC）肌肉。旋后肌深部和浅部由两个独立的运动支支配，两者结合使用可获得与受者 PIN 更匹配的足够口径的供肌束。供区发病率最低，因为另一个强大的旋后肌，即肱二头肌，被保存在 $C_6 \sim C_7$ 水平的脊髓损伤中。值得一提的是，肱二头肌在几次神经移位中起到了重要的代偿作用，这强调了仔细规划所有外科重建方案和潜在的抢救程序的重要性，以避免限制治疗 SCI 患者的可用选择。旋后肌到 PIN 吻合后的恢复预计至少需要 6 个月才能获得肌功能训练矫治系统（MRC）4 级拇指和其余各指伸展。

（六）掌侧抓握

手掌抓握使个体能够操纵比单用捏更大的物体。如罐头、瓶子、袋子等，成为个人可以轻松操作的物品。在强健的 ICT 1 和 2 个体中，侧捏通常在掌侧抓握的位置重建，因为这是一种更有用的抓握模式。有些人可能更喜欢手掌握法，而不是侧捏，但这并不是我们的经验。有足够的供体肌肉可以重建

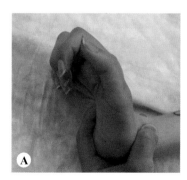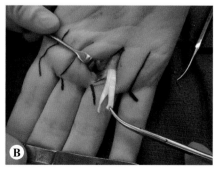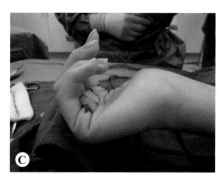

▲ 图 28-10　用于手掌抓紧肌腱转移的内在重建的临床照片

A. 没有内在功能，腕部伸展会导致手指弯曲，因此手指在掌指关节（MCP）弯曲之前会弯曲，从而限制了对较小物体的抓握；B. 松开指屈肌腱，然后像"套索"一样将其缠绕并固定在 A1 滑轮上。这将被动 MCP 屈曲姿势与手腕伸展联系在一起；C. 当使用此套索技术重建所有四个手指时，腕部肌腱固定术期间的手部姿势会增强该患者现在抓握各种大小物体的能力

外侧握力和掌侧握力（ICT≥3）。一般来说，损伤程度较低（IC≥4）的个体，手术结果可能会更好[74]。

就像侧捏一样，手掌抓握需要各种关节的协调运动，这些动作与手腕的运动同步。此外，就像侧捏一样，也会做出妥协。在健全的手中，手掌握紧和松开时，前臂外在肌肉和手部内在肌肉之间有很大的协调性。这两个肌肉群协同工作来创造正常的角度外伸和伸展，其中内在肌肉主要负责MCP屈曲和IP伸展[162]。许多四肢瘫患者的手都是MCP伸展的，手指和拇指的IP关节有部分弯曲（固有——负手位置）。因此，握力过程中一些单臂外伸的能力可以提高力量[163]。对象获取要求手指伸展以能够包裹所需的对象。与侧捏不同的是，如果依靠自然的肌腱固定来平衡手指屈曲的收缩力，则必须为手指伸展提供动力，以避免长期的手指挛缩（3≤ICT≤6）。这通常是通过对指伸肌进行腱化，偶尔通过肌腱转移给它们提供动力来实现的。手术后康复的性质传统上要求在两个手术中完成这些程序：一个是创建手指伸展的功能，另一个是屈曲（两个阶段的程序将在以下部分讨论）。较新的技术和康复策略探索了在单个阶段进行基于肌腱转移的

捏和抓的重建[164, 165]。

手指屈曲是通过驱动FDP的动作来实现的，FDP可以弯曲手指的所有IP关节。通过肌腱转移为FDP施加动力，通常是使用ECRL作为供体肌肉，而不是BR或PT，因为FDP既具有协同作用又具有很好的匹配性（图28-3）。由于一块肌肉无法重建习惯于身体的独立手指运动，因此将ECRL编织到FDP的所有四个肌腱中。FDP肌腱通过它们相互配合而为转移做好准备，这样，在主动伸展腕部的情况下，所有四个手指同步至彼此屈曲水平（反向级联FDP同步）然后将ECRL编织到靠近同步缝线的FDP团块中。如果MCP关节不能自然地随着腕部伸展而过度弯曲，则也可以在适当的患者群体中考虑内在肌肉功能的恢复[166]。这是为了最大化抓取并转移大物体的能力。仔细的术前检查有助于确定个体的特定肌腱固定方式。有两种技术可用来模仿固有功能。一种方法涉及使用FDS肌腱使腕关节伸展，从而被动地使MCP屈曲（图28-11）。另一种方法是使用肌腱移植物，如果术前检查显示个体下垂的PIP关节在手腕伸展过程中不会被动伸展，则利用肌腱移植物帮助PIP关节伸展[153]。

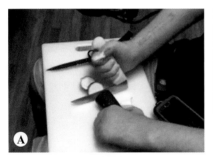
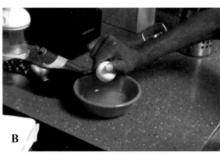
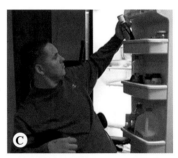
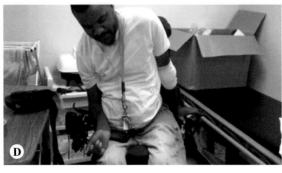
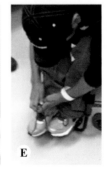
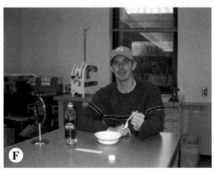

▲ 图 28-11　不同个体的临床照片，显示了他们在手术后进行日常生活活动的能力

A. 在单阶段捏紧和抓紧转移之后，使用握柄改变的刀准备食物；B. 在侧捏转移后准备一个鸡蛋；C. 在肘部伸展后伸到冰箱的高架子上以抓住瓶子，然后捏住并抓住转移物；D. 在肘部伸展转移之后进行重量转移；E. 在单阶段捏紧和抓紧转移之后系鞋带；F. 在肘部伸展和侧捏转移之后，在没有辅助设备的情况下手持器具就餐

神经转移选项

从神经转移的角度来看，手掌抓握的恢复和侧捏是相当可比的问题，并采用许多相同的原理和手术技术。手掌抓握可分为两个部分，即手指伸展以实现对象的获取和释放，以及手指屈曲以实现对象的抓握。手指伸展（包括拇指伸展）是 PIN 的功能，PIN 可以支配 ED 和 EPL 肌肉等。在前面的"侧捏"部分下提供了使用旋后肌运动支再激活 PIN 的详细说明，该描述与用于在掌心抓握中实现异物获取和释放的技术相同。

手指屈伸在手掌抓握方面比在侧捏合方面更为复杂，因为它不一定会凝结为单个神经的活动。AIN 是手指伸展的重要神经，因为它支配了 FPL 和 FDP 的桡侧一半。如前面的"侧捏"部分所述，肱肌运动分支向 AIN 转移最常用于恢复手掌的示指、中指和环指的抓握力。AIN 的神经支配还可以使拇指独立张开，从而通过一次手术即可恢复侧捏和手掌抓握。经证实，用捏合仪和手动测功机测量时，肱肌向 AIN 神经转移可在术后 17 个月分别恢复 0.9kg 和 7kg 的收缩力和抓握力，这对应于 MRC 4 级强度[78]。

在不受影响的手中，小指屈曲是力量握持的重要部分，但肱肌向 AIN 的转移并未解决这一问题。因此，与单独的 AIN 神经支配相比，从正中神经产生的 AIN 和 FDS 运动支的恢复在理论上都具有出色的手功能和抓握力。不幸的是，当比较两个神经传递时，使用肱肌运动支来提供 AIN 与 FDS 肌动支，会导致抓握强度（MRC 2 级）低于肱肌单独向 AIN 传递[167]。联合传输性能较差的原因尚未得到很好的研究，但是，肱肌的口径可能不足以充分补充 AIN 与 FDS 的神经；因此，作者认为，孤立的肱肌向 AIN 的转移是优化手掌抓握重建的更有希望的选择。

（七）两阶段程序

前面提到的所有转移操作都可以轻松地在一个操作中完成，而且通常是这样。例外情况是，在缺乏自主手指伸展的患者中，手掌握力与侧捏同时重建（3≤ICT≤6）。驱动 FDP 而不驱动手指伸肌保持平衡会导致不可避免的手指屈伸挛缩，这将限制

手术的有效性。与侧捏不同，侧捏稳定了拇指的 IP 关节，以防止在一次操作中出现同样的问题，而手指屈曲和伸展的平衡在一次手术中无法实现。这是因为用于伸肌重建的康复方案与屈肌重建的康复方案相矛盾。这必须在术前计划和与患者的讨论中加以考虑。在不止一次的情况下，ICT>3 的患者仅恢复了侧捏，因为个体不愿应对延长的恢复，即使通过捏紧和抓握重建长期效果会更好。

手指屈伸的外科手术间隔为 2～6 个月，这取决于伤口的愈合情况以及第二阶段时肌腱转移的柔韧性。该序列有两个原始描述，一个是首先重建屈肌，另一个是首先重建伸肌[153, 166]。作者的偏好是先重建伸肌，然后再进行屈肌重建。伸肌重建涉及伸肌激活（EDC 和 EPL），方法是通过使用大量供体肌肉通过肌腱移植固定术或将肌腱转移至 EPL、APL 和 EDC（IC≤4）[18, 74, 102, 166, 168]。固有成形术通常在伸肌阶段进行。拇指通过 CMC 关节固定术（如果未进行对掌成形术）或 APL 腱鞘治疗（如果进行对掌成形术）进行治疗。伸肌阶段包括在同步 FDP 之后转移 ECRL 肌腱为 FDP 肌肉提供动力，以及转移 PT 或 BR 为 FPL 肌肉提供动力（取决于伸展阶段的操作以及拇指的重建方式）以及侧捏程序的其他要素。已经描述了使用替代性肌腱转移术和替代性外科手术顺序的变体，并说明了根据患者的需求个性化手术计划的重要性[18, 19, 74, 80, 166, 168]。

1. 术后治疗

第一阶段（伸肌期），患者需在特定部位进行严格的石膏固定，并且持续 3～4 周，以保护内在和伸肌重建。摘除石膏后，在治疗的前两周，焦点放在腕屈肌的主动关节活动区，以促进被动肌腱分离开放或启动 BR 的主动运动（如果后者用于创建主动的手指伸展）。此外，还进行了近端和远端 IP 关节的被动 ROM 练习。这些练习是在腕关节处于伸展状态，MCP 处于屈曲状态下进行的，以避免拉伸伸肌腱。BR 的肌肉再教育和 ECRL 的主动 ROM 练习在术后第 6 周开始，到第 8 周，进行强化活动。

第二阶段（屈肌期）或掌侧握力转移。在手术恢复主动侧捏和主动握力后，手臂石膏固定 3～4 周，肘关节屈曲 90°。当个人躺在床上时，手臂被抬起以限制水肿。当手臂打上石膏时，肩关节活动

应该继续进行，没有限制。如果执行了主动抓握程序，则不应石膏固定的掌侧表面，而应用带子支撑。从手术后第 2 天开始，背带每天至少被拆下两次，个人应该轻轻地开始握柄转移。这样做是为了降低粘连的风险。

摘除石膏后，制作背侧夹板，将腕关节定位于伸展 20°、拇指对齐、侧捏、指间关节固定于屈曲 90°。除治疗和皮肤检查外，在摘除石膏后的第一周内，夹板一直戴着。在轻度 ADL 期间（即进食、美容、写字等），夹板可能会停止使用。当个人能够做到以下几点时，即对肌腱转移的一致控制 / 激活而没有通过其他动作替代，在恢复的关节中活动度恢复良好，并表现出对手术后预防措施的理解，夹板才能只需要夜间佩戴。作为一般指南，夹板在摘除石膏后 2～3 周改为夜间佩戴。如果用来保护被动移位以帮助稳定 IP 关节，IP 用的克氏针在术后 3～4 周就会被取下。然而，如果进行了 CMC 融合术，那么个人将佩戴保护性拇指夹板，直到 CMC 克氏针被移除（如果符合上述指南，白天的手腕支撑可能会停止）。CMC 融合处在术后 8 周进行 X 线检查，如果愈合，此时将拔除克氏针。

手术后的一般预防措施如下：不强迫伸腕超过可用被动范围，不强迫拇指伸展超过可用被动范围，不强迫拇指屈曲超出可用被动范围，术后至少 6～8 周内不能负重。在此之后，外科医生的评估可能会决定是否可以开始负重。当外科医生辨别出已经达到标准时，应该增加手动轮椅推进和转移。

最初的治疗重点是瘢痕处理和肌腱转移的成功激活。为了实现主动捏和抓握，肢体的位置将取决于转移了哪些肌肉。捏合功能的激活将是最初的焦点。如果 BR 被转移到 FPL，为了激活捏合功能，手腕处于休息位，前臂处于旋前位置。然后，个体被提示通过将肘部向嘴部弯曲来激活 BR。如果 PT 被转移到 FPL，手腕和前臂的位置是中立的，并且个体被提示旋转前臂。在任何一种情况下，治疗师都会想要确定适当的肌肉正在被激活，并且个体不会用手腕伸展来执行或增强运动。一旦个人成功地激活了侧捏，就开始了激活握力的训练。

为了激活握力，前臂处于中立位置，并提示个人向桡侧伸展手腕。在去重力的平面上继续训练捏

和抓握的主动 ROM，直到个体能够一致地执行每一种动作。一旦捏和握法可以持续地激活，个人必须学会在多个平面上激活转移的肌腱，并与可能已经在同一时间完成的其他程序共同激活这些功能。应强调早期纳入轻功能活动。这些活动应该是个人感兴趣的，应该包括不同的肘部和手腕运动以及增加力量的阻力水平。一般来说，轻度 ADL 应该在摘除石膏后 2～3 周开始。当外科医生确定已经达到标准时，应该增加产生高力量和阻力的功能性活动，如手动轮椅推进和转移。

2. 一期侧捏与掌侧握法

2011 年首次报道，然后在 2013 年再次发表，并对一系列个人进行了研究，单阶段的"字母表"程序寻求取消传统上用于构建两种抓握模式的两个阶段，但仍然从侧捏和手掌抓握中获得额外的灵活性和功能[164, 165]。个人至少需要强大的 PT（ICT≥4）才能成功执行该程序。该程序是以前已知程序的综合，旨在通过改进的肌腱黏合和骨固定技术，使个人能够及早开始康复，这些技术比传统应用的技术更耐用。就像侧捏一样，该手术使用 BR 作为供体肌肉来为 FPL 提供动力。拇指定位通过使用坚固钢板 / 螺钉的拇指 CMC 关节融合术和 FPL 分离式转移来稳定 IP 关节。EPL 是通过手腕手指被动地产生拇指伸展。与手掌抓握程序一样，手指弯曲由 ECRL 提供动力。适用于该技术的方法包括使用被动的内在肌腱固定术来推动 IP（而不是严格的 MCP）伸展，以及使用 ECU 的肌腱固定术来创建中立的腕部伸展（而不是与桡骨偏斜相关的腕部伸展）。治疗在手术后第 1 天开始，并持续 3 周，在这之后，开始了以任务为导向的治疗。在一系列接受手术的个体中，作者报道，与接受传统两阶段重建修改的历史组相比，有利的捏和抓以及改进的加拿大职业表现测量（COPM）结果得分有所得高[165]。

（八）总结

上一节回顾了执行手和手臂重建的各个组成部分的各种方法。这一部分将回顾针对特定个体的手术计划是如何起作用的，并将恢复阶梯放在正确的角度。一般来说，随着 ICT 等级的提高，用于转移的强大的自主供体肌肉或可存活的神经供体的数量

会增加。虽然任何缺乏自主伸肘的个体都有资格接受伸肘重建，但供体肌肉的数量限制了手重建的可能性。SCI 患者的 ICT0 分不符合手部肌腱转移重建的标准，只有当他们有特别强壮的三角肌或肱二头肌时，他们才能接受肘部伸展移位术。在充分保留腋神经分布功能的情况下，可采用腋神经分支支配肱三头肌的神经移位术来恢复肘部伸展功能。对于这些较高级别的损伤，手和手腕功能的唯一重建是在研究中心利用功能性电刺激进行的。在 ICT 1，唯一有资格进行主动捏或抓肌腱移位的人需要进行反重力腕伸（BMRC3/5——不会将等级移至 ICT 2）；否则，只有腕伸肌腱或肱肌至 ECRL 神经移位，以及可能随后的被动捏或抓移位是可能的。属于 ICT 2 的人有明显更多的重建选择，有能力在肘部伸展转移的同时进行主动捏或抓握转移。神经转移的机会很大程度上得益于桡神经分支的可获得性。由肌腱转移提供动力的手部重建也变得明显更有效 [74, 80, 169]。如前所述，侧捏通常优先于手掌抓握。事实上，肘部伸展和侧捏都已被确认为重建的优先事项 [25]。随着 IC 运动评分的提高，在不牺牲腕关节伸展（IC≥3）的情况下，有两块以上的供肌可供肌腱转移，外侧握力和掌侧握力均可重建。肌腱转移程序通常优先考虑产生力量，即屈曲用于捏和抓取，必要时通过被动肌腱固定术提供伸展功能。当 IC 运动评分提高到 4 分或更高，并且有更多的供肌可用时，屈曲和伸展都可以不需要腱索来提供动力，或者可以使用更灵活的内收肌对掌成形术来重建侧捏。而且，随着水平的不断提高，一些功能，如手指伸展，不再需要重建。神经移位以恢复按压和手掌握力也是可能的，因为 AIN 和 PIN 神经可以通过分别利用肱肌和旋后肌的分支作为供体来重新神经支配。

许多人也希望重建双上肢。重建双侧肢体的手术策略没有根本区别，但有一些需要考虑的因素。其中一个考虑因素是用于恢复 ICT 侧捏≥ 4 的方法。在这样的个体中，有用的肌腱转移供体包括 BR、ECRL 和 PT，在不影响恢复手掌握力和松开能力的情况下，拇指重建存在多样性。在另一种选择中，拇指 CMC 关节接受关节融合术治疗，这种融合术可以提供力量，并释放其中一块供体肌肉，使其具

有其他功能，如为伸展提供动力。在另一种选择中，为拇指制作对侧成形术，以增加灵活性。环指的 FDS 通常被分离并插入 APB 肌肉中，以重现拇指手掌外展和对位，这是用于正中神经麻痹的健全个体的标准技术。当四肢瘫患者的屈肌瘫痪时，这种转移是通过将 BR 转移到环指的 FDS 中来提供动力的，留下 PT 来为 FDL 供能。手指伸展是通过被动肌腱固定术实现的。因此，ICT ≥ 4 的四肢瘫患者可以选择优势臂的对侧成形术和非优势臂的关节融合术。双边重建的第二个考虑因素为手术的后勤时机。我们通常允许患者选择是通过一次手术还是分期进行这样的重建。对于那些选择一次手术的少数患者，他们必须理解，并且外科医生必须确保有足够的资源来帮助其度过双手受限的，极度依赖他人帮助的 2～3 个月。对于选择阶段性程序的个人来说，更常见的情况是，每个手臂之间的延迟通常是考虑到他们的资源可用性和个人愿望而选择的。这里的范围差异很大，包括那些希望在"继续前进"之前完成所有事情的人，也包括那些做了一只手臂手术的人，然后等到下一学年或工作周期结束后再进行第二次手臂重建。最终考虑的是拇指 / 示指感觉对这些决策的影响。拇指和示指感觉不好的人在活动时通常需要"看着"手的使用。没有足够感觉的人将不能轻松独立地同时操纵双手中的物体，他们需要意识到这一点。但是，如果患者有适当的目标，觉得双手功能增强会对他们有帮助，那么我们就会在周围感觉不足的情况下进行双侧重建。表 28-4 按 ICT 水平列出了详细的外科手术程序清单。

六、结果

精心选择、全面的手部和上肢康复方案，将对患者的生活产生可靠、有益的影响。这些好处可以在以下方面得到衡量：捏和握力的改善，可以独立和无支架进行的不同日常生活活动的数量增加，包括肠道 / 膀胱护理，以及对矫形器 / 支具和全职助理护理的需求减少（图 28-11）。这些改善对生活质量的影响，是由较高的满意率、社区"舒适"程度的提高，以及发展个人兴趣（包括职业、教育和爱好）的患者数目所推断出来的。最大的受益可能

表 28-4　国际分类小组的外科方案

等　级	手术目标
O/Cu:0 手部没有肌肉可供转移	• 肘部伸展 　– 我们的方法：肱二头肌至肱三头肌转移 　– 备选方案： 　　➤ 肌腱转移：后三角肌至肱三头肌转移 　　➤ 神经转移：三角肌后神经支至三头肌神经支转移；小圆肌神经支至三头肌神经支转移 　　➤ FES 肱三头肌 • 手的抓握 　手在抓握时无法进行肌腱转移 　– 备选方案： 　　➤ 神经转移：肱神经至 ECRL 分支转移；肱神经支至 AIN 转移 　　➤ FES 神经假体
O/Cu:1 BR	• 肘关节伸展 　依据 O/Cu:0 • 前臂旋前（如果有旋前挛缩） 　– 我们的方法：桡骨旋前截骨术 　– 备选方案： 　　➤ 肌腱转移：肱二头肌成形术 　　➤ FES 旋前方肌 • 侧捏和释放 　被动的关键捏合程序 　– 我们的方法：通过肱桡肌转移使腕关节伸展；用于捏合的 FPL 肌腱固定术；拇指稳定（CMC 关节融合术、IP 肌腱转移） 　– 备选方案： 　　➤ 神经转移：根据 O/Cu:0 考虑将肱桡神经至 AIN 转移 　　➤ FES 神经假体
O/Cu:2 ECRL	• 肘部伸展和前臂内旋 　同上 • 抓握和释放 　主动的关键捏合程序 　– 我们的方法：由肱桡肌驱动的 FPL；CMC 关节融合术和分裂 FPL 肌腱固定术稳定拇指；根据需要增加拇指伸展肌腱固定术 　– 备选方案： 　　➤ 肌腱转移：同时恢复按键捏合和前臂内翻；通过 ECRB 至 FDP 转恢复较弱的手掌抓握 　　➤ 神经转移：肱二头肌或肱桡肌至肱桡肌主干神经转移；后旋肌神经至 PIN 转移伸展（肱二头肌留在原位） 　　➤ FES 神经假体
O/Cu:3 ECRB	• 肘关节伸展和前臂前旋 　同上 • 抓握和释放 　同上 　– 我们的方法：依据第二组 　– 备选方案： 　　➤ 肌腱转移："字母表程序"（单阶段捏 / 抓握）；两阶段重建以恢复侧捏和掌侧抓取 　　➤ 神经转移：依据第二组；考虑将 ECRB 作为捏合的受体 　　➤ FES 神经假体

（续表）

等　级	手术目标
O/Cu:4 PT	• 肘关节伸展 　同上 • 捏合、抓握和释放 　程序以实现侧捏和抓握变得有效 　　– 我们的方法：与 IC 3 相同的单阶段侧捏术；两阶段伸肌 / 屈肌重建 　　– 备选方案： 　　　➢ 肌腱转移："字母表程序"（单阶段捏 / 抓握） 　　　➢ 神经转移：依据第三组
O/Cu:5 FCR	• 肘关节伸展 　如果肱三头肌不完整，则如前所述 • 捏合、抓握和释放 　同上 　　– 我们的方法：如果 EDC 存在，使用单阶段捏和抓握程序；分两阶段捏合和抓握重建 　　– 备选方案： 　　　➢ 肌腱转移："字母表程序"（单阶段捏 / 抓握） 　　　➢ 神经转移：同上
O/Cu:6 EDC	• 捏合、抓握和释放 　同上
O/Cu:7 EPL	• 捏合、抓握和释放 　同上
O/Cu:8 手指屈曲	• 捏合、抓握和释放 　　– BR 至 FPL 转移 　　– 拇指固定 　　– 如果需要，使用中指增加示指屈曲 　　– 内在重建术：拇内收成形术
O/Cu:9 FPL	• 捏合、抓握和释放 　考虑使用内在重建术

AIN. 骨间前神经；BR. 肱桡骨；CMC. 腕掌侧；ECRB. 桡侧腕短伸肌；ECRL. 桡侧腕长伸肌；EDC. 小指伸肌；EPL. 拇长伸肌；FCR. 桡侧腕屈肌；FDP. 指深屈肌；FES. 功能性电刺激；FPL. 拇长屈肌；PIN. 骨间后神经；PT. 旋前圆肌

是患者的心理，他们的自我形象、信心和整体生活质量都有了戏剧性的改善[128, 170]。正如 Sterling Bunnell 多年前所说的那样，"……如果你一无所有，那么一点点就是很多…"[5]。

　　测量全面的、量身定做的方法恢复四肢瘫患者上肢功能的影响对于确定患者的益处至关重要，这最终会影响医疗资源分配的决策过程。从历史上看，重建过程的结果是通过握力、捏合强度和 ADL 性能来衡量的。早在 1972 年，作者就报告了手术修复的结果，这些结果超出了以前的简单测量自主运动的范围[16]。House 发现，患者的功能能力有所改善，包括肠道和膀胱护理[69, 101]。1983 年，Lamb 和 Chan 报道，在 41 名随访超过 7 年的患者中，83% 的患者在功能改善方面表现为良到优[54]。他们注意到，从完全依赖，特别是在肠道 / 膀胱护理方面，手的恢复促进了个人兴趣和爱好的发展。约 75% 的接受侧捏重建的患者能够自我导尿，这可以改善排尿状况和生活质量[171]。在 Freehafer 治疗 68 名患者的经验中，没有一名患者病情恶化，只有 4 名患者没有好转[15]。Ejeskar 和 Dahloff 指出，43 名患者中有 35 名 [51] 有所改善。1992 年，Mohammed 等介绍了他们在 57 名患者中使用肌腱转移进行外科修复的结果，其中 84% 的患者报告生活质量有所改善 [172]。约 2/3 的人指出，他们在吃饭、写作、打字、使用电话方面独立，并改善了自我照顾能力。这组患者在 10 年后进行重新评估时，手术的长期益处也是一致的 [173]。Lo 等在 1998 年发现，所有 9 名 C₆ 运动性四肢瘫的患者都从手术重建中受益，无论是客观上还是主观上，并将再次接受手术 [174]。Paul 等报道称，除了日常生活能力（ADL）的改善外，许多人能够不使用支架 [106]。最近探索重建的长期结果的研究一致认为，患者满意度和积极的功能益处都持续存在，几乎没有任何恶化的证据 [175-179]。

一组较新的研究开始为外科医生提供对这些程序的实际技术方面的更加本质的看法。Mulcahey 等比较了两种流行的恢复肘关节伸展的方法，并确定肱二头肌移位是恢复这一功能的一种可行的替代三角肌的方法 [116]。Murray 等研究了肘角对移位 BR 以恢复腕关节伸展的影响，得出结论：当肘关节弯曲时，改变手术张力可以改善腕关节伸展 [157]。较早开始的术后康复似乎赋予了更大程度的力量，这反过来又改善了结果衡量标准 [136]。Lieber 等的补充工作，建议通过使用术中测量肌节长度的技术来改善手术结果，以促进转移肌肉 [180] 的长度设定过程 [180]。这样的研究可能很快就会帮助外科医生在术中就技术问题做出决定，如张力肌腱转移，以产生特定的、预期的效果 [158, 181]。

到目前为止，有关神经移位的文献主要集中在技术和效果上，有两项研究着眼于一系列同时进行神经移位的患者；除此之外，大多数文献都是个案研究 [38, 56, 57, 59, 60, 78, 147, 148]。虽然神经移植在改善功能方面提供了显著的前景，但在结果、失败率、最佳供体、最差供体和最佳应用方面仍存在问题。值得注意的是，神经移位会"烧伤"供体肌肉，因

为与肌腱移位不同的是，一旦进行移位，供体肌肉就会失去神经。因此，作者认为，在继续研究的同时，那些不常规治疗四肢瘫患者的外科医生将重点放在基于肌腱转移的重建上。

七、障碍

不幸的是，研究继续显示资源和治疗未得到充分利用 [65, 182-185]。原因似乎是多方面的。关注手部和上肢的外科医生和理疗师似乎太少了。大部分康复中心只强调肠、膀胱护理、皮肤护理、步行等传统的脊髓损伤康复支柱，似乎很难"突破"。由于这种手术只在几个少数集中的 SCI 模型中心大量实施，而且在其他地方也只是零星进行，所以大多数外科实习生都没有接触到这些技术或接受过这些技术的培训。在某种程度上，外科医生和理疗师之间缺乏兴趣和跨学科的联系。在一定程度上，使误解仍然存在，认为脊髓损伤患者往往不遵守治疗，缺乏在门诊环境下执行康复方案的资源和支持。医生们似乎也有这样的印象，即第三方付款人在 SCI 的背景下不会报销手和上肢的治疗费用。所有这些成见都缺乏证据支持——事实上现实与这些成见恰恰相反。此外，对于患者对此类程序的可用性和可靠性的理解，也存在误解或坦率的无知。

八、结论

自从第一个脊髓系统设施的模型发展起来的仅仅几十年中，我们对脊髓损伤患者的知识和护理能力就呈指数级增长。虽然重建手术不能完美地重建健全的手，但它确实改善了手臂和手的功能，转化为功能和独立性的改善，这对于患有脊髓损伤的人来说是一笔宝贵的恩惠。四肢瘫患者的手和上肢功能的手术恢复是 SCI 治疗的重要环节，应该与皮肤护理、肠道护理、膀胱护理、性功能、步行和重新融入心理社会社区一起被认为是治疗的支柱之一。

脊髓损伤患者压力性损伤的医疗处理
Medical Management of Pressure Injuries in Patients With Spinal Cord Disorders

M. Kristi Henzel　　Kath Bogie　　著

第 29 章

一、概述

压力性损伤（pressure injury，PRI）是美国国家压疮咨询小组（NPUAP）于 2016 年对"压疮"一词的更名[1]，是脊髓损伤（SCI）常见且难以解决的并发症。修订是为了更准确地描述 I 期压力性损伤和深部组织压力性损伤（DTPI），这两种损伤都不涉及溃疡。DTPI 代表在检查发现任何损伤之前发生的与压力相关的组织变化。压力性损伤被定义为皮肤和下层软组织的局部损伤，通常位于骨性隆起之上，或由于接触医疗设备或其他物体而引起，由于强烈和（或）长期的压力，或压力与剪切共同作用而发展。压力性损伤可以表现为完整的皮肤或开放性溃疡。

脊髓损伤患者终生易患压力性损伤。脊髓损伤后急性住院期间压力性损伤的发展与四肢瘫患者出院后至少 6 个月的功能结果下降有关[2]。损伤后急性期发生压力性损伤的患者中，约有 8% 会死于相关并发症[3]。康复出院后皮肤破裂的风险仍然存在，这是创伤性脊髓损伤后第 1 年再次住院的常见原因之一[4, 5]。压力性损伤对患者的生活质量有负面影响，原因有很多，例如需要延长压力性损伤的卸载时间，降低活动能力，以及丧失独立性和社区参与[6]。这可能会导致孤立、焦虑和抑郁等心理社会后果。因此，卫生保健提供者了解压力性损伤的病理生理学、预防和管理原则是至关重要的。

二、发病率、患病率和费用

20%～50% 的新的脊髓损伤患者在他们急性住院期间至少发生一次医院获得性压力性损伤（hospital-acquired pressure injury，HAPI）[7]。在最初的功能康复过程中，损伤后早期发生 PRI 是 PRI 发展的一个强有力的预测因子[8]。在社区中，PRI 最有可能发生在脊髓损伤后的第 1 年或受伤后超过 25 年[9, 10]。Stillman 等的研究成果，发现社区获得性呼吸道感染（community-acquired PRI，CAPI）是再次住院的常见原因之一，并且复发的人群并不少见[9]。在美国以外的地区，PRI 的患病率相似，急性住院期间的患病率为 2.7%～57%，而慢性脊髓损伤患者[11-13]的患病率为 26%～54%。总而言之，据估计，大多数（50%～80%）的脊髓损伤患者会在某个时间发展成 PRI[14-19]，导致健康生命年限的显著损失和额外的卧床护理天数[20]。PRI 的成本负担显著[21, 22]，4 期 PRI 的直接成本超过 100 000 美元 / PRI（2012 美元成本）[23-26]，外加因收入损失、生产力损失、康复和职业目标进展、独立、自尊和自我价值感而导致的额外间接成本[27]。据估计，PRI 预防大约是治疗花费的 2.5 倍[28]。

三、位置和严重程度

PRI 通常发生在骨性突起上，PRI 位置的模式取决于患者在住院期间是否主要仰卧在床上，还是在社区中坐在轮椅上。在最初住院和康复期间，PRI 最常见的部位是骶骨（37%～43%）、脚跟（16%～19%）和坐骨（9%～15%）[29]，这与仰卧位的时间长短有关。慢性脊髓损伤患者多为坐位者，PRI 多发生在坐骨（24%～48%）、会阴（39.5%）、骶骨（18%～37%）

和大转子（14.5%～26%）[30, 31]处。与不完全性损伤（截瘫 2.4%；四肢瘫 3.2%）相比，完全性损伤（截瘫 9%；四肢瘫 6.6%）中严重 3 期或 4 期 PRI 的比例最高[32]。完全性损伤患者的发病率增加可能与坐姿时施加负荷时失去肌肉张力和不能维持血流的低水平有关[33]，也可能与皮肤麻木有关。

四、病因与病理

美国国家压疮顾问组很早就确定 PRI 是皮肤和（或）底层软组织的局部损害，通常位于骨性突起之上，或与医疗及其他设备有关，可表现为完整的皮肤或开放伤口，这是由于强烈的压力和（或）长时间的压力或压力与剪切力共同作用而发生的[34, 35]。其他用于描述 PRI 的术语包括压疮、褥疮、缺血性溃疡、褥疮和皮肤溃疡。引起 PRI 的决定性因素是压力和剪切力。压力强度和持续时间，以及组织耐受性和血管灌注是其他主要因素。

（一）压力

当压力分布不均时，施加的压力会导致组织损伤，从而导致畸形和形变[36]。界面压力和 PRI 发展之间的因果关系尚未建立，并且没有通用的安全界面压力阈值[37, 38]。Reger 和 Ranganathan 的一项综合研究发现，界面压力和 PRI 患病率之间几乎不存在相关性或略有负相关[39]。最近的临床研究支持这一概念，即仅测量界面压力是不够的，需要作为多变量评估的一部分，以确定 PRI 风险[40, 41]。

全面、定量的无创性评估，包括皮肤和肌肉的血气水平，对于更好地理解压力如何在临床上造成影响是必不可少的[42, 43]。

（二）剪切力

当施加在身体上的力导致横向平面上的连续组织变形时，就会产生剪切力（图 29-1）。剪切力对皮肤的影响取决于胶原纤维束[44]的取向。当剪切力与这些束对齐时，皮肤具有很高的弹性。然而，当这些力"垂直于胶原纤维束的取向"发生时，皮肤就会被强烈削弱，变得不稳定。

40 多年前，Dinsdale 等[45]表明在显著剪切力的作用下，皮肤血流量降低了 50%。因为皮肤中的毛细血管环是垂直方向的，所以它们更能抵抗直接的垂直方向的压力。然而，在剪切力存在的情况下，它们很容易扭曲，导致皮肤缺血和坏死。常见的剪切力原因包括处于半卧位、床头升降[46]、转移过程中痉挛和滑动。NPUAP 关于减少剪切力的指南包括最大限度地减少卧位和坐位时的滑动，并确保患者在所有复位过程中被抬起而不是被拖拽[47, 48]。

（三）组织耐受性与组织成分

组织耐受性的概念最初是由 Husain[49]在 60 多年前提出的。Bader 和 Gant[50]的早期工作表明，将皮肤血流降低到临界阈值以下所需的压力差别很大。此外，脊髓损伤患者可能会表现出对重复负荷的反应受损，特征是在负荷周期之间组织恢复缓慢

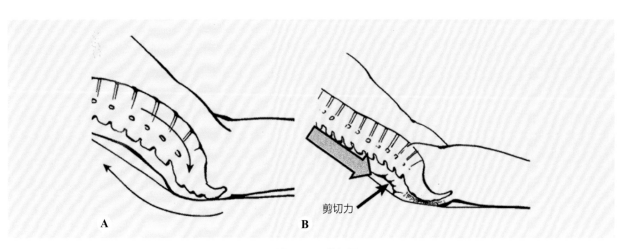

▲ 图 29-1 剪切图

剪切力是与皮肤表面相切的力，当皮肤保持静止而皮下的组织移动时就会发生剪切力。剪切力导致穿动脉成角度（A），扰乱血液供应（B）

且不完全。对外加载荷的最大反应发生在与骨隆起相邻的深层软组织层[51]。这些发现表明，仅仅测量界面压力不足以确定风险状态，而且没有普遍适用的标准。

组织表面对外力有不同程度的敏感性，深层的软组织对外力的影响比皮肤更敏感[52, 53]。肌肉是最敏感的，因为它有很高的新陈代谢活动和容易受压的血管，而皮肤最有抵抗力，因为它的新陈代谢活动较低，而且真皮中的毛细血管环[54]。在没有皮肤破裂的情况下，PRI 的发生可能是由于骨骼 – 肌肉界面的损伤导致，这种情况被认为是深度组织损伤（deep tissue injury，DTI）。体内和体外模型已经表明，组织变形比缺血造成的损伤更快[55]。

目前已经提出内部应变是更合适的组织健康测量方法[38]，然而，尚未有可靠的临床工具来确定内部应变或深组织损伤风险。损伤平面以下的软组织经历了多种生理变化，增加了组织破裂的风险[56, 57]。肌肉质量，特别是肌内脂肪充盈可能是脊髓损伤患者组织健康和对外加负荷反应的独立决定因素。越来越多的文献表明，确定肌肉成分的成像可能有助于识别风险[58-61]，并可能对计划程序（如肌肉跳动）有益（图 29-2）。

（四）血管反应

脊髓损伤后的血管反应，损伤水平以下的肌泵活动经常由于肌肉张力的丧失而受损，导致腿部静脉回流减少。血压和体位改变时的功能性血管收缩反应尤其常见[62]。有人提出，损伤平面以下的肢体氧合是由反射性增强交感神经活动的传入活动控制的[63]。25 年前，有人提出静脉阻塞患者的组织破坏与相关的反应性充血有关，而不是阻塞本身的血流动力学严重程度[64]。反应性充血是对压力的正常生理反应，为真皮上部提供更多的血管灌注，纠正缺血期间积累的局部代谢产物。研究还表明，对二氧化碳（乳酸）水平作出反应的血管张力控制在许多亚急性脊髓损伤患者中是有效的[33]，尽管血管对施加压力的反应可能会改变[65, 66]。对于脊髓损伤患者，损伤水平以下的皮肤中肾上腺素能受体密度也可能降低，导致异常的血管反应[56]。

五、压力性损伤危险因素

已经报告了 200 多个脊髓损伤患者发生 PRI 的危险因素[3]，涉及多个领域[67]。这些因素通常被归类为外在因素（即作用于身体的外在因素）或内在因素（即影响软组织健康的条件、疾病或生活方

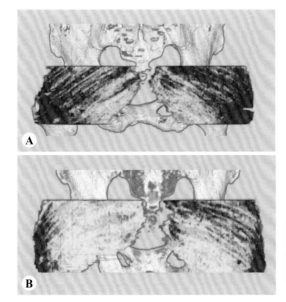

关键	
■	健康的肌肉
▨	很差的肌肉
□	脂肪

▲ 图 29-2　臀肌随时间的变化

CT 成像显示慢性脊髓损伤男性的臀部脂肪组织增多。A. 伤后 9 年：臀肌脂肪含量为 38%；B. 伤后 10 年：臀肌脂肪含量为 54%

式选择）。软组织对外加压力和剪切力的耐受性可能受到气候、营养、血管灌注、共病条件和软组织状况的影响[1]。风险因素也被分类为可避免的（例如，通过提供适当的座椅系统来降低压力）和不可避免的（如受伤持续时间）。下文概述了多种风险因素。

（一）生理因素

1. 胶原代谢

创伤性脊髓损伤后，皮肤胶原代谢物葡萄糖半乳糖羟赖氨酸[68]的尿液排泄增加。这反映了胶原蛋白的降解，并可能导致皮肤的抗张强度降低，从而增加皮肤破裂的风险，并损害 PRI 愈合。皮肤活组织检查也表明，赖氨酰羟化酶，一种参与胶原生物合成的酶，与高于损伤水平相比，在损伤水平以下活性降低[69]。

2. 温度调节

组织温度升高导致深层组织的代谢需求增加，增加了组织损伤的可能性。在没有脊髓损伤的人中，较高的体温会增加住院患者发生 PRI 的风险[70]，在手术导致的长时间负荷期间，汗液和核心温度会导致 PRI 的发生[71]。Polliack 等报道称，在虚弱的个体中，体温升高会导致汗液中的代谢物水平至少增加 28%，特别是乳酸和尿素[72]。类似地，在脊髓损伤患者中，髂骨隆起长时间受压的情况下，红斑大小和皮肤温度之间也存在相关性[73]。

3. 免疫功能

对脊髓损伤的急性免疫反应是局部的和全身性的，包括脊髓损伤后慢性持续的全身炎症反应[74, 75]，巨噬细胞上调[76]，以及随后由于坏死、凋亡或过多的瘢痕组织而导致的功能恢复发展受限[77]。考虑到身体系统之间的相互作用，持续的炎症反应预示着 SCI 患者有更高的 PRI 风险，PRI 的康复更差[78-80]。

4. 营养状态和体重指数

营养不良会增加 PRI 发生的可能性，PRI 一旦形成就会阻碍愈合[81, 82]。虽然只有部分证据支持营养不良是普通人群的 PRI 风险因素[83]，但在 SCI 人群中，有证据表明营养不良可能是一个重要的风险因素[84]。Groah 等研究发现，大多数脊髓损伤患者将受益于营养咨询，以防止出现继发性疾病[85]。虽然计算机模型显示肥胖可能会增加脊髓损伤患者 DTI 的风险[86]，但有一些临床证据表明，适度超重可能是有保护作用的[87]。鉴于 SCI 患者超重和肥胖的高患病率[88]，目前尚不清楚这对 PRI 的发生是保护性的还是危险的因素。

（二）微环境因素

过多的水分和浸渍会降低皮肤对机械应力的耐受性，使得皮肤在发生剪切力和压力时更容易受到伤害。尿液、粪便和汗水对组织有潜在的刺激性，有助于打破人体抵抗损伤和感染的正常屏障。皮温和出汗已被证明是术中 PRI 发生的独立危险因素[71, 89]。相反，由于脱水、低湿度或长时间寒冷而导致的皮肤过度干燥也会增加损伤的易感性[90]。有人提出，温度可能是表面剪切力损伤的一种可行的预警指标，因为皮肤在破裂之前就会升温[91, 92]。

（三）临床状态

1. 损伤的神经学水平、完整性和持续时间

截瘫患者更有可能发生严重的 PRI[32]，而四肢瘫患者发生 PRI 的频率更高。损伤的完整性似乎也会增加风险，美国脊髓损伤协会（ASIA）损伤分级（AIS）A 级和 B 级的 PRI 发生率高于运动不全损伤的患者[17, 93]。更长的受伤时间会增加 PRI 的风险[94]，多项研究表明，受伤 15～30 年后 PRI 的风险增加[26, 32, 95]，并且 PRI 管理的再入院风险增加[96]。

2. 早期 PRI 历史

有脊髓损伤和既往 PRI 病史的人，特别是如果是 3 期或 4 期且有伤口手术史的人，将来发生 PRI 的风险很高[97]。在经历过早期 PRI 的住院康复患者中，也发现了类似的 PRI 风险增加的现象[8]。

3. 感觉损伤

保护性感觉的丧失导致对组织损伤和即将发生的缺血的意识降低。对于完全有知觉的人来说，组织缺血是痛苦的，并导致身体有意识或无意识的移位。然而，在感觉减弱或缺乏感觉的人中，通常不会出现组织损伤即将到来的信号，也不会导致行为变化。由于缺乏感觉反馈，脊髓损伤患者可能不会采取适当的措施来缓解缺血区的压力，缺血会导致

组织破裂和坏死。

4. 并发症

患有脊髓损伤和高共病负担的人发生 PRI 的风险更高[98]。多种情况，包括尿路感染、心脏病、低血压、糖尿病、肾脏疾病、肺炎和肺部疾病、下肢骨折和脓毒症都与 PRI 风险增加相关[30]。Saunders 和 Krause 发现，在一项针对慢性创伤性脊髓损伤患者的大型调查中，前一年服用治疗疼痛、睡眠、痉挛或压力的处方药，发生 PRI 的概率增加 24%[99]。

5. 活动障碍

在急性护理和康复期间，完全性四肢瘫患者发生 PRI 的风险最高（53.4%），其次是完全性截瘫患者（39.0%）、不完全性四肢瘫患者（28.7%）和不完全性截瘫患者（18.3%）[100]。根据功能独立性测量（FIM）衡量，更大的护理负担与最初康复期间新的或恶化的 PRI 相关[98]。更具体地说，DeJong 和 Horn 发现，在急性康复期间，PRI 和 FIM 转移分数低于 3.5 分时进入康复治疗对形成新的 PRI 的风险具有很高的预测性[97]。同样，那些运动评分较低和 FIM 较低的社区居民 SCI 的 PRI 风险被发现增加[15]；然而，最近的观察研究表明，社会经济因素可能起到更大的作用[87, 101]。

6. 贫血

大约 35% 的慢性脊髓损伤和 PRI 患者患有贫血[102]。已发现慢性脊髓损伤患者血浆促红细胞生成素浓度升高，这与损伤程度无关[103]。有人认为，慢性病贫血与骨髓对促红细胞生成素[104]反应失败有关，可能是由于脂肪细胞在长时间静止后在骨髓中积聚，这既被动又积极地损害了红细胞的生成[105]。然而，使用重组人促红细胞生成素治疗并未显示对伤口愈合有显著影响[102]。

7. 系统代谢变化

许多 SCI 患者表现出持续的亚临床全身性免疫改变，其特征是 C 反应蛋白升高，而 C 反应蛋白升高与 PRI 有关；然而，缺乏前瞻性研究排除了任何因果关系[80]。有研究表明，低睾酮可能是 PRI 发生的一个危险因素，因为 40%～50% 的 SCI 男性患者血清总睾酮[106, 107]水平较低。然而，一项评估合成睾酮衍生物（氧雄酮）治疗严重 PRI 有效性的大型随机临床试验发现，其疗效并不优于安慰剂[108]。

（四）社会心理因素

药物滥用会影响身体和心理功能，并由于自我疏忽行为而导致 PRI 风险增加。据估计，近 20% 的 SCI 患者是酗酒者[109]，PRI 的发病率已被发现与 SCI 患者滥用药物有关[110]。吸烟损害外周血管健康，并可能通过降低动脉血氧分压增加 PRI 发生的风险，从而直接影响组织氧合。与入住 ICU 的非吸烟者相比，住进 ICU 的健康男性吸烟者的 PRI 发病率增加[111]；然而，这一点并未在 SCI 患者中重复出现[95]。吸烟也会对 PRI 的愈合产生不良的急性和长期影响[112]。

PRI 与抑郁症状[113]、认知障碍、神志不清、精神分裂症[114]和人格障碍[115]有关。在 SCI 患者中，精神疾病对 PRI 风险的影响可能被低估了，因为有明显精神并发症和认知障碍的受试者通常被排除在 PRI 风险因素研究之外。

此外，婚姻状况、支持程度和社会经济状况可能与 PRI 风险相关。与那些有其他家庭生活状况的人相比，患有脊髓损伤的单身或非同居的人被证明总体上有更多的健康问题[116]。此外，在一项对创伤性脊髓损伤患者的大型研究中，年收入低于 25 000 美元的人与年收入 75 000 美元或更多的人相比，PRI 患病率和坐位时间减少的比例更高[117]。一旦根据社会经济地位和医疗保健获得情况进行了校正，种族就不是一个风险因素。Meade 等研究发现，患有 SCI 和 PRI 的人保住工作的概率较低，尽管主要影响因素是相关的住院治疗，而不是仅有 PRI[118]。

（五）医疗保健管理

1. 早期急性护理

在急性脊髓损伤后第 1 周的护理中，存在多种因素导致皮肤发生破裂。这些因素包括固定在硬质担架上的时间、运送到医院的时间延长、住院时间、矫形设备、稳定设备和牵引、手术室定位、镇静药物、严重创伤、脑损伤，由于肌肉无力而导致的无法活动，以及保护性痛感的减少。因影像学检查和诊断性检查而进行的转移，也可能增加摩擦力、剪切力和创伤性损伤[95, 119]。

2. 获得专科护理

缺乏获得专门脊髓损伤治疗的机会是 PRI 发展

的一个风险因素[120]。与专科创伤中心相比，最初在非 SCI 专科创伤中心治疗 SCI 的人中，入院接受初步康复治疗的 PRI 患病率增加了一倍[12]。有费用相关医疗障碍的脊髓损伤患者有较高的 PRI 患病率和需要 PRI 手术的概率[121]。尤其是生活在农村地区的残疾人面临接受专门护理的挑战，原因是缺乏专门培训的医疗保健提供者，治疗技术较少，长途旅行相关的挑战（如交通方式、经济情况、活动不便等）。此外，在长途旅行中必须久坐不动的脊髓损伤患者可能面临 PRI 加重的风险[122]。

（六）危险因素总结

对于临床医生来说，预防 PRI 的主要挑战是要考虑多种 PRI 危险因素（及其相互作用）。脊髓医学联盟发布的 2014 年脊髓损伤后压疮预防和治疗临床实践指南（Clinical Practice Guidelines，CPG）包含了护理提供者应遵循的 25 项以上建议的摘要[123]。欧洲压疮咨询小组（EPUAP）对全欧洲 5000 名住院患者的 PRI 患病率进行的调查表明，临床专业知识和标准治疗指南不能满足预防需求[124]。一项系统的 Meta 分析表明，PRI 的发生不能通过单一因素预测，而是导致 PRI 发生的各种复杂因素的相互作用[125]。因此，必须单独评估每个人的风险，并制订相应的预防策略。

六、风险评估

PRI 的医疗管理需要一个重复的评估、预防和治疗循环，将个人作为所有活动的焦点。在脊髓损伤患者的康复过程中，应该强调了解导致 PRI 的危险因素的重要性，同时也应该强调关于个人健康维护责任的教育。风险评估过程需要整合生活环境、年龄、组织血流等 PRI/DTI 的风险数据。最终，一种强大且可扩展的信息学方法用于应对大数据在数量和复杂性方面的挑战，有助于患者评估风险和开展个性化的交互式预防计划。

风险评估量表

风险评估量表为 PRI 发展的风险因素赋值，并根据总的数字分数对该人的风险进行分层。Mortensen 和 Miller 对脊髓损伤人群中的这些量表进行了审查[126]。有两个专门针对脊髓损伤人群的量表，即脊髓损伤患者压疮评估量表（SCIPUS）和急性脊髓损伤患者压疮评估量表（SCIPUS-A）[127]。然而，虽然 SCIPUS 对急性入院 2～3 天内的 PRI 发展有一定的预测能力，但它缺乏较长期的预测价值[121]，而且在急性住院康复中也没有被证明是有效的[128]。

Norton 量表和 Braden 量表是临床医生用来评估 PRI 发展风险的两种常用的工具。对 ICU 患者的两种评分组内一致性检测的比较发现，Norton 和 Braden 量表表现相似，表明它们测量的结构相似[129]。Norton 分级将身体状况、精神状态、活动、移动和大小便失禁亚级危险值划分 1～4 级，对应高危至低危。总分为 5～20 分，从 14 分算低风险，高风险得分在 12 分或更低。Braden 量表（表 29-1）评估 6 个子量表：活动、移动、感觉、营养、皮肤湿度以及摩擦力和剪切力，等级为 1～4。总分为 6～23 分，衡量的是导致压力强度和持续时间较高或组织对压力耐受性较低的功能能力。Braden 量表得分较低表明功能水平较低，PRI 发生的风险较高。如果 Braden 评分为 18 或更低，则应针对每个类别启动预防性干预。在 SCI 中，感觉知觉、活动性、移动性和摩擦力 / 剪切力的值几乎一致地受到影响。因此，四肢瘫患者的最高可能得分只有 15 分，即使没有进一步损害，PRI 发生的风险也很高。

七、伤口评估

伤口评估是有效伤口管理的基础，需要对患者、环境和伤口进行全面检查，以指导护理目标和治疗计划。伤口是用视觉、嗅觉和触觉来评估的。PRI 的分期、大小、创面形态、渗出物的质量和数量以及伤口周围组织应由训练有素的临床医生每 1～2 周或每当伤口有明显变化时进行评估。评估应包括确定伤口是否可愈合，包括确定病因，以及是否有足够的血液供应；如果存在系统或患者相关的愈合障碍，则进行维护；或者无法治疗，如果没有足够的血液供应来支持愈合或原因无法纠正，则确定不可愈合[130]。建议标准化每天记录 PRI 特征的格式，并将伤口评估任务分配给有限数量的评估员，以限制评估员的技能和方法之间的差异，因为准确的伤口记录对于指导伤口护理干预和监测愈合至关重要。

表 29-1　Braden 风险评估量表

危险因素	评分说明： 严重风险<9 分；高风险：总分 10～12 分；中度风险：总分 13～14 分；轻度风险：总分 15～18 分				得　分
感觉	完全受限	非常受限	很少受限	无受限	
湿度	经常潮湿	非常潮湿	偶尔潮湿	很少潮湿	
活动	卧床	座椅内	辅助步行	频繁走动	
转移	完全不动	非常有限	略微有限	无限制	
营养	非常差	可能不够用	足够	好	
摩擦力和剪切力	需要适度到最大限度的辅助移动	自由移动或需要最低限度的辅助移动	独立移动	好	
				总得分：	

有多种工具可用于监测慢性 PRI 的愈合进程。脊髓损伤压疮监测工具（SCI-PUMT）是在一群患有脊髓损伤的退伍军人中开发的，被发现既有效，又具有很高的可靠性。此评分表按从 2～26 的顺序对伤口进行分级，高分表示较高的严重程度。在 SCI-PUMT 评分中，表面积占 40% 的权重，其次是深度（14%）、窦道（12%）、破坏（12%）、边缘（8%）、渗出（8%）和坏死组织（8%）[131, 132]。其他 PRI 愈合评估包括 Bates-Jensen 创伤评估工具（BWAT）[133] 和压力溃疡量表（PUSH）[134]，这些评估尚未针对 SCI 人群进行开发和验证。

（一）分期和分级

PRI 是根据身体外观和组织丢失的程度进行分期的。只有在坏死组织被切除后才能进行分期，以便评估创面床的全部范围。最常用的分期系统基于 NPUAP 分期协商一致会议，最近一次修订是在 2016 年（表 29-2 和表 29-3；图 29-3），其中纳入了几个常用的分期系统 [1, 135]。

PRI 分期可能会受到评估员专业知识和患者皮肤状况的限制。在深色皮肤的患者中，Ⅰ 期 PRI 的非白热性红斑可能会有不同的表现。其他情况，如潮湿相关的皮肤损伤、大小便失禁相关的皮炎、医用胶带相关的皮肤损伤（又称"胶带剥离"），以及创伤性伤口可能被误认为 PRI。PRI 向最后阶段的完全演变可能需要数周时间，特别是对于不能分期的 PRI，在坏死组织被切除之前，伤口的实际阶段和深度是未知的 [136]。石膏、袜子和矫形器械也会影响 PRI 评估。PRI 不会逆着严重程度愈合，而是随着时间的推移，丢失的组织类型会被瘢痕组织取代。因此，4 期的 PRI 永远不会变成 3 期的 PRI。愈合 PRI 应记录为愈合或愈合 X 期 [135]。

（二）伤口测量

使用可靠和可重复的方法来确定伤口几何形状，这对于可靠地监控伤口愈合进程是必不可少的。进行伤口测量的最简单、最常见的方法是使用一次性纸尺和棉签，以厘米为单位测量皮面平行方向下从头到脚的最大长度和左右宽（图 29-4），以及相对于皮肤表面的最大直线深度 [137]。这种方法既经济又相对简单。然而，由于大多数伤口形状不规则，线性测量在评估员间的可靠性较差，而且通常高估了伤口面积。破坏 - 即完整的伤口周围皮肤下的伤口底部的大范围延伸，以及隧道 - 即伤口底部向任何方向延伸的狭窄区域，必须使用棉签进行测量，以确定隧道或破坏的位置，并以患者头部为 12 点钟方向进行测量。从伤口上取下棉签后，相对于伤口边缘测量隧道或破坏的范围和最大深度。特殊的泡沫棉签，沿轴带测量刻度，能够提供一定程度的可靠性。

使用电子技术可以提供更全面、更准确的文档。这些技术还得益于非接触式和远程伤口监控。

表 29-2　NPUAP 压力性损伤分期

分　期	描　述
1 期	完整的皮肤，局部区域有不能消退的红斑，在深色皮肤中可能会有不同的表现。可消退的红斑或感觉、温度或亮度的变化可能先于视觉变化。颜色变化不包括紫色或栗色
2 期	真皮裸露并且皮肤部分厚度减退。伤口床是有活力的，粉红色或红色，湿润，也可能表现为完整或破裂的饱含血清的水疱。脂肪和深层组织看不见。肉芽组织、塌陷和焦痂均不存在。此阶段不应用于描述与湿气相关的皮肤损伤或皮炎，医用黏合剂相关的皮肤损伤或创伤性伤口
3 期	皮肤全层脱落，溃疡和肉芽组织中可见脂肪，常有表皮（伤口边缘卷曲）。可以看到污垢和（或）焦痂，但不能掩盖组织丢失的程度。损伤的深度因位置不同而不同；明显肥胖的区域可能会形成很深的伤口。可能会发生破坏和隧道。筋膜、肌肉、肌腱、韧带、软骨和（或）骨骼不暴露
4 期	全层皮肤和组织丢失，溃疡中有裸露或直接可触及的筋膜、肌肉、肌腱、韧带、软骨或骨头。可以看到污垢和（或）焦痂。表皮（卷曲）、破坏和（或）隧道现象经常发生。深度因解剖位置而异。污垢和（或）焦痂不能掩盖组织丢失的程度
不可分期	全层皮肤和组织丢失，溃疡内的组织损伤程度因溃疡脱落或焦痂而变得模糊。一旦取出，就会暴露出 3 级或 4 级压力性损伤。脚后跟或缺血肢体上的稳定性焦痂（干燥、粘连、完整、无红斑或波动）不应软化或去除
DTPI	完整或不完整的皮肤，局部区域有持久的不可漂白的深红色、栗色、紫色变色或表皮分离，显示出深色伤口床或血疱。疼痛和温度变化往往先于肤色变化。变色在深色皮肤中的表现可能有所不同。伤口可能会迅速演变以揭示组织损伤的实际程度，或者可能会愈合而不会有组织丢失。不要使用 DTPI 来描述血管、创伤、神经病变或皮肤病

DTPI. 深部组织压力损性伤；NPUAP. 国家压疮咨询小组 [引自 National Pressure Ulcer Advisory Panel, Pressure Injury Stages revised by NPUAP (2016)]

表 29-3　NPUAP 2016 修订版

2016 年 NPUAP 修订的压力性损伤分期系统
• 用术语"压力性损伤"取代了"压疮"，因为术语"溃疡"并不能准确描述可能发生在完整皮肤上的 1 期压力性损伤和深部组织压力性损伤的外观
• 修订后的"压力性损伤"定义现在将损伤描述为通常发生在骨隆起上或在医疗，或其他设备下
• 现在使用阿拉伯数字而不是罗马数字来澄清和减少与类似的医学术语混淆的可能性，如Ⅳ期和静脉注射（Ⅳ）
• 阿拉伯数字的变化并不意味着从 1~4 期的线性演变
• "疑似"一词已从深部组织压力性损伤诊断标签中去掉
• 2 期压力性损伤的定义澄清了潮湿相关性皮肤损伤与压力和（或）剪切力损伤之间的区别
• 其他压力性损伤原因包括医疗器械相关的压力性损伤，当出现在皮肤表面时，应使用分期系统进行分期
• 黏膜压力性损伤的定义被澄清，以表明由于黏膜中缺乏明确分期的皮肤解剖结构，这些损伤不能分期
• 每种定义现在都描述了存在的组织丢失的程度，以及在损伤阶段可能存在或可能不存在的解剖学特征

NPUAP. 国家压疮咨询小组

数码相机可以评估伤口的大小和外观。数字立体摄影成像可快速准确地显示详细的三维（3D）伤口几何形状，并可对其进行可靠的监控（图 29-5）。另一方面，数字成像不能测量皮肤以下的东西。3D

LifeViz（加利福尼亚州，圣马特奥县，Quantificare 公司）等系统已被证明可以最小化专家和非专家评估员之间的伤口测量差异 [138]。因此，3D 伤口成像可能更适用于有多个评估员的环境或远程健康存储

1 期压力性损伤——轻度色素沉着阶段　　　　　2 期压力性损伤

3 期压力性损伤　　　　　　　　　　　4 期压力性损伤

不可分级压力性损伤——滑脱和焦痂　　　　深组织压力性损伤阶段

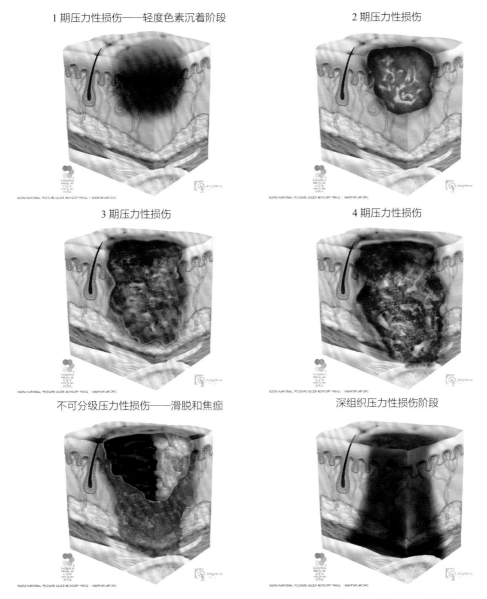

▲ 图 29-3　2016 NPUAP 压力性损伤 1～4 期、不可分级压力性损伤和深部组织压力性损伤
NPUAP. 国家压疮咨询小组；PRI. 压力性损伤；SCI. 脊髓损伤 [经许可转载，引自 National Pressure Ulcer Advisory Panel (2016).]

转发伤口护理诊所，其中非专家观察者将图像转发给伤口护理专家[139]。3D 数字成像提供的数据还被用于开发统计验证的模型，以提供针对慢性伤口的个性化预测愈合信息[140]。

（三）伤口创面评估

伤口创面评估的组成部分可以使用欧洲伤口管理协会于 2004 年正式确定的"时间"框架来回顾，即无活性或有缺陷组织的管理、感染 / 炎症控制、水分失衡和上皮进展[141]。

这些观察为理解慢性伤口的活跃问题和指导伤口护理目标的制订和促进愈合所需的干预措施提供了一个结构（表 29-4）[142]。应评估伤口组织的清洁度、慢性化、下层组织（如骨或肌腱）的暴露情况，以及是否有瘘管的证据。评估伤口和周围组织是否有感染和炎症的迹象，如发热、红斑、水肿、疼痛增加、恶臭、脓性引流、蜂窝织炎或皮疹，表明是否有真菌感染的迹象，以确定是否需要感染性检查或进一步治疗。通过确定渗出物的数量和类型（浆液性、血性、脓性）或伤口是否浸泡来评估水分水平。最后，评估伤口边缘的上皮化、无进展、卷曲（表皮）、积累的骨痂和伤口边缘可能阻碍上

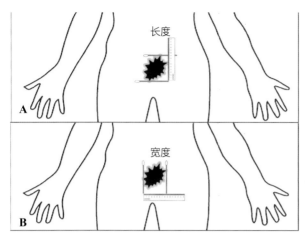

▲ 图 29-4　线性伤口测量包括垂直测量的长度（A）和彼此垂直的水平测量的宽度（B）

皮细胞迁移和破坏的碎片。

八、预防

关键是要启动预防策略，从 SCI 急性治疗期间与紧急医疗服务的最早互动开始，包括使用专门的脊柱板、手术室台面和医院床位 [119, 143-145] 时的皮肤护理（图 29-6）。

预防 PRI 的 CPG[123, 146-149] 包含类似的建议，以解决可改变的危险因素，包括在早期急性治疗期间尽早启动压力重新分配、每日的视觉和触觉皮肤检查（尤其是针对骨质隆起）、定期在床和轮椅上翻转和复位、保持皮肤清洁和干燥、提供有效的

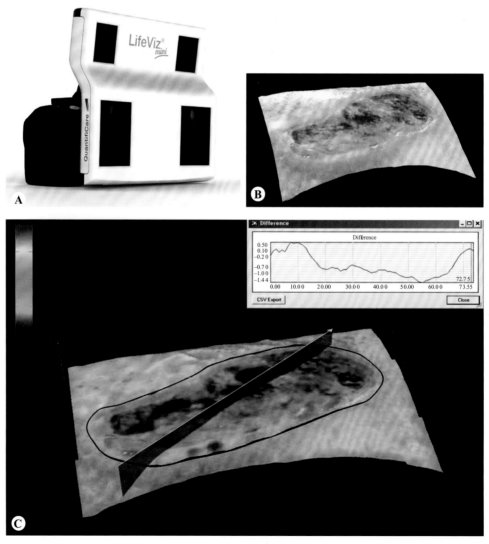

▲ 图 29-5　数字立体摄影测量的（3D）伤口测量

A. QuantifiCare 伤口成像相机；B.3D 伤口图像；C. 分析伤口图像，显示伤口床上的不同深度。3D. 三维（经许可转载，引自 Quantificare SA, Valbonne, France.）

表 29-4　时间框架

	评　估	干　预
组　织	• 无效 / 坏死的组织 • 愈合组织 • 异物 • 纤维蛋白性渗出物 • 生物膜 • 腐肉	• 清创术 • 伤口清洁 • 负压伤口治疗
感染 / 炎症	• 局部伤口感染迹象 　– 脆性肉芽组织 　– 凝胶状生物膜 　– 延迟愈合 　– 重度或脓性渗出液 　– 伤口破裂 　– 疼痛或压痛 　– 伤口床变色 　– 恶臭的 　– 脓肿 　– 伤口周围硬结 • 区域感染 　– 蜂窝织炎 　– 淋巴炎 • 全身性感染 　– 菌血症 　– 心内膜炎 　– 骨髓炎	• 清创术 • 伤口清洁 • 外用抗生素 • 口服或静脉注射抗生素
水分失衡	• 渗出量 • 渗出液质量 • 浆液性 • 血清型 • 出血多的 / 血腥的 • 化脓 • 浸渍 • 干伤口 • 干性焦痂形成	• 吸收剂敷料 • 保湿敷料 / 药膏 / 凝胶 • 感染管理 • 伤口周围保护胶 • 皮肤隔离霜 • 负压伤口治疗 • 水肿管理 　– 医疗并发症 　– 压迫疗法
上皮 / 边缘进展	• 伤口收缩 • 上皮化 • 伤口周围骨痂 • 浸渍	• 清创术 • 植皮 • 基于细胞和组织的产品

引自 Harries RL, Bosanquet DC, Harding kG. Wound bed preparation: TIME for an update. *Int Wound J*. 2016;13(Suppl 3):8-14. doi:10.1111/iwj.12662.

床垫和个性化的压力重新分配座椅系统、均衡营养、运动和教育。从长远来看，脊髓损伤患者的优先级风险很可能随着时间的推移而变化。因此，必须制订可行的优先级预防策略，以考虑个体特征和情况 [37]。

（一）教育

预防 PRI 的基础是教育。个体化、全面性的预防教育应从脊髓损伤后的最早时机开始，贯穿整个早期康复，并对脊髓损伤的老龄化适当调整。教育内容应根据个人的理解水平量身定做，应涵盖 PRI

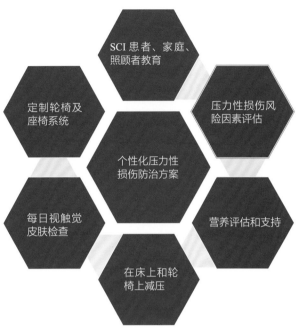

▲ 图 29-6　个性化压疮防治方案

对生活质量的个人影响、PRI 的原因、风险因素教育、姿势和设备、并发症、如何预防伤口、日常皮肤护理、伤口治疗，以及如何知道何时就医。多媒体教育对有些患者来说可能更有效[122]。当 SCI 患者出现 PRI 时，应该重复教育。主动教育规划比被动学习更成功地产生了对预防方案的遵从性[150, 151]，但尚不清楚这些方案是否降低了 PRI 的发生率[152]。激励性访谈被证明有助于患者坚持个人护理计划[153, 154]。然而，也有研究表明，对脊髓损伤患者使用标准化的方法调动其积极性对二级预防无效[155]，这突出了个性化方法的持续必要性。

（二）支撑面

应为有 PRI 风险的人提供适当的压力再分布支撑面。尽管有多种选择，但不能推荐任何一种床垫、覆盖物或综合床位系统来预防 PRI[156]。支撑面的选择应该根据个体患者的需要，同时保持成本效益[123]。反应性支撑面可以是无动力的，也可以是动力的，适合脊柱稳定的用户，他们可以调整自己的姿势，以减轻所有危险区域的压力。反应性支撑面包括泡沫（黏弹性、弹性、闭孔和开孔）、凝胶、水和空气床垫，它们可能随交替压力系统一起提供。医院标准泡沫床垫不适用于高危患者。主动支撑面是有动力的，用于不能自主调整姿势的人，以

及那些已有或恶化的 PRI 的人。这些支撑物通过下述两种方法动态地均分接触面的压力：浸泡，身体沉入接触平面以下，将压力分散到周围区域；以及包络，即支撑面调整自身形状，贴合不规则身体形状。主动支撑面包括低空气损失床垫和覆盖物、交替式压力床垫或集成床系统，以及气垫床。尤其适用于多发性 PRI、大型 3 期或 4 期 PRI 的患者，或皮瓣手术后的患者。

气垫床可提高 PRI 的愈合率，特别是由于降低了压力和剪切力，减少了大量渗出伤口的浸渍 / 改善了干燥，因此适用于皮瓣术后的愈合。缺点是它们不推荐给脊柱不稳定的患者使用。潜在的并发症包括脱水、肺充血增加和患者转院困难。压力再分配装置包括枕头、泡沫楔和减压鞋跟保护器。这些应用于防止骨性突起相互接触或将它们悬挂在设备之间。脚后跟应该抬离支撑面，以防止跟骨 PRI。

（三）轮椅座椅系统

专门的座椅系统应该根据 SCI 患者的喜好、他或她的解剖变异，以及减压、转移和移动性的功能需求进行定制。应调整座垫、靠背、扶手和脚垫的样式和位置，以优化轮椅中躯干和臀部的对齐。座垫有泡沫、凝胶、空气、其他气体和异形泡沫复合形式可供选择。应避免使用甜甜圈形状的垫子，因为环内的组织灌注受损。全面的座椅评估，包括界面压力图，可能通过改善轮椅使用者的皮肤管理来帮助预防 PRI[157]。虽然界面压力测量皮肤和座椅或支撑面之间的压力，但它无法检测到剪切力。虽然界面压力被用作 PRI 研究中分析不同的坐姿和教育重心转移技术的一个反映性的指标，但没有明确的证据表明，仅靠界面压力评估就能阻止 PRI 的发展[37-41, 158]。

（四）体位

体位的一个目标是在为个体保持舒适和有效的体位的同时，减少骨性突起上的负荷，这对 PRI 的发展是有保护作用的。肢体挛缩、脊柱侧弯、骨盆倾斜、严重痉挛和其他情况，会干扰最佳体位和体位调整。体位调整是预防的中流砥柱，涉及各种类型和频率的运动以释放压力。

大多数 PRI 预防指南建议保持床头高度低于30°。然而，在一篇关于床和轮椅定位和姿势调整

对预防 PRI 的有效性的综述中，Groah 等研究发现，除了最低的界面压力与完全仰卧或俯卧姿势有关外，在健康或住院的健全受试者的研究中，骶骨界面压力和床头抬高之间没有明确的关系[37]。研究表明，四肢瘫患者骶骨界面压力随床头增加而增加；在 90° 侧卧位时，受压的大转子部位压力增加。因此，目前尚不清楚在多高的床头高度下，界面压力的增加与临床相关。影响可能根据界面压力升高的程度，和持续时间、身体习惯、年龄、体重和并发症的差异而有所不同。对于患有急性脊髓损伤和（或）心肺疾病的人，床头的位置可能取决于他们的呼吸需要，而不是皮肤保护目标。因此，在有高危并发症的患者中制订 PRI 预防计划是势在必行的。

对于仰卧在床上的人来说，有规律的翻身时间表是必不可少的，但选择具体时间表的证据仍然不够[37]。在没有更有力的证据的情况下，应继续每隔 2h 在床上改变体位[122]。长期以来，这一直被认为是高危人群的"金标准"[122]。然而，即使在医院环境中也很少能做到这一点[159]。其他人发现，如果支撑面合适，每隔 4h 翻身也行[160, 161]，但受试者没有脊髓损伤。

同样，标准的临床实践是建议坐着时每隔 15～30min 减压一次[162]，但这很少实践。Sonenblum 和 Sprigle 监测了患有脊髓损伤的社区居民的减压方法[163]，发现患者很少进行完全减压，即完全消除一个坐骨区压力 15s～2min。应该注意的是，15s 的完全减压通常不足以让组织完全恢复充足的氧气供应。有证据表明，恢复足够的皮肤灌注需要 1～3min 的大范围减压[37, 157]。患者更常使用的调整姿势的方法是转移重心和座位内移动。此外，没有 PRI 病史的人进行转移重心的频率明显更高。有证据支持倾斜或前倾的建议，而不是倾斜以释放压力，因为后倾时剪切力显著增加[37, 164, 165]。

总而言之，目前还不清楚一个人可以在一个位置呆多久而不会造成组织损伤。对于每个处于危险中的个体[57]，软组织的负荷并不相同。因此，有效的体重转移的持续时间和频率需要针对个体[37]进行个性化调整。在日常生活活动（activities of living，ADL）中抬起臀部，通过功能性活动不断调整重心、进行座位内运动，应该被视为每个人预防 PRI 的重要补充方案。

（五）微循环调节

应用局部降温可以减少反应性充血，从而降低 PRI 发生的风险[166, 167]。初步研究表明，局部降温可以降低 SCI 患者负荷下的短期缺血反应[167]。然而，到目前为止，这还没有显示出在较长时期内减少 PRI 的发生率。最近已经开发出能够对汗液代谢物进行原位实时分析的可穿戴汗液传感器阵列，这可以使由于微环境温度升高而导致的组织健康损害的早期指示成为可能[168]。

（六）营养

营养不良是导致 PRI 和不能及时治愈 PRI 的危险因素。它的发生是由于摄入量不足以及热量需求增加、吸收不良和炎症代谢改变导致的营养消耗和运输的改变。营养不良可以在至少存在以下两个标准时得到诊断，即热量摄入不足、体重减轻、肌肉质量减轻、皮下脂肪丢失、水潴留（可能掩盖体重减轻）和（或）功能状态下降[169]。使用总蛋白、白蛋白和前白蛋白等炎症生物标志物来定义营养不良状态不再被推荐用于急性疾病患者，因为现在已经认识到指标下降是急性期反应的直接影响，尽管白蛋白也会在伤口渗出液中丢失。与此同时，包括 C 反应蛋白和铁蛋白在内的阳性急性时相反应物的水平由于炎症级联而升高，这触发了更高的静息能量需求和分解代谢状态。有脊髓损伤和严重 PRI 的人比无 PRI 的人每天多消耗约 5kcal/kg。由于细胞因子的作用，热量需求的增加与厌食症和营养物质的异常使用之间存在矛盾的联系。精氨酸和谷氨酰胺在生理应激期间，包括 PRI 成为条件性必需氨基酸[123]。

最近的一项 Cochrane 分析显示，没有高质量的证据支持营养补充干预预防或治疗 PRI[170]。有中等质量的证据支持精氨酸、蛋白质补充剂和微量营养素，如维生素 C、锌和铜的积极作用。在胶原形成过程中，脯氨酸和赖氨酸的羟基化需要维生素 C。锌是胶原形成的辅助因子，但应谨慎补充，因为过高的锌水平会损害铜的吸收，铜也用于胶原的交联[171]。一项小型观察性研究发现，补充精氨酸有利于脊髓损伤患者的 PRI 愈合[172]。

NPUAP、EPUAP 和泛太平洋压力性损伤联盟

（PPPIA）关于预防和治疗 PRI 的联合建议，建议进行营养筛查、评估和制订个性化护理计划，并结合提供充足能量、蛋白质、水合作用、维生素和矿物质摄入的均衡饮食[171]。营养护理计划应考虑营养需求、喂养路线和患者的护理目标。应定期监测体重。对于部分患者而言，可能需要放开饮食以鼓励口服摄入。间接量热法是确定热量需求的金标准，但它是劳动密集型的，而且对 SCI 患者来说可能很难获得。方程式，如 Harris-Benedict 方程式，已经被用来估计有或没有 PRI 的 SCI 患者的热量需求，但 Harris-Benedict 方程式可能低估了患有 PRI 的成年人的热量需求，因此建议的修正系数为 +10%[173]。NPUAP/EPUAP/PPPIA 指南建议 PRI 和营养不良的成年人热量的摄入量应按体重增加至 30~35kcal/（kg·d），以及蛋白质的摄入量应按体重增加至 1.25~1.5g/（kg·d）[171]。然而，这些指南没有考虑脊髓损伤患者能量消耗的改变。因此，建议进行个体化评估，并根据患者的病情变化重新评估。同时，肾功能和肝功能也应进行评估，以确保更高水平的蛋白质是可耐受的[123]。

（七）辅助技术和适应设备

随着 ADL 的建立，对预防性 PRI 行为的坚持往往会随着时间的推移而下降[174]。辅助技术和远程医疗可以通过为居住在远离专业知识中心或缺乏前往专业知识中心的交通工具的 SCI 患者提供获取信息、设备和干预的途径，为初级和二级 PRI 预防提供支持[175]。在最初的康复之后，电子学习可能是一种支持持续预防行为的选择，通过按照个人的步调提高知识，同时有易于访问的优点[176]。需要更大规模的后续研究来确定这些计划的长期有效性[177]。

预防 PRI 的辅助技术设备包括空间倾斜轮椅和动态坐垫。空间倾斜轮椅要求使用者向后倾斜超过 45° 才能实现有效的压力释放，坐骨压力随着倾斜角的增加而呈线性下降[37, 165, 167, 178]。交流压力垫是一种辅助技术，可以实现自动周期性重量转移，潜在地补偿低于建议的泄压频率。这项技术动态和持续地重新分配压力，并提供持续的积极的组织健康效应，具有良好的用户满意度[66, 179]。然而，这两种方法都没有被证明影响 PRI 的发病率。

神经肌肉电刺激（neuromuscular electrical stimulation, NMES）应用于臀部肌肉可以提供自动的有规律的重心转移，同时潜在地影响固有的 PRI 危险因素。经常使用臀肌 NMES 能够通过刺激诱导的肌肉收缩改善长期脊髓损伤患者瘫痪肌肉的内在特性[180]。尽管在 25 年前已经获得专利，但由于疗效和可靠性有限，臀部表面电刺激[181, 182] 未能成为治疗的标准。植入式刺激系统旨在提高可靠性和可预测性。一项可行性评估表明，为了保持有益的变化，每天使用间歇性臀部刺激是必要的[183]。虽然一项对一名有反复严重组织破坏病史的个体进行的 7 年病例研究在预防 PRI 方面是有效的[184]，但还需要进一步的研究来更广泛地确定这种辅助技术的有效性。

九、伤口愈合

（一）正常伤口愈合

正常的伤口愈合涉及一个复杂的过程，经典的描述是有 3~4 个重叠的阶段，即止血、炎症、增殖、成熟和重塑。最初，胶原纤维重组并获得抗拉强度。这一过程一直持续到瘢痕恢复约 70% 的组织原始强度，可能需要数周至数年的时间[185, 186]。部分厚度 PRI 通常通过伤口边缘和真皮附属物上皮细胞的迁移在 1~2 周内愈合而不形成瘢痕，这些上皮细胞保持完好。浅层全层创面通过上皮从伤口边缘迁移而愈合，愈合率取决于伤口大小。较深的 PRI 需要更长的时间才能愈合，这取决于伤口的大小和要切除的坏死组织的数量。

（二）未愈合伤口的病理学

PRI 可能会因为多种原因而变成慢性损伤。炎症期的延长会导致蛋白水解酶降解细胞外基质，抑制生长因子，从而阻碍新的瘢痕组织的产生和成熟。在炎症阶段使用抑制性皮质类固醇药物，以及对伤口环境中的生物膜的反应，可能会发生调节失调[187]。由于持续的压力或营养不足，肉芽组织的增殖可能会减缓或停止。成熟和重塑阶段的失调可能是由于创面床水分不足阻碍上皮细胞迁移，或新形成的瘢痕组织受到压力和剪切力所致。在这一阶段，伤口过度收缩会限制关节的活动范围，随后容易发生再活动损伤。

当伤口环境在减压、营养和灌注方面得到优化后，伤口生物膜被认为是导致慢性伤口的主要原因。生物膜是由伤口定植细菌、多糖、脂类和蛋白多糖以及水通道组成的分泌糖萼的多菌集合的水凝胶状基质。它们在数小时内形成伤口，并嵌入肉芽组织的顶层。生物膜的厚度可以从肉眼看不到的几微米到伤口床上的黏稠涂层，导致伤口通常是苍白色、粉红色、珍珠色，有光泽的，而不是粗壮的红色和颗粒状的。只有生物膜表面的细菌新陈代谢活跃，因此对抗生素敏感。那些生物膜深处的细菌保持休眠状态，以保护它们免受抗生素的影响。通过这种方式，生物膜结构保护细菌，使其对外用防腐剂和抗生素具有不渗透的屏障。

生物膜刺激伤口床内放大的炎症反应，使分泌脯氨酸炎症分子的白细胞迁移到伤口内。炎性细胞分泌弹性蛋白酶、蛋白酶和基质金属蛋白酶等物质，分解新形成的细胞外基质。细胞外基质的周期性形成和破坏会阻止瘢痕组织的生长和成熟，从而导致伤口的慢性化[188]。虽然所有的慢性伤口都有一定程度的生物膜，但在生物膜中发现的细菌种类可能会预测哪些伤口成为慢性伤口，哪些伤口最终会愈合。与无法愈合相关的伤口生物膜形成菌包括假单胞菌、金黄色葡萄球菌和 B 组链球菌，但难以培养厌氧菌也可能对伤口愈合产生负面影响[189]。DNA 的分子检测最有可能提供有用的信息，因为伤口培养在鉴定生物膜细菌成分方面并不有效。需要进一步的研究来充分表明生物膜中创伤炎症的致病性[190]。

十、PRI 治疗

当伤口及早识别并迅速实施干预措施时，PRI 治疗是最有效的。PRI 治疗的指导原则是，如果压力不得到补救，即使所有其他条件都优化了，伤口也不会愈合。因此，PRI 护理不仅需要局部伤口护理，还需要对患者进行评估，以消除可逆的易感条件，管理组织负荷，避免摩擦力和剪切力，管理水分和去除坏死组织。这往往需要在家中有额外的耐用医疗设备和辅助服务。

（一）跨学科团队评估

PRI 的成功管理需要跨学科创伤团队的投入，

该团队通常由 PRI 患者、他们的家人和照顾者、医生、护士、治疗师、营养师和社会工作者组成，以解决导致慢性 PRI 的各种因素[19, 191]。时间框架[141, 192]可用于指导 PRI 伤口床准备愈合，但必须在优化 PRI 减压、患者的医疗和营养状况，以及包括耐用医疗设备在内的环境条件。在仔细评估 PRI 患者及其支持网络并与其讨论后，必须明确界定伤口治疗的目标。如果患者不能或不愿意完全实施治愈 PRI 所需的措施，伤口慢性化是可以预期的，并且应该与患者合作开发一种姑息的伤口管理方法[193]。

（二）组织负载管理

PRI 愈合的一个关键特征是减轻压力和剪切力，因为大多数慢性 SCI 患者的 PRI 都是坐位发生的。因此，在适当的负荷重新分配的支撑面或床垫上卧床休息是愈合坐骨 PRI 的关键组成部分，而不太久的坐姿可能不会影响骶骨伤口的愈合，只要患者没有因为轮椅安装不正确或躯干控制不佳而形成"骶骨坐姿"。重要的是要注意，如果一个人经常在床上坐着，卧床休息可能对愈合坐骨 PRI 无效。同样，脚后跟和前部必须小心减轻压力，以避免形成新的PRI。为了优化愈合，卧床休息时必须遵守有规律的翻转和调整姿势时间表。

（三）清创、生物膜还原、清洁

当形成全层 PRI 时，必须迅速切除坏死组织，以降低感染的风险，并为肉芽组织提供有利的环境。

坏死组织可隐藏脓肿或体液，并模糊伤口深度。一旦失去活力的组织被移除，必须定期进行清洗，以去除炎症中对促进慢性伤口形成的炎症刺激[141]。在优化了患者和伤口条件的其他方面之后，打破伤口慢性化的周期通常是通过仔细应用基于生物膜的伤口清洁的时间框架（表 29-4）和原则来实现的，这些原则包括经常移除和预防生物膜，因为生物膜在移除后 4h 内开始重新形成，并在 48h 内成熟[194, 195]。有关去除坏死组织和破坏生物膜的技术，请参见表 29-5。由于上皮边缘推进对于慢性伤口的闭合是必要的，对伤口边缘的评估为伤口治疗的有效性提供了证据。干燥的组织和坏死的碎片应该从伤口边缘移除，因为这可能会阻止上皮细胞的迁移。

建议每周手术或在床边保守地通过手术刀、剪刀或刮刀对出血组织进行锐利清创，以去除生物膜和任何覆盖的软组织渗出物和腐烂物。Steed 等既往记录表明伤口中心的愈合率较低，清创频率较低，并且与治疗无关[196]。手术室中的外科清创手术可以为活组织提供完全的清创，并且可以更好地控制止血、自主神经功能障碍和在麻醉下执行手术时的疼痛。然而，它的费用很高，全身麻醉也不是没有风险的，而且由于一些活性组织的丢失，可能会导致更大的伤口床[141]。

对于慢性伤口，很少推荐使用干湿纱布的机械清创，因为它可以非选择性地去除坏死和健康的组织，而且可能会给患者造成痛苦。机械清创的另一种方法包括纱布清洗，各种水疗方法，包括脉动冲洗[197]，以及高压冲洗，即浸泡和疏松坏死组织，然后使用正压或负压将伤口碎片从伤口床上分离出来。在清除坏死污垢和生物膜方面前景看好的新技术包括低频超声波清创[198]、单丝清创垫[141, 199]，以及使用特殊设计的泡沫敷料[200]将清洗液滴注与负压伤口治疗（negative-pressure wound therapy，NPWT）相结合。需要进一步的研究来验证这些方法在慢性伤口清创中的作用[201]。

自溶式清创手术使用白细胞分泌的自身裂解酶来分解坏死的污垢。它是通过使用水合敷料来实现的，如闭合性水胶、水凝胶或活性 *Leptospermum* 蜂蜜[202]，随着时间的推移，这些敷料会提供水分，从而允许酶清创发生。自溶清创的好处包括对失活组织

表 29-5　清创技术

类　型	方法细节	注意事项
手术 / 切除	• 用手术刀、剪刀、刮匙切除坏死的组织 • 宏观 • 非选择性 • 在床头或在手术室 • 在手术室中，麻醉可以控制自主神经功能障碍	• 需要技能 • 出血风险 • 可能损坏活组织 • 注意抗凝 • 手术安排延迟
机　械	• 湿到干的敷料 • 脉冲式灌洗 / 水疗 • 清创垫 • 超声波 • 非选择性 • 宏观 • 快速	• 可能会很痛苦 • 出血风险 • 可能去除未坏死的组织 • 注意抗凝
自　溶	• 包扎敷料 • 水凝胶 • 高渗盐水 • *Leptospermum* 蜂蜜 • 可选择的	• 慢 • 注意伤口周围的浸渍
酶	• 胶原酶 • 可选择的 • 至少每天换药一次	• 慢 • 可以被过渡金属离子（银、碘）和离子表面活性剂以及某些伤口清洁剂钝化 • 过敏
蛆治疗法 / 生物	• 丝光绿蝇 • 可选择的 • 微观	• 心理适应障碍 • 需要复杂的着装 / 培训
伤口清理	• 表面活性剂 • 分解生物膜	• 过敏 / 敏感 • 有些可能会使胶原酶失活

有选择性、无痛、无创、便捷。然而，它比其他形式的清创要慢得多，当使用水凝胶[203]时，所需时间大约是酶清创的 3 倍，并且会增加浸渍和感染的风险[141]。

酶清创包括将胶原酶应用于伤口床，胶原酶是由溶组织梭菌在凡士林基质中发酵产生的。胶原酶选择性地消化暴露在失活组织、细胞外基质和其他伤口碎屑中的胶原，对健康的肉芽组织没有不良影响。如果用手术刀与厚焦痂交叉切开，以改善表面与坏死组织的接触，效果会更好。它在体温下的 pH 为 6～8 时具有活性，可被过渡金属离子如银、聚维酮碘、某些表面活性剂和酸性溶液灭活。因此，以前用失活产品处理过的伤口床在使用酶之前应该清洗干净。胶原酶价格昂贵，需要相当长的时间才能达到完全清创，并且经常被用作其他形式清创的辅助手段。

生物蛆清创疗法（maggot debridement therapy, MDT）使用蛆分泌的裂解酶和抗菌分子进行体外消化，去除坏死物质，杀死革兰阳性细菌和革兰阴性细菌，并降解生物膜[204]。MDT 清扫 3 期和 4 期坏死性 PRI 比保守治疗更快，并促进慢性 PRI 肉芽组织的形成[205]。生物蛆清创疗法需要用丝光绿蝇的灭菌幼虫接种伤口，这种幼虫只能通过处方获得，对坏死组织是有选择性的。将幼虫以伤口床的面积，5～10 条 /cm² 的浓度进行涂抹，并用专门的多孔网状敷料容纳，让幼虫呼吸，并将液化的坏死物质从伤口排出。它们放置在原地 48～72h，敷料每 6h 或弄脏时更换一次。

伤口清洁是至关重要的，因为生物膜细菌在锐利清创后 24～48h 内对局部治疗变得敏感，这是因为破坏周围基质的保护性质，并迫使细菌在代谢上变得活跃，以重建生物膜[194]。清创后抑制生物膜成熟的方法有多种。脉动冲洗或用 NPWT 滴注可以机械地清除新的浮游细菌。超声波清创和局部敷料也可能抑制生物膜。局部应用的生物膜抑制产品包括生理盐水（可用于与 NPWT 定期滴注）、化学治疗，如 1/4 浓度的次氯酸钠溶液（DAKIN）、己二醇碘、聚六亚甲基双胍（PHMB）和表面活性剂伤口清洁剂。这些产品有助于减少生物污染和去除厚重的生物膜，特别是在感染的伤口，但使用时间必须与每种方法的组织毒性潜力相平衡（表 29-6）。

聚维酮碘因细胞毒性、可能引起甲状腺异常、酸中毒和其他电解质异常，所以若非绝对必要，不应长期使用[122]。高渗透压表面活性剂创面产品通过其两亲性分子与生物膜脂质的相互作用分散生物膜，在组织毒性小的情况下显示出良好的生物膜减薄前景。MDT、*Leptospermum* 蜂蜜和含银敷料的应用也抑制了生物膜的再生长。电刺激也可以抑制创面中浮游细菌的生长，但是需要进一步的研究来阐明电刺激在慢性创口生物膜管理中的作用[194, 207-211]。

（四）伤口感染、抗生素和局部消毒剂

对伤口感染和炎症进行评估，以确定是否存在过度炎症反应或感染证据，这两者都会延迟伤口愈合。还应评估患者是否有其他系统性原因引起的栓塞。由于感觉受损和免疫抑制，患有脊髓损伤和其他共病（如糖尿病、贫血、肥胖症和其他系统性疾病）的人的感染可能难以被发现。

PRI 相关感染范围从局部伤口感染到区域性扩散感染（如蜂窝织炎、淋巴管炎、坏死性筋膜炎），再到骨髓炎和全身感染。PRI 感染的系统证据包括发热、白细胞增多并伴有伤口渗出物增加、伤口外观恶化或尺寸增大、易碎肉芽组织、脓肿形成、异味、破坏增加、创面变色和组织屑[212]。25% 的未愈合的 PRI 患者中存在骨髓炎[213]。

疑似感染的地方应进行深部创面和活检组织培养。有证据表明，每克组织含有超过 10 万个微生物的伤口无法愈合；然而，定量培养测量的是浮游细菌，而不是生物膜，这在实验室操作中仍然很难描述。因此，在没有感染证据的慢性伤口中，不鼓励用常规伤口拭子进行培养[214]。同样，不推荐在未感染的 PRI 中使用外用抗生素，因为外用药物不能穿透未破坏的生物膜，反而增加产生抗生素耐药性的可能性[194]。

如果出现全身性或传播性感染，使用适当的全身性抗生素治疗是必要的。全身抗生素方案的理想基础是深部伤口、组织或骨组织活检和治疗的培养和药敏试验，对于皮肤和软组织感染，持续时间为 5～10 天；对于播散性血流感染，持续时间为 2 周；对于骨感染，持续时间为 6 周或更长时间，具体取决于机体和慢性病[215, 216]。然而，深度伤口和组织

表 29-6 伤口防腐和抗菌产品

类型/复合基	活性成分	物理/化学性生物膜损伤	杀菌性	对宿主细胞毒性	细菌耐药性	注意事项
四级氨（清洁剂）	苯扎氯铵	否	是	在非哺乳动物体内，低浓度时毒性较小	是	可使胶原酶失活
聚六亚甲基双胍（PHMB）	十一碳烯酰胺丙基、十一碳烯酰胺丙基甜菜碱、聚氨丙基双胍	是	是	否：低浓度溶液时 是：含有 PHMB 的敷料	无相关报告	可使胶原酶失活、被欧盟列为第二类致敏物
次氯酸钠	漂白剂、氯	是，在高浓度时	是	对成纤维细胞和角质细胞有毒；可能导致炎症介导的组织损伤	很罕见	可使凝胶配方中的胶原酶失活
银	银离子、磺胺嘧啶银盐、硝酸银	否	否	是，在体外 在体内的作用没有相关报告	罕见	对银过敏，可将组织染成蓝色，可使胶原酶失活
外用抗生素	杆菌肽锌、新霉素、多黏菌素 B、莫匹罗星、甲硝唑	否	是，莫匹罗星（仅作用于革兰阳性菌）	是，除了莫匹罗星	是	当微生物代谢活跃时起作用、被伤口碎片灭活、甲硝唑可使胶原酶灭活
依托度酸	卡地姆碘、聚维酮碘	是	是	否：卡地姆碘浓度上升到 0.45% 是：聚维酮碘	非常罕见	对碘过敏，可使胶原酶失活，长期使用或过度吸收，甲状腺疾病或肾脏衰竭
表面活性剂	苯扎氯铵、柠檬酸盐	是	是	否	否	可使胶原酶失活
	三嵌段共聚物表面活性剂（泊洛沙姆）	是	是	否	否	超声波会降解泊洛沙姆，产生细胞毒性副产物
医用级蜂蜜	活性 Leptospermum（麦卢卡）蜂蜜	是	是，与抗生素具有协同作用	否	否	对蜂蜜过敏

引自 Snyder RJ,Bohn G, Hanft J,et al. Wound biofilm: current perspectives and strategies on biofilm disruption and treatments. *Wounds*.2017; 29(6):S1-S17;Jovanovic A,Ermis R,Mewaldt R,et al. The influence of metal salts,surfactants,and wound care products on enzymatic activity of collagenase ,the wound debriding enzyme.*Wounds*.2012;24(9):242-253;Stotts,NA,Bioburden infection.In Baranoski S,Ayello EA,eds,*Wound Care Essentials*.4th ed.(Chapter 7).Philadelphia, PA: Wolters Kluwer;2016;Scientific Committee on Consumer Safety.European Commission Heath and Food Safety.Opinion on Polyaminopropyl Biguanide (PHMB)-Submission Ⅲ .07April 2017, European Union 2017.https://ec.europa.eu/health/sites/health/files/scientific_committees/consumer_safety/docs/sccs_o_204.pdf Accessed; 2018-03-12.(Archived by WebCite® at http://www.webcitation.org/6xrAKDF54); Wang R,Hughes T, Beck S, et al, Generation of toxic degradation products by sonication of Pluronic® dispersants:implications for nanotoxicity testing. Nanotoxicology. 2013;7(7):1272-1281.doi:10.3109/17435390.2012.736547; Cater DA, Blair SE, Cokcetin NN, et al.Therapeutic manuka honey:no longer so alternative.*Front Microbiol*.2016; 7:569.doi:10.3389/fmicb.2016.00569.

培养并不总是可用的，可能需要经验性的抗生素选择。

　　生物膜和生物膜的减少可以通过使用清创技术结合局部治疗来实现，以抑制细菌的生长和生物膜的再发展。目前减少生物污染的抗生素局部治疗包括消毒剂和抗生素。消毒产品似乎不太容易受到微生物耐药性发展的影响，这是因为它们针对众多细胞生物学水平的广泛作用机制，而不是像抗生素那样针对特定的途径。常用的伤口消毒产品包括银、碘（己二醇碘的细胞毒性低于聚维酮碘）、次氯酸钠溶液、PHMB、医用蜂蜜和表面活性剂。这些药物通常在重新评估伤口改善之前使用长达 14 天，但可考虑用于感染高危患者，或用于局部伤口感染或严重定植伤口的早期治疗。在确定疗程时，应考虑消毒剂的组织毒性。局部使用甲硝唑凝胶可用于有高厌氧菌载量的伤口，如有强烈恶臭和感染迹象的伤口。然而，由于过敏风险，不能使用外用抗生素杆菌肽、新霉素和多黏菌素[141]。

（五）敷料和辅助治疗

　　适当的创面水分平衡是创面愈合的关键。过多或过少的水分都会导致伤口延迟愈合，如果伤口渗出物渗入外层敷料，还可能影响生活质量。需要足够的伤口水分来激活生长因子、细胞因子和炎性细胞迁移，促进自溶性清创，但过多的渗出液可能会浸泡和损害伤口周围的皮肤或导致肉芽增生。可以使用多种敷料及 NPWT 来实现水分管理，以控制渗出液的排出、气味和浸渍，同时提供所需的治疗效果。敷料的选择应基于患者的伤口护理目标。理想的敷料应与伤口床相符，易于从隧道和（或）破坏中取出，保护不受污染、隔热、吸收渗出物，并可以制成各种形式，同时最大限度地减少体积、气味、敷料更换带来的痛苦，以及每周更换敷料的次数（表 29-7）。接触伤口床的敷料被认为是主要敷料，并根据其保持、吸收或释放水分的能力进行选择。可与外用抗生物膜产品联合使用。次要敷料用于覆盖和固定主要敷料[123, 217]。

　　海藻酸盐是由棕色海藻制成的高吸水性纤维敷料，可用作各种中度到高度渗出伤口的主要敷料，包括感染和污染的 PRI。它们被塑造成符合要求的条状和片状，可以放入隧道和受损区域，或应用于裸露的肌腱上，但必须将产品小心从管路中完全移除，以避免留下感染病灶。它们需要次要敷料才能固定。根据渗出物的不同，换药频率可能从每天到每周 3 次。注意避免敷料脱水和粘在伤口床上。

　　透明薄膜是单面涂有黏合剂的聚氨酯薄片，可以用作皮肤保护或部分厚度伤口的主要敷料，或者更常见的是，用作其他产品的次要保护措施，以保持水分和促进自溶。它们对液体是不透的，但对气体和湿气是半透的，并且不能吸收。只要伤口渗出物没有从伤口渗出或发生浸渍，它们可以保持在原位长达 7 天，由于有剥离皮肤的风险，它们应该被小心地移除。

　　水胶体敷料用于低至中度渗出的 2 期或 3 期 PRI，有助于维持和创造有利于自溶清创的湿润伤口床。水胶体有多种形式可供选择，从片状到糊状和粉末状，可用作主要或次要敷料。它们提供了一种闭塞屏障，也可以用作未受伤皮肤的保护性敷料。敷料可能每隔 3～7 天更换一次，或者在敷料饱和时更换。不建议将水胶体用于破坏或挖掘伤口，并不是所有的产品都被批准用于感染的伤口。

　　水凝胶作为一种主要敷料或与其他敷料联合使用，适用于各种部分和全层 PRI 的治疗，目的是使伤口床水化，促进坏死组织的自溶清创。它们有各种形式可供选择，从无定形凝胶到片状敷料和凝胶浸渍的包裹性敷料。水凝胶产品可能不具有很强的吸收性，因此不推荐用于渗出物较多的伤口。然而，它们是高度顺应性的，贴合伤口床很好地缓解了换药时的疼痛。无定型凝胶敷料可以每天更换，对于片状敷料，每周最多更换 3 次。浸渍是一个令人担忧的问题，可以通过使用伤口周围保护皮肤的湿巾或屏障敷料来补救。

　　浸渍的纱布可以渗透各种试剂，如高渗或生理盐水、凡士林、锌、三溴苯酸铋和己二醇碘。它们用于部分到全层的伤口，可能是渗出性或感染性的，可以用来冲洗空洞和肠子。它们提供保湿和抗菌性能，通常需要次要敷料。接触层由单层聚酰胺网或多孔硅酮涂层尼龙网组成，附着在干燥皮肤上，不附着在伤口表面。他们保护伤口床，暴露的组织，如肌腱或血管，应注意任何适用的产品在去

表 29-7 压力性损伤敷料

分 类	组成 / 描述	适应证	优 点	缺 点
		被动治疗		
海藻酸盐	• 棕色海藻的非织造纤维 • 可提供片状、条状和复合材料 • 每 1~2 天更换一次	• 局部和全层伤口的基本敷料 • 3 期和 4 期 PRI • 神经束、窦道和空腔	• 减少疼痛 • 可用于窦道清理 • 用于轻微出血的止血	• 不用于干燥的焦痂或严重出血 • 去除后可能有异味 • 可能需要次要敷料
透明胶片	• 涂有单面黏合剂的聚氨酯薄膜 • 可渗透氧气和水蒸气 • 不渗透液体和细菌 • 每周增加 1 次	• 主要敷料用于高危险完整度预防 • 次要敷料与其他产品 • 很少渗出的上筋膜伤口	• 促进自溶清创 • 减少摩擦 • 能够可视化伤口床 • 可以减少疼痛	• 不吸水 • 可能会粘在脆弱的皮肤上 • 难以应用 • 液体滞留可能会导致浸渍
凝胶	• 闭塞或半闭塞敷料，由明胶、果胶和羧甲基纤维素等材料组成 • 防水 • 有各种薄片、糊剂和粉末 • 每 3~7 天更改一次	• 主要或次要 • 局部和较浅的全层厚度 • 坏死的伤口 • 少量到中度渗出	• 促进自溶清创 • 减少摩擦 • 整合 • 可与其他产品结合使用	• 不适用于严重渗液、深度伤口或脆弱皮肤 • 可能很难去除 • 可能导致伤口肉芽增生
水凝胶	• 水基或甘油基产品为伤口床提供水分 • 无黏性 • 有非晶凝胶、片状、条状、浸渍纱布 • 每 1~3 天更换一次	• 主要（凝胶 / 纱布）或次要（片状）敷料 • 部分和全厚度 • 深的伤口 • 干伤口	• 促进自溶清创 • 整合 • 可以减少疼痛 • 再水合伤口床 • 凝胶可用于干感染的伤口	• 如果不覆盖，很容易脱水 • 需要次要敷料 • 不适合严重的分泌物 • 可能会导致浸渍 • 可能很难获得
浸渍纱布	• 浸有高渗盐盐水或生理盐水、凡士林油、锌、碘或等剂的编织纱布 • 每 1~3 天更换一次	• 局部和全厚度 • 坏死的伤口 • 感染性伤口 • 渗出性伤口 • 神经束、窦道和空腔	• 凡士林油使纱布不黏附 • 高渗干纱布提供吸收 • 抗生素减少生物污染	• 取决于着装
接触层	• 无黏性的主要敷料，可使渗出液通过单层聚酰胺网或带孔的硅胶涂层尼龙网 • 每周更改一次	• 局部和全厚度 • 供体组织 • 皮肤移植 • 湿润的伤口渗出液体	• 保护伤口床和任何应用产品免受创伤或移除 • 可与 NPWT 一起使用	• 需要次要敷料 • 厚板的渗出物可能导致浸渍
泡沫	• 亲水泡沫 • 对气体和水蒸气有半透性 • 提供吸收和绝缘 • 每 3~7 天更换一次	• 局部和全厚度 • 3 期和 4 期 PRI • 坏死的伤口 • 感染伤口 • 大量渗出液 • 神经束、窦道和空腔	• 整合 • 可以减少疼痛 • 再水合伤口床 • 凝胶可用于干感染的伤口 • 可带胶或不带胶	• 不适合焦痂或不排水的伤口 • 可能需要次要敷料 • 可能会导致浸渍

（续表）

分类	组成/描述	适应证		优点	缺点
复合材料	·至少两层的组合：不渗透的屏障和吸收层 ·可能包括泡沫、水胶体、水凝胶 ·可能是半附着或非附着 ·每3~7天更换一次	·主要或次要敷料 ·局部和较浅的全厚度 ·最小渗出物 ·坏死或肉芽组织	被动治疗	·易于使用和去除 ·整合 ·保护 ·可用于受感染的伤口 ·大多数包括黏合剂边界 ·许多大小/形状	·易于的边缘可能会撕裂脆弱的皮肤 ·在4期可能被禁止使用 ·可能不提供潮湿的伤口环境
杀菌剂	·含银、碘、PHMB、亚甲蓝/龙胆紫 ·等外用制剂 ·每周更换一次	·被感染的伤口 ·移植不愈合的伤口 ·局部和全厚度	积极治疗	·抑制细菌生长 ·可能减少生物	·对活性成分的敏感性 ·可能使胶原酶失活 ·可能有细胞毒性
胶原蛋白敷料	·源自牛、猪或禽类 ·移植胶原蛋白到伤口床上，刺激细胞迁移 ·凝胶、防护垫、粉末、冷冻干燥的床单、小袋、小瓶 ·每1~7天更换一次（如果含银，时间会更长）	·慢性不能愈合的伤口 ·局部和全厚度 ·3期和4期PRI ·污染和感染的伤口 ·窦道伤口 ·供体组织		·加速伤口修复 ·对伤口无黏附 ·可与局部制剂联合使用 ·整合 ·易于使用和去除	·需要次要敷料 ·对牛、猪、禽源过敏
酶清创	·处方胶原酶 ·来源于 C. histolyticum ·凡士林油纱布 ·每日更换	·坏死的伤口 ·3期和4期PRI ·污染和感染的伤口		·不会攻击健康组织中的胶原蛋白 ·选择性非手术清创	·慢 ·被大量重金属离子、酸和洗涤剂灭活 ·贵
NPWT	·开孔泡沫或纱布敷料密封与半闭塞薄膜，无菌管和罐连接到一个电动或机械驱动的泵，以提供负压 ·可与生理盐水或抗生素一起使用 ·每48~72h更换一次	·有深度的急性和慢性伤口 ·局部和全厚度 ·中度至重度渗出 ·3期和4期PRI ·皮瓣移植物 ·手术伤口 ·裂开的伤口		·流体控制 ·减少细菌定植 ·增加血液供应和肉芽组织 ·减少水肿 ·增加伤口收缩	·申请/操作需要培训 ·可能黏附在伤口床上 ·注意活动性出血，抗凝或凝血障碍 ·不适合用焦痂引流的伤口 ·恶性或未经治疗的骨髓炎的伤口禁用

NPWT. 负压创面治疗；PHMB. 聚六亚甲基双胍 [引自 Consortium for Spinal Cord Medicine. Early acute management in adults with spinal cord injury: a clinical practice guideline for health-care professionals. J Spinal Cord Med. 2008;31(4):403 479. doi:10.1080/10790268.2008.11760744; Niezgoda JA, Baranoski S, Ayelo EA, et al. Wound treatment options. In Baranoski S, Ayello, EA, eds, Wound Care Essentials. 4th ed. Philadelphia, PA: Wolters Kluwer; 2016.]

除次要敷料或转移时，免受机械损伤。它们允许渗出物通过外敷料，推荐用于有液体渗出物的湿润伤口。它们可以与 NPWT、中厚皮片、供体部位和其他外用产品一起使用。接触层最多可保留 7 天。

泡沫是一种多功能的亲水性、半透气性和透水蒸气的初级敷料，可为中度到重度渗出性伤口、部分和全层伤口、感染和坏死伤口以及有无效腔的伤口提供吸收和绝缘。它们与伤口床高度吻合，有多种形式可供选择，并且可能浸透有抗菌物质。它们经常与其他敷料一起使用，可能会对骨突和易摩擦的区域起到保护作用。根据渗出物的数量，泡沫可能会在放置 3～7 天。

由羧甲基纤维素钠组成的氢化物用作中度至重度渗出性伤口的主要敷料，并与渗出物相互作用形成凝胶，从而维持湿润的伤口环境。它们在敷料内含有水分，减少了浸渍，减少了对伤口床的黏附，减少了更换敷料的痛苦[218]。它们可能会覆盖伤口长达 7 天，需要次要敷料。

胶原蛋白敷料来自牛或羊源，可以与其他产品联合使用，以加速伤口修复。它们有凝胶、粉末和片状可供选择，它们很容易与伤口床相吻合。粉末、颗粒和垫子可用于高度渗出的伤口，而薄片可用于低至中度渗出的伤口，凝胶可用于干燥伤口。它们每 3～7 天换一次，需要次要敷料。

抗菌外用产品含有多种活性成分之一，如银、己二醇碘、亚甲蓝 / 龙胆紫和 PHMB，并经常与其他敷料产品并用，目的是在控制伤口水分的同时抑制细菌生长。它们有多种形式可供选择，通常用于部分和全层创面，有中度到重度渗出物，担心高生物负荷或局部感染。有些敷料可能会保留长达 7 天。如果将抗菌产品与胶原酶一起使用，应该小心，因为有些会抑制酶活性，最明显的是那些含有银、碘和带电表面活性剂的产品[207]。

Leptosermum 蜂蜜，或麦卢卡蜂蜜，通过释放过氧化氢和甲基乙二醛，创造酸性伤口环境，高渗透压促进淋巴向外流和细菌细胞脱水，积极促进自溶清创和抗菌活性。它减少疼痛和伤口气味[219]。

复合敷料将多种材料组合成单层产品，可作为部分或浅层全层创面的主要或次要敷料。它们通常具有多种功能，例如泡沫吸湿和透明薄膜阻隔。它们贴合伤口床，但由于其黏合剂的边界，可能难以移除。敷料一般每周至少更换三次。

（六）负压伤口疗法

NPWT 是一种机械疗法，已用于急慢性创面 20 多年，以协助伤口闭合。它被推荐帮助关闭深部 3 期或 4 期 PRI，这将有利于渗出物和生物垢的清除、肉芽组织的刺激和伤口的收缩[123, 217]。负压通过密封系统传递，该系统包括泡沫或纱布缠绕膜片、闭塞式闪光灯、连接到电动或机械驱动泵的无菌管和罐。理想情况下，在敷料使用之前，伤口床应该清除尽可能多的坏死组织。负压可连续或间歇施加，通常压力为 –125mmHg；敷料通常每 48～72h 更换一次。间歇性 NPWT 可能优于持续治疗[220]，但也可能更痛苦。具有滴注和停留时间的 NPWT 可用于提供局部解决方案来治疗感染或定植创面[221]，但需要更多的研究来确定其在脊髓损伤患者中的有效性。此外，在脊髓损伤患者的骶骨或坐骨 PRI 上应用 NPWT 时，桥接敷料将管材 – 敷料界面定位在非骨性耐压区域，可能有助于最小化设备相关 PRI 的发展。

NPWT 的重要并发症包括伤口感染，主要来自残留的敷料碎片，以及当 NPWT 用于血管移植患者、治疗性抗凝患者或在取出附着在组织上的敷料时因出血造成的损伤或死亡。大多数死亡发生在家庭或长期护理机构环境中[222]。

（七）电刺激

电刺激早在 1843 年[223]就提出用于伤口愈合，是 2014 年 CPG 由多个国际压疮咨询小组联合发布的唯一给予 A 级建议的辅助治疗[171]。CPG 建议对于 2 期 PRI 以及更严重的 3/4 期 PRI 考虑电刺激。同样，来自脊髓损伤医学联盟的 2014 年 CPG 也强烈建议电刺激治疗严重的 3/4 期 PRI[123]。然而，对于电刺激是如何促进愈合的，人们仍然缺乏明确的认识。文献显示关于哪种类型的电流和应用方案对特定的患者或伤口类型有效[224, 225]具有很高的可变性，对于哪种电刺激方案可靠地提高愈合效率几乎没有达成共识[226]。2012 年的一篇 Cochrane 评论发现，最佳电刺激方案的定义受到研究之间不一致的阻碍[227]。Lala 等的 Meta 分析[228]发现了近 600 篇

第 29 章　脊髓损伤患者压力性损伤的医疗处理
Medical Management of Pressure Injuries in Patients With Spinal Cord Disorders

发表的关于脊髓损伤患者的电刺激创伤治疗的论文，但只有不到 20 篇足够严格，可以在 Meta 分析中考虑。医疗保险仍然只在所有其他类型的治疗都失败的情况下才为电刺激的使用提供保险[229]。虽然电刺激的潜在生理效应仍不完全清楚，但有迹象表明，电刺激可以改善组织灌注，减少水肿形成，从而通过改善向伤口床的氧气输送来间接促进愈合。

（八）其他生物物理模式

在健全人群中，有许多模式在糖尿病足部溃疡（DFU）和静脉性腿部溃疡（VLU）中得到验证，但在脊髓损伤患者中缺乏强有力的支持证据。这些包括：非接触式低频超声，以减少 DTPI 的大小和慢性创面的细菌污染[198, 230, 231]；接触式低频超声，用于选择性清创坏死组织；水疗，用于清创有大量渗出和坏死组织的 PRI[122]；高压氧，局部氧气；红外、紫外线和低能量激光照射。高压氧适用于慢性骨髓炎和受损的皮瓣和移植物，但其他方面不能很好地支持治疗[217]。

局部用氧支持 PRI 在脊髓损伤患者中使用的证据有限。在两项研究中，658 nm 波长的低强度激光治疗改善了 PRI 的愈合[232]。脉冲电磁能量没有强有力的证据推荐其用于压疮愈合[227]。建议对这些模式进行进一步的研究，在缺乏证据的情况下，临床医生应该在使用上述模式时做出最佳的临床判断。

（九）生物方法

针对伤口愈合的生物制品和技术也是可用的。以前被称为"皮肤替代品"，现在被认为是"基于细胞和组织的产品"（CTP）。CTP 包括来自新生儿包皮活细胞的活体移植、脱水人羊膜 / 绒毛膜同种异体移植、表皮移植、从人皮肤提供细胞外基质的自体真皮基质、来自脱细胞猪或牛组织的生物合成基质和异种移植、生长因子和富含血小板的血浆（PRP）。它们的主要作用是提供生长因子，捐献ECM 蛋白，并吸引成纤维细胞、内皮细胞或干细胞进入伤口。大多数已被证实可用于静脉和糖尿病腿部溃疡，支持 PRI 实用的研究较少。血小板衍生生长因子（PDGF）和重组 PDGF 长期以来一直用于PRI，但重组 PDGF（贝卡普勒明）与使用超过三管该产品治疗的 DFU 患者的恶性肿瘤死亡率增加有关[233]。自体 PRP 有一些数据支持在 PRIS[234] 中使用。然而，这些技术中的大多数都相当昂贵。因此，候选技术是那些压力和剪切力已经得到补救，并且其伤口床在产品应用之前已经根除了生物膜的人，以最大限度地提高临床疗效和成本效益。

（十）远程医疗

用于伤口评估和治疗的远程医疗干预措施的强劲实施有望增加获得专门伤口护理的机会[235]，加快伤口愈合，以及降低系统成本。还需要进一步的工作来验证实施 PRI 远程健康管理的有效性和最佳实践[236]。

十一、骨髓炎

未被识别的骨髓炎导致 4 期 PRI 慢性不可愈合，并可能使 PRI 的皮瓣重建复杂化。一项对 SCI 和骨盆 PRIS 患者的前瞻性研究发现，从伤口开始到怀疑患有骨髓炎之间的中位时间间隔为 8.8 个月[237]。约 25% 的未愈合的 PRI 有潜在的骨髓炎[213]，一项对复发性 3 期和 4 期 PRI 的退伍军人的研究发现，47% 的 PRI 有潜在的骨髓炎[238]。因此，临床上对骨髓炎的怀疑在 3 期和 4 期应高度重视。炎症标志物升高和血清白蛋白降低的血液检测常被发现提示骨髓炎，但不具特异性，应根据每个人的临床情况进行解释。骨髓炎诊断的金标准是来自骨活检的组织病理学和微生物学证据，然而，除非也计划进行有缺陷的闭合手术，否则手术医生通常会犹豫是否进行这项手术。选择的成像方式取决于患者的特征和 PRI 的位置，常见于以下几方面。

- X 线片经常用于诊断覆盖组织较薄的足部和脚后跟骨髓炎，因为覆盖的组织很薄。

- 三期骨扫描对骨髓炎比 X 线片更敏感，但是由于很难区分软组织和骨感染，所以特异性较低（50%）。

- MRI 很容易获得，灵敏度很高，但诊断骨髓炎的特异性较低，因为它无法区分骨髓炎继发的骨水肿和由于重叠的 PRI 引起的反应性骨改变[237, 239]。

- 放射性标记白细胞闪烁照相和氟脱氧葡萄糖正电子计算机断层扫描（FDG-PET）的灵敏度与磁共振相似，但特异性更高。
- FDG-PET/CT 还具有高阴性预测值 [240] 的额外好处，这可能在希望避免长时间使用抗生素的临床环境中使用，例如在复发性艰难梭菌感染的情况下。
- 将单光子发射 CT（SPECT）成像添加到核研究中，可能有助于区分骨感染和覆盖的软组织感染。
- 一旦确诊，感染骨的清创 [241] 和抗生素治疗是必不可少的。慢性骨髓炎的治疗包括适当的抗生素，通常使用 6 周的非肠道或口服抗生素 [242]。如果不治疗，骨髓炎可能导致延迟愈合、更广泛的组织损伤、更长的住院时间和更高的死亡率。

十二、其他 PRI 并发症

PRI 并发症可能包括菌血症、窦道和脓肿、感染性关节炎、心内膜炎、营养不良骨形成、尿道皮肤炎、蛆感染和关节挛缩。Marjolin 溃疡是一种鳞状细胞癌，很少见，可由多年的慢性 PRI 发展而来，典型的表现为分泌物增加、疣状增生、出血和疼痛增加 [243, 244]。

十三、疼痛

PRI 患者通常会经历疼痛和 PRI 伤口相关的疼痛，但尚不清楚 SCI 和 PRI 患者中疼痛的普遍程度。PRI 相关疼痛的患者体验可能因 AIS 分类而异。在炎症过程中或手术后或重新定位期间，疼痛可能会更严重。对于因 PRI 引起疼痛的脊髓损伤患者，应实施镇痛方案，包括止痛敷料、清创或换药前使用止痛药预处理，以及减压 [245]。

十四、外科治疗

1 期和 2 期 PRI 的转诊通常采用保守治疗进行非手术治疗。3 期和 4 期 PRI 由于复发率高，闭合时间长，可能需要手术治疗。一般来说，手术伤口闭合的目标可以包括缩短愈合时间、降低成本、改善患者卫生和外观、减轻护理负担以及预防包括肾淀粉样变和 Marjolin 溃疡在内的继发性并发症 [246]。由于费用和术后恢复时间的原因，选择合适的手术候选者是很重要的，因为可能耗时耗钱。建议在皮瓣手术之前对急性呼吸窘迫综合征患者进行跨学科评估，以确保他们能够耐受卧床休息的时间，纠正轮椅 / 座椅系统的任何致病因素，并优化营养。如果进行肌肉皮瓣手术，可以进行的次数有限，如果个体反复出现 PRI，或者随着年龄的增长增加了额外的危险因素，这可能会产生不良后果。

十五、结论

尽管教育、设备和技术在进步，以及我们对他们的病理生理更加了解，PRI 仍然是许多 SCI 患者的一个重要的心理、经济和功能障碍。系统的预防知识教育帮助 SCI 患者、他们的家人和照顾者获得 PRI 预防实践的知识。PRI 对人的社会、心理、职业和医学都有广泛的影响。有必要建立患者目标，设计一个治疗计划，要么能最大限度地愈合并防止复发，维持慢性伤口并防止恶化，要么减轻伤口症状。需要在预防和治疗 PRI 的所有领域进行进一步的研究，以减少 SCI 对人们的影响。

压力性损伤的外科处理
The Surgical Management of Pressure Injuries

Tamara Kemp　Christine Wang　David Mathes　Kari A. Keys　著

第 30 章

一、概述

压力性损伤（pressure injury，PRI）是一种局部皮肤和（或）下层组织的损伤，通常位于骨性隆起之上，原因是压力未释放，或压力与剪切力和其他因素相结合。压疮、压力性溃疡、褥疮、褥疮性溃疡等术语与压力性损伤同义，尽管根据 NPUAP 在 2016 年发文表示，压力性损伤一词能更为准确地描述皮肤的压力损伤，无论皮肤完好还是有损伤[1, 2]。针对脊髓损伤患者的晚期 PRI 的治疗需要跨学科医疗团队的参与。外科医生不仅要参与 PRI 的外科治疗，还应该熟悉脊髓医学的主要组成部分和基本原理，并意识到在这一具有挑战性的患者群体中经常遇到的伴随的医学和社会经济问题。

二、历史背景

PRI 并不是一个新问题，事实上，文献可以追溯到 16 世纪。安布罗斯·帕尔是最早用清创、最佳营养和止痛等有效疗法，治疗这些"皮肤溃疡"的外科医生之一[3]。让 – 马丁·夏科特（Jean-Martin Charcot）是 19 世纪法国医学界的一位杰出人物，他研究并描述了"decubitus ominosus"，将其命名为"ominosus"，以暗示它的出现是不祥的，是死亡即将来临的迹象。尽管他错误地将这些损伤归结为"神经营养理论"，但他描述的临床表现和不良预后为脊髓患者提供了对问题严重性的初步洞察[4]。在第一次世界大战中，在所有中枢神经系统受伤的美国作战部队中，只有 20% 的人幸存下来被

带回了家，其中一半人患上了源自泌尿生殖道或最终导致死亡的坏死性生殖道感染[5]。

随着医疗和创伤护理的进步，包括青霉素的发现和 20 世纪初期到中期的抗生素使用，脊髓损伤患者开始从 PRI 相关并发症中幸存下来。死亡率的变化促进了外科治疗这些伤口的发展，重建外科技术在 20 世纪开始逐渐成熟。John Staige Davis[6] 在 1938 年建议用皮瓣组织替换不稳定的瘢痕，Lamon[7] 在 1945 年描述了开放的 PRI 伤口的闭合。在接下来的 10 年中，将完全清创和软组织覆盖的基本概念与患者最优化相结合，对其他技术进行了改进并应用于 PRI 的治疗[8-10]。

三、流行病学

PRI 的发病率和流行率在第 29 章中有详细介绍。脊髓损伤患者由于行动不便和缺乏保护性感觉，极易发生 PRI。高达 85% 的 SCI 患者在其有生之年[11-14] 发生 PRI，这种并发症是这些患者再次住院的第二大常见原因[15]。

四、花费

PRI 的成本可以从经济和社会两个方面衡量，因为与压力相关的创伤可能对个人的日常活动和生产力造成极大的破坏。NPUAP 估计 PRI 护理费用每年接近 110 亿美元[16]，估计每人治疗单个 PRI 的范围在 500～70 000 美元[1]。为了推动预防 PRI 的需要，医疗保险和医疗补助服务中心（center for medicare and medicaid service，CMS）将住院期间

获得的 3 期或 4 期 PRI 视为可预防的疾病。从 2008 年 10 月起，医院不再收到与 PRI 特定护理相关的额外付款 [17]。在美国一家大型医院进行的一项患病率研究显示，获得性 PRI 的治疗费用增加了 12 000 美元，每个患者从保险和医疗保险 / 医疗补助中获得的平均报销率不到 1600 美元。这意味着医院在每次 PRI 事件中损失超过 10 000 美元 [18]。

因此，"不该发生"的 PRI 是争夺社会可用医疗资源的主要参与者。根据医疗保健成本和利用项目 2013 年的一项审查，世界各地的医院一致关注减少医院获得性疾病和不良事件，导致医院获得性疾病的比率下降，其中约 20% 归因于 PRI，估计节省了 40 亿美元的成本。尽管如此，PRI 与 72‰ 的超额死亡率和每个病例约 17 000 美元的超额费用有关 [19]。据报道，仅手术入院、住院和急性后治疗的平均住院费用为每个患者 16 069.83～30 119.09 美元 [20, 21]。一项详细说明与 4 期 PRI 相关的平均成本的研究指出，仅手术室服务（手术室、血库、恢复室、麻醉）一项就需要 7180.20 美元，加上医院住宿、实验室、放射学、病理学、辅助服务和咨询服务，总计 127 185 美元，这还不包括急性后康复服务 [22]。

五、PRI 分类

最常用的系统是 NPUAP 分期系统，最近于 2016 年 4 月重新定义 [2]。这种分类在第 29 章中有详细介绍，因此在此不再赘述。

六、管理

手术和非手术治疗的目标都是伤口的愈合。预防并发症影响或延长急性 PRI 的正常伤口愈合过程，或导致患者整体健康进一步下降，这一点至关重要。因此，及时识别损伤并清除病原体是管理的第一步。必须立即实施减压，并进行频繁的伤口护理以避免感染，因为如果没有这些措施，早期 1 期和 2 期 PRI 可能会迅速深入组织，产生 3 期和 4 期 PRI。

本章重点介绍 PRI 的外科治疗。然而，关于保守治疗的一个重要注意事项是，在坐轮椅的 PRI 患者中，最常见的受压区域是坐骨区，压力释放通常是以卧床休息的形式进行的。不幸的是，卧床休息本身也有其自身的并发症，主要是对骶骨区域以及侧卧位的足跟、枕骨和粗隆施加压力。合适的床垫和严格遵守重新定位时间表是成功实施卧床休息治疗的关键。伴随着强制卧床休息的不动和减少的体力活动也会促进骨骼和肌肉质量的丧失 [23, 24] 和关节挛缩的发展，特别是在痉挛患者中。治疗的重点是加强肌肉力量、活动范围（ROM）、加强压力释放动作和重新定位计划，这对这些患者在整个卧床过程中都很重要。

围术期的计划和决策

一般有限的、表浅的伤口，包括第 1 期和第 2 期 PRI，只要仔细清洗伤口，避免压力，并处理危险因素，就可以在不需要手术干预的情况下自动愈合。PRI 经保守治疗有望在 4～6 个月内痊愈或明显好转，不需要外科干预。另一方面，3 期和 4 期 PRI 的限制性治疗通常需要手术切除和皮瓣覆盖。Garber 等回顾了患有脊髓损伤的退伍军人中 PRI 的发生和结果。研究发现，2 期 PRI 的患者中有 60% 在 3 年内自行愈合，而 3 期和 4 期 PRI 的患者中，只有 33.3% 和 9.8% 能自然愈合 [25]。

难以愈合或根本不愈合的 PRI 的特征主要包括广泛的空腔和组织坏死、伤口深、窦道形成，特别是侵犯骨与关节。在这些情况下，应该咨询整形外科医生 [26]。整形外科医生只能对"干净的"PRI 进行全面的评估和预后。干净的伤口是指没有感染、失活的组织和焦痂。此外，一旦伤口具备以上条件，给予一定时间让伤口长出新鲜肉芽组织会更为有利。这通常会让外科医生对患者潜在的治愈能力有一个指示。如果坏死的物质或焦痂遮挡了伤口的底部，它是不能分期的，应该在考虑重建之前进行清创。PRI 中坏死组织的存在也是局部感染的潜在来源，可能导致组织破坏的延长、溃疡过程的进展，并将患者置于菌血症和败血症的风险中 [26]。因此，消除失活和感染的组织对于任何治疗计划，无论是手术还是非手术都是至关重要的。

床边清创可以通过机械清创、化学清创、锐性清创或它们的组合来实现。市面上可买到的含有酶的产品可以加速自溶清创过程。然而，锐性的清创是从伤口中根除失活组织的最快、最经济的方法。一旦完成，就可以对伤口进行全面评估，以确定伤口的真实深度、所涉及的组织成分、愈合潜力以及手术闭合所需的软组织类型和数量。

当前还没有可以指导重建外科医师选择手术方案或准确预测术后皮瓣失败或能持续覆盖的术前危险分层预测模型。目前这一领域的研究表明，手术后不到 1 年的早期失败似乎与可调节的患者因素有关，包括营养不良（以白蛋白＜3.5g/dl 衡量）和糖尿病控制不良 [以糖化血红蛋白（HbA1c）＞6.0% 衡量]。术后 1 年以上的晚期复发与不可改变的解剖学和人口学因素有关，包括年轻患者、伤口位于坐骨部位和既往在同一部位手术失败史。具有多个这些危险因素的患者的术后皮瓣长期覆盖接近于 0%[27]。目前正在尝试验证失败重建的患者和伤口风险因素，有可能开发一种可以预测手术失败风险的评分系统。

SCI 内科医生和外科医生必须接受 PRI 是一种终生疾病，使用皮瓣覆盖创面并非是将其治愈。如果对于 PRI 3 期或 4 期患者的手术治疗注定要失败，我们显然不应该让他们接受重建手术和漫长而昂贵但必要的围术期方案。因此，如果患者被认为是适宜手术的，团队必须使用所有可用的工具，为患者的重建手术及术后恢复做最好的准备，同时帮助患者改善周边环境，以促进终身预防。

七、手术准备

在评估 PRI 患者的手术治疗时，外科医生必须考虑各种因素，并以多学科的心态处理问题。必须仔细评估患者和伤口，并且必须优化每一个发挥作用的因素。手术治疗后 PRI 的复发率为 15%～82%，因此能保持较长时间的成功重建取决于术前严密的评估，以及去除导致皮瓣失败的危险因素。[28]

病因和风险修正

应尝试确定现有 PRI 的病因，虽然通常是多因素的，但洞察 PRI 的原因，以及患者是否愿意或能否修正风险将有助于指导管理决策。无论是患者的设备、压力缓解措施、活动预防措施，还是自我护理或社会支持等原因，都需要在手术治疗之前加以

考虑。否则，无论使用何种手术技术，手术修复都将无法愈合或 PRI 将迅速复发。

八、痉挛和挛缩

痉挛直接增加软组织上的机械应力并改变重量分布[29]。反复发作性肌肉痉挛会导致"剪切力产生的皮肤糜烂"[26]。这些因素显然可以在 PRI 的形成中发挥直接作用，但重要的是，它们也会抑制或破坏现有 PRI 的愈合。如果寻求手术治疗，未经治疗的痉挛和挛缩可能会导致皮瓣失败和 PRI 通过裂开或持续剪切力而复发。患者的体位、皮肤检查和卫生也可能受到持续的痉挛和挛缩的影响[29]。

因此，必须评估痉挛和相关的挛缩，如果需要，控制痉挛和相关挛缩，以维持皮肤完整性（PRI 预防），并用于已确定的 PRI 的治疗[26, 30]。物理疗法结合口服药物治疗可能对治疗痉挛有帮助。如果痉挛对这些疗法无效或不良反应严重，可考虑其他治疗方法，包括局部注射（神经或运动穴位阻滞），或其他手术方法，如鞘内注射巴氯芬、局部肌腱切断术、肌腱移位术或严重情况下行脊髓切开术[31-33]。

九、皮肤维持和减压

在进行手术覆盖之前，应该评估摩擦力、剪切力和压力的来源，并优化适当的减压表面和皮肤护理方案的建议[30]。作为术前检查的一部分，所有参与日常坐诊的患者都需要让合格的治疗师对他们的椅子、坐垫和转运工具 / 设备进行评估。探讨用于睡眠的床垫的类型和质量，卧床休息的时间，淋浴椅和梳妆椅的垫子。如果这些设备因变质而需要调整或更换，或者如果设备已经过时，则必须在手术前完成。如果术后预期臀部有明显的解剖学变化，则在恢复期将延迟或重新对这组选定的患者进行压力标测。患者或他们的照顾者必须能够遵守标准的预防措施，包括坐姿时的压力释放动作和卧床时的重新定位 / 翻身。还必须建立一个可以遵守一般皮肤护理原则的系统，包括日常皮肤评估、皮肤卫生和水分控制。

十、肠道和膀胱控制

尿失禁和（或）大便失禁在 PRI 的病因和外科

治疗中尤其重要。湿润的皮肤有较高的摩擦系数，容易被浸渍和磨损[34]。此外，尿液污染降低了皮肤的自然酸性 pH，损害了皮肤的屏障功能[34]，而粪便污染给皮肤表面带来了大量的细菌负荷。

因此，在大小便失禁患者中发现 PRI 增加 4 倍也就不足为奇了[35]。脊髓损伤患者的肠道和膀胱功能障碍需要特定的治疗方案，通常由专家进行治疗。如果医疗处理不成功，应寻求泌尿外科和外科的帮助，以考虑有针对性的干预。泌尿外科干预可能包括将向逼尿肌注射肉毒毒素[36]或行耻骨上膀胱穿刺造瘘术[37]。选择性结肠造口术可考虑用于大便失禁的外科控制[38, 39]。

十一、营养

应评估患者的营养状况，包括血清白蛋白和前白蛋白。低蛋白血症和 PRI 发展之间的关联已有明确的报道[40]。在我们自己的回顾中，15 年期间在 227 例病历中，有 135 例进行了重建，结果显示白蛋白水平<3.5g/dl 与第一年内 PRI 的早期复发显著相关，显示营养不良的患者不仅容易发生溃疡，而且在伤口愈合方面也有明显的功能障碍[27]，因此，如果发现营养不良，白蛋白水平<3.5g/dl，应补充营养，并应进行双周血清检查，以跟踪手术前几个月的进展。对于有较大伤口负担的患者，术前纠正低白蛋白水平也许是不可能的，对于这些患者，应该理解伤口复发率可能更高。

十二、骨髓炎

骨髓炎通常是伤口延迟愈合、皮瓣并发症和 PRI 复发的原因。因此，专家建议，如果存在骨髓炎，在开始进行 PRI 的限制性外科治疗之前，确定骨髓炎的诊断是至关重要的[30]。虽然有许多方法可以做出诊断，包括术前伤口检查、影像学和实验室检查，或者通过骨穿刺活检进行明确的诊断，但成功根除骨髓炎和重建的最关键因素取决于手术医生是否有能力对失活/骨髓炎的骨进行足够的清创，并在清创后获得足够的骨活检，以进行有针对性的抗生素治疗。

Lewis 等报道了最实用、最具启发性、有创性最小的术前诊断方法。1988 年，涉及确定白细胞计数>15.0×10⁹/L，血细胞沉降率（ESR）>120mm/h，以及盆腔双面 X 线片阳性的组合。在他们对 61 名 PRI 患者的研究中，将这三个标准加在一起，敏感度为 73%，特异度为 96%，且仅有一项阳性试验就能做出诊断，敏感度为 89%，特异度为 88%[41]。骨扫描和 CT 扫描都很昂贵，而且不够敏感。骨穿刺活检的敏感性为 73%，特异性为 96%[41]。

MRI 经常用于评估患者是否患有骨髓炎，现在是术前评估 PRI 是否存在骨髓炎的首选无创性检查。Huang 等发现使用盆腔 MRI 来诊断脊髓损伤患者的骨髓炎的敏感性和特异性分别为 98% 和 89%[42]。MRI 优于其他成像手段，因为它可以识别骨髓中的水肿性改变，从而有助于确定疾病的解剖位置和深度。一些研究表明，MRI 上的发现有可能对手术医生指导骨切除的范围有帮助[28, 42]。

然而，回顾我们自己的 144 例 PRI 患者，与那些仅通过术中骨穿刺活检诊断的患者相比，盆腔 MRI 术前诊断为骨髓炎实际上并不能改变术前或术中的处理方式[28]。手术医生关于术中骨质切除的决定是由直接的术中骨质量评估指导的，而不是由 MRI 的结果决定的。通常情况下，只有裸露的骨骼会发生骨髓炎，而组织深部以下的骨组织只会发生炎症反应或水肿但不会感染。MRI 目前无法区分这些在手术室中遇到的细微差别。此外，如果外科医生根据 MRI 而不是术中的临床依据切除骨，他们可能会冒着切除大量健康或新愈合的骨的风险。重要的是，那些术前 MRI 诊断为骨髓炎的患者并没有显著改善手术的结果。因此，不推荐在所有 PRI 患者中常规使用 MRI 来诊断骨髓炎。

如果用手指探查溃疡底部或用棉签探查窦道[26]时能触及裸露或被侵蚀的骨及碎骨片，则可以诊断为骨髓炎。

在外科医师看来，这种裸露的或被侵蚀的骨组织至少是定植的，但更有可能是骨髓炎的表现，因此在进行最终的重建手术时应做好全部去除（清创）受累骨组织并送检病理的准备。送去培养的骨应该取自更深层的骨，而不是取自与开放性伤口接触过的浅层骨。术后以微生物培养为导向的抗生素治疗只能在培养结果产生后开始。

在大多数情况下，重建前根除感染的多步骤

程序、检测和抗生素治疗是不必要的。Larson 等的研究成果表示，通过 X 线片[43] 或任何更昂贵的放射检查诊断，未发现推测的骨髓炎与复发之间的联系。根据经验或在诊断培养的指导下，让患者服用较长疗程的抗生素，而不对该骨骼提供软组织覆盖，这是不合逻辑的，也是对资源的浪费，除非患者生病，因为骨骼仍是开放的，容易复发感染[21]。

大多数多学科项目不进行术前骨髓炎治疗，然而，如果已知的骨髓炎患者不是手术对象，骨穿刺活检是细菌诊断的金标准，也是唯一可以用于指导抗生素治疗的方法[26]。骨穿刺活检评估包括培养和组织病理学，病理学结果可区分慢性骨髓炎和活动性骨髓炎。伤口培养不太可能准确反映活动性或慢性骨髓炎的微生物学，在这种情况下不应用于指导抗生素治疗。尽管如前所述，影像学可以为骨髓炎提供极好的敏感性和特异性，但它可能具有误导性，不应依赖于做出术前抗生素治疗的决定。据Han 等报道，空心针骨穿刺活检可以提供骨髓炎的准确诊断，与其他用于诊断的方法（包括放射学研究）相比，它具有更好的优势[44]。在他们的 PRI 患者中，伤口清创和空心针骨穿刺活检是皮瓣重建前的第一阶段手术。在这种情况下，空心针骨穿刺活检的阳性预测值和阴性预测值分别为 93% 和100%[44]。然而，Larson 等报道，他们的空心针骨穿刺活检经验并不令人满意，主要与要活检的骨密度和相关培养物污染的真实可能性有关[43]。

综上所述，对于疑似骨髓炎或放射学确诊的骨髓炎患者，最好的治疗方法是伤口清创，在骨清创期间进行开放式无菌骨培养，并立即覆盖软组织。如果为了外科计划的目的，要用放射学研究来诊断 4 期 PRI 的骨髓炎，只需一套简单的 X 线片[43]，除非临床评估显示可能需要 MRI 的更复杂的图像[28]。根据我们的经验，如果怀疑髋关节受累或骨髓炎非常广泛，以至于如果不行半骨盆切除术则无法切除，MRI 是有用的，因为这会改变手术计划。

十三、恶性转化

虽然 PRI 发生恶性转化很罕见，在脊髓损伤患者中的发病率仅为 0.5%[45]。但是发生在慢性 PRI 内的癌，称为 Marjolin 溃疡，具有高度侵袭性，通常为长期、致命的过程[26]。长期的慢性 PRI（PRI 癌的平均潜伏期为 20 年）的特征或行为的突然改变，特别是一个新的堆积、溃疡和恶臭的区域，应引起对 Marjolin 溃疡的怀疑。在没有感染或伤口性质改变的其他解释的情况下，在进行标准溃疡切除和皮瓣重建术之前，应进行术前活体检查以确认或排除诊断。

如发现恶性肿瘤，应进行转移检查，在进行手术前，应咨询多学科肿瘤委员会的意见，即使局部完全切除，大多数患者随后又局部复发或远处转移。Mustoe 的 18 例病例综述显示转移率为 61%。在这 18 例患者中，有 12 例死于疾病诊断后 2 年，其他 3 例需要行经腰椎截肢术[45]。因此，如果需要治愈，颈腰椎截肢术或区域内淋巴结清扫才能根治。

十四、并发症

首先应该确定和改善可能存在的并发症以及术前风险。有心血管疾病、贫血、糖尿病和频繁吸烟的患者皮瓣切除术后复发率较高[46, 47]。为了确定皮瓣失败的影响因素，我们对 227 例行 PRI 手术患者进行回顾性研究，发现术后开裂和迁延不愈均与血糖控制不佳（HbA1c＞6%）有关[27]。这与其他外科手术文献记录的糖尿病患者骨折延迟愈合和伤口感染风险增加一致[48, 49]。

吸烟对伤口愈合的有害影响在多项研究中均有报告。在相关的伤口愈合并发症，如伤口愈合时间延长[50, 51]、裂开[52, 53]、组织瓣坏死[54-56]、伤口抗张强度降低[57] 和感染[50, 58, 59] 中，吸烟患者的发病率更高[60]。相反，戒烟可减少伤口感染[59, 61] 和并发症的发生率[62]。吸烟使组织缺氧，从而导致急性伤口难以愈合[60, 63, 64]。伤口愈合是复杂的过程，正常的组织氧压是整个修复过程所必需的，包括细胞迁移至伤口、细菌防御和胶原蛋白合成[65]。"每天一包"的吸烟者伤口组织每天大部分时间处于缺氧状态[63]，目前也有文献证实有吸烟史的患者，即使只抽一根烟也会对伤口组织产生不良影响[66, 67]。

PRI 的皮瓣切除和移植过程本身就存在皮瓣愈合并发症、皮瓣失败以及复发的风险，大量吸烟者的这一风险则更高。许多外科医生认为吸烟是 PRI 皮瓣手术的绝对禁忌证，术前需要确认尼古丁测试阴性，并建议吸烟者戒烟，如果可以的话，应提供药物治疗方面的帮助以及咨询或行为治疗。

综上所述，在改善或去除危险因素后才可考虑行 PRI 手术治疗，实际上却很少有患者符合重建手术的所有要求。病情严重且不能耐受手术的患者应该等所有状况都稳定后再行手术重建。极少数情况下，多种严重并发症和危险因素无法轻易纠正的，尝试重建手术的风险很高且容易复发，慢性伤口护理的方法可能更可取 [30]。

十五、关于皮瓣移植术后压力耐受的方案

患者必须能够接受皮瓣术后卧床休息和制动。皮瓣手术后，有许多不同的方案。术后通常情况下，患者必须严格躺在充气床垫上休息 2～5 周或直到皮瓣切口愈合，具体取决于重建的复杂性和潜在的并发症 [68]，以时间较长者为准。在这段时间里，如果可能的话，即使在吃饭时也要保持卧床平躺（请参阅下文），上厕所也尽可能在床上完成。在此期间，应在正确的位置限制关节活动度，避免在愈合皮瓣部位产生拉力或剪切力。通常在皮瓣手术 4 周后可轻度活动（尽管不同的外科医生有不同的方案），第 1 周循序渐进地开始被动 ROM 训练和软组织拉伸（或直到髋关节 ROM 达到 100°）。术后第 5 周开始从充气床垫转移到常规床垫，开始"皮瓣躺"方案，伤口位置逐渐延长躺的时间（第一次 30min，第二次 1h，之后 2h，每次间隔至少 2h）。术后 6 周左右开始"皮瓣坐"方案：每天 2 次或 3 次，逐渐延长坐轮椅的时间，每次间隔至少 2h，其间需要让患者卧床休息。第一天为每次 15min，每天延长 15min 直到 1h。然后，每天增加 30min，直到 4h。超过 4h，训练可每天增加 1h（译者注：伤口位置出现任何可疑加重的迹象需立刻停止或减少受压时间，直到问题解决后方可继续延长受压时间）。

患者可能会出现身体和心理上的各种问题难以坚持该方案，尤其是年轻个人或以前性格就好动的人。所有患者必须充分了解术后注意事项，并接受这些方案。呼吸系统疾病、吞咽功能障碍或因为疼痛只能选择特定体位的患者，很难严格遵守这些限制，且有出现并发症的风险高。通常，床头始终保持平直，仅允许在进食或进行呼吸不畅时略微抬高（10°～15°）。仰卧位吃饭时所有患者都有误吸风险，尤其是损伤平面较高的四肢瘫患者无法自主清理呼吸道，或者可能先前存在吞咽功能障碍的患者。高危患者应考虑术前放置胃管。

十六、社会因素

家庭的设施和支持不足，以及 SCI 患者和照顾者缺乏适当教育是 PRI 复发的主要诱因 [69, 70]。此外，失业、社会经济地位低下以及吸毒或酗酒，是术后 PRI 复发的主要因素 [71]。滥用毒品和（或）酒精经常导致患者疏于自我保护和不遵从医嘱 [72]。这种自毁行为可能导致皮瓣受损或复发 [73, 74]。应致电社会工作者和心理专家考察家庭支持情况和社会状况，为他们提供相关的资源和帮助。

十七、心理健康

心理咨询是 PRI 患者的基本治疗方法之一。有 22%～47% 的 PRI 患者符合重度抑郁的诊断标准 [75, 76, 77]。根据 Foster 及其同事的研究，心理因素比医学因素似乎起着更重要的作用，更能预测 PRI 复发 [76] 保持良好心理状态是 PRI 术后管理的关键。Akbas 等发现 PRI 和抑郁症相互影响，造成恶性循环，许多急性期的住院患者需要密集的 PRI 术前心理咨询 [75]。所有患者均应接受心理评估和抑郁评估，如果存在抑郁症，则必须在 PRI 术前或术后及时处理 [75]。

手术决策 / 计划

手术指南

虽然每种情况都有其自身的挑战，但必须考虑患者的特殊情况和解剖学特征，基本 PRI 手术原则如下。

① 切除溃疡、周围的瘢痕、下方的滑囊和钙化的软组织，仅留下健康、血供良好的组织。

② 清除潜在的骨髓炎直至露出健康的骨骼。

③ 垫上骨性突出物并填充死角。

④ 用可重复使用的大区域皮瓣重新铺面。

⑤ 将手术瘢痕 / 缝合线放置在远离下方骨骼的压力点。

⑥ 设计皮瓣，以免侵犯到相邻皮瓣区域，这些邻近皮瓣区在伤口裂开 / 复发时可能需要再次选取 [26, 30, 78, 79]。

十八、手术方法

如今，有许多有效的选择可用于 PRI 清创后提供皮肤覆盖并填充死角。手术医生在选择时要考虑皮瓣的很多因素，包括 PRI 的位置、患者的脊柱损伤水平、既往 PRI 和手术史、步行状态 / 潜力、日常习惯、教育程度、动机水平，以及相关的医疗问题 [26]。当前外科治疗的主要内容包括局部肌皮瓣、筋膜皮瓣和带蒂皮瓣（译者注）。

（一）肌皮瓣

最早进行 PRI 皮瓣手术时选用的就是肌皮瓣，目前它仍然是最常用的皮瓣，因为它们本身具有丰

富、可靠的血液供应，并且可以提供大面积深部溃疡腔的空隙填充（图 30-1 至图 30-4）[78]。和其他皮瓣相比，肌皮瓣理论上还有很多优势，包括给骨突出部位提供合适的缓冲 / 压力 [80]、通过增加血流量和抗生素输送更有效地控制感染 [81, 82]，但是目前还没有确切的文献证实 [83]。

脊髓损伤后有部分肌肉并未受影响，这些肌肉体积大小合适，可以优先考虑选择作为肌皮瓣 [80]。但是，与非 SCI 患者一样，当肌肉转移时，随着时间的流逝肌肉逐渐萎缩。转移的皮肤覆盖率保持稳定，但肌肉体积在 1～2 年之内不能完全恢复。Daniel 等在解剖研究中评估了 7 名肌皮瓣移植术后 1 年以上的 SCI 患者，他们至少有 11 处肌皮瓣移植，所有病例提供肌皮瓣的肌肉逐渐萎缩。他们得出结论，这种肌肉萎缩可能归因于肌肉分离和张力降低 [80]。因此，从长远价值来看，想要肌肉不萎缩且皮瓣能较好地覆盖创面并减少复发率，肌皮瓣并不

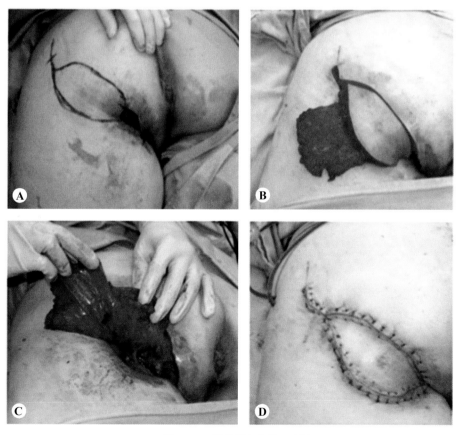

▲ 图 30-1　骶骨臀部岛状肌皮瓣

A. 骶骨部清创和皮瓣标记；B. 将臀大肌从大转子向外上剥离，但保证皮瓣与皮肤仍是连接的；C. 在臀大肌下方，肌肉为坏死的空腔提供填充和血供；D. 皮瓣转位至缺损处，供体部位缝合

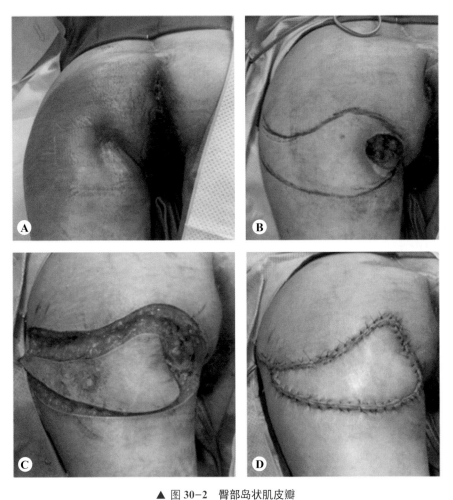

▲ 图 30-2 臀部岛状肌皮瓣

A. 左侧坐骨部 PRI；B. 坐骨 PRI 清创和皮瓣标记；C. 切开皮瓣边界的皮肤、脂肪和肌肉；D. 皮瓣转位至缺损处，供体部位缝合

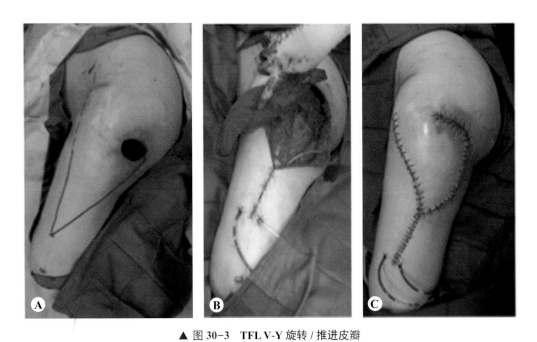

▲ 图 30-3 TFL V-Y 旋转 / 推进皮瓣

A. 大转子清创和皮瓣手术标记；B. 皮瓣切下通过 TFL 并提起；C. 皮瓣推进并旋转填入股骨转子缺损处，供体部位随着 V-Y 走向缝合。
TFL. 张量筋膜

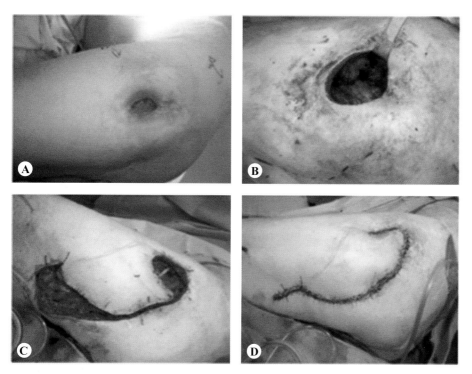

▲ 图 30-4　TFL 旋转皮瓣

A. 左转子粗隆压力损伤；B. 转子粗隆清创；C. 通过 TFL 切下的皮瓣并拉出；D. 皮瓣旋转填入股骨转子缺损处，供体部位缝合

是一个很好的选择。

手术医生还必须考虑提供肌皮瓣处的肌肉形态和功能。在非瘫痪或不完全的 SCI 患者中要考虑 PRI，重要的是要保持肌肉运动。即使在瘫痪的患者中，使用肌肉组织作为首次移植材料，那么未来在该区域选取筋膜皮瓣的可能性也会降低。由于 PRI 极易复发且常需反复重建，使用肌皮瓣应仅限于较大的缺陷或要完全消除无效腔或空腔的情况。作者推荐在下臀部坐骨溃疡和骶骨部溃疡的情况下，可选用肌皮瓣[80]。

（二）筋膜皮瓣

随着对肌肉的轴向血管供应和穿过覆盖在肌肉上的筋膜、脂肪和皮肤的血管网的认识逐步深入，人们意识到只要能够保持足够的血供，选取除肌肉外的组织也是可行的。筋膜皮瓣仅包括皮肤、皮下组织和深筋膜（图 30-5 至图 30-11）。筋膜上下的血管丛既能保持完整，又能给皮瓣提供应稳定的血供。由于深层肌肉组织未受影响，所以供体部位发病率降低，且手术失血量小[84]。从根本上讲筋膜皮瓣可再现正常解剖结构，有筋膜、皮下脂肪和皮肤覆盖在骨上，可以提供身体正常的负重[80,85]。筋膜皮瓣不仅与肌皮瓣有相同的覆盖功能，还有良好的血供、不易感染的优点[83]。

（三）带蒂穿支皮瓣

穿支皮瓣对皮肤和皮下组织的血供来自于穿过肌肉或肌间膜的一根或多根独立的血管。显微解剖技术可将选定的穿支血管与周围的肌肉和筋膜分开，穿支血管是皮瓣和供体之间仅有的联系，类似于用一根电线将灯泡和插座连接，这样皮瓣就能在受损处自由移动（图 30-8 和图 30-10）。带蒂的穿支皮瓣用于 PRI 重建和筋膜皮瓣都有供体部位发病率较低的优点，供体部位缝合后，同一区域内的肌肉和潜在组织还可用于再次重建，仅牺牲了一根穿支血管[84,86]。穿支皮瓣设计有多种用途[87]。最极端的例子是将游离的穿支皮瓣直接连接在临近多个 PRI 受损处[88]。穿支越长，移动、推进、分离和旋转的灵活性就越大。

尽管穿支皮瓣很容易获得，并且在各种位置均可使用，但也有缺点，例如受穿支解剖位置的限制，获取时需要小心翼翼地分离穿支皮瓣[89]，这与

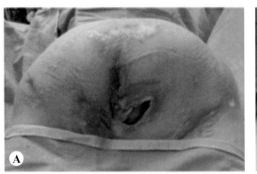
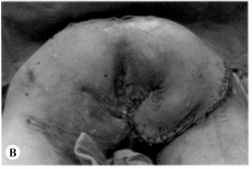

▲ 图 30-5　筋膜皮肤下臀肌旋转皮瓣
A. 未切除的右坐骨 PRI；B. PRI 清创，臀下筋膜和皮下组织内侧旋转之后填补缺损

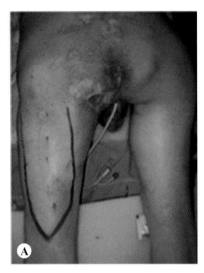
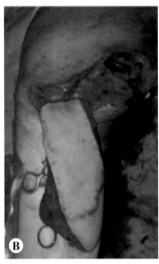
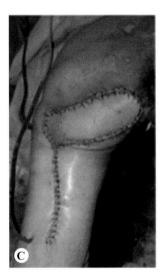

▲ 图 30-6　大腿后部岛状筋膜皮瓣
A. 未切除的左坐骨 PRI 和手术标记；B. 坐骨 PRI 清创和大腿后皮瓣上提；C. 皮瓣移入缺损处，供体部位缝合

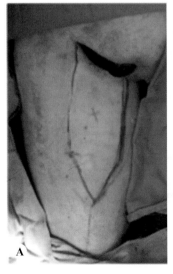
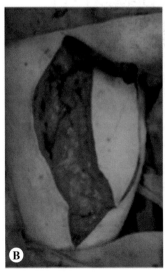
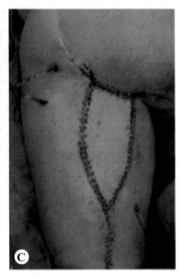

▲ 图 30-7　大腿后侧 V-Y 推进皮瓣（筋膜皮瓣）
A. 坐骨 PRI 清创和皮瓣手术标记；B. 皮瓣通过大腿后筋膜向下切开；C. 皮瓣向近端推进坐骨缺损处，供体部位缝合

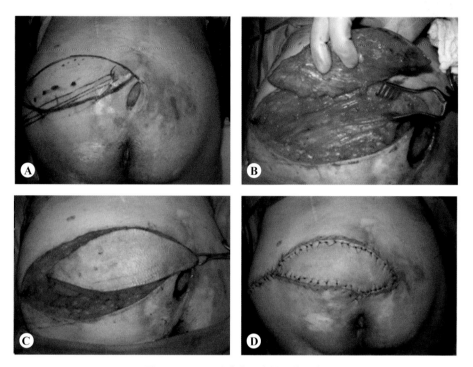

▲ 图 30-8　臀上动脉穿支皮瓣（筋膜皮瓣）

A. 骶骨中线部位 PRI 清创和皮瓣设计标记；B. 皮瓣从穿过筋膜下的导管处提起；C. 皮瓣被填入缺损处；D. 皮瓣嵌入供体部位，在手术引流管上方缝合

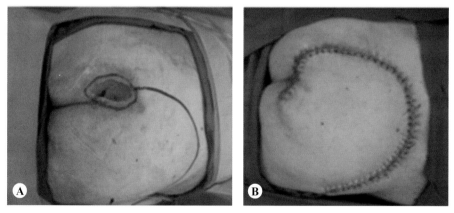

▲ 图 30-9　臀肌筋膜皮肤旋转皮瓣

A. 骶骨中线部 PRI 清创和皮瓣标记；B. 皮瓣旋转缝合至骶骨缺损处

肌皮瓣的易于分离有明显区别[90]。穿支皮瓣由于弯曲和扭转也更容易导致静脉淤血和穿支动静脉不可预测的损伤[91]。

然而，穿支皮瓣技术的支持者认为穿支皮瓣作为一线手术方式可以保留肌肉，最大限度地为以后再行重建手术提供了选择，并且严格遵循缝线远离直接压力区域的基本原则。但是在 PRI 的外科手术管理中发现穿支皮瓣也存在较高的 PRI 复发率[26, 92]。

（四）游离组织移植（游离皮瓣）

由于局部治疗选择方案众多，PRI 的治疗过程中鲜少应用游离皮瓣。仅有的几例报道称，在创面复发或者大面积复杂性压疮时，才会考虑单个、大的游离皮瓣[93, 94]。如果能成功恢复局部对压力的感知，通过引入神经血管束中的皮神经支使组织具有感觉潜能的技术则具有相当大的价值[95]。

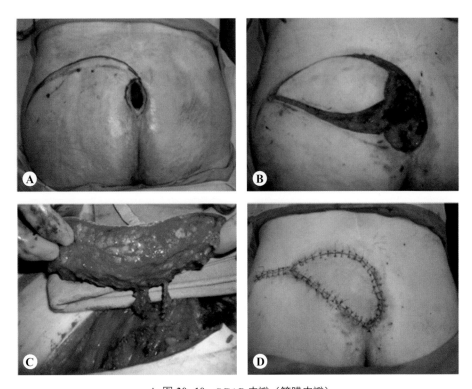

▲ 图 30-10　SGAP 皮瓣（筋膜皮瓣）

A. 骶骨中线 PRI 清创标记和皮瓣设计标记；B.PRI 后的骶骨缺损切除并通过筋膜向下切开皮瓣；C. 皮瓣和臀上动脉穿支分离；D. 皮瓣插入和供体部位缝合。SGAP. 臀上动脉穿支

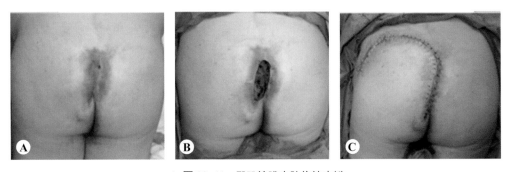

▲ 图 30-11　臀肌筋膜皮肤旋转皮瓣

A. 骶骨中线 PRI 形成长窦道；B. PRI 清除后的骶骨缺损和窦道；C. 筋膜皮瓣推进并旋转填入缺损处

十九、基于结果的皮瓣选择

目前，手术医生已有多种可靠的重建方案选择。Thiessen 等比较了骶骨和坐骨 PRI 的肌皮瓣和非肌皮瓣长期移植的效果发现，肌肉组织可以作为手术治疗的一部分[83]。肌皮瓣和筋膜瓣在早期并发症（伤口裂开、感染、血肿、皮下积液、皮瓣坏死、二次损伤）和 PRI 复发上没有显著差异（分别为 32% 和 26%）。皮瓣类型与术后发病率或复发率无关。他们还发现术后感染风险没有临床差异，这与之前普遍认为的肌皮瓣比筋膜皮瓣治疗感染的伤口效果好有很大出入[81, 82]。值得注意的是，这里的大部分筋膜皮瓣不是常用的筋膜旋转皮瓣，而是带有轴向血液供应的筋膜皮瓣，例如大腿后侧的筋膜皮瓣可以治疗坐骨 PRI，臀上动脉穿支皮瓣（superior gluteal artery perforator，SGAP）可以进行骶骨重建。这项研究表明，在进行 PRI 重建手术时，皮瓣的选择应根据具体情况，而不是先入为主的观念（有肌肉的皮瓣比没有肌肉的皮瓣要好）。

Sameem 等比较了用于治疗骶骨、坐骨和（或）

粗隆区的 PRI 肌皮瓣、筋膜皮瓣和穿支皮瓣，在并发症和复发率上也无明显差异[84]。这篇综述收集的 55 篇文章中，肌皮瓣占 8.9%、筋膜皮瓣 11.2%、穿支皮瓣占 5.6%。并发症发生率分别为肌皮瓣 18.6%、筋膜皮瓣 11.7%、穿支皮瓣 19.6%。皮瓣裂开、坏死和感染是最常见的并发症。这篇综述纳入的文章受到明显的异质的限制，即宽泛的样本量[10-65]和随访时间各不相同；它是最全面的对文献进行系统的回顾，可以说是有关此主题的最好的证据。作者确实注意到他们对 PRI 重建结果的综述显示较低复发率，尤其是在肌皮瓣手术中（8.9% 复发）或穿支皮瓣（5.6% 复发）。这些数据再次证明了轴向血供在 PRI 重建中的重要性。

最终，应根据移植组织的优缺点进行立体多维分析，为后续的重建治疗保留尽可能多的选择[83]。有的医生可能会选择更快、更简单的手术技术，部分医生为了获得更多的利益，而选择难度较大的手术。无论怎样，迄今为止的文献表明 PRI 手术结局依赖于很多因素，而不仅仅取决于皮瓣的种类。皮瓣选择应主要基于伤口大小 / 形状和无效腔的大小[83]。

二十、骨切除

如前所述，PRI 下方的骨骼中怀疑或确诊的骨髓炎，其根治方法应为至少部分骨切除直到露出健康的骨头[96, 97]。Larson 等回顾他们对于后期 PRI 的管理方案，建议利用成人骨髓炎的 Cierny–Mader 分类来区分疾病的进展情况并选择正确的手术方法。他们注意到 PRI 底部的骨髓炎通常可能是浅表的，有限的皮层，而不涉及髓腔（2 期：相邻浅表骨髓炎）。在这种情况下，进行彻底的骨性清创术是必需的。用骨凿切除受损骨皮质，进行骨培养和活检，然后将伤口用健康的皮瓣覆盖。这个方案明确了治疗感染的方法[21, 43, 98]。

手术医生还可以在 PRI 部位（坐骨结节）进行部分骨切除，主要目标是减少骨骼突出或消除尖锐的骨赘生物。然而，和坐骨全切术一样，彻底根除突出的底层骨骼不再作为常规减少复发的一种手段。这种手术只是为了减少更严重的损坏（耻骨、会阴、股骨近端和对侧坐骨，这些部位极易出现严重并发症）[26, 99]。坐骨全切术仅用于深度、广泛、反复多次复发的坐骨压疮[30]。

Girdlestone 关节置换术（股骨近端切除术）和肌皮瓣覆盖术可治疗涉及髋关节本身的 PRI 或窦道，和大而顽固的转子粗隆 PRI 并发骨髓炎[100]。该手术可使患者避免髋离断截肢，为 SCI 患者保留了维持轮椅坐位主要的下肢支撑。而一旦髋离断发生，会导致身体失去平衡，随后臀部和坐骨部出现溃疡。但是，Girdlestone 关节置换术也会使截瘫患者肌肉萎缩或 ROM 受限。

二十一、抢救性手术

对于广泛的、顽固性压疮且无法用标准皮瓣完成缝合的患者，或由于无法控制的感染而病情严重的患者，可能需要截肢或使用大的抢救性皮瓣。这些手术的并发症发病率很高，只能作为最后的手段使用。

半侧骨盆切除术和半身切除术是非常危险的，是最后的手段，它们分别切除腰部以下的一半骨盆或整个骨盆。这种手术是为压疮的潜在致命性危险或不可治愈的并发症保留的，如恶性肿瘤或广泛性盆腔骨髓炎的多个、大的、融合性压疮，即便如此，在手术前也应仔细权衡其风险和益处。

二十二、成功率和复发率

PRI 患者的长期结果研究很难进行。现有文献对结果的报道差异很大，复发率低至 3%～6%[107-109]高达 33%～100%，平均随访 20 个月[110]。最近几个较新的 PRI 整形手术和康复医学科单中心研究报道，术后复发率在 13%～39%，平均随访长达 47 个月[21, 27, 71, 111]，这是目前 PRI 手术治疗后比较可信的评估。成功率和复发率取决于 PRI 的解剖位置。一项开展于大学附属教学医院的研究报告以下几个解剖位置的手术成功率，坐骨、骶骨和股骨转子的分别为 83%、91% 和 93%[76]。长期 PRI 复发与坐骨溃疡位置在统计学上相关。最新的关于单发晚期 PRI 穿支皮瓣手术的成功率，坐骨、骶骨和股骨转子分别在 73%、84% 和 75%，平均随访 24 个月[112]。

最易复发的时间在术后第 15～22 个月[113, 114]根据最近一项在普吉特海湾退伍军人医院的 PRI 皮瓣手术复发情况调查发现，早期复发（1 年内）可能与一些可调节的因素有关，如血糖控制不佳和营养不良。而晚期复发（1 年后）与不可改变的因素相关，例如坐骨伤口位置、年龄（＜45 岁），以及既往在同一部位有手术失败史 [27]。此外，那些长期在护理机构，由工作人员照料的患者复发率较高。

二十三、结论

有些晚期 PRI 的 SCI 患者不适合进行手术，而有些早期 PRI 的 SCI 患者适合做手术，却又有较高的术后并发症风险。尽管如此，为 SCI 患者提供治疗干预措施仍是有意义的，手术可以为他们提供持久的 PRI 保护，从而帮助实现康复医学的最终目标，即显著提高生活质量、尽可能恢复发病前的状态以及就业。迄今为止，研究工作旨在确定现有的手术程序和方案哪种能产生长远的成功率和最低的复发率。目前为止，我们的结论是，手术结局不仅受皮瓣的种类和手术方式影响，而由多种因素决定的 [83]。除了明显的组织缺损，PRI 的很多其他因素和后遗症，使这些伤口的治疗难度加大，这是任何重建外科医生无法单独解决的。只有通过整个 SCI 团队（医生、患者、看护人员）的协调与配合，做好全方位的术前评估和准备以及严格按照术后方案执行，才能解决这一问题。

慢性脊髓损伤的脊柱并发症

Spine Complications in Patients With Chronic Spinal Cord Injury

Nehaw Sarmey　Bryan S. Lee　Edward C. Benzel　著

第 31 章

一、概述

慢性脊髓损伤（SCI）患者经常出现与脊柱有关的各种并发症，有时可能需要手术干预。这些后遗症可分为硬膜内并发症和轴向椎体间并发症。硬膜内最常见且研究最多的并发症包括创伤后脊髓空洞症（posttraumatic syringomyelis，PTS）、粘连性蛛网膜炎（adhesive arachnoiditis，AA）、继发于硬脑膜撕裂后的脑脊液（cerebrospinal fluid，CSF）漏和脊髓软化。轴向椎体间并发症包括非手术治疗引起的骨折和脱位等畸形，以及相邻椎体塌陷。慢性 SCI 并发症的管理需要我们共同努力，从而提高医疗保障计划和成本效益。

二、硬膜内并发症

（一）创伤后脊髓空洞症

1. 简介和流行病学

脊髓空洞症本质上涉及脊髓内囊肿或空腔的形成，通常称为空洞（syrinx），可以在纵向和横向上向尾端扩张并导致神经系统恶化[1-3]。Syrinx 源自希腊语中的管状腔或通道，脊髓空洞症首先是由 Oliver d'Angers 于 1827 年提出，他描述了脊髓内纵向的神经胶质空腔，可与中央管和（或）蛛网膜下腔连通[4, 5]。慢性 SCI 情况下空洞形成成为越来越常见的并发症，其发生可经历数月至数年[6-8]。这里只作简单介绍，第 33 章将详细介绍该主题。PTS 最初是在 19 世纪后期由 Wagner 和 Stolper 提出，他在尸检中发现，外伤性 $T_5 \sim L_1$ 椎骨骨折患者从挫伤处

头端至尾端形成创伤后空洞。随后，Barnett 等报道 SCI 后几个月到几年内出现与 PTS 相关的综合征[9]。既往有报道称有 1%～8% 的患者会出现 PTS，近 40 多年来的最新研究显示出更高的发病率，从伤后 2 个月～30 多年，20% 以上的患者出现 PTS[5, 10]。这可能是由于 MRI 的出现以及 SCI 患者生存率提高，因此，这些患者更有可能被诊出隐匿性 PTS。

2. 病理生理学

PTS 的主要特征是与周围组织形成不连通的空洞，类似于在文中提到的梗死、出血和横贯性脊髓炎的空腔。空洞内层由神经胶质组织和星形胶质细胞组成，而不是室管膜细胞。空洞通常位于血管分水岭区域，主要在中央和背外侧灰质中，且较少涉及白质。多数空洞从受伤部位的头端（81%）开始，尾端开始的较少（4%），15% 的病例呈双向扩展[5]。空洞的形成是损伤部位的髓内组织退行性改变。SCI 导致脊髓出血性坏死、血肿液化、血管损伤后的继发性缺血或引起微小梗死的蛛网膜炎。蛛网膜炎可能导致脊髓侵入硬膜囊从而阻碍正常的脑脊液循环通路（蛛网膜下腔），脑脊液通路在空洞的头端和尾部之间出现压力梯度。腹腔内压力升高则导致脑脊液向硬膜外静脉丛施加压力，促进 CSF 流入血管周围间隙（Virchow-Robin spaces），随后可透过硬脊膜流入到空洞。总而言之，创伤后细胞坏死和蛛网膜炎导致空洞的形成和扩展。

3. 临床表现

伤后 1～30 年的 SCI 患者，21%～28% 会发展成脊髓空洞症，30%～50% 的患者会有一定程度的

脊髓囊性改变[5]。1%～9% 的 SCI 患者有脊髓空洞症的临床表现[11]。Vannemreddy 等对 58 位 PTS 患者进行观察发现，以下因素与 PTS 的较早发作有关，即年龄＞40 岁、颈椎和胸椎水平、脱位型脊柱骨折和脊柱内固定[12]。Perrouin-Verbe 等在接受手术治疗的 PTS 患者中发现，28% 的 SCI 患者存在矢状面和轴向的椎管狭窄。他们指出早期椎体病变率的增加与空洞形成的风险增加密切相关[13]。

PTS 有多种临床表现，其中包括感觉和运动损伤的一种或多种症状[5]。感觉损伤通常在受伤平面以上。患者常见主诉有疼痛、感觉迟钝和（或）感觉减退，感觉障碍主要为感觉分离，特征为痛觉和温度觉消失但轻触觉和本体感觉保留[1]。PTS 患者自诉疼痛，且在咳嗽、打喷嚏、进行 Valsalva 动作时加重。在影响运动功能时，上肢会出现下运动神经元损伤表现，而下肢会出现上运动神经元损伤的表现，这分别是由于前角细胞和皮质脊髓束受影响所致。

4. 影像学表现

MRI 仍然是 PTS 诊断和随访的金标准（图 31-1 和图 31-2）[5]，和过去的气脊髓造影术和 CT 脊髓造影检查相比，MRI 无创且灵敏度更

高。有或无增强的 T_1WI 和 T_2WI 图像是评估脊髓空洞大小和形态（是否存在分隔、蛛网膜炎和硬脊膜受压）的重要途径。Cine 序列可以评估空洞内的脑脊液流动方式与相邻正常脊髓内的是否有区别。

5. 管理方法

缺乏可靠的一级证据以绝对支持 PTS 的外科治疗和医疗管理。但是，观察性研究表明，患者有神经系统症状且影像学检查证实有空洞，可行保守治疗，但很可能使空洞扩大或发展为脊髓病变[6,7,9,14-16]。所以应当告知患者选择手术的利弊。脊髓减压和空洞引流手术的指征包括神经系统症状逐渐加重，且影像学检查显示空洞扩大并压迫脊髓。

过去，PTS 的手术治疗是指空洞切开引流术。后来发展为通过空洞–蛛网膜、空洞–胸膜、空洞–腹膜分流为主的手术方式。术中采用体感诱发和运动诱发电位监测。

Manzano 等描述了他们的 PTS 治疗方法，主要是在空洞中心和硬膜压迫脊髓处行椎板切开术[5]。硬脊膜要小心地从受压边缘位置切开，然后将受压的脊髓和神经根缓慢释放。这个流程本身可能会导致空洞塌陷，需在切开前后用超声评估空洞位置和

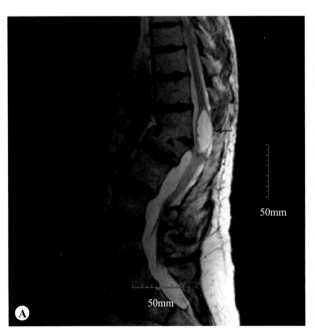
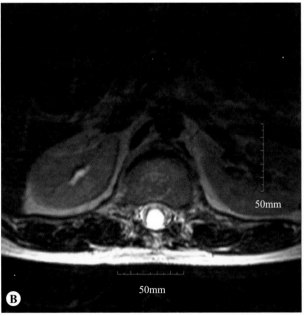

▲ 图 31-1 有 L_1 爆裂性骨折史的 SCI 患者 T_{12}～L_2 椎板切除术后伴后凸畸形、下肢进行性麻木无力，并伴有尿潴留。MRI T_2 矢状位和轴位序列（A 和 B），分别证明在损伤平面上端有空洞形成。箭指示的是空洞中心
SCI. 脊髓损伤

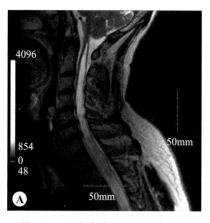 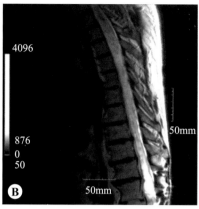 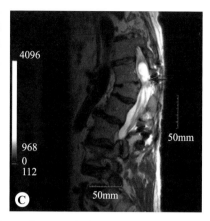

▲ 图 31-2　1 名有胸腰段骨折病史的后路融合的 SCI 的患者，出现左腿进行性麻木和无力，伴平衡障碍和尿潴留。颈椎、胸椎和腰椎的 MRI T₂ 矢状位序列（A、B 和 C）分别显示了从颅后窝到圆锥的整个脊柱空洞。空洞末端由箭指示

SCI. 脊髓损伤

脊髓周围的 CSF 流动。这种情况需要用周边邻近组织或外源性硬脑膜同种异体行扩张型硬膜成形术，术中通过 Valsalva 动作确认硬脑膜关闭情况。如果减压术后空洞没有塌陷，则进行空洞 - 蛛网膜分流术。空洞尾端正中心切开 2mm 的切口，插入硅胶微导管并螺旋推进，在脊髓外部留出约 1 cm 的导管。应保持外部导管在没有粘连 / 瘢痕的区域中，否则将导致导管进一步粘连到瘢痕组织上。此时可再次用超声评估导管插入前后空洞塌陷的情况和充分的脊髓搏动。然后将远端导管缝合到软膜表面。术后建议患者卧床休息 5～7 天，促进硬膜成形术和伤口愈合，以及减少假性脑膜膨出形成的风险。

6%～18% 的患者有术后并发症，包括分流失败、感染、假性脑膜膨出、腹膜假性囊肿，脑脊液引流过多引起头疼。患者通常反映术后疼痛和运动功能明显改善，而感觉功能改善并不明显。[15]

PTS 的其他手术方式包括完全性截瘫患者的脊髓横切术、分隔囊肿的神经内镜下开窗术、脊髓椎管切开术（通过囊肿壁的激光开窗术）。除了直接处理空洞外，矫正驼背、脊髓受压和脊柱不稳的手术，也是缩小空洞和预防空洞塌陷的方法 [6, 7, 9, 14-16]。Holly 等发现了 5 名 PTS 患者的结局与未矫正的脊柱畸形相关 [17]。腹侧硬膜外减压术后，4 名患者表现出的症状完全解除且脊髓空洞缩小。2 名患者由于症状和（或）空洞复发，需要再次行后侧硬膜内探查和硬脑膜成形术。

（二）粘连性蛛网膜炎（Adhesive Arachnoiditis, AA）

1. 概述与病理生理学

AA 的特点是硬膜囊内的软脊膜和蛛网膜的慢性瘢痕性炎症 [18]。AA 可表现为黏着斑或进展到更严重的致密瘢痕，破坏了蛛网膜下腔并损害脑脊液流动动力学。因此，它被认为是发展为 PTS 或"空洞前"状态的病理生理学机制。除了外伤，AA 的其他病因包括感染、脊髓造影和鞘内注射类固醇、蛛网膜下腔出血、腰椎退行性疾病和有脊柱手术史。

AA 的具体机制尚不清楚，目前认为可能是促炎反应诱导软组织增生，导致膜粘连并逐步密集纤维化 [18, 19]。炎症反应越大，组织重塑过程和蛛网膜炎的程度越重。初次感染后，AA 可能会快速进展，但是大多数要延迟几年才能发展。此外，尽管有 AA 的影像学表现，许多 AA 患者却无症状。那些有症状的可能也只是表现出缓慢的、进行性的临床症状。在非外伤因素下，腰部 AA 最常见，多与神经根病、感觉障碍和背部疼痛相关；而在 SCI 患者中，颈胸部 AA 最常见。

2. 诊断与治疗

尽管早期通过 CT 脊髓造影可进行诊断，但目前 MRI 已成为评估 AA 的首选成像方式，因为它同时具有高灵敏度（92%）和特异性（100%）。可以看到神经根增厚，在某些情况下，可以在神经根结块后发现块状病变。Ross 和 Delamarter 将与 AA 相

关的 MRI 表现描述如下[20]。

- 1 级：附着的神经根聚集在硬膜囊中央。
- 2 级：周围附着的神经根和脊膜"空硬膜囊样变"增厚。
- 3 级：椎管内软组织肿块和蛛网膜下腔堵塞。

最近，稳态构成干扰序列（constructive interface in steady state，CISS）可以更好地评估脑脊膜增厚和微囊性改变。

AA 的治疗仍然具有挑战性[19]。口服类固醇可能会暂时改善症状，但是患者最终会进展[21]。鞘内注射类固醇并不推荐，因为注射本身会引起炎症[22]。其他试验性疗法如透明质酸酶疗法的目标是减缓纤维蛋白沉积和瘢痕形成。这些疗法也没有在临床实践中实施[22]。目前提倡一些减缓或避免形成 AA 的预防性措施。术中最大限度地减少对硬脊膜的损伤并通过止血药清除来自蛛网膜下腔的血液、冲洗和硬脑膜紧密缝合。

重建脑脊液通路仍然是手术治疗的重点[7, 23]。这就需要将增厚的蛛网膜从邻近的组织粘连处或瘢痕处剥离开。多数情况下，瘢痕的特点是精细的膜状分隔[23]。脊髓的搏动在瘢痕处减弱。初始方法可能是相对简单地将粘连在硬脊膜和脊髓之间的蛛网膜剥开并溶解，从而有效恢复 CSF 流动。大面积的蛛网膜炎，瘢痕组织较厚，有时血管化，脊髓搏动微弱，几乎没有脑脊液流动。蛛网膜脱落在技术上更具有挑战性，可能仅部分恢复脑脊液流动。此外，蛛网膜炎伴脊髓空洞症可能会蔓延到蛛网膜下腔、胸膜或腹膜间隙。Klekamp 等对 107 例蛛网膜下腔合并脊髓空洞症瘢痕形成（约 50% 的病例是由创伤引起的）[23]的患者研究指出，92% 的患者仅做了分流术，局部和广泛瘢痕复发率高达 100%。如果使用显微外科解剖技术，83% 的患者减慢了神经学进展，只有 17% 的患者有局部和广泛瘢痕形成。

（三）脑脊液漏 / 瘘管

1. 简介和临床表现

脑脊液漏和瘘管是指脊髓侵入硬脑膜导致脑脊液渗入硬膜外隙，在某些情况下，通过开放的伤口与皮肤表面连通。简单的硬脊膜撕裂伤通常 MRI

无法检查出来，仅在手术时才被发现。压力相关性头痛是这些患者的常见表现。在严重的情况下，持续的 CSF 漏会导致扩张性假性脑膜膨出，通常导致脊髓受压和脊髓病变恶化。硬脊膜撕裂和脑脊液漏可能会发生在脊柱手术后的并发症阶段或贯穿性损伤。McKinley 等介绍了他们的 49 名因枪伤导致的 SCI 患者，其中 10% 的患者逐步发展为脑脊液漏[24]。其他研究报道的硬脑膜撕裂和脑脊液漏发生率更高，特别是在胸、腰椎脊柱损伤后，发生率为 18%~36%[14, 25]。和医源性硬脑膜撕裂伤相比，外伤性撕裂更复杂，水密性更难实现。从神经学和（或）外科学的角度看，当前文献不支持任何一种特定的修复硬脑膜撕裂的方法。

2. 管理方法

脑脊液漏 / 瘘管有非手术管理方法，包括持续观察，通过药物缓解症状和腰椎引流，也有手术管理方法。Lee 等对 53 例外伤性颈部脊髓损伤者经前 / 后路颈椎手术后的并发症[11]研究发现，有硬脊膜撕裂合并脑脊液漏的发生率为 13%（7 名患者），不包括医源性硬脊膜撕裂伤。与创伤后无脑脊液漏组比较，这些患者可能有更高的美国脊髓损伤协会（ASIA）初始评分（86% vs. 28%，P=0.009）和更高的黄韧带损伤率（100% vs. 57%，P=0.02）。因此，我们建议进行以下管理策略，即有后纵韧带（PLL）损伤并伴有硬脊膜撕裂的患者，应避免进一步切除 PPL 以防止进一步的硬膜缺损，并保持一定程度的脊柱稳定性，在手术部位涂抹纤维蛋白胶，插入引流管 24h，如果担心脑脊液漏，应尽早夹闭或取出引流管[11]。在 Lee 等的研究中，单独放置腰部引流管是不被允许的，在放置和（或）拔除过程中将增加感染率。早期进行适量活动很有必要，可以避免血栓形成，另外，要对假性硬脊膜膨出及时进行临床检测。其他手术方法包括硬脊膜和脑脊液漏处理。

Luszcyk 等对 1615 例接受脊柱外伤手术的患者进行队列研究发现，187 位患者有外伤性硬脊膜撕裂[26]。术前，ASIA A 级损伤的患者 91 例（48.7%），不完全损伤患者有 64 例（34.2%）。

Heary 等报道，贯穿性脊髓损伤患者发生脑脊液漏，需要立即行蛛网膜下腔引流[27]。瘘管不能引流或放置超过 2 周者，需要手术探查修复，因为它已无法自行修复。

（四）创伤后进行性脊髓软化病

慢性 SCI 患者中脊髓病变可能表现为慢性、进行性无力，需要内外科综合治疗。根据损伤平面和后遗症，如 PTS，患者经常会出现颈部或背部局部疼痛、僵硬，症状还包括上肢和下肢疼痛，感觉异常和无力[5, 28]。继而出现步态不稳和精细动作笨拙，严重损害生活质量和日常生活活动能力。自主神经调节异常可以表现为尿失禁、尿频和（或）尿急。在临床检查中，痉挛、反射亢进和病理反射（阵挛、巴宾斯基征和霍夫曼征）以及适当的影像学检查结果均支持对脊髓病的诊断。手术干预减压、固定和纠正畸形是临床上避免脊髓病恶化并最终导致瘫痪最有效的措施。

创伤后脊髓软化症，是继发于创伤的脊髓病理性软化，是罕见的并发症[29]。症状和预后与 PTS 相似，疼痛和感觉丧失比运动障碍更常见。MRI 显示损伤部位脊髓小细胞变性，因此称之为 marshy 脊髓综合征[13]。常见胶质增生和脊膜增厚，这些患者的治疗选择受到限制，对症控制疼痛和预防神经系统状况恶化是管理的关键。如果合并粘连和脊髓栓系，手术松解及硬膜成形术可改善症状[13]。

三、轴向椎体间并发症

脊柱畸形

1. 概述和临床表现

SCI 可能导致骨畸形，脊柱畸形[30]常表现为胸、胸腰部和（或）腰椎后凸以及脊柱侧弯（图 31-3 和图 31-4）。在急性期，这种畸形是由外力本身导致压缩畸形和脊椎不稳定。后期的畸形可能是由于手术并发症造成的（如假性关节炎、植入物失败、短融合段、仅后路融合）或非手术因素（如椎骨坏死、Charcot 脊柱）。

在多达 16% 的患者中，植入物移位可能为最复杂的植入后并发症，它本身又会导致创伤后畸形[31]。这可能是由于骨连接处施加的力过大、骨头质量差以及手术技术问题造成的。患者常需再次进行新的手术，使其更牢固地连接。

椎体骨坏死或 Kummell 病，最终导致椎体塌陷，继而进展为畸形。夏科特脊柱（Charcot spine），也被称为神经性脊柱关节炎，是一种 SCI 之后相对罕见的并发症，患者瘫痪和感觉障碍低于他们的

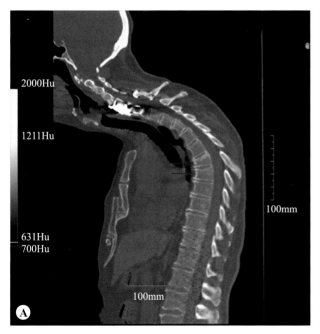

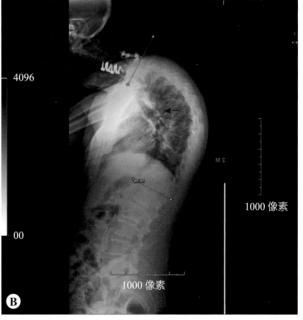

▲ 图 31-3　机动车事故导致颈椎和胸椎损伤多年的 SCI 的患者，状态为 $C_4 \sim C_7$ 前后路减压和融合术，伴有胸部的中度疼痛
A. CT 表现出 $T_6 \sim T_7$ 水平的慢性压迫性骨折，如箭所示；B. X 线中箭指示处显示脊柱后凸畸形，胸椎后凸畸形几乎为 90°。SCI. 脊髓损伤

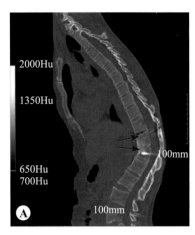
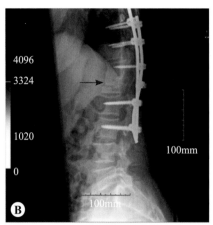
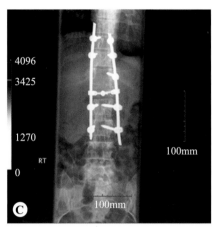

▲ 图 31-4　L₁ 爆裂性骨折的 SCI 患者，前后路减压 / 融合术后哈氏棒植入，表现为进行性的与活动有关的轴向背痛

CT 显示固定胸腰椎交界处的后凸畸形，如箭所示（A）。在 L₁ 行椎弓根截骨术和伸展固定。术后 X 线侧位（B）和前后位（C）分别显示了后凸畸形的矫正。SCI. 脊髓损伤

受伤平面，估计患病率为 1/220[6, 31, 32]。最长的可在初次损伤后 31 年出现，完全性 SCI 患者中更为常见。最常见的水平在下腰椎，远离胸腔的区域，可涉及多个节段。临床表现通常包括脊柱畸形后引起的腰痛，其次是骨擦音、痉挛的改变、神经功能丧失，甚至新发或持续的自主神经反射异常。早期影像学表现为脊髓损伤水平邻近和下方的椎骨周围肥大增生。感觉障碍导致椎骨之间的异常运动、关节表面破坏、软骨下骨骨折、椎骨塌陷，最终导致假性"球窝"关节炎。

　　受创伤后畸形影响的患者经常在相关脊柱节段经历持续不断的疼痛。脊柱后凸畸形超过 30° 会加剧这种疼痛[24]。研究表明胸腰椎骨折后前路减压内固定可使疼痛有所缓解[15, 16, 33]。脊柱在慢性创伤后出现畸形，通常其支撑作用减弱。脊柱及支撑的韧带受损后，神经元受压，继发神经功能障碍。这些患者除狭窄外，可能还会出现进行性后凸畸形、脊柱侧弯、蛛网膜炎、脊髓栓系和并发脊髓空洞症。术后随访，定期复查正侧位 X 线片，是常规的术后监管方法。

　　虽然后凸畸形最多见，在某些病例中也可见脊柱侧弯。例如，与 SCI 相关侧面受压或爆裂伤可导致冠状畸形[31]。与外科手术和保守治疗的文献相比，目前并没有大量描述成人创伤后脊柱侧弯的文献。在实践中，对导致脊柱失衡的疾病和（或）保守治疗无法解决的难治性神经功能障碍的情况，建议进行手术干预。在儿童群体，Angelliaume 等的队列研究中，更详细地描述了 48 例平均年龄为 12 岁的胸腰椎创伤性骨折患者的保守治疗结果[8]。其中 85.4% 支持骨折复位，而其余 14.6% 则持反对意见。随后，有 23% 的患者出现脊柱侧弯并伴有 Cobb 角超过 10°，并伴有旋转。他们指出，腰椎骨折（相对于胸椎骨折）和单发骨折（相对于多处骨折）Risser 3 级及以上的，冠状面畸形更为严重。总的来说，儿童的无神经功能障碍的楔形压迫性骨折，仅有轻度畸形的，采用保守治疗效果更好。

2. 管理

　　进展性畸形、背部和（或）腿部疼痛加重、严重的神经功能障碍、假性关节炎或畸形愈合的患者，应考虑手术治疗[30]。常规随访，定期复查正侧位 X 线片，是必要的监测手段。手术方式有多种选择，包括前路、后路和前 / 后路联合。手术的目的是给神经元减压，通过在整个前柱或后柱提供支持以恢复脊柱的矢状位平衡。前路椎体切除术可为神经元有效减压。与后 / 后外侧入路相比，选择前路手术的更多一些。对于 I 型（单一平面）和 II 型（多个平面）的脊柱错位骨折，矫正后凸畸形很有必要，以防止进行性脊柱畸形及其相关的疼痛和神经系统障碍。后凸畸形可能是由于先前的手术（后凸畸形的矫正不足或内固定融合后邻近节段疾病）或非手术治疗原因造成的；在前一种情况下，存在假性关节炎可能需要合并前 / 后入路以最大化促使

融合成功。畸形的弹性程度是选择手术与否的重要指标。弹性较大的畸形，拍片时可改为仰卧过伸展位和（或）俯卧位，操作时应谨慎摆放体位并进行内固定融合。弹性差的畸形更为复杂，需要结合前/后路或仅采用后路切开术。

SCI 后的长期并发症——Charcot 关节病，通过前路融合部分切除 Charcot 关节，然后进行后路内固定融合，症状的改善和畸形的矫正已在部分患者身上获得满意的效果 [28, 34]。

创伤后畸形的手术效果与患者的年龄、并发症、受伤性质、受伤到矫正手术之间的时间间隔有关。例如，椎体高度损失＞40% 则效果不佳，伤后第 1 年内进行手术可能临床效果更好 [31, 35]。Malcolm 等对 48 例伤后 6 个月或更长时间的后凸畸形患者研究发现，与前入路相比，后路和前后路组合的方法效果更好 [36]。而 Kostuik 等则发现，仅接受前路融合治疗的患者成功融合率为 97% [33, 36, 37]。如此不同的结果可能是由于患者的选择、手术技术

和用于融合的移植物选择不同引起的。有必要进一步研究以确定每种方法的最佳手术指征。

四、结论

慢性脊髓损伤的特点是多器官系统并发症。涉及脊柱本身的硬膜内和轴向并发症的文献中，PTS 和创伤后脊柱畸形占很大比例。患者个人因素、先前的脊柱退行性疾病和（或）不稳定、受伤机制、受损平面、AIS 评分以及急性期的医疗和手术管理，都会影响慢性并发症的进展。鉴于美国人口老龄化，SCI 的双峰分布与老年人跌倒相关伤害的发生率增加密切相关 [37]。患者的脊髓疾病和（或）神经根病以及进行性脊柱不稳定逐步恶化，导致独立性降低，生活质量较差。除了临床结果外，慢性脊髓损伤使患者个人和整个医疗系统承受巨大的财务负担。为了提高 SCI 的急性期管理及后期寿命，必须了解并正确诊断慢性病中的并发症，提高患者的生活质量并减少后续医疗费用。

第32章

双重诊断：脊髓损伤和颅脑损伤
Dual Diagnosis: Spinal Cord Injury and Traumatic Brain Injury

Lisa A. Lombard　Christina Kwasnica　Monifa Brooks　著

一、概述

临床上，双重诊断的患者，即颅脑损伤(traumatic brain injury，TBI) 和脊髓损伤（spinal cord injury，SCI ），其护理可能是一项艰巨的挑战。由于这些合并损伤很常见，对于临床医生来说掌握这两种疾病的治疗方法都很重要。TBI 的严重程度本身就会引起复杂的临床障碍，而更严重的是 SCI 常会掩盖早期的 TBI 症状。一些轻度 TBI 患者可能直到康复护理阶段才被发现，物理治疗师和康复小组成员经常是发现合并脑损伤的关键人物。一旦诊断做出后，患者的脑部损伤必须立即处理，以最大限度使患者的住院康复和社区康复取得成功。

二、流行病学和病理学

了解 SCI 患者发生 TBI 的流行病学和诊断，对临床从业人员的评估至关重要。2000 年以来，与 TBI 相关的急诊、住院和死亡人数逐年增加。据报道，2013 年出台了预防机动车碰撞的相关措施后，TBI 相关的住院和死亡人数有所减少。尽管如此，还是有约 280 万 TBI 相关的急诊、住院和死亡人数，主要是与老年人跌倒相关的 TBI 人数增加相关。近年来，对青年人运动相关的脑震荡诊断做出较多努力后，这类患者的急诊数量明显增加。但是，这一增长已被老年人口跌倒相关的 TBI 增长数量反超[1]。

SCI 患者 TBI 的发生率与病因和严重程度的分布相似。一项大范围调查报道，该人群 TBI 发病率为 24%～74%[2, 3]。关于 SCI 模型系统参与者的前瞻性综述指出，60% 的参与者被认为符合诊断 TBI 的标准，即基于创伤后遗忘(posttraumatic amnesia，PTA)、格拉斯哥昏迷量表（GCS）异常、中枢神经系统（CNS）成像异常等表现。这些主要是轻度 TBI（34%），主要出现在交通事故或摔倒引起的 SCI[3]。SCI 模型系统收集了所有参与者与 TBI 诊断有关的数据。但是，由于大多数 TBI 患者的症状较轻，早期可能会漏诊。在某大学的 SCI 中心，通过对大样本量的外伤患者进行更深入的神经心理学测试，发现漏诊了 58.5% 的 TBI。漏诊率高的人群主要是交通事故引起的颈脊髓损伤患者[4]。这类患者由于早期缺少神经影像学结果、无法评价 GCS、意识丧失（loss of consciousness，LOC）、气管插管和镇静，以及上肢功能受损，限制了神经心理学数据的收集。

此外，有些 SCI 患者由于受伤当时的生物力学作用，患 TBI 的风险更高。在轴向负重，例如被汽车挡风玻璃弹出时，力通过头部传递，大脑常经历相同的加速 / 减速，导致轻度 TBI。上颈段损伤通常与施加在颈部的旋转力有关，因此它们也是发生 TBI 最常见的节段，中度至重度损伤时则更常见[5]。SCI 合并 TBI 多发于男性、交通碰撞事故中[6]。

双重诊断中的 TBI 严重程度与一般 TBI 人群中看到的情况相同。大多数患者属于轻度 TBI（GCS 13～15 分），根据是否有神经影像学的异常，可以判断其复杂程度。轻度的 TBI（无影像学异常者），病理损伤较少，因此神经影像异常较少。在细胞水平，仅有轴索断裂或受牵拉。虽然没有形态学的改变，但也会导致生理性变化。如果大范围的轴突完整性明显受损，就可以用某些 MRI 技术检测出来。随着神经影像技术的发展，目前可以用弥散张量成像（diffusion tensor imaging，DTI）技术检测白质通路，以更好地识别轻度 TBI 的病理变化。轻度 TBI 的特点是神经传导网络中断，不同患者之间的表现也可能不尽相同[7]。

区分中度和重度 TBI 的方法是看损伤的集中和扩散程度，尽管两种程度的表现可能一样，但在影像学上是有区别的。局部损伤包括占位性病变，如硬膜下血肿、硬膜外血肿、局灶性挫伤和实质内出血。这些病变可能导致颅内压升高（intracranial pressure，ICP），可能需要神经外科干预以防止压力进一步增高。弥漫性损伤与轻度 TBI 的病理相似，但面积更大。损伤可能包括直接轴突损伤（断裂或受牵拉），缺氧缺血性损伤和微血管伤害[8]。对于损伤是由外伤（原发性损伤）还是伤后延迟作用（继发性损伤）导致的，已经有进一步的研究。原发性损伤是由于线性加速和减速力、旋转力以及潜在的穿透力导致的。这些力量直接导致神经元、轴突和血管的损害。大脑对这些损伤的反映是一系列复杂的细胞级联反应、炎症、代谢和神经化学改变。继发性伤害是这些改变的最终结果。

在伤后数小时内，细胞液和血管源性体液增加，导致颅内压升高、脑水肿和局部缺血[9]。脑血流量或氧含量减少导致脑功能障碍加重。颈部 SCI 患者受伤早期发生低血压的风险较高；灌注不足或缺血可能导致自由基和兴奋性神经递质的累积以及钙的代谢失调，最终导致细胞完整性破坏和不可逆的细胞死亡[10]。通过控制血压和氧含量，以及早期颅内监测、预防继发性损伤，可以降低 TBI 的发病率。

三、诊断

早期受伤机制（如高速撞击）、意识丧失、救治不及时和（或）现场插管、脊髓损伤平面高、创伤后遗忘症（PTA）和 GCS 初始评分低（表 32-1），提示可能合并 TBI[11, 12]。一些受伤前的、受伤当时和急性期住院时的因素，包括既往 TBI 病史、药物滥用、癫痫发作、躁动和呼吸功能不全等，都可能引起潜在的脑损伤[2]。

表 32-1　脑损伤格拉斯哥昏迷量表

睁眼	
自发性睁眼	4
声音刺激下睁眼	3
疼痛刺激下睁眼	2
无反应	1
言语应答	
正常	5
有错词，顺序混乱	4
词不达意	3
难以理解的声音	2
无反应	1
健侧运动反应	
正常	6
疼痛时能准确推开医生的手	5
疼痛时躲避（屈曲）	4
疼痛时呈屈肌异常姿势	3
疼痛时呈伸肌异常姿势	2
无运动	1

结果为三个部分的分数相加。GCS 13～15 分为轻度 TBI；GCS 9～12 分为中度 TBI；GCS 3～8 分为严重 TBI

引自 Teasdale G, Jennett B. Assessment of coma and impaired consciousness. A practical scale. *Lancet*. 1974;2:81-84.

TBI. 颅脑损伤

Macciocchi 等提出，通过 GCS 评分范围和影像学检查结果，可以区分 SCI 患者轻度、中度和重度 TBI（表 32-2）。根据这些标准，他们确定了 SCI 患者中轻度简单 TBI 发生率为 34%、轻度复杂 TBI 的发生率为 10%、中度 TBI 发生率为 6%、重度 TBI 为 10%[3]。最常用的 TBI 客观量表——GCS，通常在受伤现场或在初次就诊时评估潜在的脑损伤，3～9 分被认为患有严重的 TBI，9～12 分被列为中度 TBI，>13 分或更高的为轻度 TBI。Tolonen 等提出了一种判断 SCI 患者中 TBI 的存在和严重程度的标准，它是一种神经心理学测试，适合用于康复或门诊评估[13]（表 32-3）。

表 32-2　脊髓损伤后 TBI 分类

严重程度	GCS	临床症状
轻度简单 TBI	13～15	有脑功能障碍的临床表现（如意识障碍，伴有或不伴有 LOC）
轻度复杂 TBI	13～15	同上 + 脑部病理学改变
中度 TBI	9～12	有或无脑部病理学改变
重度 TBI	<8	有或无脑部病理学改变

脑部病理学改变：挫伤、出血或颅骨骨折；GCS. 格拉斯哥昏迷量表；LOC. 意识丧失

引自 Macciocchi S, Seel RT, Thompson N, et al. Spinal cord injury and co-occurring traumatic brain injury: assessment and incidence. *Arch Phys Med Rehabil*. 2008;89:1350-1357.

表 32-3　TBI 严重程度分类

诊断标准	轻度 TBI	中度 TBI	重度 TBI
GCS/LOC	GCS 13～15 分	GCS 9～12 分	GCS ≤ 8 分
PTA	PTA＜24h	PTA 为 1～7 天	PTA＞7 天
影像学检查	无表现	有神经影像学改变	有神经影像学改变
神经生理学测验	无损伤或仅有症状	轻到中度认知损害（低于 2 个 SD）	中到重度认知损害，多方面（大于 2 个 SD）

GCS. 格拉斯哥昏迷量表；LOC. 意识丧失；PTA. 伤后遗忘；SD. 标准差；TBI. 颅脑损伤

加尔维斯顿定向和遗忘测试（Galveston Orientation and Amnesia, GOAT）用于评估 PTA（表 32-4）[14]。更多详细信息请参阅本章后面的内容。GOAT 可以在整个恢复期间每天重复 1 次。连续 2 次测试得分＞76 分表明患者 PTA 恢复。PTA 的准确诊断尤为重要，因为 PTA 持续时间越短，功能恢复越好[15]。

神经影像学检查通常为早期筛查头部 CT。虽然此测试可以迅速进行，并且可以诊断有无出血，但无法检测到微小病变，例如通常在加速 - 减速后发生的弥散轴索损伤（diffuse axonal injury, DAI）。MRI 可以发现更微小的病变（如 DAI），但是，这需要更多的时间来执行，且要求患者保持静止不动，患者较严重时很难配合。

四、急性期管理

对 SCI 合并 TBI 患者的急性处理原则是保持灌注和氧分压。患有严重 TBI（GCS 3～8 分），使用 ICP 监测可以降低受伤后 2 周的死亡率。先前脑创伤基金会（Brain Trauma Foundation）建议监测所有 GCS 为 3～8 分且 CT 异常患者的 ICP。但是，最新的证据不再支持这一建议[16]。推荐 15—49 岁的患者目标收缩压（SBP）≥ 110mmHg，与没有 TBI 的患者相同[17]。连续 ICP 监控可与中央灌注压（CPP）监测和高级脑机能检测联合，用于指导急性期管理。治疗应旨在使 ICP 保持在 22mmHg 以下，ICP 含量增加会导致死亡率增加[18]。通过颅内监护仪监测 CPP 可降低 2 周死亡率。CPP 的目标值为 60～70mmHg，且急性期可通过脑脊液引流使其更高[19]。目前，检测手段包括连续脑电检测（EEG）和颈内静脉血氧含量差（$AVDO_2$）在内，均旨在降低脑组织的继发性损伤。

SCI 合并 TBI 患者的急性期管理还应包括使用标准的复苏技术。保持适当通气和血压是预防继发性疾病的关键，低氧血症、缺血性脑损伤以及 DAI 可导致长期的认知障碍。如果能减少机械通气天数，则可以考虑在 7 天内进行早期气管切开术。但是，气管切开术可否减少医院内感染的肺炎尚未得到证实[15]。肠道营养应该在受伤后 5 天内开始，以减少死亡率[20]，由于是在胃远端进行的操作，因此可以减少呼吸机相关性肺炎[21]。预防与留置线头、

表 32–4　加尔维斯顿定向和遗忘测试（GOAT）

问　题	错误得分	注意事项
你叫什么名字？	–2＿＿＿	必须说出姓和名
你的生日是哪天？	–4＿＿＿	必须说出年月日
你住在哪里？	–4＿＿＿	必要时说出城镇的名字
你现在在哪里？		
– 城市	–5＿＿＿	必要时说出城镇的名字
– 具体地址	–5＿＿＿	通常在医院或康复中心，需要确切名称
你是什么时候住到这个医院的？	–5＿＿＿	日期
你是怎么来到这里的？	–5＿＿＿	转移方式
你受伤后记起的第一件事是什么？	–5＿＿＿	任何可信的事件（记录）
能详细描述一下吗？	–5＿＿＿	需要详细描述
能描述一下受伤前你记得的最后一件事？	–5＿＿＿	任何可信的事件（记录）
现在是什么时间？	–5＿＿＿	–1 每差半个小时
今天星期几？	–3＿＿＿	–1 每差 1 天
今天几号？	–5＿＿＿	–1 每差 1 天
现在是几月份？	–15＿＿＿	–5 每差 1 个月
现在是哪一年？	–30＿＿＿	–10 每差 1 年
错误总分	＿＿＿	
实际总分 =100– 错误总分 =100–＿＿=		实际总分可为负数

76～100 为正常；66～75 为临界值；<66 为受损

可以每天使用。连续两次得分在 76 分或以上被认为患者已脱离创伤性遗忘 [引自 Levin HS, O'Donnell VM, Grossman RG. The Galveston Orientation and Amnesia Test. A practical scale to assess cognition after head injury. *J Nerv Ment Dis*. 1979;167(11):675-684.]

导管有关的感染。颅骨骨折必须及时处理。

患有严重 TBI（GCS 3～8 分）的患者，急性期的治疗需要面临更多挑战。对于意识程度较低的患者，呼吸机脱机的准备评估受执行命令能力影响。患者可能无法执行减少通气相关的任务，可能还会因为呼吸机的设置改变出现躁动。平衡机械通气的使用、是否行气管切开术及其对 ICP 的影响，对于医院神经 ICU 来说极具挑战性[22]。

五、急性期后护理：并发症

SCI 和 TBI 都可能引起并发症。SCI 相关并发症在本书其他部分讨论。这里我们只介绍 TBI 相关的并发症，以及双重损伤对患者的影响。

（一）癫痫发作

急性脑损伤的情况下，癫痫发作可能是有害的，可能会导致颅内压升高、通气障碍、快速运动和跌倒引起机械性损伤，或对不稳定的近期术后骨折造成进一步的损伤。创伤后癫痫发作（post-traumatic seizure，PTS）分为"早期"（受伤后 7 天内）与"晚期"（7 天后）。主要根据 PTS 的病因不同来区分的，即早期发作是由于血液及其相关产物刺激导致，晚期发作则是由于神经胶质增生导致。

在 ICU，对 TBI 患者进行脑电图监测显示，有 52% 的人有癫痫发作但是没有外在症状[23]。双重诊断的患者诊断癫痫发作更困难，因为 SCI 所致的运动障碍可能掩盖了可见的癫痫发作表现。虽然没有癫痫发作筛查或药物使用的指南，临床上对中重度 TBI 患者在 7 天内会常规进行预防性用药，以防止早期癫痫发作。没有证据表明，7 天后预防癫痫发作的药物仍然有效，因此这些药物应该在 7 天后停用[24]。

创伤后癫痫病（post-traumatic epilepsy，PTE）是指两个或多个癫痫发作事件。在后期阶段，晚期 PTE 风险较高的患者包括颅骨修补术后、双侧顶叶颅内出血（ICH）和中线移位[25]。通常，PTE 需要转诊，治疗和监测应由癫痫专家组成的团队进行管理。

（二）自主神经障碍

这种现象有几种不同的名称，包括中枢爆发、间脑爆发和肾上腺皮质功能亢进症，占全部康复患者的 5.3%[26]。这是因为大脑皮层与大脑深部的下丘脑和脑干结构的联系被破坏，由于过量的儿茶酚胺释放，患者可能会出现心动过速、高血压、多汗和高热[27]。这是一种排除诊断，其他原因（如感染、肺栓塞、疼痛、异位骨化）在开始治疗之前应被排除。T_6 及以上的 SCI 患者，想要摆脱自主神经反射障碍（autonomic dysreflexia，AD）症状，对于医生和患者来说都很困难。在自主神经异常中，症状可以在没有刺激的情况下随时出现，并伴有发汗和运动姿势改变。AD 通常会快速出现，患者常主诉为突发的重击感头痛、濒死感、损伤平面以上潮热脸红。由于严重 TBI 患者可能无法描述症状，仔细评估异常生命体征可以帮助确定高血压的原因，肾上腺皮质功能亢进很少突然发生，早期会有持续频繁的心动过速和高血压。相反，AD 通常会迅速出现。

对于仅有 TBI 的患者，治疗高肾上腺素的基石是脂溶性 β 受体拮抗药，如普萘洛尔。但是，合并 SCI 后体位性低血压的患者可能会限制其使用。其他治疗方法包括小剂量加巴喷丁、吗啡、溴隐亭，严重者鞘内注射巴氯芬[28]。TBI 导致的自主神经功能异常通常是有时限的综合征，关键症状通常会自行改善，但是，这也可能与 TBI 加重有关[29]。

（三）异位骨化（Heterotopic Ossification，HO）

HO 在 SCI 和 TBI 中都可能发生。他们都有肢体发红肿胀、运动终末僵硬感所致的关节活动度受限等症状。对于 SCI 患者，最常见的障碍关节是臀部和膝盖；在 TBI，最常见的关节是臀部和肩膀，部分有肘关节障碍[30]。明确的诊断依据三相骨扫描，但是，研究 HO 所需的时间通常在住院康复期间不能完成。X 线评估经常只进行了第一次测试，但如果评估过早，可能会错过 HO。SCI 和 TBI 后的 HO 都选用非甾体抗炎药（NSAID）和双膦酸盐。

（四）痉挛

痉挛是在 SCI 和 TBI 之后普遍发生的。乙酰胆碱受体的上调是 SCI 后痉挛的病因，在 TBI 则是缺乏皮质的抑制作用。缺氧性脑损伤患者的痉挛可能更加分散和严重，早期积极干预很有必要。不注意治疗痉挛会导致疼痛挛缩、身体机能下降和姿势保持困难，甚至导致皮肤受损。SCI 和 TBI 后的痉挛治疗都可选用物理方法，如夹板和拉伸。但是，药物治疗可能会有所不同；巴氯芬常用于与 SCI 相关的痉挛，但对于 TBI 而言，可能镇定作用过强。同样，苯二氮䓬类药物对脑卒中和 TBI 患者的痉挛治疗效果差，应尽可能避免选用此类药物[31]。特殊的是，丹曲林作用在肌肉水平上阻止与肌肉收缩相关的钙离子流量，因此，镇静作用弱。在使用丹曲林时应注意，它可能使肌肉无力，所以对那些需要用虚弱的肌肉代偿功能的患者应谨慎使用。肝功能应定期检查，因为它可能会引起肝炎。局部痉挛对保守治疗无反应，可以注射肉毒毒素。严重的全身痉挛，对肠内治疗无反应时，可考虑植入巴氯芬泵，这对 SCI 和 TBI 后的痉挛都有帮助。

（五）躁动

行为障碍可能是 TBI 患者护理最具挑战性的工作。脑损伤患者可以从无意识的状态迅速转变为具有冲动性的攻击行为。预先的周围环境管理和药物治疗可以帮助患者安全康复。

有人认为躁动是中度和重度 TBI 恢复过程必不可少的组成部分，这可能是由于患者对所处的状况不清楚导致的。一项对 100 例重度 TBI 康复患者的研究中，仅发现 11 例被激怒，但有 35 人躁动不安 [32]。目前缺乏对躁动的具体定义，Lombard 和 Zafonte 认为与 TBI 相关的躁动是 PTA 后特殊的攻击行为，此时患者处于严重的混乱状态，无法建立新的记忆 [31]。

对躁动不安的 TBI 患者进行评估时，首先应评估潜在的混杂因素。疼痛可能是原因之一，任何不必要的医疗设备应移走。戒毒戒酒也可能加重创伤后的躁动，在鉴别诊断中应考虑。睡眠剥夺可能会导致抑郁、注意力不集中和易怒，研究发现 TBI 破坏了睡眠周期 [33]。在这种情况下，应开始使用非苯二氮䓬类药物，如曲唑酮。

减少环境触发因素是躁动治疗最重要的措施之一。通过限制外来刺激，例如在低刺激的房间里治疗、减少访客的数量和频率、保持安静，可以大大减少发作。在创造一致的治疗环境中，医务人员和家庭成员的教育必不可少。

当环境管理不能很好地控制躁动行为时，应考虑使用药物。对容易被环境触发的患者，添加神经刺激剂金刚烷胺 [34] 或哌甲酯等药物 [35] 可能会有帮助。对于烦躁和抑郁症状，应使用选择性 5- 羟色胺再摄取抑制剂（SSRI）[36]。对于更剧烈的躁动或癫痫发作，可选用丙戊酸，它具有快速滴定至治疗水平的好处，但应注意肝功能检查（LFT）和氨水平监测 [37]。

在急性期，第一代抗精神病药如氟哌啶醇，通常用于与 TBI 相关的躁动。这类药物之所以吸引人，是因为起效快，可通过多种途径进行管理。但是，动物研究表明这些药物与 TBI 后运动恢复较差有关 [38]。对于 TBI 患者，典型抗精神病药的给药与更长时间的康复有关，PTA 的时间也更长 [39]。在一项研究中，去掉这些药物，患者的神经心理学测试显著改善 [40]。另外，建议关注 D_2 受体的强拮抗作用。鉴于以上原因，不建议将典型的抗精神病药用于 TBI 患者。

非典型（第二代）抗精神病药具有一定的 D_2 受体活性，通过激活其他受体来达到平衡。在动物研究中，非典型抗精神病药奥氮平的 D_2 活性较低，没

有显示出如氟哌啶醇一样的负面神经系统损害 [41]，而利培酮则有更明显的 D_2 拮抗作用 [42]。非典型的抗精神病药可考虑用于 TBI 躁动的治疗。然而，我们建议短期使用，将它作为和其他疗法之间的一个桥梁。

苯二氮䓬类药物是另一种急性期常用的镇静药。该类常用于手术过程中的记忆消除。每日服用地西泮，会导致皮质损伤的大鼠运动恢复受损 [43]。在一系列病例中，对 8 位有长期卒中病史的患者给予轻度镇静的咪达唑仑，患者有短暂神经系统症状出现 [44]。因此，这类药物不建议用于 TBI 相关躁动的常规治疗。

脂溶性 β 受体拮抗药，如普萘洛尔，也是不错的选择，它可以帮助酒精和药物戒断并减轻焦虑。一项 Cochrane 数据库回顾性分析证明，β 受体拮抗药对创伤后躁动的治疗有效 [45]。

尽管尽最大努力进行环境改造和药物治疗，TBI 患者仍有可能发生行为上的突发情况。患者可能会剧烈躁动和攻击性，可能对自己或他人造成伤害的。建立"行为规范团队"，以及培训医务工作者的危机预防干预（crisis prevention intervention，CPI）意识，有助于保护所有人员的安全。在紧急情况下，则需要药物治疗，首选肌注劳拉西泮或奥氮平等。紧急情况控制后，应重新评估激发因素以及更换药物。

躁动管理需要进行行为学评估，如躁动行为量表（表 32-5）[46]。将评分量表一天分几次由多人进行评估，可以对行为、趋势全方位了解，这样更能保证治疗成功。

（六）焦虑和抑郁

TBI 患者的情绪障碍可能持续很长时间，即使 PTA 已治愈。TBI 后焦虑很常见，可伴随或不伴随抑郁症。抑郁在轻度 TBI 中占 34%，中度和重度 TBI 中占 49%[47]，在 SCI 人群中，约有 25% 的男性和 47% 的女性 [48]。尽管在双重诊断人群中尚无研究，可以推测这个群体的情绪问题也可能大量存在。在恢复的最初几个月，制动性高钙血症 [49] 引起的嗜睡 [50]，可能被误认为是抑郁症。SSRI 药物治疗 TBI 相关性抑郁症已经证实有效 [51]。

表 32-5　躁动行为量表

评分标准：

1. 无躁动行为
2. 轻度躁动：有躁动表现，但并不妨碍其他的与情境相适应的行为（患者可能会来回走动，或者持续的躁动不安但行为较正常）
3. 中度躁动：需要将其从躁动行为重新拉回到正常行为，需要提示
4. 重度躁动：持续躁动，患者无法采取适当的行为，外部提示无效

观察到的行为：

1. 注意力不集中、容易分散注意力、无法集中精神
2. 冲动、不耐烦、对疼痛或挫折的耐受差
3. 不合作、拒绝被照顾、要求苛刻
4. 对人或物的有暴力倾向
5. 暴发性和（或）不可预测的愤怒
6. 摇摆、摩擦、唉声叹气或其他自我刺激行为
7. 拉动管子、约束装置等
8. 在治疗区来回走动
9. 坐立不安、踱步、过度运动
10. 重复行为，运动和（或）言语
11. 快速、大声或过度说话
12. 情绪的突然变化
13. 强哭 / 强笑
14. 自虐，肢体和（或）口头的

总分 14～56 分

引自 Bogner, J, Corrigan, JD, Stange, M, et al. Reliability of the Agitated Behavior Scale. *J Head Trauma Rehabilitation*. 1999;14:91-96.

（七）认知障碍

除了躁动和抑郁之外，认知障碍也是 TBI 的并发症之一，它可能影响患者的注意力、主动性和短期记忆。SCI 也可能导致认知障碍。研究发现 29% 的 SCI 患者认知能力下降，与没有 SCI 的人相比，风险比预期高出 13 倍 [52]。目前没有经美国食品药品管理局（FDA）批准治疗 TBI 后认知障碍的药物，所以只能根据已知其他疾病类似症状的神经药理学选择药物，可以参考注意力缺陷 / 多动障碍、痴呆和帕金森病的用药。这里介绍最常参考的痴呆和帕金森用药。

金刚烷胺作用于突触前以增加多巴胺释放并减少再摄取，它与 NMDA 拮抗药有相同作用。在急性期，金刚烷胺可降低死亡率和增加 GCS 得分 [53]。一项 TBI 门诊患者的双盲、安慰剂对照试验中，金刚烷胺提高了 MMSE 分数、格拉斯哥结果量表（GOS）评分、残疾评分量表和功能独立性量表（FIM）的认知分数 [54]。金刚烷胺的主要不良反应

是肠胃不适、高血压、网状青斑和癫痫发作。

哌醋甲酯通过阻断多巴胺和去甲肾上腺素转运，以及通过间接刺激 D1 受体增加皮质内的乙酰胆碱量。它的主要的不良反应为失眠、心动过速、高血压和食欲下降。TBI 患者早期服用哌醋甲酯可能有效，在一项针对急性重症 TBI 患者的随机对照试验中，哌醋甲酯使患者在 ICU 停留时间缩短了 3 天，且总住院天数为 4.25 天 [55]。门诊中度和重度脑损伤患者服用哌醋甲酯，可提高反应速度和工作时的专注度，以及照顾者的注意力 [56]。对于双重诊断的患者，哌醋甲酯也可通过升高血压，从而改善 SCI 相关的体位性低血压。

六、双重诊断患者的康复

双重诊断的患者对于康复团队来说具有挑战性 [57]。患者常表现为注意力不集中、记忆障碍，无法学习新东西和解决问题。也可能会表现出躁动、攻击、沮丧。这对于 SCI 患者来说会面临更大挑战，因为 SCI 康复需要密集强化学习，并需要掌握新的知识

技能。需要补偿技术来提高运动和自我照顾能力，适应新的生活方式，以及重新融入社区。认识到 TBI 存在并制订综合治疗方案，是解决双重损伤患者康复的第一步。鉴于该患者群体独特的需求，有专门的部门提供最有益的治疗环境。由于大多数康复机构并没有大量的双重诊断患者，所以没有专门的部门，那么对于这类患者到底是安排到 SCI 科或是 TBI 相关科室，很难抉择。通常根据损伤更严重的诊断来进行分配。如果患者受伤严重，意识严重受损以及完全性 SCI，首先考虑分配到脑损伤科室治疗，等患者意识状态恢复之后再转移到脊髓损伤科室进行特定的脊髓损伤教育和训练。

如本章前面所述，轻度 TBI 主要为脑损伤而无症状，因此，在严重 SCI 患者中，轻度 TBI 早期可能不会被发现。SCI 患者出现注意力下降、难以学习新任务或者烦躁，则很有可能受双重损伤。当 SCI 患者出现情绪或认知问题，尤其是受伤机制可能有脑损伤风险时，临床医生应考虑轻度 TBI 的可能性。

尝试教授新技能时，应提供适当的环境条件以使其有强烈的欲望去完成任务。重复任务也是一种有效的治疗方法，因为患者可能难以遵循复杂的口头指示。指导语应简化且根据需要重复。照顾者的早期参与也很重要，因为脑损伤的患者可能无法理解他们的指令而导致护理困难。

治疗团队的所有成员应加强认知和行为疗法管理。外部提示如用于提醒翻身转移的记忆书和计时器，可以提高患者的主动性。经常询问患者有关时间、地点等的定向问题。所有照顾人员应尽量口头提示，减少帮助。

神经心理测试可以检测出轻度脑损伤的微小异常[58]。然而，常用的认知测验，如韦氏成人智力测验量表、Thurstone 单词流利度测试和轨迹追踪测试，要求患者能够书写或绘画，这对于瘫痪患者来说很难完成[59-61]。神经心理学评估需要熟练的从业人员根据 SCI 患者的功能状况，进行适当的测试以获取每位受试者的有效结果。

一旦确诊为认知障碍，就需要对这些发现进行更详细的评估，例如执行能力的进一步评估，这些用一般的筛查量表无法准确评估出来。认知障碍的精确诊断可以使临床团队制订更具体的治疗计划。

另外，当患者考虑重返学校和（或）工作时，压力可能导致障碍加重，家属和员工 / 教育者需要注意患者可能遇到的困难。在急性康复期之后，门诊每日康复计划，包括认知、身体、作业和职业疗法为回到社区提供最佳过渡。

七、预后

已显示 TBI 后 PTA 的存在、持续时间与功能预后相关，PTA 持续时间越长，功能预后越差[12]。GOAT 用于评估 PTA（表 32-4），该测试可以在整个恢复过程中每天进行，连续两次测试得分 ≥ 76 分表明患者 PTA 结束。定向日志（O-log）是用于评估定向力的量表，包含 10 个问题（表 32-6）[62]，得分至少在 25～30 分的患者表明 PTA 结束[63]。O-log 已在 TBI 人群中得到验证，可以连续管理以跟踪整个康复过程中的变化[64-66]。由于它仅包含 10 个项目，比 GOAT 更省时。有证据表明与 GOAT 相比，O-log 可能是功能预后更好的预测指标[67]。

GOS 用于 TBI 的结局分类。GOS 描述以下五种结局，即死亡、持续植物状态、重度残疾、中度残疾和良好的恢复。重度残疾患者的日常生活活动（ADL）任务部分或完全依赖他人。中度残疾患者，可能大多数或全部 ADL 独立，但没有恢复到先前的功能水平。恢复良好表示恢复到先前的功能级别，包括社交和职业。这些结局与入院时的 GCS 有关，但在较高水平的四肢瘫患者，这一简单的评价量表可能并不适用。Rappaport 残疾评定量表（DRS）设计用于评估 TBI 人群的社区参与能力。它评估 ADL、依赖程度和就业能力，但无法根据四肢瘫患者的运动感觉功能调整评价方法[68]。目前，没有专门评估双重诊断患者预后的量表，通常，预后是由患者的损伤结合认知障碍的程度以及觉醒程度来综合评估的。

TBI 后的行为恢复常通过 Rancho Los Amigos 量表（RLAS）进行衡量。RLAS 评分从 1（无回应）到 8（有针对性和适当的回应；表 32-7）[69]。这个量表可于整个恢复过程。治疗团队可以调整计划以匹配患者的行为状态，它对不同阶段的描述既适用于 SCI 后中到重度的 TBI 患者，又适用于单纯 TBI 患者。

从与运动损伤有关的轻度 TBI 患者中推断，

表 32-6 定向日志（O-Log）

城市	
地址	
医院名称	
年	
月	
日	
星期	
时钟时间	
生病原因 / 意外事故	
症状 / 障碍	
总分	

评分标准：0= 不能、不准确或不合适；1= 多种选择，言语提示；
2= 逻辑提示；3= 自发地 / 随时想起

引自 Novack TA, Dowler RN, Bush BA, et al. Validity of the orientation log relative to the Galveston orientation and amnesia test. *J Head Trauma Rehabilitation*. 2000;15:957-961.

85% 的患者 2 周后认知功能将恢复 [70]。有趣的是，与健康对照组相比，这些患者的 fMRI 显示额叶中回、上顶叶皮层、基底节区和前扣带回区域激活增加。这表明尽管认知能力得到了改善，大脑需比正常情况下更努力的运转以补偿脑损伤影响的区域。这也可以解释患者在进行复杂任务时更容易出现疲劳的原因 [71]。约 15% 的患者会经历超过 3 周的脑震荡后综合征 [59]。对于严重的疲劳，降低速度、减少剧烈运动以及适当休息可缓解。

尽管很少有 TBI 对 SCI 患者预后影响的研究，但是双重诊断患者的预后面临更大的困难和更多的需求 [72-74]。有研究报道双重损伤患者只有较小的运动功能改善（采用 FIM 评价表的运动部分），但是缺乏对康复住院时间长短的数据 [59]。某些发病率可能会增加，例如患者可能忘记减压而导致压疮风险增加，由于不能控制大小便而导致膀胱直肠患病风险增加。Bradbury 等报道康复费用增加 [基于 2006 年的成本估算，双重诊断为（17±8.4）万美元，SCI 仅为（13.1±9.1）万美元] 和对临床医生资源的需求。

表 32-7 Ranchos Los Amigos 量表（认知功能水平）

Ⅰ级——无反应
患者对外界刺激无反应，似乎睡着了

Ⅱ级——泛化反应
患者以对外部刺激呈现出非特异性的、前后不一致或无目的刻板反应

Ⅲ级——局部反应
患者对刺激呈现特殊的延迟反应，但可能会遵循简单的动作指令

Ⅳ级——混乱、躁动的反应
患者表现为奇怪的、无目的的、前后不一致或者不恰当的行为。无短期记忆，注意力短暂且无选择性

Ⅴ级——混乱的、不恰当的非躁动反应
患者对复杂的或无序的刺激表现出随意的、片段式的、无目的性的反应。可以执行简单的命令，记忆力和选择性注意力受到损害，且不能记住新的东西

Ⅵ级——混乱、恰当的反应
患者会根据外界的指导做出恰当的、针对目标的反应。不能记住新学的东西，但可记住新任务，短期记忆障碍仍然存在。

Ⅶ级——自主、恰当的反应
患者在熟悉的环境中表现恰当，可以自动执行日常工作，在学习新东西时比正常情况要慢。患者开始社交互动，但判断力仍然受损

Ⅷ级——有目的、恰当的回应
患者可以准确定向并对环境正确应答，但抽象推理能力相对于病前水平有所下降

引自 Gouvier WD, Blanton PD, LaPorte KK, et al. Reliability and validity of the disability rating scale and the levels of cognitive functioning scale in monitoring recovery from severe head injury. *Arch Phys Med Rehabil*. 1987;68:94-97.

生活质量评估和重返社区方面，双重诊断患者与仅患 SCI 的患者相比，结果明显较低 [75]。一些研究表明双重诊断患者需要面临更多的家庭和个人适应能力的问题 [59, 60]。行为上的改变又可能引发新的脑损伤，虽然这并不是期望发生的。鉴于这些发现，双重诊断的患者比单纯 SCI 患者需要更多更密切的临床观察。

双重诊断患者的整体研究尚待深入。展望未来，有更多的数据可用，更好的临床指南可使这类患者各方面的诊断和治疗易化。在此期间，SCI 合并 TBI 的患者将继续需要一支跨专业团队的管理，以使患者和照顾者都能获得更好的结果。

第33章

创伤后脊髓空洞症和脊髓栓系
Posttraumatic Syringomyelia and Spinal Cord Tethering

William M. Scelza   Scott P. Falci   Charlotte Starnes Indeck   著

一、概述

脊髓损伤（SCI）患者将面临一系列后遗症，包括运动无力、感觉丧失、疼痛、痉挛和功能障碍，需要大量康复和适应，以最大化提高功能和独立性。除了最初的神经损伤进行性恶化之外，还包括感觉/运动功能障碍加重、自主神经功能障碍、疼痛和痉挛。本章讨论创伤后脊髓栓系（posttraumatic spinal cord tethering，PTSCT）和创伤后脊髓空洞症（posttraumatic syringomyelia，PTS）及其对 SCI 患者进行性神经损伤表现、症状、诊断和手术治疗的影响。

二、创伤后脊髓空洞症

SCI 继发性进行性脊髓病最常见的是 PTS[1-7]。脊髓空洞症定义为脊髓灰质内充满液体的囊肿，也有一些其他术语，包括空洞形成、脊髓积水、脊髓空洞症和上行性囊性变。通过解剖中间灰质发现，囊肿可向上延伸和（或）向尾端延伸压迫脊髓，可能是腹腔或胸腔压力升高使蛛网膜下腔积液增加导致的。确切的发病机制尚不清楚，SCI 后炎症和肿胀可导致蛛网膜炎，这可能导致脊髓和软膜之间形成瘢痕。最终，这些生物力学事件和栓系的机械牵拉可能对脊髓会产生张力、缺血、硬脊膜内压升高和脑脊液流动性改变，最终形成 PTS[4]。

髓内囊性空腔的出现可通过 MRI 检测到。据估计，39%～59% 外伤性 SCI 患者会出现创伤后囊状结构[8-11]。MRI 成像中 12%～20% 可能存在 PTS，对尸检报告的研究发现其出现率高达 22%，但是尚未出现确切的报告[8, 12-15]。据估计，8% 的 SCI 患者会出现症状逐渐加重的脊髓病[1, 16]。

新的或进行性的脊髓病症状是最常见的临床表现，具有标志性诊断。因为囊肿本身被认为是导致进行性脊髓病的原始病灶，标准治疗为简单的引流或将空洞内液体分流至蛛网膜下腔、胸膜间隙或腹膜间隙。这些技术只能取得有限的长期疗效，因为术后的随访研究发现，其结果既有空洞持续崩塌，也有分流成功的。

三、创伤后脊髓栓系

Edgar 和 Quail 发现，即使分流手术成功且囊肿消除后，进行性脊髓病的症状也可能持续存在，影像学检查证实了这一点[1]。他们指出，有些病例在成功治疗囊肿后，由于蛛网膜瘢痕形成，脊髓从周围的脊膜上脱离，最终阻止脊髓病的进展，使功能恢复。Edgar 和 Quail 还发现，创伤后脊髓栓系，即使没有明显的脊髓软化或空洞形成，也可能导致症状加重，手术解除栓系可以阻止脊髓病进行性发展。因此，除了脊髓内的囊性变化外，脊髓栓系也可导致神经损害进一步加重。随后其他人也发现了这一点[1-6]。随着对创伤后脊髓病新的理解逐步深入，PTSCT 更像是髓内囊性改变（如 PTS）形成和发展的先驱，并且 PTS 和 PTSCT 可以有相同的临床表现[1-6]。

四、症状

PTS 的早期体征和症状通常是非特异性的，且不断变化。有些患者虽然有明显的空洞，但症状很少。临床上，PTS 和 PTSCT 引起的进行性神经功能损害，可出现在任何阶段，但通常出现受伤后在 5～15 年，多见于完全性 SCI（AIS A 级）、颈部 SCI、年龄 >30 岁 [17, 18, 19]。PTS 和 PTSCT 再次并存，且症状和体征也可能相同，这主要取决于囊肿或栓系的平面是否相同。症状和体征可能包括感觉 / 运动障碍、PTS/PTSCT 水平反射消失、疼痛加重、自主神经功能障碍（包括自主神经反射异常）、多汗、霍纳综合征、脑神经功能障碍、呼吸力量减弱、中枢和（或）阻塞性睡眠呼吸暂停、反射性膀胱排空障碍、痉挛加重（表 33-1）。当 PTS 和 PTSCT 平面下降时，新的下运动神经元损伤也可能会导致痉挛降低。

大多数 PTS 患者最常见的临床表现是疼痛 [14]。疼痛通常是单侧的、神经性的（如酸痛、灼痛、刺、尖锐、麻木和刺痛），可能会有放射样疼痛。咳嗽、打喷嚏、劳累会使疼痛加剧，患者喜欢坐位而不喜欢仰卧位。颈部受伤后的疼痛通常位于最初的损伤点，或可能会放射到颈部或上肢。慢性 SCI 的患者中这些部位的疼痛也很常见，因此，这很难区分出是否来自其他周围神经疾病或神经根病。加重的或新发的神经性疼痛总是发生在感觉缺失或受损的身体部位，也可能发生在损伤平面处（平面痛）、三个或更多个皮节以下（平面以下痛），或两者兼有。周围神经损伤后疼痛或者神经根性疼痛，发生在相应皮节分布区时需要进行鉴别，特别是在部分保留感觉带时可以表现出类似的疼痛。与完全性 SCI 相比，虽然都导致疼痛，但周围神经损伤后的疼痛或神经根性疼痛不会引起损伤平面以下痛。

PTS 和 PTSCT 也表现为上行或下行的运动感觉损伤症状，栓系和空洞形成可延伸到头端或尾端。感觉平面上升是最常见的症状，这一点至关重要，说明它不受慢性疾病或长期卧床导致功能下降的影响。感觉损伤通常表现为感觉分离，即痛觉和温度觉丧失而轻触觉保留 [1, 12, 14, 20-22]。PTS 和 PTSCT 新发的力量减弱虽然不是主要症状，但需要引起重视，因为这可能会对功能产生极大影响。更令人担忧的是，PTS 或 PTSCT 出现上升性的脊髓病会影响横膈膜和脑干的呼吸控制，进而导致呼吸机依赖性、吞咽困难和其他延髓症状。然而，力量减弱很少单独出现。下行症状多在不完全损伤的患者中出现，且表现出与前面提到的类似的感觉运动变化。随着向尾端逐渐发展，下运动神经元受累的症状也可能表现出来。无论痉挛增高或降低，都会发生自主神经功能障碍。也可能表现出如 Charcot 关节炎等症状。

自主神经功能障碍也是 PTS 和 PTSCT 常见的复杂症状。严重和反复发作的自主神经反射异常，没有其他早期证实的原因，应提示 PTS 或 PTSCT。可能还会有血压的大幅度搏动、症状性低血压、自主神经反射异常。多汗症也可能和自主神经功能障碍加重同时出现。

其他临床症状也应注意，反射消失是早期表现。脊柱和其他周围关节的神经性关节炎，可作为 PTS 和 PTSCT 新的潜在临床表现，但需要寻求证据。如果骨骼畸形是实质性的，可能会导致脊髓和神经元产生张力，损伤神经元并触发进行性脊髓病的发展。脊柱没有明显畸形的关节炎，临床上也应重视，它可以加剧神经性疼痛、痉挛、自主神经症状反射异常和多汗症。SCI 的位置也至关重要，例如，胸部受伤的患者，感觉水平的提升可能对功能没有太大影响，且不容易被发现。同时，持续上升的损害可能导致患者个人能力的巨大变化，如坐位平衡，疼痛和上肢肌肉无力（既往没有出现的症状）。更令人担忧的是上升的 PTS 或 PTSCT 会影响

表 33-1　PTS 后常见表现

症状
- 神经性疼痛
- 感觉丧失（包括肠、膀胱、性感觉）
- 运动丧失（包括肠、膀胱、性功能）
- 痉挛（增加或减少）
- 自主神经反射不良（新发或频率改变）
- 头痛 / 视力模糊 / 认知障碍

体征
- 反射变化
- 感觉减退
- 运动减少
- 多汗症
- 霍纳综合征
- 体温过高或过低

肢体水肿 / 皮肤病变

横膈膜和脑干的呼吸控制，可能导致限制性肺疾病和功能障碍的恶化，这可能需要无创性或有创性肺管理手段，包括进行气管切开术和机械通气。脊髓拴系也可能影响伴有或不伴有 PTS 的不完全损伤患者，它可能会分别影响感觉上行通路和运动下行通路。因此，早期可以步行的患者可能会出现严重的共济失调、跌倒或痉挛模式加重。

五、鉴别诊断

在做出 PTS 或 PTSCT 诊断之前，可引起这些症状的其他疾病也需要考虑。脊柱不稳、进行性椎管狭窄和（或）椎间盘突出也可导致进行性的神经症状。原发性神经退行性改变，如多发性硬化症和运动神经元疾病在鉴别诊断中也应考虑。此外，还必须了解 SCI 的常见后遗症和进行性脊髓病的相似症状。一些严重的疾病，包括尿路感染、肾结石、胆囊疾病、神经性肠道 / 便秘、痔疮、异位骨化、压力伤害以及许多其他并发症等，对于 SCI 患者来说，是司空见惯的。这些疾病单发或多发时，可触发并加剧神经性疼痛、痉挛、自主神经反射异常和多汗症。一些慢性疾病、长期卧床、制动也可导致功能丧失。这些情况可能被患者认为是功能退化，在诊断过程中应注意。以上这些并发症不会导致进行性的感觉障碍。肺部问题和妊娠需要引起注意。对于有脊髓拴系和囊肿的 SCI 患者，任何常见的肺部处理都可能引发进行性的脊髓病。慢性肺不张、

肺炎或急性肺栓塞者一旦经过妥善治疗，则可能同时需要处理进行性脊髓病。妊娠以及在分娩期间的 SCI 患者也会发生同样的情况[23]，但在分娩后会缓解甚至逆转该过程，这可能是椎管内压力暂时性升高，囊肿和脊髓拴系对压力的耐受性差导致的。

六、影像学和电诊断研究

含钆 MRI 是判断 PTS 和 PTSCT 脊髓拴系、脊髓软化和囊性空腔位置的金标准[11, 12, 22, 24]。MRI 也有助于诊断和排除椎管狭窄、椎间盘突出或其他神经系统疾病。使用钆对比剂可以提高与感染性、血管性或再生性（如瘘管）病变的鉴别能力[24, 25]。MRI 出现显著特点通常与神经功能下降有关，例如较长、较宽、边界不清的 T_2WI 上高密度影，以及 T_2WI 像上的流空效应表明压力偏高，可能与椎管狭窄有关。

脊髓拴系通常是蛛网膜下腔消失或脊髓在椎管内位置异常导致的。脊髓软化症在 T_1WI 像呈加宽的低信号，质子密度（PD）图像上脑脊液（CSF）呈高信号，或在 T_2WI 像中信号增强（图 33-1）。囊性空腔的 CSF 在 T_1、PD 和 T_2WI 图像上是等强度信号。如果植入有金属物体或者其他禁忌证不适合进行 MR 成像的，可选用 CT 脊髓造影。借助 CT 脊髓造影，可观察到蛛网膜下腔消失、脊髓在椎管内的位置异常和囊性空腔。CINE MRI 对 CSF 血流研究显示，脑脊液在脊髓受损或缺失的区域周围流

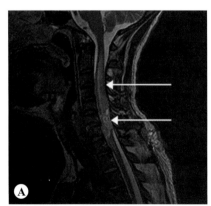 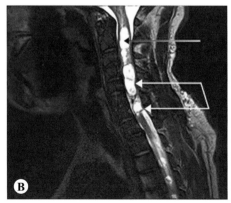 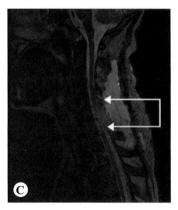

▲ 图 33-1　患者损伤后的颈脊髓 MRI

A. 损伤后 2 个月的颈脊髓 MRI。注意挫伤和脊髓拴系的区域（尾侧箭）和区域上升型脊髓软化症和早期空化（头侧箭）。B. 损伤后 6 个月的颈脊髓 MRI。注意脊髓拴系区域（双箭）和囊性空腔的显著提升程度（单箭）。C. 颈部脊髓松解与扩张硬膜成形术脱线之后。注意脊髓松解区域和扩张脑膜成形术并恢复脑脊液流量（双箭），显著解决了上行囊性空化

动，表明脊髓栓系来自蛛网膜瘢痕。但是，这样的研究可能会漏掉一些小的、局部栓塞的区域，对于有任何程度的痉挛或挛缩的患者，很难取得高质量的研究。定期的 MRI 扫描还可评估囊性空腔是否有变化。空洞的大小可能会随时间增加而增大，但临床症状仅有微小变化或无变化。通常，在临床上空洞的大小与神经系统症状的严重程度无相关性。但是，较大的、多发性的脊髓空洞症往往引起更多的神经功能障碍。应注意的是，脊髓栓系在 MRI 扫描中通常观察不到，在进行性神经功能减退的情况下，PTSCT 如果没有其他所有可行的解释，应考虑脊髓栓系。

电诊断研究，尤其是肌电图和神经传导研究，是 PTS 或 PTSCT 评估中重要的诊断工具。这些研究可能有助于区分臂丛神经病变、周围神经损伤、周围神经病变，甚至运动神经元疾病。应当注意的是，对于慢性脊髓损伤，脊髓、神经根或周围神经损伤都可能引起一些持续性电诊断异常，导致解释困难。局部电诊断结合病史和体格检查，以及适当的神经影像学检查，可有效帮助诊断。前角细胞损伤引起的去神经电位、运动单位动作电位减少、运动单位增大，表明代偿去神经电位、运动单位最大募集率降低，这些可能提示进行性脊髓病变。这些电诊断结果补充了临床感觉和运动检查，这些微小变化早期可能不会被察觉，但可能提示有进行性脊髓病的风险 [26-29]。

七、治疗

PTSCT 和 PTS 进行性脊髓病的治疗包括保守和手术两种方法。保守治疗方法主要包括密切观察、感觉和运动功能评价、系列的神经影像和电诊断研究。一般而言，对于稳定的 PTS，且患者无神经功能丧失，其日常活动是不受限制的，但在举重、高强度运动，和进行其他费力的 Valsalva 类型的动作时感到吃力，这些动作会增加腹内压和硬膜内压力，因此进行性脊髓病的患者应尽可能避免。但是，常见和必要的日常活动，如转移、肠或膀胱的 Valsalva 动作，以及其他此类动作很难避免。

如果进行性神经功能明显丧失，并且找不出其他原因的，可以咨询神经外科医生，考虑进行手术干预。改善脊髓内液体流动和解除神经元张力的手术治疗，被认为是最有效的。然而，是否进行手术，最终应由患者自己的意愿决定。典型的手术适应证为阻止进行性神经功能丧失。其他适应证包括常规治疗无法解决的进行性疼痛或痉挛、严重的自主神经功能紊乱、多汗症，以及任何可能严重影响日常生活质量的症状。

笔者在 25 年内对 1000 多名 PTS 和 PTSCT 患者的手术案例总结出如下经验，即基本上所有接受 PTS 和 PTSCT 手术干预的患者，都是创伤性 SCI、一定程度的永久神经系统丧失并伴有进行性脊髓病、无任何其他可解释的原因、已证实有脊髓栓系、有或无囊肿 [30]。过去的 25 年里创伤后脊髓栓系和囊肿的外科治疗技术取得实质性进展。目前，手术目标包括尽量减少脊髓和神经根的牵张力；改善脊髓和神经根的活动性，可通过 CSF 搏动运动增强证明；增加脑脊液流量；促进液体从囊肿位置流出。根据术前的影像学检查确定栓系位置，进行椎板切除术以暴露硬脊膜，然后术中超声检查定位脊髓软化和囊性空腔的区域以及硬脊膜瘢痕栓系区域（图 33-2 和图 33-3）。然后在显微镜下进行脊髓和神经根部的松解，注意重建脊髓和神经根的活动性，并释放张力。一般在无法进行后入路时才会选择前入路松解系。可由术中超声检查脊髓囊肿在松解后有无塌陷，由于机械通气和麻醉导致囊肿扩大，应立即进行脊髓切开术，切口位置在囊肿尾端中部，用于放置分流管。一般选用普通分流管进行引流，较小的囊肿可选用直径＞1mm 的分流管。根据空洞长度选择带孔的分流管，并将这些管穿入整个囊肿。分流管的远端放置在栓系尾端的正常蛛网膜下腔，如果脑脊柱长轴无法重吸收大量的囊肿液，可将分流管远端放置在腹膜间隙。随后行扩张型硬膜成形术，以最大化松解脊髓。

根据经验，约 20% 的患者不仅需要脊髓松解，还需要空洞液体分流，如此才能使空洞彻底消除。另外，成功松解脊髓使神经解压，恢复 CSF 流量，是空洞治疗的关键。极少部分患者（低于 5%）将从永久性的蛛网膜下腔向腹膜分流以降低椎管内压力的手术中获益。这一技术仅适用于虽成功解除栓系和囊肿分流但仍不能阻止临床进展的患者。降低

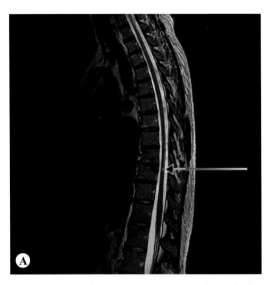
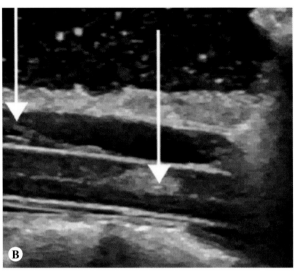

▲ 图 33-2 A. 胸脊髓 MRI 显示小面积挫伤和损伤（箭），没有发现脊髓栓系。B. 胸椎脊髓的术中超声检查。注意脊髓挫伤区域（尾侧箭）和蛛网膜下腔中的瘢痕，将脊髓束缚在后硬膜上（头侧箭），在 MRI 上没有发现

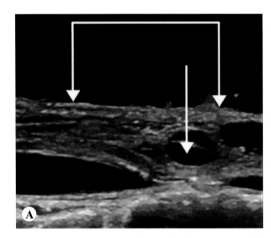
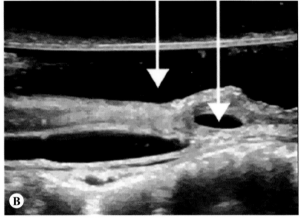

▲ 图 33-3 A. 颈部脊髓创伤后栓系和囊肿的术中超声。位于后方的双箭指示硬脊膜栓系区域，单箭显示了囊性空化的脊髓区域。B. 术中超声探测到的手术解除束缚后颈椎脊髓的形态。注意后蛛网膜下腔的重建（左箭），以及囊肿的塌陷（右箭）

这些患者的椎管内压力可以改善脊髓灌注和脊髓功能。根据经验，仅进行脊髓分流而不在其之前先进行脊髓松解或让空洞塌陷，对于进行性脊髓病来说，只能短时间阻止疾病进展。

脊髓横切（皮层切除术）适用于有明显脊柱后凸畸形以及脊髓栓系和（或）脊髓空洞导致进行性脊髓病变的完全性 SCI（AIS A 级）患者。这些患者的脊柱后凸畸形使脊髓和神经根明显受压（或牵拉），松解和分流无法解决这一问题。在紧靠后凸畸形的上端横切脊髓，可以成功地缓解神经受压，并阻止进行性的脊髓病变。

八、结局

脊髓松解和囊肿分流的长期结果采用两种严格的客观评估措施，一般选用脊髓损伤神经学国际标准（ISNCSCI）中详细的感觉和运动测试，虽然从文献中可以找到各种各样的评价方法，但患者主观自我评估方面的较少 [1-6, 31]。

对 400 多位创伤性 SCI 并经历了脊髓拴系（可伴有或不伴有脊髓软化和囊肿形成）导致进行性脊髓病的患者，进行手术治疗后，运用客观和主观的预后评估方法 [30]，随访 12 年发现，术前和术

后 ISNCSCI 运动和感觉得分比较显示只是阻止了进行性脊髓病变，但没有感觉 / 运动的改善。因为 ISNCSCI 测试不包含手指伸展肌肉或肩带肌肉（三角肌、胸肌、阔肌），或诸如肌肉耐力、呼吸功能、神经源性肠 / 膀胱、性功能等也不在测试范围内。值得注意的是本研究中 68% 的患者患有四肢瘫且合并这些功能受损。自我评估问卷显示分别有 17% 和 18% 的人报告了运动和感觉功能超过其受伤后的任何阶段。对于进行性脊髓病引起的功能障碍，50% 的患者部分或全部恢复。此外，超过 90% 的病例阻止了功能丧失。那些因病情不断恶化导致神经性疼痛加重的患者，47% 的患者自述疼痛缓解，大大提高了他们的质量生活。自我评估也显示出痉挛的改善（59%）和多汗症减少（77%）[30]。这些结果表明，从长远来看脊髓松解和囊肿分流术是成功治疗创伤后进行性脊髓病相关的脊髓栓系和囊肿的有效手段。最适合功能性感觉和运动丧失的患者，对于神经性疼痛的治疗效果一般。

九、结论

任何原因的 SCI 都可能导致 PTS 以及脊髓栓系，延迟治疗则神经功能从几个月到 40 多年逐渐恶化。在影像学检查中，MRI 最能诊断髓内囊性空化、脊髓栓系和脊髓软化症。对于有金属植入物或者其他不适合做 MRI 检查的，可考虑 CT 脊髓造影。确定创伤后脊髓栓系，有或无脊髓囊肿，详细询问病史至关重要。先前症状加重的描述、脊髓并未受到外界压迫、脊柱不稳或原发性神经退行性病变如多发性硬化症和运动神经元疾病。此外，必须始终将 SCI 的常见并发症与进行性脊髓病的症状相鉴别。例如之前描述的并发症如尿道感染、膀胱结石、肾结石、胆结石、异位骨化和压力损伤均可加重中枢疼痛、痉挛、自主神经反射异常的症状、多汗症和间接的因费用导致的肌肉功能障碍。但是，这些并发症不会导致感觉障碍加重。

一旦诊断为进行性脊髓病，必须评估潜在的手术治疗需求。痉挛、神经性疼痛、自主神经反射异常、多汗症通常可以通过药物来治疗。功能变化通常可以通过辅助设备来提高。一些本身健康状况较差的或是高位截瘫并伴有明显呼吸功能障碍的患者，手术的风险非常大，可能导致死亡。但是，对于那些有明显症状的患者，药物治疗无效，并且无法接受进行性功能丧失，可以考虑手术治疗，在风险可控的范围内防止进一步恶化，并旨在改善虚弱的症状和提高生活质量。

急性和慢性炎症性脱髓鞘性多发性神经病

Acute and Chronic Inflammatory Demyelinating Polyneuropathies

Jay M. Meythaler　著

一、概述

本章主要讲述炎症性周围神经脱髓鞘性疾病，以及最常见的类型，即急性和慢性炎性脱髓鞘性多发性神经病。这些疾病是非创伤性瘫痪最常见的原因。同时，该病的发展还与感染及其他一些因素相关。因此这类功能障碍患者在脊髓康复机构中很常见。

二、发生率和重要性

（一）格林 – 巴利综合征

格林 – 巴利综合征（Guillain-Barré syndrome，GBS）是一种免疫相关性疾病，急性或暴发性起病，表现为炎症性脱髓鞘性多发性神经根神经病[1-5]。GBS，也称为急性炎症性脱髓鞘性多发性神经病（AIDP），是急性非创伤性神经肌肉麻痹的最常见原因，发达国家每年的发病率为（0.4～1.9）/10 万，但这在某些地区高达 3.93/10 万[1-7]。在美国，每年有 3500～5000 个新增病例[3, 8, 9, 10]。男女的发生率比例 1.5∶1.78[1-3]，年龄每增长 10 岁，发病率增加 20%[1]。这种急性疾病导致呼吸机依赖的呼吸衰竭发生率为 25%，死亡率为 3%～15%。最终结局慢性疲劳占 68%，永久性残疾占 20%[2, 3, 7, 8, 11]。这些数字在过去的 20 年中没有改变。随着全球脊髓灰质炎的减少，GBS 被认为是世界上导致急性神经肌肉麻痹的最常见原因。GBS 也是造成长期残疾的重要原因，在美国每年约有 1000 人或 20% 的人仍有严重残障，其他地区则更多[11]。此外，鉴于 GBS 的发病年龄

可能很小，可能有多达 50 000 美国人经历着 GBS 遗留的功能缺陷[11]。

美国境内 GBS 的经济成本估计为 17 亿美元（2004 年），其中包括 2 亿美元（14%）直接医疗费用和 15 亿美元（86%）间接费用[12]。大多数来自于社区医院住院费用。大部分间接费用是由于过早死亡造成的，患者在整个疾病过程中的平均费用为 318 966 美元[10, 12]。平均住院费用超过 31 000 美元[12, 13]。

虽然这种疾病本质是脱髓鞘，也有部分表现为原发性轴索病变[2, 3, 14, 15]。现有证据支持轴索型 GBS，可分为急性运动性轴索神经病（AMAN）和急性运动感觉轴索神经病（AMSAN），是因抗体攻击轴膜上的神经节苷脂，随后巨噬细胞侵犯轴突的郎飞结所致[9]。空肠弯曲杆菌感染与轴索型有关，20%～25% 的 GBS 患者近期感染过空肠弯曲菌[2, 3, 16]。空肠弯曲杆菌细菌壁的脂寡糖含有类似神经节苷脂的结构，与 GM1 和 GD1a 抗体生物标志物相关[2, 3, 16, 17]。抗体介导的模型在很大程度上取代了 T 细胞介导的过敏性神经炎的动物模型，至少在原发性轴索型 GBS 中应用较多[2, 3, 16]。在欠发达国家中，比较脱髓鞘型和轴索型 GBS，后者约占总病例数的 2/3[2, 3, 17]。

（二）其他炎症性神经疾病

慢性炎症性脱髓鞘性多发性神经病（chronic inflammatory demyelinating polyneuropathy，CIDP）在美国发病率为（0.84～2.84）/10 万，即每年约有 2500～8500 新增病例[18, 19]。有文章称在美国其

发生可能超过 24 000 例 / 年 [20]。2011 年，每位患者的平均费用估计为（56 953±10 282）美元 [12]，这意味着每年将花费近 14 亿美元 [10, 12, 13]。这些和其他炎症性多发性神经综合征，如多灶性运动神经病（multifocal motor neuropathy，MMN）和副蛋白神经病（paraproteinemic neuropathy，PPN）与 GBS 有许多相同的临床表现和检查结果，包括 CIDP、结缔组织疾病引起的自身免疫性神经病、癌症、中毒性神经病，以及内分泌性和代谢性神经病 [15, 17, 20, 21]。CIDP 和 GBS 不同之处在于，CIDP 的持续脱髓鞘表现至少 8 周以上。围绕 CIDP 和复发性炎症性多发性神经病的诊断的争论最多，有些学者认为后者是区别于 GBS 的 [14, 15, 22-24]。从康复的角度而言，与典型的 GBS 相比，这些疾病的临床病程可能会有很大差异，因此准确诊断和预后十分重要。临床上，这两类疾病最大的区别在于病程长短、临床表现，以及对不同治疗的反应 [24, 25]。CIDP 通常与其他两种常见的慢性脱髓鞘性多发性神经病，MMN 和 PPN 进行鉴别诊断 [18, 25]。MMN 的发生率为 0.53/10 万，PPN 为 1.04/10 万。PNN，包括单克隆丙种球蛋白病，约占病因不明性神经病的 10% [26]。原发性免疫球蛋白轻链淀粉样变性（AL 淀粉样变性）是一种罕见的浆细胞疾病 [27]。它也可影响心脏、肾脏和肝脏，并且也可导致自发性椎体塌陷 [27]。

所有炎症性多发性神经病合并在一起时，其总体发病率甚至高于脊髓损伤 [18]，其经济成本和残障率可与 SCI 相提并论 [2, 3, 11]。然而，人们对于炎症性多发性神经病的重视程度远远低于脊髓损伤。本章主要讨论 GBS，同时讨论其他炎症性多发性神经病，尤其是 CIDP、MMN 和 PPN，因为它们都导致类似的功能障碍。

三、临床表现

（一）格林 - 巴列综合征

GBS 表现为反射障碍和运动性麻痹，伴或不伴感觉丧失 [2, 3, 8, 9, 22]。Osler 首先描述了这一临疾病 [28]，几年后 Guillain、Barré 和 Strohl 发表了关于脑脊液蛋白升高而细胞却无变化的脊神经根疾病综合征的报道 [29]。虽然 GBS 有多种成因，但其定义仍基于临床表现 [2-4, 30]。

简而言之，GBS 是一种免疫性疾病，急性起病，常为暴发性炎性多发性神经根性疾病 [2-4, 7, 8]。该疾病大致分为三个阶段，即急性期、平台期和恢复期。急性发作呈毁灭性进展，该病急性发作，并可能迅速恶化，患者可在 2～3 天内从完全正常进展为卧床不起并需要使用呼吸机。通常 8～14 天进展达到高峰，进入平台期，随后逐渐恢复。一些患者可能突然发作，其他人可能会表现得很慢且可能会持续数周 [2, 3, 31]。大多数患者疾病持续时间通常＜12 周，预计 75%～80% 可以恢复独立行走 [2, 3, 9]。男性在恢复中更有优势 [2, 3]。前驱症状通常会在发作前 2～4 周出现（图 34-1）。脑脊液评估可以提示诊断，但最终诊断是根据临床特点做出的（表 34-1）。

约 60% 的患者有前驱感染史 [2, 3, 11, 15, 30]。非特异性或流感样上呼吸道感染最为常见 [2, 3, 11, 30]。胃肠道疾病相对较轻，是第二常见的前驱感染类型 [2, 3, 11, 30]。细胞培养和血清学研究表明，在北美、澳大利亚和欧洲国家，20%～30% 的病例源于空肠弯曲杆菌首次感染或二次感染 [2, 3, 9, 30]。其他最常见的病毒是巨细胞病毒和 EB 病毒（Epstein-Barr virus），以及最近的寨卡病毒、西尼罗河病毒和基孔肯雅病毒（chikungunya virus）[2, 3, 9, 30, 32, 33]。支原体肺炎可引起 GBS [9, 30]。外科手术和外伤也可能导致该疾病，概率小于 2%～3% [2, 3, 11, 31]。流感疫苗在某些情况下也有可能成为诱因 [2, 3, 18, 31]，发生率仅为 1.6/100 万 [2]。HIV 可能与 GBS 的发展有关 [10, 33]。硬膜外麻醉、溶栓药物、海洛因也与疾病发展有关 [15]。潜在的系统性疾病，如红斑狼疮、结节病、霍奇金病和其他肿瘤，也会引起部分症状性 GBS [2, 11, 15, 21]。

急性 GBS 的典型临床表现为：第 1 阶段通常起始于足趾或手指尖精细感觉异常，在数小时或数天内逐渐发展至近端 [2, 3, 11, 30]，随后数天内出现对称性肌无力 [2, 3, 30]。GBS 急性期快速起病且进展迅速，可能并无其他症状和体征。虽然疾病进展通常在 14 天内到达高峰，但此阶段可持续 4 周 [2, 3, 30, 34]。第 2 阶段是平台期，这一阶段特点为急性期症状持续存在而未进一步恶化，持续数周到数天 [30]。第 3 阶段为恢复期，可能持续数周至 2 年 [34]，一般从患者临床症状开始改善到功能最大程度恢复时结束，诸如

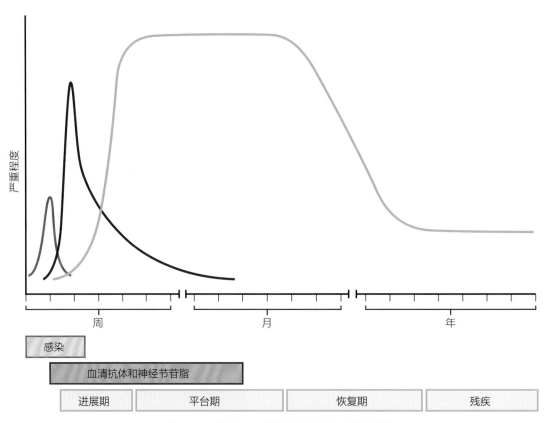

▲ 图 34-1　格林 – 巴利综合征的疾病和恢复进程

经许可转载，引自 Willison HJ, Jacobs BC, van Doorn PA. Guillain-Barre syndrome. *Lancet*. 2016;388(10045):717 727. doi:10.1016/S0140-6736 (16) 00339-1.

表 34-1　格林 – 巴利的诊断标准

诊断要点	最有说服力的诊断要点
<ul><li>一个或多个肢体不同程度的进行性运动无力。腿部程度不等的无力，伴或不伴轻度共济失调。四肢肌肉完全瘫痪以及躯干、延髓和面部麻痹以及眼外肌麻痹</li><li>反射消失（腱反射消失）。原则上是所有反射消失，但如有肱二头肌腱反射和膝腱反射消失，其他反射存在，也满足条件</li></ul>	<ul><li>临床特征（按重要性排序）<ul><li>迅速出现进行性运动无力症状和体征，病情持续 4 周才停止进展。约 50% 的患者在 2 周内进展停止，而 80% 将在 3 周时停止进展，到 4 周时超过 90%</li><li>相对对称。不是绝对的，但是通常如果一侧肢体受影响，另一侧也是如此</li><li>轻度的感觉症状或体征</li><li>脑神经受累。约 50% 出现面部无力，且常为双侧。其他脑神经也可能受累，尤其是与吞咽有关的舌头和肌肉，有时也会累及支配眼外肌的运动神经（在 Miller-Fisher 变异型中）。低于 5% 的神经病变可能始于眼外肌神经或其他脑神经</li><li>恢复期：通常在进展后 2～4 周开始停止。恢复可能会延迟几个月。大多数患者的功能可以恢复</li><li>自主神经功能障碍。如果存在心动过速和其他心律不齐、体位性低血压、高血压和血管舒缩等症状，可支持诊断。这些发现可能会有波动。必须谨慎考虑以排除其他疾病的类似症状，如肺栓塞</li><li>神经症状发作时无发热</li></ul></li><li>脑脊液特征性变化——蛋白细胞分离，可强烈支持诊断<ul><li>高蛋白脑脊液。出现症状的第 1 周后，脑脊液蛋白质升高＞40mg/dl 或连续性腰穿显示升高</li><li>脑脊液白细胞低。单核白细胞＜10 个 /mm³ 或更少</li></ul></li></ul>

引自 Asbury AK, Arnason BG, Karp HR, McFarlin DE. Criteria for diagnosis of Guillain-Barré Syndrome. *Ann Neurol*. 1978;3:565-566.

虚弱或疲劳等后遗症状可能持续数月到数年[11, 34]。约有 20% 的患者会有永久性的功能缺陷，10% 的 AIDP 患者会转化为 CIDP[2, 3, 11, 34]。

GBS 急性发作时疼痛很常见[2, 3, 34-38]，表现为双侧坐骨神经痛或大腿、躯干或背部肌肉大面积疼痛[36]。下肢无力导致走路和爬楼梯困难[21, 37]。约 1/3 的患者出现面肌和吞咽肌无力[2, 15, 21, 30, 37]。严重病例可能会有呼吸困难，并可导致眼球运动和吞咽相关的脑神经麻痹[2, 3, 15, 37]。自主神经功能紊乱的表现可能会各不相同，如窦性心动过速、心动过缓、面部潮红、高血压和（或）低血压起伏不定，无汗或暂时性的多汗[2, 3, 39]。心律失常可能是 GBS 的主要死亡原因[2, 3, 15, 39]。这些紊乱症状通常在疾病发生最初的几周内发生，直至康复治疗时患者发生应激在表现出来。进入 ICU 治疗的患者中，肺炎、败血症和急性呼吸窘迫综合征是常见的死亡原因[2, 3, 11, 30, 35]。部分 GBS 临床亚型诊断困难，如 Fisher 综合征，也称为 Miller-Fisher 综合征，表现为眼外肌麻痹、共济失调、腱反射消失和肌无力。约占 GBS 的 5%[1, 3, 21, 40]，其主要特点为出现抗 GQ1b 抗体。

西方国家中，成人 AIDP 主要表现为脱髓鞘变化的占总病例的 80%[2, 3]，大多数这类患者并没有特定的抗体反应。有些炎症性脱髓鞘性多发性神经病的亚型，最初表现可能类似 AIDP，如 AMAN（好发于儿童和青少年）和 AMSAN（成人儿童都多发）。AMSAN 经常出现 Fisher 综合征[3, 10]。GBS 有以下变异类型。

① 仅表现为力量减弱，无感觉异常或感觉丧失（3%）。

② 单独的上肢、口咽部或下肢无力（3%）。

③ 双侧面肌无力伴远端感觉异常（1%）。

④ 严重共济失调和感觉丧失（1%）。

⑤ 急性自主神经异常、多发性神经病常合并感觉障碍（<1%）。

⑥ 快速起病、几乎完全性瘫痪、运动神经无兴奋性的"轴索型" GBS。

这些变异亚型占发达国家报告病例的 20%[3, 14, 15, 21, 34-44]。这些"亚型"最终的功能结局或残疾在现有的文献中描述不足。约 10% 的患者有轻度复发，但一般并不影响预后[3, 13, 15]。

（二）其他炎症性神经病

在 CIDP 中，脑神经受累、自主神经功能紊乱、前驱感染很少见[25, 42, 45]。与 GBS 相同，CIDP 患者脑脊液蛋白升高，电生理检查提示脱髓鞘改变；而 MMN 的脑脊液蛋白正常，电生理检查提示运动神经传导受损，感觉神经几乎不受累[1, 9, 24]。与 CIDP 类似，男性的恢复较女性好[18]。

副蛋白血症性神经病是 CIDP 的病因之一，其特征为，由免疫球蛋白介导的脱髓鞘多发性神经病以及出现抗髓鞘相关糖蛋白（anti-MAG）抗体。大多数与抗 MAG 抗体相关的神经病患者，伴有渐进性远端感觉运动神经障碍，并伴有明显的感觉性共济失调和震颤，发作和进展缓慢，通常为数年[24, 46, 47]。特殊类型有重链病（heavy chain disease），因重链免疫球蛋白过度增多而得名，和冷球蛋白血症（cryoglobulinemias）。冷球蛋白血症有三种类型，Ⅰ 型最常见于浆细胞分泌不良的患者，如多发性骨髓瘤（MM）或 Waldenström 巨球蛋白血症[47-49]，Ⅱ 型和 Ⅲ 型与丙型肝炎病毒感染密切相关[48, 49]。

四、肌电图和实验室检查

神经传导研究（NCS）异常反映脱髓鞘，以及迟发反应延迟或消失，是炎症性多发性神经病最敏感和最特异的电诊断依据[44]。脱髓鞘的电生理表现是传导速度减慢，部分传导阻滞和末端潜伏期延长。迟发反应，如 H 反射和 F 波常延迟或消失[44, 45]。但是上述结果无特异性，所以迟发反应延迟或消失需于其他诊断标准共同使用才能做出诊断[18, 44, 50, 51]。GBS 电诊断标准详见表 34-2[18, 44]。GBS 的电生理诊断和生理学指标与不良结局详见表 34-2B。3～5 周内运动神经传导速度降低到正常值 80% 以下，近端波幅下降到正常值 20% 以下，以及远端复合肌肉动作电位（CMAP）下降到正常下限的 20% 以下，提示预后不佳且病程更长[3, 31, 44, 51]。

轴索型 GBS（即 AMAN），可解释临床诊断标准和电生理诊断标准之间的部分差异，因为郎飞结经常无脱髓鞘破坏也可能引起传导异常[3, 10, 42]。目前的 GBS 电生理诊断标准仅适用于脱髓鞘型，而不包括轴索型[44]。这是因为西方国家 80% 的 GBS 是

表 34-2 关于炎症性多发性神经病的不同建议和公认的电诊断标准及其在过去十年中的相互比较

A	这些标准涉及脱髓鞘的神经传导检查（包括近端神经节段） 必须具有以下四个体征中的三个： 1. 两根或多根运动神经传导速度减少（LLN 代表正常下限） 　– 如果波幅＞LLN 的 80%，则运动神经传导速度＜LLN 的 80% 　– 如果波幅＜LLN 的 80%，则运动神经传导速度＜LLN 的 70% 2. 腓骨或远端的一根或多根运动神经传导阻滞或时相异常，且近端和远端之间的 p-p 振幅的负峰面积下降＞20% 　• 时相异常和可能的传导阻滞的标准： 　　– 近端和远端部位之间的持续时间变化＞15%，p-p 振幅的负峰面积下降＞20% 3. 两根或多根神经的远端潜伏期延长（ULN 代表正常上限） 　– 如果波幅＞LLN 的 80%，则潜伏期＞125%ULN 　– 如果波幅＜LLN 的 80%，则潜伏期＞150%ULN 4. 两个或多个运动神经 F 波消失或最小 F 波潜伏期延长（10～15 次试验） 　– 如果波幅＞LLN 的 80%，则潜伏期延长＞120%ULN 　– 如果波幅＜LLN 的 80%，则潜伏期延长＞150%ULN
B	必须具有以下四个条件中的三个： 1. 两根或多根运动神经的传导速度降低 　– 如果波幅＞LLN 的 80%，则＜LLN 的 80% 　– 如果波幅＜LLN 的 80%，则＜LLN 的 70% 2. 一根或多根运动神经的传导阻滞或时相异常：腓神经、正中神经或尺神经 　• 部分传导阻滞的标准： 　　– 近端和远端之间的持续时间变化＜15%，p-p 振幅之间的负峰面积下降幅度＞20% 　• 异常时相和可能的传导阻滞的标准： 　　– 近端和远端之间的持续时间变化＞15%，p-p 振幅之间的负峰面积下降幅度＞20% 3. 两根或多根神经的远端潜伏期延长 　– 如果波幅＞LLN 的 80%，则＞ULN 的 125% 　– 如果波幅＜LLN 的 80%，则＞ULN 的 150% 4. 两个或多个运动神经 F 波消失或最小 F 波潜伏期延长（10～15 次试验） 　– 如果波幅＞LLN 的 80%，则＞ULN 的 120% 　– 如果波幅＜LLN 的 80%，则＞ULN 的 150%

	必须的证据	支持性证据
C	神经传导研究，包括以脱髓鞘为主的近端神经节段的研究 必须具有四个条件中的三个： 1. 两根或多根运动神经的传导速度（CV）减少 　– 如果波幅＞LLN 的 80%，则神经传导速度＜LLN 的 80% 　– 如果波幅＜LLN 的 80%，则神经传导速度＜LLN 的 70% 2. 部分传导阻滞或一根或多根运动神经时相异常：腓神经、正中神经或尺神经 　• 部分神经传导阻滞标准： 　　– 近端和远端之间的持续时间变化＜15%，p-p 振幅之间的负峰面积下降幅度＞20% 　• 异常时相和可能的传导阻滞的标准： 　　– 近端和远端之间的持续时间变化＞15%，p-p 振幅之间的负峰面积下降幅度＞20% 　• 这些标准仅表明存在部分传导阻滞，因为它们来自于对正常人研究的文献。其他研究，例如短节段刺激或记录运动单位潜伏期，仍需要进行确认 3. 两条或多条神经的远端潜伏期延长 　– 如果波幅＞LLN 的 80%，则潜伏期＞ULN 的 125% 　– 如果波幅＜LLN 的 80%，则潜伏期＞ULN 的 150% 4. 两个或多个运动神经中 F 波缺失或最小 F 波潜伏期延长（10～15 次试验） 　– 如果波幅＞LLN 的 80%，则＞ULN 的 120% 　– 如果波幅＜LLN 的 80%，则＞ULN 的 150%	1. 感觉神经传导速度下降＜80%LLN 2. H 反射消失

A 是首次提出的用于脱髓鞘疾病的电诊断标准 [18]；B 是 GBS 普遍接受的电诊断标准 [44]；C 是 CIDP 的电诊断标准 [24]

脱髓鞘型[2, 3, 11]。此外，约 90% 的患者会在患病的最初几周出现运动神经传导异常（MNCS），有些患者可能还会出现感觉神经传导异常[51]。

常见的误解是 GBS 患者的脑脊液蛋白最初应始终是升高的。相反，事实证明，出现症状后的第 1 周，CSF 蛋白水平在炎症性神经病中通常是正常的[30]。在第 2 周结束时增加超过 90%，也有些是在疾病进展达到最低点后才发生。CSF 另一个特征是白细胞计数少于 50 个 / 微升，有时少于 10 个 / 微升[2, 3]。这通常被称作蛋白细胞分离现象[30]。

其他炎症性神经病：电诊断和实验室检查结果

获得性多发性神经病，包括 CIDP、与抗 MAG 抗体相关的抗 MAG 神经病（MAG，髓磷脂相关蛋白）、MMN、脏器肿大、内分泌病、M 蛋白和皮肤变化综合征（POEMS），其电生理与最初描述的 GBS 研究相似，可在表 34-2C[16, 21, 22, 39, 40, 41] 中找到。这些标准仅与 GBS 的标准略有不同，因此造成诊断困难[52]。

1. 慢性炎症性脱髓鞘性多发性神经病（CIDP）

与 AIDP 相同，CIDP 也是进行性的临床表现，但持续时间更长[52]。CIDP 表现为对称性无力、反射消失和远端感觉神经纤维大量受损[52]。非典型病例则表现为不对称、多病灶和局部病灶，如腰骶神经病、上肢或臂丛神经病、单发性神经病、脑神经病或单纯感觉异常性神经病[52]。在 CIDP 中，CSF 蛋白浓度上升 77%～95%，白细胞计数少于 50 个 / 微升[53]。某些 CIDP 中，血清免疫学检查可能显示存在良性肿瘤的 IgG 或 IgA 抗体，需要与其他免疫介导的神经病例如 POEMS 综合征、原发性淀粉样变性、神经淋巴瘤病和冷球蛋白血症进行鉴别[52]。

2. 多灶性运动神经病

多灶性运动神经病（multifocal motor neuropathy，MMN）是慢性炎症性脱髓鞘神经病的亚型，主要为运动神经异常，感觉神经很少受累[30, 44, 45, 54]。传导阻滞型 MMN（MMNCB），已证实有感觉神经传导速度异常，如时限延长、传导速度减慢以及迟发反应延长[30, 44, 51, 54]。此亚型的特征性表现通常为传导阻滞，时相异常或两者均有[24, 51]。发病机制与大

量的 GM-1 抗体破坏轴突膜中的离子通道有关，阻碍了信号传播[45]。这些患者很难与 CIDP 患者区分开，但上肢症状多见、不对称性和对泼尼松治疗无反应，这些临床表现与 CIDP 不同[35, 45, 51, 52, 54]。治疗和功能预后与持续性静脉内免疫球蛋白治疗有关（IVIg）[45]。

诊断性检查应包括脑脊液压力和蛋白含量变化检查[18, 21, 45]。这些结果通常显示压力正常，有很少的（0～100）淋巴细胞或根本没有细胞[9, 11, 17, 18, 21]。而在 CIDP 中，脑脊液蛋白会升高至正常值的数倍[9, 25, 36]。

3. 副蛋白血症（包括抗 MAG 神经病）、POEMS、淀粉样变性

在副蛋白血症中，IgM、IgA、IgG、Waldenström 巨球蛋白血症、多发性骨髓瘤、皮肤改变综合征（POEMS）及原发性轻链淀粉样变（AL），均有类似 CIDP 的电生理检查结果，即脱髓鞘、轴索变性或两者并存[47, 48, 55]。

POEMS 的特征是中间神经节段传导速度下降明显，下肢 CMAP 和 SNAP 波幅下降比上肢更严重。其末端潜伏期延长，但与 CIDP 相比差别不大。也可看到传导阻滞，但不常见。EMG 结果显示远端肌肉纤颤，运动单位动作电位多相波增多，募集率下降[47, 54, 55]。

原发性轻链淀粉样变的电生理改变与轴索型多发性神经病一致，感觉神经受累重于运动神经。电诊断通常会显示出纤颤电位和神经源性改变[30, 54]。

五、鉴别诊断

GBS 与其他炎症性神经病变的鉴别诊断根据临床表现，但最初还应与脊柱脊髓受压、横贯性脊髓炎、重症肌无力、基底动脉阻塞、肿瘤性脑膜炎、血管性神经病、多发性肌炎、代谢性肌病和副肿瘤神经病[11, 15] 等疾病进行鉴别。也可能与炎性神经病混淆，包括低磷血症、重金属中毒、神经毒性鱼中毒、肉毒杆菌中毒、脊髓灰质炎和 Lyme 病所致的蜱瘫痪[11, 15]。

CIDP 与 GBS 的区别主要在于病程。CIDP 病程持续时间应该至少 2 个月，而 GBS 的疾病进展结束应该在 4 周内[23]。这意味着有 4 周的时间容

易造成临床上的混淆 [23]。Kuitwaard 等在最近的一项回顾性研究中解释了这一问题 [56]。他将 GBS 细分为复发型和非复发型，前者包括治疗相关性波动（GBS-TRF）和 Fisher 综合征，后者包括急性发作的 CIDP（A-CIDP）、亚急性 IDP 和 CIDP[56, 57]。然而，这仍未能与疾病治疗效果相关联，可能会进一步增加诊断上的混乱。

复发型作为 GBS 亚型，其发作应至少间隔 2 个月，如果有没有完全恢复的症状则应至少间隔 4 个月 [56, 57]。约 10% 的患者在治疗第 1～2 周内复发 [32]。这一点可与 CIDP 进行鉴别，前者无症状期较长，期间腱反射逐渐恢复，起病急，面瘫发生概率更高，"前驱疾病"更多见，脑脊液异常在 1 周内可以恢复正常。GBS 复发常见于 Fisher 综合征、30 岁以下的患者和轻症患者 [56, 57]，其中任何一种情况都可能导致复发风险增加 1 倍。GBS 治疗失败并转换为 CIDP 的占 6%～16%，这继发于自身免疫过度激活超过了静脉注射免疫球蛋白（IVIg）或血浆置换（PE），其特点是发病 2 个月内病情迅速恶化 [56-58]。

亚急性免疫性脱髓鞘性多发性神经病（IDP）与 CIDP 一样，病情在 4～8 周内达到高峰，且激素治疗有效 [57]。两者的区别没有明确定义，但在治疗上有区别，亚急性 IDP 对类固醇的反应较好 [57]。电诊断结果类似于 GBS[52]。

进一步研究 GBS 和 CIDP 在病程和治疗上的其他可能性，可以找到更合适的治疗方法。临床上可以更好地治疗复发型 GBS，如 GBS-TRF 可只使用 IVIg，而亚急性 IDP 和 CIDP 应使用激素和 IVIg 或其他形式的免疫抑制剂治疗 [57-59]。CIDP 与 MMN 不同，后者长表现为非对称性上肢远端无力，运动神经传导阻滞和（或）波形离散。CIDP 的另一个鲜明特征为，抗 GM1 神经节苷脂抗体阳性 [23, 25, 32, 35, 54]。

将 CIDP 与其他获得性慢性多发性神经病分开非常重要，因为它们是免疫介导的，因此通常也适合接受免疫治疗，而慢性轴索神经病通常不适合 [52, 57]（图 34-2）。这些综合征（如 POEMS）经常首先被诊断为 CIDP[52]。通常，需要神经活检才能确诊 [3, 52]。在某些情况下如球蛋白增多症，可能是未确诊的恶性肿瘤迹象。

六、临床表现

炎症性多发性神经病的临床特征是单个或多个肢体进行性无力和反射消失 [15]。因此，这类疾病和相似疾病鉴别的要点在于临床病程和肌肉无力特点。

病理上，GBS 和 CIDP 是炎性多发性神经病，但导致该种病变的原因众多，这使得变态反应性神经炎（EAN）动物实验模型已不再适用 [3]。获得性炎症性神经病的组织病理学特征是血管周围单核细胞炎症性反应、脱髓鞘和水肿。免疫学表明，髓鞘蛋白使 $CD4^+T$ 淋巴细胞致敏是诱发疾病是必不可少的因素 [8]（图 34-3）。最初人们认为该过程主要是 T 细胞致敏，但近来有研究发现还可能存在自身抗体直接攻击非蛋白抗原决定簇 [3, 9, 52]。

抗神经节苷脂抗体的存在，如抗神经节苷脂 GM1、GM1b、GD1a 和 G11NAc-GD1 抗体或抗神经节苷脂 GQ1b 抗体，与轴突损伤相关，预后较差 [2, 3, 47, 52, 60, 61]。研究表明受损神经的部位发生补体激活。在小鼠模型中，出现了一些对周围神经有强烈毒性抗神经节苷脂抗体 [60, 62]。大多数抗神经节苷脂抗体在 GBS 的亚组具有特异性。

尽管对 GBS 患者的免疫靶点进行了数十年的研究，但在很大程度上仍然未知 [3, 55, 62]。研究表明，针对空肠弯曲杆菌脂多糖（LPS）的 IgG 和 IgM 循环抗体实际上可能与人的神经纤维节苷脂交叉反应引起轴索型 GBS[3, 33, 63]。这表明生物分子相似性可能会导致 GBS 抗体的形成 [3, 63]，但在 AIDP 中还没有此类证据 [3]。

在 GBS 亚型 AMAN 中，某些空肠弯曲菌感染的患者，其 IgG 抗体针对性地抵抗特定神经节苷脂类，与不同的临床表现和疾病的严重程度相关 [16]。抗 GM1b 抗体与更易进展恶化的亚型有关，其特征为远端肢体无力和恢复滞后 [3, 61]。抗 N 乙酰半乳糖胺基 GD1a 抗体（抗 GalNAC-GD1a）通常见于单纯运动神经受累的情况，脑神经不受累 [61]。神经节苷脂是轴突膜的成分，这就解释了主要损伤部位在轴突结点的原因 [63]。Wanschitz 等研究发现，抗 α 晶体蛋白 B 链 IgG 抗体是周围神经炎症性反应的标记物，GBS 患者中抗 α 晶体蛋白 B 链 IgG 抗体数值

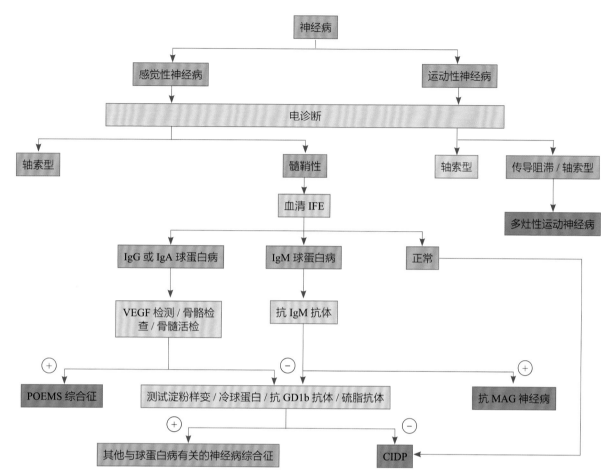

▲ 图 34-2　慢性获得性脱髓鞘性多发性神经病的建议诊断途径。鉴别诊断基于电诊断研究、活检、血清生物标志物和抗体
CIDP. 慢性炎性脱髓鞘性多发性神经病；IFE. 免疫固定电泳；Ig. 免疫球蛋白；MAG. 髓鞘相关糖蛋白；POEMS.POEMS 综合征，即
Crow-Fukase 综合征；VEGF. 血管内皮生长因子

经许可转载，引自 Macmillan Publishers Ltd: [Nature Reviews Neurology]; Latov N. Diagnosis and treatment of chronic acquired demyelinating
polyneuropathies. *Nat Rev Neurol*. 2014;10:435-446. doi:10.1038/nrneurol.2014.117.

显著高于其他神经系统疾病患者[64]，但这尚未被其他人确认[3]。

其他炎症性神经病

1. 慢性炎症脱髓鞘性多发性神经病

与 GBS 类似，细胞和体液机制参与了 CIDP 的发病，但具体致病机制尚不明确[9, 25, 33, 52]。病理研究提示免疫基础为束状炎性浸润、神经内膜水肿和血管通透性增加。AIDP 中，T 细胞和巨噬细胞参与了细胞介导的迟发型超敏反应[9, 25, 33, 52, 63]。这些抗体的作用尚不清楚，但据推测这些活化的 T 细胞和巨噬细胞释放细胞因子，上调各种黏附分子在血管内皮壁上的表达，并导致血液 - 神经屏障受损[25, 63]，但近来这一过程作为炎症性脱髓鞘性神经病的主要机制的说法又引发了争议[3]。神经内膜水肿和血管通透性增加的机制也愈发受到关注[63]。在一些特殊的实验室研究中还发现，CIDP 患者中高滴度的 IgG 或 IgM 针对的是酸性糖脂而非硫酸糖脂[9, 25]。

研究发现，CIDP 中还存在针对外周髓鞘蛋白的抗体[3, 9, 25]。有理论推测其机制与 GBS 相似，即抗体、补体、活化 T 细胞、巨噬细胞和细胞因子在局部聚集[52]。细胞因子中的干扰素 -γ、白细胞介素（IL）-2 和肿瘤坏死因子（TNF）-α 参与了导致脱髓鞘的 GBS、CIDP、MMN 和副蛋白性神经病的最终共同通路。大约 25% 具有 CIDP 临床特征的患者也表现出单克隆意义不明的丙种球蛋白病（MGUS）[10, 52]。但无论伴或不伴单克隆丙种球蛋白病，也无论是 IgA 型或 IgG 型，CIDP 患者均对治疗反应良好[10]。

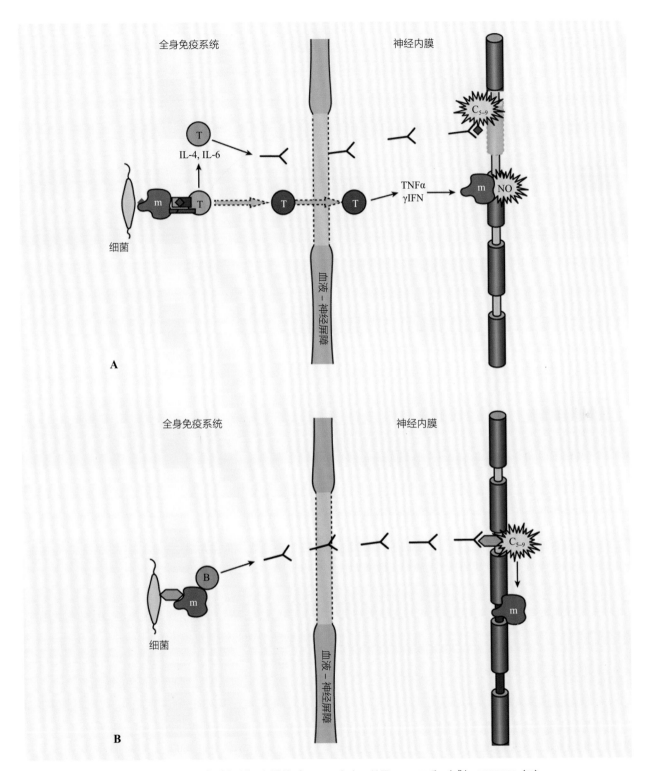

▲ 图 34-3 **GBS 免疫机制，主要针对 AIDP（A），以及 AMAN 和（或）AMSAN（B）**

A. 蛋白表位是由巨噬细胞呈递给 T 细胞，T 细胞被激活，它穿透内皮细胞，识别交叉反应抗原，并在下部释放激活神经内膜巨噬细胞的细胞因子。这些释放酶和有毒的 NO 自由基，最终侵入紧凑的髓磷脂。在上部，活化的 T 细胞释放细胞因子，帮助 B 细胞产生穿过受损细胞的抗体。血液 - 神经屏障，并与 Schwann 细胞表面上的未知交叉反应表位结合，修复补体，损伤施万细胞，产生水疱溶解髓鞘。B. 细菌神经节苷脂样表位刺激 B 细胞诱导抗体调理交叉反应的轴索抗原，修复补体和靶巨噬细胞以侵入轴突间隙，并阻止传导或引起轴突变性。在 Fisher 综合征中，也将运动神经末梢的突触周围施万细胞作为目标。AIDP. 急性免疫性脱髓鞘性多发性神经病；AMAN. 急性运动轴突性神经病；AMSAN. 急性运动感觉轴突性神经病；GBS. 格林 - 巴利综合征；NO. 一氧化氮；IFN. 干扰素；IL. 白介素；TNF. 肿瘤坏死因子 [经许可引自 Willison HJ, Jacobs BC, van Doorn PA. Guillain-Barre syndrome. *Lancet.* 2016;388(10045):717-727. doi:10.1016/S0140-6736(16)00339-1.]

CIDP 常可伴发某些系统性疾病[65]。具体可分为两类，分别为特发性疾病和并发症，如糖尿病、CIDP-MGUS、风湿性疾病、恶性肿瘤、内分泌疾病、急性或慢性肝炎和 HIV 病毒感染[52]。经典型 CIDP 肢体近端和远端受累程度相同，这点可用于鉴别 GBS 和 CIDP[63]。

2. 多发性运动神经病

MMN 是一种罕见的周围神经病变[45]。它表现为下运动神经元（LMN）综合征，常呈单神经分布，可有不对称性肢体无力和痉挛，主要累及上肢。本病进展缓慢，不能自发缓解，仅引起轻微感觉异常症状。MMN 患者并不多见，患病率仅为（0.6～2）/10 万[45]。它在对 IVIg 的反应方面与 CIDP 不同。自主神经功能障碍很少见。

多发性获得性脱髓鞘感觉运动神经病（MADSAM）通常表现为上肢多发性单神经病。最终，下肢的远端神经也会受累。大约 80% 的患者 CSF 蛋白升高[52, 63]。

3. 副蛋白神经病和抗 MAG 神经病

PPN，包括单克隆性丙种球蛋白病，已被发现是一组异质性疾病[50, 66]。约 10% 的周围神经病变患者血液中存在单克隆副蛋白[48, 55]。血清蛋白电泳（SPEP）首次发现单克隆蛋白条带。通过免疫固定电泳可确定 M 蛋白的存在，并分为重链和轻链型[52, 55]。如果临床怀疑单克隆丙种球蛋白病但 SPEP 正常，也应进行免疫固定电泳检查，引起敏感性更高。

约 2/3 副蛋白血症患者合并有 MGUS，其致病抗体可通过腓肠肌活检检出[59]。副蛋白血症通常与 IgG M 蛋白、IgA M 蛋白、IgM M 蛋白、Waldenström 巨球蛋白血症、非霍奇金 B 细胞淋巴瘤和慢性 B 细胞淋巴细胞白血病相关[24, 50, 59]。大约 26% 的 MGUS 患者最终会发展成其中一种疾病。副蛋白血症性神经病变的人群发生恶变[21]。诊断后甚至 25 年并且在病情稳定的患者多发性神经病和 MGUS 发生恶性转化的风险增加 25%[10, 48, 55]，因此会发展成血液系统恶性肿瘤[10, 48, 55]。

具有 IgA 和 IgG-M 副蛋白的多发性神经病被认为是非 IgM MGUS 神经病[48, 55]。IgM 与 NCS 在感觉、步态共济失调和病理学发现更多相关性[55]。IgA 和 IgG 副蛋白的致病作用尚不清楚。

首先，PPN 是缓慢进展的，尤其是主要与 IgM 相关的副蛋白和感觉受累[23, 47, 48]。这种类型对约一半患者群中发生的髓磷脂相关糖蛋白（MAG）产生反应[55]。MAG 的主要位置和浓度位于轴突周围的施万细胞膜和髓磷脂的结环中。该疾病即使在数年后仍使患者具有轻微的残疾，其次，该疾病进展缓慢，其远端临床继发的特征描述为远端获得性脱髓鞘对称性神经病（DADS）[63, 65]。在具有抗 MAG 抗体的患者中，对周围神经的研究主要显示出脱髓鞘过程[48, 65]。那里尚未发现任何炎症或巨噬细胞募集，但在髓鞘上已发现 M 蛋白沉积[55, 63]。

4. Waldenström 巨球蛋白血症

Waldenström 巨球蛋白血症是一种罕见的 PPN，其特征是骨髓中淋巴细胞浸润和浆细胞发育异常，表现为 IgM 单克隆性丙种球蛋白病[23, 47, 48, 55]。大多数患者表现为全身症状，如发热、体重减轻和出血。它是一种缓慢进展的远端多神经炎，伴感觉运动障碍。电生理检查结果提示轴索和脱髓鞘神经病变。50% 的病例中存在抗 MAG 抗体。如果患者无症状，则通常不予治疗。一旦出现症状，通常可使用烷化剂或核苷类似物[55]。

5. 多发性骨髓瘤

MM 也是一种浆细胞病。其特征是浆细胞增殖，约占所有血液恶性肿瘤的 10%。每年发病率约为 4/10 万[9, 55]。发病年龄为 40—80 岁，通常 70 岁为发病高峰。典型症状是骨痛、疲劳和反复感染。诊断依据为血清 M 蛋白值 >3g/dl、尿中 Bence-Jones 蛋白阳性、溶骨性改变、贫血、血钙升高、浆细胞 >10%[9, 55]。浆细胞病常因肿瘤直接压迫引起神经根疼痛症状。如果不伴发淀粉样变性，MM 相关神经病存在异质性。确切机制目前还存在争议。据报道，骨髓瘤神经病变的特征与癌性神经病变相似，通常表现为轻度感觉运动性、单纯感觉性、亚急性或反复发作 – 缓解性多发性神经病。神经活检显示脱髓鞘和轴突变性。目前普遍认为肿瘤分泌体液物质、轻链致病效应或体液免疫介导的免疫应答可能是其发病机制[9, 55, 64]。

6. POEMS

POEMS 是导致脱髓鞘性轴索型多发性神经病的罕见原因之一[47, 52, 55]。典型临床特征包括成骨性病变、视乳头水肿、Castleman 病（与 IL-6 过量有关）、红细胞增多症和血小板增多症[55]。若出现多发性神经病、单克隆浆细胞增生性疾病，且同时具备上述临床特征中的至少一条即可诊断。POEMS 最常出现在生命的最后 10 年，表现为严重的对称性、进行性、感觉运动多神经病[47, 55]。首发症状为足部感觉异常、麻木刺痛和发冷；肢体远端无力会逐渐进展累及近端；下肢近端无力会导致从坐位站起困难；最后手部肌力也受到影响。患者可出现高泌乳素血症、2 型糖尿病、甲状腺功能低下和肾上腺皮质功能不全，女性患者还可出现闭经，男性患者可出现乳房发育症。皮肤的变化包括色素沉着，皮肤增厚和杵状指。其他特征还会有血管神经性水肿、腹水或胸膜积液。尽管研究指出 POEMS 中 IL-6、IL-1、血管内皮生长因子和 TNF 等细胞因子水平升高，但其发病机制尚不明确[55]。神经活检显示有髓纤维密度降低，神经内膜和神经束膜下轻度水肿，神经内膜散在分布单核细胞。目前还没有针对 POEMS 的标准治疗方法，尽管神经病理性症状可以通过等离子体细胞瘤或其他病变的放射治疗得到显著改善。如果是系统性疾病，则需要用烷化剂治疗。

7. 淀粉样变性病

淀粉样变性表现蛋白病，其特征是错误折叠的蛋白在细胞外堆积[55]。这些异常蛋白聚集在软组织中类似于不溶性纤维。通过刚果红染色发现错位折叠蛋白的"苹果绿双折射"可以确诊。

淀粉样变性分家族性（ATTR）、原发性（AL）和继发性（AALAA）。继发性通常发生在长期炎症史之后[55]。AL 是西半球最常见的形式，可表现为"多系统疾病"，特发性周围神经病变是其最初和最常见的表现之一。

约 17% 的 AL 患者出现远端肢体或腿麻木、灼烧和刺痛的症状[50]。脊髓丘脑束受到的影响远大于精细触觉。最后出现之徒无力，常是远端最先受累，之后逐渐进展并累及上肢。约 50% 患者会出现腕管综合征。腓肠神经活检发现淀粉样沉积可以确诊，但是阴性结果不足以除外诊断。其他部位，如腹部脂肪、直肠黏膜、皮肤、唾液腺和骨髓等必要时也应当进行组织学活检[55]。

七、治疗

（一）格林 - 巴利综合征

GBS 和其他炎性神经病的治疗正在不断取得进展。有研究表明，使用在处理疾病并发症方面有经验的特殊护理单元和具有康复技能的康复中心可以提高患者的生存率和功能预后[11, 14]。过去有许多 GBS 患者可能死于可避免的并发症，如败血症、成人呼吸窘迫综合征、肺栓塞，或可能与自主神经功能障碍有关的心脏骤停。1/3 的患者在 GBS 恢复前需要插管，插管时间一般在病程的第 6~18 天[7]。即使经积极救治，GBS 的死亡率仍然顽固地保持在 5%~10%[7, 11, 15]，不过在专业护理单元中死亡率有可能下降[2, 3, 11]。

血浆置换 / 血浆交换和 IVIg 现在是公认的 GBS 治疗方法[2-4, 67-73]。随机临床试验清楚地表明，血浆置换可以缩短患者需要辅助通气支持的时间，并可以使患者提前恢复下地活动。此外，据报道血浆置换可以改善 6 个月时的活动能力[4, 7, 69-73]。

指南推荐 GBS 患者应在神经症状出现早期，最好是达峰之前应用 IVIg 或血浆置换[4, 7, 73]。一般情况下，血浆置换要进行 6 次，每隔 1 天进行 1 次，持续 1~2 周。相当于在这段时间内大约交换了 5 倍血浆容量[7, 10]。荷兰一项前瞻性随机试验对 100 名接受 IVIg 治疗的 GBS 患者与血浆置换或进行比较，结果表明 IVIg 至少与血浆置换一样好，但时机很关键[7, 73]。两种治疗方法在改善 1 个月后的残疾、机械通气时间、死亡或的疗效至少与血浆置换相当，但治疗时机是关键后遗症方面无差异。

联合使用两种治疗方法与单独使用血浆置换或 IVIg 相比没有显著改善[7, 9, 67, 68, 70]。通常 IVIg 治疗需要 5 天，而血浆置换需要 10 天，IVIg 因其疗程短而更有利于缩短无需机械通气的患者在监护病房的住院时间，同时也更易管理。IVIg 的常规剂量是 0.4g/（kg·d），连续 5 天[2, 3, 58, 67, 68]。然而，有报道称 IVIg 治疗后出现复发，但完全不清楚再治疗是否会影响结果[3, 68, 74]。同时也不清楚复发后的交替治疗或再治疗是否会因血浆置换而改善[3, 67]。虽然血浆置换和 IVIg 治疗使机械通气时间缩短了一半，但

GBS 仍是急性神经肌肉呼吸衰竭最常见的原因[34]。然而，最近有人提出，基于成本和不良反应，血浆置换应该是一线方案[75]。对于妊娠期的治疗尚无明确的结论，但目前认为所有形式的人类静脉免疫球蛋白都可以安全地用于孕妇。

单独应用激素治疗急性 GBS 无效[4, 7, 10, 73]。早期临床试验发现激素可以减轻病情严重程度[76]。然而，在一项对 242 例使用 500mg 甲泼尼松龙（MP）治疗的患者进行的大型随机前瞻性研究中，得出的结论是类固醇是无效的[4, 7, 73]。没有证据表明其他治疗方法也对 GBS 的结果有明显的影响，包括使用干扰素 β-1a、脑源性神经营养因子或使用血浆交换进行脑脊液滤过[77]。中药雷公藤多苷[77]或 4- 氨基吡啶[78]对恢复可能有边际效应，但需要进一步的研究。

（二）其他炎症性神经病

1. 慢性炎性脱髓鞘性多发性神经病

IVIg 和血浆置换曾被认为是替代治疗方法，现在被认为是其他多种炎性神经病的主要治疗方案[23, 52, 58]。慢性炎性多发性神经病对 IVIg 和血浆置换有短时间的应答[23, 25, 26]。在 2～5 天的试验中，使用 IVIg 进行治疗的建议各不相同[23]。在一项试验中，维持剂量为每 3 周 1g/kg，随后 5 天每天 2g/kg 的负荷剂量被用来控制症状消退[58, 59]。同时以这种剂量每周给药，最多 6 周[58, 59]。同样，3 周的血浆置换被证明有中度的短期效果。因此，如果 IVIg 和皮质类固醇无效，则应考虑血浆置换治疗 CIDP[23]。

甾体类激素治疗 CIDP 有效，这也是许多中心用以鉴别 CIDP 和 GBS 的要点。相比于 GBS，CIDP 对甾体类激素有较好的反应[13, 23, 35, 52]，但高剂量的甲泼尼松龙可能不会优于每日口服泼尼松[23]。特别是口服泼尼松或泼尼松龙已被证明在治疗复发型或进展型中有效[23, 46, 52, 63]。不过上述研究缺乏安慰剂对照，而其他研究的证据等级较低[23]。因此，目前只能结合患者的具体情况决定是否开始激素治疗[23, 52]。

基于已经进行的小型试验，并不建议使用咪唑硫嘌呤和氨甲蝶呤，也没有证据表明干扰素 β-1a 对 CIDP 的长期残疾有任何影响[23]。

2. 副蛋白血症

(1) 抗 -MAG 神经病变：对于出现失能或疾病进展迅速的患者，小规模的临床试验已经证明 IVIg 或血浆交换在短期内有益，但不能提供长期的改善[23]。使用血浆交换、皮质激素、IVIg、环磷酰胺、氟达拉滨和阿糖胞苷、苯丁酸氮芥、α- 干扰素、利妥昔单抗或这些药物的联合使用来降低 IgM 副蛋白浓度，其中没有一项有明显的长期影响[23, 47, 66]，对于如何降低血清 IgM 蛋白的水平，仍需要更大规模的临床研究[23]。

(2) 单性脱髓鞘性丙种球蛋白病：对于非恶性 IgG 或 IgA 单克隆脱髓鞘性血友病患者，这些神经病对泼尼松有反应[63]。抗 B 细胞制剂，如氟达拉滨、苯丁酸氮芥或环磷酰胺也有效果，能够降低 M 蛋白浓度[26, 58]。目前其他的治疗方案包括烷化剂、化疗药物（阿霉素）、干细胞移植和心脏移植。随机研究还表明，与秋水仙碱相比，美尔法兰和泼尼松联合用药在延长生存期方面是一线方案[47, 55, 79-81]。

(3) Waldenström 巨球蛋白血症：氯霉素和血浆置换可能联合用于治疗，但其有效性受到质疑[47]。尽管有文献报道，但是这种联合治疗方案的疗效并不确切[47, 55]。

(4) 多发性运动神经病变：MMN 患者对治疗的反应通常优于 CIDP 患者[45, 63]。有些可能是新近发现的轴索型 MADSAM[63]。大多数患者，无论何种类型，都存在感觉改变，如麻木和感觉异常[45, 63]。IVIg 治疗无效的患者，可以考虑使用环磷酰胺，但该方案不应超过 12 个月或总累积剂量为 85g[63]。此外，在耐药病例中，也有使用干扰素、环孢素和硫唑嘌呤的成功报道[63]。与 CIDP 相比，MMN 一般对类固醇没有反应[25]。

(5) POEMS：POEMS 的预期平均存活期为 14 年[52]。PPN 的治疗应以减少循环抗体为目标。IgM 的半衰期长达数天，因此，IVIg 和血浆交换无效[66]。对于孤立的浆细胞瘤，放疗可以治愈[52]。使用地塞米松的烷基化化疗药物已被报道有效的[52, 82]。据报道，自体干细胞移植在少数病例中也很有效果[52, 82]，但这是一种对身体要求很高的手术。来那度胺是一种新一代的免疫调节药物，已被证明在减轻 MM 患者的肿瘤负担方面非常有效，92% 的患者神经病变得到改善，无进展生存率为 93.9%[82]。

(6) 淀粉样变：利用干细胞移植治疗轻链淀粉样变已有成功报道，但只有 20% 患者符合条件 [27, 83]。对于不适合干细胞移植的患者，化疗药物治疗取得了一定成效，如环磷酰胺 - 沙利度胺 - 地塞米松，来那度胺 - 地塞米松，硼替佐米 - 地塞米松和美法仑 - 泼尼松 - 来那度胺组合 [83]。最新研究聚焦于利用抗体溶解淀粉样变性蛋白，结果表明影响疗效的主要因素是心脏受累程度 [83]。

八、临床病程

格林 - 巴利综合征 (Guillain-Barré Syndrome)

成人病程较儿童长，老年人则更长 [3, 31]。GBS 患者发病后恢复期可长达 2 年之久 [11, 34, 84, 85]，尽管目前的研究仅对神经功能恢复速度或变异有所描述，而其他方面很少。北美一项研究显示，高龄、呼吸机支持、快速进展、周围神经功能异常或未行 PE 治疗，尤其是在疾病进展达峰之前未予血浆置换治疗等因素提示预后不佳。这一观点在多年来都未发生改变 [31, 86]。GBS 恢复情况与性别、职业、既往服用激素或免疫制剂等无关 [31, 34, 87]。直到最近人们还认为糖尿病不影响 GBS 的预后，但是如今这一观点被证明有误，至少在短期内如此 [88]。

神经功能障碍最显著时被称为 "疾病低谷" [2-4, 31]。从临床症状出现到病情低谷的平均时间为 8 天 [2, 3]。发病起始到疾病低谷的时间段意义重大，因为这是决定血浆置换或 IVIg 治疗能否成功的关键 [2, 3, 31, 67, 68]。然而，由于诊断不足或者费用问题（这一问题如今愈发突出），很多机构在患者开始恢复神经功能或连续数日病情不再恶化后便不再给予血浆置换或 IVIg 治疗。疾病低谷后开展晚期干预是否有效还有待进一步研究，但如同复发再治疗一样，研究价值令人存疑 [56, 60]。根据定义，GBS 一般在 4 周内达到低谷，但是大部分患者在 2 周内就会出现 [2, 3, 9, 14, 23, 24]。与之相反，CIDP 进展期常常超过 2 个月 [9, 25]。

从康复角度讲，需要住院康复治疗的重症 GBS 患者的疾病低谷期更长。在这部分患者中，疾病复发可能与较长的病程有关。经常进行神经系统检查可早期发现疾病复发，PE 和（或）IVIg 治疗可能有效 [58]。对于部分病情持续恶化的患者，其原因尚不清楚，但

有迹象显示可能与此类患者受免疫攻击时间延长，轴索损伤严重有关。遗憾的是，目前的治疗措施并不能阻止这部分患者的病情进展 [30, 67, 68]。

九、支持治疗

除了引起明显的肌肉无力和感觉缺失外，炎症性多神经病还可能引发多种并发症。许多并发症可能会持续一段时间，影响康复或导致永久性的功能缺陷。如果不采取治疗，CIDP、MMN、副蛋白血症、POEMS 和轻链淀粉样变神经病均会表现出进行性的运动功能减退。以 CIDP 和 PPN 为例，可出现共济失调和震颤 [25, 88]。这些并发症需要支持性治疗，下文将进行介绍。

（一）呼吸支持治疗

目前，有一重要项目致力于研究 GBS 患者需要呼吸支持的诱因 [2, 3, 25, 33]。在急性期（发病前 12 周），呼吸衰竭和肺炎占 25%～30%，但大部分患者呼吸功能可完全恢复 [2, 3, 15, 32, 34]。高达 30% 的患者会发生肺炎 [15, 34]。呼吸功能未能完全恢复的患者常继发慢性阻塞性肺病、肺炎后瘢痕形成所致的限制性肺病、长期气管插管或呼吸肌功能不全所致的气管炎或呼吸肌无力等 [2, 89, 90]。总体来讲，GBS 一般不致命，但最新研究显示 5%～10% GBS 患者死于呼吸系统或心血管系统并发症 [2, 3, 91]，可能与膈神经脱髓鞘有关 [92]。

自主神经功能障碍与是否需要呼吸支持和脑神经受累有关 [2, 3, 13, 21, 36]。在流行病学研究中估计 5%～30%（视严重程度而定）的患者需要机械通气，20% 的患者将永久失能，其中半数将严重失能 [2, 3, 34, 91]。

当肺活量低于 15ml/kg 时应考虑气管插管 [2, 15, 28, 30]。呼吸支持与日常生活及运动功能结局相关 [2, 3, 13, 34, 36]。近来研究显示，呼吸支持与周围神经损伤程度有关，也与卧床时间延长及住院治疗费用增加有关 [29, 87]。

在 CIDP、MMN 和 PPN 中，患者很少需要呼吸支持，但也有报道 [25, 92]。一般来说，遵循与前文所述相同的准则。

（二）自主神经功能障碍

约 20% GBS 患者发生自主神经功能障碍 [34]，如体位性低血压、血压不稳或心率异常等，还包括肠道和膀胱功能障碍 [93]。心血管功能障碍与呼吸

支持有关[2, 3, 13, 21, 36, 38, 91, 94, 95]。既往流行病学研究显示，住院治疗时间大大延长的重症 GBS 患者中更常发生自主神经功能障碍[13, 94, 95]。此外，研究显示 3%～10% 的自主神经功能障碍与危及生命的心律失常、心血管功能衰竭及死亡有关[35, 91, 93]。最近一项纳入 2578 例患者的回顾性研究中，自主神经功能障碍最常见的表现为腹泻 / 便秘（15.5%）、低钠血症（14.9%）、抗利尿激素分泌异常综合征（SIADH；4.8%）、心动过缓（4.7%）和尿潴留（3.9%）[94]。心肺自主神经功能障碍与呼吸支持密切相关，可考虑预防性使用 β 受体拮抗药[13]，但 β 受体拮抗药本身也会带来低血压、心动过缓等心血管系统并发症[2]。经皮起搏和阿托品的使用在某些情况下已被证明有效。通常来讲，血管活性药物和呼吸抑制药必须慎用[30]。

泌尿系和肠道功能障碍可能在发病早期出现，但是大部分可以缓解，然而这一结论似乎缺乏确凿的证据[15, 18]。部分男性患者会遗留阳痿[15]。一项研究表明，肠道或膀胱自主神经功能障碍发生率与心血管系统自主神经功能障碍无明显相关性[96]。应对患者进行尿动力学研究[30]，还应监测肠道功能，因为患者常出现便秘[34]。

由于 CIDP 较少累及自主神经，因此对于其他炎症性多发性神经病，自主神经功能障碍的发病率很低[23]。不过对于淀粉样变，这仍是潜在的并发症[83]。

（三）疼痛和感觉障碍

疼痛是大部分 GBS 患者突出的早期临床特征，有时是唯一的起病症状[3, 34, 97]。临床描述的疼痛的类型包括感觉异常、感觉迟钝、轴向疼痛和神经根性疼痛、假性脑膜炎、肌肉痛、关节痛和内脏不适感[34, 98]。GBS 患者中疼痛发病率为 33%～77%[34, 37]。

（四）制动

炎症性多发性神经病患者肌张力下降，或因四肢瘫而完全卧床。卧床对功能障碍发展的影响尚不完全清楚。压疮、肌腱缩短、关节挛缩、错位和腓总神经麻痹是常见并发症[15, 34]。治疗方法与上运动神经元损伤（如脊髓损伤或创伤性颅脑损伤）类似。

GBS 还会出现骨和钙代谢功能障碍[11, 99]。少

数病例报道了需要积极干预的严重高钙血症[100, 101]。对异位骨化（HO）报道很少，但它对功能恢复影响显著[11, 99-102]。到目前为止，上运动神经元损伤患者异位骨化的病理生理机制尚不清楚，下运动神经元瘫痪的机制更是不明。然而，Zeilig 等的研究成果提示，GBS 患者异位骨化与轴索严重受损有关，也与机械通气治疗有关[102]。即使经过物理治疗和手法治疗，异位骨化患者仍存在步态异常，日常生活活动能力下降。临床最显著的功能障碍是关节活动范围消失，但这点无特异性[102]。关于 GBS 患者高钙血症和异位骨化发病率的研究很少，但多数认为其与长时间卧床有关[99-102]。

（五）贫血

与脊髓损伤相比，GBS 患者因贫血住院接受治疗更常见[103-105]。最初认为贫血与卧床有关[25]。在一项回顾性研究中，79% 急诊住院的 GBS 患者存在贫血，且血细胞比容和血红蛋白低于平均值 2 个标准差[13, 104]。在另外两项回顾性研究中，有血浆置换治疗史的患者血红蛋白和血细胞比容高于未接受血浆置换治疗的患者[13, 104]。一项研究发现，患者卧床后所有这些变化均发生逆转[13]。血浆置换可减少与骨髓前体相互作用的炎症性免疫球蛋白[13, 104]。近来更多证据表明 IVIg 可能有骨髓抑制的作用或可能导致溶血性贫血[103, 106]。

对卧床的 GBS 患者而言，纠正贫血对治疗体位性低血压有益[105-108]。然而对住院患者而言，贫血与康复结局或卧床时间长短无关[104]。

（六）脑神经损伤

GBS 不仅影响脊神经和周围神经，严重时脑神经也受累[2, 3, 21, 33, 34, 109]。最常受累的是面神经，即导致 Bell 面瘫。但其实几乎所有脑神经都可累及[9]。孤立的脑神经受累而无明显 GBS 症状者被认为是 GBS 的罕见变异[109]。研究表明，脑神经受累与总的住院卧床时间（包括急性期和恢复期）延长有关。脑神经受累还与心血管自主神经功能障碍有关[97]。既往研究中，脑神经受累与从发病到平台期的时间延长有关，但不能独立用于预测未来的运动障碍[13, 36]。脑神经受累可导致吞咽障碍、双侧声带麻痹、视神经炎和听力丧失[21, 36, 110-113]，还有可能导

致呼吸肌脱机困难[2, 3]。

脑神经受累可能发生在其他炎性神经病中，如 MMN 和 PPN，但极为罕见[25, 26]。

十、康复

必须强调的是，患者应早期开始康复治疗。早期注意脑神经受累，包括夜间使用眼药水或眼药膏以防止眼睛干燥，注意肠道护理以防止便秘，注意口腔卫生，注意适当的营养，经常翻身和使用适当的床垫，进行皮肤护理，预防深静脉血栓形成和矫正姿势预防挛缩都是重要的。此外，关注患者的疼痛和适当的药物疗法能大大减轻患者的身心压力。在其他炎性多发性神经病中没有详细的研究来评估康复的有效性。因此，本章的其余部分主要关注 GBS，但人们认为，许多相同的一般原则也适用于其他炎性多神经病。

大约 40% 的 GBS 住院患者需要住院康复治疗[11, 84, 87, 114]。随着血浆置换的增加和早期的康复治疗，有迹象表明转入到急性住院进行康复治疗的患者数量有了显著的增加。那些转入到住院康复治疗的患者通常被认为是病情较严重的。一项研究描述了 54% 的患者出现持续性运动无力，范围从单瘫到四肢瘫[84]。80% 的患者出现疲劳症状[34]。很明显，康复需要一个有组织的项目，并有固定的终点。GBS 患者的常见情况是 3～6 周的住院康复，然后是 3～4 个月的门诊或家庭康复计划[87, 114]。

目前建议较严重的 GBS 患者进行康复治疗[115]。康复治疗被认为可以积极降低 GBS 患者的死亡率[116]。大多数研究评估的是长期功能状态，而不是具体的方案[11, 15]。仅有的研究主要是描述性的，除了身体上的虚弱或步态的改变外，没有良好的功能结果[13, 84, 85, 117-119]。最近一项针对 GBS 患者的各种运动项目的综述认为，没有足够的文献可以得出任何关于特定运动模式的结论[120]。因此，大多数测量 GBS 功能结果的康复方法都是基于对其他疾病的经验。

由于 GBS 的病程在疾病发作时在临床上仍是无法预测的，并且患者可以更快地转入康复治疗，因此有必要对住院康复服务进行密切监督。评估应包括详细的记录运动和感觉测试的日常体检，以评估复发和

（或）并发症，以及测量危险患者的肺活量[3, 11]。

对通气支持的需求与住院患者康复期间获得的较差的功能运动增益和恢复相关，从康复入院到出院通过测量运动和出院功能的变化来衡量独立功能（FIM）利用 Rasch 运动转换评分[2, 13, 87]。与不需要通气支持的患者相比，需要通气支持的患者一般功能受限，运动功能恢复较少[2, 3, 13, 87, 114]。这与其他流行病学研究一致，这些研究通常通过动态功能评估 GBS 的结果[2-4, 36, 119]。

较差的本体感觉功能与较长时间的 LOS 住院康复有关[13, 87]。然而，在住院患者康复过程中，通过测量入院运动和出院 FIM、Rasch 运动转换评分的变化，并没有发现本体感觉改变和功能状态之间的联系，因此两者之间的联系尚不明确[87]。此外，除了 FIM、Rasch 评分较低的住院患者康复运动评分外，复发的存在与康复结果之间似乎没有关系[87]。这种关系可能与这些患者的病程延长有关，但显然需要进一步研究。

GBS 是一种疾病，它经常导致功能减退。约 50% 的患者存在遗留的神经功能障碍，15%～20% 的患者存在严重的持续性功能障碍，约 80% 的患者在 6 个月内恢复了行走功能[3, 34, 114]。多达 2/3 的 GBS 患者可能出现持续性疲劳和（或）耐力下降[3, 11, 30, 84, 109, 114, 119]。很明显，我们对这些患者的实际致残率知之甚少。上肢或下肢深肌腱反射的缺失，加上严重的远端上肢无力或下肢无力，提示不完全恢复[11, 34, 117]。这可能会导致损伤，即任何心理、生理或解剖结构或功能的丧失或异常[121]。GBS 活性限制的评估通常采用粗糙的 6 分有序量表或对其进行一些修正[2, 71-73, 115, 122]。

- 0：健康。
- 1：轻微的症状或体征。
- 2：能够独立行走 5 米。
- 3：能够在协助下行走 5 米。
- 4：坐在椅子上或躺在床上。
- 5：白天或晚上至少有部分时间需要辅助通气。
- 6：死亡。

使用该量表进行研究的一个问题是，患者被随访的 6～12 个月，时间长短在不同的患者之间存在差异，而恢复可能会持续到 18 个月。此外，该量

表相比用于衡量康复结果的更传统量表的有用性尚未确定。更重要的是，这个量表选项对各种治疗功能的细微变化可能不够敏感。

在 Merkies 等的一项研究中，通过对 20 例诊断为感觉运动 GBS 和 CIDP 的患者进行了检查，以调查其对选择性量表的反应性[123]。对免疫介导的多发性神经病患者采用不同的反应性技术，对选定的损伤和残疾措施进行排序（从最好到最差）。本研究的目标是将强调反应作为一种重要的功能结果的评价措施，以确定是否有不同的排序使用不同措施的响应性，以及探讨反应性评分是否有助于医生在免疫介导的多发性神经病中选择有效可靠的损伤和残疾措施。本研究的结果表明，总体残障综合评分、医学研究委员会综合评分和血光计（用于评估手部力量）是最好的功能测量方法，并被用于评估炎症性神经病的功能恢复[123]。总的来说，在最近的一项综述中，人们认为运动可以改善 GBS 患者在功能移动性、心肺功能、等速肌力和工作效率方面的长期功能结果[120]。它也被认为可以减轻疲劳，但大量详细的研究并不存在[34, 120]。

另一个需要解决的重要问题，是炎性多发性神经病患者的年龄与功能性障碍[8]，它已被证明，GBS 后的肌肉力量恢复程度可能是患者最终功能潜力的主要决定因素[3, 11, 15, 60, 120]。

目前尚无关于 CIDP 疲劳的研究[21]。然而，18名 CIDP 患者的阻力和有氧训练提高了他们的运动强度和 VO_2 最大摄氧能力[124]。

十一、康复治疗学

（一）运动康复和肌肉骨骼并发症

对 GBS 患者物理治疗效果的系统研究较少，因此，体育锻炼的效果并不能完全消除[11, 15, 30, 120, 125]。一般来说，治疗方法已经适应了其他神经肌肉疾病和疾病的经验。有研究表明，在治疗中过度锻炼受影响的运动单元可能阻碍 GBS 患者的康复[115, 126, 127]。但是最近的研究表明，在 GBS 和 CIDP 中对过度疲劳的控制可能会使这一观点受到质疑[120, 124]。显然，外周神经受累患者的肌肉群过度劳累在临床上与反常的衰弱相关[128-130]。疲劳是一个重要的问题，

据报道 60%～80% 的 GBS 患者存在疲劳[34]。在最近的一项研究中，疲劳被发现是一个独立的因素在 GBS 的初始阶段的虚弱程度[125]。Garssen 等分析了一组经过 12 周自行车训练的患者的结果，发现 16名 GBS 神经功能恢复良好的患者和 4 名 CIDP 患者通过训练缓解了疲劳[125]。整体而言，疲劳、活动性和功能的变化似乎不只是受到身体的僵硬程度的影响，而是受到心理和生理因素的综合影响GBS[30, 120, 126]。

运动无力与肌肉缩短和关节挛缩有关[11, 129]。这些并发症可以通过每日 ROM 锻炼来预防[114, 120, 130]。根据虚弱程度的不同，运动可以是被动的，或者主动的。正确的体位对于防止神经压迫和皮肤破损是必要的[34]。最初的锻炼，即使是在急性期，也可以包括一个温和的强化计划，包括等长、等张、等速、手动和渐进式阻力练习，这些练习都是根据患者的临床情况精心设计的[130]。重复的低阻力运动也可以提高整体耐力[114, 120]。为了正确定位和优化剩余运动功能，应使用矫形器[11, 114]。

在药物方面，金刚烷胺已被应用于其他人群的疲劳治疗，但在 GBS 中没有显示出减少疲劳的作用[30]。有一种观点认为，4- 氨基吡啶可能在运动功能和疲劳方面有作用，类似于它在多发性硬化症中的作用，但还需要更多的研究[78]。

（二）感觉功能障碍和疼痛

有振动感觉和关节位置严重累及的患者，本体性损失会引起共济失调和不协调，从而导致功能缺陷。在一项研究中，本体感受损失与长期功能状态或疾病严重程度无关[13]。这可能是由于该研究中的患者人数较少[13]。对这些患者的治疗建议采用感觉融合技术和重复训练来重新发展协调性[11]。这将有助于在发展的基础上，改变感知觉。

许多患者（33%～71%）在从 GBS 恢复的早期阶段有明显的疼痛史[11, 34]。GBS 和 CIDP 的疼痛被描述为牙根痛、脑膜炎、痛觉异常 / 感觉异常和肌痛[131]。在炎性多发性神经病中，没有关于介入去传入性疼痛综合征的重要研究。利用脱敏技术的各种治疗方法可能在临床上有用。医学干预通常从三环类抗抑郁药、辣椒素、利多卡因贴剂和经皮神经

电刺激开始[11]。二线药物如抗惊厥药（卡马西平、加巴喷丁）对神经性疼痛有效[11, 32, 34, 132, 133]。偶尔，对于那些有持续疼痛的人，使用麻醉药和阿片类药物进行急性处理。在CIDP中，一个小样本[134]中报道为从中度疼痛（26%）到重度疼痛（13%）。

机械性疼痛可以用对乙酰氨基酚、非甾体抗炎药和必要的阿片类药物来治疗。在GBS的急性期，疼痛控制起来特别麻烦。它通常位于后面，即臀部、大腿前后的隔室和中轴骨骼[11, 32]。在一份报道中，这与GBS关节活动能力受损有关[130]。严重疼痛的GBS患者对活动的耐受性较差，因此住院时间较长。运动也被认为有助于缓解疲劳和疼痛[131]。

（三）自主神经功能异常

自主神经功能异常在GBS中非常普遍[2, 3, 23, 26, 30, 34-36, 88, 94]。最近关于自主神经异常的研究估计，在医院中多达20%的GBS患者有心血管不稳定的证据[2, 3, 31, 34, 35, 93]。交感神经过度流出和高血压的患者对血管活性药物表现出极度的敏感性[30, 34, 93, 135]。这些患者尤其有可能在吸引过程中出现低血压或高血压[2, 135, 136]。这是值得关注的，因为一些患者容易发生心律失常[2, 3, 11, 13, 136]。正位的治疗应针对物理方式，如压缩软管、腹部黏合剂和适当的水合作用[2, 11]。有建议说，药物应该用于预防心血管不稳定的患者[11, 30]，特别是那些在疾病降至最低点后根据症状转介康复的患者[11, 30]。这些患者在接受治疗前应首先监测心血管系统的稳定性，并根据其心脏并发症如低血压、高血压、心动过缓或心动过速进行治疗[2, 34]。

肠和膀胱功能障碍通常是LMN的表现。最近的证据没有表明肠道和膀胱功能障碍与涉及心血管系统的自主神经功能障碍有关[30, 34, 96]。尿路功能障碍可能在疾病过程的早期出现，但据信在大多数情况下可以解决[15, 18]。对膀胱的初始处理应避免过度膨胀，从而导致膀胱壁破裂[11]。此外，多达30%的患者患有尿路感染[15]。

在炎性多神经病的其他病因中，自主神经异常的发生率要低得多，因为CIDP通常不涉及自主神经[23]，但自主神经异常可能是淀粉样变的并发症[83]。与GBS相似，在治疗过程中仍需筛选和相应的应用SCI方案进行肠和膀胱功能及初始心血管监测。

（四）深静脉血栓形成

DVT被认为是常见的GBS[34, 89]。已有研究表明，约7%的DVT是继发于神经系统疾病，如GBS[137]。然而，在GBS中DVT的发生率从未被系统研究过。如疾病的严重程度或固定化时间的长短等诱发因素尚未得到很好的描述[138]。在一项早期研究中，多达1/3的GBS患者存在肺栓塞[138]。在Gaber等的一项研究中，对73例GBS患者进行了回顾性评估[139]。50例患者抗凝治疗时间为5～490天（68%），平均72天。28例患者在可以走动时停止了抗凝治疗，6例仍依赖轮椅。3例抗凝治疗患者发生临床DVT，2例未抗凝治疗，总DVT发生率为7%[139]。3例患者出现肺栓塞，其中2例正在抗凝治疗[139]。

建议预防DVT[15, 34, 89]，因为根据Virchow三联征预测，制动会导致DVT发生率增加[140]。早期动员在相似的患者群体中是有益的。目前建议在固定的GBS患者中使用肝素或低分子肝素[34]。在研究中，预防的时间范围为4～67天[34]。因此，最好在脊髓损伤等其他疾病状态下使用现有的DVT预防建议。

在GBS患儿中，DVT的风险被认为是非常低的[34]。其他炎性多神经病中DVT的发生率尚不清楚，但会随着疾病的严重程度和发病的快慢而增加。

（五）卧床

显然，在康复环境中，长时间固定导致血量减少和体位性低血压发作增加[34, 106, 107, 114]。在其他固定的患者中，倾斜台是一种有用的治疗工具[11]。因此，低血压可能有两个不同的原因需要区分[11]。

（六）肌肉损失

GBS患者往往由于制动失去相当数量的身体质量，特别是肌肉质量。当这与严重的感觉丧失相结合时，患者很容易发生压疮。正确的床位和频繁的体位变化是预防褥疮发生的必要条件[11, 35, 114]。

身体质量的下降加上已经受损的周围神经系统，使得正确的定位成为保护周围神经的必要，周围神经可能被压缩在身体突起和床之间[11, 114, 129]。最常累及的神经为尺神经、腓神经和股外侧皮肤感觉神经[114]。

对于固定性高钙血症的患者，即使在治疗池中，早期动员也与治疗性血清钙水平下降相关[99]。侵略性 ROM 的使用也可能阻碍 HO 对关节灵活性和功能的影响[114, 119]。

关于 GBS 患者的营养需求研究很少，密切的营养监测是必要的，因为患者往往在疾病的急性期减轻体重[11]。由于 GBS 的内分泌、感染性和炎症方面的原因，患者会出现高代谢和高分解代谢。高能量（40～45kcal/kg）和高蛋白（2.0～2.5g/kg）的摄入对蛋白质的补充和氮平衡有积极的作用，有助于预防肺部感染。高蛋白饮食也可以避免 GBS 患者的肌肉消耗[141]。由于不动和活动减少，许多能吃东西的人往往在生病的最初几周后体重就会增加。随之而来的体重增加会阻碍潜在的功能转移和灵活性的增加，因为它可能压倒任何剩余的运动功能。

（七）社会心理问题

社会心理变量已被证明影响康复结果在许多其他诊断。轻度抑郁症的症状在初次发病后很长时间内都很常见，并以持续的精神疲劳为表现，尽管 GBS 本身并不被认为会导致慢性疲劳综合征[17, 114, 125]。显然，在重症监护病房中，由于呼吸机的支持，延长时间可能会导致心理变化。预计严重受累的 GBS 患者与创伤性脊髓损伤患者存在许多相同的心理和社会问题[11]。在一项研究中，根据医院焦虑和抑郁量表的得分，大约有 1/15（6.7%）的 GBS 患者和 1/11（9%）的 GBS 或 CIDP 患者有抑郁[142]。我们有理由认为，反应性抑郁可能是由炎症性神经病引起的去传入性疼痛综合征的结果[11]。据报道，有氧运动训练可以改善 CIDP 和 GBS 患者的抑郁[143]。总的来说，随着时间的推移，反应性抑郁症似乎减轻了[131]。

（八）呼吸

呼吸衰竭和肺炎可在 30% 的急性 GBS 中在第 1～12 周出现[2, 3, 13, 34, 117]，但在其他炎性多神经病中少见[23, 25, 90]。在康复环境中，GBS 的并发症是不完全的肺恢复，包括慢性阻塞性肺疾病、限制性肺病，包括继发于瘢痕、肺炎或肺不张的问题；最后因频繁插管和呼吸肌无力引起的气管炎[2, 3, 114]。在疾病的早期阶段，包括急性住院患者的康复，积极

的呼吸疗法和肺便器是必要的，就像任何患有影响肺功能的神经肌肉疾病的患者一样。其他治疗措施包括胸部叩诊、呼吸练习和吸气阻力训练[2, 114]。由于呼吸衰竭似乎是医院失活的最强预测因子，因此需要密切监测[2, 3, 13, 87, 94, 95]。脑神经受累的患者尤其容易因误吸而引起肺部感染[2, 3, 114]。也许这就是为什么脑神经受累和自主神经异常与 GBS 的通气依赖和严重程度密切相关的原因[2, 11, 13, 87, 94, 95]。心脏遥测技术在运动治疗性心律失常的快速诊断中具有重要的应用价值。

炎性多发性神经病可导致肺功能受限，在停止通气辅助后可持续一段时间。其他疾病中的限制性肺条件与 REM 睡眠期间的睡眠呼吸暂停和缺氧有关，因为在中枢神经系统中，中枢介导的对缺氧和呼吸暂停的通气反应在睡眠期间减少[2, 114, 144-147]。许多患者可以在地板上通过使用脉搏血氧计进行频繁的夜间观察来评估。对于那些出现睡眠缺氧或呼吸困难的患者，可以采用双水平正压通气（BiPAP）进行治疗[11, 109]。最近有人建议，茶碱可能有利于减少患者呼吸过度，或由于中央呼吸控制机制导致的夜间缺氧，进而适应长时间血液气体改变[148]，但是它需要权衡潜在的心律失常恶化，可能只能用谨慎和监测情况[149]。

清除分泌物以减少呼吸的工作量是必要的[150]。这通常需要使用阻力吸气训练。许多患者最初会做气管切开术，因此，需要制订一套适当的、有频繁休息时间的气管造瘘管封盖方案。在运动单元恢复的初始阶段，千万不要使呼吸肌过度疲劳，因为这可能导致患者呼吸衰竭。如果患者既往存在吸烟史，则强烈建议患者避免吸烟[114]。

呼吸衰竭在 CIDP 中很少见，一般采用与 AIDP 相同的支持治疗方法[151]。

十二、门诊及长期随访

炎症性多发性神经病中身体致残后遗症的程度和持续时间，包括继发性医疗并发症的发生率，但从未得到充分的描述[11]。大多数自主神经异常症状通常会消失[93, 94]。与以前的建议相反，现在建议患者在神经系统稳定时重新接种流感疫苗，因为风险似乎非常低[3, 152]。

在运动功能方面，小儿麻痹症与 GBS 有许多相似的临床问题。同样的长期问题是否会在这一人群中由于主动运动单元数量的减少而产生还不完全清楚。此外，还没有关于 GBS 患者衰老的长期研究[11]。显然，运动对 GBS 和 CIDP 有好处[131]。随着年龄的增长，这些患者可能会出现与脊髓灰质炎后类似的功能丧失[153]。现有的一些门诊治疗方案侧重于患者的耐力，这有助于维持功能能力[114, 115]。然而，许多 GBS 的康复是基于从类似的神经肌肉疾病中获得的经验。

GBS 的发病率可能是脊髓损伤的 2/3，是世界上急性非创伤性神经肌肉麻痹最常见的原因，现在脊髓灰质炎已经得到控制。当一个人把所有的炎症性多神经病都加进来时，其发病率可能比创伤性脊髓损伤更高。毫无疑问，很大一部分直接出院的患者可以从门诊康复服务中获益。此外，在足够数量的研究中，职业和社会心理的结果没有得到适当的处理。对患者及其家属进行咨询和教育至关重要。出院后，大多数患者在 12 个月内仍有障碍。同情和转介到当地的支持组织，如 GBS/CIDP 基金会可以帮助患者和他们的家人[114]。

不幸的是，为 GBS 患者提供的服务就像几十年前最初为 TBI 和 SCI 所描述的那样支离破碎。虽然已经为 GBS 患者和其他免疫介导的多发性神经病患者建立了支持系统，但仍有必要为患者建立护理模型系统。如果没有这样的条件，大多数人将继续接受 SCI 康复治疗系统的专业治疗。

非创伤性脊柱炎
Nontraumatic Myelopathies

Peter H. Gorman　　Henry S. York　　Florian P. Thomas　　Stephen S. Kamin　　著

第35章

一、概述

本章概述了非创伤性脊髓病变。这篇文章不可避免地与其他讨论有一些重叠。主要的非外伤性脊髓病，如多发性硬化症（MS）、运动神经元疾病和脊髓空洞症，由于它们的重要性，将在其他章节中更完整地讨论。本章适当地提供了相互参照。

二、免疫相关疾病（不包括 MS）

（一）急性横贯性脊髓炎（ATM）

ATM 是一种临床综合征，患者表现为虚弱和感觉丧失，一般在受影响的脊髓节段以下，呈对称分布[1]。这种情况可累及脊髓的一部分或整个横截面，并对胸椎有一定的倾向性。症状持续数小时至数周，最初表现为腿感觉异常。约 1/3 的患者脊髓节段疼痛，通常发生在上胸段。随后出现虚弱，通常最初伴有反射性的急性丧失，但随后出现反射性亢进。感觉和运动损失可以是全部的或部分的，也可累及肠和膀胱。据报道，每年 ATM 的发病率为 4.6%[2]，男女比例约为 4 : 1，在第 2 年和第 40 年达到高峰。在 288 例 ATM 的临床综合征患者中，特发性占 15.6%，系统性疾病（主要是系统性红斑狼疮和结节病）占 20.5%，脊髓梗死占 18.8%，MS 占 10.8%，感染性和副感染性占 17.3%，17% 为视神经脊髓炎（NMO）[3]。罕见的原因包括单纯疱疹 1 型或 2 型，巨细胞病毒（CMV），水痘——带状疱疹或 EB 病毒。受 ATM 影响的患者往往出现免疫功能低下。在 30%～60% 的特发性病例中，会出现既往的全身性、呼吸道或胃肠道疾病[2]。可通过血清学或聚合酶链反应（PCR）脑脊液（CSF）研究来确定病原体。对副感染性或免疫性病原学的支持源于 ATM 与疫苗接种（狂犬病、天花、破伤风、流感、脊髓灰质炎）或某些特定病毒疾病（麻疹、腮腺炎、水痘）的偶然短暂联系（参见脊髓感染一节）。通过注射中枢神经系统（CNS）组织诱发的过敏性脑脊髓炎实验动物模型，进一步支持了免疫学假说。

脑脊液可能是正常的，但经常表现为淋巴细胞增生和蛋白升高。丙种球蛋白可选择性升高。MRI 可能正常，但通常显示髓内梭形脊髓扩大的几个节段。T_2W 像上有细微到明显的高信号。对比度增强是可变的。颅脑 MRI 在鉴别诊断中能发挥作用，可能是其他疾病（如 MS），也可能是同一病因所致的其他临床疾病（如 SLE 或结节病）。

病理上，ATM 涉及几个或多个脊髓节段。在某些情况下，这个过程主要是脱髓鞘；在其他情况下，会有脊髓完全坏死。

大约 1/3 的 ATM 患者可以完全恢复，1/3 的患者完全没有改善，或有显著的神经残端改善。快速进展、背痛和脊髓休克预示进展不良。在 5%～10% 的情况下，ATM 是 MS 的主要表现，这些患者可能有不对称的临床表现，MR 病变范围不超过两个脊柱节段，视觉诱发电位（VEP）结果异常，以及出现脑脊液寡克隆条带[3]。病变越不完全的患者，进展为多发性硬化症的风险越高，而完全横断性脊髓炎的患者转变为多发性硬化症的可能性较小[4]。

自身免疫性 ATM 可通过静脉注射糖皮质激素、静脉注射免疫球蛋白（IVIG）、血浆交换和免疫抑制等方式治疗。不幸的是，目前还没有面对面的对照临床试验来指导起始治疗。事实上，最近的一次头对头比较研究没有达到其结果衡量标准，因为在招募过程中存在许多障碍[5]。阿昔洛韦在抗病毒方面可能会发挥作用[6]。随着时间的推移，当 ATM 透露是 MS 或 NMO 的最初表现时，表明有免疫调节的迹象，应考虑安排转诊到专门的中心。ATM 患者的康复治疗应采用类似于创伤性脊髓损伤患者护理的综合跨学科管理方法，以管理膀胱和肠道，改善日常生活的灵活性和活动能力（ADL）。

（二）视神经脊髓炎

NMO，也被称为 Devic 病，是一种相当少见的中枢神经系统疾病，影响视神经和脊髓，引起视神经炎和横贯性脊髓炎。据报告，美国的患病率和发病率分别为 3.9/100 000 和 7/1 000 000。患病率和发病率在莫桑比克人群要高得多（分别为 10/100 000 和 7.3/100 000）[7]。据报道，日本的女性占明显优势（12∶2）。因为脑干更大程度的参与，儿童经常出现恶心、呃逆、脑神经麻痹，和更严重的致残性症状[9]。

视神经脊髓炎通常与多发性硬化类似，也是免疫介导的，是由于特异性血清 IgG 自身抗体选择性地与中枢神经系统中的水通道蛋白 –4 结合；类似的情况与髓鞘少突胶质细胞糖蛋白（MOG）自身抗体有关。临床上视神经脊髓炎的脊髓病比多发性硬化症更严重，MRI 上的病变更倾向于纵向（超过 3 个脊柱节段）。这些病变可导致肢体无力或完全瘫痪、疼痛痉挛、感觉丧失、肠和膀胱功能障碍。视神经炎可导致单眼或双眼失明。大多数这些损伤会导致永久性的损伤，尽管有些突发的损伤是可逆的。有些患者的病变发生在大脑，甚至在一份报告中报道高达 60% 的病例[10]。脑脊液显示中性粒细胞增多；除急性发作期外，很少发现寡克隆条带。诊断标准已经存在，并已被修订，并继续演变为纳入 NMO 谱系障碍[11-13]。NMO 的治疗包括静脉糖皮质激素和血浆置换（如果对类固醇没有反应）。IVIG 也被加以考虑[14]。长期免疫抑制已成为利妥昔单抗、霉酚酸酯或硫唑嘌呤的标准，但这些干预均未进行对照临床试验[15]。需要注意的是，在多发性硬化症中常用的几种药物，如干扰素和那他珠单抗在 NMO 中是禁用的，因为有报道称它们会引起复发[16, 17]。

三、胶原性血管病相关疾病

（一）系统性红斑狼疮

脊髓病变是系统性红斑狼疮（systemic lupus erythematosus, SLE）[18]的罕见并发症之一（1%～3%），主要病因是血管闭塞引起脊髓缺血，另一方面有研究证实抗磷脂抗体引起的非血管损伤也会致病。通常是横贯性脊髓炎的发病症状之一，也可能在确诊 SLE 5 年内出现。在某些情况下，它是患者就诊的主要表现。在欧洲一项对包括脊髓炎在内的 20 例系统性红斑狼疮病例的综述中显示，脊髓炎是 12 例 SLE 患者的第一个 SLE 症状，而在另外 8 例中，在 SLE 发作后平均 8.6 年才出现[19]。11 例患者表现为严重的神经功能障碍，超过 50% 的患者的肌肉功能在病变水平以下，肌肉等级为 2 级或 2 级以下。脑脊液在 SLE 相关脊髓病中异常存在，大多数患者蛋白升高，并伴有白细胞增多[20]。确切的病理情况并不为人所知，因为发表的报道有限。环磷酰胺联合甲泼尼龙治疗比单药治疗更有效。反应可能很慢，但可以使用典型的疾病标记跟踪。大多数幸存者有严重的残留缺陷[21, 22]。

（二）干燥综合征

这种全身性自身免疫性炎症性疾病以外分泌腺淋巴细胞浸润为主要特征。包括大脑和脊髓在内的中枢神经系统疾病在干燥综合征患者中占 20%[23]。一项小型研究显示干燥综合征的脊髓表现包括 ATM、慢性进行性脊髓病、脊髓蛛网膜下腔出血[24]。Ro/SSA（干燥综合征相关抗原）、胞质抗原和血管炎在病理生理学中相互联系。这种情况可能有复发缓和的性质，从而使其区别于多发性硬化症成为一个临床挑战。就像在其他胶原血管疾病中一样，类固醇、血浆置换和各种免疫抑制药可用于治疗这种疾病[25]。咪唑硫嘌呤已与口服类固醇联合使用，如果环磷酰胺不能有效缓解病情[26]。

（三）结节病

结节病是一种肉芽肿性炎症性疾病，可包括急性或亚急性脊髓病。大约 5% 的结节病患者有神经并发症，其中一部分患者有脊髓病 [27]。肉芽肿可为髓外硬膜内肿块或髓内肿块，在疾病晚期可看到脊髓变薄和萎缩。病变通常与钆增强，炎症已被提出作为一种疾病机制。血清和脑脊液血管紧张素转换酶（ACE）并不是这种情况的特异性因子。在一项研究中，半数神经结节病患者脑脊液 ACE 水平升高 [28]，但在另一份报道中，来自一家机构的 4 例患者的脑脊液 ACE 连续升高 [29]。在由结节病引起的 ATM 中，可能出现髓内和软脑膜强化的特征性模式。治疗方法是使用糖皮质类固醇，它通常不能治愈，但可以提供稳定性，据报道 75% 的患者神经状况得到改善 [30]。

（四）Ehlers-Danlos 综合征

Ehlers-Danlos 综合征是一组异质性的遗传性结缔组织疾病，最常影响关节和皮肤。该病也会影响脊柱，从而影响脊髓。一篇综述列举了几种与脊髓病相关的不同表现 [31]，其中包括 Chiari 畸形 I 型（第 56 章讨论）；寰枢椎不稳定，可导致高颈髓病 [32]；颅颈不稳定，可通过直接压迫影响脑干和脊髓；椎动脉受累或脑脊液流量改变 [33]；节段性后凸和不稳定性，常通过黄韧带的屈曲引起脊髓病 [34]；脊髓栓系综合征（第 33 章讨论）。

四、副肿瘤性脊髓病

在没有直接压迫脊髓的情况下，通常不会发生脊髓病。这些症状与系统性癌症有关，通常是肺癌或乳腺癌，但也与肾脏、甲状腺、卵巢和黑色素瘤有关。表现可以是异质的，可以包括亚急性运动神经病变、肿瘤相关的脊髓炎，和亚急性感觉神经病变。脊髓病通常出现在脑脊髓炎的背景下。Flanagan 等报道了单个中心的诊断经验 [35]。年龄中位数为 62 岁，其中 65% 为女性。58% 的患者在诊断为癌症之前就出现了脊髓病。20 例患者的 MRI 表现纵向广泛，15 例呈对称束或灰质局限性病变。不幸的是，在 51% 的患者最后一次就诊时，发展为较严重的失能并需坐轮椅。26 名接受治疗的潜在恶性肿瘤患者中，只有 8 人的脊髓病有所改善。

副肿瘤性脊髓病最常见的血清抗体是抗 -Hu 抗体。治疗可能包括 IVIG 以及免疫抑制和治疗潜在的癌症 [36]。有时僵人综合征也可能是副肿瘤的潜在病因；它通常与乳腺癌和谷氨酸脱羧酶或两栖动物蛋白的抗体有关 [37]。

五、脊髓血管病

（一）脊髓动静脉畸形（arteriovenous malformation AVM）（Foix-Alajouanine 综合征）

髓外畸形发生于供应脊髓的动脉和引流脊髓的静脉之间的瘘管 [38]。将高压血液分流入静脉会引起扩张和伸长。其结果是神经根或下胸或腰背部的血管缠结。当脊柱前动脉受累时，异常血管位于腹侧或外侧。脊髓症状是由静脉压迫或偷窃现象引起的。大多数患者为中年或老年男性，伴有进行性下肢无力和感觉丧失、中度背痛、膀胱症状和因行走而加重的神经源性跛行。巴罗神经研究所对 110 名患者进行了 13 年的研究，61% 的患者有胸部表现，23% 有颈部表现，其余患者有腰骶部表现 [39]。

较少见的髓内畸形通常在儿童或青年时期出现症状。虽然他们也可能有慢性进展过程，30% 的患者表现为突然发作，有时是灾难性的事件，由于出血或梗死导致。脊髓性 AVM 有四种类型：I 型最常见（85%），为硬膜动静脉瘘；II 型为髓内病变，在脊髓内可见真正的 AVM 病灶；III 型是占据整个椎管的青少年畸形 AVM，非常罕见；IV 型是硬膜内 / 髓外病变，也很少见。瘘管性 AVM 更容易表现为进行性脊髓病，而 AVM 癌巢与出血风险增加相关 [40]。

MRI 通常显示脊髓内信号改变和（或）扩张血管内的血流空洞，通过脊髓血管造影进行诊断。治疗包括手术或栓塞技术清除瘘管，这些药物可以阻止神经系统的恶化，50% 的患者可以得到改善。动静脉畸形的血管造影闭塞在瘘管型中比在巢型更容易实现 [40]。这种闭塞通常包括栓塞和开放手术切除的结合。在 Barrow 的经验中，42% 的患者采用栓塞术，86% 的患者采用切除。这些作者还报道了可能发生复发（14% 的动静脉瘘和 15% 的动静脉畸形），因此需要长期随访 [39]。

（二）脊髓梗死（卒中）

脊髓梗死可由主动脉、节段性动脉或脊髓的动脉血流不足引起[41]。相关原因包括夹层主动脉瘤和血栓形成、主动脉的外科手术，或节段性、脊髓性动脉的栓塞或动脉粥样硬化性阻塞，以及血管导管插入术。纤维软骨椎间盘材料逆行至中央动脉的栓塞已被描述为同时进行椎体轴向负荷和 Valsalva 手法[42]。梗死常伴有严重低血压，低血压导致梗死的确切程度和持续时间尚不清楚。另一个罕见的梗死原因是静脉引流闭塞[43, 44]。

脊髓梗死的两种常见的病理类型是脊髓平面以下的整个灰质梗死，以及相对保留白质脊髓前 2/3 的灰质和白质梗死，超过一个或几个节段，但保留脊柱。然而，这两种机制的临床表现十分相似，即双侧腿无力的卒中样发作和低于病变水平的痛觉丧失和括约肌控制的丧失。受累部位的位置和振动感觉通常是完整的。背痛很常见。这被称为脊髓前动脉综合征，即使脊髓前动脉阻塞的原因较少。罕见情况下，可能发生单侧感觉运动丧失。大多数梗死发生在胸椎脊髓。

MRI 通常在发病后 24h 内正常。在 T₂W 像上，第一个异常通常是高强度的，而在 T₁W 像上，梗死灶比脊髓深。在 T₂W 序列上，明亮的脑脊液信号可能阻碍梗死灶的检测，因此质子密度或液体衰减的反转恢复（FLAIR）图像是首选。梗死脊髓的肿胀可能被发现，这可能引起对肿瘤的关注。亚急性期会出现对比增强。

脊髓梗死没有有效的药物或外科治疗。大约一半的患者表现出明显的运动恢复，这些通常是年轻的患者，他们在急性期从来没有完全瘫痪过。据报道，在澳大利亚的一组调查中，脊髓梗死患者的 5 年死亡率为 20.9%，中位生存期为 56 个月[45]。在预防方面，有证据表明，分两个阶段而不是一个阶段进行动脉瘤修复可以降低永久性截瘫的风险[46]。

（三）脊髓出血

在发病时，这些患者表现为背部或颈部疼痛，局限于出血部位，以及血肿以下部位的运动和感觉丧失。膀胱失去控制。椎管内出血发生在硬膜外、硬膜下或蛛网膜下腔，或脊髓本身（血肿）[47]。对脊髓某一水平的偏好尚未见报道。

在大约 10% 的病例原因是外伤，5% 是血管畸形或肿瘤出血，25% 是抗凝血或凝血病。到目前为止，还没有文献比较不同抗凝剂之间的血肿风险。大约 60% 的人没有找到原因。

影像学研究是复杂的，因为发现依赖于位置、年龄和血液的氧合状态。CT 显示的模式比 MRI 更简单。成像模式允许将出血分为超急性（<24h）、急性（24～72h）、亚急性（>3 天）和慢性（3 周～数年）。在超急性期，CT 和 MRI 上通常看不到血（等密度）。急性期 CT 见高密度血（明亮），T₂W MRI 见黑色。

在亚急性期，CT 上血液再次变得等密度，但在 T₁W 和 T₂W MRI 上显示明亮。在所有的阶段，硬膜外、硬膜下和椎管内血肿都表现为肿块侵犯蛛网膜下腔，压迫或扩张脊髓。蛛网膜下腔出血不会压迫脊髓，因为血液在脑脊液中扩散。最后，随着时间的推移，血肿消退，任何质量效应消退，血肿信号向 CSF T₁、T₂ 弛豫时间发展。

脊髓血肿的治疗是急诊手术切除。对于手术时感觉和运动功能完全丧失的患者，约有 50% 在术后恢复到一定程度，大约 10% 完全恢复。

六、脊髓感染

（一）细菌性：脊髓硬膜外脓肿

脊髓硬膜外脓肿这一神经系统急症是由硬脑膜外椎管内的脓液积聚而引起的。在大约 1/3 的病例中，脓肿是由局部感染（如椎体骨髓炎或椎间盘炎）引起的，它位于脊髓前面。在另外 1/3 的病例中，由远处感染引起的血行播散导致。这通常发生在免疫抑制、静脉注射药物、细菌性心内膜炎，偶尔发生在泌尿生殖系统感染。至少有 1/3 的人说不出消息来源。据报道，男性占 86%，易感危险因素包括易感染的潜在条件、先前感染或脊柱异常[48]。

患者最初的症状是局部疼痛，通常是脓肿部位的剧烈疼痛。2/3 的患者有发热症状。约 50% 的患者会出现神经根疼痛和腿无力，通常是双侧的。并非所有病例都出现上述症状，因此可能出现诊断延迟[49]。其他症状如感觉和膀胱受累则不常见。症状在几天到几周内逐渐发展，在确诊前 2 周以上的病例超过 2/3。这种演变反映了脓肿的逐渐增大，并伴有渐进性根部和脊髓压迫。

在某些病例中，症状进展缓慢，伴有不明显的发热和白细胞增多。这些患者可能会出现硬膜外肿瘤，直到手术探查或尸检发现病变的实质。脊髓内脓肿的形成（髓内脓肿）是罕见的。临床表现与硬膜外脓肿相似。

实验室检查显示白细胞增多。脑脊液细胞计数和蛋白升高，但葡萄糖含量正常。然而，由于脊髓或马尾受压增加的危险和将感染引入蛛网膜下腔从而导致脑膜炎的危险，应避免腰椎穿刺。

MRI 是最佳的诊断方法，脓肿表现为 T_1 和 T_2 延长的囊袋，周围造影呈环状或环形增强。当感染是局部的，椎间盘（椎间盘炎）或骨（骨髓炎）有明显的异常和解剖畸形。血行性脓肿，椎管内环形肿块呈 T_1 和 T_2 延长，无毗邻感染迹象。

治疗包括外科引流和切除脓肿组织。广谱静脉注射抗生素应立即开始（通常包括抗葡萄球菌青霉素、第三代头孢菌素、广谱碳青霉烯、万古霉素[50]）。当细菌被发现时（50% 以上的病例为金黄色葡萄球菌），抗生素的覆盖范围可以缩小。在选定的病例中，使用或不使用 CT 引导的静脉抗生素经皮穿刺引流可能与手术一样有效[51]。近年来，耐甲氧西林金黄色葡萄球菌已成为一种常见病原体。

脊髓减压时间与预后的关系是众所周知的。在瘫痪发生前接受治疗的患者通常能完全康复，而截瘫或四肢瘫超过 36～48h 的患者通常不能完全康复。并发症在复发的可能性中也起着重要的作用。

（二）细菌性：椎体骨髓炎和椎间盘炎

椎体骨髓炎或脊柱骨髓炎常由其他部位原发性感染经血行播散引起，约 50% 的病例有明确的原发感染灶。大约 1/3 的病例是心内膜炎。

该病最常见的表现是背部疼痛局限于受累区域。发热是可变的，只有大约 1/3 的病例报告涉及神经系统。血细胞沉降率和 C 反应蛋白水平是高度敏感的（据报道高达 100%），后者与抗生素治疗的临床反应密切相关[52]。抗生素治疗应基于活检结果（经皮或开放手术清创），最好在开始使用抗生素之前进行[53]。

（三）细菌性：非化脓性骨髓炎（肺结核）

结核菌素骨髓炎，也称为波特病，近年来由于全球范围内艾滋病和相关的系统性结核病（tuberculosis，TB）发病率的增加而出现频率上升。3%～5% 的结核病患者骨骼系统受累，其中约一半受累于脊柱[54]。结核分枝杆菌是引起感染的主要原因，通常由肺部感染原发出。症状包括注射部位的局部疼痛和全身症状，如发冷、盗汗和体重减轻。在阳性皮肤或定量荧光素检测中，炎症标志物（如血细胞沉降率）升高可诊断为该病，但在一些免疫缺陷的宿主中，检测可能不呈阳性。X 线片可显示有钙化的软组织肿块。MRI 是首选的研究，因为它可以帮助区分结核感染和其他脓肿[55]。在活检样本中进行 PCR 研究可以识别 TB[56]。与肺结核相似，治疗包括长达 1 年的多药物化疗（异烟肼、利福平、吡嗪酰胺和乙胺丁醇是典型的治疗方案）。手术是脊柱稳定和诊断的重要手段。所采用的手术通常是前路的，因为感染通常涉及前结构[57]。

（四）细菌性：髓内脓肿

髓内脓肿常伴椎间盘炎而非脑膜炎，是一种少见的疾病。最大的系列报道是 30 多年来在日本发生的 26 例[58]。这种情况可能是椎体骨髓炎的并发症，但也与脊髓动脉阻塞有关[59]。除了手术切口和引流，广谱抗生素覆盖已被推荐为积极治疗这种情况。

（五）细菌性：神经梅毒

神经梅毒是由梅毒螺旋体引起的中枢神经系统感染。早期梅毒涉及脑脊液、脑膜和脉管系统，可与原发性感染并存。神经梅毒在男性和 HIV 阳性人群中更为常见[60]。晚期感染，也称为三期梅毒，常导致背部平滑肌疾病，累及大脑和脊髓。脊髓痨由未经治疗的梅毒引起，包括严重丧失后柱功能（因此得名）和其他症状（视力丧失、虚弱、感觉异常，最终出现痴呆和死亡）。幸运的是，这种情况在抗生素时代很少见，尽管脊髓痨的确切发生频率尚不清楚，即使这种情况在最普遍的非洲也是如此[61]。

脊柱梅毒瘤是神经梅毒的一种不寻常表现，它可以发生在髓内区域，临床医生应该意识到这种极其罕见的实体，因为它可以很容易被误认为是更常见的肿瘤发生在这个位置。这种实体的 MRI 表现提示脊髓或大脑的后柱普遍存在[62]，确诊取决于病理学。手术切除有助于缓解急性脊髓压迫，梅毒的全身抗生素治疗（通常是青霉素）应作为长期控制的重点。

（六）真菌性：脊髓感染

真菌性脊柱感染是一种罕见的疾病。他们应该是鉴别诊断的一部分，在免疫缺陷的宿主或患者已经暴露在大量广谱抗生素。一份报道指出，使用抗真菌药物的医疗管理可能不够充分，需要内镜手术治疗[63]。

（七）病毒性：西尼罗河病毒

1999 年，美国报告了首例感染西尼罗河病毒的病例。这是一种单链 RNA 病毒，与引起日本和圣路易斯脑炎及黄热病的病毒有关。从那时起，每年在全国范围内都有小规模的流行病发生。患者可能出现与现已绝迹的脊髓灰质炎极为相似的神经系统疾病，但涉及的是成年人而非儿童，即急性、无痛、不对称的虚弱（有时是单侧肢体），并伴有脑脊液细胞增多，特别是在急性发热性疾病的情况下[64]。这种脊髓灰质炎是孤立发生的，或与其他几种中枢神经系统和周围神经系统综合征相关。虽然对该病毒呈阳性反应的大多数人仍然无症状，但临床疾病和死亡的风险随年龄的增长而急剧增加。该疾病需要根据症状进行治疗。恢复可能是有限的。

肌电图显示前角细胞（AHC）和运动轴突受累。这种情况可能与许多其他情况相混淆，包括脑卒中（由于表现不对称）和格林 - 巴利综合征（GBS）；影像学研究有助于排除脑卒中，而运动神经元和轴突受累、不对称性和脑脊液功能障碍的优势排除了GBS。尸检结果显示脊髓前角炎与脊髓灰质炎极为相似。

（八）病毒性：HIV 相关性或空泡性脊髓病

空泡性脊髓病（vacuolar myelopathy，VM）发生在艾滋病晚期，此时 $CD4^+$ 淋巴细胞计数非常低，常与艾滋病痴呆综合征、周围神经病变、CNS 和PNS 机会性感染或恶性肿瘤（如 CMV、进展性多灶性白质脑病、淋巴瘤）相关[65]。自从采用高效抗逆转录病毒疗法（HAART）以来，HIV 阳性的患者中只有不到 10% 发展为临床 VM，尽管在尸检中仍很常见[66]。

当复发 - 缓和的过程和不对称的特征发生时，典型的患者有进行性、无痛的腿无力，僵硬、感觉丧失、不平衡、括约肌功能障碍，没有感觉水平或突出的背部疼痛。手臂功能到晚期仍然能够保持正常。检查发现缓慢进展的痉挛性麻痹、感觉共济失调、反射亢进和足底伸肌反应。

在孤立的 VM 中，CSF 通常是正常的，但相关的神经病或慢性无菌性脑膜炎可能导致蛋白升高。CSF 分析有助于排除 CMV、水痘 - 带状疱疹、单纯疱疹和人 T 淋巴细胞病毒（HTLV）等脊髓病的其他病毒病因。应测定维生素 B_{12}、甲基丙二酸（MMA）和同型半胱氨酸（HC）水平。体感诱发电位（SSEP）通常是异常的。

MRI 可能是正常的，但它是有用的，因为它可以揭示未被怀疑的共存条件，如髓外或髓内感染和肿瘤，退行性椎间盘或脊椎关节疾病。然而，典型的表现包括颈椎和胸椎萎缩，以及在 T_2 图像上，由于广泛的空泡导致的对称性非增强的高信号区域，这可能局限于后柱，尤其是纤细束，也可能是弥漫性的[67]。

病理上，脊髓内或轴突周围空泡化和髓鞘苍白/脱髓鞘累及脊髓背侧多于前侧和前外侧，影响颈、胸多于腰段或脑干，伴有星形胶质细胞瘤。轴突很少被破坏。HIV 在活化的、含脂的巨噬细胞和小胶质细胞中被识别。变化与亚急性联合变性（subacute combined degeneration，SCD）相似[68]。

有报道显示，使用 HAART 后病情得到改善和缓解。预后是否不良取决于潜在的免疫功能。这种情况通常与痴呆症的发展相类似，在接受尸检的艾滋病患者中，有近 50% 的人出现这种情况[69]。

（九）病毒性：HTLV-I 相关脊髓病（HAM）/热带痉挛性截瘫（TSP）

HAM/TSP 是一种主要见于加勒比海盆地、赤道非洲和日本的人类 T 淋巴样病毒 I 型（HTLV- I）感染所致的疾病，通过性交或接触受污染的血液和皮下注射针头传播[70]。

症状通常发生在 30—40 岁，并且 HAM 在女性中的发病率是男性的 2 倍。患者表现为由痉挛引起的缓慢进行性下肢无力或步态共济失调。一些患者有腿痛或感觉异常，以及泌尿、肠道和性功能障碍。检查显示腿无力、反射亢进、足底伸肌反应。HAM 的临床病程与原发性进行性 MS 相似，神经功能稳定恶化，无明显复发或缓解。步态障碍通常会导致患者在发病后 5～10 年使用轮椅。脑和脑神经损伤很少见。

病理上，脊髓表现为慢性脑膜和血管周围单核细胞反应。HTLV-I 可在单核细胞中得到证实。主要发生在胸脊髓的皮质脊髓束和神经根脱髓鞘。

同时，患者存在血清 HTLV-l 抗体。在 50% 的患者中，脑脊液表现为淋巴细胞性增生和蛋白升高，其余均正常，但可能存在寡克隆条带。即使在没有感觉症状的情况下，SSEP 通常也是不正常的。脊髓 MRI 通常正常，但 T_2W 像多灶性高信号脑白质病变较为常见。目前还没有发现对 HAM 的有效治疗方法，但是皮质激素可能通过其抗炎作用减轻一些症状[71]。抗 -CCR4 IgG1 单克隆抗体英格列组单抗的早期阶段研究最近已发表，并显示出一些希望[72]。在症状上，神经性止痛药和抗痉挛药可能有帮助。

（十）病毒性：脊髓灰质炎后综合征（postpolio syndrome，PPS）

PPS 是一种神经系统疾病，其特征是急性麻痹性脊髓灰质炎之后出现肌肉无力、疼痛和疲劳。这个术语最初由 Raymond 和 Charcot 提出[73]，是由患者创造的，他们注意到，在 15～30 年的稳定衰竭之后，他们出现了新的肌肉无力和萎缩。急性脊髓灰质炎是由于感染了神经营养性脊髓灰质炎病毒引起的，该病毒破坏 AHC 并导致随机模式的肌肉麻痹和萎缩，程度从轻微到严重不等，25% 的患者为永久性运动障碍。据报道，截至 2010 年，全世界有 1000 万～2000 万脊髓灰质炎幸存者[74]。

诊断 PPS 的标准由 Halstead 于 1991 年发表[75]。一组国际专家最近发表了关于 PPS 诊断的共识标准[76]。标准包括既往存在麻痹性脊髓灰质炎，有运动神经元丢失的证据，有急性麻痹性疾病的病史，神经学检查证实存在残余无力和肌肉萎缩的迹象，以及肌电图失神经的迹象；急性麻痹性脊髓灰质炎后部分或全部功能恢复的一段时期，然后是神经功能稳定的一段时间（通常为 15 年或更久）；渐进性和持续性新肌无力的渐进或突然发作，伴或不伴有全身疲劳、肌肉萎缩或肌肉或关节疼痛；情况至少持续 1 年；排除造成症状或体征的其他原因。电诊断研究被用来排除其他疾病的鉴别诊断。在 PPS 中，感觉传导正常，运动传导通常是正常的，但也可能是缓慢的。后期振幅明显下降。单纤维肌电图（EMG）显示抖动和阻塞增加。

许多病因的弱点已被假设。PPS 可能代表了慢性去神经支配和神经再支配过程的失代偿，以至于剩余的健康运动神经元不再能够维持新芽，去神经支配超过了神经再支配[77]。其他可能的原因包括持续性潜伏病毒的重新激活或脊髓灰质炎幸存者的运动神经元被一种不同于引起患者脊髓灰质炎的肠道病毒感染。其他原因可能包括 PPS 是衰老和（或）体重增加的功能，在 PPS 患者中，这些过程比身体健全的人更明显[78]。在既往的急性脊髓灰质炎患者中，PPS 的发病率为 22%～68%，估计占所有麻痹性脊髓灰质炎病例的 28.5%[79, 80]。发病率在急性脊髓灰质炎感染后约 30 年达到高峰。如果追踪时间足够长，所有脊髓灰质炎幸存者都有可能出现某些症状。脊髓灰质炎后出现严重永久性损伤的妇女发生 PPS 的风险似乎更大。

PPS 的症状通常出现在有非常严重的残弱的患者、在急性疾病中有早期球部呼吸困难的人，以及在感染急性脊髓灰质炎时年龄较大的人身上。PPS 症状往往首先出现在较弱的肌肉中。可能存在非对称性和散在性肌无力，PPS 肌肉力量下降速度缓慢[81]。

疼痛，被描述为腰背、上肢和下肢的深度疼痛，在 PPS 中非常普遍[82]，对患者的生活质量有很大的影响[83]。疲劳是一种严重的症状，通常随着一天的进展严重程度增加，在短暂休息后减轻[84]。步态困难发生在以前使用过辅助设备但后来丢弃了这种情况在患者中很常见。呼吸系统疾病最常发生在残余呼吸肌无力的患者。睡眠呼吸暂停在累及延髓的患者中也更为常见。吞咽困难可发生于脊髓灰质炎后的延髓和非延髓，甚至在那些没有新的吞咽困难的患者中，咽收缩肌的亚临床不对称无力几乎总是存在。吞咽中最常见的不良反应包括咽部转运减少和食物在咽喉的滞留[85]。不宁腿综合征也是 PPS 患者的常见症状[86]。此外，PPS 还会导致嗜睡、注意力和记忆力下降。

对 PPS 患者的多学科康复方法已被证明对长达 6 个月的肌肉耐力、功能和抑郁水平有显著的益处[87]。治疗的关键因素是加强锻炼，但应该是不疲劳的，避免过度使用[88, 89]。重点可以是温和的加强，使用矫形和教学的代偿技术的流动性和 ADL，以及教育节能技术。建议对吞咽问题进行语音评估。同时心理干预，如认知行为治疗，可能有助于减轻疲劳[90, 91]，尽管目前尚不明确[92]。治疗 PPS 疲劳的药物，包括莫达非尼和溴吡斯的明已经被研究，但没有显著的改善[93–95]。

（十一）寄生虫

脊髓最常见的寄生虫感染是血吸虫病，主要见于世界热带地区[96]。这种感染通常影响下胸区或马尾，并与脑脊液细胞增多和嗜酸性粒细胞增多症有关。建议使用类固醇和吡喹酮治疗。

七、营养和代谢病因

（一）亚急性联合变性

SCD 是一种脊髓病，由维生素 B_{12}（钴胺素）缺乏引起[97]。患病率因研究对象而异（根据不同的研究，一般人群的患病率为 3%，阳性艾滋病病毒感染者为 11%，老年人为 21%）。由于大脑、脊髓、周围神经和视神经的病理所导致的神经学和精神病学特征常常同时存在，因此很难将特定患者的症状归因于特定的解剖结构。发病为亚急性或慢性，但也有更严重的急性病程，特别是在接触 N_2O 之后，N_2O 氧化了钴胺素的钴核心，从而耗尽了维生素的储存。早期症状包括手足感觉异常，未经治疗的患者可能会出现肢体无力和共济失调。一项研究发现 25% 的患者有神经病，12% 的患者有脊髓病，41% 都有，14% 正常。早期，大多数患者的腿部振动或位置感觉受损。在表现上，50% 的患者没有踝关节反射，而在膝盖处有相对的反射亢进。足底反应最

初是屈肌，后来是伸肌，可能会发现一个霍夫曼的标志。随着病情的进展，针刺感、轻触感和温度感觉会逐渐消失。随后，视后柱相对于皮质脊髓束受累的优势，以共济失调或痉挛性截瘫为主，PNS 受累导致远端肢体萎缩。罕见的自主神经功能障碍包括体位性低血压、性功能障碍、肠和膀胱失禁。

SCD 的发病机制仍在研究中。传统的概念侧重于钴胺素在髓磷脂合成和维持所需的甲基化反应中的作用，以及在血清素、去甲肾上腺素和多巴胺合成中的作用。然而，最近的研究表明，SCD 的临床和组织学改变可能是由于神经毒性细胞因子（肿瘤坏死因子）的上调和神经营养因子（表皮生长因子）的下调导致。

病理上，钴胺素缺乏能够致中枢神经系统和 PNS 退行性改变。SCD 一词描述的是上胸髓后柱中心的初始脱髓鞘过程，病变随后向外侧和颅向颈段和髓质的外侧皮质脊髓束扩散。髓鞘破裂、泡沫状巨噬细胞和偶见淋巴细胞是特征性的，主要发生在血管周围。随着脱髓鞘和空泡的增加，轴突退化。神经胶质增生可能存在于较老的病变中。

75% 患者的恶性贫血是由于内因子抗体阻碍正常吸收所需的钴胺素内因子复合物的形成。此外，必须考虑通过娱乐（whippets）[98]或医源性 N_2O 使用、饮食不良反应、胃酸缺乏、回肠末端各种疾病、感染（幽门螺杆菌、鱼绦虫、盲环综合征）和药物治疗（二甲双胍、质子泵抑制药、秋水仙碱、新霉素、对氨基水杨酸）来灭活 B_{12}。

诊断结果显示低于正常水平的钴胺素（放射试验 170～900pg/ml；化学发光测定 250～1100pg/ml）。然而，这些正常的水平是不敏感的，因为当 HC 和 MMA 测量（其水平升高时缺乏 B_{12}），5%～10% 的患者真正缺少 B_{12} 水平为 200～300pg/ml，0.1% 的水平＞300pg/ml。因此，MMA 和（或）HC 应该被测量。寻找内因子或壁细胞抗体（分别为 60% 和 90% 的敏感性）有助于恶性贫血的诊断。如果没有出现这种情况，就需要进行先令试验，即口服放射性钴胺素，并检测尿钴胺素。如果这是低剂量的，第二剂量的放射性钴胺与内在因素一起给予，在恶性贫血的条件下，将增加放射性钴胺素的尿排泄。血液学异常通常在神经学表现时是不存在的，特别

是因为许多食品现在都含有叶酸补充剂。SSEP 可能显示 L_3-P_{27} 潜伏期延长，马尾和对侧感觉皮层之间的大纤维感觉通路的传导缺陷。大多数患者的肌电 / 神经传导研究（NCS）异常。

一旦诊断出来，每天口服 1000μg 的补充剂就可以维持生命。即使在缺乏内在因素的情况下，1% 的患者口服 B_{12} 也会被肠道吸收，其结果是摄入 10μg 或每日所需的 2～6μg 的两倍。然而，在胃手术（如气压外科手术）后，最好是依靠传统的方案，每天注射 500～1000μg 的维生素 B_{12}，连续 5 天，然后每月给予相同的剂量。值得注意的是，在合并大细胞性贫血和 SCD 的个体中，即使贫血可能有反应，仅用叶酸治疗也不能治疗神经性疾病。

半数接受治疗的 SCD 患者在接受治疗后恢复。症状超过 6 个月的患者和在治疗前有严重神经系统缺陷的患者，在治疗后也有改善，但不太可能完全康复。

（二）维生素 E 缺乏

维生素 E 缺乏可导致脊髓小脑变性，这往往最初被误认为是 SCD。维生素 E 是一种脂溶性维生素，可用于慢性吸收不良综合征或肝病患者。它的吸收取决于胆盐的存在，胆盐在回肠末端被重新吸收。Harding 等发表了由于吸收不良导致的脊髓小脑变性患者的原始描述[99]。患者通常表现为感觉性共济失调，由于后柱受累导致关节位置感觉丧失。他们通常也没有肌腱伸展反射和腿部无力。真正的小脑性共济失调是存在的，可能是由于脊髓小脑束的受累所致。构音障碍也有报道，一位患者有眼麻痹，并且牵连脑干结构，补充维生素 E 可以显著改善症状。

（三）铜缺乏

最近被确定的一种临床情况时铜缺乏导致的类似亚急性联合变性的脊髓神经病。相关报道已有 55 例[100]，女性多见，好发于 40—60 岁。Mayo 医学中心汇编了另一个大系列的病例[101, 102]。患者临床表现为步态困难，双腿感觉异常。25 例患者均有严重的感觉共济失调，部分患者有轻微的痉挛、敏捷的反射和巴宾斯基征，9 名患者出现膀胱痉挛。除 2 名患者外，所有患者的手臂均有症状和体征。铜

含量从无法测出到 4.5μg/L。除少数患者外，多数患者均出现贫血或白细胞减少（铜吸收不良的已知后果）。MRI 显示，11 例患者的颈髓或胸髓，或两者均有 T_2 高强度病变。后柱几乎总是被卷入。病变未见钆强化。铜中毒最常见的原因是胃切除或旁路手术。有些患者与吸收不良、锌摄入和铁摄入有关。在 8 个病例中，原因尚未确定。

经肠外或口服铜替代治疗后，20 名随访充分的患者中，有 18 名铜水平迅速恢复正常。所有患者的血液学异常均得到解决。症状改善经常发生，但残留的神经功能障碍在所有患者中持续存在。然而，除 1 名患者外，所有患者都没有进一步恶化。铜反应性脊髓神经病变可能是一种未被充分诊断的疾病，对于有亚急性步态障碍和脊髓病症状的患者应予以考虑。

（四）中毒性脊髓病

中毒性脊髓病在美国并不常见，但在热带地区较为常见，因为那里的饮食几乎完全依赖于某些作物。它也发生在严重中断粮食供应的情况下，如在战争、洪水或饥荒时期。Spencer 对该主题进行了全面的回顾[103]。这些营养毒物中最著名的是山黧豆中毒。这个术语指的是食用山黧豆属野豌豆所产生的几种不同的综合征。人类神经山黧豆中毒的特征为亚急性起病，下肢无力，也可出现疼痛及感觉异常。患者会出现痉挛的步态，常常需要拐杖才能行走。括约肌功能障碍和勃起功能障碍在某些系列中较为常见，但感觉丧失不太常见。这种情况通常是永久性的，病理研究显示脊髓白质变性，主要是皮质脊髓束。

在以木薯根为主食的非洲地区，还存在一种名为"konzo"的疾病[104]。这种植物含有大量的氰化物，在酸性条件下会释放氰化物。几个世纪以来，使用这种作物的人已经知道，根必须浸泡和精心准备，以便在食用前提取这些化合物。然而，在干旱或内乱期间，人们往往不得不食用含高浓度氰化物的植物，并且可能不会那么仔细地处理根茎。

（五）肝性脊髓病

众所周知，肝功能障碍可导致脑病。不太为人所知的是，脊髓病也可以发生在肝功能衰竭时[105]。

这些患者以痉挛性麻痹为主要表现。正如所预料的那样，皮质脊髓束已经通过运动诱发电位的研究被特别确定参与了运动诱发电位的研究[106]。通常，这种情况发生在手术门静脉分流后[107]。这种情况的确切病理生理学还不完全清楚，但可能是有毒的。虽然通过使用乳果糖和蛋白限制来治疗肝性脑病通常是有效的，但肝性脊髓病在历史上对同一种治疗方法没有反应。有报道称肝移植在某些情况下可以缓慢改善症状[108, 109]。

八、急性非创伤性脊髓炎

（一）减压性脊髓炎

这种情况也称为减压病，主要发生在使用水下自控呼吸器（SCUBA）设备的潜水员身上[110, 111]。美国每年报告的病例为 250～300 例，但很可能被低估了。

从高压环境到低压环境的快速变化，导致血液和组织中的惰性溶解气体形成血管内或血管外的气泡。在中枢神经系统内，血管外的气泡可能压迫或撕裂轴突，而血管内的气泡可能阻塞动脉或静脉并引起梗死。涉及中枢神经系统时，75%～99% 的患者脊髓受到影响[110, 111]。

患者临床表现为感觉异常、肢体无力和大小便失禁，几乎在潜水后立即出现，尽管它们可以延迟30min。如果涉及大脑，可能会出现意识混乱、昏迷、癫痫、眩晕或黑矇。即使是那些按照标准潜水表参数潜水的人也会出现症状，特别是当他们感到疲劳或脱水的时候[111]。

治疗（除预防外）的主要方法是紧急再压缩。这就需要使用专门的高压氧舱，通常在潜水比较常见的地方可以使用。最近的再压缩中心的位置可以由潜水员警报网络提供（www.DiversAlertNetwork.org）。在 90% 的病例中，如果治疗开始于浮出水面后 30min 内，结果是良好的，而如果治疗延迟超过6h，且 24h 后几乎没有治疗，则只有 50% 避免出现后遗症。死亡率是 5%～10%。

（二）由电击引起的脊髓病

当高压电流或闪电通过脊髓时可能发生这种情况[112]。被电击中的患者中有 37% 的人会立即出现截瘫，或者少见的四肢瘫，并在 24h 内痊愈。在少数这类患者中，症状是持续性的。有些患者在电击后几天或几周才出现神经症状，最常见的是 1 周。随后，他们会出现渐进性的肢体侧瘫或四肢瘫，伴有反射亢进和足底伸肌反应，并在几天到 2 周内加重。一些患者在电流通过的脊髓节段出现较低的运动神经元信号。感觉功能很弱，膀胱功能通常不受影响。为数不多的尸检研究显示，广泛的髓鞘脱髓鞘与轴突的保存和很少的证据损害脊髓神经元细胞体。

九、遗传性疾病

（一）遗传性痉挛性截瘫

遗传性痉挛性截瘫（hereditary spastic paraplegia，HSP）也被称为家族性痉挛性截瘫（familial，spastic paraplegia，FSP），是最常见的单纯或主要的上运动神经元综合征[113]。HSP 不是一个单一的疾病实体，而是一组临床和遗传多样性的疾病，导致进行性和一般严重的虚弱和痉挛。HSP 常为常染色体显性遗传，常染色体隐性遗传型较少见，X 连锁型少见。目前已鉴定 56 个位点和 41 个基因[114, 115]。遗传模式不能用来预测疾病的严重程度。在复杂的HSP 中，许多 CNS 特征可能是相关的。每 10 万人中大约有 3 人患有这种疾病。

发病年龄通常在 10—30 岁，但也可能发生在儿童或老年。早期，患者的步态变得笨拙，检查显示反射亢进和足底伸肌反应。在一些患者中，脚趾和脚踝的振动感觉受到轻微的损害。弱点是有限的，而且是后期的特征。除了一些患者的反射亢进外，手臂并不受累。症状进展缓慢，残疾被推迟到生命后期，这时膀胱症状也会出现。单纯 HSP 患者的预期寿命通常不受这种情况的影响。在一份报告中，单纯的 HSP 患者的独立行走能力平均维持了22 年的病程，而早发性疾病患者的独立行走能力维持时间更长[116]。

电生理检查正常，除了 SSEP，SSEP 缺失或低振幅。脊髓的病理改变是，皮质脊髓束中最长的轴突（支配腿的轴突）退化，而支配手臂的轴突很少受累或完全不受累。多数情况下，负责调节腿部位置和触觉的股神经束退行性改变较轻。

诊断依据家族史和临床资料，基因测试是可行的。目前在没有直接治疗的条件下，但在其他脊髓病的条件下，治疗痉挛的药物可能是有益的。物理治疗可能有助于使用拉伸来防止挛缩和加强运动，以帮助加强肌肉尚未虚弱。背部加强运动可能有助于减少或消除与 HSP 相关的背部疼痛。

（二）脊髓性肌萎缩症

脊髓性肌萎缩症（spinal muscular atrophy，SMA）是一组以 AHC 变性为特征的常染色体隐性遗传疾病，可导致全身肌肉无力。它们是根据遗传和发病年龄，实现的最大肌肉活动和预期寿命分类[117]。第 56 章提供了详细的讨论。严重的婴儿急性 SMA 或Ⅰ型（Werdnig Hoffmann）、婴儿慢性 SMA 或Ⅱ型、幼年 SMA 或Ⅲ型（Kugelberg Welander）、成人发病 SMA 或Ⅳ型几乎都是由 SMN1（运动神经元存活）基因纯合缺失引起的。肯尼迪病是一种 X 连锁隐性遗传病，它是由雄激素受体基因的三联体重复扩增引起的，与感觉神经病、男性乳房发育症、先天性骨折和挛缩有关。

（三）Friedreich 共济失调

Friedreich 共济失调[118]是常染色体隐性遗传性共济失调最常见的形式，伴有多种其他神经性和非神经性表现。它是由 9q13-21.1 染色体共济酶基因中的 GAA 三联体重复扩增引起的。这减少了线粒体代谢所需的基因产物。在病理上，脊髓在背柱、皮质脊髓束和脊髓背小脑束中表现为轴索丢失和胶质增生。神经损失发生在背根神经节、前角、Clarke 柱、脑干、小脑齿状核和皮层。

患者通常在儿童晚期或青春期出现症状。小脑和感觉步态共济失调是普遍存在的。神经学检查显示，失去位置和振动感，双腿反射。大多数患者有足底伸肌反应、手臂共济失调运动、情绪不稳、构音障碍、脊柱后凸和高弓足。肥厚型心肌病几乎发生在所有患者，葡萄糖耐受不良或糖尿病、视神经和周围神经病变是罕见的表现。通常情况下，患者在发病后 10～15 年内不能行走，并在中年早期死亡，典型的死亡原因是心肌病。自 1996 年发现该遗传缺陷以来，已确认 25 岁以后发病的成人型，约占所有病例的 15%。它可能缺乏一些典型的特

征，特别是脊柱侧弯、空洞、反射。

诊断是基于临床特征，并通过商业上可获得的测试来证明 GAA 重复的大小，这在"不完全型"和成人病例中特别有用。虽然抗氧化剂、螯合剂、色氨酸和其他药物已经被尝试过，但目前仍然是对症治疗。

十、混合获得性脊髓炎

（一）蛛网膜炎

蛛网膜炎是指蛛网膜附着在脊髓和脊髓神经根上，导致蛛网膜下腔部分或全部闭塞。最初的反应被认为是蛛网膜的炎症反应。各种刺激事件已经被报道过，包括细菌性脑膜炎，蛛网膜手术操作，以及向蛛网膜下腔注射化学制剂，特别是脊髓染色剂。随着蛛网膜炎的发展，纤维组织的收缩逐渐使神经根和脊髓闭塞。

1980 年以前的报道强调脊髓综合征伴进行性麻痹或四肢瘫，神经根受累，通常是双侧的，位于神经防御的上一级，而最近的报道几乎只描述进行性马尾综合征或单侧腰骶神经根受累[119]。

患者出现背痛，通常是双侧坐骨神经痛。约 25% 的患者会出现尿失禁。神经学检查显示侧瘫伴肌萎缩和束状，感觉和反射丧失。临床表现与腰椎管狭窄症或腰椎间盘突出症相似。

MRI 结果取决于炎症和瘢痕的严重程度。一种是椎管内神经根的中央丛，这可能是单个软组织肿块或多个附着根索。另外，根附着在硬膜囊的外周壁上，形成所谓的空囊结构，椎管内似乎没有神经根。最不常见的模式是椎管内的单个、大的、非特异性的软组织肿块。虽然是可变的，但几乎总是发生一些增强，这可能有助于识别丛状神经根或区分肿瘤和蛛网膜炎，因为前者比后者更明显。如果蛛网膜炎导致钙化或骨化，MRI 图像会在骨化最密集的地方失去信号。手术治疗包括从神经根剥离粘连性蛛网膜组织。这是有争议的，但一些作者声称它对一些患者有益。

（二）放射性脊髓病

放射性脊髓病以进行性脊髓病的形式出现，临床较为罕见[120]。在 1048 例接受放射治疗的肺癌患

者中，0.5% 的患者出现了放射性脊髓病[121]。在病理上，脊髓白质主要受暴露于辐射区域的轴突丢失和脱髓鞘的影响。有一种涉及动脉和静脉的血管病变，虽然假定脊髓病是由血管病变引起的，但神经和血管病变是相互独立发展的。Schultheiss 等建立的诊断标准包括排除其他病因、感觉和运动功能逐渐低于辐射水平、充足的辐射剂量和潜伏期[122]。

一般来说，完成放射治疗和出现症状之间有很长的潜伏期。症状几乎从不出现，直到 6 个月后，最常见的开始后 9～15 个月。另一种不寻常的是早期脊髓丘脑受累，表现为前束或布朗 - 塞卡德综合征，伴有单侧或双侧痛觉和温度觉丧失。然而，一旦症状开始，在大约 6 个月的时间里，脊髓横突全部受累，导致脊髓辐射段以下的瘫痪和感觉丧失。目前尚无有效的治疗方法。幸运的是，随着时间的推移，用于肿瘤治疗的聚焦放射治疗方案得到了改进，因此放射脊髓炎变得不那么常见了。

另一种与辐射相关的综合征，称为急性短暂辐射性脊髓病，由接受过颈髓辐射的患者出现的 Lhermitte 现象组成。患者没有相关的感觉或运动异常。症状通常发生在放射治疗后约 4 个月，并在几个月后自行消失。

（三）假性截瘫

在假性截瘫中，没有中枢神经或 PNS 功能障碍的患者声称由于转换反应或装病而导致感觉丧失和腿部无力[123]。假性四肢瘫是非常罕见的，可能是因为四肢瘫太过复杂和致残，而假性截瘫足以满足大多数有意识或无意识的目的。

对假性截瘫的诊断要求为没有神经系统疾病的迹象可以解释临床表现，以及有转换反应的积极迹象，如肌无力，但肌肉张力或肌腱反射没有变化，足底的正常反应。所谓的感觉丧失与脊髓、神经根或周围神经损伤中发现的感觉丧失不一致。肠和膀胱的功能几乎总是保持不变。既往精神疾病和医疗行业就业的高发病率已被报道[123]。SSEP 和中枢运动诱发电位在评估假性截瘫患者时特别有用，因为它们在声称患有下肢麻痹和麻醉的患者中是正常的[124]。在一个已发表的病例系列中，这种情况的自然过程显示了良好的康复预后[125]。

脊髓和椎管的肿瘤
Tumors of the Spinal Cord and Spinal Canal

Lee S. Hwang　Edward C. Benzel　著

第 36 章

一、概述

脊髓肿瘤占中枢神经系统（CNS）肿瘤的15%，分为硬膜外肿瘤和硬膜内肿瘤[1]。硬膜外和硬膜内肿瘤发病率大约相等，硬膜外为50%～55%，硬膜内为40%～45%[2]。硬膜内肿瘤是由大量不同的肿瘤类型组成，而脊髓转移性疾病是硬膜外肿瘤的主要表现。硬膜内肿瘤通常由多种细胞成分引起，包括脊髓、神经根或脑膜。

硬膜内肿瘤又分为由脊髓物质引起的髓内肿瘤和由脊髓外物质引起的髓外肿瘤。脊髓髓内肿瘤相对少见，约占原发性硬脊膜内肿瘤的1/3[3]。神经鞘肿瘤、脑膜瘤和终丝膜瘤占原发性髓外肿瘤的大部分。约2/3的硬膜内肿瘤是髓外科疾病，除了少数病例外，多数为良性的，适合手术切除[4]。

脊髓肿瘤最初的表现是高度可变的，根据位置、大小和浸润的相邻结构，如硬脑膜和神经根等进行判断。髓内肿瘤通常与脊髓病、运动和感觉功能障碍有关。当肿瘤扩大并刺激脊髓周围的硬脑膜或软脑膜时，疼痛可能会发展到晚期。另一方面，肿瘤出现在脊髓外的患者通常会出现背痛。背部疼痛可能在本质上是神经根性的，相邻神经根受累，或可能被视作脊柱上下移动的疼痛（Lhermitte 现象）[5]。

本章根据脊髓管最初所累及的区域，将脊髓肿瘤分为各组，即硬膜内的髓内肿瘤（在脊髓实质增长）、硬膜内髓外肿瘤（生长于椎管内但在脊髓实质外）、硬膜外肿瘤（生长于椎管外）。每个类别及其对应的肿瘤见图36-1和表36-1。脊髓内最常见

的肿瘤是原发性肿瘤。然而，最常见的累及椎管并继发危及脊髓的肿瘤是转移性的，其发病率约为原发性肿瘤的25倍[6]。

二、硬膜内肿瘤

硬膜内肿瘤与颅内肿瘤相比，硬膜内肿瘤相对少见。大多数肿瘤生长缓慢，准确的诊断对降低致残率至关重要。此外，脊髓病变的活检并没有常规纳入诊断检查，根据临床病史和间接检测将其与血管、炎症或感染性病变区分开来可能比较困难。

硬膜内肿瘤可根据解剖位置进一步分为髓内型和髓外型。硬膜内肿瘤约占CNS肿瘤的10%～15%[7]，而髓外肿瘤约占硬膜内肿瘤的2/3，而髓内肿瘤约占1/3。

硬膜内肿瘤的治疗通常包括神经外科手术，因为诊断需要组织分析。手术切除通常包括术中监测、体感诱发电位和运动诱发电位。手术切除的程度取决于多种因素，包括术中对冰冻切片的诊断。组织分析也将指导术后辅助治疗。

（一）硬膜内髓内脊髓肿瘤

神经胶质肿瘤，如星形细胞瘤和室管膜瘤，代表80%的髓内脊髓肿瘤，在儿童中以星形细胞瘤为主，在成人中以室管膜瘤为主[3]。不太常见的肿瘤包括成血管网状细胞瘤、室管膜下瘤、少突胶质瘤、神经节胶质瘤、神经母细胞瘤、畸胎瘤、脂肪瘤、皮样囊肿、表皮样囊肿和脑膜母细胞瘤。与转移瘤不同的是，硬膜内髓内肿瘤通常伴随着几个月

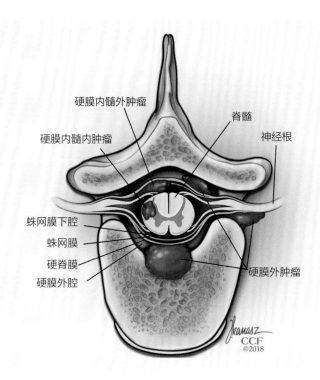

▲ 图 36-1 描述本章所述的三类脊柱肿瘤，即硬膜内髓内肿瘤、硬膜内髓外肿瘤、硬膜外肿瘤。此外，还包括与每个解剖区域经常相关的肿瘤列表

而不是几周的缓慢进行性的背痛表现。隐匿性的局部或根性疼痛、感觉异常、运动无力、步态障碍和括约肌功能障碍，是成人和儿童的典型症状 [8, 9]。一个全面的诊断评估包括 MRI 的整个神经轴，以确定多病灶疾病。一般情况下，脊髓肿瘤在 T_1W 像上呈低信号至等信号，在 T_2W 像上呈高信号。T_2W 序列也可显示相关的瘘管和周围水肿（图 36-2）。在考虑鉴别诊断的可能性时，我们必须意识到，非肿瘤性疾病，如脱髓鞘和肉芽肿疾病，与脊髓肿瘤相似，通常也与 T_2W MRI 上的高信号相关。一个明显的特点是，肿瘤病变常与脊髓扩张有关，而非肿瘤病变往往没有或很少出现脊髓扩张。其他诊断测试，如脑脊液（cerebrospinal fluid，CSF）分析，有助于排除其他潜在的病因。

全切除（gross total resection，GTR）是髓内脊髓肿瘤手术的目标，只要可行就应该尝试。由于脊髓髓内肿瘤多为低级别、边界清楚的肿瘤，单靠显微外科手术切除可长期控制或治愈肿瘤，在许多病例中保留神经功能。决定手术切除程度的最重要因素是在肿瘤和脊髓之间建立一个平面 [10]。存在一个瘘管可能会提高实现 GTR 的可能性，因为肿瘤脊

髓界面更容易识别。然而，囊性特征的存在不能独立预测结果 [11]。

1. 原发性脊髓肿瘤

（1）室管膜瘤：室管膜瘤是成人最常见的髓内肿瘤，在儿童中很少发生。这种频率在第 2 个和第 4 个 10 年之间达到高峰，对男性和女性的影响是一样的。该肿瘤起源于沿中央管排列的室管膜细胞，并以两种不同的组织学亚型增生，即黏液乳头状和细胞状。黏液乳头亚型起源于马尾，延伸至圆锥髓，通常被认为是髓外的。典型的或细胞型亚型通常涉及颈脊髓，或较少涉及上胸椎区域。瘤周反应性改变常导致脑脊液紊乱，在扩大的肿块内产生囊肿、坏死、出血和（或）瘘管 [12]。

星形细胞瘤的组织学分化发生在手术切除后，是基于血管周围的假骨小叶的存在。室管膜瘤倾向于压迫脊髓，而不是使实质和邻近组织膨胀。它们通常界限清楚，生长缓慢，很少与中枢神经系统的播散或复发相关 [13]。

室管膜瘤通常位于脊髓中央，不像星形细胞瘤，通常累及颈或颈胸段。它们还经常包含吻侧和（或）尾侧囊肿。室管膜瘤并不破坏脊髓的对称

表 36-1 脊髓硬膜内和硬膜外肿瘤类型

硬膜内（40%～45%）
• **硬膜内髓内（15%～33%）**
  - *室管膜瘤*
  - *星形细胞瘤*
  - 其他包括成血管网状细胞瘤、室管膜下瘤、少突神经胶质瘤、神经节胶质瘤、神经母细胞瘤、畸胎瘤、脂肪瘤、转移瘤（肺、乳腺、黑色素瘤、肾细胞和淋巴瘤）
• **硬膜内髓外（66%～75%）**
  - *神经鞘瘤（神经鞘瘤和神经纤维瘤）*
  - *脊膜瘤*
  - *黏液乳头状室管膜瘤（圆锥和终丝）*
  - 副神经节瘤
  - 皮样囊肿和表皮样囊肿
  - 低转移瘤
硬膜外肿瘤（50%～55%）
• **转移瘤（90%～95%）（最常见）**
  - *肺*
  - *乳房*
  - *前列腺*
  - *淋巴瘤*
• **原发脊髓肿瘤（5%～10%）**
  - 浆细胞瘤（多发性骨髓瘤和灰质细胞瘤）
  - 血管瘤
  - 不常见：类骨质骨瘤、成骨细胞瘤、骨软骨瘤、成软骨细胞瘤；巨细胞瘤、骨肉瘤、尤文肉瘤、动脉瘤性骨囊肿、嗜酸性肉芽肿和棕色肿瘤

患病率最高的肿瘤以斜体显示

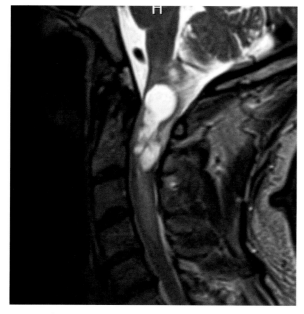

▲ 图 36-2 **MRI 矢状位 T$_2$ 像显示颈室管膜瘤为脊髓实质（硬膜内髓内）内的多叶高强度肿块，与周围的脊髓水肿有关**

性，而是倾向于向前和向外侧扩展和取代皮质脊髓束[14]。典型地，在肿瘤包膜和正常的脊髓组织之间有一个明显的卵裂面，在髓切开术后可以识别出来。肿瘤的长度似乎不影响切除后的功能结果。然而，较宽的肿瘤与通过侧压损伤运动束的风险增加有关[15]。术前运动功能障碍和手术时出现脊髓萎缩似乎与明显较差的功能预后相关[16]。

髓内脊髓室管膜瘤是一种轮廓清晰的肿瘤，通常可以完全切除。全新型室管膜瘤可通过一次到两次手术切除，无须术后放疗[17]。如果在第一次手术中没有完全切除，强烈建议第二次手术尝试全切除[18]。较小的病灶可以整块切除，但通常先切除肿瘤的大部分，以减少对邻近脊髓的损伤。来自前脊髓动脉分支的腹侧血管供应可能使前脱离复杂化。在囊性病变的情况下，由于囊壁由胶质组织组成，缺乏肿瘤细胞，因此不应进行活检或切除[14]。对于非常大的肿瘤，肿瘤的大小不应该限制 GTR 的目标，但是当肿瘤与正常脊髓的交界变得难以区分时，切除就应该结束。

平衡术后神经损伤的风险和 GTR 的益处是高度个人主义的，因此，应与患者充分讨论。如前所述，室管膜瘤的性质通常允许在肿瘤和周围的脊髓实质之间有一个良好的切除平面，83% 的病例可以进行次全切除，65% 的病例可以进行 GTR 切除[19]。GTR 术后肿瘤复发率＜10%，次全切除后肿瘤复发率为 50%～70%[20]。因此，预后与手术切除程度密切相关。据报道，15 年生存率高达 60%～75%，而 15 年无进展生存率（PFS）为 35%～45%[18, 21]。有利因素包括较小的肿瘤、黏液乳头亚型和较年轻的诊断年龄[21, 22]。术后患者神经系统状态可短暂恶化，然而，术后 1 年的数据表明，大多数患者的神经系统得到改善或保持稳定[19]。对于完全切除后的低级别肿瘤患者，仅需要连续的 MRI 扫描进行监测[23, 24]。

考虑到单纯手术治疗长期 PFS 的高发生率，对室管膜瘤的辅助放疗是一种潜在的替代方法，可用于次全切除或复发性病变的再手术治疗[25, 26]。通常采用 50～54Gy 的累进放疗[27, 28]。在儿童中，辐射的使用是有争议的，因为相关的风险中枢神经系统损伤。而且在成人和儿童人群中，先前的辅助放疗

可能使随后的手术干预复杂化，并可能增加术后发病率。

化疗用于复发性肿瘤和不能选择手术或放疗（常规或立体定向）的病例。一项对 10 例复发室管膜瘤患者的前瞻性 Ⅱ 期研究报告显示，2 例患者在服用依托泊苷 1 个周期后出现部分反应，5 例患者病情稳定。中位进展时间和总生存期分别为 15 个月和 17.5 个月 [29, 30]。此外，一项回顾性研究表明，卡铂是一种潜在的单药治疗方法 [31]。通常认为依托泊苷和类铂是治疗颅内室管膜瘤有效的药物。

(2) 星形细胞瘤：脊髓中星形细胞瘤每年的患病率为（1~2.5）/10 万，在生命的第一个 30 年达到高峰 [14]。脊髓星形细胞瘤在儿童中比成人更常见，占 10 岁以下患者硬膜内髓内脊髓肿瘤的 90%，占 11—18 岁患者的 60% [32]。

与室管膜瘤不同，星形细胞瘤通常不位于脊髓中央，相反，它们的侧方和不对称的位置会导致脊髓旋转，并使脊背中线的识别复杂化 [10]。髓内星形细胞瘤在儿童人群中主要位于颈胸或胸段，但在成人中以颈段受累更为常见。在诊断时，这些病变通常扩展到多个级别，30%~60% 与吻侧、尾侧或瘤内囊肿有关 [33]。累及多层的细长囊肿为脊髓空洞。

组织学特征与颅内星形细胞瘤相似。主要组织学类型为低级别，高级别星形细胞瘤相对少见 [34]。低级别毛细胞型（WHO Ⅰ 级）和纤维型（WHO Ⅱ 级）星形细胞瘤占成人髓内星形细胞瘤的近 2/3，约占儿童髓内星形细胞瘤的 90% [10, 25]。低级别星形细胞瘤周围的水肿和出血很少存在或不存在。毛细胞性星形细胞瘤轮廓清晰，但乳头状星形细胞瘤边界不清，肿瘤边缘不规则。高级别肿瘤倾向于在脑脊液中积极传播，导致临床快速下降，并与低生存率相关 [35, 36]。

对于大多数患者而言，症状的出现通常是缓慢的，并在几个月到几年的过程中逐渐加重。最常见的表现是疼痛，包括椎旁疼痛和神经根疼痛 [37]。虚弱和感觉变化也经常发生。肠道和膀胱症状通常与晚期疾病相关，除非肿瘤局限于脊髓圆锥。此外，位于颈髓中央的膨胀性星形细胞瘤可引起中枢脊髓综合征，上肢无力大于或先于下肢无力。

与其他脊髓肿瘤一样，MRI 是首选的诊断方式。单纯 MRI 诊断星形细胞瘤与室管膜瘤往往难以区分，因为两种肿瘤类型在 T_1W 序列上均为等信号或低信号，且不论肿瘤分级，给予钆剂后均有较强的增强。星形细胞瘤的侵袭性更强，肿瘤边缘缺乏良好的保护，在脊髓内呈偏心。

积极手术切除星形细胞瘤的益处仍有争议。GTR 的比率为 30%~70% [38]。Epstein 及其同事报道了成人低级别星形细胞瘤根治性切除后预后良好 [25]。在 89 个月的随访中，GTR 与神经功能的保护相关。所有曾经接受过活检或放疗的患者，后来都经历了肿瘤的进展。因此，根治性切除低级别星形细胞瘤有利于长期预防肿瘤的进展或复发。另一方面，由于手术治疗具有破坏性和不可逆性的神经损伤的风险，切除的范围应限于与周围脊髓区明显不同的肿瘤组织。大约 1/3 的成年患者有膨胀性肿瘤，但没有可鉴别的肿瘤肿块。在这种情况下，外科医生不应进行切除，而应进行诊断活检，以指导进一步的肿瘤治疗 [39]。

年龄和组织学分级是最重要的预后因素。在儿童中，星形细胞瘤表现得更懒惰，并倾向于移位而不是浸润周围组织。因此，它们往往与脊髓区分开，可以用超声吸引器完全切除。相反，在成人中，即使是低级别星形细胞瘤也趋向于浸润性和进行性 [34]。边界清楚的毛细胞型星形细胞瘤比扩张型星形细胞瘤更易发生 GTR。髓内星形细胞瘤复发率高，为 25%~100%。在某些情况下，腋下星形细胞瘤的次全切除可能是合适的，大体全切除和次全切除在长期生存率上似乎没有显著差异 [16]。

放疗适用于仅活检而未完全切除的肿瘤 [40, 41]。Minehan 等报道，术后放疗可显著提高浸润性星形细胞瘤（Ⅱ~Ⅳ 级）患者 21 个月的存活率，但毛细胞型星形细胞瘤患者（Ⅰ 级）的生存期无明显提高 [42]。Abdel-Wahab 等报道，术后放射治疗延长了低级别星形细胞瘤患者的 PFS，但没有延长总生存期 [21]。因此，毛细胞型星形细胞瘤患者应仅在临床衰退或影像学进展缓慢时接受放疗。对于低级别星形细胞瘤，治疗包括 28 天内 180cGy 分量的总剂量为 5040cGy；对于高级别星形细胞瘤，以 180cGy 分量的总剂量为 5400cGy [27]。重复辐射确实是可行的，特别是如果使用正常的组织保留方法，如射波刀和螺旋断层放射治疗[9, 43]。所提供的最大辐射剂量应限于 1 个分数中的 13Gy 或 3 个分数中的 20Gy[44]。如果采用传统的脊髓每部分 1.8～2Gy 的分割方法，在 54Gy 和 61Gy 时，脊髓病的风险分别低于 1% 和 10%[45]。最近的一项研究报道了 1075 名患者中，6 名脊髓病患者接受射波刀治疗脊柱良恶性肿瘤[46]。

对于放射线治疗后病情进展的患者，应考虑化疗。在 22 例成人低级别脊髓胶质瘤患者中，每天使用替莫唑胺（TMZ）150～200mg/m^2，每 4 周连续治疗 5 天，4 例出现部分缓解，12 例在 2 个周期后病情稳定。中位进展时间和总生存期分别为 14.5 个月和 23 个月[47]。其他用于儿童的药物包括洛莫司汀、卡铂和长春新碱，然而，这些化疗似乎都不是很有效[48, 49]。

（3）血管网状细胞瘤：血管网状细胞瘤是一种良性血管肿瘤，来源于造血细胞和内皮细胞的多能性细胞，约占所有硬膜内髓内肿瘤的 3%[50]。它们是最常见的影响脊柱的肿瘤，在尸检时有 10%～12% 的脊柱被发现。30～35 岁人群发病率最高，男女比例为 2∶1[50]。此外，这些肿瘤偶尔发生（2/3 的病例）或与 VHL 综合征（1/3 的病例）相关[51]。因此，所有诊断为血管网状细胞瘤的患者都应筛查 VHL 突变。

散发性血管网状细胞瘤常累及胸椎，偶有多个不相邻的节段。与此相反，与 VHL 相关的成血管细胞瘤往往发生在颈椎。它们主要是髓内的，也可能是髓外的或硬膜外的。这些肿瘤没有包膜，但边界清楚，有软膜附着，位于背侧或背外侧。此外，它们的血管化程度高，外观呈鲜红色。组织学上，它们表现为良性，有丰富的毛细血管和囊肿，但有丝分裂活性低[50]。

由于背根进入区具有良好的性质和解剖学优势，其症状可能是轻微的、非特异性的，并在数年内缓慢进展[51, 52]。与 VHL 相关的血管网状细胞瘤通常出现在发病的早期，但通常是偶然发现的[53]。大多数病变无症状。然而，相关的症状包括感觉改变、虚弱、局部压痛、继发性骨质膨胀、硬膜外扩张、椎体塌陷、病理性骨折或邻近神经结构受

压[54]。高达 95% 的患者还伴有相关的瘘管[51]。磁共振造影可以显示此肿瘤与脊髓以及任何相关的脊髓。

考虑到血管网状细胞瘤的生长速度是高度可变的，没有可靠的进展预测因子，对无症状病变的治疗决策仍然具有挑战性。零星病变与合并 VHL 综合征的病变手术切除的适应证不同。对于散发性病变，通常需要切除以进行诊断，强烈建议在出现症状之前进行切除。由于典型的生长停滞期较长，一生中通常需要多次手术，VHL 患者仅在病变有症状时才建议手术切除[55]。

血管网状细胞瘤位于硬膜下，通常在硬脑膜打开后立即可见于脊髓背侧表面，以及供应和引流病变的广泛血管系统。由于它们往往与周围神经组织有明显的界线，因此 GTR 通常是可行的[17]。手术应该试图恢复正确的解剖关系以及脊柱的排列。入路取决于病变的位置。术前栓塞术对于避免术中出血是有用的，但是应该只在对这种有潜在风险的手术有高度专业知识的中心考虑[56]。在切除过程中，关键是要保持在病灶外，以避免无法控制的出血；此外，引流静脉必须保留，直到动脉供应被阻断，以避免因肿瘤肿胀导致的急性脊髓损伤[57]。由于边缘组织良好，手术切除这种良性病变可以治愈，通常不需要辅助治疗[58]。显微外科手术切除后的远期效果一般较好，高达 90% 的患者临床表现稳定或神经功能改善[59]。GTR 通常可防止复发，并可消除周围水肿和相关的粘连。不良预后与术前神经功能损害程度、肿瘤体积 >500mm^3、肿瘤位于前方有关[50]。术后随访包括一系列 MRI 扫描以监测复发情况。散发性血管网状细胞瘤患者在手术切除 1 年后，经 MRI 检查肿瘤阴性，则认为已治愈。相比之下，VHL 患者应继续每年或每 2 年进行一次 MRI 筛查，因为沿神经轴不同区域的复发是常见的[55]。

放疗只适用于无法通过手术获得治疗的肿瘤[51]。在一个病例系列中，总剂量为 20～30Gy 的放疗与大约 2/3 的患者在 5 个月时的症状缓解有关[60]。经皮椎体成形术似乎是安全的，并使相当数量的患者缓解症状[61]。血管内栓塞术也是有效的，在某些情况下可以考虑作为单一治疗方法[62]。目前化疗在血管网状细胞瘤的治疗中无明显作用。

2. 罕见的髓内脊髓肿瘤

(1) 髓内脊髓室管膜下瘤：髓内脊髓室管膜下瘤是极为罕见的肿瘤，报道约 50 例 [63]。它们经常涉及颈部。虽然没有特殊的临床特征或 MRI 特征，但室管膜下瘤被纳入非强化或轻度异质强化病变的鉴别诊断，且脊髓无明显水肿 [64]。在可行的情况下，首选的处理方法是 GTR。它们的血管更少，可以切除，并且有最小的烧灼作用。另外，其在脊髓内的位置偏斜，边界清晰，有利于完全切除。辅助放疗或化疗通常在全切除或部分切除后无效。

(2) 髓内少突胶质细胞瘤：髓内少突胶质细胞瘤仅占脊髓肿瘤的一小部分，占中枢神经系统少突胶质细胞瘤的不到 2%[65]。它们最常见于胸段。此外，脊髓畸形常伴随神经症状。由于周围神经组织的肿瘤变性，导致手术切除困难。

脊髓少突胶质细胞瘤的术后预后不如低级别星形细胞瘤 [66]。少数报道的病例预后较差，4 例生存期 <3 年，1 例生存期 >3 年，无肿瘤复发的证据 [67]。髓内少突胶质细胞瘤也有发生软脑膜转移的倾向，这会使治疗复杂化并恶化整体预后 [68]。

辅助术后放疗的问题仍存在争议。几项研究表明，放疗可能改善预后和总体生存，但长期随访的患者数量有限 [65-67]。放射线后脊髓病、继发性肿瘤和脊柱畸形的相关性，尤其是在幼儿中，以及缺乏最佳放射剂量的证据，进一步使这一问题复杂化 [66]。化疗方案尚未被广泛研究。

(3) 神经节胶质瘤：神经节胶质瘤在髓内神经节胶质瘤中并不常见，约占脊髓肿瘤的 1%，儿童和青年均有发病倾向 [69, 70]。神经节胶质瘤由肿瘤神经元和胶质细胞组成 [57]。此外，它们常累及颈胸或胸段，可跨越多个椎节，通常比星形细胞瘤或室管膜瘤多分布于多个椎节。MRI 显示其典型的偏心位置，T_1W 序列呈不均质性，增强后呈斑片状强化，但无明显瘤周水肿。治疗的目的是完全切除肿瘤，在 80%～90% 的病例中可以实现。术后复发率为 30%～47%，5 年生存率为 88%～89%[71]。辅助放疗是次全切除后的一种选择，但化疗的使用仍存在争议。

(4) 髓内神经母细胞瘤：髓内神经母细胞瘤极为罕见，通常位于颈部。它们也可能表现为跨越多

个椎节的弥漫性病变 [72]。治疗的选择是手术切除。目前辅助放疗或化疗的证据是有限的和不充分的。

(5) 畸胎瘤：硬膜内畸胎瘤是罕见的，而发生在髓内更是罕见。有髓内畸胎瘤累及脊髓圆锥的病例报道 [73]。它们在组织学上趋于成熟和良性。手术切除似乎优化了功能结果，而肿瘤复发是不常见的 [74]。

(6) 脂肪瘤：脊柱脂肪瘤是隐匿性脊柱发音障碍最常见的一种形式，是一种广泛的畸形集合，因其共同的特征是被皮肤覆盖而松散地聚集在一起。这些脂肪瘤最常见于与脊髓栓系相关的圆锥脊髓附近，但也可能累及胸部或颈部。此外，它们位于脊髓的背表面，很少或没有神经组织覆盖。MRI 表现为 T_1W 序列高信号，T_2W 序列低信号 [75]。

脂肪瘤与脊髓界限清楚，但粘连紧密，因此，如果不增加神经损伤，完全切除是不可能的 [76]。最安全的手术策略似乎是在与脊髓交界的肿瘤边缘进行次全切除。此外，激光是经常去除与脂肪瘤相关的纤维小梁的有效工具 [77]。

最近，外科治疗的适应证引起了很大的争议，一些人主张对所有患者进行手术，而另一些人则建议在出现症状后才进行手术。在考虑对新诊断的脊柱脂肪瘤患者进行手术时，重要的是要考虑脂肪瘤的类型和症状的存在。例如，有脊髓圆锥下降或存在与栓系相关症状的患者应该进行手术 [78, 79]。尽管这些病变的自然史不确定，且有严重的术后并发症报道，但预防性手术通常被推荐，即使是无症状的脂肪瘤涉及脊髓圆锥的患者 [76]。由于脊柱脂肪瘤的临床表现与神经系统的进行性恶化有关，无症状的患者更容易出现症状。因此在发生严重的、不可逆的神经功能损害之前，有必要进行早期手术干预 [80]。

(7) 硬膜内的髓内转移：在大多数接受尸检的癌症患者中，硬膜内髓内转移到脊柱是很明显的。然而，脊髓实质的充盈是罕见的，占 0.1%～2% 的病例，仅占所有髓内脊髓肿瘤的 1%[81]。脊髓转移最常见的主要来源是小细胞肺癌（54%～85%）。较少见的原发性恶性肿瘤包括乳腺癌（11%～13%）、黑色素瘤（9%）、肾细胞癌（9%）和淋巴瘤（4%）[82]。转移病灶可累及脊柱的任何层面，15% 的患者出现多灶性脊髓受累，57% 的患者伴有颅内转移 [82]。

大多数患者在发病时已被诊断为转移性癌症。

常见的硬膜内病变的临床表现包括虚弱、感觉改变、肠或膀胱功能不对称[81]。诊断通常基于 MRI，它通常能区分髓内病变和髓外病变，但不能区分其他髓内病变。

硬膜内转移倾向于脊髓后角的灰质[83]。相对于邻近的白质，这个区域有高度的血管化，可能与原发恶性肿瘤的血行播散有关。后角的累及也与许多患者初诊时感觉障碍的发生率相关。随着肿瘤细胞的膨胀，脊髓的血管供应可能受到损害，随后的缺血可导致脊髓功能障碍和神经功能障碍。

如前所述，被诊断为硬膜内转移的患者通常具有弥散性疾病，且预后不良。治疗包括姑息性措施，包括外部辐射和类固醇治疗，以减少疼痛和改善神经功能。姑息治疗的高成功率可能是由于大多数原发性恶性肿瘤的放射敏感性，如小细胞肺癌、淋巴瘤和乳腺癌[84]。目前尚无明确的手术干预和辅助化疗的证据。然而，一些研究已经证明了立体定向放射外科（stereotactic radiosurgery，SRS）作为姑息性治疗的安全性和有效性[85-87]。

(8) 其他髓内脊髓病变：其他非常罕见的硬膜内髓内病变包括皮样囊肿、表皮样囊肿和脑膜母细胞瘤。

（二）硬膜内髓外脊髓肿瘤

髓外肿瘤在成人和儿童硬膜内脊髓肿瘤中占大多数（约 2/3）[88]。最常见的原发性髓外病变来源于神经鞘细胞（神经鞘瘤和神经纤维瘤）或蛛网膜帽状细胞（脑膜瘤）。黏液乳头状室管膜瘤是起源于圆锥状髓核和终丝的髓外肿瘤。这三种肿瘤占所有硬膜内髓外脊髓肿瘤的近 95%[88]。较少见的实体包括副神经节瘤以及皮样和表皮样囊肿。最常见的症状是脊髓压迫引起的局部或神经根性疼痛，尤其是涉及腰椎的病变[89]。感觉、运动和自主神经功能障碍也可能存在。一般来说，髓外肿瘤在组织学上是良性的，可以完全手术切除。

1. 神经鞘瘤（神经鞘瘤和神经纤维瘤）

神经鞘瘤占成人硬膜内脊髓肿瘤的 1/3，大多数是单独的神经鞘瘤，在整个椎管内成比例地发展[90]。它们对男性和女性的影响是一样的，在第 4 个 10 年达到高峰[91]。神经鞘瘤来源于外周神经系统中产生髓鞘蛋白的施万细胞。它们几乎都是良性的，在神经外生长，发挥群体性作用。大体说来，它们偏心地附着在受累的神经上，而不扩大神经本身。少于 1% 的肿瘤转移为恶性外周神经鞘瘤（malignant peripheral nerve sheath tumor，MPNST）[92]。

从解剖学上讲，神经鞘瘤多起源于背神经根，而神经纤维瘤多累及腹神经根。除了这种解剖上的差异，神经鞘瘤和神经纤维瘤在 MRI 上难以区分[91]。大多数神经鞘肿瘤完全位于硬膜内（图 36-3），但有 30% 的肿瘤穿过硬膜根部套管，形成了硬膜内和硬膜外双重成分的哑铃状[90, 93, 94]。

多发性神经纤维瘤可诊断为神经纤维瘤病（NF），但即使是单发病变患者也应考虑此综合征。NF_1 和 NF_2 都与神经鞘肿瘤有关。神经溴化酶在 NF_1 中占主导地位，是由编码神经溴化酶蛋白的 NF_1 基因的双等位失活导致的。它们起源于 PNS 的无髓鞘施万细胞，这些细胞未能形成 Remak 束[95]。组织学上，肿瘤内有丰富的纤维组织和突出的神经纤维，肉眼可见神经梭状回增大。一小部分转移到 MPNST，其中一半发生在 NF_1 患者[95]。另外，神经鞘瘤在 NF_2 中更为常见。此外，在一种被称为神经鞘瘤病的疾病中，多个神经鞘瘤可以在没有 NF 的情况下发生[96]。

神经鞘瘤最常见的症状包括疼痛、感觉异常和虚弱。完全的外科切除是治疗的选择，特别是对于有症状或扩大的病变患者。哑铃状的延伸通常需要

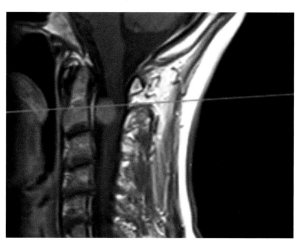

▲ 图 36-3　MRI 矢状位 T_1 像显示脊髓实质外和硬膜内间隙（硬膜内髓外）内界限清楚的高强度颈神经鞘瘤

切除两个神经根，因为相应的脊髓神经受到混杂的感觉和运动纤维的侵犯[97]。对于近端起源的肿瘤，区分肿瘤和脊髓可能比较困难，可能需要切除软膜段才能完全切除。约 80% 的患者术后神经功能得到改善[98]。

GTR 术后很少复发，术后需再次手术或放射外科治疗。由于其生长缓慢，如果术后存在相当大的神经损伤风险，如神经纤维瘤与功能神经组织混杂，则可避免完全切除。当硬膜外部分靠近关键结构，如颈段椎动脉时，也可以选择次全切除。次全切除后的总临床进展率约为 50%[99]。有症状的蛛网膜炎和囊性脊髓病可在肿瘤切除后几年内影响多达6% 的患者[93]。由于神经鞘瘤起源于背神经根，其侵袭性较神经纤维瘤小，手术切除神经纤维瘤后更容易发生运动功能障碍。此外，颈椎和胸椎的病变比更多的尾端病变预测更糟糕的神经预后[90, 93]。

对于这些神经鞘肿瘤不推荐辅助治疗，考虑到其典型的良性病程，不完全切除的肿瘤应予以监测[89]。此外，NF₁ 患者在放疗后可能有神经纤维瘤恶性转化的危险[100]。与此相反，所有的 MPNST 都应该在切除后进行放射治疗并进行化疗，类似于软组织肉瘤的处理[101]。

2. 脑膜瘤

脑膜瘤和神经鞘瘤在成人中发病率相同。约80% 的病例涉及胸椎，低位颈、腰椎脑膜瘤罕见[102]。此外，大多数发展为孤立的病变。多发性脑膜瘤通常与 NF 相关[103]。大多数脊髓脑膜瘤完全是硬膜内的，但多达 10% 的脑膜瘤可能同时是硬膜内和硬膜外或完全硬膜外的[102]。它们来源于硬脑膜中并置神经根套管的蛛网膜帽状细胞，导致它们位于脊髓的外侧或腹外侧。脊膜瘤主要发生于女性（75%～85%），在第4 个和第 7 个 10 年出现双峰[104, 106]。另一方面，纯硬膜外肿瘤有男性倾向[107]。

与颅内脑膜瘤不同，脊髓脑膜瘤不穿透软脑膜，通常早期表现为脊髓受压。其他有利的特征包括手术中较好的腹部暴露，由于脊椎硬膜外间隙的良好剥离而无骨累及，以及无静脉窦或大血管累及。遗传易感性（NF₂）和先前暴露于电离辐射是唯一的危害因素[89]。

对于无症状的脊髓脑膜瘤患者可以通过一系列的影像学研究进行临床随访。如果需要治疗，手术是主要的治疗方式，90% 以上的病例可以完成手术切除。术后效果良好，复发率极低[108, 109]。全切除或近全切除后 5 年和 10 年的复发率分别为 3% 和6%[105, 110]。放疗可考虑在次全切除或复发后，类似于处理颅内脑膜瘤。

3. 黏液乳头状室管膜瘤

黏液乳头状室管膜瘤占脊髓室管膜瘤的40%～50%，常见于成年人，在第 3 至第 4 个 10 年发病率最高[111]。这种变异发生在终丝，占涉及马尾的室管膜瘤的 80%。与其他类型的室管膜瘤不同，这些肿瘤细胞发生黏液性改变。从组织学角度看，这些肿瘤起源于神经外胚层，被归类为髓内肿瘤，但从临床和外科角度看，它们通常被视为髓外肿块。黏液乳头亚型包括外核，外核围绕着透明且相对无细胞的中心[112]。

患者通常表现出多年来逐渐加重的轻微症状。常见的症状包括慢性神经根性痛、下肢感觉运动障碍和括约肌功能障碍[113]。Valsalva 手法的一个显著特点是疼痛加重。对于其他脊柱肿瘤，MRI 是首选的诊断方式。

这些病变通常是良性的，边界清楚，如果马尾的神经根没有被肿瘤包裹，就容易发生 GTR。GTR术后复发很少见，但预后较差[114]。次全切除可能是减少术后神经并发症的较好方法，但有 20% 的复发风险[115]。局部分割放疗可以改善功能预后，降低次全切除或分段全切除的复发率[116]。复发或播散后化疗的证据目前是有限的，不能令人信服。

4. 副神经节瘤

副神经节瘤来源于自主神经系统的副神经节细胞，在中枢神经系统中并不常见。脊柱副神经节瘤是一种非分泌的交感神经肿瘤。它们最常累及马尾和腰椎[117]。对于这些良性病变，GTR 是首选的治疗方法。虽然分泌儿茶酚胺的脊柱副神经节瘤并不常见，但术前筛查肾上腺素增高状态对于预防肿瘤切除过程中的高血压危象是必要的[118]。全切除或次全切除后的复发率低于 5%，同时行放疗或化疗也未见明显降低[119]。

5. 皮样囊肿和表皮样囊肿

皮样囊肿和表皮样囊肿是胚胎发育过程中异位

外胚层细胞植入神经管引起的先天性肿瘤。它们只占中枢神经系统肿瘤的 1%，很少累及脊柱。虽然它们在组织学和外观上有所不同，但在影像学上往往难以区分。GTR 是首选治疗方法，但与神经组织的粘连可能会妨碍积极的术中技术。在次全切除过程中，建议切除囊性内容物和包膜。囊性内容物的自然或术中播散可导致肉芽肿性脑膜炎，因此可用糖皮质激素治疗[120]。切除后复发是罕见的。对于不能手术或恶性的病例，辅助放化疗的治疗尚未被彻底研究。

6. 髓外硬膜内转移

髓外硬膜内转移是颅内肿瘤经由脑脊液播散到脊柱的罕见并发症。此外，手术操作可能通过破坏原发肿瘤和周围血脑屏障，而增加转移的风险[121]。一般来说，有症状的脊髓播散来自颅内肿瘤的患者数量较少。1%～2% 的颅内胶质母细胞瘤患者出现了滴转移[122]。然而，传播发生在疾病病程的晚期，并且患者通常在转移瘤的症状出现之前就死于侵袭性肿瘤[123]。相比之下，髓母细胞瘤更容易发生转移。11% 的髓母细胞瘤患者在诊断时存在向脊髓播散的证据[124]。有颅内肿瘤病史的患者如果抱怨背痛，应进行脊柱 MRI 检查。治疗策略包括手术和（或）放疗，具体取决于原发肿瘤的状态、对各种干预措施的反应以及脊髓受累的程度。

（三）硬膜外脊髓肿瘤

硬膜外肿瘤主要由脊柱转移瘤和原发性骨肿瘤组成。如前所述，脊髓转移可以是硬膜内的髓内、硬膜内的髓外，或硬膜外的解剖位置。硬膜外转移占脊柱病变的 95%[82]。此外，这些病变可能是单纯的硬膜外病变，更常见的是起源于椎体，然后撞击到硬膜囊。

1. 硬膜外转移

脊柱硬膜外转移影响所有年龄组，发病率最高的年龄段为 40—65 岁。大多数病例涉及胸椎，其次是腰椎，然后是颈椎。脊柱转移最常见的原发恶性肿瘤是肺癌、乳腺癌、前列腺癌以及淋巴瘤[82]。尽管死于癌症的患者中有 30%～70% 在尸检中有脊柱转移，但约有 14% 的患者在其一生中有症状性病

变[125]。MRI 提供了关于硬膜外转移的详细形态学信息以及相邻结构的累及。

硬膜外转移的主要症状为非特异性，包括局部或根性疼痛伴或不伴运动无力、感觉改变以及括约肌失去控制。在大约 20% 的患者中，脊髓压迫是原发恶性肿瘤的主要症状[126, 127]。脊髓受累的风险取决于主要来源，乳腺癌、前列腺癌和肺癌的受累风险最高，占所有脊髓受压病例的 50%～60%[128]。

疼痛可由椎体结构损伤引起局部疼痛，或由神经压迫引起根性疼痛。此外，硬脑膜的刺激会产生莱尔米特征。疼痛常被提及并表现为髋部疼痛（腰带不适）或肩胛疼痛，分别累及胸段或颈段[126]。当肿瘤细胞向软组织结构或骨膜延伸时，局部疼痛发生。当肿块扩大时，神经根受到压迫，导致神经根疼痛加剧。根性疼痛通常发生在颈、腰椎的一侧，但双侧侵犯胸廓[128]。这种类型的疼痛的特点是运动加剧，通常在晚上加重，因为仰卧位延长脊柱和扩大硬膜外静脉丛。最后，机械性疼痛随着运动而加剧，随着静止而改善，是由椎体塌陷引起的，通常是与肿瘤细胞广泛的骨侵犯相关的预兆症状。

神经功能障碍的程度与症状出现到诊断之间的时间有关。在急性情况下，脊髓受压的治疗必须是紧急的，以防止脊髓的不可逆损伤[125]。类固醇是最重要的治疗手段，它能迅速减少水肿和炎症，并显著改善神经功能[84]。脊髓损伤在临床发病后不久就变得不可逆转，导致在病程早期使用高剂量类固醇的趋势[129]。

如果根据潜在的癌症，则诊断估计患者的预期寿命<3 个月，或者患者的临床状态较差，可能需要进行短程放疗以保留残余的脊髓功能。此外，如果原发肿瘤是放射敏感性的，脊柱是稳定的，放疗是治疗的选择。如果肿瘤具有抗辐射能力，且患者临床表现稳定或神经系统恶化，则应考虑手术减压和稳定，然后再进行放射治疗。如果神经系统衰竭持续时间>24h，仍应考虑手术治疗，特别是在使用皮质类固醇后症状改善[82]。此外，SRS 可以作为减压手术的辅助治疗，其目的是将肿瘤与脊髓分离，使 SRS 对脊髓的风险最小[130]。SRS 也可以有效缓解硬膜外转移患者的疼痛[85]。

2. 原发性脊柱骨肿瘤

（1）浆细胞肿瘤：多发性骨髓瘤和浆细胞瘤是成人脊柱最常见的原发恶性肿瘤。这些肿瘤在非裔美国人中更为普遍，男性多于女性。最常见的表现是疼痛，尤其是孤立性浆细胞瘤。大多数孤立性浆细胞瘤在诊断后 5 年内会进展为多发性骨髓瘤，因此需要密切监测病情进展[131]。

浆细胞肿瘤的治疗包括医疗管理、放射治疗和手术治疗。靶向药物治疗包括抗肿瘤药物（如沙利度胺和来那度胺）、双膦酸盐、破骨细胞形成抑制剂（如去甲单抗）等。此外，更高剂量的化疗可能与自体干细胞移植（ASCT）一起使用，提高整体存活率[132-134]。外照射是治疗孤立性浆细胞瘤的首选方法。在多发性骨髓瘤中，对脊柱的放射治疗通常用于无法控制的疼痛或即将发生的脊椎骨折或脊髓压迫。由于该疾病的放化疗敏感性和术后严重并发症的风险，外科干预是罕见的，这可能会延迟系统性细胞减少治疗的启动。手术的主要适应证包括从脊椎骨折中突出的不稳定骨折、脊髓压迫和骨碎片的存在[131]。此外，可以考虑通过椎体成形术或后凸成形术进行椎体强化以减轻疼痛。

（2）血管瘤：血管瘤是由新生血管引起的良性血管病变。大多数是偶然发现的，而 20% 的患者表现为疼痛，8% 表现为神经功能障碍[135]。它们常累及胸或上腰椎，并发展为孤立的病变。它们通常被认为是椎体的标志。然而，硬膜外延长可引起脊髓压迫和随后的疼痛或神经损伤。当需要治疗时，可以进行术前栓塞手术。一般来说，接受 GTR 治疗的患者术后无复发[136]。另外，不完全切除后的复发率高度依赖于辅助放疗的剂量[137]。

（3）骨样骨瘤：骨样骨瘤是一种良性骨源性肿瘤，主要发生于青少年和青壮年，男女比例为 2:1。患者通常在夜间表现为特征性的疼痛加重，使用水杨酸或非甾体抗炎药（NSAID）可显著缓解疼痛[138]。其他常见的症状包括限制疼痛的活动范围和疼痛性斜颈或脊柱侧弯。骨样骨瘤是青少年脊柱侧弯疼痛最常见的原因，并与同侧肌肉痉挛有关。Saifuddin 等报道 63% 的脊柱骨样骨瘤患者伴有脊柱侧弯[139]。此外，涉及脊柱后部的有 75%，而涉及椎体的只有 7%[140]。尽管组织学上相同，骨小梁相互连接，血管结缔组织丰富，但骨样骨瘤<1.5cm，而成骨细胞瘤较大[138]。

病灶内刮除的手术切除是治疗的选择。由于其形态与正常皮质骨相似，所以其解剖定位具有挑战性。因此，术前病灶的放射性标记和 CT 引导下的针头放置已经成为广泛使用的技术[141]。由于这些肿瘤本身较小，很少需要融合。完全切除通常可减轻疼痛并自动矫正畸形，特别是当畸形出现少于 15 个月时[142]。此外，目前没有放疗的适应证[143]。

（4）成骨细胞瘤：成骨细胞瘤约占所有原发性骨肿瘤的 1% 和所有骨脊柱肿瘤的 10%。它们最常累及脊柱（32%～45% 的病例），然而在颈段、胸段和腰段的发生率相同。男性和后脊椎骨有很强的偏好，只有 3% 与椎体分离。80% 的患者在 30 岁之前出现，最常见的是夜间疼痛，水杨酸很少能缓解疼痛[138]。成骨细胞瘤可能与脊柱畸形有关，脊柱侧弯在胸腰椎病变中尤为常见。与骨样骨瘤相比，神经系统缺损的发生频率更高，约 30% 的病例中发生神经系统缺损，这可能是由于神经系统缺损体积更大，侵犯性更强，同时伴有骨质破坏和软组织肿胀导致。组织学并不能准确预测临床行为，骨肉瘤的转化极其罕见，通常只有在多次复发的情况下才会发生[144]。

通过内部刮除或边缘整块切除，仍然是主要的治疗方法。其较大的尺寸有时需要使脊柱失稳以达到完全切除，需要脊柱内固定和融合[145]。在病灶内和边缘手术后，侵袭性成骨细胞瘤在多达 50% 的患者中复发，而侵袭性较弱的病变复发率为 10%～15%[146]。在可行的情况下，整体切除可降低复发风险。辅助治疗的有效性数据很少。然而，化疗和放疗（单独或联合）可用于复发性或手术不可切除的疾病[147]。

（5）骨软骨瘤：骨软骨瘤占良性骨性病变的 30%～40%，但仅有 4% 发生在椎轴，是少见的原发性脊柱肿瘤[148]。大多数是单发病变，多发性病变往往发生于一种常染色体显性遗传疾病，称为遗传性多发性外源性骨化病[149]。它们可以是无柄的，也可以连接到有梗的柄上，柄上有骨基和软骨帽，将软骨固定在骨板外。对颈椎有强烈的偏好，尤其是 C2。骨软骨瘤患者年龄一般在 30 岁以下，以男性为主。椎体的后部是最常累及的部位。在成人中，>1.5cm 的软骨帽提示恶性变为软骨肉瘤[150]。

患者通常表现为局限性疼痛或神经并发症继发于肿瘤扩张生长至椎管。此外，34% 的单发病变患者表现为脊髓病[151]。颈前路病变偶尔伴有吞咽困难或血管压迫[152]。X 线片或 CT 扫描可以很容易地识别这种骨性病变。

无症状的病变通常是保守的。手术应该只考虑治疗症状，而不是治疗预期不会生长的潜在的病变。对于在影像学上表现为极具侵袭性的肿瘤，完全的外科切除可能导致恶性转化为软骨肉瘤[150]。整块切除或内部刮除术后复发率极低，另一方面，也存在次全切除后复发的报道[153]。

(6) 成软骨细胞瘤：成软骨细胞瘤是由未成熟软骨组成的罕见肿瘤。它们约占原发性骨肿瘤的1%，通常涉及长骨的骨骺区，最常见的是股骨远端。青少年和年轻人主要受到影响。这些病变可发生于脊柱的前、后部分，椎管常发生屈曲。疼痛和神经缺陷是最常见的症状。治疗方法包括椎板切除术和去骨膜术、刮除术，以及前后切除加或不加辅助放疗。手术后局部复发率为 24%～100%。向邻近软组织的扩张可能导致肾脏、血管和呼吸系统并发症，包括死亡[154]。

(7) 巨细胞瘤：巨细胞瘤在原发性骨肿瘤中占4%～5%，在良性骨骼肿瘤中约占 20%，在组织学上是良性的，但在局部是侵袭性的[155]。它们的特征是存在与破骨细胞相关的多核巨细胞。7% 的巨细胞肿瘤累及脊柱，大部分累及骶骨，在骶骨中骨性病变的频率上仅次于脊索瘤。此外，巨细胞瘤对椎体有很强的偏好[156]。

患者通常在第 3 和最后 10 年出现非特异性背部或神经根性疼痛。多达 1/3 的病例与神经症状有关。与其他脊柱肿瘤不同的是，累及并扩展到整个椎间盘空间是可能的，并且模拟了一个感染过程[157]。

治疗方法包括放射治疗、病灶内边界手术、病灶内边界手术和放射治疗，以及宽边界手术。对于顽固性疼痛、进行性神经损伤、病理性骨折以及预防肿瘤进展或复发，建议手术切除。对于胸腰椎肿瘤，整体切除可降低复发率[157]。当整体切除不可行时，放疗被认为是有效的局部控制辅助治疗。然而，放疗后的肉瘤变性是一种罕见但有充分文献记载的不良反应[158]。

完全或接近完全切除的侵袭性手术为长期生存提供了最好的预后。脊柱巨细胞肿瘤的预后比阑尾骨肿瘤差很多。次全切除的复发率可高达 80%，如病灶内刮除术。相反，整块切除可显著降低局部复发率至 25% 以下[159]。肺转移在原发肿瘤切除后平均 4 年发生，发生率高达 4%[160]。

(8) 骨肉瘤：骨肉瘤约占原发性骨肿瘤的 35%，来源于成骨细胞。它们在年轻患者中最常见，他们通常表现为疼痛。先前接受放射治疗似乎会增加患这些肿瘤的风险。然而，只有不到 3% 的患者报告有放射史[161]。尽管预后仍然很差，但仍需要积极治疗。在可行的情况下，建议使用辅助放疗和化疗的 GTR，但只有一小部分患者能长期存活[162]。

尤文肉瘤约占所有原发性恶性骨肿瘤的 6%，但仅有 3.5% 累及脊柱。对男性和 20 岁以下儿童有偏好[163]。最常见的位置是骶骨和腰椎。X 线片显示这些溶解性和破坏性的病变。治疗通常需要术前栓塞，然后进行最大限度的切除脊髓的减压手术[164]。辅助化疗和放疗也经常被使用。

(9) 动脉瘤性骨囊肿：动脉瘤性骨囊肿是一种来源不明的充血性出血性假瘤，约占原发性骨肿瘤的 1% 和原发性椎体肿瘤的 15%。它们在组织学上是良性的，但以快速增大和骨质破坏为特征。10%～30% 发生在脊柱，最常累及腰椎[165]。动脉瘤性骨囊肿有强烈的偏好因素，但扩展到椎体是常见的[166]。这些病变通常出现在早期，80% 的患者年龄在 20 岁以下[167]。

最常见的症状包括与硬膜外压迫相关的疼痛和神经功能损害[168]。可见受累节段明显的膨胀性重建，但骨膜边缘通常完整。病变可延伸至邻近的椎骨、椎间盘、后肋骨和椎旁软组织。大约 1/3 是继发性的，并与其他骨肿瘤如巨细胞瘤、成骨细胞瘤或骨肉瘤相关[167]。治疗选择包括简单刮除或不植骨、完全切除、栓塞、放射治疗，或这些方式的组合。最佳治疗方法在文献中仍有争议。需要考虑的因素有患者的年龄、手术的可及性、减少术中出血量的必要性、神经系统损伤的存在、病理性骨折和畸形的存在，以及术后完全切除后可能出现的不稳定性[165, 169]。据报道，术前栓塞可以减少术中出血量[170]。辅助放疗与单纯手术相比似乎没有明显的优势，而且可能增加恶性转化的风险[171]。

临床过程可能是不可预测的，有时，简单的活检或次全切除可引起囊肿复旧和自发性愈合。除了边缘整块切除外，所有治疗方式的局部复发率为 5%～30%[165]。广泛切除似乎产生最高的治愈率，但积极的手术可能使脊柱不稳定。因此，融合手术几乎总是必需的。此外，接受手术的儿童患者必须随访，直到他们达到骨骼成熟，以评估晚期畸形的发展[166]。

(10) 嗜酸性肉芽肿：嗜酸性肉芽肿是与朗格汉斯细胞增生症 X 相关的慢性、良性、最常见的疾病。Hand-Schüller-Christian 病和 Letterer-Siwe 病分别是急性和亚急性疾病。它们占朗格汉斯细胞组织细胞增生症 X 的 75%，但在所有骨肿瘤中占不到 1%。最常见的累及部位是颅骨，其次是下颌骨、脊柱和长骨。有 7%～15% 的病例涉及脊柱，其中大部分来自椎体的骨髓元素[172]。儿童主要受影响，80% 以上出现在第 1 个 10 年；相比之下，成人病例极为罕见。儿童以胸椎多见，成人以颈椎多见[173]。

典型的症状包括局部疼痛和活动范围缩小，尽管脊髓神经根病症状可能与颈椎病变有关[174]。嗜酸性肉芽肿可使椎体对称变平，保留椎间盘间隙，保留后部，但无后凸，与其他涉及脊柱的病变不同[172]。

各种治疗方法包括活检、病灶内刮除、整块切除、放疗、化疗以及病灶内皮质类固醇注射。自然史通常是自我限制的，即使没有积极的治疗，部分椎体也能够高度恢复。最佳治疗包括疼痛控制和外部矫形器，以维持脊柱在急性发作期间的排列。对于进展性神经功能缺损或结构畸形的罕见病例，手术很少被提及和保留[175]。

(11) 棕色瘤：棕色瘤是囊性骨炎的一种极端形式，表现为甲状旁腺功能亢进。它们通常在长骨的髓轴发育。脊柱受累几乎只发生在原发性甲状旁腺功能亢进的情况下，尽管有少数病例报道在终末期肾病和继发性肾性骨营养不良的情况下[176, 177]。由于病例数量有限，对适当的手术处理尚无明确的共识。主要的管理策略是控制血清中的磷酸盐、钙和甲状旁腺素水平[178]。手术通常使功能损害，尽管医疗管理、减压，可以用来治疗逐步恶化的神经功能缺陷[179, 180]。

三、结论

大多数脊柱肿瘤是可行手术治疗的，也是较好的选择。术后功能预后与术前缺失的严重程度密切相关。因此，早期诊断显示明显影响功能预后，则患者必须谨慎选择。症状轻微的患者从手术中获益最大，风险最小[13, 105]。手术结果也与脊髓萎缩和蛛网膜瘢痕的存在有关，两者均提示慢性脊髓压迫[15]。当患者需要治疗时，强烈建议对所有脊髓肿瘤进行早期手术干预，以防止生长和神经功能恶化。除了及时的外科咨询外，一个全面的康复计划可能有利于一些患者改善行动能力，降低疼痛程度，减少抑郁的可能性，并提高整体生活质量[181-183]。

由于技术和研究的快速进展，我们在脊柱肿瘤学方面的知识正在迅速扩展。随着新型化疗药物、放射治疗系统（包括 SRS 和射波刀）和显微外科技术的不断引进，脊柱肿瘤患者获得了更广泛的治疗选择。此外，目前在原发性脊髓肿瘤（如星形细胞瘤）的遗传和分子生物学方面的研究，可以使每位患者的治疗方法个性化，并结合直接的分子靶向技术。脊柱手术及辅助治疗的显著进展将继续提高脊柱肿瘤患者的生活质量，延长患者的寿命。

椎关节和脊髓的脊髓病

Spondylotic and Myelopathic Myelopathies

Robert F. Heary　Nitin Agarwal　Zoher Ghogawala　Nduka Amankulor　著

第 37 章

一、概述

脊髓型颈椎病（CSM）由退行性颈椎病引起，是美国颈椎手术常见的适应证之一。在美国，每年有超过 112 400 例退行性脊椎病的颈椎手术，这些手术的住院费用现在每年超过 20 亿美元[1]。在美国，近 20% 的颈椎手术是治疗 CSM[2]。脊髓手术减压和脊柱融合可以阻止这种病理条件的恶化，有时可以允许脊髓功能的恢复。此外，许多有轻微 CSM 症状的患者得到了预期治疗。虽然 CSM 手术有很多好处，但也有大量报道表明 CSM 手术有较高的并发症发生率（13.4%～17%）[3, 4]。虽然 CSM 的腹侧入路和背侧入路手术在美国广泛使用，但两者的发病率可能存在明显差异。例如，某些特殊的并发症（如吞咽困难），腹侧手术的发生率高于背侧手术[3]。由于这些和其他历史原因，治疗 CSM 的最佳手术方式（腹侧与背侧）存在不确定性，特别是在老年患者中。本章涵盖了 CSM 当前的知识和实践。

二、定义和病理生理学

CSM 是美国和世界上脊髓功能障碍最常见的原因，也是 55 岁以上人群步态障碍最常见的原因[5]。CSM 的临床症状和体征隐匿，不易发现。最常见的症状包括步态和（或）平衡的细微变化，颈部僵硬，疼痛向手臂扩散，丧失手的灵活性（如字迹潦草、"手的笨拙"），还有手麻。症状通常是腿部不对称。失去括约肌控制和尿失禁是罕见的早期过程，然而，随着病情的进展，一些患者会抱怨出现尿急、

尿频和尿不尽。CSM 最常见的症状包括：反射亢进、下肢痉挛、伸肌巴宾斯基反应、Hoffmann 征、踝关节阵挛、无力（双臂多于双腿）、关节位置感改变。手部固有肌的消耗是 CSM 的一个典型症状[6]。脊髓病的典型症状是长管体征。通常，在急性过伸性损伤后，CSM 患者也可能出现中央脊髓综合征。

CSM 是由颈椎退行性关节炎引起的脊髓动态反复压迫引起的。在动物模型中，轴索拉伸相关损伤似乎是解释脊髓病的主要因素[7]。大血管受压和微循环受损导致脊髓缺血是其他被提出的机制[6, 8]。CSM 的自然历史是多变的。最常见的是最初阶段的恶化，随后是一段持续数年的静止期，在此期间残疾程度可能不会有显著变化。一小部分患者的症状出现得很快，但静止期很长，大多数患者的临床功能逐步恶化，中间有间歇的静止期。老年患者病情恶化更为频繁[9]。

许多有轻微 CSM 症状的患者无须手术，在门诊随访即可[10]。脊柱减压融合手术常被提倡用于严重或进展性症状，但效果不一。CSM 面临的部分挑战是如何在手术干预方面取得成功。传统的教学方法认为，CSM 手术主要是为了阻止脊髓病的进展。神经症状的改善被认为是外科治疗的次要目标。

三、无进展性脊髓病的颈椎管狭窄

正常颈椎管平均直径为 12～18mm，下颈椎管较上颈椎管狭窄。尽管如此，基本上所有有显著性颈椎管狭窄（颈脊髓直径通常为 10mm）的患者最终都会出现脊髓病的体征和（或）症状。一些患者在

颈椎病引起的神经孔狭窄的基础上，出现颈部疼痛或间歇性的颈椎神经根病变，导致手臂或肩膀疼痛 [11]。颈部疼痛的保守治疗包括非甾体抗炎药（NSAID）、肌肉松弛药和物理疗法 [12]。然而，保守的干预措施还没有得到充分详细的研究，以充分评估疗效或有效性 [13]。此外，对于 CSM 患者，应避免使用门诊颈椎牵引。颈椎硬膜外类固醇注射治疗神经根型颈椎病有时被提倡。一般认为颈硬膜外注射是安全的，尽管最近的系统回顾发现有严重并发症的报道 [14]。还没有进行过随机对照试验（RCT）来确定经颅磁刺激在 CSM 治疗中的长期疗效。

四、轻度脊髓型颈椎病

没有大型的随机对照试验证明手术治疗 CSM 优于非手术治疗。有一些小的研究报道了相互矛盾的信息。一个小型的 RCT，包括 48 名患有轻微至中度 CSM[改良的日本骨科协会（mJOA）评分 > 12 分] 的患者，经过 2 年的随访，并没有显示出手术后的改善 [15]。相比之下，另一项非随机试验（43 例）显示 CSM 患者在手术后整体功能结果改善更好 [16]。一般认为，症状轻微、稳定的患者无须手术即可得到控制，尽管在大多数进行性脊髓病患者中，症状在手术后有效的结果测量中显示出改善 [17]。在最近的一篇 Cochrane 综述中，Nikolaidis 等对手术治疗脊髓型颈椎病的作用进行了综述，发现没有确凿的证据支持手术治疗。然而，他们发现了这些研究的局限性，主要包括小型临床试验和偏倚风险 [18]。在之前的综述中，Fouyas 等报道了 CSM 可能在很长一段时间内保持静止状态，有时可能在没有任何治疗的情况下观察到改善 [19]。

五、影像学研究

最初的诊断性放射学研究可能包括颈椎 X 线片，它通常表现为椎间盘间隙狭窄、骨赘、颈椎前凸消失等。矢状位 X 线片被用来评估对齐，这将影响任何可能的手术操作的入路。值得注意的是，弯曲扩展视图可以帮助诊断不稳定 [6]。

磁共振的研究，是筛查 CSM 患者的首要选择 [6]。由于其众所周知的高灵敏度，MRI 可以发现有症状患者的病理结果，或检测无症状患者的病理结果。

因此，将症状与 MRI 诊断相关联是很重要的。CT 扫描是一种额外的成像方式，在消除骨解剖学和孔狭窄方面优于 MRI。因此，CT 扫描常被用来补充 MRI，以提供额外的骨细节，以描述损害神经的病变。脊髓造影术和（或）CT/ 脊髓造影术，现在主要用于不能进行 MRI 的患者（如安装心脏起搏器）或 MRI 不能确诊的患者。在有疑问的椎间孔狭窄病例中，CT/ 脊髓造影可以作为一个有价值的诊断辅助手段来帮助明确病理。

六、鉴别诊断

一些情况可能出现类似 CSM 的症状和体征，应寻求手术干预前。最常见的情况包括运动神经元疾病 [肌萎缩性侧索硬化（ALS）]、多发性硬化（MS）、周围神经病、神经根病、正常压力脑积水、亚急性联合变性（维生素 B_{12} 缺乏）、肿瘤、类风湿关节炎、脊髓灰质炎和遗传性痉挛性截瘫。应根据需要进行电诊断和实验室研究，以帮助将这些疾病与 CSM 区分开来。除了神经传导研究和肌电描记术，体感诱发电位（SSEP）可以帮助排除一些没有经过手术治疗的神经系统疾病（如 MS）。实验室研究应包括以下内容：全血计数（CBC）以排除感染性病因；化学检测；血清维生素 B_{12} 评估；甲基丙二酸（MMA）和同型半胱氨酸水平，并在适当的候选人中进行艾滋病病毒检测。

七、手术治疗的发展历程

在对脊髓功能障碍病理生理的研究结果发表之前，就提出了对脊髓型颈椎病的手术治疗。历史上，脊髓型颈椎病的手术方式是经后入路将颈椎背侧骨质切除，即椎板切除术（不进行融合）。第 1 例脊髓损伤颈椎椎板切除术完成于 1828 年 [20]。

虽然不进行融合的椎板切除术现在还在进行，但多种因素已经限制了其广泛应用。首先，部分病例可出现脊柱不稳或脊柱后凸，使得许多脊柱外科医生需要额外进行融合或椎板成形术（扩大椎管但不进行融合或椎板切除，可降低晚期失败率）。其次，经背侧椎板切除术不能切除腹侧骨赘，因而开发了经腹侧入路。1985 年，Fessler 等提出经腹侧椎体切除术（从脊柱前方切除椎体）可能优于经背侧减压术 [21]。这项研究将新的经腹侧椎体切除术患者的预后与多年前经背侧手术治疗患者的预后进行了比较。但后来的研究，包括最近的一项包含 316 例患者的前瞻性非随机研究，均未能证实经腹侧手术和经背侧手术在疾病特异性预后方面的差异[4]。

尽管关于经腹侧和经背侧手术效果的回顾性和前瞻性研究结果尚不统一，但腹侧减压术在两种特定情况下可能对缓解脊髓病症状更有效。根据一项前瞻性研究的结果，术前患有脊柱后凸（>13°）的患者经背侧手术（椎板成形术）后，改良 JOA 评分（modifed Japanese Orthopedic Association，mJOA）（一项经过验证的疾病特异性结果测量工具）更差[22]。另一项研究的结论是，对于术前髓内信号 MRI 改变的患者，与背侧入路相比，腹侧减压可显著改善运动功能[23]。

然而，由于经前路手术的术后早期并发症率高，限制了人们对其的热情。事实上，腹侧椎体切除术（29.3%）的并发症发生率明显高于背侧手术（7.1%）[24, 25]。早期多层椎体切除术的经验与移植物脱位和融合失败的高发生率相关[26, 27]。因此促成了多节段椎间盘切除及椎体融合、金属板固定术，这降低了并发的发生率[28]。多节段椎间盘切除术和融合术在改善颈椎前凸的同时，也减少了内植物移位的风险。一般情况下，椎体切除手术能够维持矢状面对齐，但不能改善矢状面对齐，而采用前凸形支撑移植物的多层椎间盘切除术能够改善术后矢状面对齐。然而，假关节形成和移植物下沉仍然是使用经腹侧多阶段手术时将面临的挑战[29]。

由于三个或三个以上节段前路手术（尤其是椎体切除术）的并发症率较高，使得部分外科医师只有在病变范围不超过两个节段时才会行经前路手术。Vaccaro 等在一项回顾性多中心研究中发现，三节段椎体切除术后早期前路钢板手术的失败率高于两节段椎体切除[30]。类似的，Sasso 等注意到颈椎前路三节段切除融合后的失败率为 71%，而两节段重建后的失败率仅为 6%[26]。因此，三个或三个以上节段的颈椎病通常采用背侧入路治疗[31]。在美国目前的医疗实践中，根据全国住院病例统计，高龄患者（75 岁以上）中接受经后路手术治疗者更多。但是由于研究发现高龄和经后路手术都是颈椎术后出现并发症（如术后吞咽困难）的危险因素，因此

应格外引起注意[2]。判断所采取术式（前路或后路）能否减少并发症，特别是对于老年患者而言十分重要。

八、外科治疗的临床指南

美国神经外科医生协会、美国神经外科医生协会（AANS-CNS）等专业医生组织系统地回顾了相关文献，并发表了 CSM 手术治疗的临床指南[32]。制订这些指南是为了帮助外科医生制订适当的治疗计划。然而，他们也发现了当前文献中的主要缺陷。在大多数情况下，这些临床指南一直无法发布灵活的指导，因为缺乏高质量的临床研究来比较治疗方法，这在很大程度上是由于在涉及外科手术和具有显著异质性疾病的临床试验中固有的困难导致。有明确的数据表明手术对脊髓病的益处。到目前为止，尚不明确理想的手术方法。此外，限制术后并发症的最佳方法可能取决于年龄。

九、随机对照试验

患者人群的异质性，以及个别外科医生倾向于腹侧（前）或背侧（后）手术，长期以来阻碍了 CSM 手术处理的 RCT 表现。既往的研究表明，大多数美国颈椎专家（包括骨科和神经外科）认为，如果研究人群经过精心设计，有足够的临床设备来证明进行比较试验是合理的[33]。其他几个重要的原因也证明了 RCT 的必要性。首先，CSM 手术的并发症发生率非常高（最近的一项前瞻性研究中为 17%）[4]，尤其是 74 岁以上的患者[2]，这是美国人口中不断增长的一部分[34]。其次，30% 的病例结果不令人满意[35]。最后，背侧减压和融合手术的费用明显高于腹侧手术，这表明即使这些方法有相似的结果，了解医院费用的差异也是有意义的[36]。

一项非随机的试点研究表明，腹侧和背侧入路均能提高 mJOA 评分[37]。背部手术与较高的住院费用和较长的住院时间有关。腹部手术与健康相关的生活质量（HRQoL）评分的改善相关[37]。最终，这项初步研究提出了一个更大的 RCT 的需求。在试点研究中，腹部治疗组的患者更年轻，这是任何外科手术系列的一个已知的好处。因此，准确解释两组（腹侧和背侧）的结果是不可能的。

幸运的是，一项正在进行的随机对照临床试验得到了以患者为中心的结果研究所（PCORI）的资助。本试验试图通过随访 1 年的 SF-36 身体健康量表（PCS）来确定哪种手术方式（腹侧手术还是背侧手术）与更好的临床结果相关。随机方案包括 2∶3 腹背比。试验增加了背部手臂的随机化，以便对椎板成形术（世界上最常见的 CSM 手术）和椎板切除 / 融合（美国更常见的手术）进行非随机的比较。RCT 的临床和影像学结果尚未公布，然而，最近已经完成了 159 名随机患者的登记 [38]。

十、当前 CSM 的外科治疗

无论采用何种手术入路，目的都是通过椎管减压恢复脊髓周围的脑脊液搏动。为患者摆放体位时应避免过度拉伸肩关节以免损伤臂丛或其他周围神经。一般而言不建议完全约束。手术显微镜通常用于腹侧入路。尽管没有严格的研究证明常规脊髓监测在预防脊髓型颈椎病（CSM）神经并发症的效果，但是一些外科医生建议实行脊髓监测 [SSEP、运动诱发电位和（或）肌电图]。

（一）腹侧入路

颈椎后凸或后凸畸形是治疗 CSM 时选择腹侧入路手术的主要原因之一（图 37-1）。有两种主要的腹侧入路。

1. 多节段椎间盘切除和融合

减压融合术可采用多节段椎间盘切除术并融合钢板 [28, 39]。外科医生使用同种异体或自体骨间隔物，或在每个椎间盘间隙放置一个带骨的笼子，并在手术显微镜下清除所有压迫性骨赘和椎间盘材料。此外，如果后纵韧带（PLL）增厚或引起神经压迫，它也应切除，使其下的硬脑膜无任何残余压力。固定通常采用半张力钛板或动力钛板进行固定，这两种方法都可以优化融合和将并发症降至最低 [40, 41]。在许多情况下，使用这种技术可以恢复颈椎前凸，特别是如果使用了前凸形支柱。在一些有明显后凸的病例中，矢状面对齐的改善是可能的，然而，最终影像仍可能显示颈椎呈直或后凸排列。

2. 颈椎椎体切除融合

颈椎后凸畸形的程度，椎间盘 / 骨赘压迫的解剖结构，或后纵韧带（OPLL）浑浊可能导致一些

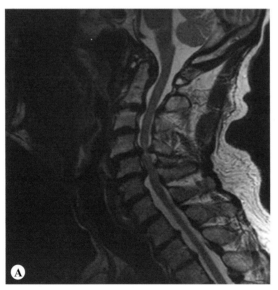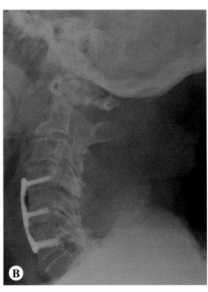

▲ 图 37-1 一位 71 岁的右利手男性，颈部疼痛多年

主诉双上肢麻木、感觉异常和无力。承认有肠道、膀胱和性功能障碍，此外还有平衡功能障碍、抓握不稳，物品容易从手中掉落，穿衣困难、书写困难、过去的 1 年里，他一直借助一根笔直的拐杖走路。在接受神经外科评估之前的两个月里，每周跌倒 2～3 次。体格检查时，双下肢肌张力增加。中度的手部力弱(4+/5)。四肢反射亢进，自发性巴宾斯基征阳性，双侧踝阵挛，双侧霍夫征阳性。A. 矢状位 T_2W MRI 显示多水平椎间盘突出，但最严重的是 C_4～C_5 和 C_5～C_6 水平，并伴脊椎改变。脊髓 C_4～C_5 水平有异常信号。B. 术后 1 年侧位 X 线片显示各水平实性融合，由于放置了前凸型自体移植物间隔片而保持了矢状排列。桥接骨可见于各级骨小梁。在他 1 年的随访评估中，他否认有任何颈部疼痛，但确实注意到一些持续性的轻微手部无力。他否认掉东西或跌倒，但他继续借助他的手杖步行

外科医生选择切除部分或整个椎体。Cooper 和其他人已经描述了颈椎椎体切除和融合的技术 [42, 43]。多节段椎体切除和融合的并发症是常见的，因此一些外科医生提倡补充脊柱融合方法（见腹侧和背侧联合方法）[42]。另一个关于椎体切除术的问题是，与多节段椎间盘切除术和融合术相比，纠正矢状面错位的可行性更低。如前所述，Vaccaro 等和 Sasso 等的研究表明，当进行 3 次或 3 次以上的相关切除时，构建失败率很高 [26, 30]。

（二）背侧入路

多发性疾病（3 级或 3 级以上）、发育性狭窄的椎管（C_2 基底部前后径≤ 12mm）、OPLL、高龄（年龄＞75 岁）是治疗 CSM 时选择背部入路的原因之一（图 37-2）。主要有三种背侧手术入路，即椎板切除、椎板切除融合和椎板成形术。

1. 椎板切除术

颈椎椎板切除术可有效缓解部分颈椎前凸症患者的 CSM 症状，但 21%～42% 的患者伴有进行性后凸畸形 [44, 45]。典型的保留先天性狭窄和保留脊柱前凸的患者实行椎板切除术不融合。除脊髓病外，此手术也可用于治疗神经根病。

2. 椎板成型融合术

背侧减压椎板切除术和融合通常采用颈椎中线椎板切除，并使用侧块螺钉和（或）椎弓根螺钉和

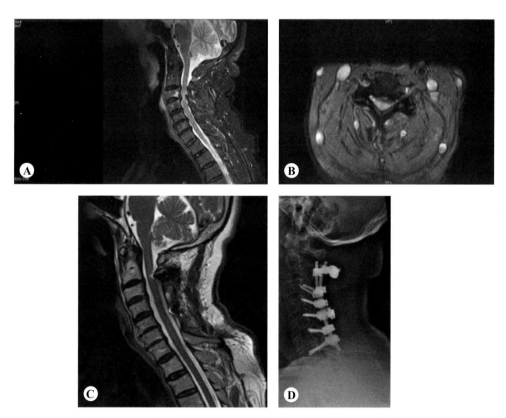

▲ 图 37-2　一位 70 岁的男性在步态不稳定发展较快的情况下接受了评估

主诉左上肢刺痛，双手麻木，平衡差。手中物品易掉落，字迹发生改变，跌倒数次。手灵巧性丧失、肩膀僵硬以及步态不稳。体格检查发现，双下肢肌张力增加，并伴有中度（4+/5）肱三头肌和肱二头肌无力。双手肌肉力量是 3/5。在深部肌腱反射评估中肱二头肌、肱桡肌和膝腱反射为 3+。步态明显不稳定，双侧踝关节阵挛，双侧自发性巴宾斯基征，左侧霍夫曼征阳性。A. MRI 矢状位成像序列显示弥漫型椎关节强硬遍布整个颈椎，C_3～C_4 水平脊髓内有异常信号。脊椎的变化从 C_2 水平扩展到 C_7 水平。保持脊柱前凸。B. C_3～C_4 水平的轴向 MRI 显示椎管内脑脊液信号明显丧失，可沿左侧椎间盘 / 骨赘复合体的腹侧或背侧显示。C. 作为临床试验的一部分，患者进行了 C_2～C_7 的后路减压、稳定和融合手术，治疗后 3 个月进行了 MRI 检查，显示整个脊髓减压良好，术前脊柱前凸保持不变。C_2 交叉层流螺钉和 C_5 水平的交叉接头存在伪影。D. 术后 1 年侧位 X 线片显示 C_2～C_7 椎体融合，脊柱前凸保留，矢状面平衡良好（SVA+2.1cm）。C_2 采用交叉椎板螺钉，C_7 水平放置双侧椎弓根螺钉。在他 1 年的随访评估中，他否认任何颈部疼痛，并表示感觉与术前相同，可以自己系鞋带，平衡能力明显提高。经常去健身房锻炼。手的运动仍然存在一些困难

棒进行刚性固定[46]。利用局部自体骨、髂嵴自体骨和（或）同种异体骨进行侧方植骨融合。为了改善矢状面对齐，我们通常放置器械，然后对脊髓进行减压，然后使用 Mayfeld 三针头固定装置对脊柱进行延伸和背侧移位[47]。在复位过程中，只有直接观察完全减压的脊髓，才能安全地进行这种操作，以确保不会发生进一步的神经压迫或过度扭折。这项技术需要确定，在复位结束时，脊髓仍保持充分减压。利用该技术，每个病例矢状面对齐改善 9.9°，无须任何形式的术中监测，也没有任何神经系统的损伤[47]。

3. 椎板成形术

日本文献中对椎板成形术有详细的描述，Heller 及其同事对其进行了研究[48]。开门术是美国应用最广泛的椎板成形术。这个过程包括在颈椎的一侧（开口侧）切割多个节段的椎板，然后在椎板的另一侧切割一个凹槽，形成一个铰链，以扩大颈椎的横截面直径。然后用骨撑或钛板固定开放侧以维持扩大的颈椎横截面积。有广泛的钛板可供选择用于颈椎椎板脱位。外科医生可以选择对手术有价值的陶瓷、同种异体或自体移植物的层状间隔物。一些系统还包含铰链板，在发生过度的骨头移除，以挽救移位的铰链。通常，在每个操作水平上，使用 4mm 或 5mm 的自攻骨螺钉，以将钢板固定在椎板和侧块上。

（三）腹侧和背侧联合入路

颈脊柱后凸的畸形和（或）三个或更多椎体病变患者可能运用腹侧和背侧相结合的方法治疗（前后路联合手术）达到脊髓减压，改善脊椎对齐，成功可能性最大化的关节融合术[49]。这些手术可以在 1 天内完成，也可以分阶段进行，这取决于不同的患者因素以及医生的偏好。回顾一下我们的实践在 125 例连续的颈椎病例中，4 例进行了前后路联合手术，这表明这种选择很少是必要的（未发表的数据）。有些外科医生在术后 6～12 周内使用硬性或半硬性颈托。

十一、术后颈托

术后颈托的使用缺乏客观的数据，而且依赖于外科医生的选择。虽然一些外科医生经常给颈椎术后患者使用颈托，但另一些医生则根本不用。伤口愈合有时会影响术后颈托的选择，因为前路手术几乎没有伤口困难，而后路手术偶尔会出现破损或感染。因此，一些外科医生在做后路手术时避免使用颈托。此外，颈托的使用可能会延迟或阻碍康复工作，这是术后不使用颈托的另一个原因。

十二、脊髓型颈椎病的手术结果

大多数手术病例显示，大约 70% 的 CSM 患者术后症状有所改善[17]。手术通常对减压较早的患者效果较好。此外，研究表明，年龄越小，预后越好[50, 51]。Suri 等也证明那些症状持续时间少于 1 年的患者也有更好的结果。虽然还没有进行大型的随机对照试验来比较手术和非手术治疗 CSM 的效果，但一项前瞻性的非随机试验显示，手术治疗的患者总体功能效果更好[16]。对于进展性 CSM，手术治疗已经成为公认的治疗策略，因此，未来比较手术和非手术治疗的随机对照试验的可能性更小，并且也不符合伦理规范[20]。

几种疾病特异性预后评估方法已被用来评估 CSM 手术的疗效。mJOA 评分（最高 17 分）在许多研究中经常使用，在大多数研究中显示 CSM 患者手术后 mJOA 评分提高 2.5～4 分[22, 52, 53]。这种疾病特异性预后指标以前曾被用来确定 CSM 术后预后不良的危险因素。例如，Suda 等在一项使用 mJOA 量表的研究中发现，>13° 的局部颈椎后凸是背侧手术（开放式椎板成形术）患者预后不良的显著预测因子[22]。

CSM 对 HRQoL 有实质性的负面影响。一个退伍军人事务部（VA）最近的一项研究发现平均 PCS 评分为 27.8±8.3（>2 个标准差则低于正常健康个体的年龄调整平均值）使用通用 SF-36 HRQoL 量表[54]。用 SF-36 测量，CSM 手术似乎改善了 HRQoL，这表明该工具可能对研究 CSM 患者腹侧和背侧手术入路对 HRQoL 的差异影响（如果存在的话）有价值[17]。由于 CSM 对生存率没有已知的影响，任何试图比较两种 CSM 手术策略的研究都应该考虑手术干预对生活质量的影响。Fehlings 等对 316 例 CSM 患者进行了一项前瞻性、非随机的研究，作者发现，使用已建立的疾病特异性（mJOA）和一般HRQoL（SF-36）结果工具，手术可显著改善CSM症状。在这项大型研究中观察到的高并发症发生率（17%）强调了需要判断哪些手术（腹侧与背侧）会导致何种并发症以及哪些患者会出现并发症[4]。此外，本研究还证明了一个众所周知的情况，即前瞻性研究报道的并发症发生率总是高于回顾性的外科手术结果。

十三、手术并发症的风险

在一项大型回顾性队列研究中，研究人员对美国医院1992—2001年全国住院患者颈椎手术相关的出院情况进行了分析。Wang等发现与其他类型的颈椎手术相比，颈椎病伴脊髓病者（占19%，932 009例）存在较高的并发症发生率[2]。背侧手术在老年患者中更为常用，且与较高的并发症发生率独立相关。年龄＞74岁也是发生并发症的独立预测因素。类似的，最近的另一项研究发现，75岁以上患者的并发症发生率为38%，年轻患者中有6%[55]。然而，这个特殊的分析并没有直接比较腹侧和背侧手术的并发症发生率，也不局限于CSM患者。另外，Boayke等使用了全国范围内1993—2002年的住院患者样本（58，115例），比较腹部和背部融合手术（尤其是CSM）的并发症发生率。他们的回顾性分析发现，腹部手术的并发症发生率为11.9%，而背部融合手术的并发症发生率为16.4%[3]。总的来说，CSM患者的并发症发生率相对较高。Ghogawala等注意到一项50名患者参与的非随机、前瞻性的临床试验研究队列中并发症的发生率为16%[37]。

Yonenobu等对83例CSM患者进行了回顾性研究，他们采用椎体切除加支撑移植（腹侧手术）或椎板成形术（背侧手术）。根据日本骨科协会（JOA）的评估，没有发现患者预后有显著差异[24]。然而，椎板成形术（背侧）组的并发症（7.1%）少于椎板切除术（腹侧）组（29.3%）。同样，Edwards等发现尽管椎板成形术（背部）组的并发症较少，椎体切除与椎板成形术的疗效无差异[25]。

CSM术后常见的手术并发症有两种，即吞咽困难（更常见的是腹侧手术后）和C_5神经根麻痹（通常是暂时性的，但有时是永久性的肩部虚弱，可在腹部和背部手术后看到）。Edwards报道了31%的腹部手术后持续性吞咽困难或发声困难（喉返神经损伤后的声音嘶哑），并指出这一并发症常被低估[56]。Ghogawala等在一项非随机临床试验中指出，腹侧手术组术后30天并发症发生率为17.9%，其中80%的并发症是吞咽困难。同时，背侧手术组术后30天并发症发生率为13.6%，所有并发症均与术后C_5麻痹有关[37]。C_5神经根麻痹的发生率为12%（腹侧手术）～30%（背侧手术）[57]。这种并发症通常会使患者瘫痪数月，可能与减压后脊髓移位引起的C_5根牵拉有关[58]。由于住院时间持续减少，且C_5麻痹通常在术后第3天或第4天才被发现，因此任何研究都极有可能低估这种情况的真实发生率。医院入院出院数据库不太可能准确地获得这些并发症的发生率，也不能估计其严重程度或对患者生活质量的影响[2]。使用HRQoL仪器的前瞻性研究更有可能为临床医生和患者提供关于腹部和背部手术后并发症发生率以及这些并发症对患者生活的总体影响的有用信息。此外，由于大多数吞咽困难和C_5轻瘫的病例是逐渐消失的，这些情况下不同的脱位导致了术后致残情况的显著差异。此外，术后颈部疼痛和颈部活动受限在不同程度上发生，这些因素对生活质量的确切影响程度尚不清楚。

畸形和晚期失效

有文献报道了颈椎椎板切除术后进行性后凸畸形的发展[45]。在某些病例中，畸形导致临床恶化和不良预后[59]。有时，患者需要再次手术来矫正畸形。初次颈椎椎板切除术后的再手术率尚不清楚，为了更好地了解这个问题的临床重要性使用住院患者数据库进行研究会提供有用的信息。同样，对于融合/内固定失败和邻近节段疾病的再手术率也需要提高，这可能需要在远离索引手术的地方进行额外的手术。

十四、胸椎管狭窄症（thoracic spinal stenosis，TSS）

TSS引起的脊髓病相对少见，主要是由于肋骨、胸骨和骨突关节提供的胸椎活动范围有限[60]。

TSS 的发病机制与脊柱其他部位相似，即椎间盘退行性改变，常伴有椎间盘膨出、后节肥大、韧带增厚，可能发生钙化以及腹侧硬膜外骨赘发育[61]。原发性 TSS 伴脊髓病变的患者应考虑单发性下肢无力和（或）不协调或单发性肠、膀胱功能障碍的患者，特别是在高级神经影像学研究中未发现颈或腰骶区域异常时（图 37-3）。

胸椎脊髓病的临床评估需要高度的重视和彻底的体格检查。与颈脊髓病相比，未见上肢受累。然而，患者会出现下肢虚弱、麻木、本体感觉丧失，偶尔可观察到肠和膀胱功能障碍。胸椎脊髓病可出现下肢肌张力增加、踝关节阵挛、下肢反射亢进、巴宾斯基征阳性。鉴别诊断包括多发性硬化（影响脊髓）、弥漫性特发性骨骼增生症（DISH）、脊髓血管畸形、肿瘤、感染、血管瘤和脊髓蛛网膜囊肿。胸椎 X 线片通常不能诊断。对于 TSS 以及排除其他原因，MRI 是一种很好的筛查工具，然而，如果它不是诊断性的，可能需要 CT 扫描（可能伴有脊髓造影）来确定狭窄的特殊区域。

在区域性 TSS 方面，值得注意的是要认识到血供的差异。脊髓可分为 3 个区域，其中 $T_4 \sim T_8$ 的中间区血管供应较差。该区域通常由一条前髓动脉供应[62]。相反，下胸椎和腰椎的脊髓是由大神经根动脉供应的。幸运的是，上胸椎很少有明显的脊椎病，或导致脊髓病。然而，随着 MRI 的广泛应用，下胸椎病得到了越来越多的认识。

对于有进展性脊髓病和神经影像学证据的患者，建议手术治疗。在绝大多数情况下，如果患者的椎管呈同心性狭窄或狭窄处主要位于后部，可能需要行椎板切除术。在极少数情况下，腹侧位受压时，可采用前路或外侧路（如经椎弓根、肋间截骨、外侧腔外）。

Dimar 等发表了 7 例（男 4 例，女 3 例，平均年龄 49 岁）TSS 及相应脊髓病患者的报道[63]。本病例系列报道的手术治疗包括后路减压内固定融合、前路椎体切除融合[1]、前路椎体切除自体骨支架、后路广泛减压内固定融合[1]。5 名患者的脊髓病有显著改善，可以正常行走，1 名患者的行走能力略有改善，另 1 名患者仍然坐在轮椅上。所有患者均获得可接受的影像学融合。在所有这些病例

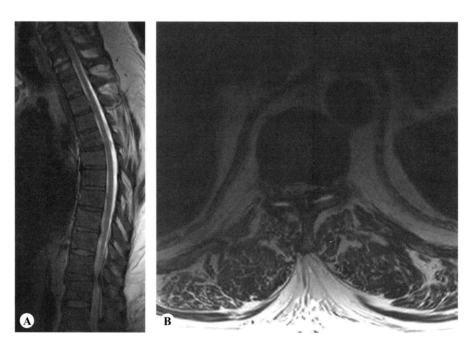

▲ 图 37-3 一位 67 岁男性，因渐进性平衡困难而导致步态不稳

主诉左腿笨拙，近几天跌倒过。问诊时发现肠道和膀胱有进行性功能障碍症状，这些症状持续了几周，对他进行了首次神经外科评估。A. 矢状位 T_2W MRI 显示 $T_{11} \sim T_{12}$ 水平严重椎管狭窄。这张图上几乎看不出脊髓的存在，不能识别异常的脊髓信号。而退变性椎间盘病的异常信号在 $T_{11} \sim T_{12}$ 椎间盘可见。B. T_{11} 和 T_{12} 水平的轴位 MRI 显示椎管区域明显丧失，无法显示脑脊液信号。这幅图像与严重的脊椎疾病相一致。手术治疗包括 T_{11} 和 T_{12} 的减压椎板切除术，不使用器械或融合。手术很顺利，患者左腿的力量有了明显的改善

中，如果在最初的手术中没有实现椎体融合，就会出现晚期脊柱不稳定和复发性椎管狭窄。目前已报道了其他病例 [64, 65]。许多神经外科医生在没有脊髓不稳定的证据时，仅行椎板减压术，不进行融合。当然，如果减压使该区域不稳定，则应增加融合内固定。

十五、结论

CSM 是美国脊髓功能障碍最常见的原因，CSM 的减压手术可以稳定或改善其失能症状。然而，目前对于入路的选择存在争议，包括腹侧（前路）与背侧（后路）。这两种主要的手术入路在美国已使用了近 50 年。到目前为止，还没有完成和发表 RCT 来比较这些方法的有效性。此外，比较评估关节融合术有效性的研究时，背部入路手术还没有进行。最近发表的数据表明，CSM 手术的并发症（以及后期失败的再手术）很普遍，腹侧入路和背侧入路之间存在差异。针对性的研究有助于建立科学的指导原则，从而提高 CSM 治疗的效果。与 CSM 相比，TSS 引起的脊髓病较少见，需要较高的诊断指数，通常采用减压椎板切除术。随着 MRI 使用的增加，TSS 明显比以前认为的更普遍，研究 TSS 的理想治疗在不久的将来是必要的。

第 38 章

多发性硬化
Multiple Sclerosis

Jodie K. Haselkorn   Lynda Hillman   Kathryn Tortorice   Alicia Sloan   著

一、概述

本章旨在为脊髓损伤（SCI）领域的多学科临床医生提供多发性硬化（multiple sclerosis，MS）的广泛概述。多发性硬化是一种影响中枢神经系统的免疫介导性疾病，大脑、视神经和脊髓的脱髓鞘退行性过程。常见的初期症状包括视神经炎、疲劳、虚弱、步态障碍、麻木或刺痛。MS 的病程可能是复发和缓解、进展，也可能是两者的结合，这取决于 MS 的表型。多发性硬化症患者通常有正常的寿命，尽管他们的残疾在增加。多发性硬化症仍然是一种没有已知病因和治疗方法的疾病。自 20 世纪 90 年代首次批准用于多发性硬化症的疾病修饰疗法（DMT）以来，已经取得了相当大的进展。正在进行的研究继续告知我们对疾病过程的理解，并阐明进一步修改疾病过程、修复损伤甚至可能提供治疗的方法。

MS 中的脊髓损伤，会导致 SCI 中的常见的损伤，这些损伤的处理也相应类似，本章仅简要介绍。重点介绍了管理系统的特点和管理策略。

二、历史回顾

几乎没有证据表明 MS 存在 19 世纪以前的历史记录中。在 19 世纪 50 年代，Jean-Martin Charcot 和他的同事们在法国巴黎的妇女医院启动了第一个系统性、前瞻性的纵向系统，对神经障碍进行诊断和分类。根据临床症状和体征与大体及显微检查结果来区分疾病[1]。典型症状和体征包括无力、震惊和束带感样疼痛、痉挛、痉挛状态、挛缩、意向性震颤、共济失调、复视、言语困难、膀胱炎症和括约肌麻痹，以及情感、智力以及记忆的变化，经常由感染导致死亡。"Charcot 三联征"有助于将多发性硬化症与其他神经系统疾病区分开来，包括意向性震颤、眼球震颤和断续言语（缓慢的发音、音节后的停顿、有时听不懂的单词）[2]，尽管现在只有眼球震颤是多发性硬化症的常见症状之一。自 Charcot 以来，MRI 和脑脊液（CSF）分析技术的发展极大地促进了医学的发展。

如今，多发性硬化症主要是指其临床过程。临床过程可分为四种表型，即临床孤立综合征（CIS）、复发缓和型多发性硬化（RRMS）、继发性进展性多发性硬化（SPMS）、原发性进行性多发性硬化（PPMS）。急性复发的最初表现是临床孤立综合征，大多数（但不是所有）临床孤立综合征将进一步进展。满足 RRMS 的要求是在时间和空间上有过两次攻击的证据。神经功能受损至少持续 24h，然后功能恢复到原来的水平或新的稳定水平，这就解除了攻击。RRMS 通常在 10～20 年内转变为 SPMS，因为复发频率降低，功能水平逐渐恶化。进展的开始和速率因人而异，并可能受到 DMT 的影响。PPMS 不表现为临床复发，总体呈进行性失能[3, 4]。

MS 也可分类为活动性病变（MRI 上的活动病灶）或不活动性病变，恶化（临床状态的进展）或不恶化。表型、活性和恶化状态应纳入临床记录并定期更新。无疾病活动证据（NEDA）指无 MRI 活动或临床进展证据的病程。它可能被用作临床或研究标准[5]。NEDA 是 MS 管理的理想目标，尽管它似乎还不能持续几年以上。

三、流行病学

MS 是影响年轻人最常见的进行性神经系统疾病，平均发病年龄在 30 岁左右。虽然儿童和老年人可能出现多发性硬化症，但最常见的诊断年龄在 20—50 岁。一般人群的总体风险是 1∶1000。据估计，美国几乎有 100 万例[6]。2008 年，全球多发性硬化症人口估计为 230 万，预计在未来的估计中还会增加[7]。美国近年来的多发性硬化症患病率明显增加，是由于早期诊断多发性硬化症增多以及死亡率降低。多发性硬化在两个半球的温带地区发病率较高，而在赤道附近发病率较低。这种从极地到赤道的梯度，在加拿大、美国都很明显，而在澳大利亚、欧洲不那么明显[8]。非洲的患病率较低，大部分在赤道附近[9]。如今，这种梯度被全球迁移减弱了[10]，但仍然可以检测到[6]。有证据表明，在青春期之前，多发性硬化症的风险随着向高危地区迁移或从高危地区迁移而发生变化[11]。尽管存在地区差异，多发性硬化症是一种全球性疾病和残疾。

目前多发性硬化症多见于女性，女性约占 80%[6]，在 20 世纪 50 年代，女性患者与男性患者的比例为 2∶1，随着时间的推移，这一比例不断增加[12]。这种疾病的病程趋势在男性和白种人中更为严重[13]。

患有多发性硬化症的个体与其一级亲属患病的可能性为 2.5%～5%，而有多个成员患有多发性硬化症的家庭，发生患病的可能性更高[14, 15]。同卵双生儿患有多发性硬化症的一致性约为 25%，这取决于所处地域的纬度[16]。与三种血清学 HLA-A 相关的 MS 风险增加，在全基因组关联研究中发现了 200 多个危险位点[17-24]。

尽管常见的疾病途径还不清楚，环境和感染因素也起作用，EB 病毒（EBV）[25]、人疱疹病毒-6（HHV-6）[26]、维生素 D 缺乏[27, 28]、吸烟[29]、体重指数增加[30, 31]可能会有影响。身体创伤、阿斯巴甜、重金属、接触宠物和过敏，尚未被证明与疾病的发作或严重程度有关[12, 32]。目前最被广泛接受的解释是，多发性硬化是一种免疫介导的中枢神经系统疾病，由遗传易感性患者的一个或多个环境因素引发。

四、神经病理学和神经免疫学

多发性硬化症的神经病理学和神经免疫学的许多过程已被阐明，尽管确切的触发、调节和途径仍知之甚少。多发性硬化症被认为是一种涉及炎性脱髓鞘过程的自身免疫性疾病，然而，以轴突损伤形式出现的退化过程甚至在疾病的早期就已被发现。MS 病变是发生组织损伤的中枢神经系统的离散区域，可导致传导缺陷，从而造成损伤。小胶质细胞激活已被理论化，通过增加血管水肿、髓鞘肿胀、碎片化和伴随的巨噬细胞活动来启动髓鞘的破坏[33]。MRI 上的局灶性增强显示炎症过程活跃和血脑屏障破坏。

MS 患者的脑脊液中淋巴细胞计数通常升高。T 淋巴细胞（包括效应 CD4 和 CD8 细胞）是 MS 病变中数量最多的淋巴细胞，然而，在没有 MS 的人体内也发现了髓磷脂抗原反应性 T 细胞，在 MS 中也发现了 B 细胞和单核细胞[33]。脑脊液中的寡克隆条带提示 IgG 反应，在许多但不是所有 MS 患者中发现。

虽然多发性硬化症传统上被认为是一种白质疾病，但科学的发展表明灰质病变是常见的，并且在病变总体中占相当大的比例[34]。常见的病变区域包括视神经和视网膜、脑室周围白质、皮质、软脑膜、丘脑和脑桥以及脊髓。

病变的发病机制的理论为个体间的同质性，而不是个体间的异质性[35]。根据不同的免疫机制或免疫模式，活性 MS 病变类型已被分为不同的组[35-37]。Ⅰ 型涉及 T 细胞的血管周围和实质的充盈，同时伴有巨噬细胞活动和脱髓鞘。Ⅱ 型具有 Ⅰ 型的特征，此外，还涉及补体和免疫球蛋白的沉积。Ⅲ 型涉及少突细胞凋亡和髓蛋白相关的糖蛋白丢失，这一过程开始于轴突的近端。Ⅳ 型罕见，表现为无髓鞘白质伴少突胶质细胞非凋亡死亡[33]。理论上，个人的病变类型将有助于确定适当的 DMT 活动机制，然而，需要通过脑活组织检查来鉴别。近年来对病变免疫病理的研究表明，病变分期比病变形态更为重要。病变分期已确定为活动期、"阴影"或部分重髓化、"积郁"，炎症从一个不活跃的中心缓慢增长、不活跃，其中轴突仍无髓鞘[33]，该区域有带瘢痕的神经胶质，没有显著的免疫病理活性[34]。活动性病变可进一步分为早期活动性和晚期活动性，这两种形式都显示巨噬细胞活性，但有不同的髓鞘蛋白。

在病变发展的急性、活动期过后，虽然不能将组织修复到过去的状态，但在一定程度上可能会发生再髓鞘化。重新髓鞘化过程的细节尚不清楚。祖细胞似乎会触发少突胶质细胞的发育，然后这些细胞转移到脱髓鞘区域，促进再脱髓鞘，并建立功能重组[38-41]。

在多发性硬化症复发型病程的早期，活动期病变占主导地位[39, 42-48]。随着病程继续向进行性转变，活动期病变百分率下降，阴影、积郁、不活动期病变百分率上升。多发性硬化症进展型以积郁型为主。有理论认为，这种积郁性炎症是导致脑容量萎缩的轴突丢失和线粒体功能障碍的主要原因。

神经退行性进展理论上是通过一个或多个过程发生的，包括轴突损伤、持续的小胶质细胞激活、慢性氧化损伤、线粒体衰竭、B 细胞抗体参与、区域化炎症和髓鞘再生衰竭[39-41]。脑老化增强了 MS 退行性改变的积累[49]。神经可塑性的衰竭似乎提供了最连贯的解释[38]，因为参与髓鞘再生形成的神经结构仍然存在，但似乎已经耗尽了能力或缺乏启动因子来进行功能重组[39]。

萎缩被认为是 MS 残疾水平的标志[50-53]。多发性硬化症每年导致的脑萎缩是正常衰老的 7 倍。多发性硬化症患者因脱髓鞘和轴突损伤而造成的典型脑容量损失每年为 0.7%；正常对照组是 0.1%~0.3%[54]。脑萎缩发生率的增加与 RRMS 和 PPMS 的水平和致残率相关，在较小程度上，萎缩也与年龄和疾病持续时间相关[50]。T_2 病变体积占脑容量损失的比例最大。萎缩与残疾程度最明显的相关性是脊髓灰质丢失[55]，这是由于脊髓损伤影响了行走、肠道和泌尿生殖系统功能[56-64]。

在多发性硬化症复发的早期，虽然主要发生在疾病的中后期，但也可发现大脑和脊髓因神经变性而萎缩。从 RRMS 向 SPMS 过渡期间灰质萎缩更加明显，而白质萎缩减少[55]。在 RRMS 中，健康对照组只增加了灰质脊髓萎缩，而多发性硬化症患者的脑白质脊髓体积与健康对照组相当。相反，与健康对照组相比，那些进展性的多发性硬化症增加了灰质和白质的脊髓萎缩。进展性的多发性硬化症似乎有临床前的，沉默的炎症活动，然后表现出一个主要的神经退行性过程。在所有多发性硬化症中，灰质体积损失与残疾程度的关系比白质更密切。

目前还没有普遍接受的萎缩的定量测量方法作为特别功能障碍水平的基准，然而，这方面的研究正在进行中。质量不一致，研究方案缺乏清晰度，以及从一个放射科到另一个放射科的设备差异是容量损失相关残疾测量标准化的障碍[52]。特殊的 MRI 标记，如脑和（或）脊髓萎缩和脑 T_1 或 T_2 病变体积，可作为失能进展的代谢物。

五、神经放射学

MRI 是体内诊断和监测 MS 最灵敏、最无创的技术。在 MS 中，MRI 采用的类型是 T_1W 和 T_2W、液体抑制反转恢复序列（FLAIR）、磁化转移，以及弥散加权影像（DWI）。影像学的目标包括诊断、评估放射学与临床加重的相关性、监测有无隐蔽的病变活动、在新疗法开始时建立基线、评价现有的治疗方法、监测进展性多灶性白质脑病（PML），这是一种与使用某些 DMT 相关的机会性感染。MRI 在 MS 中的应用指南于 2018 年由 MS 中心联盟（CMSC）制订[65]，并指定最佳灵敏度和特异性的标准。方案描述了大脑、脊髓、轨道和 PML 监测。

影像学报告应讨论目前的结果与先前的研究对比，并包括测量脑容量或脑萎缩和 T_2 病变负荷。强化病变和新的或扩大的高强度 T_2 病变提示新的炎症。病变活动通常持续 2~6 周。虽然新的 T_2 病变可以在不使用钆基对比剂的情况下，根据 MS 指南进行成像识别，但它的使用可以使新的或重新激活的病变所显示的增强可视化程度提高。注意 T_2 高强度的差异包括心血管疾病和偏头痛。

近年来，美国食品药品管理局（FDA）[66]、欧洲药品管理局（EMA）[67]、世界卫生组织对钆基对比剂（GBCA）的安全性提出了质疑。GBCA 在脑内积聚，大环钆基试剂沉积量最少。这种沉积的不良影响尚未确定，然而，EMA 已经限制或暂停使用某些 GBCA[68]。在稳定的多发性硬化症患者的影像学检查中，可能不需要使用 GBCA。GBCA 最有用的例子包括当非 MS 病因存在重大问题时、多发性硬化症临床发作的第一个症状（CIS）、建立初步的 RRMS 或 PPMS 诊断、在快速进展期间。预先存在肾功能损害的人可能因暴露于任何 GBCA 而产生并发症，推荐对所有患者进行肾前检查。最安全的方法是谨慎使用 GBCA，尤其是在没有这种对比就无法获得所需信息的情况下[65, 69]。

六、现有症状

多发性硬化与许多症状有关，这取决于中枢神经系统损伤发生的部位。视觉变化约占多发性硬化症患者症状的 50%。视神经炎，一种单侧、亚急性、痛苦的视力丧失，尤其是伴有眼球运动障碍，约占 20%[70]。常见的表现包括其他感觉症状，如反复出现的麻木或感觉异常；疼痛的感觉，如三叉神经痛、莱尔米特症、躯干束带感；神经性疼痛。其他早期表现可能包括无力、痉挛、膀胱问题、认知变化、焦虑、抑郁、疲劳、热敏感，以及 Uhthoff 现象。患者很少出现震颤、共济失调、构音障碍、吞咽困难、头晕、头痛、癫痫或听力丧失。最初，处于压力环境中的人可能会忽视早期症状，认为这些症状并不重要，也不会去寻求治疗。

七、多发性硬化的诊断

考虑到反复出现的症状的异质性和可能在预定检查时消失的客观神经学体征，MS 的诊断具有挑战性。MS 最终是一种临床诊断，需要详细的病史、神经系统检查和排除其他诊断。在 2017 年根据国际专家小组的建议，诊断多发性硬化症需要两个单独的攻击证据和两个单独的中枢神经系统区域的损伤，以满足在时间和空间传播的标准[71]。这些标准有助于早期诊断，同时有助于减少误诊率。

图 38-1 将 2017 年的变化与 2010 年的标准进行了叠加，并对 MS 诊断所需的临床、影像学和脑脊液分析结果进行了详细说明[72]。除非有检查禁忌，否则应进行脑 MRI 检查，如果需要脊髓数据来支持 MS 的诊断，应行脊髓 MRI 检查。对多发性硬化症的诊断最好由具有多发性硬化症相关专业知识的临床医生来做，特别推荐用于疾病可能性较低的群体，如儿童、老年人或非白种人。在非典型 CIS、PPMS 的情况下也要小心在没有当前症状的情况下，

以及临床诊断和 MRI 诊断不充分的情况下的病史信息。在长期使用 DMT 之前，有必要进行进一步的临床评估、影像学检查和脑脊液分析，以确保诊断的一致性。误诊可能导致不必要的药物治疗和其他有害影响。

八、多发性硬化的鉴别诊断 / 误诊

几项研究表明，MS 的误诊并不罕见，并发现在三级中心咨询多发性硬化诊断的病例中，75%～88% 没有多发性硬化症。更常见的疾病包括精神疾病、偏头痛、卒中或短暂性脑缺血发作（TIA）、周围神经病变、颈椎病和良性感觉异常[73-76]。

其他可能模拟多发性硬化症的情况的综合列表很长，超出了本章的范围。最常见的误诊包括视神经脊髓炎、同心圆性硬化、马尔堡病（可能是多发性硬化症的严重变种），肌萎缩性脊髓侧索硬化、B_{12} 缺乏、腹腔疾病、脑桥中央和髓鞘溶解。感染性疾病，如艾滋病病毒、人类 T 淋巴细胞病毒（HTLV）-1/2、莱姆病、梅毒和惠普尔病可能被误认为 MS。炎症性疾病，如急性播散性脑脊髓炎、结节病、干燥病、系统性红斑狼疮和系统性硬化症也需要考虑。此外，与多发性硬化症相似的遗传疾病包括肾上腺脑白质营养不良综合征、CADASIL、线粒体细胞病变、Leber 遗传性视神经病变和脊髓小脑性共济失调。血管疾病，如抗磷脂抗体综合征、中枢神经系统血管炎和 Susac 疾病可能具有多发性硬化症的特征。中枢神经系统淋巴瘤、副肿瘤综合征和脊髓空洞症也可能与 MS 混淆[77]。

多发性硬化症的诊断应该由一位多发性硬化症专家在仔细询问病史、体格检查和神经检查之后做出。建议进行额外的研究，特别是当患者有较低的多发性硬化症风险因素或有非典型表现时。

九、复发的定义和处理

复发是指任何急性局灶性神经功能障碍持续超过 24h，且患者至少有 30 天处于稳定功能状态[78]。复发也可能是亚急性的，并在数天至数周内积郁。一般情况下，损伤在 1～2 周内趋于稳定，患者在一个月或更长的时间内恢复到相同的功能状态或新的稳定功能状态，但情况比初始基线更差。合并复

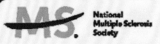

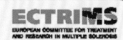

2017 年多发性硬化诊断的 McDonald 标准

诊断多发性硬化需要排除相似的鉴别诊断并显示病变在时间和部位上在中枢神经系统的播散情况（详见 Lancet Neurology）

临床表现	诊断多发性硬化的附加标准
在有典型表现或临床孤立综合征的患者身上	（术语缩写定义见下方）
• ≥2 个受累部位且有 ≥2 个病变存在客观临床证据 • ≥2 个受累部位且有 1 个病变部位存在客观临床证据同时既往有不同部位病变的病史	无附加标准。部位与时间上的扩散都得到了证明
• ≥2 个受累部位且有 1 个病变部位存在客观临床证据	符合 1 个标准即可诊断： - DIS：在不同的中枢神经系统部位存在受累表现 - DIS：≥2 中枢神经系统部位中存在 ≥1 个典型的有症状或无症状的多发性硬化 T_2 像病变：脑室周围、近皮质的 / 皮质的、脊髓幕下
• 1 个部位受累且有 ≥2 个病变存在客观临床证据	符合 1 个标准即可诊断： - DIT：存在其他临床受累表现 - DIT：同时存在增强和非增强的有症状或无症状的典型多发性硬化 MRI 影像病变 - DIT：与基线扫描相比，出现新的 T_2 增强 MRI 像（不考虑极限扫描的时间） - 特殊的脑脊液（非血清）寡克隆带

彩色文本 = 与以前标准相比的修正

关键词：DIS：部位的扩散 DIT：时间的扩散

*Thompson AJ, et al. Lancet Neurol 2017; online Dec 21. http://dx.doi.org/10.1016/S1474-4422(17)30470-2.

2017 年多发性硬化诊断的 McDonald 标准（续）

临床表现	诊断多发性硬化的附加标准
在有典型表现或临床孤立综合征的人身上	（术语缩写定义见下方）
• 1 个部位受累且有 1 个病变存在客观临床证据	符合 1 个标准即可诊断： - DIS：在不同的中枢神经系统部位存在受累表现 - DIS：≥2 中枢神经系统部位中存在 ≥1 个典型的有症状或无症状的多发性硬化 T_2 像病变：脑室周围、近皮质的 / 皮质的、脊髓幕下 且 符合 1 个标准即可诊断： - DIT：存在其他临床受累表现 - DIT：同时存在增强和非增强的有症状或无症状的典型多发性硬化 MRI 影像病变 - DIT：与基线扫描相比，出现新的 T_2 增强 MRI 像（不考虑极限扫描的时间） - 特殊的脑脊液（非血清）寡克隆带
从发病开始存在残疾的患者的进展	
• 从发病开始的进展过程	- 残疾进展 1 年（回顾或预期） 符合 2 个标准即可诊断： - ≥1 个典型的有症状或无症状的多发性硬化 T_2 像病变：脑室周围、近皮质的 / 皮质的、脊髓幕下 - ≥2 个 T_2 像脊髓病变 - 特殊的脑脊液（非血清）寡克隆带

多发性硬化诊断国际小组是在多发性硬化临床试验国际咨询委员会的主持下召开的，由国家多发性硬化协会和欧洲治疗和欧洲委员会赞助

More resources for clinicians: https://www.nationalmssociety.org/For-Professionals/Physicians
©2018 National Multiple Sclerosis Society 733 Third Avenue, New York, NY 10017-3288

▲ 图 38-1 2017 年 McDonald 多发性硬化诊断标准

发在体检时会有损伤的迹象或有特征性的 MRI 改变。症状的所有变化可能不是由多发性硬化症引起的。假复发期是由于环境、系统或其他影响而引起的短暂的功能状态改变。发热、感染、过度劳累、疲劳、压力、焦虑、经期和饮酒，可能会引发与复发混淆的症状。假复发是通过处理潜在问题来管理的。

疑似复发的处理需要区分真正的复发和假复发，所有的复发不需要治疗。目前还没有证据表明治疗会影响该病的整个病程，但它可能缩短恢复到以前的功能水平或恢复到新的稳定水平的时间。复发的严重症状或新的功能障碍，如运动功能障碍经常被治疗。如果感觉复发不导致个体残疾，可能不需要治疗。甲泼尼龙 1g 静脉注射或泼尼松 1250mg 口服 3～5 天是常见的治疗复发的方法。这些治疗方法可能对胃部不适、不稳定糖尿病、充血性心力衰竭（CHF）、心律失常、焦虑或创伤后应激障碍患者具有挑战性。复发的治疗应该包括对任何可能因皮质激素而加重的潜在疾病的治疗计划，也许还应该包括睡眠药物。类固醇减量并没有显示出益处，然而，一些从业人员和 MS 患者更喜欢这种方法。促肾上腺皮质激素（ACTH）皮下或肌内 80～120U 注射，但由于费用和保险范围有限，所以很少使用 2～3 周。

残疾随时间推移的评估

对多发性硬化症损害的测量可能是临床的或放射学的，但还没有充分地涵盖残疾领域。随着时间的推移，残疾的典型综合衡量是带有功能系统评分（FSS）的扩展残疾量表（EDSS）[79]，在某些临床设置中缩写为 EDSS 总结分数，从 0（正常神经系统检查）～10（死亡）。EDSS 主要由上半部分的动态状态驱动。使用拐杖的评分为 6.0，轮椅的使用在 7.0。功能独立量表（FIM）是一种对多发性硬化症残疾更为敏感的量表，提供了更广泛的功能状态 [80, 81]。MS 功能复合（MSFC），其中包括了步长听觉连续加法测试（PASAT），计时步行 25 英尺和 9 孔 Peg 试验在 MS 中建立了心理测量学 [82, 83]。然而，正式的 MSFC 需要对分数进行标准化，因此限制了其在临床中的应用。定量和标准化步行 25 英尺

被推荐用于评估门诊访视。需要更多时间和更有效评估耐力的有效方法是 100 米限时步行和 6 分钟步行和 2 分钟步行测试 [84]。9 孔 Peg 试验是 MS[85] 中公认的上肢功能筛查。符号数字模式测试（SDMT）是一个 5 分钟的客观筛查，它对 MS 认知障碍很敏感，并且与 MRI 结果有很好的相关性 [86]。加州的语言学习第二类测试（CVLT-Ⅱ）已在 MS 中被证实可以筛查情景记忆，并且与脑成像相关 [87]。低对比度信敏度（LCLA）已被纵向验证，以评估和纵向跟踪 MS 患者的视力损害 [88]。其他有效的自我报告的疲劳、抑郁和焦虑的措施包括修改疲劳影响量表（MFIS）[89] 贝克抑郁症目录Ⅱ（BDI-Ⅱ）[90] 和医院焦虑抑郁量表 [91]。简短的 Form-36 常用于临床环境，并被纳入其他自我报告的 MS 复合测量中，以解决与健康相关的生活质量问题。

十、疾病修饰治疗

最初当 DMT 被释放时，有一种观念是推迟治疗，除非病程迅速恶化并出现与严重残疾相关的症状。当今医学管理的标准是及时治疗。今天，我们越来越认识到病变可能在很早就发生，但不一定是常规检查的领域，如认知。病变与中枢神经系统的不可逆损伤有关，反复损伤可导致永久性残疾。退行性改变也可能在正常的白质早期出现。开始有效的治疗可以减缓损伤和残疾的积累。

第一个批准的 DMT 干扰素 β-1b 于 1993 年上市 [92]。从那以后，FDA 批准的治疗多发性硬化症的药物数量大幅增加。对 MSDMT 和审批过程中的 DMT 超出了本章的范围。目前有注射类、口服类和静脉类药物。这些治疗方法综述如下表 38-1[92-100]。可注射药物包括干扰素 β-1a[95, 99, 101, 102] 的贸易版本，干扰素 β-1b[92, 93]，以及醋酸格拉替雷 [103]，有大约 20 年的安全数据证实几乎没有问题。口服药物包括富马酸二甲酯 [96, 103]、芬戈莫德 [94]、特立氟胺 [104]。

如表 38-1 和表 38-2 所示，这些药物在关键试验中的疗效不同，不良反应和监测要求也不同。静脉给药包括纳他利珠单抗 [97]、阿仑单抗 [98] 和奥克列珠单抗 [100, 105, 106]。虽然为不同的参与者群体和方案，在随机对照试验中比较效应大小是有问题的，但一般认为，注射类药物的有效性低于其他一些药

物，而Ⅳ类药物的有效性更高。虽然其中一些试验是在积极的比较组下进行的，但另一些试验则使用安慰剂作为比较组[101-109]。图 38-2 是 DMT 代理的有效性和安全性的表示。没有确凿的证据来确定适当的治疗年龄、性别或疾病持续时间，来指导开始或停止 DMT。在选择最初和随后的治疗时，共享决策起着关键作用，因为多发性硬化患者和提供者必须权衡各种因素，如疗效和安全性、已发表的临床试验、不良反应、潜在危害、给药途径和频率、成本和个人经验。表 38-1 至表 38-5 和图 38-2 说明了在选择 DMT 代理时需要考虑和讨论的一些问题。图 38-3 展示了一种潜在的阶梯式治疗方法。没有治疗多发性硬化症的药物，这当然是正确的，如果他们不采取规定。经常随访，询问错过的剂量，奖励和鼓励坚持治疗是全面坚持的必要条件。如果某一药物不能维持治疗，患者和医生应讨论其他合适的药物。

费用、药物的保险范围，以及共同保险和共同保险的要求，也成为选择代理人的因素。表 38-5 列出了各代理商 2018 年批发采购成本（WAC）。许多代理人的费用远远超过平均最低年薪，保险范围是访问和坚持的关键。费用和保险范围经常变化，在许多州，保险公司可以在 1 年内改变药物的首选状态和个人的财务义务[110-113]。

十一、症状与残疾管理

多学科方法对多发性硬化症患者管理的重要性不能被高估。多发性硬化症的复杂性需要根据个人的需要，从广泛的学科来进行护理，因为多发性硬化症会导致身体多个系统功能障碍。例如，一个患有多发性硬化症的人除了热感、抑郁、疼痛和疲劳外，还可能有膀胱、肠道、认知、视力、语言 / 吞咽、呼吸、睡眠和性功能障碍。推荐 MS 护理团队作为必要的团队成员，以帮助促进和跟踪综合护理所需的跨学科协作[114]。

十二、MS 与 SCI 的区别

虽然 MS 和 SCI 有许多相似之处，但它们的不同之处也很明显。在最初的创伤后，脊髓损伤患者可能会保持相对稳定的神经状态，和可预测的与损伤程度和完全 / 不完全状态相关的症状。相反，多发性硬化症是一种进展性疾病，其病程不可预测，人与人之间的症状差异很大。多发性硬化的复发 - 缓解形式，由于其复发发生的动态范围和症状的严重程度以及恢复的时间而增加了复杂性。认知、疲劳和情绪障碍都与多发性硬化症的病理有关。

十三、MS 损害和症状管理

一般管理原则包括审查一般医疗卫生，预防和筛查任何新的并发症，特别是高血压、高脂血症、心脏病，以及可能的药物对症反应；考虑其他医疗问题；在全身性治疗之前使用行为干预和局部干预，在药物或手术干预之前使用非药物干预；使用动机性访谈技术，以促进短期和长期目标的设定，并鼓励患者自我管理。

自我保健干预的基础是身体活动。减少久坐行为对多发性硬化症患者至关重要。目前，我们获得了一项关于多发性硬化症的运动研究，它发现体育活动是安全的，耐受性良好，对多发性硬化症中包括疲劳和抑郁在内的主要残疾有好处[115-122]。身体活动可以减缓、维持，甚至改善 MS 患者的身体和认知功能[123-125]。重要的是，按照 MS 锻炼指南的最低建议进行锻炼[126, 127]（每周进行 2 次 30 分钟中等强度的有氧运动和抗阻力运动）与结构性教育相结合，在 6 个月的时间里持续进行力量和体育活动，这可能会帮助多发性硬化症患者感到更有活力，并且减少疲劳[124, 128]。运动还有助于预防或控制高血压、糖尿病和其他加速 MS 疾病进展的共病[129]。生活方式体育活动，如涉及休闲、运动和社交活动的锻炼，似乎是 MS 患者易于接受的方式[124, 130]。根据个人需要，考虑转介给娱乐、身体和辅助技术治疗师。应进行随访以监测功能变化，并在每次就诊时奖励体力活动。应探讨为耐用的医疗卫生设备提供资金，如适合久坐的人使用的站立架，以及将受益的人使用的适应性运动设备。

十四、疲劳

疲劳通常被认为是一种看不见的症状——个体表现良好，但却不能正常工作。据报道，90% 的多发性硬化症患者感到疲劳，50% 的人认为疲劳是最

表38-1 用于多发性硬化症的疾病修饰疗法

药物 * 表示非处方药物	剂 量	存储/自动注射器	避 免	基线监测	治疗监测	根据实验室检查结果 DC	特别考虑	潜在的严重 AE	普通 AE	妊娠分级
干扰素 β-1a					注射用					
皮下注射 Rebif	22~44µg，每周3次	自动注射器，可在室温下使用1周	白蛋白过敏反应	CBC分类，LFT，甲状腺	CBC分类，LFT，甲状腺，前6个月每3个月测1次，之后每年1次			贫血、白细胞减少、抑郁、CHF、癫痫、自身免疫性疾病	ISR、流感样症状、疲劳、肌痛	C
肌内注射 Avonex	30µg，每周1次	自动注射器，可在室温下使用1个月		CBC分类，LFT，甲状腺	CBC分类，LFT，甲状腺，前6个月每3个月测1次，之后每年1次			贫血、白细胞减少、抑郁、CHF、癫痫、自身免疫性疾病	流感样症状、疲劳、肌痛	C
干扰素 β1-1b										
Betaseron	皮下注射起始量为0.0625mg，逐渐加至0.25mg，隔天1次	自动注射器，可在室温下使用1个月		CBC分类，LFT，甲状腺	CBC分类，LFT，甲状腺，前6个月每3个月测1次，之后每年1次		中和抗体的发展		ISR、流感样症状、疲劳、肌痛	C
Extavia	皮下注射起始量为0.0625mg，逐渐加至0.25mg，隔天1次	自动注射器，可在室温下使用1个月		CBC分类，LFT，甲状腺	CBC分类，LFT，甲状腺，前6个月每3个月测1次，之后每年1次				ISR、流感样症状、疲劳、肌痛	C
醋酸格拉替雷										
20mg每日1次 科帕松 Generic- Mylan	20mg皮下注射每日1次	自动注射器，可在室温下使用1个月	甘露醇过敏反应	无	无		注射后过敏反应、脸红、胸闷、气短、出汗	脂肪萎缩和皮肤坏死	ISR、脂肪萎缩、血管舒张、皮疹	B

（续表）

药物 *表示非处方药物	剂量	存储/自动注射器	避免	基线监测	治疗监测	根据实验室检查结果 DC	特别考虑	潜在的严重 AE	普通 AE	妊娠分级
40mg 每日 3 次 科帕松 Generic-Mylan	40mg 皮下注射 每周 3 次	自动注射器，可在室温下使用 1 个月	甘露醇过敏反应	无	无		注射后过敏反应、脸红、胸闷、气短、出汗	脂肪萎缩和皮肤坏死		B
20mg 每日 1 次 和 40mg 每周 3 次（branded generic）Glatopa	20mg 皮下注射 每天 1 次 和 40mg 皮下注射 每周 3 次	自动注射器，可在室温下使用 1 个月		无	无		注射后过敏反应、脸红、胸闷、气短、出汗	脂肪萎缩和皮肤坏死		B
聚乙二醇干扰素 β-1a Plegridy	125μg 皮下注射 隔周 1 次	预充的笔或注射器，可在房间临时存放 1 周		CBC 分类，LFT	CBC 分类，LFT，甲状腺，前 6 个月每 3 个月测 1 次，之后每年 1 次				流感样症状、ISR，抑郁	
口服										
芬戈莫德 Gilyena	0.5mg 每天 1 次			CBC，LFT，水痘效价，光学相干断层成像术	CBC 分类，LFT，每 3~6 个月测 1 次		第一剂心动过缓、房室传导阻滞。必须对第一次剂量行第一次剂量监测	感染风险和 PML 肝酶增加。黄斑水肿的发展。在哮喘患者中使用时要注意，因为它可能导致 PFT 改变	腹泻、血压轻度升高、头痛、背痛、咳嗽	C
富马酸二甲酯 Tecfidera	起始剂量为 120mg，每天 2 次，逐渐加至 240mg，每天 2 次			CBC，LFT	CBC 包含淋巴细胞计数，每 3 月 1 次	如果白细胞计数低于 2000/m³ 或淋巴液计数 <500/ul 超过 4 周则停止	是否可以通过服用高脂肪、高蛋白食物和使用 H₂ 和 H₂ 阻断药来控制胃肠道不良反应	PML、减少白细胞	潮红、腹痛、腹泻、恶心、瘙痒	C

（续表）

药物＊表示非处方药物	剂 量	存储/自动注射器	避 免	基线监测	治疗监测	根据实验室检查结果 DC	特别考虑	潜在的严重 AE	普通 AE	妊娠分级
特立氟胺 Aubagio	14mg，每天 1 次		• 急性或慢性感染 • 妊娠 • 严重的肝损伤 • 同时用来氟米特治疗	CBC、LFT、PPD、妊娠试验	LFT 监测，每月 1 次，测 6 个月		如发生妊娠或肝损伤（总胆红素、ALT 或 AST 升高超过正常上限的两倍），立即停用特立氟米特，并开始加速排毒程序，每 8h 给予 8g 考来烯胺，持续 11 天（如果耐受性不佳，每日 3 次，每次 4g）或口服活性炭粉末，每 12h 50g，坚持 11 天	肝毒性、致畸风险、感染风险、急性肾衰竭、SJS、周围神经病变、K⁺ 升高	脱发、腹泻、流感、恶心、头痛、感觉异常，或有血压升高	X
那他珠单抗 Tysabri	每月 300mg	不溶	JC 病毒阳性	CBC、LFT、JC 病毒效价	每月检查清单作为 TOUCH Online 和 CBC、LFT 的一部分，每剂之前，每 3～6 个月进行 JCV 抗体测试	如果患者产生 JCV 抗体，考虑风险收益	REMS	PML、其他感染、抗体形成、黑色素瘤、肝损伤、超敏反应	头痛、疲劳、UTI、等麻疹、阴道炎、抑郁症、腹泻	C

（续表）

药物*表示非处方药物	剂量	存储/自动注射器	避免	基线监测	治疗监测	根据实验室检查结果 DC	特别考虑	潜在的严重 AE	普通 AE	妊娠分级
阿仑单抗 Lemtrada	每日 12mg，持续 5 天，1 年后，每天 12mg，持续 3 天		患者必须评估水痘-带状疱疹的滴度。需要接种疫苗，阿仑单抗反应在第 2 次注射 Varivax 6 周后使用	CBC 分类，血清肌酐，尿肌酐-透析，TSH，水痘带状疱疹滴效价，黑色素瘤皮肤检查	每年进行 HPV 筛查，最后一次输注后持续 48 个月。每月 1 次查 CBC 分类，血清肌酐，TSH 注射后 3 个月查一次直到 48 个月		最初 3 天 REMS 给药甲泼尼龙 1000mg 静脉注射，第 1 天及 2 个月或 CD4+ 淋巴计数为 >200 细胞 /ml 时，进行疱疹抗病毒预防	自身免疫性疾病，输液反应，恶性肿瘤	输液反应，监测 2h 后输液	C
奥瑞珠单抗 Ocrevus	初始剂量：静脉滴注 300mg，2 周后再次静脉滴注 300mg。后续剂量：每 6 个月静脉滴注单次 600mg		• HBsAg 和抗 HBV 检测测结果果阳性的活动性的 HBV 患者禁用。对乙肝表面抗原阴性 (HBsAg)和 HB 阳和核心抗体 (HBcAb+)或乙肝病毒携带者 (HBsAg+)，开始前和治疗期间咨询肝病专家	CBC 分类，HBV 检测			• 每次输注前确定是否有活动性感染 • 静脉注射前约 30min，用甲 100mg 的泼尼龙，或同等的皮质类固醇进行预处理 • 注射前 30～60min 使用抗组胺药物（如苯海拉明）	• 输液反应。注后观察患者至少 1h • 恶性肿瘤的风险可能增加	呼吸道感染，疱疹感染	没有足够的数据显示孕妇服用维生素 D 的发育风险的关系。然而，在妊娠期暴露于其他抗 CD20 抗体的母亲所生的婴儿中，有短暂的外周 B 细胞耗竭和淋巴细胞减少的报道

AE. 不良事件；ALT. 丙氨酸转氨酶；AST. 天冬氨酸转氨酶；AV. 房室；BP. 血压；DC. 分类计数；CBC. 全血细胞计数；CHF. 充血性心力衰竭；GI. 胃肠道；HBV. 乙型肝炎病毒；ISR. 注射部位反应；IV. 静脉内的；JCV JC 病毒的；JCV JC 病毒抗体；LFT. 肝功能检查；PFT. 肺功能测试；PML. 进行性多灶性白质脑病；PPD. 纯化蛋白衍生物；REMS. 风险评估和缓解策略；SJS. 史蒂文斯-约翰逊综合征；TSH. 促甲状腺激素；UTI. 泌尿道感染；WBC. 白细胞

表 38-2　多发性硬化疾病修饰治疗的疗效数据 *

药　物	ARR 下降	无复发患者 （DMT vs. 安慰剂）	残疾进展的减少
干扰素 β-1a（Avonex）	32%	38% vs. 26%	37%
干扰素 β-1a（Rebif）	32%	32% vs. 16%	31%
干扰素 β-1b（Betaseron 和 Extavia）	34%	31% vs. 16%	29%
醋酸格拉替雷（Copaxone）	29%	34% vs. 27%	12%
那他珠单抗（Tysabri）	68%	72% vs. 46%	42%
芬戈莫德（Gilenya）	40%～62%	70% vs. 46%	30%
特立氟氨（Aubagio）	31%	57% vs. 46%	30%
富马酸二甲酯（Tecfidera）	44%～53%	73% vs. 54%	38%
聚乙二醇干扰素 β-1a（Plegridy）	36%	81% vs. 71%	38%
阿仑单抗（Lemtrada）	49%～54%	65%～78% vs. ±（47%～59%）	30%～42%
奥瑞珠单抗（Ocrevus™）	46%～47% RMS	47.5% NEDA	24% PPMS，±40% RMS

*. 本表格描述了 FDA 批准当前可用的 DMT 的关键试验的结果，除非有说明，它不用于直接比较，也不代表比较临床试验

±. 活性比较试验：阿仑单抗与干扰素 β-1a 44μg 比较，奥瑞珠单抗与干扰素 β-1a 44μg 比较

ARR. 年复发率；DMT. 疾病修饰治疗；FDA. 美国食品药品管理局；MS. 多发性硬化；NEDA. 没有疾病活动的证据；PPMS. 首发进行性 MS；RMS. 复发型 MS

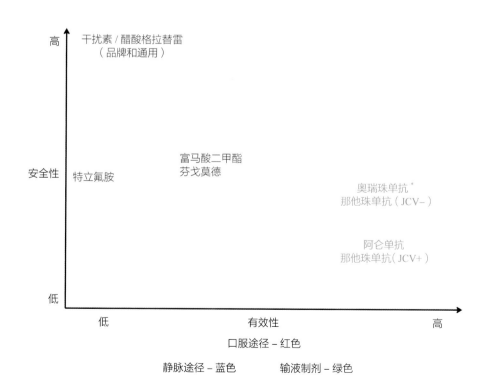

▲ 图 38-2　DMT 关键试验的安全性与有效性
*. 只有 FDA 批准原发进行性多发性硬化的药物。DMT. 疾病修饰治疗；FDA. 美国食品药品管理局；JCV. JC 病毒抗体

表 38–3　疾病因素对 DMT 选择的影响

高活动性 MS 迹象

- 发病时出现明显的残疾症状（运动、括约肌、小脑）
- 显著的 MRI 表现 [增强、肿胀病灶和（或）整体病灶负荷]
- 起病难复，复发后恢复差
- 在短时间内重大复发或突发性疾病
- MS 迅速进展为残疾

切换 DMT 的考虑

- 在当前 DMT 复发
- 中和抗体的研制（使用干扰素时）
- 转换成 JC 阳性状态
- 不良事件限制治疗（注射部位反应、脂肪萎缩）
- MRI 表现为：
  - ≥ 1 个增强病变
  - 12 个月内出现≥ 2 个新的 T_2 病灶
  - 连续 3～12 个月的 MRI 呈活动性
  - 前 12 个月治疗期间＞2 Gd 增强病灶

DMT. 疾病修饰治疗；Gd. 钆；MS. 多发性硬化症

表 38–4　影响 DMT 选择的医学因素

- 心脏、肺的危险因素，或黄斑水肿
- 妊娠的欲望或潜力
- 肝酶升高，肝脏疾病
- 白细胞增高，感染证据
- 结核病
- 水痘 - 带状疱疹感染史
- 白细胞基线低于 500μl
- JC 病毒抗体阳性

DMT. 疾病修饰治疗

糟糕的症状。疲乏的子类型描述了身体或精神的疲劳状态、精力不足、疲惫。在一天中的某些时候，可能会出乎意料地或反复地感到疲乏。其他形式的疲劳包括神经肌肉和认知疲劳，这是由包括基底神经节连接在内的大脑网络功能障碍引起的[131]。当多发性硬化患者由于害怕引起疲劳而减少活动时，还会引起其他问题这种行为与社交和娱乐参与的减少与心理障碍、情绪障碍和社交孤立有关。持续就业的能力也受到疲劳的严重影响。

疲劳的处理包括对一般健康和功能的检查，评估贫血、甲状腺功能减退、睡眠障碍、呼吸障碍、抑郁、认知障碍、药物不良反应、物质使用障碍和其他可能导致疲劳的情况。疲劳程度可以通过个人

- 初始治疗选择——RMS
  醋酸格拉替雷
  干扰素 β-1b
  干扰素 β1-α
  特立氟胺
- 初始治疗选择——PPMS
  奥瑞珠单抗

- 替代初始治疗选择——高活性疾病 RMS
  富马酸二甲酯
  芬戈莫德
  那他珠单抗
  奥瑞珠单抗

- 当需要 DMT 转换时，首选药物
  阿仑单抗
  富马酸二甲酯（未经治疗可改善疗效）
  芬戈莫德
  那他珠单抗
  奥瑞珠单抗

▲ **图 38–3　DMT 增强方法**

DMT. 疾病修饰治疗；PPMS. 原发性进行性多发性硬化；RMS. 缓解多发性硬化

的疲劳严重程度和对功能的影响来评估。疲劳的治疗包括处理促成因素，如甲状腺功能减退和贫血，尽可能减少药物治疗。一项对三种不同的多发性硬化症疲劳治疗方法的 Meta 分析发现，与药物或教育相比，康复干预对疲劳的影响和严重程度似乎有更强、更显著的影响，应将其作为最初的治疗选择。康复干预措施可以在需要时通过教育策略和药物治疗来缓解疲劳[132]。

增加锻炼将有助于减少多发性硬化症患者的疲劳，就像在普通人群中一样。对于许多多发性硬化症患者来说，增加运动可以对抗疲劳的概念似乎是矛盾的，他们已经在担心增加运动会导致疲劳。关键是仔细的咨询和教育。与患者讨论的内容应包括，锻炼不一定意味着疲惫，而只是在跨学科团队的帮助和指导下，逐渐增加体力活动。物理治疗师或运动生理学家可以对患者进行评估，并制订一个逐步的运动计划。所有的活动计划都需要纳入降温策略，以避免核心体温的过度升高，这可能会暂时引发疲劳或虚弱。鼓励活动，允许个性化的步伐和流动性，以适应个人的能力。

认知行为疗法、积极心理学和动机性访谈法有助于识别激励因素，鼓励人们采取健康的运动行

表 38-5　截至 2018 年 4 月 16 日的 DMT 批发收购成本

药物（品牌名称）	分　类	1 年收购成本
注射剂		
干扰素 β-1a（Avonex，Biogen）	干扰素	81 965 美元
干扰素 β-1b（Betaseron，Bayer）	干扰素	86 659 美元
干扰素 β-1b（Extavia，Novartis）	干扰素	72 359 美元
醋酸格拉替雷（Copaxone，Teva）	混合聚合物	86 554 美元
醋酸格拉替雷（Copaxone，Teva）	混合聚合物	76 024 美元
醋酸格拉替雷（Glatopa，Sandoz）	混合聚合物	63 193 美元
醋酸格拉替雷（Mylan）	混合聚合物	65 400 美元
干扰素 β-1a（Rebif，EMD Serono）	干扰素	86 416 美元
干扰素 β-1a（Plegridy，Biogen）	干扰素	81 956 美元
口　服		
芬戈莫德（Gilenya，Novartis）	神经氨酸 1- 磷酸受体调制器	82 043 美元
特立氟胺（Aubagio，Sanofi Genzyme）	嘧啶合成抑制剂	76 612 美元
富马酸二甲酯（Tecfidera，Biogen）	多因子	82 977 美元
静脉输注		
那他珠单抗（Tysabri，Biogen）	抗 α4β1/α4b7 整合素单克隆抗体	78 214 美元
阿仑单抗（Lemtrada，Sanofi Genzyme）	抗 CD52 单克隆抗体	103 749 美元
奥瑞珠单抗（Ocrevus，Genentech）	抗 CD20 单克隆抗体	未知
利妥昔单抗（Rituxan，Genentech）	抗 CD20 单克隆抗体	33 408 美元

DMT. 疾病修饰治疗

为。休闲治疗师可以在咨询和建议适当的适应性设备方面发挥作用。其目标是监测运动计划，无论是通过增加首选的休闲活动，治疗性运动团体，还是专注于增加流动性和条件反射的结构化身体治疗。奖励应该根据个人情况进行计划和调整。对开始和继续锻炼的人进行表扬，将受到个人的欢迎，并鼓励坚持。

另一种增加功能的康复方法是探索个人目标、优先事项，并与患者合作，采用 MS 个性化的能量效率策略来实现这些目标。职业治疗师（occupational therapist，OT）可以通过家访或远程健康评估患者在家中的日常活动，从而评估改善因素。OT 可以推荐高效能技术，例如制订能源"预算"，以帮助

确定个人活动的优先次序；按照计划的低能量和高能量模式安排活动；安排停止时间；任务组织和规划，尽量减少计划外活动；使用辅助技术；如有可能，雇用帮手。

轮式机动性是为在长途旅行中，特别是在温暖的气候中，或在需要长时间站立或走动的活动中个人而设计的。轮式移动的方法应该伴随身体活动计划。

行为健康的临床医生可以讨论睡眠卫生习惯，并使用认知行为技术来帮助患者建立最佳的睡眠模式。它们还可以鼓励人们在活动中使用自信的行为来请求帮助，而不是试图独自完成所有的任务。

疲劳对人的职业活动的影响可以通过职业顾问

来解决，以制订继续就业的战略。职业顾问可以与雇主合作，提供适当的住宿。这些可能包括灵活的工作时间，符合人体工程学的设备，辅助技术、节能技术，洗手间附近的工作空间，接近建筑的停车场，远程工作，或安排一个午睡。

药理学管理，如果需要作为上述方法的辅助，需涉及 FDA 批准的用于标签外的药物。金刚烷胺已经在多发性硬化对照安慰剂的小试验中被研究，并且在一组参与者中有效[133]，应在 1～2 周内看到反应。莫达非尼有来自小型研究的支持证据[134]，莫达非尼的 R- 对映体阿莫达非尼也被使用。兴奋剂如哌醋甲酯（利他林）每天 5～20mg 和右旋安非他命（阿得拉）每天 5～40mg 几乎没有支持证据[135]。剂量开始时应给予立即释放形式，切换到长效配方后，再确定最佳剂量。使用这些药物时必须注意监测心脏状况，当抑郁加重疲劳时，活性抗抑郁药可能有用。每天服用 325mg 阿司匹林已被研究用于治疗疲劳[136]，使用还应包括监测胃肠出血和心血管事件。

十五、情绪

抑郁症和焦虑症这两种常见的心理障碍在多发性硬化症中，发病率接近普通人群的两倍[137]。抑郁可能是多发性硬化自身免疫、神经内分泌和炎症过程的结果。多达 50% 的多发性硬化患者在任何时候都有明显的抑郁症状，尽管这些症状可能没有达到重度抑郁症的标准[138, 139]。

建议定期对所有到 MS 诊所就诊的患者进行抑郁症筛查。PHQ-2、PHQ-9、CES-D 和 HADS-D 在MS 人群中均显示出有效性，均通过自我报告进行管理[140]。PHQ-9 的优点包括相对简短、公共域可用性和自我报告方面[141]。HADS-D 似乎与抑郁相关的功能结果最密切相关[142]。

与所有 MS 损伤一样，应考虑与抑郁症相关的其他医学原因，如甲状腺功能减退，包括疲劳、失眠、认知功能障碍、疼痛和其他导致抑郁症损伤的潜在影响。非药物治疗包括身体活动、行为治疗和咨询。大量的研究已经证明了体育活动在没有多发性硬化症的个体和多发性硬化症患者中的作用[116, 143]。认知行为疗法、接受和承诺疗法，以及正念干预也

被证明是有效的[144-147]。

抗抑郁药物可能是一种有用的辅助剂。任何药物制剂的使用都包括效益 / 风险比的考虑，定期随访以评估反应和监测不良反应。激活抗抑郁药物可能对那些没有焦虑的抑郁和疲劳的人有用。5- 羟色胺和 5- 羟色胺 - 去甲肾上腺素再摄取抑制剂是 MS 治疗抑郁症最常用的药物[148-150]。其他抗抑郁药如尼法唑酮和安非他酮，可能有用。三环类药物由于其镇静作用，很少用于多发性硬化症的抑郁治疗，然而，它们有助于缓解疼痛或促进睡眠。

尽管有证据表明多发性硬化症患者的自杀率正在减少[153]，但是多发性硬化症患者的自杀率大约是普通人群自杀率的 2 倍[151, 152]。女性有更高的自杀未遂率，而男性有更高的自杀率，这种差异可能是由于增加了男性的自由活动而导致。抑郁、社会孤立、早期病程、年轻和药物滥，用都是与自杀风险增加相关的因素[152, 154]。建议对多发性硬化症患者进行定期自杀意念筛选。危险信号包括绝望、死亡的想法，自杀的计划和之前的自杀企图。最好熟悉当地的自杀意识小组，并确保所有多发性硬化患者都能获得当地和国家自杀热线的信息[154]。

十六、焦虑

据估计，MS 人群的终生焦虑患病率比一般人群高出 1/3[155, 156]。焦虑常见于女性和年轻人，并与抑郁和其他精神健康障碍有关。焦虑与疲劳、疼痛、认知功能障碍、吸烟和药物滥用相关[157]。焦虑筛查工具在 MS 人群中尚未得到充分验证，然而与贝克焦虑量表（BAI）和 GAD-7 相比，HADS-A可能提供更高的灵敏度和特异性，这些都是自我报告[157, 158]。使用行为健康技术对多发性硬化症患者进行焦虑管理可能包括社会认知治疗[159]、正念干预[160] 和减压治疗[161]。到目前为止，药物治疗焦虑症的证据还很有限[162]。在一般人群中，抗抑郁药有助于减少焦虑，这些药物也用于多发性硬化症患者。苯二氮䓬类药物虽然有效，但与认知迟钝、疲劳、跌倒风险增加、依赖有关，不推荐长期使用[140]。

十七、认知障碍

认知障碍是由 Charcot（1877 年）发现的[163]，

在他对多发性硬化症的描述中，包括记忆明显衰弱；概念是慢慢形成的；智力和情感官能都被削弱了……MS 的所有表型均存在认知障碍，但 PPMS 较 RRMS 更为普遍[164]。MS 患者的认知障碍发生率在 30%～70%，约 40% 的患者在出现其他神经症状后 1 个月内出现一定程度的认知障碍。在确诊后的 10 年内，认知障碍的发病率估计为 56%[165]。早期认知障碍伴记忆和处理速度下降，与残疾进展相关[165]。认知功能障碍随病程的延长而增加，但相关性不大。MRI 参数，特别是灰质萎缩，是较强的相关性[166-168]。

认知障碍可表现为记忆存储或记忆检索问题、单词识别困难、注意力下降、和多任务处理能力下降。这些问题对日常生活有很大的影响，影响到工作、交通管理、驾驶等日常生活的各个方面。认知障碍是失业最常见的原因之一[169]。

推荐定期进行认知筛查来评估进展和计划干预。抑郁和疲劳可能加重或与认知障碍混淆[170, 171]。在临床评估中很难发现认知障碍。一个有用的指导原则是，如果临床医生怀疑存在认知障碍，那么有 90% 的可能性是认知障碍确实存在[172]。简易精神状态检查（MMSE）对 MS 的敏感性很差，假阴性率接近 70%。在影响 MMSE 评分之前，损伤必须是显著的。SDMT 口服版本的敏感性为 73%，可在 5min 内给药和评分[173]。多发性硬化神经心理问卷（MSNQ）的敏感度接近 94%[86, 174, 175]。简要的国际认知评估（BICAMS）是为多发性硬化症设计的，大约需 15min 是由 SDMT（处理速度），T_1～T_5 的 CVLT（口头学习），以及 T_{1-3} 的简要视觉空间记忆测试修订版（BVMT-R；视觉空间的学习）组成[176-180]。

建议在诊断后进行神经心理学评估，以建立基线，并根据疾病进展或问题的指示以适当的间隔进行评估。如果对驾驶、交通、就业，或其他关键功能有顾虑，则需要进行重复评估。使用 e-tablet 应用评估工具简化了临床评估[180]。认知康复计划包括补偿性策略和神经可塑性训练，以改善弱项和增强强项。语言治疗的密切随访、辅助技术是有用的。最近的研究显示，强有力的第一类和第二类证据表明，认知康复计划对 MS 患者是有效的[181]，尽管还有很多工作要做，将评估纳入临床护理，将结果与影像学相关联，研发干预试验，将疾病的病理生理学与现实世界的功能相结合[182, 183]。

十八、热耐受不良

热敏感性，或 Uhthoff 现象，是一种可逆的功能损失，在多发性硬化症中很常见。MRI 之前、力量丧失、疲劳增加、视力障碍，或其他 MS 症状被认为是 MRI 前 MS 的确定证据[184]。近 80% 的多发性硬化症患者报道，由于周围环境、运动或发热，他们的症状加重，核心体温小幅升高[185, 186]。有些人在跌倒时因力量丧失或因过热而暂时失明而受重伤。预防是最好的策略。建议患有多发性硬化症的人穿宽松、浅色、通风良好的衣服，在衣服上加一层降温袋，在脖子和上半身用湿毛巾，经常饮用冷饮[185]。锻炼应该安排在一天中比较凉爽的时间。全国多发性硬化症协会（National MS Society）建议，泳池疗法应该在水温低于 85° 的泳池或凉爽的环境中进行，不要洗太热的淋浴。尽可能使用空调和风扇等环保措施。

十九、睡眠障碍

许多多发性硬化症患者难以获得良好的睡眠。影响因素可能包括疼痛、抑郁、焦虑、认知障碍、睡眠卫生不良、肺部疾病、睡眠呼吸暂停、不宁腿综合征、痉挛和药物不良反应[187-189]。MS 患者睡眠障碍的处理与 SCI 患者相似，评估和处理影响因素。一项睡眠研究可能会被提及，在药理学干预之前使用认知行为和正念干预。

二十、运动障碍

运动功能障碍与个体的其他障碍相关，如抑郁、疲劳、热耐受不良、认知和疼痛。其他缺陷，如虚弱、痉挛、视力下降、前庭问题和共济失调，可能直接影响行动能力。移动评估与管理遵循 SCI，与脊髓损伤相比，多发性硬化症的一个关键区别在于其不可预测性。所有类型的多发性硬化症在某种程度上都是进行性的，多发性硬化症的复发可能会导致个体活动能力的突然急剧下降，而这种下降通常在几个月后才会逐渐改善。代偿性移动辅助工具的评估，应在患者功能发生任何有意义的改变后进行。有些人在恢复时可能需要一个临时辅助设备，或者可能需要多个设备来处理各种情况。通常，多发性硬化症患者接受移动设备较慢，并倾向于将其与永久性进展联系起来。在 SCI 中，移动辅助设备应该适合不同的年龄，满足个人的功能目标，轻便和坚固，方便使用和存储。所有的设备都应该是定制的，并且要经过适当的培训才能正确使用。达法普丁用于提高步态速度，30%～35% 的 MS 患者是有应答者[135]。

复发或功能丧失后的恢复性康复应注重神经可塑性原则，包括强化治疗和多次重复。不幸的是，这些在传统的门诊或住院康复项目中还不常见。

多发性硬化症的无力可能是由于潜在的多发性硬化症疾病过程，或由其他共病，如关节炎、去适应作用、神经卡压、损伤构成。早期评估任何可调整的肌肉骨骼或周围神经状况有助于优化恢复。对多发性硬化症患者的教育很重要，持续超过 24h 的无力，特别是突然发作的无力，可能是复发或假复发，应及时报告。

多发性硬化症患者跌倒的次数是老年人的几倍，会导致受伤，并限制身体活动和社会参与[190-195]。临床医生应该在每次就诊时询问跌倒和近距离脱险的情况，并尽可能减少每次跌倒的次数。许多跌倒是可以避免的。出现跌倒的多发性硬化症患者应进行药物不良反应的筛查，以发现其视力、认知、感觉、活动范围、力量、痉挛、协调、平衡和疼痛，等方面的损伤，从而确定其安全行走的优势和劣势[195-198]。评估应包括对室内步态和上下楼梯的评估，在拥挤的空间中，从椅子上下来和上去，进出汽车，以及在户外平坦和粗糙的地面步行等评估[194, 199-201]。亲自或虚拟的家访是可取的。跌倒日记和附属报告有助于理解潜在的问题和环境。干预措施应针对个人的特殊需要。物理疗法是有益的[202-207]，组成部分应包括强化的、挑战性的平衡干预和体育活动[208-210]。使用的所有房间的个人安全设备、环境安全设备，以及提醒护理人员或服务人员的设备，在医学上都是必要的，以帮助减少受伤的机会。

二十一、痉挛

痉挛是多发性硬化症的常见症状，84%[211] 的患者报告有痉挛症状，30% 的患者报告有中度至重度症状，影响日常活动。严重的痉挛与更严重的残疾相关，尤其是在男性。痉挛的病理生理和处理，与 SCI 在第 27 章中描述相似。建议及早采用拉伸运动，这是一个以家庭为基础的项目，在疾病早期有益[212]。应研究新发作的痉挛，以评估疾病的进展或假复发。多发性硬化症患者可能比脊髓损伤患者需要更低剂量的口服抗痉挛药，但可能需要更高剂量的肉毒杆菌毒素来进行局部治疗。

二十二、震颤、共济失调

多发性硬化症的患病率估计在 25%～60%，可累及头、颈、声带、躯干及四肢，最常见的表现为上肢的姿势性或意图性震颤。震颤是多发性硬化症中一种难以控制的致残症状。诸如减少重量以减少振荡的策略，无论是在使用的工具上，如吃饭的用具，或利用肢体，或超过药物治疗的范围使用，都仅限于病例报告和小型的、不受控制的研究。托吡酯、利鲁唑、利妥昔单抗、异烟肼、卡马西平、谷胱甘肽、鞘内巴氯芬和肉毒杆菌毒素，被报道为缺乏足够的证据支持或反驳疗效。左乙拉西坦、普萘洛尔和昂丹司琼被认为不太可能减少多发性硬化症患者的震颤，大麻似乎不是多发性硬化症震颤的治疗选择。深部脑刺激或丘脑切开术的手术选择可能会缓解症状[213, 214]。

多发性硬化性共济失调是由小脑及其通路的病变引起的。共济失调会影响头部、眼球运动、语言、躯干以及上下肢。压力和焦虑会进一步加剧这种症状。管理策略并不是 MS 独有的[215]。

二十三、驾驶障碍

多发性硬化症患者的驾驶障碍，可能是由于认知缺陷以及行动或视觉障碍导致，如后遗症[216]。由于认知能力下降可能在疾病发展的早期就出现，而且是不知不觉中发生的，因此可以考虑认知能力筛查和基线驾驶评估[217, 218]。驾驶的黄金标准是道路测试。BVMT-R 和 SDMT 的损伤对预测道路测试失败高度敏感，但由于道路测试的假阳性率较高，仍在使用[219]。许多干扰安全驾驶的身体缺陷可以通过使用自适应或辅助技术来补偿，如 SCI。然而，认知和视觉障碍，需要考虑、治疗和持续监测。最近的一个屏幕集成了越野认知功能、视觉、运动和专项驾驶技能，为 MS 特定干预提供了基础[217]。鉴于潜在的伤害或致命的驾驶错误，强烈建议基线临床定期筛选和重新评估驾驶适应性。

二十四、膀胱和肠道功能

多发性硬化症患者神经源性膀胱症状的终生患病率为 80%～100%[134]，与病程和严重程度的相关性较弱。特殊类型的膀胱功能障碍和估计患病率包括以下几种，膀胱功能减退或松弛，为 20%；极度活跃的膀胱，为 60%；逼尿肌外括约肌协同困难，为 20%[134]。上尿路疾病，如输尿管结石、肾结石和肾衰竭，在多发性硬化症中发生的频率远低于脊髓损伤。虽然通常比脊髓损伤少，但肾脏超声筛检可能会被应用。肠功能障碍的发生率远低于脊髓损伤，可能更容易处理；多发性硬化症的持续时间或严重程度有不同的相关性。推荐神经源性膀胱和肠障碍的专家进行适当的诊断和处理。

二十五、疼痛

据估计，超过 80% 的多发性硬化症患者存在疼痛，这一比例远远高于普通人群。神经性疼痛是常见的，尽管对其发生的估计不同，对功能的影响从轻微到严重。多发性硬化症患者和其中的一些患者，确诊前就已经确诊了三叉神经痛的发生率为 2%～10%。"MS 拥抱"是一种躯干周围的收缩性感觉异常，由脊髓损伤引起，它的发病程度尚不清楚。其他常见的神经源性疼痛及其发生率为：Lhermitte 征，16%；痉挛状态，15%；头痛包括偏头痛，43%；手足感觉异常，26%[220]。疼痛常伴随抑郁[138]，这使治疗复杂化。多发性硬化症疼痛的评估和管理并不是特别针对多发性硬化症和策略在第27 章（疼痛在 SCI）适用。

二十六、性功能和生殖问题

多发性硬化症经常在二三十岁的年轻人中被诊断出来，而这个年龄的人正处于建立亲密关系、组建家庭或抚养小孩的阶段。对于任何年龄，MS 诊断可能会带来社会参与的困难，包括对何人和何时披露疾病的疑问，以及由于症状和进行性身体残疾的个人性吸引力的不确定性。

超过 50% 的多发性硬化症患者报告有性功能障碍的症状，一些人估计高达 70%～80%[221]。不幸的是，只有大约 50% 的医学工作者在考试期间询问性功能[222]。这是非常不幸的，因为性功能障碍与生活质量下降的关系比身体残疾更大[223]。在多发性硬化症中，性功能可能会由于许多因素而下降，包括社会期望、疲劳、情绪、疼痛、痉挛、勃起功能障碍、感觉改变、膀胱或肠道功能障碍、药物不良反应或对多发性硬化症的担忧。性功能障碍的程度并不一定与多发性硬化症的损害程度或发病时间长短有关。性欲缺乏是女性最常见的症状，勃起功能障碍是男性最常见的症状。疲劳、抑郁、关系因素和抗抑郁药物的使用与性功能障碍的增加相关[221, 224]。健康的饮食和体育活动等因素与性功能呈正相关[221]。

鼓励积极的性关系的有效措施包括，在最不疲劳的时候安排活动，确保排空膀胱和肠道，最大限度地控制痉挛，安排舒适的体位。使用振动器通常有助于唤醒。身体映射或感觉焦点可能会有帮助，特别是在感觉障碍的情况下。建议转介专门从事性健康的治疗师或心理学家[225]，参见第 57 章《脊髓损伤和功能障碍后女性的健康挑战》。磷酸二酯酶 5型抑制药通常用于男性勃起功能障碍，有混合的证据表明女性对这些药物有反应。几种物理干预措施可影响阴茎勃起和个人偏好是高度可变的，这些最好与患者的医学专家和泌尿科医生讨论。

生殖问题

多发性硬化症的治疗药物本身并不影响生育，但一些药物，无论是女性还是男性，都需要有效的避孕措施，以避免对胎儿健康的风险。在目前可用的药物中，只有醋酸格拉替莫，在妊娠和哺乳期间被标记为 B 类，特氟米特被标记为 X 类，FDA 不再给药物分配安全等级。建议所有使用 DMT 的女性和男性使用有效的避孕措施，并与他们的 MS 提供者讨论计划生育。咨询应包括讨论在妊娠和哺乳期间使用 DMT 的风险和益处，在尝试受孕之前停用 DMT 的时间，以及何时重新开始用药。

女性在妊娠期间经常经历多发性硬化症复发和症状的减少，然而，复发率增加，有时在分娩后显著增加。鼓励计划，以便母亲和婴儿将有适当的照顾，以防母亲的复发。纯母乳喂养似乎提供了一些保护，防止复发，但这一好处不能假定 [115, 226]。

二十七、构音障碍

语言功能障碍或构音障碍，与大脑、小脑或脑干脱髓鞘有关，在多发性硬化症患者中占 35%～50%[227]。与病程几乎没有相关性。多发性硬化症中常见的言语功能障碍包括声音减退、发音障碍、强调障碍和音高控制障碍 [114]。建议转诊语言病理学专家进行评估和治疗。初期治疗的重点是正确的呼吸和身体姿势。可能需要治疗疲劳、痉挛、震颤或共济失调的药物。附加治疗包括语音练习，强调正确的语音机制。录音和视觉显示可以帮助多发性硬化症患者和治疗师在练习中评估语音质量。辅助技术的语音单元可以将失序的语音解释为有节奏的正常的、清晰的发音的语音，同时保持个人的声音特征，这是一个很有希望的突破 [228, 229]。

二十八、吞咽困难

多发性硬化症的吞咽困难是由于感觉运动功能障碍，导致吞咽延迟或运输减慢。多发性硬化症的患病率约为 33%。吞咽困难可以在 MS 早期发现，估计有 40% 的吞咽障碍患者没有意识到症状 [225, 226]。吞咽问题在中晚期更为常见有小脑、脑干和认知受累的多发性硬化症。多发性硬化症患者或护理人员可能报告进食时咳嗽、吞咽困难，每一口需要吞咽多次，或唾液管理困难。吞咽困难导致营养减少、体重减轻、脱水、吸入性肺炎、生活质量下降和死亡率增加。语言病理学应做详细的病史和检查，如有灵活的内镜下吞咽评估。保守治疗选择包括改变饮食的一致性和（或）温度，代偿性定位以减少误吸，减慢进食速度，减少咬量和干扰，药物干预如肉毒杆菌毒素治疗环咽亢进或二腹肌、下颌舌骨肌和甲状舌骨肌的电刺激 [230]。如果吞咽困难严重到不能口服喂养，则通过肠内喂养进行处理，最常见的方法是经皮内镜胃造口术（挂钩）管 [231]。在发现吞咽困难后，建议尽早对患者和家人进行计划和咨询。

二十九、职业问题

多发性硬化症患者停止工作最常见的原因是疲劳、认知问题，和多发性硬化症残疾的影响增加 [169, 232]。对于大多数人来说，工作是收入、社交和成就的来源，许多多发性硬化症患者更愿意尽可能长时间地工作。《美国残疾人法案》适用于大多数组织，为因身体原因需要住宿以履行基本工作职能的个人提供一定程度的保护。然而，不能假定雇主遵守规定。雇主可能会受到与多发性硬化症有关的耻辱感的影响，或者过高估计住宿费用。应在病程早期转诊职业或职业咨询师，以讨论学校和工作问题，包括是否和何时在工作中披露多发性硬化症。患有多发性硬化症的人，必须权衡披露影响就业的健康问题的风险和好处。信息披露是个人的决定。在大多数情况下，建议及早披露，以便让多发性硬化症患者和护理团队有足够的时间来计划和实施干预措施 [233]。常见的干预，允许 MS 的患者继续工作包括停车场入口处，移动员工的办公室靠近洗手间，延长休息时间，为中午小睡提供空间，使用语音识别软件和其他技术帮助、远程工作，兼职或灵活的安排，如果有必要，重新分配。

三十、照顾者支持

应确定患者的家庭和护理人员，并对护理人员的压力、负担和生活质量进行评估 [234-237]。专科护士和社会工作者非常适合为护理人员提供教育和支持。社会工作转介也可用于帮助家庭卫生服务等需要。社区或国家倡导组织，如国家 MS 协会 [238, 239] 是对护理人员以及国家护理联盟和家庭护理人员联盟等护理组织，提供支持和资源的另一个来源。MS 退伍军人的照顾者可以转到他们的 VA 护理人员支持项目，以获得各种项目、支持和培训。其中一个项目提供疾病专项支持小组和个人咨询，该项目最近增加了 MS，并为护理人员提供了全面的工作手册 [240]。伊丽莎白多尔基金会为军人和退伍军人提供他们在地方、州和国家各级需要的支持。它的隐形英雄护理社区是一个为所有时代的军人护理人提供在线支持的团体。

三十一、未来

医学管理的未来对于医学工作者、临床医生和许多学科的研究人员来说，是很有希望的。尽管在短期内似乎还不能明显治愈多发性硬化症，但研究很可能为我们提供大量的新 DMT 来减缓各种多发性硬化症的疾病进展。以细胞为基础的治疗，如干细胞和少突胶质细胞祖细胞移植，将从临床试验转向对选定的个体进行治疗。选择 DMT 可能更容易与未来的诊断，以确定遗传或其他因素预测良好的患者反应的某些药物。这些潜在的解决方案将伴随着复杂的风险 / 利益。在与多发性硬化患者进行 DMT 讨论时，精准医疗和个性化咨询可能会更加耗时。监控一个多发性硬化症患者和一组多发性硬化症患者医学将需要更多的临床技能和解释，但可能更容易与额外的信息学工具。支持疾病机制的恢复性康复技术的广泛应用，和强有力的临床试验证据将带来更有效的康复策略。辅助技术将不断进步，以提高患者的功能和生活质量。专业贮仓将被研究、临床试验、转化研究和 MS 残疾管理的协作策略所取代。神经康复专家必须在研究和临床护理中发挥关键作用。治疗多发性硬化需要一个高功能的多学科团队，以及康复研究资金和修复方案，以接近那些修改的疾病。康复研究有望将继续产生高质量的一级研究。

运动神经元疾病
Motor Neuron Disease

Nanette C. Joyce   Gregory T. Carter   著

一、概述

运动神经元疾病（motor neuron disease，MND）是一组异质性疾病，其共同之处在于几乎选择性地损伤了神经轴内的运动神经元[1]。肌萎缩性脊髓侧索硬化症（ALS）被认为是最典型的 MND，还有其他不太常见的影响运动系统的疾病，可能是通过家族遗传、免疫介导、感染性、毒性、恶性或偶发性原因获得的。MND 既包括那些只影响下运动神经元（lower motor neuron，LMN）或上运动神经元（upper motor neurons，UMN）的疾病，也包括 ALS 在内的同时有两种运动神经元都受损的疾病。

运动神经元病目前还没有全球公认的分类系统。这类疾病通常是按功能障碍累及的部位进行分类的，如下运动神经元、上运动神经元或者两者都有。但是由于进行性肌萎缩症（PMA）、原发性侧索硬化（PLS）和进行性延髓麻痹（PBP）的存在，这种分类方法还是显得比较复杂。这些运动神经元病的区分并不十分明确，因为其病程都是从一类单纯的上运动神经元或下运动神经元综合征进展到最终的肌萎缩侧索硬化。究竟这些情况是属于不同的疾病还是代表了肌萎缩侧索硬化的某一段病程，目前仍有争论。至少有一种形式的原发性侧索硬化已经被报道了，它表现为一种良性病程，并且只累及上运动神经元[2,3]。

另一些人将 MND0 分为典型和非典型 MND。典型的 MND 包括所有形式的 ALS——散发性和遗传性的青少年或成人肌萎缩侧索硬化——表现为上运动神经元和下运动神经元同时受累。所有其他的 MND 包括 PMA、PLS 和 PBP，它们的特点有所变异，被归类为非典型 MND。在英国，ALS 和 MND 是同义词。在美国，肌萎缩性侧索硬化症（ALS）被称为 Lou Gehrig 病，这是以一名深受欢迎的棒球明星的名字命名，从这位球星身上他的球迷见证了肌萎缩侧索硬化这种毁灭性疾病的完整病程。作为肌萎缩性脊髓侧索硬化症的经典案例，他的故事令人心酸。1939 年 7 月 4 日，他在挤满了人的洋基队面前宣布退役。仅仅两年后，被称为"铁马"的 Lou Gehrig 死于这种疾病。

尽管本章无法详细描述所有运动神经元疾病，但也会介绍典型的疾病案例，为读者提供一个 MND 患者的评估、诊断、管理和康复的整体框架。本章的讨论重点是肌萎缩侧索硬化——最常见的成人运动神经元病，因为用于治疗 ALS 患者的诊断和治疗策略，通常可以广泛应用于所有 MND。

二、主要 MND 概述

（一）典型的 MND

1. ALS

肌萎缩性脊髓侧索硬化症（ALS）是一种进展迅速的神经退行性疾病，由运动皮层、脑干和脊髓中的 UMN 和 LMN 同时缺失引起，导致全身肌肉萎缩、无力和痉挛。大多数肌萎缩性脊髓侧索硬化症病例可能是后天获得的，而且是散发的。然而，5%～15% 的 ALS 病例是家族性 ALS（FALS），通常为常染色体显性遗传，但也有隐性、X 连锁和线粒体病例报道。1993 年，在一个 FALS 家族中发现了第一个致病基因，定位于染色体 21q22.1，编码抗氧化酶 Cu/Zn 超氧化物歧化酶（SOD1）[4, 5]。目前至少 170 个致病的 SOD1 突变已经被发现，约占所有 FALS 病例的 20%[4-7]。单碱基替换是最常见的 SOD1 突变。在美国，最常见的核苷酸替换发生在位点 4（A4V）上的丙氨酸被替换为缬氨酸[8]。有证据表明，这些突变导致了 SOD1 蛋白异常的三级结构、错误折叠，而不是直接破坏酶的抗氧化功能，进而产生了功能毒性，最终导致细胞凋亡[5, 6, 9]。

目前至少有 29 种不同的致病基因已经被确认。2011 年，两个小组描述了同一家族中 C9orf72 基因中 9p21 染色体上的六核苷酸扩增（GGGGCC），该扩增可能导致 ALS 和（或）额颞叶痴呆（FTD），为这两种疾病之间提供了联系[10, 11]。在美国和欧洲，C9orf72 基因被认为是最常见的 FALS 基因突变，占 FALS 病例的 30%～40%。另外两种突变，融合在肉瘤（FUS）和 TAR 结合蛋白（TDP-43），分别占 FALS 的 5%[12-14]。剩下的已知致病突变只占 FALS 病例的一小部分，估计有 40% 的 FALS 患者无明显的基因突变。表型相关研究开始提示基因型、发病年龄、疾病进展速度和发病部位之间的相关性[12]。

散发性肌萎缩性脊髓侧索硬化症（ALS）的病因仍不清楚。数据表明，这是一个多因素参与的过程，且涉及一系列复杂的致病性细胞机制，最终导致运动神经元凋亡。至少有 9 种细胞机制已经在疾病中被描述，包括谷氨酸过度活性引起的氧化毒性，活性氧积累引起的氧化应激，线粒体和星型胶质细胞功能障碍，受损轴突运输，蛋白质错误折叠与内质网应激和细胞质内含物的积累，炎性功能异常，小胶质细胞和树突状细胞活化异常，神经营养因子缺陷导致信号通路功能障碍，导致早期细胞凋亡[14]。FUS 和 TDP-43 蛋白不仅在 iFALS 患者中，在散发性疾病的患者中也被发现[15]。C9orf72 基因的六核苷酸扩增也在散发性和家族性病例中被发现。虽然这些病例可能代表了新的突变，但其共性为研究散发性疾病的潜在发病机制提供了潜在的新见解，并提示了上游诱发事件的可能性。

2. ALS 的流行病学

肌萎缩性脊髓侧索硬化症最常发生在 50—74 岁，平均发病年龄在 58—63 岁。在 25 岁之前发病的青少年病例很少[16-18]。根据国家肌萎缩性脊髓侧索硬化症登记处（National ALS Registry）的数据显示，2012—2013 年，美国每 10 万人中有 4.7～5.0 人患有肌萎缩性脊髓侧索硬化症。利用同样的数据，Mehta 等报道 ALS 在白种人、男性和 60—69 岁的人群中最常见[16]。一直以来，男性似乎比女性更容易受到影响，男女比例约为 1.5∶1.0[16-18]。据报道，全世界 ALS 发病率约为每 10 万人中有 1.75 人，总患病率为每 10 万人中有 5～10 人，使之成为全世界常见的神经肌肉疾病之一[18]。虽然许多以人口为基础的研究试图确定因果关系，但大多数积极的预测结果只是弱相关的，重复研究显示了相互矛盾的预测结果。最近的一项 Meta 分析研究了 16 种环境风险因素 ALS 只发现了一个强有力的证据来支持这一令人信服的，关联——慢性职业性铅暴露（随机效应 OR 1.81，95% CI 1.39～2.35）[19]。此外，美国军方认为 ALS 是一种与军队有关的诊断，它是基于多项流行病学研究，这些研究报道了退伍军人中 ALS 发病率的增加[20, 21]。增加退伍军人患肌萎缩性脊髓侧索硬化症概率的暴露包括总部署时间、除草剂/杀虫剂、鼻咽镭、发电机废气、高强度雷达波、燃烧剂的混合和应用，以及橙色剂暴露[22]。寻找环境诱因的研究受到疾病聚集的刺激，最深刻的证明是在世界上的西太平洋地区，一些地区目前的患病率是其他地区的 3 倍，但在 20 世纪 50—60 年代，据报道为 50 倍[23]。

预后较差的因素包括发病时年龄较大、女性、延髓部位起病、用力肺活量（FVC）基线值较低，徒手肌肉测试分数基线值较低，以及从症状出现到诊断的时间间隔较短[24]。出现延髓性麻痹症状的女性多于男性，且女性延髓性麻痹的进展更为迅速[25, 26]。年轻男性 ALS 患者的预期寿命可能更长，但总体 50% 的中位生存期约为确诊后 2 年，只有原发性延髓症状患者的 50% 生存期仅为 1 年。

生存率在一定程度上取决于患者是否使用无创或有创机械通气和胃管鼻饲。但无论如何，到确诊后 5 年，总生存率只有 28%。类 ALS 表现的非典型运动神经元病报道较少，常被认为是一些恶性肿瘤的远期并发症，如淋巴瘤和小细胞肺癌[27, 28]。这更像是副肿瘤综合征，而不是 ALS 的真实表现[29]。无论如何，非典型 MND 患者应筛查恶性肿瘤。

（二）非典型 MND

1. PLS（UMN：散发性）

PLS 是一种罕见的散发性疾病，其特点是进行性痉挛。症状最常见于下肢，并可发展至上肢，偶尔累及延髓[30]。发病最常见的是在 50 岁。该病的病因尚不清楚。PLS 在临床上难以与遗传性痉挛性截瘫（HSP）相鉴别，最可靠的鉴别方法是缺乏家族遗传[31]。不对称肢体或延髓部位的发病，和上肢的痉挛可能有助于区分 PLS，和通常在 HSP 中观察到的对称性下肢受累[32]。肢体消瘦在 PLS 中很少见，仅发生在 2% 的患者中[33]。关于 PLS 是一种肌萎缩性脊髓侧索硬化症谱系障碍，而不是自身疾病实体的争论仍然存在。然而，据报道，纯粹的 UMN 病例仍然存在。如果患者在诊断后 4 年内没有肌肉萎缩或其他较低的运动神经元症状，那么进展为 ALS 的可能性就会降低。在这些情况下，预期寿命大大增加[30, 33]。

2. HSP（UMN：遗传性）

遗传性痉挛性截瘫（HSP）是一组遗传异质性的上运动神经元退行性疾病，最常见的表现为下肢进行性痉挛和无力、膀胱高张、振动觉受损。诊断是基于临床特征和神经学检查，包括皮质脊髓束受累、阳性家族史和致病基因的识别[31]。到目前为止，至少有 58 个 HSP 相关基因被发现[34]。遗传模式包括常染色体显性遗传、隐性遗传、X 连锁遗传和母体遗传[34-38]。症状是典型的对称性，主要影响下肢，由于上升变性的皮质脊髓束。随着疾病的进展，可能会出现轻微的背柱受累[34]。发病年龄从儿童到成人不等，估计患病率为（2～7.4）/10 万[36-39]。

HSP 也可根据临床特征进行分类，可分为"单纯"或"复杂"两类。"单纯"HSP 被认为是较为经典的模式，其症状局限于痉挛、尿路障碍和振动感觉障碍[35, 36]。复杂 HSP 的特征是将上述症状与伴随的神经系统异常（如癫痫、认知障碍、痴呆、锥体外系紊乱、周围神经病变等）结合在一起，而没有其他同时存在的疾病，如糖尿病等[35, 36]。

3. PMA（LMN：散发性）

PMA 是一种罕见的偶发性神经退行性疾病，可选择性地影响脊髓前角细胞而不累及 UMN。病因尚未发现。PMA 和 ALS 的自然史之间的显著相似性已经被观察到，关于 PMA 是否应该被视为其自身的临床实体还是 ALS 疾病谱系中的一种变异表型的争论还在继续[40-43]。Kim 等对 91 例确诊为本病的患者进行了随访 962 例患者中的 PMA；其他所有被诊断为肌萎缩性脊髓侧索硬化症的人。与 ALS 患者相比，PMA 患者更可能是男性，年龄更大，寿命更长。91 名患者中有 22% 的人在 61 个月的时间内出现了上运动神经元症状，并逐渐发展为渐冻人表型[42]。

另一项前瞻性研究随访了 37 例 PMA 患者[40]。发病中位年龄 57 岁，以远端肢体无力伴肌肉萎缩为最常见的临床症状。上肢受累略多于下肢，表现为不对称或对称。延髓症状在诊断时通常不明显，但 43% 的患者在疾病过程中逐渐形成。延髓症状的出现是一个不良的预后指标。其他不良预后指标包括诊断时预测的 FVC 低于 90%，以及诊断后 6 个月内 FVC 下降。在 18 个月的研究中，35% 的患者出现了上运动神经元症状。5 年生存率为 45%，中位生存期 56 个月。

此外，最近对 107 例临床诊断为 PMA 和 ALS 的患者进行了尸检研究 Riku 等[44] 在 PMA 组中发现了三种神经病理学模式，其中 84.6% 的病例显示 UMN 和 LMN 均存在。最常见的病理类型为 TDP-43，伴 UMN 和 LMN 变性，与 ALS 一致。在剩下的两种模式中，一种表现为 UMN 和 LMN 合并嗜碱性包涵体阳性，另外 15.4% 的 PMA 患者表现为单纯的 LMN 变性，病理为 TDP-43。研究结论表示，上述发现进一步支持了 PMA 是肌萎缩侧索硬化的一种临床亚型[44]。

4. 脊髓型肌萎缩症和脊髓延髓肌萎缩症（LMN：遗传）

脊髓性肌萎缩：脊髓性肌萎缩症（SMA）既可作为一种表型分类术语来分类遗传性进行性 LMN 变性疾病，也可作为一种临床疾病实体。作为一种疾病，SMA 是一种常染色体隐性进行性神经退行性疾病，在 5q 染色体上发现的存活运动神经元蛋白 1 基因（SMN1）双等位基因突变，导致前角细胞丢失[45]。该病具有异质性，疾病严重程度的范围从严重到轻微。疾病通常发生在儿童时期。一般根据严重程度将 SMA 分为四类，这些严重程度与发病年龄和达到的运动里程碑相关。

- SMA Ⅰ型，也被称为 Werdnigo-Hoffman 病或急性幼儿期发病的 SMA，是一种严重的疾病，在 6 个月前发病。儿童从未获得坐下的能力，并有严重的喂养和呼吸异常，往往导致在 2 岁之前死亡。

- SMA Ⅱ型，或早发型、中度 SMA 或慢性 WHD 较轻，在 6—18 个月大时体征和症状开始明显。患儿可独立坐稳，但可能无法独立行走。生存大于 2 岁，但由于严重的限制性呼吸系统疾病，寿命可能缩短。

- SMA Ⅲ型，也被称为 kugelberg-Welander 病或迟发性 SMA，与较低的发病率相关。症状和体征在 18 个月后出现，患者通常存活正常。

- SMA Ⅳ型，或成人发病型，是最轻的表型，在 20 岁以后的成年期开始出现慢性缓慢进行性肢体无力的症状。不同于 PMA 或 ALS，该型不影响寿命。

之前有研究对 Ⅱ型和Ⅲ型脊髓型肌萎缩症进行了超过 10 年的观察，发现 SMA Ⅱ型患者表现出了明显无力和进行性肌力下降[45]。SMA Ⅲ型患者病情进展相对平稳或非常缓慢，并且肌力远强于前者[45]。在 SMA Ⅱ型和Ⅲ型中，近端肌无力均比远端肌无力显著。大多数 SMA Ⅱ型患者存在关节挛缩、进行性脊柱侧弯和限制性肺疾病（RLD），但这些并发症在 SMA Ⅲ型患者中很少发生[45]。随着康复技术的进步和无创通气技术的应用，许多 SMA Ⅱ型患者现已顺利进入成年期，并有成功妊娠的报道[46]。

最近一项关于患病率、发病率和携带者频率的文献综述估计，SMA 的总患病率为每 10 万人中 1～2 人[47]。然而，区域报道的范围高达每 10 万人中有 6.56 人，这表明致病基因携带频率存在区域差异的可能性[48]。SMA Ⅰ型占 SMA 总发生率的比例最大，Ⅰ型与Ⅱ～Ⅲ型的比为 6 : 4。根据 17 项研究的综合数据显示，Ⅰ型 SMA 的发病率为 6/10 万（1/17 000）[47]。据估计，一般人群中，每 38～50 人中会有 1 名携带者，各主要族裔之间有显著差异，携带者在白人中比黑人更常见[49, 50]。

SMA 是由 SMN1 基因突变引起的（SMN1），它通常产生一种必需的、广泛表达的管家蛋白，这是小核核糖核蛋白（snRNP）生物发生和剪接存活运动神经元蛋白（SMN）所必需的。完全缺乏这种蛋白质会导致胚胎死亡。在 98% 的 SMA 患者[51-53]中，可以发现 SMN1 外显子 7 纯合缺失和点突变。然而表型的严重程度可能受同样位于 5 号染色体上的 SMN2 基因的复制数量影响[54, 55]。由于外显子 7 被剪接，SMN2 转录翻译的绝大部分蛋白都缩短了，并会快速降解，但仍约有 10% 的正常 SMN 蛋白生成。在 375 例 SMA 患者中，疾病严重程度与 SMN2 拷贝数已经被临床证实。80% 的 Ⅰ型 SMA 患者只携带 1～2 个拷贝，82% 的 Ⅱ型 SMA 患者携带 3 个拷贝，96% 的 Ⅲ型 SMA 患者则携带 3～4 个拷贝[55, 56]。FDA 新批准的用于治疗 SMA 的反义寡核苷酸药 Nusinersen 利用了 SMN2 的疾病修饰作用。Nusinersen 干扰了 SMN2 前信使 RNA 的翻译后修饰，阻止了外显子 7 的切除，从而增加了全长蛋白的产生。在随机、双盲、假对照的Ⅲ期疗效和安全性试验中，41% 的接受治疗的婴儿获得了运动功能改善，而对照组的婴儿则没有表现出改善（$P < 0.001$）。两组之间的反应差异如此之大，以至于试验在中期分析时终止，而对照组开始治疗[57]。

研究人员正在寻找保护性基因修饰物作为 SMA 的潜在药物靶点。在基因组研究中，研究对象被鉴定为无疾病临床表现的外显子 7 纯合子缺失，提示存在替代基因的疾病修饰作用。在中等严重程度的 SMA 小鼠模型中，参与胞吞作用的第一类基因包括 *Plastin 3* 和 *Coronin 1C*。它们的工作原理是克服 SMN 减少引起的异常。目前还需要进一步的研究，来将这些基础科学知识应用于临床[58]。

诊断 SMA 时，单独评估 SMN1 基因突变是不够的。现在需要对 SMN2 拷贝数进行定量分析，这有助于评估对 SMN2 靶向治疗的潜在反应。商用基因检测在这方面已比较成熟，而且结果发布较快。

脊髓延髓肌肉萎缩症：脊髓延髓肌萎缩症（SBMA）或肯尼迪病，是一种罕见的成人发病型 LMN MND，属于 SMA 的范畴。它常被误诊为延髓为主的肌萎缩性侧索硬化症。然而，与 ALS 相比，SBMA 的神经系统缺陷的进展通常较慢，平均寿命超过 20 岁[59]。随着疾病的进展，危及生命的误吸风险增加，往往是死亡的原因。

SBMA 于 1968 年首次被发现，是一种与性有关的隐性 MND，以男性乳房发育症和生育能力下

降为特征 [60, 61]。SBMA 已被定位于 X 染色体长臂上的雄激素受体基因 [51, 60]。该突变由 CAG（聚谷氨酰胺）三核苷酸重复扩增组成，发生在该基因的第一个外显子，使雄激素受体对运动神经元的敏感性降低。该疾病具有一定的临床变异性，尽管表型表达与 CAG 三核苷酸重复序列的长度无关。这与肌强直性肌营养不良和易脆性 X 综合征形成对比，后者中串联三联体重复次数的增加与疾病的严重程度直接相关 [60]。目前已有可用于检测 SBMA 的商业基因检测。SBMA 可以在没有任何家族史或男性乳房发育症的情况下发生，所有非典型 ALS 患者都应该接受 SBMA 检测 [60, 62, 63]。

5. 脊髓灰质炎和脊髓灰质炎后综合征（LMN：传染性）

在脊髓灰质炎疫苗被研发出来之前，脊髓灰质炎是美国急性弛缓性麻痹和残疾的最常见原因。急性脊髓灰质炎是一种以脊髓和脑干前角细胞为目标的感染性疾病。病原体是脊髓灰质炎病毒，一种小核糖核酸（RNA）病毒，属于小核糖核酸病毒科的肠病毒群。病毒通过粪 – 口途径传播，共有三种抗原性不同的毒株，并且每种都可致病。I 型约占麻痹型病例的 85%，约 1% 出现急性弛缓性麻痹 [64]。

在北半球，该病多在夏季流行。该病于 20 世纪前半叶在美国较流行，并于 1952 年达到峰值，当年约报道了 58 000 例病例 [64, 65]。15 岁以下的儿童是易感人群。

急性感染患者的症状包括发热、不适、肌痛、咽喉痛和胃肠不适。随着病情的加重，会出现伴有头痛、背痛和颈部僵硬的无菌性脑膜炎。进展为麻痹性疾病的患者，发病 2~5 天后出现局部肌肉自发性收缩，伴有强烈的疼痛感 [64]。不对称性肌无力和肌肉萎缩通常更易侵犯下肢，并逐渐进展为弛缓性瘫痪，而上肢和延髓肌肉受累较少。包括血压不稳定、心律失常、胃肠道和泌尿系统功能障碍在内的自主神经功能障碍需要紧急医疗干预，并与较高的死亡率相关 [65]。如果感染累及延髓呼吸中枢和（或）出现呼吸肌无力，很快就会进展为呼吸衰竭。瘫痪状态持续数天至数周，随后数月至数年缓慢恢复。急性脊髓灰质炎病毒感染后出现的激励改善，

是由于一些神经元恢复以及残存轴突出芽后支配了局部原先失去神经支配的肌纤维 [66]。运动神经元可增大至原先正常大小的 8 倍。患者的运动功能通常不能完全恢复，会残留一些无力和功能障碍 [66]。

脊髓灰质炎的晚期影响通常发生于有麻痹性瘫痪的脊髓灰质炎病史的患者发病数年后。一项针对 85 例具有脊髓灰质炎晚期症状患者的前瞻性研究发现，患者最常见的主诉是疼痛、肌肉无力和疲劳 [67]。无论是否由于神经原因造成的退行性关节疾病，都会有部分功能的缺失，这种功能缺失见于 53% 的患者。症状性骨关节炎的高发生率是患者代偿行走的后果，而这种代偿模式是由于肢体无力、两侧肢体生长差异性和健侧肢体过度使用而继发出现的。

在 85 名患者中，只有 26% 符合脊髓灰质炎后综合征（PPS）的诊断标准。经过至少 15 年的功能稳定期后，逐渐或突然出现新的进行性衰弱和肌肉耐力下降提示 PPS。PPS 的病因尚不清楚。已经提出的关于脊髓灰质炎后综合征发生的机制，包括由于代谢需求增加导致残存增大神经元发生远端变性，轴突末端出芽变性导致肌纤维发生失神经支配，表现为单纤维肌电图（EMG）检查时颤抖增加的神经肌肉接头功能障碍，以及随正常年龄增长而出现的神经元减少 [64, 66, 67]。应进行仔细的医学评估，以除外患者有不适主诉的其他原因和其他可治疗的病因。

在 20 世纪 80 年代，世界卫生组织、联合国儿童基金会、国际扶轮社和美国疾病控制中心（U.S. Centers for Disease Control）发起了全球根除脊髓灰质炎的行动。在一系列努力下，自 1988 年以来，急性脊髓灰质炎的发病率已缓慢下降 99% 以上。在 2016 年，全世界仅报道了 37 例脊髓灰质炎 [68]。

三、MND 的诊断评估

ALS 和其他形式的成人 MND 的诊断主要是一个排除过程。根据病史和体格检查，可以明确运动神经元病的症状和体征，进而开始排除类似肌萎缩侧索硬化症的各种疾病。在基因检测结果呈阳性人群中，FALS、Kennedy 病和成人发病型脊髓型肌萎缩症这几种情况不需要通过诊断性检查就可以确诊。对于大多数有 MND 症状和体征的患者，电诊断检测（EDX）、实验室检查、神经影像学研究，

以及偶尔的肌肉活检都会被用来排除其他诊断。在除外其他疾病后，本章接下来将介绍的 Awaji 更新版 El Escorial 标准可用于评价肌萎缩侧索硬化症诊断的确定性。

（一）临床表现

肌萎缩侧索硬化患者通常会主诉局部肌肉无力（60%），罕见的表现为全身无力或者痉挛，更罕见的是全身肌肉束颤或呼吸衰竭[69]。尽管肌肉束颤是大多数肌萎缩侧索硬化患者的主要特征，但是如果患者只表现为肌肉束颤并且神经功能检查正常的话，那么通常只是良性肌束震颤综合征，并且一般不会发展为肌萎缩侧索硬化。

只要运动系统存在的部位都可能出现临床症状。Norris 等[70] 的研究归纳了 613 例患者的临床特点，他们总结出首发症状出现的部位：下肢 41%，上肢 34%，延髓肌肉 24%，全身无力 1%，呼吸肌 1%。为了明确肌萎缩侧索硬化的生长因素、肌萎缩侧索硬化患者的异质性，以及这种异质性如何影响试验结果，已经开展了相关表型研究，并且已经有 8 种常见的临床类型和疾病过程被证实。Chio 等[71] 前瞻性地研究了 1332 例根据表型分类的患者，发现每组内都存在不同并且可以相互区分的临床和预后特点常见如下。

① 经典表型表现为上肢或下肢受累并伴有轻度锥体束征。这是男性最常见的表现型，在女性中是第二位。4% 的患者会伴有额颞叶痴呆（FTD），其中位生存期为 2.6 年。

② 延髓性肌萎缩性侧索硬化症在性别间的发病率无差异。9% 的延髓患者有 FTD，是表型中最高的。中位生存期为 2 年。

③ 近端肢体萎缩的连枷臂相对少见，多见于男性。本组 FTD 罕见，中位生存时间为 4 年。

④ 连枷腿表现为进行性远端下肢无力，男女发病率相似。这些患者中有 4% 患有 FTD，中位生存期为 3 年。

⑤ 锥体束型肌萎缩侧索硬化常伴有痉挛性截瘫 / 四肢瘫，一个或多个反射异常，和（或）假性延髓麻痹，以及下运动神经元体征。此类患者发病时间最早，且无性别差异。平均存活期为 6.3 年。

⑥ 呼吸型肌萎缩性侧索硬化症表现为最罕见的表型，中位生存时间最差为 1.4 年。

⑦ 单纯下运动神经元型在男性发病是女性的 2倍。这是确诊时最年轻的人群（56.2 岁）。无 FTD，平均生存时间 7.3 年。

⑧ 单纯上运动神经元的病程最慢，10 年生存率为 71.1%。

（二）评估

评价疑似 MND 病例时，要从详细的病史、全面的体格检查和神经学检查开始。对于神经学检查来讲，主要目的是寻找上运动神经元和下运动神经元功能异常的证据。智能状态、非运动颅神经功能、感觉检查和小脑检查结果应该是正常的。

询问病史是应关注症状的开始及进展过程。应确定症状出现的时间及伴随的症状，如发热、头痛、肌痛等。如有在单一肢体内发作并向身体其他部位蔓延的局灶性无痛性肌无力，在诊断上应怀疑 ALS。

上运动神经元病变的患者通常会主诉肢体灵活性下降或者肢体僵硬感。检查的阳性发现包括痉挛、反射亢进、阵挛或下运动神经元丢失后导致肌肉萎缩而出现反射亢进。诊断上运动神经元病变的金标准是出现病理征，如 Babinski 征、Hoffman 征、下颌反射及掌颌反射亢进。如果患者的伸趾肌瘫痪，试图引出 Babinski 征时能够看到阔筋膜张肌收缩的意义等同于蹬趾背伸。角膜下颌反射是指角膜受刺激后出现下颌向对侧移动，见于皮质延髓束病变患者，这对于判断肌萎缩侧索硬化患者的上运动神经元病变而言更为敏感和特异[72]。

下运动神经元病变患者通常会主诉肌肉无力，可能还会有肌肉萎缩、肌束颤动和肌肉痉挛。痉挛可以发生在身体的任何部位，包括大腿、手臂和腹部。如果出现腹部或其他躯干肌肉痉挛，应当警惕 ALS 的可能。

检查结果包括肌力下降、萎缩、肌张力减退、反射减退和肌束颤动。头下垂是一种颈部伸肌无力的表现，此时需进行鉴别诊断。肌萎缩性侧索硬化症和重症肌无力是两种最常见的导致头下垂的原因。萎缩常首先发生于手内在肌（图 39-1）。尽管肌束颤动不是诊断肌萎缩侧索硬化的必要条件，但是在其他症状出现以前还是需要考虑 ALS 的诊断。

提示延髓肌肉无力的体征和症状包括构音障碍、吞咽困难、流涎和误吸。这些体征和症状可能是由于支配延髓肌肉的上运动神经元或下运动神经元功能障碍引起的。提示上运动神经元功能障碍的痉挛性构音障碍的体征，包括言语顿挫不连续、语速变慢、语调低沉、辅音发音不精确、元音失真及说话断续。下运动神经元功能障碍可导致弛缓性构音障碍，即言语带鼻音、语调单调、语句较短，并可听到呼吸音。肌萎缩性脊髓侧索硬化症患者主诉为吞咽困难时的典型表现为咀嚼和吞咽困难、鼻腔反流和饮水呛咳。

体格检查时，可用下列测试评估面部及球部肌肉功能。例如闭眼、鼓腮、吹口哨、张口、闭口，以及发出不同音节（如 puh、kuh、tuh、ah）。此外还应检查舌头有无肌震颤、肌萎缩以及伸舌和向两侧活动的范围。还需检查软腭抬高，因为它除了会损害吞咽功能外，还会导致患者早期阻塞性睡眠呼吸暂停。应该评估呕吐反射和下颌反射来明确有无 UMN 功能障碍。假性延髓麻痹是一种上运动神经元功能障碍综合征，是由皮质脊髓束内的运动神经元丢失并失去了对边缘运动系统的抑制作用引起的，有时也被称为情感失禁。假性延髓麻痹患者会不由自主地大笑或哭泣，这与他们的情绪不一致，可能会让患者感到尴尬，也会让护理人员感到痛苦。

在出现呼吸衰竭的患者中，最早的症状通常发生在夜间，包括睡眠不好、经常醒来、噩梦增多、清晨头痛、白天过度疲劳或嗜睡，以及端坐呼吸。频繁叹气、咳嗽无力及支气管及肺部分泌物清除困难是呼吸肌无力的其他症状。呼吸功能障碍的后期症状是用力呼吸困难、言语断续、矛盾呼吸、进食时呼吸困难、浅快呼吸、可见辅助呼吸肌收缩和鼻翼扇动。进一步会发展为不可治的限制性肺病患者可能有血细胞比容升高、低氯血症、呼吸性酸中毒伴代偿性代谢性碱中毒、高血压和肺心病。

部分患者最初就诊是因为骨折或扭伤难以恢复。现实中，这些患者最初的受伤可能是肌肉无力引起的跌倒或其他损伤（如踝扭伤）。由于肌肉无力，患者无法恢复到伤前的功能水平。其他常见的肌肉骨骼疾病，包括颈背痛、冻结肩引起的肩痛、肘关节伸直挛缩和踝关节屈曲挛缩及爪形手。

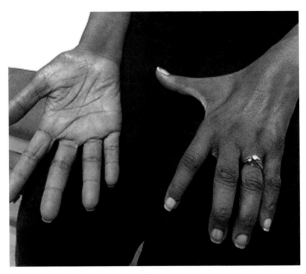

▲ 图 39-1 颈椎局灶性病变患者手部固有肌萎缩。左手开始无力，然后蔓延到左肢体的近端，最后导致右手萎缩和无力

（三）鉴别诊断

在获得病史并对患者进行检查后，临床医生能够识别鉴别诊断，这将指导进一步的诊断。鉴别诊断的不同取决于主要受累部位是下运动神经元、上运动神经元、延髓或 UMN 和 LMN 的混合型（表 39-1）。

El Escorial-Awaji 标准

用于诊断肌萎缩侧索硬化的 El Escorial-Awaji 标准于 1990 年由世界神经病学联盟专业工作组提出，其目的是确保 ALS 临床试验能纳入更多同类型患者[73]。为了提高诊断的速度和确定性，此标准于 1998 年被修订[74]。之后又于 2006 年 12 月在日本 Awaji-shima 召开的国际共识会议上被再次修订[75]。Awaji 修订的目标是可以更早期地进行诊断。修订是因为研究发现 22% 的肌萎缩侧索硬化患者在死亡时都未能明确诊断，仅诊断为"可能的 ALS"。

结合 Awaji-shima 专家共识推荐，El Escorial 标准将肌萎缩侧索硬化的诊断分成了三个级别：确诊、拟诊、可能。Awaji 推荐意见包括对 El Escorial 标准总体原则的再次确认[75]。肌萎缩侧索硬化的诊断主要还是基于临床，而神经生理学检查方法只应用于临床诊断不确定的情况。针极肌电图被认为是临床检查的一种延伸，用于检测去神经支配和神经支配的特征，它应该与临床诊断具有相同的意义，因此，"实验室支持的可能病例"的说法已经过时，应当被摒弃[75]。此外，还建议在没有发现纤颤电位

表 39-1　疑似 MND 的鉴别诊断

上下运动神经元发现

- ALS
- 颈脊髓病
- 脊髓空洞症
- 脊髓肿瘤与 AVM
- 莱姆病
- MND 与电损伤有关

延髓发现

- PBP
- 重症肌无力
- 多发性硬化症
- 脑干神经胶质瘤
- 脑卒中
- 延髓空洞症
- Spinobulbar 肌肉萎缩

上运动神经元发现

- PLS
- 多发性硬化症
- 肾上腺脑白质营养不良
- HSP
- 人 T 淋巴细胞病毒相关性脊髓病

下运动神经元发现

- PMA
- SMA
- Spinobulbar 肌肉萎缩
- 急性炎性脱髓鞘多神经根病
- 慢性炎性脱髓鞘多神经根病
- 伴有传导阻滞的多灶性运动神经病变
- 脊髓灰质炎
- Postpolio 综合征
- 西尼罗河病毒
- 己糖胺酶缺乏
- 单肌萎缩
- Lambert-Eaton 肌无力的症状
- 神经丛疾病
- 导致中毒
- 良性的束状

ALS. 肌萎缩性脊髓侧索硬化症；AVM. 动静脉畸形；HSP. 遗传性痉挛性截瘫；MND. 运动神经元疾病；PBP. 进行性延髓性麻痹；PLS. 原发性侧索硬化；PMA. 进行性肌肉萎缩；SMA. 脊髓性肌萎缩症

和正锐波（PSW）的情况下，将肌束震颤电位作为失神经支配正在发生的证据。尽管肌束震颤也见于若干良性情况，但是基于其复杂的形态及在高通量滤波器和触发延迟线条件下的不稳定性，还是可以将异常的肌束震颤电位鉴别出来的 [75]。Awaji 标准的因公目前仍有争议，但为了完善和验证该标准，还将开展进一步的前瞻性研究。多项研究证实，与 EEC 相比，AC 在不丧失特异性的情况下增加了 ALS 诊断的敏感性 [76, 77]。

EI Escorial 标准和 Awaji 标准将运动系统分为四个区域：延髓段、颈段、胸段和腰骶段。每个标准都需要上运动神经元和下运动神经元病变，以及在同一区域内或累及的其他区域中症状或体征进行性扩散的证据。而如果用其他疾病过程来解释这些临床表现的话，又缺乏相应的电生理和神经影像学证据。诊断的确定性取决于有多少区域发生了上运动神经元和下运动神经元病变。图 39-2 总结了三种诊断等级患者的概况。临床无力、肌肉萎缩和肌束震颤被认为是下运动神经元病变的证据。病理反射、阵挛、痉挛和假性延髓麻痹被认为是上运动神经元病变的证据。

（四）电诊断检查

运动神经元病的不同类型，包括脊髓性肌萎缩症、Kennedy 病、进行性肌萎缩症、散发性肌萎缩侧索硬化和家族性肌萎缩侧索硬化，有许多共同的电诊断特点；同时由于疾病进展的速度不同，导致它们在某些方面又有所区别。运动神经元病总的电诊断检查特点包括正常的感觉神经传导检查（NCS）结果、取决于病程的正常或降低的运动波幅，以及正常的远端运动潜伏期和传导速度。随着运动波幅的进一步降低，由于最快速传导纤维的丧失，传导速度可以降低至比正常低限还要低 25% 的水平 [78]。针极肌电图检查（NEE）可以发现募集减少的情况；小或大运动单位动作电位（MUAP），伴或不伴基于特定疾病过程的重塑证据；以及自发性活动，包括正锐波、纤颤电位、肌束震颤和复合重复放电 (CRD)。自发性活动的具体情况在不同类型的运动神经元病中也有所不同。

1. 脊髓肌肉萎缩症的电诊断

常染色体隐性遗传的 Ⅰ～Ⅳ 型脊髓性肌萎缩症的电诊断特点是由前角细胞变性率和疾病所处阶段决定的。所有类型的脊髓性肌萎缩症的感觉神经传导检查结果都是正常的。复合肌肉动作电位（CMAP）降低的程度与肌肉萎缩的程度成正比。因为运动轴突的大量丧失，多数情况下 Ⅰ 型脊髓性肌萎缩症患者的运动速度会异常减慢 [79]。

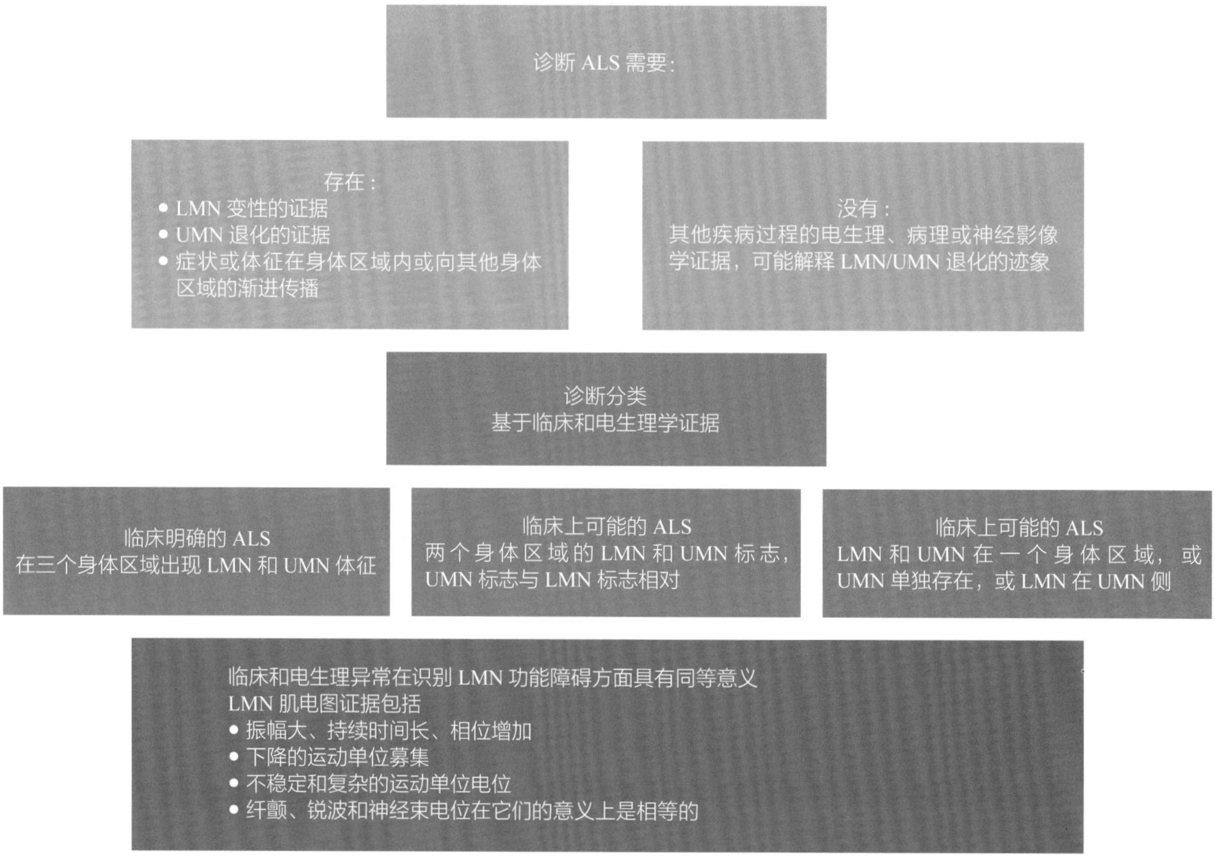

诊断 ALS 需要：

存在：
- LMN 变性的证据
- UMN 退化的证据
- 症状或体征在身体区域内或向其他身体区域的渐进传播

没有：
其他疾病过程的电生理、病理或神经影像学证据，可能解释 LMN/UMN 退化的迹象

诊断分类
基于临床和电生理学证据

临床明确的 ALS
在三个身体区域出现 LMN 和 UMN 体征

临床上可能的 ALS
两个身体区域的 LMN 和 UMN 标志，UMN 标志与 LMN 标志相对

临床上可能的 ALS
LMN 和 UMN 在一个身体区域，或 UMN 单独存在，或 LMN 在 UMN 侧

临床和电生理异常在识别 LMN 功能障碍方面具有同等意义
LMN 肌电图证据包括
- 振幅大、持续时间长、相位增加
- 下降的运动单位募集
- 不稳定和复杂的运动单位电位
- 纤颤、锐波和神经束电位在它们的意义上是相等的

▲ 图 39-2　ALS 诊断的确定性

ALS. 肌萎缩性脊髓侧索硬化症（改编自 Awaji-shima—El Escorial criteria; Okuda B, Kodama N, Kowabata K, et al. Corneomandibular reflex in ALS. *Neurology*. 1999;52:1699-1701. ）

运动单位动作电位的丧失在 I 型脊髓性肌萎缩症中最为严重。只有快速用力收缩时，才能看到很少的运动单位动作电位。小运动单位动作电位很常见，这是因为神经再生并不能代偿前角细胞的快速丧失。由于肌纤维的变性，所以也可见肌病性表现的低波幅、多相、短时程的电位。在其他类型的脊髓性肌萎缩症中，也可见高波幅运动单位动作电位（可达 10 或 15mV），因为当运动单位重塑发生时，每个运动单位中的纤维数量会增加。这些大运动单位动作电位通常是多相的并且时程增加。在重塑过程中也会出现卫星电位。肌病性表现的运动单位动作电位也见于一些高龄的 Ⅲ 型脊髓性肌萎缩症患者，但其病因尚不清楚。

在 I 型 SMA 患者的针极肌电图检查中，纤颤电位和正锐波呈弥散性，可见于许多肌肉，包括椎旁肌。肌束震颤电位相对少见，但 5～15Hz 自发性运动单位动作电位甚至在睡眠中也可见，是 I 型和 Ⅱ 型 SMA 的特点[80]。在病程较慢的脊髓性肌萎缩症类型中，纤颤电位和正锐波更为常见，而且频率会随年龄增长而增加。复合重复放电常见于 Ⅱ 型和 Ⅲ 型脊髓性肌萎缩症，而且此两型的肌束震颤也比 I 型更为常见[81, 82]。

2. 肯尼迪病的电诊断

运动神经传导检查的异常情况与其他类型的运动神经元病相似。尽管患者通常没有感觉异常的主诉，但是检查时却经常会发现感觉神经动作电位（SNAP）的消失或减少[83-86]。针极检查可以发现高波幅和长时程的运动单位动作电位，这与比较缓慢的病程一致。肌束震颤电位和正锐波是非常明显的，存在于受检的所有肌肉中。在肢体肌肉、面肌和舌肌中，可以测到大量的肌束震颤电位。

3. 成人非遗传性 MND 的电诊断

多年来，Lambert 的标准是肌电图（EMG）诊断 ALS 的标准[86, 87]。要准确诊断 ALS 需要满足以下四个标准。

- 正锐波或纤颤电位在 5 个肢体中的 3 个都能检

测到（头部也视为一个肢体）。如果考虑某个肢体已经受累的话，那么此肢体上至少要有 2 块由不同周围神经和神经根支配的肌肉能够发现失神经的情况存在。

- 感觉神经传导检查结果正常。
- 运动神经传导检查结果正常；但是，如果复合肌肉动作电位的波幅非常低，传导速度可能会降至正常低限的 70%。
- 针状电极检查发现运动单位动作电位的募集减少。

肌萎缩侧索硬化患者神经传导检查的主要特点是复合肌肉动作电位波幅的不对称性下降。运动传导速度的缓慢下降，F 波潜伏期延长，是由于最快速传导轴突的丢失和远端神经离子通道发生疾病特异性变化造成的。在许多患者中都发现了这样一个有趣的现象——手的分离现象，也即复合肌肉动作电位波幅的下降程度在手的桡侧比尺侧更为明显，由拇短展肌和第一骨间背侧肌测得的复合肌肉动作电位要低于由小指展肌测得的复合肌肉动作电位。当评价一条运动神经时，为了排除传导阻滞情况的存在，至少要选择 2 个以上的刺激点进行测定。伴有传导阻滞的多灶性运动神经病是一种可治疗的多神经病，但是有时却被误诊为肌萎缩侧索硬化。尺神经很容易在腕部、肘下、肘上、腋窝和锁骨上窝被刺激。出现上运动神经元体征的肢体，可引出 H 反射，而正常情况下是不能引出的。虽然肌萎缩侧索硬化患者的感觉神经检查结果应该是正常的，但是在一项多中心前瞻性研究中却发现，17% 的患者存在感觉神经动作电位异常。即便如此，也不应该除外肌萎缩侧索硬化的诊断[88]。40% 肌萎缩侧索硬化患者的交感神经皮肤反应不能被测出，提示存在亚临床的自主神经系统受累[89]。重复刺激检查可能会出现在 3Hz 刺激下复合肌肉动作电位的衰减，这与重症肌无力中的所见相似。这种衰减常见于长期站立的患者、快速进展性疾病患者以及肌束震颤频繁的肌肉，尤其是在由副神经支配的肌肉中，这可能提示了一种神经 – 肌肉接头损伤的退行性病变[90]。

对于怀疑肌萎缩侧索硬化的患者来讲，针状电极检查是最重要的一项电诊断方法。在晚期肌萎缩侧索硬化患者中，多数肌肉的纤颤电位和正锐波都是非常明显的，但是在病程的早期却很少见到。有时，复合重复放电和二联体或三联体也见于肌萎缩侧索硬化中，但这些都不是肌萎缩侧索硬化的典型表现。在针状电极检查中，最好要对 T8 神经根水平周围的椎旁肌进行检测，因为这些肌肉在颈椎和腰椎椎管狭窄中不受累，因此有助于排除这种诊断。另外，按照 Awaji-shima 标准，进行针状电极检查以后，如果发现胸段合并颈段或腰段存在失神经支配现象，那么就已经可以确诊，没必要再进行舌肌或面肌（许多患者会有不适感）的检测。尽管根据肌束震颤电位和舌肌失神经支配几乎可以确诊肌萎缩侧索硬化，但是这些症状很少见于没有延髓肌肉受累临床证据的患者。

快速发放运动单位动作电位冲动的受累肌肉募集会减少。如果疾病进展相对较慢，运动单位动作电位的波幅和时程会增加；但是如果病程进展很快，就会使得失神经支配速度超过神经再生速度，从而也就来不及形成增大的运动单位动作电位。神经生理学家已经开始探索经颅磁刺激作为一种确定亚临床 UMN 功能障碍的方法。将不同的检查结果作为上运动神经元功能障碍佐证，目前在敏感性和特异性方面还有争议，因此目前这些技术仍处于实验阶段。提示上运动神经元病变的异常情况包括运动诱发电位（MEP）的波幅比同一肌肉记录到的复合肌肉动作电位低，中枢运动传导时间延长，运动诱发电位阈值下降，以及与健康对照相比会有对侧静息期和交互抑制延长[91-94]。

PMA 中的 EDX 结果与 ALS 中的 EDX 结果完全相同，这两种诊断的区别在于体格检查中有无 UMN 体征。如果感觉异常是明显的男性患者 LMN 疾病，应考虑 SBMA 的诊断。通过检查，在 PLS 中 EDX 检查是正常的，如果在纯上运动神经元综合征的神经传导研究中发现感觉异常，应该考虑对 HSP 进行评估。在 PBP 中，主动去神经仅存在于头部和颈部的肌肉中。

（五）神经影像学

成像研究被用来排除其他可能性 MND 的鉴别诊断。MRI 是评估疑似 ALS 患者的主要影像学手段。几乎所有的患者都应该进行颈椎 MRI 检查，以排除脊髓压迫、脊髓空洞或其他脊髓病变。症状的位置将决定是否应该对脊髓的其他区域成像。在表现为 PMA 表型的患者中，应该考虑使用含有钆的脊髓受累区域的 MRI 来寻找转移性多神经根病变。对于出现延髓症状的患者，应进行脑部磁共振以排除脑卒中、肿瘤和延髓空洞症。

虽然 MRI 通常不能用于 ALS 的诊断，但已经报道了一些异常情况。少数病例中可以见到明显的脊髓和运动皮质萎缩。在一些以上运动神经元表现为主的年轻患者中，可以发现 T2 像中皮质脊髓束呈高信号[69]。

（六）实验室评估和其他诊断测试

在多数神经肌肉疾病门诊中，对于所有怀疑肌萎缩侧索硬化的患者都会进行常规的实验室检查。建议进行的一些检查项目参见表 39-2。进行这些检查的目的是要评价患者的总体健康状况，排除其他各种需要治疗的情况。在收集病史和进行体格检查以后形成的鉴别诊断，也需要行特异的检查来明确。当患者的表型为进行性肌萎缩症、原发性侧索硬化和进行性延髓麻痹时，表 39-3 列举了一些需要额外进行的检查。当存在运动神经元病家族史时，应该考虑进行最常见基因异常的检测，如 C9orf72、SOD1、FUS 和 TAR-DBP。

四、MND 的药物治疗

尽管目前还有至于肌萎缩侧索硬化症的方法，但是目前正有一系列研究成果在寻找能够延缓疾病进展的药物和复合制剂。虽然目前的研究结果并不乐观，但是给予患者药物治疗可以带来心理上的受益，而且在这一点要比实际上可以达到的病程缓解作用更强。此外这样还为患者提供参与临床试验的机会，在看似绝望的情况下提供了希望。目前 FDA 批准了三种治疗 ALS 的药物，即利鲁唑、Radicava、奎尼丁。

利鲁唑是 FDA 批准的第一个治疗 ALS 的药物（1995 年批准）。在肌萎缩性脊髓侧索硬化症的实验模型中，它可以抑制谷氨酸的突触前释放，减少神经元损伤。在两项临床试验结果后，显示疾病进展延缓[95, 97]。这两项研究都表明，与安慰剂相比，服用利鲁唑可延长患者的无气管切开术生存期，尽管这种收益也比较有限。在较大的一项研究中，服用

利鲁唑的患者 1 年生存率的相对增加率为 18%，15 个月后这种获益减少[96]。中位生存获益为 2 个月。不幸的是，患者并未获得功能上的改善，肌力下降的速度在利鲁唑组与安慰剂组是相似的。

利鲁唑的推荐剂量是 50mg，每天两次。它的耐受性良好，最常见的不良反应是无力、恶心、腹泻和肠胃不适。肝酶升高是一个更严重的不良反应。丙氨酸氨基转移酶（ALT）水平应每月监测直到第 3 个月，其后每 3 个月监测持续至 1 年，此后每年监测一次。如果谷丙转氨酶水平达到正常上限的 5 倍，就应该停药。其他严重但罕见的并发症是肾小管损伤和胰腺炎[97, 98]。

由于该药提供的边际生存效益，如果任何不良反应或成本对患者的生活质量有不利影响，则该药

表 39-2　建议实验室研究

血液学	完整的血细胞计数 沉降速度
化　学	• 电解质 • BUN • 肌酸酐 • 葡萄糖 • HemoblobinA1c • 钙 • 磷 • 镁 • 肌酸激酶 • 醛缩酶 • 肝功能测试 • 血铅水平 • 尿重金属筛 • 维生素 B_{12} • 叶酸 • 人体内 25- 羟基维生素 D
内分泌	• 促甲状腺激素 • 游离 T_4
免疫学	• 血清免疫电泳 • 尿中 Bence Jones 蛋白测定 • 抗核抗体 • 类风湿因子
微生物学	• 莱姆效价 • 性病研究实验室检测 • 人体免疫缺陷病毒测试
癌　旁	• 抗 Hu 抗体

表 39-3　专业实验室检测

表　型	测　试	诊断排除
下运动神经元	• DNA：X 染色体上的 CAG 重复 • DNA：存活运动神经元基因 1 和 2（SMN1/SMN2） • 己糖氨基酶 A • 电压门控 Ca^{2+} 通道抗体 • 抗神经节苷抗体（GM1）	• Spinobulbar 肌肉萎缩 • 脊髓性肌肉萎缩症 • Tays-Sachs 疾病 • Lambert-Eaton 肌无力的症状 • 伴有传导阻滞的多灶性运动神经病变
上运动神经元	• 脑脊液评价 • 超长链脂肪酸 • 人类 T 细胞淋巴性病毒抗体	• 多发性硬化症 • 肾上腺脑白质营养不良 • 热带痉挛性下肢轻瘫
延髓开始	• 甲状旁腺激素 • 脑脊液评价 • 乙酰胆碱受体 • 阳性（MuSk）抗体 • DNA：X 染色体上的 CAG 重复	• 甲状旁腺功能亢进 • 多发性硬化症 • 重症肌无力 • Spinobulbar 肌肉萎缩

应停止使用[99]。没有证据表明呼吸机依赖患者或进展较慢的 MND 患者获益。

依达拉奉于 2017 年获得 FDA 批准。其确切的作用机制尚未完全阐明，但依达拉奉被认为是一种抗氧化剂。在日本完成了两项临床试验[100]。第一项试验招募了一大批 ALS 患者，但没有达到主要终点，与安慰剂相比没有任何益处。然而，事后分析确定了一组最有可能从该药获益的患者。另一项随机、双盲、平行组的研究对病程为 2 年或更短的患者进行了为期 6 个月的研究，覆盖度>80% 的预测，和那些有 1～4 个百分点下降 ALS 功能评定量表（ALSFRS-R）在随机化前的 12 周观察期内进行修订。在招募的 137 名患者中，69 人服用依达拉奉，68 人服用安慰剂。治疗组 ALSFRS-R 评分的变化为 –5.01，安慰剂组为 –7.50，显示治疗显著获益（SE 0.76，95% CI 0.99～3.98；P=0.013）[100]。

依达拉奉的推荐剂量是 60mg/200ml 生理盐水静脉滴注。在第一个 14 天的治疗期间每天给药一次，然后是 14 天的无药期。然后，药物以 28 天为一个周期交付，其中 10 天使用药物，14 天不使用药物。服用依达拉奉的患者有过敏反应，包括过敏反应。最常见的不良反应是步态障碍、挫伤、皮疹和头痛。

Neudexta 被 FDA 批准用于治疗 ALS 相关的假性延髓麻痹 – 情绪失禁，其特征是强哭强笑。

Neudexta 是一种含有 20mg 右美沙芬和 10mg 奎尼丁的联合用药。建议的剂量是前 7 天 1 片，然后增加到每天两次。它的耐受性一般较好，但与服用单胺氧化酶抑制剂的患者相反，对于服用 5 羟色胺 – 特异性再摄取抑制剂的患者，应谨慎使用，因为服用右美沙芬会轻微增加血清素综合征的风险，并延长 QT 综合征的时间。若已发生血小板减少和过敏反应，应促使停药。

五、肌萎缩性侧索硬化症的临床试验

近年来，肌萎缩性脊髓侧索硬化症的临床药物试验数量急剧增加，并已形成多个国家和国际研究合作关系，以迅速筛选候选治疗方案。然而，缺乏有效的药物，仍困扰着科学家、医生，以及期望疗效更好的治疗方案的患者。最近的试验已经测试了大量生长因子、谷氨酸拮抗药、钙通道阻断药、氨基酸和干细胞。2017 年，超过 90 个试验目前在美国国立卫生研究院网站被列为招募肌萎缩性侧索硬化症患者的临床试验。新兴的治疗方法包括反义寡核苷酸、单克隆抗体、小干扰 RNA、锌蛋白和干细胞疗法。在未来，鸡尾酒疗法可能是减缓疾病进展的理想治疗策略。这种多药物治疗方案可能包括一种或多种谷氨酸拮抗药、抗氧化药、神经营养因子、基因调节和干细胞治疗。然而，评价药物协同效应的临床试验直到最近才开始。

六、康复和保守治疗

目前，无法治愈的成年人 MND 并非完全没有治疗手段。这些患者的康复和保守治疗的目标是使功能能力最大化，延长或维持独立的功能和运动，抑制或预防身体畸形，并为患者提供充分的社区完整性，以保证较好的生活质量。对于肌萎缩性侧索硬化症，这也包括解决生命结束的问题，并确保患者有一个舒适的死亡。

对成人多器官功能障碍的各种临床问题进行综合管理是一项艰巨的任务。因此，多学科方法更有效，因其可以综合许多临床医生的专业知识，而不是把任务交给单独的个人去完成。处理措施最好由一个团队共同确定，包括医生、物理 / 作业和言语治疗师、社会工作者、职业顾问和心理医生等。由于这些患者都会有明显的运动转移问题，所以最好在每次就诊时都能够看到医生和所有的重要门诊人员。比较大的三级护理医疗中心通常可以提供这种类型的服务，这可能是一家独立的诊所，也可能是被专广捐助运动神经元病相关研究和临床护理的一个或多个消费者导向组织捐助的，包括肌肉营养不良协会或肌萎缩侧索硬化协会。

本节讨论的康复和姑息治疗策略可以应用于任何形式的成人 MND，然而，本次讨论的重点主要是 ALS。

（一）初步康复临床评估

最初的明确诊断非常关键，此时通常需要咨询神经肌肉疾病方面的专家。由于肌萎缩侧索硬化的预后通常较差，因此接下来就要考虑如何确定处理措施。康复医师应该主导整个康复团队，并确定一个全面的目标导向的治疗方案[101, 102]。无论如何，都应该尽早明确一名主要负责医生来协调整个康复护理过程，他可以是一名专家，也可以是有意愿并具备疾病相关知识的家庭医生。

在最初的评价中，应给予患者有关疾病预期结果和可能遇到的问题的全面宣教。对于本章之前提到的那些药物试验，应该鼓励患者入组并为其提供方便。这不仅是为了单纯的科学研究，也是为患者增加一些希望，要确保患者能够参加频繁的随访。然后医生应该评价患者的目标，并制定一个与这些目标匹配的合理的康复和保守治疗方案。对于肌萎缩侧索硬化患者来讲，保守治疗的目标应该在于患者舒适度和生活质量的最优化，而没必要延长生命。

临床问题和治疗模式

无力和疲劳：骨骼肌无力是包括肌萎缩侧索硬化在内的所有成人运动神经元病的基本特征，并且也是造成这些疾病大部分临床相关问题的主要原因。目前少有良好的对照研究来关注此类人群的肌力训练问题。在最近发表的一项研究中，Clawson等报道了一项针对 ALS 患者进行的为期 6 个月的阻力和耐力锻炼的随机对照试验。患者被随机分配到阻力、耐力或运动锻炼项目的范围。在 12～24 周时，运动项目被发现具有良好的耐受性和安全性，因为在组间没有发现疾病进展率的差异。在他们的事后分析中，耐力和阻力组有下降趋势[103]。Beelo-Haas 等研究了阻力训练对 27 例 ALS 患者生活质量和功能的影响。虽然样本量很小，但没有观察到干预的负面影响，治疗组的患者在 6 个月时的 ALS 功能评定量表（ALSFRS）得分显著升高[104]。ALSFRS 是一份经过验证的问卷，包括评估球部、呼吸、大肌肉运动和肌肉运动任务已在临床试验中使用，并被证明是一个强大的生存预测[105]。

由于多数肌萎缩侧索硬化患者的肌肉变性是呈进行性的，对脊髓性肌萎缩症和脊髓延髓肌萎缩症而言，过度活动后无力的风险很高，所以在制订训练计划时应该谨慎，要求计划简单易行。应该告诫患者不要训练过量，因为那样可能会造成更多的肌肉损伤和功能障碍[106]。参加康复训练的患者应该警惕过度活动后无力的危险信号，包括在训练后 30min 内感觉到更加无力，或者训练后 24～48h 仍然有过度的肌肉酸痛。其他应警惕信号包括严重的肌肉抽筋、肢体沉重感以及长时间的气短[106]。

早期的干预应该进行轻度低强度有氧训练，如步行、游泳 / 水池内训练和蹬固定自行车，可以改善心血管功能，提高肌肉效率，因此有助于对抗疲劳[107, 108]。肌萎缩侧索硬化患者的疲劳是多因素的，并且在一定程度上与肌肉活性受损有关[109, 110]。其他因素包括活动减少和临床抑郁导致的全身状况下降[108]，有氧运动不仅可以改善身体功能，还有助于对抗抑郁，并可改善对疼痛的耐受。

肌萎缩性脊髓侧索硬化症（ALS）患者会以多种方式表现出无力而无法活动。例如，颈部屈肌和伸肌的严重无力会导致"头部下垂"，并伴有严重的颈部疼痛和紧张。这可能需要借助于颈椎矫形器。轮椅应该有足够的腰部支撑和良好的坐垫（泡沫胶）。轮椅应该进行适当的调整来避免压疮，并且能够对脊柱提供足够的支撑。只是简单地向患者进行轮椅的描述，会导致患者虽然可以得到一个标准的手动轮椅，但是却并不能够进行合适的调整。电动轮椅虽然很贵，但是也是物有所值，因为它有助于延长独立性活动，因此可以显著改善患者的生活质量[111]。家里的床上应该使用一个良好的减压床垫（空气或致密泡沫），同时应该配有泡沫楔形垫，以利于合适体位的摆放，有助于防止压疮和关节挛缩。

日常被动和主动的活动范围是至关重要的，以防止关节疼痛。家庭范围的运动锻炼计划，和可以设计和定期更新的物理治疗能够解决痉挛和关节挛缩。随着患者病情的发展，他们变得越来越依赖，护理人员应该学会如何安全地执行家庭锻炼计划。

每天进行被动和主动的辅助性关节活动度训练是很重要的。尽量长时间地保持患者的活动性和功能独立性，对其身体和心理都具有积极的益处。保持中立位的踝足支具可以延长步行距离，并且如果存在单侧或双侧足下垂的话还可以避免损伤。轻质、短款、内置弹簧或定制的碳纤维踝足支具可以提供辅助性背屈，同时又不给力弱肢体增加显著的额外的重量。轮式步行器（尤其是 Gran Tour）或四点式手杖也有帮助，取决于无力的类型。其他有用的装置包括手持的淋浴喷头、浴缸台、扶手、升高的厕所座椅、医院用床、大便座椅、日常生活活动辅具（如穿袜器和爪钩），以及轮椅坡道。作业治疗师可以帮忙确定哪些工具对患者有用。其他简单的建议，如将患者的卧室转移到房间第一层，去除任何松动的地毯，覆盖光滑的地板，也都是有帮助的，并且可以在治疗师的一次家庭评估中完成。肌萎缩侧索硬化患者的功能变化很快，因此康复团队的目标应该是去发现这些变化，一旦发现就要选择这些设备去满足患者的需要。

（二）疼痛

虽然肌萎缩性脊髓侧索硬化症并不经常被认为是主要的组成部分，但是最近的研究报道显示，50%～78% 的患者都有疼痛的症状[111-114]。在这些研究中，疼痛与病程无关，但随着功能的恶化，疼痛强度的增加，焦虑感的增加，疼痛强度也随之增加，这对生活质量产生了负面影响。疼痛最常见于四肢、颈部和背部，并与无力和不活动有关。神经性疼痛伴感觉异常约占 10%。越来越多的文献表明，ALS 患者对疼痛的认识不足。为了促进迅速和适当的治疗，提出了定期评估疼痛、确定疼痛来源和查明病因的建议。

肌萎缩性脊髓侧索硬化症疼痛的药物治疗包括使用非甾体类抗炎药（NSAID），特别是如果有证据表明存在活跃的炎症过程，如腱鞘炎或关节炎。常规剂量的醋氨酚（每 6 小时 1000mg）可与非甾体抗炎药（NSAID）一起使用，如果不能耐受非甾体抗炎药可以单独使用。三环类抗抑郁药和抗癫痫药，如加巴喷丁（神经元素）有时对疼痛有帮助，特别是如果有神经病理性成分。此外，加巴喷丁还具有抗痉挛作用。麻醉药品专治顽固性疼痛。如果开了处方，预防阿片类药物引起的便秘应该同时开始。对于晚期疾病患者来说，对麻醉成瘾的关注是毫无意义的，药物应该有一个固定的给药计划，并根据舒适程度进行滴定[111]。止吐剂抗组胺羟嗪（Vistaril），与麻醉药同时使用可增强疗效（如 30mg 可待因加 50mg 羟嗪每 6h）。与麻醉性药物不同，羟嗪不是皮质抑制剂，但具有直接的骨骼肌松弛剂和镇痛作用，已知可增强麻醉性药物的镇痛作用[115]。药房可配制酏剂，以方便管理。

口服或舌下吗啡（罗沙诺）（10～30mg 每 4h）对于镇痛也是有效的，可能有助于缓解疾病晚期的"空气饥饿"。另一种选择是服用缓解疼痛所需的即时释放吗啡的总剂量，并每隔 12h 服用一半，使用控释制剂，如美施康定。为了避免在肌肉中损失，最好不采用肌肉注射方式给药。

芬太尼或吗啡贴片一次释放的药物剂量不恒定，特别是大量出汗时。在肌萎缩性脊髓侧索硬化症的晚期，由于患者已失去控制药物释放的能力，自控式镇痛泵已意义不大。肌萎缩性脊髓侧索硬化症麻醉药物的主要问题是呼吸抑制和便秘。当呼吸困难或剧烈疼痛需要增加吗啡和劳拉西泮剂量时，这些不良反应在运动神经元疾病中是可以接受的。患者和护理人员应该意识到这些问题。

（三）限制性肺病

ALS 的终末事件通常与呼吸衰竭直接相关。限制性肺病通常发生于 ALS，但也可能出现于 SMA 和 SBMA。虽然术语 RLD 经常使用，但它本身并不是肺部疾病，而是膈肌、胸壁肌肉和腹部肌肉无力的肺外表现。延髓肌肉无力，可导致误吸，使 ALS 和 SBMA 的情况变得更加复杂。患者应该在疾病过程的早期就接受关于 RLD 的教育，这样他们就可以做出明智的治疗决定[116]。常规肺功能测试包括用力或慢速肺活量（FVC）、最大吸气压力（MIP）和最大呼气压力，以及咳嗽峰值流量，应经常监测，每 3~6 个月一次[117]。吞咽困难症状与肺活量密切相关，并使临床过程复杂化[118, 119]。

最终，患者出现换气不足，导致 CO_2 水平升高[120]。仅用脉搏血氧仪测量血氧饱和度可能不够。依据患者的临床情况，定期检测潮气量末 CO_2 水平。动脉血气评估通常是不必要的，不会增加任何需要的信息。

RLD 患者在夜间首先出现高碳酸血症和低氧血症，并可能出现晨间头痛、烦躁不安、噩梦、焦虑加剧和睡眠质量低下等症状。如果不及时治疗，低通气发展为日间缺氧呼吸不足。

当 MIP 下降到 –60cmH₂O 时应考虑无创通气。这通常是第一个成为异常的合格措施，如果遵循 2009 年 AAN 护理指南，就会触发最早的 NIV 启动。其他合格的测量标准包括 ≤ 50% 预测的呼吸频率，或最大吸气压力（SNIP）为 –40cmH₂O。Bach[117] 使用 24h 制取得了显著的成功。多项临床试验表明，与 ALS 对照组[121-124] 相比，患者在 11~15 个月期间的生活质量和生存率均有提高。早期干预，当植被覆盖度 > 预测的 65% 时，显示出更大的益处，增加了 1 年的存活率[122, 124]。双模正压通气是 ALS 首选的气道正压通气方式。首选设置呼气和吸气正气道压力之间的高跨度，以允许足够呼气的二氧化碳流量超过机器在呼气期间保持的压力。压力滴定最好在有正式多导睡眠图的睡眠实验室中完成，但也

可以通过夜间脉搏血氧测量研究和 NIV 装置内部调制解调器的记录输出进行家庭跟踪调整。一位有经验的呼吸治疗师应该是多学科 ALS 护理团队的一员，他应该能够熟练地管理 RLD 患者的特殊需求。

应鼓励患者在夜间使用 NIV 设备以改善呼吸困难。便携式、电池供电、容量循环的呼吸机允许患者使用 24h 呼吸支持，可用于社区和家庭。这些机器体积小，便于轮椅运输（图 39-3）。

尽管 NIV 一直被证明能够改善成功适应和使用双层气道设备的患者的预后，它并不总是对延髓疾病患者有保护作用，这被认为是一个不良预后因素。由于口咽部的低张力，除了呼吸肌无力引起的下呼吸道疾病外，还可能引起气道阻塞，因此调节机压可能很困难。如果未能很好地控制住涎腺，延髓患者会因误吸而增加发病和死亡的风险。在这些患者中，最具保护性的气道是气管切开加机械通气。

呼吸卫生很重要，可以使用增强咳嗽装置如吸收式、胸壁叩诊器改善 RLD 患者的呼吸卫生。当咳嗽流量压力峰值降至或低于 270L/min 时，这些设备被用来改善分泌物清除。延髓患者的低张力上呼吸道可能无法忍受由咳嗽辅助设备产生的负压。他们可能更倾向于使用气囊面罩通气，然后辅以人工咳嗽操作，以将峰值咳嗽流量提高到 270L/min 以上的有效范围（图 39-4）。

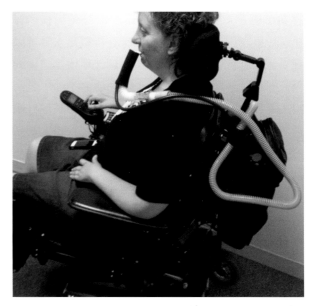

▲ 图 39-3　患者使用无创口片通气，背包内携带循环容积式呼吸机，并安装在电动轮椅上

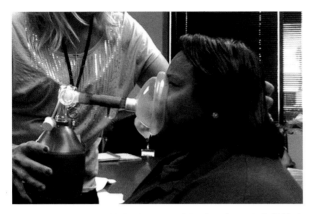

▲ 图 39-4　手动充气与袋口罩。该技术可与手动咳嗽辅助操作相结合，以达到延髓虚弱患者充分的峰值咳嗽流量，避免了上气道塌陷的风险，该风险可发生在呼气机负压阶段

如果更好的气道通路变得绝对必要和知情的患者希望更积极的护理，则要考虑气管切开。在进行气管切开术之前，患者应接受必要的气管切开术护理的指导，并被告知他们可能会失去说话的声音。此外，应该进行临终讨论，确定停止呼吸机支持的情况。患者应当意识到肌萎缩性脊髓侧索硬化症造成的虚弱将持续下去，并可能最终导致闭锁综合征，无法进行交流。

（四）吞咽困难 / 构音障碍

约 30% 的肌萎缩性脊髓侧索硬化症（ALS）患者的临床症状为延髓无力，伴有吞咽困难和构音障碍。此外，80% 的肌萎缩性脊髓侧索硬化症患者在发病过程中会出现延髓无力[125]。延髓麻痹的早期症状包括声音模式的改变（声音嘶哑）和饮水呛咳，这可能是轻微误吸的表现。早期吞咽困难的诊断，通过视频透视研究发现，包括口腔吞咽阶段的异常，以及舌头前部和（或）后部的运输功能下降[126]。随着疾病的进展，吞咽的所有阶段都可能受到影响，吸入性事件的频率增加。正如预期的那样，发生延髓疾病的患者和发病年龄较大的患者吞咽功能变化较快[127]。应该尽早咨询语言治疗师进行临床吞咽评估，教授行为吞咽策略，以延长吞咽的安全性，并提供饮食调整的建议，如增稠液体和准备容易形成丸剂的食物。

吞咽困难是营养不良和脱水的主要原因。临床症状和体征是生存的不良预后指标，应积极治疗。营养不良在肌萎缩性脊髓侧索硬化症中很常见，16%～55% 的肌萎缩性脊髓侧索硬化症患者会发生[128, 129]。吞咽困难，上肢无力导致无法进食，以及潜在的高代谢状态（原因尚不完全清楚）被认为是营养失调的原因[128, 130]。早期快速减重对应着更快速的病程。基础代谢指数（BMI）被认为是一个独立的生存预测指标，BMI 在 30～35 的患者存活时间最长[131]。肠内营养支持通过胃造瘘（PEG）管解决吞咽困难的问题，并不一致地显示能够延长生存[130]。当患者减重超过基线体重的 10% 或用餐时间超过 1h[132, 133]，应强烈考虑经皮或放射学方法放置 PEG。最好在患者营养不良或其 FVC 下降到预测值的 50% 以下之前放置胃造瘘管，因为它降低了围术期相关呼吸疾病的风险。应该向患者保证，只要他们的护理人员接受过一些处理窒息事件的培训，他们仍然可以通过口服食物来获得乐趣。尽管如此，使用胃造瘘管仍然作为主要的营养摄入途径，确保充分的水合和营养。

有些患者可能会拒绝插管。这一选择取决于患者，但他们必须充分了解，在某些时候，他们可能无法吞咽。在那个时候，PEG 放置可能是不可能的，或者至少在技术上是困难的，需要插管以促进手术期间的通气。如果需要插管，患者必须在手术前了解他们可能无法脱离呼吸机。因此，等到他们无法吞咽再改变主意，这并不是一个真正的选择。由于肌萎缩性脊髓侧索硬化症患者的胃肠道通常维持足够的功能，因此不需要进行肠外补液和喂养，这与较高的护理需求、费用和一定程度的医学并发症相关。不应把它作为一个可行的选择加以讨论。不能再吞咽和没有胃造瘘管的患者最终将死于脱水和营养不良。有些患者确实选择了这个方式，最终安然死去。

肌萎缩性脊髓侧索硬化症患者的构音障碍，对传统的发音训练反应不佳。然而，一些自适应策略，如保持缓慢的说话速度，强调提高语音生成的准确性，可能是有帮助的，可以由语音语言病理学家教授[108, 117]。肌萎缩性脊髓侧索硬化症患者的构音障碍，应通过使用辅助交流工具来解决。在疾病早期患者上肢功能尚好时，字母板或电子书写板就能取得良好的效果。在此之后，利用眼镜视线系统表述"是"和"否"或其他二进制指令也会有用，特别是当患者使用机械通气时。基于计算机的辅助通信设备具有眼睛注视功能，因此为通信提供最长久的支持。除了人眼控制外，还有其他的选项与语言产生设备包括鼠标，可以附着在额头或耳朵，在罕见的情况下使用其他可用肌肉信号（例如，斯蒂芬·霍金使用剩余的脸颊肌肉运作他的通信设备）。对这样设备的评估应该在疾病早期进行，使患者有最好的机会学习，了解如何使用该设备。对于延髓病变患者，最近的最佳实践建议包括在患者首次就诊时，转诊到语言病理学家进行增强和替代沟通（AAC）评估[134]。虽然价格昂贵，但这些设备极大地增强了患者在无法发声时的沟通能力。

患有肌萎缩性脊髓侧索硬化症和延髓麻痹症状的患者，通常难以控制和吞咽口腔内存在的唾液量。具有强抗胆碱能作用的药物，如苯托品（苯甲托品）、乙氧基罗酸（胃长宁）或一些三环类抗抑郁药（如阿米替林），有助于分泌物干燥。在难治性病例中，向唾液腺注射 A 型或 B 型肉毒杆菌毒素可有效控制[135]。对唾液腺的放疗也可能有帮助，尽管有常见的并发症[136]。

（五）痉挛

肌萎缩侧索硬化患者的痉挛是由运动皮质和脊髓病变共同引起的。γ-氨基丁酸（GABA）类似物巴氯芬可以减轻脊髓水平的运动神经元抑制，可以作为抗痉挛的药物选择之一。起始剂量是 5～10mg，每天 2～3 次，然后逐渐加量至 20mg，每天 4 次。有时更高的剂量（达 160mg/d）会获得更好的效果，但是应该谨慎。不良反应包括无力、疲劳和镇静。替扎尼定是一种与可乐定类似的 α_2 激动剂，可以抑制兴奋性中间神经元。起始剂量为 2～4mg，每天 2 次，不良反应与巴氯芬类似。苯二氮䓬类药物可能也有帮助，但是会引起呼吸抑制和嗜睡。丹曲林通过阻止内质网内 Ca^{2+} 的释放，对降低肌张力也有效果，但也会引起全身肌肉无力，因此并不推荐。

痉挛的罕见疗法包括鞘内注射巴氯芬和肉毒毒素。已有一小部分口服用药治疗痉挛性疼痛效果不佳的 ALS 患者（n=8）接受了鞘内注射巴氯芬的研究。治疗包括术前通过腰穿穿刺递送 25～50μg 的测试剂量，该剂量可预测疼痛缓解。在小型回顾性病例系列中，平均疼痛减轻为 54%[137]。另外，还在少数患者中研究了肉毒杆菌毒素 A。在门诊 ALS 诊所就诊的 122 例 ALS 患者中，有 6.5% 的患者接受

了上运动神经元主要表型屈服于口服治疗的治疗。在同意接受治疗的 7 名患者中，所有患者均报告临床改善，且无不良反应[138]。

一线疗法包括物理疗法，以制订一系列缓慢（静态 30s）静态肌肉拉伸的运动程序。固定支具也是一种有用的辅助方法，但是必须经常检查受压部位的皮肤。

（六）抑郁

被诊断为运动神经元病的患者可能会出现反应性抑郁。尽管肌萎缩侧索硬化患者会出现抑郁，但是这也是可以避免的[139]。一旦确诊以后，就应该告知患者有关预后的情况，使患者从悲伤、愤怒到最终"接受"他们的疾病，这对患者及其家属的心理健康十分重要[140, 141]。医疗工作者应该牢记围诊断期患者通常会出现过度焦虑，从而影响其生活质量[140, 142]。如果需要的话，应该给予患者抗抑郁药，因为它可以帮助改善患者的情绪、睡眠和食欲[143]。

在评估生活质量时，患者会考虑家庭、朋友及心理健康的重要性。重要的是，疾病进展似乎与 ALS 的生活质量无关[144, 145]。因此，在维持人际关系和解决阻碍社区参与的障碍方面，支持患者和家人至关重要。患者应该交由一个支持性团队进行管理。最主要的支持肌萎缩侧索硬化患者的客户主导组织是肌营养不良协会（MDA）和肌萎缩侧索硬化协会。另外，具有治疗疾病终末期和（或）慢性疾病导致抑郁的丰富经验的精神科医生或心理医生也是必要的[143]。发生在患者配偶、其他家属或朋友身上的抑郁同样不应该忽视。陪伴和护理人员经常显著低估患者的生活质量[141]，这种错误评价可能是受到了自身情绪的影响。护理人员的负担是与患者的功能丧失相关的，在整个肌萎缩侧索硬化的病程中是逐渐增加的，并且与护理人员的抑郁和焦虑的增加成正比[143, 146]。

（七）神经源性膀胱和肠道

与既往观点相比，ALS 患者中的泌尿系统疾病实际上发生更为普遍。尽管疾病情况有所不同，但约 40% 的患者报告泌尿系统疾病[147]。一项尿动力学研究已经证实在 ALS 患者中存在逼尿肌过度活动和外部括约肌紧张导致的尿路梗阻。在同一个研究中，还发现 35% 的患者排尿后残余尿量>50ml。同时随着病情加重和痉挛的发生，排尿障碍发生的可

能性也会增加[148]。对于存在明显痉挛的患者，应该考虑对泌尿系统进行评价。尿失禁对于制动和如厕困难的患者来讲也是一个问题。患者在餐后应该避免饮用大量液体，以免夜间尿失禁。男性患者夜间可以使用尿套，还应该穿吸湿性内衣，但是仍然要密切关注皮肤不被浸湿，并使用表面防潮剂保护。在疾病晚期患者移动非常困难时，留置 Foley 或耻骨上导尿管便成为一种合理的选择。肠道管理应遵循一定的常规，养成定时排便的习惯（如每天早晨）。纤维性 / 膨化制剂及液体应规律服用。需要时可以使用栓剂和小型灌肠剂。

（八）痴呆

研究者和医生最近达成的共识认为，肌萎缩侧索硬化患者认知障碍的发生率比预期要高。肌萎缩侧索硬化患者的认知障碍可以表现为一个连续进展的临床过程，其程度可以从轻度认知障碍到额颞叶痴呆（FTLD）[149]。认知障碍可以发生在散发性和家族性肌萎缩侧索硬化患者。患者的认知障碍可以发生于运动神经元病之前、之后或发病当时[149]。对于存在认知障碍的肌萎缩侧索硬化患者，影像学显示额叶萎缩以及额颞叶区域和扣带前回的代谢低下[150]。2 项基于大型人群的研究发现，认知功能异常程度能够达到 Neary 标准的额颞叶痴呆的发生率为 10%～14%[149, 150]。额颞叶痴呆的症状包括去抑制、冲动、睡眠和饮食习惯改变、注意力下降、执行功能和计划能力下降、冷漠，以及话语减少直至缄默。这些患者的记忆力相对保留。上述研究中的肌萎缩侧索硬化患者中的一半具有正常的认知功能，其余的 30%～40% 患者具有认知障碍的证据，但是未达到 Neary 标准的额颞叶痴呆程度。那些没有明显痴呆表现的患者，如果与正常对照相比的话，其语言和记忆障碍的发生频率也会更高[150, 151]。

针对肌萎缩侧索硬化患者认知障碍症状治疗效果评价的研究很少。选择性 5- 羟色胺再摄取抑制剂（SSRI）和三环类抗抑郁药有助于相关行为症状的控制[149]。应该考虑使用无创性通气，来降低缺氧对于认知的影响，并且应该在疾病早期就启动夜间低氧血症的监测工作。最后，必须要考虑认知障碍对患者参与临终决定能力的影响。认知障碍的出现可能会对患者生存意愿和其他需要依赖患者意愿

完成的合法医疗文件的签署造成一定的影响[149]。

（九）临终关怀

ALS 是一种具有特殊伦理和人道主义考虑的疾病。尽管它被认为是致命的疾病，但与大多数癌症或其他严重的无法治愈的疾病不同，它可能需要数年时间才能死亡，即使该疾病在该过程中导致严重的进行性残疾。

尽管有最积极的治疗方法，但 ALS 仍会进展。在疾病早期，应该有社会工作者来帮助患者和家人完成 AD。AD 是一种法律文件，可用于在医疗紧急情况下和某些紧急情况后的护理中提供所需的治疗指南。它包括代理人（卫生保健委托书）的指定，如果他们不能自己说话，他可以代表患者讲话。随着疾病的进展，还应填写《医师维持生命治疗的命令》（POLST）表格。该表格提供了紧急情况下所需的特定护理级别的特定命令，包括"请勿复苏"（DNR）的命令。POLST 应该反映出 AD 中描述的愿望。POLST 表格的副本应保留在患者的病历表中。

在疾病的早期，应询问患者他们在生命的最后几天中想象的生活地点。大多数患者报告希望在自己的生命中待在家里。要实现患者的愿望，需要进行周密的计划，以组建一支可以提供必要护理水平的团队。应咨询社会工作者，以帮助患者和家人利用可用资源制订 24h 护理计划。尽早让患者及其家人参与疾病的终末期规划可以提供更多的时间来解决问题，并使患者及其家人可以更好地控制自己的情况。此外，应将患者转诊至支持小组。支持小组通常是重要的资源，不仅用于心理支持，而且用于解决问题。随着疾病的进展，主治医生应继续要求患者定义治疗目标，然后提供一致的建议。医生必须考虑到患有晚期 ALS 的患者可能不希望最大限度地延长其寿命。维持生命的疗法，是定义为任何人设备或干预，以补偿器官系统衰竭，这通常会导致死亡，是患者的选择，而非医生的选择[151-156]。最明显的例子是机械通气，但这还包括人工补水和营养。从法律和道德上讲，具有心理能力的患者可以拒绝任何处方治疗。确保患者了解其医疗保健决定的后果是医生的责任。对于这些类型的干预措施，医生应始终尊重并促进患者的自主权和自我指导。这并不一定延伸到医生协助自杀的程度，在这种情况下，医生会采取积极措施来结束患者的生

命。在美国的大多数州（俄勒冈州、蒙大拿州、华盛顿州、佛蒙特州、加利福尼亚州、科罗拉多州和华盛顿特区外），这是一种非法行为，涉及严重的道德问题，超出了本章的范围。注意，在某些情况下，加拿大、比利时、荷兰、卢森堡和瑞士，允许这种做法。

先前列出的美国各州都有"尊严死亡"（DWD）法规，该法规允许患者使用致命剂量的指定药物来加速自己的死亡。华盛顿和俄勒冈州的最新报告已经发表，讲述了他们在 DWD 方面的经历。在华盛顿，自2009 年成立以来，已有 39 名 ALS 患者申请 DWD。在要求药物治疗的人中，有 77% 最终使用了处方。没有并发症的报道[157]。在俄勒冈州，1998—2015 年间选择接受 DWD 的患者（79 人）中有 8% 被诊断出患有 ALS[158]。选择 DWD 的最常见原因是自主权的丧失，日常生活的乐趣不再，以及尊严的丧失。在这两个州中，大多数选择 DWD 的患者都是非西班牙裔白人，受过教育，被纳入临终关怀，并在家中死亡。

ALS 患者最合适的护理水平可能会经常变化，因此需要密切随访。不幸的是，晚期 ALS 的患者常被告知患有"无能为力"，而实际上，用临终关怀优化家庭护理可以最大限度地提高生活质量，并在需要时提供舒适，无痛的转院。Krivickas 等表明[159]，大多数 ALS 患者可能没有得到足够的家庭护理。在研究的 98 名晚期 ALS 患者中，只有 9 名接受了临终关怀家庭护理，24 名接受了非临终关怀家庭护理，7 名接受了临终关怀和非临终关怀家庭护理。其余 58 名患者根本没有接受家庭护理。即使是在有家庭护理帮助的人中，主要的非医学 ALS 护理员平均每天也要花 11 个小时来照顾患者。在所研究的 ALS 主要护理人员中，分别有 42% 和 48% 的人感到身体和心理不适。作者得出的结论是，ALS 患者接受的家庭的临终关怀是不够的，因为它无法减轻家庭照顾者的负担。但是，由于临终关怀的重点是患者定义的家庭，因此可以解决此问题。临终关怀医院提供了一个跨学科的专业团队其使命是在患者余下的日子里共同支持患者和家人。在家庭环境中，为家庭人员的身体、心理，情感和精神需求提供支持，而无须费力到诊所。

国家临终关怀组织发布了有关患者进入临终关怀的指南[160]。该指南要求医生估计入院患者的预期寿命为 6 个月或更短，这在 ALS 中可能很难做到，而且大

多数医生可能对此准备不足（表 39-4）。与晚期癌症患者相比，ALS 患者在实际死亡过程中进展相对缓慢，这降低了临床医生对临终关怀治疗的认识。大多数临床医生可能会认为临终关怀是针对"近终末期"患者的，这是正确的，除了 ALS 患者可能长期处于这种状态。在这段时间内，临终关怀可以大大减轻痛苦。对临终患者护理不熟悉的医生，可能对临终关怀医生提倡的用于控制 ALS 症状的鸦片和苯二氮䓬类药物的使用不满意。医生可能发现很难有效下令使用这些类型的药物，以减轻晚期 ALS 患者的空气饥饿和焦虑。

无论如何，在疾病的最后阶段，在医疗上应由家庭临终关怀小组参与。临终关怀护士的定期上门拜访可确保适当的药物输送，并给予疼痛控制以及皮肤和肠道护理，并为医生提供进度报告，而无须将患者送往诊所。他们还提供咨询服务，避免家庭成员紧急拨打 911，以及避免不必要的夜间紧急求助部门。大多数患者希望在家中死亡，并且在大多数情况下，在一个有支持家庭和临终关怀的帮助下，这是一个可行且值得的目标。知情的患者和家人将欢迎临终关怀所提供的全面的终极护理，其前提是在一个适度但有意义的方式中，在自己家的宁静和安全中有尊严地死去，在某种程度上，是战胜这种令人难以忍受的疾病的一种胜利的手段，虽然这种胜利并不大，但却很有意义。

表 39-4   ALS 中临终关怀的常见决定因素

Medicare 和 Medicaid Services 中心要求医生证明，如果绝症持续正常，则 ALS 患者的预期寿命为 6 个月或更短在确定 ALS 的预后时，通常考虑以下两个因素

- FVC 低于预测值（坐位或仰卧）的 30%，且以下两项或多项严重影响呼吸功能：
    - 休息时明显呼吸困难
    - 呼吸频率 >20 次 / 分
    - 使用辅助呼吸肌
    - 直立呼吸
    - 腹部反常运动
    - 降低语音量
    - 咳嗽减弱
    - 睡眠呼吸紊乱的症状
    - 频繁的觉醒
    - 白天嗜睡
    - 无法解释的头痛、恶心、意识模糊或焦虑
    - 患者拒绝插管、气管切开术和机械通气
- 有或没有胃造瘘管营养支持时，营养严重受损，吞咽困难和体重减轻至少为体重的 5%

ALS. 肌萎缩性侧索硬化；FVC. 用力肺活量

第五篇

脊髓康复
Spinal Cord Rehabilitation

第 40 章

脊髓康复
Spinal Cord Rehabilitation

Jayne Donovan　Steven Kirshblum　Michelle Didesch　Maggie McNiece　著

康复质量，社会对于伤者的理解和支持，以及脊髓损伤人群自身的性格和思维模式决定伤者的应对方式和最终生活满意度，与这些相比，神经损伤本身并不那么重要。

——山姆·斯托弗

一、概述

在 20 世纪下半叶之前，遭受创伤性脊髓损伤（spinal cord injury，SCI）的人几乎没有生存的希望。自那时以来，在维持 SCI 的医疗和康复，改善功能和重返社会方面取得了长足进步。尽管 SCI 中的许多研究都集中在有创伤性损伤的人身上，但在许多情况下，类似的方法也可以推断用于非创伤性 SCI。"康复"（包括满足 SCI 特定的医疗和康复需求）对于帮助受伤的个人发挥其身体、社会、情感、娱乐、职业和功能潜力非常重要。虽然寻求治愈方法已使人们对 SCI 有了更多的了解，但是康复仍然是目前唯一可增强受伤后功能的治疗方法。因此，在受伤后的急性、亚急性和慢性期进行康复至关重要。

二、急诊环境中的康复

怀疑有外伤性 SCI 的患者应在外伤中心进行急性治疗，理想情况下，该中心应配备针对 SCI 患者的康复治疗服务。当前的脊髓医学联盟临床实践指南建议，如果可以的话，推荐在 I 级创伤中心进行治疗，尤其是对于那些受伤严重程度评分较高且有多处创伤的患者，例如脑部损伤、穿透性伤口和骨盆损伤[1]。如果无法立即获得专门的 SCI 治疗，则应在医疗稳定后考虑尽早转移到具有这些服务的部门。专科病房的处理与住院时间缩短、护理成本降低以及包括压力损伤及损伤在内的医疗并发症减少有关[1-6]。

协调良好的跨学科管理对于 SCI 后成功的急性医疗至关重要。应该从重症监护开始，所有学科共同努力。这包括医生、护士、呼吸治疗、病例管理、社会工作者，以及物理、作业和语言治疗服务[7]。主要目标是早期达到临床稳定期并避免急性并发症，这将有助于患者过渡到康复阶段[8]。较长时间的急性医疗住院和医疗并发症与颈脊髓损伤患者的预后功能下降相关[9]。医疗并发症也与较长时间的急性医疗住院时间（length of stay，LOS）和费用增加相关[10]。

需要监测的医疗问题包括神经源性膀胱直肠障碍、低血压、心律不齐、需要辅助通气、应激性胃炎和血栓栓塞性疾病。肺活量下降的患者应进行肺灌洗，呼吸训练和辅助咳嗽，以避免黏液堵塞和肺炎[11-13]。由于 SCI 患者的压力性损伤的风险增加，因此应特别注意皮肤护理。建议至少每 2 小时进行一次床上身体移位[11, 13]。坐直后，应经常转移身体重心。通过使患者完全直立地坐在轮椅上，使用专用的轮椅减压垫，可以最大限度地保护皮肤。在典型的重症监护室中床边椅子并不是首选，半躺椅靠背可能在骶尾部皮肤上施加过多的剪切力，坐垫可能无法提供足够的压力缓冲，并且姿势支撑通常不足[1]。骶尾部应涂护肤品，以保护皮肤免于潮湿。如有需要，应为患者安装呼叫铃系统[14]。

对于治疗性运动，脊柱稳定后应尽快开始关节范围运动（range of motion，ROM）。预防挛缩对于实现最大程度上功能的独立性很重要。鉴别 ROM 受限可以发现 SCI 患者遗漏的骨损伤，帮助发现新的异位骨化[15]。

易发生挛缩的特定关节和肌肉取决于损伤程度。例如，四肢瘫患者通常在全肩 ROM 方面受限，因此应进行全肩 ROM 活动以避免肩关节挛缩，特别是内收和内旋。早期维持全肩 ROM 灵活性可以帮助预防难治性慢性肩痛[11, 13]。此外，四肢瘫患者可以看到肘部屈曲、前臂旋后、前臂内旋、腕部屈曲和手指屈曲挛缩。需注意，在 C_5、C_6 损伤的患者中，应避免过度伸展手指屈肌，因为这可能会影响腱固定，腕伸展时手指肌腱被动地发生屈曲，使拇指和食指屈曲伸展产生有效抓握[8]。

关于下肢（lower extremity，LE），被动 ROM 运动可预防踝跖屈和内翻，膝伸展和屈曲以及髋关节屈曲挛缩[16]。在脊柱稳定之前，应避免 ROM 或涉及髋关节屈曲的强化运动。足后跟内置有减压装置的踝足矫形器应在床上使用，以避免足屈曲下垂。使用夹板或矫形器应仔细监测皮肤[14]。

一旦患者稳定，便可以进行早期床上活动和进一步的强化运动[11]。治疗师可以使患者开始运动以增强部分神经支配的肌肉，并保持正常肌肉的力量，以免造成功能下降。可以练习代偿技术，例如学习使用腱固定或平衡的前臂矫形器进行自我进食。床上活动和静态坐姿练习可用于改善躯干神经控制和排出肺分泌物。尝试直立姿势时，可能会发生体位性低血压，可以通过使用腰围、压力袜、适当的液体摄入以及使用药物（如米多君）来改善[11, 17, 18]。若坐在轮椅上，应该大约每 30min 减压一次[19]。倾斜手动轮椅可用于减轻压力，也有助于矫正。对于那些上肢力量更大，躯干控制能力更好的人，治疗师可以开始教授独立的重心变化方法。

言语治疗师应及早评估患者的吞咽能力，因为吞咽能力可能因面部和头部外伤、颈损伤和手术、halo 固定和插管而受损[1]。言语治疗师还应该评估潜在的认知功能障碍，因为这可能在 SCI 发作之前就已经存在，可能与严重疾病有关，或者对于 SCI 创伤患者可能是由于伴随的颅脑创伤引起的。一旦达到医疗稳定，应尽快将其过渡到具有 SCI 服务的急性康复中心。

三、康复团队

康复团队应用多学科手段对于 SCI 患者的最佳治疗非常重要。团队成员包括康复护士和助手，物理、作业、言语、娱乐和职业治疗师，心理学家和社会工作者/个案主管。其他团队成员包括矫形器师、驾驶教练、SCI 教育者、同伴导师、营养师和康复工程师。患者和家人也必须被视为团队的正式成员。专门负责 SCI 人员治疗的医生（最常见的是康复医生，最好是具有脊髓损伤医学的亚专业委员会认证）担任团队负责人。医生的职责包括预防和治疗 SCI 特定的医疗状况，制订治疗目标和处方，解决团队成员之间的冲突以及与患者和家人讨论预后。

团队成员的共同目标是最大化实现患者潜力。跨学科团队的集体智慧将为 SCI 患者提供实现功能成果的最佳机会。每个团队成员的作用都是宝贵的，尽管各学科之间存在重叠的领域，但这可以为患者提供更好的帮助，而不是提供重复的服务。所有团队成员均提供教育，协助患者和家人解决问题，并为出院和重新融入社区做准备。患者及其家人接受的教育越多，健康、功能和生活质量的结果就越好。康复护士完成常规护理任务，并承担出院计划的教育者、激励者、听众和助理协调员的额外职责。康复护士可以帮助患者和家人认识到 SCI 特有的医疗问题，并预防并发症。这包括肠道和膀胱的护理培训，皮肤和营养需求监测以及强化 ROM 和转移技术。护士是鼓励患者积极参与康复过程的第一线。出院时，康复护士会协助列出和检查患者的用品和药物。

物理治疗师（physical therapist，PT）和作业治疗师（occupational therapist，OT）共同努力，帮助患者达到最佳的生活自理和活动水平。制订综合计划包括 ROM，增强肌力，功能训练，患者和家庭教育以及设备培训只是治疗师职责的一部分。护理的其他重要方面包括辅助技术（assistive technology，AT）评估和培训 [包括使用电子设备日常生活活动（electronic activities of daily living，

EADL）]，家庭评估和改造建议，以及特殊设备建议，例如轮椅、坐垫、矫形器、辅助设备、床和床垫。治疗师还充当激励者的角色，倾听患者的挫败感，并尝试将这些情绪传递到康复过程中。

如前所述，言语病理学家参与吞咽，沟通和认知缺陷问题处理。吞咽障碍在高颈椎损伤、气管造口术或接受前路脊柱外科手术的患者中更为常见[20]。可以进行吞咽和声音控制方面的培训。

心理学家评估患者的认知状态，对残疾的适应性以及情绪状态。心理学家与包括患者和家人在内的其他团队成员合作，可以帮助确定问题 [例如，是否存在双重诊断(具有颅脑外伤的 SCI)、抑郁症、焦虑症或创伤后应激障碍]，并提出适当的干预措施以帮助其达到康复目标。心理学家还可以为患者和家庭成员的支持小组提供帮助。

娱乐疗法有助于患者专注于休闲活动，无论是在住院期间还是在康复医院出院后都可以进行。应鼓励患者参与以前的娱乐活动，并寻找患者可能喜欢的新活动。患者和家属往往不知道受伤人员的活动范围，因此需要进行教育，把重点从那些他们不能再参加的活动转移到他们可以参加的许多活动上。社区郊游可安排在住院期间（去购物中心、电影院等），以开始让患者重新融入社区环境，并评估在医疗设施之外的移动能力和解决问题的能力（模拟真实世界的情况）。

社会工作者和（或）个案主管为患者和家人提供保险或财务服务，以使利益最大化和完成出院计划。他们还可以确定和协调其他的社区和政府资源，以协助照顾患者。职责包括帮助确定患者重新融入社区的潜在障碍，并促进出院计划以确保顺利过渡到出院地点。出院前应安排家庭护理设备的交付和门诊计划，并确保医疗服务的连续性。应安排适当的推荐服务，包括运输等。如果需要，应获得药物的预授权。在此期间的家庭咨询（以及其他团队成员）至关重要。

其他人员在患者适应残疾方面也起着重要作用。这包括职业顾问，同伴支持和前面提到的其他团队成员。团队会议应至少每周举行一次，以使所有团队成员能够解决临床问题，报告进展情况并更新目标，并确保患者安全地出院。在康复初期，应

邀请患者和家人参加团队会议或在单独的家庭团队会议中与团队见面。更加频繁的小组讨论有助于出院过程。通常，在住院期间的早期进行家庭评估对于评估必要的家庭改造和适应性设备是有价值的。此外，可以建议在住院期间或门诊计划中进行工作场所评估。随着在急性康复中的住院时间缩短，整个团队的协调对于及时安全地出院显得尤为重要。

四、专业急性康复的好处

对于 SCI 患者，在急诊医院接受治疗的时间差异很大[21]。鼓励尽早康复出院，因为它已被证明可以改善 SCI 患者的功能预后，这可能与由于多种因素有关，包括最大限度地减少可能对功能改善造成阻碍的并发症，以及能够利用对功能恢复至关重要的神经可塑性[22-25]。Herzer 等使用美国的数据样本，发现在调整了患者的健康状况之后，康复时间越长出院时 FIM 运动评分越低，1 年时 CHART 身体独立评分越低[22]。如果将患者术后尽早转移到住院康复中治疗，则可以实现功能恢复的改善。这要求急诊临床医生与康复专业人员之间进行沟通，对急诊临床医生进行早期康复的可能益处的教育，并加强在整个连续过程中的出院计划[22]。

在许多地方可以接受住院康复。由于康复计划的差异很大，因此应谨慎选择设施。在评估机构时，应注意其员工（包括医生、治疗师和护士）的经验水平、该机构所服务的 SCI 患者数量及可用资源。

照顾大量患者可以表明可能提供的服务的专业程度，包括医疗保健、疗法（包括 PT、OT、言语和娱乐）、心理、职业和 SCI 教育服务以及积极的同伴支持项目。美国标准 SCI 系统每年在其标准中至少包含 30 个入学资格[26]。大型中心提供的其他机会包括试用设备（即各种轮椅）的能力，高级AT 的可用性以及专门的座位计划。个人与具有类似损伤的其他人进行康复交流也非常有帮助。

五、住院康复

入院时，SCI 医生要进行全面评估，确定运动、感觉和神经系统损伤程度以及 ASIA 残损量表(ASIA

Impairment Scale，AIS）分类（见第 5 章）。团队根据他们的评估建立了一个具有短期和长期目标的问题清单（表 40-1）。考虑到这些目标，医生应为所有参与的团队成员制订具体的治疗处方（表 40-2）。治疗服务的数量和频率可以根据康复设置而变化。在美国的住院康复设施（inpatient rehabilitation facility，IRF）中，治疗通常以每天至少 3h 开始，尽管有些患者可能开始难以达到这种耐力水平，尤其是那些受伤程度更高的患者。即使是对于那些可能需要增强耐力的人来说，由于将医学专业知识和临床护理与可以预防严重发病的康复技术相结合，SCI 专业康复也仍然具有很大益处。

六、功能目标

决定功能预后的最重要因素是运动水平，损伤在神经学上是完全还是不完全，以及损伤程度，即 AIS 分类。从最初的检查（受伤后 72h～1 周）到随后的几个月到 1 年（参见第 9 章），通常预期运动完全受伤的人将获得一个节段运动功能水平的恢复。对于不完全受伤的人，在受伤后的头 2 个月内恢复最快，在 3～6 个月后变慢，但是运动和功能恢复可能会持续至受伤后 2 年。表 40-3 列出了在运动完全受伤的人中，每种损伤水平在 1 年后预期会达到的功能目标，随后提供了进一步的细节。表 40-4 按受伤水平列出建议的设备。

表 40-1 样本康复问题列表

康复问题：	
医学——疼痛、痉挛、肠、膀胱、皮肤、营养、胃肠道和 TE 预防、呼吸道、直立性、自主神经反射不良、骨骼肌和高钙血症	
移动性	ADL
适应残疾	认知性
沟 通	吞 咽
SCI 教育	职业性
性行为	驾 驶
娱 乐	家庭训练
出院计划	设备评估

ADL. 日常生活活动；SCI. 脊髓损伤；TE. 血栓栓塞

（一）C₁～C₄ 水平

在 C_3 或头侧损伤的肌肉包括颈椎骨旁肌、胸锁乳突肌、颈副神经和膈肌的部分神经支配。从功能上讲，这些肌肉可以使颈部屈曲、伸展和旋转。在 C_4 水平，膈肌和椎旁肌有进一步的神经支配，吸气

表 40-2 物理和作业治疗处方

诊断：C_7 脊髓损伤四肢瘫患者
目标：（见表 40-3）

预防措施：皮肤，呼吸道，感觉，矫正，安全性，自主神经反射异常的风险，以及特定患者所需的其他预防措施（即如果使用香豆素会出血）

物理疗法

- 向双侧 LE 进行 PROM，并拉伸腘绳肌和臀部伸肌
- 垫上活动
- 站立斜床从倾斜 15° 开始，每 15min 增加 10°，达到 80° 后应密切观察
- 坐姿平衡（静态和动态）
- 从包括垫子、床、轮椅和地板在内的所有表面转移训练
- 轮椅推进培训和管理
- 教导并鼓励重心转移
- 能够耐受后使用站立柜进行站立训练
- 深呼吸练习
- 选择使用 FES
- 家庭培训
- 社区技能
- 教授家庭运动计划

作业治疗

- 对双侧 UE 的被动、主动辅助、主动 ROM/ 执行
- 允许手指紧绷以增强抓握
- 双侧 UE 强化
- 运动协调能力
- ADL 项目，根据需要配备自助设备（整理、梳洗、进食）
- 功能转移训练（浴室、浴缸、汽车等）
- 夹板和自助设备评估
- 桌面技能
- 淋浴项目
- 厨房和家庭制作技巧
- 轮椅评估和培训（零件和管理）
- 家庭评估
- 家庭培训
- 教授家庭运动计划

ADL. 日常生活活动；AIS. ASIA 残损量表；FES. 功能性电刺激；PROM. 被动运动范围；UE. 上肢

表 40-3　各水平损伤后一年的预期功能结局

完全性四肢瘫患者的潜在结局 *					
私人的	$C_1 \sim C_4$	C_5	C_6	C_7	$C_8 \sim T_1$
进食	依赖 c	设置后的辅助独立 h	辅助独立 h	独立 d– 辅助独立 h	独立 d
修饰	依赖 c	最小帮助 f 在合适的设备安装后	严密监督 b 下辅助独立 h 或轮椅在合适的设备安装后	独立 d– 辅助独立 h	独立 d
上肢穿衣	依赖 c	适度的协助 g– 依赖 c	辅助独立 h	独立 d	独立 d
下肢穿衣	依赖 c	依赖 c	辅助独立 h 到接触保护 a	辅助独立 h	辅助独立 h
沐浴	依赖 c	依赖 c	辅助独立 h 到最小辅助 f 或合适轮椅设备	具有合适设备的接触保护下辅助独立 h	具有合适设备的辅助独立 h
床上移动	依赖 c	适度 g 到最大协助 e	辅助独立 h 到接触保护 a	辅助独立 h	独立 d
支撑	独立电动轮椅 h 依赖人工轮椅 c	独立 d 电动轮椅 适度协助 g 人工轮椅	独立 d	独立 h	独立 h
转移	依赖 c	最大帮助 e 依赖 c	水平面上的接触保护 a	带有或不带有用于水平表面的转移板的独立 d	独立 d
驱动轮椅	独立电动轮椅 h 依赖人工轮椅 c	独立 d 电动轮椅 依赖 c 人工轮椅 或独立 d 人工轮椅在平路上	独立 d 人工轮椅在平路上由涂层的钢圈	独立 d 处理坡路和不平的地形	独立 d
驾驶	改装客车	辅助独立 h– 轮椅汽车转换	辅助独立 h– 改装后轮椅	手动控制车或改装厢式货车	手动控制车或改装厢式货车

完全性截瘫的潜在结局 **			
私人的	$T_2 \sim T_9$	$T_{10} \sim L_2$	$L_3 \sim S_5$
ADL（美容，进食，穿衣，洗澡）	独立 d	独立 d	独立 d
肠和膀胱	独立 d	独立 d	独立 d
** 转移	独立 d	独立 d	独立 d
** 步行	站在框架，倾斜桌子或站立轮椅上。仅运动	家庭矫形器	可以进行社区活动
** 支具	带前臂拐杖或助步器的双边 KAFO	带有前臂拐杖的 KAFO	可能是 KAFO 或 AFO，带有手杖 / 拐杖

*. 受到许多因素的影响，但不是所有人都能实现

a. 简短的身体接触；b. 不得身体接触；c. 个人花费不到 25% 的努力；d. 在合理的时间内完成所有的任务，不需要改造、辅助或辅助；e. 个人花费 25%～49% 的精力；f. 仅需触摸即可获得帮助，并且个人花费 75% 或更多的精力；e. 只需要接触或个人花费 50%～74% 的努力即可；h. 需要辅助设备或辅助工具，或者花费的时间超过合理的时间

**. 考虑 PMH 和功能强度。ADL. 日常生活活动

表 40-4　建议完全性四肢瘫患者使用的设备（每位患者各不相同）

	$C_1 \sim C_3$	$C_4 \sim C_5$	$C_6 \sim C_7$	$C_8 \sim T_1$
耐用医疗设备				
倾斜式淋浴 / 座厕椅	×	×		
标准淋浴 / 马桶			×	×
加厚浴缸长椅			×	×
软垫落臂便桶			×	×
医院病床全电动	×	×	×	×
低气耗床垫	×	×		
凝胶、泡沫和（或）空气覆盖		×	×	×
患者升降器（电动或机械式）	×	×		
转接板	×	×	×	×
电动轮椅	×	×	×	
电动助力轮椅		?	×	×
手动轮椅	×	×	×	×
辅助设备				
平衡前臂矫形器		×		
通用袖带		×	×	
防滑垫		×	×	
护板		×	×	
立式刀叉		×		
组合手柄		×	×	
加长 / 弯角餐具		×	×	
摇刀			×	
牙刷 / 剃须刀 C 形夹架		×		
长吸管（标准或可调节）	×	×		
皮肤检查镜		×	×	×
洗手套		×		
敷料棒			×	×
软环			×	×
戒指 / 适应瓶盖			×	
通用袖带导管夹			×	
阴茎稳定器（家用）			×	
腿撑开器			×	×

（续表）

	$C_1 \sim C_3$	$C_4 \sim C_5$	$C_6 \sim C_7$	$C_8 \sim T_1$
阴唇吊具			×	×
手指刺激器			×	×
栓剂插入器			×	×
裤子架			×	×
口含式手写笔	×	×		
打字钉		×	×	
Wanchik 写作		×	×	
铅笔夹				×
触控笔		×	×	
夹板				
休息手夹板	×	×		
弯曲包裹		×	×	
护腕	×	×		
长对手夹板		×		
对手短夹板			×	
螺旋夹板		×		
动力肌腱夹板		×		
肘关节夹板		×		
RIC 手电夹板			×	
手腕驱动矫形器			×	
蚓状肌（MC块）			×	×

力量和肩胛的功能增强。

运动水平在 C_3 或接近 C_3 的人通常需要长期的呼吸机辅助，而大多数 C_4 损伤的人能够从呼吸机撤机。为了提高机动性，该水平的人员应独立使用通过呼吸控制、头部阵列或口、嘴唇或下巴操纵杆操作的电动轮椅（请参见第 44 章）。C_4 受伤的人有一定程度的肘部屈曲和三角肌力量，可以使用移动手臂支撑（mobile arm support，MAS）或平衡的前臂矫形器来辅助进食、梳洗和卫生，并通过重复运动来提高力量和耐力（图 40-1）。

否则，遭受这些高水平损伤的人，无论是否需要呼吸机，日常生活活动、床上活动能力、转移、肠和膀胱管理都依赖护理，但应该能够指导他人如何提供他们的护理。这包括能够指导他人进行重心转移、ROM 活动、在床上的体位摆放和转移（有和没有机械提升）；使用矫形器；皮肤破损监测；进行肠道和膀胱管理；使用辅助设备；以及如何处理诸如自主反射障碍（autonomic dysreflexia，AD）或设备故障等紧急情况。由于很难确保始终有一个训练有素的人可以执行间歇性导尿（interm ittent catheterization，IC），应该考虑替代膀胱管理的选择。

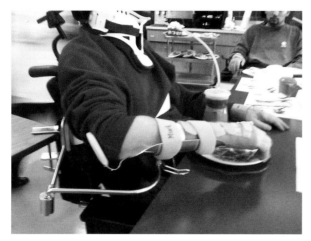

▲ 图 40-1　平衡的前臂矫形器。还要注意长柄的吸管、护板和 **Dycem**

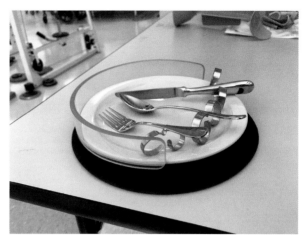

▲ 图 40-2　适应性餐具。**Dycem**、盘缘架、改良刀叉

在设备方面，对于需要呼吸机的人，建议使用两个呼吸机，一个作为备用[27]。出院时需要额外的呼吸设备，包括脉搏血氧仪、分泌物管理方法（即抽吸装置、机械式进/排气机）、备用电池，以及在电源故障时使用的发电机。如果患者能控制电动轮椅，那么就应该给他开一把电动轮椅[恢复原状和（或）倾斜]和一把手动轮椅。正如前面提到的，应该考虑对某些人使用 MAS。一旦三角肌和肱二头肌有足够的力量≥3/5 和足够的耐力，就不再需要MAS 了。这些人还应该有一根长吸管或一个可以喝液体的瓶子。虽然这些人不会开车，但他们可以从改装的货车中获益。

（二）C₅ 水平

C₅ 水平增加了二头肌（肘屈肌）的关键肌肉群，以及三角肌、菱形肌和部分神经支配的肱肌、肱桡肌、棘上肌、棘间肌和前锯肌。这些肌肉可以使肩屈曲、伸展和外展，肘部屈曲和旋后，以及肩胛骨较弱的内收和外展。鉴于没有对抗性的二头肌活动，通过持续拉伸来防止肘部屈曲和前臂旋后挛缩非常重要。还应考虑肘伸夹板。同样，应该鼓励肩向外旋转。应该避免手指屈伸过度，因为如果腕部伸展力量增加，这会影响腱固定效应。

使用适应的设备和设置，具有 C₅ 运动水平的个人可以参加许多日常活动，包括进食、卫生、梳洗和写作。肘部屈肌的增加应允许在电动轮椅上使用手动操纵杆，并且可以允许在带有轮辋凸起（凸

耳）或带有防护手套的塑料涂层手轮的水平表面上手动推进轮椅。除手动轮椅外，通常还需要带有动力直线和（或）倾斜机构的电动轮椅。带有助力轮的手动轮椅对于这种程度的损伤的患者非常有用。

此神经节段损伤的患者几乎需要全面的肠项目帮助。膀胱管理方法是根据与 SCI 专家和泌尿科医生的讨论、尿流动力学结果、可获得的帮助量及生活方式的情况而做出的决定。IC 通常不能独立完成。

具有口袋的腕部伸展夹板可以插入不同的器具（如通用袖带），对于此类患者完成许多任务非常重要。其他自助工具，例如 Dycem（一种用于将物体固定在平坦表面上的防滑材料，例如轮椅托盘上的电话或桌子上的盘子）、护板、电话架、手写笔、打字钉和书写用具，可能也有帮助（图 40-2和图 40-3）。如果使用腿包，则可以使用电子设备来帮助清空腿包。在此水平可以驾驶特殊改装的货车。

（三）C₆ 水平

C₆ 水平增加了关键肌群的腕长伸肌（extensor carpi radialis，ECR）（腕伸肌）和部分神经支配的腕长短肌、桡腕屈肌、旋肌、前圆肌和背阔肌。获得的运动包括手腕伸展、肩胛外展，以及一些手腕屈曲和内旋。积极的手腕伸展可以允许肌腱固定术的抓握。与 C₅ 运动水平的个体一样，对于 C₆ 运动

水平损伤的个体，应该允许选择性地收紧手指屈肌，以促进肌腱固定效应。

C$_6$ 水平可能在大多数活动中都具有独立性，但大多数日常活动中需要一些帮助。通常 C$_6$ 水平的个人使用自助设备可独立进行进食和梳洗。他们通常可以独立执行上肢（upper extremity，UE）穿衣。需要协助做饭和做家务。使用转接板可以在水平表面上进行转接，但通常需要帮助。尽管具有 C$_6$ 运动水平的人员可以推动带有塑料涂层轮辋的手动轮椅，但长距离行驶通常需要电动轮椅，尤其是如果个人将回到工作场所。对于较高程度的损伤，这些人可以选择带助力轮的手动轮椅。此水平的人通常需要肠项目的帮助。借助自助设备进行安装后，男性可能能够使用 IC，但是女性很难使用该技术。

可以使用腱夹板以促进功能性抓握，应鼓励患者使用它们。通常建议对服装进行改造，例如鞋子上的魔术贴扣、拉链上的环和套头衫。一个目标是驾驶一辆经过改装的厢式货车，并带有升降机，以使患者完全独立。

（四）C$_7$～C$_8$ 水平

C$_7$ 级将肱三头肌（肘部伸展）添加为关键肌肉群；C$_8$ 增加了指深屈肌（长指屈肌）。在 C$_7$ 处，有进一步的桡侧腕屈肌的神经支配和尺侧伸肌、屈指浅肌、总指伸肌、小指伸肌、伸指长肌和拇长展肌的部分支配，增加了手指屈伸（近端指间）伸展和拇指运动。在 C$_8$ 水平具有某些神经支配能力的其他肌肉包括：旋前方肌、尺侧屈腕肌、示指伸肌、拇短伸肌、拇短屈肌和拇长屈肌及手固有肌。

C$_7$ 水平被认为是在大多轮椅活动独立的关键级。在 C$_8$ 水平，还有其他手和手指功能的改善。具有 C$_7$ 运动水平的人通常能够独立重心转移、水平表面之间的转移、进食，梳洗和上身穿衣。不均匀的表面转移和下半身穿衣可能需要帮助。这些人应在便餐准备和房屋清洁方面保持独立。对于室内和室外地形，他们在手动轮椅推进方面应该是独立的，但对于不平坦的表面可能需要一些帮助。如果他们可以独立地转移和装卸轮椅，则应尝试独立驾驶改装的货车或小汽车。

男性可以进行 IC 检查，但对女性则更困难，特别是如果存在 LE 痉挛。肠道护理可能仍需要帮助，尽管可以通过辅助设备实现独立性，这些辅助设备可以帮助栓剂插入和肛门指力刺激（图 40-4）。

（五）胸部水平

总体而言，最好将胸部受伤的患者分为上（T$_1$～T$_6$）和下（T$_7$～T$_{12}$）级，因为后者的躯干控制和核心稳定性得到了改善。在 T$_1$ 运动水平上，增加外展手指的最终 UE 关键肌肉（小指外展）与手部肌

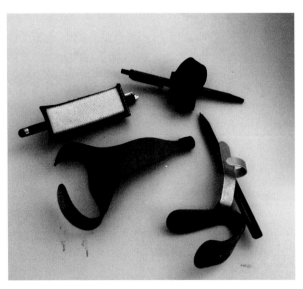

▲ 图 40-3　交流辅助用具：触控笔、打字钉、夹笔器、扶笔器（从左到右）

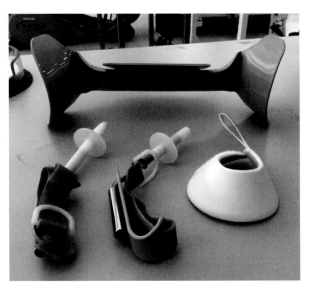

▲ 图 40-4　用于肠和膀胱管理的自助设备

肉的完全神经支配。各种截瘫程度的患者应该在平坦和不平坦的表面上都具备轮椅水平上的所有 ADL 和基本活动技能。还应该进行高级轮椅训练。截瘫患者应该能够适应性地驾驶汽车，尽管仍然很难装卸轮椅。他们还应该能够在无障碍的环境中准备饭菜并进行轻便的家政服务，但繁重的家政服务仍可能需要协助。

受伤程度越低，由于腹部和椎旁肌神经支配，躯干控制就越大。尽管患有高中度胸椎损伤的人可能对步态训练感兴趣，但住院时间的缩短，住院患者的康复往往侧重于最大限度地提高轮椅活动性、转移能力和 ADL 的独立性。但是，如果没有医学上的禁忌证 [例如，髋关节屈曲挛缩，下肢（LE）骨折]，那么用支具和外骨骼进行训练可能是有益的。胸部神经功能完全且瘫痪程度较低的人可以参加以双侧 LE 矫形器为练习和短距离步行的下床训练。受到这些程度损伤的患者，无论选择哪种技术，都应在肠和膀胱项目独立。

（六）腰椎截瘫

受伤程度越低，患者独立行走的机会就越大。随着肌肉力量的增加，支撑需要的更少，并且在更远的距离上移动也变得更有功能（请参见第 42 章）。

（七）L_2 水平

L_2 水平增加了髂腰肌（髋关节屈曲）作为关键肌肉。此外，髋内收肌和膝伸肌有部分神经支配。具有 L_2 运动水平的人可以用长腿支具短距离行走，但社区移动仍需要轮椅。这种受伤程度的患者可以驾驶带有手动控制装置的汽车。肠和膀胱（通常为 IC）的管理应独立进行，方法取决于是否存在上运动神经元（upper motor neuron，UMN）或下运动神经元（lower motor neuron，LMN）损伤。

（八）L_3~L_4 水平

L_3 级将股四头肌（膝盖伸展）作为关键肌肉群，髋内收肌进一步增强，部分神经支配外旋肌。L_4 水平将胫骨前（踝背屈）作为关键肌肉以及部分髋关节伸展、内旋和外展，膝盖屈曲足踝内翻或外翻和足趾伸展。对于具有 L_3 运动水平的个人，通常需要带辅助装置（如手杖或拐杖）的踝足矫形器（ankle

foot orchoses，AFO），而对于 L_4 水平损伤的患者可能不需要。这些人应以他们选择的任何方法在肠和膀胱项目中独立。

（九）L_5 及以下

L_5 级增加了伸指长肌（大足趾伸展）作为关键肌肉，S_1 级增加了腓肠肌和比目鱼肌作为关键肌肉（踝跖屈肌）。在这些水平上，还会有足趾和臀神经支配。这些人在所有活动中都应独立，除非有相关的问题，例如剧烈的疼痛、心脏疾病等。

不幸的是，尽管损伤水平和严重程度相近，但由于每个人的结果都有很大的差异，因此可能无法始终为每个患者实现理想的预后。功能结果取决于患者的年龄和并存的疾病，例如身体习性、认知障碍（即 SCI 伴有脑损伤的双重诊断）、臂丛神经损伤、继发性并发症或先前存在的疾病、例如肩关节损伤。此外，诸如疼痛、痉挛、挛缩和抑郁之类的并发症也可能会干扰预期的长期目标的实现。积极进取的人和有良好社会支持的人可能会稍微超出其预期结果 [27]。治疗团队以长期的功能目标为指导，但是康复计划应个性化，以满足每个人的长处、短处和个人情况。短期目标是在实现长期目标的过程中应采取的渐进步骤。

在团队会议上应监控实现功能目标的进度，以便确定限制因素和其他需求。让患者了解项目目标以便使之积极参与。然后可以修改方案，帮助患者达到个体期望。

如果康复服务在满足 SCI 患者的需求方面是有效的，则他们必须了解患者的观点。在从患者角度研究住院康复经验的研究的综合研究中，得出了许多结论 [28]：①员工素质的重要性（即将患者视为独特的个人而不是康复客户的员工，他们被视为关怀，以个人而非专业的方式进行互动，并将患者视为合作伙伴康复）；②对未来生活可能性的愿景（即表达希望，愿意谈论患者的优先事项，并将患者介绍给同龄人）；③同伴的重要性（为解决问题、知识、经验和灵感提供建议资源）；④方案内容的相关性（即工作人员的重要性和方案的灵活性）；⑤康复的机构背景（即根据患者需求定制方案）；⑥重新连接过去与未来的重要性（即关注的不仅仅是身体活动）；⑦满足现实世界的需要（而不仅仅是康复环境）的重要性。本文认为 SCI 患者康复最重要的角度是康复人员的素质和视野。

七、治疗中的特定活动

（一）活动范围

ROM 活动对于预防挛缩和维持功能很重要。关节的 ROM 降低可能是由于骨折和异位骨化中所见的结构性骨变化，或者是由于关节周围肌肉和支持组织的软组织紧绷所致。ROM 活动，无论是在部分功能强度的区域主动协助，还是在强度最小或没有力量的区域被动活动，应至少每天进行一次，并在急诊医院开始。

损伤水平将决定需要被动式 ROM 还是主动式 ROM 的区域。在截瘫和四肢瘫患者中，臀部、膝盖和足踝至关重要。臀部经常因侧卧和坐在轮椅上以及痉挛而继发屈曲紧绷和（或）挛缩。髋关节 ROM 应包括屈伸、外展和内收及内外旋转。膝盖 ROM 的目标应该是保持 120° 的弧度。踝部 ROM 发生在所有平面上，但是对于将足正确放置在轮椅踏板上，或者如果患者将站立并承受 LE 的重心，防止足后跟紧绷和挛缩至关重要。当紧绷或痉挛干扰功能时，会开始拉伸腰椎，但通常会避免这样做，以使患者在短期和长期坐姿中均能增加姿势稳定性并保持平衡。

患有高位四肢瘫患者（$C_1 \sim C_4$）的人缺乏主动的肩运动，可以出现有或没有痉挛的。有限 ROM，肩部自然运动应与 ROM 操做的屈曲和伸展、外展和内收及内外旋转相同。肩胛骨应与所有 UE ROM 保持稳定，并通过肩部的正常运动节律来恢复。在肘部，应解决屈伸、旋后和旋前的情况，因为在没有活动性三头肌或完全旋前肌功能的个体（C_5 和 C_6 运动水平患者）中，肘部屈曲和旋后挛缩都可能发展。现有的手腕和手部运动功能将决定是否执行伸展或收紧方案。如前所述，对于那些手腕伸展活跃且手指功能弱或无力的患者，手指屈肌不应完全伸展，而应允许稍微收紧（选择性收紧）并自然卷曲以提高握力和功能，肌腱动作[29]。如果执行得当，在执行手指 ROM 时可能会保持长手指屈肌的相对紧度。

（二）垫上活动

垫上运动的重点是训练平衡、力量和耐力，以达到坐和转移。作为治疗的第一步，垫上活动对于弥合固定和功能性活动之间的差距非常重要。垫上活动的功能目标包括训练床上移动、坐在床上或轮椅上的准备、进一步的复杂功能活动（例如穿衣和转移）以及防止长时间卧床并发症（包括失聪）、压力损伤、肺不张和肺炎、矫正和社会隔离。

垫上活动包括用于的床上活动，ROM 和肌肉的强化运动，例如肩部和肩胛骨稳定。由于个人可以坐起，所以应该开始进行静态和动态平衡训练，以准备转移到轮椅上。通过使用各种俯卧和仰卧姿势（例如肘俯卧、手俯卧和肘仰卧），可以增强 UE 和肩力量。还可以包括较高的位置变化，包括高跪姿和四足跪姿。所有这些技能都可以增强躯干和 UE 肌肉，使用头颈部肌肉进行平衡和定位、手眼协调以及防止跌倒的安全性。

（三）理疗

可以在感觉丧失水平以上时使用诸如热、冷和超声之类的方法。在感觉减弱或没有感觉的区域，使用这种方式必须非常谨慎。在中性温度下使用流体疗法或漩涡疗法是四肢的替代选择。可以考虑使用电刺激来减轻疼痛或刺激神经肌肉。应注意避免对活动性深静脉血栓的刺激。全身或局部振动疗法也已用于痉挛的治疗[30]。

（四）重心转移

进行重心转移以防止发生压力损伤。坐前需要指导患者适当的减压技术。减压的方法将根据受伤程度和患者的功能能力而有所不同。C_5 及以上的受伤人员通常需要带有倾斜或倾斜机构的电动轮椅。首选是全身倾斜座椅机构，以防止在座椅与座椅之间的界面处产生剪切力[31]。但是，仅以小角度（< 25°）倾斜不足以缓解压力[32]。在坐骨结节处（ischial tuberosities，IT）将空间倾斜与靠背倾斜结合起来可能更适合皮肤和肌肉血流灌注（空间倾斜 120°，靠背倾斜 ≥ 25°；或空间倾斜 100°，靠背倾斜 ≥ 35°）[32-34]。

一些有 C_5 损伤的患者可以通过将胸带固定在

轮椅后部的方式来进行重心转移，身体前倾后胸带将自己拉回到直立位置。前倾位置是通过使胸部向大腿前倾的角度与轮椅靠背的倾斜角度＞45°来实现的。事实证明，此位置在缓解压力方面比将轮椅向后倾斜至35°或65°更为有效[35]。在进行前倾时，应教育患者，手放在膝盖上的小前倾不足以显著缓解压力，并且前倾达到用躯干或肘部支撑在大腿上的程度。或者，患者可以执行侧向重心转移或侧向倾斜，代替向前倾斜，同时要考虑到这会暂时增加其他 IT 的压力[32, 36]。

有 C₆ 四肢瘫患者的患者缺乏三头肌的神经支配，无法通过支撑动作完成自己的重心转移。取而代之的是，他们可以进行侧向或向前的重心转移。当进行侧向重心转移时，患者将手臂钩在椅子的背面或通过连接的环圈来稳定躯干并协助其返回初始坐姿。在 C₇ 或以下受伤的人具有肱三头肌功能，并且通常能够独立进行上推压力释放，但仍应使用其他形式的重心转移来保护肩免受过度使用的损伤。

力感测阵列（force sensing array，FSA）压力映射是一种用于测量车身和支撑表面之间的界面压力的方法，界面压力定义为每单位面积的垂直力。FSA 可用于定位患者当前轮椅坐垫中的高压区域，并教导哪种减压方式可提供最佳效果。研究使用 FSA 压力映射来比较各种倾斜和直立的轮椅垫位置[37]。

一些作者建议患者在轮椅上每 30min 进行一次减压，每次 1min[38]。最近的建议是减压术大约需要 2min，以完全允许血液回流到该区域[32, 39]。无论选择什么时间范围，都必须向所有患者知晓定期完成重心转移和每日皮肤完整性检查的重要性。使用镜子将大大增强监测骶骨区域和 IT 的能力。

（五）转移

转移是一项复杂的活动，需要运动计划、力量和协调。如果使用错误的方法，可能会导致过度使用或外伤，并增加皮肤破裂的风险。改进的转移技术能够减少肩痛[40]。

转移的类型很多，包括不同功能表面之间（如床到轮椅、轮椅到汽车、马桶或浴缸）以及平面之间（如床到椅子）和不平坦的表面（如地板到椅子）之间的转移[41]。转移培训涉及多个组成部分，包括

培训患者和看护者（如果需要），以及教育患者能够给他们的看护者明确的指示并在需要时进行解决问题。

痉挛和挛缩的存在会影响转移技术的选择。例如在有些痉挛的情况下，即使没有抵抗重力运动力量，个人也可能能够承受身体重量进行转移。此时允许考虑利用通过 LE 承重的转移方法，例如立式枢轴转移。无力的 LE 不允许在没有大量支撑的情况下站立，从而使需要 LE 负重的转移变得不现实。但是，过多的痉挛可能会干扰转移的安全性。同样，承重关节中存在挛缩或异位骨化可能会限制转移的方法。

轮椅应与目标表面成 30°～45°，并在转移开始之前将其锁定。足踏板和扶手需要放在不妨碍的地方。安全预防措施和避免冲动行为对防止损伤很重要。所使用的转移技术应该考虑到骶骨和 IT 表面以及大转子的压力损伤。例如使用转接板（滑行板）进行转接可能会对 IT 产生很大的剪切力，因此，如果存在压力损伤风险，应避免使用。在转移时应避免与轮椅部件如轮胎发生碰撞而受伤。

一般而言，截瘫患者应通过转移获得独立性，而四肢瘫患者的转移独立性水平可能有所不同。在大多数情况下，运动水平在 C₇ 或以下的患者可以在不使用转接板的情况下执行独立的转移。某些 C₆ 级损伤的患者也可以通过转接板独立进行转移。C₅ 级损伤的患者（以及大多数 C₆ 运动完全损伤的患者）在有或没有转接板的情况下都需要协助，而在 C₄ 级或以上的损伤的患者则需要依赖协助。

SCI 患者使用的具体转移技术各不相同。例如上身结实的人可以借助诸如助行器或拐杖之类的辅助装置站起来，可以独立进行支点转移。其他设备，如提高座椅高度的垫子或可以帮助 SCI 站立的人的机械设备，也可能有助于转移。机械升降机可能对受伤程度较高的人有用，以帮助进行相关的转移。最好的转移技术可提供功能解决方案，并且对相关患者（和护理人员）安全有效。随着时间的推移，这会随着训练的发展而发展。

（六）轮椅训练

轮椅培训包括基础和高级活动。基本技能包括

在水平和不平坦的表面（倾斜、地毯等）上推进轮椅以及从轮椅上转移，包括进入浴室和汽车。应该教会患者和家人如何在路缘、斜坡和楼梯上移动轮椅，如何折叠轮椅以便放入汽车，以及如何简单维修和进行故障排除维修。应适当地检查轮椅推进机制，以免造成肩部受伤并节省能量。高级轮椅活动包括在不平坦的地面上通过，例如在崎岖的地形上骑行、独立地通过坡道和路缘、进行足踏车、通过电梯和自动扶梯、能够安全跌落以及从地板转移到轮椅上。低于 T_4 水平的患者应独立掌握高级轮椅技巧。

（七）站立

站立可以在 SCI 之后使用倾斜床或站立柜来实现。倾斜床可在康复过程的早期使用，逐渐获得垂直站立能力，有助于治疗体位性低血压。在急性脊髓损伤后，站立已被证明可减少高钙尿，但关于站立对骨代谢的影响尚无确切证据。时间、持续时间和诸如电刺激等附加模式的使用仍有争议 [42-46]。在慢性 SCI 中，单独站立并不能逆转骨质疏松症 [44]。目前的研究也不确定站立对痉挛和肠道功能的影响 [47-52]。然而，站立可能有助于心理健康 [49, 50]。

慢性 SCI 患者应谨慎站立，因为骨矿物质密度通常低于骨折阈值 [53]。对于禁忌站立的骨质流失水平，目前尚无明确的建议。临床医生应与患者讨论站立的风险或获益比，并根据受伤的时间、骨丢失的程度和预期的目标权衡该决定。康复后购买立式支架的决定应考虑包括设备成本、援助的可用性以及用户的动机 [49]。

八、SCI 教育

住院康复期间的障碍之一是对回家时的期望或"现实世界"中的生活的恐惧。患者可能会感到，将知识从住院康复世界转移到医院外的日常生活存在很大差距 [54, 55]。不幸的是，这种缺乏教育的情况不仅会被认为是一种疏忽，还会看作是医护人员缺乏理解 [28]。

Thietje 等的研究证明尽管康复后出院时 SCI 相关知识有所改善，但仍有 22.4% 处于"较差"水平，30.4% 处于"平均"水平，47.2% 处于"良好"

的压力损伤和膀胱管理知识水平 [56]。实际上，在出院时会存在一些知识鸿沟，但应尽最大努力来帮助弥合这些鸿沟。正规教育课程应让患者及其家庭成员参与，并涵盖诸如 SCI 生理学、神经源性肠和膀胱护理、皮肤管理和 AD 等主题 [57]。除了这些主题之外，关于性、适应和正在进行的研究的讨论对于提供对未来的洞察力也很重要 [28]。应该分配时间进行讨论和提问，因为对一个主题可能有不同的看法。

应持续提供教育，因为接受和保留知识的能力可能会不时发生变化 [57]。考虑到急性康复中 LOS 的降低，应尽快开始。面向患者和外部医疗提供者的社区课程有助于出院后的继续教育 [57]。也可以使用多媒体和基于网络的教育资源 [58-63]。例如患者和公众可以通过 Model Systems 知识翻译中心或访问各个 Model Systems Centers 的网站来访问视频和出版物。

除了小组课程外，在康复过程中还应优先考虑康复团队所有成员的个性化教育。创造积极的教育环境，包括将患者视为一个不受损伤定义的个人，并创造一个协作和授权的环境用于决策 [28, 63]。患者和家庭成员还可以通过护理和治疗师的直接指导来了解更多有关亲手护理的知识，例如定期 ROM、肠和膀胱管理、预防压伤和转移技巧的重要性。

关于预防继发性医学并发症的教育效果尚不清楚。Evardone 等的研究证明 SCI 教育课与康复期间压力损伤的发生率较低相关 [61]。但是，Cogan 等的评论报告缺乏证据表明教育和行为计划有助于预防压力损伤 [62]。问题的一部分可能是尽管患者的知识有所改善，但解决问题时仍可能会遇到困难 [63]。与脊髓医学专家的持续关系可以帮助提供个性化帮助，以满足这一需求。

九、同伴支持

如果有机会，应该提供与 SCI 同伴建立联系的机会。能够与遭受损伤的另一个人分享和学习，不仅提供了一种友情感，而且还提供了对调整和解决问题的宝贵见解 [55, 57]。尽管患有 SCI，同伴仍可以证明一切皆有可能 [58]。接受同伴指导经验的 SCI 患者改善了生活满意度、独立性和自信心，并更多地参与了活动[55, 64]。同伴指导还可以改善自我效能、改善健康自我管理、还可以减少继发性医疗并发症[65-67]。如果可能的话，在住院康复期间与同伴会面的机会可能有助于回答有关出院后生活的问题[28]。对等支持可以来自一对一的讨论，也可以来自社交媒体，如论坛或在线支持小组。如果需要，请医学专家可以为您提供指导。

十、讨论预后

对于神经系统完全的 SCI（通常被称为"打破坏消息"），讨论重大运动恢复的预后是脊髓医学专家最困难的任务之一。学习促进沟通的技巧，对于更好地帮助患者了解他们的预后以及为他们的未来树立希望非常重要[68]。如果不好的消息传递不佳，会引起患者的混乱、长期困扰和不满；如果做得好，可能有助于理解、调整和接受。

SCI 创伤后的预后对患者和家属以及治疗的康复团队非常重要，以便为出院后的未来进行切合实际的计划。一些医生可能会认为与受伤后不久的患者讨论运动恢复的不良预后可能是抑郁或焦虑的根源，进而可能影响该人参加其全面康复的意愿。没有任何数据可以支持这一点，并且在其他患者群体（例如肿瘤科）中，患者获得的信息是否充分会降低与信息相关的焦虑[69]。当涉及医疗问题时，隐瞒坏消息以保护患者免于事实真相通常是一个错误，并且据报道经常是出于保护信息所有者的一厢情愿[70]。

指导医疗机构中预后讨论的四个道德原则包括：尊重自主权，其中包括披露和知情同意的概念；慈善，为患者提供最佳治疗；非功利，无恶意；正义，包括基本的社会公正[71]。这些道德原则与以人为本的医疗护理相结合（例如，患者价值观和社会心理问题）可以产生积极的结果，例如增加对康复的参与[72-74]。

无法清楚地解释诊断和预后是否可能会干扰患者的应对过程并降低其主观幸福感[75]。传递和讨论信息的方式可能会对患者的疾病观点、治疗依从性、与临床医生的长期关系以及患者和提供者的满意度产生重大影响。重要的是，要根据当前的医学信息，以敏锐、希望和对未来的承诺来平衡有关瘫

痪和其他器官系统功能障碍（包括呼吸系统、膀胱、肠和性功能障碍）的相关信息。帮助患者建立切合实际的目标，促进使用补偿性策略并最大限度地提高独立性也至关重要。

对于这种情况下讨论预后的方式已提出了一些建议[68]。列出了促进交流的建议概述见表 40-5。应该注意的是，可能没有理想的方法来告知病情，并且根据临床医生的个人风格和机构设置以及患者的背景、教育程度、文化、性别、年龄和生活状况，在方法上可能存在差异。这些建议基于临床经验以及来自一般医学、肿瘤学、护理学、心理学和临床关怀文献的数据。

非语言交流与提供预后时选择的实际说法同

表 40-5　讨论预后

准备工作
• 有经验的临床医生应主持对话
• 有患者的家人，支持网络/家庭成员出席
• 留出不间断的时间
• 如果存在语言障碍，请雇用受过训练的健康口译员找到一个安静的私人场所
• 查看图表中的关键医疗信息

讨论
• 坐在靠近患者的地方
• 确定患者和家人知道什么
• 说话要缓慢、刻意且清晰
• 用简单的语言和诚实地提供信息
• 对将要讨论的内容给予公平的警告
• 小量提供信息
• 检查患者的理解力
• 使用眼神交流和肢体语言向患者传达温暖、同情、鼓励和（或）放心
• 鼓励患者表达自己的感受
• 通过验证确认患者的情绪
• 用同理心回应这些感觉
• 讨论治疗方案

总结
• 避免使用"无能为力"的概念
• 传达希望的信息
• 提供协助与他人交谈
• 提供有关支持服务的信息
• 总结重要信息
• 安排时间再聊一次
• 给出的文件信息

等重要。这包括面对患者，利用眼神交流，允许患者停顿，有时间思考并提出问题，并允许患者讲话而不会受到干扰。至关重要的是，患者要感觉你有时间说话和听。应将电话和物理干扰等干扰降到最低。当使用口译员时，仍然可以传达许多关怀和同情的非语言表达。

在此讨论中经常会出现"SCI 中的治愈"问题。应该认识到，目前尚无可用于 SCI 的治疗方法，因此没有简单的答案可以满足患者对 SCI 的需求。此外，没有简单的答案或治疗方法可以使患者或家人感到恐惧、愤怒、失望、沮丧和哀悼。但是，表现出同理心将有助于促进适应患者世界的变化 [76]。信息应以患者可以遵循的步调呈现，而不会使患者感到细节不足。通常将讨论与剥洋葱进行比较：提供初步概述，然后根据患者的耐受程度和要求回答更详细的问题。

没有真正定义上的适当时间来讨论预后。患者最常希望能以善解人意的方式向医生尽早了解其预后 [77]。那些提出相关问题的患者通常即使不乐观也愿意听到他们的预后。患者报道，除了在急性住院期间可能进行的任何初步讨论之外，他们希望在康复环境中与物理医生进行后续讨论。建议在邀请患者和（或）家人参加小组会议之前讨论预后，在小组会议上他们可以学习设置当前康复目标、进行永久性家庭改建的需要、学习肠和膀胱项目的重要性和适应性娱乐计划的实用性，因为这些问题将再次反映其状况的持久性。一些患者还建议当医生通知坏消息时请心理学家在场 [77]。医生具有讨论医学背景的知识和经验，而心理学家则可以了解患者和家庭动态的生物心理方面，并通过调整过程为他们提供帮助。

患者了解其预后的权利有时会违反家庭意愿 [78]。但是，必须找到一种提供足够信息的方法，以便患者可以熟练地评估和确定他们如何才能最好地从医院过渡到社区，并尽可能地独立。

十一、出院计划

照顾 SCI 患者的一个重要方面是考虑一旦他们离开康复机构相对受控的环境，如何最好地满足他们的需求。由于住院时间在过去 40 年中持续下降，

因此越来越重视早期出院计划。对 SCI 模型数据的比较表明，调整后的平均康复服务时间已从 1970 年的 98 天减少到目前的 35 天 [79]。受伤程度更高，严重程度更高且总体功能较低的患者的康复 LOS 时间更长 [6]。在美国私营部门中，康复时间较短的趋势比其他地方更为极端，这可归因于第三方支付者对住院康复时间的决定。

尽管康复过程中的 LOS 有所变化，尽管出院时的功能独立性有所降低，但出院患者的百分比似乎并未受到不利影响 [80]。在美国第三方付款方认证的天数内，不再可能实现所有康复目标。因此，大多数患者接受门诊治疗，以帮助他们达到以前在住院期间达到的功能独立性水平 [81]；但是，尚无研究比较这些方法的成本效益。

出院计划应在第一次团队会议之前进行讨论，以确保及时安全地出院。如果可能的话，首选出院回家。如前所述，康复小组的所有成员，包括患者及其家人，都承担着与出院计划有关的重要责任。社会工作者和（或）案件经理通过参加跨学科会议、协助财务计划、寻求社区和内部服务以及提供支持性咨询，在协调出院相关护理方面发挥关键作用 [82]。Hammond 等的研究表明，有更多的社会工作者和（或）案例管理会议专门用于房屋出院计划和财务计划，已被证明与出院有正相关 [83]。

出院计划的特定方面包括填写一份家庭评估表以评估其可及性、讨论家庭改造、试验耐用医疗设备（durable medical equipment，DME）、优化安全性以及患者家庭培训和教育。需要患者和家人的参与以收集信息并开始出院计划的处理。关键的初始信息包括患者当前的损伤和功能水平、恢复的预后、返回家园的社会支持及财务状况 [84]。其他考虑因素还包括个人的年龄和重返工作或上学的目标。

房屋评估和居住空间改造过程通过提高个人在环境中发挥作用的能力来促进重返社会 [84]。家庭评估表将为可能的家庭改造提供基础。此表格应要求测量门、走廊和房间的尺寸，提供平面图，并确定进入房屋的所有入口。照片是此过程的宝贵补充。进一步了解患者和家人通常在何时何地在家里度过的时间也会有帮助的 [84]。

在考虑改造时，重要的是要保持家庭环境与事

故发生前尽可能相似，并讨论患者对任何拟议变更的感觉。如果需要进行重大改造，可以制订一个临时计划。同样，如果预期功能进一步发展，则可以考虑临时设置卧室和洗浴区及家庭入口。

房屋改建的一般建议包括确保入口、门、走廊和浴室无障碍。具体的测量结果可能会根据轮椅的使用类型和所需的出入方式（包括转弯等）而有所不同。有关一般建议的概述参见表 40-6。详情请参阅第 50 章。康复小组应熟悉当地的承包商和建筑师，并应掌握先前患者提供的资料。此外，家庭成员可能希望在继续自己的改造之前先看到其他改造过的房屋。

评估和选择正确的 DME 摆放也很重要。在决定所需设备的类型时，必须考虑放设备位置和保险范围。除了合适的轮椅外，还应考虑转移设备、淋浴设备、床和床面。对于无法独立转移的个人，应考虑使用手动或电动升降机。淋浴和马桶椅可用于无障碍淋浴间，适用于所有水平的损伤，甚至适合可以独立转移的个人以保护肩关节。根据个人对直立姿势、坐姿平衡以及矫正或 AD 发作的耐受性，考虑选择标准和空间倾斜样式。可以将定制的座椅支撑添加到处方中，以提供躯干支撑和座椅稳定性。如果无法使用无障碍淋浴间，则带软垫的浴缸长凳可为截瘫患者提供良好的躯干平衡能力。

建议四肢瘫患者使用全电动医院病床，以帮助护理、定位、床移动性和自我保健。可提供动力和非动力的各种床垫和不同材料的覆盖物，例如空气、泡沫或凝胶。考虑到 SCI 患者有遭受压力损伤的风险，建议对支撑表面进行充分的压力释放评估。带有压力垫的压力绘图软件项目可能有助于完成此评估和试用过程。

此外，应评估 AT 需求，以最大化在移动、通信和环境访问的独立性（表 40-7）。AT 是"用于增加、维持或改善残障人士功能的任何物品、设备或产品系统，无论是从商业上获得、改装还是定制的"[85]。不管设备是低技术含量的（如口含式手写笔）还是高科技（如语音控制的智能产品），商业上可获得的技术的进步都使得该收购及其使用比以往任何时候都更具成本效益和用户友好性。例如智

表 40-6　关于家庭无障碍改造的一般建议

- 手动轮椅的门口宽度为 32 英寸，电动轮椅的门口宽度为 32 英寸。如果涉及转弯，该空间将增加到 36 英寸
- 手动轮椅的最小转弯空间为 5 英尺 × 5 英尺，电动轮椅的最小转弯空间为 6 英尺 × 6 英尺
- 所有阈值均不得大于 1 英寸，以允许坐在轮椅上的人进行操纵
- 电灯开关的高度应不超过 36 英寸
- 建议使用低毛绒地毯或硬质地面地板来进行轮椅操作
- 去除地毯，因为地毯对正在行走的人构成威胁，并且使坐轮椅的人难以翻身
- 拆除或重新布置会妨碍轮椅使用的家具

1 英寸 ≈2.54cm，1 英尺 ≈30.48cm

表 40-7　辅助技术

- 环境控制单位
- 家庭自动化系统（Amazon Echo，Google Home，Insteon）
- 智能产品（插座、灯、电视、锁、窗帘、床控制）
- 语音激活产品（Siri，Okay Google）
- 开关控制产品（Tecla Shield，Tapio/Hook +）

能手机、平板电脑和计算机中的内置可自定义可访问性功能可以满足各种需求，而家庭自动化设备（如 Amazon Echo）允许通过语音控制激活灯、风扇、恒温器甚至门锁之类的对象（图 40-5）。

出院的安全考虑因素包括确保居住区域绝缘良好并具有严格的温度控制。公用事业服务如优先列出的电力公司，应在出院前联系。对于严重依赖该设备的 SCI 个人以及居住在农村地区的人，应考虑使用备用发电机为支持 DME、电梯、通风机、自动车库和开门器以及基本需求的设备的电源供电。此外，应提醒当地电力公司。应确认家用烟雾和一氧化碳探测器。还应通知当地警察和消防部门行动不便的人居住在家里，并应提供卧室位置[84]。

最后，强调教育在准备出院方面的重要性。患者和家属应了解个人的 SCI、当前的药物治疗、潜在的并发症以及重要的预防策略。此外，应该进行日常护理的动手培训，例如呼吸管理、肠和膀胱管理、淋浴、减压技术和调动。需要指导日常活动和行动不便的重伤人员，应指导他们如何进行护理。如果需要并且可能的话，在出院前，应以类似的方

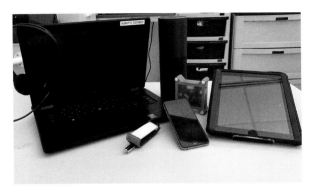

▲ 图 40-5　计算机和 **EADL** 设备（从左到右）：语音识别软件可通过耳机和便携式计算机访问。诸如手写笔之类的 **Lowtech** 选件可以使用户无须动手指即可访问触摸屏设备。虚拟助手利用语音激活技术来操作许多智能产品和家庭自动化设备。蓝牙接口允许使用外部开关完全访问智能手机和平板电脑。智能手机和平板电脑具有内置的辅助功能，可实现免提或开关控制访问

式对个人护理助手进行识别和教育。应该讨论由个人初级保健医生、SCI 医学专家和其他专家组成的后续护理计划。同样，应确定紧急情况下的医疗计划。

十二、过渡和门诊治疗的作用

SCI 患者从住院服务过渡到门诊服务是重要的时刻。在个人返回社区的同时仍然保持与医疗保健提供者的定期联系，这一时期有可能产生很大的影响[86]。随着 SCI 患者可能继续有显著的康复和健康需求，也可能是脆弱性增加的时期。

在过去的几年中，由于住院康复服务时间缩短，门诊康复计划承担了更多的责任。更具体地说，在住院时间有限的情况下，门诊治疗在为个人提供成功的社区融入所需的日常必需技能方面起着越来越重要的作用[87]。此外，由于出院时间较早，以前在医院中遇到的医疗问题现在会在家里发生。这些包括肠、膀胱和痉挛的改变，以及异位骨化和 AD 的发展。随着 LOS 的缩短，帮助患者和家人适应残疾并解决可能干扰社会、职业和娱乐重新融入社会的所有障碍的时间也将减少。这些问题大大增加了门诊服务的复杂性。

建议对出院时的患者风险进行分层，以作为告知过渡护理计划和优化护理的可能解决方案[88]。此外，已证明专业的多学科延伸服务可促进过渡到社

区成功[89]。建议与经验丰富的治疗师、脊髓医学专家以及个人的初级保健医生进行随访，以最大限度地提高总体康复目标。

最初在出院后家庭护理服务可能会有所帮助。来访的护士可以协助诸如药物管理、伤口护理、持续教育和护理协调。家庭保健助手可以协助 ADL。此外，家庭治疗师可以进行家庭安全评估，协助进行功能性任务的培训，还可以为患者和家人提供针对个性化家庭运动计划（home exercise progame，HEP）的监督和持续教育。HEP 对患者而言不是新的，而应反映患者在治疗中正在从事的工作。HEP 的主要功能包括重心转移、皮肤护理和平衡的肩强化计划。如果需要协助，所有家庭运动也应与家人一起进行复查。

对于大多数患有 SCI 的患者，应尽快进行从家庭到门诊治疗的过渡，以允许使用专门的设备和治疗师。SCI 患者的门诊治疗计划旨在补充住院康复并促进功能恢复[90]。通常，PT 和 OT 每周发生 2～3 次。一旦患者开始门诊治疗计划，应在他们不参加治疗的当天进行 HEP。言语治疗、心理随访、驾驶评估和培训以及职业康复也被多次视为综合门诊计划的一部分。

治疗活动包括伸展、加强和继续使 ADL 和活动能力的独立性最大化。对于轮椅使用者，高级轮椅训练通常是在门诊进行的。这包括学习如何在不平的地面上进行操作，例如在不平的地形上骑行、独立通过坡道和路缘、通过电梯和自动扶梯、跌倒后安全地从地板转移到轮椅上。

在达到所有门诊治疗目标之后，可以由医生和治疗团队定期对患者进行转诊，将其转至当地的体育馆或健康中心。如果可能，定期运动应包括伸展运动、力量训练和有氧运动[89]。正在进行的体力活动非常重要，应予以强调。SCI 后的定期运动可以在优化功能结局、改善生活质量、减轻疼痛以及改善血脂和葡萄糖稳态方面发挥作用[91, 92]。

对于有兴趣的个人，参加适应性运动是促进定期体力活动的一种方法（见第 46 章）。例子包括轮椅篮球、赛车、滑雪和雪橇曲棍球等等。SCI 患者参加体育运动还可以减少医生就诊和住院的次数、随着时间的推移减少医疗并发症、减少焦虑和抑郁、

改善社区融合以及增加重返工作的可能性[93-98]。应提供有关参加自助运动的潜在风险和益处的教育。

与治疗服务类似，过渡时期的常规门诊医疗必不可少，因为继发性疾病会严重影响个人的健康、生活质量、社区重返社会和预期寿命。不幸的是，对于患有 SCI 的患者，急性康复出院后，持续的和新的健康问题很普遍，紧急医疗服务的利用率很高。最近的研究表明，出院的第 1 年再住院率为 27.5%～57%，泌尿生殖系统疾病包括泌尿道感染、皮肤疾病和呼吸道疾病是最常见的入院原因[79, 88, 99-102]。老年人、女性、并发症的发生率增加、保险支付者、神经功能障碍的增加、医院内并发症的增加、急性住院时间的延长、在农村地区的居住以及急性康复后不回家与医疗保健的增加和出院后的重新住院有关[99-104]。

在此期间定期拜访脊髓医学专家可以帮助管理出院时尚未稳定的继发性健康状况、预防并发症并促进长期维持整体健康[105, 106]。随访中解决的常见问题包括监测神经系统状况和治疗进展、疼痛、痉挛、适应、包括直立性低血压和 AD 在内的心血管问题、呼吸状况、神经源性肠、神经源性膀胱、性功能障碍、皮肤护理和设备问题。应当每月进行一次脊髓医学专家的检查，尤其是在患者正在接受门诊治疗时。在门诊治疗已转换为维持性计划后，第 1 年应每 3～6 个月以后每年进行一次就诊，除非出现其他医疗问题。

十三、随访的重要性

住院康复和向门诊服务的过渡只是 SCI 医疗的第一部分。长期随访以解决 SCI 患者持续的医疗和康复需求也非常重要。对于许多服务提供者、医院和系统而言，这一方面的医疗提供了重大的改善机会。

不幸的是，尽管急性 SCI 患者的治疗有所进展，但慢性 SCI 患者的近期生存几乎没有变化。突出这一差异的是，自 20 世纪 80 年代以来，SCI 患者的平均剩余寿命并未改善，并且仍然大大低于没有 SCI 人群的预期寿命[79]。同样，对于慢性脊髓损伤患者，医疗保健利用率（包括再次住院的需求）仍

然保持较高水平[100, 104, 107-112]。这些统计数据表明该人群的医疗需求尚未得到满足。

SCI 后的许多继发性健康状况是可以预防的，因此建议定期与脊髓医学专家进行后续随访，以优化医疗和总体生活质量。对于持续存在活动性医疗问题的个人，应按照过渡阶段的描述继续定期治疗。对于那些病情稳定的患者，建议每年与脊髓医学专家约诊。这些就诊的重要性在于筛查医疗状况的变化、监视神经系统检查、确保满足设备需求并开具所需的任何设备。随着个体患有 SCI 的年龄增长，可能需要监视其他相关的医疗状况。实例包括功能和（或）神经系统状况恶化、心脏病和代谢综合征风险评估、监测呼吸功能变化、优化骨骼健康以及管理和预防 UE 过度使用损伤。在 SCI 中心进行的年度全面评估已显示出与改善医疗保健使用以及满足健康、社会心理和设备需求有关[113, 114]。

但是，对于许多患有 SCI 的患者，获得适当和必要的初级和专科门诊治疗的机会可能受到限制。在一项研究中，有 72% 的社区 SCI 参与者表示需要额外的护理[115]。办公室和设备的物理可达性通常是一个问题。因此不太可能获得许多预防服务，尤其是那些涉及影像学或需要检查表的预防服务（乳腺摄影、DEXA、宫颈涂片检查和癌症筛查）[116]。其他障碍包括有限的保险范围，运输问题以及缺乏当地医疗保健提供者的 SCI 特定知识和资源。更长的行进距离也被证明是该人群专科诊所和治疗利用率下降的预测因素[117]。

由多学科康复团队进行的家访被提出作为克服准入障碍、改善结果的潜在解决方案[78, 89]。但是，某些中心的可行性可能有限。近年来，对于 SCI 患者来说，远程医疗或患者与远距离医疗服务提供者之间的相遇日益受到欢迎[118]。远程医疗可用于预防、诊断、教育和（或）治疗干预[118]。示例包括同伴教练、电话咨询、远程医疗医生访问以及基于网络的服务（例如教育）。拟议的好处包括相对较低的成本、较高的患者便利性、广泛使用的潜力以及用户的接受度[118]。

最后，有时可能需要因医疗或康复问题而再次入住康复医院。一些示例包括由于医疗疾病或神经系统疾病导致的功能下降、压力损伤的处理以及难

治性 AD 的治疗。此外，很多时候，SCI 患者可能需要康复技术的"复习课程"，最好是在密集的住院环境中进行教授。

十四、结论

康复是具有 SCI 的患者治疗的关键方面，可最大限度地发挥身体、社交、情感、娱乐、职业和功能潜能。康复应从急诊医院开始，并在整个住院康复期间和门诊环境中持续进行。跨学科的方法是必不可少的，康复团队的成员，包括患者和家人，应共同制订目标并解决潜在的障碍。讨论预后、同伴支持、教育、设备和资源评估、出院计划以及出院后的定期随访是康复过程的重要内容。

日常生活活动和上肢矫形器

Activities of Daily Living and Upper Limb Orthotics

Andrew L. Sherman   Kevin L. Dalal   Jessica Taylor   著

第41章

一、概述

日常生活活动（activites of daily living，ADL）是正常日常生活自理所必需的一系列具体活动：个人卫生、穿衣、饮食、转移或床活动、功能活动以及肠和膀胱控制活动[1]。过去，ADL功能的治疗，特别是与康复单元有关的功能，是由作业治疗师（OT）进行的。现代康复方法强调康复团队的所有成员都提倡"功能性方法"进行治疗并分担ADL治疗责任。

与其他任何疾病一样，脊髓损伤（SCI）康复的近期目标集中在改善患者功能的所有方面。康复的最终目标是在各个生活项目中获得独立性，无论受伤程度如何。从历史上看，大多数（如果不是全部）这些目标是在住院的多学科康复医院中实现的。现在，由于多种因素的影响，住院康复的住院时间持续减少。因此，在许多SCI病例中，住院期间可能无法在ADL功能的所有生活项目获得独立性。然后必须在门诊康复期间及以后扩大ADL康复目标。

二、定义

为了理解如何实现功能的独立性，首先我们必须定义描述独立性受限的术语。从历史上看，最常用来描述失去独立性的术语是残损、残疾和残障。这些术语经常错误地互换使用，在康复医学领域提供了截然不同的含义。残损描述了实际的损伤，即生理、心理和解剖功能或结构的损伤或减弱，如脊

髓损伤。残疾描述了直接的基本功能损失，即由于损害而无法执行的特定ADL。一个例子是不能走路。最后，残障说明了损伤的（社会）影响[2]。例如，如果患者是广播播音员，则可能没有严重的工作障碍。但是，如果患者是建筑工人，则将存在工作障碍。如果患者可以再次工作，则可以通过调整工作或职业康复来克服。

但是，最近，世界卫生组织（world health organization，WHO）用国际功能、残疾与健康分类（international classification of functioning，disability and health，ICF）对术语进行了修订。ICF"将功能概念化为一个人的健康状况、环境因素和个人因素之间的动态交互"[3]。功能和残疾以"伞式术语"的形式出现，从生物学、个人和社会的角度展示了功能的积极和消极方面。在这种情况下，不按原因或损害对残疾进行分类，而是将其与损害无关。这样可以将所有障碍和疾病状态置于"平等地位"，并将重点转移到仅发挥作用[4]。

通过从身体结构和功能到活动到参与的整个连续过程中的残疾状况，ICF对影响各个功能领域的因素和问题进行了分类[5]。ICF将信息分为两个部分。第1部分涉及功能和残疾，而第2部分则涉及相关因素。每个部分都有如下两个组成部分[3]。

- 功能和残疾：身体功能和身体结构、活动与参与。
- 相关因素：环境因素、个人因素。

患者的最终功能状态取决于医疗功能与情境因素之间的相互作用，以得出最终功能水平。最后，

在确定功能水平时，ICF 创建了一组代码，临床医生可以从中选择并应用这些代码来描述患者的整体功能和残疾。通过使用特定的残疾代码（例如"参与"），然后使用关于残疾严重程度和功能的限定词来创建代码：无、轻度、中度、严重和完全。由于代码是动态的，因此可以随着患者状况的发展而更改。因此，这些代码可用于临床治疗、研究甚至流行病学分析[6]。有关确切编码元素的更具体讨论不在本章范围之内。

三、实现最大功能

由于许多原因，为 SCI 患者提供达到最大功能水平或最大 ADL 状态的手段很重要。Lund 等[7]研究发现，SCI 受访者参加（生活活动中）没有严重问题的生活满意度水平与神经完好人群相似。然而，尽管进行了积极的康复以最大限度地发挥功能，但障碍仍然存在。Whiteneck 等[8]研究发现，自然环境、交通、居家需要帮助、医疗保健以及政府政策给 SCI 患者设置了障碍，对他们的生活质量产生了负面影响。Post 和 Reinhardt[9]研究发现，与 50 岁以上的人相比，SCI 受伤的人在 50 岁之前的平均生活满意度更高，这可能是由于一定程度的体适能使康复更成功地进行。因此，康复方案不仅应着重于个人，还应着重于他们所返回的环境[10]。

ADL 可以被视为"基本"或"高级"。基本的 ADL 构成了自我保健的基本组成部分，如饮食和穿衣。存在另一组自我护理活动，可以称为"工具性（IADL）"[11]，"较高水平"ADL[1]，"扩展"或"高级"ADL[12]。组成该组的活动包括但不限于购物、烹饪和清洁等活动，人际关系活动（例如重新获得家庭、社区、工作人员等的作用），休闲活动，并学习获取辅助技术。通过寻求所有 ADL 的改善，患有 SCI 的受伤人员将最大限度地发挥功能独立性，通常超出其身体限制。存在基本的 ADL 和 IADL 一起作为整体自我保健的组成部分。

由于多种原因，已经创建了用于量化 ADL 状态的工具。首先，康复医生和医院正在寻找一种方法，不仅可以更好地量化基线功能，还可以更好地量化训练后功能，以便能够查看其康复技术的工作方式。其次，ADL 仪器允许治疗团队以这些工具

的语言设定康复目标[11]。临床医生可以定量查看康复目标是否最终实现。最后，康复第三方付款人（如保险公司）需要一种方法来量化患者是否有所改善，并预测实现目标需要多长时间。衡量基线 ADL 功能的两种最常用的工具是功能独立性度量（functional independence measure，FIM）和 Katz ADL 量表[13-16]。尽管 FIM 仍然很重要，已被保险公司、Medicare、研究人员和非专业媒体用作衡量康复中心质量的指标，这将在后面讨论，但由于缺乏 SCI 特异性，FIM 已被删除。现在，住院康复设施患者评估量表中包含了 FIM 的略微修订版本，该评估量表是对所有从住院康复部门或医院接受根据 A 部分提供服务的 Medicare A 部分有偿服务患者收集的数据的评估。

四、ADL 评估

任何医疗过程的第一步都始于适当的评估。整个康复治疗团队必须评估任何新患者的当前基线，然后评估其可实现的未来潜在功能。在全面的患者评估中必须评估的要素包括身体障碍、ADL 功能、IADL 功能、重返工作和（或）社交活动以及心理功能。可以将这些组件组合起来，以创建整个住院康复团队可以关注的全面治疗计划。

当前，使用最广泛的经过验证的 ADL 评估量表是 FIM[17]。FIM 包括九个自我护理领域，可以在整个治疗过程中多次使用，不仅可以提供功能基线，还可以显示这些关键领域的改善情况。FIM 报告的区域包括自给、梳洗、洗澡、为上下身穿衣服、上厕所以及转移到厕所、浴缸或淋浴间。FIM 显示出高度的评定者信度[18]。患有 SCI 的患者离开医院后，可以以自我报告形式（FIM self-reporting，FIM-SR）继续进行 FIM。Masedo 等[19]发现 FIM-SR 运动量表和 FIM-SR 总评分是对 SCI 患者感知到的功能独立性的可靠且有效的度量。遗憾的是，FIM 不是特定于 SCI 的。因此，在评估 SCI 人群时，该措施其自身显得薄弱，如下所述。

FIM 还被用作研究工具。Wilson 等[20]利用 FIM 评分作为结果指标，发现在类似的损伤严重程度下，老年患者的功能预后要比年轻患者差。Truchon 等[21]发现在各损伤组之间，将治疗强度提

高 50% 可使出院时 FIM 评分显著提高。许多其他研究也利用 FIM 来生成各种干预措施的结果数据。

尽管使用经过验证的综合 ADL 度量会带来很多好处，但是仍然存在很多局限性。首先，FIM 并非仅针对一种诊断。例如，当患者掌握环境控制单元时，无法测量辅助设备的掌握程度，例如高位四肢瘫患者（$C_1 \sim C_4$）。具体来说，Watson 等 [22] 报道指出，尽管主观报告称一组高水平四肢瘫患者的功能有所改善，但一组 OT 无法检测到任何 FIM 变化。最后，FIM 不会报告呼吸功能或关于此功能的参数改善。

一种替代的结果度量是最小数据集（minimun data set，MDS）。这项措施因其冗长而受到批评，它在康复医院每周使用一次来绘制进展情况是不切实际的。因此，MDS 更可能在疗养院中使用 [23]。

另一种替代方法是四肢瘫患者功能指数（quadriplegic index of function，QIF）。与 FIM 相比，此措施的使用时间更长、更耗时。禁止的篇幅使得在急性康复病房每周甚至每月的进展情况图表化几乎是不切实际的。此外，QIF 中的某些项目被发现是多余的，并且该仪器不适用于截瘫患者 [24]。Marino 和 Goin[24] 然后提出了一个较短形式的 QIF[16]，但这还没有被广泛接受。

由于这些明显的不足，因此开发了一种新型的结局工具"脊髓独立性测量"（spinal cord independence measure，SCIM Ⅲ），以作为更全面的适用于完全和不完全截瘫的人的措施 [25, 26]。Anderson 等 [27] 发现该仪器的当前版本对于测量 SCI 患者的功能改善是有效且可靠的。在 SCI 患者中，SCIM 比 FIM 更为敏感，现在已成为许多脊髓中心的首选功能指标 [28]。SCIM 探究三个领域：自我护理（进食、洗澡、穿衣、梳洗），呼吸和括约肌管理以及活动性（在床上活动和防止压力损伤，以及床 – 轮椅和轮椅 – 厕所 – 马桶转移）[26, 29]。Itzkovich 等 [25] 发现在大多数 SCIM Ⅲ 任务中，评估者之间的一致性高于 80%。他们还发现，SCIM Ⅲ 在呼吸和括约肌管理以及室内外移动等子尺度上比 FIM 对变化更敏感。

一个较新的测量指标是脊髓损伤功能指数（spinal cord injury-functional index，SCI-FI）。Fyffe 等 [30] 发现 SCI-FI 在功能性的能力方面可以通过损伤特征来捕获功能，因此建议在 SCI 单位中采用此措施。该措施的独特之处在于患者报告了特征。Tulsky 等 [31] 发现了一个五因素模型，包括基本的活动能力、行走能力、轮椅运动能力、自我护理能力和精细运动能力，该模型具有最佳的模型拟合性，并且在概念上与 SCI 和 SCI 临床医生的反馈最为一致。可以将信息输入计算机模型以进行大量人口分析 [31]。

对四肢瘫患者上肢损伤的最终测量是重新定义强度敏感性和抓握评估（groded redefined assessment of strength sensibility and prehension，GRASSP）[32]。该度量使用五个单独的分数来描述三个域中的手功能。这些包括背感觉、掌感觉（用 Semmes-Weinstein 单丝测试）、力量（用 10 条肌肉的运动分级测试）和抓取（定性和定量抓握分数）。因此，GRASSP 的使用导致五个数值得分，这些得分提供了上肢功能的全面概述。Kalsi-Ryan 等 [33] 发现 GRASSP 证明了其可靠性、结构效度和并发效度，可作为具有完全或不完全四肢瘫患者的标准化上肢损伤测度。由于该措施可以在受伤后立即进行测试，然后重复进行，因此 GRASSP 可以用于衡量临床改善情况，也可以作为研究干预措施的结果指标。

五、神经肌肉功能评估

（一）上肢评估

对 SCI 患者的肌肉力量和潜能的评估直接取决于损伤的水平和严重程度。例如，Flanders 等 [34] 发现颈 SCI 的影像学特征（出血和水肿）与 FIM 量表所确定的物理恢复水平相关。还发现损伤程度、损伤严重程度和神经肌肉状态可预测给定身体损伤的功能预后。与神经（运动）恢复差相关的影像学因素有出血、长段水肿和高颈部位置 [35]。

一般而言，SCI 患者可以根据受伤水平在许多领域预测其独立功能的潜力（表 41-1）。例如，患有完全性高位颈 SCI（$C_1 \sim C_4$）的患者的手和腕将无运动功能以协助进行功能性活动，而截瘫患者将充分利用其上肢。中位颈部（$C_5 \sim C_6$）SCI 患者的肘部和腕部功能受限，进行诸如手动转移和轮椅活动性之类的功能性活动的能力将受到损害。颈椎

表 41-1 损伤后 1 年的运动完全性 SCI 患者的预期结果

	C₁~C₃ 预期结果	C₁~C₃ 设备	C₄ 预期结果	C₄ 设备	C₅ 预期结果	C₅ 设备
呼吸道	依赖呼吸机的患者无法清除分泌物	两台呼吸机（床旁、便携式设备，发电机/电池备用），吸气设备	不用呼吸机也可以呼吸	如果没有呼吸机，请参阅对 C₁~C₃ 的需求	肋间麻痹导致的低耐力和肺活量；可能需要协助清除分泌物	
肠	全面协助	带垫斜躺淋浴/座厕椅	全面协助	带垫斜躺淋浴/座厕椅	全面协助	带坐便孔的软垫淋浴/座厕椅或软垫软垫转移浴缸长凳
膀胱	全面协助		全面协助		全面协助	可能会显示自助设备（电动腿袋排空）
床上移动	全面协助	全电动医院床，带特伦德伦伯卧位和侧面护栏	全面协助	全电动医院床，带特伦德伦伯卧位和侧面护栏	一些协助	带有特伦德伦伯卧位的全电动医院床，带有患者控制装置和侧栏
床/轮椅转移	全面协助	转接板电源或带吊索的机械提升	全面协助	转接板电源或带吊索的机械提升	全面协助	转接板电源或带吊索的机械提升
排泄/定位	全面协助；可能与设备无关	电动倾斜和（或）倾斜轮椅；轮椅减压垫；如图所示的姿势支撑和头部控制装置；特殊床或减压床垫（如果有）；如果有手夹板	全面协助；可能与设备无关	电动倾斜和（或）倾斜轮椅；轮椅减压垫；如厕所示的姿势支撑和头部控制装置；如果有特殊床说明的头部或减压床垫手夹板	与设备独立	电动倾斜和（或）倾斜轮椅；轮椅减压垫；手夹板；特殊床或减压床垫（如果有）；姿势支撑装置
进食	全面协助		全面协助		全面协助准备，然后使用设备独立进餐	较长的肩胛背夹板；指示的自助设备
穿衣	全面协助		全面协助		• 上肢：一些协助 • 下肢：全面协助	较长的肩胛背夹板；指示的自助设备
修饰	全面协助		全面协助		一些到全面的协助	较长的肩胛背夹板；指示的自助设备

（续表）

	C₁~C₃		C₄		C₅	
	预期结果	设 备	预期结果	设 备	预期结果	设 备
沐浴	全面协助	手持淋浴、淋浴盆、带衬垫的斜躺浴/座厕椅（如果提供无障碍淋浴间）	全面协助	手持淋浴、洗发水托盘、带衬垫的斜躺浴/座厕淋浴椅（如果提供无障碍淋浴间）	全面协助	手持淋浴、带衬垫的浴缸转运台或淋浴/马桶椅
轮椅推进	• 手动：全面协助 • 电源：独立于设备	带头、下巴或呼吸控制装置和手动躺椅的电动斜躺和（或）倾斜轮椅、通风盘	• 手动：全面协助 • 力量：独立	带头、下巴或呼吸控制的电动躺椅（倾斜轮椅、通风盘	• 手动：在室内非地毯表面、水平表面上独立到一些协助；在户外一些到全面协助 • 力量：独立	• 力量：电动倾斜和倾斜用肘膝驱动控制 • 手册：轻巧的刚性框架、叠式框架，并配有手边修饰
站立/走动	• 站立：全力协助 • 行走：未指示		• 站立：全面协助 • 行走：未指示	倾斜站台、液压站台	• 站立：全面协助 • 行走：未指示	液压立式车架
通讯	全面协助到独立，具体取决于工作站位置和设备	口棒计算机访问、环境控制单元，如图所示的无处不在的自助设备	根据工作站的设置和设备、全面协助到独立	口棒计算机访问、环境控制单元	安装设备后独立到一些协助	较长的肩胛骨夹板；指示的自助设备
运输	全面协助	值班操作的面包车或无障碍公共交通工具	全面协助	值班操作的面包车或无障碍公共交通工具	• 独立于高度专业化的设备 • 一些协助无障碍公共交通 • 乘务员车辆的总协助	带升降机的高度专业化的改装箱式货车
需要做家务	全面协助		全面协助		全面协助	
辅助	24h全天候护理，包括家庭护理；能够指导所有方面的护理		24h全天候护理，包括家庭护理；能够指导所有方面的护理		• 个人护理：10h/d；家庭护理 • 护理：6h/d；能够指导所有方面的护理	

（续表）

	C6 预期结果	C6 设备	C7~C8 预期结果	C7~C8 设备	T1~T9 预期结果	T1~T9 设备	T10~L1 预期结果	T10~L1 设备
呼吸道	瘫痪后的低耐力和肺活量，可以需要协助清除分泌物		继发于手肌同麻痹的低耐力和肺活量可能需要协助清除分泌物		妥协耐力		完整的呼吸功能	
肠	全面协助马桶剪下	加厚淋浴/马桶椅或转移填板凳	一些到全面的协助	加厚淋浴/马桶椅或填充转移桶与板凳有马桶剪下	独立	高架垫马桶座圈或软垫浴缸与板凳有commode剪裁的热浴缸长凳	独立	加垫标准或马桶增高器
膀胱	一些到全面助设备；可能独立带足袋排空	适应性强设备如果已指示	独立到一些的协助	适应性强设备已指示	独立		独立	
床上移动	一些协助	全电动病床带侧栏杆；可显示大到标准床	独立到一些协助	大床到标准床	独立	大床到标准床	独立	大床到标准床
床/轮椅转移	等级：一些协助到独立；参差不齐：一些到全面协助	转接板机械举升	等级：独立；参差不齐：独立于一些协助	有还是没有转接板	独立	可以/不可以需要转移板	独立	可以/不可以需要转移板
排泄/定位	独立于设备和（或）适应技术	电动倾斜轮椅；轮椅减压垫；床垫或覆盖层如果已指示；姿势支持设备	独立；如果指示减压床垫或覆盖层；姿势支持设备	轮椅减压垫	独立	轮椅卸压垫，卸压床垫如果覆盖指示；姿势支持设备	独立	轮椅卸压垫，卸压床垫或覆盖如果姿势支持指示
进食	独立或不独立于设备，除了切割全面协助	适应性强设备作为已指示（例如，U型袖带、肌腱病夹板、改编餐具、护板）	独立	适应性强设备作为已指示	独立		独立	
穿衣	上肢：独立；下肢：全面协助	适应性强设备作为已指示（例如，按钮、钩、循环拉链、袜子、紧固件鞋）	上肢：独立；下肢：独立到一些协助	适应性强设备作为已指示	独立		独立	
修饰	一些协助到独立于设备	适应性强设备作为指示（拖，U型袖口，适配手柄）	独立	适应性强设备作为已指示	独立		独立	

（续表）

	C6 预期结果	C6 设备	C7~C8 预期结果	C7~C8 设备	T1~T9 预期结果	T1~T9 设备	T10~L1 预期结果	T10~L1 设备
沐浴	• 上身：独立。• 下半身：有些到完全协助	手持淋浴、带衬垫的浴缸转运台或淋浴/马桶椅	• 上身：独立。• 下半身：独立于一些协助	手持淋浴花洒浴缸转移台或淋浴/马桶椅	独立	手持淋浴花洒浴缸转移台或淋浴/马桶椅	独立	手持淋浴；加厚浴缸转移运台
轮椅推进	• 手动：在室内独立，在户外一些到全面协助。• 力量：在所有表面上均独立于标准臂驱动器	• 电动：可能需要电动后倾力或标准电立式电动轮椅。• 手动：轻巧的刚性或轻量叠式车架，且轮辋经过改装	手动：独立于所有室内地面和水平的户外地形，某些地形不平坦时有一些协助	手动：带改良轮辋轻巧的刚性或折叠式车架	独立	手动：轻质刚性或折叠架	独立	手动：轻巧的刚性或折叠框架
站立/走动	• 站立：全力协助。• 行走：未指示	液压立式车架	• 站立：独立到某种协助。• 行走：未指示	液压或标准站立架	站立：独立；移动：通常不起作用	站立架	• 站立：独立。• 步行：功能性，一些协助到独立	站立架；前臂拐杖或助行器；可能的下肢矫形器（KAFO或AFO）
通讯	有或没有设备独立	指示的自助设备（如肌腱夹板、书写夹板供键盘使用、按键、翻页、对象操作）	独立	指示的自助设备	独立		独立	前臂拐杖或助行器；可能的下肢矫形器（KAFO或AFO）
运编	轮椅束缚独立驾驶	带升降机的改装厢式货车；敏化的手动控制	独立汽车，如果独立于转移和轮椅装卸；从机长座位上改装驾驶的改装货车	改装车转接板	独立于汽车中，可进行接送和轮椅上落	手动控制	独立于汽车中，可进行转移和轮椅装卸	手动控制
需要做家务	一些协助准备便餐。全面协助用于所有其他家庭制作	指示的自助设备	独立于便餐准备和家庭制作；一些协助进行复杂的餐食准备和重度的打扫房间	指示的自助设备	独立进行复杂的膳食准备和轻便的客房清洁；一些可以帮助重磅大扫除		独立进行复杂的膳食准备和轻便的客房清洁；房间清洁；声音辅助用于重度房屋清洁	
辅助	• 个人护理：6h/d。• 家护理：4h/d	能够指导所有方面的护理	• 个人护理：6h/d。• 家护理：2h/d		家庭制作：3h/d		家庭制作：0~2h/d	

改编自 Consortium for Spinal Cord Medicine.Outcomes Following Traumatic Spinal Cord Injury:Clinical Practice Guidelines for Health Care Professionals.Paralyzed Veterans of America,1999.

SCI（$C_7 \sim C_8$）较低的患者将保留反重力肘部伸展以及更多的手腕和手部运动，从而提高执行 ADL 和 IADL 的能力[11]。因此，通过专家评估受伤的程度和严重程度，团队可以预测 ADL 的结果并制订康复目标。

即使在 SCI 损伤组中，以及在具有相同损伤水平的患者中，上肢功能的损害也可能是异质的。对于某些人，肩部力量会保持在正常水平，但对于其他人，力量可能仅会部分恢复。即使肌肉组的力量相同，功能潜能也取决于其他因素，例如运动范围（range of motion，ROM）、潜在的骨骼畸形、呼吸能力、皮肤完整性、体重指数（BMI）、继发性疼痛水平和心理动机。例如，一个 C_5 受伤的人可以通过肩部运动和 U 形操纵杆来控制电动轮椅，而另一名受伤相同但肩部疼痛且缺乏运动的患者无法控制同一把椅子，并且可能使用口装置。

临床医生必须评估的上肢功能的第一部分是 ROM。足够的 ROM 对于能够移动上肢以执行所需的活动很重要。例如，SCI 患者可能具有 4/5 级的握力，但如果他或她也有"冰冻肩"（黏膜囊炎），则患者可能无法举起手。在嘴边吃东西。受影响的患者可能也无法正确穿衣或无法拿到物品。肩关节内注射药物治疗，然后进行积极的伸展运动，可以恢复肩的运动，并开创新的独立功能和运动任务。

评估上肢功能的下一个组成部分是运动总强度。例如，C_5 四肢瘫患者可能具有足够的三角肌和肘屈肌力量，但在手、肘伸肌或手腕上往往没有力量。C_7 四肢瘫患者通常会具有足够的手臂、肘部和腕部力量，但缺乏足够的手部力量来执行许多精细的运动任务，如用纽扣包扎上肢、导管操作或系鞋带。C_8 四肢瘫患者可能只缺乏手的内在力量，但功能限制可能很明显。对于可以使用听写的律师而言，C_8 缺陷可能不会导致工作功能受限，但是对于外科医生、音乐家或打字员而言，手缺陷可能会导致明显的功能缺陷。

最后，对感觉进行评估。即使最终某些 SCI 患者的四肢力量恢复，任何残存的感觉缺乏仍将带来功能性后果。例如，人类利用感觉在双手执行精细的运动任务以及其他必要功能。没有这种感官反馈，手和上肢可能会变得"笨拙"并且缺乏灵

活性[36]。

（二）躯干和平衡评估

SCI 患者必须仔细评估躯干。足够的躯干强度可确保正确的坐姿、轮椅推进和平衡及呼吸功能。就像上肢和下肢一样，对躯干能力的充分评估包括对躯干 ROM、力量和感觉的测量[37]。

对于非康复专家或普通大众而言，通常很难理解高位截瘫患者与低位截瘫患者之间存在差异。例如，许多体育比赛如轮椅网球，将所有截瘫患者置于同一组。但是，截瘫高于 T_6 的患者，尤其是 T_2，尽管具有完全的上肢力量，但缺乏截瘫 T_6 以下的人的许多能力。高位截瘫患者的呼吸能力、传递强度和平衡能力均下降。此外，那些受伤超过 T_6 的人可能会反复发作自主神经反射不良导致功能减弱。

（三）下肢评估

即使没有自主运动，下肢也会在执行许多 ADL 的潜在能力中发挥作用。下肢的充分身体定位对于正确坐在轮椅上至关重要，这使得受伤人员正确转移并为 IADL 定位身体。运动不全性脊髓损伤的人明显地利用了其下肢，因为他们可能是完全或部分的步行者。必须评估下肢的力量，不仅要应用最佳的康复技术和目标，而且还要正确地订购和应用合适的支架[38, 39]。

对下肢的评估必须从运动力量开始。没有运动功能的下肢通常不能帮助步态或转移。但是，如果存在畸形、挛缩或肌肉张力增加（痉挛），它们肯定会阻碍转移。因此，下肢评估的下一部分必须包括关节和肌肉的 ROM 和张力。有时，完全 SCI 但肌肉张力较高的人实际上可以使用此张力来辅助站立枢轴转移或其他活动[40]。但是，其他患有 SCI 和肌张力增强的人在下肢定位、穿衣、上厕所和卫生方面会遇到困难。因此，SCI 患者中存在的个体损伤必须在功能方面评估，而不仅仅是损伤。

（四）神经学水平和结果

总而言之，SCI 患者在残疾水平上并不相同。它们不仅因损伤是完全还是不完全、是否患有四肢瘫或截瘫而有所不同，甚至在这些人群中也有所不同。例如，根据 C_7 恢复的"强度"，存在部分保留

区与否，伴随损伤和身体习性，两名 C_7 完全受伤的患者可能具有明显不同的功能结局和潜能。最后，那里有许多描述的"临床综合征"，包括马尾综合征、中枢脊髓综合征、布朗·塞夸德综合征和前索综合征，它们具有各自不同的神经系统缺陷，因此需要治疗[41]。因此，患有 SCI 的患者将根据其目标和给定的治疗潜力（根据当前的医疗状况）而需要不同水平的资源。

六、环境评价与改造

作为大多数住院康复治疗计划的一部分，人们对"家庭评估"和"家庭访问"的期望很高。上门拜访即意味着康复的住院部分即将结束的感觉使人兴奋不已，并进一步促使 SCI 患者达到其目标并充分参与。但是，在康复过程中尽早评估家庭环境也很重要，这样可以设定适当的目标，并且可以尽早进行必要可能的改造[42]。

环境评估从家族史（谁居住在家里）、职业史和休闲史开始。这些是患者生活方式的组成部分，使治疗师可以制订路线图，以了解受伤患者的所在位置，以及他或她需要回到甚至超过其位置，以最大化功能。在某些情况下，治疗师可能会发现 SCI 患者甚至在由于精神病或其他疾病而受伤之前，也未达到最佳水平。

评估的第二部分涉及房屋结构本身。治疗师必须绘制家庭和环境的图片，以了解可能存在的哪些障碍，这些障碍会阻碍功能的最大化。通过了解局限性，治疗师可以设定治疗目标，其中可能还涉及对家庭和环境的改造，使功能最大化[28]。

房屋评估始于前门，房地产经纪人称其为"临街面"。该区域包括人行道、门廊和前门。治疗师必须评估这些区域是否可供轮椅使用。阻碍进入的区域是"障碍"，治疗师必须与患者合作以做出改变以克服这些障碍。例如，为了克服前面台阶的障碍，可以建造坡道以允许进入。坡道等级应在 8% 以下。坡道应包括一个休息平台，每个路段的长度不得超过 30 英尺[1]（1 英尺 ≈30.48cm）。必须在街道和人行道上进行路缘石切割。

进入房屋后，评估将继续进行，因为使用轮椅的患者需要在内部环境中进行操作。必须评估的初始区域包括大厅和走廊的尺寸、室内门的宽度及地板的类型。例如，卸下纱窗门、翻转铰链（将门摆离患者，而不是朝向患者）以及创建推拉门或电子门，可使 SCI 患者独立且更轻松地进入家中。此外，必须创建更宽的走廊（最小 36 英寸）和门宽度（最小 32 英寸）以适应轮椅的转弯半径[1]。最低标准成人轮椅所需的空间为 60 英寸（1 英寸 ≈2.54cm）[43]。最后，在硬地板或木地板上的轮椅推进能力通常比在厚地毯上要好。

在室内，治疗师必须对厨房进行评估，然后提出改造建议。但是，由于成本高昂，对于 SCI 个人而言，厨房改造常常是不切实际的。大多数传统厨房的建造都使水槽和台面对于普通轮椅而言太高了。因此，柜台、桌子和其他区域必须降低到 32 英寸左右的适当高度[1]。另外，必须创建空间，以便轮椅使用者可以将轮椅放在柜台或水槽下面以进行烹饪、清洁等。常用物品的器具和其他存储区域应移到较低的位置。通常，如果冰箱上的冰柜在底部，则很有用。对于头顶上的某些物品，自助设备可以帮助够取这些物品。带有或不带有"电动座椅升降机"的新型"站立式轮椅"也可以使有 SCI 的人使用常规的厨房尺寸，尽管由于成本高昂而无法使用[44]。

浴室配置接下来将要进行评估和改造。水槽高度必须降低到 32 英寸[1, 45]。必须在水槽下方留出空间，使 SCI 患者能够进入水槽，并且必须对管道进行隔热处理以防止灼伤腿。如果可能浴缸和淋浴区应进行改造，以允许进入。手持花洒头可实现更彻底的清洁。对于那些更不完全受伤、更可能站立在淋浴间的人，可能需要安装平衡杆。另外，应该为该患者人群安装"防滑地板"，因为他们更可能出现平衡问题。推入式淋浴椅或浴盆长椅可以促进沐浴。对于行动较不便的人来说，天花板升降机或其他转移装置可以改善功能，并减少移入正确位置进行沐浴的难度。

最后，卧室评估不仅必须考虑患者的舒适需求，还必须考虑可能需要进行的任何医疗需求和监测。例如，四肢瘫患者可能需要肺部监测和紧急警报功能。可以安装升降设备以协助转移。环境访问设备可以提高房间和家庭其他地方的独立性。

然后，与房屋改造有关的治疗师必须评估和改造房屋的所有其他区域，包括工作区、办公区和休闲区，其想法与上述类似。电话、警报和娱乐控制单元必须移至可到达的地方[46]。后院和侧面等外部区域也必须进行评估和改造，以提高 SCI 人员在这些区域中独立运作和移动的能力。最后，车库区域必须经历评估和改造过程，以允许进入和退出 SCI 人员正在使用的车辆[44, 47]。

七、功能训练的治疗方法

当患者无须帮助即可执行 ADL 时，就达到功能独立性。大多数 SCI 患者进入康复单位在大多数 ADL 中都依赖或接近依赖。尽管整个康复团队都承担着恢复功能独立性的使命，但 OT 通常会率先提供大部分直接治疗，以帮助患有 SCI 的患者提高和超越其在康复医院内外的功能能力[1]。

如上一部分所述，功能治疗计划首先要对医学缺陷、功能缺陷和环境设置进行全面评估。然后，基于这些发现，多学科治疗小组在开始实际治疗之前设定适当的目标。然后，据此实施最能使受伤患者达到短期和长期目标的治疗方法。

可以考虑多种治疗方法，以实现功能独立性或最大功能性的目的。此外，其他团队成员，包括物理治疗师、言语病理学家、娱乐治疗师、康复护士和职业治疗师，对于最大化功能恢复和治疗也很重要。在此框架内，治疗可以是恢复性的也可以是补偿性的。恢复性治疗的目的仅仅是扭转残疾，即使无法逆转病残[48, 49]。鼓励患者以与受伤前相同的方式执行 ADL 任务。补偿性治疗的目的是通过寻找其他方法来克服残疾造成的鸿沟，而不直接恢复功能，从而扭转残疾甚至残障的局面。无论哪种方式，功能任务都可以独立完成，也可以在最少的协助下完成。

使用哪种方法的选择取决于患者的基本情况。大多数具有神经系统完全 SCI 的人可能会获得一到两个神经系统功能水平的恢复，但在近期不太可能获得更多的神经恢复。因此，补偿策略最常用于创建独立功能。但是，随着时间的推移，SCI 不完全的人可能会看到巨大的神经功能恢复[50, 51]。因此，在试图预测康复的量和速度时，观察患者的获益很

重要。如果恢复很快发生，那么恢复性治疗策略（即患者无法走动时在厨房的站立平衡策略）更有可能起作用。

考虑恢复性 ADL 疗法时，存在三个公认的"参考框架"[1]。开发方法假定恢复以分层、顺序、可预测的方式发生[52, 53]。然后，治疗师通过依次将治疗分为简单的，而不是复杂的任务来辅助此过程。下一个方法是生物力学，它假定每个任务都是更多基本部分的总和。这些"部分"中的每一个都必须经过重复的治疗或"补救"，以达到改善功能的最终结果[1]。例如反复加强肱二头肌，以帮助患者进食。最终的方法，社会心理[2]，与其他两种方法结合使用，并认识到了恢复和动机的复杂性质："身心"联系。许多理疗师甚至会在身体或 ADL 恢复治疗期间聘用心理学家，以最大限度地提高潜在的恢复能力。情绪健康不仅可以激励 SCI 患者充分参与康复计划，而且可以在康复结束后继续适当地照顾自己。

在考虑补偿性康复策略时，可以在治疗中找到一些共同的主题。治疗师可能会考虑永久性损害，采用设法改变完成任务方式的方法。例如，教导利用手腕肌腱固定效应进行自我进食、穿戴或卫生。腕肌腱固定效应可以使手被动地形成闭合的拳头，即使前臂的屈肌减弱，也可以形成握力（通过伸展手腕）[54]。这是可能的，因为腕部伸展受 C_6 支配的肌肉的控制，而腕部和手指屈肌则受 C_7 的控制。当远端无力持续存在时，肌腱转移手术通常可以创造功能。

用于补偿策略的另一种方法包括使用自助设备。"取物夹"，改良的器皿和功能夹板都可以改善患者的功能独立性[55]。自助设备还使患者可以更独立地着装，更安全、更独立地洗澡及更安全地行走。

功能性电刺激（functional electrical stimulation, FES）已用于增强治疗和培训。FES 可以应用于上肢和下肢[56]。正在进行研究如何将这种方式最佳地应用于常规疗法以在 SCI 患者中产生最佳结果。植入式 FES 系统可改善手部功能（Freehand 系统）和改善膀胱和肠功能（Vocare 系统）有望改善这些区域的功能，但这些系统目前在美国尚不可用[54]。

正如已经讨论过的，最后一种补偿策略是应用家庭和环境改造，当神经损伤不允许运动恢复时，可以创建功能独立性。例如，尽管患有 SCI 的患者可能无法站立，但当柜台降下时，他们可能在改建的厨房中完全独立，或者在厨房中使用"站立"轮椅。

在这种更广泛的治疗策略范围内，已发现某些治疗技术对某些 ADL 治疗有帮助。这些将在下一节中讨论。

八、ADL 治疗

（一）自我进食

饮食是最基本的日常生活活动。自给自足的能力是在余生中每天必须重复多次的一项技能。对于截瘫患者而言，基本活动不是一个严峻的挑战，除了可能获取食物或进入烹饪或存储区域。但是，对于那些四肢瘫患者来说，根据受伤水平的不同，自我进食会成为繁重的活动。如果上肢的力量和灵活性没有恢复，那么患者可以期待在康复中需要学习补偿技术。

那些患有高位四肢瘫患者的基本的自我进食能力始于进食、咀嚼和吞咽能力。这些患者必须评估吞咽困难或误吸。如果没有这样的限制，那么治疗可以专注于发展独立自我进食所必需的技能。这可能包含基本进食技巧的任何要素，例如上肢强化、敏捷训练和适应性设备训练。在 SCI 患者中常见的一些适应性设备包括：护板、加重的器皿和杯子、

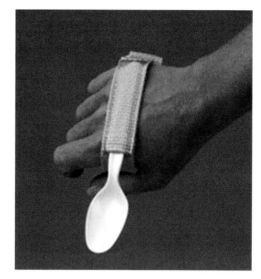

▲ 图 41-1　辅助进食装置

圆弧刀、器皿袖口（图 41-1）、移动臂支撑和悬挂吊索（图 41-2）、长吸管或特殊的防漏杯[11]。

（二）自我穿衣

SCI 受伤程度达到 C_7（弱）或 C_6（强）的人可以在康复时自我穿衣上获得功能上的独立性。可以预见，为下肢穿衣构成了 SCI 患者面临的大部分挑战[57]。患有四肢瘫患者和手无力的人将面临学习管理纽扣、拉链和其他紧固件的挑战。培训结合了恢复性技术和补偿性技术。心理干预可能会有所帮助，因为学习独立穿衣需要时间和毅力，并可能在最初导致沮丧。

恢复性技术依赖于重复性练习带来的最终神经

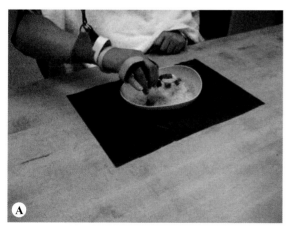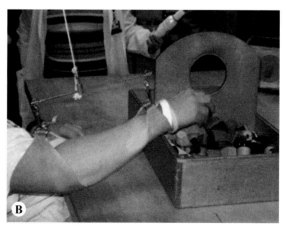

▲ 图 41-2　A. 患有颈椎 SCI 的患者正在练习自我进食技术，并带有器物和活动手臂支撑的自助手夹板；B. 四肢瘫患者正在练习精细的手部协调技术，并使用可移动的手臂吊带作为支撑，也可用于进食

功能改善。一种技巧是简单地坚持并鼓励患者穿上自己的衣服，而不计时间。护理团队的合作是必不可少的，因为治疗师无法在早上在每个病房中为每位患者穿上衣服，尽管康复护士需要花费很多时间仍要来帮助 SCI 患者练习。

另外，自我穿衣可以分解为组成部分，患者可以练习这些部分中的每一个以创建最终的整体。例如，如果穿衣项目中最困难的部分是将左腿放到裤子中，那么需要一遍又一遍地重复此动作，同时可能会帮助患者使用其他部分，直到掌握了该目标部分为止。此外，治疗师可以专注于增加肩部或肘部的 ROM，以完成运动。

效果很好的另一种以治疗为驱动力的训练方法是利用补偿技术和辅助设备。例如，具有完整 SCI 的患者可能发现将他或她的下肢放在床上穿衣而比坐在轮椅上更为实用，因此可以以这种方式训练下肢的穿着。纽扣辅助装置由一些可辅助功能独立的辅助装置组成，其中包括一个绕在纽扣周围并拉过纽扣的金属线环、拉链拉手和弹性鞋带[2]。其他辅助工具包括袜子拉手和助手，以及某些助长裤穿衣棍，可帮助拉起围绕腿部的裤子（图 41-3 和图 41-4）[2]。重要的是，工作人员必须花时间培训 SCI 患者如何使用这些辅助工具，使其实用化[58]。

（三）洗澡和修饰

美容方面的独立性对于 SCI 患者重新融入社会和参加职业和社会活动非常重要。如果 SCI 损伤的心理影响导致抑郁或缺乏动力，则该领域通常是患者会忽略的第一个领域。由于该领域是私人且亲密的，因此它通常是最重要的领域，同样重要的是洗手间，在该领域实现独立，对恢复患者的自我价值和幸福感至关重要[59]。

SCI 患者每天都会像其他身体健全的人一样开始，通常一个人起床，去洗手间刷牙，刮胡子，在水槽洗脸，然后淋浴。此时或之后不久，可能会上厕所，也可能不会。在这种情况下获得更独立体验的关键是拥有无障碍浴室设施。能够向前够到洗手池的功能使 SCI 人员能够独立执行许多这些 ADL。水槽高度可能需要根据个体的神经系统状况进行更改（升高或降低），以优化独立的可能性[2]。允许"卷起"的淋浴为具有足够的上肢力量和灵活性的患者提供了可能的独立沐浴能力。无障碍洗手间允许独立洗漱。如果解决了可及性问题，则进行康复培训可以专注于重新学习独立功能所必需的技术[60]。

用于沐浴的补偿工具包括扶手、淋浴椅、防滑垫、绳上的肥皂和手持淋浴喷头。梳洗工具包括电动牙刷，用于那些握力不够的人和使用牙线架的人。通常，使用电动剃须刀可完成面部四肢瘫患者的面部剃须[11]。对于那些具有较好手部功能的患者，使用带有组合手柄的剃须刀和经改动的剃须膏分配器剃刮可证明是一种成功的技术。剃腋毛或腿毛被证明是更大的挑战，康复训练必须包括该训练作为对整个患者的治疗。

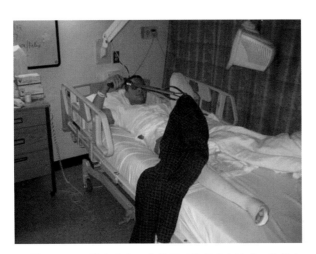

▲ 图 41-3 四肢瘫患者正在练习下半身穿衣技术，并带有自助辅助装置

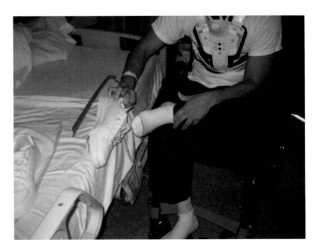

▲ 图 41-4 四肢瘫患者正在练习利用辅助装置穿鞋

（四）肠和膀胱管理

康复团队必须共同努力，以确保成功地重新训练厕所功能，这一点很重要。由于这项工作的私密性，如果患者能够在该领域实现独立，那么他或她将享受身心的好处[59]。膀胱管理的康复疗法侧重于改善手的灵活性和功能。这允许患者操纵导管设备、引流袋和其他膀胱功能设备。

肠处理的康复疗法还包括手灵巧训练。在某些情况下，患者必须学会手指直肠刺激、栓剂放置或使用小型灌肠剂。可能需要解决肩和肩胛的足够ROM，以使患者在上厕所后能够自行清洁。最后，为了确保一定程度的身体和情感上的独立性，在厕所或床边便桶的上下转移技巧是必要的。

补偿训练弥补了肠和膀胱康复的其余部分[61]。辅助设备可能意味着需要其他人的帮助与没有这种帮助的情况下进行厕所转移之间的区别。例如，在某些情况下，允许弱手安全地抓住、握住和插入导管的补偿装置必须扩大膀胱导管的插入过程[62]。避孕套导管的放置也可能需要补偿装置以实现独立性。可能需要更改下半身的衣服，以方便白天使用。膀胱管理的实际独立性要求不仅要排空，而且要在足够短的时间内排空。其他补偿性设备包括改装的栓剂插入器、动态夹板、用于检查和卫生的长柄镜子、升高的马桶座圈和座便椅[1]。

（五）功能性活动

"功能性活动"是一个过程，就像一个故事，有一个开始和结束。该过程通常必须"按顺序"进行，并且不跳过任何阶段。故事从重新学习简单的床上移动开始。床上移动首先是简单的移动，然后翻身，然后坐起。坐起后，患者即可进行重心转移、躯干稳定性和平衡方面的工作。一旦达到躯干稳定，患者就可以学习从床到轮椅的转移。转移训练的"分层"过程通常以"四重"枢轴或滑动板辅助转移，然后尽可能进行独立转移（图41-5和图41-6）[2]。然后，患者可以从轮椅上转移到浴缸、淋浴椅、汽车、甚至从地板转移到轮椅上。最后一个要实现的移动阶段是站立，在适当的情况下步行。

实现功能上的移动性过程的第一步是达到床上

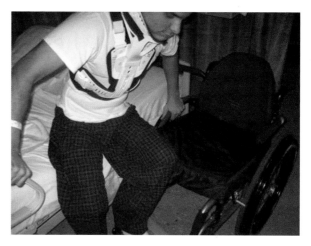

▲ 图 41-5　四肢瘫患者将自己定位并在没有滑动（或转移）板的情况下进行侧向转移

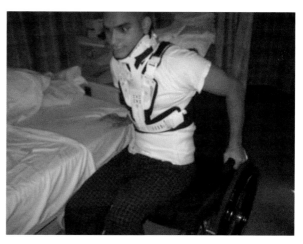

▲ 图 41-6　四肢瘫患者不需要滑动板即可完成从床到轮椅的侧向转移

转移的独立性[63]。在床上移动可防止压力损伤并改善呼吸功能。训练过程包括进行重复性动作的恢复性康复、动量的使用以及重复动作的组成部分，这些动作对于实现床上活动的独立性至关重要。补偿性训练包括使用特殊的床垫和适应性设备。这样的设备可以包括附接到床的端部或侧面的架空杆或回路。由于学习床上移动性的综合性质，当物理治疗师和职业治疗师共同提供恢复性和补偿性训练时，培训才能最好地完成。

在转移中发展独立性是实现独立移动的第二阶段[63]。转移培训通常由 PT 提供。但是，当所有学科的团队成员一起工作时，可以实现更多目标。例如，"功能转移训练"，即通常由 OT 提供并在康复护理人员的帮助下进行的从床到厕所的转移，将比单独从床到轮椅的转移训练具有更大的独立性。

移动的独立性结合了三步训练方法。在转移训练的第一步中，SCI 患者必须建立足够的上躯干和四肢力量，以满足转移的需求。在第二步中，SCI 患者获得转移稳定性所需的平衡。最后一步涉及创造足够的耐力和血管舒缩稳定性，使其坐得足够长，以便 SCI 患者随后可以开始转移并参加体育运动。

转移训练的类型在很大程度上取决于损伤的水平，尤其是对于完全损伤的患者[64]。受伤水平为 C_1 至 C_5 的患者通常需要使用滑板或机械升降机进行全程协助。对于四肢瘫水平较低（$C_6 \sim C_8$）的患者，可能需要使用滑动板（也称为"移送"板），尽管某些 C_6 水平的患者可能还需要机械提升和全力协助。滑板以多种形状和尺寸存在。木板固定在要转移的区域上，患者移动通过。许多截瘫患者无须使用滑板即可实现独立转移。

在某些情况下，不完全截瘫、不完全的四肢瘫和部分完全截瘫的患者可以考虑步行（现在甚至在某些具有骨骼外固定装置的完全性四肢瘫患者中也是如此），已经开发了许多类型的步行项目。通常，初始培训需要首先学习如何从坐姿转换为站立姿势。尽管这是有时痉挛可能会有所帮助的领域，但仍需要足够的关节 ROM 和肌肉张力。如果不干扰 ADL 功能和下肢活动的其他方面，则痉挛性肌张力有时可以提供站立所需的肌张力。在步行训练的初始阶段，可以使用双杠以帮助平衡和安全。提供助行器，例如助步器、带高扶手的平台助行器、拐杖和手杖，以帮助重新学习走路。

九、矫形器

矫形器是一种刚性或半刚性的设备（定制的或预制的），用于预防或纠正畸形，或在受伤后固定解剖结构。决定和设计任何矫形器必须考虑患者的功能目标。例如，与仅需要基本动作帮助的患者相比，具有良好灵活性的患者可能需要更复杂的矫形器。在 SCI 急性期未使用适当的矫形器的后果可能包括挛缩、疼痛、水肿、痉挛和功能障碍[65]。

四肢瘫患者的上肢矫形器的主要目标可以包括防止神经支配的肌肉保持在过度伸展的位置，以防止关节挛缩，防止形成不良的替代模式，并发挥最大功能。建立适当的矫形器用法的第一步是准确测量患肢的 ROM、肌力和感觉。夹板可以是静态的也可以是动态的，具体取决于其功能目的。患者的神经系统水平可指导哪些肌肉有肌力以及完全或部分受神经支配。该信息指导治疗团队（PT、OT 和矫形师）确定最合适的矫形器以针对缺陷。

（一）矫形器的类型

预制矫形器

预制矫形器（有时称为"现成的"矫形器）是那些设计成符合美国矫形与假肢协会描述的平均大小或形状的身体部位的矫形器。这些设备不需要专业的干预来进行自定义，并且可以由用户自行调整。这些设备所需的资源较少，因此制造成本也较低。预制矫形器的一个例子是通用腕带，它戴在掌指关节（metacarpophalongeal，MP）附近，并具有狭窄的开口，用于固定功能性物品，例如进食用具、美容和口腔卫生工具或手写笔、分别用于打字或书写的钢笔或铅笔。"Wanchik Writer"用于通过将书写工具固定在食指正面的橡胶涂层基体上来增强手写效果，位于第一掌横纹处。"主动手套"用于在 C_6 或 C_7 SCI 等固有肌肉力量受损或缺乏的患者中促进物体的总体抓握[62, 66]。最后，手腕伸展矫形器可用于 C_5 级及以上的损伤，在这种情况下手腕力量受损或缺乏是常见的。除了为腕关节提供支撑外，这种矫形器通常还具有通用的袖带组件，以实现功能性使用（图 41-7）。

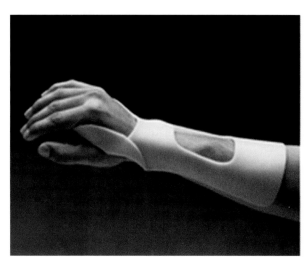

▲ 图 41-7 "翘起"手腕矫形器

（二）定制 / 装配

量身定制的矫形器是专门为特有的人设计的，由于其专业性，需要大量的时间和专业知识（以及费用）。通常，构建矫形器所需的材料最初是为符合预期的身体部位或区域制造，但是，他们需要进行大量改造以优化拟合[67]。与预制型相比，它们更常用于更长的时间范围。通常用于 $C_6 \sim C_8$ 损伤的定制合体矫形器的例子有内在性或静息手部矫形器、腱固定器和腱固定带。定制矫形器的一个具体例子是拇指对掌夹板，该板将腕骨固定在中性位置，同时允许腕部完全伸展，从而导致尖端或侧向收缩。这允许具有 C_6 或 C_7 水平损伤的人进行功能性活动，例如从表面进食、修饰、穿戴和取回物品。如图所示的矫形器（图 41-8）由热塑性材料制成，可加热直至可延展并围绕患者的拇指和食指成形，并具有狭窄的第三个开口，以确保书写效果，能使四肢瘫患者书写。

可以制造矫形器来针对特定的关节。矫形器可以有效地夹板或激活 MP 关节、指间关节和拇指掌指关节。腕部控制装置或长对掌夹板（图 41-8）可以帮助增加手腕的伸展度，以促进活动手指屈曲，从而实现功能性抓握和侧捏。腕部伸展 20°～30° 的腱固定夹板（手腕腕部控制夹板）可以使伸直无力的患者稳定手腕并允许手指的功能性使用（图 41-9 和图 41-10）。前臂或肘部夹板（Bledsoe 夹板）可以防止过度的前旋和旋后以及过度的内翻和外翻偏差。

十、辅助设备

全面的康复计划为 SCI 患者提供恢复性和补偿性训练选择。大部分补偿培训包括辅助设备的评估和提供。这些设备可在自我护理的各个方面提供帮助，包括自我进食、洗澡、梳洗、卫生、转移、移动等。为 SCI 患者提供正确设备的关键是康复团队对每个患者的需求和能力进行准确评估[11, 68, 69]。设备必须满足两个重要条件：①该设备能够被利用；②该设备将大大提高功能，以证明其成本合理。

对于所有设备，都涉及两个成本。第一个成本是设备的实际成本。保险公司通常都参与其中，因此，理赔项目对于获得报销至关重要。第二个成本

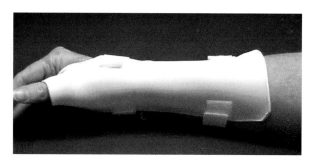

▲ 图 41-8　长对掌夹板

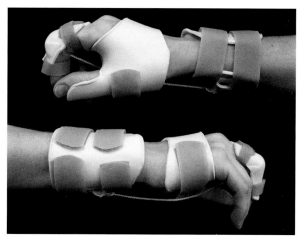

▲ 图 41-9　肌腱固定夹板

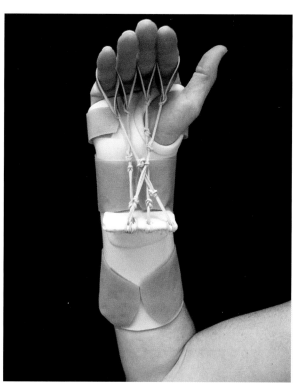

▲ 图 41-10　MP 屈肌辅助夹板

是间接的，但仍然很可观：使用该设备进行培训和康复的成本。许多设备需要大量重复训练，以使患者掌握并受益于它的使用[70]。

有多种列出或分类设备的方法。我们将使用一种功能性方法（以下修改后列表来自 Lane[1]）。

1. 自我进食[71-73]

(1) 加重用具：额外的重量对于有震颤的人有用。多余的重量增加进食的稳定性。

(2) 圆弧刀：摇杆运动对于只使用一只手的人至关重要。

(3) 浅汤匙。

(4) 组合或定制处理的餐具。

(5) 带插槽的夹板，用于通用袖带。

(6) 腱固定夹板装置。

(7) 自喂汤匙支架：一种自喂食装置，用于自动将食物从盘子的进食表面提起，到达位于该装置上方的进餐位置。

(8) 带板支撑板（图 41-11）。

(9) 植入式 FES 装置。

(10) 开发中的多种机器人高科技解决方案。

(11) 移动臂支架。

(12) 长吸管。

(13) 目适应杯。

(14) 有角度的汤匙或叉子。

2. 穿衣辅助器[71-75]

(1) 纽扣辅助工具：绕在纽扣上的金属环，然后将纽扣穿过孔。

(2) 拉链头：通常情况下，根据需要在拉链头上绑上一个带或不带延长圈的环。

(3) 魔术贴条上的魔术贴或弹性鞋带。

(4) 长柄鞋拔。

(5) 取物器：取物器可以抓取衣物。需要一个抓手来打开和关闭取物器的端部，并且如果手较弱，则可能还需要调整它。

(6) 敷料棒。

(7) 袜子辅助工具：可以帮助穿脱袜子。

(8) 平衡前臂矫形器。

3. 肠 / 膀胱辅助设备[74-76]

(1) 用于手灵巧的辅助设备，例如"把手"。

(2) 导管架。

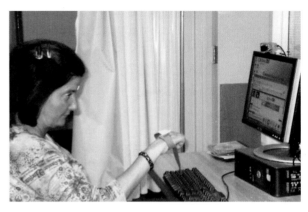

▲ 图 41-11 四肢瘫患者使用自助设备练习计算机技能

(3) 电动腿袋开袋机。

(4) 栓剂插入器。

(5) 直肠括约肌刺激装置。

4. 家用 ADL 设备[77-80]

(1) 够物夹。

(2) 按钮。

(3) 门把手夹。

(4) 墙壁开关延伸手柄。

(5) 柜台下和其他类型的开罐器。

(6) 大数字计时器。

(7) 带护角的砧板。

(8) 钥匙扣。

(9) 电子控制单元。

(10) 落地镜。

5. 浴室 / 淋浴间 / 浴室[81]

(1) 牙膏挤压器。

(2) 抓杆。

(3) 淋浴椅。

(4) 马桶。

(5) 浴缸轨道。

(6) 安全（地板）胎面。

(7) 剃须刀适配器。

(8) 导管插入器。

(9) 栓剂插入器。

(10) 长手镜。

(11) 防水计时器（数量众多）。

6. 床移动 / 转移辅助[79-81]

(1) 床用吊架。

(2) 腿部高架环。

(3) 转移滑板。

(4) 天花板升降机。

7. 步态助手 [82, 83]

(1) 助步车。

(2) 滚动助行器。

(3) 平台行走器。

(4) 拐杖。

(5) 人工拐杖（符合人体工程学的手柄）。

(6) 手杖。

十一、工具性 ADL

工具性 ADL 包括那些使 SCI 患者能够维持其生活环境的活动 [1, 11]。这种宽泛的定义使临床医生可以包括任何能够提高生活质量的活动，而不仅仅是能够执行生活的基本要求。这些室内活动包括烹饪、打扫房间、洗衣以及电脑和平板电脑技能（图 41-11）[3]。计算机辅助设备和语音激活系统可以协助 IADL 和家庭环境改造，如环境温度控制。出门在外的活动可能包括购物、户外打扫屋子或从事园艺及休闲活动。因为现代住院康复的主要目的是使患者尽快回到家庭环境在可行的情况下，这些"高级" ADL 在初始住院 SCI 康复期间可能得不到充分的治疗，甚至可能被忽略。但是，在康复过程中尽早治疗 IADL 缺陷的益处怎么强调也不为过 [84-86]。许多单位都设有"家庭模拟"室，以简化向家庭环境的过渡，但是由于住院时间的缩短和其他医院削减成本的措施，这些房间在住院环境中的使用率越来越低。

最为重要的一个主要家庭 IADL 是厨房管理。一旦患者在厨房完成自我进食和活动，他或她仍然需要自己准备食物并进行清洁。在厨房中独立发挥功能的能力涉及 SCI 患者的身体功能与适应家庭环境之间的相互作用 [42, 43]。例如，截瘫患者可能具有做饭的认知和运动技能。但是，他们还需要炉子易于操作，需要配料在伸手可及的范围，并且需要通过矫形器或适应性改造使用的器具，例如，圆弧刀，带手柄的银餐具和切菜器）固定切割板。

SCI 人员面临的其他挑战包括操纵大锅和搅拌碗以及在准备饭后进行清洁。SCI 患者需要能够进入整个准备区域。搅拌碗可能需要稳定剂。最后，

水槽和洗碗机需要伸手可及，并且旋钮需要根据需要进行调整。SCI 患者如果要能够从轮椅上有效地清洁并且不洒水，就必须能够将双腿坐在水槽下。

饭菜完成后，最后的挑战是将餐点运送到就餐区。饭可能很热，在腿上运输可能很危险。因此，应该创建一种机制来安全地完成此传递，而又不会溢出。有轮的推车是解决此问题的廉价解决方案。

在厨房外，许多任务需要大量工作。一般的房屋清洁包括吸尘、拖地、扫地、窗户清洁、家具除尘和其他活动。一些 SCI 患者可能有资格获得付费的保洁员或家庭助手的帮助。但是，受伤的患者可能会通过恢复执行这些任务的能力而感到心理上的满足。康复疗法的重点在于上肢的灵活性、躯干稳定性和上肢力量。补偿性需求将集中在家庭中创建足够的便利条件以完成这些活动。

独立人员重视的另一项任务，也是因此而成为 SCI 患者的 ADL 康复的一部分，是他们自己洗衣服的能力。考虑将洗衣区与起居区和卧室置于同一楼层。楼梯可能会阻碍轮椅使用者独立洗衣 [11, 42]。在洗衣房本身，前装式洗衣机和烘干机使轮椅使用者的衣服放置更容易。顶部装载机对于那些可以站立的不完全受伤的人来说是合理的。

由于许多原因，室外 ADL 很重要。许多研究表明，社交参与和 SCI 患者的生活满意度之间存在联系 [87-89]。独立执行驱动一个人到户外活动的任务可以恢复与外界的联系，如果一个人待在家里，让其他人为他们完成这些任务就可能失去这种联系。例如，食品购物不仅需要潜在的社会交往，而且还可以确保满足患者的个人品位和需求。

为了实现社区的独立性，SCI 患者必须能够利用交通工具到达所需地点。截瘫患者通常可以独立驾驶自己的汽车或货车，并自行将折叠轮椅放进汽车。四肢瘫患者通常需要以装有升降机和其他机械装置的厢式货车形式的帮助，或者需要协助运输的助手的帮助。即使需要运输协助，在社区环境中进行互动的收益对于恢复正常功能和最大限度地提高生活质量也至关重要。

然而，一旦进入社区，SCI 患者将面临新的挑战。尽管在许多州和城市，机构和政府都在努力改善轮椅的可及性，但在许多地区，轮椅使用者仍然

存在障碍。例如，在杂货店，大多数物品都无法拿到。取物器可以减少一些障碍，但是使用轮椅的购物者最终可能需要寻求帮助以寻找想要的物品。也可能无法推标准购物车。电动椅可能能够携带物品，但可能没有足够的实用存储空间。

社区中可能遇到障碍的另一个领域是医生和治疗就诊。一项研究表明，尽管医疗保健临床医生认为该医疗服务提供区域可以通行，但许多医疗服务提供区域还是无法通行或无法满足受伤人员的需求 [90]。关于维护患者尊严的文章很多。如果使用轮椅的人不能像身体健全的人那样受到照料，这种尊严常常会受到损害。

十二、休闲娱乐

实现功能独立性意味着恢复了完整的人。康复的目的不仅在于恢复一个人执行基本生活和工具性 ADL 技能的能力，还在于恢复其一生的活动能力。在受伤之前，许多 SCI 患者参加了工作或上学、家庭活动、家外休闲活动、体育活动、约会或结婚、性活动以及家庭义务。必须解决所有这些方面并进行处理，以使受伤人员获得成功的康复和恢复 [84, 91-93]。不幸的是，患者参加的许多活动无法恢复到受伤之前。但是，通常存在补偿技术，这些技术可以使大多数休闲活动部分恢复独立性。

在大多数情况下，康复服务的专家是休闲治疗师（recreational therapist，RT），他可以在休闲环境中恢复人们与社区的互动能力。RT 可以与康复团队中的所有其他治疗师合作，安排当地社区的郊游活动，以评估并提供社区流动性和非机构使用方面的指导设置。当 SCI 患者前往轮椅可及性较差的地方时，会遇到常见的困难。RT 甚至可以选择利用公共交通作为提供使用这种社区流动性模式的培训的机会。

SCI 患者可以重新获得很大的自尊心和恢复体力的动力的另一个领域是竞技或休闲水平的田径运动 [94, 95]。精通某项技能的 SCI 的人可以参加世界残奥会。在更基本的层面上，具有 SCI 的个人可以参加各种可以从轮椅上进行的运动，包括网球、赛车、橄榄球、篮球、田径赛事、包括帆船在内的水上运动、甚至是滑雪。团队运动也为同伴指导提供了机会。

即使受伤最严重的人也可以探索艺术。例如，许多四肢瘫患者已经成了非常有成就的独立艺术家，他们使用牙刷来绘画。康复单位可以提供许多初步的机会和资源，以学习如何表现艺术和一些手工艺品。

许多 SCI 患者都希望重返工作岗位。职业再培训采取多种形式。培训可能包括重新获得重返上一份工作或职业所必需的身体技能。或者，培训可以采取额外的学校教育或培训的形式，以获取与自己当前的神经损伤生物学和功能水平更一致的新工作技能 [85, 96-99]。

许多临床医生通常难以与患者讨论的最后一项功能领域是人际关系、约会和性活动领域。人们已经创建了有关此主题的许多信息，包括以视频格式来教育 SCI 患者如何恢复其参与性生活和性生活的能力。进行性活动的能力不仅对受伤者很重要，而且对于受伤者的配偶或伴侣也很重要，这是恢复健康关系所需的亲密关系的一种方式。更深入的信息详见第 24 章。

十三、结论

治疗 SCI 的康复方法仍然是一种基于功能的方法。尽管改善 SCI 的神经系统转归的研究很重要，但改善功能转归的关键是研究如何在受伤后实现更高的生活质量。行动辅助设备和辅助设备的技术进步使 SCI 患者不受损伤限制而享有更高的独立性。急性住院康复医院住院时间不断减少的趋势导致门诊患者必须接受更多的培训。因此，康复团队必须在康复中尽早开始功能评估过程，然后计划如何在"康复连续体"上继续进行培训。归根结底，康复应涵盖个人功能的所有领域，并鼓励 SCI 患者以最大的生活质量和生活满意度与他们周围的内部和外部世界接触。

声明：作者希望感谢 Diana Cardenas 医学博士、公共卫生硕士的巨大贡献，他提供本章的原始版本。

提升脊髓损伤后步行功能的高级策略

Advanced Mobility and Strategies to Promote Walking Function After Spinal Cord Injury

Edelle C. Field-Fote　Lauren Nieves　Clare Hartigan　著

第42章

一、脊髓损伤后的步行功能：主体、方式及原因

考虑到步行的功能性和与健康相关的价值，有许多人迫切希望能找到改善步行功能的干预措施。对于脊髓损伤（SCI）患者，预后常常是他们首要考虑的问题之一；确实，是否具备行走功能是脊髓损伤患者损伤后严重程度、进展程度或者年龄段等问题中最优先考虑的事项[1]。行走，甚至站立，对脊髓损伤患者的健康、生活质量和社会参与程度具有功能性、健康性和适应性的价值，并且有非常显著的影响[2, 3]。最近，根据损伤后早期的运动和感觉功能状态，开发出来一种临床预测模型，可以作为评估损伤1年后独立行走（无论是否使用辅助装置）可能性的有效工具[4, 5]。此外，还有一些证据可以预测运动训练的预期结果[6]。

（一）步行的主体是谁？脊髓损伤之后的步行功能预测

多年以来，预测脊髓损伤患者伤后独立行走可能性的模型一直是来自1973年一项针对164名患者的研究。该研究得出的结论为，步行，需要双髋关节屈肌评分＞3/5，以及至少单腿膝关节伸肌≥3/5[7]。这种方法的限制在于，它仅是描述了患者现有的运动状态，而不是对未来行走功能加以预测。Hicks等[5]根据脊髓损伤神经学分类国际标准（International Standards for Neurologic Classification of Spinal Cord Injury，ISNCSCI），在急性脊髓损伤入院后15天内获得的测量数据，制订了一项简明

的临床预测规则，该规则可准确估计损伤后1年的行走结果[8]。为了实现这一预测，"独立行走"的定义是建立在独立功能测量（Functional Independence Measures，FIM）[9]评分为6或7，以及运动模式（如行走，或行走和轮椅）基础上的。这些FIM评分表明，患者能够在没有辅助设备的情况下安全行走至少50m（FIM评分为7，完全独立）；使用矫形器、手杖、拐杖或行走；在合理时间之内完成活动；或者是在安全范围内（FIM评分为6，独立移动）。与加权分数相关的有三个变量：损伤年龄（≥65岁），L_3（膝外展）运动能力评分和S_1皮区轻触感评分；基于以上的总体预测可达到84%的精确度，具有76%的敏感性和90%的特异性，无论患者是否在受伤1年后会独立行走。接受评估和实际操作的预测性均在正态分布之中（under the curve，AUC），因此其敏感性较高[AUC=0.866；95%置信区间（confidence interval，CI）0.816～0.916，$P < 0.001$]。该预测模型来源于278名脊髓损伤患者的数据库，并在此基础上进行了验证，其计算公式包含三个变量（年龄、双侧L_3运动功能评分和双侧S_1的感觉评分之和）的加权系数，如表42-1所示。

如果根据表42-1中的权重计算出加权变量得分，则可根据以下公式计算出行走结果的概率。

预测模型得分 =exp（−1.425+0.211× 评分）/[1+exp（−1.425+0.211× 评分）]

根据该方程，预测模型得分≥0.5表示行走的可能性高，而预测模型得分＜0.5表示不能行走的可能性高。预测模型显示了85%的总体分类准确率

表 42-1 计算预测模型评分的加权系数

变　量	测试评分范围	加权系数	最低评分	最高评分
年龄≥65 岁	0～1	-10	-10	0
L_3 运动评分	0～5	2	0	10
S_1 轻触觉评分	0～2	5	0	10
总　分			-10	20

引自 Hicks KE, Zhao Y, Fallah N, et al. A simplified clinicalprediction rule for prognosticating independent walking after spinal cord injury: a prospective study from a Canadian multicenter spinal cord injury rgistry. *Spine J*.2017;17(10):1383-1392.

（被正确分类的患者比例），79% 的敏感性（被正确分类的有行走能力的患者比例）和 90% 的特异性（被正确分类的无行走能力的患者比例）。这些数值表明，仍有一小部分人的步行预测结果与早期表现的预测结果不同，但预测模型整体适用于绝大多数脊髓损伤患者。

3- 变量模型对步行结果的预测与 van Middendorp 等之前开发的 5- 变量模型的预测相似[4]。van Middendorp 的 5- 变量预测规则与 Hicks 等的 3 变量预测规则一样，是基于受伤后 14 天内获得的临床测量数据[4]。该 5- 变量预测规则来自于 492 名脊髓损伤患者的数据，并在数据库中进行了验证，这些患者使用脊髓独立行走能力测量（Spinal Cord Independent Measure，SCIM 评分为 4～8）得出了 1 年的行走模型结果。该 5- 变量预测模型包括年龄、L_3 和 S_1 运动评分、L_3 和 S_1 轻触觉评分。该临床预测模型的 AUC 评分也较高（AUC=0.956，95%CI：0.936～0.976，$P < 0.0001$）。van Middendorp 等[4]还表明，虽然美国脊柱损伤协会残损分级（American Spinal Injury Association Impairment Scale，AIS）的评分不像临床预测模型那样准确，但 AIS 分级作为临床预测模型也有高 AUC 值（0.898，95%CI 0.867～0.928，$P < 0.0001$）[4]。

（二）步行是如何产生的？脊上和脊髓中枢的作用

在脊髓损伤的动物模型中，有明确的证据表明脊髓中枢发生器的电冲动（central pattern generator，CPG）环路可以产生运动输出。关于运动 CPG 的组织结构，我们所知的大部分来自于对猫的模型研究（回顾性分析见参考文献[10]）。虽然猫和人的脊髓环路性质及组织有很多共同之处[11]，但也有人认为，脊上中枢对灵长类动物的脊髓环路的影响更大[10]。然而，有证据表明这些运动模块的电冲动在灵长类动物[12]，包括人类[13-16]的脊椎水平上仍然存在。但到目前为止，现有的证据表明，仅通过训练或刺激单独激活这些回路，还不足以产生功能性的地面行走。

（三）为什么行走？脊髓损伤后步行的利弊

由于功能性双足行走在很大程度上是由脊髓回路的脊髓上激活决定的，在主动运动功能恢复有限的患者中，行走作为一种运动手段可能不是有效的或功能性的。在这些患者中，高代谢和（或）现有辅助技术下行走速度缓慢，可能使轮椅成为行走的合理选择。耗氧量（O_2）从中等到高的损耗，是根据所使用的下肢辅助装置的类型、下肢运动控制的量和使用者的经验水平来确定的。功能性电刺激辅助步行 [23ml/(kg·min)；Parastep][17]需要消耗最多的能量，其次是膝关节 – 踝 – 足矫形器（KAFOs）[16.5ml/(kg·min)]；经验丰富的拐杖使用者[18]和循环式步态矫形器 [14ml/(kg·min)][19]。机器人下肢外骨骼的代谢需求更适中 [11～18ml/(kg·min)][20, 21]，也就是说，其代谢需求范围与正常行走的人 [12ml/(kg·min)] 相当[22]。相比之下，在瓷砖地面 [7～8ml/(kg·min)] 或在平整路面外部 [8～11ml/(kg·min)][23]转弯相对比较降低能耗。此外，病理性的下肢运动模式和过度的上肢负重会发展为肌无力的补偿，可能对关节健康有害。即使患者通过训练在步行功能上获得了有效的运动，这些功能性恢复也可能在训练后不能完全持续[24]。

有文献表明，一患者在室内使用步行作为功能性的运动方式时，需要至少 0.15 ± 0.08m/s 的步行速度，而在室外仍然需要轮椅才能移动。步行速度至少是这个速度的 3 倍，或 0.44 ± 0.14m/s，才能使患者使用步行作为户外活动的主要手段[25]。这需要足够的下肢力量来产生功能性步行速度，因此，与发现下肢力量和首选步行速度对脊髓损伤者日常步行活动量有很强的预测性是一致的[26]。

对于脊髓损伤[1, 27]患者来说，步行无疑是一个理想的目标，但对于那些在脊髓损伤[27]后前 10 年的患者来说，步行具有更高的优先级。尽管有证据表明，患有慢性完全脊髓损伤和下肢主动运动功能非常有限的人不能成为功能性步行者，但这些患者寻求机会参加运动训练的情况并不少见。除了灵活性之外，步行无疑还有许多生理和心理上的好处[28]。然而，当运动训练的目标是提高行走的灵活性时，在下肢力量非常有限的患者中，如果没有矫形器或外骨骼装置提供的关节保护，对关节健康的风险可能超过其获益。重要的是，参与提供运动训练的临床医生要对运动训练的预期结果以及局限性和风险直言不讳。所幸正如我们将在接下来的章节中讨论的那样，在外骨骼方面的创新开发有可能填补这一空白。

脊髓损伤后的行走结果可分为两类不同的训练：运动训练（旨在激活神经运动中枢的重复练习）和步态训练（关于使用步态模式和辅助设备的指导）。运动训练强调延伸的练习和重复，目的是在产生运动输出的神经回路中促进适应性、依赖于使用的可塑性。另外，步态训练强调学习"步态"（即踏步模式）。使用辅助技术，如矫形器、平衡辅助设备和外骨骼，以弥补由于麻痹造成的力量损失。这两类训练通常结合在物理治疗康复中。在下面的章节中，我们将描述与这两类训练相关的方法。

对于运动训练和步态训练，都有良好的临床实践的共同要素。监测血压是必要的，因为在治疗过程中，低血压或高血压发作会增加患者发生不良事件的风险。临床医生和所有脊髓损伤患者都必须接受有关自主神经反射异常（autonomic dysreflxia，AD）的体征、症状和治疗的教育。如果不及时治疗，与 AD 相关的脊髓损伤患者的急性高血压可能危及生命。监测皮肤反应时，矫形器或外骨骼装置是必不可少的安全措施。为了安全起见，必须在每次使用之前、之间和之后检查与设备连接的身体区域。

二、运动训练

（一）运动训练：从基础到临床的方法

如前所述，运动训练不同于步态训练，它强调重复练习和独立行走的可塑性。脊髓损伤患者运动训练的方法是以从实验室到临床研究为例，因为这些方法来自于基础科学实验室的研究（参考资料[29]）。动物研究为脊髓损伤后恢复并增强行走功能的训练提供了神经生理学基础，为使用依赖可塑性的研究提供了思路。20 世纪 80 年代的研究，是早期证明脊椎神经回路并非不可改变的研究之一。相反，这些回路以使用依赖的方式通过训练进行了重塑，而且，与训练相关的变化在训练期[30-33]之后还会持续一段时间。

在完整脊髓损伤实验模型运动研究的基础上[34-36]，早期使用部分体重支持（body weight support，BWS）并结合跑步机训练对脊髓损伤患者的研究引起了极大的兴趣[37-39]。脊髓损伤患者的运动训练方法建立在功能康复的可塑性原则上[40]。在慢性不完全性脊髓损伤患者中，除了已知的步行可以带来各种健康的益处、步行速度的改善和距离的改善等[24, 41, 42]，运动训练还与肢体协调[43, 44]、力量[45]、平衡[46]、肌肉激活模式和能量消耗[47, 48]的改善相关。主观运动训练对于慢性不完全脊髓损伤患者来说，也可提高幸福感[3]。此外，有新的证据表明，脊髓损伤患者有机会参加运动训练并长时间坚持，会降低住院率[49]。实际上在运动训练的研究中使用了各种各样的训练方法和辅助步法，这些将在下面的章节中讨论。

（二）运动训练的总体考虑

运动能力训练是建立在脊髓损伤[39, 50-52]实验模型的基础上的。原则包括：①提倡直立姿势，躯干伸展良好；②提升下肢负重能力；③训练时行走速度接近正常；④保持正常髋、膝关节、踝关节的运动学；⑤鼓励手臂摆动，正常上下肢交互运动。在目前的临床实践的运动训练期间，特别是在早期训练期间，随着行走能力的提高，支持量减少，提供部分 BWS 是很常见的。

运动训练研究的结果表明，即使是患有多年慢性脊髓损伤的人 [3, 24, 42, 46]，也会改善地面行走能力。与训练环境有关的问题（如地面与跑步机）和训练速度也很值得讨论，因为关于这个话题的文献是有分歧的。虽然现有的文献表明，与训练方法相关的结果之间可能没有统计学差异（供查阅，见参考文献 53，54）；或者这种训练优于传统的物理治疗 [55]，但这并不是说所有的方法都与相关的效果大小相关。这些分析的局限性包括研究方法的差异、研究样本量、步行方案、干预时间、疗程、受伤时间和其他因素。此外，很少有研究涉及方法之间的直接比较，许多已发表的研究使用了没有对照组的准实验设计，其中有研究仅使用单一形式的训练进行训练前和训练后的评估。

来自 64 名慢性不完全脊髓损伤患者的研究的证据代表了对该类患者进行运动训练的最大的随机对照研究 [24, 56]。调查比较了在地面环境下进行的 12 周训练和三种不同形式的跑步机训练。结果表明，在地面环境下的训练比在跑步机上的训练有更大的效果。尽管地面训练组的训练速度比在跑步机上的慢 [24]，但地面训练的效果更明显。

除了地面训练和跑步机训练的环境问题之外，训练速度的问题还有待研究。在发表的唯一一项研究中，研究人员对不同跑步机训练速度的结果进行了直接比较。在这项研究中包括 12 名慢性不完全脊髓损伤的参与者，对其进行较高的跑步机行走速度与改善肌肉的活动、使用的时空指标和关节活动相关。然而，由于只报道了与跑步机行走的相关的数据，目前还不清楚这些发现是否会成为真实地面行走条件的显著差异 [57]。

大多数运动训练研究只包括患有慢性、运动不完全脊髓损伤并伴有 AIS C 和 D 损伤分类的患者，这些损伤分类，是由前一节讨论的因素与下肢肌肉的神经控制需求有关。运动训练研究，其中包括患者的慢性、运动完全性脊髓损伤已得出结论，这些人没有能力进行功能性地面行走。然而，也有

少数慢性运动完全型脊髓损伤患者的病例报告有明显的例外 [58-60]。这些病例在临床表现上有一些共同之处，如低胸段损伤（2 例）或中胸段损伤（1 例）和下肢伸肌张力。这一临床表现可能提示神经损伤水平以下残留的神经功能，这些神经指令对训练有反应，在站立阶段痉挛可以有一些有益的力量支持。

（三）运动训练的方法

1. 地面运动训练

地面运动训练是脊髓损伤患者最容易获得的直立运动训练形式之一。对于那些有能力站立和采取步骤的人来说，这种形式的训练提供了在相同的真实环境中练习走路的机会。地面运动训练可以提高患者对其技巧和能力的信心。如前所述，运动训练（强调使用依赖可塑性的神经机制和运动学习的扩展练习）通常与步态训练相结合。步态训练需要为患者配备最合适的下肢矫形或外骨骼设备和上肢稳定辅助设备，以解决患者无法控制的偏差，同时指导开发更典型的步行模式（即步态）。

2. 地面训练期间的体重支持

可使用商用设备提供部分体重支持（BWS），这些设备可以是移动的，也可以是固定的。移动 BWS 设备（Andago，Hocoma，Volketswil，瑞士；LiteGait，Mobility Research，Tempe，AZ；NxStep，Biodex，Shirley，NY；Lode BWSS，Lode，Groningen，荷兰）由轮式钢架、架空提升和装具系统组成。在某些情况下，这些设备提供了一个选择，就是将 BWS 系统置于跑步机之上，用于跑步机运动训练，前提是跑步机没有升高的底座。与移动 BWS 设备相比，固定 BWS 设备是安装在天花板上的（ZeroG，Aretech，Ashburn，VA；Vector，Bioness Inc.，Valencia，CA）。固定装置可以设计成各种长度和形状。这些设备的一些形式有额外的优势，调整 BWS 的水平，在步态周期的各个阶段，保持一个恒定的支持水平。

除了弥补肢体的弱点外，BWS 设备还为患者提供了安全的学习环境，不存在摔倒的风险。然而，在跑步机或地面环境中使用 BWS 的一个固有缺点

是，患者可能无法发展出独立地面行走所需的适当姿势控制策略。因此，这些系统可能最适合在运动训练项目的早期使用，或者只用于没有重量支持的较安全的使在地面训练过程中。

3. 为步行提供帮助

直立装置和动力外骨骼（将在接下来的章节中讨论）可以在运动训练中为行走提供帮助。然而，作为这些设备提供的机械辅助的一种替代，表面电刺激是激活用户使用自己的神经肌肉系统来辅助行走。这些设备已经用于辅助行走数十年了：背身辅助刺激器（也称为足下垂刺激器）是市面上最简单的功能性电刺激（functional electrical stimulation，FES）之一。这种刺激以腓总神经为目标应用，对于那些髋部和膝关节控制相对较好，并且在行走的摇摆阶段仅仅需要帮助抬起足趾的人是最有用的。市面上的背屈辅助刺激器（WalkAide，Innovative Neurotronics，Reno，NV；L300，Bioness Inc.，Valencia，CA）可以通过足开关触发。此外，还有一些设备可以通过肢体位置来触发，从而在步态周期中适时的进行背屈辅助（WalkAide，innovation Neurotronics，Reno，NV；Go，Bioness Inc.，Valencia，CA）。

文献表明，背屈辅助刺激可能会改变脊髓神经回路，导致更多正常的反射调节[61]。研究发现，背屈辅助刺激器对地面行走的辅助作用可与踝足矫形器（ankle-foot orthosis，AFO）的辅助作用相媲美[62]，并可降低步行的代谢成本[63]。这些刺激器可能是用户的首选，因为它们通过肌肉刺激提供主动的帮助（相对于支架的被动支持），它们可以用于各种不同类型的鞋子。

4. Treadmill-Based 运动训练

对于许多脊髓损伤患者来说，受伤后的第一次运动训练是在跑步机上进行的。运动训练在跑步机上提供了受控的环境，在其中重新学习并发展步伐的能力。跑步机提供稳定的速度，临床医生有能力调整速度，以挑战跑步机上的步伐可能比地面上更快。行走辅助可以由治疗师、FES、矫形器或机器人下肢外骨骼提供。基于跑步机的训练常常伴随着部分的 BWS，随着行走能力的提高，对体重的支持量可以调整并逐渐减少。

5. 手动辅助步行

对于那些在基于跑步机的运动训练中需要帮助来推进腿的人来说，治疗师的手动帮助是最常见的方法。除了帮助移动双腿，治疗师可能会在躯干和骨盆提供帮助，以实现躯干的直立姿势，并促进骨盆旋转和重心转移（图 42-1）。人工辅助治疗方法允许治疗师根据每个周期患者的需要调整提供的帮助量。缺点是，这种形式的训练对于治疗师来说是费力的工作，特别是在训练那些明显虚弱和（或）下肢痉挛的患者时通常需要多个治疗师。在这些情况下，当治疗师感到疲劳时，这种帮助可能是不一致的，治疗师必须小心避免损伤自己。

6. 机器人 Exoskeleton-assisted 步行

基于跑步机的机器人外骨骼是最广泛用于运动训练的（Lokomat，Hocoma，Volketswil，瑞士），

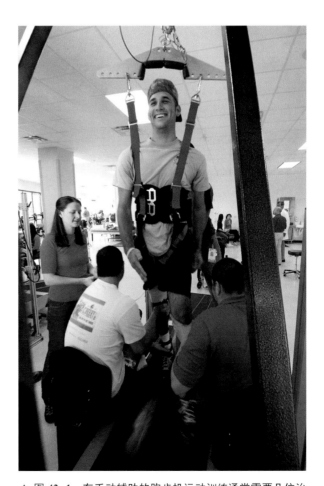

▲ 图 42-1　有手动辅助的跑步机运动训练通常需要几位治疗师的支持。治疗师根据患者表现出的对下肢的神经控制来调整援助的大小。注意站在患者身后的治疗师，他可以根据需要提供骨盆旋转和姿势稳定方面的帮助

包括计算机控制的步态矫形器，带有动力的髋膝关节，产生典型的步行运动（图 42-2）。踝关节由弹簧和皮带系统被动支撑。矫形器根据使用者的大小进行调整，并将使用者固定在装置内，提供安全的训练环境。动力下肢提供的训练速度、BWS 量和辅助量（导向力）可以调整。导向力的调整可以让临床医生根据下肢肌肉控制程度提供适当的帮助。该装置可用于下肢自主控制受限或缺失的患者。从外骨骼辅助的跑步机训练到真实的地面环境中学习的结果是混合进行的 [24, 64]。跑步机受限的环境，特别是当提供 BWS 时，可能会限制控制基础支撑的力量重心，和在静态地面上行走时所需的力。运动转移学习受限的另一个原因可能是，犯的错误和纠错的过程 [65] 是运动学习的一个重要组成部分，这在跑步机的机器人外骨骼训练环境中受到限制。

7. 刺激协助步行

与基于跑步机的机器人外骨骼和人工辅助训练提供的被动帮助不同，电刺激会产生主动的帮助，其中患者的神经系统产生步行所需的肌肉活动。除了地面训练中使用的背屈辅助刺激外，跑步机的受控环境允许使用刺激诱发屈肌退出反应，同时激活背屈肌、膝关节屈肌和髋屈肌 [24, 44]。屈肌退缩反应被认为与脊髓运动模式产生回路密切相关 [66, 67]。除了促进步行外，这种形式的刺激与反射亢进患者更正常的反射调节有关 [68, 69]。最佳电极位置在不同患者之间可能有很大差异，每位患者的下肢也可能不

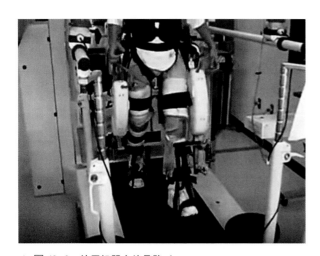

▲ 图 42-2　使用机器人外骨骼（**Lokomat, Hocoma, Volketswil, 瑞士**）进行基于跑步机的运动训练，为行走提供一致的帮助。该设备可以根据患者的需要调整所提供的援助量

同，因此有必要评估多个位置的反射，以确定哪一个对患者的反应最好。使用这种方法的主要障碍，是市面上很少有具有足够电流来激发强烈运动的刺激物。这种形式的刺激可能是有害的，因此，当用于感觉完整的患者时，最好将其限制在安全、可控的 BWS 踏板训练环境中。

三、步态训练

步态训练不同于以重复练习为基础的运动训练方法，步态训练强调使用治疗师的反馈来获得更正常的行走运动学。步态训练的一个重要特点是为患者配备矫形器，以弥补神经肌肉控制功能受损和（或）为关节提供支持。通常，除了下肢矫形器，步态训练还包括上肢稳定性辅助，以增强平衡和（或）负重。这种对步态训练中的补偿关注与一些运动训练的指导原则形成了对比；不鼓励使用矫形器，以此来提高神经控制。矫形器的使用确实会影响步态参数，例如，AFO 的使用与降低足底屈肌的力量和增加双肢支撑时间有关 [70]。当需要更广泛的支撑时，矫形器所提供的支持、更高的安全性，以及在治疗或在家进行地面行走和运动的机会，使矫形器的使用成为精明的选择。

（一）步态分析

如前几节所述，步态训练被纳入大多数运动训练的方法中。对正常步行运动偏差的评估是制订解决步态偏差方案的前提。有许多可用的技术来捕获和分析步态运动学。这些技术包括光学或惯性传感器的运动捕捉系统。在观察性步态分析中，治疗师通过观察步态模式来识别踝关节、髋关节和膝关节的异常运动。这是最常见的识别步态偏差的方法。这些偏差将在治疗中得到解决。

脊髓损伤功能步行量表（The Spinal Cord Injury Functional Ambulation Inventory，SCI-FAI）[71] 是一种观察性步态分析工具，专门用于脊髓损伤患者（表 42-2）。该工具由三个部分组成：关键步态参数、辅助设备和时间距离测量。关键的步态参数部分包括评价步态能力的标准，这对于步态周期的每个阶段都是非常重要。辅助装置部分在步态分析过程中使用的上肢和下肢装置的分析文档。最后，时间距离

表 42-2　脊髓损伤功能步行曲线（SCI-FAI）

参　数	标　准	左	右	
A. 重心变化	• 将重心转移到站侧肢体 • 重心转移不存在或只在辅助设备上	1 0	1 0	
B. 台阶宽度	• 摆动足，摆正站姿，足向前进 • 站立摆动足时妨碍肢体前进	1 0	1 0	
	• 最后足的放置不会妨碍肢体摆动 • 最后足的放置阻碍了肢体摆动	1 0	1 0	
C. 步行节奏相对摆动肢体需要的时间	肢体站立，摆动时足跟着地： • 在＜ 1 秒内开始前进 • 需要 1～3 秒开始前进 • 需要＞ 3 秒开始前进	2 1 0	2 1 0	
D. 阶梯高度	• 整个摆动阶段足趾抬离地板 • 只有在摆动阶段的起始阶段，足趾才会被拖拽 • 在整个摆动阶段，足趾都要拖着	2 1 0	2 1 0	
E. 足接触	• 前足掌与地面接触 • 前足掌或后足跟第一次接触地面	1 0	1 0	
F. 步长	• 摆动足后跟置于脚趾前方 • 摆动的足趾放在脚趾前方 • 摆动足趾放置在前足趾的后面	2 1 0	2 1 0	
	• 关键参数合计（左，右，总和）			总和 /20
辅助设备		左	右	
上肢 稳定性 / 负重设备	• 无 • 手杖 • 助行器，双拐（前臂 / 腋窝） • 步行 • 双杠	4 3 2 1 0	4 3 2	
下肢 辅助设备	• 无 • AFO • KAFO • RGO	3 2 1 0	3 2 1 0	
	• 辅助设备合计（左，右，总和）			总和 /14
时间 / 距离测评				
步行移动性（与 W/C 使用相对的典型步行练习）	• 步行 • 经常在社区（很少 / 从不使用 W/C） • 经常在家里 / 偶尔在社区 • 偶尔在家 / 很少在社区 • 很少在家 / 从来不在社区 • 只是练练 • 从来不走		5 4 3 2 1 0	
	步行移动分			总和 /5
2 分钟步行测试	步行 2 分钟距离 =_____	英尺 / 分		米 / 分

AFO. 踝足矫形器；KAFO. 膝 – 踝 – 足矫形器；RGO. 交互步态矫形器

测量记录患者最典型的行走情况（即运动、室内活动、社区活动）以及患者 2min 内能够行走的距离。

（二）支持行走功能的矫形器

1. 下肢矫形器

下肢矫形器是脊髓损伤患者恢复行走功能的一种安全有效的方法[72]。损伤水平、上肢和下肢的神经运动控制量、病前活动水平、照护或家庭支持、动机和功能目标都是影响矫形器行走成功的因素。功能目标可能包括重返社区活动的活动能力、家庭活动能力、运动能力，或可以带来健康和心理上的益处。各种各样的矫形器可供选择，如何决定最合适的支撑对于临床医生来说是一个挑战。对于下肢矫形器的成功使用，患者能提出与行走相关的现实目标是非常重要的，并成为决策过程的关键贡献者。对于所有的设备，须仔细的监测皮肤健康，随着用户对设备越来越熟悉，也要监测他们的身体对设备的反应，佩戴时间会逐渐增加。重要的是，患者可以定期重新评估，以继续适当的配合矫正、增加或减少意志控制。

理想的矫形器选择是在所有身体关节处均有完整的运动范围，设备接触的身体皮肤完好，能够完全直立而无头晕不适，符合所有最初的康复目标，如床上移动、转移或其他活动。以下表格的说明可以帮助确定矫形器的合适性，特别是下肢支具（表 42-3）。与患者一起回顾指导有助于确定矫形器的合适性，因为有许多因素需要考虑。满足说明中描述的标准，有助于确定使用矫形器行走会是可能实现的目标。

2. 运动完全脊髓损伤下肢矫形器

在决定哪种类型的下肢矫形器是最合适的时候，有几个因素需要考虑。对于截瘫程度较低（$T_8 \sim L_3$），远端躯干或下肢几乎没有保留运动功能的患者，有多种选择可以考虑，使他们有机会恢复某种形式的行走。髋 - 膝 - 踝 - 足矫形器（hip-knee-ankle-foot orthosis，HKAFO）可以在支撑系统中提供最大的稳定性。对于这种广泛的支撑，合适的人是那些下肢没有保留运动的截瘫患者，以及躯干和骨盆无力或瘫痪的患者。这些矫形器允许患者使用助行器来选择步态（可能只用于锻炼）HKAFO

可以增加骨盆和臀部的稳定性和控制力。材料的不断进步已经减少了这些支架的尺寸，以便于使用和管理。此外还必须考虑支架和护理人员支持的存储空间。

交互步态矫形器（reciprocal gait orthosis，RGO）可能是 HKAFO 最常见的类型。它包括胸部支持，可以促进下肢前进并使用双电缆系统。这种支撑可以使胸腰椎损伤的患者获得运动能力，尽管这可能需要大量的能量消耗[73]。内侧连接矫形器（medial linkage orthosis，MLO）、髋关节储能步行矫形器（hip energy storage walking orthosis，HESWO）和等中心往复步态矫形器（isocentric reciprocating gait orthosis，IRGO）是用于下肢肌肉很少或没有神经控制的患者的 RGO 类型。MLO 和 IRGO 系统将被考虑用于降低能源消耗、增加步行速度和距离、步长和舒适度，以及提高在标准 RGO 上穿脱的效率[74, 75]。

KAFO 为缺乏下肢运动的截瘫患者提供了稳定性和灵活性之间的最佳平衡。髋、膝和踝肌肉力量可能缺失；然而，如果存在髋屈肌的控制，这些装置的使用将得到加强。KAFO 总是定制的，可以用几种不同的材料建造，包括金属、碳纤维、聚丙烯、皮革、电缆、电子产品和微处理器（图 42-3）。传统的 KAFO 有单侧膝关节在站立和摇摆时保持稳定。这些可用（也可不用）于中间连接的吊具杆。使用内侧连接与传统的 KAFO 通过摇摆步态增加双下肢增加控制和准确性的位置，以推进下肢运动。如果患者可以一次前进一侧下肢，可能就不需要使用吊具杆（尽管可以选择使用吊具杆来提高速度和效率）。除了传统的 KAFO，还有两种其他类型的 KAFO：姿态控制，提供膝盖稳定的姿态，在摆臂时被动屈膝，以及微处理器 - 控制系统，使膝盖稳定，并更积极的使膝盖屈曲走动。双侧 KAFO 需要大量的上身力量，以推进腿；由于使用这些设备损耗的成本，因此远期目标会更直接地导向运动距离和居家使用，而不是社区康复。

3. 运动不完全性脊髓损伤的下肢矫形器

对于有运动不完全脊髓损伤（AISA C 和 D）的患者，有多种选择来支持安全行走。变量包括用户对躯干、臀部、膝盖和（或）足踝肌肉的控制程度。运动中涉及的主要肌肉的肌肉测试等级 [从 0 级 (完

表 42-3　Shepherd 下肢支具指南

Shepherd 中心脊髓损伤项目 下肢支具的指导原则		
在考虑下肢支具之前，必须满足以下标准		
符合	不符合	
——	——	1. 患者以 具体 而 现实 的目标表达行走的愿望。目标：
——	——	2. 患者体重在理想体重的 10% 以内。实际体重＿＿＿＿＿＿＿ 　计算出的理想体重为：＿＿＿＿＿＿＿＿＿＿＿＿＿ 　患者必须在 5～7 磅的范围内，才能考虑使用下肢支撑。
——	——	3. 限制性运动在以下范围之内。WNL = 在正常范围内。 　• 臀关节伸展 5°：＿＿＿＿＿＿＿＿＿ 　• 膝关节延长在正常范围：＿＿＿＿＿＿＿＿ 　• 膝关节屈曲在正常范围：＿＿＿＿＿＿＿ 　• 踝关节背屈 5°：＿＿＿＿＿＿＿＿＿ 　• 被动 SLR 到 110°：＿＿＿＿＿＿＿＿＿
——	——	4. 皮肤完好无损。
		5. 患者心血管状态稳定；必须由医生证明。不受控制的高血压、心绞痛或心脏病史患者可能被排 　除。有明显肺损害的患者也可能被排除在外。
		6. 脊髓损伤程度（T_{12} 或以下）： 　如果符合所有其他标准，则可考虑接受损伤程度更高的患者。
——	——	7. 患者在俯卧（肱三头肌下沉）中连续 50 次抬高或降低体重，同时抬高双足。次数是＿＿＿＿
——	——	8. 患者参加所有预定的物理治疗。缺席两次治疗将导致被排除在下肢支撑计划之外。
——	——	9. 患者能够在社区环境中协调轮椅，并能独立地进行转移和轮椅移动，包括轮椅在水平和不平整 　的表面上的推进。
——	——	10. 患者能够在 20min 内推轮椅 1 英里。
——	——	11. 患者可在双杠或立柱上站立 60min，血压稳定，无头晕，无关节屈伸。
——	——	12. L_2 及以上水平的受伤后时间至少为 6 个月。 　• 让患者有机会在轮椅上舒适的运动。 　• 指示患者在维持 ROM、耐力和站立项目方面的跟进情况。 　• 在获得支具后，有足够的动力继续在家行走。
——	——	13. 患者将完成训练支具的物理治疗计划，达到所有既定的目标，然后定制长腿支具。
——	——	14. 护理人员已确定谁将提供患者可能需要的任何帮助 　　照护者姓名：＿＿＿＿＿＿
——	——	15. 患者可以在没有上肢支撑的情况下使用训练用的膝 – 踝 – 足矫形器保持站立姿势 30 秒。
如果有肌肉骨骼等物理缺陷，导致不符合标准，干预与物理治疗或家庭运动计划较为适当。		

评价：＿＿＿＿＿＿＿＿＿＿＿＿＿＿＿＿＿＿＿＿＿＿＿＿＿＿＿＿
＿＿＿＿＿＿＿＿＿＿＿＿＿＿＿＿＿＿＿＿＿＿＿＿＿＿＿＿＿＿＿＿＿＿
＿＿＿＿＿＿＿＿＿＿＿＿＿＿＿＿＿＿＿＿＿＿＿＿＿＿＿＿＿＿＿＿＿＿

患者须采取的行走计划，应符合余下未符合的准则：
＿＿＿＿＿＿＿＿＿＿＿＿＿＿＿＿＿＿＿＿＿＿＿＿＿＿＿＿＿＿＿＿＿＿
＿＿＿＿＿＿＿＿＿＿＿＿＿＿＿＿＿＿＿＿＿＿＿＿＿＿＿＿＿＿＿＿＿＿
＿＿＿＿＿＿＿＿＿＿＿＿＿＿＿＿＿＿＿＿＿＿＿＿＿＿＿＿＿＿＿＿＿＿

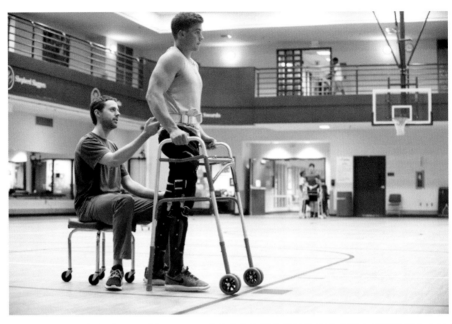

▲ 图 42-3 双下肢明显麻痹时采用双侧 KAFO，因此患者必须有足够的上肢力量在摇摆阶段来支持身体重量

全瘫痪）到 5 级（正常力量）] 为评估不同矫形器的有效性提供了一个起点。

KAFO 提供多关节稳定性，通常最适合臀部伸肌、膝关节屈肌和伸肌、踝关节背屈肌和足底屈肌肌肉测试等级低于 2/5 的人。在运动不完全脊髓损伤患者中，KAFO 可以双边或单侧使用（图 42-4），通常与助行器或前臂拐杖一起使用。这些通常是定制成混合装置，与最近的组成部分有金属和聚丙烯胫骨支撑。对于只需要单侧 KAFO 的患者，社区距离可能是现实的。

AFO 为那些背屈的神经控制受损或缺失的患者提供踝关节稳定性和足趾抬离的帮助。AFO 通常延伸至胫骨近端和腓骨头下方。虽然 AFO 不会延伸到整个膝关节，但通过控制踝关节角度，它们可以帮助控制膝关节，防止站立时过度屈曲或过度伸展，以及降低高度 [76]。根据肌肉保留的程度和步行所需的努力，许多使用 AFO 的患者将实现社区距离步行，而不需要轮椅。AFO 可以用几种不同的材料如聚丙烯、碳纤维、金属和皮革来预制或定制；最常见类型的适应证将在下一段说明。这些矫形器可能有一个坚实的关节足踝，这取决于患者的表现和需要。

当髋伸肌的肌肉测试等级至少为 2/5，膝关节伸肌的肌肉测试等级至少为 3/5，背屈和足底屈肌

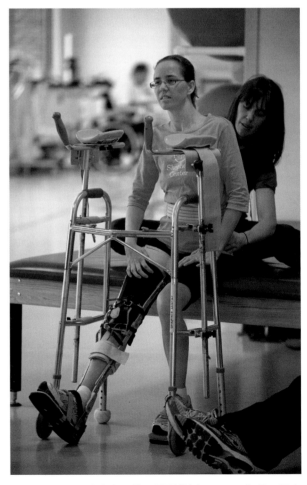

▲ 图 42-4 一些患者可能只需要单侧 KAFO，如果下肢有足够的神经控制，足够实现的地面抬离在摇摆阶段和重量支撑在步态的站立阶段

的肌肉测试等级小于 2/5 时，可提示足踝 AFO 和后入式地板（或地面）AFO 的性能。地面反应的 AFO 提供了一个从胫骨延伸部分的 AFO，在膝盖以上没有支撑时有额外的支持。地板反应的 AFO 促进了膝盖的伸展，在没有 KAFO 的情况下也可能有用，但是稳固的踝关节 AFO 不能提供足够的支撑。AFO 的踝关节可以是实心的，也可以是铰接式的。关节的 AFO 提供可调节的踝关节角度的控制，如果患者有合理的力量时，髋关节和膝关节的伸肌可以一起作用力。例如，如果髋关节伸肌至少为 2/5，而膝关节伸肌至少为 4/5，则可能提示关节功能不全。同样，如果髋关节伸肌至少是 4/5，而膝关节伸肌至少是 3/5，也可以提示关节功能不全。以上两种表现都不需要主动背屈和（或）足底屈。

叶片弹簧 AFO 是最常见的预制 AFO 类型，通常由非常薄的聚丙烯或碳纤维制成。叶弹簧 AFO 有助于实现在摆动阶段的足趾抬离背屈，但很少或没有膝盖控制。钢板弹簧支架薄而轻，没有铰接。根据使用的材料不同，使用钢板弹簧支架的人仍然可以积极的促进背屈和足底屈。对于那些至少有 3/5 的髋伸肌和至少有 4/5 的膝关节伸肌，以及一些主动背屈和足底屈肌的人来说，叶片弹簧 AFO 可能是有用的。主动踝关节内翻和外翻可能不存在或存在。

踝上矫形器（supramalleolar orthosis，SMO）从后足向上延伸并包裹踝骨，为踝关节和足部提供稳定性。SMO 可以是预制的或定制的各种塑料和填料。SMO 的足部可以定制设计，以控制过度的倒置或外翻，并减少痉挛。使用者必须在髋部、膝部和踝关节有适度的神经控制。髋部和踝关节的肌肉等级至少为 3/5，而膝关节伸展器的肌肉等级为 4/5。

4. 矫形器处方的注意事项

下肢矫形器，尤其是长腿支具，可能是比较昂贵，需要时间密集型的附加运动计划。下肢矫形器有很多站立和走路的益处，包括挛缩的预防、潜力性减少骨质流失、上半身和心血管加强、潜在的改善活动范围和功能，也有相关的风险。特别是使用矫形器和股骨支架行走的风险，可能包括加重肩扭伤和疼痛及腕管疾病（脊髓损伤患者由于轮椅的推动已经处于高风险），不合适的支架造成的皮肤损伤，以及由此导致的受伤和骨折。

即便是符合表 42-3 评分标准的患者，也有很大一部分订购长腿支具后没有使用 [77]。患者选择不使用有很多原因，比如日常动作的不习惯、穿脱困难和装卸困难、担心皮肤不适、习惯坐在轮椅上、没有时间、没有合适的位置、空间不够、行走不便、缺乏援助、其他疾病、安全或功能退化导致无法使用等等 [78]。

在订购矫形器之前，临床医生与患者讨论这些设备的优缺点是很有帮助的。其他获得步行支具的益处包括站立钢架、站椅、适当的心血管设备运动和（或）泳池运动。对这些问题进行充分的讨论，可以做出最有利于充分利用时间和资源来实现健康功能目标的决策。

四、运动功能的先进技术

促进直立移动的技术正在迅速发展。用于地面行走的机器人外骨骼是运动功能领域中最成熟的技术之一。然而，增强神经功能的技术也受到了广泛的关注。随着这些技术的发展，直立移动和行走功能的潜力很可能成为更多脊髓损伤患者的一种选择。

（一）地面外骨骼

用于地面行走的机器人外骨骼（地面机器人外骨骼）由一个外部钢架、复杂的微电子器件、传感器和一个电池驱动的马达系统组成。有证据表明，地面机器人外骨骼系统可以为因神经损伤或疾病而出现明显虚弱的人提供有效、安全、强化的康复服务 [79]。除了在运动训练一节中描述的基于跑步机的机器人外骨骼外，使用动力机器人地面外骨骼行走还可以在室内外甚至楼梯上进行。使用地面机器人外骨骼的目的是为了提高灵活性和（或）促进神经可塑性和功能恢复。除了康复，对于那些因脊髓损伤而完全或不完全截瘫的患者来说，他们还可以选择购买这些设备，在家里和社区里供个人使用。

越来越多的证据表明，经常使用机器人地面外骨骼技术走路对健康有益。虽然还没有可用的比较研究，外骨骼的准实验研究显示了诸多益处，包括提高机动性 [80]、改善心血管性能 [20, 21]、增加骨矿物

质密度 [81]、增加腿部肌肉、减少脂肪量 [81]、增加排便规律 [79]、减少疼痛和痉挛状态 [79, 82]、改善睡眠、提高心理健康 [83]。与下肢支架一样，监测皮肤完整性和过度使用损伤也很重要，因为已经有机器人地面外骨骼使用损伤的报道 [80]；也有关于骨折的报道 [79, 84]。为了证明地面机器人外骨骼的保险覆盖范围是合理的，有必要继续研究减少因不动而引起的并发症所带来的健康益处和潜在的成本节约。为了让这项技术得到更广泛的接受，必须有证据证明，穿上动力外骨骼走路不仅对医学有益，而且在医学上也是必要的。

到目前为止，还没有具体的证据表明外骨骼在改善行走功能方面比传统疗法更成功。最近的一项系统综述考虑了这些设备的辅助和康复功能 [85]。虽然作者没有发现将外骨骼作为辅助设备与目前使用的矫形器进行比较的研究，但是他们检查了 9 项比较研究，评估外骨骼在康复中的应用。在外骨骼的10 米行走试验和 6 米行走试验中，没有发现速度上的差异。此外，使用外骨骼的康复与各种传统方法相比，并没有发现明显的益处 [85]。

1. 康复应用

目前(2018 年)有四个机器人外骨骼被美国食品药品管理局（FDA）批准用于康复治疗（图 42-5 ）。到目前为止，三种设备：Ekso（Ekso Bionics，Richmond，CA）、Indego（Parker Hannifin Corp.，Cleveland，OK）和 ReWalk（ReWalk Robotics Ltd.，Yokneam, Israel），被批准为二类医疗设备。Rex(Rex Bionics，Melbourne，Australia）被批准为一类医疗设备。表 42-4 概述了设备特性。目前，这些设备

没有一种适合儿童使用。地面机器人外骨骼的医疗批准指南与更传统的运动训练标准相似。

设备特定的用户手册描述了每个机器人地面外骨骼系统的包含或排除标准的完整列表。一般而言，适用以下准则。

- 能忍受直立而不出现体位性低血压。
- 双侧髋关节、膝关节和踝关节的被动活动范围不受限。
- 足够的骨骼健康，骨折风险低（尽管在不同的医疗专业人员中，确定骨骼健康的方法经常不同，但必须注意骨骼健康，以降低骨折风险）。
- 足够的上肢力量来管理所需的稳定性辅助工具。
- 与设备接触的皮肤完整。
- 能够遵循指示并沟通基本需求。
- 体重 220 磅（1 磅 ≈0.45kg）或以下。
- 高度约 5 英尺到 6 英尺 3 英寸（主要取决于股骨长度）。

使用禁忌证包括以下方面。

- 未经治疗的低血压或高血压。
- 骨质疏松症或其他可能增加骨折风险的疾病。
- 严重的肌肉痉挛。
- 严重的关节挛缩。
- 体型不利于设备规格。

在临床环境中，使用机器人地面外骨骼进行步态训练可能比其他形式的干预更具优势，因为它允许在各种室内和室外环境中进行功能性步态训练（图 42-6）。此外，在站立和（或）行走的同时融入日常生活活动的能力可能会增强动力。从临床医生的角度来看，使用地面机器人外骨骼的一个显著优

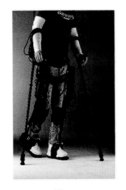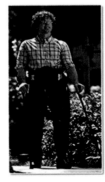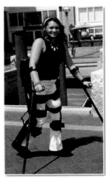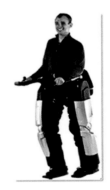

| Ekso | Indego | ReWalk | Rex |

▲ 图 42-5　目前市面上有多个品牌的机器人外骨骼。这些设备的开发和进展正在快速进行

表 42-4　外骨骼设备特点

	EKSOGT	INDEGO	REWALK 6.0	REX
体重（近似值）	55 磅	26 磅	66 磅	100 磅
借助力量可调适的水平	有	有	无	无
FDA 批准	康复级别 Ⅱ	• 康复级别 Ⅱ • 可患者使用	• 康复级别 Ⅱ • 可患者使用	康复级别 Ⅰ
外部地形	有	有	有	有
5° 坡道 8° 路缘切口	仅在 2° 内倾斜	有	有	有
台阶	无	有，仅供研究使用	有，仅在美国境外使用	有，仅在美国境外使用
稳定辅助使用选择	• 拐杖 • 前臂拐杖 • 步行辅助器 • 平台及其他	• 拐杖 • 前臂拐杖 • 步行辅助器 • 平台及其他	前臂拐杖	无要求
站立、踏步和坐下的动作是如何控制的	• 外部训练者控制 • 外部使用者控制 • 使用者主动控制 • 使用者下肢肌肉启动	• 使用者主动控制 • 使用者下肢肌肉启动	• 外部使用者控制坐立位/站立位 • 使用者控制行走	• 操纵杆 • 开发中的大脑和声音的控制

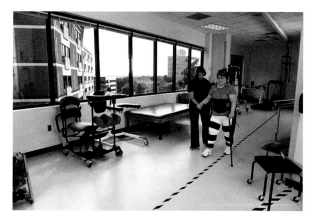

▲ 图 42-6　地面机器人外骨骼步态训练与传统设备步态训练的原理相同，强调协调、平衡、能效和安全

势是，为长时间行走提供物理支持时，临床医生的身体承受的压力要小得多。地面机器人外骨骼的使用通常需要一个或两个患者的辅助，这可能比一些其他形式的运动训练需要更少（BWS 跑步机训练最多需要 4 名工作人员）。客观数据，如步行时间、所采取的步骤、步行速度、机器人的协助水平、步态的特点，是由该设备自动获得，并可以电子传输为文件。

在临床康复或家庭环境中使用地面机器人外骨骼时，安全是第一位的。除了对血压和皮肤完整性的一般安全监测外，在使用机器人地面外骨骼时，有必要对合适的安装和关节对齐进行系统的评估。为了减少皮肤损伤的风险和优化设备性能，坐姿、站立和行走时必须检查对齐。与传统的矫形器使用一样，建议逐步增加穿戴时间。

2. 患者使用

在地面机器人外骨骼出现之前，患有严重下肢麻痹或完全瘫痪的人在家里行走的选择有限。对于行走，这些患者通常需要一个 RGO 或 KAFO、FES 或它们的组合。行走在 RGO 和双侧 KAFO 中有很高的代谢成本。此外，这些设备采用了一个"直腿"摆动阶段，而不是地面机器人外骨骼实现一个更正常的髋和膝盖屈曲摆动阶段。它们也需要大量的上肢力量，并能对上肢的关节施加很大的力量。与传统矫形法相比，使用机器人地面外骨骼来站立、行走和坐下需要更少的能量和努力[86]。

截至 2018 年，Indego 和 ReWalk 是目前在美国和国外唯一被批准用于家庭和社区使用的动力外骨骸（没有专业人员的在场）。Ekso 和 Rex 设备只允许在美国以外的指定地区使用。如果一位患者希望购买机器人地面外骨骼供家庭和社区使用，FDA 有额外的规定要求。

- 使用者必须是胸段或更低的脊髓损伤。
  - Indego，FDA 批准了 T_3 及以下的脊髓损伤。
  - ReWalk，FDA 批准的脊髓损伤水平为 T_7 及以下。
- 使用者在站立和行走时必须有一个训练有素的支持人员或同伴。
- 使用者和他们的支持人员或同伴必须通过认证讲师的患者使用训练课程。每个患者使用团队（用户和支持人员）"通过"患者使用训练计划的时间长短各不相同。

患者使用外骨骼所需的训练项目非常广泛，包括设备操作和控制的所有方面；穿脱；紧急反应，包括跌倒和可能断电；室内地面训练；室内转换（即从地毯到地板的门槛）；进行日常生活活动；电梯；管理手动和自动门；室外和社区地面；社区移动（即草坪、人行道坡道、路边的盲道）；从不同的座位高度坐或站；达到一定的步行速度；靠墙休息；皮肤检查；设备运输；解决问题；与公司沟通技术和临床问题[87]。

目前市面上可供个人使用的外骨骼机器人的价格非常昂贵，并且保险很少能覆盖此项费用。迄今为止，只有美国退伍军人事务部（Department of Veterans Affairs，VA）的医疗保险涵盖了家庭使用的外骨骼机器人。只要是符合标准的退伍军人，该事务部将会为其承担此项设备以及训练的所有费用。私人保险公司和工伤赔偿可能会根据具体情况来考虑购买和训练费用。

3. 外骨骼使用的风险

如果设备是供患者使用，在使用地面机器人外骨骼康复和（或）家用是有一些风险的，包括成本（购买、训练和维护协议）、行走能力的缺乏，速度低于正常步行速度、固有风险、需要助理。与成本相关的问题是那些对机器人地面外骨骼技术感兴趣的人最常问的问题。单是机器人地面外骨骼设备的基本成本为 8.5 万美元（患者使用的单个设备）到 18 万美元（康复包）。价格取决于制造商和使用意图（康复与患者）。

除了成本之外，步行速度功能也是一个很有趣的设备特性。几个因素有助于实现更高、更实用的步行速度，同时保持安全与可控。每个用户的独特能力、设备功能和训练课程的数量都会影响步行速度。地面机器人外骨骼的 10m 行走测试决定了它们的行走速度，通常为 0.2～0.6m/s，这可能足以让它们快速穿过一条双车道街道[79, 88, 89]。然而，这些报告的速度远远低于正常人的平均步行速度（1.1m/s）。最后，跌倒是两足行走的固有风险，而与神经损伤无关。然而，如果患者在机器人地面外骨骼设备中行走时摔倒，他们会随身携带额外的 26～100 磅的设备。预防跌倒的最佳方法是对设备操作进行全面有效的训练，包括应急反应。所有机器人地面外骨骼训练项目的首要目标是安全。

地面机器人外骨骼系统为脊髓损伤患者提供了一种先进的技术选择，使他们能够在地面上进行康复和患者使用。四个可用的系统都有独特的设计和操作。需要继续研究，以确定这些设备在多大程度上有助于功能、健康和生活质量的好处。虽然目前机器人地面外骨骼技术还没有发展到可以取代轮椅的阶段，但可以想象，随着技术的进步，地面机器人外骨骼有朝一日可能成为功能性移动的可行选择。需要技术创新的方面：使用 FES[90, 91]、外骨骼机器人的自平衡[92]，以及自主应对通过脑机接口命令[92, 93]或可用皮质脊髓束的信号方便传播的脊髓刺激器应用[94]。

（二）神经接口技术

1. FES 系统

除了背屈辅助刺激器（在"运动训练"一节中讨论过），还有一种更复杂的 FES 形式，适用于那些下肢控制能力有限的胸段脊髓损伤患者。这一微电脑控制的刺激系统（Parastep，Sigmedics Inc.，Fairborn，OH）使用表面刺激来激活屈肌反射反应，以应对摆动阶段的背屈肌、髋屈肌和膝关节屈肌。对于站姿期负重支撑，刺激系统会激活膝关节和髋关节伸肌。此外，远端下肢由聚丙烯 AFO 支撑用于踝关节稳定和足部控制。使用 Parastep 行走的患者必须使用助行器作为稳定辅助，同时触发助行器的每一步。使用 Parastep 设备行走的代谢需求限制了其作为移动设备的使用、但是作为一种促进心肺训练效果的工具，它具备重要价值[95]。

植入多通道 FES 系统正在开发过程中，以支持脊髓损伤患者的步行功能。微处理器控制器在行走时以适当的功能方式激活运动神经。迄今为止，这些设备仅用于非商业研究应用。然而，一项对植入后 1 年的跟踪研究表明，他们经常利用刺激来站立和行走[96]。虽然这项技术有很大的潜力，但是缓慢的行走速度和肌肉疲劳是目前限制其实用性的因素[97]。

2. 脑机接口

脑 - 机 接 口（brain-computer interface，BCI）技术是有潜力将脑电图信号中记录的神经指令传递给其他产生下肢运动的技术。基于概念验证研究的结果，BCI 与 FES[98] 或外骨骼技术 [92, 93] 联合使用，可能使脊髓损伤恢复行走功能。

3. 脊髓刺激（硬膜外、经皮）

如第 54 章所述，脊髓刺激，无论是植入硬膜外刺激器还是经皮脊髓刺激器，都可以激活与运动模式产生相关的脊髓回路。这些形式的刺激提高了脊髓运动神经元的兴奋性水平，当与少量的皮质脊髓下行指令叠加时，这种激活足以产生大量训练后的步频[99, 100]。早期的研究正在进行中，以确定这种形式的刺激是否能够产生足够的肌肉力量来帮助激活外骨骼[94]。

4. 经颅直流电刺激

经颅直流电刺激（transcranial direct current stimulation，tDCS）是一种无创性脑刺激，有可能通过保留的皮质脊髓通路增加神经驱力。鉴于本章第一节所述的下行驱动对步行功能的重要性，tDCS 的使用在理论上对脊髓损伤后步行功能的改善具有一定的价值。到目前为止，只有小规模的初步研究，其中 tDCS 与外骨骼辅助运动训练相结合，在这两种情况下，样本都太小，无法确定接受 tDCS 与未接受 tDCS 的患者之间是否存在显著差异[101]。

5. 急性间歇性缺氧

急性间歇性缺氧是一种干预手段，已被证明可诱导脊髓可塑性，从而在脊髓损伤的实验模型中加强运动神经元保留的通路[102]。一项针对慢性不完全患者的交叉研究表明，当结合训练时，间歇性缺氧可能对行走功能产生有益的影响[103]。目前正在对亚急性脊髓损伤患者进行进一步的研究。

五、总结

改善行走功能的干预措施一直是脊髓损伤后康复治疗的重点。为了满足许多脊髓损伤患者表达的步行愿望，目前正在探索康复干预措施和促进步行功能的技术。一些干预措施侧重于通过促进依赖使用的神经可塑性和运动学习效应来恢复功能，而另一些干预措施则强调通过技术手段对麻痹或麻痹肌肉进行补偿。将这两个重点领域结合起来的办法也有很大的潜力。随着支持功能性行走的技术的进步，有一天直立行走将成为更多脊髓损伤患者的一种选择。

第43章

脊柱矫形器
Spinal Orthoses

Amanda L. Harrington　Christine Cleveland　著

一、概述

脊柱矫形器是各种脊柱疾病常见的治疗方式。虽然正常的脊柱允许在几个平面内运动，但脊柱矫形器的设计目的是限制自然运动或由损伤或疾病引起的异常运动。无论选择何种器械，脊柱矫形器都不能完全控制脊柱的运动，因此脊柱矫形器只是作为一种临时措施，以达到特定的临床目的。脊柱矫形器的适应证从不稳定脊柱的急性固定到减轻疼痛不等。市场上可用的矫形器很多，矫形器的临床适应证的不同意见也很多。矫形器的选择和使用时间常引起临床医生的争论。对脊柱矫形器类型有基本的了解有助于临床医生选择合适的矫形器。

二、正常脊柱的生物力学

脊柱必须有足够的强度来支撑身体的重量，同时还要有足够的柔韧性来完成运动。脊柱、椎间盘和连接韧带之间复杂的解剖关系使脊柱可以屈曲和伸展、向外侧屈曲和旋转。脊柱不同层次的活动范围有显著差异。在 $C_1 \sim C_2$ 水平，由于寰椎绕齿状体旋转，颈椎旋转明显。C_1 对 C_2 的运动可能占到颈椎旋转的一半。其余的颈椎节段，$C_3 \sim C_7$ 显示所有平面的运动。虽然 $C_2 \sim C_3$ 和 $C_3 \sim C_4$ 的侧弯和旋转较大，但大多数屈伸活动节段位于 $C_5 \sim C_6$ 和 $C_6 \sim C_7$。

与颈椎不同，胸椎在结构上由胸腔支撑。肋骨明显限制 1~10 节胸椎的屈伸，虽然侧弯和旋转的程度很小。运动的最大支点出现在 $T_{12} \sim L_1$ 的胸腰椎交界处。在颈椎和胸椎，关节面朝前后方向，以便使每个椎体的上节关节形成。在 T_{12}、腰椎、关节突朝向内侧外侧。由于在 $T_{12} \sim L_1$ 水平上没有稳定的肋骨，小关节更倾向于外侧，所以这个高度活动的节段在创伤过程中受伤的风险很大，容易发生脊柱退行性疾病。在腰椎，几乎没有旋转，侧弯受限，但有较好的屈伸。

三、脊柱矫形器的概念

由于脊柱的多节段灵活性，矫形器不能完全限制运动。一般来说，脊柱矫形器主要作用是限制脊柱的屈伸。一些研究观察了不同颈椎矫形器的活动范围（range of motion，ROM）限制（表 43-1）。尽管有大量的研究试图量化各种各样的矫形器所限制的运动程度，但是在每一个广泛的矫形分类中，哪一种矫形器是最有效的还没有明确的共识。值得注意的是，在健康的志愿者或尸体中进行了大量的脊柱矫形器研究。尽管有关脊柱活动的数据可以扩展到脊髓损伤患者的治疗中，但不能完全准确假设受伤的脊柱，与用于研究目的的模型脊柱是等同的。不管研究中确定的运动限制，很明显，没有任何设备可以完全固定脊柱。

脊柱矫形器一个重要原则是三点压力系统。基本上，为了正确地固定脊柱，至少三个接触点应与前力平衡后力。例如，在胸椎、胸骨和耻骨联合的前压力可以与中胸椎的后压力相平衡。三个接触点限制向前屈曲且卸载异常节段的力量，转移到未受影响的节段。一般来说，压力点之间的上、下距离会影响矫形器的稳定性和有效性。

表 43-1　矫形器范围内平均运动值百分比（依据参考文献）

矫形器（品牌）	屈曲 / 扩展*	横向屈曲†	旋　转†
Soft collar	74[1], 91[2], 92/85[3]	92[1], 92[2], 93R/92L[3]	83[1], 89[2], 94R/90L[3]
Philadelphia®	29[1], 60[2], 33/41[4], 25[5]	66[1], 88[2], 66[4], 49[5]	44[1], 73[2], 53[4], 30[5]
Aspen®	41/36[4], 23[5], 14/25[6], 31/48[7]	69[4], 44[5], 46R/40L[6]	62[4], 25[5], 27R/28L[6]
Aspen Vista®	31[5], 10/34[6]	66[5], 52R/48L[6]	35[5], 26R/26L[6]
Miami J®	24/30[4], 30[5], 13/31[6], 40/46[7]	49[4], 51[5], 49R/48L[6]	35[4], 32[5], 23R/21L[6]
SOMI	28[1], 39[2]	66[1], 82[2]	34[1], 71[2]
Four-post CTO	21[1], 12/20[7]	46[1]	27[1]
Minerva	22[8]	49[8], 10[9]	12[8], 16[9]
Halo	4[1]	4[1]	1[1]

*. 在没有分别报告屈曲和伸展的情况下，报告的屈曲和伸展的总百分比；†. 在没有分别报告右（R）和左（L）的情况下，总运动百分比报告；CTO. 颈胸矫形器；SOMI. 胸骨 – 枕骨 – 下颌固定器 [改编自 Johnson RM, Hart DL, Simmons EF, et al. Cervical orthosis: a study comparing their effectiveness on restricting cervical motion in normal subjects. *J Bone Joint Surgery*. 1977;59A(3):332-339; Sandler AJ, Dvorak J, Humke T, et al. The effectiveness of various cervical orthoses: an in vivo comparison of the mechanical stability provided by several widely used models. *Spine*. 1996;21(14):1624-1629;Carter VM, Fasen JAM, Roman JM, et al. The effect of a soft collar, used as normally recommended or reversed on three planes of cervical range of motion. *JOSPT*. 1996;23(3):209-215; Askins V, Eismont FJ. Efficacy of five cervical orthoses in restricting cervical motion: a comparison study. *Spine*. 1997;22 (11): 1193-1198;Evans NR, Hooper G, Edwards R, et al. A 3D motion analysis study comparing the effectiveness of cervical spine orthoses at restricting spinal motion through physiological ranges. *Eur Spine J*. 2013;22(Suppl 1):S10-S15; Tescher AN, Rindflesch AB, Youdas JW, et al. Comparison of cervical range-of-motion restriction and craniofacial tissue interface pressure with 2 adjustable and 2 standard cervical collars. *Spine*. 2016;41(6):E304-E312; Gavin TM, Carandang G, Havey R, et al. Biomechanical analysis of cervical orthoses in flexion and extension: a comparison of cervical collars and cervical thoracic orthoses. *J Rehabil Res Dev*. 2003;49(6):527-538; Sharpe KP, Rao S, Ziogas A. Evaluation of the effectiveness of the Minerva cervicothoracic orthosis. *Spine*. 1995; 20(13): 1475-1479; Maiman D, Millington P, Novak S, et al. The effect of the thermoplastic Minerva body jacket on cervical spine motion. *Neurosurgery*. 1989;25(3):363-368.]

四、脊柱矫形器适应证

矫形器的适应证因诊断而异。发生任何可能损伤脊髓的创伤后，在运输和急诊室评估之前，应在现场固定颈部和脊柱。有许多指南支持在急性创伤后需要进行脊柱固定，近几十年来不完全脊髓损伤的增加部分被认为与创伤现场较好的脊柱固定有关[10]。

当脊柱的骨或韧带结构受到损伤时，脊髓有损伤的危险。因此，脊柱矫形器最常见的用途之一是在手术前为不稳定的脊柱提供支撑。利用影像学和临床指南，脊柱外科医生确定是否需要手术稳定。如果不需要手术，可以使用脊柱矫形器进行矫正。在这些病例中，矫形器可以减少脊柱畸形或进一步损伤的风险。

许多外科医生选择术后使用支具。关于何时需要矫形器，理论各不相同。脊柱矫形器可以使创伤后患者在其治疗过程中更早下床活动。对于脊髓损伤后感觉丧失的患者，脊柱矫形器可以代替疼痛的作用，限制可能危及手术稳定性的运动。来自矫形器的本体感受反馈可能有助于提醒患者注意活动和ROM。与那些建议术后使用矫形器的人不同，一些人认为术后矫形器的穿戴程度较低，理由是手术硬件稳定性不够。从理论上讲，在一个足够稳定的脊柱环境中，无论患者是否受到脊柱矫形器的限制，危及结构的概率都是很低的。术后矫形器最终由脊柱外科医生决定。常见的矫形器穿戴时间一般为4～12 周。

最后，脊柱矫形器可作为创伤后、手术后、骨或肌肉疼痛成为功能障碍时疼痛处理的辅助手段。

短时间使用脊柱矫形器可以通过限制脊柱运动来帮助减轻疼痛。在胸腰椎，用脊柱矫形器压迫腹部可以减少腰椎前凸，从而减轻脊柱的负荷。虽然脊柱矫形器常被用作脊柱侧弯的管理工具，但与诊断相关的细节将不包括在本章。

五、脊柱矫形器注意事项

由于脊柱矫形器普遍不舒适，患者对矫形器穿戴的顺应性是临床实践中经常遇到的问题。脊柱矫形器如果没有穿戴是无效的。同样的，一个不合适的矫形器也不太可能达到开处方的目的。在许多情况下，在移除矫形器时需要保持脊柱预防措施，因此，为了矫形器重新定位或卫生，在床上小心翻身通常是必要的。底层皮肤的卫生通常很难保持，矫形器本身可能会变脏或产生异味。矫形器的重量和穿戴产生的热量是患者的常见抱怨。出汗过多会增加皮肤不适且患湿疹的风险。设备造成的皮肤破损是一种罕见但令人担忧的并发症。特别是在颈椎矫形器的情况下，焦虑感、有障碍感是常见的抱怨。

脊柱矫形器不可能完全限制脊柱的运动。因此，公认的缺陷是矫形器的使用是接受将会有一些脊椎运动，不管选择矫形器或适配准确性如何。安装本身是一个常见的问题，因此即使选择了适当大小的设备，也可能无法正确使用。

在过去的几十年里，脊柱矫形器的选择有了很大的增长。虽然经常使用定制矫形器，但是预制矫形器的绝对数量非常惊人。必须决定矫形材料、类型、适应性可能是矫形选择的障碍。为了获得最佳的配合，选择最合适的矫形器，必须将认证矫形师纳入医疗团队。宽颈或短颈的患者可能需要专门适合的颈圈。同样，肥胖者更难以安装胸腰椎或腰骶矫形器。患有气管切开术、结肠切开术、引流术或创伤的患者可能需要定制的切口来适应设备。

脊柱矫形器，特别是在胸椎和腰椎，由于矫形器随着位置的改变而移动，可能会限制康复努力和功能。胸腰椎矫形器（thoracic lumbar spinal orthoses，TLSO）因其在患者坐位时的移动而受抱怨。颈椎和胸廓矫形器可能会限制向下看的能力，并限制对肠道和膀胱的护理。此外，矫形器使穿衣任务更加困难，可能会对转换训练构成挑战，并限

制高级轮椅技能。患者对矫形器配合不当，会减少康复团队的治疗干预。与脊柱矫形器相关的潜在并发症见表 43-2。

六、脊柱矫形器：命名法

在脊柱矫形器相关的临床环境和矫形器行业中，尽管此类设备的各种品牌名称不断增长和变化，但仍然存在标准化的语言。每个矫形器的分类都涉及被该矫形器固定的身体分部，然后该身体分部有可能被所述装置限制运动。头颈矫形器（head cervical orthosis，HCO）、颈椎矫形器（cervical orthosis，CO）、头颈胸矫形器（head cervical thoracic orthosis，HCTO）、颈胸矫形器（cervical thoracic orthosis，CTO）、TLSO、腰骶矫形器（lumbar sacral orthosis，LSO）和骶矫形器（sacral orthosis，SO）是用于脊柱矫形器的常用术语（表 43-3）。每个标题下都有多个种类矫形器。

七、头颈矫形器

头颈矫形器，通常被称为颈环，是最常见的一类颈矫形器。它们由刚性的双壳塑料结构组成，近端支撑枕骨和下颌骨，远端支撑上胸区。可移动的衬垫可以在使用或洗澡时清洗和更换。HCO 项圈容纳气管切开导管，并允许其进入、清洁和护理。预制 HCO 最常见的是 Philadelphia（图 43-1）、Aspen（图 43-2）和 Miami J（图 43-3）颈圈。在创伤情况下，可使用特定的用于脱出的 HCO，如 NecLoc®

表 43-2 脊柱矫形器的潜在并发症

- 疼痛
- 矫形器收缩引起的焦虑
- 对矫形器的心理依赖
- 压力性损伤
- 肌肉无力和萎缩
- 功能限制（即视力障碍、平衡障碍）
- 吞咽困难
- 肺功能减退
- 骨质疏松症
- Halo 使用特有的并发症
    - ➤ 钉子松动
    - ➤ 钉子部位感染或脓肿
    - ➤ 脊柱"变形"

表 43-3　常用矫形器

HCO	Philadelphia、Aspen、Aspen Vista、Miami J、Johnson Malibu
CO	Soft foam collar
HCTO	Minerva（定制模制或预制）、halo
CTO	SOMI、Yale、两柱式、四柱式、预制 HCO 胸肌
TLSO	定制成形、预制、Jewett、CASH、Knight-Taylor
LSO	束身衣、预制、椅背、Knight
SO	骶骨带、转子部、骶骨束腹

CO. 颈矫形器；CTO. 颈胸矫形器；HCO. 头颈矫形器；HCTO. 头颈胸矫形器；LSO. 腰骶矫形器；SO. 骶矫形器；SOMI. 胸骨 – 枕骨 – 下颌固定器；TLSO. 胸腰骶矫形器

和 Stifneck® 矫形器。

　　HCO 是限制颈椎屈伸运动最有效的方法。灵活扩展 ROM 的限制范围为正常的 40%～90%[1, 2, 4-7]。但它们还没有被证明在限制脊柱的侧方或旋转运动方面特别有效[11]。至于不同品牌的 HCO 中哪一种是最有效的，有多个研究支持每一种都是最具限制性和最有效的矫形器。三维运动分析比较各

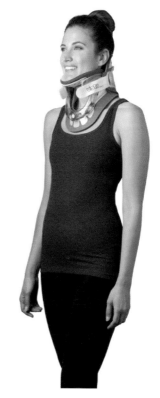

▲ 图 43-2　Aspen Vista HCO（Aspen Medical Products®, Irvine, CA）
HCO. 头颈矫形器

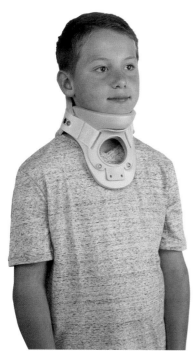

▲ 图 43-1　Philadelphia HCO（Össur®Americas, Foothill Ranch, CA）
HCO. 头颈矫形器

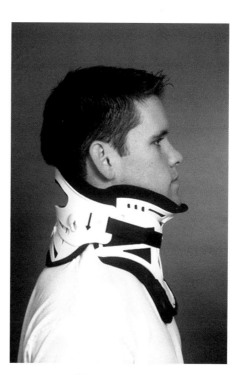

▲ 图 43-3　Miami J HCO
HCO. 头颈矫形器

种颈椎矫形器的研究发现，Aspen 能最有效地限制颈椎运动 [5]。然而早期的研究结论是，Miami J 优于 Philadelphia 和 Aspen 矫形器支撑所有参数的运动 [4]。Philadelphia 已经流畅到不仅其他 HCO 矫形器可以使用，也可以用矫形器限制更多的脊椎区域，比如 Halo 和 Minerva 支撑系统。对于不适合手术治疗的 II 型齿状突骨折患者 [12] 和 C_2 型体骨折患者 [13]，这已被证明是一种有效的非手术治疗选择。目前还没有明确的研究表明一种颈环优于其他颈环，并且都在医院系统中普遍使用。医院处方和患者偏好似乎在 HCO 的选择中起了很大的作用。

通常，HCO 用于稳定的脊柱损伤，如稳定的齿状突骨折、C_1 爆裂性骨折（Jefferson 骨折）、C_2 在 C_3 上的脊椎滑脱（Hangman 骨折）[12, 14]。手术融合后也可使用 HCO，尽管有证据表明，单水平、镀层融合后的支撑并不能提高患者的融合率或临床结果 [15]。患者通常在这些矫形器中停留 6～8 周，如果成像显示愈合不充分就会更长。它们不适用于不稳定脊柱损伤的最终处理 [16]，因为它们主要控制屈伸，而且在脊柱上部不像其他可用的矫形器那样具有限制性。然而，在急性创伤环境中，在成像和进一步评估脊柱稳定性完成之前，HCO 对于暂时的颈椎固定是有用的。

HCO 矫形器看起来相对简单，但是正确的安装和应用是必要的，以便正确对齐和限制颈部运动 [17, 18]。有各种各样的方法来评估患者的颈部长度，以选择正确的颈托大小和适合度。一种方法是用手指作为标尺，测量从肩到患者下巴的高度。选择合适的替代方法包括使用产品卡来配合矫形器，或使用表型评估患者的颈部长度和身体习惯。在所有病例中，适合的 HCO 不允许患者点头，但允许患者开口。允许进入气管造口管的前区不应触及气管造口或气道。

HCO 可能的并发症，包括不适当的脊柱排列或应用不当、皮肤破裂的压力或摩擦。潮湿或不清洁的填充物也可能导致皮肤刺激 [19]。持续数周至数月的佩戴时间也会增加皮肤破损的风险。HCO 穿戴与吞咽困难的增加有关 [20]，尽管这主要是在健康的志愿者中进行的研究。

八、颈椎矫形器

CO 是一种典型的柔软的颈圈，由聚氨酯泡沫制成，外面罩着棉布（图 43-4）。它们经常被用来保证软组织损伤后没有骨性损伤。它们可能被用作触觉反馈的一种方式，因此患者会限制整个颈椎的活动。CO 提供了极低的 ROM 限制 [2, 11, 21]，如果目标是严格的脊柱对齐或支持，通常是不够的。它们绝对不适合用于任何程度的脊椎不稳定。它们通常适合患者的舒适感，而在颈部的前后闭合位置没有明显的差异 [22]。使用可能导致的并发症包括下颌摩擦引起的皮肤破损和心理依恋。

九、头颈胸矫形器

HCTO 通过限制头部和颈部的运动以及上胸椎的运动来固定颈椎。在此过程中，它们对颈椎的运动限制比 HCO 或 CO 更大。Halo 矫形器（图 43-5）和 Minerva 矫形器是两种最常用的 HCTO。它们增加了对颈椎运动的限制，可以在颈椎受伤时安全的早期活动和康复，而以前需要数周到数月的静止。

限制最多的 HCTO 是 Halo 矫形器。它有一件

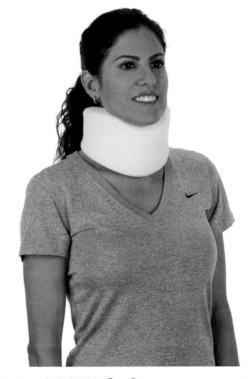

▲ 图 43-4 软泡沫围领（Össur®Americas, Foothill Ranch, CA）

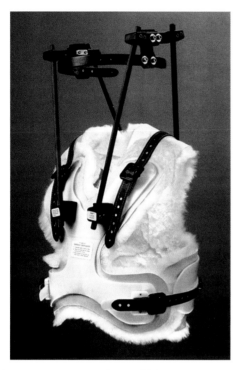

▲ 图 43-5 Halo HCTO（PMT 公司，Chanhassen，MN）

HCTO. 头颈胸矫形器

胸衣，胸衣的支柱从胸腔伸展到环绕头部的刚性环，并通过别针连接到头骨的皮质。这是最具创伤性的 HCTO，也是最具限制性的上颈椎运动，范围可从 C$_1$ 到上胸椎。它限制了颈椎的屈曲和伸展，但也几乎消除了侧弯和旋转运动[1, 11]。Halo 常用于继发于创伤的高颈骨折、不愈合率高的 II 型齿状骨骨折、小关节半脱位、脊柱感染和硬膜外肿瘤累及，从而影响脊柱的排列和骨的稳定性。

Halo 矫形器必须由经验丰富的矫形医生配合外科医生精心安装。矫形器的机械稳定性主要取决于四个头针，它们的位置和扭矩是最重要的。前两针通常放置在眶嵴外侧 1/3 处，以避免滑车上神经、眶神经以及可能的鼻窦损伤。后两根针一般插入耳廓上方 1 英寸处[23]。后针放置于较大的颅骨厚度，较少放置以避免危险。背心的穿着必须是合适的，以允许手臂外展到 90°，在颅骨水平没有运动，可能会因此而导致针放松，并改变脊柱路线。有 Halo 矫形器的患者应出于同样的原因限制耸肩和头顶活动。

虽然这种矫形器的有创性允许更大的运动限制，但它也有最严重的、可能的并发症。销钉松动是最常见的并发症，有研究显示，在使用矫形器的

过程中，颅销钉的压缩力下降了 83%[23]。动可导致适当的椎体排列丢失，并使患者面临神经系统损害的风险。因此，在放置销钉后，应在放置后 24h 和 48h 检查扭矩，并在整个使用过程中进行细致的跟踪，尽早发现并发症[24]。适当的销扭矩也被发现依赖于所使用的 Halo 系统和应用方法。例如，在插入之前的销润滑可能会影响扭矩[25, 26]。任何针的更换或调整都会影响脊柱矫形器施加的机械力，并导致进一步的并发症。弹出和晃动是正常的 Halo 穿戴，但任何增加的 ROM 或旋转颅针需要立即注意。

针位感染是另一种可能产生严重后果的并发症，因此需要每天进行皮肤监测。针应该每天用肥皂和水清洁两次。消毒清洁剂已被证明会改变皮肤菌群，阻碍愈合[27]。针周围的结痂和使用抗菌软膏可能会干扰适当的引流，困住细菌并导致感染。针的有创性使患者面临着任何感染在体内扩散的危险。

另一种不太常见但很重要的并发症是针穿透皮质。由于生理、病理和年龄的不同，颅骨厚度的变化可能会导致针位放置具有挑战性[28]。Halo 矫形器本身会导致吞咽困难[29]，影响佩戴者的平衡[30]。Halo 轮穿戴引起的吞咽困难和平衡障碍在老年人中可能更明显，也更成问题[31]。在决定对老年人使用何种 HCTO 时应考虑这一点。

Minerva 背心矫形器是另一种限制性 HCTO，它与 Halo 矫形器相比是无创的。Minerva 是一种热塑性双壳背心，与胸部、下颌骨和后枕骨完全接触。环形头箍用于限制头部运动，但不涉及任何插入或附着到颅骨本身的设置。Minerva 可以是定制或预制的产品。

Minerva 像 Halo 一样，限制颈椎的屈曲、伸展、侧方屈曲和旋转。多项研究比较了颈椎固定在 Minerva 矫形器和 Halo 的情况。虽然有人报道了这两种矫形器在限制脊柱方面是相同的[9]，但其他研究表明在选择矫形器时还需要考虑其他因素。一项比较研究表明，Halo 背心更适合于不稳定的高颈损伤，因为它对脊柱的最上层有更多的限制性支撑[32]。而 Minerva 被认为是支撑中低颈椎损伤和更稳定的上颈椎损伤的良好选择[32]。类似的研究评估 Minerva 有效性还发现脊柱的后头部 C$_1$ 水平没有很好的控制[8]。相比之下，Minerva 已被确定为一个

比 Halo 更好的选择，由于脊柱变形现象可以发生在 Halo 背心 [33]。脊柱屈曲指的是中颈椎的局灶性后凸，在佩戴者平卧时发生。在临床中，Minerva 常被认为是那些不能忍受 Halo 的人使用，如老年人、颅骨骨折、创伤性脑损伤、精神疾病或认知障碍患者。然而，患者自身移除 Minerva 的能力是一个潜在的问题。

为了正确安装 Minerva 矫形器，整个后颅骨应该完全闭合，以达到完全接触。矫形器的前部分应该直接安装在佩戴者的下巴下方。矫形器的前下边缘应该靠在胸腔上或乳房下，带子可以允许调整，用以实现舒适的适配。双瓣膜的设计使矫形器可以应用于仰卧位，通过给患者翻身来安装矫形器的后部。Minerva 的潜在并发症是皮肤破损，因此需要每天进行皮肤检查。

十、颈胸矫形器

CTO 通过上部接触下颌骨和后枕骨，以及下部接触上躯干来减少颈椎的运动。与 HCO 相比，矫形器长度的增加和胸片对上胸椎区域的包裹都更能减少颈椎屈曲和旋转。当试图限制颈胸交界处的运动时，CTO 是首选的矫形器。有几种产品属于 CTO 的范畴。传统上，胸骨 - 枕骨 - 下颌固定器（sternal-occipital-mandibular immobilizer，SOMI）有固定在胸部背心上的刚性支柱。柱子向上延伸以支撑下巴和后枕骨。虽然 SOMI 在限制 $C_1 \sim C_2$ 和 $C_2 \sim C_3$ 的屈曲方面相当有效，但在限制伸展、旋转或侧弯方面效果不明显 [34]。在最高的颈椎节段限制屈曲的能力突出了 SOMI 是寰枢椎不稳定或 C_2 神经弓骨折的良好选择 [35]。CTO 的其他矫形器，如 Yale 矫形器、双柱矫形器和四柱矫形器在过去更常用。近几十年来，具有胸段延长或类似的预制 CTO 的 HCO 在市场上可以买到。胸的延伸部分在前方与胸骨接触，并在肩胛骨的后方相连，基本上延伸了矫形器的支撑臂，也限制了上胸椎的活动。与 HCO 的同类产品一样，Miami J 和 Aspen 产品也经常用于临床环境（图 43-6）。

十一、胸腰骶矫形器

由于胸椎的解剖结构、方向和胸腔的额外支

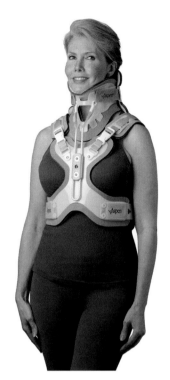

▲ 图 43-6　Aspen CTO（Aspen Medical Products, Irvine, CA）
CTO. 颈胸矫形器

持，它本来就比颈椎更稳定，但仍然容易受伤，有时需要矫形器的支持。最全面和最严格的 TLSO 是一种定制的全身接触护套（图 43-7）[36, 37]。它限制了胸腰椎在所有运动平面的运动。TLSO 是典型的双阀矫形器，带有尼龙搭扣以达到贴合舒适，可以平躺着穿。

关于使用 TLSO 的合适时机，有不同的意见。TLSO 适用于稳定的 2 柱胸椎骨折 [38]、胸椎爆裂性骨折或疼痛性压缩性骨折。如果骨折不稳定或存在神经系统损伤，则不宜采用单一保守治疗，需要手术干预 [39]。在无韧带损伤的爆裂性骨折中使用胸腰骶矫形器目前有争议。一些人认为 TLSO 保守治疗稳定性爆裂性骨折是一种良好的、低成本的、低风险的治疗方法，尽管其在骨质疏松性骨折中的疗效尚不清楚 [40]。其他研究表明，使用或不使用 TLSO 治疗爆裂性骨折的患者的预后没有差异，尽管不使用矫形器的管理可能导致更低的成本和减少去适应的风险 [41]。在枪伤穿透脊髓损伤中可能过度使用胸腰骶矫形器是一个有争议的话题，这通常是稳定损伤 [42]。同样具有争议的是在手术稳定胸腰椎骨折后使用 TLSO。在某些情况下，长时间融合时，术后推荐使用 TLSO。

大多数的 TLSO 是根据患者的身体模型定制的。这可以定制压力分布，这在感觉差的患者中尤为重要，因为他们的皮肤很容易因为未被重视的摩擦或压力而破损。定制 TLSO 可以适应各种体型、医疗设备，如胃管，并允许矫形器使用所需的孔通风。TLSO 的前方应向上从耻骨柄延伸至下耻骨。在后面，它将向上延伸至肩胛骨中部并向下延伸至骨盆。一旦患者能够在矫形器中坐直，通常需要将其剃短以减少耻骨和腹股沟的撞击。有许多预制的 TLSO 选项，包括 Optec 公司的 Oasis™ TLSO，Orthomerica 公司的 Quickfuzion™，以及 Aspen 公司的各种产品。虽然定制较少，但它们可以是可调的（图 43-8）。

全接触薄层矫形器有许多潜在的并发症。一旦进行了定制，对矫形器进行任何大的更改都是困难的，除非完全重新构建 TLSO。由于皮肤破损是一

种可能的并发症，因此需要仔细检查皮肤。通常，定制填充的矫形器可能会有压力或摩擦患者的皮肤。矫形器的全身性可能会限制肺功能，导致潮气量降低和呼吸频率增加[43]。在 TLSO 中使用腹部切口有助于解决这个问题[44]。使用 TLSO 最基本和最常见的考虑是 ROM 限制会损害功能。通常情况下，一旦这种矫形器停止使用，患者的功能独立性潜力就会显著增加。

Jewett 矫形器（图 43-9）和前交叉脊柱过伸矫形器（cruciform anterior spinal hyperextension，CASH）（图 43-10）也是 TLSO 矫形器，但在 ROM 中受到更多限制。利用三点压力系统原理，它们被用来限制脊柱屈曲，通常被归类为前伸矫形器。由于这种特异性，因此对任何脊柱不稳定均不适用。这两种方法都可以有效的限制屈曲运动，以治疗稳定的胸腰椎压缩性骨折，特别是那些伴有 $T_6 \sim L_1$ 附近骨质疏松症的骨折。脊髓损伤后，这两种矫形器都不是很好的选择，因为它们不能充分支持不稳定的骨

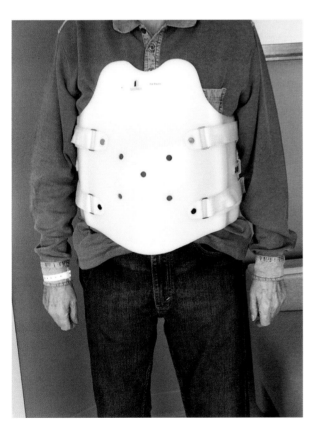

▲ 图 43-7　定制模制的 TLSO

TLSO. 胸腰骶矫形器

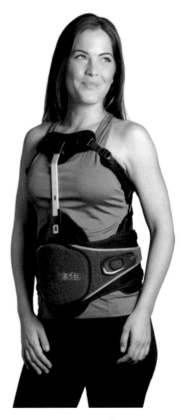

▲ 图 43-8　Aspen Vista TLSO（Aspen Medical Products, Irvine, CA）

TLSO. 胸腰骶矫形器

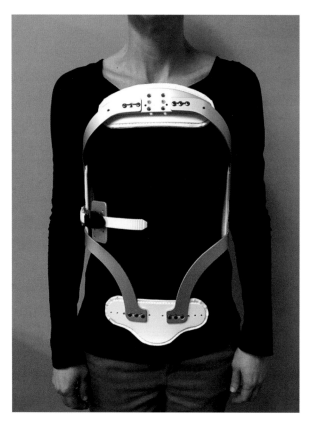

▲ 图 43-9 Jewett 矫形器

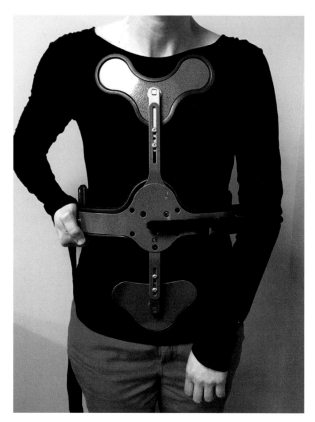

▲ 图 43-10 CASH 矫形器

折，只能限制前屈，并有在与皮肤表面接触的较小的矫形器区域产生皮肤破裂的可能性。

Jewett 矫形器和 CASH 矫形器都使用手柄和耻骨的前垫，在胸中部有一个后垫，以防止患者向前屈曲。传统意义上说，Jewett 矫形器是一个整体，戴上和脱下都很有挑战性，而 CASH 矫形器有带子，戴起来更方便。CASH 乳房和腋窝接触较少，可能使它更舒适，不太可能导致皮肤摩擦或损伤。使用这两种矫形器，佩戴者应该能够舒适地坐着，不会碰到耻骨。

Knight-Taylor 矫形器是一种 TLSO，在现代医疗中心很少使用，但在矫形器或矫形师有限的情况或环境中是一种可能的替代 TLSO。它提供了屈曲和伸展控制与金属椎旁支柱和胸衣与侧干支持，可以限制侧脊柱运动。矫形器可以进一步改变，增加刚性垫，延伸到锁骨下，使旋转运动不舒服。Knight-Taylor 没有定制 TLSO 那么严格，但是在不同的运动平面上，它提供了比 Jewett 或 CASH 矫形器更多的限制。

十二、腰骶矫形器（LSO）和骶矫形器（SO）

LSO 和 SO 是脊柱支撑的最后的选择。LSO 最常使用的是腰部束腹（图 43-11），它有不同程度的后部支撑，可用于许多预制产品，包括 Optec 公司的 Stealth™ LSO，Ottobock 公司的 Cybertech Premium Plus STD，以及 Aspen 公司的各种产品。具有腰椎后固定支撑的 LSO 通常用于缓解或预防腰痛，尽管它们偶尔也被用作术后辅助。旧的、较少使用的 LSO，如 Chairback 矫形器和 Knight 矫形器需要更严格的限制，与刚性后立直连接到一个环绕骨盆的环形带。这些更严格的标准限制了 L_1 和 L_4 之间的运动。虽然它们能很好地控制躯干的总运动，但还没有证明它们能很好地限制椎节运动[36]。

这些矫形器有效治疗或预防腰痛的证据是有限的。通过对 15 种不同日常生活活动中不同类型的 LSO 比较研究后得出结论，LSO 是最有利于本体感受指导，帮助患者感知和限制自己的腰部运动[45]。

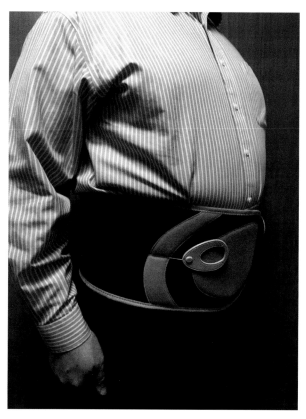

▲ 图 43-11　束腹 LSO
LSO. 腰骶矫形器

在生物力学上，有证据表明 LSO 可降低胸、腰段竖脊肌的肌肉活动，这可能有助于腰痛患者在姿势动作时的活动 [46]。Cochrane 综述得出结论，在预防腰背痛方面，LSO 并不比无支撑更有效 [47]。最近的一份关于腰椎支撑和损伤的指南发现，LSO 不能帮助预防腰痛，而且在后侧腰椎融合术后使用 LSO 也没有益处 [48]。然而，它们在急性腰痛损伤中的应用减少了工作日的损失。

骶骨矫形器是预制的矫形器，它提供了压迫来限制骨盆连接处的运动，并帮助保持对齐以避免疼痛。常见的选择是骶骨带、骶骨束腹和转子部带。会阴带可以用来防止向上移动。SO 可用于治疗由于松弛引起的 SI 关节疼痛以及由此帮助孕妇和产后女性的运动。它们也可以帮助一些盆腔创伤的稳定和缓解患者症状。

十三、小结

综上所述，在开脊柱矫形器的处方时有几点考虑。必须考虑矫形器、限制目标、预制或定制产品的可用性以及潜在的并发症。关于矫形器选择的最终决定必须因人而异。

第44章 为脊髓损伤患者提供轮椅和座椅
Wheelchairs and Seating for People With Spinal Cord Injury

Rory A. Cooper　Rosemarie Cooper　Michael L. Boninger　Emily Teodorski　Tricia Thorman, Tamra Pelleschi　Andrea Sundaram　Brandon Daveler　Deepan C. Kamaraj　Richard Schein　著

一、概述

由于残疾人和老年人人口的增长，对移动设备的需求预计将继续增长[1]。目前，全球移动设备的支出每年超过 50 亿美元，其中轮椅和滑板车占很大一部分。轮椅使患者有更大的独立性完成日常任务，并进入学校、工作和社区环境[2-6]。轮椅对使用者至关重要，理想情况下它是自我的延伸[7]。与假肢装置类似，轮椅取代了身体的一部分功能，必须定制适合患者。如果患者随后发生变化，改变了他或她的轮椅适合，则需要额外的调整。随着各种颜色、风格和功能的出现，轮椅也可以作为一种个性体现的方式。根据轮椅的复杂程度，它们的价格为 100～35 000 美元[8, 9]。轮椅已经使用了几百年，并在设计和使用上不断演变（图 44-1）。然而，关于轮椅的优化设计和安全使用还有很多需要学习的地方[10-12]。

手动轮椅模型从 20 世纪 50 年代发展起来的"一种尺寸适合所有人"的便携式交通工具设计得到了极大的改进（图 44-2）[13, 14]。如今，主动使用轮椅的用户可以使用定制的超轻手动轮椅（图 44-3）。动力和轮式移动的进步增强了严重残疾患者的功能独立性（图 44-4 和图 44-5）。

二、手动轮椅

近年来，手动轮椅发展迅速。就在几年前，轮椅只有一种样式，而且只有一种颜色：铬。现在，有许多类型的轮椅可供选择，也有各种各样的颜

色。轮椅已经从带有轮子的椅子转变为先进的矫形器，以满足活动用户的移动需求[15]。轮椅的正确选择和设计取决于使用者的能力和用途。因此，专门的轮椅已经并将继续被开发，以便为使用者提供更好的性能。

（一）公用轮椅和工作人员推动的轮椅

以往的设计，或者说公用轮椅，本质上和 20 世纪 40 年代生产的轮椅是一样的。一些公用轮椅可能比 20 世纪 40 年代的要轻一些，但基本的框架

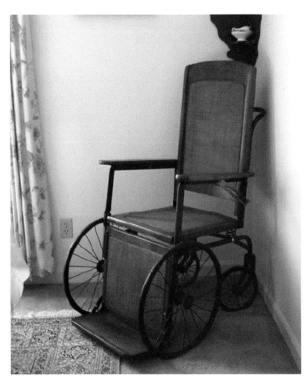

▲ 图 44-1　20 世纪 20 年代前后的由护理人员推动的轮椅

设计没有改变。公用轮椅是为公共场合使用，如在机场、医院、护理设施，在那里患者几乎可以使用同一类轮椅。一般来说，这类轮椅不适合使用有较大活动量的人。公用轮椅的设计是为了经济实惠，能适应不同体重大小的变化、低材料成本、并便于推动。因此，它们通常更重，而且性能有限。

许多公用轮椅（图 44-2）是在发展中国家生产的，这些国家的劳动力成本低，使得生产廉价轮椅成为可能[16]。公用轮椅的设计通常包括可移动

的足踏板、可移动的扶手、单斜撑钢架和实心轮胎。摇摆式足踏板使上下轮椅更容易，但增加了轮椅的重量。扶手可以给公用轮椅使用者提供舒适和稳定，可以避免让衣服绞进车轮。公用轮椅通常可以折叠，以减少所需的存储空间，并使其适合汽车运输。一般公用轮椅会使用实心轮胎，这样可以减少维护成本，但往往会极大地降低乘坐舒适性，并增加重量。因此推荐在户外使用充气轮胎。轮椅可调整的部件能增加用户的舒适度，但适配度是有限

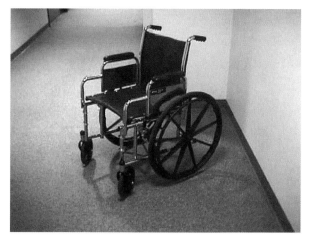

▲ 图 44-2　笨重的折叠式座椅，没有可调性

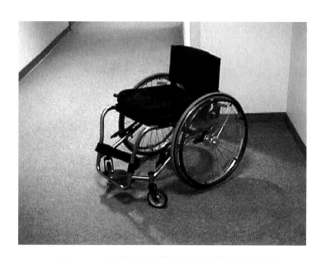

▲ 图 44-3　超轻的可调节的手动轮椅与刚性框架

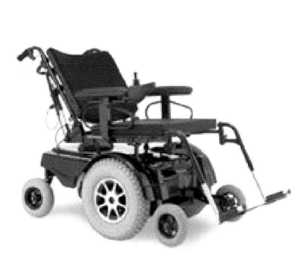

▲ 图 44-4　高级中轮驱动

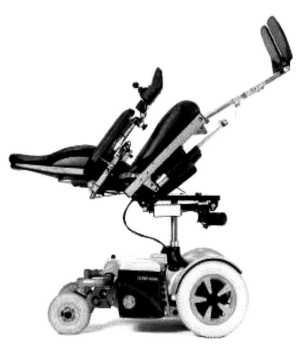

▲ 图 44-5　具有座椅倾斜和靠背倾斜功能技术的先进电动轮椅

的。一般只能调整支架的长度。公用轮椅有多种宽度可供选择，如座椅深度和靠背高度。这些尺寸须在订购时指定给制造商或分销商。

并不是所有的轮椅都是由坐在轮椅上的人自己推动的。在许多医院和长期护理机构，轮椅是由服务人员推着走的。因此，这些轮椅的设计需要特别考虑。主要的考虑是轮椅有两个使用者：坐轮椅者和服务员。坐轮椅者必须被安全舒适的运送，陪同人员必须能够操作轮椅的安全，使其轻松、并给身体最小的压力。轮椅的设计还必须使陪同人员能够操作轮椅越过障碍，在有限的空间帮助坐轮椅者转移。轮椅的推手应设计成这样一种方式，即推轮椅者的手、手臂或背部不会受到不适的压力。如果轮椅是在没有任何帮助的情况下由服务人员单独推动，可能就不需要大的驱动轮。老人最常使用的是由人推动的轮椅。这些类型的轮椅有时被称为"Gerry"椅子，指的就是老年用户。轮椅的设计是为了尽量减少坐轮椅者的独立活动能力。坐轮椅者在一个大的躺式轮椅上，衬垫柔软，位置倾斜，并有小轮缓冲，所有这些都使坐轮椅者不可能移动轮椅，而且对于大多数坐轮椅者来说很难离开轮椅。这种轮椅有助于长期护理机构对患者进行照护。既往有很多讨论说明由他人推动轮椅，会削弱坐轮椅者的独立灵活性。所以辅助手推轮椅应首选手动空间倾斜和（或）手动座椅倾斜功能，这些功能的益处将在"电动轮椅的区别"中介绍。

轮椅也可以设计成供儿童使用的形式。儿童轮椅的理念是，孩子父母可以推动轮椅，直到孩子自己能够动手，或者直到孩子准备好使用电动轮椅。儿童轮椅的设计使他们既可以由人推动，也可以自己推动。对于没有严重障碍的儿童，这些椅子应是半定制的，且如果需要，特殊的座椅可以适应大多数儿童轮椅。

（二）轻便和超轻的轮椅

康复轮椅被设计成供患者使用的移动装置。康复轮椅的选择和配置包括了解打算使用轮椅患者的需要[17-19]。有些康复轮椅可以根据其预期用途或预期使用者来分类。

如今制造的轮椅钢架通常以管状结构为中心。

手动轮椅常由一些轻型管道（如铝、航空钢材）。钢管可以焊接在一起或螺栓在一起使用。有两种常见的钢架样式：箱形钢架（图 44-6）和悬臂钢架（图 44-7）。

这两种钢架风格源于略微不同的设计理念。箱形钢架，之所以这样命名，是因为钢管勾勒出一个"盒子"的边缘以及它矩形的形状，是比较坚固、坚硬及耐用的。车轮是安装在刚性的钢架上，如果设计和安装得当，钢架将在最小偏转的负荷上运行。在箱体钢架设计中，悬架的大部分是由座垫和

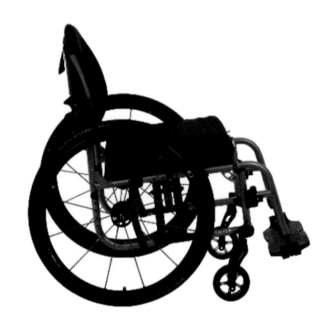

▲ 图 44-6 箱形钢架

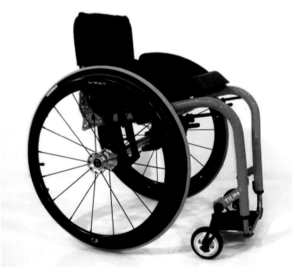

▲ 图 44-7 悬臂钢架

车轮提供的。许多采用箱形钢架设计的制造商并没有进行三角定位（如管子在钢架上纵横交错），钢架有一定的灵活性。有制造商将这一概念又向前推进了一步，在车架上增加了悬架部件，如铰链和弹性元件。铰链放在座位的前面，而弹性元件放在座位的后面。悬架的柔性元件可以是金属弹簧或聚合物缓冲（弹性体）[20]。

悬臂钢架之所以这样命名，是因为当从侧面看轮椅时，前轮和后轮似乎只有一根管子相连。这类似于将前轮连接到固定在后轮的悬臂梁上。为了提供足够的强度和刚度，箱形钢架和悬臂钢架都需要交叉支撑。悬臂钢架的设计基于几个基本原则：①钢架可以作为悬架（即框架内有一定韧性），具备灵活性可以建成钢架；②可以放置在离使用者身体较近的管子比较少，可使轮椅不太显眼；③零件和焊接较少，使钢架更容易制造。

除了钢架样式外，还有两种基本的钢架类型：折叠型和刚性型。悬臂钢架是一种刚性钢架，可以配备折叠靠背。箱形钢架也可以是刚性钢架，但最常与两种折叠零件一起使用：交叉支撑和向前折叠。大多数折叠式轮椅在交叉支撑设计上有所变化，然而每种设计都有其优点，选择取决于用户的偏好。

交叉支撑折叠式轮椅（图 44-8）可提供单交叉或双交叉支撑机构，增加钢架的刚度。交叉支撑折叠机构由两个在中间连接的钢架组成，然后连接到轮椅一侧的侧钢架底部，并连接到另一侧顶部侧钢架上方的座椅坐垫。交叉部分是铰链在底部，并在中间钉在一起。从后面看，交叉的零件形成了一个 X 形。轮椅通过向上拉座椅内饰折叠起来。当座椅被抬起时，横梁向上移动，将车架拉在一起。当轮椅钢架被扩展时，使用者的重量使钢架不会折叠。跨结构折叠方式简单易用，但是当轮椅向侧面倾斜时就可能会倒塌。此外，折叠时钢架会变高，这可能会使轮椅的运输变得困难。一些轮椅采用了夹扣或过中心锁定设计，以在侧方位减少钢架折叠的问题。折叠交叉支撑式轮椅这一基本设计，保留了几个变化，较符合主流手动轮椅制造商的要求。

许多超轻轮椅都包含了前向折叠靠背，这一概念在前向折叠轮椅的设计中得到了扩展。前折叠式

轮椅（图 44-9）的设计，包括将轮椅前端与靠背连接起来。靠背可以折叠到座位上，前端可以折叠到座位下。如果后轮是快速拆卸的，独特的设计向前折叠轮椅使椅子变得紧凑，这是一个在运输期间使用轮椅有利的特点。前向折叠轮椅的一个缺点是需要更多的操作和折叠锁，这可能会限制更多残疾用户使用。

三、轮子、轮胎和足轮

对于主动的手动轮椅使用者，建议使用轻便的轮子，并且有快速运转的功能，因为他们在一天中

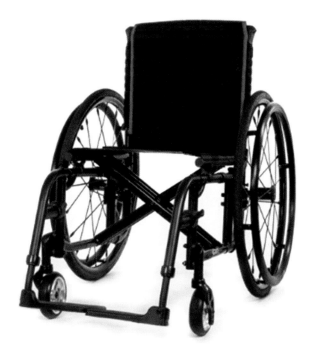

▲ 图 44-8　交叉支撑折叠式轮椅

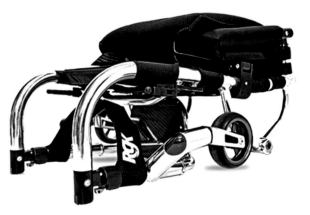

▲ 图 44-9　前折叠式轮椅

必须多次操作每一个组件，也就是说，进出车辆需要独立的装载和卸载。用户需要操作的部件越轻，对上肢的压力就越小。建议使用充气轮胎而不是实心轮胎，因为它重量轻，而且提供了更舒适的乘坐体验。

足轮尺寸和宽度的选择与使用者的轮椅技能直接相关。小而薄的足轮，重量轻，容易转弯，不干扰踏板，但用户必须熟练控制推动"轮"时通过柔软不平坦的地形；否则，小足轮就会"卡住"。对于不太熟练的使用者，建议使用更大、更宽的足轮，这样足轮就可以滚过小的障碍物，在不平坦、松软的地面上行驶时被卡住的风险也更小。

四、轮椅 – 用户界面

用户轮椅界面是最易忽视、但最关键的设计因素[21-24]。作为使用者身体的延伸，就像矫形器一样，坐轮椅者和轮椅必须合二为一。因此，为用户选择的轮椅应该最大化用户的潜力，而不应该以任何方式限制他或她[25-27]。这需要了解用户的能力和轮椅的预期用途，并仔细匹配关键的椅子尺寸与用户的身体尺寸[28, 29]。经验告诉我们，患者的喜好有很大的差异。

了解轮椅使用者的意图和能力是正确推荐轮椅的重要部分[30]。即使是最好的轮椅，如果被用户拒绝也不会成功[31, 32]。因此，必须确定使用者的需要、愿望、预期用途和能力，并将其纳入轮椅选择[33-38]。向所有新轮椅使用者提供特定型号的轮椅，已不再是可接受的做法。此外，必须确定轮椅和使用者的活动和环境。获得这些信息将有助于确定轮椅的几何形状、组件和耐久性。

使用者的能力必须与轮椅的预期用途相匹配。对于一些用户来说，许多想要的功能可以简单地通过使用现有的技术来实现；还有一些则无法实现他们的目标与现有的知识，所以需要定制的产品[39-44]。椅子的类型及其设置取决于用户与预期用途（人员、地点和任务）之间的交互[23, 45-48]，此外还必须评估用户与预期用途有关的实际能力[49]。

需要资金和物资支持来选择和购买轮椅。可用资源的限制必须与用户能力和愿望进行权衡。资源总是有限的，而新技术可能是昂贵的。应在现有资源范围内向用户提供最好的产品。辅助技术被认为是医疗设备，因此必须谨慎，以确保所有潜在用户的安全。

辅助技术的临床医生必须对新产品的开发保持最新敏感性，以免冒"重新发明轮椅"的风险[50, 51]。现有的产品经常可以调整以满足用户的需要；但是，在进行改造并允许制造商不打算使用应用的项目时必须注意。康复工程师应该评估任何改造可能导致的问题。临床医生还应记住，来自传统来源以外地区的产品可能在轮椅的选择和开发中证明是有用的。

五、轮椅及座位测量

轮椅尺寸与轮椅使用者的身体尺寸密切匹配，是合适轮椅座位的关键[13, 49, 50]。对于大多人来说，轮椅的合适尺寸可以通过一些简单的测量来确定。身体测量通常是消费者坐着的时候进行的；然而一些治疗师更喜欢在垫子上进行身体测量[50]。大多数治疗师更喜欢与座位的患者一起进行测量，因为这可以观察重力对姿势的影响。只要治疗师熟悉要进行的测量并有足够的经验，任何一种方法都可以很好的工作。身体测量最好使用一种叫作人体测量卷尺的钢尺或尼龙卷尺，这种卷尺是专门为测量身体而设计的[52, 53]。这种类型的卷尺有一个弹簧附在最后，限制应用于软组织力的，有助于减小误差。由于人施加少量的力会导致软组织变形，另一人施加更大的力会导致更大的软组织变形，因此导致相同用户的不同测量。卡尺也可以用来获得更准确的宽度和深度的测量。然而，卡钳主要用于专门的门诊座位和研究实验室。确定患者的运动范围和姿势是否对称也很重要。

当患者与轮椅座位适配时，患者的身高和体重可能是最必要也是最明显的身体测量值。重量是最关键的衡量指标，以评估轮椅是否足够坚固，来容纳轮椅使用者的体重。例如，大多数轮椅使用100kg测试人体模型[20, 29, 31]。这些模型由木头或铝制成，比真人更硬。然而，轮椅需要根据最终用户的体重进行评估。许多制造商在他们的所有者和服务手册中声称，他们的轮椅被评估可承重113kg。当为体重超过100kg的人选择轮椅时，最好通知轮椅制造商。轮椅服务提供者还应核实轮椅的测试重量是否大于用户的实际重量。

轮椅使用者的身高提供了有关患者身体尺寸的信息，可用于检查轮椅的最终尺寸。例如，坐高、坐深和小腿长度的总和应该接近人的仰卧高度。身高和体重也能提供一患者的信息。这对于制造轮椅的人来说是很有帮助的，因为他们可能永远不会看到最终的使用者，而且对于未来的治疗师来说也是很有帮助的，因为他们可以用身高来快速衡量患者的状态是否在之前的轮椅被选中后发生了很大的变化。

对于合适的轮椅座位，基本的身体测量需要肩宽、胸宽、腰宽和骨盆宽度。这些测量数据对于确定轮椅的座位高度、座位角度、座位深度、座位宽度、靠背高度和靠背角度至关重要。当轮椅使用者需要肩支撑或肩带时，肩宽是很重要的。当需要特殊的坐姿和姿势支撑系统时，需要使用额外的测量和定义。

椅背高度是轮椅座椅最重要的尺寸之一，它取决于使用者残疾的病因、用途和技能。轮椅的舒适性、稳定性和操控性受到靠背高度的影响。靠背高度 200～500mm。一般来说，行动不便的人喜欢较低的靠背高度。靠背高度通常是可调节的，这样用户可以根据自己的喜好调节。较低的靠背高度允许更大的自由运动（如倾斜、转弯）和较少的限制（即推时不限制手臂），但提供的支撑比高靠背少。患者的身体受损越严重，椅背的高度就越高，才能保持足够的坐姿平衡。靠背角度经常设置，以便靠背垂直于水平地板。靠背应由软垫材料制成。如果靠背是由刚性材料制成的，则应加垫子，并且必须以符合用户不断变化的身体位置的方式安装。锥形靠背可以使用，为用户较发达的上肢和躯干提供舒适的支持。

在决定靠背和靠背支架的宽度时，患者的胸部宽度是很重要的。太宽的靠背会妨碍患者推动轮椅的能力。但是如果靠背太窄，就会引起不适。因此，手动轮椅使用者的靠背宽度比电动轮椅使用者的更关键。一般来说，靠背的宽度在最高点应该比胸部宽 2cm。

轮椅使用者腰部的宽度对于调节扶手、侧方位

保护和轮椅上的轮子是很重要的。扶手和侧方位保护装置（即用来防止衣服接触轮子的装置）通常与腰部同宽。扶手与腰部之间的距离应在 5～10cm。这项测量对于手动轮椅使用者来说变得更加重要。如果扶手距离太远，轮椅使用者将不得不把手臂放在外展，以利于推杆。这通常被描述为"鸡翼（折臂固定）"，因为推进过程类似于患者模仿飞鸟振翅的样子。

座位高度，即从地面到座位前缘的距离，会根据使用者对轮椅期望的用途及使用者的总身长而有所不同。长腿的用户需要更高的座位高度，以便为足踏板提供足够的离地间隙。"垂直"座椅位置，用以测量用户坐在椅子上的高低。座位应该足够高，以执行日常生活活动（activites of daily living，ADL）；足够低，以适应桌下，并有效地推动轮椅。为了确定座位的高度，用户应该能够轻松接触后缘与用户的手臂在其身边，同时手肘角度应该是 90°～120° 与上臂沿主干杆推动边缘。后轮大小的选择可以提供更广泛的位置，如车轮直径 22～26 英寸通常可用。一个"低"的垂直座椅设置将导致肘部角度 ≤ 90°，即所谓的"鸡翼"，并导致低效推进的生物力学，从而增加了长期使用上肢重复性劳损（repetitive strain injury，RSI）的风险。一个"低"的垂直位置可以通过添加适当的高度缓冲垫来纠正，减少座位的倾卸（即减少座位的重量），或调整车轮尺寸。另外，一个"高"垂直椅子设置将导致肘部角度大于或等于 120°，用户坐在轮椅的"顶部"；这也导致推轮接触不良。一个"高"的垂直位置可以通过使用适当的高度缓冲垫来纠正，增加座位倾卸，或增加车轮直径。

座位倾斜度是指座位相对于水平方向的角度。约 5° 后倾角是常见的，较大的座椅倾倒有助于增加骨盆的稳定性，推动骨盆到靠背。但需注意，较大的座椅倾斜度可能会增加背部压伤的风险，影响重心（center of gravity，COG）的分布，因为它可能会降低椅背的稳定性，增加椅子的倾斜度，所有这些都会增加轮椅的转移难度。一个理想的"垂直"座椅位置的目标是改善或提供足够的功能范围，允许进入工作表面，达到推动边缘，减少推动的次数，并减少推动所需的力量，从而减少对上肢关节

的压力。

座位的深度，也就是一患者的背部和膝盖后面的膝腘窝之间的距离，是由大腿的长度决定的。一般来说，轮椅使用者的前座与后膝之间的距离应少于 7.5cm。这有助于确保躯干重量在臀部和大腿上的广泛分布，而不会在膝盖后面造成不适当的压力。留有间隙是必要的，但应允许用户自由调整他（她）的位置。

座位的宽度是由人的骨盆宽度、预期的用途以及人是否喜欢使用侧护板决定的（放置在座位和后轮之间的塑料片、铝片或钢板，以防止衣服摩擦后轮）。一般来说，轮椅应该尽可能的窄，因此一把比使用者臀部宽 2.5cm 的椅子是可取的。这使得轮椅使用者可以很容易地够到推圈，并将手臂置于更具杠杆作用的位置。活跃的轮椅使用者喜欢座位宽度大于骨盆宽度约 1cm。然而，其他轮椅使用者更喜欢更大的空间来放置外套、毛衣，或者留出一些空间来调整座位位置。对于手动轮椅，座椅宽度与骨盆宽度之间的差异超过 3cm，可能会对脑卒中后生物力学产生负面影响。动力轮椅使用者的骨盆和座椅宽度测量对于维持轮椅控制所需的姿势支持也很重要。侧方位保护或扶手可以帮助保持衣服清洁，并让用户和椅子更好的啮合。对于成年人来说，座位宽度通常在 250～500mm。

几个重要的坐姿测量是关于矢状面（即侧面）。当观察矢状面时，来自三个座位位置平面的边缘被用作定义患者轮椅座位的参考。背平面是一个垂直的平面，它与患者背部的最后点相接触。理想情况下，被测者的坐姿应尽可能接近身体的垂直姿势。当被测者可以呈直立坐姿时，背板将与胸椎区域内的脊柱接触。座位平面是一个与后平面相交的水平面，在座位过程中与患者座位表面的最下方部分相接触。一般来说，座椅平面的接触点是坐骨结节。足平面也是一个水平面，由与足底接触的点来定义。务必记住，后平面、座椅平面和足平面是用作参考的假想平面。实际的轮椅座椅可能与这些平面有很大的不同，这取决于个人的功能解剖。

人在座位的整体高度是足平面到头顶的距离。在考虑一患者与他（她）的环境的交互时，这种度量是很重要的。例如，一患者坐着的整体高度将决定一辆货车的车顶是否需要升高及升高多少。总体高度也决定了一个人在轮椅上坐得有多低而不需要双足接触地面。

坐高定义为座椅平面与头顶之间的距离。坐姿高度与座位高度的结合提供了一个人坐多高的信息。这有助于定义最小和最大范围。坐位深度是指后平面与腘窝（腘绳肌腱）之间的距离。坐的深度用来确定轮椅座椅的深度。小腿的长度是测量从腘窝到足平面的距离。小腿长度用于选择和调整支架的长度。

轮椅足踏板的大小取决于患者足的大小以及足和足踝的灵活性。足长是指带鞋的足的最大长度。坐着的人的整体深度被定义为足趾尖到后平面的距离。这个距离对于决定轮椅使用者所需的桌面或桌面深度是很重要的。整体的深度也会影响轮椅使用者的操控性。有些人需要比简单的线性座位系统更多的支持。

当椅子处于倾斜位置时，头枕通常用于为损伤水平较高的人提供头部和颈部的支撑。头枕高度与坐位高度、肩峰高度有关。肩峰高度是从每个肩峰到座架的高度。这项测量提供了有关姿势不对称的信息。枕骨隆突与背平面之间的距离用于规定所需的头靠前后调整范围。

轮椅的操纵和性能受到轴距和宽度的影响 [54, 55]。轴距影响足轮颤振、滚动阻力、稳定性、可控性和障碍性能。长轴距的轮椅更稳定，但不容易控制。因此，长轴距的轮椅不太容易翻倒，但使用者可能无法穿越常见的路况。较长的轴距使通过有障碍，容易被限制，因为上升角度齿轮有所减少，这是一个非常重要的考虑。积极使用的康复轮椅通常是非常可控和可操作的，因此不太稳定。这是因为用户更喜欢控制椅子而不是其稳定性。一个短轴距的轮椅更容易操作，可以让用户更接近家具。然而，较短的轴距可能会在前轮上移动更多的重量，这将增加滚动阻力，降低启动时的足轮颤振速度。较短的轴距也会增加向前坠落的风险。显然，这需要根据用户的技能进行设计权衡。轮椅的轴距一般在 250～500mm。轮椅的足迹宽度也是一个重要的设计变量，因为它有助于确定轮椅的稳定性和机动性。

外倾角，即轮子相对于垂直方向向座位内倾斜的角度，通常根据轮椅的用途而变化[56]。有些悬架可以通过使用车轮外倾角来获得。通过增加后轮的外倾角，降低了滚动表面与车架之间的有效刚度。外倾角有几个优势：它扩大了椅子的轨迹，创造更大的侧面稳定性；允许快速转弯；帮助保护双手，因为车轮底部会磨损障碍物的边缘，防止使用者的手碰到障碍物；而且推轮的位置更符合人体工程学（向下推和向外推更自然），导致推进不费力。外倾角的缺点是，增加了椅子的整体足迹，使它很难在室内操作，特别是通过狭窄的走廊和门，并且因为车轮的角度，轮胎会磨损得更快。根据车架的设计，外倾角可以是固定的，也可以是可调节的。椅子的宽度取决于钢架的宽度和外倾角。成人车架的宽度为 300～500mm，车架的外倾角也各不相同。对于日常使用的手动轮椅（如非运动专用），每个轮椅相对于垂直的屈曲角度在 0°～4°。较大的外倾角用于轮椅运动，如网球、橄榄球、篮球和赛车。因此，轮椅的总宽度为 550～750mm。在日常使用中，椅子应该尽可能的窄，同时又不能大幅度降低其使用特性。在适合步行的环境中，窄椅更容易操作。轮子应该从座位上偏移足够的距离，以避免与衣服或身体摩擦。

（一）乘坐舒适性和耐久性

轮椅通常一整天都在使用，3～5 年内全天用于所有主要的生活活动（例如，工作、学校、娱乐、体育）。乘坐舒适性和耐久性都是轮椅设计中的重要考虑因素[15, 20, 22]。

乘坐舒适性主要由刚度的钢架、车轮和其他组件、钢架几何形状、座椅和坐垫的设计和顺应性决定。乘坐舒适性很重要，因为人们每天必须在椅子上坐 12～18h[57, 58]。活跃用户使用的轮椅每天可在各种地形（如草地、地毯、砾石、混凝土、沥青等）上行驶近 10 英里。车架设计必须足够耐用，在几千英里的路面震动后不会断裂；但应该有足够的强度，以承受从路缘掉落（高达 35cm）。车架的几何形状可以用来减少在离开路边时的脉冲效应，或者减少路面振动。轮椅悬架，大部分来自坐垫和轮胎，可以增加乘坐舒适性。通常轮椅会使用气动轮胎，并有泡沫，凝胶，或气垫。

耐久性也是轮椅设计中的一个重要问题。轮椅可供要求高的乘客使用，并且（或者）得到很少的维护。由于同一轮椅经常用于工作或学校和娱乐，椅子的设计必须满足这些活动的要求。轮椅的设计必须能承受在各种活动中遇到的障碍（如岩石、路缘、颠簸、斜坡、撞击）。过于灵活的车架会吸收乘客的能量，导致轮椅效率低下。另一方面，过于坚硬的车架会降低乘坐的舒适性，并可能由于冲击而断裂。

（二）腿托

大多数轮椅使用者需要支撑足和小腿，这是由足踏板提供的。足踏板必须为小腿和足提供足够的支撑，并将足固定在适当的位置，以防止足下垂或其他畸形。足踏板可以是固定的、可折叠的，也可以是旋转的。在推进过程中，足必须始终保持在足踏板上，因此推荐使用某种类型的支架。主要是那些有旋转足踏板的轮椅，在每只足的足后跟后面使用足镫。在使用过程中，患者的足可能会越过足镫，导致足拖在地上或被椅子卡住，这可以通过在双足后面用一条连续的带子来解决。在正常驾驶活动中或转乘轮椅时，不得夹足、拌足或刮伤足。足踏板的选择和配置应使足在穿鞋时牢牢地贴在足踏板上，而不会使上半身从座垫上抬起。必须注意保持足够的离地距离。足踏板通常放置在距地面 25～50mm。足踏板通常是椅子上第一个接触到障碍物（例如扶手椅、门、墙、另一把椅子）的部位；因此，必须耐用。

刚性轮椅通常是使用简单的管道横跨前面的轮椅。通过使用管状刚性足踏板，使轮椅变得更僵硬更牢固。刚性足踏板用于体育活动中，对于那些在轮椅上非常活跃的人很有效。前倾的防倾滚轮可以安装在刚性的足踏板上，这有助于在球场上运动和减少一些前倾事故的风险。

折叠式轮椅通常使用可折叠的足踏板和可随意摆动的腿垫来方便运输。大多数人使用这种足踏板。刚性足踏板也可用于折叠式轮椅；然而这会阻止椅子折叠。患者若喜欢使用轮椅作日常用途，便可使用两套腿托（例如一套固定腿托及一套分体式腿托），方便作多种用途。可摇摆的腿托不如僵硬的腿托耐久。在某些情况下，制造商会设计出秋千式的支架，这样它们就能在撞击时弯曲，帮助吸收撞击的能量，并可能防止轮椅使用者受到严重损伤。抬高的支架可用于那些不能保持 90° 膝盖角度或需要抬高腿部以恢复静脉功能的患者。然而，将轮椅抬高会使轮椅变长，增加转弯半径会使轮椅的操控性降低。

（三）扶手

扶手为轮椅使用者提供多项不同的功能 [28]。它们提供了一种形式的支持，是方便进行某些动作时，坐轮椅者斜向一边，并有助于达到更高的地方或从高货架轻推物品。扶手通常是通过"俯卧撑"来帮助减压的。一些坐轮椅的人可以把一只手或胳膊放在扶手上，然后向上推，就能把臀部从座位上抬起来。这有助于改善下肢的血流，并降低发生压力损伤的风险。

扶手有三种基本样式：环绕式、全长式和台式。环绕式扶手之所以得名，是因为它安装在轮椅靠背下方的钢架上。扶手从椅背的后面伸出来，绕到轮椅的前面。不同于其他类型的扶手，这种设计的主要优点是，它不像其他类型的扶手一样增加轮椅的宽度。环绕式扶手在活跃的轮椅使用者中很受欢迎。这种设计的最大缺点是，扶手不能作为一个侧护，使坐轮椅者的衣服远离车轮。

全长式和台式扶手在设计上是相似的，主要的区别是扶手的长度。全长扶手提供支持几乎是整个上臂。它们在电动轮椅上很受欢迎，因为它们为操纵杆或其他输入设备提供了方便和实用的位置。全长扶手为手臂提供了良好的支撑，但因为它们会让人很难靠近一些桌子和书桌，所以制造商生产了桌面长度的扶手。这两种类型的扶手都包括服装保护，以从车轮保护服装。这些类型的扶手安装在轮椅的侧面，可以增加 5cm 宽度。

不同长度的扶手也可以固定或调整。如果可调整，扶手可以上下移动以适应使用者的躯干和手臂的长度。大多数扶手可以移动，以提供进出轮椅的空间，并允许一个人靠在轮椅的侧面。为了方便移动，扶手要么被移开，要么被翻转回来。这两种风

格通常使用锁存器，由用户操作来锁定扶手。扶手为人们提供了一个方便的地方，当人们试图提供帮助时可以抓住扶手，这使得有锁很重要。如果设计得当，两个人就可以用扶手把骑手和轮椅抬起来。在某些情况下，如果施加任何向上的力，扶手就可以被设计成拉出式的，因此不打算用于举升。

（四）车轮锁

车轮锁为轮椅使用者提供多种功能，包括作为停车闸和协助转移到其他座位。他们帮助使用者借力推动，并在需要时更加稳定。各种车轮锁是用来限制轮椅转移或停放的。高锁闸是最常见的制动方式，它并不需要很高的灵活性来操作。它可以为手伸的范围有限或力量有限的人添加扩展杆。有些轮锁位于中心偏上，要么是处于开启状态，要么是处于非开启状态。其他车轮锁允许选择制动力。这些刹车有时被称为清扫刹车，因为在某些位置上，轮椅仍然可以被推动，允许使用者用扫帚推动和清扫地板。车轮锁是轮椅上的标准设备，如果轮椅不是由制造商提供，安装起来也很简单。

车轮锁可以是推锁或拉锁。一般来说，车轮锁的接合比松开更困难。大多数人更喜欢推锁式车轮锁，因为骑自行车的人常常发现用手掌推比用手指拉更容易。高轮锁通常安装在轮椅侧架的上管。低轮锁通常安装在轮椅侧架的下管。低轮锁需要更大的灵活性来操作，但它们也减轻了推进过程中经常碰到拇指的问题，这个问题困扰着高轮锁用户。高轮锁用户可以通过选择可伸缩（即剪刀或蝴蝶）车轮锁，这有助于防止拇指受阻，可以适应各种各样的屈曲角度。可伸缩车轮锁的主要缺点是比其他类型的车轮锁更难使用。为了有效操作，车轮锁必须相对于车轮正确定位。如果车轮重新定位，那么车轮锁也必须重新定位。轮胎压力也会影响车轮锁的抓握。

（五）手推圈

肘、腕和手痛是手动轮椅使用者的常见抱怨。然而，几乎没有改善轮椅上使用的手推圈 [23, 26, 45] 的工作。符合人体工程学的手推圈，比如 Natural-Fit 手推圈，被设计来直接解决标准手推圈的缺点 [59, 60]。这些手推圈为拇指之间的边缘和车轮有更大的手掌

表面积和轮廓槽。通过结合这两个表面和特殊涂层的高摩擦面和低摩擦面，从而提高握持手推圈的接触面积，以最大限度地提高推进效率，并可应用制动。这种设计减轻了抓胎的需要，也没有留下卡住手指的地方。符合人体工程学的手推圈，如 Natural-Fit（图 44-10），可以很容易地附加在现有的车轮上，同时增加一点额外的重量和宽度的轮椅[59]。与标准的手推圈相比，Natural-Fit 还包括其他三个关键特征：①手推圈的边缘和轮胎的侧面之间的轮廓槽；②高摩擦乙烯基涂层的轮廓拇指区；③在现有的手推圈边缘内侧进行二次阳极氧化处理。

上肢和下肢无力的人可以通过手臂和腿的联合使用或仅使用腿来获得轮椅推进的最大益处。步行轮椅的设计和选择在很大程度上取决于使用者如何最大限度地利用他们的运动能力。使用者腿的力量和协调性必须确定，以决定是最好用腿拉或推，椅子的设计将受到使用哪种推进方法的影响。当推的时候，用户会随着移动的方向移动。如果使用这种足推进的方法，那么去掉足踏板的轮椅通常是最有效的。

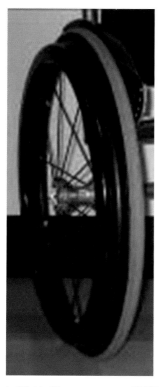

▲ 图 44-10　Natural-Fit 手推圈

如果患者用他（她）的足推轮椅，那么需要改造标准轮椅的设计。当轮椅仅用足推动时，座位高度应降低，以使足跟能接触地面。把足轮放在椅背上，方便使用者控制轮椅。足轮应该引导后轮朝最常见的方向前进。这将有助于减少用户碰到一个障碍翻身的可能性，并将使椅子更定向稳定。轮椅的安装应使使用者轮椅的齿圈与轮椅的足迹保持良好的距离，这需要在放置大轮子时加以考虑。

六、轮椅底座

轮椅的座位底座可以是刚性的，也可以是悬布的。无论哪种情况，座椅都应该是坚硬的，并且应该为坐垫和使用者提供一个稳定的底座。坚固的座椅底座和靠背是有利的，因为它们的性能随时间变化不大。因此，缓冲垫总是得到适当的支撑。刚性座椅底座的重量可能超过布吊索；然而，随着复合材料的使用越来越广泛，这将不再是一个问题。目前，铝、钢、玻璃纤维、Kevlar®、碳纤维和几种类型的塑料用于座椅的基础和靠背。由于大多数轮椅都有通用尺寸，座椅底座和靠背只需要为这些尺寸制造。刚性和半刚性靠背可以提供更大的腰部和横向支持超过吊带座椅。刚性座椅底座可以是平面的，也可以包括一些轮廓和臀部支持，以帮助正确的座位和定位。刚性的座椅底座和靠背支撑构成了许多轮廓型座椅系统的基础，它们正变得越来越受欢迎。

吊带座椅（座椅和靠背）是由尼龙、棉帆布、Kevlar® 或类似材料等具有高拉伸强度的合成材料制成。在许多情况下，这种结构材料可能被包裹在乙烯、Naugahyde® 或其他防水材料中，形成外壳，充当用户的界面。但是乙烯和 Naugahyde®，在负载下变形严重，不适合作为结构座椅材料。为了在外壳材料和结构材料之间建立联系，外壳通常是在高温下形成的真空塑形而成。

七、混合轮椅

各种轮椅的设计，以适应广泛需求的轮椅在商业上是可使用的，并代表了轮椅设计的重大进展[61-63]。然而，由于大量的残疾人和不断增加的老年人口[64, 65]，仍然需要对辅助技术进行更多的研究以改进提供医疗康复服务。以前可用的每种类型的移动设备都需要妥协，因此出现了对轻量级、可操作性强、易于运输的新设备的需求。从这一需求出发，推动动力辅助轮椅（pushrim-activated power-assisted wheelchair，PAPAW）被开发出来[66, 67]。

PAPAW（图 44-11）使用轮内电机和电池来增加用户在推进或制动过程中对一或两个推轮施加的功率[62]。施加一个扭矩到推轮上，就会激活电机，从而提供额外的行驶速度[68]。PAPAW 已被证明可以降低轮椅推进的物理需求和生物力学应变，从而改善日常驾驶活动，减少对上肢的压力[69]。由于这些原因，PAPAW 是一个有用的移动工具，在康复机械专业人员与残疾人一起工作。PAPAW 的例子有 Xtender 和 E-Motion，目前最流行的是 SmartDrive。当需要尽量减少对住宅和车辆的改造时，也应该考虑使用 PAPAW。这对大多数轮椅使用者都是有益的，特别是老年人或那些处于手动轮椅和电动轮椅之间过渡状态的人。此外，它能够使用较小的力量维持较高的速度[63, 66, 69]完成长距离轮椅驱动。

"SmartDrive"（图 44-12）是一个动力辅助系统，设计为手动轮椅提供辅助动力，以减少推力和推频。该系统重量轻，安装在手动轮椅的后部，包括折叠、倾斜空间、单臂驱动和站立。该系统帮助

用户爬上最陡峭的坡道、人行道、厚垫地毯等等。SmartDrive 有一个防回滚功能，允许用户在山上停下来，然后很轻易地继续前进。SmartDrive 可以个性化，因为它配备了不同的选择模式，用户可以轻松地选择最适合自己的活动水平和需求。

八、电动轮椅

严重残疾的人可能需要动力轮椅以方便行动[70, 71]。拥有中等水平躯干控制能力的人可以使用包含标准座椅系统的传统动力轮椅。可选择的座椅系统设计为在标准的电动轮椅座椅上提供定制的座椅。电动轮椅的区别在于它们的整体钢架和座椅。它们的外观与传统轮椅最为相似。电动轮椅可以使用 8～20 英寸直径的驱动轮。驱动轮可由皮带或齿轮箱驱动。所有的动力移动系统都被统称为动力轮椅。

电动轮椅（electric-powered wheelchair，EPW）首次发明于 20 世纪初，美国第一个描述 EPW 的专利大约在 1940 年[72]获得批准。早期的设计是不切实际的，未能得到实质性的关注。电动轮椅对重度残疾人最为有利，由于当时重度残疾人的长期预后较差，对电动轮椅的需求较少。

电动轮椅的钢架设计在 20 世纪 90 年代发生了

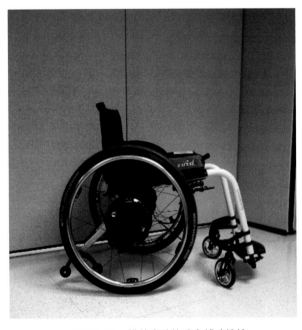

▲ 图 44-11 推轮启动的动力辅助轮椅

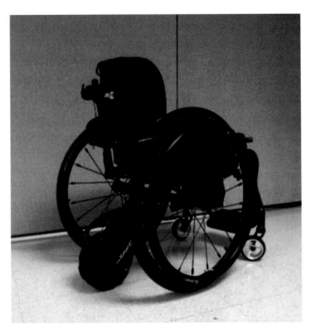

▲ 图 44-12 SmartDrive

巨大的变化。制造商开始开发专门为 EPW 设计的钢架。最显著的变化是将座椅与车架分开，这被称为动力基座设计。随着这一概念的引入，其他创新如后轮悬架得到了发展。

（一）电动轮椅的区别

20 年前，电动轮椅的设计几乎没有什么不同，大多数都是手动轮椅设计的简单重复。随着动力轮椅市场的发展和产品的开发，动力轮椅的设计开始演变[73, 74]。消费者、临床医生、工程师和制造商最终开始认识到产品差异化的必要性[75-78]。此外，随着越来越多的 EPW 制造商出现，为了满足消费者的特殊需求，他们开始希望将自己的产品与其他制造商区分开来。

EPW 通常根据轮椅的功能和椅子的预期用途分组。电动轮椅可以分成几个类别。轮椅的主要用途是室内、室内 / 室外，或主动式室内 / 室外，这是一种方便的方式来分组轮椅。室内轮椅有一个小的足迹（即连接轮子的区域），这使它们可以在有限的空间内操作。因此，它们可能没有足够的稳定性和力量去克服户外的障碍。室内 / 室外电动轮椅的使用者是那些希望在家里、学校、办公室和社区里活动的人，但他们会停留在成品表面（如人行道、车道、地板）。主要用于室内和室内外使用的轮椅通过使用更小的电池来节省重量，这通常会导致行程缩短。

主动式室内 / 室外轮椅可能是最适合想要驾驶在非常态化环境、长途旅行、快速移动的患者。灵活的室内 / 室外使用轮椅包括悬挂式轮椅，以及越来越多的制造商正在使用动力基础设计。动力基座将座椅系统与轮椅的主底盘分开。动力基座的主要底盘由电动机、驱动轮、足轮、控制器、电池和钢架组成。座位系统（即座椅、靠背、扶手、腿托、足踏板）是一个独立的集成单元，允许随时添加自定义系统以满足用户的特定需求。一个制造商的底座系统通常用于另一个制造商的动力基座上，以满足患者的需求和偏好。

根据座椅系统的设计复杂性，室内 / 室外电动轮椅可以进一步划分为不同的类别。座位系统最简单的形式是线性座位系统。"静态"线性座椅系统是指具有固定角度和方向的平面座椅和靠背。"静态"底座系统适用于"动态"轮椅座椅使用者，能够进行独立的重心转移，实现压力释放和定位，以及独立的转移。对于那些"静态"坐着的人，他们的身体不能进行独立的重心转移来释放压力和定位，并且依赖于转移的辅助，一个"动态"的动力座椅系统，包括空间倾斜、靠背倾斜、升降座椅和座椅升降机。

使用动力启动空间倾斜（图 44-13）后，靠背角度不变，但靠背和座椅都会改变方向。空间倾斜将促进姿势稳定、压力重新分配，通过提供重力辅助的重新分配来增加舒适度，防止滑出座位，建议倾斜 45° 以有效的释放压力。坐在椅子上时，建议在大部分时间里使用一定程度的倾斜，因为这样可以让使用者放松，保存能量，减少疲劳。当向后倾斜时，将减少被拉成一个后凸的姿势，这将改善呼吸和减少侧倾的倾向。当空间倾斜与靠背倾斜度结合使用时，它将降低在座椅内向前滑动的风险，从而减少皮肤破损的风险。

动力倾斜与后仰组合使用时（图 44-5 和图 44-14），

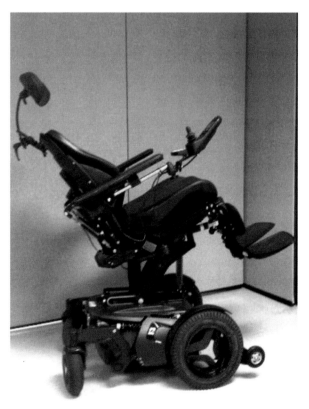

▲ 图 44-13 电动倾斜轮椅

可以安全地适应有限的髋部屈曲，提供压力释放（120°），增加舒适度。当空间倾斜和靠背倾斜相结合使用时，电动升降随有助于协助管理下肢水肿，并允许适应肌张力的波动；在室外地形操作轮椅越过障碍。该座椅电梯允许用户调整座椅高度，以适应有限范围内的上肢活动，以及促进安全和功能转移。此外，用户还可以提高座椅高度，达到眼睛平视的高度，进行自然和健康的社交互动。

站立式轮椅（图 44-15）帮助用户执行许多日常生活动作。它们也可能因直立的姿势有一些生理上的好处，并已被报告为用户提供心理支持上的好处。如果没有良好的活动范围或骨骼太脆弱，某些人可能无法使用站立式轮椅。站立式轮椅的好处，也可以在一定程度上使用一个可变座位高度的轮椅获得。有些轮椅模型有座椅升降功能，最常见的功能是升高座椅。座位可以降低到离地板几英寸，也可以升高达到离地板 3 英尺。

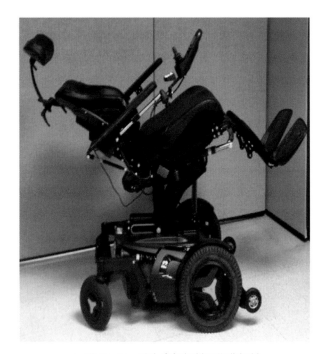

▲ 图 44-14 动力空间倾斜和靠背倾斜

（二）动力基础

动力基础是简单的动力轮椅，由移动平台上的动力驱动系统组成。由于传统的动力轮椅座椅系统不能满足患者的需要，只有最小的躯干控制，动力基础的开发允许定制的座椅系统安装在储备上。动力基座包括所有的轮子、发动机、电池，通常还包括控制器。这种设计允许在不改造电源底座的情况下开发底座系统，并提供适合安装底座硬件的位置。动力基础往往提供更高的性能（即更快、更大的扭矩）。动力基础的操纵性和驱动方式也受到驱动轮和足轮相对于座椅位置的影响。中轮驱动动力底座采用六轮设计，驱动轮靠近中心，足轮朝向座椅的前后。这使得基地内的轴距旋转 360°，从而提供最高的机动性。前轮驱动底座只使用四个轮子，驱动轮子定位在座位的前面，足轮定位在后面。它们通过崎岖的地形或攀登障碍表现更好的时候，因为较大直径的驱动车轮首先接触障碍。后轮驱动动力基座的驱动轮朝向座椅的后部，足轮位于前部。在较高的速度下，后轮驱动是最稳定的，但与中轮和前轮驱动相比，它的可操作性较差。

在本章中没有涉及滑板车，因为它们不适合脊髓损伤患者，因为基本座位的选择并不适合有压疮

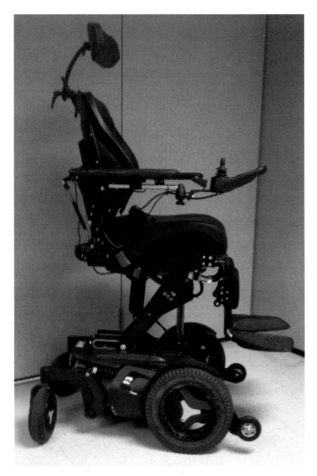

▲ 图 44-15 电动站立轮椅

风险的人，以及舵柄转向系统，它会在转移过程中损害安全。

九、机器人轮式移动系统

轮式移动装置的功能使用受到限制[79, 80]。当使用轮式移动装置时，许多环境仍然无法进入（例如楼梯、高路缘、陡峭的坡道、高物体、柔软的表面、不平坦的地形）。户外轮椅首次设计为可以克服这种壁垒但依赖非常大的轮子，或者 Tanklike 踏板。虽然许多用户喜欢户外休闲，但是这样的轮椅用起来却比较大而沉重——这是远低于标准的电物理加工，并且容易损坏地毯和地板。

第一个进入市场的高级机器人轮椅是 2003 年的 INDEPENDENCE™ 3000™ IBOT 运输车（IBOT）。作为一种电子稳定设备，IBOT 提供了增强机动性的机会，而不需考虑一些传统的性能权衡[81, 82]。

它使用了三台计算机、一些传感器和执行器来提供各种功能[83]。IBOT 作为一种先进的移动系统，为用户提供了五种不同的操作功能[84]。这允许用户实现以下功能。

- 室内移动（如驾驶完成表面：地毯、瓷砖）。
- 户外移动（例如穿越不平坦的地形、陡峭的斜坡、草、沙子、砾石等）。
- 爬楼梯（如独立、辅助）。
- 高度升高，以减少转弯半径（例如在室内到最高的架子、与别人在一个视线高度上交谈、在狭小空间里操作）。
- 有能力在机动车辆内运输设备，而不使用电动升降机。

IBOT 有四个主驱动轮，每个驱动轮由自己的电动机控制，还有两个足轮。椅子两边的两组驱动轮形成一组。每个集群可以围绕其中心轴旋转，而轮子可以围绕其轮毂旋转。

IBOT 有五种功能：标准功能、四轮功能、楼梯功能、平衡功能和遥控功能。在标准功能上，IBOT 操作起来很像 EPW。在"四轮功能"行驶中，轮组可以旋转，提供了障碍或不平的地形上的自由。IBOT 还可以用于爬至少有一个栏杆的楼梯。在爬梯功能中，IBOT 会对使用者对楼梯扶手产生的反作用力做出反应，或者助手可以使用该设备背

面的手柄来启动楼梯协商。轮组旋转也被用来协调楼梯。当轮组旋转时，轮子保持固定在中心轴上，每个轮组的一个轮子从一个步骤过渡到下一个步骤。在爬楼梯的过程中，台阶上总是有两个轮子。

IBOT 的轮组设计和专门的控制使其可以在两个轮子上保持平衡。平衡功能的作用是提高座位的高度，以达到较高的物体或看着站着的人的眼睛。它还减少了封闭空间的转弯半径。正是为 IBOT 的平衡功能而开发的技术使 IBOT 的发明者 Dean Kamen 后来发明了赛格威患者运输车——一种利用身体位置来控制其运动的两轮装置。

尽管 IBOT 有许多改进，但由于不支持增加复杂的座椅（如倾斜和斜倚），IBOT 未能满足许多 EPW 用户的基本需求。可以说，它最重要的功能是爬梯，需要的是手动轮椅用户更典型的上身力量。由于这些原因，IBOT 在市场上不成功，被停产。

在过去的 15 年里，超过 12 个高级机器人轮椅的研究原型已经在积极开发中[85]。爬梯是高级轮椅最常见的特征之一。此外，一些设计可以弥补不使用标准的座位电梯的情况下，前后斜面和左右斜面的变化、崎岖的地形、光滑的表面、和调整座位高度。这些原型中使用的机制可以分为四个基本类别，有些设计包含多方面。腿轮混合动力汽车的轮子安装在结构的末端，可以垂直或水平移动，以类似人腿的关节摆动运动。另一类是将轮子安装在车架上，用于移动，并在进行阶梯攀登时采用附加的非轮式结构来抬起和（或）支撑椅子。蜘蛛轮设计使用许多小轮径向安装到一个中心枢纽。在平地上，小轮子推动着椅子。当椅子遇到障碍物时，轮毂转动，使下一组径向安装的小轮子与新表面接触（IBOT 可以被认为是这些蜘蛛轮设计之一）。第四个类别依赖于坦克踏板，就像许多传统的全地形座椅一样，但也包括一些额外的功能，比如一个可以适应不同底层台阶几何形状的履带架。虽然这些先进系统的附加功能受到了轮椅使用者的重视[86, 87]，但它们不能以牺牲室内机动性或在平地上的高效移动为代价，因为地面和建筑环境仍然是 EPW 驱动的主要场所。

机动增强机器人轮椅（mobility enhancement robotic wheelchair，MEBot）是一种 EPW 设计，它

保留了标准 EPW 的基本特征（包括基本尺寸和添加自定义座椅的选项），但添加了额外的执行器、传感器和控制，以实现各种地形补偿功能[86]。通过使用气动执行机构和六个轮子的旋转机构，MEBot 可以爬上 8 英寸高的路缘。高度方面，保持其车架水平上组合的前 - 后斜面和交叉斜面在每个方向最多 15°，并在不同的地形舒适驾驶，也可改变顺应性的悬架。高度可调的车轮可使，座椅的仰角可向后、前、侧倾斜各 8 英寸。电动驱动轮安装在前后移动的轨道上，MEBot 还有根据特定的驾驶场景，采用前轮、中轮或后轮驱动轮椅的驾驶特性。

除了创新的机械系统，下一代先进的 EPW 很可能会加入自动或半自动驾驶功能。尽管自 1980 年以来有无数的"智能轮椅"研究项目[88]，但传感器技术的最新进展和算法设计，已经为蓬勃发展自主汽车企业引入了新的可能性；并为地形障碍感应电物理加工系统和传感器的实时响应带来了合理的成本。一般来说，与轮椅设计和辅助技术的所有其他方面一样，使这些系统对客户有用的关键，是根据他们的患者需求来定制功能；例如，对于一个想要自己驾驶并且完全有能力这样做的客户不会想要制造一个完全自主的轮椅。

十、折叠式轮椅

依赖电动轮椅或踏板车的残疾人在选择电动移动设备时只有一个选择，那就是电池驱动。电池很重、更换成本高、充电时间长。多年来，电池驱动的设备受益于电机、电子和控制系统的进步。然而，他们的电池技术并没有跟进。

许多用户和专业组织都表示需要开发替代能源。一种可能的解决方案是使用气动技术，或由空气提供动力的技术。将气动技术集成到动力移动设备中，解决了电池给用户带来的许多问题，并提供了更高的可靠性和安全性，由于缺乏和需要电子设备，也因此使它们防水。因此，它们有可能为在海滩、游乐（水上）公园和其他潮湿环境中独立活动开辟道路。旋转活塞空气马达的高转矩、低速特性直接满足了动力移动性装置的需要。气动系统也很轻且环保，并能够无限、快速地充电。

除了在潮湿环境下使用的优点外，在长期护理设施、超市或机场等有大量或批量移动设备的环境中，气动驱动设备比电池驱动设备更优越。这些地方通常会提供几款电池供电的设备供访客使用。事实上，气动驱动的移动设备可以在 10min 内充满电，而且随着时间的推移，这种设备的充电性能并不会降低，因此无须对电池充电的管理过多的关注。

不可靠或低质量的移动设备是限制人们参与家庭和社区活动的最重要因素。提供有效的、高质量的移动设备已被证明能够改善整体的社会融合、生活满意度和舒适性。使用气动技术可能改善最终用户的移动相关结果，并可能减少不可靠的电池驱动移动设备的严重负面后果的机会。可运输和防水的气动动力移动设备将允许进入许多环境进行社区参与、完成日常活动或治疗。

十一、接入设备

接入设备的主要功能是控制动力移动系统[73, 89]。二次应用允许使用环境控制系统和计算机访问。通过为动力轮椅和辅助系统使用相同的控制界面，可以优化多种用途的座位位置和控制选择。在选择或设计用户界面时，一个重要的考虑因素是用户精确控制界面的能力在很大程度上取决于他们在轮椅上的稳定性[90]。用户界面通常需要自定义座位和姿势支持系统才能真正有效。用户界面的位置也对其作为功能访问设备的有效性至关重要。

（一）操纵杆

操纵杆是电动轮椅系统中最常见的接入设备[91]。当订购电动轮椅而没有其他规格时，操纵杆通常由制造商提供。操纵杆可以是切换式或比例式。开关操纵杆响应离散的位置，通常实现 4 个开关。有 8 个离散状态，其中 4 个位置由单个开关激活，4 个位置由 2 个开关同时激活。比例式操纵杆之所以得名，是因为从操纵杆发送到轮椅的控制输出与操纵杆从中心位置被推的距离成比例[92-95]。

另外一种叫作电阻式操纵杆的操纵杆也可以使用。控制输出可以是几个电信号之一，并且电阻的变化可以用来指示操纵杆的位置[96, 97]。当操纵杆向左移动时，电阻增大，当操纵杆向右移动时，电阻减小。电阻的另一个独立变化用来指示操纵杆的前后位置。电感的变化也可以用来指示操纵杆的位置。两个独立电感器（即线圈）随着操纵杆的位置而变化，其电阻的变化方式与电阻型相同。基于一种名为 M3S 新标准的数字操纵杆正在引入，尤其是在欧洲市场。这些操纵杆可以提高对抗干扰的能力，比如警察的收音机、移动电话、非正规无线电，甚至是轮椅本身的电动机的干扰。

（二）吸气–呼气

吸气–呼气设备由位于嘴附近的可更换吸管组成。轮椅是由一系列通过吸管与嘴的推拉推动空气。这些设备主要是由四肢瘫患者使用，他们的手臂或手没有功能。各种配置可以用来控制轮椅使用吸气–呼气装置。一般情况下，使用者会用抿嘴特定的次数来指示方向，然后吸一口气来确认选择并激活轮椅的运动。一个向用户提供反馈的辅助显示器通常用于吸气–呼气设备。显示器通常是平板液晶显示器（liquid crystal display，LCD），可以显示大约 20 个字符。

（三）开关

一组开关可用于轮椅的方向输入[95]。控制方案与切换操纵杆相似；然而，开关激活的组合很少用于定向输入。开关是用于能良好的控制一个通常不是用来控制轮椅的解剖位置的患者。例如，残疾患者可能对他们的足有更好的运动控制而不是手。一组安装在足踏板上的大型开关可以用作方向输入。

交换机也被用作计算机访问的主要手段。通常情况下，一个开关被用来切换电脑访问和轮椅控制的功能。在计算机访问模式中，开关与任意数量的编码方案一起使用。国际莫尔斯电码、自动扫描、步行扫描、逆扫描、阵列扫描和多级扫描都是开关使用的编码方案。莫尔斯电码的优点是只需要一个开关（可以使用两个开关），但在所有不同类型的编码方案中，它通常对用户的认知要求最高。所有的扫描方法都有一个共同的特点，即在用户选择正确的函数或有效的字符之前，选择将一直进行下去[13]。选择的行为可以通过时间延迟或激活一个开关。在自动扫描中，选项会显示在电脑屏幕或 LCD 面板上，每个选项之间都有预设的时间延迟。当需要的选择出现时，用户必须在显示下一个选择之前

激活一个开关。通过步行扫描，用户使用开关从一个选择移动到下一个选择。任何一种选择的延迟都表示对该功能或特性的接受。逆扫描是自动扫描的逆向操作。按下开关，直到达到所需的选择，然后释放，以完成选择。所有三种扫描方法都可以进一步改造以允许使用一种以上的方法。其中一种改造是使用一个开关跨过选择，然后使用第二个开关接受选择。

阵列扫描使用 4 个开关来引导光标通过 x-y 网格的选择，第五个带有时间延迟的开关用于选择过程。由于掌握每一项任务所需要的技能相似，阵列扫描中的开关安排在电动轮椅控制和计算机访问方面都具有很高的适用性。

多级扫描类似于上述方法，但是在选择一个选项之后，会出现一个新的菜单。最后一个函数或字符从这个新菜单中输入。水平的数量也可以增加。电脑访问和能使用非典型的访问地点，开关提供了最通用的轮椅控制输入。然而，和切换操纵杆一样，切换控制仍然存在缺乏对轮椅速度比例控制的缺点。

（四）超声波和红外

本节描述的许多输入设备可用于电动轮椅的控制之外的其他方面。两个常见的附加用途是环境控制和计算机访问。在某些情况下，电脑安装在轮椅上，但通常是在一个固定的位置。在这种情况下，必须有一种将计算机与控制装置连接起来的方法。旧的系统主要用于环境控制，使用超声波信号来传输信息。较新的设计基于红外环境控制和计算机访问。

十二、坐垫

脊髓损伤的座位和体位可以根据患者的需要而有所不同。座位问题主要可能是但不限于这两个方面：①躯干平衡和肌肉张力差；②皮肤完整性受损。在脊髓损伤之后，人们完成之前能够完成的许多日常任务的能力受到了影响。因此，需要使用移动设备的患者坐在轮椅上时，其与日常生活中的移动相关活动（mobility-related activities of daily living，MRADL）技能在功能上变得更加独立是很

重要的。稳定骨盆是提高上躯干灵活性的第一步；从而提高执行 MRADL 技能的能力。坐垫的材料属性会影响人体的坐姿。市场上有几种坐垫，包括线性（平面）型、轮廓型和定制型。如果压力管理是一个问题，坐垫可以由泡沫、空气或凝胶组成。了解你的患者皮肤完整性是很重要的坐垫选择依据。

十三、泡沫垫

各种密度和类型(如聚氨酯、聚氨酯、T 型泡沫、Sun-Mate）的泡沫通常用于线性座椅系统。泡沫（图 44-16）在采用适当的密度和等高线时，在底座表面上能够提供最低的最大压力[98-100]。与其他材料相比，泡沫材料的一大优点是便宜。然而，泡沫的老化速度比其他材料要快[101-103]。

密度是聚氨酯泡沫的关键指标。泡沫的密度与泡沫的刚度有关。随着密度的增加，刚度也增加；然而，刚度和密度不是相同的性质。密度是衡量泡沫性能的一个指标，包括舒适性、支撑性和耐久性。泡沫也有开孔或闭孔之分。闭孔泡沫的制造使它对流体的渗透性降低。

泡沫垫的设计是通过一块泡沫或结合不同密度的泡沫对轮廓塑形而成。也有特殊的泡沫，如 T 型泡沫或记忆泡沫。这些特殊的泡沫具有凝胶状的特性，同时保持了一些理想的泡沫特性。这些类型的泡沫有黏弹性记忆，这使他们回到原来的形状。因此，当一患者坐在上面时，往往与坐位组织达到平衡。然后泡沫对位置变化做出缓慢的反应。T 型泡沫或记忆泡沫可以用来给标准泡沫垫一些额外的压力缓解。泡沫是一种很好的坐垫材料，也是最划算的，但它可能不能满足患者的座位和定位需求。

气浮垫

气浮垫（图 44-17）为基于界面压力理论的气垫设计。如果患者坐在一个充满空气的气球上，整个座位表面的压力将是相等的。这是因为气球里的空气为了平衡内部压力而向底座表面移动。充满空气的气球可以很好地将压力分配到座位区。但是压力会不加区别的分布。为了更好地控制界面压力，许多气浮垫采用了多个隔间、轮廓和挡板。多个隔间允许界面压力从一个隔间调节到另一个隔间。在一个特定的间隔（气球）内的压力是恒定的。在皮肤界面的压力可以通过塑造气球来调节。气球的形状可以通过改变身体组织变形的方式来降低组织内的压力。

气垫，虽然有助于缓解压力，但并不总是能提供足够的骨盆稳定性。空气的成分会造成一种"漂浮"的效果，因此会失去坐姿的稳定性。气垫会随着海拔的变化而改变其性能。最常见的情况是在飞机上飞行时，气垫内的气压从起飞到巡航高度会发生相当大的变化。气垫的另一个问题是可能会失去空气，同时也失去了减压的能力。

一些坐垫使用泡沫和气囊相结合的方式来控制坐垫内部的压力，进而控制界面压力。泡沫和空气的结合为气囊提供了一个可以坐的静态表面，从而通过减少前面提到的"漂浮"效应来提高稳定性。由于泡沫提供了直到气囊被修复的表面，空气泡沫

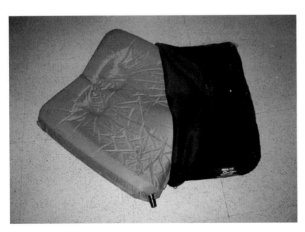

▲ 图 44-16　泡沫垫

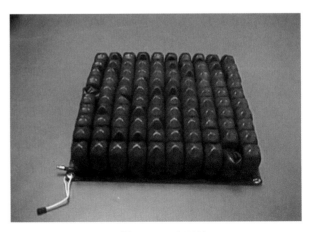

▲ 图 44-17　气浮垫

组合也降低了由于空气气囊破裂而产生压力损伤的风险。

十四、黏弹性流体垫

黏弹性流体垫（图 44-18）在封闭的塑料或乳胶袋中使用电解质黏弹性流体。黏弹性流体符合人体，且压力分布几乎均匀。黏度是用来定义流体的流动阻力。由于黏弹性流体的行为像流体，它的工作原理很像空气，可平衡整个底座表面的压力。这是因为黏弹性流体在它的容器内会达到一个恒定压力。挡板可以像气垫一样用来控制黏弹性流体的流动。压力分布可以通过使用静态底座（如塑料或泡沫）提供一些轮廓来改变。黏弹性流体的高黏度使它无法在容器内快速移动。这一特性使得黏弹性流体垫提供了一个比气垫更稳定的底座表面。然而，高黏度的黏弹性流体垫层也限制了其减震性能。

黏弹性流体垫的重量往往是许多用户的限制因素。与气浮气垫不同的是，当大气压力发生变化时，黏弹性流体垫的性能变化不大。然而，气垫的性能受温度变化的影响。如果垫子变冷，在极冷的天气里它可能会结冰，在极热的天气里它会液化。

蜂窝垫

蜂窝材料是利用某些聚合物的线性特性而制成的。当聚合物被模压成蜂窝状时，它们就像弹簧的集合，类似于泡沫垫的线性表现。与泡沫坐垫相似，蜂窝坐垫也可外接元件进行造型。蜂窝状靠垫可提供更大的空气流量和排湿。这种款式的坐垫贵得多，而且品种不多。

十五、定制轮廓 / 模制坐垫

定制造型 / 轮廓的坐垫可以用于解决严重的固定或半固定的不能用现成的产品支持的姿势畸形。定制模制系统通常被称为矫形器，因为它是根据患者的实际姿势创建的。

定制的轮廓 / 模制的坐垫可以通过各种方法完成：①真空固结，利用袋子与珠子对个体进行固结，然后数字化创建一个 3D 图像用于构建系统；②石膏成型 / 浇铸完成，用石膏浇铸创建最终产品；③已液化的 Sunmate 或泡沫；④可调节的微模块座椅，当天制作并交付。轮廓测量可以使用真空成型或底座轮廓测量系统。通常这样的系统用于创建用户座位图 [104-107] 的轮廓代表。

定制的底座应该由有经验的专业人员完成，以确保合适的安装、足够的支撑和必要的压力释放。

十六、体位支撑垫

对于许多使用标准座椅和体位设备的人来说，可以实现正确的坐位。骨盆通常是正确排列座椅 [108-111] 的基础。在规定或设计体位垫或座垫时，结构、构造和尺寸非常重要 [112-114]。

沿着下肢上半部分外侧放置的大腿导向将提供下肢支撑和对齐。大腿引导将防止髋关节的外旋和外展。

内收肌垫放置在膝关节之间，以提供支撑和预防内收，从而改善中线对齐。

用于下肢对齐的外展肌垫放在膝关节外侧防止髋关节的外展和内旋。这可以是一个可移动的外部垫，或它可以纳入到底座。

实心座椅提供了一个可以放置垫子的静态表面。这种支具可以防止气垫在其表面形成轮廓。

骨盆带也有助于保持骨盆的位置。皮带可以是标准的两点，也可以是四点。点值指的是连接到钢架上的数量。四个附着点提供了更大的接触面积，从而控制和支撑骨盆。

下肢对齐和支撑对于保持骨盆稳定至关重要，患者需要实现充分的足部接触并放置在踏板上。没有足的支撑，患者会在座位上滑动和移动。轮椅架

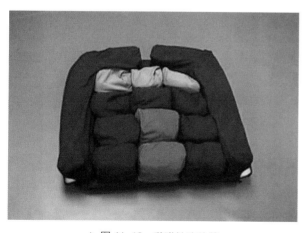

▲ 图 44-18　黏弹性流体垫

的吊架角度是实现足部放置的重要环节。关节运动范围的评估将提供确定适当的钢架配置所需的信息。当使用升降式腿架时，患者应在整个升降过程中保持足部接触和膝盖伸展。可以调整可调节角度的足板，以确保在踝关节活动范围减少或中立姿势时踝关节不稳定时与足部接触。

十七、轮椅的使用

轮椅为残疾人提供进入社区的机会[115-117]。此外，众所周知，体育活动可以积极影响身体和心理健康。尚不清楚的是，这是如何向残疾人群转化的。

利用数据记录设备，研究人员对轮椅运动员在参加全国退伍军人轮椅运动会等活动时，与他们在家的时间进行了比较[80, 118]。用无障碍装置测量变量，如行走的距离、使用椅子的时间等，将其安装在患者轮椅上一段时间，在他们参加比赛期间和在他们居家期间测量[63]。结果表明，患者在运动会期间比在家里走得更远，也更活跃[80, 118]。

十八、以团队方式提供轮椅

提供复杂的康复技术，例如轮椅与辅助技术服务有关的服务，最好以多学科小组形式提供。研究小组的目标是研究轮椅使用者的需要、他们会遇到的环境和状况、他们会在轮椅上进行的活动，以及他们需要接受多少训练或指导才能安全及有效的使用轮椅。理想情况下，福祉技术（assistive technology，AT）诊所内的团队应该包括一名医生、一名治疗师、一名 AT 供应商和一名康复工程师。每个专业人员在提供 AT 服务方面都是一个独特但互补的角色，康复小组与脊髓损伤患者及其家属一起决定和确定轮椅使用者要达到的目标。总的来说，AT 服务提供过程是交互连续的，并结合了来自参与过程的各个利益相关者的反馈机制，以确保推荐的质量、适当的选择和轮椅的最佳安装。然而，接受建议的决定最终应该取决于在轮椅上花费最多时间的人——轮椅使用者。

医生评估医疗需要，为轮椅开具处方。康复医生，那些完成物理医学和康复实习的医生，是团队的理想医生。AT 领域已经变得越来越复杂，而作为

医生职业生涯的一部分所接受的专业训练使他们非常适合于 AT 需求的评估和合适 AT 的选择。根据医疗小组的建议，康复医生起草医疗必要性记录，列出可以购买合适轮椅的理由，由保险公司用轮椅来确定成本和保险范围。作业和（或）物理治疗师根据医生确定的医疗必需品，评估潜在轮椅使用者的运动、感觉和认知能力，并与医生讨论为使用者推荐合适的设备。经 AT 规定认证的康复工程师或专业技术人员是 AT 小组的另一重要成员。考虑到轮椅将被使用的环境和将使用轮椅进行的活动，这样的人将有能力来评估推荐的轮椅是否适合该用户。

理想情况下，团队应该了解市场上可用的轮椅，并开发一个在某地理区域内可用的设备存储库。杂志、文章和商业数据库来源，如 ABLEDATA 是研究开发这样的资料库的好地方[119]。轮椅制造商也可以直接联系更多信息。在此过程中，应尽早与轮椅资助机构或第三方付款人联系，以确定所需资助的金额和种类。除了购买价格外，椅子的长期维护费用也应该在做出最终决定时考虑在内。

一旦对模型和价格选择进行了调查，应通过检查环境和定期活动进一步评估，患者的需求。大多数活动可以分为三类：日常生活、职业／教育和休闲。日常生活自理包括在家中进行的活动，如做饭、上下床、洗澡、梳洗和其他如厕的活动。要接触到家中和其他环境中的物体，保持一定的高度是很重要的。职业／教育活动可以涉及在办公室、室外建筑工地、农业环境或学校环境中进行的操作。人们的职业通常是高度专业化的，在实验室、手术室、法院、洁净室或机械车间内的流动性可能存在特定的要求。在社区中心、餐馆、电影院和娱乐环境等地方进行的休闲活动往往对轮椅的需求最大。

轮椅模型的选择还应与公共和（或）私人交通工具的选择，如公共汽车、汽车或面包车的轮椅用户兼容。如果电动轮椅使用者计划乘飞机旅行，必须考虑航空公司的规章制度。例如只有使用密封凝胶电池的模块式轮椅才应被考虑，因为在商业飞机上不允许使用其他电源的轮椅。在其他国家，乘坐公共汽车和火车可能是一项重要的要求。在所有的环境中，地面条件将对最合适的轮椅类型施加最大的限制。表面的平整度、硬度和稳定性是决定轮胎

尺寸和车轮直径的重要因素。轮椅的性能往往取决于需要坡度以及高度的转换，如门槛和路缘。例如，前轮驱动型轮椅在爬升门槛和路缘时通常表现得更好，因为前轮和后轮驱动型轮椅前面没有小足轮。轮胎胎面花纹和轮胎类型也会影响轮胎的性能，因为更有凹凸的胎面花纹能在柔软的地面提供更好的牵引力，与填充泡沫的轮胎相比，充气轮胎的行驶更平稳，但填充泡沫的轮胎可以消除轮胎漏气的风险。环境中的净空间宽度将决定轮椅的整体尺寸。轮椅将被使用的气候天气条件，以及能够在雨雪天气变化的湿度和温度水平中也可以应用，都是重要的考虑因素。

　　轮椅的各种性能特征应该考虑到环境和患者试图执行的活动。轮椅的最大速度是很重要的，当使用轮椅进行长距离旅行时，如穿过校园或穿过城镇。座椅的越障能力将有助于确定使用者进入不属于美国残疾人法（Americans with Disabilities Act, ADA）规定的无障碍移动指南的环境，静态动态的稳定性特性（即座椅的"倾斜度"）将决定使用者在许多非理想环境下的安全程度。此外，轮椅的整体尺寸将决定轮椅使用者在狭小空间内的操控能力。在电动轮椅的情况下，轮椅的范围将表明用户在一天内可以走多远，以及多少距离可以不需要给电池充电。如果轮椅使用者没有公共交通工具、装升降机或坡道的货车，轮椅的最大总重量可能是一个需要考虑的因素。不论其功能如何，所有的使用者都需要开发并调整技能，使特定轮椅能在受环境限制的情况下能安全操作，并具备其性能特点。

　　由于对于使用者来说很重要的活动类型已经被列出，患者独立程度的概念将基于医生和治疗师的评估被确定。他们的体能指标也将被获得。为了验证这一点，一些简单的任务可以与患者一起完成，以确定他（她）躯干的横向和额部稳定性，手和手臂的力量，以及他(她)手指的精细运动技能[120-122]。

　　许多轮椅使用者用手的一部分支撑着躯干，并用手和手臂的配合来操作操纵杆。彻底的移动检查有助于为用户能力提供良好的衡量标准。特别是评估使用者的手或手臂是否出现高度改变和运动障碍，是运动检查的重要部分。对于运动能力有限的人，现代控制器有滤波器可以调整，使轮椅控制平

稳。定位机构使用连杆和可调元件，使操纵杆在几个位置的定位，以优化用户的操纵杆进行功能操作。如果用户没有手动功能或用操纵杆输入设备的协调能力，可以使用其他选项。身体的其他部分，如下巴或脚，可以操作一个改装过的操纵杆，或者可以使用一个吸气呼气控件。需要注意的是，当用户的身体功能下降时，操作替代控制所需的认知能力通常会增加。通过评估患者的语言和视觉能力、执行各种任务的速度和准确性、解决空间问题的能力，以及对自己身体在空间中的位置的理解，可以获得患者认知功能的水平。视觉能力，包括视觉精度和深度知觉，对电动轮椅的安全操作很重要。为了鼓励轮椅的安全操作，可编程控制器允许设置较低的最大速度，并降低轮椅的加速和减速率。为了帮助那些有更严重的认知或视觉障碍的人，目前正在开发一种技术，使轮椅能够沿着墙壁移动、穿过门口、并在与其他物体接触时停止。

　　最后，一旦在动力移动性方面做出了适当的选择，就需要花费大量的时间来优化座位设置，以最大化使用者的功能。轮椅的最后安装可以在诊所或使用者的环境中进行。在最后安装完成后，治疗师和（或）康复工程师会为使用者及其家人提供训练，告知他们轮椅的适当及有效使用方法。轮椅技能测试[123]和动力机动临床驾驶评估[124]等评估工具有助于评估轮椅使用者的整体机动性和驾驶能力，并指导训练方案。训练还应包括有关用户可自行进行的基本维修和轮椅供应商将提供的定期维修的资料。轮椅使用者可以先在符合 ADA 无障碍指南的受控环境中练习基本动作。他们应该练习在上坡和下坡方向通过不平整的表面、斜坡过渡（即水平到斜坡），并在狭窄的环境中机动。一旦掌握了这些技能，他们应该逐步处理更有挑战性的环境，例如超过 ADA 要求的陡坡和过渡。使用者应该始终在适当的位置用合适的腰带和胸部支撑进行练习，如果需要的话，还应该有助手在旁边协助。轮椅使用者也应该有机会体验他们所使用的技术的极限。通过在安全的环境中设置和练习，用户可以体验到轮椅的横向稳定性以及前后稳定性的极限，从而更好地了解其性能极限。

　　在整个医疗保健领域，为了向利益相关者负

责，评估干预措施和服务的有效性，结果测量的使用越来越有必要的。仅仅为一位患者提供 AT 设备是不够的，还需要演示该设备如何改善功能、参与整体生活质量。为了持续改善服务素质，有必要评估员工对服务的满意程度。结果测量必须经过可靠性验证，才能被接受为真正的评估工具。这需要多年的系统开发和心理测量测试，以使测量结果能够接受外部检查，并在设备、服务提供模型和设置之间保持一致性；但是，这可能不适用于所有设置，因为调查是在现有基础设施内部创建和部署的。同样重要的是，要注意，即使结果测量不一定是作为评估工具建立的，但它对服务交付的过程也是至关重要的，并提供了有用的可度量的信息，这些信息可以显示随时间的变化或满意度水平。

多年来，一些机构试图通过基于证据的方法来描述轮椅运送的过程。世界卫生组织关于在资源较少的环境中提供手动轮椅的指南详细介绍了轮椅服务须提供过程中八个不同的步骤 [125]。RESNA 轮椅服务指南（RESNA's Wheelchair Service Provision Guide，WSPG）进一步扩展了这八个步骤 [126]。WSPG 描述了一个以用户为中心的轮椅提供过程，并作为在消费者、家庭成员、护理人员、社会服务和医疗保健专业人员、供应商、制造商、资金来源人员和政策制订者之间建立一个路线图，即共同语言。WSPG 建议解决轮椅交付过程中的这些主要部分：转诊、评估、设备推荐和选择、资金和采购、产品准备、装配、训练和交付、后续维护和维修以及结果测量。最近，Kamaraj 等采用了《国际功能与残疾分类》（International Classification of Functioning and Disability）[127] 中的这些组成领域，来描述这个概念的框架，以证明这些不同因素的相互依赖性和轮椅服务提供的跨学科性质 [128]。

RESNA 认识到有必要为各利益相关者提供有价值的信息，以区分在 AT 服务交付过程中具有专业知识的患者，并认识到标准化这一跨学科过程的紧迫性。为了支持这些目标，该组织提供了三种认证，以确认服务提供商是否符合具备工作知识和经验的国家标准。通过促进 AT 服务交付行业内的标准化实践，RESNA 的认证最终可以保护使用 AT 解决方案的消费者。这些认证项目也成为其他几个国家的典范，并促进了国际轮椅专业人员协会（International Society of Wheelchair Professionals，ISWP）和全球辅助技术合作（Global Cooperation on Assistive Technology，GATE）等国际组织的发展。

辅助技术专业人员（Assistive Technology Professional，ATP）认证认可在分析残疾消费者的需求、协助选择合适的 AT 以满足消费者需求、提供所选设备使用训练方面的能力。ATP 候选人可能来自广泛的 AT 领域。本认证涉及的 ATP 专业领域包括增强和替代通信（augmentative and alternative communication，AAC）、艾滋病的认知、计算机访问、日常生活电子辅助设备 / 环境控制小组、感觉、座位和流动性、娱乐、环境改造、无障碍交通（公共和私人）及学习障碍的技术。座椅和移动专家（Seating and Mobility Specialist，SMS）认证是针对从事座椅和移动工作的专业人员的专业认证。虽然 ATP 是一项基础广泛的考试，涵盖了 AT 的所有主要领域，但 SMS 考试的重点是座位、定位和机动性。该项目旨在为临床医生、供应商、工程师和其他涉及座椅和移动服务的人员提供服务，因为 ATP 认证是 SMS 的先决条件。康复工程技术（Rehabilitation Engineering Technology，RET）证书满足了康复工程师的需求，为其他专业人士和消费者提供了一个清晰的途径来认识临床康复工程师。为了获得 RET，工程师还必须获得 ATP 认证。所有三份 RESNA 证书都需要相关经验的证明和综合考试及格的分数。这些认证过程的系统评估已经证明了服务质量的改进。虽然取得了进展，但仍面临重大挑战。综合 AT 诊所仅靠对其服务的报销往往很难生存。因此，大多数 AT 诊所与大学、非营利组织（如 Easter Seals、联邦脑瘫中心）或其他来源可以帮助承担费用的康复中心有联系。

十九、结论

轮椅技术和选择的进步，旨在充分改善参与日常活动的机会，以及轮椅使用期间的安全。这些进步为那些曾经无法独立使用移动设备的人提供了机动性。用户界面是决定 EPW 用户功能的最关键因素之一。EPW 接口已经有了实质性的发展；然而，关于接口的数据或其他研究很少。伴随急性医疗康复的成功而来的是对严重残疾人士更大程度融入社区的期望。可选的接口和复杂的控制算法有潜力实现社区集成的某些承诺。

先进移动设备的出现，为数以百万计的残疾人或老年人的移动障碍改善带来了希望。电力电子、电信、控制、传感器和仪器仪表等领域的进步应用才刚刚开始。为脊髓损伤人士提供先进的移动技术，对于那些希望以有意义和切实的方式服务于公众利益的专业人士来说，这是一个重要的职业和商业机会。

科技在促进脊髓损伤患者的健康、活动和参与方面起着至关重要的作用。这是为数不多的能够为脊髓损伤患者提供即时而深远益处的东西之一。随着科技的进步，科学领域也向人们敞开了大门。脊髓损伤参与者的活动范围令人印象深刻，而且还在增长。学校、工作、旅行和休闲活动的便利都是由科技推动的。材料的进步使轮椅更轻便，设计的发展使轮椅更适合患者的需要。软件通过学习用户的行为并优化其结构，使计算机界面具有自主适应性，在某些情况下还具备智能化。这一趋势无疑将我们带向两个令人兴奋的方向：①个性化设计，其中技术匹配并适应用户的需求；②感知系统，从用户的行为、内容和环境中学习，以支持终端用户。随着参与式行动设计和感知系统的应用越来越广泛，对脊髓损伤技术的获益性将发生革命性的变化。

第45章

脊髓损伤患者的职业康复
Vocational Rehabilitation for Individuals With Spinal Cord Injury

John O'Neill　Lisa Ottomanelli　著

一、概述

本章论述脊髓损伤（SCI）后的就业问题。我们首先阐述了就业在 SCI 患者生活中的重要作用，并对 SCI 后工作的重要性和益处进行了定性研究。为了进一步强调就业的影响，我们回顾了定量研究，其概括了就业对于健康和幸福感所做的贡献。接下来，报告 SCI 后就业率的短期和长期统计数据。此外，我们还讨论了与就业结果统计相关的更高层次的静态和可改变因素，以及定性研究提供的对就业障碍和促进因素的更为基础和临床可用的描述。随后将重点介绍为 SCI 患者提供的公共就业计划，以及对基于证据和其他有希望改善 SCI 患者就业结果的模式的最新研究。最后，我们为未来的研究、实践和政策提出一系列建议，以提高 SCI 患者的就业效果。

二、工作的重要性和益处

（一）理解就业的意义、价值和益处

明尼苏达工作调整理论[1] 是一个重要的职业发展理论，在支持其理论构建的初步研究中，涉及了相当大比例的残疾人。这一理论的一个重要元素确定了人们通过工作寻求满足的六种价值（表 45-1)[2]。工作环境对员工价值的支持程度将影响员工对工作的满意度，并增加员工继续留任的可能性。这些价值的相对重要性因人而异，满足这些需求的工作环境的可能性因工作而不同。然而，从明尼苏达工作调整理论（Minnesota Theory of Word，MTWA）中借鉴这一框架，可以帮助我们理解对源自定性研究中 SCI 患者就业的意义、价值和益处。

最近的几项定性研究[3-7] 对 SCI 患者就业的意义、价值和益处进行了研究。尽管在新西兰、中国、挪威、芬兰、德国、瑞士、爱尔兰共和国、北爱尔兰和美国等不同国家和地区进行了研究，但这些研究的结果非常一致。正如人们所料，工资和附加福利（如退休计划、健康保险、病假和医疗假、假期）通常被视为从就业中获得的重要福利[6] 反映了 MTWA 的舒适价值，其在就业环境中可以提供短期和长期财务、健康和社会保障。工资本身通常不被认为是工作的首要益处。取而代之的是，工资能让人做些什么，比如付账单、从事娱乐和业余爱好。附加福利的提供甚至会影响到一个人的工作和继续留在公司的决定。尽管薪水和附加福利很重要，但它们并不是全部。

无论是否工作，SCI 患者主要通过就业的角度来理解融入社会的意义[3, 6]。就业被认为是社会融合的必要条件，有助于形成一个人的社会身份，从而得到他人的认可和自尊的增强。在 SCI 之后被雇佣也被视为一个信号，向自己和他人表明生活已经恢复正常，即在工作年龄的成年人的社会规范已经重建[5]。SCI 患者认为就业是避免被视为只是残疾人的一种手段。相反，就业被视为提供机会来发展有价值的社会角色，如同事、专家和管理者[3]。这些研究的结果[3, 5, 6] 代表了 SCI 患者，他们关注的是 MTWA 的就业状况价值及其对通过工作重建声望和认可的潜在贡献。

表 45-1 MTWA 价值和样本问题来探索工作对 SCI 患者的价值

工作价值	支持每个价值的工作元素的描述	探索工作价值的例题
成就感	鼓励成就和进步	工作如何影响你把自己作为一个人的看法？
舒适感	提供多样性、保险和足够的补偿	• 什么样的薪水才能让你拥有有意义的生活质量？ • 你需要什么样的福利才能感到安全？ • 工作对你的家庭或生活方式有什么影响？
身份地位	提供认可和声望	你完全融入社会的最有意义的标志是什么？
利 他	促进同事之间的和谐与友谊，履行为社会做出贡献和为他人服务的道德义务	工作如何影响你与他人的关系以及你与社区的关系？
安全感	提供可预测、稳定和公平的工作环境	工作环境的哪些特点对你来说最重要？
自主权	支持个人责任、创造力和主动性	你觉得哪种工作或工作环境最适合你？

MTWA. 明尼苏达工作理论；SCI. 脊髓损伤

工作也常常被视为一种道德责任，并通过为他人创造价值而成为社会贡献的一员[4, 6]。这些结果与 MTWA 的利他主义价值取向和履行为社会做出贡献和为他人服务的道德义务的需要相一致。然而，随着年龄的增长，作为一种道德义务的工作意识似乎正在减弱，因为患有 SCI 的老年人觉得他们已经为社会做出了贡献，现在可以因为缴纳的税款而得到政府的补偿。此外，在一些国家，特别是瑞士和德国，作为道德义务的工作不那么突出。相反，如果工作有意义并且与先前存在的自我概念相一致，就业更有可能被认为有助于自我认同。因此，如果找不到有意义的工作，如果没有明显的财务劣势，领取养老金是合理的。同样，为残疾人预留的社会福利工作被视为提供没有刺激性或挑战性的无意义工作[3]。SCI 患者认为社会福利工作是低劣的，与他们的人力资本不一致。即使回到同一个雇主的同一个工作岗位，如果雇主没有充分利用自己的知识和技能，该工作也将被认为是毫无意义的[5]。在这里，当 SCI 患者希望满足支持个人责任感、创造力和主动性的工作需要时，MTWA 的自主性价值会发挥作用，如果这不可能，那么不被雇用可能更可取。

从工作中获得的 MTWA 利他主义价值的另一个方面是发展与同事的密切关系。两项研究[5, 6]发现，从参与者的角度来看，就业为社会参与和保持社会联系提供了机会，这一价值是在讨论出院后孤独感和社会孤立在出院后阶段是普遍存在的。就业通常也被视为当今的借贷结构，分散其注意力，干扰损害、痛苦、抑郁、成瘾和病态思想的进行[3, 6]。

（二）就业对健康和福利的贡献

关于就业福利的定量研究主要集中在生活质量[8-11]、残障[11]、残疾/独立[8, 12-14]、抑郁[9, 13]、社会融合[13]、生活满意度[12, 13]、主观幸福感[8]和寿命[14]。这些研究[8, 9, 11, 13, 14]大多是有目的地调查就业的益处，而其他研究则把就业的益处作为次要问题[10, 12]。

在一项旨在评估 Quebec（加拿大）、Leduc 和 Lepage[10]成年 SCI 患者健康相关生活质量（health-related quality of life，HRQoL）的研究中发现，被雇佣者在所有 10 个 HRQoL 子量表中报告了生活质量的提高：身体功能、角色功能，身体、身体疼痛、一般健康、活力、社会功能、角色功能，情绪、心理健康、躯体健康，以及精神成分总结。McColl 等的另一项研究[12]其主要目的是评估安大略省（加拿大）SCI 患者的独立性和对寿命的满意度，结果显示，那些完全损伤和损伤水平较高的患者独立性较低，而那些在职、年轻和已婚的患者独立性较高。已婚和就业者的满意度较高。Chapin 和 Holbert[8]研究了东南州职业康复机构内，成功与失败的职业康复与生活质量和主观幸福感之间的关系。在对年龄、当前教育、受伤前收入、受伤后年龄、种族（族裔）、性别和婚姻状况进行控制的同时，他们发现，那些成功康复的人的生活质量总体上和世界卫生组织生活质量 BREF[15] 的所有四个分量表（生理、心理、社会、环境）都较高。他们还发现，那些成功康复的人在心理、经济和身体方面的主观幸福感更好[16]，但在家庭 / 社会幸福感方面没有。在另一项横断面研究中，Hess 等[13] 评估不同就业强度或水平（全职、兼职和失业）与抑郁、生活满意度和社会融合之间的关系，分别采用生活满意度量表[17]、社会整合量表[18] 和简明版患者健康问卷[19]。分析表明，全职和兼职工作的人比不工作的人对生活的满意度更高。此外，兼职人员与全职人员对生活的满意度没有不同。在社会融合方面也出现了类似的模式：全职和兼职工作者的社会融合程度高于无业 SCI 患者，全职和兼职工作者的社会融合程度没有差异。在抑郁方面结果有些不同。只有那些全职工作者的抑郁项目比没有工作的人更少。Gorzkowski 等[9] 采用儿童抑郁量表[20] 和儿童生活质量量表[21] 调查工作参与及其与抑郁和生活质量的关系。与工作相关的参与由儿童参与和娱乐评估[22] 进行了评价，其中包括有助于培养工作技能的工作相关活动，如志愿者工作、做家务、有偿工作、做家庭作业、购物、做饭和照顾宠物。这些作者发现，工作参与活动水平的提高与抑郁程度的降低相关，而抑郁水平的降低反过来又与生活质量的提高相关。Krouse 等[14] 研究了就业、工作时间对寿命的独特贡献，同时控制了其他已知的死亡预测因素——受伤严重程度、教育程度和家庭收入。结果显示，工作超过 30h 的人比失业者或工作不足 30h 的人生存更久的概率更大。在一项前瞻性、随机、对照的多地点试验中，Ottomanelli 等[11] 研究了在 SCI 退伍军人中支持性就业与传统职业康复在 HRQoL、残疾和残障中的影响。尽管在许多方面，接受支持性就业的人与接受传统职业康复的人相比，就业结果始终显著改善，但使用退伍军人 RAND 36 项健康调查[23] 评价生活质量，Craig 残障评估和报告技术（Craig Handicap Assessmend and Reporting Technique，CHART）[18] 评估残疾，功能独立性评定（Functional Independence Measure，FIM）[24] 评估残障，结果并未显示出对生活质量、残疾或残障有任何显著差异影响。研究人员扩展了

分析范围，以比较研究期间从事竞争性工作的人与未从事竞争性工作的人，而不考虑治疗组。获得竞争性就业的参与者在三个 CHART 量表——社会融入，流动性和职业上的得分明显提高。

总的来说，前面提到的研究可以相当令人信服地表明，患有 SCI 的工作人群确实从劳动力市场的参与中获得了某些好处，例如减少了抑郁和残疾、提高了生活质量、社区融入、独立性、主观幸福感、对生活的满意度，甚至提高寿命。对这一结论的一个警告是，除了一项研究外[11]，几乎所有这些研究都是相关的，因此，与就业相关的任何益处实际上都可能是不可观察 / 不可测量的因素（如希望或内心坚强）的结果。Ottomanelli 研究的结果强调了就业与相关收益之间可能存在的复杂关系，该研究是一项前瞻性随机对照试验（randomized control trial，RCT），有可能提供强有力的证据，将就业与假设收益联系起来。然而，对于那些因接受就业援助而比以往照常接受职业治疗获得更积极的就业成果的人来说，本研究不能明确证明就业与其所谓的间接福利之间的关系。Gorzkowski 等的研究[9] 还论证了就业与应得利益关系之间的潜在复杂性。他们发现 SCI 女孩的工作相关参与活动与生活质量之间的关系不是直接的，而是由抑郁介导的。

三、SCI 后的就业

尽管如上所述就业的巨大优势是众所周知的，但许多 SCI 患者在 SCI 之后并没有实现和维持稳定的就业。事实上，尽管通过了残疾人权利立法、有着较为进步的医疗保健和辅助技术进步以及社会变得包容而有多样性，但 2015 年[25] 残疾人的就业率一直保持在 34.9% 的低位。这些比例与美国约 76% 的无残疾人士就业率形成了鲜明的对比。劳动力参与的差异是不幸的，因为大多数 SCI 患者认为自己有能力和动力去工作，而不像人们通常认为的那样，认为经济约束因素是障碍[26]。

具体的就业率变化很大，在 5%~40%[27-31]，这取决于就业的定义、地理位置和与受伤后时间的测定。总的来说，在最近十年中对就业和 SCI 进行的回顾显示，SCI 之后的平均重返工作概率约为 35%，欧洲和澳大利亚的研究报道稍高[32]。受伤后

经过的时间越长，就业率就越高。例如，从国家脊髓损伤模型系统（National Spinal Cord Injury Model System，SCIMS）报道的研究表明，在 1 年、2 年和 5 年随访期间测量的就业率从 1 年的 18.8% 增加到 2 年的 25.8%，在 10 年随访时 [29, 33] 达到约 35% 的高峰。这一趋势也反映在退伍军人健康管理局（Veterans Health Administration，VHA）的样本中，对受伤后平均 10 年患有 SCI 的退伍军人的研究表明，35% 的人在受伤后的一段时间内重返工作岗位，而那些在受伤后工作年限更长的人更有可能就业 [34]。能够返回受伤前的雇主或受伤前的职业与受伤开始和重返工作之间的时间间隔较短有关 [35, 36]。

有许多与 SCI 后就业相关因素的研究。最近的一项系统回顾证实了其他研究的发现，这些研究确定了许多与就业结果共同相关的人身和损伤特征 [37]。不可改变的因素包括受伤前的就业情况；医学因素，如 SCI 病因、受伤持续时间、既往存在的慢性病和合并伤；以及个人特征，如年龄、性别、种族和教育背景。重要的是，在文献中发现了几个与就业相关的持续独立的可改变因素。这些因素包括受伤后教育、职业康复、功能独立、金融约束和社会支持。正如作者所指出的那样，对不可修改特征的认识有助于确定"目标对象"，而可修改因素则表明"如何"改善就业干预措施。认识到可能使个人面临更差结果风险的因素可以帮助告知和分配资源。同时，确定适当的干预措施的目标可以帮助 SCI 治疗团队将工作重点转向确保最佳的就业结果。

（一）阻碍和促进因素

选择可改变的因素是提高就业潜力的合理干预目标，值得特别考虑。一般来说，教育被认为是继 SCI[29, 38-41] 之后就业的一个强有力的预测因素，教育程度的每一个附加水平都会提高就业的可能性。然而，受伤后教育可能是重返工作岗位的一个特别重要的因素。受伤后每增加一个教育学位，获得就业机会的可能性就大大增加，但与受伤前接受类似水平的教育相比，情况并非如此 [42]。鼓励和支持个人获得所需的证书或高级学位，显然会增加工作的种类和可获得性。对于那些在体力要求更高的工作中工作的人来说，再培训可能提供在体力要求较低的环境中工作的机会。

一些回顾性研究调查了职业服务模式，这些模式预测了使用州立职业康复系统的 SCI 患者的就业结果 [43, 44]。通过对这些在州立职业康复（vocational rehabilitation，VR）系统中服务的大型 SCI 人群的二级分析，我们发现，工作安排（即转介给雇主进行面试和（或）雇用）与竞争性就业成果呈正相关。其他服务，包括在职培训、求职帮助、辅助技术和其他工作支持服务，也增加了成为竞争性雇员的可能性。

并发症包括预先存在的并发症（通常被视为静态的）和后期发展的并发症（被认为是可变的），这些状况对就业造成明显的障碍。提高就业成果的一种方法是在支持重返工作岗位的背景下积极管理和预防并发症 [45]。SCI 后并发症是很常见的，包括但不限于疼痛、痉挛、压疮、抑郁、尿路感染、自主神经功能失调和肺炎。研究表明，二级医疗机构的数量、不良的一般健康状况和住院治疗都是就业的不良预后指标 [46-48]。特定条件对就业的影响程度，文献尚不清楚。与失业有显著关联的疾病包括疼痛、抑郁和一个或多个心理健康诊断 [49-51]。当由于继发性并发症而导致健康不佳需要住院治疗时，获得和维持就业的可能性显著降低 [51]。显然，康复的首要目标是帮助个人预防或控制这些常见的继发性并发症。最近，通过使用路径分析对 SCI 中广泛的健康状况类别（既往存在的和继发的）进行了研究，发现健康状况的复杂相互作用和影响与包括就业在内的多个因素相关 [52]。就业与健康状况恶化、提高功能（通过 FIM 衡量）和提高 HRQoL 有关。从其他研究中可以看出，并发症的累积负担产生了巨大的影响力，强调了最大限度地提高 SCI 中既存和继发性健康问题的医学管理的重要性，这与表明 SCI 患者将健康因素视为就业的主要障碍而不是抑制因素或资源的看法相符 [53]。在这种情况下，康复评估需要考虑健康问题如何影响重返工作岗位，并在治疗规划中为健康和职业干预措施制订适当的规定 [53]。在重返工作环境中管理特定疾病的临床指南可在其他章的内容中找到 [45, 54]。

除了最大限度地减轻健康状况的负担之外，专注于最大限度地发挥功能独立性增加了参与就业的前景和能力。例如，辅助技术（assistive technology，AT）和获得交通工具是提高独立性以促进就业的两种手段。一项研究[55]描述了用于 SCI 的平民和退伍军人就业的 AT 设备。在职或在过去 5 年中被雇用的 73% 的平民（N=68）报道拥有 400 种不同的 AT 设备，其中 80% 被认为对工作很重要。被认为对工作很重要的 AT 设备的比例分为四类：59% 是手动移动性设备和独立生活；24% 的电动和独立生活；8% 是辅助计算机技术；6% 是义肢和矫形器。报道称，目前新雇用或过去 5 年中已雇用的退伍军人中约有 17% 拥有 88 种不同的 AT 设备，其中 77% 的设备对工作很重要。退伍军人认为对工作很重要的设备中，大多数（57%）用于手动移动和独立生活。AT 类中对工作至关重要的退伍军人和平民认可设备的频率如下：91% 的门诊辅助设备；83% 的手动独立生活设备；80% 的住宅控制设备；71% 的手动汽车控制装置；50% 的环境控制和放大设备；43% 的手臂（手部）假肢或吊带。这项研究表明，SCI 患者会使用各种各样的 AT 设备，其中许多对于工作都很重要，但它并未指出什么是可行的，也没有成功地将 AT 整合到工作场所中。

定性研究人员通过采访 AT 的使用者，包括脊髓损伤患者以及他们的雇主和同事[56]，发现了一些有助于或阻碍 AT 工作场所成功整合的因素。在流程方面，所有 AT 用户在考虑 AT 选择、获得设备和支持以及学习如何使用设备时都遇到了延迟。但是，当用户坚持探索所有可用选项并仔细检查收到的 AT 信息时，AT 集成过程会更加顺畅。那些没有足够的 AT 知识和相关支持服务的人往往会混淆自己的工作，而在工作任务上表现不佳。此外，用户需要参与有关技术的决策，当他们不是 AT 时，充其量是未充分利用，最坏的情况是完全被抛弃。雇主采取积极和协作的方式也被认为是成功融入工作场所的一个因素。对工作场所的整合持"放手"态度的雇主发现，有了"坚持""一点远见"和"承诺"，工作场所的"生产率"会有"惊人的"回报。所有雇主都觉得他们没有足够的关于 AT 的信息，但那些寻求更多信息和咨询的人认为，这提高了整合 AT 的努力。当雇主与 AT 用户合作决定技术的类型、定位、维护和升级时，AT 工作场所整合更

为成功。即使雇主们确实对计算机技术的成本有一些担忧，并从成本效益的角度出发，他们也认为在员工独立性和生产力方面，收益大于成本。研究人员还指出，在最成功的工作场所整合案例中，雇主和 AT 用户的互动关系是存在的。同事们理解 AT 用户所面临的困难，但他们认为 AT 用户对确保成功负有主要责任，如果需要的话，他们可以在 AT 用户完成任务后与 AT 合作。另据报道，在 AT 的整合过程中，让同事参与进来在共享工作环境中尤为重要。工作环境也带来了需要解决的障碍。整个建筑工作场所的可访问性是雇主没有预料到的，他们需要信息和支持来解决这些问题。当工作人员在家中工作，同时培训自己有效地使用 AT 时，有利于整合。在硬件和软件方面，与雇主的信息技术系统的兼容性是一个障碍，有能力处理这些问题被认为是成功整合的重要因素。员工和雇主都指出，在工作环境中使用设备进行试运行对于确保成功至关重要。雇主们认识到，短期内的生产率下降是合理的。

对于 SCI 个人而言，交通已被认为是仅次于自然环境的第二大最重要的参与障碍[57]。在 SCI 对 120 多个来源的文献[30]进行回顾之后，重返工作中交通被视为最常提及的障碍之一。在澳大利亚进行的另一项最新研究[58]预测了 SCI 康复出院后 2 年内带薪就业状况，发现交通便利对出院后的就业起着重要作用。使用前瞻性研究设计影响 SCI 后就业的因素，Lin 等[59]发现，能够自主乘坐交通工具的人在出院后 3 年内重返工作的可能性比不能自主乘坐交通工具的人高 413%。与对交通工具的自主使用一致，Norweg 等[60]研究了 SCI 之后驾驶改装车辆的模式，预测因素和收益，同时对来自美国 16 个 Model SCI 系统的 3000 多名参与者进行了研究。他们发现，驾驶改装车的人被雇佣的可能性是不驾驶改装车的人的 2 倍。还显示出与驾驶改装车辆有关的其他好处可以减少某些就业障碍，例如抑郁、疼痛和总体健康状况的影响。

定性和定量研究都强调了构筑希望和创造积极期望以促进受伤后重返工作岗位的重要性。在一项关于 SCI 参与者感知障碍的初步研究中，希望和积极寻找工作与 SCI 后重返工作的可能性显著相关[53]。

依附，被认为是一种人际间联系和归属感的需要，也与成年人的工作和残疾结局有关。最近的一项研究表明，依附和希望都与全职工作呈正相关，而希望是 SCI 患者依附和全职工作之间关系的重要媒介[61]。荷兰的一项回顾性研究表明，康复住院患者对重返工作的早期积极期望是受伤后数年劳动力参与的重要指标[62]。从患者和职业咨询师的角度来看，灌输和保持希望并为重新融入工作树立积极的期望对于就业至关重要[5]。对工作的积极期望需要与支持该目标的计划明确相结合，尤其对于那些缺乏先前劳动力经验的年轻人[63]。

（二）临床意义

最近对定性文献的系统回顾[64]综合了与重返工作相关的主题，并将它们与临床含义联系起来，这肯定也得到本章前面描述的许多定量文献的支持。本文报告了 9 项定性研究，总结了 114 名 SCI 患者的重返工作经历。数据显示出三大主题。首先，重返工作岗位需要引导一系列复杂的个人和环境因素，以创造受伤后就业的可能性和机会。简单地说，SCI 后的就业过程本来就很困难。为了应对这一挑战，鼓励临床团队使用多种策略来激发、培养和加强促进就业的特征，例如动机、决心、乐观和自信。临床策略的范围可能包括使用同伴支持和社会联系，建立以就业为可行目标的康复文化以及确定和平衡经济目标。其次，随着时间的推移，重返工作岗位与 SCI 适应之间存在互惠关系。虽然这一主题来自于对定性研究的回顾，但 Krause 工作的定量数据和 SCIMS 数据肯定也反映了这一过程随时间的推移[32, 65, 66]。因此，临床团队最好扮演一个"敏锐而务实的角色"，在这个角色中，他们在与资源建立适当的联系和积极的期望的同时，随时间推移平衡对损伤心理的调整。最后，如前所述，竞争性就业是 SCI 患者的内在需求，与满意度、目标、社会互动和独立性相关。这篇综述的最终结论是有偿就业的好处大于寻求、获得或维持就业的挑战和负面经验。这篇综述和其他文献一起，强调了临床团队在 SCI 后提供就业可能和改善健康和福利的保证的重要性。

显然，在康复过程的早期，需要解决职业重返社会这一问题，同时患者与康复团队建立联系，以解决主要障碍。职业提供者和康复专业人员作为变革的推动者发挥着关键作用，他们培养了人们对重返工作岗位的期望，并在适当的支持下实现了支持向工作生活迈进的目标。与文献一致，下面描述的干预措施概述了重塑希望和使人们积极寻求工作机会的结构化方法。

四、职业干预

（一）州职业康复计划

在美国，每个州和美国领土都有一个州职业康复机构（State Vocational Rehabilitation Agency，SVRA），支持残疾人实现就业目标。SVRA 帮助残疾人准备工作、就业、继续就业或重新就业。要获得这些服务的资格，个人的残疾情况必须影响就业，并需要职业康复服务才能就业。SVRA 可以提供一系列服务，分为四大类：为青少年提供就业前过渡服务、培训服务、职业服务和其他服务（具体服务见表 45-2）。SVRA 员工直接提供一些服务，但很大程度上依赖社区康复计划和其他组织的网络购买或类似服务。

Inge 等[67]提供了 2011—2013 年在 SVRA 项目中 SCI 患者的公平性的描述性统计。在这 3 年中，共有 9205 名脊髓损伤患者接受了治疗。在此期间，每 10 名 SCI 患者中约有 3 人被认为成功退出了 SVRA 计划，并获得竞争性就业结果。而每 10 个人中有 7 人退出了 SVRA 项目而没有就业结果。该组最常见的三项服务是评估、职业康复咨询和指导及康复技术。接受康复技术服务的人在有竞争性就业者中的比例几乎是没有就业结果者的 2 倍。支持的就业服务似乎未得到充分利用，因为在不到 3 年的时间里，只有不到 4% 的人成功退出 SVRA 计划并获得了支持的就业服务。作者估计，那些以竞争性就业身份退出 SVRA 计划的人每年可赚取约 26 000 美元，这将使他们略高于四人家庭的贫困水平，2014 年为 23 850 美元[68]。

（二）退伍军人管理计划

美国退伍军人事务部（Veterans Affairs, VA）通过退伍军人健康管理局（Veterans' Health Administration,

表 45-2　SVRA 项目提供的服务

就业前过渡服务	培训服务	职业服务	其他服务
求职咨询	研究生院或大学培训	评估	交通
基于工作的学习经验	四年的大学或学院培训	损伤的诊断和治疗	维护
中学后入学咨询	大专学校或社区大学培训	职业康复咨询与指导	康复技术
工作场所准备培训	职业训练	求职援助	个人援助服务
自我宣传教育	在职培训	就业援助	技术援助服务，包括自营职业
	注册学徒式培训	短期工作支持	读者服务
	基础学术补救识字训练	支持性的就业服务	翻译服务
	工作准备培训	信息和转介服务	
	残疾相关技能培训	福利咨询	
		定制化的就业服务	

SVRA. 州职业康复机构

VHA）和退伍军人福利管理局（Veterans Benfits Administration，VBA）为合格的退伍军人和服务人员提供职业康复、教育和培训计划（表 45-3）。在 VHA 中，每个医疗中心都有补偿工作治疗（Compensated Word Therapy，CWT）计划提供全方位的职业服务，包括支持性就业、社区就业服务和职业援助，作为 SCI 退伍军人医疗保健的一部分。在 VBA 中，有服务相关残疾和就业障碍的退伍军人有资格获得职业康复和就业（vocational rehabilitation and employment，VR&E）服务，也称为第 31 章项目。确定资格后，将对退伍军人进行评估，并将其置于服务的五条之一中，以达到退伍军人的康复目标。这些服务可能包括职业评估和咨询、简历开发、工作培训、就业安排及求职技能指导。VR & E 还可以根据第 31 章的要求提供专上培训（例如，大学、职业技术学校或商学院）或创业帮助。

最近的一项研究调查了 2006—2010 财政年度从 VHA CWT 项目退伍的心理健康残疾退伍军人（n=38 199）的竞争性就业结果。在各种类型的就业服务中，退伍军人的就业竞争力一般。由于研究期间包括了大萧条，所以在这段时间内就业更难实现也就不足为奇了。最重要的是，研究表明，那些获得强调在社区工作的服务的人的竞争性就业率

表 45-3　退伍军人事务部提供的职业方案

VHA CWT 项目	VBA VR&E 条款
支持性就业	再就业
以社区为基础的就业服务	快速就业
职业援助	自主创业
支持性的自主创业	通过长期服务的就业
过渡工作	独立生活服务

CWT. 补偿工作治疗；VBA. 退伍军人福利管理局；VHA. 退伍军人健康管理局；VR&E. 职业康复和就业

最高，例如在社区支持就业和过渡工作（注：在研究时，社区就业服务不是作为一个单独的方案提供的）。研究还发现，有超过五种基本身体状况，包括 SCI，降低了就业的可能性。由于医疗条件是综合在一个共同疾病的全球衡量，这项研究没有单独报告脊髓损伤退伍军人的结果。研究发现与 2016 年 VHA 治疗和就业服务转型计划中确定的优先事项一致，该计划旨在提供以强调社区环境中竞争性就业为主要目标的循证就业服务 [69]。

2008 年，启动了一项为期 20 年的对退伍军人的纵向研究，他们申请并进入了 VR&E 计划的服务计划，以确定长期的计划后结果。该研究包括将近

50 000 名退伍军人参与者，根据他们是否在 2010 财年，2012 财年和 2014 财年进入该计划，按 3 个队列进行了分类。由于活跃的 VR&E 案例的周期可能会持续 6 年以上，因此现在认为职业培训后项目的出院结果是初步的。根据 VR&E 纵向研究的初步发现^[70]，2015 财年年度报告显示，那些在 VR&E 计划中"实现康复"的退伍军人报告的积极经济成果（包括就业率，收入以及房屋所有权）比那些中止该计划的参与者更高。没有针对不同的残疾群体单独报告调查结果。

（三）循证模型和有希望的干预

1. 个人安置和资助

迄今为止，对 SCI 患者进行有效职业干预的最有力证据是支持性就业的 IPS 模型^[71, 72]。IPS 也被称为循证支持就业，它使用基于团队的方法^[73-75] 将职业服务与持续的康复和医疗服务相结合。也就是说，IPS 就业专家，通常是职业康复顾问（vocational rehabilitation counselor，VRC）或专家（vocational rehabilitation specialist，VRS），是 SCI 跨学科护理团队的成员，并与团队成员合作帮助 SCI 患者实现其就业目标。主要目标是帮助脊髓损伤患者在社区中找到与其当前兴趣、优势和生活方式相匹配的有竞争力的工作。以竞争性就业为目标，避免为残疾人提供预先存在的工作。具体的服务内容包括在社区内迅速从事求职和发展工作、为残疾人福利提供帮助、了解未来收入的影响，以及在工作场所提供无时间限制的支持，以维持成功就业。该模型是对传统 VR 方法的范式转变，后者涉及冗长的职前评估和培训，也涉及逐步的方法，例如将某人独立生活作为 VR 的前身。相反，正在进行评估，并利用社区和工作环境中的求职信息修改职业目标，或在治疗小组的协助下设计工作支持和住宿，以确保工作成功。对于 IPS，无论 SCI 损伤水平或严重程度、慢性或共病健康状况或心理社会因素如何，所有对工作感兴趣的 SCI 患者都有资格获得服务。也就是说，传统的"工作准备"概念并没有被用作确定是否有资格获得 IPS 资格的标准。

IPS 合并 SCI 的初步证据来自于在 VHA 的多个 SCI 中心进行的 12 个月随机临床试验^[31, 76]。SCI 退伍军人（n=201）被随机分配接受 IPS 作为其 SCI 医疗保健的一部分，或通过转介到外部来源（通常是 SVRA）接受常规职业康复，另一组常规职业康复中的非随机退伍军人在仅观察的地点接受随访。IPS 参与者的竞争性就业率为 25.9%，而随机职业康复组为 10.5%，非随机职业康复组为 2.3%。结果显示，IPS 组中的退伍军人被雇用的可能性是随机接受常规 VR 的人的 2.5 倍，是非随机常规 VR 组的人的 11.4 倍。在对 IPS 参与者电子健康记录的二次分析中，职业服务显著模式与积极的就业结果相关^[77]。社区服务被视为 IPS 的核心特征，包括工作发展、工作安排和后续支持，更可能与竞争性就业结果相关。然而，更传统的"基于办公室的服务"，如一般职业咨询和面试，不太可能产生竞争性就业。结果表明，IPS 作为一种规范化的职业护理与康复护理相结合的方法，在改善 SCI 退伍军人就业效果方面优于一般的职业实践。

在一项纵向观察性随访研究中，在美国多个 VHA SCI 中心参加 24 个月 IPS 项目的单臂非随机退伍军人队列中调查了就业结果^[78]。样本包括 213 名 SCI 退伍军人，他们在 7 个 VA-SCI 中心接受住院（24%）或门诊（76%）治疗。失业但表示愿意工作和生活在 VA 医疗中心附近的 SCI 患者，无论治疗设置、SCI 严重程度或存在其他医学并发症都有资格报名。该样本反映了典型的 SCI 患者在 VHA 治疗中的复杂性，其中大多数患者有多个内科并发症，许多患者患有精神疾病（如抑郁症、药物滥用），超过 50% 的患者有创伤性脑损伤（traumatic brain injury，TBI）的病史。在 24 个月的时间里，整个样本的竞争性就业率达到了 43.2%。对于那些登记为门诊患者且没有 TBI 病史的患者，竞争性就业率＞50%。大多数受雇的 IPS 参与者根据他们表达的工作偏好从事兼职工作，而少数（16%）获得了全职工作。超过一半的工作被归类为管理、商业、科学、艺术、销售和办公室，只有少数在自然资源、建筑或维护方面。社区为退伍军人提供了一系列独特的工作（例如，平面设计、调度员、客户服务、教学、同行指导、工匠、机械师、零售业、工程师）以及自雇职位（在家工作或创办小企业）和一些退伍军人选择在弗吉尼亚州医疗中心从事临床服务（如药房）或行政管理（如警察局、教育服务、行政办公室）的工作。因此，这项研究提供了进一步的证据，表明将 IPS 连续两年计划整合到常规 VHA SCI 连续医疗体系中，可以有效地改善众多 SCI 退伍军人样本中的就业结果，这些样本还具有高度的医疗复杂性并伴有精神或认知障碍。总体而言，这些研究强烈主张采用基于团队的方法进行职业护理，其中将服务整合为 SCI 护理连续性的一部分。

2. 资源便利化

资源便利化（resource facilitation，RF）是一项有前景的就业干预措施，旨在为住院期间开始的 SCI 的新伤患者提供职业服务，然后在出院后进行系统和果断的就业服务协调，并明确表示有竞争性就业的意图。这种干预是基于 Malec 和同事的职业案例协调模式，现在称为资源促进[79]。该方法是为获得性脑损伤患者的 VR 开发的，其效果在 Mayo 医学中心[80-82]的 3 项前瞻性研究中得到证实。总体而言，这些研究为超过 330 名获得性脑损伤患者提供服务，并在 1 年的随访中，报道了无支持结果的竞争性就业在 41%～56%。RF 强调在医疗康复期间对获得性脑损伤住院患者进行早期就业干预，由资源促进者制订自我指导的职业计划，建立医疗中心和社区服务网络。早期干预、工作试验、现有社区服务的使用、临时或长期支持的就业和雇主教育是该模式的基本特征。

目前，RF 正在 Kessler 康复研究所的 SCI 住院患者队列中实施，这是 Craig H. Neilsen 基金会资助的一个为期 3 年的示范项目的一部分。通过加强早期干预服务，努力使 SCI 患者参与就业支持服务达到最大限度的"提前购买"。职业资源促进者（Vocational Resource Facilitantor，VRF）是关键的工作人员，与项目参与者一起开发医疗中心和社区服务网络。除了为 SCI 患者提供职业和后续服务的单一联系点外，VRF 还确保所有建议的服务和干预措施都遵循以患者为中心的规划理念。

(1) 住院服务：在住院期间，VRF 参加团队会议，以提高知名度，增加与治疗临床医生的联系。VRF 被整合到治疗团队中，包括生理学家、职业治疗师、物理治疗师、心理学家、护士、SCI 教育者

和病例管理者。VRF 参加治疗小组会议、与家属的小组会议和出院计划会议。在整个住院阶段，VRF 需评估职业兴趣、技能和能力，以突出每个患者的优势和职业潜力，并协助治疗团队将就业目标与康复治疗目标结合起来。当 VRF 与住院患者及其家庭成员会面时，强调了参与虚拟现实服务所带来的益处，以鼓励他们参与早期住院和自信的门诊虚拟现实服务。VRF 还确保，在尽可能多的情况下，SVRA 康复顾问在患者出院前与患者会面，以完成或至少开始转诊过程。VRF 为社区中有 SCI 就业者的门诊患者建立职业支持小组，介绍他们竞争性就业的历程，以及他们如何克服障碍。

(2) 门诊阶段：随着人们转为门诊状态，重点是通过 VRF 保持密切，支持性的实际接触，不允许以前的患者偏离住院阶段提出的计划或建议。此外，SVRA 项目工作人员继续与 VRF 直接合作，以改善社区机构之间的联系，并制订一个团队方法，促进从医疗服务到社区服务的顺利过渡。通过转介到适当的社区服务，识别并解决心理社会和健康障碍，家庭成员和重要的其他人继续被纳入每个前患者以人为中心的就业计划。就业服务取决于每个前患者的职业轨迹、技能和偏好。对于那些在接受急性康复治疗时就业的人，制订了一个重返工作岗位计划，该计划解决了一些问题，如工作时间、工作环境和薪酬。即使留在预录取雇主身边，服务可以侧重于回到同一个工作岗位或转移到另一个职业目标，这可能涉及额外的培训和准备。VRF 围绕无障碍工作环境和必要的住宿与患者、家庭成员和雇主合作，并根据职业优势和兴趣，为一些 SCI 患者提供临时或长期的就业支持服务。在整个门诊阶段，VRF 还向雇主、同事和社区服务提供者提供 SCI 教育。

VRF 治疗 1 年后，51 名 SCI 住院患者加入了该项目，16 名（31%）重返竞争性综合就业岗位，与 Kessler 基金会 /Kessler 康复模式研究所 1 年随访就业率 13%（83%）相比，具有优势[83]。

3. 职业康复早期干预研究

住院康复可能是一个重要的机会之窗，可以通过干预创造积极的期望，并为实现就业目标设定一条务实的途径[35, 84, 85]。在住院患者康复期间，急性

医疗问题和直接的功能目标往往是优先考虑的，如果没有职业计划或康复团队中的职业工作人员，就业目标可能会对更紧迫的医疗问题的产生影响。然而，澳大利亚报告中有一些证据表明，在急性康复期间实现职业目标是可行的，也是恢复就业成果的一种可能有希望的方法。一项观察性队列研究描述了在亚急性康复阶段实施和评估解决职业康复的试点项目[86]。在外伤性脊髓损伤 6 个月内为住院患者提供早期虚拟现实的试点项目，并由作为脊髓损伤治疗团队一部分的职业顾问提供服务。排除有 TBI、精神障碍或退休养老金的住院患者。该计划的主要内容包括：①详细的个性化职业规划；②持续的职业指导；③为促进顺利过渡到劳动力提供的安置后支持。具体服务的例子包括以重返工作岗位（return to work，RTW）期望为重点的职业咨询，与前雇主或潜在雇主探讨 RTW 选择；求职技能培训、工作场所评估，以及促进工作经验和试验。结束时的就业率为 34.5%（出院后平均 3 周）。在另一个例子中，2017 年的一项纵向队列研究报道了作为住院康复的一部分接受早期干预职业康复（early intervention vocational rehabilitation，EIVR）的创伤 SCI 患者出院后、出院后 1 年和 2 年以上的就业结果[87]。EIVR 是隶属于医院住院康复部的脊柱社区整合服务政府和社会保险合作计划的一部分，旨在提供 12 个月的出院后服务，以支持从医院到家庭的平稳过渡。该计划的驱动理念是在受伤后尽早灌输希望，以达到重返工作岗位的初步结果。从住院到出院再到门诊，实践指南如下：在住院环境中建立关系（第一次会议），建立职业身份（入院后 2~4 周内），探索职业选择（受伤后 1~6 个月），建立职业目标（受伤后 2~12 个月）、工作支持（在门诊部或根据需要）和服务发展（没有规定的时间框架）。在最后的数据收集时间点（出院后 2 年或更长时间），33% 的 EVIR 参与者从事有偿工作，这与近期受伤者早期干预的试点情况相当[86]。这一比率略高于 12 个月基本门诊 IPS 计划的报道结果[76]，低于住院和门诊慢性 SCI 退伍军人 24 个月 IPS 计划的结果[78]。进一步分析发现，三个因素是积极就业计划结果的促进者：受伤前教育、关系状况和自我报告的幸福感。这些结构性的早期干预计划为在康复早期创造切实可行的就业途径提供了进一步的支持和指导，以帮助在支持下向社区就业过渡。

4. 职业实践的现状

虽然文献中描述的早期干预职业计划的 IPS、RF 和其他模式的侧重点可能有所不同（项目概述见表 45-4），但它们至少有四种最先进的做法，这些做法得到恢复就业成果文献的支持。康复项目可能希望利用这些强有力的实践作为四个支柱，在此基础上发展 SCI 康复环境中的职业服务。以这种方式，这些实践可以作为基础性原则，并且可以根据患者需要、治疗设置和资源可用性来指示其他补充和设置特定服务。

- **竞争性就业是职业干预的主要结果**。鉴于前几节所述工作的好处，职业干预的目标应该是有报酬的工作。志愿工作、学校工作和无报酬工作都是有价值的活动，但它们并不能取代竞争性工作，因为它们不一定会带来同样的好处。

- **职业和医疗服务一体化**。将职业服务与正在进行的医疗保健相结合对于解决 SCI 之后的众多严重的健康，心理和社会就业障碍至关重要。通过综合服务，就业被纳入康复治疗计划，团队成员贡献各自的专业知识，支持在康复过程的每个阶段返回工作岗位。理想情况下，这一水平的整合是由一个指定的职业专业人士在 SCI 跨学科团队中积极参与完成的。

- **以患者为中心的择业**。SCI 后重返工作岗位需要由 SCI 对工作类型（即工作职能）、工作环境和工作参与程度（如全职和兼职）有偏好的人来驱动。成功的项目基于 SCI 患者的个人喜好、优势、背景和经验。

- **后续支持**。尽管个别项目在后续工作支持的时间和性质上可能有所不同，但最先进的职业实践包括在获得工作后继续提供的持续支持，以确保持续的工作维护。研究表明，导致找到工作的因素不一定与保持工作的因素相同。一旦一个人获得工作，职业服务需要持续一段时间，并协调残疾员工、医疗团队和雇主之间的支持，以增加长期成功就业的可能性。

表 45-4　文献中 SCI 就业干预的原则和实践概述

原　则	IPS	RF	早期干预模式
零排除 *	×		
竞争性就业焦点	×	×	×
综合护理（VRS 团队成员）	×	×	×
以消费者为导向的求职 / 以患者为中心的方法	×	×	×
工作发展	×		
福利咨询	×		
快速求职方法	×		
后续工作支持	×	×	×
早期干预（住院康复服务开始）		×	×
与州 / 政府 / 职业康复机构的联系		×	
从住院患者到门诊患者的转变		×	×
职业同行支援小组		×	
职业指导			×
求职技能培训			×

*. 完全基于个人工作意愿的服务资格。SCI. 脊髓损伤

五、未来的研究、实践和政策

多年来，职业康复被认为是 SCI 康复的一个值得称赞的目标，但很少有经验证据来指导或指导实践。2013 年第一篇脊髓损伤职业干预对照研究发表，获得了美国康复医学会的认可，认为该研究"对康复医学具有潜在的重要经验和理论贡献"，职业专家将这一事件称为该领域的分水岭，紧随其后的是科学探索和 SCI 职业康复计划的改进。虽然这项研究在方法上是可靠的，但这项研究并非没有局限性，还有许多问题有待解决。首先，IPS 在 SCI 中的试验是在全球最大的 SCI 综合医疗系统 VHA 内进行的。由于 IPS 的精确性和有效性高度依赖于临床团队的整合，因此需要在 SCIMS 和独立康复计划等其他环境和设置中进一步复制。其次，研究涉及慢性 SCI 人群，因为大多数参与者都是大约 10 年后受伤的。在了解什么水平和类型的职业干预是最有效的急性康复环境上面还有许多工作要做。如上所述，RF 和 SCI 康复早期干预的其他报道在这

方面正在取得进展，但仍需进行对照研究。最后，对 IPS 进行了测试，与通常的职业护理实践相比较，后者是面向一般残疾人的 VR（即转介给 SVRA）。IPS 与为 SCI 患者设计的另一种职业干预方法的比较尚待完成。例如，进行 RCT 和成本效益分析，比较急性康复环境下早期干预或射频与 IPS 的一些变化；出院后门诊医疗康复服务，将有助于了解与这些干预相关的相对成本效益比。在就业政策和实践方面，有机会重新连接民用急性医疗康复和 SVRA 计划，以增强 SCI 患者的就业成果。这些年来，这些实体之间的关系有所减弱，部分原因是住院时间的缩短 [88]，当身体恢复和功能成为主要焦点时，与就业相关的服务空间很小。在许多情况下，当医疗康复停留时间较长时，这些实体之间的关系已经很好地建立起来。如果没有住院患者的职业康复，SCI 患者与社区职业康复服务之间的联系已经被破坏，许多人"陷于困境"，有机会通过提供基于证据的职业康复模型，加强 SVRA 项目和急性医疗康复之间的伙伴关系，职业康复服务的资助者在

试图增加最严重残疾个人之间的竞争性就业时不能忽视这些模型。SVRA 项目没有充分利用为 SCI 患者[64]提供的就业支持服务，SVRA 项目与门诊的急性医疗康复医院合作建立 IPS 项目可能会导致这一空缺。

总而言之，过去十年的特点是人们对 SCI 康复中就业重要性的认识提高、新的经验证据指导有效的干预措施及创新的项目开发。为了继续取得有意义的进展，需要进一步发展支持就业服务协调的伙伴关系和政策。

第46章

运动和娱乐活动
Sports and Recreation

Jeffrey Rosenbluth　　Venessa Lee　　Carolyn Campbell　　Jennifer Piatt

Sue Sandwick　　Tanja Kari　　著

一、概述

适应性运动和娱乐是一项丰富而变革性的领域，它为脊髓损伤（SCI）的个人创造了新的选择。过去，人们的注意力集中在这些人的局限性上。轮椅田径运动的到来催生了一场革命，为这些人群中的休闲机会提供了新的思路。依靠多专业的远见卓识，适应性运动和娱乐领域不断发展、改善和重新定义 SCI 患者的潜力。

日常参与体育活动，包括体育和娱乐活动，是广义健康的一个重要组成部分，对 SCI 患者更为重要 [1]。运动可以是从急性住院期间的早期开始，到出院后门诊康复过程的一个组成部分 [2]。这一概念能够得到认可，需要归功于 Stoke Mandeville 运动会的创造者——Ludwig Guttman 爵士的卓越贡献。他证明了运动作为康复的一个重要组成部分的效用，无论损伤水平或类型如何。尽管如此，美国的许多康复中心仍然缺乏一个结构化的康复娱乐和运动计划。鉴于患有 SCI 的个体面临着潜在的功能丧失、行动能力变化以及获得娱乐和体育资源受限等问题，常规的体育和娱乐活动面临着独特的挑战 [3]。

当娱乐和运动是康复的正式组成部分时，患者将获得参与健康生活方式所需的知识和可能的资源，并做出合理的决定，以降低继发性健康状况的风险。尽管康复服务提供者通常认为娱乐和体育活动的适当性对于提高患者的生活质量是必不可少的，但它往往被忽视、推迟，并且没有正式地与患者沟通。感谢美国残奥会、BlazeSports、Christopher Reeve 瘫痪基金会、Craig H.Neilsen 基金会和当地大学的公共卫生倡议等组织的共同努力，结构化的娱乐和体育项目正越来越多地融入社区康复，以解决生活质量问题。这包括制订计划，以确定临床结果，重点是管理和减少与 SCI 相关的继发健康状况，包括但不限于疼痛管理、体育运动和增加与同龄人的社会互动。

二、体育和娱乐活动的历史

20 世纪中叶以前，残疾人的体育参与极为有限。残疾运动的早期先驱之一是 Ludwig Guttman 爵士，他是英格兰 Stoke Mandeville 医院 SCI 部门的主任。Ludwig Guttman 爵士不仅创造了脊髓损伤患者的体育活动，而且还将其纳入康复课程。1948 年 7 月 29 日，伦敦奥运会开幕式当天，Guttman 在 Stoke Mandeville 医院草坪上为在第二世界大战中损伤脊髓的老患者组织了射箭比赛。这项赛事共有 14 名男子和 2 名女子参加，由两支英国球队组成，这被称为史上第一届 Stoke Mandeville 奥运会。该运动会每年举行一次，1952 年，随着荷兰队的加入，国际 Stoke Mandeville 运动会应运而生。1960 年，国际 Stoke Mandeville 运动会在意大利罗马与奥运会同城举行，因此更名为残奥会（the Paralympic Games）。第一届奥运会有来自 23 个国家的 400 名运动员参加。随后，第一届冬季残奥会于 1976 年在瑞典的 Örnsköldsvik 举行。自 1988 年汉城夏季奥运会以来，残奥会在奥运会闭幕式两周后在同一场地举行。

今天，残奥会仍然是一项世界性的重大体育赛事，也是全球第二大体育赛事。例如，2008 年北京残奥会有来自 146 个国家的 3951 名运动员参加了 20 个项目的比赛，2010 年残奥会有来自 44 个国家的 502 名运动员参加了 5 个项目的比赛。除了残奥会的国际运动会外，Phillip Craven 爵士还为 SCI 人群在体育运动上留下了历史性的印记。在担任国际残奥委员会主席期间，Graven 在推动地方一级的残奥运动方面发挥了重要作用。他的首要理念是，体育是一项人权，每个人，无论其能力水平如何，无论居住在何处，都应该有机会参加体育活动，包括当地的机会。基于这一理念，美国残奥会体育俱乐部的发展就开始了。

这一历史性转变改变了 SCI 患者在家乡参与体育活动的方式，也改变了人们对体育的认识。这一转变包括对精英运动员以及希望在娱乐或竞争层面参与的个人的共同关注。美国残奥会和 BlazeSports 是两个组织，它们在将适应性运动引入当地社区层面方面发挥了重要作用 [2]。残奥会体育俱乐部运动还包括确保每个残奥会体育俱乐部雇佣一名经过认证的文体治疗师，可以与跨学科康复团队进行战略合作，以制订体育目标，解决参与和减少与 SCI 相关的二级健康状况。今天，有超过 200 个残奥会体育俱乐部在 48 个州 [4] 运作。

随着公共政策的变化以及越来越多的大学参与到通过体育为校园提供包容和平等的运动中，SCI 患者的体育和娱乐发展继续达到新的里程碑。这包括在所有水平的竞争中提供机会，包括竞争性奖学金团队、俱乐部体育和校内联赛等。

三、益处：生活质量、运动和娱乐

生活质量（quality of life，QoL）是物理医学和康复中常用的一个术语，通常与运动和娱乐有关。世界卫生组织（2018）以基于文化的个人生活方式选择和支持个人生活目标、期望、标准及顾虑的价值体系为背景对生活质量进行了定义 [5]。与健康相关的生活质量，与一般的生活质量定义稍有不同，最好的描述是一个人如何看待他或她的生活质量与健康领域 [6, 7] 的关系，并侧重于健康生活质

领域内的生活质量。以前的研究 [8] 都把生活质量作为健康指标。最近的研究已经从仅仅关注康复的生活质量部分转变为将临床结果纳入国际功能、残疾和健康分类（the International Classification of Functioning，Disability and Health，ICF）[9]。

通过世界卫生组织建立的 ICF 已经将医疗保健的重点从医学模式转移到在各种环境和其他外部和环境因素下检查个人健康。ICF 分为不同的医疗保健领域和背景，"从身体、个人和社会的角度，通过两个列表进行分类：身体功能和结构列表，以及活动和参与领域列表。"包括社区参与，如体育和娱乐 [2]。1973—2010 年，通过体育活动参与社区活动的时间（从 24 天减少到 11 天）和住院康复天数（从 98 天减少到 36 天）持续减少，因此提供参与社区活动的经验变得更加重要。这导致临床医生通过体育活动充分解决社区参与问题的机会减少。SCI 后提供以社区为基础的体育项目，侧重于独立性和参与性，将改善康复效果，并最终降低与医生就诊和长期医疗停留相关的医疗成本。

由于该人群的许多健康问题，通常会限制 SCI 患者的参与。Piatt 等 [10] 确认，尽管肠道和膀胱功能障碍是 SCI 人群中主要的继发性健康问题，但患者不参加娱乐和运动主要原因是疼痛。这项研究表明，当疼痛评分较高时，参与得分较低，说明继发健康状况的管理实际上可能会影响个人参与体育和娱乐活动的选择，使他们变得更积极和更具社会联系。这也改变了患有 SCI 的个人的态度，以及他或她如何将自己视为一名具有体能的运动员。

除了态度之外，获得适应的运动和娱乐的其他障碍还包括体能水平的不确定性、作为运动员的自我认同以及社区中的实体可及性 [11]。缺乏陪伴和交通成本也是 SCI 患者从康复医院出院后从事体育和娱乐活动的主要挑战 [11]。进一步的研究表明，当 SCI 患者从事特定的体育活动时，他们经常会遇到障碍，如获得运动轮椅、学习新的适应性运动技能、作为运动员缺乏自信等 [11]。解决这些因素中的每一个，包括生理和心理障碍，无论是由康复专业人员还是患者个人完成都有助于促进体育和娱乐的日常参与。最终，这将导致更高的生活质量、更少的继发性健康问题和更低的医疗成本 [12]。

四、残奥会运动分类

残疾人运动分类的定义与目的

残奥会运动的愿景是"使残疾运动员获得卓越的运动成绩，激励和振奋世界"[13]。在残疾人体育中使用的特殊分类结构实现了两个重要目的：确定参加残奥会运动员的资格；将运动员分成若干组，以减少损伤的影响，并依靠优秀的体育运动来建立成功的个人或团队。分类为精英运动提供了一个必要的竞争结构，但对于支持基层参与残疾人运动作为残疾人娱乐活动也很重要[14]。

国际残奥委员会（International Paralympic Committee, IPC）的体育运动由国际联合会管理，在 IPC 分类法的框架内，体育运动的分类由残奥运动中的每个国际联合会分别管理。IPC 本身是某些 IPC 运动的管理机构。随着每种运动的不同，其分类系统也有所不同[15]。

无论团体项目还是个人项目都会对运动员进行分级。例如，在轮椅橄榄球比赛中，运动员体育评估分级是基于运动员在处理球方面的能力。根据运动员的肩、手的控制、躯干的稳定性和控制力，他们将被分为 7 个等级中的一个，范围为 0.5～3.5 分，其中 0.5 分的运动员功能受限最严重。一个队有 4 名球员在场上，这个队的积分不能超过 8 分，这能够平衡损伤对比赛的影响。越野滑雪在站立和坐姿训练中都进行分组，是对单个运动进行分类的一个很好的示例。在坐式滑雪类别中，将根据运动员的腿部功能、躯干功能和坐姿平衡对其进行评估，并将其分为 5 个等级。将为个人的比赛水平分配一个百分比，然后将运动员的实际时间乘以该百分比，以确定其调整后的正式比赛时间。有效损伤的存在必须通过医学诊断信息来证明，该医学诊断信息必须在运动员评估之时提供。表 46-1 列出了 10 项符合条件的损伤。

五、运动

（一）获得运动和娱乐

SCI 患者能否成功获得参加体育和娱乐活动的资格取决于多种因素。其中一些因素可能比其他因素发挥更大的作用，这取决于个人的损伤水平、独立程度、技能和财力等。

成功规划的关键因素包括公平、适当的设备、辅助设施和适应，以及有知识的专业人员和训练有素的志愿者来设计和促进规划。重要的是要有一个平衡的、持续不断的计划，包括初级、中级和高级的机会，竞技与娱乐活动，场所的多样性和可及性以及由专业人员、同龄人、朋友和家人参与的强大的"赞助招募"。

住院是向新受伤人员介绍和令其了解运动与娱乐的绝好机会。康复团队应能够确定个人是否准备好了解相关的机会，以及何时开始参与。

满足个人需要创造平等机会。这需要从设备选择和适应、无障碍设施、转移、座位和体位、皮肤保护和安全等方面进行重要的规划和协调。对于受伤后第一次尝试运动或娱乐机会的新伤员来说，鼓励和积极的经历尤其重要。这包括了解个人的娱乐和运动兴趣，以便提供适当的运动和活动。这种经历会对个人将来从事体育和娱乐活动的决定产生巨大影响。每节课都需要个性化的方法。

平衡和规划全年的日程安排有助于发展积极的生活方式，并帮助参与者提前做出承诺和计划。在各种运动（季节性和全年性）、娱乐活动、特殊活动、比赛和教育系列之间进行的全年规划为 SCI 患者在各种活动中发展积极的生活方式和技能提供了极好的机会。全年和每周多次的课程有助于建立积极的生活方式。为初学者、进阶运动员和精英运动员以及不同体能水平的人提供相应充足的项目使得每个人都有公平参与的机会。当地比赛同样应该为残疾人提供机会。从未参加过当地比赛的残疾运动员并不少见，因此第一次参加比赛的经验往往是在国家一级。当地非残疾人体育组织可以在他们的比赛系列和竞赛中加入包括坐式滑雪者、手摇自行车者、残疾游泳者或击剑者等类别。这需要组织之间的密切合作和规划。

与传统上为"健全的"运动员制订计划的组织合作，需要重点关注身体接触（接触课程、场地和课程的适当性）、设备、无障碍交通工具以及需要时的专业帮助。《美国残疾人法案》（America with Disability Act, ADA）提供了一个重要的准入转变；然而，它并没有消除所有的物理障碍。例如，由于

表 46-1　10 项有资格的损伤

残奥会运动为身体、视觉和（或）智力损伤的运动员提供了运动机会，这些运动员至少有下列 10 种损伤之一	
损　伤	注　释
肌肉力量受损	肌肉或肌群产生的力减少，可能发生在某个肢体或身体的下半部，例如，由 SCI、脊柱裂或脊髓灰质炎所引起
被动活动范围受损	一个或多个关节的活动范围永久减小；关节活动范围超过平均范围，关节不稳定，急性疾病，如关节炎，不被认为是有资格的损伤
肢体残缺	全部或部分的骨骼或关节缺失，从出生起或由于创伤（如车祸或截肢）或疾病（如骨癌）造成
下肢不等长	一条腿因出生或外伤而引起的骨缩短
身材矮小	由于上肢和下肢或躯干的骨骼尺寸异常，例如由于软骨发育不全或生长激素功能障碍，导致站立高度降低
肌张力过高	由于神经疾病，如脑瘫、脑损伤或多发性硬化症等，导致肌肉张力异常增加和肌肉拉伸能力降低
共济失调	由于神经疾病，如脑瘫、脑损伤或多发性硬化症等，导致肌肉运动缺乏协调性
手足徐动症	通常以不平衡、不自主的运动和难以保持对称姿势为特征，由于神经疾病，如脑瘫、脑损伤或多发性硬化症等
视力损害	视力由于眼结构、视神经或视通路，或视皮层损伤而受损
智力障碍	智力功能和适应行为的限制，表现在 18 岁以前概念化的、社交的和实践的适应技能上

二级分类参见网址：www.paralympic.org/classification-of-sports

季节性水位变化导致进入湖泊的机会发生变化，训练区域的准入限制，以及和身体健全的运动员的竞争。这些障碍不应妨碍为获得包容各方的经验而进行的协同努力。

（二）体育之外的娱乐：室外活动

由于目前康复模式的结构，脊髓损伤患者在康复期间通常会听说运动和娱乐活动。在这段时间里，个体可能会被信息淹没，仅仅适应了在受伤后的日常生活。住院康复团队中的文体治疗师最好向患者提供与运动和娱乐相关的信息，同时告知患者可能在未来 12 个月内无法积极参与。因此，在后续访问中获得信息以及有机会与文体治疗师一起参与教育项目或课程是非常有帮助的。

促进和支持积极参与体育和娱乐活动的一个关键组成部分是，考察适宜的参与时间，以及如何安排继续支持参与体育和娱乐活动的个人选择。随着美国医疗机构的重组，授权康复天数的减少和医疗资金的缺乏，引入和提供足够娱乐治疗的天数变得

极其有限。那些看起来最成功地让个人参与体育和娱乐活动的急性康复后住院项目是那些战略性地开发了与住院跨学科治疗团队相关的门诊项目。

大多数脊髓损伤患者出院后都会回到原来的生活环境。除非生活在一个大型康复医院所在的大都市区，否则患者可能不会有机会接触结构性的适应性体育项目，使得参与体育和娱乐的机会几乎不存在[16]。提供当地和全国可利用的娱乐机会的信息和资源，可以为 SCI 患者提供某种机会，使其能够独立或与当地团队一起从事体育活动。

根据 SCI 患者提供的信息和资源可以包括传统上未归类为团队和竞争性活动的那些运动。其中包括滑水、皮划艇、帆船、水肺潜水、划独木舟、滑雪和其他许多活动（表 46-2、图 46-1 至图 46-5）。可通过美国残疾退伍军人提供的资金在网上提供的"Contiune"视频获取，它提供了对 SCI 患者可利用的许多适应性运动和娱乐机会的广泛概述。

表 46-2 残奥会和娱乐性适应运动可用资源清单

脊髓损伤患者的残奥会运动及运动与娱乐			非残奥会运动项目
残奥会运动项目（2020 年东京和 2018 年平昌残奥会项目）	残奥会和娱乐性适应运动		
射箭* www.archery.org	羽毛球* www.bwfcorporate.com/	帆船 www.sailing.org	板球 powerchairhockey.org
硬地滚球* www.bisfed.com	自行车* www.uci.ch	舞蹈 www.paralympic.org/dancesport	皮划艇 www.americancanoe.org/?page=Courses_Adaptive
独木舟* www.canoeicf.com			
马术* www.fei.org	门球 www.ibsasport.org	极限运动 www.riseadaptivesports.org/wp/programs/wcmx/	强力足球 fipfa.org
五人制足球 www.ibsasport.org			
残疾人举重* www.paralympic.org/powerlifting	划船* www.worldrowing.com	高尔夫 www.usdga.net	钓鱼 www.disabledsportsusa.org/sport/fishing/
柔道 www.ibsasport.org			
坐式排球* www.worldparavolley.org	残疾人游泳* www.paralympic.org/swimming	瑜伽 www.matthewsanford.com/content/teaching-yoga	划水 www.usawaterski.org/pages/divisions/WSDA/DisabledHistory.htm
射击类运动* www.paralympic.org/shooting			
跆拳道 www.worldtaekwondofederation.net	铁人三项* www.paralympic.org/swimming	全球 www.wheelchairsoftball.org	长曲棍球 www.wheelchairlacrosse.org
乒乓球* www.ittf.com			
轮椅击剑* www.iwasf.com	轮椅橄榄球* www.iwrf.com	台球 www.nwpainc.org	有关本表中未列出的其他运动的信息，请访问 www.disabledsportsusa.org/sports/adaptive-sports/ 和 www.pva.org/adaptive-sports，获取生活在 SCI 患者中的适应性运动和娱乐活动机会的视频，请参阅 vimeo.com/SCI 上的"Continue"视频
轮椅篮球* www.iwbf.org			
轮椅网球* www.itftennis.com/wheelchair	残疾人冬季两项* www.paralympic.org/nordic-skiing	武术 adaptivemartialarts.org	
残疾人高山滑雪* www.paralympic.org/alpine-skiing			
残疾人越野滑雪* www.paralympic.org/nordic-skiing	残疾人单板滑雪+ www.paralympic.org/snowboard	保龄球 awba.org	
轮椅冰壶* www.worldcurling.org/	残疾人冰上曲棍球* www.paralympic.org/ice-hockey	板球 powerchairhockey.org	

*. SCI 患者的 IPC 分类

+. IPC 和（或）国际联合会对 SCI 患者的分类

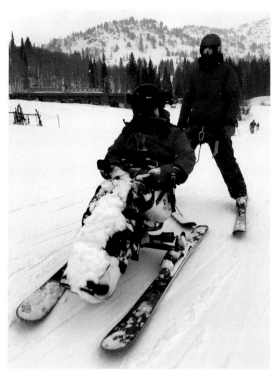

▲ 图 46-1　新的动力滑雪技术使有 C$_4$ AIS A 级脊髓损伤的患者能够独立滑雪。一名助手在后面滑雪，只为在紧急制动、平坦地形上推进和装载升降椅方面提供帮助

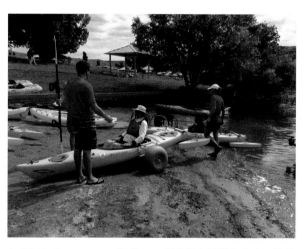

▲ 图 46-2　C$_7$ AIS A 级的 SCI 患者很容易进入水中，并且能够用舷外支架独立划水，带横向支撑的可调节座椅系统，腕带可在不需要手功能的情况下驱动船桨

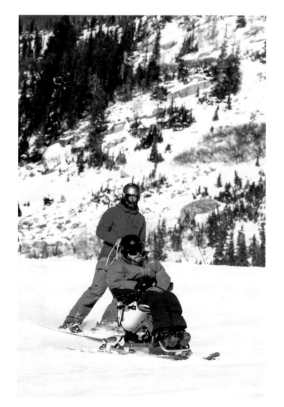

▲ 图 46-3　滑雪日适合每个人。强大的躯干支持，头部控制及带有电动执行器的吹吸气控制的滑雪板消除进入野外的障碍

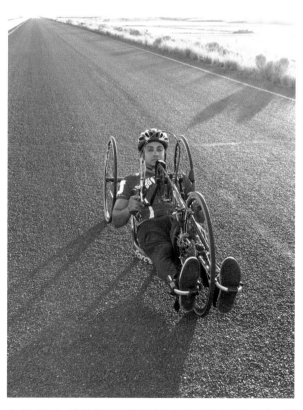

▲ 图 46-4　高性能手环使截瘫和四肢瘫患者能够高效、舒适、安全地完成长距离行走。通过自适应的踏板、电子换挡和动力辅助系统可让 C$_5$ AIS A 级的患者独立驾驶

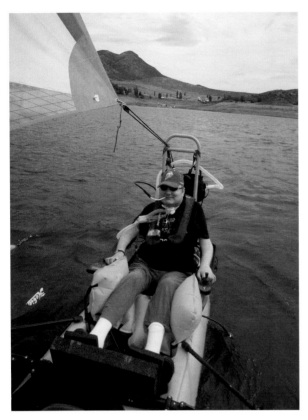

▲ 图 46-5　帆船项目。任何 SCI 等级的患者（包括那些需要机械通气的患者）都可以进行帆船和皮划艇运动。机械的操纵杆和吹吸气控制系统可独立控制转向、风帆调节和电力推进。舷外支架和刚性座椅系统具有出色的稳定性

六、参与体育和娱乐活动的注意事项

考虑到参与各种形式的娱乐和体育活动所带来的广泛的健康和心理社会益处，患者可以而且应该参与娱乐和体育活动。然而，由于 SCI 伴随着多方面的损伤，在计划安全和成功地参与时需要考虑各种重要的因素。

在为患有 SCI 的个人规划安全娱乐或与运动相关的体验时，工作人员必须考虑运动员以及可能支持该体验的个人。参与者的神经学水平和损伤程度将决定其独立性水平以及对支持和帮助的潜在需求。目标必须是创造安全和积极的经验，因此需要有知识和经验丰富的 SCI 专业人员参与，特别是在项目开发和实施的早期阶段。与 SCI 相关的身体损伤和功能限制提出了独特的挑战，需要实践经验来理解这些个人的潜在风险。如果 SCI 经验丰富的专业人员无法参与这些计划，那么对那些运行

这些计划的人员进行适当和彻底的教育和培训是很重要的。重要的考虑因素包括皮肤预防、适当的姿势支持稳定性、肌肉张力改变、自主神经失调、骨折风险、呼吸系统损害、坐位和活动的姿势，以及肠道和膀胱的管理，以便适当地解决潜在的相关并发症。

设备

每一件适应性的运动装备并不适用于所有 SCI 患者，每一位参赛者的设备必须是个性化的。运动和娱乐设备也在不断发展，类似于一般的运动和康复辅助技术。必须考虑的设备因素包括运动和娱乐活动的特定需求的适当性、损伤程度和完整性以及活动经验程度。设备调整应考虑参与者的稳定性、机动性和平衡要求。他们还必须考虑特定的身体比例和排列，以及适应姿势畸形。其他重要变量包括舒适和支撑、坐姿和运动设备中的皮肤保护缓冲，这些通常不同于参与者日常使用的轮椅。

在专业的康复服务提供者的密切监督下参与体育活动可能有助于防止将患者置于无意的风险之中。座位和体位以及各种生物力学因素是 SCI 患者享受和安全运动以及娱乐的其他重要因素。座椅向后倾斜或"倾倒"，座椅靠背角度垂直"挤压"，是重要的考虑因素，可用于改善躯干控制受损个体的稳定性。为了达到这种稳定性，座椅后部的高度（臀部）要比前部的高度（膝盖）低，这将使人的重心向后，从而增加对轮椅靠背的压力，增加座椅系统的稳定性 [17, 18]。这种相对髋膝关节的体位必须在大腿后部承重。如果足和膝盖抬高，但不能保证在大腿后部更具弹性的组织中的负重分布，这可能会对脆弱的骨隆凸（即坐骨结节、尾骨、骶骨）增加集中压力产生破坏性影响，从而导致潜在的压力性损伤 [19]。预防这一点可通过仔细的初始定位、密切监测以及适当的调整，以确保最大的接触和再分配的压力沿更具弹性的组织。鉴于失去知觉的皮肤可能会快速受损，因此必须经常进行密切监测。

外倾角是另一个概念，已应用于适应轮椅运动设备。外倾角是车轮相对于垂直方向的角度。无外倾角是指车轮的垂直对准，而增加的外倾角是指车

轮在车轮底部向外倾斜,从而增加支撑的基础。外倾角的引入是为了增加转弯的反应性和稳定性,同时允许双手靠近运动员身体进行接触保护,并允许在定位车轮时接触到较大部分的推动轮,从而使远端手臂避免接触轮胎[20]的顶部。

在将必要的活动性或活动自由与充分参与某项活动的稳定性、安全性和安全性需求相结合之间,需要达到一个最佳平衡,并且必须针对每个人进行优化。全面评估以确定所需的支持至关重要。受伤程度较高的人需要更高的稳定性,可能不需要那么多的活动自由度,而受伤程度较低的人则可以受益于自由化的支持和更大的活动自由度,以优化潜在的运动和表现。能够识别、改造或定制坐位和调整每个人的体位是理想的。

七、医疗并发症及预防措施

尽管脊髓损伤患者可能在初次受伤后数年内独立在社区中生活,但在娱乐和运动参与方面仍需要考虑许多预防措施和潜在的医疗并发症。以下是参与者、志愿者和康复专业人员应接受良好教育和培训以解决的主要问题。

脊髓损伤后,由于中枢神经系统缺乏正常的血流调节、感觉输入减少、排汗受损,以及在脊髓损伤水平以下躯体缺乏颤抖反应[21],热环境和冷环境下的体温调节都会发生改变。该人群通常也使用抗胆碱能药物治疗神经源性膀胱,这可能减少他们的出汗和降温效率[1]。四肢瘫患者和高位截瘫患者易受环境温度变化的影响,暴露在低温和高温下的风险更高[22]。由于这些变化,非常重要的是适应和确保适当的水合作用。另一项技术是运动前的预冷和运动中的局部降温,这可以降低患热病的风险,提高运动成绩。方法包括冷水浸泡、带风扇的空气循环、摄入部分冰冻的运动饮料、在身体上敷冰毛巾等。经常被忽视的是由于感觉下降而增加的晒伤风险,参与者使用防晒霜、遮阳物和防紫外线服装是很重要的。对于那些参加冬季运动的人来说,体温过低和冻伤的风险相对增加。参与者必须穿上合适的衣服、使用保暖包、靴子和取暖器及防水衣服,并定期休息[23]。

骨量丢失是脊髓损伤后的一个已知的并发症,其原因是运动能力和负重能力下降。在脊髓损伤后的前 4 个月,双能 X 线吸收仪(dual-energy x-ray absorptiometry,DEXA)测定的骨丢失率很快,在损伤后 16 个月左右达到原始骨质量的 67%[24]。这使得脊髓损伤患者下肢和脊椎骨减少和骨质疏松的风险增加。参加高山滑雪、轮椅篮球和冰上雪橇曲棍球等高速或较高碰撞概率运动的运动员因轻伤而骨折的风险增加。教练和医生应特别警惕骨折的监测,因为这种人群的感觉会减少或消失。可能预示骨折的体征包括不规则的体位、红斑、肿胀、瘀伤和自主神经退行性变。如果出现症状,应将其视为骨折并保持其稳定,直到影像学检查完成,以便进一步诊断[25]。

颈部至 T_6 脊髓损伤会导致自主神经系统功能障碍,并改变运动期间和运动后的心血管控制。与没有脊髓损伤的运动员心率和血压升高不同,四肢瘫的运动员通常没有这种程度的升高,而是保持在基线水平,甚至可能在运动时心率减慢、血压降低。运动后也有严重低血压的风险[26]。心脏交感神经支配的改变导致 110～130 次 / 分的最大心率下降。因此,再加上下肢肌肉静脉泵的缺乏,导致氧摄取和整体表现下降[21]。病灶下缺乏交感神经传出影响基于最大心率的训练计划,一个更好的系统是基于感知的疲劳程度。例如 Borg 法,它是基于心理概念的自感劳累,而不是心率[27]。

自主神经过反射(autonomic dysreflexia,AD)是一种强烈的交感神经反射,导致损伤水平以下的血管收缩。AD 可能发生在 T_6 或 T_6 以上的损伤。这些运动员在过反射状态下自感用力度减少并伴随运动表现增加。这就变成了一种运动兴奋剂,被称为"助推剂",并导致运动员故意引起不适,以获得竞争优势,通常通过感觉完整时诱导身体疼痛或扭动他们的留置导管来实现[27]。与此做法相关的严重风险包括严重高血压、癫痫、卒中、脑出血和死亡[28]。国际残奥委会认为加强兴奋剂违法行为是为了确保运动员之间的公平竞争,但更重要的是,这可能对运动员的健康造成极大的威胁[28]。

皮肤保护完整性是 SCI 患者日常的基本工作。患有 SCI 的运动员皮肤破裂的风险增加,因此必须采取额外的预防措施,以防止对敏感部位造成损伤。令人担忧的是，坐姿良好并在主要座位系统中具有高度皮肤保护功能的运动员，经常会在没有过多考虑保护皮肤的原理或需要的情况下开始休闲娱乐和运动。活动期间自然发生的重心转移可能有助于减轻与表面接触的组织的压力；然而，这种重心转移也可能在接触组织上导致重复的剪切力，这可能导致刺激或皮肤破裂。必须对保护办法进行周密规划和密切监测（特别是在早期尝试阶段），以确保耐受性和避免消极后果。与非运动型座椅一样，重要的座椅和定位概念包括避免对骨突出物施加高压，通过空气或凝胶气囊、缓冲垫和座椅工具减轻骨突出物的最大接触量来增加压力分布以及定时的减压动作。

参与运动和娱乐活动的主要皮肤损伤危险因素包括高压、摩擦、剪切和潮湿，这些因素很容易导致骨骼突出部位的压力性损伤。最近在 2016 年全国轮椅老兵运动会上，对 SCI 参赛者最常见的受伤类型进行的评估显示，皮肤受伤是最常见的需要医疗救助的问题[29]。体育赛事所需的旅行也使 SCI 运动员在运输过程中由于长时间的坐姿压力而增加了皮肤受伤的风险[21]。

近几年来，有关残奥会伤病率和安全监测的数据很少。IPC 医学委员会在 2012 年伦敦残奥会上对优秀残疾运动员进行了第一次大规模流行病学研究，目的是提高安全性，降低运动员受伤的风险。数据来自 160 个代表团的 3565 名运动员，历时 11 天[30]。对这些数据的分析导致了一些有趣的发现。受伤和患病的发生率（每 1000 运动员日）分别为 12.7 和 13.2。这些发现在男性和女性参与者中相似，但略高于健全的优秀运动员。受伤率最高的运动包括五人足球、举重、门球、轮椅击剑和轮椅橄榄球，而最安全的运动是帆船、射击和划船。此外，大多数损伤涉及上肢（肩、肘、腕、手）[31]。在残奥会期间，人们发现患病至少和受伤一样普遍[31]。随后，2002 年、2006 年和 2010 年冬季残奥会实施了损伤监测。由于 IPC 高山滑雪和冰上雪橇曲棍球运动的高风险因素，尽管慢性过度使用损伤持续存在[25, 32]，但修改了条例，包括改进的保护和适应设备，导致急性损伤减少。这对于一个负责体育赛事的队医来说尤其重要。在一个有 100 名运动员参加

的为期 10 天的活动中，医生预计将治疗 12～13 处损伤，其中一半是新伤，并准备治疗大量上肢损伤和各种疾病。对于高风险的运动来说，这个受伤率预计会更高。

手动轮椅使用者和各种活动水平的坐着的运动员由于推进和转移的重复使用会增加上肢和肩部受伤的风险[33-36]。在开始可能对上肢施加额外压力以防止受伤的活动之前，对这些运动员进行评估和教育非常重要。这包括缓慢而稳定的进行训练、使用正确的设备、增强肩袖肌以及较少募集的肌肉（例如肩胛骨伸展）以防止肌肉失衡。轮椅和自助运动设备的使用者也必须受到严密的监控和保护，以避免在运动结束时和在不均匀的转移过程中由于重复的应力而受伤。同样，在上肢的脆弱关节和软组织处的微创伤是非常常见的，并且间接使用活动中，由于过度的盂肱抬高而加重。四肢瘫患者，上肢可能更脆弱，由于虚弱、肌肉不平衡、受损的肩胛骨排列，以及这些关节的肌肉骨骼结构稳定性普遍有限[37]。在这些人群中，预防损伤是必要的，因为增加的肩痛或损伤会极大地限制功能和独立性[33-35, 37]。

防止过用损伤的必要措施包括尽量减少椅子的重量和滚动阻力，将大型推进轮靠近重心，以及使用高压轮胎[37]。此外，运动员必须训练的重点是手臂和肩的力量和灵活性，以及适当的使用技巧。通过残奥会受伤流行病学家、工程师和体育官员之间的合作，安全设备将持续得到加强[18]。

坐姿适配运动器材的发展与损伤预防

对于参与者和志愿者来说，预防损伤需要考虑很多因素。适应性运动领域的技术进步使得性能得以提高。例如，在优化适应的运动设备设计中出现了一些普遍的原则，包括向用户增强设备的合适度，使其成为一个整体；在保持刚度的同时使重量最小化，降低滚动阻力；以及增强椅子的运动特定设计[38]。在适应性运动装备中使用的材料通常遵循和反映"健全"运动（如自行车）中使用的技术。铝和钛由于重量轻、可用性好、成本低以及易于操作而被广泛使用。另外，复合材料可以更轻、更精确，但是费用和劳动密集性使得它们不太常用于日常运动员[38]。

关于转移，重要的是在转移之前预先计划和演练所有相关的过程。团队之间的沟通是很重要的，因为转移到运动器材上可能很复杂，因为每件器材都可能存在固有的风险和障碍。为了对抗这些类型的损伤，运动轮椅的特点，如覆盖物、轮罩等被证明是有用的[37, 38]。此外，用于稳定或防止运动员过度运动的肩带可能会造成诸如磨损、压力损伤和收缩等伤害。必须监测这些部件，并根据需要进行调整。

对于助理人员和志愿者来说，必须对参与者的损伤和预期功能限制有良好的认识和背景知识。这不仅对参与者的安全很重要，而且对于帮助参与者的人员也能防止受伤。当参与者首先了解适应性娱乐和运动的概念时，看护者和助理人员应参与早期讨论，使他们能够与参与者一起学习，并在以后协助这些活动时获得充分的信息。这些对话应侧重于准备、意识、机动性和安全培训。助理人员应接受适当的人体力学培训，以便提升和协助设备进出。他们应该接受教育，知道什么时候需要额外的帮助，永远不要尝试他们觉得没有准备好，也没有接受过完成任务的培训，因为这可能会使参与者和他们自己都面临受伤的风险。

八、结论和未来的方向

尽管在过去的 70 年里取得了进步，但在这个领域仍有很大的增长和改善的需要。娱乐活动的好处包括改善身体健康、减轻压力、心理健康和减轻抑郁。娱乐活动的目的远远超出了简单的竞争或多样化的活动，因此，目标应该是促进日常访问和机会，而不是不经常或每年举行的活动。增加健身馆和定期安排活动的机会，将有利于将娱乐活动作为整体健康生活方式的一部分，并鼓励终身参与体育运动。

设备、控制和无障碍性方面的种种不足和限制，成为一些患者定期参加娱乐活动的障碍。例如，如果没有大量持续的帮助，四肢瘫患者往往无法参加诸如骑自行车、滑雪等活动。随着技术和娱乐设备的改进，克服这些限制和最大限度地独立参与运动的潜力已经迫在眉睫。

新技术的进步为开发新的和创新的设备提供了可能性。可以使用改进的矫形和假肢设备，脑－机接口技术等，将新颖的设备塑造为在活动中创造新的体验。可以使用虚拟仿真软件来模仿操作此类设备的控件和体验。例如，在用吹吸气控制帆船进行帆船赛之前，参与者可以练习他们的技能以提高模拟游戏的技巧[39]。这项技术可以帮助培训个人，这有可能转化为更好的表演活动和总体上更好的娱乐体验。该技术也可以独立于体育运动去用于游戏娱乐。

这些进步将为有更复杂损伤的患者提供更好的娱乐机会。医疗知识丰富的康复团队将比以往任何时候都更加重要地监督安全问题，从天气暴露到座椅问题，以确保安全参与。为了使适应性运动场充分发挥其潜力，它将需要来自各种背景的充满激情的个人（包括医生、治疗师、运动员、护理人员、工程师、软件开发人员等）的投入，创造性地协同工作，允许患者从事以前认为不可能的活动，以期创造非凡的可能。

第47章

脊髓损伤后的驾驶培训
Driver Training After Spinal Cord Injury

Melissa Patopea　　Juan L. Asanza　著

一、概述

恢复驾驶是许多脊髓损伤患者的重要目标。SCI 后的驾驶将促进社区融合、流动性，并有助于促进社会互动和获得个人和社会资源，如就业和医疗。驾驶也与生活满意度的提高有关[1]。在康复期间，这些人将致力于通过日常生活活动（activities of daily living，ADL）提高他们的独立性。在出院时增加与日常生活能力的独立性会增加个人的驾驶潜力[2]。

本章将为医生和康复团队提供信息，帮助他们识别潜在的驾驶人、正确的轮椅初始处方、改装车辆、自助设备，以及驾驶员评估和培训的重要性。驾驶员康复专家（Dvivers Rehabilitation Specialist，DRS）的转介过程是必要的，有助于顺利、成功地恢复安全驾驶，同时整合 SCI 中涉及的许多变量。此外，重要的是不要低估个人的驾驶潜力。残疾人士与一般驾驶人士发生意外的风险并无显著差异。当个人不熟悉驾驶设备、使用不当设备或设备故障时，更容易发生事故[3]。

二、识别潜在的驾驶者

由于外伤或非外伤原因造成的脊髓损伤后驾驶预测因子的统一测量是基于损伤的水平和严重程度确定的；在外伤性脊髓损伤中，这是基于根据国际脊髓损伤神经分级标准和美国脊柱损伤协会残损分级进行的检查。由于受损的运动和感觉区域的水平和严重程度较低，驾驶的可能性较大。例如，C_5 型

四肢瘫的患者可以使用操纵杆驾驶，尽管需要非常昂贵和高科技的设备、车辆改装和培训，而 L_3 型截瘫的患者可能需要更少的适应和更短的培训时间。个人的驾驶设备和训练需求有很大的差异，这取决于他们的神经损伤程度以及其他因素，如痉挛和运动范围。车辆类型、升降机、驾驶设备、控制和培训的规范难以完全总结。具有 SCI 的个人必须接受DRS 的全面评估，以正确识别其驾驶需求并提出最合适的适应性建议。

虽然脊髓损伤的神经水平是一个主要的组成部分，但其他因素也会影响预后。例如，损伤的严重程度（如不完全损伤）、神经根的恢复程度、康复结果、个体动机和痉挛等检查结果。例如，患者的痉挛必须由医生仔细评估和记录。在大多情况下，患者轻微痉挛可以不影响其上肢驾驶。然而，由于个人无法管理自助设备，严重的上肢痉挛会阻碍驾驶。痉挛对个人驾驶潜力的影响程度取决于个人在驾驶评估期间有效使用设备和控制车辆的能力。痉挛引起的肌张力增加会影响反应时间和施加到控制装置上的力的大小。痉挛可导致肢体或躯干的不自主运动，可能导致控制装置的意外接合。它也会对设备的有意使用产生负面影响。许多用来控制痉挛的药物都会影响司机的警觉性。这些变量可以有助于驾驶能力的非常个性化的呈现，从而影响到转移的独立性、使用自助设备所需技术的水平、车辆类型和所需训练量。个人必须安全地在城市和农村环境中驾驶，同时保持适当的车速和对车辆的控制，以便驾驶适应的车辆。

三、车辆通道和潜在车辆选择——轿车与厢式货车

通常，截瘫患者可以独立转移到车上，独立装卸手动轮椅[4]。出于安全考虑，这不应超过 5min。刚性轮椅可以将车轮和坐垫拆下，折叠平，然后装载到后座或乘客座椅上。当存放在乘客座椅上时，乘客安全带可用于固定轮椅。有一些截瘫患者可以独立进入车内，但无法装载折叠手动轮椅。设备升降机可用于提升折叠椅并将其存放在车厢顶部的有盖容器中。该装置无法与所有车辆类型兼容，轮椅也不能太重。一些卡车、运动型多用途车（sport utility vehicle，SUV）和交叉型多用途车（crossover utility vehicle，CUV）可采用外部转换座椅和手动轮椅升降机。但是，这需要驾驶员有足够的躯干平衡。

对于无法驾驶客车的个人来说，小型货车可能是最好的选择。小型货车更具成本效益，可进入大多数住宅和商业车库。根据需要降低地板高度，通常有 10～14 英寸（1 英寸 ≈2.54cm）。降低的地板增加了地板到天花板的高度，允许个人在轮椅上驾驶。由于车辆离地间隙较低，在减速路障、道路不平以及在乡村环境中必须小心。一辆改装后带可以让轮椅进入和驾驶的斜坡的小型货车，花费为 25 000～27 000 美元，这不包括手动控制、动力系紧或任何辅助控制的费用。没有升降机，从手动轮椅换乘小型货车的改装成本大约是 12 000 美元。除了手动控制和任何附加设备的额外费用外，如果安装升降机，费用接近 17 000 美元。改装后小型货车通常配备一个后悬架，降低货车的地板高度以安装坡道，允许坐轮椅进出和驾驶。坡道可以折叠，也可以从地板下面滑出。滑动坡道提供了更多的内部空间。手动轮椅使用者有时很难把椅子推上坡道，有些手动轮椅可能太宽而不能放在坡道上。个人在购买车辆之前，应始终咨询其驾驶康复专家或供应商，因为有些货车不能进行直降式改装。要记住的要点是车门高度、车内座舱高度和驾驶区域都不同。

全尺寸货车不再是传统意义上的改装车。截至 2018 年，大型货车有 3 种选择，但通常只供乘客使用。这些车型包括福特 Transit、梅赛德斯奔驰 Sprinter 和道奇 RAM ProMaster。然而，由于升降机缺乏电动门，降低驾驶室地板的能力大大降低了将从这些大型货车中受益的驾驶员数量。驾驶员可以选择从侧面或后部进入车辆。侧入口可以容纳更多的乘客座位，但由于侧坡道间隙所需的距离增加，可能会造成麻烦。拥挤的停车场会干扰坡道的部署。从后方进入货车时，由于交通暴露增加，驾驶员需要注意周围环境。

在购买车辆之前，务必小心。由于某些车辆无法改装，或者由于自助设备、坡道和个人轮椅不兼容，消费者经历了代价高昂的错误，导致他们的车辆无法使用。因此，推荐使用 DRS，不仅用于车辆评估和处方，而且有助于顺利、成功地恢复安全驾驶。

进入厢式货车后，驾驶员可以在转移动力座椅的帮助下转移。通常使用 6 向电动座椅。它安装在驾驶员座椅下方的底座上，该底座可使座椅向后滑动，升高（约 6 英寸）并旋转，以方便从轮椅到驾驶员座椅的转移。如果一个人无法转移，他或她将需要驾驶他们的手动或电动轮椅。轮椅上贴有 WC 19 标签，可确保轮椅制造商将轮椅设计为用作车辆的座椅，并通过标准碰撞试验，同时能够用一只手固定系紧装置。无论轮椅有人或无人，都必须固定手动或电动轮椅。手动系紧需要良好的动态躯干平衡和手指灵活性。电子约束系统有一个对接装置，位于座椅底部和货车地板上。它将安全锁定轮椅时对齐。但是，对接装置可能不兼容于所有轮椅。电子约束系统也可与手动轮椅一起使用，但应小心使用，因为它会增加手动轮椅的重量。

选择轮椅对个人的驾驶潜力至关重要。从电动轮椅驾驶通常需要降低小型货车的地板，以确保驾驶时适当的视野和头部间隙。降低地板可引发设备技术变化并改变车辆的结构完整性[5]。轮椅垫的高度也可以不同。驾驶员头部上方至少应有 2 英寸的空间。

四、自助设备

自助设备的选择取决于 SCI 的神经水平和程度。它可以是一个简单的机械改造或高技术操纵杆，需

要一个专门的货车。设备价格为 2200～150 000 美元。成本与独立驾驶所需的设备水平直接相关[6]。尽量使用限制性最小的设备是很重要的。所有设备都有利弊。例如，水平方向盘可以拉近方向盘，以帮助限制上肢的运动范围和力量，但可能会干扰驾驶员的膝盖。简单机械设备的安装可以安装在原始设备制造商（original equipment manufacturer，OEM）系统旁边，从而允许家庭成员在不使用自助设备的情况下驾驶车辆。OEM 系统是车辆从工厂生产到达时的原始制造商设备。值得注意的是，大多数新的原始设备制造商车辆现在配备了无钥匙进入和按钮点火。这两个特点最初是用来适应个人的精细运动功能下降的车辆，现在已进入正规生产。有些系统要求健全的驾驶者使用已安装的自助设备而不是原始设备制造商系统。家庭成员可以使用高技术设备，但必须接受适当的培训。有一种技术含量很高的系统，其开关允许用户在自助设备系统和原始设备制造商系统之间进行切换。

车辆改装有四个组成部分。如上所述，第一个是可进入驾驶员站的车辆进出。第二个是访问主要的驱动控件，包括汽油，刹车和转向。第三个是确保驾驶员可以到达辅助控制装置，包括按键和点火、挡位选择、雨刷器和喇叭。第四个是，无论从轮椅驾驶还是将轮椅存放在改装车辆中，都解决了驾驶员和轮椅的正确固定问题。

（一）加速和制动

如果驾驶员的下肢运动强度或感觉受到 SCI 的影响，那么驾驶员可以从手动控制中获益。无论是机械控制还是电子控制，在使用上肢时都允许加速和制动[7]。有几种手动控制方式。最常见的手控是推 - 直角手控。加速时，手柄以与腿成直角的角度向下拉。制动时，手柄向前推。推动手柄就像摩托车的控制装置。手柄旋转以加速，并向上推以制动。推动 - 全手控包括拉动加速和推动制动。可以使用底座、落地式、推拉式手动控制装置，并允许更多的杠杆作用，但它可能不会在适合一些车辆。激活安装好的控制装置需要个人亲自推动连接在加速器上的杆，这需要一些力。对于缺乏足够力量使用这些传统机械控制的个人，有一种新

技术可以创建与驾驶员加速系统的电气接口，并可用于推 - 转角、推 - 拉和推 - 罗克格式。这种新的电气接口消除了硬安装的油门杆和油门踏板产生的所有阻力，使加速更加容易，并显著改善了大腿和腿部空间。另外还有一个好处是可以不在油门上使用踏板保护装置，因为系统会使足油门无法操作（图 47-1）。

通常，四肢瘫患者对机械手控制所需的推动或扭转动作感到困难。可以通过终端设备安装推拉手控制装置，该终端设备可容纳手腕和握力有限的人。该终端设备通过固定手腕和手来辅助个人，并利用在强度和（或）功能降低的情况下难以产生的可用方向力（5～12 磅，1 磅≈454g）。三销是一种常用的装置，将手腕放在中间位置，并连接到加速器和制动器上。三根垂直的柱子分别位于手腕的内侧和外侧以及拇指的蹼部。这是为那些个人缺乏所需的手腕和手的功能，需要握一个旋转器旋钮。

如果个人的力量和运动范围太小而不能使用机械手控制，则可能需要一个动力手控制。电能、真空能和液压能被导入一个执行器，该执行器有助于加速和制动操作。该系统需要以盎司为单位测量的力，从而大大减少驾驶员所需的工作量。

（二）驾驶

在使用机械手控的情况下，转向车辆通常需要使用 OEM 方向盘。转向通常由优势上肢执行，而非优势上肢控制加速和制动。大多数司机需要一个

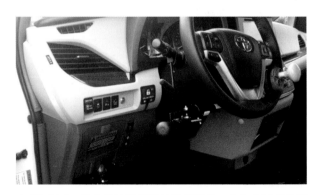

▲ 图 47-1　没有传统油门杆的手控系统，允许有更多的腿部空间

图片由 Steve Rowan, Kersey Mobility Systems, Redmond, Washington 提供

连接到轮子上的终端设备，如旋转手柄、柱子、袖口或三销，以实现更好的控制。可以对车辆的 OEM 动力转向系统进行改装，以减少转向力或实现零转向力。转向柱也可以伸展以容纳驾驶员的膝盖，并且可以减小车轮直径。值得注意的是，直径减小的方向盘没有安全气囊。最近，某些货车制造商将电动转向作为其原始设备制造商转向系统的一部分，从而减少了驾驶员的转向力并消除了原始设备制造商转向系统的改进。

个人胸骨的位置与方向盘的距离应为 10 英寸或更多，以便在发生事故时正确展开安全气囊。如果由于挛缩或腹部增重而限制了上肢的功能范围，驾驶员必须坐在胸骨距方向盘小于 10 英寸的位置。则安全气囊应配备一个关闭开关。安全气囊打开和关闭开关是政府规定的，可能需要医生的信函来验证个人的功能限制。如果个人无法使用 OEM 转向或减少转向力，则可以使用远程转向系统。该系统采用小型、辅助方向盘安装在电脑操作箱上。这种高度技术性的改装可以根据个人需要进行定制，并允许 OEM 转向和安全气囊保留在适合健全驾驶者的位置（图 47-2）。

有一些系统可供驾驶员使用，这些系统没有足够的强度或运动范围（range of motion，ROM）来接合转向机构或气体和制动机构。单操纵杆用于操纵转向、加速和制动。单手系统通常需要较少的力量，并使用三销或操纵杆作为终端设备。三销终端装置通过向前推加速，通过向后拉接合制动。转动前臂可启动转向。

躯干稳定性下降常伴有上肢功能下降。肌肉力量的减弱，再加上感觉受损，会降低驾驶员保持静态和动态坐姿平衡的能力。$T_1 \sim T_8$ 运动性脊髓损伤大多对四肢有很好的控制，但缺乏躯干肌肉的控制，因此必须使用胸带来保持稳定性 [8]。可在 OEM 驾驶员座椅上安装胸部线束。当在电动座椅上驾驶时，胸部安全带必须系在稳定的轮椅靠背上。否则，驾驶员可能会失去对车辆的控制。为了增加躯干的稳定性，也可以安装侧垫。此外，法律要求安全带必须系在驾驶员的胸部、肩部和骨盆上。

（三）辅助控制

在确定车辆进入、加速、制动和转向的流程后，需要可接近辅助控制装置 [8]。对现有仪表控制的简单改造包括延伸杠杆或开关或添加环。按钮可用于操作喇叭、信号和雨刮器。这些装置可以放在驾驶员的手、肘或头附近，并且在驾驶时需要能够接近。当车辆停止行驶时，可使用其他控制装置。这包括气温、电动门窗、音量控制等。或者，可通过触摸屏访问辅助控制（图 47-3）。

五、驾驶评估和培训计划的重要性

由于涉及多个变量，车辆和设备的选择以及适

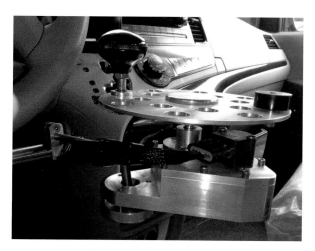

▲ 图 47-2　水平远程电子转向系统
图片由 Tim Gifford, Absolute Mobility, Woodinville, Washington 提供

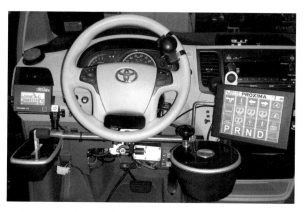

▲ 图 47-3　电子驱动系统，在 OEN 方向盘的下方和左侧具有加速和制动装置，在 OEM 方向盘的下方和右侧具有电子转向系统。触摸屏允许访问多个辅助控制，包括换挡、转向信号和雨刮器
图片由 Tim Gifford, Absolute Mobility, Woodinville, Washington 提供

当的改装可能是一项复杂的任务。DRS 计划、开发、协调和实施为残疾人提供的服务。驾驶员康复专家协会（the Association for Driver Rehabilitation Specialist，ADED）被认为是美国和加拿大领先的驾驶专家组织。驾驶被归类为一种工具性的日常生活活动（instrumental activity of daily living，IADL），通常大多数 DRS 是作业治疗师（occupational therapist，OT）[9]。除了 OT 外，DRS 还具有物理治疗、言语治疗、驾驶教育、运动疗法、特殊教育和治疗性文体疗法等背景。ADED 认证项目要求在健康相关领域获得 4 年本科或以上学位，并额外提供 1664h 的直接驾驶员康复服务经验，或在 2 年健康相关领域获得额外 3328h 的直接驾驶员康复服务经验，在美国和加拿大[10]有 360 名经过认证的驾驶员康复专家（Certified Driver Rehabilitation Specialist，CDRS）。

一些机构使用的 OT 具有评估和驾驶指导的双重作用。其他设施使用 OT 进行驾驶评估，并使用单独的驾驶教练进行培训。在这两种情况下，医生必须为驾驶评估开出处方。评估和培训评估分为三个部分：临床评估、车辆和设备选择、驾驶和培训。临床部分包括回顾个人的病史和驾驶记录。这包括评估全身 ROM、力量、感觉、痉挛、静态和动态坐姿平衡；视觉屏幕检查敏锐度、周边视觉、深度知觉、眩光恢复、标志识别和对比敏感度；认知屏幕评估短期和长期记忆、解决问题的能力、执行功能、注意力和判断力[11]；视觉感知测试检查、图形 - 背景感知处理、形状恒常性、视觉记忆、视觉辨别和空间关系。如果合适的话（即保持一定下肢力量的 SCI 患者），使用模拟器评估简单和复杂的下肢（lower extremity，LE）反应时间以及协调性[12]。临床评估开始初步选择合适的车辆和设备。

根据诊所的调查结果，个人将前进至车辆并完成评估的驾驶部分。车辆的选择过程包括个人当前的功能能力以及个人和家庭的要求。在为适当的设备、车辆类型、车辆改装以及所需的训练量开具处方之前，将评估的诊所和车辆部分合并到报告中。车辆改装公司通常由第三方付款人选择，这可能包括劳工和工业（Lobor and Industry，L&I）、职业康复或单独的学校。改装车辆后，DRS 和车辆改装设施会进行最后的安装和机械检查，以确保车辆进出、合适的装配件和位置，同时允许功能到达主要和次要控制。最后，DRS 实施了后轮训练。司机必须持有有效的驾驶执照或许可证。由于设备的复杂性和对身体的生理和心理需求，需要增加训练时间。在停车场设置中，首先实现对车辆的指令。随着司机的进步，他们将进入到居民区、主干道和高速公路上驾驶。他们在交通改道、建设区、人流密集区和繁重交通的容忍能力应接受检查。在停车场设置中低速驾驶无法准确描述个人的驾驶能力。其他变化因素，如耐力、肌张力和疲劳，可能会对 ROM 和力量产生不利影响，从而降低个人对车辆的控制力。认知或知觉上的缺陷可能影响一个人的驾驶能力或反应时间。在 SCI 之前刚开始驾驶的个人可能需要在驾驶部分进行额外的培训，以弥补缺乏经验或成熟度[13]。因此，培训的数量因个人的共病、经验和驾驶习惯而异。一个人可能需要在较长的时间内上多次课，另一个人可能需要一到两次额外的课[14]（表 47-1）。

可能有医疗保健专业人员、供应商或个人认为不需要驾驶评估，特别是如果个人有较低水平的 SCI 和（或）没有任何其他重大健康问题时。然而，为了确保安全的结果，评估是必不可少的。由于责任问题，大多数汽车改装公司在没有评估的情况下不会安装任何设备。一个有 SCI 的新司机在学习使用手动控制的时候，一开始几乎总是会混淆油门和刹车。这在紧张或紧急情况下会加剧。恢复驾驶的 SCI 人员通常不知道或不认为需要胸前安全带，并被观察到对车辆失去完全控制，需要身体帮助才能回到坐位。不完全 SCI 的人有时可以使用左足加速器。这是一种非常简单的车辆改装，就像手动控制经常发生的那样，用户感觉自己不需要任何培训。但是，这种改进具有很高的用户错误率。在某种程度上，这是因为驾驶是一项需要学习的技能，并且需要一项新的技能培训来克服多年的驾驶习惯。

ADED（www.driver-ed.org）和美国汽车协会（www.AAA.com）列出了驾驶评估项目和讲师。各个州都有职业康复或 L&I 部门，可以协助设备资金，车辆改装和培训。美国国家移动和设备经销商协会（the National Mobility and Equipment

47-1　基本和自适应驾驶设备示例以及预计的培训时间

基本自适应驾驶设备	复杂自适应驾驶设备
（平均需要 2～14h 的培训）	（平均需要 50h 的培训）
手动控制	升降机和坡道
踏板块	自动座椅系紧装置或停靠系统
转向旋转 / 护腕 / 三销	4、6 或 8 向电动座椅座
钥匙架	减少或零作用力转向
交叉转向信号	电气和制动器
长柄挂挡器	遥控转向操纵杆驱动系统
座椅和稳定性装置	与原始设备制造商电子设备接口的远程触摸板
安全气囊开关	
镜子	

Dealers Association，NMEDA）可以提供经过认证的供应商和设备改造者的列表。如果驾驶员是酒后驾车、枪伤或其他暴力行为造成的犯罪的受害者，犯罪受害者补偿计划可能会提供帮助。通用汽车、福特、克莱斯勒和丰田等主要汽车制造商都制订了出行计划，该计划为驾驶员提供产品信息、驾驶改造资源、评估资源、有些还具有成本激励措施。

六、驾驶准备

驾驶准备从住院患者的日常生活能力和身体康复训练开始。一旦个人被跨学科团队认为准备好驾驶，他或她就会被转介给住院或门诊驾驶计划。对现有驾驶计划、供应商和设备改装商的了解，以及潜在的资金，使医生和康复团队的成员能够开始与 SCI 患者一起驾驶。根据 SCI 的类型，如果有潜在的力量恢复，最好等待几个月到一年，以允许最大的神经恢复，从而减少更复杂的修改。

医生可以在告知合适的 SCI 个人关于驾驶评估和培训项目[15, 16]的存在方面发挥关键作用。医生还应在使用任何适应性设备之前告知个人需要专业驾驶员培训。许多事故，其中一些是死亡事故，都是由消费者或家庭成员使用的适应性设备引起的，这些设备没有经过调试或培训，无法使用这些修改。

判例法规定，保护特权在公共危险发生时终止[17]。大多数驾驶评估项目，特别是医院的项目，都需要医生的推荐才能进行驾驶评估。驾驶评估的处方应包括准确的诊断、损伤是否完整，以及完整的病史和药物（包括不良反应）。

在选择设备或确定驾驶是否可行时，SCI 常伴随的健康因素需要仔细考虑[18]。继发性疾病，如挛缩、痉挛、自主神经退行性障碍、视野和感知缺陷、抑郁或创伤后应激障碍等都应被评估[19]。有计划的手术，如肌腱转移或肉毒杆菌毒素注射，是重要的，因为它们可以改变音调、影响转移、并可能影响个人席的使用加速器或转向机制的使用。另一个严重的问题是皮肤可能受到压力损伤。培训需要将适当的压力释放纳入长程的驾驶。如果使用转移，必须遵循适当的技术，以防止皮肤剪切和肩部受伤[20]。温度调节受损是另一个因素。对热的敏感度降低会导致阳光暴晒后发热的汽车控制面板对手和手臂造成损伤。加热和冷却座椅会损伤皮肤。个人在进入封闭车辆时需要注意高温或寒冷的影响。提供者和个人应该意识到发生自主神经退行性障碍的可能性，能够识别它，并且如果发生应知道该做什么来预防和（或）管理它。一些司机随身携带一张应急卡，描述自主神经反射不良和所需的干预措施。

SCI，无论是先天性的还是外伤性的，都可能伴有认知功能障碍。视觉知觉问题可能是由头部外伤引起的，并且可能严重影响或阻止个人驾驶。脑瘫和脊柱裂患者常有影响视觉信息处理的知觉问题，从而影响他们控制或保持车道位置的能力。通常，有视觉感知问题的人并不知道自己的缺陷。临床和道路测试将清楚地表明这一点，但个人可能强烈抵制建议，因为他们对自己的感知能力的洞察力下降。应及早诊断视觉知觉问题，并提供心理辅导，以减少不应开车时试图开车的人数。OT 的教育课程使 OT 准备评估和识别在表现技能方面的缺陷，并审查可能影响驾驶的所有中等健康问题和医疗共病（表 47-2）。

七、轮椅处方的重要性

在协助提供适当的轮椅建议时，必须考虑个人的家庭和社区融合，其中往往包括驾驶。例如，在最初的住院康复治疗期间，由于需要在患者接受技术培训和掌握技术时释放必要的压力，可以选择倾斜轮椅。这种类型的座椅需要多个接头和活动部件用于倾角调节机构，很难在车内牢固固定，这可能会影响从座椅上驾驶时的安全和定位。医生和康复人员必须权衡预防压力损伤的直接替代方法，以满足未来安全驾驶的需求。轮椅靠背高度也会影响驾驶能力。由于美观或实用（例如减压，或者使用背包）许多人更喜欢用自己的手动低靠背椅开车。此外，这些人可能无法转入或转出原始设备制造商的座位，因此想坐在他们的手动轮椅上驾驶。相比之下，一个四肢瘫的司机从最高的座位上得到了颈部和头部的支持。这需要一个连接到轮椅上通过腋下和胸骨的胸带，以最大限度地支持所需的驾驶。附加在轮椅上的侧行李厢支架不够高，无法提供足够的支撑，并且可能干扰进入主驾驶控制装置所需的手臂动作。适当的轮椅靠背支撑有助于防止脊柱侧凸，可以改变适当的视觉高度和躯干位置，从而影响接近驾驶控制的功能范围。

驾驶频率和类型也有助于确定合适的轮椅。有些人喜欢手动轮椅运动，但可能在爬坡、远距离驱动轮椅、进行多次轮椅转移显著有困难[21]。为了就业或长时间从事休闲活动，可能需要使用电动座椅

47-2　影响个人驾驶能力的健康状况和医疗并发症示例

SCI 神经损伤水平	SCI 综合征
痉挛	大小便失禁
药物 / 多重用药	TBI/ 认知功能障碍（如执行功能、记忆力或注意力受损）
癫痫	脑卒中
多发性硬化	视觉障碍（如青光眼、白内障、黄斑变性、色盲）
帕金森病	阿尔兹海默症 / 痴呆症
神经病或周围神经疾病	糖尿病（或低血糖症）
心血管疾病	直立性低血压
自主神经过反射	肺部疾病（如阻塞性 / 中枢性睡眠呼吸暂停）
骨关节炎 / 类风湿关节炎	先天性疾病（如脑瘫、脊柱裂）
精神疾病	药物滥用 / 依赖
听力障碍	神经源性皮肤 / 压力性损伤
学习障碍（如阅读障碍）	肌肉骨骼损伤

SCI. 脊髓损伤；TBI. 颅脑损伤

来实现自动驾驶。坐在手动轮椅上驾驶时，由于与座椅相连的对接固定装置增加了重量，可能会给个人的肩带来额外的压力。由于肩上的压力过大，那么电动椅将是更好的选择。从手动座椅上驾驶被认为是危险的，因为缺乏支撑会增加受伤的风险，因此不予推荐。

总之，恢复驾驶是康复过程的一个重要组成部分，但涉及许多因素的复杂相互作用，本章将介绍这些因素以供考虑。康复医生和治疗师的角色对于评估个人的驾驶资格和能力、审查可能影响驾驶的任何次要条件或并发症、促进个人的独立性和灵活性以优化其生活质量至关重要。

第48章 脊髓损伤患者的功能性电刺激

Functional Electric Stimulation for Patients With Spinal Cord Injury

Steven W. Brose   Kevin L. Kilgore   Ronald Triolo   Anthony F. DiMarco

Dennis J. Bourbeau   Greg Nemunaitis   著

一、概述

脊髓损伤（SCI）患者的电刺激（electrical stimulation，ES）可分为三类。治疗性电刺激是使用 ES 来改善通常在刺激停止后仍保留的功能。诊断性电刺激是利用电刺激来评估病理的存在，包括上运动神经元（UMN）和下运动神经元（LMN）瘫痪的区分。功能性电刺激（functional electrical stimulation，FES）是利用 ES 来替代受损或丧失的神经功能，是本章的重点。

对 FES 系统临床实施的这一回顾将强调目前或预期在不久的将来具有临床影响的 ES 方法，并主要集中于①上肢（upper extremity，UE）；②下肢（lower extremity，LE）和躯干；③呼吸系统；④骨盆（包括膀胱、肠和性功能），以及与脊髓损伤患者相关的其他应用。提供 FES 和恢复肌肉功能的设备或系统称为神经假体，刺激通常必须保持活跃才能有效。

二、功能性电刺激的分类

FES 一般被认为是三种作用方式之一：直接神经肌肉激活、感觉传入刺激或电传导阻滞。

(1) 直接神经肌肉激活：该方法利用 ES 直接引起运动神经元去极化，导致肌肉收缩。ES 在运动功能恢复中的实际应用基础是直接激活外周运动神经元，而不是肌肉。前角细胞、轴突、神经肌肉接头和肌纤维必须完好无损才能工作；由于去极化所需的大电流和电荷——比神经刺激阈值[1]高出 100～1000 倍，直接激活肌肉面临挑战。ES 产生的运动神经元的动作电位与自然产生的动作电位相同。出现了 Henry P. Bowditch 在 1871 年描述的相同的"全或无"反应[2]，该反应指出，肌肉收缩的力并不依赖于对支配运动神经元的刺激大小，而是依赖于高于运动神经元阈值电位的刺激强度。如果刺激强度超过膜阈值，神经元将去极化，神经支配的肌纤维将激动。任何神经元的刺激阈值都与神经元的直径成反比。刺激阈值最低的大直径神经元被激活，其次是较小的神经元，直至最小的 C 型纤维[1,3]。ES 的这一特性被称为逆招募顺序，因为正常的意志运动激活遵循 Henneman 的大小原则[4]，这意味着在大型运动单元之前招募的较小运动单元的逐步激活。快速收缩糖酵解肌纤维产生高水平的力，但很快疲劳，而慢收缩氧化型纤维产生较低的力并且抗疲劳[5,6]。这是 FES 中的重要考虑因素——慢收缩氧化型纤维对于募集是合乎需要的，但由于 FES 中的反向募集顺序原则，通常是在大型纤维之后募集。此外，失用性萎缩倾向于将缓慢收缩的肌纤维转化为快速疲劳的肌纤维[7,8]，但应用 FES[9-13]可逆转，同时改善肌肉体积、关节力[14,15]和肌肉耐力[16-18]。刺激电流随着与刺激电极的距离[1,5]而减小，使轴突最不可能在高于阈值的水平上接受刺激。

改变刺激脉冲的幅度、持续时间和频率可以调节 FES 介导的肌肉力量的产生。单个刺激脉冲传递到一个高于其阈值的神经将产生相应的肌肉收缩动作电位。当重复的脉冲传递到神经时，肌肉的收缩反应将在前一次抽搐完成之前开始，从而导致总和现象。在更高的频率，收缩融合导致强直。虽然平滑的强直收缩是 FES 应用的理想选择，但较高的刺激频率也会导致更快的疲劳。因此，为了保持平滑收缩和最大可能的抗疲劳性，理想的刺激频率通常在 UE 应用中为 12～16Hz，在 LE 应用中为 18～25Hz。

刺激范围不受解剖学边界的限制，给定肌肉中的单个电极很可能会从其他肌肉中募集运动单位。肌肉刺激对植入电极的选择性最高，对表面电极的选择性最低。在大多数功能性应用中，分离单个肌肉或肌肉群的募集是可取的。

LMN 损伤对 FES 的应用提出了挑战。为了功能性目的成功地刺激肌肉需要 LMN 是完整的。在 SCI 病例中，损伤水平的 LMN 池经常有一些损伤[19]。如果特定肌肉的大部分或全部 LMN 受损，那么肌肉将无法恢复，FES 将面临难以达到功能性收缩力的程度。此外，LMN 损伤可阻止 FES 介导的运动逆转肌肉萎缩；因此，在有广泛 LMN 损伤（包括肌萎缩性侧索硬化、脊髓灰质炎或臂丛神经损伤）的患者中应用 FES 更为困难。

(2) 感觉传入刺激：感觉传入神经元为协调身体功能的脊髓回路反射提供输入。这些脊髓回路反射的输出可以通过使用模式化的 ES 激活感觉输入来调节。因此，刺激感觉传入神经元可产生协调的功能反应，通常称为"神经调节"，因为局部脊髓回路影响或协调多种功能，包括自主控制功能，如器官和（或）心血管功能，神经调节具有广阔的应用前景。此外，神经调节可与康复或药物疗法结合使用，以增强功能反应或潜在地利用神经可塑性，并加强损伤后残留的一些神经通路。

神经调节有多种临床应用，包括疼痛管理、膀胱控制、缓解震颤和痉挛[20]。这种方法可能是兴奋性的，也可能是抑制性的，例如刺激尿道中的感觉传入可以引起兴奋性膀胱排尿反应，而刺激生殖神经的感觉传入可以引起膀胱抑制反应。因为功能结果依赖于感觉传入的激活，所以感觉激活模式很重要。刺激特定的感觉传入，并根据频率和脉冲宽度等参数优化刺激模式。可以使用更复杂的方法，其中刺激是以类似于感觉传入通常会出现频率的模式突然进行的。神经调节要求神经回路完好无损。如果脊髓损伤在损伤后保留了神经回路，UMN-SCI 患者可能对神经调节途径有反应。LMN-SCI 患者通常对神经调节方法无反应，因为脊髓损伤损害了脊髓回路的神经输出。

(3) 电传导阻滞：这种方法需要使用 ES 来快速可逆地阻断动作电位在神经中的传播，这是 FES 应用的一种发展策略，并被用于多种方法，包括阻断疼痛信号或不需要的反射。该方法使用电荷平衡的千赫频率交流电（kilohertz frequency alternating current，KHFAC）[21] 来实现神经动作电位的即时、可逆、安全的完全阻断，无全身不良反应[22]。ES 有许多潜在的临床应用，包括疼痛、痉挛、排尿和自主神经功能障碍的治疗。为了实现对神经的电阻断，必须建立与神经的强电极界面，使电极的电场不会在远离电极的地方引起神经的不必要的激活，也不会引起其他神经的意外激活。一般来说，电极应该非常靠近神经，如果可能的话，接口应该电隔离。神经袖套电极可用于此目的。使用 10～20kHz 的刺激可以实现电封锁。在解决传导阻滞之前，通常会有一个神经的初始短暂激活，但可以使用特定的刺激模式来克服这个初始激活。ES 阻止动作电位传播的机制还不完全清楚。正在进行的研究正在提高我们对作用机制的理解，并改进这项技术的应用。

三、系统组成及设计

任何神经假体的使用者必须有一种方式将其意图传达给设备，以便选择、激活或直接控制由此产生的肢体运动。这个命令输入可以有多种形式，从简单的开关关闭和定时器设置到更复杂的肌电图（electromyography，EMG）活动序列，这些活动序列来自仍在意志控制下的肌肉，以及最近的脑 – 机接口[16]。一旦用户向系统发送命令，设备必须处理输入，根据先前的刺激历史、设备的当前状态或肢体的状态，可以对输入进行不同的解释。在命令处理器明确地识别出用户的意图之后，神经假体必须做出响应。控制处理器的功能是选择合适的刺激通道以及它们的相对时间、强度和频率。这些参数被刺激传递子系统用来产生刺激波形，并通过与身体接触的电缆、导线和电极传递电流。用户可以选择通过显示器、警告灯或音频音调对设备状态的认知反馈来了解系统正在做什么。大多数临床应用的 FES 系统以"开环"模式运行；这意味着设备对环境无反应，不会自动纠正预期和执行活动之间出现的错误。或者，可以使用传感器将运动信息（关节角度、接触力和最近的膀胱压力）[16] 反馈给控制器，并允许设备相应地改变其行为。这种"闭环"系统需要一个传感器处理器来监测四肢的动作，并允许控制处理器在没有用户有意识输入的情况下自动调整刺激水平。最后，用户可以通过替代的感官反馈获知其身体的方向和状态（而不是设备的状态）。在这个方案中，传感器信号被用来调节触觉刺激到感知区域，或者提供肢体和关节的状态及它们与环境的相互作用。

FES 系统可以完全放置在人体外部，在这种情况下，不会将异物引入人体，只有刺激电流穿过皮肤边界。当植入子系统 [例如，电极和（或）刺激传递电路] 时，必须与留在体外的系统部件保持通信。这可以通过直接经皮连接，或通过射频（radio frequency，RF）、感应或光链路来实现。在后一种情况下，除了能量外，没有任何东西穿过皮肤，降低了伴随经皮穿刺连接的感染可能性，并减少了外部控制者常见的穿脱负担。植入系统的组件需要额外的电路（发射器和接收器）来维持组件之间的通信路径，并且可能增加设计的复杂性。尽管需要手术，但植入系统具有将刺激电极置于神经附近的优点，从而大大增加了激活的选择性和有效性，同时减少了激活电流。对于长期的临床应用而言，这些植入系统比其他系统提供了主要优势，包括改进的方便性、舒适性、可靠性和一致性 [23]。

四、电极注意事项

用于 FES 应用的大多数临床可用电极根据其刺激表面的位置进行分类，因此可分为三大类：皮肤上的经皮电极、肌肉内电极和神经表面电极。它们通常被设计用来激活周围的神经，但人们越来越关注开发刺激脊髓、运动皮层或大脑的其他区域的新技术。

（一）经皮与全植入入路的比较

肌内电极和神经表面电极都可以使用经皮电极和全植入电极来绕过皮肤和皮肤的高电阻感觉纤维束。因为它们的刺激表面靠近目标肌肉的运动神经分支，所以它们提供了一种方法来实现较小电流的刺激，同时比经皮电极更有选择性地激活。电极的刺激提示可以包括一个阻止机制，以在封装发生之前阻止移动。除了选择性、低电流要求和易于植入外，经皮和全植入电极还允许进入难以经皮接近的深层神经。当与经皮导联一起使用时，它们也可以很容易地被移除，并提供一种在急性或长期基础上产生强烈可重复收缩的方法。肌外膜电极直接缝合在肌外膜或筋膜上，以消除这种早期运动，并提供即时和永久的固定，可与经皮或完全植入的导线一起使用。

尽管它们通过消除施加单个电极的需要并简化了与其他电子组件的连接而促进了神经假体的穿戴，但经皮引线仍需要用户的持续关注。必须清洁、整理、正确检查和维护它们。这些导线在高剪应力区域（如它们穿过筋膜平面的地方）容易断裂。尽管经皮穿刺导管可以在无感染或并发症的情况下保持多年的功能，但用于急性和亚急性应用，通常被认为不适合长期临床应用。完全植入的导线可以比经皮导线尺寸更大，因为它们需要更坚固、更抗故障，而且不需要穿过皮肤。

（二）经皮、肌内和神经界面电极

(1) 经皮电极：所有经皮电极都使用外部导线。经皮电极通过皮肤向运动神经输送电荷。当用于运动恢复时，它们应用于"运动点"上方的皮肤表面——在最低刺激水平下，目标肌肉表现出最佳收缩的位置。具有经皮电极的 FES 具有以下几个明显的优点：①电极通常易于使用和移除；②刺激技术是无创的，因此是可逆的（即电极的位置可以容易地改变以获得最佳的刺激反应）；③易于学习和应用于临床；④电极和刺激器是相对便宜和商用的。

尽管少量单独使用时很方便，但经皮电极有几个缺点：①它们容易激活其下方的任何神经，在某些情况下很难产生单独的反应；②每天脱衣服和穿衣服会使使用复杂化，特别是在电极位置的情况下每天都有轻微的变化，产生不同的刺激反应；③随着功能所需的刺激通道数量的增加和连接多个电极变得烦琐，多电极系统很快变得不切实际。大电流可能需要通过皮肤和电极与周围神经之间的干预组织来驱动充足的电荷。在某些情况下，皮肤疼痛感受器兴奋，感觉保留或增强（肢体疼痛和痛觉过敏）的患者可能难以耐受在产生强烈运动反应所需水平的经皮刺激。经皮电刺激的电极接触面积一般不是恒定的，因为电极可能会脱离皮肤，这会显著降低电极接触面积，导致恒流电刺激的高电流密度。瞬时电压刺激将减少由于电阻增加传递给组织的电流，这可能更安全，但会导致传递的刺激发生变化，从而改变力的输出。即使皮肤接触良好，FES仍可能导致皮肤变热和变红，这通常只是因为循环增加；然而，在某些情况下，如果电流密度过高，则也有可能烧伤组织。经皮刺激应用于感觉或认知受损的患者时，应谨慎使用，并经常检查皮肤。

(2) 肌内电极：肌内（intramuscular, IM）电极消除了直接对所施加的刺激产生皮肤直接反应的危险，但是如果不正确地施加刺激，仍然存在组织受损的风险。不适当的刺激会导致电极材料的电化学变化，导致金属离子的腐蚀或溶解或 pH 的变化，导致组织坏死；平衡的双相刺激可防止这种情况。平衡脉冲（通常是阳极脉冲）平衡注入组织中的电荷，并大大减少损伤的可能性，通常至少在 $0.4\mu C/mm^2$，经皮 IM 电极具有约 $10mm^2$ 的表面积[1]。使用这种电极的安全刺激参数是振幅为 20mA、脉冲持续时间为 200μs 的双相脉冲。频率通常在 10～50Hz 的范围内，但频率不是刺激引起组织不良反应的因素。使用这些参数的 IM FES 已经应用于人类使用超过 15 年，没有任何肌肉损伤的迹象[24]。

FES 引起的组织损伤电位与刺激单位面积的电荷有关，而与刺激电压无关。安全刺激的关键参数是电流幅度和电极 - 组织接触面积；这意味着对肌肉或神经组织内的电极使用恒电流刺激具有优势，因为它可以更好地控制电荷密度。当采用恒压激励时，电流密度是不受控制的，如果电极表面的电阻很高，电流密度会变得很高。因此，对于位于活体组织内的电极，应始终调节刺激电流。

(3) 神经接口：这种电极与神经结构的接触比肌肉电极更为密切，因此产生收缩所需的电流更少。它们通常被用作神经外膜电极，缝合到运动神经周围的结缔组织上，包裹神经的袖套电极，以及贯穿神经内的设计。

电极通过导线与刺激或记录电路相连。经皮穿刺的导线被设计成在保持对感染的屏障的同时，与静脉内注射和肌外膜电极和体外电路进行慢性连接。引线由多股绝缘不锈钢制成，螺旋形地缠绕在一起，形成直径足够小的细而柔韧的电缆，使组织在离开皮肤时愈合。螺旋结构将屈曲运动转化为导线线圈中的扭转应力，从而提供了因金属疲劳而断裂的机械阻力。开放的线圈也能促进组织的生长和协助固定。一层薄薄的内皮细胞在靠近皮肤表面的线圈周围以足够的深度增殖，为感染提供屏障。

五、UE 神经假体

功能性神经肌肉刺激（functional neuromuscular stimulation, FNS）已用于在颈椎水平为患有 SCI 的个体提供抓握和释放[23, 25-27]。FNS 系统的目标是减少个人依赖他人帮助的需求、减少对自助设备的需求、减少佩戴支具或其他矫形器的需求及减少执行任务所需的时间。FNS 系统或神经假体利用患者本身瘫痪的肌肉组织来提供抓握力，并使用患者的自主肌肉组织来控制。通常，患者将神经假体用于饮食、个人卫生、写作和办公等任务。

（一）候选者的选择

FNS 可以在损伤后的任何时候应用，但通常在神经系统稳定后应用。大多数 UE 神经假体都是针对 C_5 和 C_6 运动水平的个体。对于这些患者，使用 FNS 提供抓握打开和关闭提供了明显的功能益处。在 C_4 运动水平，肘关节屈曲和肩关节稳定性的控制必须通过刺激肱二头肌和（或）肱肌、通过机械或外科手段来提供。对于有 C_7 或 C_8 运动水平功能的个体，还有其他的手术选择，如肌腱转移以提供功能，而 FNS 并不常用于这些个体。

（二）工作原理

所有现有的 UE 神经假体系统由激活前臂和手部肌肉的刺激器和输入换能器和控制单元组成。抓握的控制信号来自于用户保持自主控制的动作，该动作可包括关节运动 [25, 28-32]、肌肉活动 [33-36]、呼吸 [37]、语音控制 [25, 26, 38] 或皮质信号 [39]。一个协调的刺激模式发展，使肌肉被激活的序列，产生一个功能性的抓取。通常为功能活动提供两种基本抓握模式：侧捏和手掌抓握 [40]。其他的抓取方式也被描述用于神经假体，包括示指和拇指 [41] 之间的"夹持"和带有手指伸展和拇指外展的"平行伸展抓取"。用户通常可以控制抓握的打开和关闭，但不能直接控制每个肌肉的激活。此设计简化了用户所需的控制任务。

（三）临床评估应用

目前用于颈脊髓损伤的神经康复系统有两种基本设计：使用表面电极的经皮系统和植入神经假体。经皮系统通常用于肌肉调节，而植入系统则用于长期功能性使用。

(1) 经皮神经假体：在脊髓损伤 [26, 42, 43] 中开发并测试了夹板系统，该系统结合经皮电极刺激瘫痪肌肉。其中一个系统，被称为 Handmaster® 或 NESS H200®（Bioness Inc.，Santa Clarita，CA），使用一个固定手腕的支架，使其主要适用于 C_5 级四肢瘫患者，他们没有掌握腱固定抓握。对使用 Handmaster 的颈椎 SCI 患者 [42, 44] 进行了临床研究，结果表明，刺激可以改善患者的功能表现。该系统特别适用于肌肉调节 [44]，并可能提供一些治疗效果 [43, 45]。然而，很少有受试者将这些系统用于长期功能 [44]。

(2) 植入式神经假体：1986 年，Peckham 和他的同事在克利夫兰第一次植入 UE 神经假体，被称为 FreeHand® 系统 [23]。1992 年，克利夫兰功能性电刺激（Functional Electrical Stimulation，FES）中心（VA 康复研究发展服务卓越中心）发起了徒手系统的多中心临床试验 [23, 46]。FreeHand 神经假体使用植入的 8 通道接收器–刺激器（IRS-8）和 8 个肌外或肌内电极、导线和连接器 [24]。使用者通过对侧肩的运动来控制手的模式刺激。肩的位置是通过胸部的一个外部穿戴的操纵杆改变的。该系统已转移到工业生产 [NeuroControl 公司（NCC）]，并在 200 多名患者中成功实施 [23, 46]。1997 年获得了 FDA 的上市前批准，并在国际上对 40 多个地点进行了部署培训。试验结果均为阳性，显示每个接受者的

夹持力增加（$n=50$），操纵标准物体的能力显著提高 [46]。通过神经假体，100% 的受试者（$n=49$）在至少一项任务中的独立性提高，78% 在至少三项任务中的独立性提高 [46, 47]。90% 以上的患者对神经假体满意 [48]。然而，在 2001 年，NCC 停止了所有与 SCI 相关的产品的销售，包括 FreeHand 系统，并且不再在市场上销售。

（四）UE 神经假体的研究现状

目前 SCI 中神经假体在 UE 中的应用研究包括通过刺激更多的肌肉来提供额外的功能、评估新的控制方法、新的技术进步以及开发 C_4 和更高水平 SCI 的系统。

(1) 附加功能：第一代神经假体系统侧重于提供抓握和释放，但是已经证明刺激额外的肌肉可以提供更多的功能。刺激三头肌可以提供头顶伸展，受试者可以将三头肌激活与受刺激的抓握功能结合起来，以获得更好的功能能力 [26, 49]。刺激旋前方肌可以发展足够的旋前，可以通过自主产生的旋后 [50] 来对抗。刺激指内肌可以改善抓握功能 [51]。

(2) 新的控制方法：许多控制神经假体的替代方法已经被采用。与使用肩部位置控制抓握相比，使用手腕位置控制抓握对于某些患者来说是更好的控制方法 [32]。主动拮抗的激活被用来控制肘部角度和前臂旋后或旋前 [50]。使用前臂或颈部肌肉的肌电信号已被证明是一种可行的控制方法 [32, 33, 35, 36, 52]。最近，已经证明有可能从不产生可见肌肉收缩的肌肉获得肌电信号 [53]。也正在寻求获得用于神经假体控制的皮层信号的方法 [54]。

(3) 第二代植入式神经假体：与 FreeHand 系统 [36, 55] 相比，植入式的、肌电控制的神经假体能提供更好的功能。这个系统，即 IST-12，为颈椎脊髓损伤瘫痪的患者提供抓握、前臂内旋和肘部伸展的控制。该系统的一个关键特征，如图 48-1 所示，是控制源和刺激源的植入，与徒手系统相比，外部组件减少了 50%。

10 名受试者被植入 IST-12 系统，成功地利用桡侧腕长伸肌（C_6）或肱桡肌（C_5）发出的肌电信号进行抓握开闭的比例控制。在所研究的 13 条上肢（3 个受试者有双侧植入物）中，也成功地从斜

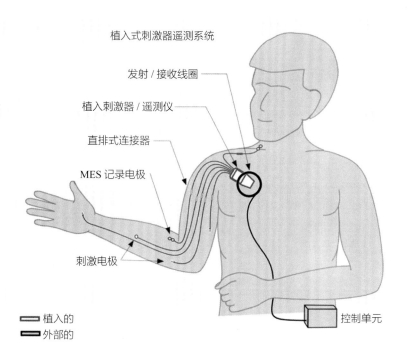

植入式刺激器遥测系统

发射 / 接收线圈

植入刺激器 / 遥测仪

直排式连接器

MES 记录电极

刺激电极

▭ 植入的
▬ 外部的

控制单元

▲ 图 48-1　使用 IST-12 植入装置的 UE 手部系统图。手的开闭由主动腕伸肌肌电信号按比例控制。其他功能，如系统开 / 关和抓取模式之间的切换，由来自颈部或肩部肌肉的肌电信号控制

方肌（N=8）、颈阔肌（N=4）、三角肌（N=2）和肱二头肌（N=1）获得了肌电信号。肌电控制在神经假体中的使用使得控制算法具有相当的灵活性，使它们能够针对每个个体被定制。消除对外部安装控制源的需要是非常可取的，并且使系统使用简单得多。用双侧系统实施的 3 个受试者显示了独立控制每只手臂的能力。使用刺激伪影抑制算法[56]，可以在刺激期间获得所有 26 个记录电极（13 只手臂）的肌电控制信号。这些控制信号在 2 年的随访期内保持稳定。

迄今为止的研究结果表明，每个受试者的捏力强度均得到显著改善，通常为 2 或 3 倍。使用神经假体可以使每个受试者增加在抓握和释放测试中可以操纵的物体的数量。6 个任务中的 5 个可以由使用神经假体进行测试的每个手臂完成，所有 6 个任务可以由 8 只手臂（共 13 只）完成。相反，在手术之前，只有一个对象可以操纵多达 4 个对象，而大多数对象只能操纵两个最轻的对象。

对 10 名受试者的 13 只手臂进行日常生活活动能力（activities of daily living，ADL）评估。每个受试者至少在 2 项活动中表现出改善，其中一个受试者在 12 项活动中的 11 项表现出改善，另一个受

试者在全部活动中表现出改善。这些活动的改善通常表明，与神经假体关闭时相比，受试者能够更独立地完成任务。10 名受试者的 13 只手臂在用叉子吃饭方面都有改善，13 只手臂中的 12 只在用笔写字方面有改善。具有双侧系统的受试者能够进行一些活动，比如用叉子和刀子切食物、用两只手拧松罐子上的盖子、在吹干的时候梳头发。

(4) 第三代植入神经假体：第三代神经康复系统，网络化神经假体（Networked Neuroprosthesis，NNP）是基于一种完全模块化的方法，它允许通过植入的元件网络对身体的任何区域进行协调控制和激活。NNP 的三个关键特性是：①一个完全植入式系统，包括供电，使用户不必为功能性使用而需要佩戴外部组件；②一个模块化系统，其中标准组件，如刺激器、电源和传感器，可以在不经改造的情况下使用；③从身体多个区域刺激和记录的能力[57, 58]。

NNP 的植入组件包括电源模块、四通道脉冲发生器模块、双通道生物电位记录模块、网络布线以及刺激和记录电极。这些模块可以根据每个临床应用的需要连接在一起，允许为每个个体定制系统。NNP 的设计消除了在功能使用过程中对任何外部组

件的需求，从而使系统易于用户操作、耐用、外形可接受，并且适用于广泛的神经适应证。

两名颈椎 SCI 患者通过网络植入部件的配置，植入了 NNP 系统，提供了手的抓握、伸展和躯干的稳定性。NNP 系统的第一次人工植入包括 20 个刺激电极、4 个肌电信号记录电极、8 个三轴加速度计和 11 个温度传感器（图 48-2）。课题论证了独立拿叉子吃饭和拿笔写字的能力。在躯干刺激下，受试者的矢状面伸展增加了 8cm。另外，由于增加了躯干的稳定性，头上和侧面的伸展度也大大提高。系统的各个方面都是功能齐全的，受试者每天都在家里使用系统。

(5) C_3/C_4 SCI 的应用：临床上已证明神经假体可用于高位四肢瘫患者[26, 37, 38, 56, 59]。经皮或经皮刺激已被用于提供手和肘运动。带子用于支撑肩。用户可以通过语音命令、吸气和吹气控制、面部肌电信号、头部运动或随意的肩运动来控制手和手臂的功能。功能在饮食、喝水和写字中得到了彰显。

皮质内功能的控制已经通过植入皮质[39, 60-62]的记录阵列得到证实。这些系统目前是暂时性的，通常植入 1~3 年。大脑皮层的信号可以通过胚胎干细胞来控制机器人的肢体或控制瘫痪的手臂。目前，这些系统仅在实验室使用，需要经常校准才能有效工作。在电极、记录技术和信号处理方面的未来发展有望显著提高该方法的实用性。

（五）颈段脊髓损伤的外科重建及神经假体治疗策略

神经假体已被证明能提高 C_5 和 C_6 级脊髓损伤患者的独立性。如果主要的临床目标是肌肉调节和防止挛缩，经皮刺激提供了一个相对容易和廉价的无创选择。如果个人想要最大限度地发挥功能，植入系统可以提供最大的功能潜力，并显示了最久的长期使用。通过外科手术重建[63]和神经假体的结合，可以最大限度地提高颈椎 SCI 患者的功能独立性。这些步骤应与常规治疗结合使用，以使被动运动和主动运动最大化。

(1) C_3/C_4 处理：这种损伤程度的神经假体应用仍在研究中[39]。然而，初步结果表明肘关节屈曲和肩外展是治疗的关键组成部分。手术重建的目的是

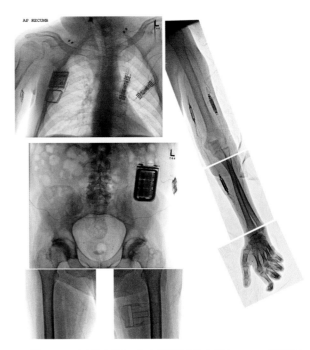

▲ 图 48-2　显示在第一个人类受试者中植入 NNP（图像右侧）的放射学图像。电源模块在腹部，生物电位记录模块在胸部，刺激模块在手臂。这个受试者也有一个 IST-12 设备（图像的左侧——胸部）

提供肩关节稳定性和肘关节功能。神经转移也可能适用于这一人群[64]。目前，虽然研究结果令人鼓舞，但 FNS 在本组患者中的应用尚不能满足功能预后的期望。由于在自主控制下的肌肉组织有限，没有手术重建的选择。

(2) C_5 处理：这组患者的手术重建主要是通过肱桡肌的转移提供强有力的腕关节伸展，这样就不需要腕关节支撑，并提供功能性的肌腱抓握。神经假体提供抓握开闭及加强手腕伸展。三角肌后束肌腱向三头肌肌腱的转移可以提供肘关节的伸展，通过三头肌的电激活可以增强肘关节的伸展。一个强壮的 C_5 损伤患者，如果没有广泛的 LMN 损伤，在这些干预措施之后，应该有自主性的手腕伸展和肘部伸展以及刺激性的抓握开闭。

(3) C_6 处理：这组患者的手术重建主要是通过三角肌后束转移到三头肌来提供有力的肘关节伸展，必要时增加弱腕关节伸展。神经假体可以提供有力的捏合和抓握开口，并可能增加肘关节的伸展和前臂的旋前。另外，可以通过肌腱转移项目提供拇指或手指灵活性，并且神经假体可以提供抓握开

口和增强捏强度。

(4) C_7 处理：本组的手术重建主要是通过肌腱转移提供自主的手指灵活度。如有必要，可通过肌腱转移增加肘关节伸展。目前，神经假体并不典型地应用于这组患者，因为仅通过肌腱移植就可以获得功能。

六、下肢和躯干神经假体

无论是否有外部支撑，神经刺激都能恢复或增强脊髓损伤患者的运动、站立、转移、行走、爬楼梯或控制和保持坐姿的能力。基于植入式技术的神经假体正迅速成为改善瘫痪患者健康、日常功能和独立性的选择。

（一）神经假体与运动、站立和步行

FNS 的站立是通过相对简单的系统实现的，该系统由 2～6 个经皮刺激通道组成[65, 66]。尽管电极位置的每日变化可能会对刺激响应的可重复性产生不利影响，但在实验室和临床环境中，多通道经皮刺激可以在 SCI 患者中产生站立运动和行走运动[67-69]。截瘫患者还可以通过经皮 IM 电极[70-72]来站立和行走，与单独经皮刺激相比，它可以产生更复杂的动作。已经成功地在临床上成功应用了完全植入的起搏器样神经假体，用于在运动完全性脊髓损伤后站立和在运动性不完全脊髓损伤后行走，并提供了比经皮或经皮选择更好的便利性、美容性、可靠性和可重复性。

使用外部控制的 8 通道植入脉冲发生器，通过微创技术[73]连接到位于支配躯干、臀部和膝伸肌的主要神经附近的手术植入的肌外膜[74]或肌间膜[75]电极，可以在运动性完全性截瘫后实现站立、站立转移和摆动。当手术切口完全愈合时，定制的神经刺激模式可用于康复运动，包括渐进性抵抗力和低负荷耐力训练，可通过外部发射器上的开关或无线环形拇指开关从选项菜单中选择和激活。在站立时，开关压低激活刺激序列，促使躯干、臀部和膝盖伸肌的收缩，使使用者从坐姿上抬起。保持刺激以支撑身体，双手放在助行器上以保持平衡[76]，直到使用者按下另一个开关，启动站到坐的模式，然后缓慢地降低刺激，使身体下降到坐姿。植入系统后的康复从双杠站立到步行，再到立轴转移和摆动步态。练习和训练量、体型、髋和躯干伸肌力量、肌肉抗疲劳能力是影响站立时间的重要因素，站立时间为 2～40min。平均站立时间超过 10min，中位时间 4min，足以完成简单的移动、转移或到达活动。通过轻触（通常为体重的 10%）来保持平衡，单个 UE 可以很容易地将轻触施加在步行机或其他机械稳定的物体（如台面或水槽）上，从而释放另一个 UE 以接触和控制头顶上的物体或执行其他功能性任务[77]。自动保持平衡，尽量减少与辅助设备的相互作用，以减少对上肢的依赖，仍然是一个活跃的研究领域，并显示出从外部施加（意外的撞击或轻推）或内部产生（主动的自主性手臂运动）可能导致摔倒的干扰中恢复的希望[78, 79]。

踏步运动可以通过经皮刺激产生，方法是保持对站立小腿的四头肌和臀肌或绳肌的激活，同时通过传入感觉纤维的表面刺激引发脊髓反射，从而引起对侧的髋关节、膝盖和踝关节的足踝屈曲[80]。为了完成这一步，摆动腿的膝关节伸肌被激活，同时反射仍在屈曲髋关节。产生屈曲反射的刺激随后被移除，使使用者处于双肢站立状态，并伴有双侧股四头肌刺激。然而，在站立时股直肌所产生的主动屈曲髋关节常常使其难以保持直立姿势，屈曲撤回反射趋于习惯，这可能会限制步行距离。尽管该类型的系统不再市售，但已获得 FDA 批准（Parastep®，Sigmedics Inc.，Northfeld，IL）[81]。

手术植入的 8 通道脉冲发生器，激活了瘫痪或麻痹的肌肉，这些肌肉主要负责观察到的步态障碍，成功地改善了不完全性脊髓损伤后的步行功能（图 48-3）。对于运动完全性损伤的患者，在轮椅附近进行步进和短程移动也可以通过植入 16～24 个刺激通道来激活髋关节、髋关节内收（外展）肌和踝关节足底（背伸）肌以及躯干、髋关节，以及站立所需的膝伸肌[82, 83]。通常，这些系统利用多触点神经电极，这些电极轻轻地缠绕主要神经分支 [近端股神经用于膝关节伸展，胫骨下和（或）腓肠神经在足底以下的足踝和背侧神经]，以更充分地招募目标肌肉、提高手术效率、增强电刺激收缩的重复性和运动输出[84, 85]。

步态周期的进展可以以用户指定的速度自动进

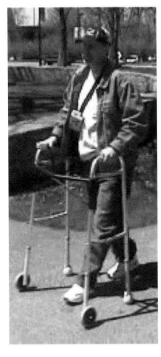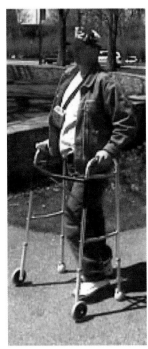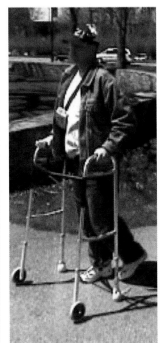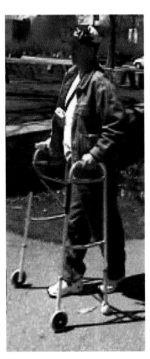

▲ 图 48-3　使用植入神经假体的不完全性脊髓损伤（C_6 AIS D 级）个体进行有限的社区行走

行、手动触发，也可以响应由鞋底开关或压力传感器检测到的足底接触模式，或无线测量足、拐杖、骨盆或助行器的加速度[86]。复杂的植入式神经假肢可以在无须操纵外部控制或传感器的情况下处理来自仍处于自主控制下的肌肉的肌电信号，使接受者可以自主改变步行节奏和步态速度[87]。所有的部件都是身体穿戴的，或者与外部控制器无线通信，使用户不必通过电缆连接到助行器或其他辅助设备。植入式步行神经假体产生的运动质量取决于瘫痪肌肉的可用性、力量和耐力、治疗师或工程师指定步行刺激模式的能力以及用户对设备的体验。运动不全性脊髓损伤后植入神经假体的步态训练具有神经治疗作用，在切断刺激后，可显著提高自主性步行速度和距离，在步态周期中交互使用神经刺激可以在神经假体效应[88]上增加速度和距离，高于最大意志水平。当使用神经假体时，疲劳的总步行距离可以是自主步行的 3～4 倍。

对 20 多名 2～14 年（平均 6 年）站立和步进系统受试者的长期随访表明，刺激阈值稳定、内部成分可靠、受刺激的收缩仍然非常强烈，并且耐疲劳，能够完成与放电时相同的功能性任务，而性能

没有明显下降[89, 90]。系统接受者继续使用他们植入的神经假体功能和运动，平均每周 3 天。

（二）混合式步行神经机械系统

完全麻痹后，可以将神经刺激与常规支撑或更复杂的机动外骨骼结合起来进行运动。对于静态活动（例如安静站立或步态站立阶段），截瘫患者可通过将支架的膝盖和臀部锁定在站立肢体上来采取稳定的姿势，从而避免有时与持续刺激相关的疲劳。相反，神经刺激通过激活大的 LE 肌肉来驱动步态的动态阶段，在产生大的、短时间的推进力爆发方面非常有效。上下文相关的外骨骼约束可以锁定或解锁、耦合或分离关节和形状肢体轨迹，充分利用了支撑的机械稳定性和混合系统的动态发电能力。

将经皮刺激双侧股直肌（髋关节屈曲）和腘绳肌（髋关节伸展）加入到标准的往复步态矫形器（reciprocation gait orthosis，RGO）中，使膝关节完全锁定，使用者比单独使用 RGO 走得更远更快。通过往复运动的作用，腘绳肌的刺激性收缩使髋关节伸展，并帮助摆动髋关节屈曲。同时，用膝关节锁定收缩对侧股直肌使摆动的髋关节屈曲，从而帮助

活动的腿筋伸展站立的髋关节。因此，只要 4 个通道的刺激就可以帮助用户提供相互的步态运动。完全或不完全胸椎或下颈椎损伤的患者选择使用这种简单的混合系统进行步态（41%）或运动（66%）[91, 92]。据报道，使用这些混合系统进行的运动会对血脂产生的积极影响，改善心血管健康、痉挛和肠和膀胱功能，甚至会影响一般的幸福感和心理状态 [93]。

一种基于可变约束髋关节和双状态膝关节机构的混合式神经机械步态辅助系统，采用简单的液压回路实现，可以根据步态阶段 [94, 95]，对髋关节进行交互耦合或单独的锁定或解锁，对膝关节进行锁定或解锁。该系统通过植入的脉冲发生器而不是经皮刺激来驱动四肢的运动，并提供 RGO 的髋部和躯干稳定性，同时随着步行速度的增加而增加步幅所需的髋部和膝部运动，以及上、下楼梯，这在传统的支撑下是不可能的。与传统的 RGO 相比，锁定和解锁膝盖可以极大地改善步态力学，传统 RGO 锁定膝盖，并且需要显著的上身力量来提升臀部以获得摆动肢体离地间隙。当关节在站立时被动地锁定在外骨骼内时，对股四头肌的刺激可以停止，只有当关节变得不稳定或开始摆动阶段时才能重新激活。这样，刺激占空比可以减少高达 60%，延缓疲劳的发生，延长步行距离 [96]。混合式神经机械步态辅助系统可以在较低的耗氧量（oxygen consumption，VO_2）和心率的情况下促进步行，并比传统的 RGO 单独使用时提高步速 [97, 98]。正如使用 Parastep 系统所报告的那样，能源成本仍然远远高于非残疾步行的成本，这表明混合系统作为一种可能是最有用的有效运动方式，而不是一种主要的移动方式。最近，有人尝试将刺激与运动驱动外骨骼结合起来，以节省可穿戴步行机器人的电池寿命。

（三）坐姿和躯干控制

脊髓损伤后由于髋部和躯干肌肉瘫痪导致躯干不稳，导致腰椎变平、骨盆后倾的导致 C 形后凸位 [98, 99]。这种坐姿是静态稳定的，有效地将躯干重心向后移到支具的底部，以避免失去平衡。这可能导致严重的腰痛，因为椎间盘压力增加和其他慢性健康问题，包括慢性手动轮椅推进 [100, 101] 造成的过度使用和肩袖损伤，以及由于吸入过程中无法

充分扩张肺部而导致的分泌物滞留、肺不张和肺炎 [102, 103]。此外，对核心躯干和骨盆肌内组织的不良控制可能导致坐位面的压力和剪切力集中，使个人容易形成压力损伤，以及可能发展为永久性畸形的姿势性脊柱屈曲（后凸和脊柱侧凸）。

脊髓损伤程度较低的患者可以采用多种代偿策略，利用背阔肌和斜方肌 [104] 上升部分保留的自主性动作来维持坐姿和平衡，而斜方肌上升部分对损伤程度较高的患者是不可用的。对于缺乏躯干控制的人来说，双手接触尤其困难，因为一只手总是需要保持平衡，以防止摔倒和恢复直立坐姿。当双臂双手伸展工作时，前臂或肘部通常用于支撑，进一步限制了工作空间的体积。无法控制身体位置会严重影响手动轮椅使用者的稳定性，显著增加摔倒或翻倒的可能性 [105]，并降低推进效率 [106, 107]。缺乏躯干的控制也避免了许多补偿策略，以适应驾驶手动轮椅时的疲劳 [108, 109]。

坐姿的一致性改变可以通过激活腰干（竖脊肌、腰方肌）和髋伸肌（臀大肌和腘绳肌或后收肌）来实现，这可以在坐姿时恢复更自然的腰椎曲线和骨盆倾斜。促进椎体排列，以抵消非固定脊柱畸形，使自主呼吸肌肉更有效，并扩大和重新定位双手坐位工作量 [110, 111]。因此，神经刺激可以使脊髓损伤患者能够达到更远的距离、操纵更重的物体，并通过稳定臀部和躯干，消除手臂维持姿势的需要，提高手动轮椅的推进效率 [112, 113]。坐姿的变化可能与椎旁肌和髋部肌肉的神经激活有关，这是一种主动减压的新方法，并可能对坐姿界面的组织健康产生积极影响，在各别中心进行的小规模试验证明了这一点 [114]。通过神经刺激激活臀肌和棘旁肌，可以使用户从完全向前屈曲或侧向屈曲的位置（图 48-4）恢复直立坐姿，从而减少对安全带、肩带、专用座椅调节装置、个人助理或自己上肢的依赖。对于四肢瘫患者，还可以通过刺激脊柱使骨盆与肩刚性耦合并使其跟随上身随意旋转来促进卧床翻身 [113]。在用吊带主动屈膝或通过激活屈曲退缩反射，通过激活椎旁肌提供的上下身体之间的刚性耦合转动脊柱和头部产生的扭矩有效地传递到骨盆和腿部，而不是由于个别椎体不耦合产生无效旋转导致传递丢失。与伸手一样，核心躯干和骨盆的稳

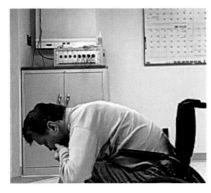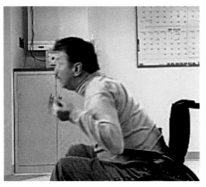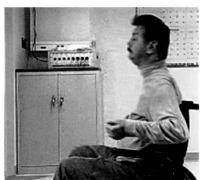

▲ 图 48-4　对躯干和臀部肌肉（竖脊肌、腰方肌和臀大肌）的双侧刺激可使 $C_4 \sim C_5$ AIS A 级损伤患者从完全屈曲位独立恢复直立坐姿

定性可以更有效地利用自主运动，独立完成重要的日常生活任务。

（四）总结

坐姿和直立移动的神经假体可增强和补充轮椅性能，并使 SCI 患者克服物理和建筑障碍，更好地控制环境中的物体。通过相对简单的经皮或外科植入的 FNS 系统，无须广泛的外部支撑，运动、站立、站立转移和单手伸手都是可能的。这些神经康复应用对完成日常生活能力的功能影响仍然是一个活跃的研究领域，尽管很明显，运动、站立和步行加上神经刺激可以提高组织活力和整体健康，通过消除助手所需的举重和降低所需的重量，促进站立转移，并允许 SCI 患者从轮椅上重新接触物品、地点和不可能或非常困难的机会。所有这些都可以通过可靠的植入组件实现，可以最大化美化、个人便利和长期使用的潜力。目前，这类运动系统神经假体可作为研究设备在某些学术医学中心作为正在进行的研究试验的一部分。

七、呼吸肌刺激

呼吸肌麻痹在脊髓损伤患者中很常见。由于呼吸肌由位于上颈椎和上腰椎之间的广泛脊髓水平的脊神经根支配，因此大多数脊髓损伤患者的呼吸肌功能都受到不利影响[115-121]。了解主要和副呼吸肌的神经支配后，特定 SCI 水平的呼吸后果显而易见（见第 18 章）。

主要的吸气肌包括膈肌，由形成膈神经的脊神经 $C_3 \sim C_5$ 支配，吸气肋间肌主要由位于 $T_1 \sim T_6$ 的脊神经根支配。由于膈肌是主要的吸气肌，仅靠膈肌的有节奏收缩就可以舒适地维持静息通气。因此，$C_3 \sim C_5$ 根以下的损伤和膈运动神经元功能完整的人能够自发呼吸。相反，颈脊髓中部膈运动神经元功能受损或延髓呼吸中枢之间通路中断的人（高颈脊髓损伤）几乎所有吸气肌都会瘫痪，并依赖某种形式的人工通气支持。

主要的呼气肌包括腹肌，由脊神经根 $T_4 \sim L_2$ 支配，呼气肋间肌主要由脊神经根 $T_6 \sim T_{12}$ 支配。这些肌肉对咳嗽的产生很重要，咳嗽是气道通畅和预防呼吸道感染和肺不张的重要防御机制。严重的呼气肌麻痹患者通常依赖于某些人工形式的气道清除管理，包括吸痰、咳嗽辅助操作和（或）使用其他设备，还增加患肺炎的风险。在大多数 SCI 病例中，损伤水平以下的脊髓是完整的。因此，脊髓的这一区域和相关的神经肌肉装置可以通过电和磁刺激技术来恢复功能。在本章中，将回顾恢复吸气和呼气功能的常规和研究技术。

（一）吸气肌刺激：膈肌起搏

初次就诊时，有 15%～20% 的急性颈椎 SCI 患者出现呼吸衰竭[122]。幸运的是，这些患者中的大多数最终都能够自主呼吸。尽管如此，仍有相当一部分（4%～5%）的人发展为慢性呼吸功能不全，需要某种形式的机械通气支持[123]。虽然可以挽救生命，但机械通气会伴随大量发病率和死亡率。机械通气的主要不良反应包括增加呼吸道感染的风险、行动不便、说话困难、身体不适和与依赖呼吸机连接管路相关的尴尬，以及患者和看护者的焦虑与担心断开连接有关 [119, 122, 12-127]。相反，膈肌起搏产生的人工通气消除了许多此类问题，并提供了更自然的呼吸形式 [128-130]。

自 30 多年前膈肌起搏技术的初步发展以来，该技术已发展成为治疗外伤性呼吸机依赖性四肢瘫的一种临床可接受的方法。虽然特定的临床受益在患者之间有所不同，但和机械通气相比，大多数报告的言语更好、提高了舒适度、减少了焦虑和尴尬、增加了活动能力和更大的幸福感，整体健康状况更好（表 48-1）。

表 48-1 膈肌起搏的潜在益处

- 提高生活质量
  - 更高的舒适水平
    - ➢ 呼吸机的气管插管得以拔除
    - ➢ 负压呼吸
  - 改进语言
  - 增加移动性
    - ➢ 床 / 椅子转移更容易
    - ➢ 户外乘坐交通更容易
  - 改善嗅觉
  - 减少焦虑和尴尬
    - ➢ 消除断开呼吸机的恐惧
    - ➢ 日间气管造口闭合术
    - ➢ 消除呼吸机及其附属管路
    - ➢ 消除呼吸机噪音
  - 主观上感觉呼吸更正常
    - ➢ 呼吸肌参与
    - ➢ 更多生理性的负压呼吸
- 降低总体花费
  - 减少或消除呼吸机的供应
  - 减少训练有素的护理人员的支持

可用的刺激装置

膈肌起搏系统有两种基本配置，包括可以完全植入并通过射频传输激活的常规系统，以及最新开发的 IM 膈肌起搏系统，该系统结合了经皮系统，其中电极线通过皮肤穿出。两种系统均通过膈神经的电刺激刺激膈肌。

(1) 传统起搏设备：三种商用系统通常被称为"膈神经刺激器"。Avery 系统（Avery Laboratories Inc.，Commack，New York）在美国获得 FDA 批准，在全球范围内可用 [131]；Atrotech 系统（Atrotech OY，Tampere，Finland）在大多数发达国家都可以商业化使用，但在美国已经不复存在；而

MedImplant 系统（MedImplant Biotechnisches Labor，Vienna，Austria）的可用性有限，主要在奥地利和德国。这些设备都有类似的基本配置。刺激电极、射频接收器和连接的布线包括内部组件。射频发射器、电线和天线包括外部组件。刺激电极植入每个膈神经。皮下穿线将每个电极连接到相应的射频接收器上，射频接收器植入胸腔前部。外部天线连接到发射器，发射器产生感应耦合到植入接收器的射频信号。信号由接收器解调，转换成电信号，并传送到与膈神经接触的刺激电极。

(2) IM 膈肌起搏系统：也可以通过腹腔镜检查（Synapse Biomedical，Oberlin，OH）将电极直接放入膈肌体内来激活神经运动根 [132-136]。4 个腹腔镜端口是必需的，以提供通向腹腔的通道以进行可视化、腹腔充气、膈肌定位及植入工具（图 48-5）[132-134, 137-139]。在 IM 神经运动点附近的每个隔膜中植入两个 IM 电极 [132-136]。通过这种技术，呼吸机依赖性四肢瘫患者可以维持通气支持，其成功率与常规膈神经刺激 [133, 134, 140, 141] 相似。这种方法有显著的优势，但电极可以使用微创技术放置，显著降低成本和整体手术风险。避免了膈神经的操作和潜在的损伤。然而，一个明显的限制是，这是一个电极线离开皮肤的经皮系统。Synapse 系统现在已经在美国和欧洲上市。

（二）试验装置膈神经与肋间肌联合刺激

许多四肢瘫患者的脊髓和（或）膈神经根中的一个或两个膈运动神经元池受损，因此不适合进行膈肌起搏 [142-144]。然而，也可以通过激活吸气肋间肌肉获得大量的吸气量。这项技术需要硬膜外通过椎板切开术将电极放置在上胸段脊髓腹侧表面以刺激腹根。在最初的临床试验中，在没有膈肌功能的患者中，仅刺激肋间肌就产生了与激活单个半横膈膜所获得的激发量大小相似的激发量 [142]。刺激产生的容积足以维持呼吸机的支持，然而只持续了几个小时。在随后对具有单侧膈肌功能的四肢瘫患者进行的临床试验中，肋间肌的刺激和单侧膈神经的刺激已被证明在提供长期通气支持方面是成功的 [143]。

肋间肌肉刺激的不良反应包括双手轻度收缩和上躯干肌肉收缩，耐受性良好 [142, 143]。因此，肋间

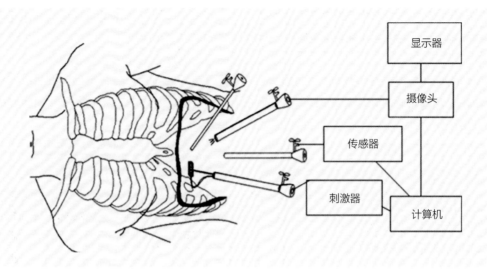

▲ 图 48-5　植入 IM 膈肌电极所需的腹腔镜植入材料示意图。需要 4 个腹腔镜端口才能进入腹腔。端口是可视化、腹腔充气、膈肌定位和电极植入工具的插入所必需的

引自 DiMarco AF, Onders RP, Kowalski KE, et al. *Am J Respir Crit Care Med.* 2002;166:1604-1606. With permission from the American Thoracic Society.

肌起搏可能是一种有用的辅助手段，可以增加那些仅用膈神经起搏产生次佳者的患者的激发量。

（三）患者的评估

考虑进行膈肌起搏的患者应无明显的肺部疾病或原发性肌肉疾病，因为这些情况会妨碍起搏的成功[145-149]。

对所有可能接受任何类型膈肌起搏[130, 133, 145]的候选者，必须对膈神经功能进行彻底评估，包括膈神经传导时间[150, 151]的测量。正常成人[150, 151]的平均起效潜伏期为 7~9ms。充分的膈神经功能的其他指标包括在最大强直刺激期间膈肌下降至少 3~4cm[145, 152]和单一刺激膈神经跨膈压在 10cmH_2O 左右[153]。虽然起搏的成功取决于技术因素，但心理社会条件也很重要[133, 141, 152]。膈肌起搏最有可能在候选人和家庭成员急于改善患者的整体健康、活动能力、社交互动和职业潜力时获得成功。

（四）植入和起搏项目

植入电极和实现膈肌起搏的各种手术技术已在其他地方详细描述[133-136, 145-148, 154-156]。由于萎缩，膈肌必须逐渐修复，以提高力量和耐力。在膈肌起搏的初步试验中，应在 5~10min 内确定维持正常 pCO_2 值（35~45mmHg）所需的分钟通气量。呼吸速率（刺激训练速率）应设置在 8~14 次 / 分。潮气量应通过改变刺激频率（脉冲 / 秒）来调整，以达到所需的通气水平。刺激频率应设置在尽可能低的水平，且不应超过 20Hz。

在特定的起搏项目方面，没有明确的指导方针来实现全天通气支持，这应该是每个受试者的最终目标。总体目标是尽快从机械通气过渡到膈肌起搏，但不出现膈肌疲劳[130, 133, 134, 147, 157]。在清醒时实现全天起搏后，可以在睡眠时提供起搏。与仰卧姿势相比，坐姿可能需要更高水平的刺激，因为膈肌长度较短，静息肺容积较高。然而，这可以通过使用一个舒适的可折叠的束腹带在很大程度上缓解这种情况，减少腹部周长的变化。

（五）患者结局

在有完整膈神经功能的呼吸机依赖性四肢瘫患者中，膈肌起搏显然是提供通气支持的有效手段，与机械通气[133, 140, 146, 147]相比具有显著优势。膈肌起搏的实际成功率很难确定，因为大多数受试者都在患者人数较少的地方[158-160]接受过这种技术。在对 1990 年以来接受 Atrotech 系统进行膈肌起搏的 45 例四肢瘫患者的研究中，大约有 50% 的成年受试者能够维持全天的通气支持，并且至少有 75% 的人能够在白天进行起搏[124]。在另一项研究中，对 14 名

使用 Avery 系统进行双侧低频刺激的四肢瘫患者进行了长期随访，记录使用该装置成功长达 15 年平均使用 7.6 年[158]。可以想象，膈肌起搏可以提高四肢瘫患者的预期寿命。机械通气与呼吸道感染的高发率相关，而膈肌起搏可降低感染率。同时，与呼吸机相关的机械问题和与气管造口连接的管道的维护问题也被消除了。

（六）并发症及不良反应

技术的发展和临床经验显著降低了与膈肌起搏相关的并发症和不良反应的发生率[161]。通过精心选择受试者、适当使用刺激参数、进行充分监测以及适当使用刺激范例，并发症发生率很低。

多种因素可能导致通气支持不足。虽然电池电量损失是系统故障的最常见原因，但这很容易通过日常维护来避免，包括定期更换电池和遵守充电计划。在靠近发射器的连接处或更常见的是在与接收器的连接处的应力点处，也可能发生外部天线导线的断裂。接收器故障在旧系统[130, 147, 162, 163]中是常见的，但由于外壳材料的改进，在当前系统中不常见。传统的膈肌起搏，在植入过程中膈神经可能发生医源性损伤，但可以通过细致的解剖技术来预防[164]。此外，植入后，不良组织反应和瘢痕组织的形成可导致激发容积的逐渐减少，可能需要手术干预[130, 143, 147]。一个更严重，但不太常见的并发症是植入材料的感染，这需要移除所有植入部件[130, 161, 165]。

在对 64 名使用 Atrotech 系统（平均起搏时间为 2 年）进行膈肌起搏的受试者进行的随访研究中，电极和接收器故障的发生率分别为 3.1% 和 5.9%[124]，低于之前报道的单极 – 双极系统[166]。此外，该组的四肢瘫受试者均未有植入材料感染[119]。尽管有一些报道称在膈肌起搏后成功地进行了气管切开术，但这些并不常见[167]。清醒状态与起搏时上呼吸道肌肉和膈肌的同步激活有关。然而，在睡眠过程中，上气道扩张肌的激活减少，上气道肌肉的非同步收缩倾向增强，导致上气道阻塞，形成阻塞性睡眠呼吸暂停[123, 168, 169]。因此，一般情况下，接受膈肌起搏的受试者需要在夜间使用气管造口术。

（七）呼气肌刺激

当前的气道管理技术包括机械吸痰、人工辅助咳嗽、使用机械通气 / 排气装置等方法。大多数 SCI 患者发现这些技术不舒服、麻烦、尴尬且效果有限。此外，尽管使用了上述方式，呼吸道并发症仍然是 SCI 发病率和死亡率的主要原因[125, 126, 170, 171]。通过刺激技术恢复呼气性肌肉功能而产生有效的咳嗽有几个重要的潜在好处（表 48-2）。从理论上讲，呼气肌参与产生咳嗽将提供一种更自然和有效的分泌物去除方法。当前大多数采用的机械方法主要是从上呼吸道排出分泌物，而辅助性咳嗽可能使更多远端呼吸道清除。因此，刺激技术引起的咳嗽的恢复可能会使呼吸道并发症（包括肺炎、支气管炎和肺不张）的发生率降低。其他益处可能包括减少或消除照顾者对分泌物管理的要求，提高分泌物的舒适性和容易性，增加流动性，减少与当前气道管理方法相关的焦虑和尴尬。减少对训练有素的人员、抽吸用品和其他设备的需求，也使其成本全面降低。

呼气肌的刺激方法有高频磁刺激法、腹壁肌刺激法和下胸段脊髓电刺激法。值得注意的是，咳嗽是一种有多种成分的复杂的反射，包括最初的吸气和随后的声门关闭，然后呼气肌收缩。大多数脊髓损伤患者能够控制上呼吸道和吸气肌，而只缺乏收缩呼气肌的能力。这些人有可能接受训练，使他们的呼气肌与咳嗽反射的其他成分同步激活。对于机械通气的受试者，呼吸机可用于产生反射的吸气成分。

磁刺激需要在背部中部放置一个刺激线圈（$T_9 \sim T_{10}$ 水平），以激活支配呼气肌的神经通路[172, 173]。当应用于非残疾受试者时，该方法可产生较大的气

表 48-2 呼气肌刺激恢复咳嗽的潜在益处

- 减少呼吸道感染的发生率
- 提高舒适度
  - 更容易吸出分泌物
- 减少专业护理人员的帮助
- 降低焦虑和尴尬
  - 不需要抽吸或者使用其他机械装置
  - 气管造口可能会闭合
- 增进幸福感和整体健康状况
- 降低花费
  - 减少和（或）消除吸痰工具和其他机械设备的成本
  - 降低住院率

道正压和呼气速率，并且具有无创性的优点 [172, 173]。然而，在对四肢瘫患者进行的研究中，气道压力和流速与自发活动产生的压力和流速没有显著差异 [173]。然而这种方法的实际应用是有限的，因为设备体积大，需要外接电源，不易携带。其他缺点包括刺激线圈可能产生显著的热量和继发的热损伤风险。此外，由于刺激线圈和运动根之间的距离较大，大量脂肪组织的存在可能会干扰刺激的成功。然而，该装置可在选定的个体中具有应用。

也可以通过直接置于腹壁表面上方的电极来无创地刺激呼气肌 [174-176]。在非残疾受试者中，具有大表面积的电极的 ES 会导致产生较大的气道压力 [177]。该方法的实际应用受到以下事实的限制：将电极重复施加到皮肤表面可能被证明是非常麻烦和烦琐的，并且可能导致刺激和皮肤破裂。同样，由于脂肪组织的高电阻，大量脂肪组织的存在也可能会干扰最佳的呼气肌激活。

脊髓刺激（spinal cord stimulation，SCS）涉及通过 T_9、T_{11} 和 L_1 脊柱水平区域的开孔术切口将电极放置在下胸脊髓的背面。电极线连接到放置在前胸壁上方的 RF 接收器。像传统的吸气式肌肉起搏器一样，通过激活一个小型便携式外部控制盒来施加刺激，该控制盒与放置在植入接收器上方的橡胶发射器相连（图 48-6）。这种方法可导致肋间和腹部内部肌肉明显活化，并产生气道压力和峰值流速，在最大限度的咳嗽过程中，非残疾受试者可达到这些范围。在总肺活量（total lung capacity，TLC）时，在 T_9、T_{11} 和 L_1 脊柱水平进行单点刺激会导致较大的气道压力和峰值气流速率，分别为 $100cmH_2O$ 和 6～7L/s。两个位置的组合刺激分别导致压力和流量分别显著增加，分别约为 $125cmH_2O$ 和 8 L/s。三个部位的联合刺激并没有进一步增加这些参数的幅度 [178]。

该技术的主要优点是该设备是便携式的并且允许个人按需产生咳嗽。在已发表的研究中，这种方法在气道管理方面具有明显的短期益处，包括更容易增加分泌物、减少照料者的需要以及减少肺炎的发生 [179, 180]。由于可以消除与家人旅行或娱乐活动时对训练有素的护理人员帮助的需求，因此移动性也得到了增强 [179, 180]。下胸段 SCI 患者使用 SCS 的

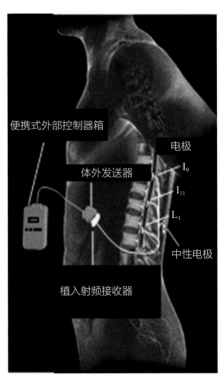

▲ 图 48-6　ES 系统

经 Elsevier 许可转载，引自 DiMarco AF, Kowalski KE, Geertman RT, Hromyak DR. Lower thoracic spinal cord stimulation to restore cough in patients with spinal cord injury: results of an NIH sponsored clinical trial. Part I: methodology and effectiveness of expiratory muscle activation. *Arch Phys Med Rehabil.* 2009;90:717-725.

局限性之一是同时激活椎旁和大腿肌肉，导致背部和小腿屈曲。对该运动的耐受性很好，没有疼痛或不适。此外，通过轻度减小刺激幅度可以减少或消除明显的运动。在某些受试者中，SCS 的发生与血压升高和脉搏率降低有关。在适应 ES 几周后，该反应完全消失，因此频繁应用刺激不会引起血流动力学反应 [179]。最后，SCS 不会导致肠或膀胱渗漏。

需要注意的是，该系统具有很高的成本效益，盈亏平衡点发生在植入后的第一年内 [181]。

（八）未来发展方向

膈肌起搏系统有一些局限性，需要进一步完善。首先，由于膈神经受到部分或完全损伤，许多呼吸机依赖性四肢瘫患者无法进行膈肌起搏。此外，在经过仔细筛查的受试者中，获得全时通气支持的成功率仅为约 50% [137, 161]。仅具有内部神经功能的受试者的肋间或辅助肌群的 ES 与膈肌起搏配合使用，将增加有资格进行起搏的人群，并可能通

过仅通过双侧膈肌起搏来提高通气不足的患者的成功率[142, 143, 182, 183]。需要进一步研究以使呼吸节奏与呼吸驱动协调一致，因为这将有助于改善语言节奏，使通气与新陈代谢需求匹配，并消除气管切开的需要。最后，完全可植入系统的开发将消除在身体表面上施加材料的需求，并消除发射器和接收器之间去耦的风险。

对于呼吸机依赖型 SCI 并伴有神经损伤的患者，另一种新兴技术是将活神经（脊椎副、肋间或胸腹神经）移植到膈神经。Krieger 等[184]首先证明了肋间至膈神经移植的可能性。最近，Kaufman 等[185]进行了成功的神经移植，然后进行膈神经起搏。在一小部分 SCI 患者中，在一天中的大部分时间里都成功地从呼吸机脱机[185]。

尽管在恢复有效咳嗽机制的初步研究中已经取得了很大进展，但还有必要进行进一步的验证研究。此外，正在开发的利用线电极的脊柱电极放置的无创性方法将减少潜在并发症的风险，并增加使用者的接受度。

八、膀胱、肠道和性功能

SCI 通常会导致膀胱、肠和性功能障碍，典型表现为反射不协调和失去控制。神经源性膀胱功能障碍可能包括逼尿肌过度活动，导致尿失禁和膀胱容量减少；逼尿肌括约肌协同不良（detrusor-sphincter dyssynergia，DSD）导致无效或不完全排尿；或膀胱感觉丧失，这会使膀胱管理策略显著复杂化。同样，神经源性肠功能障碍可能包括结肠动力下降导致便秘；对直肠和肛门括约肌的控制降低，导致便失禁；直肠感觉的丧失会大大增加对肠存储或排空的管理难度。神经源性功能障碍可能包括身体唤醒困难或达到性高潮，以及继发性困扰使性亲密关系复杂化的挑战，例如自主神经反射不良、痉挛或身体定位。有许多临床可用的干预措施可帮助应对这些挑战，但仍需要开发新方法来应对这些挑战，这些方法不仅可以改善或恢复功能，还可以改善 SCI 患者的尊严、独立性和生活质量。

与其他临床可用替代方法相比，使用 ES 恢复功能的方法具有多个潜在优势。ES 可用于激活或抑制神经，从而利用损伤下方或周围神经系统中现有

的神经通路来产生临床上有用的反应。这些方法没有全身性不良反应，并且反应仅限于受激活或受抑制的神经的影响。最后，只有在激活刺激后，ES 的作用才会持续，这可以提供即时、可逆的作用以及按需控制的潜力。已经开发出几种使用 ES 的方法来恢复功能，其中一些方法在临床上可用或已经在人类受试者中进行了测试，并获得了积极的结果。

（一）膀胱排空

当盆腔神经的膀胱传出神经被激活后，膀胱排空得以实现。可以通过调节在损伤水平以下保持完整的兴奋性排尿反射来直接或间接激活这些膀胱排出物。改善排尿的方法包括骶神经前根刺激、膀胱内刺激膀胱本身、阴部神经中的尿道传入刺激和硬膜外脊髓刺激。

骶神经前根的 ES 是少数有效的方法之一，临床上可用于 SCI 患者。此方法适用于排尿困难的个人。驱动逼尿肌激活的神经节前副交感神经纤维穿过前脊神经根。因此，有一个中心的、稳定的位置可用于定位运动神经元，当通过 ES 激活时，该位置直接导致膀胱壁收缩。最初由 Brindley[186]、Tanagho 和 Schmidt 开发并测试[187]，发现骶根 S_3 和 S_4 的 ES 产生逼尿肌收缩并有效排空膀胱。这种方法是第一种被开发成商业上可用于患有 SCI 的个人排尿的设备，称为 Finetech-Brindley 膀胱系统（Finetech Medical Ltd.，Welwyn Garden City，UK）。尽管该系统不再在美国植入，但已在至少 20 个国家和地区的 2500 多名患者中植入了该系统。

临床上对骶前根的刺激是通过将电极双侧植入骶脊柱根，再通过 $S_1 \sim S_3$ 椎板切除术将电极植入骶混合神经，或通过下腰椎椎板切除术将电极植入马尾前根的椎板内。双侧后根切除手术通常是在 $S_2 \sim S_4$ 的脊神经进行，以消除脊髓在这些水平的感觉输入。这种植入手术是有创的、不可逆的，但它通常是有很好的耐受性、可靠的、非常有效的。

Finetech-Brindley 方法的一个主要优点是，刺激的目标是前根的运动传出，避免前根的感觉传入，从而直接激活运动目标，而不会同时激活感觉调节反射。然而，这种方法可以同时激活几个运动目标，包括尿道括约肌，从而阻止排尿。为了克服

这一挑战，刺激模式利用了平滑肌的松弛时间比横纹肌的松弛时间慢得多这一事实。在尿道括约肌放松的刺激间隙中，通过长时间的休息间隙进行快速的爆发性刺激，使膀胱产生压力，产生排尿。

此外，末梢器官的感觉神经仍可对诱发的肌肉活动做出反应，从而产生反射，可能阻碍膀胱排空。除骶骨前根刺激后根切开术外，它携带着感觉信息涉及骶骨后根的横断，显著地减少了尿道括约肌的反射性收缩[188]。它还有减少反射性膀胱收缩的额外好处，这改善了膀胱的容量和顺应性，并消除了自主神经反射障碍的一个常见诱因。然而，后根切开术存在一些重要的弊端[189]。它消除了潜在的令人满意的反射反应，如女性的反射性排便、阴道充血和润滑、男性的勃起和射精，对于那些可能保留了这种感觉的不完全损伤的个体消除了盆腔区域的感觉。

膀胱内刺激是通过穿过尿道插入膀胱的导管安装电极激活逼尿肌的另一种方法。膀胱内刺激被认为可以激活膀胱壁上的机械感受器传入，通过兴奋性脊髓反射途径引起排尿[190]。因此，这种方法的重要神经学前提是控制排尿的脊柱反射通路必须保持完整。LMN SCI 或脊髓损伤破坏了这些途径的患者不太可能受益于膀胱内刺激。这种方法已被广泛用于脊柱裂的患儿[191]。它提供了一种用于临床的康复和诊断工具[192]。但是，膀胱内刺激是费时和费力的，并且劳动强度大，因此，这对于家庭使用来说并不实用。此外，由于缺乏有效的证据或结果的预测指标，因此对其广泛应用构成了挑战。

刺激阴部神经中的感觉传入是一种旨在利用下尿路反射的策略。通过激活阴部感觉传入神经调节神经兴奋性脊髓反射途径以促进排尿[193]。不同的人群已经在人类受试者中测试了阴部神经刺激，并发现具有完整的排尿反射的个体有效排空了膀胱。也可能刺激穿过阴部神经的尿道感觉传入[194]。这种尿道内途径已在人类中得到证实，它可能提供一种微创的按需产生膀胱收缩的方法[195]。

针对下脊髓的硬膜外刺激已显示出改善膀胱排空的某些潜在作用。将电极植入脊髓的后表面，并结合康复运动进行刺激。认为作用机制包括刺激，该刺激激活感觉传入进入控制各种功能例如排尿的脊柱反射通路。受试者报告了肢体自主运动的改善[196]，并且据报道硬膜外刺激导致大鼠有效排空膀胱[197]。但是，观察的数量很少，其影响至少可以部分归因于康复。尽管如此，积极的结果仍需进一步研究该方法，以验证效果可归因于刺激，增加更多受试者对结果的信心并确定作用机制[198]。

（二）膀胱储存

已经测试了使用 ES 的几种方法，它们通过抑制不想要的膀胱活动来改善膀胱的储存能力。通常，ES 与引起活动（如肌肉收缩）有关，但也可以通过调节抑制性脊柱反射回路来停止活动。生殖神经刺激、骶神经调节和胫神经刺激均利用此策略间接抑制膀胱。

对于具有神经源性逼尿肌过度活动的个体，生殖器神经刺激已显示出对膀胱活动的强烈抑制作用。生殖器神经是阴部神经的纯粹感觉分支。它也靠近表面，并且可以通过无创表面贴片电极轻松接触。刺激通常通过放置在男性阴茎背侧皮肤上的一对小电极施加。在女性中，使用大阴唇上的小电极和大腿内侧的第二电极刺激生殖神经。简单的经皮神经电刺激（transcutaneous electrical nerve stimulation，TENS）单元可用于通过电极提供 ES，从而使该方法具有成本效益且可行。生殖神经的刺激调节抑制性脊柱反射途径，以增加交感神经的驱动并减少对膀胱的副交感神经的驱动[199-201]。

几个小组在患有神经源性逼尿肌过度活动的人类受试者中对这种方法进行了急性测试，而一些小组进行了慢性测试[202]。一项 Meta 分析，包括 8 项研究中生殖器神经刺激的 97 名神经源性逼尿肌过度活动的受试者，这些研究急性显示了男女膀胱抑制和膀胱容量的显著改善[203]。膀胱容量急剧增加了约 130ml，从最初的 210ml 膀胱容量增加到经刺激的 340ml 膀胱容量。达到临床相关的 500ml 膀胱容量的个体比率从无刺激的 2% 增加到有刺激的 24%。这些改善与受试者的性别、脊髓损伤水平或严重程度和膀胱大小无关[203]。有完整骨盆感觉的人报道它是可以耐受且有效的[204]。尽管生殖神经刺激强烈抑制膀胱，但不会导致膀胱过度充盈或过度伸展，也不是导致自主神经反射不良的诱因[205]。已经进行了一些短期的慢性研究，受试者将便携式刺激器带回家使用[202]。受试者报告了尿失禁改善、膀胱控制改善以及对该系统的总体满意度。因此，这种方法有可能在临床上变得可用，并且对个体控制其神经源性逼尿肌过度活动具有影响。

Tanagho 和 Schmidt 介绍了骶神经调节，它可以激活骶后根的感觉传入神经，作为控制节制的一种手段[206]。他们发现，低频率和低振幅的刺激产生反射性括约肌收缩，而不激活逼尿肌。与骶骨前根刺激一样，临床上有一种用于骶骨神经调节的商业化装置，名为 Interstim®（Medtronic，Minneapolis，MN）。该系统用于减少尿失禁，减少催尿频率，增加膀胱过度活跃的人的膀胱容量。在植入该系统之前，通过经皮电极对个体进行预筛选以评估其对刺激的反应。如果筛选成功，刺激器和电极将被植入。在大多数情况下，电极通过第 3 骶孔插入，因此不需要更有创性的椎板切除术[207]。骶骨神经调节已在多种神经性和非神经性膀胱失禁中进行了测试，包括脊髓损伤、脑卒中和由于年龄或产后下尿路改变而导致的膀胱过度活跃[208, 209]。特别是在脊髓损伤患者中，骶骨神经调节仅在一小部分被试者中显示出一定的有效性。目前，有证据表明骶神经调节可以改善一些健全个体的控尿，但没有足够的证据表明这种方法对神经性逼尿肌过度活动的个体有效。

胫骨后神经刺激是另一种使用市售临床设备的方法，称为 Urgent PC（Uroplasty Inc.，Minnetonka，MN）。通过外部刺激器和在足踝附近插入的小针状电极进行刺激[210]，目前正在开发具有完全可植入电极的版本。刺激是在临床门诊环境中进行的，而不是按常规时间表在家中进行。通常，患者每周接受 12 次 30min 的刺激疗程，如果患者的膀胱功能得到良好改善，则每月大约返回一次进行维持治疗[211]。胫后神经刺激具有多个优点，包括电极位置远离骨盆、易于接近且无连续刺激。这种方法易于应用，并且不会干扰患者正在服用的药物。这些方法的有效性可以通过双边刺激或增加刺激强度来提高。但是，与神经调节一样，目前尚没有足够的证据证明在患有神经源性逼尿肌过度活动的人中，胫骨后神经刺激的有效性。

（三）研究膀胱功能障碍的治疗方法

正在开发新方法以改进现有的 ES 方法并克服挑战。需要一种抑制尿道括约肌活动的方法和一种确定膀胱充盈和活动的反馈信号。ES 可用于阻止动作电位通过神经的传播，从而直接抑制神经。约 10kHz 的高频刺激波形的使用可以提供一种安全、暂时且可逆的神经传导阻滞方法。此方法用于疼痛系统中，包括 Altius（Nevros Medical，Willoughby Hills，OH）和 Senza（Nevro，Redweod City，CA）。这种方法已被用来阻止阴部神经传导并抑制慢性脊柱动物的尿道括约肌活性，从而显著提高了膀胱排空效率[212]。阴部神经阻滞可用于在膀胱排空期间抑制尿道括约肌并提高 DSD 患者的排尿效率。阴部神经阻滞可潜在与骶前根刺激相结合，从而无须进行后根切断术，这可能使 Finetech-Brindley 膀胱系统或类似方法在临床上更容易被接受。

对膀胱充盈感缺乏了解的患有神经源性膀胱功能障碍的男性和女性，没有可靠的方法来确定何时需要抑制膀胱活动或何时需要排空膀胱。许多 SCI 患者只有膀胱紧迫感和尿失禁的困扰，因为当出现紧迫感时，没有足够的时间上厕所。如果提供了膀胱充盈的反馈信号，则个体将知道何时排空膀胱，而抑制不需要的膀胱活动的神经调节方法将具有该反馈信号，以自动进行闭环控制刺激。具有神经源性膀胱功能障碍和完整的膀胱感觉的个体也将从具有膀胱反馈信号的闭环控制系统中受益，因为这种系统是自动的，不需要用户的持续关注。几个小组正在开发测量和监测膀胱活动的不同方法，包括植入式无线传感器[213]和膀胱感觉传入的神经记录[214, 215]。使用这些反馈信号控制 ES 干预并通知用户的系统将是恢复膀胱功能的下一步。

（四）肠功能

SCI 后恢复肠道和性功能仍然是未满足的重要需求。神经源性肠功能障碍通常包括导致慢性便秘的结肠蠕动减慢、导致大便失禁的肛门括约肌控制丧失、使肠道管理策略复杂化的肛门和直肠感觉丧失。与恢复膀胱功能一样，恢复肠功能需要采取干预措施，以改善肠排空，改善肠存储并向用户和系统提供有关肠的饱满度和活动的反馈。目前，尚无临床上可用于神经源性肠功能障碍的 ES 方法，但有几种方法显示出希望良好的应用前景。

使用骶前根刺激和直肠内刺激在人类中以及使用直接结肠刺激的动物中已实现肠排空。用于排空膀胱的 Finetech-Brindley 系统还可以激活结肠运动功能，成功地减少了排便时间并促进了肠排空 [216]。对于患有神经源性肠功能障碍的个体，作为临床肠道常规的一部分，通过直肠指刺激（有时与小型灌肠剂结合）可促进排空。据认为，这些机械和化学刺激激活直肠感觉传入并引起兴奋性结肠反射以产生结肠蠕动和排空。电刺激直肠可以类似地激活骨盆神经中的感觉传入并引起兴奋性反射以治疗便秘，但是这种方法需要更多的研究 [217]。一些临床前研究已经研究了通过沿结肠浆膜表面长度放置的电极进行刺激的方法 [218-220]。已经观察到，在电极正下方的结肠部分响应刺激而强烈收缩，并且顺序激活结肠部分可能产生一种蠕动。有趣的是，至少有一组注意到，在结肠的远端单独设置一个电极就足以产生结肠排空 [221]。这种远端结肠刺激可能已经调节了与直肠刺激相同的兴奋性反射途径。

肠存储可以通过改善直肠顺应性和松弛度或激活肛门括约肌来实现，目的是保持粪便的连续性。在临床上，促进排便的主要策略是完全排空肠。直肠顺应性的提高将改善储存能力。骶神经调节已显示出对神经完整的人的排便能力的显著改善，就像对尿失禁一样 [222]，但这种方法尚未针对神经源性肠功能障碍进行过测试。有证据表明，生殖器神经刺激可增加交感神经流出，从而抑制盆腔对直肠的活动，提高直肠顺应性，并改善肠管，但还需要更多测试 [223, 224]。通过阴部神经的肛门分支直接刺激肛门括约肌有改善粪便的潜力，但是持续刺激会使肛门括约肌疲劳。仅在需要防止粪便失禁发作（需要反馈信号）时才应激活刺激。

肠传感器可以显著改善肠功能障碍的管理，并为 ES 方法的闭环控制提供反馈信号，以恢复肠功能。当前监测肠功能的方法包括对吞咽或插入结肠的荧光检查标记成像、使用内置传感器和无线电发射器追踪药丸，或将充水的气囊导管插入直肠或结肠。影像标记物穿过结肠时，可以提供有关结肠运动性的信息。除其他数据（例如 pH 或温度）外，无线电发射器药丸还可以提供有关结肠通过时间的信息。充水的气囊可以测量结肠内的压力。这些方法可以帮助诊断和治疗神经源性肠功能障碍，但它们不能提供连续、无干扰的肠监测，并且需要更多的工作来开发这种肠传感器。

（五）性功能

具有神经性性功能障碍的个体通常会担心性唤起、射精、性高潮、自主神经反射异常、尿和大便失禁、痉挛和身体定位。在 SCI 之后，主要的干预策略是集中在重新定义性自我和亲密感的社会心理方面。可以重新映射性欲区，并且个人可以学习新技术来达到性高潮，即使没有生殖器感觉，20%～50% 的 SCI 患者也可能达到性高潮 [225-228]。ES、设备或药品可用于管理其中的一些问题，例如持续性、痉挛和身体定位。当前，存在用于实现射精的临床上可用的 ES 方法。有一些临床前方法显示出有效的性唤起效果。自主神经反射障碍仍然是一个挑战，但可以用药物进行预处理。因此，用于性功能的 ES 方法可能在恢复性唤醒、射精和自主神经反射障碍方面最成功。

使用直肠电刺激对前列腺附近进行刺激可诱发射精。ES 直接激活精囊以引起蠕动，也可能很好地调节射精反射反应。该方法已经非常成功地产生了用于生殖的射精 [229]。该项目是在临床环境中出于生殖目的进行的，并为患有 SCI 的男性生育提供了机会。许多男人也对可以在家中独立产生射精的方法感兴趣。

性唤起的定义是男性勃起，女性阴蒂充血和润滑。使用 ES 的几种方法已证明对性唤起有一定作用，尽管其中大多数都是男性中进行的测试。Finetech-Brindley 系统可以使膀胱排空，通过直接激活骨盆腔海绵体的盆腔运动性传到海绵体，可以使某些男性勃起 [188, 230]，尽管后根切断术消除了反射性勃起。同样，直接刺激盆腔神经的海绵状神经分支可使男性产生勃起，其效果取决于刺激频率 [231]。这种直接方法也可能容易疲劳，在使用期间效果会逐渐减弱。生殖器感觉传入刺激有可能调节兴奋性脊柱反射，如果这些反射在损伤水平以下仍完好无损，则会在两性中产生较少可察觉的性唤起，尽管对此方法进行的工作很少。硬膜外脊髓刺激已经显示出改善膀胱功能的证据，也可能改善SCI不完全患者的性功能[232]。这种方法还需要进一步的证据来确定效果是刺激还是其他康复干预的结果。最后，有证据表明，胫后神经刺激可改善性功能，尽管尚不清楚这种作用的潜在机制[233]。需要进一步研究以开发和测试针对性功能障碍的ES方法，其中可能包括针对骨盆神经、阴部神经或骶骨根部，并且应更加关注SCI女性的需求。

（六）ES在脊髓损伤患者身上的其他应用

1. 心血管疾病和肌肉萎缩

为了改善心血管疾病的危险因素，ES代表SCI患者UE测功的潜在替代品或补充品。研究表明，基于ES的LE循环可以提高截瘫患者运动期间的心率、脑卒中量和心排血量[234]。LE的ES与划船相结合比单独划船具有更高的VO_2[235-238]。这些对ES介导的LE运动的急性CV效应可能是由于与骨骼肌泵相关的静脉回流增加以及总外周阻力降低所致[239-241]。慢性ES在SCI后瘫痪的肌肉中会产生特征性的组织化学和形态学变化，并且可以将Ⅱ型纤维转变为更耐疲劳的Ⅰ型纤维[242, 243]，同时力量和耐力也随之增加[9, 14]。但是，有必要进一步研究能否将ES用作SCI患者自愿性运动的权威替代品。Bakkum等的研究[244]并未显示在各种代谢因子中将ES添加到肌力测试中有显示显著影响，Kressler等[245]的工作未能显示用户仅使用FES脚踏车就能达到预防心血管疾病的运动要求。ES的其他潜在的与代谢相关的益处，例如骨质疏松症的治疗或预防[246, 247]，还需要进一步的工作来证明ES的作用与承重的作用是分开的。因此，必须根据个人情况从临床上判断ES在心血管疾病预防中的应用，并权衡其益处、预期的依从性和使用频率。

2. 压力损伤

据报道，急性SCI患者出院前压力损伤形成的发生率高达34%[248]，出院后20年的发生率高达32%[249]。与压力相关的损伤可能早在创伤后不久就发生，也可能与躺在标准脊椎板上的压力有关[250]。ES除了作为一种治疗压力损伤的治疗手段[251]，通过改善血液流动[254-256]和组织氧合[257, 258]以促进愈合[252, 253]外，还可能适用于预防压力损伤。ES已被证明可以减轻骨表面的界面压力[258, 259]、增加肌肉体积[260]、并通过间歇性的臀肌经皮刺激提供有效的体重减轻[261, 262]。躯干和臀肌联合ES已被证明能改善坐骨和骶骨区域脊髓损伤患者的组织氧合[114]。

3. 深静脉血栓形成

在未接受药物预防的患者中，SCI后深静脉血栓形成（deep vein thrombosis，DVT）的发生率在前12周为49%～100%，前2周的风险最高[263]。LE的ES与SCI患者的静脉血流量增加[239, 241, 264]和全身纤溶活性增强有关[265]。与单独的抗凝相比，ES与抗凝结合可降低DVT的发生率[263, 266]，但需要长时间使用，这对潜在的临床应用提出了挑战。需要进一步研究以阐明ES在预防DVT中的用途。

4. 痉挛

已证明，ES对SCI患者的多种与痉挛有关的措施具有积极影响[267]。ES的有益的痉挛相关作用可能是本章其他部分所述的几种其他治疗方法的次要作用，并且在导致痉挛的脑卒中等其他神经系统疾病中也得到了证实。

5. 疼痛

使用TENS进行疼痛控制是一项经过充分研究的干预措施，已有超过50年的临床使用经验；它可能被认为属于治疗性ES范畴。Nnoaham等的一项综述评估了该方法的25项随机临床试验；在22项对照研究中，有13项发现与使用TENS有关的镇痛效果良好[269, 270]。其他方法包括植入的感觉周围神经刺激[271]（可能适用于患有SCI和与周围神经损伤相关的神经性疼痛的人）和硬膜外刺激[272]，这也对痉挛、膀胱和肠道管理以及功能恢复产生影响。需要在SCI中进行进一步研究的开发方法包括背根神经节刺激[273]和用于神经性疼痛管理的高频电阻断[22]。

九、结论

SCI患者的康复管理的主要目标是改善功能、最大限度地独立、提高健康和生活质量。ES提供了多种技术来改善 SCI 患者的生活。生物医学工程师和临床医生之间的持续合作将多种 ES 方法整合到临床实践中，进一步的应用有望在未来几年中产生更大的影响。

利益冲突声明：DiMarco 博士是 Synapse BioMedical Inc（膈肌起搏系统的制造商）的创始人，并在该公司拥有重大财务权益。他为 SC 重建咳嗽功能的专利持有人。

声明：这项工作部分得到了美国国家儿童健康和人类发展研究所、美国国家神经疾病和卒中研究所、美国陆军医学研究和国防部物资司令部、美国食品药品管理局、美国退伍军人事务部的康复研究与发展服务以及美国教育部国家残疾与康复研究所的资助。

第49章

脊髓损伤后的治疗性运动
Therapeutic Exercise After Spinal Cord Injury

Mark S. Nash　James L. J. Bilzon　著

一、概述

习惯性运动是许多患有或未患有脊髓损伤（SCI）的人的生活的基石。对于那些 SCI 患者，运动可以提供从受伤之时起就维持功能、独立性、健康和幸福感所需的体力、力量和耐力，然后延长到整个寿命。它可以进一步转移了日常活动的挑战，提高自我效能，并解决因身体不适而引起或与之相关的继发性医疗并发症。

不幸的是，SCI 患者参加运动可能会受到损伤后剩余的运动功能数量、自主神经功能改变、非典型使用燃料底物（例如脂肪和碳水化合物）以及温度调节功能障碍的限制。在某些情况下，将运动重新融入 SCI 患者的生活中需要特殊的设备、培训和机会。参与治疗性运动可能还需要辅助设备，在某些情况下，还需要使用外部电流来有意识地使瘫痪的身体部分运动。尽管有这些特殊需要和考虑因素，但大量证据表明，定期运动可改善使用者的活动、满意度、生产率和健康状况。相比之下，随着残疾人年龄的增长，SCI 也可能增加受伤的风险、加剧损伤的程度，并加速器官系统的衰退。这种不慎参与过度运动是否会导致初期残疾、骨科病恶化或神经系统功能障碍一直是引起广泛讨论的话题。因此，本章将研究运动的优点、提出有关 SCI 特定运动处方设计的建议、讨论对身体活动的独特生理反应、并确定不适当运动的风险。希望本章中包含的信息将定义和描述各种实用有效的选择，通过这些选择，SCI 患者可以增强其独立性和生活满意度，

而又不促进损伤或加速未来的残疾。

二、SCI 后运动的总体好处

过去几十年来发表的许多学术评论和指南都提到了 SCI 患者运动的必要性 [1-4]。由于许多这样的人现在正面临着年龄增长的现实 [5]，因此在青年和 SCI 以后的几年中，运动的使用和并发症都需要重新检查。数十年来轮椅推进、上肢负重和其他必要的重复性活动所施加的累积肌肉骨骼压力可能会加速或加剧这些需求 [6, 7]。由于出现了疲劳、疼痛、无力、关节恶化、甚至早期的神经功能缺损 [8, 9]，伤后不久掌握的基本日常活动的表现可能再次变得具有挑战性。这些生活挑战以及它们所造成的继发残疾，进一步考验了生活调整、自我感知以及参与积极、满意、富有成效和有回报的追求的能力 [10]。在 SCI 之后不久，使用精心设计的运动计划开始进行谨慎的运动干预，这是长期瘫痪的有害影响可能会延迟时间或减轻严重程度的一种方式。

三、SCI 后当前的运动参与水平

久坐的生活方式和低健身水平在 SCI 患者中很常见 [11, 12]，这至少可以解释部分 SCI 中的老年患者发生心脏内分泌疾病的重大风险 [13]。25 年前进行的横断面研究将患有慢性 SCI 的患者置于人类身体活动和健身谱的最低端附近。最近通过使用经过验证的体育活动能量消耗的客观指标再次强调了这些发现 [14, 15]。因此，这种情况不仅基本保持不变，而且证据还表明，截瘫患者仍然处于失调状态，并且

只比四肢瘫患者稍微好一点 [16, 17]。将近 25% 的截瘫的健康年轻人，健身水平不足以维持日常活动的独立性。

尽管运动的益处已被无身体残疾的人所熟知并为人们所接受，但美国目前不到 50% 的非残疾成年人符合《健康国民 2010》的建议，即每周 5 天或以上进行至少 30min 的中等强度运动，或每周 3 天或以上，进行至少 20min 的剧烈运动 [18]。对于残疾人来说，合规性统计数据甚至更加艰巨。在 1997 年，只有 12% 的人报告每周至少进行 5 次体育运动 30min [18]，而《健康国民 2010》针对残疾人的目标是让 30% 的人如此参与。为了纠正这种缺陷，美国卫生部长于 2005 年呼吁"行动起来以改善残疾人的健康状况"，该行动认识到有必要专门针对残疾人，强调选择健康生活方式的重要性，并提供了健身建议 [19]。康复专业人员处于至关重要的位置，可以通过鼓励和指导更多的 SCI 患者进行体育锻炼和运动来采取这些指导方针和更多最新举措 [20]。

鉴于体育运动的已知益处、权威性建议和最佳实践追求，将结构性运动或娱乐活动纳入健康生活方式应成为医疗保健专业人员的标准建议。不幸的是，只有 18%～42% 的非残疾患者报告接受过医生的运动建议 [21-24]。当医生的建议与运动计划结合在一起时，患者运动的可能性是没有运动计划的患者的 2 倍 [24]。当医生的建议与运动计划和定期的随访查询相结合时，这种遵从水平可使运动的采用率提高 3 倍 [24]。但是，并不是所有的临床医生都精通"运动处方"的设计，因此将有效的指导视为一项具有挑战性的活动。此外，尽管作为脊髓医学联合会心血管内分泌疾病指南小组 [25] 的最新指南明确提出了一项建议，在 SCI 和损伤程度允许的范围内将运动纳入生活计划，但运动作为治疗和预防慢性疾病的重要手段的重要性并没有始终得到政府政策和补偿的认可或支持。这种方法避免了疾病管理的不足，这常常限制了医疗从业人员提供最高标准的护理，并限制了消费者追求最有效的锻炼方案。

采取久坐不动的生活方式的原因是多方面的，但是对于参加 SCI 的轮椅使用者来说，从事体育运动的心理和环境障碍很多 [26, 27]。运动参与的障碍和运动参与的不利条件已经由 Cowan 等发表 [28, 29]。

与访问有关的障碍是残疾人所独有的，并且在伴随着时间、知识和动力的传统障碍时，这使处方的实施和严格的运动依从性进一步变得复杂 [30, 31]。所谓的"一劳永逸"的运动方法（基于长期以来的信念，即进行剧烈、长时间的运动对于获得健康益处是必要的）可能是运动采用这种生活方式的额外障碍。相反，以 10min 为间隔累积 30min 的中等运动可带来明显的健康益处 [20, 32]。此外，从久坐不动的生活方式过渡到低水平的健身的人通常会获得最大的健康收益 [32]。重要的是，对 SCI 人群的体育活动能量消耗的客观测量已经得到验证 [33-35]，可以各种情况下用于确定目标并向用户提供有关当前体育活动水平的反馈 [36]。图 49-1 全面概述了可供临床医生和研究 SCI 人群的研究人员使用的一系列体育运动测量工具的优缺点。它包括有关所关注的主要变量的测量的实用性或适用性的明确指南。

四、脊髓损伤后运动的生理反应

在考虑各种形式的运动对 SCI 患者的潜在治疗效果之前，重要的是首先考虑 SCI 特异性运动急性生理反应的差异。SCI 的后果在很大程度上取决于损伤水平和损伤程度。SCI 最明显的后果是从脊髓损伤水平处或以下受神经支配的肌肉瘫痪。在完全性的 SCI 情况下，通常的神经元交通将完全中断，并且将失去对相关肌肉群的自主控制。这种对骨骼肌的神经支配力丧失的结果是，在损伤水平以下，尤其是下肢较大的肌肉中，肌肉质量迅速而急剧地丧失 [37]。尽管这与对运动的急性生理反应没有直接关系，但是在休息和运动期间，无法支配和维持肌肉质量会对能量消耗和全身心血管动力学产生重大影响。例如，据报道患有 SCI（C_6～L_3）的人 24h 静息能量消耗值约为与年龄相匹配的对照者（约 2365kcal/d）[38] 的 75%（约 1870kcal/d）。此外，据报道，未经训练的中年男性截瘫男性最大摄氧量在手臂骑行期间为 1.3～1.5L/min [39]，低于未受伤的年龄匹配个体的最大摄氧量（约 1.7L/min）和腿部循环（约 3L/min）。尽管可以通过特定的运动训练来增加这些值，但患有 SCI 的个体通常会在上半身运动（例如手摇自行车）过程中产生相当于全身运动量 50%～60% 的运动能量消耗值 [40]。

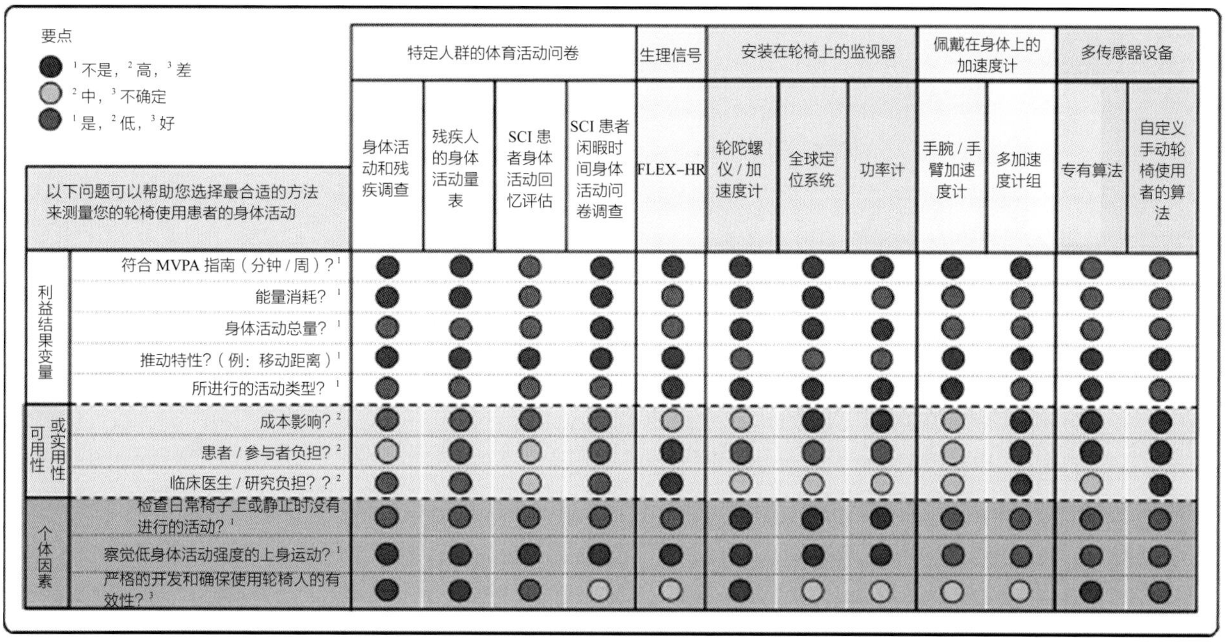

要点 ●¹不是,²高,³差 ◐²中,³不确定 ●¹是,²低,³好 以下问题可以帮助您选择最合适的方法来测量您的轮椅使用患者的身体活动		特定人群的体育活动问卷				生理信号	安装在轮椅上的监视器			佩戴在身体上的加速度计		多传感器设备	
		身体活动和残疾调查	残疾人的身体活动量表	SCI患者身体活动回忆评估	SCI患者闲暇时间身体活动问卷调查	FLEX-HR	轮陀螺仪/加速度计	全球定位系统	功率计	手腕/手臂加速度计	多加速度计组	专有算法	自定义手动轮椅使用者的算法
利益结果变量	符合 MVPA 指南（分钟/周）?¹	●	●	●	●	●	●	●	●	●	●	●	●
	能量消耗?¹	●	●	●	●	●	●	●	●	●	●	●	●
	身体活动总量?¹	●	●	●	●	●	●	●	●	●	●	●	●
	推动特性?（例:移动距离）¹	●	●	●	●	●	●	●	●	●	●	●	●
	所进行的活动类型?¹	●	●	●	●	●	●	●	●	●	●	●	●
可用性或实用性	成本影响?²	◐	◐	●	●	○	○	◐	◐	○	◐	●	●
	患者/参与者负担?²	○	◐	◐	◐	●	●	●	●	◐	●	●	●
	临床医生/研究负担?²	◐	◐	◐	◐	◐	◐	◐	●	◐	●	●	●
个体因素	检查日常椅子上或静止时没有进行的活动?¹	●	●	●	●	●	●	●	●	●	●	●	●
	察觉低身体活动强度的上身运动?¹	●	●	●	●	●	●	●	●	●	●	●	●
	严格的开发和确保使用轮椅人的有效性?³	●	●	●	○	○	●	●	○	●	○	●	●

▲ 图 49-1　帮助 SCI 患者选择体育活动测量工具的指南

引自 Nightingale TE, Rouse PC, Thompson D, et al. Measurement of physical activity and energy expenditure in wheelchair users: methods, considerations and future directions. *Open Access J Sports Med.* 2017;3(1):10.

还值得注意的是，在任何给定的绝对功率输出下，手臂的摄氧量要比腿部摄氧量高，这说明此运动模式的机械效率较低[41]。可能的原因是，人们更加依赖效率较低的肌肉纤维，以及手臂骑行引发的不同的心血管和通气反应。许多研究已经证明 SCI 运动期间底物使用的改变。例如，在电刺激的腿部骑行过程中，工作量等于 75% 的峰值摄氧量（$\dot{V}O_2$ peak），SCI 受试者的呼吸交换率（respiratory exchange ratio，RER：$\dot{V}O_2/\dot{V}CO_2$ 比）、葡萄糖摄取和磷酸肌酸降解显著高于非残疾对照组，他们在自行车测功机上运动的程度更高，但血浆甘油和游离脂肪酸（free fatty acid，FFA）输送到腿部较低[42]。在轮椅运动员中，以 55%~75%$\dot{V}O_2$ 峰值摇动 20min 后，在最高运动强度下，脂肪氧化得以维持，碳水化合物氧化显著增加至 1.7g/min[43]。在跑步机上以 55%、65% 和 75% 的 $\dot{V}O_2$ 峰值进行模拟轮椅比赛期间，脂肪氧化没有改变，但是碳水化合物的氧化和乳酸的浓度显著增加，反映出厌氧代谢增加[44]。重要的是，即使只是运动一次，也可以减少对碳水化合物作为休息时燃料来源的依赖[45]。总之，SCI 患者在休息和运动过程中消耗能量的能力都会降低。上身运动的较低的机械和代谢效率也增加了对疲劳的敏感性，并减少了运动耐力时间。

尽管已报告在给定水平的功率输出下，上肢和下肢运动模式下的心排血量相似，但手臂摇动往往会导致更高的心率（heart rate，HR），总外周阻力增加以及对心搏量（stroke volume，SV）的响应降低。较低的 SV 反应可能是由于仅进行上身运动时不活动的腿中就没有骨骼肌静脉泵引起的。最后，在手臂运动期间，手臂启动过程中的通气反应可能更高，动静脉的氧气差异可能会更低，尤其是在未经训练的个体中[46]。

SCI 后运动反应中的其他关键限制因素涉及呼吸功能和运动的心血管调节。呼吸反应不足主要涉及呼气肌，而颈损伤水平高的人也有吸气不足[47]。在截瘫患者中，一秒用力呼气容积（forced expiratory volume in 1s，FEV1）达到年龄、性别和身高相匹配的残疾人的 90%，而在四肢瘫患者中，该值仅达到 60%[48]。训练四肢瘫患者的呼吸肌可提高有氧运动能力，并可提高最大功率输出[49]。尽管有关该主题的文献仍然有一定局限性[50]，但这些发现表明，呼气肌可能会限制运动耐受性，特别是对于进行较高强度运动的四肢瘫患者。

在 T_1 以上的完全损伤的患者中，心脏功能也会受损。实际上，这些人缺乏对心脏的中枢控制交感神经，仅依靠交感神经退缩和循环儿茶酚胺来增加其心率。最大运动量或高强度次最大运动量时的 HR 反应很少会超过 110～130 次 / 分 [51]。脊髓损伤在 T_1～T_6 的患者也有可能达到低于预期的最大 HR 值，而损伤低于 T_6 的个体将具有非 SCI 患者的典型反应 [52]。

运动过程中血液重新分配的能力将受到一定程度的影响，这取决于损伤的水平和程度，主要是由于自主控制的改变。与以相同的相对次最大强度运动的非残障人士相比 [53]，SCI 患者的心排血量反应较低或相似 [54]。但是，这些反应是通过与非残障人士相比更高的 HR 和更低的 SV 实现的。原因主要与瘫痪的身体部位缺乏交感性血管收缩有关，这是通过集中于全腿体积变化 [55]、皮肤血流 [56] 和流向内脏床的血流研究确定的 [57]。在次最大运动量下，只要对交感神经支配的中央控制完好无损，则可以通过补偿性 HR 来将心排血量维持在稳定水平。但是，在运动强度达到峰值时，较低的 SV 可能会限制最大心排血量和向工作骨骼肌的氧气输送，从而损害身体功能 [54]。在四肢瘫患者中，慢性低血压和心室血容量不足的状态会导致左心室质量下降和相对心脏萎缩，从而限制静息和运动心排血量 [58-60]。

除了这些心血管方面的局限性之外，患有完全性 SCI 的个体还缺乏活跃的血管舒张功能，并且缺乏增加皮肤血流量以激活受影响区域出汗反应的能力 [61]。因此，这限制了冷却效率并增加了运动热疗的风险。此限制对于四肢瘫患者在剧烈炎热或潮湿的环境中运动时尤其重要 [62]。尽管 SCI 的运动个体比非残疾的个体承受更大的热量存储，但截瘫患者在热中性环境中运动时通常可以很好地忍受这一点 [62]。虽然可以采取各种策略来减少运动和恢复过程中的热力紧张 [63]，但应建议 SCI 患者避免在高温或潮湿条件下进行无监督的、长时间、连续高强度运动。

五、SCI 后的运动益处

非 SCI 的人进行的许多形式的运动均可有效：①增加肌肉质量，力量和耐力；②逆转失调及其心血管疾病的风险；③降低体内脂肪；④逆转胰岛素抵抗；⑤减轻身体压力的急性影响。不幸的是，为 SCI 患者实现相同目标而进行的运动选择是有限的，轻率运动的后果比没有残疾的人要严重。因此，重要的是要确定有效的运动活动，以减少 SCI 患者所遭受的身体机能障碍和各种原因引起的心内分泌疾病的风险，同时又不增加受伤的风险或加速肌肉骨骼的恶化。

六、自主性手臂运动训练

有明确的证据表明，上肢（UE）运动调节可改善体能，并且增加的幅度取决于脊椎损伤的水平和训练计划 [64-79]。尽管必须采取特殊措施将手固定在运动设备上，但四肢瘫患者的人仍可以在运动设备上进行训练。四肢瘫患者的最大耐力和工作能力并不接近截瘫患者 [80]。因此，损伤程度是 SCI 后达到何种程度的适应性的关键决定因素 [81, 82]。虽然截瘫患者广泛接受手臂训练的健身益处，但其表现受到胸脊髓损伤伴随循环功能障碍的限制 [83-85]。

尽管运动在降低无残障人士的心血管疾病（cardiovascular disease，CVD）风险中起着重要作用，但运动对 SCI 后大多数 CVD 危险因素的影响尚不清楚。然而，幸运的是，UE 调理可以改善 SCI 患者的血脂异常，尤其是低水平的心脏保护性高密度脂蛋白（high-density lipoprotein，HDL）所带来的风险。这些低 HDL 水平已被美国心脏协会（American Heart Association，AHA）和美国心脏病学会（American College of Cardiology，ACC）评定为心血管代谢综合征的部分组成风险 [86]，心脏代谢综合征是一种独立的危险因素，会使所有原因的心血管内分泌风险预后恶化。目前的证据强烈支持高达 47% 的 SCI 患者存在低 HDL 水平（＜ 40mg/dl）的选择性血脂异常 [87, 88]。一项最新研究表明，尽管对全因 CVD 问题的干预仍然有限，但如果诊断正确，则每三位截瘫的年轻健康人中就有近两个将有资格接受药物治疗的生活方式治疗 [89]。

幸运的是，对于 SCI 患者，每周仅进行 3 次适度运动即可改善 HDL，仅需 20min [72]。截瘫男性在进行了 3 个月的剧烈强度循环训练，每周 3

次，每次 45min，其 HDL 升高 9.8%，低密度脂蛋白（low-density lipoprotein，LDL）胆固醇降低 26%，总胆固醇（total cholesterol，TC）和血浆甘油三酯（triglyceride，TG）降低不明显，最大心率（HR_{max}）为 75%[90, 91]。de Groot 等[92] 比较了 8 周高强度间歇（70%～80%HR 储备；HRR）和低强度间隔（40%～50%HRR）对 SCI 患者脂质状况的类似影响。两组的 TC、HDL、LDL、TC/HDL 比率和 TG 持续改善，尽管高强度组的 TC/HDL 比率和 TG 下降幅度更大。

而 de Groot 等[92] 报道了 $\dot{V}O_2$ 峰值与胰岛素敏感性之间呈正相关，他们观察到后者干预后没有变化。在最近的为期 6 周的对照干预研究中，$\dot{V}O_2peak$ 和肝胰岛素敏感性的估计值均得到显著改善[79]。重要的是，这项研究使用了体力活动的客观测量，并有目的地选择了目前被归为不活跃（PAL < 1.6）的参与者。Hooker 等[72] 研究了低强度和中等强度的轮椅运动对血脂水平的影响。两组的 $\dot{V}O_2$ 最大值均保持不变，只有中等强度组的脂质曲线发生有利变化。同样，El-Sayed 和 Younesian 报告每周进行 3 次中等强度的手摇运动 3 个月后，HDL 水平增加了。总体而言，这些研究表明，各种运动模式均可改善血脂状况，每周进行 3 次中等强度的运动可能是引起 SCI 患者 HDL 改善的最低阈值，但是需要更高的运动强度才能获得更强的抵抗力心脏代谢好处，因此在可能的情况下是首选。

结构性运动似乎并不是改变 CVD 危险因素的唯一途径。横断面研究已将一般的体育活动与截瘫和四肢瘫患者中更有利的脂质分布联系起来。在 37 名截瘫的男性中，体力活动是 TC、LDL、HDL 水平以及 TC/HDL 比值的重要决定因素，而随着身体活动水平的提高，身体情况得到改善[94]。另一项研究报道了 22 名截瘫男性的体育活动，空腹血糖（$r=-0.525$，$P < 0.05$）和 HDL-C 水平（$r=0.625$，$P < 0.01$）之间的显著相关性[95]。最后，一项纵向研究报道，康复后出院后身体活动活跃的 SCI 患者比没有活动或身体活动水平低的患者表现出更大的 TC 和 LDL 改善[96]。幸运的是，体育活动也似乎有益于那些 SCI 水平较高的人的血脂水平，因为活跃的四肢瘫男性患者比久坐的四肢瘫男性患者具有

更高的 HDL 水平和更低的 TC/HDL 比[97]。这些结果表明，身体活动和体育运动是改善 SCI 后血脂水平的可行选择。对篮球、网球、轮椅赛车和手自行车的调查证据表明，轮椅运动会引起足以产生健康益处的训练强度[98-102]。因此，当鼓励 SCI 患者增加体育运动时，临床医生不应忽视运动参与或非结构性运动作为全因 CVD 风险管理的有效方法。特别是，参加竞技运动可能是提供更高强度活动益处的关键，包括对心脏代谢综合征生物标志物的有利适应。

七、脊髓损伤后高强度间歇训练

高强度间歇训练（high-intensity interval training，HIIT）包括在高于最大稳态乳酸水平的强度下进行的运动。超过此"阈值"的任何运动都会导致与疲劳有关的肌肉内和全身代谢物的逐步积累。因此，不能长时间保持高于此阈值的运动强度（即 80%～85%$\dot{V}O_2$ 峰值）。因此，必须在间歇期进行穿插低强度运动或静息恢复期。HIIT 的主要理由是，它允许在一次运动中进行更多的剧烈运动。尽管文献中已经描述了各种各样的 HIIT 方案，但 Weston 等[103] 提出的术语很有帮助。其中 HIIT 方案采用的运动强度介于 $\dot{V}O_2$ 峰值的 80%～100%，而那些使用"全力"努力或大于 100%$\dot{V}O_2$ 峰值的努力的方案称为"冲刺"间隔训练（sprint interval training，SIT）。这些方案和概念在图 49-2 中得到了最好的体现，并得到了 Gibala 等的许可[104]。

HIIT 对于 SCI 患者尤其有用，在 SCI 患者中，运动主要限于募集较小的上身骨骼肌（如手臂曲柄运动或轮椅推进）。由于 SCI 的活动肌肉量较小且血流动力学反应减弱，因此体育运动的绝对能力下降[47, 105, 106]。尽管骨骼肌适应普通训练刺激的能力与全身运动相似，但较小的活动肌肉质量意味着适度的训练诱发的手臂适应不太可能反映在全身心脏代谢疾病风险的生物标志物中。尽管有 6 周的中等强度连续训练（moderate-intensity continuous training，MICT）曲柄运动，但截瘫患者外周肌胰岛素敏感性缺乏适应性，从而支持了这一观察结果[79]。这一发现要求进行研究以评估高强度间歇运动对 SCI 患者的影响[107]。

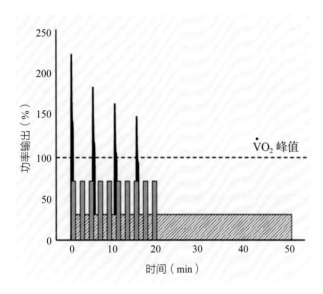

▲ 图 49-2 HIIT 和 "全部" 的 SIT 协议和概念

经许可引自 Gibala MJ, Gillen JB, Percival ME. Physiological and health-related adaptations to low-volume interval training: influences of nutrition and sex. *Sports Med.* 2014;44[2]:127-137.

HIIT 作为 SCI 患者的适应策略很少受到关注，但可以提供增加剧烈运动强度的实用方法。与轻度和中等强度的连续运动训练相比，剧烈强度的体育运动可以更有效地降低残疾人的心血管风险[108, 109]和全因死亡率[110-112]。在非 SCI 人群中的研究也得到越来越多的证据表明，HIIT 可以促进出色的外周[113]和全身适应性[103, 114, 115]，这对于克服 SCI 患者的训练限制具有特殊价值。

有令人信服的证据表明，与 MICT 相比，HIIT 和 SIT 均可提供相同甚至更好的生理适应性[116, 117]。但是，SIT 协议可能更难适应为 SCI 患者（尤其是四肢瘫患者和核心肌肉控制受损的患者）提供实际干预。动物研究也引起了人们的关注，那些容易发生自主神经反射异常的人群中，进行超最大运动可能会导致短暂的重复性脑过度灌注，从而损害脑血管内皮功能，导致脑血管僵硬并减少血管周围交感神经支配[118]。出于实用和安全的原因，现在的主要重点是调整和评估 HIIT 在上臂曲柄运动中的功效。

虽然每周大约 90min 的 MICT 足以促进 $\dot{V}O_2$ 峰值的适度改善（约 10%）[93]，但要使 SCI 患者得到更大的改善（约 19%），则需要更大的流量（每周 180min）[79]。但是，剧烈运动可带来更多好处，并且更省时。一项在 SCI 中使用时间匹配训练方案

的研究表明，与 MICT（约 17%）相比[92]，剧烈运动可使 $\dot{V}O_2$ 峰值大大提高（约 50%）。一项案例研究报告支持了这一发现，该报告显示，在仅进行 HIIT 6 周后，一名 C_8/T_1 患运动完全性 SCI 的 42 岁男性的 $\dot{V}O_2$ 峰值增加了 52%[119]。

伴随 HIIT 的 $\dot{V}O_2$ 峰值的实质性改善可能反映了周围肌肉特性的适应性，特别是线粒体绝对容量（即密度和活性）的增加，允许更大的肌肉氧利用率。与 MICT 相比，这种效果在下肢单车 HIIT 中得到了证明[113]。由于手臂运动训练可能不足以诱发中心血流动力学适应[120]，但这种局部外周适应可能对增强 SCI 患者的心肺功能至关重要。此外，HIIT 可使线粒体氧化能力发生较大变化，可能对解决其他心脏代谢风险因素（包括血糖控制）有影响[121]。

几项研究表明，HIIT（相对于 MICT）在血糖控制方面具有更大的急性获益，尽管这种益处在 SCI 患者中受到的研究关注较少。两项研究使用连续血糖监测仪检查了 HIIT 与 MICT 的急性影响，并证明在 HIIT 后，肥胖男性[122]和 2 型糖尿病患者[123]的餐后曲线下血糖面积下降幅度更大[123]。这些影响可以通过高强度运动后观察到的更高的肌肉糖原利用率来解释，高强度运动是运动后胰岛素敏感性的重要驱动力[124]。同样，在 HIIT 后观察到对血管内皮功能的影响更大[125]，而当 MICT 和 HIIT 方案是等热量时，人体成分的变化似乎相似[126]。最近的一项研究还表明，与 MICT 相比，SCI 患者更喜欢 HIIT 和 SIT 方案[127]。但是，需要进一步的研究来确认 HIIT 对 SCI 患者的益处。

八、SCI 之后的抗阻训练

如今，在权威运动指南中普遍推荐适合健身的抗阻训练，以供残疾人使用[25]。除了心肺适应性训练外，还应将增强的力量和无氧运动能力视为可以延长 SCI 后终生健康、体力和功能的有益条件。后者提供了预防和治疗肩部疼痛的潜力[128]，同时改善或维持了转移和推进的独立性。幸运的是，尽管受试者的损伤水平、训练方案、评估技术和结果指标差异很大并且可能影响收益，但是研究越来越集中在抗阻训练的收益上。在对斯堪的纳维亚男性的早期研究中（其中大多数人的胸部低位损伤不完

全），进行了一项特别强调三头肌抵抗力的训练计划（在拐杖行走过程中肘部伸展），训练了 7 周，训练后观察到，伴有肱三头肌的力量增加，$\dot{V}O_2$ 最大值却有适度但显著增加[129]。另一项研究[130]检查了高强度（$\dot{V}O_2$ 峰值的 70%）或低强度（$\dot{V}O_2$ 峰值的 40%）。的受试者分别在每分钟 80 转的情况下进行每疗程 20 或 40min 的高强度手臂运动的效果力量增加仅限于接受高强度训练的受试者，并且仅发生在肩关节伸肌和肘屈肌中。肩关节外展或内收力量没有发生变化，并且在训练后，移动或稳定肩胸关节或胸部的肌肉力量没有增强。

这些结果表明，作为增强 UE 的训练模式，曲柄运动不如抗阻运动有效，因为它无法针对与 ADL 表现最相关的肌肉。虽然一项研究报道使用液压健身机对 5 名截瘫患者和 3 名四肢瘫患者进行了每周 3 次使用液压健身器的运动，持续 9 周[131]，但运动仅限于 4 项操作：①胸部按压；②胸部水平划行；③肩部按压；④背阔肌牵拉。在研究结束时，观察到通过手臂测功法测得的 $\dot{V}O_2$ 和功率输出显著增加，尽管没有进行任何测试来直接测量接受训练的任何肌肉群的力量增长。同样，用于训练的演习采用向心动作，这忽略了 ADL 性能中离心力量的需要[132]。另一项研究将训练的重点放在肩胛肌的增强上，尽管该研究仅在比较坐位划船和标准的肩胛收缩运动，并且仅针对向心动作。作者发现，在向前或向后的轮椅移动过程中，肩伸展的激活程度更高，并表明划船运动可有效改善肩伸展的活动性和心肺功能。另一项研究观察到在使用松紧带进行阻力训练后，受试者报告的肩关节疼痛有所减轻，尽管没有研究 UE 强度作为研究结果[133]。总体而言，需要将更多的临床重点放在加强 SCI 患者身上，以减轻他们随着年龄的增长而减轻疼痛并保持或改善其功能。该建议应包括增强无氧能力，目前已将其纳入 SCI 患者的运动指南中[20]。

包括有氧条件训练和阻力训练在内的混合干预正变得越来越普遍，并且可以有效地提高力量和 CV 适应性。在性别和损伤水平混合的队列中，进行为期 9 个月的每周两次运动计划（每次训练 90～120min），包括伸展运动、手臂测功和上身抗阻训练，可改善力量和有氧运动能力[134]。与非运动对照组相比，运动者报告的疼痛更少、抑郁症状更少、对身体功能的满意度更高、生活质量更高。运动干预包括低强度的热身运动，然后是轻柔的拉伸、臂力测功（最大心率 70% 时为 15～30min），以及以下身体部位各进行两次阻力运动：二头肌、三头肌、背部、胸部、肩部（每组练习两次，每次重复的最大值的 70%～80%）。仅仅经过 3 个月的训练，就可以观察到所有益处，并且在调理 6 个月和 9 个月后，大多数效果都持续改善。

使用"循环"训练方法将 CV 和阻力训练相结合，可以同时获得力量和有氧的改善。这种方法每次疗程只需要 45min 的时间，这是制订运动处方时不应忽略的实际考虑。Jacobs 和 Nash[135, 136] 开发了一个 45min 的剧烈运动项目，该项目将 2min 的高节奏低阻力手臂测功与两次阻力练习交替进行（每次练习，10 次重复为一组，一次重复最大 50%～60%），直到完成 3 套练习为止。抗阻运动（总共 6 项）包括屈臂训练、坐位上举、胸大肌训练、托板屈臂、背阔肌训练和坐位肩袖训练。10 名截瘫的男性仅接受了短短 4 周的训练，就获得了力量增长。经过 3 个月的训练后，力量增强的范围从 12%（托板屈臂）到 30%（坐位肩袖训练）。训练 12 周后，心肺耐力得到明显改善。力量增加对受训练的肌肉有特异性，肩外旋肌力量没有变化。有趣的是，后来证明这种相同的循环训练方法对于减轻或消除一组截瘫中年男子的肩部疼痛有效[128]，并且对于改善截瘫患者的动脉粥样硬化性脂质状况有效[137]。最近，这种抗阻循环训练方法被调整用于四肢瘫患者，据报道，在训练 6 个月伴随训练后立即进行运动后乳清蛋白补充时，力量和耐力都得到了提高[138]，这是一种用于运动碳水化合物和氨基酸消耗后增强糖原补充的技术[139]。循环抗阻训练（circuit resistance training，CRT）方案也已通过使用弹性带使其与家庭和社区融合兼容[140]，并已被美国物理治疗协会推荐，作为其针对 SCI 个体的特殊人群身体适应计划的一部分（图 49-3）。

九、使用仿生外骨骼作为运动的一种方式

作为军事应用的衍生产品，机动化的外骨骼通

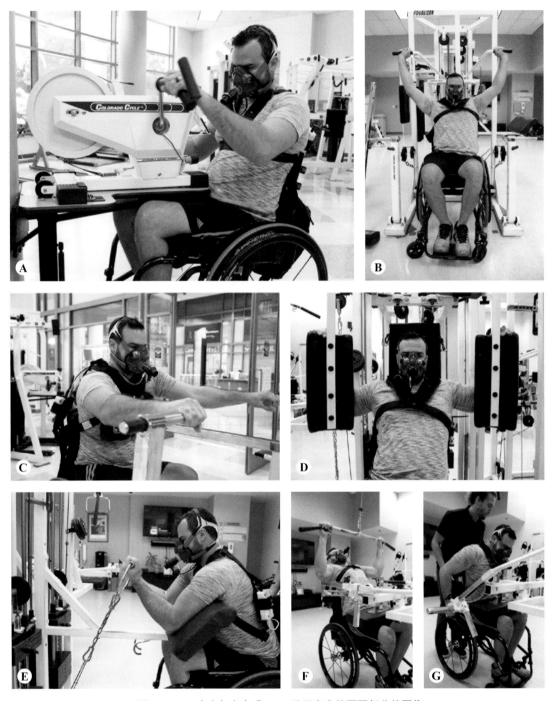

▲ 图 49-3　一个参与者完成 CRT 练习方案的不同部分的图像
A. 屈臂训练；B. 坐位上举；C. 水平推；D. 胸大肌训练；E. 托板屈臂；F. 背阔肌训练；G. 坐位肩袖训练

过以相互步进的方式完全控制或协助瘫痪的双腿运动来支持步行，这为 SCI 患者提供了在家中和社区行走的机会（图 49-4）。Palermo 等 [141] 最近对此主题和各种仿生学的比较进行了综述。通常，仿生运动被编程为模拟比长腿支架和往复式步态矫形器更自然的步态模式。与早期的矫形器需要用户产生动力来启动踏步不同，仿生外骨骼具有机载马达来启动并确定踏步运动的顺序。基于 SCI 的个人步态再训练中使用的某些设备会根据用户的备用运动功能提供可调节的帮助量。它们可以替代体重支持的跑步机训练或在固定跑步机上进行的机器人辅助步态训练。此外，选定的外骨骼已获得 FDA 的批准，作为

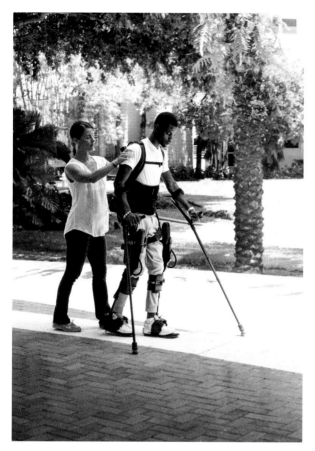

▲ 图 49-4　在仿生外骨骼中到户外散步

用于家庭和社区环境中的功能性活动的移动设备 [141]。

使用非仿生矫形器时的功能性能通常会受到移动过程中高能量需求的阻碍。在自行选择的步态速率平均为 0.23m/s 的情况 [142] 下，用于 Scott-Crai 支架的能量成本约为坐姿休息速率的 3 倍，这代表了 SCI 患者在旅行时建立的 $\dot{V}O_2$ 峰值的近 75%[15]，步行速度不到典型速度的 25%。带有或不带有电刺激增强功能的往复式步态矫形器（reciprocating gait orthose，RGO）的其他支撑配置产生不同的能量消耗，尽管移动通常很慢，但是能量消耗很高 [143, 144]。必须注意的是，这些能量测试中有许多是在热中性环境中和低摩擦表面上进行的，并且采用的测试时间短，无法代表达到稳态能量时在环境条件下的行走。毫不奇怪，能源成本的升高被认为是在社区活动中使用这些设备的主要限制，除了穿脱矫形器所需的成本和时间外，这解释了为什么许多有 SCI 的人更喜欢轮椅作为主要的交通手段 [145]。但是，如果仿生步行的能量成本高到足以引起运动反应，则将

这些装置用作治疗性运动的方式的用途可能很窄。有限的数据解决了 SCI 患者仿生行走的代谢需求，现有数据证明了广泛的回应。例如，2014 年的病例系列（N=3）探索了具有完全 SCI 的个体对 6 周仿生步行训练计划的心脏代谢反应，发现仿生步行引起的能量消耗和强度类似于未受伤的个体在步行中观察到的能量消耗和强度（分别为 1.4～2.6kcal/min 和 $\dot{V}O_2$ 峰值的 25%～41%）[146]。美国运动医学学院（American College of Sports Medicine，ACSM）的指南将这些强度归为"轻到非常轻"，这不太可能刺激心肺健康的改善 [147]。在最近的系统评价中 [148]，仿生走动时的强度接近 1.5～2.5 倍，属于 ACSM 定义的"中等强度"运动类别。应该注意的是，不同的外骨骼和独特的研究方法对研究对象提出了不同的要求，包括手臂稳定身体所需的能量成本，并且可能导致了这些明显不同的结果。例如，在后者的研究中，在进行 6min 的步行测试时收集了数据，这将使步行速度和能量消耗最大化，而另一项研究则在不鼓励最大步行速度或精力的情况下检查了 60min 的步行 [146]。因此，在比较来自采用不同测试策略或提供不同用户说明的研究数据时，必须格外谨慎。

十、当前的运动建议

鉴于大量证据表明定期进行体育运动可以改善发病率和死亡率，因此美国政府于 2008 年发布了首个《美国人体育运动指南》，其中概述了可提供大量健康益处的体育运动的类型和数量（表 49-1）。重要的是，这些建议既肯定了残疾成年人应进行习惯性的体育运动，又强调残疾人应尽可能避免久坐。

所描述的针对残疾成人的建议与针对非残疾成人的建议相似，包括有氧和强化运动两部分，每一项都具有特定的健康益处。鼓励残疾人咨询其医疗保健提供者，以确定适合其能力的身体活动的数量和类型。这一章的内容为制订 SCI 患者的运动处方提供了指导。

十一、SCI 患者的运动权威：运动是药物™

多个权威机构已经发布了针对 SCI 患者的全面

表 49-1　美国联邦残疾人身体活动指南

- 所有成年人应避免不运动。进行某种体育活动总比没有好，参加任何形式的体育活动的成年人都会获得一些健康益处
- 有能力的残疾人，应每周至少有 150min 的中等强度有氧运动，或每周高强度的有氧运动 75min。至少进行 10min，至少每周进行一次
- 为获得更多和更广泛的健康益处，成人应将有氧体育运动增加到每周一次 300min 中等强度的有氧运动，或者高强度的有氧体育运动每周 150min，或者中等强度和剧烈运动的等效组合。通过参加超出此数量的体育运动，可以获得更多的健康益处
- 有能力的残疾人也应该进行中度或高度的肌肉强化活动，每周 2 天或以上的所有主要肌肉群的运动，因为这些活动可带来更多的健康益处
- 当残疾成人不能满足上述准则时，应根据自己的能力进行定期的体育运动，并应避免不运动
- 残疾成年人应向健康护理人员咨询适合其能力的体育运动的数量和类型
- 总体而言，证据表明定期体育运动可以为残疾人提供重要的健康益处。好处包括改善 CV 和肌肉健康状况、改善心理健康状况以及增强运动能力。现在有足够的证据建议残疾成年人应该定期进行体育运动
- 通过与医疗保健提供者协商，残疾人应该了解他们的残疾如何影响他们进行体育运动的能力。有些人可能会从事中等至大量的体育活动，因此，他们应基本上遵循成年人的指导原则。有些残疾人无法遵循成人指南。这些人应与医疗保健提供者协商，调整其体育运动计划以匹配其能力

体育运动指南。指南由 ACSM 于 20 世纪 90 年代首次发布，并已进行了更新[32]（表 49-2）。ACSM 和联邦准则非常相似，可以互换使用。这些准则也类似于 Ginis 等最近发表的经过仔细评估的建议[20]（表 49-3）。Janssen 等首先发布了 SCI 患者的健身规范[150]，最近 Simmons 及其同事发布了更多规范[15]。

知识鸿沟、无支持的医疗保健政策以及态度、环境和动机障碍的综合影响一直阻碍着体育活动的广泛采用。为了克服这些障碍，ACSM 和美国医学会（American Medical Association，AMA）于 2008 年 5 月共同发起了一项全国性的倡议，即"运动就是医学"[151]。该计划的愿景是"使体育运动和锻炼成为美国疾病预防和治疗范例的标准组成部分。"该计划得到了专业协会的广泛支持，包括美国物理医学与康复学院（American Academy of Physical Medicine and Rehabilitation，AAPMR），美国物理疗法协会（American Physical Therapy Association，APTA），AHA 和美国整骨疗法协会（American Osteopathic Association，AOA）。已经开发了基于网站的医生工具包[152]，以方便运动处方的设计和实施。套件中包含用于指导处方过程的算法和结构化的处方垫。该网站还包含重要的 ACSM/AHA 体育活动和公共卫生建议的链接；ACSM 的健康，健身

表 49-2　ACSM/AHA 建议的运动指南可改善 SCI 患者的健康和幸福感

有氧运动		
强度	中等	高
每周总计	≥ 150min	≥ 75min
	* 可以在 ≥ 10min 的运动中累积	
铺设强度指南	• "有点难" • "运动中能说话但不能唱歌" • 0～10 刻度上为 5 或 6	• "真的很难" • "气喘吁吁，说不了几句话" • 0～10 刻度上为 7 或 8
阻力训练		
频率	每周 2～3 天	
练习次数	所有主要的肌肉群（4～5 个上身运动）	
集合和重复	每次练习 3 组，每组 8～12 次	
重心	每组结束时足以产生"相当挑战"的感觉	

表 49-3　运动对体能有益的证据

结果†	第 1 级和第 2 级研究的运动处方‡	第 3 级和第 4 级研究的运动处方‡	证据摘要§
心肺健康	• 类型: 摇臂或头部骑行 • 频率: 每周 3~5 次 • 强度: 中度到剧烈（65%HRR, 80%HR 峰值, 65%$\dot{V}O_2$ 峰值，或 CR10 为 7) • 持续时间: 每节 30min 或 44min（连续或间隔; 不包括热身和冷却) • 进行性: 无报道或在前 4~8 周以较低强度和（或）持续时间开始	• 类型: 摇臂、轮椅测功, 由弹性带模仿的轮椅推进力或坐姿双杆测功 • 频率: 每周 2 次, 2~3 次, 3 次或 5 次 • 强度: 中度到剧烈（50%~70%$\dot{V}O_2$ 峰值, HRR 为 50%~80%, 60%~80%HR 峰值, 最高 80% 的年龄预测的 HR 峰值, 50%~80% 峰值或强度等同一气阈值) • 持续时间: 每节 20~45min（连续或间隔; 不包括热身和冷却) • 渐进式: 无报告	• 总共 21 项研究（19 项改进) • 1 级: 0 项研究（0 项改进) • 2 级: 4 个研究（4 个改进) • 3 级: 1 个研究（1 个改进) • 4 级: 16 项研究（14 项改进) • RCT 数量: 4 • PEDro 中位数: 5（IQR=4~5) • D & B 中位数: 15（IQR=14~16) • 参与者总数: n=250 男 / 女总数: n=174/20 • 平均年龄（范围)**: 32（21~48）岁 • 平均 TSI（范围)**: 8（3~23）年 • AIS 范围: A~C • 损伤程度范围: C5~L5
肌肉力量	• 类型: 摇臂或头部骑行 • 频率: 每周 3 次 • 强度: 中度到剧烈（65%HRR, 80%HR 峰值或 CR10 为 7) • 持续时间: 每节 30min 或 44min（连续或间隔; 不包括热身和冷却) • 渐进式: 在前 4~8 周以较低的强度和（或）持续时间开始	• 类型: 摇臂, 轮椅测功法或划艇 • 频率: 每周 2~3 次, 3 次或 5 次 • 强度: 中度到剧烈（65%~75%HRR, 70%~80%HR 峰值, 高达 80% 的年龄预测的 HR 峰值, CR10 为 4~7) • 持续时间: 每节 20~60min（连续或间隔; 不包括热身和冷却) • 渐进式: 无报告	• 总共 6 项研究（6 项改进) • 1 级: 0 项研究（0 项改进) • 2 级: 2 项研究（2 项改进) • 3 级: 0 项研究（0 项改进) • 4 级: 4 项研究（4 项改进) • RCT 数量: 2 • PEDro 中位数: 5（无 IQR) • D & B 中位数: 17（IQR=15~18) • 参与者总数: n=94 男 / 女总数: n=74/19 • 平均年龄（范围)**: 34（21~53）岁 • 平均 TSI（范围)**: 9（2~19）年 • AIS 范围: A~D • 损伤程度范围: C5~T12
身体构成	• 类型: 摇臂或头部骑行 • 频率: 每周 3~5 次 • 强度: 中度到剧烈（65%HRR, 80%HR 峰值或 CR10 为 7) • 持续时间: 每节 30min 或 44min（连续或间隔; 不包括热身和冷却) • 进行性: 无报道或在前 4~8 周以较低强度和（或）持续时间开始	• 类型: 手臂曲柄, 轮椅测功法或手臂躯干驱动自行车 • 频率: 每周 2 次, 2~3 次, 3 次或 5 次 • 强度: 中度至剧烈（65%HRR, 59% 年龄预测的 HR 峰值, 60%PO 峰值, 或 5min 后导致疲劳的强度) • 持续时间: 每节 20~50min（连续或间隔; 不包括热身和冷却) • 渐进式: 无报告	• 总共 7 项研究（5 项改进) • 1 级: 0 项研究（0 项改进) • 2 级: 3 项研究（3 项改进) • 3 级: 0 项研究（0 项改进) • 4 级: 4 项研究（2 项改进) • RCT 数量: 3 • PEDro 中位数: 5（IQR=5~5) • D & B 中位数: 16（IQR=15~16) • 参与者总数: n=88 男 / 女总数: n=52/10 • 平均年龄（范围)**: 33（20~52）岁 • 平均 TSI（范围)**: 8（3~21）年 • AIS 范围: A~C • 损伤程度范围: C4~L1

（续表）

结果[†]	第1级和第2级研究的运动处方[‡]	第3级和第4级研究的运动处方[‡]	证据摘要[§]
	• 类型：摇臂或头部骑行 • 频率：每周3次 • 强度：中度到剧烈（65%HRR，80%HR峰值或CR10为7） • 持续时间：每节30min或44min（连续或包括热身和冷却） • 渐进式：在前4~8周以较低的强度和（或）持续时间开始	• 类型：曲柄摇臂，轮椅测力，用弹性带模仿的轮椅推进力或坐姿双测力测功 • 频率：每周2次，2~3次，3次或5次 • 强度：中度到剧烈（50%~70% $\dot{V}O_2$ 峰值，HRR为70%~80%，60%峰值） • 每节20~40min（连续或间隔；不包括热身和冷却） • 渐进式：无报告	• 总共7项研究（6项改进） 　• 1级：0项研究（0项改进） 　• 2级：2项研究（2项改进） 　• 3级：1项研究（0项改进） 　• 4级：4项研究（4项改进） • RCT数量：2 • PEDro中位数：5（无IQR） • D & B中位数：13（IQR=13~15） • 参与者总数：$n=91$ 男/女总数：$n=64/14$ • 平均年龄（范围）[**]：33（22~47）岁 • 平均TSI（范围）[**]：9（3~20）年 • AIS范围：A~B • 损伤程度范围：C_5~L_1
心肺风险			

* 本证据摘要中未使用重复另一项研究数据的研究

† 尚无或只有一项1级或2级研究可用于进行有氧运动对慢性SCT成人的能量输出和骨骼健康的影响。这些结果未包括在证据摘要中

‡ 这些研究均未包含仅具有不完全损伤 [AIS B、C 和（或）D级] 的成年人或 [AIS 四肢瘫患者的数据。预期进行一项 3 级研究（11名四肢瘫患者的参与者）

§ 这些处方被合成为描述频率、强度和运动时间范围的陈述，之后针对反映该处方的证据建立了 GRADE 置信度。该陈述是基于 1 级和 2 级研究的处方而得出的，这些研究显示出明显的改善

** 根据研究中报告的平均年龄和 TSI，使用加权平均值对受伤后的平均年龄和时间（TSI）进行平均。该范围是通过对所有研究的最小年龄和 TSI，以及最大年龄和 TSI 求平均值而确定的

AIS. 美国脊髓损伤协会；CR10. Borg 量表（范围 0~10）；D & B.Downs 和 Black；HR 峰值. 峰值心率；HRR. 心率储备；IQR. 四分位间距；PEDro. 理疗证据数据库；PO 峰值. 最大分级运动测试（或类似测试）时的峰值功率输出；RCT. 随机对照试验；TSI. 受伤后的时间；$\dot{V}O_2$ 峰值. 最大分级运动测试（或类似测试）时的峰值摄氧量

引自 Ginis KAM, van der Scheer JW, Latimer-Cheung AE, et al. Evidence-based scientific exercise guidelines for adults with spinal cord injury: an update and a new guideline. Spinal Cord. 2017;56(4): 308-321. doi:10.1038/s41393-017-0017-3

和运动位置看台；和 AHA 科学声明。

十二、制订运动处方

以与药物处方几乎相同的方式开具体育活动或运动处方，这需要选择药物类型和强度、给药频率和使用时间。该处方包含四个要素：频率、强度、时间和活动类型（frequency，intensity，time，and activity type，F.I.T.T.）。表 49-2 中列出了当前 ACSM/AHA 的最低体育活动和运动建议，旨在改善或维持 65 岁以下成年人的健康。ACSM/AHA 的建议确定了最低目标水平，但应理解，应增加运动量和体育运动将进一步增强健康状况。高病残人士可能必须从低于这些水平开始。但是，这些人可能会在 10min 的运动过程中累积 30min 的日常运动，这是 ACSM/AHA 认可的方法，具有公认的有效健康益处 [32]。重要的是，联邦体育运动准则和这些建议都强调，即使未达到最低目标水平，任何运动的增加都将是有益的。然而，基于证据的目标旨在维持体重，并使健康成年人的 CVD 风险最小化，而减肥所需的时间要比获得健康益处所需的最短每日时间更长（60～90min vs. 30min）。最近发布了一项综合生活方式计划，重点关注消除心脏代谢疾病，并结合了运动、营养和行为支持 [153]。

十三、SCI 人员的特殊注意事项：UE 过度使用和运动强度

"运动处方的艺术是将运动科学与行为技术成功地融合在一起，从而可以长期遵守计划并实现个人目标" [154]。SCI 中的运动处方的"技巧"必须解决 UE 过度使用的问题，并且可能需要修改一般的处方计划，以适应损伤水平对强度目标的影响。这些问题、支持运动处方的资源和活动选项如下。

上肢损伤是进行 UE 运动的人的严重问题，因为 SCI 后肩部疼痛和损伤的患病率为 30%～60% [155, 156]。因此，在进行运动处方和后续随访之前，应先进行彻底的 UE 评估。如果存在肩部疼痛，则循环训练 [91] 和前向拉伸或后向强化疗法 [133, 157] 是有效的治疗选择。可以根据需要量身定制运动处方，以最大限度地减少疼痛和损伤，直到可以安全地进行并耐受更剧烈的运动为止。这种方法与脊髓医学联合会关于全面保护上肢的建议相一致 [158]。一项关于在 SCI 中保留肩部功能的循证策略的综述表明，有氧运动、伸展和强化的综合运动处方将改善 CVD 危险因素并有助于保持 UE 功能 [159]。

在 T_1 或更高水平具有完全脊髓损伤的人的 HR 反应变钝，峰值约为 130 次 / 分。由于损伤水平以下的交感神经传出受损，导致运动 HR 与 $\dot{V}O_2$ 之间呈非线性关系。在这些情况下，HR 会随着工作强度的增加而达到平稳状态，而 $\dot{V}O_2$ 继续上升，从而降低了 HR_{max} 或 HRR 方法（见下文）作为适合度评估或强度评估的替代方法的有效性。一种更准确的方法是在手臂运动测试期间测量 $\dot{V}O_{2peak}$，然后针对特定的工作量开具处方，以得出该值的 60%～80%。由于该方法可能不切实际，或者为从事娱乐活动的人提供了不必要的精度，因此，Borg 的感知劳累（rating of perceived exertion，RPE）评分方法可以作为替代方法 [160]。虽然 Lewis 等 [161] 报告指出，SCI 患者中 RPE 与 $\dot{V}O_2$ 不相关，他们确实观察到 RPE 和 $\dot{V}O_2$ 随着工作量的增加而增加。RPE 对于在 T_4 级或更低水平受伤的个体，在中等（RPE 12～13）和剧烈（RPE 14～16）努力过程中可能有效地控制运动强度 [162]。因此，尽管 RPE 和 $\dot{V}O_2$ 之间的关系可能不是线性的，但 RPE 仍然是用于确定运动处方中低强度成分的可行的基于野外的选择，即使不是量化身体压力或 HR 反应的有效替代物次最大强度范围 [163]。RPE 方法的第二个好处是它易于外行使用。强度估计的最后一个选项涉及使用疾病控制和预防中心推荐的谈话测试，该测试虽然未在 SCI 患者中得到验证，但仍可提供简单、易于使用的运动强度估计 [164]。

十四、T_2 及以下水平损伤的强度处方

T_2 脊髓水平以下的损伤使对运动压力的综合交感肾上腺素反应至少保持一定程度，使 HR 反应在整个顶峰强度范围内与 $\dot{V}O_2$ 紧密线性相关。可以使用 HRR、$\dot{V}O_2$ 储备（$\dot{V}O_2$ reserve，$\dot{V}O_2R$）、HR_{max} 或 RPE 方法来计算 T_6 病灶及以下的个体的运动强度处方。我们建议使用 RPE、HRR 和 HR_{max} 方法，这些方法可由外行在最少的指导下使用。HRR 和 HR_{max} 方法都需要估算或测量的 HR_{max}。HR_{max} 可以

通过从 220（220- 年龄）[154] 中减去该人的年龄来估算。表 49-4 定义了根据年龄估算的 HR_{max}、中等强度和剧烈强度的 RPE 和 20—80 岁年龄段的 HR 范围。HRR 还需要采取静息的 HR 措施（HR_{rest}）。理想情况下，在早上醒来时立即测量 HR_{rest}。在典型的临床检查中记录的静息脉搏可提供较高的 HR_{rest} 估计值，可用于初始处方。HRR 可以确定如下。

$$HRR=HR_{max}-HR_{rest}$$

该值可用于确定给定运动强度（如 70%HRR）的目标 HR，具体见下列公式。

$$目标 HR=HR_{rest}+0.7 \times HRR$$

通常，将给出上限和下限，以确保参与者在目标训练区域内工作（例如 HRR 的 65%～75%），并意识到 HR 会发生波动，尤其是在长期运动中，CV 会逐渐出现漂移。可用方法的完整描述和解释在其他地方详细介绍 [154]。

十五、运动的潜在益处

2005 年卫生部长的"行动起来以改善残疾人的健康状况"提供了有关变得健康的信息，并强调了健康生活方式对所有残疾人的重要性 [19]。运动和体育运动所带来的好处超出了改变 CVD 危险因素的范围，进一步支持了 SCI 患者实施运动处方的需求。通过娱乐活动获得的力量和健身收益，对 SCI 患者具有实际的日常益处；改善流动性并促进更大的独立性，这与生活质量密切相关 [95, 165-168]。而且，定期进行体育运动和运动可以减轻疼痛 [133, 169]、焦虑和沮丧 [170, 171]，并改善生活满意度 [172]、身体自我概念 [168] 和动态平衡 [173]。反过来，这些收获可能会提高一个人的工作、上学和充分参与社区生活的能力 [95]。SCI 患者存在许多具有挑战性和冒险性的娱乐机会，这将在本章的后面部分介绍。

十六、娱乐和治疗运动相关的危害和并发症

不幸的是，大多数论述运动对 SCI 患者的益处的章节和专著都省略了运动引起的并发症。在设计、制订或执行 SCI 运动计划时，应特别考虑。尽

表 49-4　根据年龄调整后 T_2 及以下受伤人员的最高 HR 估计值，确定中度和剧烈活动的 HR 和 RPE 目标范围

年龄（岁）	适当运动（bpm）RPE12～13	剧烈运动（bpm）RPE14～16
20	110～140	140～160
25	107～137	137～156
30	105～133	133～152
35	102～130	130～148
40	99～126	126～144
45	96～123	123～140
50	94～119	119～136
55	91～116	116～132
60	88～112	112～128
65	85～109	109～124
70	83～105	105～120
75	80～102	102～116
80	77～98	98～112

RPE 目标适用于所有人。RPE 强度是基于 Borg 最初的 6～20 的刻度

bpm. 心率（次 / 分）

管可能会夸大一般过度使用之类的并发症，并且所发生的某些风险与没有麻痹的人所经历的那些风险类似，但与没有 SCI 的人所造成的类似损伤相比，它们的发生可能会极大地损害日常活动。

十七、创伤、意外事故和二次受伤

增强意识和预防、更好的设备、更好的培训计划以及熟练的个人，都降低了在治疗运动、体育比赛和娱乐期间受伤的可能性。但是，这种参与可能会导致脊柱、脊髓或其他身体部位的继发性损伤。尽管没有证据表明应该限制 SCI 人士的活动，但有几份报告记录了残疾人在运动中所遭受的各种和常见损伤及其预防。与没有肢体残疾的人相比，瘫痪者的身体遭受的功能后果更为深刻，而且康复速度较慢，因此必须谨慎行事，以免因遭受创伤而导致其他损伤。

十八、UE 受伤、疼痛和消退

需要特别注意进行 UE 运动的人员。虽然尚未确定肩痛的单一原因，但许多研究将疼痛归因于肩部力量、范围和耐力不足引起的恶化和损伤[174-177]。据报道，伴随轮椅运动和其他轮椅活动的 UE 疼痛会干扰功能性活动，包括但不限于 UE 负重传递、极端运动范围内的高阻力肌肉活动、轮椅上坡推力以及频繁的头顶活动[176-179]。所有刺激或加剧肩痛[174]。几项研究报道，轮椅的推进和压抑传递比其他日常活动引起更多的疼痛，并且增加了现有疼痛的强度[77, 178, 179]（有关详细信息，请参阅第 25 章）。

十九、热失调

患有 SCI 的个体通常在其受伤水平以下缺乏血管舒缩和催汗反应，因此在冷热环境中保持热稳定性受到挑战[180-182]。据报道，静息热暴露期间的热应变水平与 SCI 的水平成正比[62]，四肢瘫患者的热应变最大。病灶水平、环境条件、运动规程和热失调之间的相互作用仍然不清楚[62]。然而，由于无法散发热量，SCI 患者似乎遭受热损伤的风险增加，对于四肢瘫患者来说，这种影响在炎热条件下最为明显[62]。有趣的是，已经报道了在运动过程中在不存在可测量的热量增加的情况下的热耐受性[183]。通过

局部冷却头部、胸部或足，可以减少运动中的热量获取速率。但是，这种方法不能防止温度升高[62]。运动期间的热应变最好通过结合运动前的冷却和运动过程中的局部冷却来解决[63, 184]。对于四肢瘫患者，可能需要立即进行运动后降温，因为他们的温度在运动终止后会持续上升长达 5min。损伤水平以下的感觉障碍也可能会限制对冬季运动中有时遇到的组织麻木或冰冻的谨慎反应。研究表明，SCI 患者在寒冷的天气运动时可能会出现净热量损失，尽管散热能力受损。这种危险既可归因于下肢血管收缩受损（这会增加热量散失），也可能归因于上肢的有限热量生成能力，这不能完全抵消通过下肢和躯干散失的热量。那些参加户外运动的人应特别小心，通过注意水合作用、局部使用冰袋或凉爽湿毛巾、结合喷水瓶和风扇冷却，并在可能的情况下限制使用时间和在温带环境中进行的活动强度，防止体温过高。即使在调节温度和湿度的环境中运动时，也应考虑这些相同的考虑因素，因为仍可能会发生过热[185, 186]。在长时间的户外活动中，最好穿适当的衣服并间歇性地加温，预防体温过低、冻疮和冻伤。适当预防和治疗运动引起的体温过高和环境引起的体温过低是非常重要的。

二十、自主神经障碍

肾上腺素功能失调的发作常见于受伤程度高于 T_6 水平损伤的肾上腺交感神经传出受损的个体。虽然这些事件通常被认为是 SCI 的不适结果，但是在这些发作期间儿茶酚胺的释放可增强个体的体力，而通常情况下，高于 T_6 水平损伤的患者在运动过程中肾上腺素和去甲肾上腺素的释放受限。值得注意的是，轮椅赛车手有时会通过故意阻碍尿液通过 Foley 导管流出而诱发运动障碍，以此作为一种增力手段。尽管通常被称为"爆发力"[187]，但这种做法可能有风险，可能会促进免疫抑制[188]和血管损伤[118, 189, 190]，因此应避免使用。

二十一、结论

SCI 严重损害功能和健康。前者与进行日常活动时的疼痛和所需精力增加有关，而后者则加速了

全因心脏内分泌疾病的风险。身体残障通常与受伤水平和损伤程度、运动障碍及久坐不动的生活方式有关。已经建立运动方案和权威性指南，旨在针对 SCI 残存的肌肉进行训练，并降低影响 CV 和内分泌系统的继发性医学并发症的风险。这些运动方案可以安全地增加心肺功能、力量和无氧能力，首选中度至剧烈的运动。这可以通过结合抗阻和高强度训练以及竞技运动的运动计划来实现。现在可以使用技术解决方案来监测体育活动水平并向用户提供客观反馈，从而潜在增强参与度和激励他们坚持积极生活方式的动机。健康从业人员应了解这些规程和指南，因为他们的最初建议和持续支持对于 SCI 患者至关重要，以便他们过上其损伤所允许的积极、满意、受益和健康的生活。

声明：作者感谢以下机构的基金支持（MSN）：美国卫生与公共服务部 – 残疾，独立生活和康复研究所；美国国防部（CDMRP）；Craig H. Neilsen 基金会，迈阿密瘫痪治疗项目。（JLB）：残疾人体育与健康中心（DASH），Susan Whorrod 基金，英国体育及运动医学协会的旅行基金。

脊髓损伤患者的家庭建筑改造

Home Modifications and Architectural Changes for Spinal Cord Injury Patients

John J. Lee　著

第50章

一、概述

脊髓损伤（SCI）的身体障碍限制了他们的日常生活活动能力，并经常使用轮椅出行。进行适当的家庭改造将有助于他们保持功能独立和实现更高生活质量。环境干预措施有四种主要类型：①拆除建筑障碍；②设计和实施工程；③使用无障碍家具；④使用辅助设备[1]。无障碍设施是物理环境、身体障碍以及个人的社会和心理需求之间相互作用的关键因素。在考虑环境干预措施时，重要的是要认识到，除了作为居住场所之外，房屋还赋予人们很多东西，包括安全、保卫和控制，并且它提供了与家庭和社区联系的方式[2]。在心理环境潜能模型中，房屋需要满足其用户的六个需求：庇护、安全性、社会交往、符号识别、任务工具及娱乐/成长[3]。这些因素极大地提高了生活质量。

二、基本注意事项

目前已提出各种标准来确保公共、商业和政府机构满足要求，以使残疾人士能够使用它们。这些标准包括《美国残疾人法案无障碍指南》（Americans with Disabilities Act Accessibility Guidelines，ADAAG），国际代码理事会/美国国家标准协会（International Code Council/American National Standards Institute，ICC/ANSI）和《统一联邦无障碍标准》（Uniform Federd Accessibility Standards，UFAS）（ADA，ANSI）。对于希望进行家庭改建的残疾人，这些指南提供了有用的参考，有兴趣的读者可以参考这些指南以获取详细信息[4, 5]。虽然这些标准对于商业和公共建筑是可执行的，但对于私人住宅却不是必需的[6, 7]。本章描述的空间尺寸源于这些标准，但可能不完全相同，因为各种标准之间存在差异。因此，给定的尺寸代表无障碍设施的最低标准，并且会因用户而异。对于私人住宅，需要根据身体能力、轮椅尺寸、设备、偏好和财务成本来确定确切的尺寸。

由受过培训的专业人员（通常是物理或作业治疗师）或特殊培训的无障碍顾问对家庭进行功能评估是有帮助的。对功能的评估有一个很好的理解至关重要，因为功能将决定所需的改造。这些功能知识加上对无障碍设施、建筑产品、辅助技术和环境改造的理解，可以对必要的改造提出建议[8]。进行家庭评估需要四个关键信息：①患者当前的损伤水平和功能；②恢复的预后；③回归家庭后的社会环境（可提供多少援助）；④财务考虑[9]。有必要考虑到衰老过程和可能由于肌肉骨骼问题、耐力下降和力量下降而导致的功能下降，以便人们能够成功地就位[10]。通过回顾家庭活动以根据兴趣和才能定义任务的方式获得的"家庭情景图"可以帮助您轻松过渡到新的生活方式[11]。评估者将遵循患者进入和穿过家的移动顺序，并根据以上内容提出建议。强烈建议雇用具有改造或建造无障碍房屋经验的建筑师、设计师或承包商。

成本是房屋改建的主要考虑因素，不幸的是，由于私人保险公司很少进行改建，因此在某些情况下成本可能成为主要障碍。如果职业康复部可以帮助个人离开家中重返工作岗位或上学，则它可以帮助他们承担一些费用。退伍军人事务部（Veteran Affairs，VA）可能会提供可帮助退伍军人及其配偶的福利。其他潜在的资金来源是工人的薪酬，一些国家资助的汽车 / 房屋保险政策以及一些长期护理政策[12]。某些节省成本的措施包括房屋改装税减免、承包商给予的高级折扣及给予残疾人的低息贷款。筹款者和社区关系，如教堂是其他潜在的资金来源。

SCI 患者的环境问题通常是有些空间区域无法进入并且不能有效、安全地从一个地点移动到另一个地点。此类障碍的示例包括狭窄的门口、不规则或不平坦的表面、较高的门槛或台阶，以及难以到达的区域，例如架子、控制、存储区域、邮箱和垃圾箱[13]。为了使轮椅使用者舒适地居住在房屋中，必须在大多数房间中进行改造。至少，如果要让轮椅使用者可以"访问"房屋，则必须满足三个基本的"可访问性"要求是无台阶、足够宽的门和通道及无障碍浴室[14]。对于 SCI 人士来说，最常见的改造是建

造坡道、加宽门和改建浴室[15]。成功的家居改造将实现从屋外到屋内的轻松、安全、自主的通行，在日常活动中达到高度独立性，使房屋的所有房间都可无障碍通行，出入无障碍浴室不需照料者的帮助，一个可以充分使用的厨房，可以安全有效地准备食物，从美学上来说，家庭改造也令人愉快[1]。

使用者的功能和轮椅的尺寸将决定理想的空间要求（图 50-1）。轮椅的长度和宽度会影响完成完整转弯所需的净空间量。膝部高度和足趾空间决定了水槽和柜台下方需要的净空间量。轮椅宽度（26～30 英寸；1 英寸 ≈2.54 厘米）和长度（45～50 英寸）的典型尺寸将决定操纵和转弯所需的净空间量。座高（19～20 英寸）将确定其他转移表面的高度，例如马桶、床和浴缸 / 淋浴台。扶手的高度将影响到达半径；顶部触及范围（离地板高度 50～60 英寸），前伸距离（离地板高度 48 英寸），侧向距离（离地板高度 54 英寸）和向下距离（离地板 5～10 英寸）水平[16]。轮椅的尺寸将取决于

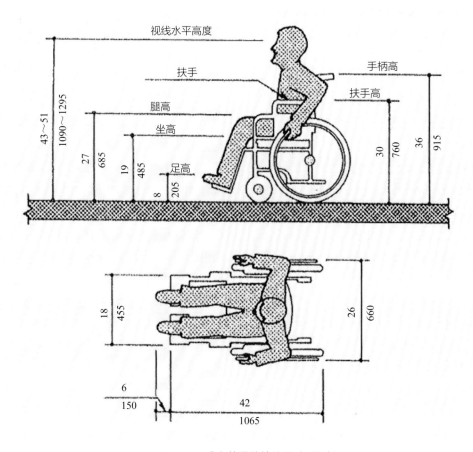

▲ 图 50-1　成人普通轮椅的尺寸（英寸）

使用者的尺寸和轮椅的类型，无论是手动还是电动的。本章中给出的尺寸将基于 ADA 准则，以"平均"手动轮椅使用者为基础，但理想的尺寸因用户而异。拥有更多空间总会更好，因为可以将差异与汽车在狭窄和宽阔的停车位中行驶的差异难度进行比较。因此，只要空间和资金允许，就可从增加给出的尺寸。

本章的其余部分将重点介绍房屋、浴室、厨房和卧室的入口，因为它们是房屋改建的最常见区域。其他需要改造的区域将遵循这些房间中使用的类似原则。

三、进入注意事项

应该至少有一个轮椅无障碍通道，但最好有几个。根据行进的高度，选项包括平缓的人行道（最大倾斜度应限制为 5%）、坡道或平台升降机。

（一）坡道

建造坡道时要考虑的因素包括坡度（高度与长度比）、扶手、宽度和表面。理想的坡度应为 1 : 20（外部或无遮盖的坡道的最大坡度），最大允许坡度为 1 : 12（对于室内坡道）。上坡道时的能量消耗将取决于坡度、行程长度、匝道的存在以及坡道的表面，还取决于轮椅使用者的身体特征（例如年龄、性别和受伤水平）。

至少应有两个平台：一个在坡道的顶部，另一个在坡道的底部。根据要跨越的高度，可能需要更多的平台，因为任何坡道运行的最大高度应为 30 英寸。此外，每次方向变化时都应提供平台。可以在中间平台内多次改变方向。中间平台可以提供休息点，但是对于用户而言，总的能量消耗在总行程中保持不变。当匝道运行时间较长时，需要考虑用户的肌肉骨骼和心血管系统的功能潜力。平台的宽度应与通往平台的坡度一样宽（最小为 42 英寸），长度至少应为 60 英寸[9]。平台通常是平坦的，但在室外区域，可能有高达 1 : 48 的坡度，以防止积水。

如果坡道的上升高度＞ 6 英寸，则应在坡道地面上方两侧 34～38 英寸的高度处安装扶手。坡道应具有坚硬、防滑的表面。应避免使用地毯，因为其与车轮的摩擦会增加能量消耗。在坡道的湿涂料上安装橡胶垫或撒沙并刷掉多余的涂料是实现防滑表面的方法。

（二）平台升降机

对于依赖轮椅的 SCI 患者，如果由于空间限制、功能或能源消耗的考虑，坡道不可行时，可以选择平台升降机。与坡道相比，升降机的维护成本更高。有两种类型的平台升降机，允许轮椅使用者跨越抬高的障碍物。垂直平台升降机可垂直上下移动，最大高度为 14 英尺，轮椅使用者部分封闭。倾斜的平台升降机以斜线、笔直或弯曲的方式越过轨道上的障碍物，可以延伸到 164 英尺，经常在楼梯上使用。该平台至少需要 36 英寸的空间，但可以在楼梯井的两端折叠。居民用平台升降机一般不在医保的报销范围内，但在某些州，医保和退伍军人福利局可以支付[17]。

（三）车库 / 停车场

应该有足够的空间允许轮椅放置靠近汽车，以利于进出。理想情况下，轿车应有 5 英尺宽的通道，而配备有升降机或坡道的厢式货车则应有 8 英尺宽的通道[18]。由于此空间要求，可能需要将两车位车库用作单车位车库使用。应该有足够的照明以方便查看钥匙和锁。由于热调节能力受损，理想情况下应遮盖停车区，以保护其不受过热元件影响。

（四）门

门应至少为 32 英寸，门应打开至 90°。重要的是要强调，32 英寸不是门框到门框的宽度，而是从门的表面（打开到 90°）到相对的门框的净宽度。当门处于打开位置时，使用旋转清除偏心铰链可以使门的宽度增加 1.5～2 英寸（门的厚度）。门的两侧应有足够的空间，以允许轮椅使用者打开门，进入房间并关门。净空间量的尺寸会有所不同，具体取决于进门是从门的前侧、闩锁侧还是铰链侧，以及从门的拉动侧还是推动侧[14]。创建第二个窥视孔，该窥视孔降低到地板上方约 43 英寸（坐位视线高度），使轮椅使用者可以使用它。使用杠杆门把手，而不是传统的圆形旋钮，将使手部有障碍的患者更容易打开。门必须能够以最大 5 磅（1 磅 ≈0.45 千克）的力被推拉。

（五）轮椅回转空间

房屋的门口和每个房间都需要有足够的空间，以允许轮椅使用者转动。所需的最小空间取决于转弯的方式（图 50-2）。圆形转弯需要的空间最小，即手动轮椅的最小直径为 60 英寸（或 5 英尺 ×5 英尺；1 英寸 ≈30.48 厘米），但需要特别注意足踏板和足轮上的足趾突出部分。椭圆形的旋转空间至少要 60 英寸 ×78 英寸，才能比圆形的旋转角度更容易 180° 旋转。T 形转弯空间要求底座的宽度至少为 36 英寸，两臂长 12 英寸，并且是转弯空间中限制最大的部分。大多数电动椅（后轮或前轮驱动）将需要更大的净空间来转动。

（六）门槛高度

门槛最大高度不应超过 0.5 英寸，并且应具有斜面轮廓。从轮椅通过的角度来看，还需要考虑挡风雨条的类型。

四、浴室

浴室是最容易发生摔倒的地方，因此确保实施适当的安全考虑至关重要。潜在的危险包括上/下厕所、进/出浴缸或淋浴间、湿滑的地板、热水、狭窄的门道以及浴室中通常有限的空间[2]。每个固定装置周围必须有足够的空间，并且浴室中必须有清晰的空间以允许轮椅进入和转动。理想情况下，马桶不应该靠近浴缸，因为这样会限制转移空间和扶手的放置。

（一）浴室洗手池

浴室洗手池安装时应在其下方不放任何橱柜，以便轮椅使用者轮椅足踏板可以进入。膝盖空间应至少为 27 英寸，宽度为 30 英寸，深度为 19 英寸。这些尺寸将允许轮椅使用者将轮椅最佳地放置在洗手池的前面。洗手池顶部最大应为 34 英寸宽。使用较浅的洗手池，后部的排水孔将有助于增加膝盖空间。所有裸露的热水管道都需要绝缘或覆盖。

（二）厕所

标准马桶距离地面的高度为 14～15 英寸。对于轮椅使用者来说太低了，因为轮椅的平均座高为 19 英寸，这使得上下马桶座的转移变得困难。马桶或马桶座圈的高度应提高到最终地板上方 17～19 英寸的高度。一侧至少应有 32 英寸的空间，以便从轮椅上转移。这将取决于所使用的转移方法的类型：对角线、平行或侧向转移（图 50-3）。冲水控制杆必须在马桶的开放侧，并安装在不超过地板高度 44 英寸的位置。易于冲洗的手柄可以用闭合的拳头或肘部操作，对于手功能受损的人很有帮助。抓杆需要安装在马桶的侧壁和（或）后壁，以根据转移方式的类型使用。

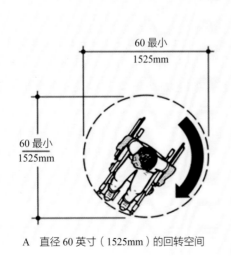

A 直径 60 英寸（1525mm）的回转空间

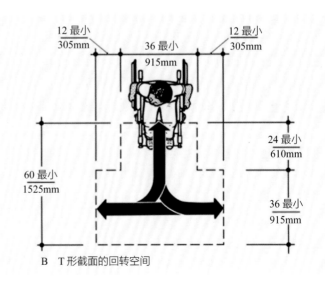

B T 形截面的回转空间

▲ 图 50-2 圆形和 T 形转弯的最小轮椅回转空间（英寸）
引自 https://www.harborcitysupply.com/blog/accessories-in public-restrooms-ada-guidelines

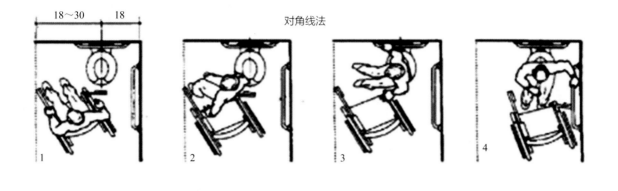

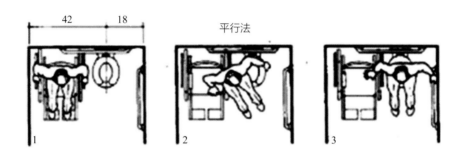

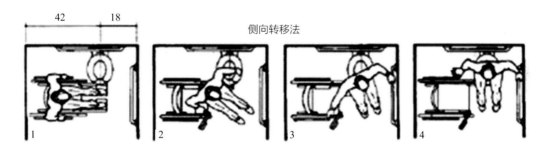

▲ 图 50-3　从轮椅转移到马桶上的方式（英寸）

引自 Department of Veterans Affairs.

（三）淋浴

最理想的淋浴安排是轮椅可进入的淋浴，因为沐浴者可以进入淋浴间并坐在淋浴轮椅上洗澡。淋浴的门槛应齐平，地板应朝排水管倾斜，以防止水流出。排水管应加大尺寸以利于排水。因为在门槛处没有挡水设计，水可能会从淋浴区域溅出，因此整个浴室的地板应安装防水膜，地板应具有防滑表面。

隔间淋浴是第二个最佳选择。理想情况下，淋浴间和浴室之间的过渡应该是无障碍的，但通常会有挡水设计帮助将水保持在淋浴间内。轮椅使用者需要从轮椅转移出入淋浴间，从轮椅转移到浴凳。内部空间至少应为 36 英寸 × 36 英寸，以具有足够的转移空间。

浴缸是最后的选择，因为这是最难转移的。它需要良好的手功能、上身和核心力量。浴缸和浴缸长椅的布置应有足够的移动空间。

淋浴所需的空间大小取决于类型。卷入式淋浴间至少需要 60 英寸宽才能容纳轮椅，允许 180° 转弯，转椅的前面至少需要 36 英寸才能进行转乘。浴室的其余部分应具有至少 30 英寸 × 48 英寸的净空间，以容纳一个轮椅。

（四）抓杆

浴室中需要抓杆，以便安全转移沐浴和上厕所时保持平衡。它们安装在厕所、浴缸和淋浴间附近。建议需要两个稳定的表面供抓握，以便在浴室内进行转移。对于马桶，马桶的侧壁和后壁应有一个抓杆。这将允许对角线、平行或侧面转移。抓杆可根据需要、性能和轮椅类型的不同配置进行安装，包括单壁、两壁、地到天花板、地到墙、L形、成角度、水平或垂直，并考虑使用者体型。垂直方向的抓杆可帮助人们垂直向上提拉，而水平的抓杆可帮助横向转移。抓杆的形状也多种多样，从传统的直形到波浪形，再到固定装置周围安装并与其形状相符的样式，例如淋浴阀、厕纸架、肥皂盒、搁板、毛巾架和莲蓬头再到可上下翻转或摆动的样式[19]。抓杆的直径为1英寸、1.25英寸或1.5英寸。较大直径的抓杆更易于较大手的人和手部功能受损的人握住。用户应测试抓杆以确定理想的配合。抓杆应牢固地固定在稳定的表面上，离地面34～38英寸，并且与安装表面之间的距离为1.5英寸，该距离应足够宽，以使用户有足够的空间牢牢握住；足够窄，以防止手臂滑过开口[2]。为了便于抓握，可以购买内置防滑表面（例如磨砂或滚花表面）的扶手。扶手的边缘必须为圆形。扶手应能够承受至少250磅的力。

（五）其他浴室功能

浴室的地板表面应防滑，呈规则形状，以方便轮椅进入。摩擦系数在0.5（0～1，值越小越滑）的地板被认为是防滑的。对于浴室而言，带有浮雕表面的乙烯基瓷砖、一些陶制瓷砖、层压板和石材是较理想的选择，因为它们更耐用，并且维护成本相对较低。如果使用瓷砖，则它们不应大于2英寸，因为较大的瓷砖比较小的瓷砖更滑。

浴室的门应至少为34英寸宽，并应向外开，以留出更多空间来操纵浴室中的轮椅，并作为安全因素，以防止使用者在紧急情况下无意中阻塞通道。横开门是增加浴室空间的另一种选择。杠杆式手柄使手功能受损的人更容易操作。

浴室配件（例如隔间、搁板、橱柜、衣帽钩、毛巾杆、纸分配器、垃圾桶、肥皂盒、牙刷架、手持淋浴器、水龙头和电源插座）应方便轮椅使用者使用。浴室以及家中其他地方的镜子应安装得较低、加长或倾斜，以便轮椅使用者使用。

由于SCI患者存在低于损伤水平以下的感觉障碍，因此容易发生烫伤，需要严格控制热水温度。这可以通过从热水器到水龙头和浴缸的改造完成。例如，热水器的温度可以高达66℃，但可以在热水器处重置为49℃或更低。还可以在水槽下方安装适配器，以将热水和冷水自动混合到预设温度。可以在淋浴喷头和水龙头上安装防烫伤安全阀，以在水温超过预设限值时减少水流。最后，可以安装浴缸温度计以直观地提示用户。

五、厨房

残疾人厨房所涉及的潜在问题包括明火和燃烧器、易接近的物品和设备，柜台高度以及难以打开的设备（例如冰箱和烤箱）。在考虑对厨房进行改造时，重要的是要考虑所有将使用厨房的人，将进行多少烹饪和清洁以及工作顺序。从通常被认为是厨房"中心"的水槽开始是有帮助的，因为在厨房中发生的许多任务都将涉及其使用。其他主要的"工作站"是冰箱和炉灶。厨房的工作流程涉及从一个位置到另一个位置的移动物品、从热到冷、从湿到干、从轻到重。因此，理想的是具有可以从单个位置以最小的移动来接近的工作站，并且使工作站尽可能地邻接以促进这一点。厨房还需要有一个直径为60英寸的净空间，以使轮椅能够转动，并且在所有用具上都应有足够的空间供轮椅使用。

（一）水槽

如果使用者希望完全进入水槽，则必须采用正面方法，并且应该有足够的空间用于进入膝盖和足趾。轮椅使用者的水槽高度理想情况下应为34英寸，并在水槽下方具有27英寸高、30英寸宽和19英寸深的开放区域。水槽的两侧应有相对的空间，理想的是长度至少为24英寸，以使物品滑动以最大限度地减少抬举动作。水槽的最大深度应为6英寸，以便坐下的使用者将两个手掌舒适地放在水槽底部。将水槽排水管朝后放置，在水槽下方留出更多空间。热水管道需要绝缘或覆盖以保护膝盖和腿部。

如果膝盖空间不足，则平行或侧面接近水槽是另一种选择。通过这种方法，用户需要在上身具有足够的躯干控制。通常，并行方法允许进行简单的活动，而不是诸如清洁或准备食物之类的更复杂的活动，因为这些活动会花费更多时间，并且在使用上肢时使躯干转向水槽可能会导致肩和脊椎的肌骨骼问题。

水槽的其他理想功能包括具有较长的伸缩水管，这将有助于灌水和清洁工作。对于手功能受损的用户，单手柄或触摸控制将更容易。将水龙头安装在侧面也将增加坐姿使用者的可及性。在水槽的两边都设有滑动抽屉，有助于存放清洁用品。

（二）柜子

标准厨房柜子高 36 英寸，通常对于轮椅使用者而言过高。由于轮椅扶手的通常高度约为 29 英寸，因此理想的柜子高度应降低至 28～34 英寸。为适应轮椅使用者的膝盖，柜子下方的自由空间高度应为 24 英寸，高度应为 30 英寸。将柜子放在靠近火炉、水槽或冰箱的地方，这将有助于通过厨房运输物品。对于轮椅使用者而言，将物品在柜子上滑动比将其抬起或放在膝盖上要容易得多。

（三）炉子

为避免从炉子上面伸手够物，理想的做法是将炉子错开布置，并将控制器安装在设备下方或顶部正面。炉子也可以电动升降以适应不同的使用者。下面应有膝盖和足趾的空间，以允许正面接近。高度不应超过 48 英寸，不应低于 15 英寸。

（四）烤箱 / 微波炉

烤箱和微波炉应放置在距离地面 31 英寸的位置，并带有侧开门，以便轮椅使用者可以从侧面接近烤箱，以使其更靠近开口。靠近柜台或矮桌将有助于处理高温物体。高度不应大于 48 英寸，不应小于 15 英寸。

（五）洗碗机

洗碗机应从地板上抬高 6～8 英寸，以尽量减少向洗碗机倾斜，使装卸更容易。理想情况下，应该有足够的空间允许从两侧进入。高度不应大于 48 英寸，不应小于 15 英寸。

（六）冰箱

拥有底部抽屉式冷冻柜将使冰箱更易取用。冰箱控制装置应在离地面 15～48 英寸的范围内，并允许单手操作。新鲜食物的空间应低于 54 英寸。对于冰柜放置在顶部的冰箱，其冰柜空间的 50% 应低于 54 英寸。

（七）橱柜

橱柜也需要降低以便于使用。理想情况下，它们应从标准的 18 英寸降低到 15 英寸的柜台。为了更好地进入较难到达的区域，应考虑使用滑入（滑出）架子或电动功能来升高（降低）橱柜。用拉环代替厨柜上的旋钮，使手功能受损的用户更容易打开。

厨房的配置应使物品从一个位置到另一个位置的移动最大化，而不必提起物品。传统配置：L 形、U 形或走廊型厨房各有其独特的优点和缺点。配置指的是厨房主要部分的位置：水槽、冰箱和炉灶（图 50-4）。通常，柜台应尽可能连接，以利于物品滑动并减少提起的需要。如果拐角处下方没有足够的膝盖空间，那么可能很难坐在轮椅上到达厨房的角落。L 和 U 配置在三个站之间具有最大的连通性，但也有轮椅可能难以触及的拐角。走廊型厨房配置没有角落，但缺乏连通性。用户的功能特征和个人喜好对于确定哪一个最理想非常重要。

六、卧室

在卧室中，主要考虑因素包括床、家具布局、壁橱、地板和活动空间。在卧室里，SCI 患者经常会从轮椅上转移到另一个表面。为了减少转移难

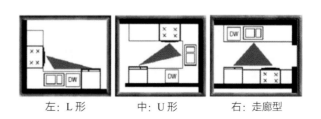

左：L 形　　　中：U 形　　　右：走廊型

▲ 图 50-4　厨房的配置

经许可引自 Small Kitchen Designs That Work: Kitchen Appliance Placement Retrieved from https://kitchenviews.blog/tag/galley-kitchen-designs/© The National Lumber Family of Companies 版权所有

度，床的理想高度应为 20～22 英寸（轮椅座椅的近似高度）。拥有坚固的床垫也将减少转移难度。床头柜的高度应与床高相同，以便可以轻松够到桌子上的物品。

卧室至少应为 10 英尺 × 14 英尺。理想情况下，床的一侧应有 3 英尺的净空间，床的末端应有 4 英尺的净空间[9]。应该有足够的净空以进行 360° 转弯；对于标准轮椅，转弯半径至少为 5 英尺 × 5 英尺。其他电动或肥胖型轮椅将需要更多空间：至少 6 英尺 × 6 英尺。遵循这些尺寸，将为轮椅提供足够的移动空间绕卧室移动，并移至最佳位置。如果考虑使用便携式地板升降机，则这些尺寸可能会增加，因为需要足够的净空间来支撑升降机的底部以及要移动的家具和固定装置的下方。所需空间将因型号而异。相比之下，吊装升降机或固定式升降机（固定在地板或墙壁上）占用的空间小得多，搬运时所需的看护人员工作量较小，但成本较高，并且需要适当的结构支撑。应咨询结构工程师以确保正确安装[20]。

轮椅进入式衣橱或步入式衣橱是首选。吊杆和架子应从地面降低至 24～48 英寸，以便可以从轮椅高度到达。另一种选择是使用下拉式壁橱杆（手动或自动），以适应不同能力的使用者。架子也需要降低或调节，以方便轮椅使用者使用。

卧室的地板应易于轮椅通过。地板常见的材料是地毯和硬木。如果使用地毯，则地毯应为低绒毛（理想情况下，其厚度应不超过绒毛高度的 0.5 英寸），并且应为均匀平坦的毛圈。地毯越厚，操纵轮椅就越困难。另外，轮椅上的轮胎可能会使较厚的地毯在车轮前滚动，从而最终损坏地毯。商业级地毯将比标准地毯更耐用、更耐污染。安装地毯时，先处理一下地毯的下面（可以将地毯胶粘到地板上）将使轮椅更容易在其上操纵。如果使用硬木地板，则地板等级越硬越好，因为轮椅通行可能会导致刮擦。防滑地毯是另一种选择。

其他重要的考虑因素包括在床旁放置床头柜、床上可轻松触及的电话以及安装的电灯开关和电源插座，以方便轮椅使用者使用（距离地面不超过 3～4 英尺且不低于地面地板上方 15 英寸）。为了安全起见，应移除不必要的家具，以增加操作空间。

环境控制单元（environmental control unit, ECU）可以进一步提高可访问性。ECU 是计算机化的设备，通过允许用户执行常见任务（例如打开 / 关闭电子设备，打开 / 关闭照明灯，操作电话，解锁 / 上锁门以及通过遥控器调节恒温器）来提高独立性。通常，这是通过触摸或语音识别控件来实现的，最近变得越来越可行的进展是利用眼睛注视技术和脑机接口的控件[21]。

最后，SCI 患者可能难以调节自己的体温。因此，有必要考虑多区域供暖和制冷系统，以在整个家庭中维持适当的环境温度。安装家用发电机作为停电期间的保障措施，可能是另一种明智的投资，因为加热和冷却系统以及许多重要的设备（例如电床、升降机和 ECU）可能都依赖电力。

总之，房屋是反映个人经历和愿望的特殊意义场所，人们形成了许多生理、心理和精神依恋。房屋不仅仅是一个人居住的地方，而且还支持从烹饪、饮食、睡觉到娱乐、工作和抚养孩子的各种活动[2]。每个房屋与住户一样独特。因此，除了专门的设备、服务和 ADL 培训外，还需要针对住户进行个性化定制。对此进行适当投资是最大限度地发挥功能潜力和促进独立性，并最终改善个人生活质量的重要组成部分。

脊髓损伤的社会心理因素
Psychosocial Factors in Spinal Cord Injury

Julia M. P. Poritz　Ann Marie Warren　著

一、概述

无论病因如何，脊髓损伤（SCI）都被认为是一项生理和心理挑战，通常需要改变生活。从心理上讲，个人必须学会应对身体功能的突然变化（通常是意料之外的变化），这种变化往往导致在大多数基本需求中至少最初依赖他人。然而，尽管许多人在包括日常生活的基本活动、出行、重返工作和社会关系等各个方面都对维持独立性有共同的恐惧和焦虑，但个人适应的过程却高度个体化。因此，在概念化 SCI 中的社会心理问题时，生物心理社会模型的使用提供了有用的框架。与传统的疾病医学模型相反，恩格尔的生物心理社会模型表明，个体如何看待和体验健康状况会受到生物学、心理和社会因素的综合影响[1]。该模型已应用于经历残疾的人群，并建议最佳调整不仅要考虑 SCI 或脊髓疾病（spinal cord disorder，SCD），还应考虑心理变化，例如应对方式、人格特质和社会因素，包括社会支持[2]。

本章将回顾 SCI 后经常经历的心理社会变化，例如心理病理学、与性和社会关系有关的问题以及积极因素，但至关重要的是认识到这些问题必须在患者背景中进行研究，适用与否，可能基于该个体的患前病史、文化身份、应对技巧和社会支持程度而有所不同。尽管个人可因受伤（例如跌倒、机动车碰撞、运动相关）或疾病过程（例如肿瘤、感染、发炎）罹患 SCI，但 SCI 一词将在本章中使用，并描述与 SCI 和 SCD 这两种相关的概念，但有明显例外（如同时发生的颅脑外伤和 SCI 外伤）。

二、急性医疗阶段的心理问题

对 SCI 的心理反应始于功能丧失的最早时刻。对于外伤性 SCI，诸如汽车碰撞、跌倒或与运动有关的损伤会导致对该重大压力源的即时反应。尽管每个人的反应都不尽相同，但通常情况下，人们最初会有一种解脱的感觉，即受伤后仍能幸存下来，随后会发生一系列的心理反应，包括极度恐惧和焦虑，以及超脱和情绪麻木。或者，许多人似乎对受伤事件遗忘了。对于患有 SCD 的个体，此过程可能会更渐进。然而，即使对于逐渐变化的心理反应，如对无法解释的诊断导致功能丧失的焦虑或抑郁情绪的增加，也可以理解。尽管在 SCI 发生后的头几天对心理反应的研究很少，但是在急性损伤阶段的临床建议包括评估当前和过去的心理状况，包括使用精神药物、社会支持系统、认知和应对方式[3]。

对许多患者的心理评估和干预从住院康复之时开始，但是越来越多的是，在急性入院时会提供心理服务，尤其是对于那些进入一级创伤中心的患者[4]。作为跨学科团队的一部分，心理学家，特别是康复心理学领域的专业心理学家，可以为急性医疗环境中的个人提供治疗。通常，在这些情况下，心理学家的角色不仅涉及提供初步的心理评估和干预，还牵涉到患者和家庭从急性医疗（包括 ICU）到外科手术，以及进行住院康复和门诊随访过程中的情感支持及教育和信息来源[4]。急性医疗环境中的康复心理学家可以通过针对精神卫生问题定制和调整基于证据的治疗以适应急性医疗环境中的局限性，从而提供极大的帮助[4]。

目前和新兴的研究提供了更好的理解 ICU 对个人和他们的亲人的心理影响。最常见的经历之一是谵妄，它发生在 80% 的 ICU 患者中，并与认知和功能恢复不良相关[5]。虽然在 SCI 人群中对谵妄的研究特别有限，但最近的一项研究发现，18.7% 的 SCI 患者经历过谵妄，这明显延长了住院时间[6]。老年患者和那些在脊髓损伤后最初运动评分较低的患者，在急性医疗期出现谵妄的风险也显著增加[7]。机械通气是许多脊髓损伤患者的常见经历，由于与呼吸机撤机相关的压力和沟通的挫折[8] 以及焦虑，似乎产生了特定的心理后果[9]。这些问题与身体的制动相关，需要使用各种行为和心理战略，如发展可供选择的交流方法，以便提供评价和干预。环境策略也是有益的，包括在急症医疗环境中尽早引入辅助设备（如通讯板、头控或 Sip-&-Puff 呼叫系统），以增加独立性[3]。

不幸的是，重症监护室的负面影响，如谵妄和焦虑，似乎并不局限于重症监护室环境中的时间。由于认识到在 ICU 入院后很长一段时间内可能会发生并持续到急性医疗住院之后的身体、认知和心理领域的功能障碍，重症医学会概述了重症监护综合征（Post-intensive Care Syndrome，PICS）和 PICS 家庭（PICS Family，PICS-F）对 ICU 患者家属的类似心理健康影响的标准描述[10, 11]。尽管目前尚无研究考察 SCI 人群中 PICS 或 PICS-F 的发生率，但应考虑到这一领域进行进一步的研究，因为大多数患者将成为 ICU 受伤后或连续性疾病连续治疗的一部分。

急性医疗环境通常是患者和他们的家人首先被告知 SCI 的时间，尽管这可能要等到患者到达住院康复环境后才会发生。在似乎唯一的关于告知患者 SCI 预后的实证研究中，有 61% 的患者在急性医疗阶段获得了此信息，而大多数（39.3%）的信息是由外科医生或康复医生告知的（21.4%），家庭成员或朋友向此人提供此信息的人较少（20%）[12]（更多信息，请参见第 40 章）。在同一项研究中，患者希望在入院后早期由医生介绍 SCI 预后，并在后续讨论时有心理学家参加[12]。无论如何提供有关预后

的消息，都会产生一系列情感反应，这些因素受诸如 SCI 患者个人和家人的经历、应对能力和支持系统等因素的影响。对功能预后不良的最初反应（例如，"我不在乎任何人说什么；如果我努力去做，我知道我会再走路"），一些临床医生错误地认为是一种否认，这实际上是希望的表达，是关于受伤后几乎普遍发生的希望恢复行走的反应[3]。根据文献第二作者的临床经验，当患者正在接受新的预后信息时，应以积极的观念提供支持鼓励，并保持其对功能恢复的希望，同时鼓励患者接受学习适应，"与此同时"实现独立。应避免与患者或家庭成员进行辩论或指责患者"处于否认状态"[3]，因为这样的冲突可能导致与患者的争议和多学科团队关系紧张，这可能会对整个医疗康复过程产生负面影响。

三、心理病理学

SCI 之后，诸如抑郁症或焦虑症等心理病理学并不普遍。但是，了解心理学在康复中的作用很重要，因为心理因素会影响对残疾的适应，对这些问题的了解对于康复和恢复至关重要[13]。以下各节涵盖了四种心理健康疾病以及疼痛，这是 SCI 的常见继发性疾病，通常伴随着心理困扰[14]。

（一）抑郁症

抑郁症被定义为五种或多种症状，包括情绪低落、兴趣或愉悦感丧失，这些症状在一天中的大部分时间（几乎每天至少出现 2 周）均已出现。其他症状包括体重减轻或体重增加、难以入睡或睡眠过多、精神运动性躁动或精神运动性减慢、疲劳或精力损失、无价值感或过度内疚的感觉、难以专心思考或反复出现的死亡念头[15]。尽管对 SCI 进行的心理学研究最多，但抑郁并不是受伤的必然结果。有趣的是，研究表明，康复人员高估了住院期间的抑郁症发生率[16]，而低估了个人的应对能力[17]。因此，在受伤的急性阶段有人"肯定"感到沮丧的感觉常常是不准确的，并且会导致 SCI 的人被其他人贴上"抑郁"的标签产生可以理解的挫败感。较早的调整理论（例如悲伤的阶段模型）已应用于 SCI，但对此理论的批评表明[18]，这一过程需要更加个性化。在一项对 11 对单卵双胞胎的研究中，一个人

患有 SCI 而另一人没有 SCI，在抑郁症状的自我报告中没有发现显著差异，这表明 SCI 以外的其他因素也是原因 [19]。

尽管并非所有 SCI 患者在受伤后都会经历抑郁症，但是抑郁症仍然是 SCI 后最常见的心理困扰形式，并且在 SCI 人群中比没有残疾的人更常见 [20]。在美国一般人群中，据估计 2015 年有 6.7% 的成年人经历了严重的抑郁发作 [21]。在 SCI 人群中，利用《患者健康问卷 9》（PHQ-9）发现，可能的严重抑郁症发生率高于在一般人群中，但随着时间的流逝似乎有所减少 [22]。具体而言，在住院 SCI 康复期间，据估计多达 25% 的患者符合可能的重度抑郁症的标准 [23]。受伤后 1 年的估计值在 11%[24, 25]～21%[26, 27]。同样，在受伤后 5 年，估计范围为 10%[24]～18%[26, 27]。最后，到受伤后 15 年和 25 年，据估计有 12% 的 SCI 患者符合可能的重度抑郁症的标准 [27]。

尽管这些百分比在整个 SCI 人群中似乎只占相对较小的比例，但重要的是要注意受伤后的沮丧情绪，因为它有可能对康复以及生活质量产生负面影响。具体而言，住院 SCI 康复期间和受伤后第一年的抑郁症与较差的主观健康状况、对生活的满意度较低以及日常工作中的困难较大有关 [23, 25]。研究表明，患有抑郁症的人出院时的功能独立性较差、经历更多的压疮、疼痛加剧、健康问题更加普遍，并且很少参与社区活动 [28, 29]。从长远来看，SCI 后平均超过 15 年的个体有几种有问题的行为与抑郁相关，包括更少的起床时间、更少的出门时间和较少的计划运动 [30]。也许最令人担忧的是，抑郁使 SCI 患者更容易遭受自残和自杀的风险；据估计，脊髓损伤后死亡的 5.8%～11% 是自杀的结果 [31]，在受伤后的前 5 年中，自杀的风险最大 [32]。在 SCI 患者中，据报道的自杀率是普通人群的 3～5 倍 [32-34]。研究表明，该人群自杀的危险因素包括以前的自杀企图、损伤前的抑郁、个人应对方式、自尊心差、年龄较小、男性身份丧失、内疚或羞愧感、饮酒、损伤原因与自身有关以及未诊断的轻度创伤性脑损伤（tranmatic brain injury，TBI）[32]。尽管截瘫和不完全受伤的人自杀率较高，但受伤水平作为危险因素尚未确定 [33]。

考虑到抑郁症对 SCI 人群的影响，应该在住院和门诊患者中进行抑郁症筛查，以识别哪些患者可以从治疗中受益 [35]。对整个医疗过程的评估很重要，因为研究表明，抑郁症和其他形式的情绪困扰（如焦虑症）可能在康复出院后开始并持续增加 [36, 37]。但是，与筛查其他健康状况一样，在 SCI 医疗系统中筛查抑郁症也存在一些障碍，例如筛查工具以及其项目是否符合诊断标准 [25]。此外，在 SCI 样本中使用评估方法时，可靠且有效的评估措施也很重要 [35]。PHQ-9 简短 [22]，可用于诊断标准，并且在患有 SCI 的个体中显示出良好的敏感性和特异性 [23]。它还包括一个评估自杀意念的项目，如果获得认可，则可以对自杀进行更彻底的评估，包括有关计划和意图、获取致死手段的途径、先前的尝试以及合并使用毒品的问题 [38]。尽管对该人群使用了多种评估方法，包括贝克抑郁量表、宗格抑郁量表、流行病学研究中心抑郁量表和老年人健康和情绪问卷，但最近的工作旨在发展针对 SCI 的抑郁症措施。SCI-QoL 抑郁项目库源自患者报告的结果测量信息系统（Patient-Reported atcomes Measurement Information System，PROMIS）[39]，最近是从 SCI 个体的规范样本中开发的，它消除了躯体症状，从而导致与人群更相关的、与 SCI 相关的抑郁症状的具体评估。而且，发现可靠性和灵敏度都比 PHQ-9 有所提高 [40]。

评估结果表明他们可能会从治疗中受益的 SCI 患者，应有机会进行循证治疗。但是，有几种因素导致 SCI 后的心理健康治疗率低下，包括对抑郁症状的检测不足、对抑郁症是康复的必要组成部分的信念、对心理健康诊断的污名化以及缺乏所需的资源获得诸如运输或财务资源之类的待遇 [41]。研究表明，在居住在社区中且符合可能的重度抑郁症标准的 SCI 个体样本中，只有 11% 的人在过去 3 个月中报告过参加过心理治疗，只有 6% 的人进行过基于证据的心理治疗，例如认知行为疗法（cognitive behavioral therapy，CBT）[41]。其他基于证据的抑郁症治疗包括接受和承诺治疗（acceptance and commitment therapy，ACT）和人际心理治疗（interpersonal psychotherapy，IPT）[42]。对 SCI 之后的抑郁症心理治疗的系统评价显示 [43]，发现 CBT

是最有效的心理治疗，并且在 CBT 的保护下提供了几种类型的干预措施（例如，问题解决、心理教育、活动安排）被发现是有效的。综述和 Meta 分析表明，有持续的证据表明 CBT 可以有效减轻 SCI 后的抑郁症，但长期来看这些收益可能无法保持[44, 45]。在治疗结束后症状可能会加剧并不意外，因为治疗变化不被认为是线性过程。另外，利用团体手段进行的研究可能掩盖了与抑郁症状随时间变化有关的个体差异[45]。

关于除 CBT 以外的循证治疗，尚无关于 SCI 后患者使用 ACT 或 IPT 的研究。但是，已经进行了有关远程医疗干预的研究，这些干预可能会解决 SCI 患者在获得循证心理治疗方面面临的上述困难。具体而言，在荷兰和澳大利亚研究了两种在线治疗 SCI 后抑郁的方法。作为一项试点研究的一部分，提供了 Psyfit（一种在荷兰使用的在线自助抑郁症干预措施），已检查 14 名患有情绪低落的 SCI 参与者的可行性[46]。参与者报告了对该计划的满意度，并提供了有关为 SCI 个体量身定制干预措施的反馈[33, 46]。澳大利亚的 ePACT 计划是另一项在线自助干预措施，已对 59 名患有抑郁症症状的 SCI 患者进行了可行性和有效性研究[47]。结果显示，抑郁症的减轻在随访 6 个月后得以维持；结论是，在线干预并非适合所有人，但提供了一种可获取的附加选项，并且可以通过临床医生的支持加以补充[47]。

心理药理学

精神药物通常用于治疗 SCI 的抑郁症，即使在受伤后的头几天对抑郁症进行了全面评估之前，通常也会使用这些药物。在急性康复过程中，25%～30% 的 SCI 创伤患者开始接受抗抑郁治疗[41]。尽管在 SCI 人群中经常使用抗抑郁药，但目前在创伤性 SCI 中仅进行了一项多中心、随机、双盲、安慰剂对照研究。SCI 后改善症状和情绪的项目（Project to Improve Symptoms and Mood after SCI，PRISMS）试验检查了文拉法辛对 133 例 SCI 患者的情绪症状的功效和耐受性，发现该药物一般耐受性良好，使用 Maier 亚组可以改善核心抑郁症状与 SCI 后使用抗抑郁药的非随机研究一致[48]。关于在 SCI 人群中使用抗抑郁药，需要更多的研究来确定疗效。

SCI 中最常用于抑郁症的处方药是选择性 5-羟色胺再摄取抑制药（selective serotonin reuptake inhibitor，SSRI）。常见的不良反应包括肠胃不适、性功能障碍和能量水平变化（即疲劳、躁动）。SSRI 还可以有效治疗焦虑症，给药相对容易，并且在用药过量时毒性低。依西酞普兰在抑郁症和焦虑症的治疗中可能被认为优于其他抗抑郁药，并且至少与 5- 羟色胺去甲肾上腺素再摄取抑制药（serotonin norepinephrine reuptake inhibitor，SNRI）一样有效，即使在严重的抑郁症中也具有更好的耐受性[49]。

应避免同时使用多种血清素药物，因为这可能会导致血清素综合征，一种急性、可能致命的毒性状态，表现为精神状态改变、神经肌肉体征和共济失调。最常见的体征包括震颤、反射亢进、阵挛、躁动、发汗和静坐不能。SSRI 诱发的驱动自杀行为很可能在开始治疗后不久发生，并构成医疗紧急情况。

三环类抗抑郁药（tricyclic antidepressant，TCA）在治疗抑郁症方面有早就被熟知的疗效，而且有价格低廉的优势。但是这类药物对于脊髓损伤的群体来说已经不再常规的用作一线药物，因为相比较优势而言，达到治疗水平需要更长的时间、更多的不良反应、过量使用会有相当大的毒性作用。不良反应主要是由于它们的抗胆碱和抗组胺特性导致的，包括镇静、意识模糊、口干、直立性低血压、便秘、尿潴留、心脏传导异常、性功能障碍和体重增加。

SNRI 对抑郁症和焦虑症有效。更常见的 SNRI 包括文拉法辛（Effexor）和度洛西汀（Cymbalta）。度洛西汀被批准用于抑郁症和糖尿病神经病变。安全性、耐受性和不利影响概况与 SSRI 相似。SNRI 可以用作一线药物，特别是在患有与抑郁发作相关的明显疲劳或疼痛综合征的患者中，或在对 SSRI 没有反应的患者中用作二线药物。

非典型抗抑郁药包括安非他酮（Wellbutrin）、奈法唑酮（Serzone）、米氮平（Remeron）和曲唑酮（Desyrel）。安非他酮的相对功效与其他药物并无显著差异，但通常比 SSRI 和 TCA 耐受性更好，因为它与体重增加、镇静或性功能障碍无关。安非他酮可以与 SSRI 和 SNRI 药物联合使用，以治疗不良性行为或增强其抗抑郁作用，但对于有癫痫发作或进食障碍史的患者应谨慎使用。曲扎酮作为某些人的睡眠助手可能特别有用。

以低剂量开始这些药物并缓慢滴定很重要。应警告患者，开始治疗时可能会产生不良反应，包括恶心、神经紧张、失眠或头钝痛，这也可能会先于治疗产生疗效，并且通常会因持续使用而消失。一旦稳定下来，应在减少剂量之前继续治疗 3~6 个月。如果患者对适当的初始抗抑郁试验没有反应，描述了强烈的精神病或药物使用家族史、刻画了不稳定或复发性疾病历程，或提供了与过去躁狂发作相符的病史，则应考虑转诊至精神科医生。患有精神病症状、表现出积极的自杀倾向、同时出现躁狂和抑郁症状或任何形式的自杀行为的患者，也可以转介给精神科医生和心理学家进行综合治疗。

（二）焦虑

焦虑症包括大范围的情绪困扰，包括广泛性焦虑、恐慌和特定的恐惧症。尽管据估计有 13%~40% 的 SCI 个体在受伤后会发展为焦虑症[50]，但这种广泛的范围可能是由于焦虑症的定义、所研究的特定焦虑症以及评估方法的差异所致[51]。焦虑相关研究的 Meta 分析显示，有 5% 的 SCI 患者被诊断出患有广泛性焦虑症，有 5% 的患者患有惊恐症，而 27% 的患者自述有焦虑症状[51]。关于焦虑症的治疗，有相互矛盾的证据表明，CBT 可能有效减轻焦虑症[45]。虽然在住院康复期间提供 CBT 可使焦虑症短期改善，但在治疗结束后焦虑症症状可能会增加，并恢复至出院后的基线水平[44]。但是，所进行研究的局限性在于干预措施的目标是抑郁和适应，焦虑被认为是次要结果。建议 CBT 治疗直接解决焦虑症，以达到减少 SCI 后焦虑症的目的[45]。

（三）创伤和应激相关疾病

对最新版《精神疾病诊断和统计手册》第 5 版[15]的修订增加了与创伤和应激相关的疾病的新类别，其中包括对急性应激障碍（Acute Stress Disorder ASD）和创伤后应激障碍（Posttraumatic Stress Disorder，PTSD）的重新分类，这些疾病先前纳入焦虑症及适应障碍类别，所有这些都可能与 SCI 患者相关。

1. 急性应激障碍

ASD 发生在暴露于外伤性应激源后的 2 天~4 周，并且在急性住院期间出现在 SCI 患者中。在一个患有 SCI 的个体样本中，有 52% 的患者在急性住院期间有创伤后应激症状[52]。通常，对遭受身体创伤的患者及早识别这些症状很重要，因为急性干预被发现非常有效[53]，并且可以防止 PTSD 症状发展为持续至少 30 天的完全障碍[54]。尽管基本上没有关于这些症状的早期干预是否特别适用于 SCI 人群的研究，但考虑到创伤性 SCI 的病因，仍需在此领域进行其他研究。

2. 创伤后应激障碍

PTSD 发生在个人遭受实际或威胁性死亡或严重损伤的情况下，其中该个人要么直接经历事件，目睹事件发生在他人身上，了解事件在身边的人发生，要么经历重复接触创伤事件的细节[15]。在四类症状的特征性症状至少 30 天后诊断为 PTSD，这些症状包括回避（如避免使人痛苦的记忆或外部事件提醒）、重新体验（如重现、反复做梦）、唤醒（如睡眠障碍、过度警惕），以及消极认知和情绪的新症状类别（如无法记住事件的一部分和自责）[15]。

尽管有估计表明 SCI 人群的发病率可能比美国普通人群（7%）高，但相对于 SCI 抑郁症，对 PTSD 的关注却少得多[55]，并且可能与在战争冲突中服役的退伍军人（23%）中观察到的估计值更相似[56]。在 SCI 患者中增加 PTSD 风险的因素包括对损伤的认知评估[57]；创伤时的问题，包括解体及其他身体和情绪反应[58]；以及焦虑、女性和表达情感的失落倾向[59]。重要的是要注意，损伤的严重程度似乎与 PTSD 症状无关[59]。

但是，并非所有受伤的人都会发展为 PTSD，对于受伤后不久经历 PTSD 的人来说，康复是可能的。实际上，SCI 患者的 PTSD 症状可能会随着受伤时间的延长而降低。接受 SCI 康复治疗时，PTSD 的患病率为 20%[60]；受伤后 6 个月，只有 14% 的人达到 PTSD 的门槛[61]。创伤后平均 12 年的 SCI 患者样本中 PTSD 的患病率为 11%[62]。在平均损伤后

14 年 [63]、损伤后 19 年 [64] 以及损伤后 20 年以上的样本中 [65]，患病率低于 10%。在平均 SCI 受伤后超过 15 年的退伍军人样本中，有 12% 符合 PTSD 的标准 [66]。与普通人群相似 [67]，SCI 人群中的 PTSD 与更多的整体健康问题有关。例如，与 SCI 术后没有 PTSD 的患者以及既没有 PTSD 也没有 SCI 的个体相比，SCI 导致 PTSD 的患者经历的焦虑、社交功能障碍和抑郁症等健康问题明显更多 [68]。

基于 PTSD 在从战争返回的 SCI 退伍军人中广泛流行，且在症状得到充分管理前存在延迟参与康复的倾向，可能需要展开更多相关研究 [69]。幸运的是，有针对 PTSD 的高效疗法（长时间暴露疗法、认知加工疗法），其中包括某种形式的暴露。长期暴露(Prolonged exposure，PE)治疗是研究最深入的、已被发现是 PTSD 最有效的治疗方法 [53, 70, 71]。在 6 个星期的 12 个疗程中，有 5% 的 PTSD 患者对治疗的反应与所有其他治疗相似（20%）。到目前为止，已经在各种患者样本中进行了测试，包括战争幸存者、强奸、非性侵犯、机动车碰撞、自然灾害、男人和女人、平民和军事人员以及青少年 [52, 72, 73]。然而，迄今为止，尚无发表的研究对患有 SCI 的个体样本中的 PE 或其他基于接触的治疗方法进行研究，该领域需要进一步的研究。

3. 适应障碍

SCI 后，适应反应和适应障碍被认为是相当普遍的。实际上，适应反应是继 SCI 之后最常见的抑郁反应 [38]。在应激源发作后的头三个月内出现情绪或行为症状时，就诊断为适应障碍。这些症状包括明显的困扰和社交、职业或其他功能的损害，这些不能代表另一种精神健康障碍或悲伤 [15]。适应性疾病可以通过行为症状进行细分，包括那些以情绪低落为主、以焦虑为主、情绪低落与焦虑相结合的疾病。本章前面所复习的有关抑郁症和焦虑症的信息与适应证治疗有关，因为研究表明，其他疾病的治疗要素也适用于适应障碍患者 [74]。

4. 药物使用

SCI 后的药物使用（吸毒）可能被视为损伤前药物的继续使用，应对损伤后心理困扰的方法，或这些因素与其他相关因素（例如朋友和家人的药物使用）的共同作用 [75]。对 SCI 患者进行的药物使用情况的系统评价表明，大多数研究报告 SCI 人群中的药物使用率高于普通人群 [76]。酒精和烟草的使用已得到最普遍的研究，研究表明这些物质的使用与 SCI 人群有关。据估计，超过 50% 的 SCI 患者表现出，表明中度至重度饮酒的饮酒模式；烟草使用率在 19%～40% [76]。较少的研究集中在非法药物的使用上，导致 8%～70% 的 SCI 患者使用非法药物（不包括大麻）。尽管有证据表明，使用毒品与康复的参与减少、健康状况较差及额外损伤的风险增加有关，但大多数研究都是横断面的，因此很难下结论 [75, 76]。同样重要的是要注意，SCI 之后有关药物滥用的许多研究尚未使用或未报告诊断标准，这意味着药物使用障碍的患病率仍很未知。据估计，2015 年美国普通人群中有 7.8% 的 12 岁及以上人群符合药物滥用疾病的标准 [21]。在 SCI 退伍军人样本中，平均受伤后 15 年以上，达到了 11% 药物滥用障碍的标准 [66]。考虑到 SCI 对健康和功能的影响，建议对该人群进行常规筛查，并提供几种简短的评估方法来确定风险，包括浓缩的酒精使用障碍识别（Alcohol Use Disorder Identification Condensed，AUDIT-C）和 CAGE 问卷 [77]。最后，尽管关于预防或治疗 SCI 后的药物滥用障碍的干预措施研究很少 [76]，但是有几种基于证据的治疗方法，包括针对药物滥用障碍的 CBT（CBT for substance use disorder，CBT-SUD），动机访谈（motivational interviewing，MI）和动机增强治疗（motivational enhancement therapy，MET）[78]。重要的是在住院 SCI 康复期间筛查和治疗药物滥用疾病，并在出院后继续进行随访评估和必要的治疗，这一点很重要 [76]。

（四）疼痛

疼痛是 SCI 的常见继发性疾病，大约 70% 的 SCI 患者受到影响 [14]（有关 SCI 后疼痛的更多讨论，请参见第 25 章）。SCI 后疼痛可能是指神经系统损伤引起的神经性疼痛，组织损伤引起的损伤性疼痛或无法归类为神经性或损伤性疼痛 [14]。据估计，神经性疼痛的患病率为 SCI 患者的 53% [79]。损伤性疼痛的最常见原因是肌肉骨骼，这在 49% 的 SCI 患者中观察到 [80]。SCI 后疼痛的治疗可以通过疼痛的生物心理社会模型来指导，该模型支持一种跨学科方法，包括药理、物理和心理干预[14]。事实上，有人断言，心理干预可以改善患有慢性疼痛的 SCI 患者的生活质量[81]。研究表明，SCI 患者的思维方式和应对策略与疼痛干扰日常活动的程度有关[82]，这表明认知疗法可能是有益的。认知方法已显示对其他疼痛人群有效，但可能需要针对 SCI 人群进行量身定制[14]。一种这样的方法是 ACT，它包括接受思想和感觉，恪守自己的价值观并采取符合自己价值观的行动。ACT 被认为是基于证据的慢性疼痛治疗方法[83, 84]，但尚未应用于 SCI 患者的疼痛治疗。在这一领域需要进一步的研究。

四、合并 TBI

身体损伤通常是 SCI 之后的主要关注点，这意味着在急性医疗过程中，可能不会发现并发的认知障碍或损伤（如 TBI），因此无法对其进行诊断。因为由于执行功能障碍、对认知缺陷的洞察力有限、注意力和记忆困难以及调节情绪的挑战等原因，对于患有并发症的认知障碍患者而言，住院康复可能更具挑战性[85]。此外，在住院 SCI 康复期间未诊断出的 TBI 可能会被误解为不遵从或缺乏动力[86]，或者被误解为持续 SCI 的情感后遗症[87]（更多详细信息，请参见第 32 章）。

因使用的筛查工具以及不明确病例的影响，发生创伤性脑损伤（TBI）总数的估计值有所不同[87]。最近的研究表明，当使用神经系统指标（例如格拉斯哥昏迷量表评分，创伤后遗忘的存在和持续时间，意识丧失的存在）和神经影像学时，估计可能有 40%～60% 的 SCI 患者纳入了 TBI[87]。这与先前利用神经学指标和神经影像学进行的研究一致，该研究表明 60% 的 SCI 创伤患者也患有 TBI[88]。使用更多样化的诊断方法（即上述神经学指标和神经影像学加上神经心理学测试），患有 SCI 的个体合并性 TBI 的估计范围为 58.5%[89]～74%[90]。进入住院 SCI 康复之前，多达 60% 的 TBI 诊断可能在急性医疗期间未被发现[90]。

合并 TBI 在因汽车碰撞或跌倒受伤的个人中可能更常见[87, 88]。然而，已经提出，当创伤性 SCI 的原因不是机动车辆碰撞（如跌倒、袭击）时，可能

更容易错过合并的 TBI 诊断，这可能是因为医疗保健提供者并不希望在这些患者中看到合并的 TBI[89]。在一项创伤性 SCI 样本中，受伤原因不是机动车辆碰撞的患者错过了 75% 的合并 TBI 诊断[89]。因此，建议对所有 SCI 患者在入院康复后均进行 TBI 并发评估，并且该评估应包括受伤现场和急诊室收集的临床神经系统指标，例如格拉斯哥昏迷量表评分、创伤后遗忘症和意识丧失[85-87]。自 2011 年 SCI 模型系统中心标准数据收集受到损伤时增加了 TBI 的存在就证明了合并 TBI 的存在近年来受到了越来越多的关注[91]。

在住院康复期间另外的认知筛查或评估也可能会有所帮助，由于除了正式诊断合并性 TBI 外，患有 SCI 的患者可能表现出认知障碍，从而将他们与没有 SCI 的成年人区分开[92]。具体而言，平均损伤后 3.4 年的 SCI 个体样本中有 29% 表现出被认为是认知障碍的指征[92]。因此，如果资源允许，建议对所有患者进行全面的神经心理学评估，以制订可确保最佳康复的治疗计划[85]。除 TBI 以外，其他合并性认知障碍的原因包括病前智力残疾、与年龄有关的认知能力下降、处方药作用、其他医疗状况以及某些精神疾病，包括抑郁症和精神分裂症[85]。

由于该领域的研究有限，合并 TBI 对患有 SCI 的个体的影响仍然相对未知。比较两份 SCI 样本（一项合并 TBI 而另一份未合并 TBI）的研究表明，在多个领域中，同时发生 TBI 的个体的结局较差，包括康复成本增加、神经心理测试性能较差和精神病理学较差[93]。比较那些有和没有 TBI 的患者在康复停留时间上没有观察到统计学上的显著差异[93]。同样，在四肢瘫患者的样本中，合并 TBI 与急性康复住院时间无关[94]。但是，截瘫合并重度 TBI 的患者的急性康复住院时间长于没有合并 TBI 或合并轻度 TBI 的截瘫患者[94]。在长期结果方面，双重诊断 SCI 和 TBI 的个体在急性康复后平均出院 3.6 年，其自我报告的疲劳、疼痛、性功能障碍、焦虑、抑郁、睡眠障碍和社区融合与仅 SCI 和仅 TBI 的个体相似[95]。需要进行更多的研究，以加深对合并 TBI 对创伤性 SCI 患者在急性康复过程中和过渡到社区后可能如何影响预后的理

解 [93, 94]。就与 TBI 无关的认知障碍而言，已经得出结论，大多数患有 SCI 的个体具有足够的认知技能，但是少数人的认知功能可能受损，从而难以自我管理与 SCI 相关的继发性疾病 [92]。

五、脊髓损伤后性教育

对 SCI 而言，个人最普遍和紧迫的关注之一就是保持性功能的能力，其范围不仅限于性交的身体行为，还包括性的多个方面，包括情感上的亲密关系、是否与当前伴侣保持动态关系或对吸引未来伴侣的关系、生育能力和养育子女的能力的担忧。在本文的其他地方（第 24 章）向读者提供了有关 SCI 之后性功能的深入信息，但此处讨论了提供性教育的更广泛含义。

尽管性行为对于 SCI 后的心理健康很重要，但研究表明，教育可能经常缺乏或不足 [96]，这可能是由于医疗保健提供者对性行为的讨论感到不适 [97]。美国瘫痪的退伍军人已经为提供性教育制订了全面的临床指南 [98]，并为患者设计了随附的教育资源 [99]。指南中有关提供性教育的具体建议包括以下内容：①根据个人的准备程度和对损伤前因素（文化、年龄、性取向）的考虑，向个人 SCI 提供有关性信息的信息；②在治疗期间的早期提供此信息；③根据医学和社会心理史、当前功能和关系因素制订个性化的性健康治疗计划 [98]。

在考虑提供性教育的框架时，许可、限制信息、特定建议和强化治疗（Permission, Limited Information, Specific Suggestions, and Intensive Therapy, PLISSIT）模型可帮助临床医生解决个人的特定需求 [100]。使用 PLISSIT 模型时，要包括四个方面的干预：①允许（营造支持讨论性行为的气氛）；②有限的信息（基于 SCI 接受信息的个人的意愿）；③具体建议（基于功能需求领域的策略和教育）；④强化治疗（高级性治疗或咨询）[100]。但是，从事这些干预措施的临床医生不仅必须具有知识基础和足够的培训以提供信息，而且必须对自己对性问题的感受有清楚的了解 [98]。

讨论性行为的关键因素之一是保持适当界限的重要性，因为 SCI 患者可能会遇到情感、身体或认知方面的脆弱性，从而可能使他们处于危险之

中 [98, 101]。尽管对于 SCI 患者和提供治疗的临床医生来说，通常关系很紧密，尤其是在住院康复环境中，但在康复场所临床从业人员仍必须保持适当的界限并且不发生亲密关系 [102, 103]。维持康复临床医生专业界限的其他方法包括对专业界限的持续教育 [104]；意识到自己对性，性行为和性取向的态度和信仰体系；并寻求与专业同事的咨询，并对特定学科的州法律和道德有透彻的了解，以指导不太明确的边界问题 [101]。

与性相关的问题不仅限于患有 SCI 的个人，而且可以对当前伴侣或潜在的未来伴侣产生深远影响。对于拥有当前伴侣的个人，SCI 通常会对恋爱关系中的角色产生重大影响，其中可能包括改变恋爱关系中的亲密关系以及就照顾者和亲密伴侣的双重角色进行协商。此外，没有 SCI 的伴侣可能承担着新的或额外的职责（即职业 / 财务、抚养子女、维持家庭常规），所有这些都可能导致对 SCI 伴侣的看法发生变化 [104]。在为数不多的 SCI 亲密伴侣进行的一项研究中，研究人员确定了几个主题，包括身体护理对亲密感的负面影响、在进行性爱时使用替代性技术（如药物来增强勃起）时极度不适的经历体验，以及对医疗系统缺乏性教育（尤其是针对其具体情况的个性化）感到失望 [105]。这项研究加强了有关在 SCI 之后进行特定、个性化和全面性教育的重要性的现有临床指南 [98]。

护理人员和 SCI

虽然我们关注的重点是 SCI 患者，但 SCI 对家庭照顾者的影响也应重点关注。一般情况下，在现有文献中 SCI 患者的家庭照顾者最常发生的问题包括心理问题（抑郁、焦虑）、生理问题和总体生活质量下降 [106]。作为 SCI 患者护理者的家庭成员似乎比非护理者经历更多的痛苦 [107]。这些困扰可能对 SCI 患者产生直接影响，研究表明，护理人员解决问题的能力差可作为 SCI 患者在受伤后第一年内发生压疮的预测因素 [108, 109]。

最近的一篇综述总结了 18 项有关 SCI 照顾者结局的研究，该综述发现与不良结局相关的 3 个主要因素是照顾者负担重、适应能力和生活质量差 [110]；但是，研究中也确定了有助于改善照顾者结局的因素，如良好的家庭功能、良好的应对技能和积极的

社会支持。在一项对 4 个 SCI 示范中心招募的 73 名家庭照顾者的定性研究中，照顾者更容易识别出患者的积极方面，但对消极方面则关注较少，消极的方面包括疲劳、缺乏睡眠、生理和心理困扰以及家庭关系紧张[111]。在对护理人员进行解决问题能力培训的干预性研究中发现[110]，此干预措施能减少照顾者抑郁的发生、改善生活质量、提高社会参与度并改善情绪[112-114]。

考虑到护理的潜在不良风险，在 SCI 后的整个持续护理期间，支持护理人员应该是康复专业人员的优先考虑事项。尽管没有研究指出哪些干预措施可能最有效，但有证据表明 SCI 护理人员的问题解决能力的培训有利于减少无意义护理，并整体改善患者的社会和生理功能[115]。然而，需要在这方面进行更多的研究，以确保 SCI 护理人员拥有最佳的策略和资源，以便改善护理人员和患者的结局。

六、SCI 后的积极心理因素

积极心理学已越来越多地被应用于各种健康人群，也已应用于 SCI 患者。2000 年由 Seligman 和 Csikszentmihalyi[116] 首次提出积极心理学运动，他们不去关注心理病理学，而是强调弹性、乐观、创伤后成长以及主观生活质量和幸福感的重要性。鉴于此，正在制订新的评估措施，包括专门针对 SCI 的措施。例如，SCI-QoL 积极影响和幸福感（Positive Affect and Well-Being，PAWB）项目库就是为此目的而设计的[117]。可以预料，未来这方面的研究将从确定与更好结果相关的积极心理因素转向开发可应用于整个连续护理的干预策略。

（一）应对和调整

尽管已将 SCI 后应对和调整的初始概念模型纳入到了 SCI 医学模型中，但实践中似乎还是未应用这种模型。应优先考虑本章引言中概述的适应和适应损伤或疾病的生物心理社会模式。研究表明，应对策略是 SCI 心理反应的高度预测因素[118]，适应性应对策略是 SCI 后常见的，有助于积极调整[119]。尽管需要更多的研究来增加对积极应对策略影响的了解，例如先前在医疗章节中提到的研究表明，解决问题能力的培训是有非常有前景和有效的。

（二）恢复力

尽管 SCI 后的精神病理学研究已经很深入，但最近的研究还包括积极心理因素对 SCI 后反应和适应的影响。其中一个影响因素就是恢复力，它被认为是一个人不仅能够生存，而且能够面对逆境或破坏性事件的能力[120]。因此，恢复力可预测创伤后的积极结局。例如 Bonanno 等关于创伤后轨迹[121]的研究中，受伤后表现出较低程度痛苦的患者取得了较大程度的功能恢复，并且往往相对较快地恢复到目标水平。相比之下，恢复力水平较低的患者早期心理痛苦程度较大，恢复至目标水平也较慢。患者可能一开始表现出低水平的心理痛苦，但随着时间的推移而加重，或持续处于高水平的心理痛苦状态，这类患者则未能完全恢复至目标水平[121]。该模型已应用于 SCI 人群，结果显示大多数患者（50.8%）经历了提示 SCI 后高恢复力的心理轨迹，并且这些个体的 SCI 相关生活质量问题较少[122]。SCI 患者恢复力的类似研究发现恢复力和抑郁之间存在显著负相关；较高的恢复力与较高的生活满意度相关[123]。恢复力也与 SCI 后住院康复期间精神的最初恢复呈正相关[123]。

在实证研究中使用了几种标准化的恢复力测量，包括 Connor-Davidson 恢复力量表、简明恢复力量表、成人恢复力量表和简明恢复力应对量表。读者可参考关于恢复力测量的两篇全面综述，以获取本章内容以外的更多信息[124, 125]。除了上述已在一般人群和各种临床患者中使用的测量指标外，目前已有恢复力的 SCI 专用测量指标，即基于项目反应理论开发的 SCI-QoL 恢复力项目库[126]。鉴于恢复力与后期健康结局之间的相关性，临床医生可考虑在 SCI 患者中进行评估。这是因为与传统的人格特质不同，恢复力可以随着训练而增加[127]。因此，在住院康复治疗前、中、后期支持患者恢复能力可以帮助患者积极应对他们在康复道路上将面临的压力。

（三）期望

几项研究表明，患者的主观期望在住院 SCI 康复中发挥重要作用，尤其是与生活满意度直接相关[128-131]。在完成急性康复的 SCI 个体中，几乎是普遍认为存在恢复的期望[130]。此外，在受伤后还观察到随着时间的推移，期望值保持不变[128]，这与住院的 SCI 患者康复出院后 3 个月的生活满意度相关[128, 129]。定性研究已经提出，SCI 后患者会有连续的期望，开始于住院康复期间的康复期望，然后是出院后家庭和社区的独立期望，最后是通过追求价值和目标提高生活质量的期望[131]。因此，建议应制订以培养期望为重点的干预措施，以促进 SCI 患者的积极结局[128, 130]。

（四）创伤后的成长

创伤后成长（posttraumatic growth，PTG）最初是由 Tedeschi 和 Calhoun[132] 提出的，作为与极具挑战性的生活环境斗争的结果而经历的积极心理变化。通常使用创伤后成长量表来衡量，该量表检查了五个主要领域的成长：增加对生活的鉴赏力、更有意义的人际关系、增加个人力量感、改变优先事项以及丰富的生存和精神生活[133]。在各种医学人群中观察到了 PTG，包括 SCI 患者[134, 135]。具体而言，在 SCI 患者的定性研究中，PTG 的三个方面最重要：①有意义的家庭关系；②有意义的参与；③对生活的欣赏[136]。在 SCI 后长期存活者中也发现了关于生命评价变化经验的一致性[137]。PTG 的另一个方面是成长和心理痛苦可能同时发生，个体能够识别创伤事件的积极和消极方面[138]。在 SCI 人群中发现 PTG 与抑郁之间存在负相关关系[135]，但与其他积极因素一样，如 SCI 后恢复力的研究，需要更多的研究来更好地理解这些概念。

七、SCI 后生活质量

评价 SCI 患者最重要的结局可能是患者的生活质量（QoL）。然而，确定 QoL 是具有挑战性的，并且没有得到不同利益相关者的明确同意。世界卫生组织将 QoL 作为一个广泛的概念，以一种复杂的方式受到个人身体健康、心理状态、独立水平、社会关系、个人信仰及其与其环境显著特征之间关系的影响[139]。鉴于发生在医学、心理学和功能变化的复杂性及其对生活各个方面的影响，这种概念似乎适用于 SCI。简而言之，QoL 也可以被认为是个人对其生活的总体满意度或幸福感。通常的假设是 SCI 后的 QoL 将降低或受限。尽管研究明确显示该人群的 QoL 下降[140]，但也有许多研究表明 SCI 后 QoL 下降并非必然结果[141, 142]。事实上，研究表明，与医疗保健提供者相比，SCI 患者自己对 QoL 的评级更高，包括完全四肢瘫患者和接受呼吸机支持的患者[143]。

八、总结

本章强调了住院 SCI 康复和门诊随访中需要考虑的各种心理问题。重要的是要记住，适应残疾的过程是高度个性化的，这里所列举的问题并不是与所有患者都相关。但是，使用生物 – 心理 – 社会模式来指导治疗需要将心理社会因素纳入到临床治疗中，并确保评估和治疗计划是整体和全面的。

第六篇

脊髓研究的新进展

Recent Advances in Spinal Cord Research

脊髓研究的新进展：临床前脊髓损伤、可塑性和修复

Recent Advances in Spinal Cord Research: Preclinical Spinal Cord Injury, Plasticity, and Repair

Hyun Joon Lee   Keith E.Tansey   著

一、概述

在一本临床教科书的关于临床前脊髓损伤（SCI）的章节中，始终面临的挑战是如何在吸引临床医生读者的同时展示目前正在研究的前沿问题。在本章中，我们将通过专题讨论和实例对目前的临床前脊髓损伤研究进行回顾，而不是对 PubMed 上能搜索到的所有关于脊髓损伤的 19 400 多篇文献进行百科全书式的综述。

二、背景

1981 年，David 和 Aguayo[1] 首次证明了中枢神经系统（central nervous system，CNS）损伤后神经修复在生理学上是可行的。他们不仅证明了切断的视神经轴突可以通过外周神经移植物再生，并在它们的靶点——上丘脑形成新的突触，还证明了在大鼠眼睛中闪烁光线能够诱发靶神经元的突触后电位，从而证明了视觉系统神经环路也能够恢复。虽然许多 SCI 临床前模型的研究已经证明了与行为恢复相关的解剖学可塑性，但很少有人试图证明解剖学变化会产生生理上适当的变化、重建具有特定功能的神经回路，并且这些变化对于功能恢复是必要和充分的。

30 年后，Fischer 及其同事终于在 SCI 的临床前模型中证实了类似的修复现象 [2]。在他们的研究中，神经前体细胞被注射到脊髓损伤部位，在移植部位和脊髓连接处的脊髓轴突（薄束核）之间建立了一个神经营养因子梯度。他们发现，在损伤水平

以下的背根神经节（dorsal root ganglion，DRG）细胞轴突向头端延伸进入移植物，并在那里形成突触，移植细胞也在那里分化为神经元，通过神经营养因子梯度向头端延伸轴突，到达薄束核，并在其靶神经元上形成突触。更重要的是，刺激外周坐骨神经的感觉传入纤维，能够在薄束核中产生突触后电位，从而重建生理上可行的躯体感觉神经环路。事实上，这项研究更令人印象深刻的是，不仅移植细胞提供了桥接回路，新的回路还在两套新突触上恢复了感觉功能（而 David 和 Aguayo 的研究只证明了新突触的形成）。这些例子说明了临床前模型是如何开始和扩展惊人的神经修复研究领域的。

虽然 SCI 临床前模型的研究有助于促进我们对损伤的理解和确定治疗干预的靶点（图 52-1），但在转化为临床治疗方法方面，需要考虑和改进临床前研究的方法。首先，需要考虑动物模型（主要是啮齿类动物）和人类之间的差异。虽然人类在生命的第一年为四足运动，但我们后来的双足运动，以及自由和复杂的上肢和手功能，使得 SCI 后人类的功能缺失与大鼠有些不同，需要更多的平衡和手部/手指控制方面的需求。例如，大鼠的不完全性 SCI 会产生运动功能障碍（肢体屈曲运动障碍和足/爪间隙障碍），这在人类中也可以识别。但这些动物也表现出阳性的运动现象，这在人类中更多地被描述为肌张力障碍，而不是痉挛状态。完全性 SCI 大鼠可出现快速、高振幅的运动，这种运动表现在人类中被称为痉挛。在大鼠中，脊髓约占整个 CNS 湿重的 30%，而在人类中仅约占 3%，负责不同功能

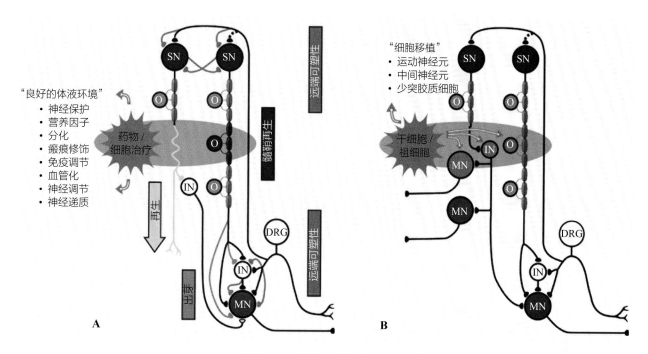

▲ 图 52-1　脊髓损伤的治疗方法示意图

A. 药物和细胞治疗的发展可以为受损轴突的再生提供良好的体液环境，这可能形成新的功能环路和损伤部位的髓鞘再生。损伤的脊髓也表现出了远离损伤部位的神经可塑性，包括残留的神经回路在解剖和生理上的出芽和突触重组。B. 细胞移植治疗包括在损伤部位移植干细胞 / 祖细胞。目的是在损伤水平产生新的运动神经元，使脊髓固有中间神经元或少突胶质细胞形成中继回路，使其髓鞘化，也可能形成新的轴突。DRG. 背根神经节；IN. 中间神经元；MN. 运动神经元；O. 少突胶质细胞；SN. 脊髓上神经元

的神经传导束分布也不同。人的皮质脊髓束延伸至脊髓全长，并在一些运动神经元池中形成单突触连接以控制精细运动（如手），即使该通路的轻微损伤也可能会导致破坏性的功能丧失。在大鼠中，皮质脊髓束仅到达腰部膨大，然后仅终止于背角，可能是为了调节感觉输入。在许多哺乳动物中，去皮层并不影响包括基本的运动在内的许多神经功能。最后，由于不同物种预期寿命不同，所以在动物中构成急性、亚急性和慢性损伤模型的时间点需要根据它们在人类 SCI 中对应的阶段来确定。

第二个值得考虑的问题是，评估生理变化的可行方法在临床前模型和人类中是不同的，因为人们还必须考虑到大鼠对研究者的指令没有反应，在人类中使用显微镜观察脊髓是不可能的，但电生理和成像方法可用于临床前模型和人类。然而，很多临床前 SCI 研究是以治愈为导向的（与人类神经康复中更广泛的"修复"重点相反）。这些方法一方面关注分子、生化途径和细胞，另一方面关注行为评估。神经回路和那些回路的不同神经生理状态的评价经常被视为分子 / 细胞生物学和行为之间的"黑

匣子"。临床前 SCI 领域可能受益于更多的脊髓神经生理学家，这些神经生理学家可以与人类神经学家进行交流，从而可以在临床前模型及 SCI 受试者中进行相似的电生理记录 / 神经生理学评估。

第三个问题是使用错误的模型研究错误的问题。临床前模型应主要用于 SCI 后有关问题机制的理解，以发现潜在的治疗方法。相反，建立最佳的运动 / 训练计划或硬膜外脊髓刺激器可能不应该在动物身上进行，因为这些研究可以严格地在人类神经科学临床前试验中进行。毕竟，在治疗学的发展过程中，目标并不是挑选恢复程度最好的大鼠，而是要找到能够成功的治疗方法，尽管临床前模型和人类之间存在差异。

SCI 的病理生理学是复杂的。同时存在"神经功能丧失"（感觉、运动）和"神经功能获得"（痉挛、神经性疼痛、自主神经功能障碍）问题。还有其他器官系统失去神经系统控制导致的继发性疾病：肠道运动功能减退、尿道括约肌和逼尿肌协同失调、骨质流失和睾酮水平低等。这些问题至少在最初并不是这些器官系统本身的问题，而是神经或神经体

液控制所致的问题。临床医生通常更关注终末器官，如泌尿道，而不是排尿的神经控制丧失。临床前研究可以了解这些继发性疾病的发生机制，并指导恢复神经控制的疗法的开发。然而，人们应该避免将这些不同的继发病视为无关的。大多数临床前科学家，虽然没有正式报道，但他们肯定会关注 SCI 大鼠膀胱功能，并且认为自主排尿的恢复通常与最初运动恢复的迹象一致，这提示了脊髓功能缺失的一些共同机制。

临床前研究模型可以更好地指导人体研究的一个具体例子是关于颈段 SCI 的研究。颈段 SCI 患者损伤节段、损伤程度和损伤模式（如中央脊髓综合征）不同，神经结构丢失的变异也很大。有运动神经元凋亡、中间神经元凋亡、去传入及脊髓上输入的缺失，均会带来相应的生理后果。专业的职业治疗师永远不会用同样的方案来训练痉挛患者的手功能和肌萎缩患者的手功能，但当涉及人体研究，我们对这些特点的考虑往往会受限。我们在绝大多数研究中回归到了行为学测试（尽管需要提前获取 FDA 相关治疗性干预的批准），但忽视了哪些神经生物学的变化是行为学改善的"必要且充分前提"。此外，该测试很少能够预测损伤水平或严重程度，更不用说神经生理学损失的模式。通过解剖标记、显微镜和电生理技术，临床前模型可以清楚地描述不同损伤的神经元丢失模式及其生理和行为学后果，从而为临床医生研究颈椎 SCI 患者上肢功能障碍提供思路。

我们需要简短探讨一下临床前科学家和临床医生都需要做些什么，以促进基础科学转化为临床研究，并将学到的经验教训反向转化，从而指导更好的临床前研究发展。首先，临床前研究人员需要更好地了解人类 SCI 的临床表现。他们需要选择与人体研究相关的研究结果。非常重要的是，他们需要知道在他们的动物模型中某些东西是如何起作用的（而不仅仅是在某种程度上起作用），所以关键的问题是，即在人类 SCI 中这种机制是否发挥同样的作用，具有同样的重要性。临床前科学家还需要在损伤模型和物种中做出区别性选择 [3]，以便既能够最严格地检验假设（用于发现），也能够开发治疗方法（用于治疗），这将很好地转化为人类 SCI 的特

定问题。

而临床医生，尽管临床工作繁忙，也需要投入更多的时间和精力来学习和了解临床前 SCI 研究。不与临床前研究人员交流，临床医生可能无法在实验室中提出一些正确的临床相关问题。虽然临床医生必须直接处理 SCI 并发症，但他们也必须在如何预防这些问题方面投入一定精力，以实现更大的神经恢复。最终，每个临床医生都要从临床前研究的某些方面去寻找答案来回答患者的问题，因此投入到临床前科学家的研究也可以服务于医生和患者。在临床试验开始之前，临床医生可以通过开展更多的人类神经科学研究来做出贡献。更好地描述 SCI 患者的神经功能状态，可以更好地了解哪些干预措施可以治疗哪些患者，以及如何更好地检测恢复迹象，并有望实现功能恢复。在此过程中，我们将了解药物在人体中的作用是否与在动物中的作用相同。临床医生能发挥的最关键的作用是向实验室报告什么起了作用、什么没起作用，以及为什么，如果能够确定，那么下一轮实验室研究就将向更好地治疗人类 SCI 的最终目标进发。

本章以下部分将直接阐述研究现状，将从急性环境下损伤部位出发，过渡到慢性期及损伤以远部位。还将介绍从分子到生理学的研究，其中一些已经进展到 SCI 的早期临床试验阶段。

三、损伤部位的急性治疗：神经保护治疗

创伤性 SCI 后，神经组织（包括实质和血管）发生原发性机械损伤，导致损伤节段永久性功能丧失。物理变形破坏神经元、轴突和神经胶质细胞的细胞膜，导致神经细胞直接死亡。血管损伤立即引发出血，打破血管源性 / 离子平衡、细胞毒性、自由基产生和脂质过氧化等方面的稳态，进而导致邻近神经组织缺血和坏死。这种早期的物理和生化损伤导致损伤部位在数小时内大量神经细胞死亡，具体来说，大鼠脊髓挫伤后 4h 内损伤部位超过 90% 的神经元、70% 的星形胶质细胞和 50% 的少突胶质细胞将死亡 [4]。继发性损伤是一系列分子、生化和细胞事件的级联反应，伴有出血和免疫细胞募集，在原发性损伤后立即触发，并在脊髓损伤后持续数

天，造成更多的神经细胞丢失。原发性机械损伤过程中的神经细胞损失在动物中似乎是不可逆的[5]，在临床中更难逆转。因此，神经保护通常指 SCI 后早期防止进行性细胞死亡和组织损伤。许多临床前研究人员以神经保护为目标，开发了手术、抗缺血、代谢和药物治疗方法。

（一）早期手术减压

SCI 的手术方法集中于损伤脊髓的早期减压，包括稳定受损的脊柱、减压和清除过多的脑脊液（cerebrospinal fuid，CSF）。根据损伤类型的不同，可能发生骨折、压迫脊髓组织，并导致 CSF 堵塞，加重继发性损伤。

手术减压是最直接有效的神经保护方法，可增强神经保护治疗的效果。然而，在临床神经外科手术中，对于早期脊柱稳定的获益是有争议的，没有完全明确的结论。在重物砸伤后持续压迫的猪 SCI 模型中，去除急性压迫将导致不同程度的肿胀、闭塞和脑脊液流动中断，其程度取决于初始损伤严重程度[6]。SCI 后 6h 和 12h 的早期减压与 24h 的晚期减压相比，在组织保留和运动功能恢复方面显示出明显更好的结果[7]。这些数据表明，脊柱手术有利于损伤相对较轻、减压相对较早的患者。

这些发现还表明，硬膜减压术（如硬脊膜切开术，而不是单纯的骨性脊柱手术）将进一步有助于减轻肿胀和脊髓中的脑脊液阻塞。额外的硬脑膜扩大术（硬脑膜成形术）似乎增加了神经保护作用。与单纯硬膜减压术相比，在颈部挫伤 SCI 后 4h 行硬膜切开术，随后行同种异体硬膜成形术，可减少感染、空洞大小和瘢痕形成，并改善功能恢复[8]。尽管临床上仍存在早期手术安全性的问题，但早期脊柱手术的益处近来已得到公认。一项临床研究，即急性脊髓损伤的手术时机，报道了 SCI 后 24h 内早期手术组有 19.8% 的患者 AIS 分级改善超过 2 级，而晚期手术组（≥ 24h）只有 8.8% 的患者发生了这种变化[9]。

（二）诱导性低温治疗

对脊髓组织或全身降温是实现急性 SCI 神经保护和神经功能恢复的最古老的实验方法之一。其主要观点是诱导的低温降低了损伤脊髓在缺氧/缺血环境中的代谢活性、能量需求、血流量、耗氧量和活性氧的产生，从而减少继发性损伤和炎症反应。各种临床和临床前研究已尝试使用冷盐水或人工脑脊液对损伤脊髓进行局部冷却，并使用体温控制、血管内冷却导管或静脉输液诱导全身低温[10, 11]。

在动物模型中，冷盐水灌注硬膜外降温对减少出血的效果有限[11]，且对组织保存和运动功能预后无影响[12]。相反，越来越多的实验证据表明，全身低温在广泛的神经保护机制中是有效的。SCI 后 3～4h 的中度全身低温（32～33℃）可显著减少炎症过程[13]、多形核中性粒细胞浸润/聚集[14] 和凋亡细胞丢失[15]，从而改善组织保存、神经元/轴突存活和运动功能预后[16, 17]。全身低温治疗的最佳冷却温度、时间窗和持续时间需要进一步研究。

（三）神经保护的药物治疗

1. 激素

除了已知的生殖作用外，如雌激素和孕激素等甾体类性激素也引起了研究者对其在 CNS 损伤中神经保护作用的关注。几十年来，人们一直在争论性别差异如何影响 SCI 后的恢复。临床数据表明女性神经功能恢复的趋势优于具有可比性的 SCI 男性[18]。SCI 小鼠的实验数据表明，性别影响初始损伤的发展 [例如，通过 Basso、Beattie 和 Bresnahan（BBB）评分评估组织保存和运动功能]，损伤后雌性动物的恢复明显更好[19]。

雌激素，如 17β- 雌二醇，在神经退行性疾病中通过减弱炎症过程（即小胶质细胞超氧化物产生和吞噬活性）显示了神经保护作用[20]。类似于临床雌激素替代治疗，重物击打伤 SCI 的雄性大鼠全身预先给予 17β- 雌二醇（3～300ug/kg，损伤前 1～2h），通过末端脱氧核苷酸转移酶 dUTP 缺口末端标记（TUNEL）、caspase-3 活性和抗凋亡基因（bcl-2、bcl-x）调节，减小病变大小和细胞凋亡[21]。这些研究者还报道了预先给予 17β- 雌二醇改善了 SCI 后 30d 的运动功能 BBB 评分，损伤后立即给予 17β- 雌二醇也有此效果。尽管有 17β- 雌二醇急性神经保护作用的支持性证据，但其抗炎作用应在临床相关时间窗进行检测。最近多项研究表明，SCI 后相对较晚（24h 以后）给予高剂量（4mg/kg）

17β- 雌二醇，也可阻断小胶质细胞 / 巨噬细胞浸润、脱髓鞘改变和神经元凋亡 [22, 23]。

黄体酮的神经保护作用已在一项雄性大鼠重物击打 SCI 的实验报告中提出 [24]。损伤 30min 后全身黄体酮注射（4mg/kg）治疗 5d 的大鼠在损伤中心区显示出更高的白质保存率，SCI 后 6 周的 BBB 评分比非治疗动物的更好。

除了神经保护作用，黄体酮治疗也已知与神经胶质调节有关，特别是在髓鞘再生中。一项研究表明，SCI 后给予孕激素 [16mg/(kg·d)] 治疗 3d，抑制了反应性星形胶质细胞和小胶质细胞 / 巨噬细胞的增殖，但通过激活转录因子 Olig2 和 Nkx22 促进了表达 NG2 的少突胶质前体细胞(OPC)的增殖 [25]。当治疗延长至 SCI 后 3 周时，黄体酮诱导 OPC 分化为表达 Olig1、PLP 和 CC1 的成熟少突胶质细胞。该研究小组进一步证实，SCI 后使用黄体酮治疗 60d，可增加成熟少突胶质细胞、髓鞘碱性蛋白和损伤部位轴突数量，从而改善了运动功能 [26]。其他研究报告了 SCI 后延迟数小时至数天的黄体酮治疗（4mg/kg）对神经胶质和神经元的各种影响，包括 NG2 细胞增加 [27]、NADPH- 黄递酶活性星形胶质细胞减少 [28] 和运动神经元生长相关分子（Na^+-K^+-ATP 酶、GAP-43、BDNF、MAP2）上调 [29-31]。

有人担心类固醇治疗作为一种神经保护治疗的安全性和有效性。雌激素和黄体酮都是众所周知的主要在卵巢中产生的女性生殖激素。然而，这些激素在神经系统中也会产生，并发挥各种作用 [32]。尽管累积的数据支持那些神经类固醇的神经保护作用，但结论仍有争议。例如，为了检测 SCI 后恢复的性别差异，在 SCI 前 7d，雄性和去卵巢的雌性大鼠均使用剂量控制胶囊（180μg/kg 或 1mg/kg）给予雌激素治疗 [33]。在 SCI 后 21d，雌激素治疗组的雄性和雌性大鼠与非治疗对照组相比，BBB 评分没有显著差异。作者还发现 SCI 的性别差异与选择的雌激素补充药物无关，至少在这个剂量和时间窗内是这样。需要进一步研究以确定雌激素治疗的途径、时间窗、持续时间及安全性。

2. 抗感染治疗策略

SCI 后免疫反应的激活导致损伤部位急性神经炎症反应，并进一步发展为慢性全身炎症反应。急性神经炎症是继发性损伤过程中清除受损细胞和组织的必经过程，但同时也造成神经细胞的丢失。在脊髓损伤后的急性神经保护中，抗炎方法主要集中于控制过度的免疫细胞激活和脊髓浸润。

SCI 后激活的主要免疫细胞群是循环系统的白细胞，如中性粒细胞、单核细胞和淋巴细胞。白细胞通常表达与细胞外基质中的细胞黏附分子（CAM）结合的整合素，调节细胞跨血管迁移和浸润。那些浸润性血细胞类型的消耗已被测试来阐明它们在脊髓损伤中的作用。中性粒细胞和单核细胞独立参与了早期发病机制，两种类型细胞的消耗起到神经保护作用，改善白质保存和慢性期功能恢复 [34]。另一项研究报道，使用抗 Ly6G/Gr-1 抗体单独去除中性粒细胞，可在 SCI 后 24h 内阻断有益星形胶质细胞激活，阻碍伤口愈合、组织保存和运动功能的恢复 [35]。血源性巨噬细胞的消耗减少了纤维瘢痕形成并增加了损伤部位的轴突生长 [36]，改善了运动功能预后 [37]。

在单核 / 巨噬细胞系细胞中表达的一种重要整合素 CD11d（αDβ2）已被认为是一种潜在的治疗方法。SCI 后 6h 的抗 CD11d 抗体治疗在早期减轻了白细胞浸润和继发性组织损伤，在损伤后 5 周改善了运动功能并减轻了自主神经反射障碍 [38]。抗 CD11d 治疗还可以通过阻断中性粒细胞和巨噬细胞在 SCI 后的全身浸润，减少其他器官（如肺和肾）的全身炎症反应 [39]。尽管减少炎性细胞的浸润是 SCI 治疗中一种有前景的神经保护方法，但对早期浸润血细胞类型之间的相互作用及其与神经细胞的关系知之甚少。浸润的血细胞、活化的固有免疫细胞和神经胶质细胞之间持续整合，建立了细胞因子和神经营养因子的损伤后平衡，为神经可塑性提供了驱动力，可能对神经功能产生积极（运动恢复）和消极（痉挛）的影响。

SCI 神经保护的另一种抗感染治疗策略是使用非甾体抗炎药（nonsteroidal anti-inflammatory drug, NSAID）抑制环氧合酶（cyclooxygenase, COX），即前列腺素内过氧化物合酶（PTGS）。COX 产生介导炎症的脂质分解代谢产物，包括前列腺素和血栓素。吲哚美辛是 COX-1 和 COX-2 的非选择性抑制药，从 20 世纪 70 年代末开始在临床前 SCI 模型中进行了广泛的试验。SCI 前 30min 对猫进行吲哚美辛预处理可降低损伤部位早期前列腺素生成水平[40]。进一步研究证明，吲哚美辛在损伤后数小时内改变了组织保存、水肿形成和脊髓诱发电位变化，改善了 SCI 后 6 周的神经功能[41, 42]。

在进一步的研究中，吲哚美辛的治疗效果仍存在有争议的结果。只有与促进巨噬细胞、小胶质细胞和星形胶质细胞分泌细胞因子的细菌脂多糖联用时，吲哚美辛治疗大鼠才能改善运动恢复[43]。一项重复研究证实了神经保护作用的改善（例如，白质保存、轴突保留/出芽和空洞减少），然而，在 SCI 后 28d，使用的 Tarlov 和 BBB 评分未能实现运动功能的改善[44]。选择性抑制 COX-2 活性的 NSAID 已被研究用于证实可减少与前列腺素 E2 (prostaglandin E2，PGE2) 和血栓素 B2 (thromboxane B2，TxB2) 相关的炎症反应。挫伤型 SCI 后 20min 口服 Celebocid 可降低损伤后 4h 和 24h PGE2 和 TxB2 水平[45]。在实验动物 T_{13} 挫伤 SCI 前 15min 注射另一种 COX-2 抑制剂 NS-398，可在 12h 内降低 PGE2 水平，并在伤后 14～28d 改善组织保护和 BBB 评分[46]。在此研究中，NS-398 治疗显著减少 T_{13} SCI 诱导的前后肢异常性疼痛和热痛觉过敏。该研究组还发现了与 SCI 后神经病理性疼痛发生相关的空间胶质病变：T_{10} 挫伤 SCI 后损伤节段以上 (C_6～C_7) 的星形胶质细胞活化和损伤节段以下 (L_4～L_5) 的星形胶质细胞/小胶质细胞活化[47]。这些数据表明，SCI 后持续的炎症会导致损伤部位上下的神经可塑性发生改变，这将在本章后面讨论。

3. 代谢药物

格列本脲 (glibenclamide) 又名优降糖，是针对 2 型糖尿病开发的磺脲类药物之一。已知本药可与 ATP 敏感性钾通道的磺酰脲受体 1 (SUR1) 亚基结合，刺激 β 细胞释放胰岛素。由于进展性继发性出血时 SUR1 上调，因此在 SCI 研究中也具有一定意义[48]。1978 年 PSH 首次被描述为 SCI 后 8～24h 内损伤脊髓梭形部位发生的坏死，但确切机制尚不清楚[49]。单侧颈段 (C_4～C_5) 挫伤 SCI 后立即给予格列本脲治疗，可在 24h 内减少点状出血和病灶大小，改善 BBB 评分[48]。在双侧颈段挫伤 SCI 中进行了相同的治疗试验，疗效虽不如单侧损伤组，但

在组织保护和行为学方面仍有显著改善[50]。

噻唑烷二酮类药物又称格列酮类药物，是治疗 2 型糖尿病的另一种药物。该药物通过激活一种核受体——过氧化物酶体增殖物激活受体 γ (PPAR γ)，调节与脂肪酸代谢相关的基因表达。此外，PPAR γ 似乎在 CNS 损伤和退化的炎症机制中也具有重要作用[51]。吡格列酮是 FDA 最近批准的一种 PPAR γ 激动药，在大鼠 T_8 挫伤 SCI 后 7d 使用该药物，并伤后 35d 时检测发现能够改善组织存活、白质和灰质保留、脊髓运动神经元保留及 BBB 评分[52]。该报告的重复研究证实了组织保留和运动结果的改善，但显示 SCI 后 7d 时细胞凋亡或巨噬细胞活化无变化。一项独立研究比较了两种激动药吡格列酮和罗格列酮及拮抗药 GW9662 的作用[53]。两种激动药治疗均可减少损伤范围、运动神经元丢失、髓鞘丢失、星形胶质细胞/小胶质细胞活化和促炎基因表达，从而改善 BBB 评分并缓解热痛觉过敏。在每次吡格列酮注射前 1h 给予 GW9662 时，吡格列酮对运动和疼痛的这些获益作用则被逆转。

他汀类药物是 3- 羟基 -3- 甲基 - 戊二酰辅酶 A (HMG-CoA) 还原酶的抑制药，一般认为可减少血源性脂质代谢产物（如胆固醇、低密度脂蛋白和甘油三酯），用来预防心血管疾病。其抗炎和抗凋亡作用被认为对中枢神经系统疾病有益。对挫伤型 SCI 大鼠受伤前使用阿托伐他汀预保护并持续使用至伤后 15d[54]，发现阿托伐他汀预处理减弱了诱导型一氧化氮合酶 (iNOS) 和促炎细胞因子 (TNF-α、IL-β) 的合成，减少了神经元和少突胶质细胞的巨噬细胞浸润和凋亡活性 (TUNEL)，并改善 BBB 评分。伤后 6 周开始阿托伐他汀治疗的随访研究证实了其抗炎和抗凋亡作用，以及 BBB 评分的提高[54]。但是，在另一项独立的研究中未能重现阿托伐他汀的组织学和神经学改善[55]。这项研究还报道，辛伐他汀在一项实验中显示改善了运动结果，但在三个重复实验中没有显示改善。尽管他汀类药物在抗凋亡方面具有潜力，但仍需要可重复的证据来支持。

伊马替尼 (imatinib)，商品名为格列卫 (gleevec)，已被开发为一种化疗药物，用于治疗癌症，特别是骨髓性和淋巴细胞性白血病。作为一种

酪氨酸激酶抑制药，伊马替尼被认为可以减少急性神经创伤的局部出血和炎症。伊马替尼在 SCI 后血液屏障完整性和神经保护方面有很好的效果[56]。给挫伤型 SCI 后 30min 的大鼠口服伊马替尼 5d，发现减少了分别表达血小板衍生生长因子（PDGF-α 和 PDGF-β）的血管周围星形胶质细胞和周细胞的扩张，减少白蛋白渗漏，从而增强了血液屏障的完整性。伊马替尼治疗可减少促炎细胞因子、星形胶质细胞活化和硫酸软骨素蛋白多糖沉积，从而改善组织存活和 BBB 评分。最近的一项研究报道，伤后 4h 开始伊马替尼治疗 14d，可改善运动和膀胱功能，并改善热痛觉过敏和机械痛[57]。然而，SCI 后 8～12h 延迟治疗仅改善膀胱功能而不改善 BBB 评分。本研究还表明，血清单核细胞趋化蛋白 –1、巨噬细胞炎性蛋白 –3α 和 IL-8 的表达水平可作为巨噬细胞减少的可预测标志物，与伊马替尼治疗 SCI 的神经功能恢复相关。

四、促进损伤部位的组织重建

在 SCI 后的亚急性期，原发性和继发性损伤中幸存下来的神经细胞随后会处于损伤神经系统的异常环境中。小胶质细胞被激活，随着免疫细胞的浸润，产生过多的细胞因子。在损伤部位形成并替代受损的神经组织。星形胶质细胞发生反应并在损伤周围形成一个称为胶质细胞限制的瘢痕。这些过程似乎是必要的或可能有利于阻止进一步损伤和稳定受损的脊髓。然而，小胶质细胞和星形胶质细胞的持续活化很大程度上限制了受损脊髓组织的恢复。横断的长束神经元的轴突经历了 Wallerian 变性退化过程，包括轴突死亡[58]和脱髓鞘[59]。脱髓鞘少突胶质细胞发生炎症诱导的细胞死亡，降解的髓鞘分子在神经元 / 轴突再生中起抑制作用[60]。

SCI 后只有当神经连接恢复时神经功能才能恢复，失去的神经元活动才能得到补偿。自发恢复的部分可能是通过轴突再生与目标回路重新连接和（或）保留 / 再生神经元的突触重新排列来实现的。轴突再生包括断裂轴突的再生和与靶环路的中继连接重组（图 52-1A）。然而，如上所述，脊髓损伤后会有诸多因素限制越过损伤部位的长距离轴突再生。基础研究人员旨在使用与轴突生长相关的各种

分子促进轴突再生，并增加可越过损伤部位的轴突数量。然而，很少有人知道这些再生的轴突有多少形成了有效的连接，以及如何防止可能导致不良连接和功能恢复恶化的非特异性突触形成。

（一）抑制性环境的中和

1. 纤维胶质瘢痕形成

增生的反应性星形胶质细胞是参与形成损伤部位周围胶质瘢痕的主要胶质细胞群。最近对背侧微小脊髓损伤模型的研究发现，衬覆中央管的室管膜细胞增殖，迁移到损伤部位，并分化为形成瘢痕的星形胶质细胞[61, 62]。在更严重的 SCI 中，病灶内区域主要由脑膜和血管成纤维细胞覆盖，并形成瘢痕。纤维瘢痕由从中断的结缔组织浸润的异质细胞群组成，包括表达 NG2 的神经胶质前体细胞、周细胞、小胶质细胞和巨噬细胞[63]。

星形胶质瘢痕一直被认为是 SCI 后轴突再生的主要物理障碍。然而，胶质瘢痕的形成是有益的，至少在 SCI 后的早期阶段是有益的，它限制了结缔组织成分的转化，重建了损伤脊髓的物理和化学环境的完整性。

SCI 小鼠反应性星形胶质细胞的转基因消融恶化了血液屏障恢复、白细胞浸润、神经细胞死亡、组织保存、脱髓鞘和运动恢复[64]。纤维瘢痕在最近的几项研究中得到了重视。成纤维细胞表达结构蛋白（如胶原和纤维链接蛋白），通常被认为是轴突的生长底物。然而，在 SCI 之后，这些分子在纤维化瘢痕中与其他分子建立了生长基质。阻止胶原基质形成的瘢痕抑制药物治疗改善了 SCI 大鼠纤维瘢痕中的轴突生长[65]。SCI 后浸润的成纤维细胞组装了由活化的巨噬细胞 / 小胶质细胞表达的整合蛋白 α5β1 介导的纤维连接蛋白基质[66]。巨噬细胞中 TNF 超家族分子 TNFSF13 的耗竭通过阻断巨噬细胞和 B 细胞的进一步浸润从而减少了纤维瘢痕的形成[67]。这些研究表明，持续性炎症过程介导了抑制轴突再生的纤维瘢痕的形成，并与浸润的脑膜细胞表达的结构蛋白相关。

2. 抑制分子

除了形成物理障碍，反应性星形胶质细胞在 ECM 中分泌抑制性 CSPG。CSPG 由具有糖胺聚

糖（GAG）多糖侧链的核心蛋白组成，在整个 CNS 中表达，构成神经元细胞体和树突之间及周围构成神经元周围网络。20 世纪 90 年代初，研究表明 CSPG 在体外抑制神经突生长，SCI 后损伤部位周围的反应性星形胶质细胞可上调 CSPG 表达[68]。

一种裂解 CSPG 的 GAG 侧链的细菌酶——软骨素酶 ABC（Chase）已被用于多个动物实验，发现其可成功修饰胶质瘢痕的抑制性 ECM，并增强 SCI 后的轴突再生，提示其有潜在的治疗干预作用[69]。当局部使用 Chase 治疗时，除了损伤部位，CSPG 可以作用于远离 SCI 的部位：颈髓损伤后，脑干 Chase 治疗可降低 CSPG 的表达，增强楔形核备用前支传入纤维的出芽[70]。该观点认为，Chase 可能消化了 CSPG，这是神经元周围网状系统的主要成分，限制了已发育的中枢神经系统的突触可塑性，并允许远离 SCI 的未损伤部位的突触重组（图 52-1A 的"远程可塑性"）。随后的研究将 Chase 的 CSPG 松弛效应与其他有益的治疗相结合，包括抗 Nogo-A 抗体[71]、促生长 ECM 分子如 L1[72] 和运动训练[73]。鉴于 Chase 治疗在远端可塑性调节的潜在作用，甚至在 SCI 慢性期也有作用，这将在本章进一步讨论。

抑制受伤中枢神经系统神经元生长的另一类重要分子是髓鞘相关抑制药（myelin-associated inhibitor，MAI），如 Nogo-A、髓鞘相关糖蛋白（MAG）和少突胶质细胞髓鞘糖蛋白（OMgp）[74]。这些髓鞘源性分子直接与常见受体家族 Nogo66 受体（NgR1）和配对免疫球蛋白样受体 B（PirB）结合。MAI 对 NgR1 的激活通过包括 RhoGTP 酶、RhoA 和 Rho 相关蛋白激酶（ROCK）等信号通路调节细胞骨架肌动蛋白丝状结构的重塑[75]。Nogo-A 是从髓鞘和单克隆抗 Nogo-A 抗体增强的共培养神经元的神经突中提取的第一个被鉴定的 MAI[76]。其他研究中进一步开发了抗 Nogo 抗体，并证实 MAI 的中和作用可促进不同动物 SCI 模型（包括非人灵长类动物）的轴突出芽[60, 77, 78]。

这些临床前的发现促使 2006 年使用诺华公司生产的人源抗 Nogo-A 抗体进行了关于脊髓损伤的欧洲多中心研究（EMSCI）的 I 期临床试验。然而，尽管对这项临床试验抱有希望，但在过去 10 年中，

对抗 Nogo 抗体的治疗效果的怀疑一直存在。Nogo 亚型及其受体的基因敲除的 SCI 小鼠在皮质脊髓束（CST）的轴突再生中显示出了有争议的结果，最后的重复研究得出结论：在 Nogo 缺陷小鼠中缺乏轴突再生作用[79, 80]。一种观点是，单一抑制药物的缺失可能不足以中和受体复合物，而受体复合物很容易被其他相关抑制药补偿。然而，对小鼠进行 Nogo、MAG 和 OMgp 三联敲除仍未能改善 SCI 后的 CST 再生或运动行为[81]。最近的一项报道鉴定出 MAI 的受体 NgR1 及其封闭的同源受体 NgR3 是 CSPG 的受体，提示 MAI 和 CSPG 之间有共同的受体成分[82]。这些数据表明配体、受体生物学在抑制性信号中的复杂性，但也提示在抑制性受体下游信号通路中可能有潜在的治疗靶点。

（二）促进轴突再生

1. 神经营养因子聚集

SCI 中抑制环境的中和可能不足以刺激轴突和神经元再生，以及重新形成成熟 CNS 的正常连接。在 CNS 发育过程中，各种神经营养因子动态调节神经元增殖、神经元分化、轴突生长、轴突路径形成和突触形成。在神经创伤的临床前模型中，已经做出了许多努力来研究神经营养因子家族在刺激轴突再生中的作用，包括几种神经营养因子和胶质细胞源性神经营养因子（GDNF，表 52-1）。

神经营养因子包括神经生长因子（NGF）、神经营养因子（NT-3、NT-4/5）和脑源性神经营养因子（BDNF），以及具有共同的低亲和力 NGF 受体 p75NGFR。单个神经营养因子与特定高亲和力酪氨酸激酶受体（Trk）的免疫球蛋白样结构域结合：NGF 与 TrkA 结合，BDNF 和 NT-4/5 与 TrkB 结合，NT-3 与 TrkC 结合[102]。根据 Trk 的表达，SCI 后神经营养因子治疗影响各种感觉和运动脊髓束的轴突生长，包括 Clarke 神经核[91]、皮质脊髓束[85, 86]、楔束和薄束[83, 84]、网状脊髓束[93, 94]、红核脊髓束[92, 94]、脊髓丘脑束[84] 和前庭脊髓束[93]。表 52-1 总结了临床前 SCI 模型中它们对轴突再生/出芽的影响。需要注意的是至少有一项研究报道称，某一种神经营养因子可以逆转 SCI 后另一种神经营养因子的有益作用[103]。

表 52-1　动物 SCI 模型中的神经生长因子治疗

神经生长因子	靶细胞	部　位	作　用	参考文献
NGF	感觉输入	DRG、背角	出芽	[83-85]
	颈段脊髓中间神经元	背外侧束	调节	[85]
NT-3	皮质脊髓中间神经元	受损部位以上	再生	[86, 87]
	感觉轴突	背角	再生	[88]
	肌肉输入	腹角	出芽	[89, 90]
	本体感觉中间神经元	Clarke 核	再生	[91]
NT-4/5	红核脊髓中间神经元	受损远端	再生	[92]
	肌肉输入	腹角	出芽	[90]
BDNF	网状脊髓中间神经元	受损部位 / 远端	再生	[93, 94]
	红核脊髓中间神经元	受损部位 / 远端	再生	[92-94]
	前庭脊髓中间神经元	受损部位	再生	[93]
	脊髓中间神经元	受损部位远端	调节	[95, 96]
	肌肉传入	背角	出芽	[90]
GDNF	施万细胞	受损部位	髓鞘再生	[97, 98]
	感觉传入	背角	出芽	[97]
	本体感觉中间神经元	受损部位	再生	[97, 98]
	脊髓中间神经元	受损部位	出芽	[97]
	红核脊髓中间神经元	受损部位	再生	[99]
	网状脊髓中间神经元	受损部位	再生	[99]
EGF	NSC、OPC	受损部位	增殖	[100]
FGF2	NSC、OPC	受损部位	增殖	[100]
GGF2	OPC	受损部位	增殖，成熟	[101]

BDNF. 脑源性神经营养因子；DRG. 背根神经节；EGF. 表皮生长因子；FGF. 成纤维细胞生长因子；GDNF. 胶质细胞源性神经营养因子；GGF. 胶质生长因子；NGF. 神经生长因子；NSC. 神经干细胞；NT. 神经营养因子；OPC. 少突胶质前体细胞

GDNF 是一个典型的生长因子家族，通过 GDNFα₁ 受体（GFRα₁）激活 ret 信号。GFRα₁ 广泛表达于从网状核、红核和中缝背核投射到脊髓的神经元[104]。脊髓损伤后的 GDNF 治疗能够改善网状脊髓、红核脊髓和固有脊髓中间神经元长距离轴突的再生[97-99]。除了轴突再生，GDNF 治疗增加了施万细胞的浸润和轴突的髓鞘再生[97, 98]。

在实验模型中，神经营养因子通过局部注射 NT-3[87, 94]、BDNF[94, 92]、NT-4/5[92] 和 GDNF[99] 或通过移植基因修饰的细胞（主要是成纤维细胞）过表达 NGF[84, 85]、NT-3[86, 91]、BDNF[93] 和 GDNF[97, 98]。通过使用病毒载体诱导再生神经元中神经营养因子过表达[88, 89]，或通过训练增加系统性神经营养因子的产生[90]，实现了一种更可持续的神经营养因子系统性表达。许多研究表明，神经营养因子治疗增强了长距离脊髓束神经元的存活，并使这些轴突重新进入损伤部位。然而，仅仅通过生长因子聚集来促进轴突越过损伤部位生长的效果十分有限。

2. 分子生物学方法

尽管有促进其生长的刺激（如神经营养聚集），但 SCI 后轴突再生能力仍有限，这可能是由于缺乏在发育过程中下调或关闭的内在因素。当成人神经系统中神经连接已经发育成形并稳定时，对于不需要长距离连接的神经元是最经济的。尽管周围神经系统（peripheral nervous system）神经元在损伤后能够再生，但这些内因子的调节是可逆的，取决于相关神经元的数量。在比较基因表达模式的基础上，研究了发育神经元和再生成体 DRG 神经元的分子机制，以重新激活损伤后成体 CNS 神经元的再生基因和生长途径[105]。

几项研究已经确定并表征了再生相关基因（regeneration associated gene，RAG）和转录因子在 PNS 再生中的作用。首先鉴定出的 RAG 是 GAP-43，在 PNS 损伤[106] 和 SCI[107] 中被发现其为一种上调的生长相关蛋白。在脊髓神经元中过表达 GAP-43 可诱导延长出芽时间，但即使在周围神经移植物中也不能触发轴突再生[108, 109]。有多项研究在遗传学上敲除了 PNS 和 CNS 损伤中的各种候选 RAG，但发现其对轴突再生的影响较小或后来通过其他手段得到了补偿[110]。相反，敲除转录因子似乎对轴突再生有更持久的影响。STAT3[111]、ATF3[112] 和 c-Jun[113] 在调节外周神经损伤轴突再生所需的多个下游 RAG 中显示出最显著的再生效应。然而，没有实验使那些转录因子未在再生过程中达到治疗效益水平的程度[110]。除了 RAG 及其转录因子外，Krüppel 样因子（KLF）也被认为是轴突再生的转录增强因子。单侧半横断 SCI 小鼠中 KLF7 过表达促进了损伤部位周围皮质脊髓轴突的出芽和轴突伸长超过 1mm[114]。

内在的再生过程涉及数个细胞内信号通路，但我们在此只讨论其中的几个。轴突切断导致急性钙离子内流和轴浆中 cAMP 水平升高，已知 cAMP 水平升高可启动 PNS 中信号级联的上游再生程序。胞内 cAMP 增加影响 PKA、RhoA、CREB、STAT3 和 ATF3 等多个细胞信号通路[110]。然而，SCI 后 cAMP 增加是短暂的或不足以激活那些再生信号通路。为了维持 SCI 中的 cAMP 水平，在半横断 SCI 大鼠中使用一种磷酸二酯酶（PDE）抑制药咯利普兰抑制 cAMP 降解，并证实了其增强 5- 羟色胺能轴突渗透到胚胎脊髓组织移植物中[115]。内在再生过程中另一个有前景的信号分子是一种翻译调控因子——哺乳动物雷帕霉素靶蛋白（mTOR），它被磷酸酶和张力蛋白同源物（PTEN）强烈抑制。在 SCI 小鼠中，PTEN 的基因缺失增强了皮质脊髓神经元中 mTOR 的活性，促进了其出芽和生长，从而改善了运动功能[116, 117]。除了转录 / 翻译调控因子，也出现了再生信号通路的表观遗传调控证据。据报道，挫伤性 SCI 后失调的 microRNA 达 60 种[118]。例如，miR-199a 和 miR-21 的变化调节 mTOR/PTEN mRNA 表达及其下游信号，与活性依赖性运动恢复相关[119]。综上所述，SCI 轴突再生内在因素的生物学是复杂的，操纵单个分子或通路不会简单地在 SCI 后实现跨损伤部位长距离轴突再生。因此，进一步的研究对于提高我们对轴突再生内在和外在的因素的理解是至关重要的。最终，我们可能需要结合中和抑制环境和促进 SCI 轴突再生的研究。

（三）轴突导向桥接的形成

桥接形成的理念是用细胞 / 非细胞移植物替代损伤的脊髓组织，并提供底物引导轴突生长穿过移植物（即穿过损伤部位），然后到达目标区域。SCI 动物模型中的细胞桥是由包括胚胎干细胞、间充质干细胞、嗅鞘细胞、成纤维细胞和施万细胞在内的多种细胞组成的移植物构成的[120]。细胞移植物分泌有益的 ECM 分子，如层粘连蛋白、纤维蛋白、胶原、纤维连接蛋白、L1 和肌腱蛋白 R，所有这些分子均可中和抑制性环境，促进轴突生长[121]。正如前文提到的，细胞移植物（如成纤维细胞和施万细胞）被遗传修饰以提供生长因子，并显示出轴突存活和再生的显著改善。

支架植入物已经确立为基于细胞的治疗并建立了一种有吸引力的替代策略，但这可能导致不必要的免疫反应或根据细胞来源的不同而带来的肿瘤形成的风险。支架由从重组 ECM 分子到天然 / 合成聚合物和纳米颗粒等生物材料的各种来源组成。许多不同的支架已被用于 SCI 研究，显示了其机械支撑、细胞黏附、稳定电活动和轴突再生的能

力 [122]。聚乙二醇是在工业药品制造中发展起来的一种高分子化合物。利用 PEG 处理严重压迫的豚鼠脊髓，在蔗糖间隙小室中可即刻恢复跨压迫损伤丢失的复合动作电位，提示 PEG 能够稳定轴突膜 [123]。进一步的体内研究表明，直接在压迫损伤部位注射聚乙二醇，可即刻恢复因损伤后丧失的反射反应，并逐渐改善这些反应，效果可持续 1 个月 [124]。胶原支架被设计成可以释放各种物质的药物递送系统。此外，一种线性排列的胶原支架已经被用于损伤后 SCI，以提供一个允许再生的基质，在这个基质中轴突有序的生长穿过胶原纤维。在融合 BDNF 后植入半横断 SCI 大鼠的有序胶原纤维，可促进轴突向胶原基质的再生，而这与 BBB 评分的提高有关 [125]。胶原支架和间充质 / 神经干细胞或骨髓细胞支架的临床研究已经启动了。最近的研究表明，使用静电纺丝纳米纤维引导通道和水凝胶结合其他轴突再生策略的治疗效果良好 [122]。然而，穿过这些细胞 / 生物材料桥的轴突数量仍然非常有限，这些轴突与远端神经回路的重新连接仍然是一个挑战。

五、受损神经组织重建

原发性损伤后神经元的死亡是不可逆的，即使有神经保护，丧失的神经元引起的神经功能损伤是永久性的。SCI 后丢失细胞的替换集中于建立新的局部回路和连接损伤头尾神经元间中继神经连接。图 52-1B 显示了潜在的细胞群，即运动神经元、中间神经元和少突胶质细胞，它们是恢复损伤神经连接所必需的。脊髓损伤后胶质细胞增生是自发的，但引起瘢痕形成的是星形胶质细胞和浸润的小胶质细胞而不是髓鞘少突胶质细胞。因此，受损脊髓组织的重建需要提供神经干细胞及其分化的内源性 / 自体或外源性祖细胞。细胞替代的主要目标是建立有髓神经连接，需要以下条件：①迁移和整合到损伤组织中；②分化为成熟的神经元和有髓少突胶质细胞；③有髓轴突延伸到局部或远端靶向神经环路；④与再生的下行轴突和靶神经元形成突触（图 52-1B）。细胞替代策略的其他目标是提供从细胞移植物释放的有益分子，并使损伤部位内受损的轴突重新髓鞘化。

（一）神经细胞移植

1. 神经干 / 祖细胞移植

在 SCI 后移植大量的干 / 祖细胞可以替代丢失的神经细胞，特别是成熟的神经元和髓鞘少突胶质细胞。研究最广泛的是胚胎细胞、神经干细胞（NSC）、OPC 和诱导多能干细胞（iPSC）。胎儿脊髓含有多种神经元和神经胶质干细胞，以及 ECM 分子等非细胞成分。而损伤脊髓中的胚胎移植物在移植后立即发生广泛的细胞死亡，并在保留的脊髓组织中发生进行性细胞排斥反应 [126]。存活的胚胎细胞仅在损伤腔隙中存活，而不能产生所需类型的神经细胞。

随着细胞分离和培养技术的发展，来自胚胎组织和其他来源的干细胞也被证实可以提高损伤脊髓中细胞的存活和整合。神经干细胞是从胚胎或成人中枢神经系统的神经源性区域（如海马齿状回颗粒细胞层下区和室管膜下区）分离得到的多能干细胞。NSC 通常在体外形成神经球，并分化为三种主要的神经细胞，即神经元、星形胶质细胞和少突胶质细胞，这取决于培养基中的条件刺激 [127]。移植的神经干细胞在损伤脊髓的命运取决于移植的时间点、细胞的数量、移植位置、迁移距离和距损伤中心的距离 [128, 129]。尽管具有多分化潜能，但移植的神经干细胞大多分化为神经胶质细胞，在损伤的脊髓中仅有少数分化为神经元。当胚胎神经干细胞在纤维蛋白基质中加入预先混合的神经营养因子时，神经干细胞分化为神经元的程度更大，T_3 横断 SCI 后 7 周内 NSC 分化为神经元的比例略低于 30% [130]。

OPC 是一种胶质细胞，被称为 NG2 表达胶质细胞，持续存在于 CNS 中。OPC 是生成少突胶质细胞和星形胶质细胞的多能前体细胞，但在体外可能分化为神经元。OPC 移植的重点是再生髓鞘少突胶质细胞，本章将对此进行讨论。iPSC 在 2006 年首次产生，当引入四种转录因子 Oct3/4、Sox2、c-Myc 和 Klf4 进行重编程时，成年小鼠成纤维细胞可转化为多能干细胞 [131]。重编程技术有可能取代对非自体来源干细胞的需求，并使用于移植的干细胞群更易于体外管理。近 10 年来，通过不同的重编程转录因子组合，不同的体细胞生成各种类型干细胞，进一步优化了这一技术[132]。研究者正在建立新的方案，以在移植前将 iPSC 分化为特定的细胞谱系或在体外直接将细胞转化为其他类型细胞[132, 133]。

2. 内源性细胞再活化

完整的成人脊髓包含几种具有增殖能力的内源性干细胞 / 祖细胞群，包括 NSC、OPC、在中央管内排列的室管膜细胞和分散在实质中的放射状胶质细胞。SCI 后，这些细胞发生自发增殖和分化，但在脊髓损伤后的抑制性环境中很少产生有利的细胞类型，如神经元或少突胶质细胞。科学家们试图通过不同的实验，例如操控生长因子、细胞信号通路活性、细胞系特异性转录因子或转录因子的重编程来调节增殖速率和新生成细胞的命运。

已知可重新激活内源性细胞的神经营养因子列于表 52-1。在早期体外研究中，成纤维细胞生长因子 2（FGF2）和表皮生长因子（EGF）已被报道为从脊髓分离的 NSC 形成神经球所必需的物质[100]。将 FGF2 和 EGF 注射到大鼠横断的脊髓可诱导内源性细胞的增殖，进而增加注射部位周围 NG2 + OPC 和未成熟神经元的数量[134]。在该研究中，FGF2 和 EGF 联合逆转录病毒过表达与神经发生（Ngn2）和少突胶质细胞发生（Mash1）相关的转录因子，增加了成熟神经元和少突胶质细胞的数量。胶质细胞生长因子（GGF2）和 FGF2 治疗挫伤 SCI 小鼠，可以增加了成熟少突胶质细胞和 NG2+ 非 OPC 的数量，但没有增加 NG2 + OPC 的数量[101]。后一个结果表明，尽管使用生长因子进行了强制分化处理，但 OPC 的数量仍保持不变。

SCI 后内源性 OPC 的增殖和向少突胶质细胞分化似乎是炎症反应的一部分。一项在小鼠中对 TNF-α 和其受体进行基因敲除的实验证明，SCI 后 OPC 的增殖及其分化为少突胶质细胞需要 TNF-α 和 TNFR2，而不是 TNFR1[135]。SCI 后诱导增殖的 OPC 大部分分化为星形胶质细胞，这一过程受骨形态发生蛋白（BMP）的调控。在 SCI 后的 OPC 中，过表达的转录因子 olig1 和 olig2 下调，降低了 BMP2 和 BMP4 的抑制作用，促进了向少突胶质细胞谱系的分化。改变细胞命运的想法可以延伸到起

源于 iPSC 技术的体内直接重编程的发展。最近的一个例子是，在组蛋白去乙酰化酶抑制药丙戊酸的作用下，重编程单一因子 Sox2 的过表达可使星形胶质细胞转化为神经母细胞，这些神经母细胞可以发育成熟为突触形成神经元[136]。

（二）中继连接的形成

无论损伤节段、严重程度和损伤发生时间，新的功能性神经环路的形成都是可能的，SCI 后不同程度的自发恢复就证明了这一点。虽然这种可能性很低，但由于出芽和突触可塑性，新的中继连接可以恢复原有的连接。图 52-1A 显示了中继连接的示例，其中再生脊髓上的轴突（黄色）与固有脊髓间神经元形成突触，该突触终止于原始目标运动神经元（黄色突触）。不完全性背侧半横断损伤的动物模型记录了这种重组。T_8 半横断脊髓损伤后肢 CST 轴突在颈段水平萌发出轴突分支，并与脊髓固有中间神经元形成突触，这些中间神经元也分支到腰髓的运动神经元上，与感觉行为的改善相关，形成椎管内的中继连接[137]。CST 轴突随机地与脊髓内的长、短固有神经元接触，其中与投射到脊髓节段水平的长神经元的特异性接触随时间增加，而与短神经元的非特异性接触随时间减少。这表明，中继连接的形成，包括轴突通路和突触重排，这可能是活动依赖性的。

另一项在不同节段的延迟外侧半横断损伤的研究证明，新的中继连接的形成需要对侧保留固有脊髓中间神经元，并有足够的时间进行突触重组，以恢复运动功能[138]。因此，脊髓损伤后几乎没有再生能力的神经元，在时间和活动依赖的方式下，在组织中继连接方面，本质上是可塑的。尽管对这些中继连接进行了解剖学证明，但当残留神经通路中也发生了生理学变化时，很难确定它们对功能恢复的生理学贡献。

由于 SCI 后内源性中继连接能够诱导自发的功能恢复，研究人员已经寻求用细胞替代策略促进中继连接的形成。如图 52-1B 所示，细胞移植可能取代损伤部位内或周围的固有脊髓中间神经元，移植细胞的轴突生长并与远离损伤的运动神经元形成突触。在上面讨论的一个例子中，胚胎 NSC 在纤维基

质中的神经营养富集在 T_3 横断 SCI 大鼠移植后显示出强大的神经元分化潜能[130]；一些神经元轴突甚至延长到了损伤水平以下 9 个脊髓节段（25mm），C_7 椎管内的刺激诱发了可在 T_6 记录到的下行电生理传导。当使用相同的神经营养混合物治疗时，脑干来源的 NSC 移植物在 T_4 横断 SCI 后的神经元分化和轴突延长方面产生了类似的结果[139]。这些神经元产生儿茶酚胺能和 5- 羟色胺能轴突，连接头端脑干神经元和尾端交感节前神经元（SPN），可缓解自主神经反射障碍和静息心血管反应。这些数据表明，来自移植细胞的新生神经可以促进损伤部位的中继连接形成，从而促进功能的恢复。由于促进神经元中继连接形成在 SCI 中是一种很有前景的策略，需要进一步的临床前研究，重点是：①在临床相关动物模型（如不完全性挫伤 / 压迫损伤）中开发神经元中继连接策略；②从胚胎 / 成人 NSC 或 iPSC 中重新获得干细胞群以改善其神经元分化；③将轴突生长导向损伤水平以下的运动、感觉和自主神经核团中适当的靶神经元。

（三）髓鞘再生

髓鞘再生对于恢复受损轴突和新生轴突的电传导能力都是至关重要的。替代丢失的少突胶质细胞（即干细胞的移植和内源性细胞的重新激活）的策略一直是许多科学家所寻求的。然而，SCI 后少突胶质细胞成熟复杂生物学机制及其再髓鞘化机制尚不十分清楚。SCI 后约 1/4 的成熟少突胶质细胞在保留的白质中增殖[140]。存活的少突胶质细胞在脱髓鞘轴突上延伸突起，但最终未能建立髓鞘[141]。这意味着，从干细胞 / 祖细胞产生的未成熟少突胶质细胞谱系细胞可能不会补充功能性髓鞘再生。对此一个合理的解释是，保存轴突上未受损的髓鞘及其碎片通过 Nogo 受体复合物，抑制了 OPC 分化成熟为髓鞘少突胶质细胞。一些参与该信号通路的抑制分子已经被鉴定出来，例如富亮氨酸重复序列和含 Ig 结构域 1（LINGO-1），或最近发现的 TROY[142, 143]。阻断这些抑制性分子后，OPC 的存活和分化为少突胶质细胞的能力得到了提高。然而，正如前文所讨论的那样，Nogo 受体及其配体的复杂性需要对调控网络有一个全面的了解。此外，促

进 OPC 髓鞘再生的一个矛盾情况是，一些 OPC 有助于胶质瘢痕的形成并产生 CSPG，而 CSPG 可以阻止 OPC 分化为少突胶质细胞。在临床前研究中有两个重点，以了解髓鞘再生的潜在机制：①明确能产生髓鞘化少突胶质细胞的少突胶质细胞系细胞群；②促进特定细胞群的内在因素。关于治疗策略的开发，操纵单个分子不太可能有效。相反，针对少突胶质细胞谱系保护、细胞替代策略、中和抑制分子和促进髓鞘形成的联合方法是必要的。

六、损伤远端的可塑性：损伤节段上下的出芽和突触重组

目前轴突再生和神经组织重建策略的局限性突出了神经可塑性的重要性，如在 SCI 后功能恢复中看到的自发性神经元中继连接形成。SCI 后，保留的上下行长束和固有脊髓神经元及其轴突明显能够以活动依赖性方式重建神经连接[137]。当部分损伤或自发重建的神经元连接被加强以补偿损伤后连接的变化时，就可以获得有意义的功能恢复。正因如此，调节神经可塑性可能是当前临床康复环境中最直接、最实用、最现实的目标。

应该注意的是，在临床前模型中，物理治疗对重建功能的影响要大于迄今为止产生的任何神经修复方法。不幸的是，这些模型还没有被充分研究，以理解神经生理学机制的活动依赖性治疗确实可行。SCI 后神经可塑性的调节并不简单。强化原有神经功能也会促进异常连接的加强，这可能导致 SCI 后神经功能异常现象的出现，如痉挛状态、自主神经功能障碍和（或）神经病理性疼痛。例如，SCI 后感觉传入的出芽可以改善感觉反馈和感觉运动功能，但也可能导致上述病理生理状态出现。这种远离损伤的神经可塑性的例子在图 52-1A 中进行阐述，包括出芽和突触重组（远程可塑性），损伤水平以下（局部脊髓节段环路），也包括损伤水平以上（脊髓上部位）。

远离损伤部位的神经可塑性机制

1. 脊髓上重组

神经机能联系失能是 20 世纪初由 von Monakow 提出的一个概念[144]，曾被描述为神经系统未损伤

区域由于远距离损伤与其他区域分离而出现的功能障碍。这个术语在卒中领域的应用越来越多，但这个概念也适用于 SCI，并在 SCI 中进行了相关研究。脊髓损伤后，脊髓上神经元和神经回路的重组是失能的一个例子。脊髓损伤后脊髓上神经元表现出动态结构和功能的变化。SCI 后皮质脊髓神经元的死亡是有争议的，根据损伤类型、损伤后时间和损伤部位的不同而发现不同的结果[145]。幸存的皮质脊髓神经元，与其脊髓靶点分离，在皮质感觉运动区发生躯体位置重组。

中胸段半横断 SCI 的后肢皮质脊髓束神经元突然接受到来自颈段的前肢感觉输入，这与损伤水平以上的未受影响的神经环路相整合[146]。这导致皮质的前肢感觉区扩展到横断的后肢皮质脊髓束神经元所在的区域。另一方面，未损伤的前肢皮质脊髓束神经元也可以改变它们在皮质中的感觉运动表征。

当固有脊髓间神经元形成自发的中继连接时，大约 25% 的新建立的后肢连接是在前肢运动皮层发现的[137]。运动皮层的这种重塑在之前的其他研究中已经被发现，但这种重组的功能意义仍不明确。除了躯体位置重组，脊髓上神经元在 SCI 后也会出现动态结构变化，包括神经元萎缩、轴突死亡和树突棘重塑[145]。后者导致皮质脊髓束神经元突触密度显著降低，但其脊髓在损伤后 2 周内延长了原始长度的约 10%，提示 SCI 后运动皮层突触连接可能存在未成熟和可修饰的重组[147]。与损伤部位和损伤水平以下回路的研究相比，脊髓损伤后脊髓上回路变化的临床前模型尚缺乏研究。

2. 损伤节段以下局部环路的可塑性

残余的脊髓中间神经元和 SCI 节段以下的运动神经元可以重建替代的脊髓上 / 脊髓固有神经输入，以恢复原有的运动功能或产生代偿功能。其中一个研究较多的模型是单侧颈段半横断 SCI 后节律性膈肌活动的恢复[148]。与同侧膈运动神经元池的下行脊髓上神经连接中断导致膈肌活动一过性丧失（即膈肌麻痹）。实验中通过激活来自对侧下行呼吸通路上的交叉神经突触，恢复同侧膈肌活动[148]。半横断 SCI 下方膈运动神经元池鞘内灌注 BDNF 可提高运动神经元兴奋性，最早可在伤后 7d 改善同侧

膈肌的活动[95, 148]。

H 反射（Hoffmann's reflex，H-reflex）能够表示脊髓损伤节段以下的运动神经元内在兴奋性的增加，它代表了 I a 类传入神经和脊髓运动神经元之间的单突触连接。对混合神经（如坐骨神经）的电刺激可引起直接的肌肉激活（M 波），随后产生单突触 I a 反射弧的延迟 H 反射。SCI 后，脊柱上抑制性作用的丧失（或脊髓兴奋性作用的增强）将导致 H 反射的增强。在 SCI 大鼠 BBB 评分自发性恢复的过程中，H 反射增加程度更大，增加的幅度与损伤严重程度呈负相关[149]。在缺乏抑制 ECM 分子的转基因小鼠中发现，H 反射的增强与后肢运动（如步进能力和随意运动）的改善密切相关[150]。然而，运动神经元的过度兴奋（痉挛等不适当运动输出）似乎限制了 H 反射（运动输出改善）增加的有益效果。已经证明，SCI 后钾 – 氯离子协同转运蛋白 2（KCC2）的下调导致细胞内氯离子浓度增大，反过来，运动神经元的过度兴奋增强了 H 反射[102]。研究者也发现脊髓损伤后，损伤下段运动神经元的 5– 羟色胺能受体不再需要配体来产生内向去极化电流，这也导致了运动神经元兴奋性增加和痉挛[151-153]。这可能是一些患者报告的在开始使用 5– 羟色胺再摄取抑制药治疗抑郁症后痉挛加重的原因。

3. 传入神经出芽

初级传入信号从 SCI 部位出芽，可能引起感觉运动功能的变化，从而导致运动输出（反射反应的恢复）、感觉运动和自主性神经病理反应（如痉挛、疼痛和自主神经功能障碍）的自发性改善。损伤水平以下的传入神经出芽的驱动力之一是棘上输入的消失，它允许脊髓中间神经元、运动神经元（可能也包括节前交感神经元）的突触重组。这种传入和棘上输入之间的竞争性相互作用的现象在发育过程中和 SCI 后都起着重要作用。在 20 世纪 80 年代，有研究表明，通过切断猫的背侧神经根以去除传入信息后，下行系统将开始出芽。但是，若保留一个完整的备用背根系统，传入纤维的出芽将会取代下行系统的出芽[154]。

在最近的一项研究中，电刺激外周肌肉将促进传入纤维出芽，而切断背根则消除了成年大鼠的传

入终端[155]。结果显示脊髓神经元上的 CST 轴突末梢呈交互变化：外周电刺激使 CST 出芽减少，背根切断则使 CST 出芽增加。SCI 后传入纤维的竞争性出芽可促进运动功能恢复，但当抑制性调节（例如 H 发射增加）被严重破坏时也可引起非随意肌活动增加。

在损伤水平以下出芽的传入中，研究最多的是表达降钙素基因相关肽（calcitonin gene-related peptide，CGRP）的内脏传入，主要是伤害性 Aδ 类和 C 类纤维。已有研究表明 SCI 后 CGRP+ 传入出芽可导致自主神经反射障碍。SCI 后 Ⅰ～Ⅱ 板层 CGRP+ 传入出芽并向Ⅲ～Ⅴ 板层延伸[156]。CGRP+ 传入出芽的层状扩展被认为是增加了背角区域错误的伤害性输入的强度，而中间神经元连接可能影响中间外侧核的 SPN。越来越多的研究表明，CGRP+ 传入出芽和层状扩展的增加随后激活了新的局部和固有脊髓连接，这些连接在不同的脊髓水平募集了大量的 SPN[157]。

大量研究报道，激活固有和浸润的免疫细胞（小胶质细胞和巨噬细胞）有助于 SCI 后背角痛觉传入出芽和异常疼痛的缓解[47, 156]。活化的免疫细胞诱导的持续性炎症反应导致慢性胶质细胞病变、星形胶质细胞和小胶质细胞的活化，导致损伤水平上、下的慢性疼痛[47]。然而，研究 SCI 后疼痛发展的动物模型很大程度上局限于研究损伤水平以下机械或热刺激的行为改变。由于许多行为评估需要运动功能低于 SCI 水平的感觉运动反应，因此通常难以确定变化是感觉过敏还是运动过度兴奋 / 痉挛导致的[158]。

在啮齿类动物伤害性脊髓反射中，脊髓损伤后伤害性传入的出芽和疼痛信号处理的改变可以通过生理学和解剖学的方法进行定量研究。在大鼠中，皮肤躯干肌肉（cutaneous trunci muscle，CTM）反射就是这样一种伤害性反射，在背部夹痛时产生皮肤"抖动"反应。CTM 反射由一个三神经元环路介导：①从腰椎到胸椎节段背侧皮神经（dorsal cutaneous nerve，DCN）的 Aδ 类和 C 类纤维传入；②上行固有脊髓中间神经元；③位于颈胸交界处的 CTM 运动神经元池（C_7～T_1）（图 52-2）。电刺激 DCN 的 CTM 反射反应由两个连续部分组成：

首先 Aδ 类纤维被激活，接着激活 C 类纤维。这些 DCN 的激活还通过自主神经系统产生降低血压（BP）和增加心率（HR）的反应。节段性 DCN 激活以躯体组织方式产生运动和自主反应，这取决于在哪个节段 DCN 中刺激了哪些疼痛传入亚型（如 T_7 vs. T_{13}；图 52-2）[159, 160]。在 SCI 后的 CTM 反射中发现了生理可塑性：在 T_{10} 半横断损伤后，Aδ 类和 C 类纤维的伤害性高反射在损伤头端和尾端均存在；在 T_2 横断损伤后，伤害性输入可引起自主神经反射异常（目前用 DCN 刺激的加压反应表示）。为了更好地理解观察到的生理可塑性，在正常大鼠[160]和 T_{10} 半横断或 T_2 横断 SCI 大鼠中，使用霍乱毒素亚单位 B 标记 A 类纤维并用异凝集素 B4 标记 C 类纤维，对来自 T_7 和 T_{13} DCN 的 A 类和 C 类纤维的背角投射进行解剖学研究（图 52-2）。结果发现 SCI 后 DCN 传入纤维的中枢投射增加，支持解剖可塑性（即传入出芽）与生理可塑性（即伤害性高反射和自主神经异常反射）相关的观点。两个水平的 DCN 传入出芽在 T_{10} 半横断时比 T_2 横断时更明显，这可能是由于前者更靠近损伤部位。进一步的解剖分析表明，CTM 反射可作为研究 SCI 后残留连接、可塑性及 SCI 治疗方法的定性模型[161]。

七、调节远端可塑性的治疗策略

1. 神经调节：电刺激

SCI 后电刺激的观点是：电刺激可用于调节损伤水平以下的残存（但已改变）神经回路。在动物模型中刺激运动活性的方法包括椎管内[162]、硬膜外[163]和经皮[164]刺激。与称为功能性电刺激的直接肌肉刺激相比，这些脊髓电刺激（electrical spinal cord stimulation，ESCS）以更内在和协调的方式募集脊髓神经回路。关于 ESCS 的详细信息将在第 48 章中讨论，本章简要总结了动物模型中的 ESCS 研究。ESCS 在腰骶椎脊髓上的强直性刺激可在完全性 SCI 大鼠中产生运动样反应，如双侧步行模式[162-164]。在大鼠和猫中，单独的 ESCS 治疗可以唤起一些承重运动（尽管非常有限）。在临床上完全性 SCI 患者中，类似的刺激也可以产生运动样活动，但除了硬膜外 ESCS 联合部分负重训练疗法，尚未有实现负重的报道[165]。一项比较计算机模拟和实

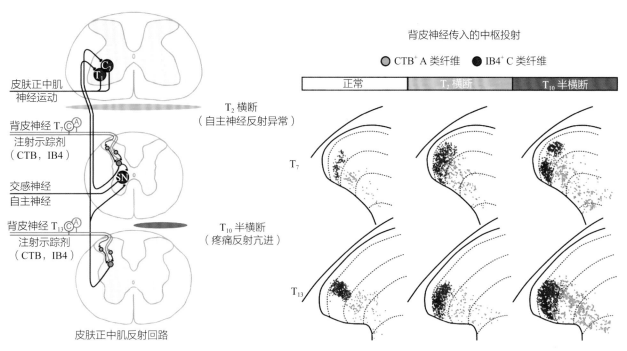

▲ 图 52-2　大鼠脊髓的节间反射，可用于研究远离 SCI 部位的伤害性传入可塑性

皮肤正中肌反射的多节段组织能够使用轴突示踪剂定量比较节段性背皮神经的传入背角投射，CTB 用于 A 类纤维示踪，IB4 用于 C 类纤维示踪。在 T₂ 横断或 T₁₀ 外侧半横断损伤后，分析 T₇ 和 T₁₃ 的背皮神经 A 类和 C 类纤维的中枢投射，分别研究 SCI 后传入出芽对自主神经反射障碍或伤害性高反射发展的作用

验数据的试验研究表明，ESCS 对运动神经元和中间神经元没有直接影响，但能够通过激活大的有髓传入细胞参与跨突触通路[166]。这表明本体感觉传入和皮肤传入的整合可能提高脊髓神经元的兴奋性和（或）调节中枢模式发生器网络。ESCS 诱发的运动行为依赖于刺激的强度、频率和部位。因此，刺激的优化方案将以 ESCS 最大限度提高 SCI 后康复效果为核心。一种设想驱动策略已被开发来产生电刺激，并在步态周期调节双侧后肢的运动[167]。这些刺激策略可以针对不同动物进行优化，以分别适应不完全性和完全性 SCI 大鼠的步态和平衡。

经皮神经电刺激（transcutaneous electrical neve stimulation，TENS）被认为能够调节背角的伤害性和本体感受传入，这在疼痛[168]和痉挛[169]的发展中发挥作用。TENS 可能通过减少这些传入纤维的活动或增加背角神经元的抑制作用而影响脊髓的感觉加工。此外，在 SCI 后早期应用 TENS 可能改变细胞和分子反应。例如，在 SCI 后 1 周应用 TENS 可缓解痛觉过敏，并与抑制胶质细胞活化、MAP 激酶活化、PKC-γ 和 p-CREB 表达，以及促炎细胞因子表达相关[168]。本体感觉传入的调节似乎与刺激频率相关，因为在 SCI 大鼠中，TENS 的高频（100Hz）刺激较低频（4Hz）可减少痉挛的发生[169]。尽管 TENS 获益效应的证据正在积累，但在频率、强度、电极位置和刺激时间点等方面仍需要标准化的刺激方案。

2. 药理学方法

在 SCI 早期以轴突再生为靶点的神经营养因子被广泛研究，证明其在损伤部位和远隔部位的慢性神经可塑性中也发挥重要作用[170]。例如，对于急性脊髓损伤[84]和慢性脊髓损伤[85]，基因修饰的成纤维细胞在损伤部位过度表达神经生长因子可以增强脊髓上轴突的出芽。在远离脊髓上方的神经元胞体应用神经生长因子（如 BDNF 和 NT-4/5），已被证明可促进远距离轴突的尾端再生[92]。5-HT 似乎能够直接影响皮质神经元的结构和功能可塑性（如躯体皮层定位重组）。联合 5-HT 受体激动药治疗中胸段横断 SCI 大鼠，可将未受累的前肢感觉皮质区扩展到横断的后肢感觉区和未受累的前肢运动区[171]。这种皮质扩展程度呈剂量依赖性，与后肢功能恢复呈正相关。此外，在半横切模型中观察到自发性的皮质重组[146]。脊髓损伤后功能的改善需要局部解剖的重组，而 5-HT 的治疗可以增强这种重组。

已知 BDNF 在 CNS 中具有神经调节作用，可改变神经元兴奋性和突触强度。BDNF 治疗增强了颈段半横断 SCI 后 7d 同侧膈肌的再激活[95, 148]。这些研究表明，同侧膈运动神经元通过突触前改变（例如交叉的棘上神经元出芽和突触加强）或通过突触后改变[可能触发 5-HT 和（或）谷氨酸能的 TrkB 受体的激活，如 NMDA 通路]来提高其兴奋性。而且，BDNF 还可以调节内在的神经元特性。在有痉挛症状的大鼠中（即 SCI 后 H 反射广泛增加），BDNF 治疗提高了 KCC2 的表达水平，并抵消了增加的 H 反射，反过来抑制了运动神经元过度兴奋[96]。

NGF 已被应用于减少脊髓损伤后自主神经反射障碍发展过程中 CGRP+ 传入出芽。过表达 NGF 显著增加了 T_4 横断脊髓损伤后 CGRP+ 传入出芽[172, 173]。鞘内注射抗 NGF 多克隆中和抗体可降低 SCI 后 NGF 的表达水平，并抑制 CGRP+ 传入出芽扩展至Ⅲ～Ⅴ层[173]。这显著降低了由结直肠扩张引起的自主神经反射障碍（43%）的严重程度。最近的一项研究已使用过表达 NGF 或生长抑制信号素 3A（Sema3A）的腺病毒载体对 NGF 的表达进行基因修饰[172]。Sema3A 在不同脊髓水平的过表达选择性地减少了 CGRP+ 传入出芽，并缓解了自主神经反射障碍的严重程度。

八、活动依赖的可塑性

在包括猫和啮齿类动物在内的动物模型中，SCI 后在部分减重的平板上进行运动训练可能会诱导承重步行能力的恢复，但受训动物由于承重能力和平衡性差，几乎不能离开平板行走。在猫中，刺激尾部或肛周传入纤维似乎激活了脊髓 CPG 的兴奋性，这也使在平板及有限的地面步行能力的恢复成为可能。在猫的运动功能恢复中发现的一个有趣的特征是存在与任务特异性的可塑性。也就是说，进行站立训练的去脊髓猫不能很好地步行，而那些进行了步行训练的猫则不能很好地站立[174]。这种任务特异性的可塑性似乎与参与每种任务的脊髓神经元特定的细胞 / 分子机制有关。由于 GABA 拮抗药改善了 SCI 后的步行能力，因此有研究比较了胸部横断 SCI 后进行步行或站立训练的猫的谷氨酸脱羧酶（GAD67）的表达[174]。SCI 后，腰髓中段Ⅸ板层的 GAD67 表达上调，但逐步的训练可将其降低至未损伤的对照水平。相反，与未经训练的受伤动物相比，经过站立训练的动物表现出更强的 GAD67 表达。在一项后续研究中，SCI 后进行 12 周站立训练的脊髓横断猫，在全身给予甘氨酸能受体拮抗药士的宁后 30～45min 内恢复了完全支撑体重的步行能力，而士的宁对那些步行训练的猫没有影响[175]。这些结果提示，脊髓损伤后，能够承重步行的神经环路仍然存在，但该环路的活动通过甘氨酸能抑制而被阻断。运动训练是一种很有前途的激活脊髓损伤下神经环路的方法，它可以诱导脊髓损伤后功能的恢复，至少可以恢复到自然恢复甚至更好的程度。

运动训练的益处不仅包括更好的步行和站立，还包括抑制脊髓运动神经元的过度兴奋。在 T_{12} 横断 SCI 大鼠中进行 14～28d 的运动，可将 KCC2 表达水平恢复到未损伤对照动物的水平，也可改善通过 H 反射评价的运动神经元的过度兴奋[176]。这些结果表明，运动即使不是任务特异性训练，也可以通过恢复 SCI 后细胞内氯离子浓度来恢复脊髓神经元膜的正常特性。有趣的是，运动训练介入时机也会产生影响。当早期应用时，可以减少 SCI 大鼠的疼痛传入出芽和疼痛行为，但延迟介入的运动训练则没有这种效果[177, 178]。

联合方法

在用于研究后肢运动功能恢复的猫 SCI 模型中发现，多种药物可以增强训练效果，包括肾上腺素能、5- 羟色胺能和谷氨酸能受体的激动药和拮抗药，已知这些受体在急性去大脑 / 脊髓猫中可触发或调节 CPG[179]。在 SCI 大鼠中，运动训练结合药物治疗和腰段脊髓电刺激显示出协同效应[73, 77, 90, 165, 175, 180]。例如，在大鼠脊髓损伤模型中，每天给予 5- 羟色胺能受体激动药喹哌嗪与 ESCS 和步行训练联合使用时，可观察到多种治疗方面的显著协同作用[180]。在另一个例子中，尝试了急性期运动训练结合抗 Nogo 抗体的治疗。在大鼠胸腰段 SCI 后，急性期单独使用抗 Nogo 抗体治疗或单独的强化平板训练能够改善运动功能[77]。然而，当两种治疗在损伤后早期一起给予时没有协同效应。那么"为什么两种独立的获益治疗未能显示协同作用或者甚至相互抵消？"这个问题可能有很多种解释，可能的答案包括给药时间、两种治疗的顺序和（或）联合治疗的相对剂量。此外，两种不同的可塑性机制之间可能存在冲突，即主动平板训练与笼内被动训练的靶机制可能不同，例如促进轴突再生与活性依赖的可塑性。总而言之，需要分别检测单个干预和多个干预的组合。

急性脊髓损伤患者的临床试验
Clinical Trials for Patients With Acute Spinal Cord Injury

S. Shelby Burks John Paul G. Kolcun Michael Y. Wang 著

一、概述

脊髓损伤（SCI）是一种独特的、具有挑战性的病症，很大程度上是由于其往往对个体的健康、功能和心理产生永久性的广泛影响。为改善这些结局（瘫痪、性功能障碍、二便失禁），需要通过药物或手术干预修复受损的脊髓结构。

这就是 20 世纪 SCI 研究的目标。在本章中，笔者将简要回顾评价急性 SCI 新干预措施的临床试验。本章将简述前几十年内的部分里程碑式的研究、最近或目前正在进行的试验，以及在不久的将来有望开展的研究课题。纳入的研究将讨论急性药物或手术干预，以减轻和修复 SCI 造成的组织损伤。读者应该理解临床研究在 SCI 管理中的作用，并了解未来的研究方向。

二、SCI 研究早期阶段的试验

相对新颖的科研方法及其相关工具如随机对照试验（randomized controlled trial，RCT）常常被人忽略。此外，这些方法在医学上的应用并不是立竿见影的：第一次真正的 RCT 是在 1946 年链霉素治疗肺结核时进行的 [1]。在下文，将介绍 SCI 研究史上的两项里程碑式的试验。

（一）国家急性脊髓损伤研究

国家急性 SCI 研究（National Acute SCI Study，NASCIS）是 SCI 科学的早期 RCT 之一，尽管存在争议，但仍然是 SCI 研究史上的一个重要里程碑。试验于 1979 年开始招募患者，1984 年公布了结果 [2]。

NASCIS 的目的是比较高剂量与标准剂量甲泼尼龙（methyLprednisolone，MP）治疗急性 SCI 后的结局。MP 是一种皮质类固醇，被认为可以抑制炎症级联反应，从而减轻 SCI 的继发性损伤。由于认为 MP 的疗效不存在疑问，该研究缺乏安慰剂组。与预期相反，两组间结果未观察到差异，提示 MP 缺乏临床效果。由于该结果及其他发现，试验提前终止，许多临床医生也放弃了 MP 在急性 SCI 患者中的应用。

此后不久，NASCIS-2 开始入组，其结果发表于 1990 年 [3]。此研究将患者随机分配至 MP 和纳洛酮治疗组。纳洛酮是一种阿片类拮抗药，可能对抗内源性阿片类物质的作用。这些内源性阿片类物质在脊髓中释放时，被认为会产生血管收缩和缺血作用。本研究还首次在 SCI 研究中设置了安慰剂治疗组。NASCIS-2 结果表明，与纳洛酮和安慰剂相比，如果在损伤后 8h 内开始给予 MP 治疗，24h 的持续给药可改善 SCI 患者预后。当时，一些研究者和临床医生将这些发现作为治疗急性 SCI 的新标准。

最后，NASCIS-3 于 1991 年开始入组，并于 1997 年发表结果 [4]。此试验旨在确定 SCI 后 MP 治疗的理想持续时间。患者被随机分为 3 组：24h MP 治疗（NASCIS-2 试验条件）、48h 的 MP 治疗或 48h 替拉扎特治疗（另一种类固醇，是有效的脂质过氧化抑制药，其并发症可能少于 MP 给药的预期并发症）。所有组在损伤后 8h 内开始治疗。由于 NASCIS-2 的阳性结果，本研究中未设置安慰剂组。

NASCIS-3 结果表明，对于在受伤后 3h 内开始 MP 治疗的患者，持续 24h 的用药是足够的。但如果在伤后 3～8h 开始治疗，48h 的持续 MP 用药与更好的神经系统预后相关（但感染风险增加）。

NASCIS-2 的发现和建议在没有传统的科学辩论和逐步达成共识的情况下迅速地在公众中传播，之后很快就出现了关于 3 项 NASCIS 试验方法的争议。主要的批评是缺乏强有力的、预先设定的试验终点。研究中使用的复杂临床指标的任何变化均视为神经功能变化，因此将其作为结果纳入。主要指标包括 SCI 后 6 周和 6 个月时的感觉和运动功能，通过详细的神经系统检查进行评估。此外，MP 治疗开始的关键时间点仅根据病例分析确定，而不是前瞻性确定和检验。最后，由于患者选择和随机化，该研究样本被批评为不具代表性，致使很少有人赞成研究者所得出的结论 [5, 6]。

目前，不同指南对 MP 在急性 SCI 治疗中的推荐程度不同，因治疗方案的严谨程度和风险因素而有所不同，使用"不推荐使用"和"可选"。这些风险包括败血症、肺炎和消化道出血等。2013 年，根据神经外科指南，不推荐大剂量 MP 给药，并且指出 MP 用药与包括死亡在内的不良反应相关 [7]。然而，这种在证据未发生大的变化的前提下观点却显著改变的现象，以及 2012 年一项 Cochrane 分析中也将其排除在外，都招来了外界的批评 [8]。最近，AOSpine 发布了 2017 版 SCI 新临床指南，给出了 MP 给药时间和持续时间 [9]。这些指南是由一个国际专家小组进行的广泛的系统性文献回顾和分析得出的结论。指南中建议在伤后任何时间避免使用 MP 长达 48h，对于伤后超过 8h 就诊或病情稳定的患者也不要使用 MP。然而，他们确实建议对受伤后 8h 内的成年患者进行 24h MP 治疗，引用的证据效力弱。尽管如此，MP 的使用问题仍存在争议，关于其有效性和安全性的争论仍在继续 [8, 10, 11]。Bowers 等 [11] 于 2016 年发表的来自一组慢性 SCI 患者的调查数据报告称，尽管详细说明获益程度及可能的并发症，但大多数患者愿意为了运动或感觉恢复的微小可能性而承担危险不良反应的风险。作者得出结论，意识清醒的患者应在合适的时机参与使用类固醇的决策 [11]。RCT 研究对于 NASCIS 试验仍然具有潜在的重要影响。

（二）神经节苷脂研究

1986 年，评价 GM-1 神经节苷脂（sygen）的首个 RCT 研究开始入组，这是一种有前景的 SCI 新疗法。神经节苷脂是在神经元细胞膜外叶上发现的复杂糖脂。在实验中，它们被证明可以增加神经突的生长和恢复损伤后的神经元功能。该初步研究为双盲试验，包括一个安慰剂组。试验开始仅 1 年多，结果就于 1991 年发表 [12]。该试验在 SCI 患者受伤 72h 内开始神经节苷脂治疗，并持续数周（取决于住院病程）。两个公认的临床指标（Frankel 量表和 AIS 分级）用于评价结局，结果发现治疗组和安慰剂组之间存在显著差异 [12]。

在 1992—1997 年，进行了一项更大的多中心 RCT 研究，以扩展 1991 年的研究结果。该研究包括 3 组共 760 例患者：2 个 GM-1 治疗组（用于剂量、效应分析）和 1 个安慰剂组。如此大的研究人群可以作为一个模型来理解广义的 SCI 恢复。试验结果发表于 2001 年 [13]。主要结果是改良 Benzel 量表的两个量级的改善，这令人印象非常深刻：这一变化被认为反映了显著的功能改善。然而，虽然在 6 个月后的中期神经学评分有差异，但该差异在 1 年后时失去了显著性。这些发现表明治疗组患者的恢复速度快于对照组，但两组患者在试验结束时功能水平相近。亚组分析也表明，轻度损伤患者的获益可能更大。

有趣的是，随着 Sygen 研究在 NASCIS-2 发现（以及推广使用 MP 作为标准治疗）发表后不久开始，Sygen 研究人员将遵守 NASCIS 方案作为研究的入选标准。因此，本研究中测量的所有 GM-1 效应均是在伴随 MP 给药的背景下测量的。这种联合治疗不仅削弱了关于 GM-1 本身作用的任何结论，还可能由于药物间的相互作用而引起不希望的作用 [14]。最后，1991 年 GM-1 初步研究的鼓舞人心的结果导致出现了许多出于同情用药而同意使用 GM-1 的情况，这导致 2001 年试验的入组患者减少。

Sygen 试验是 SCI 研究者从过去 RCT 研究的失误中吸取教训的早期例子。这两个试验，共包括 2712 名患者，试验设计的科学严谨性很高。与 NASCIS 试验一样，早期的宣传限制了研究的成功实施。另外一个有利因素是这些试验严格研究了创伤性 SCI 的自然病程，告知了此后的研究者检测有临床意义的效应所需的样本量。

三、当代的试验

物理和生物科学的进步扩大了 SCI 的潜在治疗范围。信息技术的发展使人们能够对大量数据进行更加精确和实质性的分析。此外，一个联系日益密切的全球社会允许进行跨越国家和大洲的多机构研究。正是在这种大环境下，进行了许多神经保护和恢复性 SCI 疗法的现代试验。在本节中，将简要描述这些研究和其他近期研究，这些研究主要根据作用机制开展的。

（一）神经保护治疗

1. 急性脊髓损伤手术时机的探讨

从 2002 年开始，颈段 SCI 患者被纳入急性脊髓损伤手术时机研究（Surgical Timing in Acute Spinal Cord Injury Study，STASCIS），这是一项多机构前瞻性队列研究，旨在评估伤后早期与晚期减压效果。试验持续到 2009 年，结果发表于 2012 年[15]。早期手术指在伤后 24h 内完成。所有患者均接受减压术，旨在缓解神经结构压力并促进灌注，同时进行内固定融合。主要结局是术后 6 个月的 AIS 分级。

试验结果表明，接受早期手术的患者获得至少两个 AIS 等级改善的概率显著较高。试验共入组 313 例患者，182 例接受早期减压手术，131 例接受晚期减压手术。在 6 个月时，接受早期手术的患者中有 19.8% AIS 分级改善超过 2 级以上，而晚期手术组患者为 8.8%。值得注意的是，早期手术组有较高比例的 AIS A 级和 B 级损伤，而晚期手术组在基线时有较多的 AIS C 级和 D 级损伤。对本试验的一个主要批评是在晚期手术组中观察到的神经功能恢复可能存在上限效应。

STASCIS 研究表明 SCI 患者早期手术是安全可行的：两个队列之间的并发症发生率没有显著差异。事实上，早期手术队列的并发症较少。必须注意的是，STASCIS 并未将患者随机分配至两个队列。根据到达医院和接受评估的时间，患者被分配接受早期或晚期手术，最终由外科医生决定。研究人员指出，早期手术队列中的患者年龄明显更小，并且如上所述具有更严重的损伤。多变量分析确认了该研究结果，从而解释了队列之间的这些差异。然而，这些因素可能会影响外科医生追求更积极的管理，包括早期手术。

虽然 STASCIS 是一项具有历史意义的早期试验，但随后进行了大量更科学严谨的研究，以进一步研究手术干预的时机[16-18]。然而，最近的一项系统综述表明，目前文献中可用的证据质量可能低于之前的观点[19]。为此，未来应进行高质量的研究，以明确急性 SCI 后手术时机的影响。一项 RCT（NCT02673320）比较了早期减压（损伤后 48h 内）和晚期减压（损伤后 15d）的伴有四肢瘫的颈段 SCI 患者的功能结局，并在术后随访 2 年以评估长期影响。

2. 自体巨噬细胞疗法

自体巨噬细胞移植被认为能够操纵急性 SCI 的免疫激活，改善神经纤维再生。继证明自体巨噬细胞移植治疗人类完全性 SCI 患者安全性的 I 期试验获得成功结果后[20]，开展了一项 II 期单盲 RCT 研究，以确定巨噬细胞治疗的效果。研究在 2003—2009 年进行，结果发表于 2012 年[21]。美国和以色列 6 个 SCI 中心的完全性 SCI 患者在损伤后 14d 内入选，随机接受自体巨噬细胞移植或标准治疗。从患者皮肤和血液中获取自体巨噬细胞，纯化后用于移植。主要结局为 6 个月时的 AIS 分级。

尽管临床前数据支持巨噬细胞移植治疗 SCI，但移植组患者和对照组患者的 AIS 分级变化无显著差异。事实上，研究人员发现了一种有利于对照组的趋势，尽管这种效应只是接近但未达到显著性。但是值得注意的是，这种改善仅在感觉功能方面，而无运动功能改善。两组间运动功能改善无显著差异，可能是由于对照组少数患者肛门自主收缩功能的恢复所致。研究者们还推测，其中的一些影响可能是由于手术或康复相关变量产生的，而这些变量在研究中没有测量。研究人员希望细胞生物学的最新发现及巨噬细胞采集和制备的改进可能会增强该技术用于未来的研究。

3. Cethrin

Rho 是一种细胞外基质再生抑制因子，与生长锥塌陷有关。在下游，细胞内 Rho 通路与中枢神经系统损伤后的疾病过程密切相关。该通路的蛋白抑制剂，Cethrin（BA-210），已被用于急性 SCI 研究。在一项 I / II a 期开放标签试验中，2005—2007 年入组了完全性 SCI 患者。2011 年公布了试验结果[22]。主要观察指标为用药后 6 周神经功能改变，以 AIS 分级为准。

为了评估药物的安全性和剂量效应，将患者按逐渐增加剂量的 Cethrin 进行分组。对 48 例颈段和胸段 ASI A 级损伤的患者在 SCI 部位硬膜外注射 Cethrin。剂量范围为 0.3～9.0mg。这些水平的选择基于药理学疗效限制和不良事件概率的临床前数据。如果患者接受的剂量不是被分配的剂量，则按照意向治疗分析结果。

研究者认为，Cethrin 给药安全且可耐受。未发生归因于药物的不良事件，也未发生过敏反应。死亡和其他不良事件归因于原始损伤或其他医学原因。虽然是初步的结果，研究人员也注意到，对于接受 1mg 或 3mg 治疗的颈段 SCI 患者，AIS 运动评分的改善明显大于预期的自发恢复。研究人员目前正在一项 II b/III 期双盲、安慰剂对照、多中心研究中招募急性颈髓损伤（AIS A 级或 B 级）患者。计划招募至 2018 年 6 月（NCT0269849）。

4. 利鲁唑治疗急性脊髓损伤的临床研究

2010—2011 年，一项多中心 I 期试验评估了利鲁唑（riluzole）在严重脊髓损伤患者中的安全性。利鲁唑是一种钠通道阻断药，通常用于肌萎缩侧索硬化。结果发表于 2014 年，证明没有与药物相关的不良事件，同时提示实验组患者有重要的临床获益[23]。特别是，利鲁唑治疗的患者在伤后 90d 时下肢运动功能明显改善。

为了进一步研究这些发现，利鲁唑治疗急性脊髓损伤研究（Riluzole in Acute Spinal Cord injury Study, RISCIS）于 2013 年开始实施并入组患者[24]。这是一项治疗组和安慰剂组的多中心、双盲 RCT。主要结局是从基线到伤后 6 个月的运动功能变化情况。在本文发表时，RISCIS 仍在积极招募患者中，

研究者尚未公布初步数据（NCT01597518）。

5. 低温疗法

低温疗法（therapeutic hypothermia，TH）已在 SCI 领域进行了深入研究。20 世纪下半叶就已证明过温度过低将导致并发症，以及局部应用低温疗法不如全身治疗有效[25]。然而，在 20 世纪 90 年代，随着研究者对温度、实施方法和治疗持续时间等安全参数的确立，人们对 TH 重新产生了兴趣。

如今，大量临床研究为临床前研究提供了丰富的数据支持，证明了在急性 SCI 患者中使用中度低温（28～32℃）的疗效[26]。在本文发表时，正在进行一项观察性研究，以确定血管内低温对 SCI 患者神经系统结局的影响（NCT01739010）。这些患者的结果将与在过去在正常体温条件下接受治疗的患者的结果进行比较。

近期将有一项大型、多中心 RCT 研究开始招募患者。该研究旨在明确评估急性 SCI 中度 TH 疗效结局的有效性和一致性。低温疗法方案的复杂性及调温技术和设备的可变性是设计此类试验需要克服的障碍。

6. 急性血压管理

严格的血压管理是脊髓损伤后临床处理的重要组成部分，因为脊髓损伤引起的脊髓休克或出血继发的长时间低血压可引起脊髓缺血性损伤。真正的目标是维持有效的脊髓灌注压，这与脑灌注压非常相似，是由平均动脉压（mean arterial pressure，MAP）和椎管内压力之间的梯度决定的。目前的指南要求进行连续血流动力学监测，颈髓损伤后第一周目标 MAP 为 85～90mmHg[7]。最近的文献表明，去甲肾上腺素维持目标 MAP 的疗效优于多巴胺[27]。应该注意的是，如果诱发持续性高血压会给已经处于脆弱临床状况的患者带来额外的医疗风险，因此应谨慎处理[28]。

在本文发表时，一项 III 期双盲 RCT 研究（NCT02232165）正在比较急性颈胸段 SCI（伤后 12h 内，损伤水平在 T_{12} 及以上，AIS A～C 级）患者伤后 7d 的最低目标 MAP 65mmHg 与 85mmHg。主要结局指标是伤后 1 年的运动评分。另一项试验（NCT02878850）正在对比较高的 MAP

85～90mmHg 与 65～70mmHg 的差异，时间点同样为伤后 7d。该研究纳入急性颈胸段 SCI（T_8 及以上，AIS 分级 A～B 级）患者。

7. 脑脊液引流

另一种改善脊髓灌注的方法是通过脑脊液（cerebrospinal fluid，CSF）引流降低椎管内压力，进而降低损伤脊髓灌注所需的 MAP。动物模型的初步数据显示了该技术的良好结果[29]。

2009 年发表的一项 I 期试验评估了 CSF 引流在 22 名患者中的疗效。虽然伤后 6 个月的 AIS 运动评分无变化，但研究队列中也未观察到不良事件。目前，一项 II 期 RCT 研究（NCT02495545）正在研究使用脑脊液引流联合升高 MAP 与单独升高 MAP 的疗效差异。在本文发表时，试验正在积极招募急性颈段 SCI（损伤后 1d 内，C_4～C_8 节段，AIS A～C 级）患者。

8. 急性间歇性缺氧

动物研究表明，短暂而温和的低浓度氧气可能通过 5- 羟色胺和脑源性神经营养因子的作用，刺激某些运动神经核的可塑性。慢性不完全性 SCI 受试者的初步数据显示，当结合某些锻炼时，运动功能会有中度改善[30-32]。迄今为止，尚未在人类试验中报告归因于急性间歇性缺氧（acute intermittent hypoxia，AIH）的显著不良事件。

在本文发表时，3 项 I / II 期 RCT 研究正在进行中，以研究 AIH 对慢性不完全性 SCI 患者各种功能指标的影响（NCT02274116、NCT02323945、NCT02323698）。另一项试验（NCT02323945）比较了 AIH 与室内空气对亚急性不完全性 SCI 患者（伤后 2～4 个月，C_2～T_{12} 节段损伤）步行功能的影响。截至目前，这些试验尚未公布初步结果。

9. 抗 Nogo-A 抗体

Nogo-A 髓鞘蛋白已被证明可以抑制损伤后神经突的生长和恢复[33]。相应地，该分子也成了 SCI 后免疫调节的靶点，在啮齿类动物 SCI 模型中取得了可喜的结果[34]。一项正在进行的人源化抗 Nogo-A 抗体（ATI-355）的多中心 I 期试验（NCT00406016）于 2011 年完成。本研究包括 51 例急性颈胸段（C_5～T_{12}）SCI 患者。在本文发表时，试验结果尚未发表。

（二）细胞重建术

1. 少突胶质前体细胞

少突胶质前体细胞移植被认为有助于脊髓损伤后的中枢神经再髓鞘化。AST-OPC1（Asterias Biotherapeutics，Inc，California）是一种少突胶质前体细胞系，目前正在进行 SCI 患者的 I / II 期试验（NCT02302157）。本试验是 FDA 批准的首个 SCI 患者干细胞移植试验——Geron 试验的延续。Asterias 试验于 2015 年开始招募患者，预计 2018 年年底结束。研究有两个队列：一组将接受一次 200 万或 1000 万个细胞的注射，而另一组将接受两次 1000 万个细胞的注射（共 2000 万个细胞）。

该试验主要关注细胞剂量增加的安全性。主要评价结局是给药一年内发生的与细胞注射相关的不良事件数量。该研究将通过上肢运动功能评价持续检测给药后的一年内神经功能变化。在本文发表时，本试验的结果尚未公布。研究者正在美国多个中心积极招募患者。

2. 人脊髓源性神经干细胞

已有假说认为 SCI 后神经干细胞可刺激神经再生和突触形成。临床前证据显示诱导神经干细胞治疗的动物 SCI 模型有一定程度的功能改善[35]。目前正在研究一系列人脊髓源性干细胞（Neuralstem，Inc，Maryland）用于 SCI 后的功能恢复。在一项正在进行的 I 期试验中，8 名患者（颈段和胸段损伤患者各 4 例，均为 AIS A 级）将接受这些细胞治疗，并至少随访 6 个月。由于这主要是一项评价安全性的研究，因此无对照组。

主要结果是归因于治疗的不良事件或显著的实验室检查异常，将在为期 6 个月试验期间进行持续评估，并将在此后进行每年 2 次共计 4 年的随访。次要结果包括移植细胞的存活率，以及 6 个月后的慢性期评估的各种临床指标。在本文发表时，该研究尚未公布任何结果。

3. 自体施万细胞治疗

移植的施万细胞已经被证明可以促进轴突髓鞘形成，并在 SCI 后发挥神经保护作用。最近完成了一项旨在确定自体施万细胞（Schwann cell，SC）移植治疗亚急性胸段 SCI 安全性的 I 期、开放标签、非盲初步研究。该试验于 2012—2016 年在迈阿密大学进行，结果发表于 2017 年[36]。这项研究首次将大量临床前数据描述的施万细胞移植行为和临床效果转化到了人类患者身上。该试验从 6 例患者自身腓肠神经中获取干细胞，纯化后进行移植。疗效的主要终点包括 3 个参数（功能状态、影像学评估和神经病理性疼痛）从基线到此后 12 个月的变化。安全性的主要终点包括神经系统稳定性和不良事件等。由于研究设计的复杂性，方案的依从性和可行性也作为主要终点被纳入。

记录的不良事件通常是与创伤和 SCI 相关的不良事件，以及住院时间延长。此外，没有观察到与 SC 移植直接相关的神经功能变化。因此，研究人员得出结论，在人类患者中，SC 移植和存在于新损伤的脊髓内是安全的。

虽然在这项试验中没有明确的 SC 疗效的表现，但研究人员目前正在慢性 SCI 患者中进行另一项类似的 SC 移植的试验，在该试验中可以使用更高剂量的 SC（NCT02354625）。这项试验于 2015 年在迈阿密大学开始招募患者，预计很快就会完成。它将包括 4 名颈段 SCI 患者和 6 名胸段 SCI 患者。每组至少有 2 例患者为 AIS A 级损伤。这将提供关于 SC 移植安全性和存在于人脊髓内的进一步临床数据，并可能提供临床有效性的初步证据。

4. 米诺环素

抗生素米诺环素（Minocycline）在许多临床前试验中表现出神经保护作用，包括在 SCI 动物模型中。在这些研究中，药物治疗与功能和组织学的改善相关。最近，在 SCI 后的人类受试者中进行了米诺环素的 II 期安慰剂对照双盲 RCT 研究[37]。主要结果包括神经和功能的影响及不良事件。1 年后的运动功能（采用 ASIA 脊髓损伤评定量表测量）改善为次要结局。

除 1 例患者肝酶轻度升高外，未发生归因于药物的不良事件。颈段损伤患者对药物的反应大于胸段损伤患者。然而，尽管功能状态略有改善，且药物在该临床环境中可安全使用，但在总研究人群及亚组中未观察到显著性的功能改善。

目前，一项始于 2013 年的 III 期试验正在积极招募患者（NCT01828203）。预计试验将于 2018 年

年中完成。研究者希望在更大的样本人群和更精确的给药方案中获得比 II 期试验更强和更有说服力的结果，II 期试验确实提示在急性 SCI 后使用米诺环素是有益的。

5. 生物材料脊髓支架

2016 年首次在人体中报告使用支架促进轴突再生，使 SCI 患者的神经功能由 T_{11} AIS A 级转为 L_1 AIS C 级[38]。这涉及在手术时将可吸收生物支架置入挫伤的脊髓实质内。自 2014 年以来，INSPIRE 研究（NCT02138110）一直在开展体内试验，这是一项多中心开放标签 III 期试验，旨在评估急性（损伤在 4d 内）胸段 SCI 患者神经支架植入的效果。所有入组患者必须是完全性 SCI 患者。主要结局指标为术后 6 个月的 AIS 分级。本文发表时，该研究正在积极开展但未招募患者，尚未发表初步结果。

四、未来展望

研究所采用的工具将会持续发展。与前几代人一样，新的、无法预料的科学、经济、政治力量将推动研究人员朝未知的方向前进。SCI 研究的未来看似遥远，也许可以通过历史的经验和教训窥见其中的一部分。本节将探讨有前景的新的研究领域。但是，我们必须要认识到 SCI 研究的领域变化太快，不可能在一篇文章里捕捉其所有趋势。因此，读者可以参考 Spinal Cord Outcomes Partnership Endeavor（SCOPE）的成果，了解正在进行的基于细胞和外科干预及康复的试验（www.scope-sci.org/trials）。

（一）神经刺激

功能神经外科不断出现用于调节大脑和脊髓神经功能的新技术。在 SCI 领域，这些干预措施通常针对损伤后的特定症状，如神经病理性疼痛、肠道和膀胱功能，以及自主神经功能紊乱[39]。目前正在进行一项干预性试验，以评估脑深部电刺激在各种慢性和急性 SCI 环境中的应用（NCT02006433）。

SCI 后保护和恢复运动功能的新尝试也在研究中。基于广泛的临床前数据，初步研究已经证明，通过靶向神经刺激，人类 SCI 患者的手功能[40]和下肢功能[41]得到改善。随着这些技术被引用和公开，应进行随访时间更长的大规模多中心试验，以

证明这些干预措施的长期安全性和有效性。

（二）迷走神经刺激和炎症调节

多年来，SCI 后炎症级联反应一直是研究热点。细胞和化学因素及其与损伤神经组织的复杂相互作用仍不清楚。许多研究者将靶向免疫反应治疗作为 SCI 后的神经保护策略。

一项正在进行的新试验旨在评价迷走神经刺激（vagal nerve stimulation，VNS）在减少 SCI 后炎症反应的有效性（NCT02983266）。VNS 是一种公认的减少全身炎症反应的技术，但其在 SCI 领域中的应用是全新的。迷走神经传出活动的刺激部分通过释放乙酰胆碱和减少血清促炎细胞因子（包括 TNF-α）发挥作用 [42]。在本干预性 RCT 研究中，受试者将接受无创 VNS 或对非迷走神经支配区域进行假刺激，评估并比较生理应激反应和血清炎性生物标志物的变化。

血清炎性生物标志物也被研究作为损伤严重程度和自发恢复的预测因子。当前的一项观察性试验正在评估 SCI 患者损伤后最初几天内的血清炎性标志物，并重复测量持续长达 1 年（NCT02731027）。这些测量值将与每个时间点的 AIS 分级相关联。

在本文发表时，这些试验还处于初级阶段。这些研究和其他研究的结果可能导致对 SCI 炎症反应的更深理解，以及指导新的研究方向。

五、结论

急性 SCI 是人类生活中最具破坏性的事件之一，其影响范围不仅仅局限于患者本身，也将影响其家庭和社会。因此参与 SCI 治疗的医生和研究人员必须继续追求有效的、可负担的治疗方法。本章中描述的试验是 SCI 研究领域中最有代表性和示范意义的。经过众多研究者的不懈努力，我们已逐步加深对 SCI 的了解，也开发出了许多治疗方法，但仍有许多未解之谜等待我们去探索。期待未来 10 年内能够揭示更多待回答问题的答案，并发展出评估、治疗甚至治愈患者的新方法。

脊髓损伤后感觉－运动功能恢复中活动依赖机制的基本概念

Basic Concepts Underlying Activity-Dependent Mechanisms in the Rehabilitation of Sensory-Motor Function After Spinal Cord Injury

V. Reggie Edgerton　Yury Gerasimenko　Parag Gad　Dimitry Sayenko　著

一、一般概念：站立和行走的控制

科研人员和临床医生一直在致力于寻求能够在脊髓损伤（SCI）后促进人类行走和其他运动，以及自主功能恢复的干预措施，并取得了相当大的成功。众所周知，四足动物行走和站立的神经控制是在接受皮肤和本体感觉输入的脊髓网络内处理的，即使没有任何来自大脑的输入[1, 2]。从定性上讲，人类腰骶部脊髓中存在着相同类型的详细控制的可能性，并且在运动完全性 SCI[美国脊髓损伤协会损伤量表（AIS）A 级和 B 级] 患者中取得了一些成功，在受伤后 1 年多恢复了一些自主运动[3-7]。本章将讨论一些重要的前沿进展，例如寻求实现慢性（病程超过 1 年）完全性运动麻痹患者的无辅助、完全负重的站立。在慢性运动完全性脊髓损伤的动物模型中，完全负重、无辅助情况下的行走试验也取得了显著的成就。然而，这一目标尚未在人类受试者中完全实现。这些进展和以改善运动功能为目标的干预措施将在本章讨论。

在发生完全性和不完全性 SCI 后，改善步行和站立功能方面的最新进展的一般理念是：大脑产生步行或站立的指令，一旦做出站立或迈步的决定，只要这种意图持续存在，下肢、躯干和上肢肌肉组织激活模式的大部分详细调制就由脊髓神经网络控制。这在很大程度上是自动完成的，脊髓网络能够实时处理本体感觉和皮肤输入。目前还不清楚人类脊髓在没有脊髓上中枢帮助的情况下如何自动执行这些运动功能。然而，越来越明显的是，适当的康复（活动依赖）策略的潜在影响被大大低估了。例如，当大鼠、猫和人类在脊髓损伤后获得反映特定运动的感觉输入时，显著的协调运动控制可以在脊髓水平上实现。

本章重点介绍以下两个基本概念。首先，脊髓是一个重要的信息处理和决策中心。其次，脊髓的处理能力是经验依赖性的。脊髓网络的功能特性和潜能由运动任务决定。为了说明这些概念，比较未损伤（对照）受试者和不完全 / 完全 SCI 个体行走的神经控制理论模型是有价值的（图 54-1）。

在胸段不完全性损伤后，一些（但不是全部）正常投射到下脊髓节段和运动池的下行轴突在损伤部位发生功能性中断[8]。功能性突触的丧失导致残存的完整神经元和损伤神经元及其突触的功能特性发生显著变化。尽管这些变化是多种因素造成的，但未损伤投射及其新形成的功能连接的适应性和相对重要性可导致显著和快速的功能恢复。在最初的损伤中幸存下来的剩余突触的数量、大小和突触表面相对于它们原来的，甚至是新的神经元靶点很快就发生了改变[8, 9]。此外，如果不通过训练或康复的形式使用残存的感觉－运动网络，这些新形成的连接很可能导致更多的异常突触，对损伤后的运动功能有重大影响[10]。

脊髓损伤后脊髓通路功能变化的细节可以通过损伤后新产生的活动模式或水平来确定。这些与活动相关的变化似乎是获得性的（即路径的功能可根据占主导地位的活动模式进行强化或抑制）。在严重的脊髓损伤后，可能很少或没有步行模式的自主控制，但剩余的脊髓网络可以促进产生步行模式，特别是在一些连接在损伤后一段时间内仍能保持功能的情况下。也许，这些网络获得了比正常情况下更独立于脊髓上控制的功能，特别是当练习运动任务时。例如，不完全性 SCI 患者可以通过行走训练改善其步行能力，而其下肢运动的随意控制没有任何改善（图 54-1）[4, 11, 12]。脊髓上的变化也发生在不完全性 SCI 患者的步行训练中[13]。似乎病变远端相对少量的剩余下行功能输入可以变得非常有效，这可能是由于伴随的脊髓和脊髓上结构的适应性改变。

SCI 后不仅仅导致神经功能丧失，肌肉萎缩也会使产生动作电位的比例降低[14]。然而，SCI 后肌肉萎缩的程度在个体间有很大的差异，目前尚无针对这种差异的合理解释。一些人认为可能是由于不同痉挛程度或药物使用所致，但尚未深入研究。肌肉产生力量潜能的改变也会影响控制动作的能力。对于残存的神经功能而言，可募集的肌纤维（或运动单位）越多，产生的力量就越大[15]。在脊髓损伤后，我们能在多大程度上使肌肉质量和功能正常化仍不清楚。从本质上讲，脊髓损伤后运动恢复的目标应该是结合训练运动任务的神经控制和恢复肌肉的潜能，使其在给定的神经控制水平下产生更大的力量。

二、感觉信息：由脊髓监测和处理

各种类型的感觉输入（例如来自肌梭、高尔基肌腱器官、肌肉中的游离神经末梢、关节感受器和皮肤感受器）都能提供信息，可用于识别步态周期中不同阶段、不同时间点和不同负荷水平相关的、保持站立姿势的特定瞬时激活模式。这些感觉信息似乎足以使脊髓"预知"刚刚发生的和下一步应该发生的事情。刚刚发生的事情被立即在一个给定时间点之前发生的兴奋性和抑制性事件记录下来。似乎有合理的理由认为脊髓已经进化，因此其神经通路能够很容易地识别适当的感觉线索模式（例如，当一条腿开始进入摆动阶段，而另一条腿在步态周期的早期站立阶段）。我们认为脊髓网络以一种动态适应的模式来解释一个完整或"完全形态"模式的传入输入，这些传入输入来自整个外周传感器的集合。本质上，这使得脊髓网络能够作为一个前馈系统发挥作用，从而在实时或在给定动作之前做出与情形相适应的决策[16]。

事实上，在步态周期中投射到脊髓的感觉信息的集合模式时时刻刻都在为下肢提供运动学和动力学的精准信息。反过来，脊髓神经回路能够识别这种模式，并通过产生足够启动和维持步态周期下一阶段循环的适当运动信号（图 54-2），即使需要反向或侧向步行（图 54-3）。考虑到 1G 环境中数百万年来姿势和运动系统的进化，人们可以更容易地理解脊髓神经回路是如何进化成能够常规地处理和利用与姿势和移动相关的高度可预测的感觉输入模式的。这一概念隐含着这样一种可能性，即脊髓回路不仅可以根据感觉信息来纠正动作，而且还可

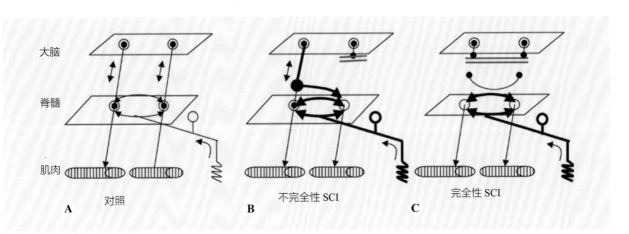

▲ 图 54-1　与未损伤（对照）状态（A）相比，脊髓与大脑的上行和下行信号发生不完全（B）或完全（C）中断后可能发生的运动和适应性事件控制的一般概念模型

粗线表示的是 SCI 后可能至少在功能上适应的通路。在不完全模型（B）中，脊髓上和脊髓最可能以改善功能的方式适应。然而，最重要的适应性改变发生在脊髓，而不是大脑对脊髓的信号输入（C）。SCI. 脊髓损伤

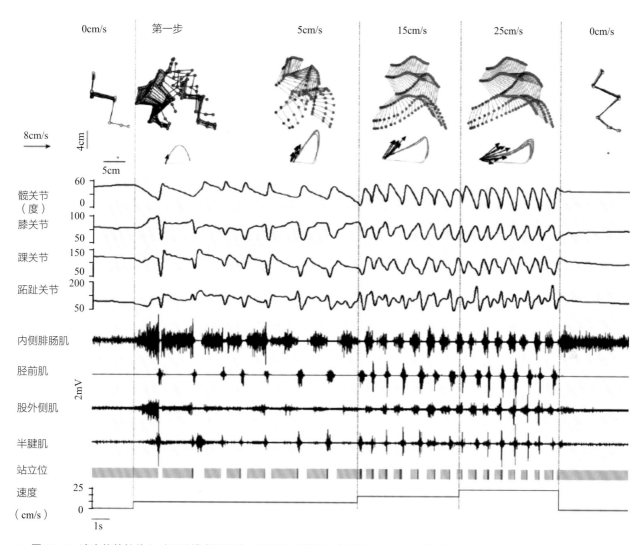

▲ 图 54-2 速度依赖性传入对运动模式的影响。后肢运动学和肌电图（EMG）活动的代表性示例，记录连续的步态序列，在此期间平板的速度逐渐改变（0、5、15、25 和 0cm/s）

改编自 Courtine G, Gerasimenko Y, van den Brand R, et al. Transformation of nonfunctional spinal circuits into functional states after the loss of brain input. *Nat Neurosci.* 2009;12(10):1333-1342. doi:10.1038/nn.2401

以预测正常步态下的正确模式。换句话说，脊髓回路的反应是一个前馈控制系统[16]。

在步行或站立时通过脊髓传递的有意义的感觉信息成分在概念上似乎类似于字母、单词、短语和句子之间的关系。例如，肌肉中单个感觉感受器不同组合的激活可能代表一个词，包括协同肌和拮抗肌作用在内的信息可能提供关节之间的短语。最后，控制双下肢所有关节的肌肉之间的感觉集合可能以句子的形式向脊髓发送复杂的信息。因此，不同感受器来源和模式的不同组合形成了有意义的词、短语和句子，供脊髓解读。作为回应，通过预测和识别传入输入所产生的"单词""短语"和"句子"，可以部分地生成运动激活模式序列。脊髓网络不仅可以识别感觉输入的存在与否，而且可以动态识别多种输入的组合。脊髓网络似乎能够识别和预测时间模式，并检测和纠正与有效迈步或无效感觉模式不一致的运动和机械事件模式。

感觉信息在为脊髓提供控制源方面是有帮助的，但它必须加以处理后再进行利用，否则可能产生非常不利的后果。SCI 后，一个共同的特征是整个感觉运动回路出现异常连接，其中，一个给定的感觉输入源可以反射性地在多块肌肉之间产生不协调的收缩，这一现象属于痉挛的范畴[17]。对此，医生最初一致的反应是使用抗痉挛药物。对于患有严

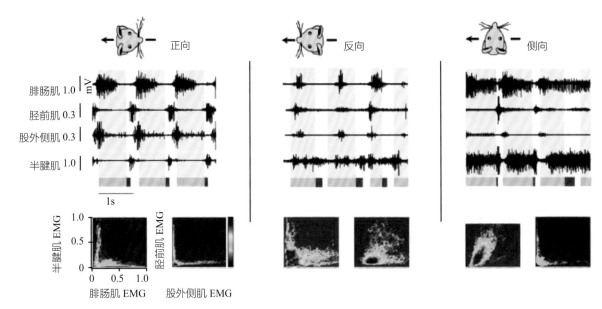

▲ 图 54-3　方向依赖性传入对运动模式的影响

正向、反向和侧向连续运动过程中原始 EMG 活动的代表性示例。对同一只大鼠同一个肌群进行了三个方向的 EMG 检测，对应侧向运动的前肢。标准化肌电振幅在半腱肌、腓肠肌内侧肌、胫前肌和股外侧肌之间的概率密度分布显示在底部。L 形图案表示一对肌肉之间的交互激活，而线形图案表示共同激活 [改编自 Courtine G, Gerasimenko Y, van den Brand R, et al Transformation of nonfunctional spinal circuits into functional states after the loss of brain input. *Nat Neurosci.* 2009;12(10):1333-1342. doi:101038/nn.2401]

重不受控制的痉挛的患者，这些药物可能是缓解痉挛及其所引起的僵硬的唯一方法。然而，在减少痉挛和相关反射性运动的同时，巴氯芬的使用不仅会减少控制姿势和运动的脊髓神经回路可获得的感觉信息量，而且还会减少运动单位被激活时产生的收缩力[18]。考虑到脊髓损伤后，脊髓上随意控制从轻微到完全不同程度的受损，此时能够从感觉系统得到的控制可能变得非常关键。因此从理论上讲，通过抗痉挛药物减少这种感觉输入有可能对姿势和运动产生负面影响。这里一个重要的观点是要认识到脊髓网络兴奋性的水平和部位在正常范围以外（过高或过低）都将限制运动控制。每个患者都应该与医生和护理人员协商，需要在抗痉挛药物的即刻和长期效应之间进行取舍。

除了抗痉挛药物，另一种常用的消除痉挛的策略是肌肉注射肉毒杆菌毒素诱发神经肌肉接头水平的麻痹，其效果可持续数月。由于没有信息传入和力的产生，注射部位的肌肉将迅速严重萎缩。因此，任何一种减小痉挛的干预措施都可能对随后站立或行走能力的恢复产生负面影响。

因此，必须决定是否需要干预，是通过以站立和（或）行走的形式提供间歇性承重运动来利用脊髓的感觉输入促进恢复，还是以牺牲一些运动功能为代价来尽量减轻其负面影响。当试图最大限度地发挥脊髓环路的功能潜力时，这种选择成为一种可耐受的破坏性和自发性收缩，而不是简便的抑制自发性收缩。所选择的策略应基于患者的需求，医生需明确告知患者不同选择的短期和长期后果，进行充分交流后再做出决定。

虽然不需要假设与行走相关的所有传入信息全都是精确的，但输入的模式越接近于正常模式，行走模式就越有可能被有效和成功地执行。在严重损伤的个体中，可用于行走的神经控制选项较少，使得剩余的感觉信息来源在引导运动反应中有效发挥作用（即匹配通常与承重步行相关的输入）变得更加关键。如前所述，SCI 后脊髓（及大脑，如果损伤是不完全性的）的传入会产生一种新的，或至少是一种改良的体验。新获得的脊髓特性将反映 SCI 后解剖和功能自发重组期间和之后的感觉经验，这对功能结局和治疗效果很重要。

三、中枢模式发生器：脊髓运动控制

到目前为止，我们已经强调了感觉信息处理的重要性及产生步骤。然而，上述神经元在执行感觉

第 54 章　脊髓损伤后感觉-运动功能恢复中活动依赖机制的基本概念

Basic Concepts Underlying Activity-Dependent Mechanisms in the Rehabilitation of Sensory-Motor Function After Spinal Cord Injury

信息中枢处理的同时，也能够在 SCI 受试者中产生协调和交替的屈伸运动。即通过适当的外周刺激能够激活双下肢的机械感受器并产生协调的交替屈伸运动，这与正常人运动过程中发生的情况相同。中枢模式的产生是在没有感觉输入或脊髓上神经输入的情况下，由运动神经产生这些交替模式的输出（图 54-4）。可以通过手术将小鼠、大鼠或猫的腰骶部脊髓与脊髓上的节律性感觉输入阻断，并通过给予一种或多种与这些脊髓节段运动输出相关的神经递质的药物（5- 羟色胺能、去甲肾上腺素能和多巴胺能激动药及甘氨酸能和 GABA 能拮抗药）诱导循环的步行模式 [1, 19-21]。在没有任何相位的下行或传入输入的情况下，循环的步行模式可由神经元网络产生并持续数小时。这种步行的周期性运动被称为虚拟运动（fictive locomotion）（图 54-4B）。虽然运动池的激活水平可能因周期变化而异，但由于缺乏来自外周的传入反馈，运动输出无法与外部环境或肢体的任何运动学或动力学事件相匹配。传入信息必须提供给脊髓才能成功达到承重迈步和站立的目的。因此，产生虚拟运动的一些相同脊髓通路的一个重要功能特性是能够有效处理在步态周期中不断变化的相关感觉信息（图 54-2）。

四、脊髓有多聪明？对复杂的感觉和运动处理的证据

我们说脊髓"聪明"时，是为了强调脊髓可以在任何给定时间发生的事件组合中处理感觉信息，也就是生理状态。我们通常将其称为状态依赖性加工，反映了脊髓对给定的感觉输入做出反应的能力。例如，脊髓能够对给定的感觉输入模式进行处理（由脊髓模式生成网络实时处理），当在步进的摆动阶段机械地扰动足背时，会使后肢产生同侧屈曲和对侧伸展。但是，如果在同一肢体的站立期施加相同的刺激，则将诱导同侧伸展和对侧屈伸反应 [22]。因此，脊髓对不同刺激的反应是不同的，这取决于步态周期的阶段。这些都是有效处理神经输入的例子，说明了脊髓高效的决策能力，因为这两个反应都是积极的适应性事件，增加了使干扰最小化并继续步行的可能性。这种实时的神经加工能够产生必要的结果，很大程度上是由于脊髓网络内控

制姿势和运动的强大前馈机制 [16]。

在动物和人类中存在许多例子，能够说明脊髓以状态依赖的方式对本体感受输入做出反应。这种现象的一个最具功能性的例证是在迈步时肢体的负荷水平发生改变时。例如，在完全性 SCI 患者中，伸肌的激活水平随着承重水平的增加而增加 [3]。在非残疾和不完全性 SCI 受试者中也观察到了对负荷的相似反应（图 54-5A）。在运动完全性损伤 1 年以上的个体的脊髓神经调节过程中，也观察到了这种负荷依赖现象（图 54-5B）。运动完全性脊髓损伤患者在站立训练期间，当用恒定强度刺激脊髓时，也存在负荷依赖性调节，此时站立期间的运动输出随负荷水平的变化而变化（图 54-5B）。在本示例中，脊髓网络开始在较高负载时产生交替肌电爆发。在大多数情况下，这些对负载的自主反应看起来"在理论上是正确的"，从某种意义上说，在下部（脊髓）控制环路中对负载的反应进行自动或程控似乎是一种优势。

五、脊髓能否学会运动任务？重复练习改善步态

成年猫的脊髓在中胸段或下胸段被手术切断后，其迈步或站立的能力取决于是否练习过这些运动任务 [1, 23-25]。如果成年"脊髓横断"猫每天在跑步机上接受完全负重迈步训练持续 3～12 周，它们的迈步能力会提高。如果每天训练站立，那么它们的站立能力就会提高。这种训练或经验的特殊性表现在训练站立的动物会学会站立，但它们的迈步能力仍然较差甚至恶化。SCI 后如何在同一期间更有效地同时训练迈步和站立的康复策略尚未详细研究，但这些类型的研究正在动物和人类中进行。考虑到我们日常所训练的能力，包括专注于站立和行走的能力，脊髓环路似乎可以学习在同一时间有效地站立和行走。虽然初步数据似乎支持这一结果，但关于训练和其他干预方案应该是什么，以及两种运动任务应该何时训练的问题尚未得到解答（图 54-6）。在受训的脊髓损伤动物中还存在另外两个学习特征。如果停止步行训练，它们的步行能力会在数周内下降，就好像脊髓忘记了如何执行运动任务。如果这些动物再被训练步行，它们学习步行

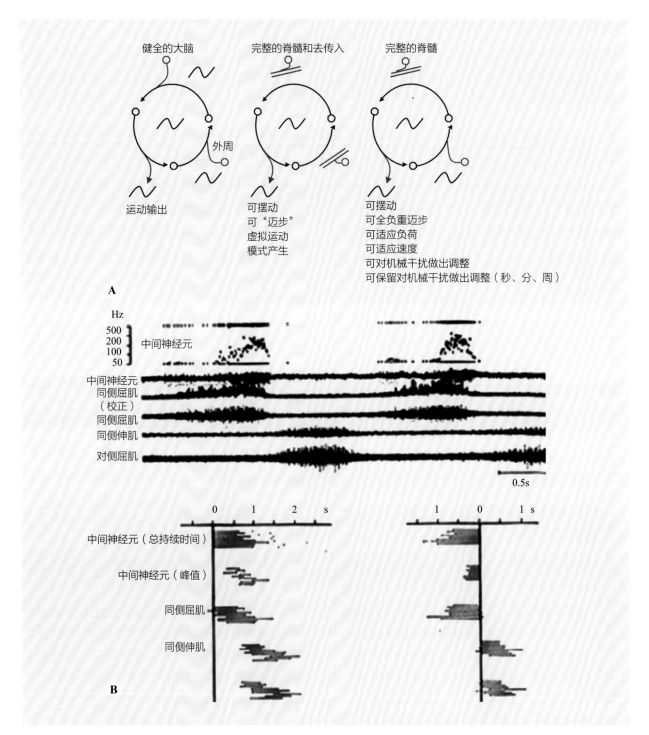

▲ 图 54-4　A. 健全动物、分离脊髓动物（无脊髓上或外周传入）和完整脊髓动物（仅脊髓上连接消失）的脊髓环路概念模型。下面列出了两种损伤模型的一些功能，表明当传入纤维完整时功能水平更高。B. 中枢模式产生过程中的中间神经元活动。在注射了二羟基苯丙氨酸（DOPA）和烟酰胺的脊髓麻痹猫中，记录腰椎（L_7）中间神经元活动及同侧和对侧屈肌和伸肌的传出活动。结果显示了 10 个连续周期内不同肌肉收缩的活动时间及这 10 个周期期间中间神经元的脉间间隔的调制模式。在左图中，周期开始于中间神经元活动，在右图中，零点移动到中间神经元脉冲结束。由此可见，中间神经元活动的终止与屈肌脉冲的终止密切相关

改编自 Edgerton VR, Grillner SA, Zangger P Central generation of locomotion in vertebrates. *Neural Control Locomotion* .1976:439-464.doi: 10.1007/978-1-4757-0964-3_18

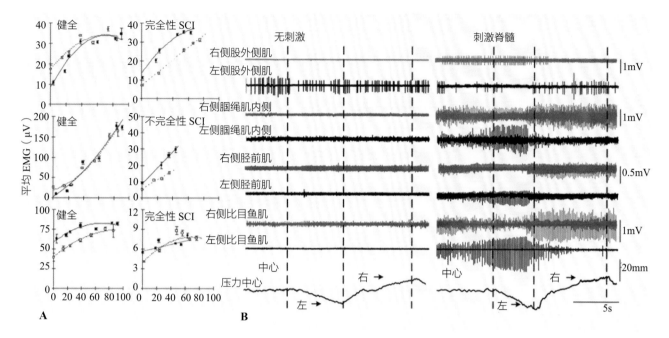

▲ 图 54-5　**A.** 由体重支撑系统调节的不同负荷水平下的多个系列步骤的数据，显示了来自健全受试者和 SCI 受试者的典型数据。一般而言，伸肌和屈肌肌电活动在较高的肢体峰值负荷条件下增加，与可获得的脊髓上输入水平无关。健全受试者、临床不完全性和临床完全性受试者中平均比目鱼肌（上）、腓肠肌内侧（中）和胫前肌（下）表面 EMG 平均振幅 / 脉冲群（μV；校正，32Hz 高频滤波）与肢体峰值负荷（体重负荷百分比，%BWL）。每个点代表 BWL 范围（0%～10%、10%～20%）10% 区间内 EMG 平均振幅（±SEM）。分别显示来自每个受试者的右肢（开放符号）和左肢（闭合符号）的数据。**B.** 在腰骶部无脊髓刺激的情况下，调节 SCI 患者（T_9 AIS A 级，损伤后 2 年）在自发中外侧方向体重位移期间腿部肌肉和压力中心（COP）信号的 EMG 活动（频率为 15Hz，强度为 60mA）。体重位移方向以灰色突出显示，并在顶部显示。注意，通过在给定一侧承重期间给予脊髓刺激，同侧肌肉显著活动

EMG. 肌电图；SEM. 平均值的标准误差 [改编自 Harkema SJ, Hurley SL, Patel UK, et al Human lumbosacral spinal cord interprets loading during stepping. *J Neurophysiol* 1997;77(2):797-811. doi:101152/jn. 1997.77.2.797; 改编自 Sayenko et al, 2017，未发表]

的速度要比在脊髓损伤后第一次训练时快得多。这种反应是另一种与学习相关的现象（即再学习运动任务比初始训练时更快）[20, 26]。类似的研究已经在 SCI 患者中开展[27]。上述实验动物的基本学习功能似乎也适用于人类。

SCI 后执行特定运动任务时，与没有练习或练习有限的运动任务相比，练习该运动任务会获得更大的收益。因此，运动训练似乎应该与新开发的干预措施一起考虑，这些干预措施旨在通过生长因子调节、细胞植入等方式修复或再生组织[28]。如果脊髓环路没有接受过步行训练，那么新整合或适应的细胞可能不会发挥功能。总的来说，SCI 后运动功能的更好恢复似乎是通过多种干预措施的交互作用或互补作用共同实现的。同时，从一个干预到另一个干预的活动依赖性变化可能干扰训练效果。例如，据报道，在脑损伤后立即启动活动依赖性康复

策略可能导致恢复程度低于没有任何此类治疗时的程度[29]。一般而言，活性依赖性干预措施可能诱导细胞和系统向积极或消极的方向调节，如所有特定药物的干预一样。因此，干预并不是越多越好，优化干预时机及对特定受试者的训练强度将始终是一个需要认真考虑的问题。似乎对于任何生理系统而言，强加太多刺激时都会无法适应，对严重 SCI 患者而言更是如此[30, 31]。

六、神经可塑性：脊髓和脊髓上控制系统

如前所述，SCI 后残余下行输入的患者有一些恢复。其中一个病例报道为 4 岁半的 C_5 脊髓损伤患儿，只在脊髓的背侧和腹侧保留了少量的脊髓组织，这说明了强化运动训练对一些运动完全脊髓损伤的儿童患者是有价值的。在 SCI 后 16 个月开始，

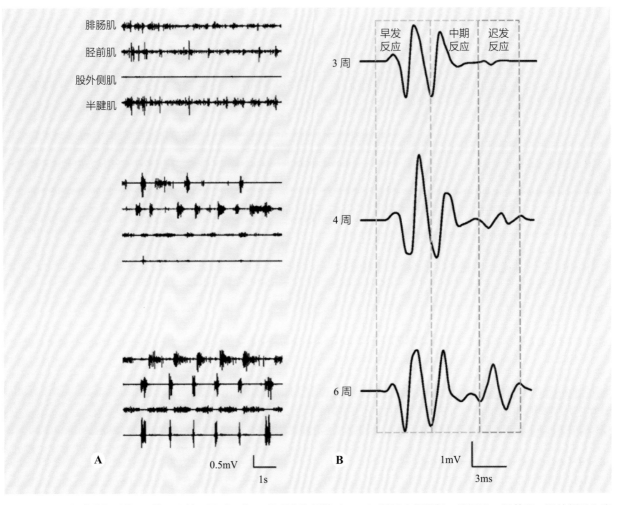

▲ 图 54-6 脊髓横断后第 3、第 4 和第 6 周时，在 S_1 处硬膜外刺激（**40Hz**）诱导步行期间，腓肠肌、胫前肌、股外侧肌和半腱肌的 **EMG** 模式（**A**）。与第 3 周和第 4 周相比，第 6 周的 **EMG** 爆发模式更加稳定和一致。脊髓横断后第 3、第 4 和第 6 周在 **4.5V** 刺激下，具有代表性的胫前肌的早发反应、中期反应和迟发反应如图（**B**）所示。迟发反应在第 3 周时最小，第 4 ~ 6 周逐渐增加

EMG. 肌电图 [改编自 Lavrov I, Gerasimenko YP, Ichiyama RM, et al. Plasticity of spinal cord reflexes after a complete transection in adult rats: relationship to stepping ability. *J Neurophysiol.* 2006;96(4):1699-1710. doi:10. 1152/jn.00325. 2006]

这个不能走动和依赖轮椅的患儿接受了 76 次运动训练 [32]。患儿经过 1 个月的运动训练后，能够借助滚动式助行器用双腿进行社区步行。到训练期结束时，患儿平均每天能够在社区内步行 2488 步，最高速度为 0.48m/s。在完成 76 次训练后的 1 个月随访中，其功能水平继续保持，初始步行速度显著增加，甚至超过了训练结束时。这些变化发生在临床下肢运动功能评分没有变化的情况下，即自主控制水平没有变化。这个患儿能够用助行器去幼儿园。这虽然是个案研究，但指出了几个重要问题。首先，在感觉运动系统中，脊髓上和脊髓水平发生的重组远高于通常假设的程度。其次，开始和继续改

善运动功能所需的治疗次数明显多于美国医疗系统对特定患者的建议次数。不考虑经济问题，这些观察指出了解 SCI 患者的特定类型和严重程度、给予患者适当的姿势和运动训练（即活动依赖性经验）和预期改善的重要性。

基于后期对 SCI 患者的尸检分析，可以得出结论，相对较少的下行轴突延伸到损伤水平以下，高水平的运动控制似乎是可能的 [33]。恒河猴在单侧胸部皮质脊髓束损伤后 3 个月内显示出非常有效的双侧运动功能恢复 [34]。如前所述，所有这些观察结果可能反映了脊髓和脊髓上运动控制中心适应性反应的协同效应。SCI 后大脑中运动控制中心的适应能

第 54 章　脊髓损伤后感觉−运动功能恢复中活动依赖机制的基本概念

Basic Concepts Underlying Activity-Dependent Mechanisms in the Rehabilitation of Sensory-Motor Function After Spinal Cord Injury

力是显著的。看来，大脑似乎有能力自我重组，以便通过新的途径控制运动的整合，并伴随着脊髓上和脊髓水平的重组[10]。

七、增强脊髓内的药物信息处理能力，以改善运动输出

另一种即将出现的方法是在腰骶部脊髓节段给予肾上腺素能和 5- 羟色胺激动药，以促进运动。在猫和大鼠模型中，肾上腺素能或 5- 羟色胺神经递质系统的激活均可产生屈曲运动[2, 35]。在未损伤个体的腰骶部脊髓中，这些递质的唯一有效来源是脊髓上神经元下行轴突的突触。运动完全性 SCI 后，脊髓内很少或没有去甲肾上腺素（NA）或 5- 羟色胺（5-HT）存在。脊髓损伤后，5-HT 神经元突触前末梢发生变性，但突触后受体仍然存在。5- 羟色胺能激动药的给药效应归因于这些药物对脊髓水平突触后受体的作用[21]。然而，当给予慢性脊髓动物这些神经递质的激动药时，一些动物的运动能力得到改善，而另一些可能则相反。尽管对这种差异的原因尚不完全清楚，但它可能反映了脊髓反应性的高度动态特征，通常被称为随时间变化的生理状态[36]。例如，NA 激动药可以通过抑制多突触环路的兴奋性有效地调节脊髓运动环路[19]，而多突触环路的兴奋性在电刺激激活运动中起决定性作用[37-40]。

多种 5-HT 受体特异性调节药可影响脊髓硬膜外电刺激诱发的大鼠运动功能。当按适当比例联合激活 5- 羟色胺能、去甲肾上腺素能和多巴胺能受体，可正向调节成年大鼠协调负重运动的运动学特征的质量（图 54-7）[19]。

从临床角度来看，通过药物促进行走功能存在一些实际挑战[41]。我们对 NA 或 5-HT 在体内条件下如何调节脊髓内的感觉加工知之甚少。广泛的药物干预可能有助于增强运动输出。甘氨酸是脊髓中一种主要的抑制性神经递质，通过中间神经元在拮抗运动池的交互抑制中发挥作用。猫[20] 和大鼠[40, 42] 的实验提示对抑制性通路的调节可用于改善运动。将接受站立训练而不能步行的脊髓横断猫放在跑步机上时，士的宁（strychnine）促进了步行功能。士的宁似乎促进了信息处理，而不是直接诱发步行样摆动。也许可以开发类似的药物，使这种方法可以用于人类。

尽管在实验动物中通过药物干预已经获得了运动能力的改善，但实际上在所有情况下，受试动物对特定剂量药物的反应取决于该剂量下药物的靶点和所影响神经元的分布。如果这些操控神经递质类药物在临床使用中出现了不良反应，那么该药物就不应该使用。5-HT 和 NA 使用也往往会带来不良反应，除非小剂量使用或者局部用药，因为它们的受体在神经系统中广泛分布。

八、康复目标与骨骼肌：预防和逆转萎缩

特定时间内特定肌肉的运动输出取决于运动池内激活的运动单位数量和所有相关肌肉纤维的总横截面积。SCI 后数周内，肌肉很可能已经发生萎缩[43]。但值得注意的是，萎缩的严重程度在不同受试者和同一受试者的肌肉群之间均存在显著差异[44, 45]，原因尚不清楚。

肌肉萎缩可能将会成为运动功能恢复的限制因素，因为作用力输出的减少与肌肉质量的损失成正比，而且往往要更为严重。例如，如果肌肉质量和肌肉纤维横截面积有 50% 的损失，并且假设没有其他变化，那么可以产生的力将至少有 50% 的损失[46]。虽然行走时只需要很小比例的肌肉用力，但严重的肌肉萎缩可能妨碍有效的活动。事实上，一个人通常只激活给定运动池内小部分运动单位就能以舒服的速度步行，但如果一块肌肉中所有纤维都有 50% 萎缩，那么被募集的运动单位只能产生未萎缩的正常情况下一半的力。仅此效应就可能足以防止 SCI 受试者执行运动任务，如行走或站立[47]。

为了在 50% 肌肉萎缩后"正常"行走，必须募集更多的运动单位来产生与给定运动相同的运动学和动力学。例如，肌肉萎缩 50% 的受试者可能需要募集运动单位的 40%，而不是正常情况下的 20%，才能产生行走所需的力（图 54-8A）。每个运动池中额外运动单位的募集对疲劳的产生均有影响，因为阈值较高的单位更容易疲劳（图 54-8B）。与较小的、较低的阈值单位相比，具有较高兴奋阈值的较大运动单位通过氧化磷酸化的代谢支持水平较低，维持代谢稳态的潜力较低。因此，除了重新获

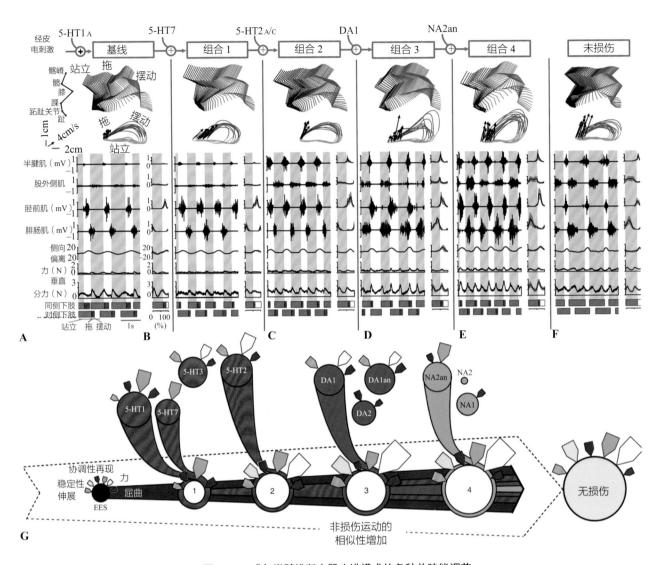

▲ 图 54-7　成年脊髓横断大鼠步进模式的多种单胺能调节

显示了运动过程中记录的步态模式的代表性特征，这些步态模式是通过硬膜外刺激实现的，并通过 5-HT、DA 和 NA 受体亚型激动剂和拮抗剂的复杂组合进行调节。A 至 F. 从左到右，显示了操控另外一个单胺能通路的运动特征、近端和远端肌肉的 EMG 活动，以及全肢摆动和中间外侧方向地面反作用力的变化。G. 表示特定的受体调谐功能和它们的相互作用。每个环的大小与每种 5- 羟色胺能、多巴胺能和去甲肾上腺素能受体亚型调节健康大鼠步态特征的能力成正比（最右边环）。该示意图显示，所研究的每一条单胺能通路都表现出以不同调节幅度调整独特运动亚功能的能力，当同时调节多条通路时，这些调节功能可以叠加 [改编自 Musienko P, van den Brand R, Märzendorfer O, et al. Controlling specific locomotor behaviors through multidimensional monoaminergic modulation of spinal circuitries. *J Neurosci*. 2011;31(25):9264-9278. doi:10.1523/JNEUROSCI.5796-10.2011.]

得运动的神经控制，最大限度提高运动能力的额外康复策略还应包括恢复肌肉质量的方法。

如何预防或减少肌肉萎缩？电刺激、平板训练、饮食和合成代谢生长因子的联合应用有助于 SCI 后的肌肉保护。电刺激肌肉可使肌肉质量有所增加。只有当病情得到适当控制时才会观察到这些获益，当肌肉被激活时施加最小负荷或不施加负荷时，肌肉质量和力量可能出现轻微改善或无改善。

如果 SCI 患者的肌肉在受到刺激时承受负荷（产生高作用力），则可以保留显著的肌肉群[48, 49]。在平板上使用体重支持训练的受试者可显示出肌肉质量增加，如步行训练后磁共振成像所测量的肌肉体积增加[50, 51]。SCI 后避免或减少肌肉萎缩的有效方法的发展可能对执行的运动任务有非常显著的影响。

除了肌肉萎缩，SCI 后的肌肉表型变化也很明显，实验动物和人类受试者中均发现表达快速肌球蛋白

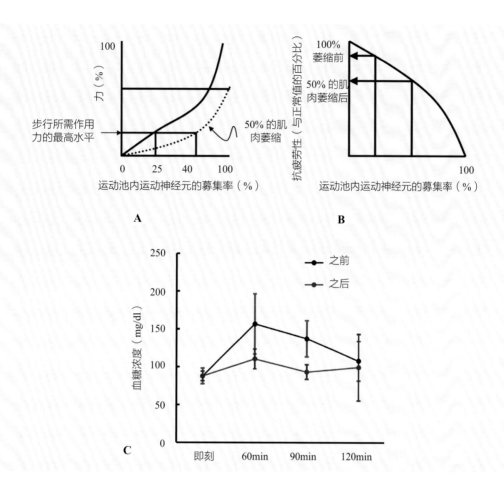

▲ 图 54-8　特定运动池内运动神经元募集百分比与运动神经元募集所产生的净作用力之间的理论关系（**A**）。注意随着募集，作用力呈非线性增加，因为一般来说，较小的运动单位在较大的运动单位之前募集。当肌肉萎缩时，相同募集率产生的力更小。因此，为了完成一个给定的任务，必须在萎缩的肌肉中募集更多的单位。大运动神经元招募最晚（具有较高的阈值水平），也是最易疲劳的（**B**）。因此，当执行一项任务需要更多的运动单位时，整个人将更容易疲劳。口服葡萄糖激发后即刻、**60min**、**90min**、**120min** 抗阻运动训练前后的平均血糖浓度（**C**）

改编自 Mahoney ET, Bickel CS, Elder C, et al. Changes in skeletal muscle size and glucose tolerance with electrically stimulated resistance training in subjects with chronic spinal cord injury. *Arch Phys Med Rehabil* .2005;86(7):1502-1504 .doi:10.1016/j.apmr.2004.12.021.

表型的肌肉纤维百分比增加[43]。这种表型改变的功能后果尚不清楚，但理论上这可能使肌肉更易疲劳，每单位三磷酸腺苷（ATP）产生的作用力更少。运动训练和肌肉刺激也可以减少 SCI 后快速肌球蛋白亚型和慢速肌球蛋白表达的程度[50, 51]。肌肉不活动也有代谢后果，这些影响将会导致发生 II 型糖尿病和（或）胰岛素抵抗的概率增加[49]。但是，与最大限度地减少对肌肉的萎缩作用一样，提高肌肉活动水平也可以降低发生胰岛素抵抗的可能性（图 54-8C）。

九、SCI 后活动依赖性的脊髓神经网络重组

在步行训练中，中胸段脊髓完全横断后会发

生行为和电生理变化[40, 52]。通过反复训练，可以更有效地进行迈步。随着步行模式的改善，在步行过程中产生的脊髓诱发电位的模式也随之发生变化。在训练的开始阶段可以观察到短和较长的潜伏期反应，但是随着持续训练，反应的幅度增加，早期反应也增加。但也许电生理特性中更重要的变化是晚期反应的增加。与早期反应不同，晚期反应分布更随机。对这种非同步反应的一种解释是，它反映了组成投射到运动池的神经网络的中间神经元的更多参与。这种非同步模式更接近于未损伤状态下的爆发性肌电模式。很明显，参与重复训练的脊髓网络的更大复杂性完全可以由本体感觉和皮肤输入驱动[53]。

十、完全性运动损伤后恢复自主控制的节律性步行模式

通过一种新的无创经皮脊髓刺激方法，能够使运动完全性 SCI 患者的脊髓网络对神经调节有反应。这些作用在大多数方面似乎与通过植入硬膜外电极的刺激所达到的效果相似。例如，当康复训练配合经皮脊髓刺激时，慢性运动完全性瘫痪 SCI 受试者恢复了独立站立和自主活动下肢的能力。最近的研究结果表明，在自然抗重力侧卧并通过悬吊带进行下肢减重时，对腰骶部脊髓进行刺激时能够使双下肢产生步行样动作 [54]。此外，如硬膜外刺激试验中的报道，受试者出现了多种自主功能改善的情况 [4]。与硬膜外刺激不同，无创经皮刺激的一些受试者在第一次治疗过程中表现出在步行模式产生方面的一些主观意愿。在治疗期间（每周 1 次），当受试者在存在刺激的情况下主观用力时，所有受试者的节律性步行模式均显著改善。在无刺激的情况下，自主活动产生的膝关节节律性运动的平均范围为 40°，循环频率为 0.5～1Hz。在 18 次治疗后，单独进行主观用力的节律性步行运动的平均幅度与结合刺激的平均幅度一样大。这一结果表明，在脊髓网络的重组中，不仅有强烈的活动依赖效应，而且同样重要的是，它还显示了大脑下行系统相当显著的重组作用。此外，这些结果证明，新的脊髓上网络发展了功能性连接，不仅可以产生下肢的交替运动，而且还证明了每个肢体内跨关节的运动池的有效协调，能使双侧的运动池产生交互作用 [55]。这些结果还表明，随着康复训练，这些新的脊髓上连接的功能形成了一个显著独立的电神经调节机制。例如，训练期间在没有刺激的情况下自发产生的节律性运动与在有刺激的情况下产生的一样多（图 54-9）。

十一、SCI 后人体和动物研究中的神经电调节结合运动训练促进下尿路功能

在动物 [2, 19, 38, 56-59] 和人类 [4, 5] 受试者中，通过电和（或）药物神经调节脊髓网络促进基于活动的运动训练来改善自主神经和行走功能，取得了显著进展。在植入脊髓电极阵列的 4 例运动完全性损伤 SCI 受试者中，报道了膀胱功能及心血管、体温调节和性功能的改善，相关功能的改善是因为控制这些功能的环路与控制运动和下尿路功能的神经环路有重叠部分。动物实验开始研究运动训练时运动和自主神经功能之间潜在的相互作用。研究还表明，电刺激脊髓网络可在刺激开始的数秒内触发膀胱排空 [60]。

然而，刺激脊髓产生的特定生理反应高度依赖于"相关系统的生理状态"，即膀胱是否充盈。排尿前几秒和排尿期间，在神经调节的刺激下，脊髓横断大鼠在平板上步行产生的变化的肌电模式也说明了控制步行和膀胱功能的环路的状态依赖性和相互作用。在排尿前几秒，肌电模式从均匀、稳定的双足迈步过渡到步幅较短的不协调迈步。排尿时，迈步变得更加紊乱（左后肢和右后肢之间的相位差增大，图 54-10）[61, 62]。当大鼠从准备期到排尿期发生变化时，腰骶部脊髓环路同时产生迈步和排尿。由于控制步行和排尿的脊髓网络的某些部分似乎是共享的，因此可以预期，在迈步相过渡到排尿相期间，电神经调节对脊髓诱发反应的影响将是明显的（图 54-10）。值得注意的是，正常步行时短、中、长潜伏期反应的诱发反应模式类似于已完全恢复步行能力的大鼠，而排尿时的诱发电位类似于迈步训练前的大鼠。

十二、结论

本章总结了新一代适用于康复策略的临床概念的演变，以改善 SCI 后与站立、姿势、行走、痉挛和膀胱功能相关的脊髓运动输出。这些概念是基于从广泛的动物实验中得出的数据，大多是在过去几十年内的进步。第一个关键的概念是，复杂本体感觉输入的高水平处理发生在脊髓，人类亦是如此。脊髓并不仅仅是一个中继站，它的功能也不仅仅是在出现意外情况时产生"反射"反应，从而触发纠正性反应。它是神经元网络的一个集成组件，从极其复杂的输入中实时连续稳定地做出精确决策。

第二个重要的基本概念是，尽管许多协调控制的元素可以来自大脑，但我们现在知道，与站立和行走的神经控制相关的大部分细节可以在脊髓环路内处理。

第 54 章　脊髓损伤后感觉-运动功能恢复中活动依赖机制的基本概念

Basic Concepts Underlying Activity-Dependent Mechanisms in the Rehabilitation of Sensory-Motor Function After Spinal Cord Injury

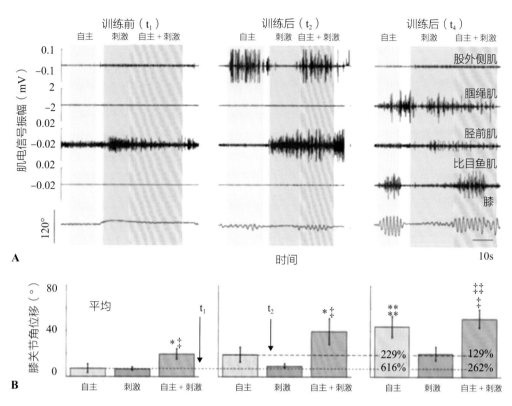

▲ 图 54-9　通过电刺激和药物刺激及训练实现下肢运动的自主控制

A. 股外侧肌、腘绳肌、胫前肌和比目鱼肌的原始 EMG 和下肢摆动期间膝部的角位移，在训练前（t_1）、训练后（t_2）和给药物后（t_4）阶段进行单独自主运动、T_{11} 刺激和自主运动 + 刺激。B. 在（A）中描述的每种实验条件下，在训练前（t_1）、训练后（t_2）和药物治疗后（t_4）阶段使用刺激的膝关节角位移（平均值 ±SEM）（$n=5$）。虚水平线表示 t_1 和 t_2 时自主运动平均值。t_4 的百分位数分别表示 t_4 和 t_1 之间（616% 和 262%）及 t_4 和 t_2 之间（229% 和 129%）的差异。*. 表示与"自主"组有显著差异；与"刺激"组有显著差异；**. 表示与 t_1 时"自主"组有显著差异；†. 与 t_1 时"自主 + 刺激"组显著差异；‡. 表示与 t_2 时"自主"组有显著差异；‡. 与"自主 + 刺激"组有显著差异；均为 $P < 0.05$[改编自 Gerasimenko YP, Lu DC, Modaber M, et al. Noninvasive reactivation of motor descending control after paralysis .*J Neur otrauma*.2015;32(24):1968-1980. doi:10.1089/neu.2015.4008]

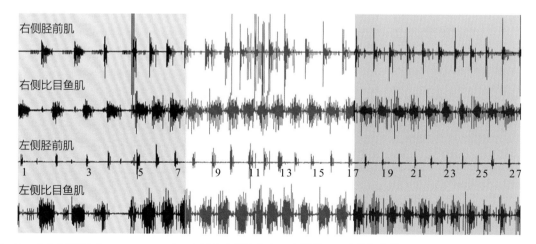

▲ 图 54-10　在电刺激下（$L_2 \sim S_1$，40Hz），右侧和左侧比目鱼肌和胫前肌肌肉的代表性 EMG 记录，这些肌肉来自同一只脊髓横断大鼠，以 13.5cm/s 的速度在跑步机上支撑下肢进行步行。大鼠在右侧区域开始时开始排尿；然而，在排尿前几秒（中间区域），步行模式改变。左侧区域，恢复正常迈步。注意步骤编号用数字标记

[改编自 Gad PN, Roy RR, Zhong H, et al Neuromodulation of the neural circuits controlling the lower urinary tract .*Exp Neurol* .2016;285(Pt B):182-189.]

第三个概念是，SCI 后出现的运动功能水平在很大程度上是使用依赖性机制定义的。尽管一些功能和解剖结构的重组会自发产生，但产生运动的神经通路的作用依赖于后天的使用。通过这些"使用依赖性"的机制，脊髓内可能存在一种未被认识到的功能重组的能力（即脊髓高度可塑）。

第四个概念是，可以通过训练、硬膜外或经皮脊髓刺激和药物来调节脊髓的生理状态，而不是直接强加，使脊髓能进行负重迈步、站立和一系列其他运动。

最后，脊髓是"聪明的"。然而，我们对脊髓"聪明"的理解仍然不成熟。我们才刚刚开始制订运动训练的最佳策略（即每天训练时间、训练频率、训练任务的具体要求等）。我们也必须学会个性化的策略，学会如何根据个体的需要改变它们。这些要素细节的改善对 SCI 后的站立、迈步和姿势控制康复计划的成功有重要影响。

致谢：我们感谢美国国家神经疾病和卒中研究所、美国国家儿童健康与发展研究所、美国国家航空航天局、Craig Neilsen 基金会、Brocolli 基金会、Walkabout 基金会、Christopher 和 Dana Reeve 基金会及 Conquer Paralysis Now Challenge 的支持。Y.G. 的研究由俄罗斯基础研究基金会资助（No. 16-29-08173-ofi-m）。

作者声明：V.R.E.、Y.P.G. 和 P.G.，以及研究团队的研究人员持有 NeuroRecovery Technologies 公司的股东权益，并持有加州大学董事会授权给 NeuroRecovery Technologies 及其子公司的知识产权的部分发明者权。

功能性磁刺激
Functional Magnetic Stimulation

Vernon W. Lin　　Xiaoming Zhang　　Dobrivoje S. Stokic　　著

第 55 章

一、概述

功能性磁刺激（functional magnetic stimulation，FMS）可定义为一种利用磁刺激产生有用的身体功能的技术[1]。虽然磁刺激试验已经进行了一个多世纪，但直到 20 世纪 90 年代早期才出现功能性磁刺激技术的进步。在此期间，功能性磁刺激的部分应用，被用于改善脊髓损伤（SCI）患者的身体功能。

磁刺激是一种可以从远处激活神经并产生肌肉收缩的技术。电刺激与磁刺激的基本区别是，前者直接通过电极将电流注入体内，而磁刺激通过电磁线圈产生短暂高压脉冲并形成磁场，能够穿过各种高电阻结构，如皮肤、脂肪和骨骼。当磁场可以随时间变化且强度足够时，可以在组织内部感应出二级磁场，并进一步导致磁场区域内神经的去极化。在生理学上，根据电磁线圈方向，经颅磁刺激通过影响突触传递，主要对皮质脊髓兴奋性产生影响，而电刺激主要直接刺激下行运动传导通路的轴突。因此，与电刺激相比，经颅磁刺激延迟更长。与经皮肤表面的电刺激相比，磁刺激的显著优势是无痛。这是因为表皮电极产生了高密度电流并激活了疼痛纤维。磁刺激不会在电磁线圈下对皮肤产生高密度电流。

Michael Faraday 在 1831 年发现了控制磁刺激的原理。他观察到，在不断变化的磁场中放入导体，可感应出电流。在 19 世纪末，Arsonval 证明了不断变化的磁场可以激活可兴奋性组织。1965 年，Bickford 和 Fremming[2] 证明，电磁线圈可以激发人

体周围神经。1982 年，Polson 等[3] 制作了可以激活人体周围神经的磁刺激器，并首次记录了肌肉反应。Barker 等[4] 进行了磁刺激器的后续改进，使得众多的神经生理学研究成为可能。他们最早对初级运动皮质进行经颅磁刺激并在对侧小指展肌记录了运动诱发电位。对脑、脊髓、脊髓神经根与周围神经的无创磁刺激的指导方针、基本原则和建议的程序最近进行了更新[5]。

二、磁刺激激活神经

电流流经一个圆形的电磁线圈，产生随时间变化的磁场。磁场呈环形，其中包含线圈，并且圆环垂直于线圈的平面。当容积导体通过该磁场时，在容积导体内产生电流。当线圈与容积导体保持平行，电流将以相反的方向通过与线圈平行的圆形路径。线圈垂直固定于容积导体（如身体部位），电流将在线圈中同一平面和同一圆周方向上流动。由于解剖结构及其电各向异性不同，感应电流及其在体内的路径也取决于电导率的不均匀性。这些结构不同的电导率，会导致电荷在其边界处积聚。与这些电荷相关的电场，联合产生于随时间变化磁场的电场，进而使无限均质介质中产生的同心感应电流失真。因此，体内电流分布复杂，必须建立大量模型，并获得详细的线圈附近组织的电学特性，才能精确预测[6]。

三、磁刺激器

用于激活神经的磁刺激器通常包括两个组成部

分：一个可以产生 5000A 或以上的短时放电电流的高电流脉冲发生器，以及一个可以产生持续时间的约 250μg、场强为 2T 的电磁脉冲的刺激线圈。第一个商用磁刺激器于 1985 在英国 Shaffield 生产。磁脉冲发生器由一个电容器充放电系统及相关的控制和安全电子元件组成。使用充电线路，使储能电容器充电至一个特定水平。前面板控件控制这一特定水平，可至数千伏特。当电磁脉冲发生器接收触发信号，存储在电容器的能量被释放到刺激线圈中。储存的能量，除了在线路和电容器中损失的外，都被释放到线圈，然后返回至仪器以减少线圈发热。放电开关包括一个被称为晶闸管的电子设备，能够在几微秒内切换大量电流。

四、磁线圈

装在模压塑料外壳中的刺激线圈，由一个或多个紧密缠绕且绝缘良好的铜线圈和电子电路（温度传感器与安全开关）组成。最常用的电磁线圈为平均直径 90mm 的圆形线圈，可以有效刺激人类运动皮层控制的大面积功能代表区的肌肉及脊髓神经根。尽管圆形线圈足以满足一般要求，但它们不

够集中。为激活小面积组织，需要更局限的刺激。平面“蝴蝶”线圈是对传统的平面圆形线圈的第一个重大改进，而后开发了平面“四叶”线圈[7]。三维（3D）设计也十分有前景[8]。计算机模拟 3D“slinky”设计已证明可改善局部磁场的分布（图 55-1）[9]。另外，需要可以在大范围同时刺激多条神经的设备（例如，刺激呼气肌以模仿 SCI 患者的咳嗽）。在这些情况下，如图 55-1 所示，要获得更大的线圈、更大的刺激范围和更大的刺激面积，线圈尺寸和形状是重要因素。

五、在 SCI 患者中的临床应用

大多数 SCI 患者的临床应用采用脊髓和周围神经的 FMS 技术[10]。例如，将电磁线圈放在 $C_3 \sim C_5$ 脊神经附近可能会激活膈神经。将线圈置于下颈区臂丛上，许多上肢肌肉可以同时被激活。将线圈放置在上胸段，可以激活上肋间神经，放置于下胸段，可以激活下肋间神经（图 55-2）。椎间孔是磁刺激最有可能激活脊神经的地方[11]。

颈段和上胸段神经的功能性磁刺激能够产生显著的吸气量和压力[12, 13]，这对需要增强呼吸功能与

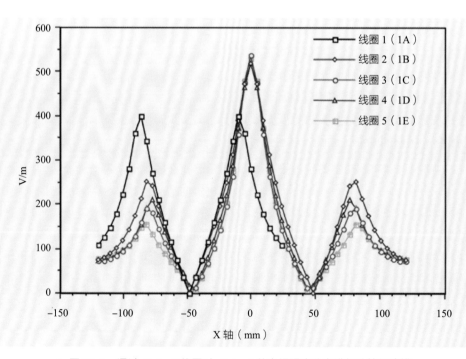

▲ 图 55-1　通过 slinky-5 线圈对 slinky-1 的电场强度分布进行计算机建模

在线圈缠绕处，slinky-1 显示了大约两个波幅相同的峰值，而 slinky-2、slinky-3、slinky-4 和 slinky-5 线圈缠绕处显示在中心的主峰及两个次峰（请注意，主峰的波幅相似，但次峰随着线条的增加而减小）。Linky-2、slinky-3、slinky-4 和 slinky-5 的主峰与次峰之间的比率分别为 2.0、2.8、2.5 和 3.4

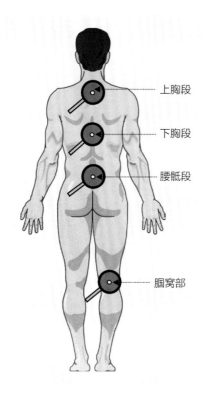

▲ 图 55-2　各种临床应用中，磁线圈在人体上的目标位置：上胸段刺激吸气（增强）与通气功能；下胸段刺激诱发咳嗽、胃排空和胃肠道运动；腰骶段刺激诱发排尿、排便和结肠运动；下肢刺激诱发纤维蛋白溶解

肌肉调节的高位颈椎损伤患者十分有益。同理，下胸段神经的功能性磁刺激可以在正常人或者 SCI 患者中产生足够的呼吸量、压力和气流，从而模拟有效的咳嗽，称为功能性咳嗽 [14-16]。对于神经源性膀胱和神经源性肠道的 SCI 患者，骶神经的功能性磁刺激可以增加膀胱和结肠的压力，进而诱发排尿（功能性排尿）和排便（功能性排便）[17, 18]。近期发展的功能性磁刺激应用包括疼痛和强直状态控制，并改善运动功能 [19]。

（一）呼吸肌的功能性磁刺激

1. SCI 患者的呼吸肌功能障碍

对于脊髓损伤患者，呼吸系统并发症是最常见的发病和死亡原因之一 [20-24]。这些并发症的部分原因，是高位脊髓损伤导致吸气肌和呼气肌的上位脊髓控制丧失。所以，慢性 SCI 患者通常表现出异常吸气和呼气，这与限制性呼吸功能障碍临床表现一致，从而使他们易患呼吸道并发症。主要的吸气肌包括膈肌（$C_3 \sim C_5$）、肋间外肌（$T_1 \sim T_6$）和

附着于肩部和上背部的肌肉；主要的呼气肌包括腹肌（$T_7 \sim L_1$）和肋间内肌。脊髓损伤导致损伤节段以下的呼吸肌瘫痪并失去脊髓控制。C_3 以上完全性脊髓损伤，可能会出现呼吸相关肌肉全部瘫痪；这种类型的损伤需要立即进行呼吸支持以维持生命。$C_3 \sim C_5$ 节段的完全性损伤（膈肌失神经）可能会在损伤节段处或节段以下失去呼气肌的控制，同时保持部分膈肌功能。这些患者可能最初需要机械通气支持；部分患者最终可以脱机。$T_1 \sim T_6$ 完全性损伤的患者，肋间呼吸功能可能受损或丧失，这可能导致吸气量部分降低，呼气功能和咳嗽能力丧失。$T_7 \sim T_{12}$ 节段完全性脊髓损伤的患者，其吸气功能相对正常，但是呼气能力和有效咳嗽的能力受损。

早期脊柱稳定的手术、药物治疗和胸部物理治疗的进展提高了脊髓损伤（SCI）后的生存率 [25-28]。另外，呼吸肌和辅助肌的功能锻炼（如舌咽式呼吸及抗阻力呼吸）已经有效的运用。历史上，呼吸肌的功能电刺激（FES）已经在过去几十年里成为一个活跃的研究领域（第 48 章）。各种类型的电子植入物被用来制造吸气和呼气的压力。电极可以放置在膈神经、脊神经根、肋间神经、膈膜和腹肌内 [29]。

2. 呼气肌的功能性磁刺激

Similowski 等首次报道了膈神经的磁刺激 [30]。放置线圈于第七颈椎（C_7）的棘突，同时刺激双侧膈神经。6 名受试者中，其中 5 名受试者中诱发出了可重复的最大复合肌肉动作电位。Wragg 等 [31] 证明，与电刺激相比，磁刺激导致的膈肌压力更高，并将其归因于磁刺激可以激活膈肌外的肌肉。刺激膈肌外肌肉组织很有可能加强了上胸腔的作用，使膈肌收缩更有效。Laghi 等 [32] 也证明颈部磁刺激可激活膈肌与膈肌外的肌肉，而电刺激对膈肌的激活更具有选择性。

首次在犬模型中使用频率 30Hz、持续时间 1s 和 70% 强度的功能性磁刺激刺激膈神经、上肋间神经和下肋间神经 [33]。这证明了功能性磁刺激可以产生足量吸气量、呼气量与压力（图 55-3），为应用功能性磁刺激训练吸气 / 呼气肌、辅助通气和诱发咳嗽奠定了基础。

最早通过刺激下胸段神经根了证明功能性磁刺

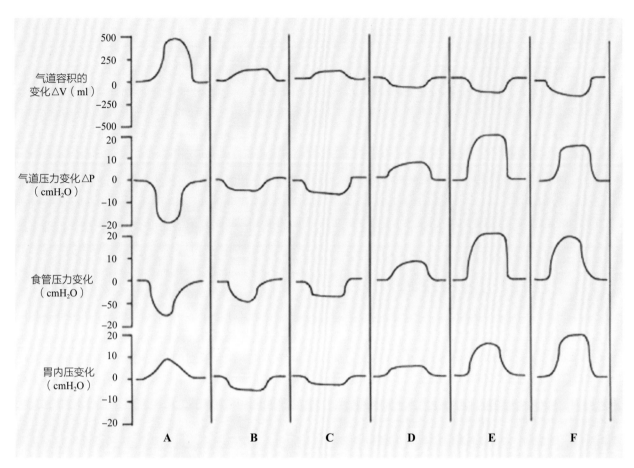

▲ 图 55-3　通过膈神经切除前颈动脉处（A）和膈神经切除术后 $C_6 \sim C_7$（B）、$T_2 \sim T_3$（C）、$T_6 \sim T_7$（D）、$T_9 \sim T_{10}$（E）和 $L_2 \sim L_3$（F）水平棘突处放置磁线圈，记录容积、气道、食管和胃内压的变化曲线

激对健康人呼气功能的影响[15]。如图 55-2 所示，将一个 12.5cm 的圆形线圈放置于下胸部，以刺激下肋间肌肉和腹部肌肉。功能性磁刺激产生的平均最大呼出压力（83.6cmH₂O），容积（1.54L）和气流量（4.75L/s）分别为最大随意值的 73%、100% 和 90%。将类似的治疗方案应用于 SCI 患者，功能性磁刺激还产生了较大的呼气压力（平均 68.2cmH₂O）、容积（0.77L）和气流量（5.27L/s）[16]。值得注意的是，这些值分别与 121%、167% 和 110% 的最大随意值相对应。

功能性磁刺激可以调节肋间肌、膈肌和腹肌。应用功能性磁刺激进行为期 4 周的呼气肌训练显示，与基线相比，最大随意呼气压力（116%）、容积（173%）和流速（123%）明显增加[34]。在功能性磁刺激训练结束后，改善的呼气功能维持了至少 2 周。因此，功能性磁刺激可能成为治疗 SCI 或其他神经系统疾病的有效工具。

3. 功能性磁刺激调节呼气肌在多发性硬化中的应用

为证明功能性磁刺激在脊髓疾病中的潜在价值，我们评估了功能性磁刺激在多发性硬化患者中调节呼气肌的疗效。该中枢神经系统疾病通常会影响运动路径，导致整个身体，包括呼吸肌的肌力与耐力减退[35]。多发性硬化患者肺部肌力的间接测量值显著减退。对于那些只能卧床或主要使用轮椅的人群，平均最大吸气压力是预测值的 27%~74%，平均最大呼气压力为预测值的 18%~51%[36]。咳嗽能力减退可能是肺炎和流感导致 20% 的多发性硬化患者寿命低于 50 岁的原因[37]。

我们对 2 名多发性硬化患者进行了研究[38]，以确定应用功能性磁刺激调节呼气肌（20min/d，每周 5d，连续 6 周）的初步功效。将市场可售的圆形电磁线圈放置在 T_9 水平。6 周后，最大呼气压力为 77cmH₂O，呼气峰流量为 6.0L/S，呼气储备量为

0.72L，为其各自基线值的 112%、123% 和 120%。治疗结束 2 周后，这些值下降到 3.5%、15% 和 9.1%。这些试验结果表明，应用功能性磁刺激进行相对简短的调节呼气肌治疗，可以改善多发性硬化患者的随意呼气功能；然而，为保持治疗效果，可能需要重复应用功能性磁刺激进行治疗。

4. 吸气肌的功能性磁刺激

为维持通气功能，膈神经起搏器已应用于高位颈脊髓损伤的患者[39]。膈神经的功能性电刺激涉及将电极直接放置在颈部或胸部的膈神经[40, 41] 或应用腹腔镜将肌内电极放置在膈肌[42, 43]。另外，对于膈肌具有部分功能的患者，可以通过电刺激脊髓前根，起搏上肋间肌，以促进吸气功能[44, 45]。最近，为增强脊髓损伤后的通气功能，功能性电刺激也已应用于腹部肌肉[46]。

功能性磁通气（functional magnetic ventilation，FMV）属于无创负压通气模式，因为它可以在无须进行外科手术的情况下刺激膈神经。功能性磁通气已成功应用于 C_2 脊髓完全横断术后 2h 的犬模型中（图 55-4）[47]。平均潮气量为 0.35L（最大 0.8L，最小 0.2L）。15min 时平均潮气量从 0.31L 增长至 0.49L，且波动范围为 0.43～0.49L。功能性磁刺激治疗期间平均潮气量的体积（0.42L）比自主呼吸的高（0.31L）。应用功能性磁刺激 15min 后，平均气管负压为 $-6.3 cmH_2O$ 而自主呼吸为 $-2.0 cmH_2O$。在其余的 2h 功能性磁刺激治疗期间，气管压力范围为 $-3.95 \sim -4.78 cmH_2O$。血气分析显示，应用功能性磁刺激 15min 时，平均动脉血 PCO_2 从基线的 33.2mmHg 上升至 66.0mmHg。在其余的 2h 功能性磁刺激治疗期间，它从 30min 时的低点（59.1mmHg）上升到 90min 时的高点（80.9mmHg），继而在结束时降至 74.5mmHg。平均 pH 的变化与动脉 PCO_2 的变化相对应（基线为 7.33，在功能性磁刺激治疗期间为 6.99）。在功能性磁刺激治疗期间，唯一的重大变化为 CK 和 K^+ 的增加，后者增加的原因可能是由于 pH 降低导致 K^+ 向细胞外转移。修正的张力时间指数在 2h 内从 0.17 下降至 0.14，表明没有出现吸气肌疲劳。虽然功能性磁刺激治疗尚处于起步阶段，如果能进一步改进技术，这种新技术可能会成为进行通气支持治疗的实用临床方法。与呼吸支持治疗不同，功能性磁刺激也可用于脊髓损伤后吸气肌的调节。

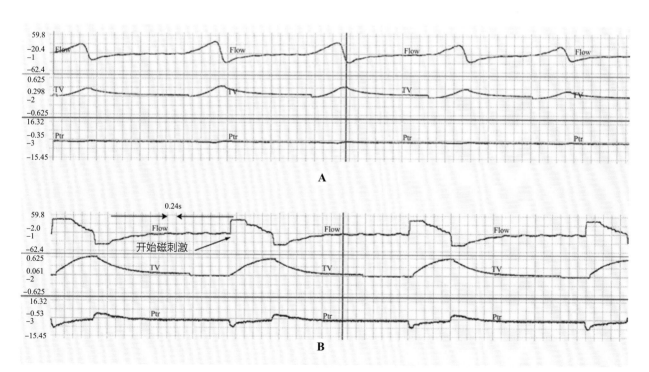

▲ 图 55-4　犬自主呼吸（A）和应用 FMV 时（B）的气流量（Flow，单位：L/min，第一迹线）、潮气量（TV，单位：L，第二迹线）和气管内压（Ptr，单位：cmH_2O，第三迹线）。注意在开始 FMV 后模式的变化
FMV. 功能性磁通气

近期在四肢瘫患者中进行了临床试验，检查功能性磁刺激对呼气和吸气肌的调节作用[12]。在这项研究中，6 名四肢瘫患者参加了为期 6 周的功能性磁刺激治疗以调节吸气和呼气肌。应用磁刺激器，分别将磁线圈的中心置于 $C_7 \sim T_1$ 与 $T_9 \sim T_{10}$ 棘突处。治疗 6 周后，主要结果测量值为（平均值 ± 标准差）：最 大 吸 气 压 力（MIP） 为（89.6±7.3）cmH_2O；吸气储备量（IRV）为（1.90±0.34）L；峰值吸气量（PIF）为（302.4±36.3）L/min；最大呼气压力（MEP）为（67.4±11.1）cmH_2O；呼气储备量（ERV）为（0.40±0.06）L；峰值呼气量（PEF）为（372.4±31.9）L/min。这些值分别为功能性磁刺激治疗前相应测量值 的 117%、107%、136%、109%、130% 和 124%。MIP（P=0.022）、PIF（P=0.0001）和 PEF（P=0.0006）分别有显著提高。停用功能性磁刺激 4 周后，这些值开始降低，因而建议持续应用功能性磁刺激以改善呼吸功能。这项研究表明，功能性磁刺激是一项针对四肢瘫患者的无创呼吸肌训练技术。

（二）胃肠道的功能性磁刺激

1. 神经源性肠道和当前管理

神经源性肠道是急、慢性 SCI 患者发病和死亡的常见病因[48]，其体征和症状包括粪便嵌塞、便秘、腹胀、排便时间延长和结肠运动迟缓[49]。SCI后的肠道管理包括均衡饮食、合理使用口服和直肠用药和直肠刺激治疗。对于那些排便困难和（或）严重胃肠道功能障碍的患者，可能需要进行结肠造口术[50]。有关更详细的胃肠道管理，请参阅第 23 章。

对内脏器官进行电刺激并不是新概念。在一项针对 213 例外科手术患者的前瞻性随机研究中，Hymes 等[51]应用腹部表面电刺激，并注意到术后肠梗阻例数显著降低。Richardson 和 Cerullo[52]随后研究了 21 例不同病因导致的神经源性肠道患者，并发现进行腹部神经刺激治疗的患者中，神经源性肠梗阻的发生率显著降低。此外，Richardson 等[53]应用经腹神经刺激治疗 44 例急性 SCI 患者，无麻痹性肠梗阻出现。相比之下，43 名症状相仿的对照组患者，麻痹性肠梗阻的发病率为 15%。腹侧骶神经根刺激的研究进展显示，SCI 患者的结直肠

收缩增加[54]。Varma 等[55]证明，对 5 名 SCI 患者应用 Brindley 刺激器[56]刺激 S_2 节段，可以诱发孤立的低压结直肠收缩；刺激 S_3 节段，可引发结直肠高压运动；刺激 S_4 节段，可增加结直肠张力。MacDonagh 等[57]将 Brindley-Finetech 刺激器应用于 12 例 SCI 患者，并在刺激治疗开始时发现直肠、乙状结肠与肛门括约肌的收缩。在一项针对 277 例 SCI 患者的大规模人群研究中，发现进行 1~25 年的骶神经前根刺激治疗后，肠道症状与功能均得到主观改善[58]。

2. 胃肠道运动的功能性磁刺激

在两项动物实验中[59, 60]，应用功能性磁刺激，将体积较小的 8 号线圈靠近胸腰段，显著改善了经口胃管胃饲 1h 后的胃排空功能（实验组为 90.4%，对照组为 69.6%）。在胃肠道通过时间中也观察到类似的结果。随后的研究表明，与对照组相比，接受颈前和胸腰段同时刺激的患者（30%），以及仅接受颈前刺激的患者（20%），几何中心显著增加。基于这个信息及慢性 SCI 患者胃肌电活动的缺乏提出假设：腹部肌肉无力可能是慢性 SCI 患者胃排空延迟的重要相关因素。

3. 结肠的功能性磁刺激

将磁线圈放置于腰骶部（图 55-2），功能性磁刺激可激活结肠，改善结肠运动与胃排空。在一项SCI 患者的临床试验中[18]，应用腰骶部磁刺激时，直肠压力的增加（80%）比应用经腹磁刺激（40%）高。应用腰骶部 / 经腹磁刺激后，平均结肠通过时间从 105h 降低至 89h，直肠、乙状结肠通过时间从 50h 降低至 35h。将线圈放在下腹部可进行经腹磁刺激，放在腰骶部可进行骶神经刺激。经腹磁刺激使腹部肌肉张力增高，直肠压力增加。进行腰骶部磁刺激（图 55-2），排便时直肠压力明显升高，该现象被称为功能性磁排便。

4. 功能性磁刺激促进胃排空

将线圈放置在 T_9 节段（图 55-2），正常人与SCI 患者均可以通过功能性磁刺激促进胃排空[61]。在正常人中胃半排空时间缩短超过 8%，SCI 患者超过 33%。图 55-5 显示了一个 SCI 受试者的示例，应用功能性磁刺激，与基线相比，胃半排空时间缩短了约 38min。一种可能的解释是直接激活了潜在

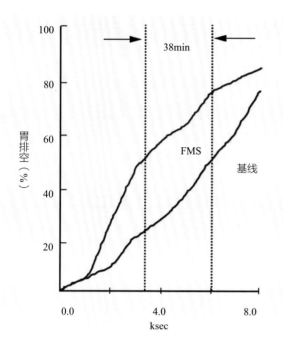

▲ 图 55-5　胃排空曲线与时间的关系示例

同一 SCI 患者应用与不应用 FMS 的疗效比较。FMS. 功能性磁刺激；SCI. 脊髓损伤

的胃神经肌肉系统，类似于应用胃肌肉表面电极植入，电刺激治疗胃轻瘫。另一种可能性是下胸段神经的功能性磁刺激可能产生腹部肌肉收缩，从而改善胃排空。

（三）膀胱的功能性磁刺激

1. 神经源性膀胱和膀胱的功能性磁刺激

在 SCI 患者中，神经源性膀胱导致了较高的发病率与死亡率。骶神经根刺激膀胱排空被证明最为有效，且没有严重不良反应。Brindley 等[56] 植入骶前刺激器（FineTech Brindley Bledder Control System 系统，Finetech Medical Ltd.，UK）以刺激排尿，减少残余尿和膀胱输尿管反流。在 50 例植入患者中，40 例残余尿显著降低至 60ml 以下，且主观认可度很高。5～11 年的随访表明，在 48 例健在的受试者中，有 41 名持续应用刺激器排尿，其中 37 例效果良好。FineTech Brindley 膀胱控制系统，或美国的VOCARE 膀胱控制系统，已在世界范围内成功应用于超过 2500 名患者[62]。

在 SCI 患者中，协调性的膀胱收缩与括约肌松弛消失。骶神经的功能性电刺激不能正常协调逼尿肌和括约肌，即产生的膀胱收缩需要在不同程度上

对抗外流阻力。可以通过手术直接切除括约肌或离断阴部神经减少括约肌阻力。阴部神经离断术是一种激进的降低尿道阻力的方法，因为神经根切断术或神经离断术会影响尿道括约肌或肛门括约肌的能力与性功能。

2. 功能性磁刺激排尿

在 1997 年进行了第一项关于功能性磁刺激对 SCI 患者膀胱排尿疗效的临床试验[17]。22 名受试者中，功能性磁刺激成功诱发了 17 名受试者的排尿。除了一名下运动神经元受损合并无反应性膀胱的患者，其他所有受试者对功能性磁刺激的反应良好。骶骨上或骶骨上的功能性磁刺激都可重复引发排尿。骶骨上功能性磁刺激（图 55-2）引发的膀胱内压平均增加了 24.4cmH$_2$O。骶骨上功能性磁刺激比耻骨上功能性磁刺激产生更大的膀胱内压。骶骨上功能性磁刺激产生的磁场强度与频率更高，引起膀胱内压增加。耻骨上应用水冷线圈间歇性刺激 4.5min，使一名受试者产生完全性膀胱排空。应用 12cm 线圈进行骶骨刺激也成功引发了膀胱完全排空。图 55-6 展示了在 3 个短暂的磁刺激脉冲下，充满 232ml 液体的膀胱被排空。其他值得注意的发现包括经过骶骨功能性磁刺激逼尿肌的调节、耻骨上磁刺激引起的尿道外括约肌疲劳以及间歇性应用骶骨磁刺激序列促进排尿。与无反射膀胱相比，有反射的膀胱疗效更好（下运动神经元病变）。

3. 动物中骶神经 / 骶神经根应用功能性磁刺激 / 功能性电刺激

在犬类研究中，功能性磁刺激诱发了 10 只动物的排尿[63]。刺激参数为 30Hz，70% 最大强度和 2s 突发长度。与腰骶部功能性磁刺激相比，耻骨上磁刺激使膀胱内压的平均增长值低 30%（分别为 41cmH$_2$O vs. 68cmH$_2$O）。应用水冷线圈，在另外 3 只动物中实现了膀胱排空。应用间歇性腰骶部功能性磁刺激，可反复可靠地诱发排尿。另一项研究比较了功能性磁刺激与电刺激对骶神经根的疗效。功能性磁刺激是将 9cm 线圈放置于 L$_3$～L$_5$ 处。功能性电刺激应用步骤如下：①将 Cortac 铂接触电极置于 L$_4$ 椎体处，刺激腹侧近端骶神经根；②将双极钩形电极置于右侧 L$_6$ 椎体椎间孔近端 2cm 处的 S$_3$ 神经根处，刺激右侧 S$_2$ 神经根远端（椎间孔）；③位

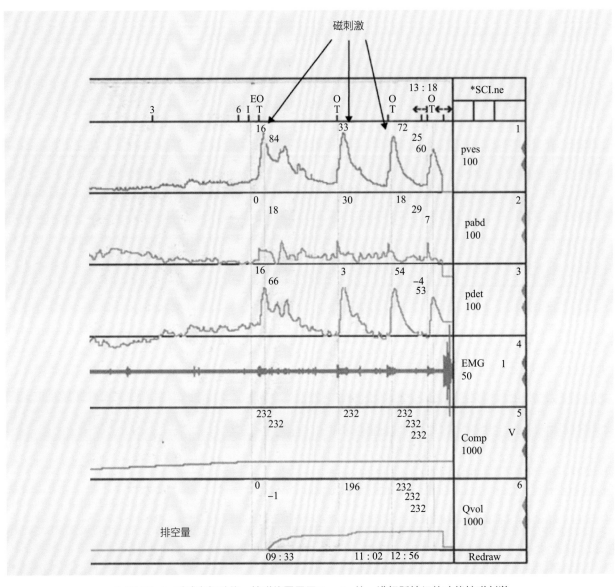

▲ 图 55-6　受试者仰卧位，核磁线圈置于 $L_2 \sim L_4$ 处，进行骶神经的功能性磁刺激

磁刺激参数设置为最大强度的 70%，频率为 20Hz 和时长 2s。记录应用功能性磁刺激后膀胱内压（Pves，第一条轨迹）与排空量（Qvol，最后一条轨迹）的变化。重复 3 次，膀胱排空

于椎间孔远端 2cm 处的右侧 S_2 骶神经（椎间孔外）[3]。应用功能性磁刺激的间歇时间为（1.8±0.06）ms。这介于右侧 S_2 骶神经、骶神经根的钩形电极在椎间孔外刺激与椎间孔内刺激的间歇时间之间 [（1.7±0.03）ms 和（1.9±0.23）ms]，这与功能性磁刺激需要放置在椎骨孔处的建议相一致 [6]。通过功能性磁刺激引发的平均波幅（1.4mV）与接触性电极引发的平均波幅相似（1.5mV），大约为单侧 S_2 刺激的 2 倍。这证明功能性磁刺激可以同时刺激多条骶神经，产生与功能性电刺激腹侧骶神经根相似

的波幅。功能性磁刺激与功能性电刺激产生的膀胱内压与尿道内压同样相似。

（四）下肢功能性磁刺激增强纤维蛋白溶解

通常，在 SCI 急性期与术后管理中，血栓栓塞是最常见的并发症之一。深静脉血栓形成（deep venous thrombosis，DVT）的并发症，包括血栓形成综合征、长时间的水肿和压力性损害，以及痉挛或自主神经反射异常，可导致严重损害。广泛应用的 DVT 预防措施包括药物、体外气动加压、间歇气动加压、梯度弹性袜 [64] 与功能性电刺激 [65]。经

证实，胫骨前肌、腓肠肌和比目鱼肌的功能性电刺激可预防急性 SCI 的深静脉血栓形成。应用功能性电刺激可增加血浆纤维蛋白溶解与静脉血液流动[66]。与应用安慰剂或单独应用低剂量肝素相比，功能性电刺激结合应用低剂量肝素可使深静脉血栓形成的发病率显著降低[67]。

功能性磁刺激是一种可能更有效的刺激内源性纤维蛋白溶解的无创治疗方法。在 20 名健康受试者中应用功能性磁刺激，并检查了纤维蛋白溶解情况[68]。结果表明全血血凝块溶解时间减少了 30%～35%，平均值从基线的 17h 减少到磁刺激治疗 10min 后的 12h 和治疗 60min 后的 11h。在所有受试者中，应用磁刺激治疗后 10min 与 60min 时纤溶程度的增强并不一致。这项研究表明功能性磁刺激应用于腘窝，通过姿势变化与昼夜节律的影响，纤维蛋白溶解作用可能会得到加强。初步研究选取了 22 例 SCI 患者，使用相近的试验方法，发现了 15%～20% 的变化（包括应用磁刺激前 19h、应用磁刺激 10min 后 15h、应用磁刺激 60min 后 16h 三种方式）。因此，与功能性电刺激相比，功能性磁刺激可以更快地增强纤维蛋白溶解，与自主性运动相比，可以提供更有持续性的增强。

（五）功能性磁刺激诱导的镇痛

应用镇痛药可以短暂地缓解疼痛，但是长期使用阿片类药物和非阿片类药物都会产生不良反应。患者越来越多地转向"替代性"疼痛治疗，包括非药物治疗性镇痛手段，如电刺激等。经皮神经电刺激（transcutaneous electric nerve stimulation，TENS）、经皮穿刺神经电刺激（percutaneous electric nerve stimulation，PENS）与电针穿刺（electroacupuncture，EA）已用于治疗慢性肌肉骨骼痛与神经性疼痛。脊髓刺激（spinal cord stimulation，SCS）是一种需要永久性植入硬膜外电刺激器的创伤性技术。这项技术已被应用于严重且难治性慢性疼痛患者。创伤性技术可以刺激深层神经或脊髓神经元，但需要应用针电极克服皮肤阻抗（electroacupuncture，EA）或采用手术方式植入电极（SCS）。但上述仪器易损坏。

有研究检测了功能性磁刺激在大鼠中的镇痛作用，方法为将线圈置于腰骶段脊髓[69]。刺激的频

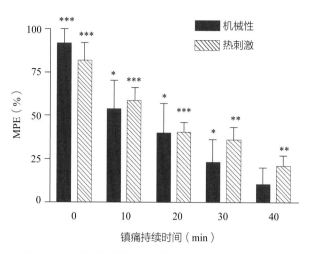

▲ 图 55-7　对大鼠后足的镇痛作用以最大可能效果（MPE）的百分比表示

MPE=[治疗后阈值 – 治疗前阈值)/(临界值阈值 – 预处理阈值)]× 100。热痛觉临界阈值为 52℃，机械痛觉临界阈值为 170g。应用腰骶功能性磁刺激 5min 后，机械刺激（92%±8%MPE）与热刺激（82%±10%MPE）分别对大鼠后足有较强的镇痛作用。尽管这种作用逐渐减弱，但机械性镇痛作用持续 30min，热刺激镇痛持续 40min（*P < 0.05，**P < 0.01，***P < 0.001，与基线值比较）。MPE. 最大可能效果

次、爆发时长和爆发间隔分别为 20Hz、5s 和 15s。应用功能性磁刺激 5min 后，机械痛觉阈值提高了 2.5 倍（66～160g），热痛觉阈值略微增加，从 50.1℃ 升至 51.7℃。机械镇痛持续 30min，热镇痛 40min 后，这种作用逐渐减弱（图 55-7）。相反，假刺激对照组的大鼠阈值未随时间发生变化。

为了确定内源性神经递质在调节功能性磁刺激镇痛中的作用，腹腔注射（1ml/kg）阿片受体拮抗药纳洛酮（5mg/kg）与 α_2 受体拮抗药阿替美唑（5mg/kg）以阻断功能性磁刺激的镇痛作用。系统性应用纳洛酮完全阻断了功能性磁刺激诱发的镇痛作用，表明功能性磁刺激确实激活了内源性阿片类物质镇痛机制。在应用功能性磁刺激 25min 前注射纳洛酮（5mg/kg，腹腔注射），功能性磁刺激对机械和热痛觉阈值没有影响。在腹腔注射盐水的大鼠中，功能性磁刺激增高了痛觉阈值，持续约 30min，该表现与未经处理的大鼠类似。对照组大鼠注射纳洛酮（5mg/kg，腹腔注射），未经功能性磁刺激治疗，其痛觉阈值在 60min 内保持稳定，证明单独应用纳洛酮，该剂量不会改变疼痛阈值。整体结果表明，阿片类物质作用机制介导了功能性磁刺激的镇

痛作用。

相反，应用 α_2 受体拮抗药阿替美唑没有阻断功能性磁刺激的镇痛作用，证明内源性肾上腺素能机制未起到明显效果。应用阿替美唑试图扭转功能性磁刺激引起的镇痛作用，但仅逆转热刺激，不能逆转机械刺激。这些结果表明，功能性磁刺激的镇痛作用与压力无关，与内源性阿片类物质介导的机制相关。功能性磁刺激镇痛产生的波幅与持续时间，与动物 / 人类试验中电针镇痛器治疗急性疼痛刺激的相仿 [70, 71]。需要进一步完成动物和临床研究，以确定功能性磁刺激镇痛治疗最佳的治疗参数，以及该方法与经皮、经皮穿刺或脊髓电刺激之间的优劣。

（六）功能性磁刺激与电针灸对治疗心血管反射反应的影响

临床和实验研究表明，针灸可能对严重的心血管疾病有益，包括高血压、心律不齐与心绞痛 [72, 73]。心血管反射引起心率、血压、心肌收缩力和（或）心肌需氧量的变化。这些变化会使上述疾病恶化。作为替代方案，磁刺激可能提供一种刺激躯体神经的无创治疗方法，无须针灸，达到相同的心血管治疗效果。为验证，选取 8 只大鼠，将蝶形线圈放置于一侧 Jianshi-Neiguan（$P_5 \sim P_6$）穴位处，进行 24min 的功能性磁刺激（2Hz，30% 最大强度）（共进行 3 组，每组 8min，间隔时间 5min）。在刺激前，与刺激后每 10min，记录胃膨胀，持续 90min。经过磁刺激后，胃的升压反射降低了 32%（从 23mmHg 降至 16mmHg），且持续 10min 以上。抑制作用与电针灸相似（35%）。

为确定磁刺激对疼痛抑制作用的潜在机制，选取另一组动物，共 6 只，静脉注射非特异性阿片类受体拮抗药纳洛酮。$P_5 \sim P_6$ 处进行磁刺激，同样抑制了胃膨胀反射（从 22mmHg 降至 13mmHg）。静脉注射纳洛酮，使降低的胃内压恢复至 18mmHg，该值与基线没有显著差异，但与未应用纳洛酮和磁刺激相比，该值明显升高。完成磁刺激后，立即鞘内注射 δ 和 κ 阿片受体拮抗药 ICI174864 和 nor-BNI，在很大程度上逆转了对心血管反射的抑制作用。相反，μ 阿片拮抗药 CTOP 未能逆转心血管反射。

后续研究表明，进行功能性磁刺激后，在 $P_5 \sim P_6$ 穴位进行电针灸，可使持续时间延长 20min [74]，表明从躯体传导至中枢系统可能存在不同通路。因此，将正中神经离断，再次进行磁刺激，发现磁刺激的抑制作用消失，表明正中神经的躯体传导调节该反射。静脉注射纳洛酮或 δ 和 κ 阿片受体拮抗药可逆转磁刺激的抑制作用，但是对脊髓 $T_4 \sim T_5$ 节段 μ 阿片受体没有被阻断。因此，阿片类药物，尤其是脑啡肽和强啡肽，有助于调节由磁刺激引起的心血管反射。

（七）重复经颅磁刺激减轻脊髓损伤后疼痛

Tsubokawa 等发表开创性报告，认为电刺激初级运动皮层可以缓解中枢性神经痛后 [75]，目前已开发出许多无创技术，并在不同疼痛综合征中测试其疗效。其中之一是重复经颅磁刺激（rTMS），该技术在运动皮层发送一系列不同频率的持续性或间断性脉冲。由 5Hz 或以上的低强度脉冲组成的高频 rTMS，在长间歇中呈短阵发送。由 1Hz 或以下的低强度脉冲组成的低频 rTMS 则连续发送。治疗通常持续数天或数周。2015 年的一项综述得出结论，应用 rTMS 可能会受益，但功效似乎因疼痛综合征而异，针对神经性疼痛明显效果较好 [76]。

到目前为止，对于 SCI 后神经痛的患者，应用 rTMS 的试验相对较少。其中一项早期双盲交叉对照研究严格限定了 12 例 SCI 合并神经痛的患者。将 8 字形线圈放置头顶，受试者进行 10 期虚拟与真实的 rTMS 治疗 [77]。真实的 rTMS 以 5Hz 的频率发放 10s，间歇 30s，在外展拇短肌中以 115% 的运动阈值发送（10 次训练或总脉冲 500 次），并完成视觉模拟量表检测。尽管虚拟与真实的 rTMS 之间没有差别，但只有真实的 rTMS 在治疗结束时可以提高热痛觉的阈值。在 4 ~ 5 周的随访期内，McGill 疼痛问卷调查报告显示，改善持续存在。然而，Kang 等完成了 20 序列的刺激，频率为 10Hz，持续时间 5s，间歇 55s，在第一背侧骨间肌中达到 80% 静止运动阈值，该试验未发现真实与虚拟 rTMS 之间在数字评分量表与简短疼痛量表评分中存在差异 [78]。为评估 rTMS 减轻 SCI 后神经痛的最佳靶点，Jetté 等将三期虚拟或真实的 rTMS（10Hz，共 2000

次脉冲）应用于在 16 名完全性 / 不完全性 SCI 患者的手或腿运动区，间隔 2 周 [79]。rTMS 后前 48h 的结果显示，痛觉显著降低，且在手 / 腿运动区的结果相似。该治疗远比虚拟 rTMS 有效，且不完全性 SCI 的效果优于完全性 SCI。

三项综述系统性探讨了应用非药物手段干预 SCI 后疼痛，其中包括应用 rTMS 刺激运动皮层。后者包括了 Lefaucheur[80]、Defrin 等 [81] 与 Kang 等 [78] 的研究。Cochrane 分析的结论是，在缓解 SCI 导致的慢性疼痛方面，真实的 rTMS 并没有优于虚拟的 rTMS[82]。但是，他们同时指出，现有的研究在方法学上有局限性，而且样本量过小。另外 2 项综述也得出相似的结论 [83, 84]。唯一一篇专注于 rTMS 缓解疼痛的 Meta 分析囊括了 2 项随机对照研究（27 例受试者）和 4 项交叉随机对照研究（100 例受试者）[85]。虽然平均值的合并标准偏差更支持真实的 rTMS 有效，但未达到统计显著性。

考虑到疼痛状态包含强烈的情感成分，通常与情绪变化有关，其他脑区可能是神经调节的有效靶点。根据证据表明，高频 rTMS 刺激左背外侧前额叶皮层或许对治疗抑郁症有益，Nardone 等选取 12 例合并神经痛的 SCI 患者，其中 6 例接受虚拟 rTMS，6 例接受真实 rTMS（10Hz，25 序列，持续 5s，间歇 25s，第一背侧骨间肌 120% 静止运动阈值，共 1250 次脉冲）。具体方法为 8 字形线圈置于左前额叶皮层处，为期 2 周，共 10 期 [86]。根据综合疼痛评分，包括视觉模拟量表、感觉疼痛评分和 McGill 疼痛问卷中的情感评分量表，作者得出结论，真实 rTMS 可使患者受益。

总之，对于 SCI 后神经痛，rTMS 是潜在有效的神经调节技术；然而，由于现有研究方法学存在争议，样本量过小，存在较大潜在偏倚，目前证据不足。经颅直流电刺激重新成为热点，由于其易于管理，耐受性更好，以及新出现的可成功缓解 SCI 后神经痛的证据 [87]，需要进一步完成高质量研究以确定疗效。

（八）rTMS 用于 SCI 后痉挛

几项研究探索了 rTMS 对降低痉挛性肌张力过高与痉挛的作用。Kumru 等 [88] 将 7 例不完全性 SCI

受试者接受虚拟 rTMS 所得结果与 14 例受试者接受真实 rTMS（频率 20Hz，20 序列，每序列 40 次脉冲，持续 2s，间隔 28s，肱二头肌 90% 静止运动阈值）所得结果进行比较。在受试者头顶放置双锥线圈，连续 5d，评估临床与电生理治疗结果。作者发现，真实治疗组在膝关节改良 Ashworth 评分、改良 Penn 痉挛频率量表评分与脊髓评估工具中均有改善，治疗结束后改善效果持续至少 1 周，虚拟组无改善，电生理方面两组均无改善。同一组学者随后发现，每日进行 rTMS 治疗，共 15 期，真实 rTMS 组（治疗参数同前）在改良 Ashworth 评分、下肢运动评分、步态参数（速度、步长、节奏）均有改善，虚拟 rTMS 组无改善（每组 10 例受试者）[89]。Nardone 等选取 9 例不完全 SCI 受试者，研究应用真实 rTMS 前后的变化。将双锥线圈置于受试者头顶，但持续时间比 Kumru 等研究采用的长 2 倍（20Hz，40 序列，每序列 40 次脉冲，持续 2s，间隔 28s，肱二头肌 90% 静止运动阈值）[84]。他们同样发现，rTMS 真实治疗组（n=8）的改良 Ashworth 评分及用于痉挛反射的脊髓评分工具结果均有改善，但不能使先前降低的胫前 - 比目鱼肌互作抑制作用正常化，rTMS 虚拟治疗组（n=5）亦无改善。对于以上研究结果应谨慎，因为这些研究在评估真实 rTMS 是否优于虚拟 rTMS 时，没有应用完整的交叉对照设计，结论大多通过准实验的组内比较得出，而不是正式的组间比较。

重复性高频 rTMS 的另一项技术被称为间歇性 θ 爆发刺激 [90]。在一项随机交叉对照双盲研究中，该技术应用于 10 例不完全性 SCI 合并痉挛的受试者 [86]。作者发现，经过真实的 10 期每日刺激后，改良 Ashworth 评分与用于痉挛反射的脊髓评分工具的结果均有改善，而且在治疗结束后，疗效持续 1 周。

总而言之，尽管这些应用 rTMS 治疗痉挛的初步研究结果看起来比较成功，但需要进一步完成高质量有参考性的疗效研究，以确定最佳刺激点、治疗参数，以及适用于这类干预的患者。

六、结论

本章回顾了磁刺激的基本原理，以及其应用于

SCI 或脊髓病变患者以改善机体功能的依据。至少在犬类模型，将功能性磁刺激应用于上胸段神经和（或）膈神经，可改善吸气功能，并可维持自主呼吸至少数小时。将功能性磁刺激应用于下胸段神经可以增强呼气功能，能够引发或模仿功能性咳嗽。将功能性磁刺激应用于下胸段神经和（或）腰骶神经，可能会改善 SCI 后膀胱排空、胃排空、胃肠蠕动与结肠运动。应用功能性磁刺激，或许可以成功排尿和排便。在健康人或 SCI 患者，应用功能性磁刺激可以加快纤维蛋白溶解，这可能成为临床预防血栓栓塞的治疗方法。与电针灸相比，功能性磁刺激提供了缓解疼痛的可能性。最后，rTMS 有望缓解 SCI 后疼痛与痉挛。

与现有电刺激技术相比，本章讲述的功能性磁刺激在应用中具有显著优势；功能性磁刺激可以同时刺激多条脊神经，应用简便，无须手术或电极植入，从而避免诸如感染、出血、线路损坏或植入失败等并发症。功能性磁刺激无痛，通常耐受性好。功能性磁刺激可以应用于衣物上，因为它无须皮肤接触，或应用电极凝胶。

功能性磁刺激技术的主要局限性在于刺激器的尺寸、大功率需求和应用成本。我们希望将来会出现家庭式或便携式功能性磁刺激装置。鉴于本章讲述的结果振奋人心，我们预期未来功能性磁刺激的应用会显著增长，并能进一步验证磁刺激对改善机体功能与生活质量的疗效。

第七篇

基于系统的脊髓医学实践与专题

System-Based Practice in Spinal Cord Medicine and Special Topics

第56章

儿童与青少年的脊髓损伤与疾病
Spinal Cord Injuries and Disorders in Children and Adolescents

Lawrence Cabell Vogel　　Randal R. Betz　　Mary Jane Mulcahey　　Kathy Zebracki　　著

一、概述

本章回顾了儿童及青少年的脊髓损伤（SCI）与脊髓脊膜膨出这两种儿科最常见脊髓疾病（spinal cord dysfuction，SCD）。患有 SCI 或脊髓脊膜膨出的儿童与青少年表现出许多相同的与 SCD 有关的临床特征，包括肢体瘫痪、感觉丧失与自主神经功能障碍。两种疾病也表现出类似的并发症，例如脊柱侧弯和髋关节发育不良，原因为 SCD 发病于幼龄。但是，由于相关脑区异常及起病于子宫内，脊髓脊膜膨出患儿有许多独特临床表现，包括认知与行为异常及先天性畸形。

治疗儿童及青少年 SCD 的一般原则，与成人类似疾病有显著差异。儿童医疗护理必须以家庭为中心，因为父母与家庭在儿童或青少年生活中处于中心地位，而且必须可以应对生长和发展带来的变化[1, 2]。对患有 SCD 的儿童的照顾必须适当，兼顾身体与心理，包括儿童生活和娱乐疗法。相比之下，青少年需要一个基于青少年的独特疗法，而不是传统的儿童或成人疗法。

必须向 SCD 的儿童或青少年及其家人提供基于发展的预期性的指导，这对他们将来应对潜在并发症及各种转变至关重要。转变包括性发育与功能，以及过渡至成人期等。对于 SCD 的儿童或青少年，过渡至成人期是医疗护理的重要内容[3]。过渡计划应该在儿童时期开始，并随着儿童发育为青少年和接近成人而逐步增强。过渡计划应涵盖许多功能领域，包括独立生活、就业、确保财务来源、社会化

与医疗保健[3]。从 SCD 发病时起，即使在出生时出现，父母应相信他们的孩子有潜力成长为能够独立生活且有高生活质量的成年人。为了使儿童与青少年坚信这些期望，从而确保成功过渡到成年，父母、医疗保健提供者及与孩子相关的其他成年人必须同样坚信这些期望。

过渡计划应该从儿童早期开始，其重要性体现在，就业在成年人生活及生活满意度中起核心作用。儿童期患有 SCI 或脊髓脊膜膨出的患者成年后，其就业率低于普通大众[4, 5]。这一点尤其重要，因为就业与生活满意度息息相关。与健全的同龄人相比，年幼 SCI 患者参加的职业前培训明显减少[6]。SCD 患儿应该参加与年龄相称的家务等活动，随着他们的成长，他们必须参与适当的职业前与职业培训，为成年后就业做好准备[6, 7]。

患 SCD 的儿童与青少年的初级保健经常被忽视，也不受三级医疗的重视[8, 9]。除了标准儿童免疫接种，当 SCD 患儿 2 岁及以上时，需完成肺炎球菌疫苗接种；从 6 个月大开始，应每年进行流感疫苗接种。当患儿 12 岁及以下第一次完成流感病毒疫苗接种时，需间隔 1 月，完成 2 次病毒疫苗的接种。

二、脊髓损伤

儿童与青少年独特的解剖与生理学特征，以及日后的生长与发育，解释了 SCI 患儿独特的临床表现与并发症[2, 10-13]。无神经影像学异常（SCIWONIA）的 SCI（先前被称为无放射学异常的 SCI）安全带

伤、产伤、上颈段受损与迟发的神经缺损是 SCI 患儿的特有病因。由于生长发育，青春期前患 SCI 的幼儿易合并脊柱侧弯与髋关节脱位。患者的依从性随发育而变化，一名无法训练的蹒跚学步的孩子，可在入学早期成为模范患者，进入青春期又变成不顺从的青少年。SCI 发生在青春期前的儿童中，SCI 会影响其生长发育。一个例子是瘫痪肢体无法正常生长。伴随 SCI 而来的运动功能受损，限制了青少年探索其周围环境，进而损害其心理、教育及职业发展。

（一）流行病学

在美国每年 3%～5% 的 SCI 患者发病年龄在 15 岁以下，15%～20% 的 SCI 患者发病年龄在 20 岁以下 [14, 15]。应用儿童住院数据库与国家创伤数据库，1997—2000 年 18 岁及以下儿童和青少年 SCI 的发生率为 1.99/10 万 [16]。与 SCI 成年患者类似，青春期男性发病率高于女性。然而，随着 SCI 患儿年龄降低，男性发病率降低，至 3 岁时男女发病率持平 [17-19]。SCI 儿童与青少年的预期寿命与脊髓受损节段和完整性相关 [13, 14, 17, 20]。损伤水平越低，损伤程度越轻，神经障碍越轻，预期寿命越长。

神经损伤节段与完整性因年龄而异，年龄较小的孩子更有可能出现截瘫与完全性脊髓损伤 [13, 17, 18]。然而，在 8 岁以下儿童中，神经系统分类的有效性严重受限 [21, 22]。SCI 发病于 12 岁及以下时，大约 2/3 表现为截瘫，大约 2/3 为完全性脊髓损伤。相反，大约 50% 的 SCI 青少年患者为截瘫，并且 55%～57% 的患者为完全性脊髓损伤。年轻儿童更容易发生上段颈髓损伤，而发生于 C_4～C_6 节段的可能性较小。年龄较大的儿童与青少年四肢瘫时，损伤部位易发生于 C_4～C_6 节段 [13, 17, 18, 23]。评估幼儿颈椎损伤时，需要考虑幼儿与成人颈椎解剖学与生物力学差异 [24]。婴幼儿与幼儿更容易发生上段颈髓损害，因为其头颅比例过大，且颈部肌肉力弱。

儿童与青少年 SCI 的最常见病因为交通事故，其次为暴力和运动损伤 [13-15, 17, 18, 25, 26]。暴力为所有年龄段儿童 SCI 的病因，但在青少年中常见，在西班牙裔及非洲裔美国人中更为常见 [13, 17, 18]。尽管暴力为幼儿 SCI 的主要原因，暴力所占 SCI 的比例有所下降 [14, 18, 25, 27, 28]。

SCI 患儿独有的病因包括安全带损伤、儿童虐待 [29] 与产伤。SCI 非创伤性病因包括肿瘤 [30, 31]、横突性脊髓炎 [32]、急性弛缓性脊髓炎 [33] 与纤维软骨栓子 [34]。还有一系列非创伤性导致上段颈髓不稳定的病因，如唐氏综合征或骨骼发育不良、感染（扁桃体咽喉炎）[35] 与炎症性疾病（特发性青少年关节炎）[36]。

体重为 40～60 磅的儿童易发生安全带损伤，因为安全带位于骨盆上缘，并作为前面的支点，导致腰椎中部承受弯曲 / 分散力量 [37]。安全带损伤的三个主要表现为腹壁瘀青、腹腔内损伤与脊髓损伤。被称为"安全带征"的腹壁瘀青发生于 40% 的损伤中，该损伤由安全带引起，损伤程度为擦伤至全层皮肤损伤 [38]。最常见的腹部损伤为腹腔小肠 / 大肠穿孔或撕裂，肾脏、肝脏、脾脏、胰腺、膀胱或子宫受损较少。通常 SCI 诊断延迟是因为临床医生忙于处理与腹内损伤有关的出血，事实上，由于未固定脊髓，轻度 SCI 可以进展为完全性 SCI。

尽管安全带损伤的伤害集中于腰椎中段，神经受损节段从胸椎中段到圆锥或马尾。椎骨损伤最常见的位置为 L_2～L_4（图 56-1）；然而，安全带损伤中，有 23%～30% 的儿童表现为 SCIWONIA。为减少儿童安全带损伤，对于体重超过 40 磅且不再适合婴儿安全座椅的儿童，建议应用安全带固定辅助座椅，直至儿童至少 57 英寸高 [39]。

大约每 60 000 例新生儿中发生 1 例新生儿 SCI，许多患儿未被诊断，或在尸检中发现。10%～14.9% 的包含脊髓评估的尸检记录中发现 SCI [40]。分娩时的扭转力导致上段颈椎损伤，为新生儿 SCI 最常见的病因 [40-43]。相反，臀位分娩时的牵引力最常导致下段颈椎或上胸椎损伤。因为阴道臀位分娩中，多达 8.5% 的 SCI 病因为胎儿头部卡顿，所以预防至关重要。一种目标为避免对胎儿躯干过度牵引，使胎儿头部保持在屈曲位，并考虑是否进行 Dührssen 切口（子宫颈 2～3 个切口）。作为最后的处理手段，可以考虑进行 Zavanelli 操作，包括将胎儿重返子宫，通过剖宫产取出胎儿 [44]。

新生儿 SCI 最不常见的类型为胸部或腰部病变。其病因是与脐动脉导管相关的血管阻塞或心血管分

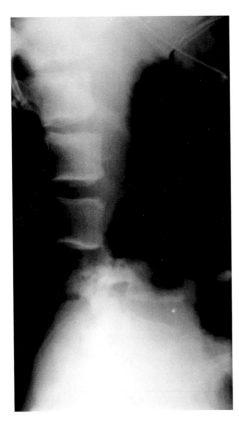

▲ 图 56-1　一名 16 岁男性的脊柱 X 线片，其因安全带损伤导致 T_7 节段完全性 SCI，影像学证实 $L_3 \sim L_4$ 节段骨折脱位

流导致反常性空气栓塞。与新生儿 SCI 相关的疾病可能包括缺氧性脑病和臂丛神经或膈神经损伤。受损新生儿通常表现为弛缓性瘫痪；鉴别诊断包括脊髓性肌萎缩、先天性肌强直性营养不良、先天性肌强直与神经管缺陷。

（二）脊髓梗死与纤维软骨栓死

约 5.5% 的青少年脊髓梗死病因，被认为是纤维软骨栓子（fibrocartilaginous emboli，FCE）。病史通常提示举重、用力或跌落等轴向载荷应力导致椎间盘压力增高。该病易被误诊为横贯性脊髓炎，及时确诊至关重要，因为治疗脊髓梗死和 FCE 需维持较高的平均动脉压（MAP＞85～90mmHg）[45]。其他潜在有效治疗方法包括利多卡因或静脉内软骨溶解或纤维蛋白溶解（木瓜凝乳蛋白酶或维生素 A）[34]。

急性弛缓性脊髓炎最初在 2014 年 8 月科罗拉多州一个表现为急性肢体无力的神经系统患者群体中发现；临床和放射学特征与脊髓灰质炎样疾病相近，在发热的情况下表现为肢体无力与脑神经衰弱[33]。

急性弛缓性脊髓炎的临床特征为一个或多个肢体突发肌张力降低，腱反射减退。此外，部分患者脑神经受累，例如面部肌无力、吞咽困难或眼睑下垂。美国疾病控制与预防中心（CDC）的急性弛缓性脊髓炎诊断标准为，急性发作的局灶性肢体无力，MRI 显示脊髓病灶主要限于灰质，且跨多个脊髓节段。可能的诊断标准为急性发作的局灶性肢体无力和脑脊液细胞增多。尽管目前尚未确定，急性弛缓性脊髓炎可能与肠道病毒 D68 有关；然而，一系列其他病毒也可能造成这种情况，如脊髓灰质炎病毒、非脊髓灰质炎性肠道病毒（如肠道病毒 71）、黄病毒（如西尼罗病毒）和某些腺病毒及疱疹病毒株（巨细胞病毒与 Epstein-Barr 病毒）。急性弛缓性麻痹的治疗为支持性治疗，包括适当的康复。不支持应用皮质类固醇、血浆去除法与生物制剂；静脉注射免疫球蛋白（IVIg）、干扰素与抗病毒药的应用则未被批准。

15%～20% 患有唐氏综合征的患者表现为寰枢椎不稳，这与韧带松弛相关[46-48]。寰齿间距（ADI）＞4.5mm 被认定是异常的。大多数寰枢椎不稳的儿童无症状。通常，只有有症状的患者需要手术干预。然而，一项研究发现，有半脱位与无半脱位的人群，其神经系统症状发生率相近，建议手术矫正前，应完善 MRI 或 CT 进行详细的评估[48]。限制 ADI 增高的无症状患者参与高危活动，目前尚有争议。此外，唐氏综合征患儿通常表现为枕寰椎不稳定，这需要仔细评估。

患多关节特发性关节炎的儿童与青少年可能会发生颈椎融合，尤其是 $C_2 \sim C_3$ 节段。这可能会进展为大部分颈椎融合，增加患儿发生颈椎骨折和导致四肢瘫 SCI 的风险[49]。此外，IJA 患儿可能因炎症反应导致齿状突的关节面和周围的滑膜关节发生滑膜炎，或齿状突损坏，进而引起 $C_1 \sim C_2$ 节段不稳定[50]。

骨骼发育不良，例如软骨发育不全、先天性脊柱骨骺发育不良、骨间质性发育不良、短指（趾）软骨发育不良与 Morquio 综合征，可能与颈椎脊髓病相关[36, 51, 52]。软骨发育不全的婴儿可能枕骨大孔缩小，导致上段颈髓与延髓尾段受压[52]。软骨发育不全的个体，男性为主，因为椎管狭窄易进展为痉挛性截瘫[51]。侏儒综合征的儿童齿状突发育不良，例如 Morquio 黏多糖贮积症Ⅳ，可能发展为寰枢椎不稳。超过 50% 的脊髓病患儿易进展为椎关节不稳定[51]。

（三）病理生理学

青春期前儿童独特的解剖与生理学特征导致 SCIWONIA 与迟发性神经系统症状。10 岁及以下的 SCI 儿童约 60% 表现为 SCIWONIA；相反，对于年龄较大的患儿，约 20% 表现为 SCIWONIA[18]。尽管 SCIWONIA 影像学无异常，但患儿更易发生完全性脊髓损伤[53]。

幼儿脊柱独特的解剖和生物力学特征导致 SCIWONIA 在 SCI 患儿中发病率较高[53, 54]。这些特征包括脊柱的弹性增加、脊髓柔韧性差、水平方向的关节面浅、椎体向前楔入、椎骨终板生长区脆弱与钩状突发育不良。

尽管普通 X 线片、断层扫描、CT、脊髓造影和动态屈伸研究无异常，SCIWONIA 患儿通常可见 MRI 异常（图 56-2）[53, 55]。神经系统外与脊髓异常皆可发现。神经系统外 MRI 的主要表现包括前纵韧带或后纵韧带断裂、终板骨折与椎间盘内部异常。脊髓异常包括中断、出血与水肿。MRI 异常与疾病的严重程度与预后相关[55]。完全性 SCI 通常表现为脊髓中断与广泛出血。不完全性 SCI 病变更有可能表现为轻微出血或水肿，轻度部分性脊髓损伤的 MRI 表现可无明显异常。对于常规 MRI 无明显异常的 SCIWONIA 患者，应用弥散加权 MRI 可能会识别某些异常[56]。

25%～50% 的 SCI 儿童表现为延迟发作的神经系统异常，延迟时间为 30min 至 4d[57]。神经系统异常延迟发作的患儿，经常表现为短暂轻微的神经系统综合征，比如感觉异常或自觉无力。延迟发作的机制可能包括根动脉创伤后阻塞、炎症引起脊髓增粗水肿，以及隐匿性脊髓不稳导致的反复损伤。

（四）临床问题

深静脉血栓形成

在 12 岁及以下 SCI 患儿中，深静脉血栓形成（deep venous thrombosis，DVT）较为罕见[58, 59]，但在 13—15 岁的患儿中，发病率为 8%，在 16—21 岁的患儿中，发病率为 9%。根据基于人群的研究，

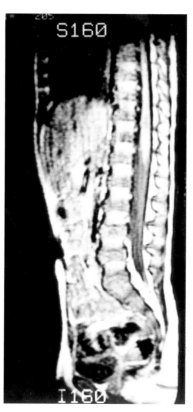

▲ 图 56-2　2 岁半男婴因安全带损伤导致 L_2 节段完全性 SCI，MRI 显示腰髓处可见一高信号区域。X 线片未见异常，因此 SCI 患者被诊断为无影像学异常的 SCIWONIA

在 8—13 岁的患儿中，DVT 的发生率为 1.1%，在 14—17 岁的患儿中，发病率为 4.8%[60]。在合并 DVT 的 SCI 儿童与青少年中，约 25% 患有静脉炎后综合征，2.3% 发生肺栓塞[61, 62]。

SCI 患儿 DVT 的治疗与成人相似[63, 64]。DVT 患者应用低分子肝素治疗（LMWH）（依诺肝素 1mg/kg 皮下注射，每 12h 一次），监测抗 Xa 因子水平（目标范围 0.5～1U/ml）[65]。或者可以静脉应用普通肝素，初始剂量为 75U/kg，10min 内静脉推注（成人 5000～10 000U），维持治疗为婴儿输注 28U/（kg·h），或 1 岁以上儿童 20U/（kg·h）的（成人每天 20 000～40 000U）[66, 67]。调整肝素剂量，以维持活化的部分凝血活酶时间介于 60～85s。口服华法林钠（0.2mg/kg），同时开始进行抗凝治疗，调整剂量以维持凝血酶原时间的国际标准化比率（INR）为 2～3。

DVT 的预防包括抗凝治疗和年龄较大的儿童与青少年（13 岁及以上）应用分级弹力袜。对于因年

幼不适合分级弹力袜的患儿，可以考虑特制的下肢服装。不建议应用弹力绷带包裹下肢，因为包裹不均匀可能会压缩下肢导致静脉阻塞，反而增加 DVT 发病风险。另外，一些弹力绷带含有禁忌物乳胶，而 SCI 患儿可能对乳胶过敏。其他预防性抗凝的治疗方法与成年人相同：应用 LMWH 应检测抗 Xa 因子水平，给药后 4～6h 其目标浓度为 0.1～0.3U/ml。LMWH 的剂量为 0.5mg/kg，每 12h 皮下注射（2 月龄以下的婴儿为 0.75mg/kg）或 1mg/kg，每 24h 皮下注射[64]。由于 12 岁及以下 SCI 患儿 DVT 发病率低，预防性抗凝治疗应局限于 DVT 高危情况，例如合并骨盆或下肢骨折的患儿。

（五）高钙血症

高钙血症最常见于青少年与青年男性，通常在损伤后的 3 个月内发生[68, 69]。高钙血症影响10%～23% 的 SCI 患者。目前认为高钙血症发生的原因为 SCI 导致患者无法运动，进而造成骨的重吸收增多。SCI 患儿高钙血症发生率增加，是由于成长中的儿童及青少年骨转换增加，而且其骨体积大，代谢活跃，尤其青少年男性。因为高钙血症抑制肾功能，肾脏不能充分排泄过多的钙负荷，导致钙排泄降低与肾浓缩功能损害。

高钙血症患者通常表现为隐匿性腹痛、恶心、呕吐、身体不适、嗜睡、多尿、多饮和脱水，偶尔可无症状。患者也可能表现为行为改变或急性精神病。一系列 16 岁以下 SCI 患者，共 87 名，18 例（24%）表现为高钙血症[69]。在本系列患者中，有 5 例高钙血症患者临床表现为急性腹痛，其中 2 例进行了开腹探查。

血清钙升高超过校正年龄后正常值的上限，儿童应为 10.8mg/dl，青少年应为 10.2mg/dl。另外，游离钙升高，超过其上限 1.23mmol/L。血清磷正常，而碱性磷酸酶正常或略高于适龄的范围。因为血钙增高，甲状旁腺激素通常降低。

高钙血症的管理包括补充液体，即静脉输入生理盐水与速尿（呋塞米 0.5～2mg/kg，每天 2～4次）以提高肾脏对钙的排泄[70]。帕米膦酸二钠亦有效[11, 71, 72]。在 4h 内静脉输入，剂量为 1mg/kg（成人通常为 60mg）。通常应用单剂量帕米膦酸二钠即

可解决高钙血症。

高钙血症的并发症包括肾钙质沉着症、尿石症与肾衰竭。在 Tori 和 Hill 的系列报道中，18 例高钙血症患儿中的 10 例（55%）患有尿路结石，相比之下，无高钙血症的患儿中，尿路结石发生率为18%[69]。此外，18 例患儿中，2 例患有肾衰竭与肾钙质沉着症。

（六）自主神经反射异常

对于患 SCI 的儿童及青少年，自主神经反射异常的病理生理、临床表现与管理类似于成年 SCI 患者[73, 74]。SCI 患者中，小儿和成人之间的差异包括儿童及青少年血压随生长发生变化，血压袖带尺寸不同，以及儿童的沟通能力个性化[75, 76]。

对于儿童与青少年，血压是年龄、性别与身高的综合结果，并且随着儿童的年龄而增加，青少年达到成年人的标准。与无 SCI 健康人相比，颈段与上胸段 SCI 患儿血压低于基线血压[77]。年龄与损伤节段共同决定患 SCI 的儿童与青少年血压较低。鉴于低血压现象，我们需要确定血压基线值。血压值高于极限值 20 及以上应考虑为自主神经反射异常。

患儿的血压测量，需要考虑到袖带是否合适，以及患儿面对医务工作者时的焦虑。与获得血压相关的焦虑，以及自主神经反射异常的发作，会对精确测定血压基线值造成困扰。对儿童及青少年，安静且令人放松的环境，以及父母在场可能会有所帮助。

儿童从婴儿期过渡至青春期，其认知与言语表达不同。鉴于认知与语言交流的差异，与成人相比，患儿自主神经反射异常的症状可能根本不被表现或者表述不清[75, 76]。比如，对于学龄前儿童，尽管他们可以表达，自主神经反射异常可能表现为模糊症状，而不是诸如头痛等可表达的症状。应使用医疗警报标识，并且为参与 SCI 患儿生活的成人提供适当的教育，如教师、学校护士、教练和社区医疗保健提供者。自主神经反射不良的教育应包括症状识别及应急管理。

儿童与青少年必须注意自主神经反射异常的预防、诊断及治疗。这包括长期佩戴医疗警报标识，携带有关自主神经反射异常的信息表或卡片，并向

医疗保健提供者及其他重要成年人介绍自主神经反射异常的诊断与治疗。

处理儿童与青少年自主神经反射异常时应保持镇定与放松。对症措施往往对绝大多数突发的自主神经反射异常有效。若保守治疗无效，其余治疗措施包括硝酸甘油片或硝苯地平（体重 40kg 或以上的青少年按 0.25mg/kg 或 10mg 给予），若可遵医嘱，嚼服；婴幼儿则舌下含服。周期性自主神经患者反射异常，则可应用哌唑嗪 [盐酸哌唑嗪®，每 6h 给予 25～150mg/（kg·24h）] 或特拉唑嗪（高特灵®，1～5mg/d）。

（七）多汗症

多汗症主要发生于四肢瘫或上胸段截瘫患者[74, 78-80]。在一系列 154 名 SCI 患者中，27% 患有多汗症[80]。多汗症的发病机制可能为，脊髓损伤节段以下交感神经对伤害性刺激反应过度。可能引起多汗症的刺激包括尿路感染（UTI）、尿石症[78]、创伤后脊髓空洞症[81]、脊髓栓系[82] 或其他未知原因。$T_1 \sim T_7$ 节段发出支配面部与颈部汗腺的交感神经，$T_4 \sim T_{12}$ 发出支配躯体的神经，$T_9 \sim L_2$ 发出支配腿部的神经[79]。这种汗腺的交感神经支配方式解释了面部与颈部泌汗过多，因为损伤节段以下区域受到伤害性刺激，而面部与颈部位于损伤节段之上。

如果多汗症令患者尴尬、功能受损，或增加发生压力性损伤的风险，应进行治疗。多汗症的管理应从避免与减轻诱因开始。可能有效的药物为抑制交感神经过度活动的药物，如普鲁本辛[83] 或东莨菪碱（经皮）[79]。

（八）温度调节

温度调节异常的严重性与 SCI 的水平和程度相关[73, 74]。病灶在 T_6 及以上，会产生温度调节异常，因为 SCI 干扰了神经中枢对内脏交感神经的调节，以及下半身肌肉的自主控制。患者损伤节段以下无法通过血管舒张与泌汗来降低核心体温。同样，患者损伤节段以下无法通过血管收缩与寒战以提高核心体温。因此，外在环境变化，或内在因素如锻炼等，会导致体温过低或过高[84]。婴幼儿尤其易受极端环境的影响，因为体表面积相对较大，以及语言、认知与解决问题的能力不一。相比之下，SCI

青少年易发生体温过低或过高的原因为判断与行为能力的不稳定。

（九）发热

SCI 后数月内，由于多种病因常见发热，易造成诊断困难[85, 86]。尽管与成人 SCI 相比，发热并非 SCI 患儿独有，SCI 患儿更易出现发热，且易出现高热。发热最常见的病因为尿路感染。其他常见病因包括 DVT、异位骨化、病理性骨折、压力损伤、手术部位感染、肺功能障碍与附睾炎。发热也可能由自主神经功能障碍和体温调节异常引起[87]。在大约 15% 的发热人群中可见多种发热病因，而 8%～11% 的高热未见明显病因，可能原因为体温调节异常[86]。

对发热的 SCI 患儿的评估应包括详尽的病史和体格检查。临床评估应指导实验室与影像学检查。体格检查必须包含一个详尽的评估以发现如中耳炎、鼻窦炎或肺炎等问题。评估需要针对 SCI 的特定问题，例如发现由附睾炎引起的阴囊肿胀，或提示异位骨化 / 病理性骨折的局限性四肢肿胀。

实验室和影像学研究应遵循临床表现，但通常包括尿液分析与培养、血培养、全血细胞计数、红细胞沉降率与 C 反应蛋白检测。肝功能检查、血清淀粉酶和脂肪酶、普通腹部 X 线片、腹部与盆腔超声及 CT 或 MRI 可能有助于评估潜在的腹部功能障碍。

（十）疼痛

对于患 SCI 的儿童与青少年，疼痛是重要问题[88, 89]。疼痛可能使患者功能丧失，影响学习、工作与社交，并进一步影响整体健康与生活质量。疼痛可能为伤害性或神经性，或两者兼有。例如，疼痛可能为神经根性疼痛，从受损部位向外放射，原因为损伤节段神经根受压，或骨折未痊愈引起不稳定性增加，或中枢性神经痛，或感觉异常[90]。心理因素，例如情绪低落，也应被认为是使疼痛长期存在的机制[91]。因此，在临床决策与疼痛治疗中，需要进行多维疼痛评估。然而，婴幼儿疼痛的评估更为困难，因其语言能力不足。

疼痛的治疗应结合物理方法、循证心理干预与药物治疗[92-94]。物理方法可能包括物理治疗、水疗与经皮神经电刺激。认知行为疗法为一线心理治疗，包括放松、行为激活、活动节奏（activity pacing）与认知重构[95]。主要用于 SCI 患儿感觉异常的药物包括抗抑郁药，如阿米替林（Elavil®，0.1mg/kg 夜服）与加巴喷丁（Neurontin®，10～15mg/kg，每日 3 次）。其他可应用药物包括卡马西平（Tegretol®，10～20mg/kg，每日 2 次或 3 次，如果应用悬浮液则为每日 4 次）、可乐定（Catapres®，5～7mg/kg，每日 2～3 次）与苯妥英钠（Dilantin®，3～5mg/d，每日 1 次或 2 次）。

自虐行为或自残行为偶有发生，在所有年龄段的 SCI 患者中均可见，可能是感觉障碍的一种表现[96]。最常见的自虐表现为咬指尖，有可能导致手指截肢，但可能伴有慢性创伤与其他身体部位的破坏，如乳头。

（十一）乳胶过敏

在脊髓脊膜膨出、SCI 与先天性泌尿生殖器异常的患儿与医务工作者中，发现部分人群对乳胶出现即时型过敏反应[85, 97, 98]。6%～18% 患 SCI 的儿童与青少年对乳胶过敏[98]。乳胶过敏可能是由于长期接触含乳胶的产品，尤其是医疗用品与设备。其他危险因素包括年幼时初次接触与长期接触含乳胶的产品。通过皮肤、黏膜、浆膜、静脉途径或附着于手套上的乳胶抗原通过空气传播，可能引起过敏反应。

乳胶过敏反应可以表现为局部或全身性荨麻疹、喘鸣、血管性水肿或全身性过敏反应。术中发生的乳胶过敏反应可能会危及生命，并且可能由于手术单覆盖患者皮肤，掩盖荨麻疹而难以诊断。

根据支持即时型过敏反应的病史，以及体外试验或皮肤测试，可得出乳胶过敏的诊断。如患儿有乳胶过敏病史，或实验室或皮肤测试阳性，可诊断为乳胶过敏。临床表现通常隐匿，例如患儿吹气球时，脸上出现斑点状红斑。患者术中出现无法解释的过敏反应，或患者平时对猕猴桃、香蕉、鳄梨或栗子过敏时，应考虑患者对乳胶过敏[99]。尽管皮肤测试可能是最敏感的检测方法，但日常皮肤测试应用较少，因为缺乏标准化准备，且有诱发严重过敏的可能。

鉴于乳胶过敏的潜在严重性，高危患者应在无乳胶的环境中进行医疗护理。这会降低过敏患者的发病风险，也预防了已知过敏与未知过敏的患者发病。患者、家人与其护理者应该了解乳胶产品的危险性与避免接触乳胶产品的重要性。对乳胶过敏的患者应佩戴医疗警报标识并携带可自动注射的肾上腺素。

（十二）心血管健康与营养

心血管功能障碍，包括高血压与冠状动脉硬化及脑血管疾病，为成人 SCI 发病率和死亡率的主要原因[100]。心血管疾病风险增加，原因为运动功能障碍导致的久坐不动的生活方式与各种代谢综合征[101-103]。SCI 患儿的基础代谢率较低，总肌肉体积降低，易导致肥胖[104]。多种原因阻碍 SCI 患儿身体的评估与管理。因为传统肥胖的评价指标，即体重指数，易低估 SCI 患儿体内脂肪，应用双能 X 线吸收测量法可以准确评估患儿总体脂肪与肌肉体积[104, 105]。营养干预时，应考虑患儿基础能量代谢显著低于正常人群[106, 107]。应鼓励青年 SCI 患者追求提高健康与营养的生活方式，从而降低其罹患心血管疾病的风险。由于其寿命相对较长，患 SCI 的儿童与青少年尤其应该采用常见的预防措施，例如运动、改善饮食、减轻压力与避免吸烟。

运动是预防心血管疾病的主要因素。制订规律的运动计划成为 SCI 儿童与青少年的重大挑战，由于患儿运动障碍，加上偏好与依从性不一。偏好与依从性可能受到不同发育阶段的限制。由于动机与体型，截瘫的幼儿可能会在各种矫形器的帮助下进行爬行与行走。除此之外，SCI 患儿与成人所能选择的运动项目极为有限。SCI 的儿童与青少年，尤其是颈段与上胸段病变，可能表现为心血管耐受能力降低，例如心排血量减少，有氧运动能力下降，运动性低血压与体温过高[84, 108, 109]。另外，儿童和青少年在锻炼时应注意安全。作者的一例 T_1 节段损伤的患者，在家中独自进行举重练习时死于压伤与窒息。

SCI 儿童与青少年，适用于一系列运动项目，例如适应性体育教育与治疗性娱乐活动[110, 111]。运动项目的目标应为心血管健康、有氧运动能力、肌肉力量与耐力的提高。锻炼计划应基于发育，与年龄及兴趣爱好相适应，并可纳入家庭和社区活动。运动项目应促进独立性，融入儿童或青少年的生活方式与日常生活，而且最重要的是，使患儿开心。

SCI 的儿童与青少年应评估心血管疾病的发病风险，其中危险因素包括肥胖、吸烟、久坐不动的生活方式、高脂血症、高血压与家族史。2 岁以后应进行高脂血症的筛选，有高危家族史的儿童应长期随访。

（十三）肺

对于 SCI 患儿，不论急性期与慢性期，肺部并发症十分严重[11, 100, 112-114]。高颈段损伤患儿通常终身需要通气支持，或膈神经 / 膈肌起搏[114, 115]。可进行膈神经起搏的患儿为 C_3 及以上节段损伤[116]。通常为避免纵隔移位进行双侧膈神经刺激。此外，患儿膈神经起搏时会引起上呼吸道阻塞，需进行气管切开术。若完全依赖膈神经刺激，可能会阻碍幼儿成长。因此，可以通过气管切开术，进行补充性夜间通气[116]。无创通气技术，例如双相气道正压（biphasic positive airway pressure，BiPAP）与气道分泌物管理，可应用于 SCI 患儿[114]。尽管四肢瘫的患儿发病率和死亡率很高，但是其生活相对独立且令人满意[117, 118]。

四肢瘫婴幼儿易发生初期呼吸衰竭，表现为睡眠障碍的呼吸障碍、睡眠呼吸暂停、打鼾、睡眠不安、晨起困惑、白天睡觉、头痛与精神迟钝[119]。应注意四肢瘫幼儿，如果患儿表现出任何睡眠呼吸障碍的症状，应进行睡眠监测。睡眠诱发呼吸衰竭的危险因素包括膈肌与肋间肌麻痹、肥胖症，以及巴氯芬或地西泮等药物的应用[120]。

（十四）泌尿外科

间歇导尿是 SCI 儿童与青少年神经源性膀胱的标准治疗方法[8, 121-123]。如果患儿表现为反复发作的尿路感染或肾功能不全，当患儿满 3 岁或更早时，即可开始清洁间歇导尿治疗。当患儿 5—7 岁时，且手部功能正常，即可自行间歇导尿[123]。

SCI 患儿预防性应用抗生素与无症状菌尿的治疗，与成年 SCI 患者相似[124]。不应常规预防性应用抗生素。预防性应用抗生素应仅限于严重的尿路

感染反复发作与阻塞性尿路病或肾功能受损，包括肾积水与膀胱输尿管反流。通常不治疗无症状菌尿，除非影响患者肾功能。治疗应限于有症状的尿路感染患者，表现为全身毒性（发热、寒战、神经反射异常或痉挛加剧）、尿失禁或尿液混浊难闻。氟喹诺酮类药物应不使用于年龄＜ 18 岁的儿童，因为有软骨损害的可能[125]。但是，如果没有其他有效抗生素，氟喹诺酮类药物可用于儿童与青少年[125]。

SCI 幼儿膀胱管理的重点是控制尿失禁与独立性。治疗尿失禁的措施包括抗胆碱类药物、控制液体摄入和规律插管导尿、肉毒杆菌毒素[126]与泌尿外科并发症的治疗，如尿路感染与尿路结石。持续性尿失禁的患者应进行尿动力学检查。儿童与青年膀胱容量受限，对上述治疗无反应时，应考虑膀胱扩容[121, 127]。

若患者无法独立完成间歇导尿，应考虑建立尿道导管通路[121, 128]。尿道导管通路，通常称为 Mitrofanoff 程序。应用阑尾或一段小肠，连接膀胱与造瘘口，造瘘口开于下腹壁或脐孔[121, 129]。建立尿道导管通路可使上肢功能受限患者，例如 C_6 或 C_7 节段损伤，进行自行导尿[130, 131]。此外，建立尿道导管通路可以促进患者对于膀胱管理的独立性，尤其是难以控制尿道的患者，例如难以移动至马桶或卫生间的女性，或者移动困难的患者。

（十五）肠道管理

SCI 患儿肠道管理的重要问题包括完全与定期排空，控制便失禁，短期排便计划，美观与并发症的预防[121, 132, 133]。规律排便的重要性经常与儿童及青少年缺乏依从性相冲突。然而，为潜在的大便失禁而焦虑是遵守排便计划的重要时机。2—4 岁时儿童即可开始排便计划，这个年龄段与发育相适应，如患儿发生腹泻或便秘，则开始于更早的年龄[134]。

排便计划的基本组成部分包括独立性、私密性，以及每日排便时间的规律性。排便应安排在厕所或马桶上。坐位有利于排便，如果有相应的神经功能，应教导与鼓励患儿增加腹腔内压。不论儿童与青少年的年龄，开始排便计划时，应遵守这些关键原则。

对于标准排便计划无效的儿童与青少年，应考虑实施 Malone 顺行性灌肠（ACE 手术）[135] 与经肛门灌肠系统[136]。应用 ACE 手术，盲肠内应用灌肠药，可完成肠道的顺行排空。这是通过腹壁造口进入，进而通过阑尾传送到盲肠。

（十六）痉挛

与成年 SCI 患者相比，SCI 患儿表现为痉挛的可能性小。原因可能为，SCI 患儿截瘫的发生率高[137]。尽管如此，痉挛对很多 SCI 患儿来说是一个重要问题[138]。SCI 患儿痉挛的一般管理原则与成年 SCI 患者相同[137, 138]。应进行详尽的评估，包括详尽的病史与身体检查，并注意潜在的刺激因素。使痉挛持续或加重的影响因素包括损伤节段以下有害刺激，通常在临床上不明显。因此，高度怀疑与详尽的评估必不可少，尤其考虑到患儿的交流能力严重依赖于年龄。如髋关节半脱位或脱位等伤害性刺激可能会加重痉挛，而且在 SCI 患儿中常见。

痉挛管理的目标是改善功能、预防并发症、缓解疼痛与尴尬。治疗痉挛时必须同时考虑痉挛的优点与缺点。痉挛的主要治疗包括预防、非药物性干预、药物与创伤性治疗。预防是任何痉挛治疗的基础，包括避免诱发因素与良好的膀胱、肠道和皮肤功能。非药物性干预包括减轻诱发因素与伸展、运动范围训练与体位训练。

当痉挛影响患儿正常功能，且传统治疗手段无效时，应考虑应用药物治疗。口服巴氯芬为首选治疗药物，起始剂量为每剂 0.125mg/kg，每日 2～3 次（12 岁及以上患儿每剂 5mg，每日 2～3 次）[139]。然后每 3～5 日以每剂 0.125mg/kg 的剂量递增（12 岁及以上患儿每剂 5mg）。通常每日最大剂量为 1～2mg/kg，每日 4 次（12 岁及以上患儿 80mg/d）。尽管巴氯芬目前仍为治疗青少年痉挛的首选药物，其余药物的临床试验也应考虑[140]。

其他可能有效治疗痉挛的药物包括地西泮、可乐定、丹曲林、加巴喷丁与替扎尼定。地西泮（Valium® 每剂 0.1mg/kg，每天睡前至每天 4 次）可与巴氯芬联合应用，或对不耐受巴氯芬的患者单独使用。可乐定（5～7mg/kg，每日 2～4 次）单独应用，或与其他药物联合应用可能有效[141]。可乐定

经皮给药（每周 0.1～0.3mg 贴剂）可用于年龄较大的儿童或青少年[142]。丹曲洛林（Dantrium®）通常不用于 SCI 儿童与青少年痉挛的治疗。虽然治疗痉挛未获批准，但可以应用加巴喷丁（12 岁以上儿童按加巴喷丁 900～1800mg/d，每日 3 次服用）协助治疗痉挛。由于药物具有潜在肝毒性，应注意随访肝功能，尤其在治疗的前 6 个月。

对于标准治疗无效的痉挛，应选择鞘内注射巴氯芬、选择性背根神经根切断术、硬膜外脊髓刺激与局部注射肉毒杆菌毒素[138]。巴氯芬可以通过植入泵鞘内给药，并在 SCI 儿童与青少年中广泛应用，且结果令人满意[143]。鞘内注射巴氯芬也可以治疗患有脑瘫的儿童与青少年[144]。鞘内注射巴氯芬的缺点是成本过高，包括最初的植入和泵内药物加注，以及极少发生的严重不良反应[145, 146]。

三、外科

（一）环形固定器

儿童环形固定器的正确使用可有效预防固定销钉松动和钉道感染。对于婴儿，多个针脚（婴儿 10 个，成人 4 个）与扭矩（2 英寸 - 磅）已被证明是安全的[147]。2—12 岁的患儿扭矩范围应为 4～6 英寸 - 磅，12 岁及以上的患儿的扭距应为 8 英寸 - 磅。6 岁以下患儿放置销钉时应进行 CT 扫描，因为颅骨厚度不同[148, 149]。如果环形固定失败，可应用 Minerva 型颈胸腰骶部矫形器替代治疗。因为 12 岁及以下患儿应用 Crutchfield 钳可能会导致颅骨穿透与硬脑膜漏，所以环形牵引为该年龄组的首选方法。

（二）脊椎板

对于 8—10 岁患儿，因为头的比例比身体其他部位大，如果固定于标准脊柱板上，会无意间使其脖子弯曲（图 56-3A 和 B）。因此，当需要脊柱固定时，幼儿应固定在儿童专用的脊椎板上（图 56-3C）[148, 150]。然而，当患儿只能应用标准脊椎板时，可以将躯干升高 2～4cm，使头部保持在脊椎板水平，以避免颈部过度弯曲（图 56-3D）。

（三）脊柱畸形

对于 SCI 患儿，脊柱畸形极为普遍，尤其 SCI

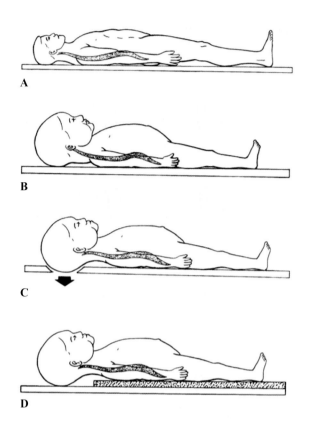

▲ 图 56-3　**A.** 固定在标准脊椎板的成年人；**B.** 在标准脊椎板上的患儿，较大的头部导致颈部前弓位；**C.** 患儿固定于改良的脊椎板上，板上有一个切口放置枕部，从而可以安全固定颈椎；**D.** 双床垫可抬高胸部，以安全固定颈椎

引自 Herzenberg JE, Hensinger RN, Dedrick DK, et al. Emergency transport and positioning of young children who have an injury of the cervical spine. The standard backboard may be hazardous. *J Bone Joint Surg.* 1989;71A:15-22. doi:10.2106/00004623-198971010-00004.

发生在骨骼成熟之前[151-154]（图 56-4）。对于 SCI 发生在骨骼成熟之前的儿童，98% 会发展为脊柱侧弯，其中 67% 需要手术[154]。相反，对于 SCI 发生在骨骼成熟之后的儿童，脊柱侧弯的风险降低至 20%，其中约 5% 需要手术矫正。脊柱畸形形成的原因可能是肌肉无力或不平衡、损伤畸形或可能为医源性因素，如椎板切除术[151]。脊柱畸形的并发症包括骨盆倾斜、压力损害、坐姿不能维持平衡导致上肢功能障碍、疼痛、下肢矫形器不合适、胃肠道与心肺疾病。由于脊柱侧弯的高发病率，青春期前应每 6 个月复查胸椎、腰椎与骶椎的 X 线片，青春期后改为每 12 个月。

应用胸腰椎矫形器（thoracolumbosacral orthoses, TLSO）进行预防性支撑可能有效延迟脊柱手术。

在一项对 123 例 SCI 患儿的回顾性研究中，与未进行预防性支撑的患儿相比，脊椎曲线为 20° 或更小时，完成预防性支撑的患儿，手术矫正时间明显延迟[155]。相反，对于脊椎曲线为 20° 以上的患儿，进行预防性支撑与未进行预防性支撑的患儿的矫正时间无明显统计学差异。支撑的主要缺点包括影响患儿运动能力与自理能力，如自行导尿[156, 157]。不论脊柱侧弯的程度，采用 TLSO 支撑可能会使躯干支撑无力的患儿受益，亦可改善上肢功能与坐位。

手术适应证：对于继发于 SCI 的进展性脊椎畸形，当弯曲角度＞40°，患儿处在生长发育期，或功能严重受限，建议手术干预[151]。手术干预应基于患儿的年龄和骨骼成熟度。通常，对于 10 岁以上的患儿，可完成标准的脊柱融合术，而对于 10 岁以下严重脊椎畸形的患儿，需应用保持脊椎与胸壁持续生长的专业仪器完成脊柱融合术。

对于骨骼未发育成熟的患儿，曲线幅度＞40°作为骨骼不成熟患者的手术干预的阈值，该阈值部分源自对脊柱裂患者的研究。Muller 等报道，当脊柱裂患者脊椎曲线超过 40° 时，平均每年进展 13°[158]。对于严重脊椎畸形（＞70°），手术介入并发症的发生率也显著增高[159]。

对于骨骼发育成熟的 SCI 患儿，当脊柱侧弯导致严重功能障碍时，可以考虑进行脊柱融合术。坐姿不平衡可能导致臀部出现压疮。此外，坐姿不平衡会限制患者上肢功能。最后严重脊柱畸形也会影响心肺功能。目前没有建议成年 SCI 患者进行脊柱融合的客观研究。

术前应评估患者的坐姿。SCI 患者依赖于脊柱过度后凸以进行日常生活，包括自行导尿与进食。在一项分析 30 例 SCI 患者矢状面的研究中，通常中立 $T_{10} \sim L_2$ 节段测得的脊柱后凸角度为 19.8°，腰椎前凸平均角度为 9.8°，而正常脊柱前凸角度为 −40°～−60°[160]。因此，"正常"胸椎后凸与腰椎前凸畸形的患者完成脊柱融合，会影响患者正常功能。尤其是颈段颈椎损伤与上肢功能受限患者。对于外科医生，应观察患者完成 ADL，以了解维持脊柱后凸的重要性。当四肢瘫患者不能坐立时，作者会暂行 TLSO，并观察患者的功能。若患者表现良好，则完成 TLSO 侧位影像学检查，并弯曲棒以匹

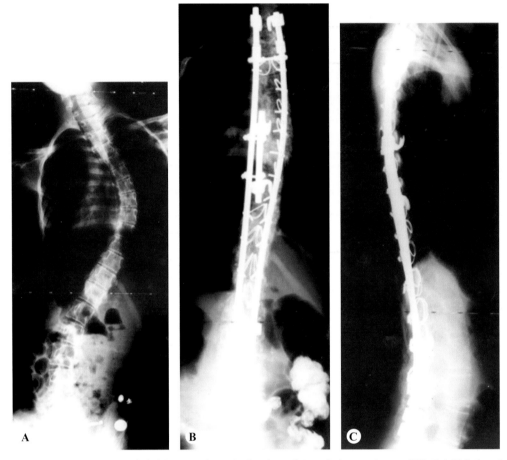

▲ 图 56-4　一名 13 岁女性患者脊柱 X 线片。8 岁时发生 C₄ 节段不完全 SCI（ASIA 损伤量表评分为 C 级）

A. 65° 胸腰椎弯曲力线；B 和 C. 脊柱后路融合术后的影像学图像

配曲度。

协助生长的器械

当患儿 10 岁以下且弯曲角度＞40° 时，通常不建议进行标准的脊柱融合术，因为这个年龄段，患儿仍然有明显的脊柱与胸壁生长。当前的两个治疗选择为生长棒与垂直可扩展钛肋骨（vertical expandable titanium rib，VEPTR），因为共在患儿生长期间可定期延长[161]。生长杆在近端与远端通过带钩结构和（或）椎弓根螺钉连接到脊柱。VEPTR 与生长杆有部分区别，因为它的近端固定点位于侧面肋骨，而不是脊柱。这些系统有重叠的棒，可定期逐渐加长，通常每 6 个月一次，与脊柱生长相一致。

迄今为止，尚无任何研究评估生长器械在 SCI 患儿中的效果。不幸的是，这些器械在正常人群中的并发症发生率高达 25%～72%[161, 162]。根据作者的经验，这种风险在 SCI 患者中更高。SCI 患儿易出现尿路与呼吸道感染。这种风险随着每 6 个月进行的生长器械延长手术而增加。通常，大多数使用生长系统的患儿需要进行脊柱融合。

其中一位作者未对患儿进行脊柱融合，使用了前路脊柱侧弯矫正器，该器械目前应用于无 SCI 的脊柱侧弯儿童与青少年。对于 SCI 合并短节段弯曲患儿（＜9 个脊椎节段），该前路脊柱侧弯矫正器可能有效[163]。对于生长中的脊柱，Magec 棒是一个新的可植入的治疗方案。该器械可以在体外延长，因而无须手术延长。但是，目前对于 SCI 患儿的相关研究很少[164]。

（四）髋关节

对于 SCI 患儿，髋关节半脱位、脱位与挛缩为常见并发症，尤其在年幼时受伤（图 56-5）[165-167]。在一系列患者中，未满 5 岁发生 SCI 的患儿，100% 表现为髋关节不稳定，未满 10 岁发生 SCI 的患儿，

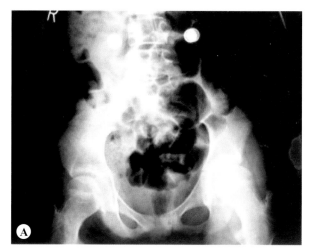

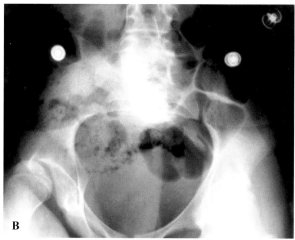

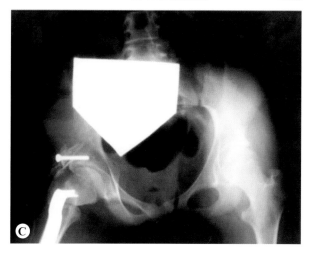

▲ 图 56-5　C₄ 节段不完全四肢瘫女童的骨盆 X 线片

A. 患者 10 岁时的 X 线片；B. 患者 11 岁时的 X 线片显示双侧髋关节定位，右髋关节半脱位；C. 髋关节脱位矫正术后的 X 线片

93% 表现为髋关节不稳定[168]。在另一份报道中，未满 8 岁发生 SCI 的患儿，60% 表现为髋关节不稳定[169]。髋关节不稳定与脊髓损伤水平无关，与

是否痉挛及性别无关[170]。医生需要注意，新发急性髋关节脱位最可能的病因为脓毒症，而且对于任何相对急性发病病例，经过影像学确诊的髋关节脱位，应进行详尽的检查以排除脓毒症。

对于 SCI 发生于 10 岁以下的患儿，由于髋关节不稳定和挛缩的发生率很高，需要采取积极的预防措施。这可能包括软组织积极拉伸，控制痉挛，以及应用预防性外展支具[166]。

手术治疗髋关节不稳定的适应证并不明确。鉴于 FES 系统在垂直移动性方面的未来应用与未来脊髓再生的可能性，应积极治疗髋关节不稳定[166, 171]。髋关节不稳的治疗可能包括手术松解髋关节挛缩、关节囊缝合术、内翻截骨术、前或后髋臼扩大术[166, 172]。Dega 截骨术常用于髋臼后路扩大术[166]。通常，大多数标准截骨术用于治疗先天性髋关节脱位，在髋臼后方覆盖不足，因为大多数半脱位与脱位髋关节后方不稳定有关。其他似乎可纠正后半脱位的髋臼手术包括反向三重截骨术或 Ganz 截骨术，或髋臼后加盖截骨术[1]。

痉挛性脊髓损伤的患者，其治疗方式几乎与继发于脑瘫的髋关节半脱位相同。首先应控制痉挛，继而试图复位髋关节。可先尝试口服药物，若无效，可能需要植入巴氯芬泵。

对于迟缓性 SCI 或脊柱裂的患者，需要肌肉转移以保持髋复位。作者目前建议使用腹外斜肌转移（Lindseth 手术），不一定能保证成功，但作为肌腱固定术，它仍然可能保持髋关节稳定。脊柱侧凸合并半脱位时，对治疗提出了挑战。例如，脊柱侧凸与倾斜性骨盆的完全纠正，可帮助纠正早期髋关节半脱位。完成脊柱融合术后，经常出现髋关节挛缩，需要松解髋关节挛缩以改善髋关节半脱位并在脊柱侧弯手术后保持合适的坐姿平衡。

（五）异位骨化

目前尚不清楚 SCI 患儿中异位骨化（heterotopic ossification，HO）的准确发病率，约为 3%，而成人 SCI 患者中发生率为 20%[165, 173]。SCI 患儿与青少年患者中，髋关节常受累。在 SCI 患儿中，HO 平均在损伤后 14 个月开始，而成人 SCI 患者在损伤后 1～4 个月开始[174]。通常不应用依替膦酸二钠

（Didronel®）预防性治疗 HO，因为 HO 的发病率低[175]。另外，青春期前应限制依替膦酸二钠应用于患儿，因为可能会诱发佝偻病样综合征[176]。如果导致严重功能缺陷，可以考虑手术治疗。如果手术被推迟，应在发病后 1～1.5 年进行 HO 切除术，直至骨扫描正常，以避免可能进展为股骨颈骨质疏松症与关节内纤维化[173, 177]。幼儿术后应用放射治疗可能为禁忌，因为辐射具有长期不良反应。但是，可以术后应用吲哚美辛（Indocin®，1～3mg/kg 每日 3 次或 4 次，最大剂量 200mg/d）[178]。

（六）骨质减少与病理性骨折

SCI 后很快开始骨质减少，并在 6～12 个月后达到平稳。SCI 儿童与青少年的骨密度为年龄与性别相匹配的正常人群的 60%[165, 179, 180]。站立、踏步、与 FES 联合进行，可能使骨矿物质密度大约增加 25%。

由于骨矿物质密度降低，导致病理性长骨骨折，约发生于 14% 的 SCI 儿童与青少年[165, 181]。步态训练、关节活动范围训练与轻微的创伤导致了约 40% 的病理性骨折，其余骨折的病因尚未明确。病理性骨折的 SCI 儿童与青少年可能表现为发热与肢体末端肿胀。股骨的髁上区域与胫骨近端是病理性骨折最常见的部位。初期影像学上的异常可能难以发现，对于生长发育中的患儿，应高度怀疑病理性骨折。

SCI 患儿病理性骨折的治疗由可移动夹板组成[165, 181, 182]。如果需要应用石膏，必须填充在所有骨性突出部位，并且做成双层瓣，便于检查，以预防压力性损伤。由于骨质疏松，内部或外部固定通常不理想。通常在 3～4 周后出现骨痂发育，到那时可以停止夹板或石膏治疗，重新开始关节活动范围的锻炼。但是，行走应推迟至骨折后 6～8 周。

预防至关重要，但 SCI 患儿的预防存在困难，因为儿童与青少年易参与冒险行动。预防要求在危险活动中注重安全。另外，应通过矫形器或 FES 进行负重，以减少骨矿物质丢失。良好的营养和充足的日照也必不可少。SCI 幼儿易发生维生素 D 缺乏症，因此需要日常测量 25- 羟基维生素 D，当 25- 羟基维生素 D 降低时应进行治疗[102]。对于 SCI 患

儿，适当的训练与充足的转移设备为康复的重要组成部分。

（七）压力性损伤

压力性损伤为 SCI 患儿最常见的并发症之一[183-185]。SCI 患儿压力性损伤的发生率目前未知。在一项回顾性研究中，SCI 发生于 13 岁之前的患者群体中，55% 的患者在平均 10.3 年随访期间至少发生一次压力性损伤[184]。压力性损伤的高峰年龄为 8 岁，而且完全性损伤与脊柱侧弯为危险因素。SCI 患儿的特有问题包括预防和治疗方面依从性不一，因为儿童与青少年处于不同生长发育阶段[184, 186]。幼儿易发生伤害性损伤，因为这个年龄段的儿童，参与娱乐活动易粗心而导致偶然的创伤。幼儿认知能力弱，无法像年龄较大的患者一样，遵守如减压等常规预防措施。预防性措施可能包括具有自动定时功能的手表，以提醒患儿进行减压。此外，预防性干预应在发展的基础上，随着患儿成长，护理责任逐渐从父母转移至患儿本身。随着患儿成长，以及心理上的成熟，新设备应与患儿身材相匹配。应按规定准备合适的轮椅与足量的垫子，以及进行压力映射测试，以减少压力性损伤。

四、康复

SCI 患儿的康复必须建立生长发育的基础上，治疗目标必须随着儿童与青少年的成长而相应变化[187-192]。康复的治疗目标是维持健康与恢复生活和工作能力，最终使患者充分融入社会，并且获得满意的生活。护理 SCI 儿童与青少年的主要挑战为照顾不同发育阶段的需求，最终目标为顺利长大成人，拥有满意的生活[193]。

标准干预措施应侧重于运动能力、日常生活、仪器应用、肠道、膀胱与皮肤管理、游戏、休闲与娱乐，并包括社会服务、心理与职业咨询。随着儿童与青少年的成长，治疗设备需要持续更换，因为患儿身材长大与需求变化。以运动功能为例说明，婴儿和幼儿可能会爬行、站立并应用婴儿车移动。尽管学龄儿童可以在家中爬行，但在学校他们使用各种矫形器完成行走或站立，并且他们应独立使用轮椅[194]。大龄儿童与青少年主要使用轮椅进行社

区内移动，年龄较大的青少年则需使用汽车。

（一）上肢功能

尽管应用各种静态与动态矫形器，四肢瘫儿童可改善上肢功能，但因为不美观与负担过重，成年后患儿通常会停止使用矫形器[195]。相比之下，手术重建，包括肌腱与神经转移，可以恢复手臂和手部功能[195-198]。上肢神经假体也用于恢复上肢功能。大多数表面刺激系统适用于青少年，但不适合较小的上肢与手。早期的植入式神经假体成功地恢复了 C_5 或 C_6 节段四肢瘫的儿童与青少年[199-201]，并提高了独立性与 ADL 满意度[202]。下一代神经假体即将出现，并且有可能恢复多种功能（例如上肢运动、平衡功能与膀胱排尿）[203-206]。

（二）行走

行走能力取决于多种因素，包括年龄、体重、脊髓受损节段与损伤程度、依从性与个人偏好。最有可能行走的患儿为年幼、L_3 或更低节段损伤，或美国脊髓损伤协会（ASIA）的残损量表评分为 D 级的患儿[207-210]。与青少年及成人相比，儿童更易恢复行走，因为患儿体型小，更活跃，以及对外观关注度低[211]。

连体支具使 SCI 患儿无须上肢负重的情况下站立，并解放患儿双手[209, 212]。患儿也可以通过连体支具行走。应用连体支具的基本要求包括头部控制和下肢无明显挛缩。一般而言，该类患者大多为治疗性或家庭用步行者。但是，连体支具为患儿提供了独立运动及站立的可能，使患儿能够直视同龄人。

9—12 月龄的患儿可应用连体支具，该时间段适合患儿开始站立与行走。连体支具也给了患儿一个站立并开始应用其他矫形器的机会。连体支具另一个优势为无须强化治疗。连体支具通常被学龄前与初入学儿童所接受，但 7—10 岁时会逐渐停止使用。儿童可以应用连体支具通过旋转躯干与挥动上肢的方式行走。他们还可以通过迈至或迈过步态应用辅助装置行走，如手杖或前臂拐杖（图 56-6）。

往复式步态矫形器（RGO）经常应用于上腰椎或胸椎截瘫的儿童或青少年中（图 56-7）[209, 211, 212]。相比之下髋 - 膝 - 踝 - 足矫形器或膝 - 踝 - 足矫形器，也可以应用该患者群体中，RGO 可恢复往复的步态，该步态更节能[213]。15—18 月龄的儿童可以应用 RGO。髋部屈肌功能尚存，或年轻且运动功能保存的患者，大概率可以恢复行走，尽管大多数

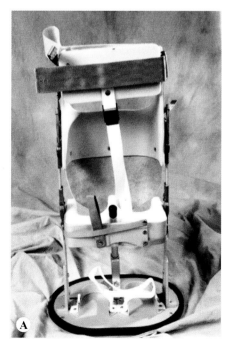
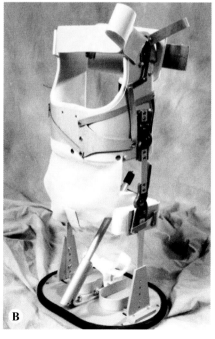

▲ 图 56-6　Rochester 连体支具的正视图（A）和后视图（B）

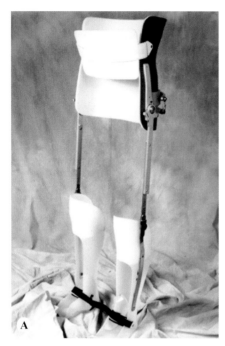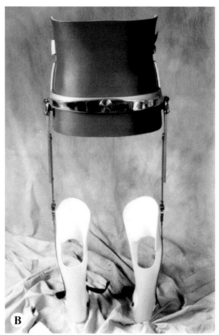

▲ 图 56-7　RGO 的前视图（A）与后视图（B）

RGO 用户为治疗性或家庭性步行者 [211, 212]。

对于 SCI 患儿，站立有重要的功能与心理意义 [211, 214]。除连体支具外，有一系列适用于儿童的静态或动态的站立设备，包括站立轮椅、站立架与移动式站立设备 [211]。移动式站立设备最适合学龄前到青春期前的患儿，主要应用于家庭或学校活动（图 56-8 和图 56-9）。

移动的最新进展包括运动训练与外骨骼。运动训练可以包括地面体重支撑或跑步机训练 [215]。Christopher 和 Dana Reeve 基金会神经恢复系统是一项完善的计划，包括标准化的培训与成果评估及员工能力评估 [216]。下肢外骨骼为 SCI 患者提供安全高效的移动方式，并且具有步态训练的潜力，但目前在患儿中尚未进行设计与研究 [217, 218]。

（三）心理社会问题与性行为

对于需要特殊护理的儿童，性生活是一个经常被忽视的方面。因为残疾儿童与青少年通常被视为幼儿，或被视为无性生物。SCI 儿童与青少年及其家庭必须解决性方面的问题。这些性问题包括对所有儿童与青少年常见的性问题，以及特殊需要的儿童与青少年特有的性问题，还有 SCI 特有的性问题 [219, 220]。从 SCI 开始，患者与父母需了解未来性问题的预后与处理，包括生育。随着儿童与青少年的成长，性教育与咨询必须以发育为基础。此外，性咨询必须在没有父母在场的情况下，逐步单独针对年龄较大的儿童与青少年。女性 SCI 患者与其父母，需了解 SCI 不会导致生育异常或只有轻微异常，无须为月经推迟发生或恢复而担心 [221]。SCI 发生于 9 岁之前似乎会干扰精子产生；而 12 岁左右发生 SCI 的患者，其精子质量似乎与 SCI 发生于成年期的患者相近 [222]。

（四）教育

在美国，与所有有特殊需求的儿童一样，联邦法律保护 SCI 儿童与青少年的受教育权 [223]。《公众法》《全民残障儿童教育法》[224] 与《残疾人教育法》[225]，要求有特殊需求的儿童与青少年在限制最少的环境中接受教育 [225]。在各种方面，教育是 SCI 儿童与青少年生活中的重要组成部分 [7, 193, 226-228]。除了娱乐，教育是儿童与青少年的主要任务。受伤后尽快返回学校至关重要，并且理想情况下，他们应该回到受伤以前所在的学校。回到学校使 SCI 儿童与青少年与同伴互动及重建友谊。此外，教育是成人就业的主要决定因素，同样又是 SCI 成年患者生活满意度的重要预测指标。对于患者、同学与老

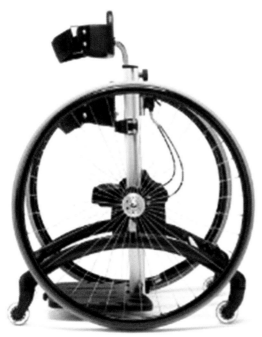

▲ 图 56-8　带舒适座椅的儿童移动站立式设备

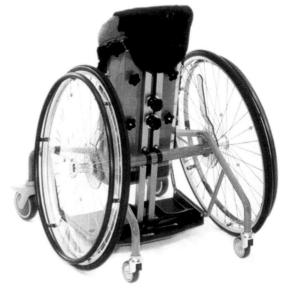

▲ 图 56-9　**Rifton** 站立式助行器

师，重返学校可能有重大影响。进行康复治疗时，出院前提前拜访学校可以显著改善回归学校的效果。对于老师与同学，这种经历同样有益。若不现实，老师与学生也可从观看患者的视频与学习 SCI 中受益。为学校师生设计关于 SCI 的教育材料同样重要[227, 228]。

（五）心理社会问题

SCI 对青年与家庭产生深远的影响，包括生物、心理、认知、家庭和社会功能。大多数年轻人可以适应受伤后生活[229, 230]，但青年患者面临重大变化，因为他们需要应对 SCI，同时应对生活中的变化，以及从儿童、青少年到成人的发展。

在青春期，发育过程提出了独特的挑战，因为同时存在青春期固有的心理社会与身体的变化[230]。例如，当青少年应提高自主性时，却对看护者表现出更强的依赖性。尽管 SCI 对心理有重大影响，通常来说，损伤 1 年后，青年患者焦虑与抑郁的易患程度与一般人群相近[5]。而且，与成年期发生 SCI 相比，童年时的伤害不会影响长期心理预后[231]。但是，部分年轻人可能会遇到情感与心理问题，包括生活质量[232]，以及社会生活参与度降低[233]。因此，心理评估应为跨学科康复护理的标准日常操

作，并注意及时干预青少年不断变化的医疗护理需求[234]。

应为患儿父母、兄妹与其他重要家庭成员提供心理支持与干预，因为 SCI 同样对家庭产生重大影响[227, 228]。照顾 SCI 患者会承受严重的心理困扰与压力，且导致生活质量降低[235-237]。而且，护理者的幸福感与患者的心理社会与身体健康直接相关[238]。因此，护理者在 SCI 患儿的康复治疗过程中至关重要。同龄人的支持与陪伴也对患者、父母与其他家庭成员有益[230]。

尽管家庭成员可以提供日常护理，应为 SCI 患儿提供专门护理。专门护理可协助患儿父母，包括设定行为规矩与对患儿的支持指导。对于大多数父母而言，很难同时履行父母和护理者的职责。为缓解父母压力，临时看护必不可少，尤其患儿为四肢瘫合并反复的需求时。

（六）娱乐

娱乐和休闲应该是 SCI 儿童与青少年康复计划的一部分[111, 239-241]。儿童或青少年受伤前的兴趣和经历应为娱乐疗法提供方向。游戏对于患儿的康复训练至关重要，因为这是患儿的主要日常活动。休闲娱乐应被整合于康复训练中，并为年龄较

大的儿童与青少年提供了传统康复训练中必不可少的间歇。年龄较大的儿童与青少年应有适当的娱乐活动与参与适龄的活动，如运动、电视、电影、音乐与交流。同样，他们需要参与社会活动与轮椅运动。

（七）药物滥用

与成年人 SCI 患者相同，药物滥用可能导致 SCI 发生与影响其预后 [242, 243]。此外，长期药物滥用会恶化继发于 SCI 的健康状况，如压力性损害、尿路感染及抑郁症。SCI 青年患者可能将药物滥用作为应对方法或青春期的一部分。然而，值得注意的是，我们的长期研究发现 SCI 患者药物滥用的比例远低于年龄匹配的一般人群 [244]。尽管如此，临床医生应教育青少年及其护理者药物滥用的潜在危害。

五、神经管畸形

神经管畸形的两种最常见发病形式，为脊柱裂与先天无脑畸形 [245, 246]。脊柱裂根据神经组织是否暴露而分类。一种是脊髓脊膜膨出，为开放性脊柱裂病灶，其中神经组织没有皮肤覆盖或只有薄膜覆盖。另一种是隐匿性脊柱发育不良，指具有完整皮肤覆盖的脊柱裂病变，包括脂肪性脑膜膨出、脑膜脊膜膨出、脊髓囊肿、真皮窦、终丝牵拉与脊髓纵裂。隐匿性脊柱裂是常见良性病，病因为腰椎下段或骶椎脊柱棘突融合失败。隐匿性脊柱裂无临床表现，多偶然发现于影像学异常时。

非致命性神经管缺损临床通常表现为脊髓脊膜膨出症，特征是严重的脑与脊髓缺陷。本节回顾了脊髓脊膜膨出症的流行病学、病因、发病机制、临床表现、治疗与预防。

（一）流行病学

美国与许多欧洲国家 / 地区神经管畸形的新生儿发病率为 0.5/1000～0.8/1000[247]。脊髓脊膜膨出症的发生率随时间、地理、人种和种族而变化。脊髓脊膜膨出症的发病趋势可能与许多因素有关，包括营养问题、妊娠期叶酸应用、产前诊断与择期性终止妊娠 [248, 249]。在美国，脊髓脊膜膨出症从 1995—1996 年的 4.1/10 000，减少至 1999—2000 年的 3/10 000[250]。脊髓脊膜膨出症的发病率在不同人种与种族之间不同，亚洲裔 / 太平洋岛民发病率最低（2.3/10 000），而西班牙裔的发病率最高（6.0/10 000）[251-253]。

脊髓脊膜膨出症的患儿的婴儿期死亡率最高，死因为中枢神经系统感染、脑积水与后脑功能障碍 [254]。自从 1998 年美国应用叶酸强化疗法以来，脊柱裂患儿存活率增加，表明叶酸可能预防神经系统缺陷的发生，以及减轻神经系统缺陷的严重程度 [255]。在过去的半个世纪中，因为治疗方法不同，生存率显著不同。过去的几十年中，一种更积极的治疗方法成为标准，因此本会死亡的新生儿或幼儿如今得以幸存。在一项研究中，56% 的患者活过了 20 岁生日 [256]。在另一项研究中，1975 年后出生的脊柱裂患儿中，不管其损伤状态，85% 生存了 16 年及以上 [257]。此外，对于存活到 16 岁的患者中，34 岁以上分流性脑积水患者存活率下降，为 75%，相比之下，对于没有分流的患者，存活率为 94%。

（二）病因学

脊髓脊膜膨出症的确切病因尚不清楚，可能包括遗传与环境因素 [258]。脊髓脊膜膨出症与妊娠期糖尿病 [259]、肥胖 [260]、发热 [261]、高温 [262]，以及孕期使用丙戊酸 [263] 和卡马西平 [264] 相关。在社会经济地位较低的群体中，神经管畸形的发病率增加，表明营养不良，特别是叶酸缺乏，可能在神经管畸形的病因中起重要作用 [265]。

遗传因素在神经管畸形的病因中起着重要作用，这反映曾经生过缺陷患儿的女性、有一级亲属患病或本人为神经管畸形患者，再次分娩神经管畸形患儿的风险显著增加 [266]。已有一个患儿的家庭，其复发风险为 1%～5%，而已有两个患儿的家庭，其复发风险高达 10%[267-269]。

（三）病理生理学

神经管缺陷是妊娠的第 3 周至第 4 周因神经管无法闭合引起，导致大脑和脊髓异常 [270]。大脑的主要异常表现包括脑积水与 Chiari II 畸形。80%～90% 脊髓脊膜膨出症患儿表现为脑积水，几乎所有患儿患有 Chiari II 畸形 [271]。Chiari II 畸形主要临床表现为后颅窝缩小，小脑蚓与脑干下沉至颈段脊髓管。Chiari Ⅱ 畸形阻碍脑脊液循环，导致脑积水。

脊柱和脊髓的缺损可能发生在从胸段到骶段的任何地方。缺损最常见的部位是腰骶段脊柱，占66%～75%[272]。在病变部位，椎管向后开放，背侧部分缺损数段连续椎骨[273]。在脊髓脊膜膨出的病变部位，脊髓表现出不同程度的发育不良。脊髓表现为扁平神经板，并被薄膜覆盖。多种因素导致脊髓损伤进而引起神经功能缺损，包括脊髓发育不良，脊髓脊膜膨出处脊髓栓系，手术修复引起神经板损伤，羊水毒性、妊娠、分娩过程中子宫壁机械性损伤[274]。

（四）临床表现与治疗

应在出生后不久进行脊髓脊膜膨出的手术修复，以减少感染与脑室炎的风险[275]。若脊髓脊膜膨出导致漏液，应在出生后 24h 内完成封闭手术，若未破裂，可在出生后 2～3d 内完成手术[273, 275]。封闭治疗的初步目标为皮肤覆盖缺损，脊髓解压，重建神经管与硬脑膜。因为可能进展为脑积水，封闭治疗后需要密切监测患儿头围。绝大多数脊髓脊膜膨出的患儿伴有脑积水，需要进行脑室 - 腹腔分流术。在 297 例患有脊髓脊膜膨出的患儿中，100%的胸部病变患儿需要进行分流术，88% 的腰部病变与 68% 的骶部病变患者需要进行分流术[276]。最近，内镜下第三脑室造口术合并脉络丛凝结术可在某些情况下成功治疗脑积水[277]。

脊髓脊膜膨出的临床表现为脑和脊髓的异常发育。患儿表现出不同程度的认知缺陷[278, 279]。合并脑膜炎或脑室炎的患儿更易发生认知异常[280]。约30% 脊髓脊膜膨出的患儿有认知缺陷[281, 282]，且易发生语言功能障碍[283]。患儿同样易发生听力和视力障碍、癫痫发作与手部功能障碍[284, 285]。脊髓脊膜膨出患儿可能表现出"鸡尾酒会"综合征，特征为过多的言语与肤浅的内容[286, 287]。最后，脊柱裂的患儿经常表现为注意力与执行功能缺陷，在一项研究中，比例约为 31%[282]。

因为大多数脊髓脊膜膨出的患儿合并脑积水，需要进行脑室、腹腔分流，分流感染和分流故障的风险相应增大。患儿分流故障表现为颅内压升高的

症状与体征，包括恶心、呕吐和剧烈头痛。相比之下，青少年分流障碍的症状可能更隐匿。可能表现为身体不适、注意力不集中、学习成绩差、间歇性头痛、全身乏力或脊柱侧弯恶化。

对于婴幼儿，Chiari Ⅱ 畸形导致的后脑功能异常可能包括进食和吞咽异常、喘鸣、声带麻痹、哭声微弱、呼吸暂停、睡眠呼吸障碍[288, 289]、眼球震颤、角弓反张、上肢无力和痉挛[271]。年龄较大的儿童和青少年更常表现为上肢功能障碍、进行性脊柱侧弯、颈部疼痛和呼吸功能低下。脑积水的脑室、腹腔分流术通常可以缓解与 Chiari Ⅱ 畸形有关的上述症状；但是，有些患者可能需要后颅窝减压[271]。

与 Chiari Ⅱ 畸形相关的脊髓空洞症是脊髓脊膜膨出患儿一个相对常见的并发症[271]。临床表现与发育性脊髓空洞症相似。

运动麻痹、感觉丧失、痉挛、膀胱/肠/性功能障碍是 SCD 主要表现。神经功能缺损的严重程度是由脊髓脊膜膨出的节段决定。SCI 导致的运动障碍程度或者与感觉缺陷相近，或重于感觉缺陷；与 SCI 相反，脊髓脊膜膨出感觉缺陷程度远重于运动障碍。对于脊髓脊膜膨出，脊髓背面的缺损症状更明显，包括脊柱后根，而前根相对较少受累。感觉受累的情况下，自主运动功能同样受限。大多数脊髓脊膜膨出患儿表现为弛缓性麻痹，10%～30% 的患儿为痉挛性[290]。

现有多种分类系统对小儿脊髓脊膜膨出的 SCD进行分类，通常应用分类系统评估步行预后[290, 291]。应准确记录运动感觉受损节段与痉挛是否存在及其程度。这对于早期识别并发症尤为重要，如脑积水、脊髓空洞症和脊髓栓系。

损伤部位的脊髓栓系为出生时脊髓脊膜膨出的主要异常。新生儿初期手术的主要矫正目标为解除脊髓的束缚。然而，易进展为脊髓栓系时，其中脊髓易附着于手术修复部位[273]。绝大多数脊髓脊膜膨出的患者，脊髓凹陷处易发生栓系[292]。随着生长，受束缚的脊髓无法像通常那样向头部移动。脊髓栓系患者可能会出现剩余脊髓功能受损，表现为出现肢体无力或加重、痉挛、感觉丧失、疼痛、进行性脊柱侧弯、下肢骨科畸形或肠/膀胱功能改变。因为大多数凹陷脊髓为非对称性，进行手术修复脊

髓栓系必须基于详尽记录的临床变化。

脊髓脊膜膨出患儿的神经源性膀胱和肠的临床表现和治疗与 SCI 儿童及青少年相似。然而，患有脊髓脊膜膨出的患儿可能有先天性泌尿生殖系统的异常，需要额外的监控或治疗[293]。患有脊髓脊膜膨出的男性，隐睾症的风险增加[294]。

一旦脊髓脊膜膨出修复患儿病情稳定后，应在新生儿期间进行尿动力学测试[295]。膀胱压高（漏尿点压>40cmH2O）或逼尿肌与括约肌功能障碍的新生儿易发生尿路恶化，并且应该进行间歇性导尿与应用抗胆碱能药。与 SCI 患者不同，脊髓脊膜膨出患儿受孕时就患有神经源性膀胱。这可能会严重阻碍膀胱发育，尤其低容量高压的膀胱。对于脊髓脊膜膨出患儿，尽管应用抗胆碱能药，但膀胱容量不足，可行膀胱扩容治疗[295]。脊髓脊膜炎膨出患者的标准膀胱管理是间歇性导尿。患儿可同时合并视觉运动缺陷或发育迟缓，难以自行导尿[296]。

肠道失禁是脊髓脊膜膨出患儿的重要问题，尤其是那些没有球海绵体或皮肤反射的患儿[297]。相关教育与定期的反射触发性肠道排空是排便必不可少的组成部分[297]。对于脊髓脊膜膨出合并排便障碍的患儿，当保守治疗无效时，可采取 Malone ACE 手术[135]、经肛门冲洗或生物反馈[298]是潜在的治疗方案。

出生时明显的继发性表现或并发症可能被认为是先天性或出生后发生的。例如先天性缺陷包括畸形足、髋关节脱位或伸膝挛缩，上述是先天性脊髓损伤的继发性并发症，并导致宫内瘫痪。产后获得性继发性并发症导致高发病率，偶尔导致死亡。并发症的预防和早期管理是脊髓脊膜膨出患儿治疗的组成部分。脑膜炎、脑室炎、脊髓栓系与分流障碍，前文中已讨论。

（五）骨科问题

脊髓脊膜膨出患者合并多种骨科并发症，特别是下肢和脊柱功能障碍[272, 299]。骨科畸形可能是几个因素共同作用的结果，包括肌肉麻痹、非对抗性肌肉功能、痉挛与先天性畸形[299]。骨科畸形可能在出生时出现，由子宫内麻痹导致，并影响胎儿的位置。这样的例子包括畸形足、髋关节脱位或膝伸展挛缩[272]。其他骨骼畸形，例如先天性脊椎和肋骨异

常，是脊髓脊膜膨出相关的首要畸形表现，比例多达 15%。与脊髓脊膜膨出相关的神经肌肉缺陷，导致产后获得的骨科并发症，例如髋关节脱位、髋和膝关节挛缩和病理性骨折。先天性脊柱异常与神经肌肉缺陷可导致脊柱畸形，如脊柱侧弯、脊柱后凸畸形和前凸畸形[300]。一般而言，这些骨科并发症的处理很复杂，应由治疗脊髓脊膜膨出经验丰富的临床医生负责。许多患脊髓脊膜膨出的儿童和青少年可以不同程度地走动，取决于神经损伤节段。因此，处理下肢畸形时应考虑到这一点。

脊髓脊膜膨出的患儿常合并髋关节挛缩和脱位，尤其当病灶位于胸段和腰部中上段脊椎，90%的患者合并髋关节挛缩和脱位[301]。对于胸段病变，整个髋关节肌肉失神经支配，导致髋关节脱位[299]。相反，腰部病变的患者，肌力不平衡导致髋关节发育不良，髋伸肌和外展肌无力，无法对抗髋屈肌和内收肌。脊髓脊膜膨出患者的髋关节发育不良的治疗存在争议，主要是因为髋关节发育不良通常不会导致痛苦，也不会明显影响行走能力[302]。对于胸段与中上腰段脊柱病变的患者，髋关节发育不良的治疗通常仅限于合并骨盆倾斜的患者，因为这种患者更易发生压力性损伤。下腰段脊柱病变的患儿有恢复行走的潜能；其髋关节脱位应在 4 岁之前进行手术矫正，包括骨骼矫正与肌肉转移以防止复发性脱位。

髋关节挛缩症是脊髓脊膜膨出儿童与青少年常见的并发症。髋关节挛缩超过 30°～40° 可能会阻碍行走。髋关节挛缩的治疗必须个性化并基于患者脊髓损伤节段、行走能力与髋关节发育不良的存在。对于胸椎与腰椎节段损伤的患者，通常应用手术治疗髋关节挛缩，术后积极进行支撑和物理治疗。对于中下段腰椎病变的患者，应联合手术与适当的肌腱转移治疗。不幸的是，手术经常因髋关节挛缩复发而变得复杂。

对于脊髓脊膜膨出患者，伸展和屈曲挛缩、外翻旋转畸形是膝关节的主要异常表现[299]。膝关节伸展挛缩相对不常见且通常由臀位分娩导致，或中腰段脊柱病变，伴股四头肌肌力强而膝关节屈肌肌力弱。物理治疗和夹板通常可以成功治疗膝关节伸展性挛缩；但是，若传统治疗无效，应进行改良

V-Y 型股四头肌成形术。

　　膝盖屈曲挛缩＞20° 可能会限制行走。应用物理治疗与夹板，可以成功治疗 2 岁以下儿童膝关节屈曲挛缩；若保守治疗无效，应考虑手术治疗。髂胫束过度紧张和行走用力导致膝关节外翻旋转畸形。治疗包括肌肉移植、远端髂胫束分离和膝踝足矫形器。如果畸形固定，可能需要股骨远端截骨术。

　　脊髓脊膜膨出的儿童和青少年常见脚踝和足畸形，且保守治疗多无效，通常需要手术矫正[299]。约 50% 脊髓脊膜膨出患者合并畸形足，病因为肌肉麻痹和宫内定位。畸形足通常难以治疗，需要进行手术修复[299]。下段腰椎病变患者，胫骨前肌、腓骨肌或趾伸肌的非对抗性收缩可导致足外翻畸形。畸形通常为进行性的，导致下蹲步态，易因穿鞋或支具遭受压力性损伤。手术矫正包括胫骨前肌腱转移至跟骨[299]。骶段脊柱受累患者，可能表现为内翻足畸形，常伴有爪状足畸形，足趾或跖骨已发生压力性损伤。

　　病理性骨折通常影响 3—7 岁儿童，通常发生于石膏固定后，或在骨骼牵引过程中。这些病理性骨折通常发生于骨骺或干骺端，并且可能表现为旺盛的骨痂组织形成，疑似肿瘤。骨折通常表现为患儿发热，肢体温暖肿胀，伴红斑。需应用夹板处理，在 2～3 周内开始负重训练，以预防进一步的骨质疏松症，并降低骨折风险[299]。

　　大多数脊髓脊膜膨出患者合并脊柱侧弯，多种因素导致脊柱侧弯，包括先天性椎骨异常、神经肌肉无力、骨盆倾斜和髋关节挛缩[300, 303]。脊柱侧弯几乎影响所有胸段脊椎病变的患者，损伤节段较低，脊柱侧弯发病率降低[304]。进行性脊柱侧弯可能是失代偿性脑积水、脊髓栓系或脊髓空洞症的一种表现[305]。脑积水、脊髓栓系或脊髓空洞症的治疗，可能减慢或阻止弯曲度＜40° 的脊柱侧弯的进展，但通常不会改变更严重的脊柱侧弯的病程[305]。

　　脊柱侧弯的治疗必须包括准确监测运动和感觉功能、上下肢深层腱反射及痉挛程度。至少每年检查一次脊柱 X 线片。进行性脊柱侧弯的患者，尤其伴进行性无力或痉挛，应完善影像学检查，以排除

脑积水、脊髓栓系与脊髓空洞症。弯曲度＞25° 或脊柱力线失衡的患者，需应用双瓣形塑身外套。应用外套时必须特别注意预防压力性损伤。手术修复的时机及脊柱外科手术的类型取决于患儿年龄（建议 10 岁以后）、神经损伤节段、移动能力、弯曲的位置和灵活性。对于可行走患儿，腰骶关节通常不建议融合。此外，应在脊柱融合术前纠正髋关节挛缩，以避免脊柱融合术后扭矩过大。

　　8%～15% 的脊髓脊膜膨出患者合并脊柱后凸，特别是损伤节段位于胸椎的患者（图 56-10）[272, 273]。脊柱后凸会影响坐姿或矫正器的穿戴，且后凸处易发生压疮。脊柱后凸畸形的进展会影响通气功能，因为腹部脏器被推入胸部。后凸畸形的矫正手术很复杂，技术要求很高，且会导致较高的发病率和死亡率[273, 300]。术前评估脑室 - 腹腔分流功能至关重要。

（六）医疗问题

　　患有脊髓膜膨出的儿童和青少年由多种因素导致身材矮小[306]。这些因素包括脊柱畸形、瘫痪

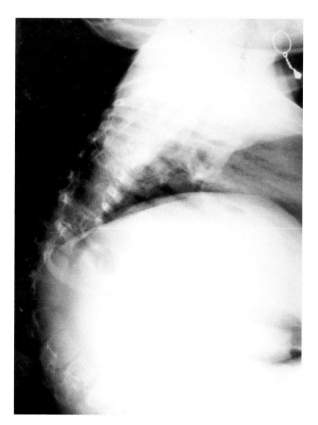

▲ 图 56-10　脊髓脊膜膨出患儿严重的后凸畸形

肢体生长缓慢、营养缺乏、性早熟和生长激素缺乏。性早熟可能与大脑异常相关，影响 10%～20% 的脊髓脊膜膨出患儿[307]。性早熟更常影响女性和合并脑积水的患儿。对于脊髓脊膜膨出患儿，肥胖也是一个普遍的问题，特别是当他们成为青少年时[308]。

脊髓脊膜膨出的儿童和青少年易对乳胶过敏，有 18%～64.5% 的患者受影响[309]。一种可能的原因为是脊髓脊膜膨出患儿年幼时经历多次手术[310]。通过尽可能减少脊髓脊膜膨出患者接触乳胶，以减少乳胶过敏的风险[311]。

与 SCI 患者相似，脊髓脊膜膨出儿童和青少年有发生压力性损伤的风险[312]。但是，压力性损伤的预防和治疗可能更为困难，因为患儿易合并认知和行为障碍。

（七）心理社会问题和性行为

脊髓脊膜膨出患者都面临着所有儿童和青少年常见的心理社会与性问题，以及由脊髓脊膜膨出带来生理、心理问题和认知缺陷等额外负担[308, 313]。脊髓脊膜膨出患儿的心理社会与性发展因患儿出生时的缺陷与父母对患儿未来的希望而变得更为复杂[314]。儿童和青少年及其父母应根据生长发育状态解决性与生殖健康问题[315]。这应包括性功能、生育能力及性虐待。

大多数脊髓脊膜膨出的患儿应在正规学校接受教育。但是，多种因素可能会严重影响教育，包括心理社会发展状态、认知缺陷、学习障碍、视觉运动障碍和因医疗需求而经常缺课[303]。成年期的过渡，包括就业和独立，必须是脊髓脊膜膨出患儿全面护理的组成部分[316]。

（八）预防

妊娠期间服用叶酸已经证明可成功预防神经管缺陷[317-320]。妊娠期间服用叶酸可使普通人群中神经管缺陷的发病风险减少 50%，有先前病史者，可减少 72%[317]。因此，美国公共卫生局建议所有生育女性每日摄入 0.4mg 叶酸，每日摄入的叶酸总量应少于 1mg[318]。对于曾有神经管缺陷妊娠史的高危女性，至少应从孕前 1 个月至孕后最初 3 个月每日服用 4.0mg 叶酸[317, 318]。

（九）产前诊断与治疗

在妊娠的第 16～18 周，通过检测血清甲胎蛋白筛查神经管缺陷[321]。高分辨率超声或羊水中甲胎蛋白或乙酰胆碱酯酶水平升高确认诊断[322]。产前诊断使父母有终止妊娠的机会。或者，产前诊断可协助父母和医生规划适当的产前和产后护理，例如子宫手术、选择性剖宫产和在有治疗脊髓脊膜膨出经验的医院中分娩[321]。

发育不良的脊髓在子宫内长期暴露于物理外伤与毒性羊水中，导致了与脊髓脊膜膨出相关的神经功能缺损[323]。因为对 22～28 周胎儿在子宫内进行脊髓脊膜膨出的手术修复，使脑积水对脑室 - 腹腔分流依赖性降低，逆转 Chiari II 畸形，以及可能改善腿部功能[324-326]。一项美国国家儿童健康与人类发育研究所资助的多中心"脊髓脊膜膨出治疗研究（MOMS）"评估在妊娠 19～25 周进行子宫内手术修复的安全性和有效性。在 2010 年，这项研究的登记被截止，因为进行胎儿手术的婴儿与未进行手术的相比，对脑室 - 腹腔分流需求显著降低（40% vs. 82%），且患儿 30 月龄时神经功能明显改善[246]。但手术可能导致重大不良事件，即早产和胎儿出生[325, 326]。

为预防发育不良的脊髓在子宫收缩和通过产道时受到进一步损害，提倡择期进行剖宫产[267, 327]。超声显示胎儿有下肢运动，脑积水量少甚至无，神经系统背侧突出的患儿可能最适合进行择期剖宫产[267]。但是，没有足够的证据支持预防性剖宫产对脊髓脊膜膨出有效[328]。

六、脂肪脊髓脊膜膨出

脂肪脊髓脊膜膨出为隐匿性脊柱发育不良的一种形式，表现为完整的皮肤覆盖缺损处[266, 329]。脊髓保留在椎管内，脊髓和脂肪瘤之间的交界处也位于椎管内（图 56-11）。一般来说，脂肪脊髓脊膜膨出的患者出生时正常。2 岁时首先发现神经系统症状，大多数患者于儿童早期表现为神经功能缺损。最常见的表现为下背部和上臀部皮下脂肪聚集。约 50% 患者有皮肤斑纹，如毛状斑块、中线酒窝或血管痣，手术的主要目的是解除脊髓的栓系。通常不切除整个脂肪瘤，因为神经组织延伸到脂肪

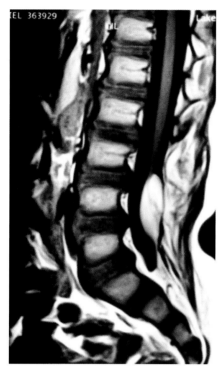

▲ 图 56-11　脂肪脊髓脊膜膨出患儿的 **MRI**，显示脊髓栓系和椎管内脂肪瘤

瘤，过于激进的脂肪瘤切除手术可能会导致明显的神经损伤。约 13% 的患儿将表现为相关的 Chiari Ⅰ 畸形[330]。

七、骶骨发育不全

骶骨发育不全，也称为尾椎退化综合征，是一种相对罕见的先天异常，常导致骶骨不同程度的缺陷及神经系统异常（图 56-12）[331]。骶骨发育不全与妊娠期糖尿病有关，妊娠期糖尿病患者，所生婴儿 1% 患骶骨发育不全，12%～16% 骶骨发育不全患儿为妊娠期糖尿病母亲所生。通常，婴儿期或 4—5 岁的患儿，表现为持续性尿失禁与慢性便秘。大多数患儿下肢神经功能缺损，40% 表现为肌无力，86% 深部腱反射改变。有趣的是，大多数骶骨发育不全患儿，运动受损平面以下数个节段感觉功能正常[332]。大约 2/3 的患儿表现为严重的下肢骨科畸形，包括畸形足和蹼状膝。

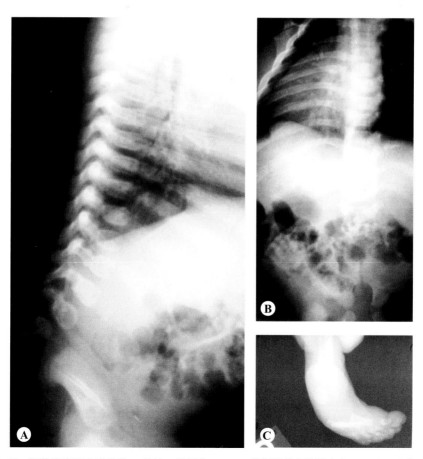

▲ 图 56-12　骶骨发育不全患儿的 **X** 线片，显示在 T_{12}～L_1 节段椎骨突然缺失（**A** 和 **B**）和足部畸形（**C**）

第57章

脊髓损伤和疾病后女性健康的挑战
Women's Health Challenges After Spinal Cord Injuries and Disorders

Amie (Jackson) McLain　　Marcalee Sipski Alexander　　著

一、女性与脊髓损伤

了解女性脊髓损伤（SCI）的医疗管理从来没有像现在这样迫切。为女性提供脊髓损伤后的临床医疗不仅涉及脊髓损伤医学知识，而且还涉及残疾对其健康问题的影响及两者间的相互关系。随着多年来 SCI 的女性患者数量的增加，出现了对这些女性整体医疗保健的迫切需要。女性在神经学上经历的变化可能会对她的妇科、产科、更年期和心理健康产生巨大的影响。此外，对创伤性或获得性中枢神经系统损伤的急性和长期神经反应受到女性生殖神经 – 内分泌系统的影响。对这些多方面反应的医学处理需要充分了解女性生殖系统及神经损伤导致的适应。

据估计，目前有 54 000～78 000 名创伤性脊髓损伤女性患者生活在美国[1]。阿拉巴马大学伯明翰分校国家脊髓损伤统计中心的最新数据显示，在国家脊髓损伤数据库（NSCID）登记的所有人中，有 22% 是女性。进一步的分析[2]显示，在前几年中，女性 SCI 的比例高于男性（$P<0.0001$）。图 57-1 显示了 40 多年来女性和男性脊髓损伤的病因。脊髓损伤最常见的病因是机动车撞车事故（MVC），这在性别上是相同的；然而，在统计上，女性在 MVC 中受伤的发生率（$P<0.001$）高于男性（在所有 MVC 中，发生率分别为 52.0% 和 40.0%）。跌倒是男女脊髓损伤的第二大常见原因，反映了人口老龄化，跌倒已成为 46 岁以后所有导致脊髓损伤的伤害中最常见原因。女性脊髓损伤病因的 40 年趋势（图 57-2）显示跌倒的增加，但暴力病因的相对下降无统计学差异。尽管在过去 10 年中，女性遭受暴力侵害的比例可能相对较低，但女性，包括健全女性和残疾女性，总体上每年都在经历各种暴力事件的增加[3]。虽然并不是所有针对健全女性的暴力行为都会导致脊髓损伤，但所有女性都有更大的可能性经历暴力带来的破坏性后果。另一方面，对于所有残疾女性患者（包括患有脊髓损伤的女性）来说，虐待和暴力行为发生的频率比健全的女性及残疾和非残疾男性更多。

受伤时的平均年龄每年都在增加，这与美国整体人口老龄化有关[4]。然而，对数据库的较新分析（脊髓人口趋势）显示[2]，与较年轻的人（16—24 岁）相比，老年人口（65 岁以上）在过去 10 年中不成比例地经历了更多的 SCI。事实上，自 2000 年以来所有患有脊髓损伤的人，在过去 5 年中的平均年龄已攀升至（42.3 ± 18.5）岁。对 NSCID（自 1973 年以来）在受伤后 48h 内注册的 32 000 多名患者的分析表明，受伤时女性年龄在统计上比男性大 [分别为（37.7 ± 18.2）岁和（34.7 ± 16.6）岁；$P<0.001$]。然而，趋势显示，无论男女，受伤年龄始终较大（$P<0.05$）（图 57-3）。在受伤时，从统计上看，女性完全性脊髓损伤的可能性比男性低（分别占所有女性的 40.0% 和所有男性的 45.5%，$P<0.0001$）（表 57-1）。然而，损伤时神经水平的趋势没有统计上的性别差异，尽管与男性相比，女性截瘫倾向于比四肢瘫更多。

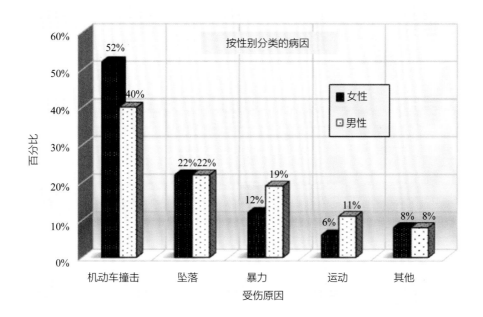

▲ 图 57-1　所有 SCI（包括 1973—2016 年）的病因按性别分层。引自阿拉巴马大学伯明翰分校国家脊髓损伤统计中心。由国家残疾、独立生活和康复研究所资助（NIDILRR 资助号 #90DP011）。NIDILRR 是 ACL 和 HHS 的中心
ACL. 社区生活管理；HHS. 卫生与公共服务部；NIDILRR. 国家残疾、独立生活和康复研究所

二、女性生殖系统

女性生殖系统由乳房、子宫、宫颈、阴道、输卵管、卵巢和外生殖器或外阴组成。自主神经系统指导着体内生殖器官的协调功能，图 57-4 阐明了女性生殖系统的神经控制 [5]。交感神经链起源于脊髓 T_{10}～L_1，一般与盆腔器官收缩和血管收缩有关。副交感神经通过骶椎节段，直接支配器官松弛和血管舒张。自主神经系统的这些组成部分形成盆神经或神经丛，通常是由神经节、节前和节后纤维及传入（感觉）神经元组成的连续链。例如，主动脉和肾丛最顶端的节段构成卵巢丛，卵巢丛向输卵管供应卵巢及其毗连的节段。其传入纤维通过 T_{10} 进入脊髓。在脊髓 T_{11}～L_1 节段的参与下，主肾神经丛与肠系膜下神经节 / 神经丛在腹膜后尾侧连接，形成上腹下神经丛。这是自主神经系统分布到生殖器官结构的主要通路。在髂总动脉水平，该系统形成下腹下神经丛 [6]。盆丛由下腹下神经丛（T_{10}～L_1）和副交感神经纤维（S_2～S_4）延伸而成。躯体运动和感觉纤维也通过盆腔神经参与盆丛。盆丛进一步组织成子宫阴道丛和 Frankenhauser 丛，为输卵管后段、子宫和宫颈提供传入和传出神经控制。它还为

阴道和膀胱提供细小的分支。宫颈的感觉控制是分开的，传入细胞体通过 S_2～S_4 神经根传递疼痛。外生殖器主要由阴部神经支配，阴部神经是骶丛的一个分支。它的分支，即会阴神经深支和会阴神经浅支，将运动和感觉纤维输送到会阴。感觉反馈也由髂腹股沟（L_1）神经的前支提供，供应阴阜和大阴唇。生殖股神经（L_1、L_2）供应大阴唇的其余部分，股后皮神经供应外阴后部。

平均 28d 的月经周期以受控的顺序发生，以确保对下丘脑、垂体和卵巢（下丘脑 – 垂体 – 性腺轴或 HPG 轴）进行精确的激素调节 [7]（图 57-5 和图 57-6）。促性腺激素释放激素（GnRH）由下丘脑以规定的脉动频率分泌 [8]。在周期的最初"卵泡期"，卵巢产生的雌激素水平增加，由此引起的 GnRH 脉冲频率的加快在垂体上产生正表达，释放促性腺激素 – 卵泡刺激素（FSH）和黄体生成素（LH），这两种调节剂分别刺激卵巢卵泡生长和类固醇的生成。同样在这个卵泡生长期，子宫内膜肥大。GnRH 脉冲频率和水平达到一个强度，此时 FSH 和 LH 迅速增加（即 LH/FSH 峰），并发生排卵。排卵后，周期的黄体期与 GnRH 脉冲频率的下降相对应。特定的卵巢肽，如抑制素和激活素，已经被证实也

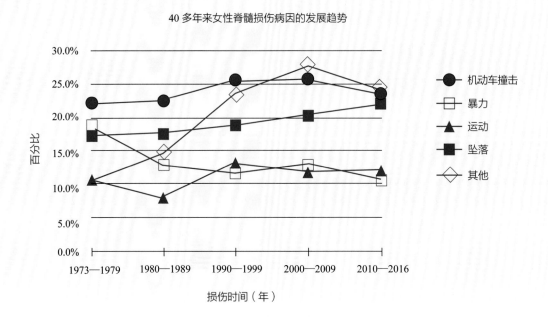

▲ 图 57-2　40 多年来女性脊髓损伤病因的研究趋势

脊髓损伤模型系统年度统计报告：SCIMS 2011—2016 年最终报告引自阿拉巴马大学伯明翰分校国家脊髓损伤统计中心。由国家残疾、独立生活和康复研究所资助（NIDILRR 资助号 #90DP011）。NIDILRR 是 ACL 和 HHS 的中心。ACL. 社区生活管理；HHS. 卫生与公共服务部；NIDILRR. 国家残疾、独立生活和康复研究所

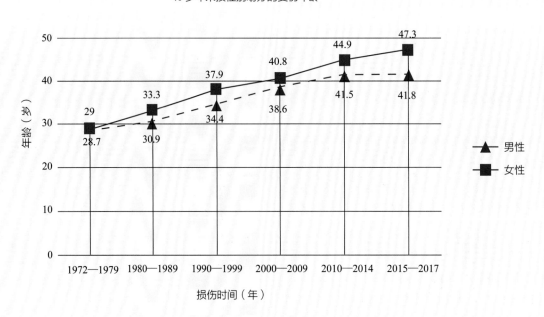

▲ 图 57-3　40 多年来按性别划分的受伤年龄，不包括未知 / 丢失的数据

*. 综合所有年份，女性发生 SCI 损伤的统计年龄比男性大（P<0.05）。引自阿拉巴马大学伯明翰分校国家脊髓损伤统计中心。由国家残疾、独立生活和康复研究所资助（NIDILRR 资助号 #90DP011）。NIDILRR 是 ACL 和 HHS 的中心。ACL. 社区生活管理；HHS. 卫生与公共服务部；NIDILRR. 国家残疾、独立生活和康复研究所

表 57-1　过去 40 年（1972—2017 年）按性别划分的出院时神经损伤程度（不包括未知 / 缺失数据）

	女　性		男　性	
	数　量	百分比	数　量	百分比
完全损伤	2445	40.1%*	11 618	45.6%
不完全损伤	3660	59.9%	13 931	54.4%

*. 据统计，女性的完全性损伤比男性少（$P < 0.0001$）

引自 Chen Y,he Y, Devivo MJ. Changing demographics and injury profile of new traumatic spinal cord injuries in the United States, 1972–2014. *Arch Phys Med Rehabil*. 2016;97(10):1610-1619. doi:10.1016/j.apmr.2016.03.017

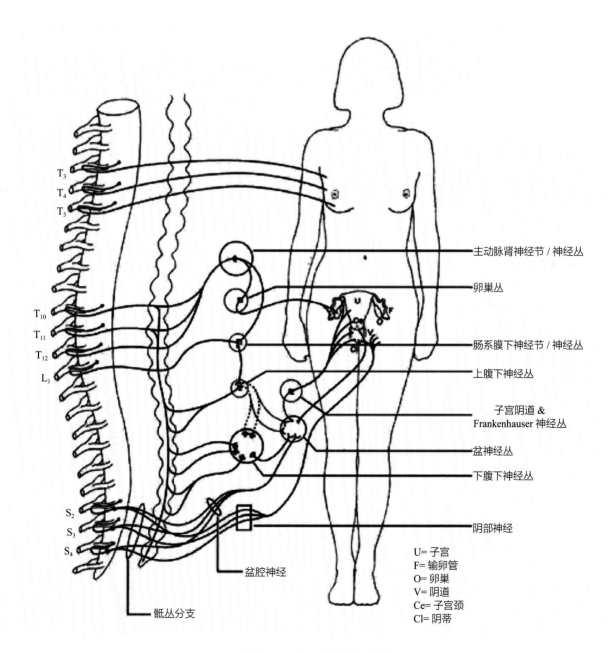

主动脉肾神经节 / 神经丛
卵巢丛
肠系膜下神经节 / 神经丛
上腹下神经丛
子宫阴道 &
Frankenhauser 神经丛
盆神经丛
下腹下神经丛
阴部神经

U= 子宫
F= 输卵管
O= 卵巢
V= 阴道
Ce= 子宫颈
Cl= 阴蒂

盆腔神经

骶丛分支

▲ 图 57-4　女性生殖系统的神经学

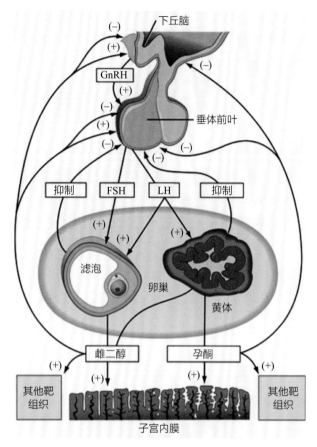

▲ 图 57-5　HPG 轴的内分泌反馈机制
FSH. 卵泡刺激素；LH. 促黄体生成素；GnRH. 促性腺激素释放激素

参与调节选择性 FSH 的作用。特定的正反馈和负反馈机制也直接影响着其他终末器官的功能，如子宫内膜成分、宫颈黏液分泌物和阴道细胞特性，所有这些都是成功受精的重要因素。胸髓神经 3、4 和 5 支配乳房。它们的刺激对泌乳素分泌和母乳的产生很重要（图 57-4）。神经递质多巴胺抑制催乳素的分泌和促性腺激素释放[9]。当刺激乳房时，$T_3 \sim T_5$ 脊神经 - 肋间神经的传入被激活。这些冲动为下丘脑和垂体提供输入，进而产生阻碍多巴胺生物合成和（或）其抑制作用的物质。这种"解除抑制"会导致催乳素的合成，并与靶器官（即乳房组织）的受体结合，从而产生乳汁。哺乳或母乳的释放需要催产素和持续的刺激。即使在没有直接乳房刺激的情况下，催乳素也可能升高。事实上，影响 GnRH 分泌或多巴胺的产生和（或）活性的任何干扰 HPA 正常的搏动性或周期性活动，都可能导致高催乳素血症，并伴有或不伴有溢乳。

三、生殖内分泌在神经损伤中的作用

HPG 轴除了受其直接激素底物的影响外，还受其他物质的影响。许多中枢神经递质（如多巴胺、

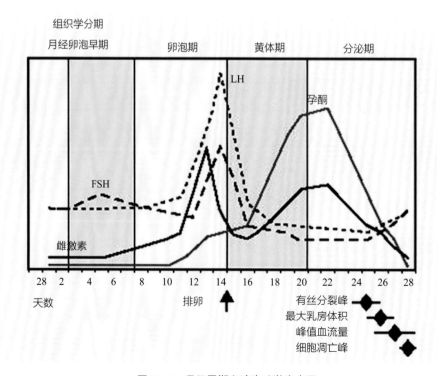

▲ 图 57-6　月经周期血清生殖激素水平
FSH. 卵泡刺激素；LH. 促黄体生成素

内源性阿片类物质、前列腺素、γ- 氨基丁酸）、P 物质、乙酰胆碱、5- 羟色胺[10-13] 和中枢神经系统损伤修复调节剂 [如神经生长因子（NGF）和脑源性神经营养因子（BDNF）] 对靶器官既有兴奋作用，也有抑制作用，这取决于系统对激素稳态的需求[14, 15]。此外，在动物中，雌激素和孕激素染色受体的存在证明了这些生殖激素在大脑的特定区域[16]、背根神经节、脊髓轴突终末[17, 18] 和盆腔自主神经节[19, 20] 的存在和活性。我们知道雌激素和孕激素通过受体 – 膜和受体 – 基因相互作用控制许多中枢神经系统功能。这些作用反过来又直接影响神经递质和调节剂的活性[21-24]。在实验动物模型和人类中的研究表明，HPG 轴和 CNS 之间的许多相互作用至少部分地与神经损伤反应中发现的两性异形[23-25]、各种精神疾病的表达[22, 26-28]，以及一些更年期更常见的疾病的出现[25, 26-29] 有关。观察证实，在几种神经疾病（获得性或遗传性）中，当中枢神经系统受到挑战时，雌激素会提供神经保护特性[29]。更具体地说，在雌性大鼠中，研究人员已经表明，雌激素可以通过阻断 N- 甲基 -d- 天冬氨酸（NMDA）受体介导的神经元死亡来减轻中枢神经系统的损伤[30]。此外，研究人员还证明雌激素是一种强大的抗氧化药，可以延缓神经元凋亡[31, 32]。这些抗氧化作用似乎至少部分是通过依赖于 PI3K/AKT 信号通路依赖的 Nrf2 上调介导的[33]，Nrf2 是氧化还原稳态的主要调节因子，也被证明支持线粒体的完整性。事实上，实验研究指出，雌激素通过稳定线粒体功能来防止神经细胞死亡[34, 35]，这反过来可能影响活性氧的产生及凋亡信号通路[36]。雌激素和其他性激素也被证明通过增强 NGF 的作用来促进神经细胞修复[37, 38]。在外周组织中产生的 NGF 已被证明通过交感神经系统逆行传播到脊髓的背根神经节，在那里促进神经元的生长[39, 40]。

在过去的几年里，在大鼠模型上进行的体内研究极大地促进了我们对雌激素治疗脊髓损伤后保护作用的分子机制的理解。具体地说，雌激素治疗已被证明可以减轻颈椎脊髓损伤大鼠的神经元丢失、反应性星形胶质增生和异常的促炎免疫反应[41-43]。更多的研究表明，脊髓损伤后的雌激素治疗促进了大鼠运动神经元的血管生成[40] 并抑制了自噬[44]。

炎症小体的调节似乎与雌激素的抗炎作用有关，参与维持血脊髓屏障的蛋白质的调节也是如此[45]。此外，雌激素可能对脊髓中的细胞因子调节有直接影响，这与 HPG 轴活动无关[46]。雌激素介导的脊髓损伤后神经细胞凋亡的抑制需要 c-Jun 氨基末端激酶（JNK）[47] 的抑制。通过抑制 RhoA 和 JNK 的激活，17β- 雌二醇还可以防止脊髓损伤后少突胶质细胞的凋亡。其他激素，无论有没有雌激素，都可能影响中枢神经系统损伤后的神经免疫反应。GnRH 具有促雌激素作用，但孕酮可能通过阻断雌激素的作用而发挥神经免疫反应。我们刚刚开始了解性别在脊髓和脑损伤中的作用。

四、脊髓损伤后的妇科问题

脊髓损伤时，脊髓进入脊髓休克状态，这是一种时间依赖的、完全停止神经活动和反馈的状态，神经化学突触相互作用中断[48]。有人假设，随之而来的内部神经生物通讯中断也会对下丘脑垂体轴的反馈系统产生影响[49]。因此，下丘脑和垂体的神经感受器不会以激活反馈反应（无论是积极的还是消极的）所需的递送速度和水平接收神经化学物质。在动物中的研究[50-53] 通过证明在脊髓的许多部分及外周感觉神经节神经元和轴突中存在雌激素受体来支持这一前提。最近对大鼠进行的一项研究的结果表明[54]，脊髓损伤后生殖轴的改变是中枢神经递质和应激激素调节的结果。因此，脊髓神经成分的损伤将影响正常的生殖周期，进而可以改变激素或神经化学物质、浓度和行为，从而进一步影响神经回路。

（一）内分泌平衡

脊髓损伤后，月经周期通常被打乱，可能会出现妇科功能障碍。表 57-2 定义了患有脊髓损伤的女性所经历的几种情况。继发性闭经、月经过多、子宫不规则出血[55] 和伴或不伴乳溢的神经源性催乳素血症[56-58] 已在损伤后的最初几个月被描述。然而，创伤性脊髓损伤后的其他情况也可能对妇科内分泌平衡产生影响。营养、压力、血清矿物质和电解质紊乱及药物（特别是类固醇）[59] 已被证明会影响下丘脑 – 垂体的联系。在一项针对 25 名受伤后女性的试点研究中 [58]，几乎 2/3 的女性在受伤后的某个时候泌乳素水平有轻微到严重的升高。在这些女性中，有 12% 出现乳溢。其他内分泌异常（如低雌激素血症）也被发现。有趣的是，那些胸部 $T_3 \sim T_5$ 水平损伤的女性倾向于有更高的泌乳素血症及乳溢的发生率。这也被证明发生在胸壁损伤中 [60]。神经源性泌乳素血症 - 乳溢综合征模拟哺乳期，刺激胸椎神经，解除多巴胺控制的抑制，从而产生母乳。

所有女性都应该在受伤后评估内分泌功能，特别是在出现月经异常的情况下。表 57-2 描述了女性可能遇到的许多异常月经综合征。激素变化会干扰骨骼新陈代谢、血管运动调节、皮肤完整性和情绪健康。如果 6 个月后月经仍未恢复到损伤前的状态，检查 FSH、LH、雌二醇、促甲状腺激素和催乳素水平有助于识别潜在的失衡。对药物和心理社会问题的评估也很重要。转诊到妇科可能需要进一步评估。标准干预措施 [5, 61] 包括口服避孕药来调节月经周期，或溴隐亭来纠正催乳素血症或乳溢。然而，我们必须记住，在这个患者群体中，使用这些药物增加血管血栓事件的可能性还没有得到很好的研究。无论女性是否恢复月经，如果她后来出现异常子宫出血，充分评估非脊髓损伤相关的病因对于鉴别良性疾病和病理性疾病是很重要的 [61]。异常子宫出血可能是由于生殖和非生殖内分泌功能障碍、恶性肿瘤、药物治疗、颅内或大脑紊乱，以及许多

其他器官系统问题。

在一项对 472 名患有 SCI 的女性 [62] 进行的自我报告的多中心研究中，当被问及围月经期问题时，25% 的患者报告自主神经症状增加（出汗、潮红、头痛或鸡皮疙瘩），18% 的患者有更频繁的膀胱痉挛，22.5% 的患者说她们的肌肉痉挛恶化。这些症状类似于一些身体健全的女性在月经时所描述的痛经或抽筋 [63]。对健全女性的研究将这些经前症状与子宫内膜前列腺素 F2α 升高联系起来 [64, 65]。通常抗炎药，如萘普生、布洛芬或甲芬那酸，可以缓解这些脊髓损伤症状。月经恢复及其长期管理是脊髓损伤女性非常关注的问题。前面提到的自我报告研究报道称，在受伤前和受伤后的经历中，月经周期时间（25.1d vs. 27.9d）或月经时间（5.1d 和 5.0d）分别没有显著变化。月经管理和月经期间膀胱控制的问题包括卫生棉条和卫生巾造成导尿管堵塞或干扰其放置。在此期间，导尿管引起的阴唇部压疮更为常见。由于活动能力和感觉障碍导致的不经常或忘记更换卫生棉条会影响月经卫生。较高的 SCI 水平阻碍了许多女性在月经期间进行独立的自我护理。一些女性通过子宫切除、子宫内膜切除术或服用激素抑制月经来寻求解决方案。

（二）念珠菌病

在患有脊髓损伤的女性中，会受到另一种情况困扰，特别是在月经期间，即阴道和会阴念珠菌病

表 57-2　月经周期异常

情　况	类　型	定　义
异常子宫出血	功能失调性子宫出血（DUB）	月经血流量过多（MBF），通常为内分泌原因
	月经失调	不规则间隔子宫长时间出血
	月经过多	每隔一段时间持续大量子宫出血
	子宫不规则出血	频繁的月经不调
痛经	第一型	痛性腹部痉挛发生在月经前或月经期间，通常与其他躯体症状有关，如恶心、呕吐、头痛和出汗，发生在月经初潮时，但与盆腔病变无关
	第二型	病情和症状与原发性相同，但发生于病理性盆腔状况和月经初潮之后
闭经	第一型	未在 16.5 岁前经历月经初潮
	第二型	在女性有过先前的自然月经模式后，停止月经至少 3～12 个月

的显著爆发。由于会阴持续潮湿的状态和抗生素在尿路感染中的使用增加，这一患者群体容易发生这种慢性感染。这通常会被临床医生忽视，但是非常常见的，可能会导致皮肤完整性的破坏和压疮。由于关于念珠菌病和脊髓损伤的信息很少，更严重的后遗症，如隐匿性全身感染，很少被认为是可能导致疾病的情况。Goetz 等 [66] 随访了 100 例脊髓损伤患者的念珠菌感染情况。在研究期间，只有 17% 的患者发生了念珠菌尿症，没有患者报道发生侵袭性念珠菌病。SCI 相关文献中缺乏对真菌感染后果的充分研究。

（三）节育

节育措施对于那些性生活活跃和不想妊娠的女性来说很重要。多中心妇女健康研究 [62] 显示，70.3% 的脊髓损伤后性生活活跃的女性实行节育。在脊髓损伤后，女性报告更喜欢伴侣使用避孕套（38.9%），其次是永久绝育（26.1%），然后是口服避孕药（22.1%）。使用口服避孕药（57.2%）是脊髓损伤前选择的节育措施。在一些身体健全的女性中，雌激素浓度较高的口服避孕药有发生深静脉血栓（deep venous thrombosis，DVT）或心肌梗死的风险，特别是如果她们年龄超过 35 岁且吸烟的情况下 [67]。尽管急性脊髓损伤女性患者的即刻瘫痪使她们在受伤后易患 DVT[68]，但没有数据证明患有慢性脊髓损伤的女性服用口服避孕药的风险比健全人群的风险更大。对于大多数有既往吸烟史或偏头痛病史、既往有 DVT 病史（受伤前或受伤后）或心血管疾病的女性，应谨慎使用口服避孕药或任何形式的激素控制节育方法，例如醋酸去氧孕酮（DPMA）注射、"迷你药丸"或皮下激素植入物，并在受伤后 1 年内避免使用。如果患有慢性脊髓损伤的女性要接受任何手术，并且正在服用口服避孕药，那么 DVT 和肺栓塞（PTE）的风险就会增加，术后应该密切关注她是否有任何体征或症状。如无禁忌证，应考虑适当预防性抗凝治疗。人们对脊髓损伤和较新形式的口服避孕药知之甚少，这些疾病改变了月经模式，一年只发生 3～4 次。应遵循与每月或每 3 个月注射 DPMA 相同的注意事项。这些节育替代方案经常通过低雌激素血症的机制影响月经而导致

闭经，长期使用可能会导致与制动相关的骨质疏松症和心血管疾病的恶化 [69, 70]。

月经调整的主题可能暗示 SCI 性患者对节育选择的几个方面。月经调整引起了谨慎的关注，因为有误用、误解的历史，当强加给患有精神和（或）身体残疾的女性时，有时还会误导目标 [71]。因此，关于月经周期调节的短期和长期目标的沟通是至关重要的。患有脊髓损伤的女性经常表示，节育与避孕一样，是一个生活质量问题。当需要永久避孕（即绝育）时，月经调整通常涉及程序性干预。因此，决定采用哪种月经调整方案时，应完全尊重女性及其"生育自主权"，而不应"强制实施强制绝育" [72]。

随着更安全、可逆的激素干预措施的发展，对于希望避孕或减少 / 停止月经的青少年和患有脊髓损伤的女性来说，抑制月经成为一个合理的选择。研究表明，长效可逆避孕和持续激素避孕耐受性好，为多种残疾妇女提供了有效的治疗方法。然而，美国妇产科学院 [73]、加拿大儿科和青少年妇产科医生 [74] 不建议在月经初潮前抑制月经。在开始激素治疗之前，应该探讨与残疾相关的问题，因为激素治疗可能会相互作用，加剧残疾症状。在回顾了对女性需求和残疾的个体化利弊之后，建议进行妇科咨询 / 检查。

不应假设残疾女性对永久避孕或不孕不育没有兴趣。事实上，一项对 520 名年龄在 14—45 岁的女性进行的在线调查的一项研究 [75] 报道称，残疾女性比所有分析的亚组对女性绝育感兴趣得多，这项研究采取抽样调查以确保包括非高加索种族的女性和残疾女性。此外，许多残疾女性回应说，她们目前使用或有兴趣使用辅助生殖技术。强制避孕并不是一个重要的问题。目前，永久性绝育包括子宫切除术以外的选择。虽然宫腔镜绝育或各种类型的腹腔镜输卵管结扎术的并发症和（或）失败尚未在残疾女性中进行研究，但这些方法可能是精心挑选的女性永久避孕的选择 [76, 77]。在不阻断输卵管的情况下进行宫腔内试验消融不是一种被接受的避孕方法 [78]。

在开处方之前，还必须仔细考虑其他节育方案。宫内节育器（IUD）[79] 增加一些与多个伴侣有性行为的女性患盆腔炎的风险。这在有长期留置尿

管、菌尿和尿路感染的脊髓损伤女性中变得更加重要。宫内节育器的另一个并发症是子宫移位或穿孔。由于许多患有脊髓损伤的女性感觉不到疼痛，盆腔炎或子宫穿孔的主要症状可能不会被及时诊断。在这些女性体内放置宫内节育器之前，应该获得完整的性行为史和泌尿科病史，并给予适当的咨询。阴道隔膜、宫颈帽、阴道海绵或阴道环也是其他选择。然而，损伤水平较高的女性不能独立放置它们。即使在护理人员的帮助下，会阴部感觉减弱的患者阴道内装置放置不正确的可能性也更大，并可能导致医疗并发症[80]。相反，阴道隔膜必须在性交后至少保持 6h 在适当的位置才有效，长时间压迫阴道壁可能会造成黏膜破裂。对于那些对乳胶过敏的女性，必须确保不含乳胶的阴道隔膜。

（四）性传播疾病

据报道，性传播疾病（STD）类似地发生在性行为活跃的身体健全的女性和肢体残疾女性身上[81]。需要更多的研究来探索脊髓损伤患者群体中的这一特定的健康问题。人们担心性病可能得不到承认，因此导致诊断和治疗不及时。2006 年，FDA 批准了用于预防人乳头状瘤病毒（HPV）的第一种疫苗[82, 83]。HPV 是性传播的，许多菌株会产生中度和高度的宫颈肿瘤[84]。美国癌症协会建议 11—26 岁的女性接受 HPV 疫苗的咨询[85]。应与所有患有脊髓损伤的适龄女性讨论疫苗接种的可行性和目的。然而，这不应该取代继续进行每年一次的妇科检查，特别是如果女性性生活活跃的话。

五、妊娠

生殖健康和残疾相互影响，以至于妊娠条件和脊髓损伤必须一起管理（图 57-7）。患有脊髓损伤的女性[86, 87]的生育力没有改变，年龄调整后的分析显示，患有和没有长期行动障碍的育龄女性的妊娠率相似[88]。对 128 名患有脊髓损伤的女性进行的横断面研究发现，53 人（41%）经历了损伤后闭经，但妊娠和未妊娠的人[89]的闭经持续时间没有差异。在另一项横断面研究中，在 472 名患有脊髓损伤（平均年龄 40 岁）的女性中，66 人（13.9%）报告在受伤后总共有 101 次妊娠[62]。美国 NSCID 最近的

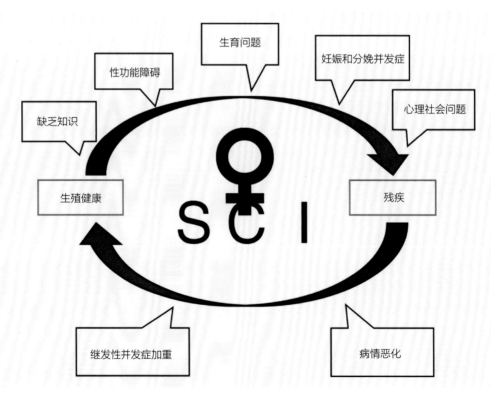

▲ 图 57-7　生殖健康与脊髓损伤的相互关系
SCI. 脊髓损伤

一项数据分析显示，1907 名（2%）患有脊髓损伤的女性在采访前一年报告了总共 60 例妊娠[90]。这显然忽略了是否在受伤后的其他年份妊娠，这也是本研究的局限性。患有脊髓损伤的女性报告想要妊娠的百分比为 45%～67%，并且患有脊髓损伤的女性妊娠的人数似乎在增加[86]。患有脊髓损伤的女性最常提到的不想妊娠的原因是感觉到照顾孩子困难或缺乏支持。然而，受伤时的年龄似乎是他们决定要孩子的唯一因素；受伤的严重程度和受伤前有孩子与这一决定无关。最近对 NSCID 数据的分析还显示，报告目前妊娠的女性更有可能在受伤时更年轻，已婚或有伴侣，运动评分更高，心理社会状况评分更积极[88]。

患有脊髓损伤的女性经常报告收到关于妊娠的信息不充分[86]。虽然这一因素似乎也不影响她们妊娠的决定，但身体残疾的女性如果认为她们没有得到关于残疾对妊娠的影响的足够信息，则更有可能报告产前护理需求未得到满足[91, 92]。控制、支持、准备和心理健康是一般人群中女性分娩体验的主要预测因素，但具体的担忧可能会影响残疾女性的分娩体验[93, 94]。能否获得产科医生或其他医疗保健专业人员对 SCI 女性的需求提供专门知识，以及有能力参与决策，会影响这些女性在妊娠期间是否感到自信。然而，40% 的患有各种身体残疾的女性[91]报道，她们的产前护理提供者不知道她们的残疾会如何影响妊娠。同样，保健从业者报道，缺乏关于妊娠期间残疾特定需求和关注的科学证据和临床指南，以及关于这些主题的培训不足，这是提供高质量围产期护理的主要障碍[91]。在其他因素中，医生们以缺乏教育和经验为由，表示对他们为肢体残疾女性提供产科护理的能力缺乏信心。身体残疾女性无法使用的医疗设备和设施为这些女性提供优质围产期护理变得更加复杂。从业人员还报道，系统层面的障碍，包括时间分配限制和保险报销问题，是向残疾女性提供产科服务的障碍。考虑妊娠的 SCI 女性可能会发现与其他经历过分娩的 SCI 女性交谈是有帮助的[95]。由于患有 SCI 的女性在妊娠、分娩和分娩期间会出现独特的医疗问题，而且个人的经历可能会有所不同，因此在可能的情况下，应该考虑使用包括产科医生和患者的其他医疗保健提供者

在内的多学科方法。

（一）特殊医疗问题

有严重运动功能障碍的女性表示，在妊娠期间跌倒、尿路和膀胱问题是与残疾相关的主要并发症。摔倒发生在转移过程中或轮椅倾倒时，在妊娠后期，女性更难控制自己。重量和重量分布的变化也会影响操纵手动轮椅的能力[90]。神经源性膀胱功能障碍和妊娠增加了尿路感染的发生率，而尿路感染是脊髓损伤女性中最常见的妊娠并发症[87]。这可能更有问题，因为在妊娠期间服用一些药物的禁忌证，这些药物通常是用来治疗神经源性下尿路功能障碍的。长期使用抗生素预防可能是必要的，但必须根据妊娠 3 个月的情况进行合理的管理。每周循环口服抗生素（weekly oral cycling antibiotic，WOCA）方案已成为减少神经源性膀胱孕妇尿路感染的有效方法[95, 96]。一名研究人员对接受 WOCA 治疗和"常规"护理的 SCI 孕妇进行了随机盲法研究，报道有症状的尿路感染的发生明显减少，尽管 WOCA 治疗组的多重耐药细菌比率较高仍然令人担忧[96]。为这些细菌选择的 WOCA 方案尚不清楚，在其他 3 项研究[97-99]中也没有发现这种联系。需要一项更大规模的前瞻性研究来全面评估 WOCA 在妊娠期间的安全性和有效性。

胎儿生长和腹部变大对膀胱施加压力，容易导致尿液在导尿管周围或两次导尿之间渗漏，妊娠的子宫可能会干扰导尿管的插入[100, 101]。膈肌运动的干扰会降低呼吸功能，增加肺炎或呼吸系统疾病的风险，特别是在四肢瘫的女性中。胎儿的生长还会对下腔静脉和股总静脉施加压力，这将加剧水肿，并可能进一步使这些女性易患 DVT[102]。随着转移变得困难，重量变化部位改变，可能会发生压疮。值得注意的是，女性可能很难及时获得更合适的轮椅。此外，一旦发生压疮，不断变化的营养需求和妊娠贫血会妨碍皮肤愈合。由于孕激素和铁质补充量增加，妊娠期间肠道动力下降。必须修改肠道管理计划以适应这种巨大的变化。此外，暂时丧失活动能力可能会降低肠道管理的自主性。

脊髓损伤女性描述的其他妊娠困难包括频繁的自主神经反射障碍、痉挛加剧，以及失去孕前独立

性。由于许多 SCI 患者都在服用多种药物，在妊娠和产后期间 [如果女性选择母乳喂养（哺乳）]，都应该检查每种药物是否使用恰当。确定哪些药物在妊娠和哺乳期间使用是安全的并非易事，因为大多数药物都没有经过致畸或胚胎毒性作用的研究。随机对照临床试验很少包括妊娠或哺乳期的女性，而那些确实这样做的试验通常无法检测到致畸效应。鉴于随之而来的大多数药物安全性的不确定性，2015 年，美国食品药物管理局（FDA）用新的标签系统取代了以前用于定义妊娠用药安全性的 5 级字母类别。FDA 妊娠及哺乳期用药标签信息发布规则（表 57-3）[103] 强制要求在 2001 年 6 月之后 FDA 批准的所有处方药和生物药物，而在此日期之前批准的药物和非处方药不在强制范围内。表 57-4 包括治疗脊髓损伤后遗症和潜在的母婴禁忌证的常用处方药。为避免戒断症状，建议谨慎断奶。

尽管受伤时年龄较小与受伤后生育孩子的可能性呈正相关，但患有脊髓损伤的女性首次妊娠的年龄比普通人群中的女性要大 [90]。较大的产妇年龄与母亲和婴儿的风险增加有关，这可能导致患有脊髓损伤的女性在母亲和胎儿结局上的一些差异。

（二）产程和分娩

SCI 水平会对产程感知产生影响。有人建议，在妊娠 28 周后，应该经常检查孕妇是否有子宫收缩和扩张 [104, 105]。子宫收缩肌力测定或早期住院可能是必要的。分娩是由神经内分泌轴介导的。雌激素

表 57-3　妊娠和哺乳期用药标签信息要求

分项类别	副标题	信　息
• 妊娠 （包括前文"妊娠和分娩"部分的信息）	妊娠暴露注册表	妊娠暴露注册表的联系信息（如果可用），用于报告可能与妊娠期间使用药物相关的不良后果
	胎儿风险概要	包括基于吸收的药物；总结了基于人类、动物和药理学数据确定的胚胎杀伤性、致畸性和胎儿毒性风险
	临床注意事项	讨论不治疗的风险，妊娠 / 分娩期间必要的剂量调整；与剂量、时间和暴露时间相关的已知影响；对妊娠 / 分娩的已知影响；对新生儿的潜在影响和可能的干预措施；意外暴露的已知风险
	背景数据	动物和人体研究的详细摘要，包括研究类型、暴露信息和发现的任何不良反应
• 泌乳	风险汇总	讨论在哺乳期间使用的风险、对哺乳期的影响、母乳中的药物浓度和相对婴儿剂量、对婴儿的已知影响的数据或缺乏数据，以及风险 – 效益声明。如果没有发现药物对哺乳期或婴儿有不良影响，则应注意与母乳喂养的配伍
	临床注意事项	剂量调整、将婴儿暴露降至最低的干预措施，以及监测 / 减轻不良反应的方法
	数据	动物和人体研究的详细摘要，包括研究类型、暴露信息和发现的任何不良反应
• 具有生殖能力的女性和男性 （仅在动物或人体研究中建议的影响生育能力的药物，或在治疗前、治疗中或治疗后建议避孕时才需要）	妊娠测试	如果有的话，必须在这些副标题中提供关于是否需要验孕和避孕的信息，或者关于不育可能性的数据
	避孕	
	无生育能力	

引自 Brucker MC, King TL. The 2015 U.S. Food and Drug Administration Pregnancy and Lactation Labeling Rule. *J Midwifery Women's Health.* 2017;62:308-316.

表 57-4 治疗脊髓损伤相关疾病的常用药物及孕妇和哺乳期女性目前应注意的问题

药物类型	示 例	随母乳分泌	注 释
抗痉挛药	巴氯芬口服	不详	鞘内注射巴氯芬未见研究
	鞘内给药	不详	
	地西泮	是	和所有的苯二氮䓬类药物一样，如果在妊娠的前三个月服用会增加先天畸形的风险
	替扎尼定	不详	动物研究表明自然流产和发育迟缓的增加
	丹曲林	不详	不能排除婴儿风险
膀胱管理	氯化奥昔布宁	不详	可能在母乳中排泄，但没有已知的对婴儿的影响
	酒石酸托特罗定	不详	• 在动物的母乳中分泌 • 动物研究显示使用大剂量时，腭裂、手指畸形和腹内出血增加
	伪麻黄碱	是	美国儿科学会认为它与哺乳是相容的，尽管可能会对婴儿造成轻微的兴奋
	抗胆碱能三环类抗抑郁药（如阿米替林丙咪嗪）	是	• 胎儿异常或发育迟缓的可能性 • 不要在哺乳期间服用
慢性疼痛	阿片类（普遍）（如氢可酮、吗啡）	是	对于哺乳期，如果使用非常有限的剂量，婴儿的风险是最小的
非甾体抗炎药（NSAIDS）	萘普生	是	• 如果在妊娠晚期服用，与动脉导管过早关闭和新生儿高血压有关 • 导致产程和分娩时间延长
	布洛芬	是	同上
	吲哚美辛	是	同上
	塞来昔布	是	目前还没有研究这种药物对动脉导管或分娩的影响
类固醇	地塞米松	是	• 在妊娠最初 3 个月期间尤其有害 • 对新生儿的免疫抑制作用 • 与畸形有关
	甲泼尼龙	是	同上
常用口服抗生素	磺胺甲恶唑甲氧苄啶	是	• 哺乳期禁忌，可能会导致婴儿出现核黄疸 • 妊娠期间要小心，因为这会干扰叶酸新陈代谢
	喹诺酮类（如环丙沙星、氟喹诺酮类）	是	妊娠期间的治疗剂量不太可能构成实质性的致畸风险
	四环素	是	• 对胎儿骨骼发育的不利影响 • 哺乳期会影响婴儿的牙齿发育
	头孢菌素	是	母乳喂养时要小心使用
	呋喃妥因	是	* 避免在妊娠后期（38～42 周），因为新生儿溶血性贫血的风险增加

（续表）

药物类型	示 例	随母乳分泌	注 释
肠道管理	二苯基甲烷（如双镉）	不详	在动物研究中没有禁忌证的证据
	番泻叶类化合物	不详	在动物研究中没有禁忌证的证据
	镁盐类	是	
	口服	是	
抗抑郁药	选择性 5- 羟色胺再摄取抑制药（SSRI）	是	• 胎儿异常或发育迟缓的可能性 • 向 FDA 查询个别用药情况 • 不要在哺乳期间服用
	三环类抗抑郁药（一般）	是	同上
抗癫痫药	加巴喷丁	是	• 不能排除婴儿风险 • 也用于慢性疼痛
	普瑞巴林	是	同上
	卡马西平	是	• 可穿过胎盘，并与胎儿脊柱裂的风险增加有关 • 60% 的产妇血液浓度出现在母乳中
	苯妥英钠	可能	可能对后代产生致畸作用
	丙戊酸钠	是	同上
多发性硬化症 [213]	环磷酰胺	是	• 严重的骨骼和眼睛畸形 • 胎儿发育迟缓
	硫唑嘌呤	是	• 胎儿早产和窘迫、染色体异常和生长迟缓 • 新生儿免疫球蛋白缺乏症和其他永久性免疫缺乏症
	甲氨蝶呤	是	• 可能的流产 • 严重的中枢神经系统、颅面和骨骼畸形
	干扰素 β-1b 和 β-1a	不详	自然流产增加
	醋酸酯或醋酸共聚物 1	是	关于这种药物的信息较少
抗凝药	肝素	是	胎儿骨质疏松症、血小板减少、早产或流产，仅在紧急情况下使用
	低分子肝素	否	选择抗凝药，其他低分子肝素应谨慎使用
	华法林	是	胎儿华法林综合征（FWS）包括点状软骨发育不良、中枢神经系统异常、胎儿颅内出血和流产
	磺达肝癸钠	是	在妊娠期间很少使用

的变化在一定程度上影响副交感神经介导的子宫收缩。黄体酮间接作用于交感神经控制，调节收缩强度。在身体健全的女性中，第一产程的疼痛主要是通过 $T_{10} \sim L_1$ 脊髓水平的子宫收缩引起的。紧随其后的是宫颈扩张和会阴拉伸，在第一产程结束和整个第二产程期间，通过阴部神经及其分支（$S_2 \sim S_4$）产生疼痛。可能会出现无法识别的常规产程和分娩症状，特别是在 T_{10} 及以上水平的患者中。患者通常会经历非典型的分娩症状。高于损伤水平的疼痛、涉及肩部或上背部的疼痛、异常的非特异性疼痛、痉挛增加、自主神经反射障碍和膀胱痉挛增加可能表明分娩。产前教育应该包括解释这些可能的症状。

到目前为止，分娩过程中最严重的并发症是自主神经反射障碍。据报道，病变在 T_6 节段以上的 60%~80%[106, 107] 的脊髓损伤患者在临产和分娩子宫收缩期间会出现自主神经反射障碍，T_6 以下的比例很小[108]。如果不及时发现和治疗，会出现胎儿窘迫、母体颅内出血、昏迷、癫痫甚至死亡[109-111]。治疗方法是及时分娩婴儿和胎盘，或局部硬膜外麻醉或全身麻醉[112]。有时，需要服用降压药[113]。重要的是要区分自主神经反射障碍和先兆子痫[114]，后者在健全女性和残疾女性中的发生率相同（图 57-8）。反射障碍的心血管症状有高血压、严重头痛、心动过缓或心动过速，这些症状仅在子宫收缩时出现。高血压、心动过速和子痫蛋白尿在整个分娩过程中都会发生（图 57-9）。

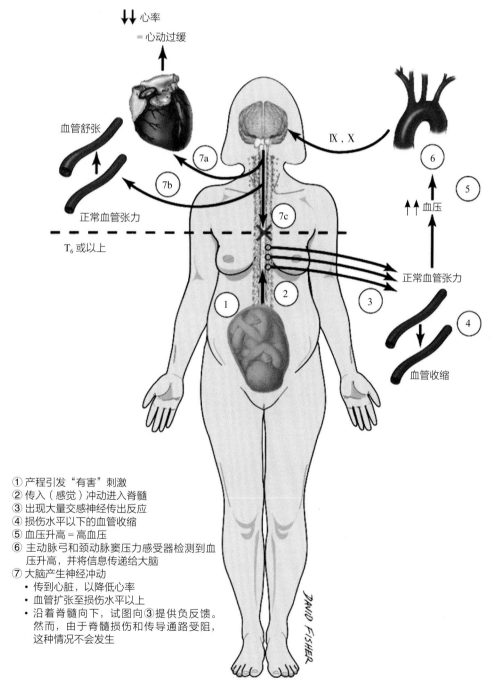

① 产程引发"有害"刺激
② 传入（感觉）冲动进入脊髓
③ 出现大量交感神经传出反应
④ 损伤水平以下的血管收缩
⑤ 血压升高 = 高血压
⑥ 主动脉弓和颈动脉窦压力感受器检测到血压升高，并将信息传递给大脑
⑦ 大脑产生神经冲动
• 传到心脏，以降低心率
• 血管扩张至损伤水平以上
• 沿着脊髓向下，试图向③提供负反馈。然而，由于脊髓损伤和传导通路受阻，这种情况不会发生

▲ 图 57-8　脊髓损伤孕妇的自主神经反射障碍的生理学示意图

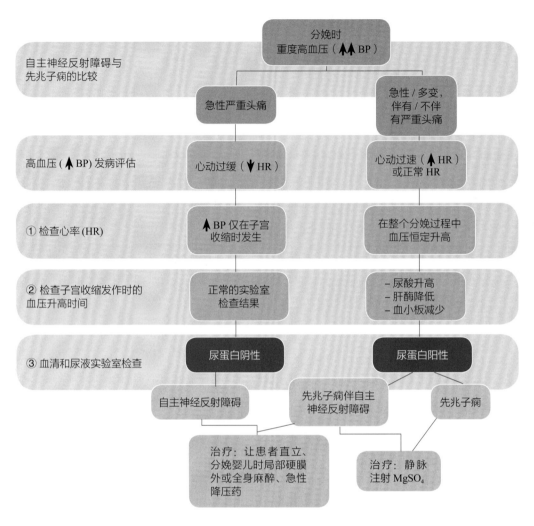

▲ 图 57-9 **SCI 女性妊娠期间自主神经反射障碍与先兆子痫的诊断**
MgSO₄. 硫酸镁；SCI. 脊髓损伤

SCI 的肌肉骨骼后遗症可能会使分娩进一步复杂化，可能包括髋关节脱节、挛缩、异位骨化、既往股骨骨折、脊柱侧凸和严重痉挛。在产床上的体位摆放可能出现困难。这些情况可能导致更频繁地使用产钳、负压或剖宫产分娩[62]。在一般人群中，使用这种程序和其他并发症，包括先兆子痫、出血和产后感染，会增加产后 12 周内静脉血栓栓塞的风险[115]，这也凸显了产后监测的重要性。

（三）妊娠结局

早期关于脊髓损伤女性妊娠结局的报道[116-118]表明，剖宫产、会阴撕裂、产程不能进展、臀位和低出生体重的发生率较高。最近的一项回顾性配对队列研究发现，与健全女性相比，中度到重度身体残疾的女性早产率更高，婴儿出生体重较低[118]。在该队列中，离床活动与不良结局无关。在这项研究中，剖腹产的发生率在不同群体之间没有显著差异，每组有 37 名女性，但另一项对加利福尼亚州 10 年来所有分娩的回顾性研究发现，由于受伤而身体残疾的女性接受剖腹产的可能性几乎是健全女性的 7 倍。在最近一项对一组患有 SCI 女性的回顾性研究中，母亲和婴儿的结果也被认为是令人满意的，这些患者的妊娠由一个多学科的专家团队进行管理。在这项研究中[95]，虽然剖宫产率很高，但早产率很低，没有新生儿并发症发生。需要精心设计的前瞻性研究来确认这些分娩并发症的风险。

妊娠期尿路感染会增加早产和低出生体重的风险[99, 115]。在 2 项对妊娠期间需要间歇性自我导尿的女性患者的横断面研究中，WOCA 方案减少了尿路感染的发生，并与早产儿的减少无显著相关性（2 项研究中的 P=0.10）[99]。此外，未发生其他不良妊娠结局。有必要进行更大规模的研究，以确认WOCA 在特定预防早产方面的益处。

在一般人群中，母婴的围产期风险随着产妇年龄的增加而增加。更大的产妇年龄可能也会产生长期的后果。卵母细胞的数量和质量随着年龄的增长而减少。此外，线粒体 DNA 突变率随年龄增长而增加。线粒体是母体衍生的，线粒体 DNA 不会进行修复，但这些突变在后代中的后果直到现在才被研究[119]。

六、性功能

（一）脊髓损伤女性的性行为

女性性快感可能是我们比患有 SCI 的男性更了解的一个领域。虽然讨论男性勃起和射精功能的文章比讨论妊娠和女性生殖问题的文章多，但关于女性性高潮的数据更多[120]。研究表明，患有 SCI 的女性在受伤后性欲、满足感和性活跃度较低[121-124]；然而，当考虑这些数字时，必须考虑到作为基线的43% 的健全女性也抱怨性功能障碍[125]。

（二）SCI/D 女性性反应的神经生理学研究

女性生殖器的唤醒反应包括阴道和阴蒂的血流量增加，以及阴道润滑、外阴和阴蒂充血等变化。自主神经（盆腔和下腹）和躯体（阴部感觉和阴蒂）外周神经介导生殖器的唤醒和感觉[126-129]。刺激盆腔神经增加阴道和阴蒂血流量、长度、阴蒂内压和阴道壁压力[130-134]。阴部感觉神经刺激引起类似的反应[127]。阴部神经的感觉输入通过腰骶脊髓内的背角和脊髓中间神经元传递，以调节副交感神经输出并引起阴道血流量增加[127, 135-137]。

脊髓损伤后女性性唤醒的研究主要是在实验室进行的。68 名患有 SCI 的女性和 21 名 AB 对照组受试者通过 78min 的方案[138] 评估了阴道脉冲振幅（vaginal pulse amplitude，VPA）、主观唤醒和自主神经对视听、手动刺激生殖器和手动刺激生殖器结合视听性刺激的反应。无论脊髓损伤的部位、程度或骶反射功能的类型如何，$T_{11}\sim L_2$ 皮肤感觉的更好

保存与 VPA 的增加显著相关。数据支持这样一种假设，即心因性唤醒主要是 SCI 女性的一种基于同情的现象。

对 5 例 $T_5\sim T_{10}$ 截瘫女性患者在颈椎自我刺激过程中的脑功能磁共振成像进行了研究[139]。基于这些结果，我们假设迷走神经在将感觉功能从宫颈传递到大脑的过程中是完整的；然而，本研究的低"N"和不确定是否对手部运动进行信号减影限制了这些结果的普适性。

通过功能磁共振成像[140]记录了 AB 女性性反应期间的脊髓神经活动。视听刺激过程中的腰骶髓活动被解释为支持心因性生殖器唤醒依赖于交感神经系统的假设。也有证据表明腰髓性反射功能的整合区域与男性射精中枢相似[141]。视听加手动刺激过程中的骶髓活动被认为与性高潮相关的节律性肌肉收缩有关，而腰髓的活动被认为是性高潮时交感神经活动增强的证据。

研究了不同条件对脊髓损伤后女性性唤醒的影响。焦虑[142]和假阳性反馈[143]对生殖器性欲唤醒有不同的影响，这取决于剩余的 $T_{11}\sim L_2$ 感觉功能的程度。与基线相比，振动刺激和手动刺激[144]显示出统计上相似的 VPA 增加。在实验室环境中，西地那非[145]显著提高了心理性唤醒，而这种边界显著提高了生殖器的性唤醒。

尿道生殖反射（urethrogenital reflex，UGR）似乎是女性性高潮最好的基础科学模型。短暂尿道扩张或刺激脊髓损伤雌性大鼠阴部感觉神经传入导致阴部运动神经[127, 146, 147]节律性放电，收缩频率与性高潮相似。刺激急性麻醉雌性大鼠阴部感觉神经也可引起 UGR，增加阴道血流量（veginal blood flow，VBF）。随着双侧盆神经和腹下神经切断的增加，VBF 被阻断，但 UGR 没有被阻断，这表明了血流增加的自主本质[127]。研究结果类似于 SCI 女性，她们在完全 SCI 而没有 BCR 的情况下不太可能达到性高潮[138]，而绝经后女性和 SCI 女性的相似发现是，无论润滑明显减少或缺乏润滑，性高潮都会持续。

在脊髓损伤后，1168 名性生活活跃的女性中有 654 名报告了性高潮能力。总体而言，与 AB 女性相比，患有 SCI 的女性需要更长的时间，更不容

易达到性高潮[138]。AB 和 SCI 受试者在基线和高潮时的血压反应相似[138]。与所有其他水平和程度的损伤相比，完全性脊髓损伤和骶节 LMN 损伤的女性在统计上性高潮较少。男性的结果与此相似，支持了完好的骶神经反射弧是达到性高潮所必需的假设。对性高潮的主观描述不能区分患有不同程度 SCI 的女性和健全的受试者。

另一组研究了 3 名患有脊髓损伤的女性，她们在脑功能磁共振成像期间进行颈椎自我刺激[139]（2 名 T_{10} AIS A 级患者，1 名 T_6 AIS B 级患者）。根据神经学状况，这些女性的骶神经反射弧是完好无损的。研究结果显示，患有脊髓损伤的女性在性高潮期间孤束核、室旁核、杏仁核、扣带皮质、岛叶皮质和伏隔核激活[148]。作者认为，迷走神经介导了脊髓损伤女性性高潮时的感觉。然而，这项研究的受试者数量太少，无法得出明确的结论[149]。或者，与性高潮期间出现的心率、血压和呼吸频率的升高（所有交感神经系统激活的迹象）一起，有人提出性高潮是一种自主神经反射[138]，其中交感神经可塑性[150]允许深刻的冲动通过交感神经链逆行传送到脑干[151]。随着交感神经刺激的增加，通过交感神经链神经节的头端和尾端行进，有人提出阈上刺激激活到达神经节传入，导致反向刺激沿着相反的交感神经链继续进行。这些神经冲动会到达脑干和其他产生反射性副交感神经刺激的部位。这种神经激活也会与腰椎模式发生器区域的刺激一起发生，这会在性高潮期间导致生殖器的性反射和节律性肌肉收缩。

最近的研究[152]提供了女性脊髓兴奋位置的证据。此外，一系列病例记录了这一区域与性高潮相关的活动[153]。在 $L_2 \sim L_5$ 脊髓节段，男性和女性均可见甘丙氨酸能神经元，但女性密度较低[152]。这些发现解释了兴奋和性高潮的二相性，以及导致对电震动反应失败的原因[154]。

有必要对与唤醒和性高潮相关的神经机制进行进一步的研究。节前交感细胞体的完好程度可能决定是否有足够的节后神经刺激来维持损伤后的心因性觉醒。随之而来的是，神经可塑性可能有助于提高人获得并维持生殖器性欲的能力。进一步的脊柱和大脑影像学研究，既需要观察，也需要将损伤模式与剩余反应相关联，并作为结果衡量标准，以确定治疗效果。

（三）脊髓损伤女性的临床医疗模式

性功能障碍在患有 SCI 的女性中很常见。患者教育很重要，而且是以患者为导向的教育，比如《性可持续性：脊柱疾病患者的性生活指南》[155]和相关网站[156]。因此，通过"促进脊髓损伤后的性生活指南"[157]提出了系统方法。通过使用系统的方法，相信临床医生将更成功地促进脊髓损伤后维持积极的性生活。此外，使用一致的方法来解决性问题将使这一讨论成为患有 SCI 的女性患者接触的常规内容。

当与患有 SCI 的女性讨论性时，首先要考虑的问题是保健人员自己的沟通方式要让人感觉舒适。重要的是要对这个话题保持非评判和自在的态度。女人需要自信，相信她可以在亲密的性和关系问题上向保健人员吐露心声。许多女性对自己的身体和性问题感到不安，害怕与医疗保健专业人员讨论问题。因此，重要的是，保健人员在女性衣着完整上检查台之前恰当地提出这个话题。一般来说，这可以结合与膀胱或肠道相关的讨论，或关于整体调整和关系方面的讨论来进行。然后，当女性意识到她可以信任保健人员时，就可开始询问完整的性生活史。

对于后天性脊髓损伤的女性，重要的是要询问她在受伤前是否有性问题。童年和伴侣的性虐待很普遍，而且往往是不愿提及的。应该询问其对性的看法、性取向及关系史。先前存在的性功能障碍被归类为性欲、性唤醒、性高潮或性疼痛，应予以解决。此外，诸如糖尿病、高血压、慢性疼痛、癫痫、心脏或肺部疾病、妇科或泌尿系功能障碍等可能导致性问题的医学问题也应得到解决，而诸如抑郁、焦虑和药物滥用等心理问题也应得到讨论。此外，对于任何有既往医学、心理或性问题病史的女性，临床医生应建议尽早转诊至性功能障碍治疗专家，因为这些问题可能会因脊髓损伤而变得更加复杂。

许多女性都有与自尊和身体形象相关的问题。这些担忧在女性人群中很常见，并受到脊髓损伤的困扰。需要插管和进行肠道计划可能会让女性感到不舒服，而无法移动身体的想法可能会令人恐惧。性别取向异常或性伴侣问题也很常见。如果女性没有伴侣，问题是，既然她有 SCI，她是否会更难找到伴侣；如果她确实有伴侣，她可能会想，伴侣是否仍然觉得她有吸引力。患有 SCI 的女性的伴侣可能害怕伤害女性，或者可能不再渴望性行为，在每种情况下，与女性的性行为可能都不那么感兴趣。这可能会导致患有脊髓损伤的女性的不安全感和负面情绪增加的恶性循环；因此，重要的是在脊髓损伤后敏锐地解决关系和性问题，如果患有脊髓损伤的女性希望和伴侣一起讨论，那么请伴侣也加入讨论是很重要的。

脊髓损伤后通常会出现心理问题。焦虑和抑郁会导致性功能障碍。在一项研究[158]中，78 名患有 SCI 的女性中有 31% 出现焦虑，11% 出现抑郁。性功能障碍与焦虑相关，而抑郁与一般身体不满相关。女性对性的兴趣是多因素的，整体的压力和焦虑会影响她们在性活动中的兴趣和集中注意力的能力。因为需要导尿和尿布而感到尴尬，可能会阻碍女性寻找和参与性活动的能力。此外，害羞可能会导致女性在性行为期间退缩。文化和宗教问题也会影响 SCI 女性的性功能。尽管还没有被研究过，但与来自更传统的男性占主导地位的国家的女性相比，来自更自由文化的女性可能更容易获得信息，并更容易适应性所需的变化。对于穆斯林信仰的妇女来说，可能需要寻找女性治疗师来与患者一起工作，并为她们的康复提供特殊的便利。因此，在这些情况下，任何与女性最先接触到的性问题有关的讨论都是势在必行的。对于反对堕胎的女性来说，婚前性行为和反对节育也可能是一个令人担忧的问题，医生在讨论时也必须意识到这些问题。

缺乏运动控制和感觉，以及与脊髓损伤相关的疼痛和痉挛，可能会使性活动变得困难。因此，患有 SCI 的女性可能不得不调整性活动的姿势，或者考虑在不同的地方进行性活动，例如坐在轮椅上。在任何一种情况下，她都可能需要向她的伴侣寻求帮助，并需要枕头或三角垫保持体位。感觉评估是重要的，以确保女性确定无知觉或感觉障碍的区域，在那里可能因摩擦、剪切或压力而发生疼痛或

压疮。此外，为了确定损伤对性反应的潜在影响，对患有 SCI 的女性进行感觉保留和残余反射功能的详细评估是很重要的。

对患有脊髓损伤的女性进行神经学检查是很重要的，因为特定的损伤模式和程度与心理性和反射性唤醒和性高潮的变化有关，指导女性关于这些变化可能会让她们更自信，在性方面取得成功。为了评估患有 SCI 的女性的性潜能，执行 SCI 评估的神经学分类国际标准是很重要的。根据国际标准，心理唤醒能力的保持与 $T_{11} \sim L_2$ 轻触觉和针刺觉的保留程度直接相关[138]，感觉保留得越好，表明心因性性器官充血的能力越大。其原因被假设为交感神经细胞体位于脊髓的这个水平。对于患者教育，将这一区域描述为脐部和口袋之间的区域是有用的[159]。作为鼓励患有 SCI 的女性的一种手段，她们在这一领域的感受越多，她们就越应该优化性的视听、嗅觉、浪漫和心理成分来实现性唤醒。对于患有 SCI 的女性来说，另一个最重要的检查领域是肛门感觉和反射。保留肛门反射[144]被认为是保留反射润滑所必需的。基于实验室的分析，研究还表明，没有保留球海绵体肌反射和肛门反射、自主肛门收缩或 $S_{3/5}$ 感觉的女性不太可能达到性高潮[138]。因为有完全性下运动神经元损伤影响骶髓的女性通常无法达到性高潮，因此建议她们考虑非生殖器刺激来达到性高潮。

建议临床医生使用评估自主神经功能的国际标准[160]来记录损伤水平和程度对女性性反应的影响。该标准允许临床医生就脊髓损伤后剩余的骶反应（包括性功能、膀胱功能和肠道功能）进行简明扼要的沟通。为了纵向监视性功能障碍的存在，可以将女性性功能和生殖功能基本数据集[161]用作医疗记录的一部分。

身体检查的其他重要方面包括肺活量的评估，继发于挛缩或异位骨化的关节活动受限程度，以及泌尿生殖区域。临床医生应该寻找绝经后妇女或者患有与恶性肿瘤或疾病有关的 SCD，以及有接受过化疗、区域手术或放疗史的女性患者的感染、病变、尿道或阴道脱垂或外阴萎缩的表现。此外，肛门检查将提供大小便失禁、肛裂、痔疮或其他可能影响性行为的病变的证据。

在彻底的体检之后，重要的是教育患者关于她们特定的脊髓损伤对个人性功能的影响。一般应给予关于脊髓损伤对性和性反应的生理和心理影响的教育，提供应对挑战的实际方法。此外，随之而来的有关性行为和性反应的基本信息可能适用于某些女性。根据女性的年龄和关系状况，将她的伴侣包括在讨论中可能是合适的，也可能是不合适的。与 SCI/D 女性讨论手淫也很重要。许多女性对这个话题感到不舒服，提出这个话题证明了这是一个她们可以感到安全探索的领域。此外，对于没有或有伴侣的女性来说，手淫是一种很好的方式，可以让她们在脊髓损伤后"重新学习"自己的身体。在没有伴侣的情况下达到性高潮也可能使女性感到舒适，并有助于与伴侣一起达到性高潮。

在第一次与女性谈论性问题后，建议临床医生鼓励女性手淫或与伴侣参与性活动。通过强调讨论和恢复性关系的重要性，向女性传达了一个强烈的信息，即 SCI 不应该对她们的性生活产生负面影响。在第一次就诊时，告诉患者使用润滑剂和可控震源是适当的，可能会更容易获得性满足，这也是有益的。与任何其他医学问题类似，临床医生应该安排一个关于性问题的随访预约。

在随访预约时，建议医生检查他们的调查结果和建议，并以不带偏见的方式询问该妇女是否曾练习、她们的性问题是否得到解决或仍然存在困难。可能还需要重复上次预约时的任何讨论，以确保女性对建议的记忆是正确的。此外，如果担忧仍然存在，医生应该讨论与性有关的混淆和医源性问题。

伴随而来的医学问题通常会对脊髓损伤后的性反应产生负面影响。糖尿病合并血管疾病或神经病变会导致性功能障碍。心血管疾病和心肌梗死会导致欲望、性唤醒、性高潮和润滑性降低[162]。哮喘[163]和阻塞性睡眠呼吸暂停[164]与女性性功能障碍增加有关，因此建议治疗这些疾病。病态肥胖也与女性对性的担忧增加有关[165]。

神经性膀胱和肠道也会导致性问题。对尿失禁的恐惧与女性性功能障碍有关[166]，使用缓释托特罗定[167]与改善欲望、唤醒、润滑、性高潮、满足感和疼痛有关。盆腔器官脱垂也与性问题有关，最近的一项随机对照试验提供了证据，表明盆腔肌肉训练可以改善患有脱垂的女性的性功能[168]。此外，手术治疗脱垂已被证明有助于改善性功能障碍[169]。大便失禁与女性较差的性功能有关[170, 171]，尽管纠正的益处还没有具体记录。

医源性问题也会影响性反应。许多常用于脊髓损伤的药物都有可能导致性问题。抗抑郁药通常用于康复。此外，在美国，1/6 的女性[172]正在服用抗抑郁药物，因此在开始服用抗抑郁药物之前，临床医生应该考虑女性的性功能，在治疗期间应该考虑各种方法，例如减少剂量、停止使用，或者如果性担忧增加，则更换不同的抗抑郁药物。SCI 后常用的降压药和其他药物也与性功能障碍有关，包括普瑞巴林、加巴喷丁[173]和巴氯芬[174]。长期使用阿片类药物会导致女性性功能障碍[175]，因此临床医生透露，如果考虑使用慢性阿片类药物来治疗疼痛，这种可能性是存在的。性功能障碍的其他医源性原因包括影响生殖器神经解剖的手术、放疗或某些形式的化疗。

一旦上述问题得到解决，就应该鼓励女性继续发掘她们的性潜力。建议采取循序渐进的方法，因为性是一个终生关注的问题。还应该重新探索性活动、润滑和振动刺激的最佳时机，以帮助妇女促进她们的性反应。

对于一些女性来说，这些行动将解决她们的性问题，而另一些人仍然会有担忧。在这种情况下，临床医生可能会考虑其他治疗方法来治疗性功能障碍。奥培米芬[176]可用于治疗伴外阴萎缩的性交困难。自 2015 年以来，氟班色林一直被 FDA 批准用于治疗女性性欲障碍低动症[177]；不幸的是，饮酒的女性禁止使用氟班色林。此外，低血压的风险和缺乏保险覆盖导致女性患者的使用受到限制。睾酮[178]有助于提高女性的性欲、性唤醒和满足感；然而，它在美国的使用是超说明书的，出于安全考虑，它没有得到 FDA 的批准。对于唤醒功能障碍，可以尝试 PDE5 抑制药，如西地那非；然而，从业者必须意识到，尽管在实验室环境中显示西地那非可以改善 SCI 后女性的心理性唤醒[145]，但在多中心试验中它并没有表现出改善的性反应性[179]。阴蒂真空刺激成本相对较低，对治疗健全女性[180]和患有多发性硬化症和脊髓损伤的女性[181]的性高潮功能障碍是有效的。

与以前的治疗一样，女性应该被推荐回家练习和评估任何新的治疗方法。此外，如果女性对任何措施都没有反应，可考虑心理治疗或转诊至更专业的医生。此外，如果女性和她的伴侣有任何兴趣，应该考虑夫妻治疗。

七、泌尿外科管理

在过去，泌尿外科的治疗对患有脊髓损伤的女性来说很难想象。缺乏外部收集装置在很大程度上使她只能留置导尿管或尿失禁，除非她有反射性膀胱，可以进行间歇性自我导尿或手法压迫排尿。然而，今天，关于女性健康这一方面的知识几乎呈爆炸式增长，给患有脊髓损伤的女性提供了许多选择[182-184]。由于 SCI 泌尿外科治疗在本书的另一章中有论述，这里不再提供细节。然而，我们必须记住，满意的膀胱管理的最终目标是减少泌尿系并发症并长期保存肾功能[183, 185-187]。理想的膀胱管理方法应该考虑 SCI 女性的神经水平、损伤程度、手功能、护理支持、就业或社交活动。

八、更年期和衰老问题

脊髓损伤的个体由于其神经功能缺陷而经历各种病理生理变化。由于进展性骨质疏松症[189]、心血管疾病[190]、骨关节炎[191, 192]、脊柱畸形、关节疼痛、呼吸衰退、肥胖[193]和撞击性神经病[194-196]，衰老可进一步增加新的残疾[188]。受伤后达到特定功能水平的人可能会发现他们无法维持这个水平，需要轮椅适应、新的辅助设备、疼痛治疗干预、肌肉骨骼矫正手术，甚至需要增加或新的护理。

慢性 SCI 女性经过更年期后，她们经历了正常生殖衰老和 SCI 相关的衰老过程。雌激素水平下降的生理效应加剧了脊髓损伤后遗症，导致皮肤、肌肉骨骼、泌尿和心血管疾病的新的风险[189, 197-200]。一项针对 62 名患有脊髓损伤的女性和 66 名没有接受激素治疗的脊髓损伤女性的前瞻性研究发现，这两组通过更年期过渡的女性的数量和年龄是相似的。然而，患有脊髓损伤的女性报道，特定症状的困扰更大，包括躯体症状、膀胱感染和性唤醒减弱，但躯体症状和膀胱感染似乎与脊髓损伤有

关，特别是与更年期无关。有趣的是，没有脊髓损伤的女性报告了更多的血管运动症状的困扰，而心理症状的困扰在两组之间是相似的[201]。需要更大规模的研究来验证这些结果，还需要研究来确定治疗干预措施对患有脊髓损伤的女性是否有不同的疗效。

如前所述，雌激素等许多女性激素对神经和免疫系统有积极影响。随着女性年龄的增长和雌激素分泌的减少，这些有益的特性可能会减弱[202, 203]，并（对某些女性）引发自身免疫、神经退行性疾病和心血管疾病。这可能会对那些年龄较小且在绝经前患有脊髓损伤的女性产生特别的影响。

（一）骨质疏松

不能负重是瘫痪、挛缩、感觉运动障碍或其他神经疾病的结果。多年的负重活动减少使残疾男女患者易患骨质疏松症[204]。此外，现已证明交感神经系统至少部分通过调节 NF-κB 配体受体激活剂（RANKL）的表达来调节骨重塑和内稳态[205-207]，从而刺激骨吸收。脊髓损伤引起的神经通路中断和骨失神经导致骨丢失。然而，对于女性来说，绝经过程预示着雌激素缺乏，从而进一步加剧了骨量的丧失[208]。不幸的是，脊髓损伤女性骨丢失的量化还没有标准化。目前还没有从废用或绝经状态来确定典型骨丢失的指标。目前尚不清楚哪些疗法是有效的，也不知道何时可以启动适当的干预措施来延缓骨质疏松症的进展[205, 209, 210]。如下所述，更年期激素替代疗法在普通人群中的风险 - 收益分布和合适的时间仍然不清楚[208]。已批准用于治疗绝经后骨质疏松症的药物[211]包括降钙素、双膦酸盐（如阿仑膦酸盐、利塞膦酸盐和唑仑膦酸），以及选择性雌激素受体调节药（SERM）、甲状旁腺激素，其中许多药物通过减少骨吸收起作用。这些药物是否能显著逆转或预防脊髓损伤后的骨质疏松症仍存在争议[212, 213]。针对 RANKL 的单克隆抗体地诺单抗（Denosumab）已被证明能增加男性脊髓损伤患者的骨密度[214, 215]。然而，颌骨坏死和非典型骨折的风险，以及其他不良反应和药物不耐受的可能性，已经引起了人们对长期使用双膦酸盐或地诺单抗疗法的一些担忧[216]。口服双膦酸盐还规定了长时间直立

坐和大量液体需求。新兴的治疗药物仍在继续开发，其机制是通过减少骨吸收来提高骨密度，同时刺激骨形成。其中一些包括雷奈酸锶和组织蛋白酶 K 抑制药。由于许多药物现在可以每周甚至每月服用 1 次，因此对于 SCI 易导致更频繁的胃肠道（gastrointestinal，GI）问题（例如食管反流、吞咽困难、运动障碍或神经源性肠道 GI 通过时间缩短）的女性来说，它们的耐受性要强得多。在下肢骨折后慢性脊髓损伤的女性（可能还有男性）中使用这些药物是有一定道理的，目的是为了最大限度地促进骨骼愈合。有证据表明，这些药物也可能对心血管健康有积极的益处 [217]。β 受体拮抗药也被用于预防骨质疏松症，这些研究中的大多数（但不是全部）都报告了有益的效果；然而，还没有进行随机对照试验 [205, 206]。

有人担心脊髓损伤后发生的骨质疏松症可能会导致进一步的压缩性骨折、脊柱侧凸和脊柱后凸。严重的脊椎曲度改变与脊髓损伤患者易患脊椎炎、创伤后拴系和脊髓空洞症有关 [218]，这可能会产生新的神经损失。曲度和姿势的改变可导致疼痛、神经根性病变（高于损伤水平）[219]、呼吸功能下降（易患肺炎）[220]、痉挛加重和吞咽困难 [221]。最后，随着年龄的增长，累积的脊柱异常的关节间力会对下腰椎和椎间盘产生破坏性的压力。改变的肌张力、肌肉力量和感觉使这一过程持续下去，从而形成 Charcot 关节，通常是在 $L_4 \sim L_5$ 或 $L_5 \sim S_1$ 脊柱水平。X 线片很容易看到特征性的退行性改变、骨刺和韧带骨赘。女性会出现自主神经反射障碍、出汗、尿管周围溢尿、膀胱痉挛或全身痉挛加重的症状 [222-224]。这些问题通常与体位有关，坐着时会变得更糟。非甾体抗炎药可能会有帮助，一些脊柱硬膜外阻滞的试验是令人鼓舞的。有趣的是，一项研究表明，这些症状可以通过尾部或膀胱传入阻滞来减轻 [225]。治疗通常包括后路脊柱内固定 [226]。

下肢骨折是绝经后健全女性骨质疏松的结果。对国家脊髓损伤数据库的分析显示，随着损伤后时间的增加，脊髓损伤女性更有可能发生下肢长骨骨折 [227]。事实上，对于平均年龄为 52 岁的患者 20 年的随访中，报道的下肢长骨骨折的发病率高于男性。用于评估个体骨折风险的 SCI 特异性评估工具仍然缺乏 [228]。

（二）雌激素缺乏症

雌激素缺乏也被认为通过改变葡萄糖和脂蛋白代谢 [230-232] 来加重动脉硬化和心血管疾病 [229]。脊髓损伤女性也容易发生动脉粥样硬化，因为她们较少参加有氧活动，更倾向于久坐不动的生活方式。早发性心脏病、高血压或卒中成为问题，一些研究表明这些女性可能比健全女性更早经历更年期 [232]。对一项大型回顾性研究数据的事后分析发现，患有和不患有脊髓损伤的女性在绝经后心脏代谢风险方面的趋势是相似的，包括甘油三酯、空腹血清总胆固醇和低密度脂蛋白胆固醇（LDL-C）水平明显高于绝经前女性 [233]。同样，需要更大规模的研究来验证这些发现，并确定与这些绝经后 SCI 女性变化相关的结果。

雌激素缺乏也会导致皮肤变化，例如真皮变薄、失去弹性和皮下血流量减少 [200, 209]。身体残疾的人患压疮的风险更高，特别是有感觉运动障碍的患者。与绝经前残疾女性相比，患有脊髓损伤的绝经后女性发生压疮的风险更高。此外，与身体健全的女性相比，伤口愈合可能会延迟。阴道和尿道黏膜的相关皮肤变化会导致阴道上皮萎缩。阴道和尿道干燥、阴道炎和尿道扩张等情况可能会影响那些具有稳定和先前满意的神经性膀胱功能的女性的膀胱管理和可控性。

（三）血管舒缩不稳定

血管舒缩不稳定是另一个可能在患有脊髓损伤的女性中被夸大的绝经后果。据报道，患有脊髓损伤的女性经常经历原发性神经疾病引起的不稳定的血管舒缩反应 [234]。这些症状表现为血压大幅波动、心动过缓、心动过速、潮红、出汗和寒战。激素变化的绝经过程可能会夸大这些情况。此外，自主神经反射障碍，这是一种发生在高位截瘫和四肢瘫的情况，据报道是月经周期中激素变化的症状 [235]。它表现为高血压、头痛、潮红和心动过缓的症状。虽然缺乏研究来证实患有 SCI 的绝经女性中自主神经反射障碍的患病率，但其症状和适当的干预措施可能还没有被认识到。另外，血管运动障碍和下丘脑体温调节的症状与绝经期间雌激素减少有关。"潮热"部分由中枢神经系统控制 [236]，但从未在患有脊髓损伤的女性中进行过研究，可能与自主神经反射障碍的症状相混淆。

（四）激素替代疗法

无论女性是否患有脊髓损伤，更年期症状及其后遗症的治疗一直存在争议。激素替代疗法，使用雌激素和黄体酮的组合，被提倡用于改善症状，如潮热，睡眠障碍，阴道变化和情绪波动。对于身体健全的女性，早期的研究主张激素替代疗法用于减少绝经后心脏病、骨质疏松症和阿尔茨海默症[237, 238]，尽管一些研究警告有增加乳腺癌和子宫癌的风险[239, 240]。然后在 2002 年，当女性健康倡议（WHI）的结果公布时，围绝经期和绝经后的医疗管理几乎在一夜之间发生了变化[241]。报告显示，与没有接受激素替代疗法的女性相比，绝经后开始激素替代疗法的女性死亡率增加。这些初步公布的结果混杂因素很低，例如研究参与者是平均年龄为（63±7）岁的健全女性。此外，73.9% 的女性从未服用过激素替代疗法，只是在研究开始后（通常是在绝经多年后）才开始激素替代疗法（结合雌激素 0.625mg/d，或不使用醋酸甲羟孕酮 2.5mg/d）。从那时起，科学界关于激素替代疗法优点（或缺点）的持续辩论一直在进行。较新的观点支持，激素替代疗法在绝经后一定时间内对选择合适的女性是有益的。没有潜在负面危险因素（心血管疾病或乳腺癌家族史）的女性可以选择短期使用小剂量的激素替代疗法来缓解围绝经期和绝经期症状。如果女性没有乳腺癌或子宫癌的个人或家族病史，不能耐受其他骨质疏松药物，或有其他共同的禁忌证，则有发生骨质疏松性骨折的发病率和死亡率的重大风险的女性（例如，许多患有脊髓损伤的女性）也可能希望考虑接受 HRT 治疗骨质疏松症。然而，何时应该在这些女性身上开始激素替代疗法还缺乏数据支持。无论如何，重要的是医疗保健提供者应该和女性理解、沟通和讨论 HRT 的益处、风险和不良反应的所有后果，因为它与她的家庭和过去的病史有关[242]。

一些患有脊髓损伤的女性可能对传统的激素替代疗法有相对的禁忌证，或者可能不愿意服用。其他的选择，如降钙素、SERM[243-246]、经阴道雌三醇[247]、钙补充[248] 和维生素 D[249, 250] 也可用于治疗特定的绝经后问题。"天然"激素疗法和替代疗法，如植物雌激素、多酚和豆制品[242, 251]，可能会缓解更年期症状，是更安全的替代选择，但近年来的研究对任何实际的生理益处尚不能得出明确结论[250, 252, 253]。一篇 Cochrane 综述确实发现针灸对于减轻健全女性的血管舒缩症状是有效的[253]。

令人欣慰的是，一些数据表明，他汀类药物治疗高胆固醇血症的益处与骨质疏松症和阿尔茨海默病的改善之间存在联系[254]。然而，无论是 2010 年发表的随机对照试验的系统综述，还是最近的随机、安慰剂对照研究，都不支持他汀类药物在普通人群中预防骨折的益处[255, 256]。同样，1 项对中到高血管风险受试者服用他汀类药物的随机安慰剂对照试验的最新 Cochrane 综述不支持他汀类药物在预防认知能力下降或痴呆症方面的好处[257]。进一步研究这些药物的许多正面（或潜在的负面）健康益处对于患有脊髓损伤的衰老女性是势在必行的。鉴于行动不便的女性（和男性）肥胖增加的显著现象，这一点更加重要。

九、对特殊脊髓损伤致残女性的考虑

（一）脊柱裂

有脊髓脊膜膨出病史（即脊柱裂）的女性患者，无论有没有脑积水，由于其独特的先天性脊髓疾病，与患有脊髓损伤的女性患者有类似的特殊医疗问题。随着这些人口的预期寿命不断增加，他们正从青春期过渡到女性，往往在准备不足和信息匮乏的情况下进入生殖年龄。许多研究[258-260] 已经证明，脊柱裂女性的性成熟和青春期往往比健全女性（分别为 10.9—11.4 岁和 12.7 岁[259, 261]）提前，月经初潮的平均年龄也较早。这使得对这些年轻女性进行生殖健康教育的时机变得更加重要。

（二）乳胶过敏

众所周知，脊柱裂患者患乳胶过敏症的风险增加[262, 263]。在所有患有脊柱裂的女性中，23% 的人有天然橡胶乳胶过敏，这被认为与她们接受过的手术干预的次数相对应。原先认为先天特应性状态是主要病因的观点，已被宣布只是一个次要的促成因素[264]。当务之急是将有关乳胶过敏的问题记录在病史中，以便妇科检查、手术干预和选择生殖健康产品（如避孕套和子宫隔膜）时使用不含乳胶产品。

（三）儿童骨质疏松症

患有脊柱裂的儿童有更大的骨质疏松和骨折风险。然而，目前尚不清楚加速的骨丢失是由于不活动引起的，还是骨骼生长和成熟不足，骨折是由于个体年龄增加的负重和活动增加的压力造成的[265]。不管潜在的过程如何，童年时期的低骨量与晚年骨折的风险更高有关。

（四）妇科问题

很少有研究脊柱裂女性特有的妇科问题或生殖内分泌功能障碍。已知其中少数女性有生殖泌尿系统的先天性异常[266, 267]，如盆腔器官脱垂（新生儿或获得性）或子宫 – 卵巢解剖异常。然而，实际上没有详细的研究观察了这些和其他可能的解剖变化的程度。这些女性通常由于盆底肌肉的不完全神经支配而出现子宫脱垂。由于骨盆张力失衡，手术干预可能无效。这也可能影响女性用品或设备的使用。脊柱裂患者通常对乳胶过敏，阴道壁压力点容易导致黏膜破裂，进一步阻止了这些设备的使用。活动受限和独特的身体习惯使得管理这些情况及月经非常困难。

骨科问题，如脊柱后凸、髋关节脱位 / 半脱位、下肢挛缩和骨盆倾斜，是脊柱裂患者的其他继发性疾病[268, 269]。这些情况可能会在生理上改变女性的生殖解剖结构，可能会使妇科检查变得困难。此外，检查台上的体位可能需要特别注意。如果不能进行令人满意的检查，并且女患者出现与其生殖道相关的特定异常症状，则应进行盆腔 CT 或超声检查。对于脊柱裂和行脑脊液分流术的女性，任何腹腔内妇科或泌尿外科手术都必须谨慎处理。脑积水是脊髓脊膜膨出患者的常见并发症，通常在婴儿期（或后期）进行脑室 – 腹腔分流或脑室 – 心房分流治疗。先前的一项研究[270]报道了这些手术后分流和其他相关并发症的发生率为 41.4%。虽然这一高发病率被认为与肠道污染有关，但如果不认识到这些发现，就会产生重大的后果。此外，放置脑室腹腔分流术增加了与腹腔镜检查相关并发症的可能

性，腹腔镜检查通常被认为是子宫脱垂的一种微创治疗选择。这些并发症包括颅内压升高，目前正在探索将颅内压变化降至最低的改进措施，应该允许更广泛地使用这项技术[271]。

在治疗女性脊柱裂时，由于缺乏性教育，必须谨慎地询问完整的性史[272]。或者在过去有性虐待史的情况下，据报道残疾女性遭受的性虐待更严重，在另一项单独的研究中，29% 的脊柱裂女性患者报告了性虐待[273, 274]。对于患有脊柱裂的女性，节育的必要性和什么方法是最安全的还没有被研究，必须根据上文所讨论的关于患有脊髓损伤的性的信息来推断。

（五）妊娠和分娩

随着患有脊柱裂的女性人口和平均年龄的增加[275]，更多的患者妊娠；在这一人群中，生育能力被认为是正常的[276, 277]。虽然大量的调查和案例研究对这些女性的医疗管理做出了贡献，但她们的产科护理标准仍然缺乏。回顾性研究[278-283]分析了妊娠经历和伴发疾病引起的并发症，例如神经源性肠 / 膀胱（伴或不伴尿路或胃肠道分流术），脊髓功能障碍引起的腹 – 盆神经损伤、脊柱后凸、其他盆腔或下肢骨科改变，以及既往因脑积水而行分流术。报道的与尿路感染相关的常见问题，包括症状性菌血症和肾盂肾炎。几乎 10% 的孕妇表现出发育中胎儿的泌尿系统损害，导致肾积水、肠梗阻[279]和肾功能下降[284]。尿失禁和大便失禁经常成为问题[285]。

描述性病例系列[286]报道了 17 名患有脊柱裂的女性，她们经历了 29 次妊娠。在这些妊娠中，23 例胎儿（79%）足月活产。虽然无一例有脊柱裂，但有 3 例胎儿（13%）出生时有其他先天畸形，如法洛四联症。在一项对 138 例妊娠的研究中，自然流产率相对较高（20%），但有 105 例活产。在这项研究中，大约 11% 的婴儿有先天性畸形，尽管没有脊柱裂。

骨盆 / 髋骨异常和下肢挛缩可能会影响阴道分娩，需要剖宫产。坐轮椅的产妇的剖宫产的概率较高[277]。先前泌尿外科手术导致的解剖学改变可能会使剖宫产复杂化，有此类并发症的女性患高血压

和先兆子痫的发病率也更高。在妊娠期间，尿路感染在患有脊柱裂的患者中更为常见，并可能导致低出生体重儿和早产儿[287]。另一个高危情况是尿路、胃肠道造口或分流移位和梗阻的可能性[288]。也有可能发生梗阻和肾衰竭，特别是如果腹部被加重的脊椎侧弯进一步损害[280, 289]。剖宫产概率很高，估计为 42%～50%[285, 290]。虽然经灌肠可以缓解梗阻，但在妊娠期是禁忌的[291, 292]，渗透性泻药[293, 294] 也禁忌使用。

患有严重胸椎侧弯的孕妇也可能发生限制性肺部疾病。此外，解剖结构的改变会使神经轴麻醉的管理复杂化[277]。有过癫痫病史的女性癫痫发作的频率可能会增加。许多抗惊厥药物在妊娠期间是禁忌的，停用这些药物会进一步加剧这个问题。Liakos[285] 回顾性报道了 7 名女性（70 人中的 7 人），她们有脑积水和孕前分流术的病史，然后在妊娠期间有脑积水复发需要实施分流术的情况。文献中报道的其他分流相关问题包括癫痫发作增加、头痛、腹部不适和背部疼痛[295-299]。另一方面，研究描述了从未实施分流术的脊柱裂的成人（男性和女性）存在颅内压升高[290]、脑积水综合征和 Chiari/ 脊髓积水综合征[300] 的高未确诊率。显然，这些未被认识到的情况可能会对妊娠管理或分娩计划产生严重影响。

据报道，在脊柱裂患者中，脊柱序列异常的发生率为 43%～50%[301]。此外，下肢挛缩和骨盆畸形可能会影响到其中的 70% 的患者。骨骼异常[289] 易导致女性患者呼吸受损、心力衰竭[295]、重心改变，以及临产和分娩进展困难[296]。

（六）遗传和环境风险

脊柱裂女性患者后代的遗传和环境风险问题是重要的考虑因素。大多数的基因研究已经检查了遗传和（或）环境因素的作用，这些因素有导致健全女性生下患有脊柱裂的孩子的风险。然而，95% 患有脊柱裂和其他神经管缺陷的婴儿出生时父母没有这些疾病的家族史[276, 302, 303]。以前的研究[304] 表明，患有脊柱裂的女性的后代神经管缺陷 / 脊柱裂的复发风险为 4%～7%，如果父母双方都受到影响，风险增加到 15%[276]。历史数据提供的证据表明，尽

管患有脊柱裂的女性的后代发生先天性或发育异常的风险高于健全女性，但患有脊柱裂的后代的实际病例还没有记录在案。原因是多方面的，可能与较高的流产和自然流产率、改进的遗传咨询、产中羊膜穿刺术评估，以及对妊娠期间补充叶酸的了解有关。众所周知，妊娠期间叶酸营养不足会增加生下患有脊柱裂的孩子的风险[305, 306]。然而，补充叶酸可能并不能预防所有形式的脊柱裂[307]，肌醇作为一种额外的治疗方法已被研究。重要的致病基因还没有确定，但一些研究集中在涉及胎儿叶酸代谢的各种可能的基因突变上，如还原叶酸携带基因[308]、亚甲基四氢叶酸还原酶[309] 和丝氨酸羟甲基转移酶（SHMT）等。基因的表观遗传修饰也可能起到作用[310, 311]。人们认为，这些遗传因素，以及其他目前未被认识到的因素，增加了患有脊柱裂的女性生下患有神经管缺陷的后代的可能性[312]。

所有女性都应该补充足够的叶酸，以降低新生儿脊柱裂的风险。过去的文献建议妊娠的健全女性每天摄入 0.4mg 的叶酸[313]。目前的建议[314] 使用了更精确的标准来测量妊娠的健全女性所需的叶酸的数量和形式。这些指南考虑了所有形式的生物可利用的叶酸，并推荐每天 1362nmol（600mg）的 DFE（= 每天饮食中的叶酸当量）。这是基于在妊娠期间维持正常的红细胞叶酸浓度。然而，有一些数据表明，患有脊柱裂的女性应该比健全的女性摄入更多的叶酸。建议其在妊娠前和妊娠期间每天摄入 4.0mg 叶酸[315]。显然，这个问题需要尽快调查。

十、多发性硬化

患有多发性硬化症的女性有不同程度的脊髓功能障碍。她们的许多生殖健康问题都反映了患有脊髓损伤的女性的情况。在神经学上，中枢神经系统经历自身免疫性脱髓鞘，造成瘫痪、不协调、感觉异常、视觉障碍，以及肠道和膀胱功能障碍。声调增高和痉挛也很常见。除了性功能障碍和妊娠并发症外，还会发生内分泌失调和月经不调。

商业保险数据库公布，在美国，多发性硬化症的患病率为每 10 万名女性中有 224 人，比男性[316] 高出 3.1 人。多发性硬化症的发病率继续增加，受影响的女性与男性的比例也在增加[317, 318]。由于多

发性硬化症的发病主要影响进入育龄的女性[319]，因此重点放在她们的病程和妊娠之间的相互关系上。大量考虑妊娠的年轻女性经常寻求关于疾病从妊娠到产后恶化的可能性和程度的知识。分娩时胎儿存活至足月和新生儿健康成为疾病对妊娠结局影响的重要问题。

（一）妊娠

妊娠多发性硬化症（PRIMS）研究[320-322]扩大了多发性硬化症女性遇到的与妊娠相关的复发和其他问题的知识。这项观察性、前瞻性、多中心研究招募了 254 名患有多发性硬化症的女性，并在 269 次妊娠期间和之后进行了跟踪调查。这是 Confavreaux 等的初步报道。在妊娠、分娩和产后 12 个月期间对这些女性进行跟踪调查。研究变量包括妊娠和分娩前、期间和之后多发性硬化症的复发率，以及 Kurtzke 扩展残疾状态量表[321]测量的功能进行性变化（如果有）。其他与妊娠相关的结果，例如硬膜外麻醉后遗症、与多发性硬化症无关的胎儿 - 母体健康、母乳喂养实践，以及药物的使用也进行了研究。结果表明，妊娠前 3 个月多发性硬化症患者的疾病复发次数越来越少（与记录的 12 个月前复发率相比），但在产后 3 个月的时间范围内，复发次数明显增加（ $P < 0.001$ ）。一项后续研究[323]发现了类似的结果。有趣的是，这些女性中 28% 有这一显著趋势，而且这些女性在研究的所有时间段中倾向于患有更严重的多发性硬化症，并有更严重的致残症状[324]。患有多发性硬化症的孕妇不会影响 Kurtzke 残疾评分的平均值和婴儿的健康[325]。此外，基础疾病不受硬膜外麻醉的影响[326]。母乳喂养是否会影响多发性硬化症还存在争议。母乳喂养可能会降低患有多发性硬化症的女性的骨密度[327]，但一项 Meta 分析发现，母乳喂养的女性复发的次数较少[328]。

多发性硬化症对母体和胎儿结局的影响尚不清楚。最近，一项大型回顾性队列研究发现[317]，患有多发性硬化症的孕妇的糖尿病、慢性高血压和甲状腺疾病的发病率比没有多发性硬化症的孕妇更高。这项研究还发现，患有多发性硬化症的女性尿路感染、引产和剖腹产的发生率略有增加，早产、低出生体重、助产和剖宫产的风险增加，这是一些（但不是所有）先前发表的研究报告的结果。在患有多发性硬化症的孕妇中，尿路感染的发病率一直在增加[329, 330]。

几项研究检查了在多发性硬化症治疗中使用的许多药物对生育和妊娠的影响[331]。表 57-4 列出了育龄多发性硬化症女性可能需要的几种药物。无论是计划妊娠还是计划外妊娠，这些女性都应该从她们的神经科医生、产科医生和家庭医生那里获得关于影响的信息，无论是对胎儿的影响还是对疾病进展的影响，取决于她是选择停止还是继续服用药物。考虑到产后复发的风险，在哺乳期间也应仔细考虑药物的使用。干扰素 β 被认为是安全的，然而其他用于治疗多发性硬化症的药物可能会对母乳喂养的婴儿产生不良不良反应[328]。

（二）内分泌缺乏症

正如前面提到的女性其他类型的中枢神经系统损伤，生殖内分泌相互作用与多发性硬化症的神经损伤和修复的关系已经得到了广泛的综述。这种疾病在女性中更常见，受月经周期和其他激素波动的影响。更年期通常是多发性硬化症女性患者进入许多变化阶段的时期。虽然很难区分多发性硬化症相关的变化症状和更年期的症状[332]，但在这个阶段，疾病的严重程度可能会加剧[333]。最近的一项观察性研究发现，在患有多发性硬化症的绝经后女性中，系统激素治疗与改善身体生活质量之间存在关联[334]。骨质疏松症、晚期心脏病和类似于脊髓损伤的情况是令人担忧的[353, 336]。Perlman 等[337]的研究最近报道了一例干扰素 β-1b 诱导的绝经后出血病例，该病例是由一名 52 岁患有多发性硬化症的女性患者的血清雌二醇浓度升高引起的。过去几年来，在了解女性激素和神经内分泌反馈系统之间的相互作用方面取得了重大进展，应根据多发性硬化症的生殖阶段采取进一步的研究策略[338, 339]。

十一、心理社会问题与健康

（一）婚姻状况

残疾女性面临许多重要的社会心理问题。SCI 对生活中既有"标准"角色又有非传统角色的女性的影响同样明显。过去的研究比较了遭受脊髓损伤的男性和女性对婚姻状况的短期影响。DeVivo[340, 341] 研究了受伤时结婚的个人的离婚率和结婚率，并将其与普通人群进行了比较。虽然他们无法预测哪种性别最不可能在受伤后结婚，但有趣的是，对于那些在受伤时结婚的人来说，女性、受伤时年龄较小、非裔美国人、没有孩子和受伤程度较高的患者离婚的可能性更大。检查受伤后结婚的人的离婚率发现了相反的效果：男性和之前离婚的患者离婚的可能性是女性或初婚的患者的 2.2 倍。

（二）育儿问题

育儿问题对于残疾母亲或准母亲来说是最重要的。确保他们孩子的安全、照顾和守纪律需要创造性的支持系统和适应来应对他们的身体挑战[342]。接受额外的支持可以解放母亲，让她专注于那些关键的育儿技能，这些技能建立在爱、纽带和领导力的基础上，这些技能将她定义为"孩子的母亲"。产妇年龄较大，就像患有脊髓损伤的女性通常的情况一样，似乎对儿童的认知和心理功能有积极的影响[119]。

（三）虐待

虐待女性是一个重大的社会问题。对虐待残疾女性这一问题的认识才刚刚开始浮出水面[343]。据推测，多达 80% 的残疾女性成为暴力的受害者，心理虐待也是一个令人担忧的问题。在一项研究中，在 245 名残疾女性中，40% 的人报告经历过配偶（37%）、陌生人（28%）、父母（15%）、服务提供者（10%）和约会对象（7%）的虐待。在这些患者中，有 12% 被强奸。然而，这些女性中只有不到 1/2 的人反映她们受到的虐待。与儿童保护法一样，许多州都强制要求医疗保健临床医生怀疑残疾人受虐待或怠慢时要向相关部门报告。然而，虐待很难被发现。卫生专业人员还报道，缺乏关于基于性别的暴力培训，因此在发现虐待和干预方面缺乏信心。

（四）预防保健

预防保健是残疾女性经常被忽视的另一个社会问题。Nosek[237] 的一项研究报道称，与非残疾女性相比，残疾女性接受定期盆腔检查的可能性较小。缺乏无障碍设施和训练有素的人员，以及临床医生对残疾知识的欠缺造成对残疾女性患者的身体和态度方面的障碍。此外，残疾女性可能不知道推荐的预防保健措施。美国妇产科学会目前的建议是根据女性的年龄进行巴氏涂片检查和其他筛查[344]。巴氏涂片检查在 21—29 岁且每 3 年进行一次。30—65 岁最好是每 5 年进行一次高危 HPV 联合检测，尽管每三年单独做一次细胞学检查是可以接受的。40—45 岁的女性应接受乳腺 X 线检查以检测乳腺癌。45—54 岁的女性应该每年做一次乳腺 X 线检查，55 岁以上的女性可以选择每年或每两年做一次乳腺 X 线检查。对于有乳腺癌家族史的女性，基因检测应该与每年一次的乳腺 X 线检查（从 35—40 岁开始）合并考虑，并进一步考虑其他检查，如核磁共振成像。应该提供信息以指导女性进行预防性保健，以便对宫颈癌、子宫癌、肛门癌和乳腺癌进行适当年龄的筛查。美国预防服务工作组（USPSTF）已经发布了一套广泛的关于为女性（和男性）采取适合年龄的预防性健康行动的支持[345]。USPSTF 网站提供了许多链接，为医疗保健提供者和患者推荐预防性医疗实践（即特定疾病 / 障碍筛查、咨询资源、预防性药物和疫苗接种信息），并建议这些项目应在适当的时间和频率完成。

（五）肥胖

肥胖是当今美国的一个主要问题。来自美国疾病控制中心的最新统计数据[346] 表明，这是当今增长最快的健康问题之一，特别是在女性中。对于身体残疾的女性来说，肥胖和肥胖相关问题的发生率更高，这一点更加令人担忧。对于患有脊髓损伤的女性，预防保健和提高对代谢综合征（糖尿病、高胆固醇血症和高血压）等肥胖相关问题的警惕是至关重要的。

脊髓损伤后女性患者的医疗管理需要对其健康的方方面面都有了解。不幸的是，我们对脊髓损伤女性身体的全面影响的了解才刚刚开始。随着人口的增长，理疗、产科、妇科、泌尿外科和家庭实践之间的协作必须增强，以提供所需的全面医疗服务。医学院和医生必须承担责任，了解患有 SCI 和疾病的女性患者独特的生殖问题。最后，残疾女性还必须承担责任，要求获得适当和方便的医疗保健。

第 58 章

脊髓损伤与衰老
Spinal Cord Injury and Aging

Susan B. Charlifue　著

一、概述

脊髓损伤（SCI）可以瞬间改变一个人的生活。在这种损伤后的最初几年内，可能会出现不同程度的神经恢复，随后可能会出现一段较长的表面稳定期。那些现在遭受 SCI 的人比几十年前受伤的人年龄更大 [1-5]。因此，患有脊髓损伤的个体越来越有可能已经经历了与年龄相关的健康和功能能力的变化，或者随着年龄的增长将出现这样的变化。这些事实表明，临床医生需要了解人类老龄化的理论和实践问题，以便更好地解决这一独特人群中与老龄化有关的问题。

本章描述了许多与 SCI 患者衰老相关的过程，首先简要更新了 SCI 死亡率和预期寿命，然后讨论了每个身体系统在 SCI 衰老过程中对现在和未来的身体和心理社会健康的影响。

二、死亡率和预期寿命

来自国家脊髓损伤统计中心的最新数据表明，肺炎和败血症对数据库中登记的脊髓损伤患者预期寿命缩短的影响最大 [1]。死于癌症、泌尿系和消化系统疾病及自杀的人数保持稳定或下降，但心血管、新陈代谢和神经系统疾病、事故和精神疾病的死亡率却在上升 [1, 6]。最近的死亡原因很可能是患有脊髓损伤的患者经历的慢性疾病的结果，他们活得更长，暴露在人类衰老的自然后果中的风险更大。

脊髓损伤后的预期寿命受益于急诊和急性治疗

的改善，在 20 世纪 80 年代表现出稳步改善，但此后没有继续增加，仍然明显低于普通人群的预期寿命 [1, 7, 8]。生存受到几个因素的影响，包括潜在的或发展中的亚健康状况、损伤水平和严重程度及受伤时的年龄。那些损伤水平更高、神经学损伤程度更重的患者死亡率更高，而且无论是在急性阶段还是在慢性阶段 [7, 9-13]，受伤时的年龄越大，死亡率都越高。增加脊髓损伤后死亡风险的其他因素包括较低的教育、失业和较低的家庭收入 [14]。

三、衰老在脊髓损伤中的器官系统效应

多年存活的伤害的累积效应可能会导致亚健康状况的发展，如疲劳、疼痛、尿路感染或压力损伤 [15, 16]。随着损害持续时间的延长，这些和其他继发性疾病可能会变得越来越普遍 [17]。研究还表明，与普通人群相比，许多这些亚健康状况在脊髓损伤患者中的发生率要高得多 [18]。

（一）泌尿生殖系统

在一般人群中，膀胱容量和尿道顺应性的降低、不受抑制的逼尿肌收缩和残余膀胱容量的增加，以及肾功能的逐渐下降都与正常的人类衰老有关 [19-23]。其他与年龄相关的泌尿生殖系统（genitourinary，GU）功能变化包括急迫性尿失禁增加 [24]、尿路感染风险增加、可能与免疫功能下降相关 [25, 26]、女性绝经后变化 [27]，以及前列腺肥大导致男性尿潴留 [27]。

脊髓损伤后，GU 功能障碍的特征是失去对排

尿的意志控制，以及逼尿肌和括约肌反射失去协调。一旦这些反射恢复，随着时间的推移，会有括约肌 - 逼尿肌协同失调和下尿路压力升高的趋势。这会导致逼尿肌肥大和膀胱顺应性降低。这些变化的累积效应也可能导致肾积水和上尿路恶化 [28]。与 SCI 相关的尿路生理学改变对健康构成重大风险，尽管多年来因 GU 引起的死亡人数一直在下降 [1]，但泌尿系统并发症在 SCI 患者中仍然很常见 [29, 30]。

膀胱管理的方法与某些泌尿系并发症有关，并且经常随着年龄和损伤后的年限而改变 [31, 32]。通常，研究已经记录了与使用留置尿管相关的较高的膀胱结石、尿路感染和膀胱癌的发生率。对于使用留置导管进行管理的个体，常规使用抗胆碱能药物可能会改善健康结果 [33, 34]。使用长期间歇性导尿术的个体患尿道狭窄和附睾睾丸炎的风险可能增加 [35]。

在许多研究中，SCI 的存在似乎增加了膀胱癌发病率，尽管这样的发现并不普遍。与脊髓损伤相关的膀胱癌发生的危险因素包括复发的尿路感染和使用留置尿管 [36, 37]。似乎恶变需要长年暴露于各种危险因素（如反复感染、留置尿管、泌尿系结石、吸烟等）的累积效应。发展为膀胱癌的脊髓损伤患者通常表现为血尿。不幸的是，血尿不是 SCI 患者膀胱癌的可靠指标，因为它也常发生在泌尿系感染、膀胱结石和更换尿管的情况下。

在 SCI 患者中，膀胱肿瘤在诊断时通常是转移性和侵袭性的，这突出了选择有效的筛查方法的重要性。尿细胞学和尿路恶性肿瘤生化标志物目前尚不是合适的筛查工具，因为它们的假阳性率较高，可由尿路感染和相关的血尿所致。虽然在长期留置尿管的脊髓损伤个体中使用膀胱镜筛查这些肿瘤的有效性没有得到一致的认可，但大多数临床医生认为这种方法仍然是早期发现脊髓损伤患者膀胱癌的最佳选择 [38, 39]。此外，由于慢性前列腺炎与复发性尿路感染相关的风险，我们有理由推测患有慢性脊髓损伤的男性可能会增加前列腺癌的风险，尽管到目前为止还没有证据表明这种联系存在。小样本研究一般显示与脊髓损伤相关的癌症风险没有增加 [40]。然而，当被检测到时，它通常处于更高级的阶段和级别 [41]，强调老年男性 SCI 应该被认为是有风险的，并接受为他们普通人群推荐的特定年龄的前列腺癌筛查 [42]。

对脊髓损伤患者的长期随访应该包括：注意功能恶化的可能性和泌尿系统癌症的发展，重点是预防和早期发现。脊髓损伤患者应该接受有关膀胱管理基础知识的教育，以努力降低尿路感染复发的风险。这包括关于充分补水的教育、卫生的膀胱管理技术，以及定期的泌尿科随访。选择使用留置尿管方法进行膀胱管理的个人应该得到关于膀胱癌风险和常规监测重要性的充分信息。吸烟也被认为是膀胱癌的重要危险因素，因此，也应该鼓励吸烟者进行戒烟。

（二）胃肠系统

衰老对普通人群胃肠生理学的影响已被很好地描述，包括吞咽困难、反流、便秘、粪便嵌塞和大小便失禁等肠道紊乱，以及胃排空延迟和吸收障碍 [24, 43]。结肠和直肠表现出动力减弱和憩室疾病的增加，危险因素包括使用抗血栓药和非甾体抗炎药、男性、肥胖、吸烟、酗酒和动脉硬化性疾病 [44]。

对 SCI 患者的调查记录了伴随衰老过程的各种胃肠道并发症，并与日常生活活动中对护理的需求增加有关 [45]。在胃肠系统中，SCI 显著改变了结直肠功能，预计这将是老年 SCI 患者问题的主要原因。已知 SCI 患者结肠通过时间延长，尤其是在左半结肠和直肠 [46-48]。这与该人群中便秘的常见报告相关联。具体地说，英国对受伤后 20 多年的患者进行的一项研究显示，42% 的受试者有便秘困难，而 27% 的受试者报告有大便失禁问题，35% 的受试者有胃肠道疼痛 [49, 50]。四肢瘫更有可能报告大便失禁，而便秘更有可能是截瘫和那些使用手指刺激、手动排泄或 Valsalva 手法进行排便的患者报告的。同样，丹麦的一项研究显示，在 1996—2006 年的 10 年间，与便秘相关的症状显著增加，排便所需的时间也显著增加 [51]。

脊髓损伤引起的胃肠道生理学最深刻的改变是失去了对排空的意志控制，这已被证明随着年龄的增长而恶化 [52]。这需要采用个体化排便疗法，包括各种反射刺激动作、泻药和饮食干预。主要的治疗方法是基于对现有肠道常规的评估，并根据常识提出改变的建议。许多 SCI 患者为了方便起见，在两次排便之间选择了过长的间隔时间。应该鼓励他们保持每天或每隔一天的排便频率[53]。应避免使用泻药或灌肠，或将其控制在最低限度。必要时，栓剂的使用被认为是手指刺激和排泄的补充。对于一些以过长的排便间隔或频繁的大便失禁为特征的难治性肠功能障碍患者，选择结肠造口可能会显著改善生活质量[54, 55]。

痔疮和周期性直肠出血也是慢性脊髓损伤的常见并发症，大多数患者报告了这些情况[56]。对于轻微的症状性病变，局部治疗可能就足够了。对于较严重的痔疮，环扎术是一种有效且安全的治疗方法[57]。在最严重的顽固性病例中，表现为大量的痔组织和反复大出血，可能需要手术切除。

到目前为止，没有证据表明脊髓损伤患者患结肠癌的风险增加。然而，可以有把握地假设，这一人群患这种常见癌症的风险与普通人群相当。因此，周期性的 SCI 随访应该包括结直肠癌的筛查[58]。粪便潜血可能不是一个可靠的筛查工具，因为在 SCI 人群中经常存在痔疮、直肠脱垂和其他直肠远端病变。因此，脊髓损伤患者应该按照普通人群指南进行内镜筛查，指南建议在 50 岁时进行初步筛查，此后每 10 年进行一次筛查。内镜医生应该熟悉自主神经反射障碍的风险，并准备好在手术过程中治疗血压升高或其他后遗症。

有人推测，在脊髓损伤患者中，胃食管反流病的发病率会增加。一项研究显示胃食管反流病的总体发病率没有显著差异，尽管 SCI 受试者中更严重的食管炎的患病率更高[59]，另一项研究发现，与非残疾对照组相比，SCI 患者的食管动力障碍患病率更高[60]。然而，到目前为止，还需要更大样本的研究来证实这些发现。

有证据表明，胆石症在脊髓损伤人群中的患病率是普通人群的 7 倍[61, 62]。SCI 中胆结石的形成似乎与年龄没有特殊关系[63]，而且胆石症的增加风险似乎仅限于 T_{10} 以上病变的个体，结石的发病率增加通常发生在损伤后第一年内。尽管如此，临床医生在评估长期随访人群中的腹部主诉时，通常应该意识到这种情况的发病率随着年龄的增加而增加。

由于老年脊髓损伤人群出现胃肠道问题的频率很高，应将对肠道症状的特别关注纳入常规的随访

计划中。应定期评估肠道计划，并应强调有关肠道计划表现、管理和（或）修改肠道计划的方法，以及肠道友好型饮食的持续教育。

（三）皮肤

人体皮肤老化是多种因素共同作用的结果。正常衰老会导致真皮组织结构的萎缩和改变[64]。真皮的弹性、血管数量和胶原含量降低，使老化的皮肤容易受到伤害。真皮 – 表皮交界处扁平和表皮变薄导致对剪切的耐受性降低，表皮脱落和水疱形成的可能性更大。血管减少和出汗也可能增加热损伤的风险。众所周知，患有脊髓损伤的患者有皮肤创伤的风险，导致压力性损伤，通常与行动不便、缺乏感觉保护和痉挛有关。来自美国 SCI 模型系统的数据显示，压疮的发病率从 15%（脊髓损伤后 1 年）增加到近 30%（损伤后 20 年）[65, 66]，并且近年来的发病率可能会增加[67]。完全性四肢瘫的风险最高，他们在 20 年的随访中表现出 40% 的压疮患病率。减压、清创、营养优化和无菌的基本原则仍然是成功的保守治疗的基础，但最近的干预措施，如电刺激和负压治疗，在特定情况下似乎是有用的[68]。大而深的压力损伤通常需要肌皮瓣覆盖。局部感染需要使用适当的抗生素治疗，深度伤口应增加邻接性骨髓炎的嫌疑。在这些情况下，应该进行骨活检，以诊断和鉴定致病微生物，指导抗生素治疗。

长期的慢性开放性皮肤溃疡与 Marjolin 溃疡的发展和溃疡中鳞癌的发展有关，一项研究建议对持续时间超过 10 年的慢性溃疡进行活组织检查[69]。由于压力性损伤在慢性脊髓损伤人群中发生的频率很高，定期评估应包括对皮肤的彻底评估和加强压力性损伤的预防教育，包括较新的自我管理技术，如交互式电子学习模式和利用音频提示进行压力映射以进行重量转移[70, 71]。虽然没有明确的证据表明任何特定的预防策略可以被认为是"黄金"标准，但教育仍然是预防压力性损伤的最重要因素[72]。当发现压力性损伤时，如果迅速开始并积极地进行保守治疗，通常是有效的。

（四）心血管系统

心血管疾病是普通人群的主要死亡原因[73]，也是长期脊髓损伤患者的主要死亡原因[6, 74]。心血管

疾病是脊髓损伤后出现并发症的一个重要原因，似乎与个体的损伤水平和损伤程度及年龄有关[75, 76]。虽然年龄和遗传倾向是两个不能忽视的主要心血管危险因素，但在脊髓损伤患者中已经存在的其他几个危险因素可能会增加心血管疾病的风险。这些包括代谢变化（C 反应蛋白、血脂、胰岛素敏感性）、自主神经控制（心率和血压反应改变、自主神经反射障碍）、久坐不动的生活方式和缺乏有氧运动、受伤后体重增加，以及身体成分的变化。在没有针对脊髓损伤的心血管疾病预防指南的情况下，通常遵循一般人群指南[77]。然而，最终的心血管疾病风险计算可能低估了 SCI 患者的实际风险，特别是那些损伤水平在 T_6 以上的人，因为他们的静息血压很低。因此，每个风险因素都应该作为个性化风险评估和管理的一部分进行独立考虑和解决。

（五）神经系统

据报道，在老龄化的普通人群中，与神经系统相关的变化包括振动感觉、肌肉质量和力量的丧失；反应时间减慢；精细协调性和灵活性降低；深部肌腱反射减少；平衡稳定性下降[78-84]。研究表明，随着年龄的增长，脊髓中神经元的持续丢失[85]，这似乎是由于颈髓各向异性分数的下降所致，这种下降始于生命早期，但在 50 岁以上的人中显著加速[86]。

患有脊髓损伤的人随着年龄的增长表现出几个神经系统的变化，一项研究显示，12% 的受试者报道有不同程度的感觉丧失，超过 20% 的受试者报道多年来运动障碍不断加重[87]。在对长期脊髓损伤患者的研究中，报道了手腕上肢卡压神经病的高发病率，高达 64% 的截瘫患者在电诊断测试和症状调查中都表现出这些证据[88]。最常见的受累部位是手腕的正中神经，但肘部和手腕的尺神经卡压也很常见，同时也有罕见的肩神经卡压的记录[89]。由于手与轮椅手推圈的反复接触，以及在转移活动和减压过程中手腕的反复用力，SCI 患者显然有上肢神经卡压的风险。虽然这一点还没有得到确凿的证明，但人们怀疑，随着受伤时间的延长，严重卡压的发生率会增加。这种情况的治疗应该包括评估活动和日常生活活动的机制，以确定任何重复创伤的潜在来源。对于一些人来说，症状的解决

可能需要对不正确执行的活动进行修改或纠正[90]。此外，关于保存和保护手腕功能的技术教育对某些人可能是有益的。其他方法包括手腕夹板，以减少腕关节极端屈曲和伸展的重复创伤，这是已知有助于缓解腕管症状的。虽然皮质类固醇注射疗法已经被尝试作为腕管综合征患者的一种保守措施，但这种好处可能只是暂时的。添加符合人体工程学设计的驱动机构在最小化卡压性神经病变[91]方面也可能是有益的。腕部尺骨卡压可能会促使考虑手术治疗，患有这些神经疾病的脊髓损伤幸存者通常通过活动和设备改造获得成功治疗，很少需要手术干预。然而，当保守措施不能缓解严重卡压的患者的症状时，通常建议手术松解被卡压的神经。接受这类手术的人应该预料到手术后一段时间的活动受限，这可能会暂时需要增加对他人帮助的需求。随着外科技术的进步，包括经皮内镜横断腕关节韧带的方法，术后活动限制已经减少。

当患有慢性脊髓损伤的个体经历神经功能恶化时，最常见的是创伤后进行性囊性脊髓病[92, 93]。这种情况也被称为创伤后脊髓空洞症，其特征是起源于损伤部位的囊腔逐渐扩大，并向脊髓的头部或尾部方向延伸。最近，进行性囊性脊髓病的概念已经扩大到包括进行性非囊性或骨髓软化性脊髓病。这些情况被认为是病理生理连续体的一部分。这种神经系统并发症的发病时间可能在损伤后几个月至几十年，但最常见的发生在损伤后的最初 5～10 年内。晚期进行性神经恶化的体征和症状包括感觉和（或）运动功能丧失、痉挛增加、神经病理性疼痛、自主神经反射障碍增加、出汗增加，以及发展为可变的体位性 Horner 综合征。确诊的方法包括结合典型的病史、体格检查和磁共振成像，发现脊髓空洞扩大或脊髓软化异常。蛛网膜瘢痕形成干扰了脊髓液的流动和脊髓的活动能力，这似乎是进行性脊髓病理的潜在机制。当神经恶化进行时，需要手术治疗，包括松解蛛网膜瘢痕，在某些情况下，囊腔液体需要分流[94, 95]。所有 SCI 患者都有晚期神经改变的可能；因此，运动和感觉功能的评估，以及系统的神经学检查，应该包括在定期随访中。当出现神经恶化的迹象或症状时，应进行适当的电诊断学和影像学检查。

（六）肌肉骨骼系统

在一般人群中，衰老过程与骨骼肌质量和力量的退行性丧失有关[96, 97]，而肌肉骨骼系统的衰老的特征是关节软骨功能的恶化导致退行性关节炎的改变[98]。由于 SCI 患者在活动期间需要独特的身体压力，因此上肢过度使用综合征在这一人群中很常见。

很大比例的脊髓损伤幸存者有肌肉骨骼疼痛，估计为 5%~78%。肩部和手腕疼痛可由轮椅使用引起，包括转移活动、推进和减压动作[99, 100]。肩锁关节退行性改变可以在 X 线片上看到，但是 X 线片在评估这些患者肩部疼痛方面的价值通常是有限的。在报告肩痛的有症状的脊髓损伤患者中，超声、关节造影和磁共振成像有更好的诊断效果，显示肩锁关节[101]、撞击综合征和肩袖肌腱病[102]，以及手腕的异常[103]。大多数研究表明，上肢过度使用问题的流行和严重程度与年龄、受伤时间及较高的体重有关[104]。这些问题可以保守处理，包括对日常活动和活动机制进行定期检查，据此选择锻炼方式，修改转移和轮椅推进技术以将疼痛降至最低[99, 100, 105, 106]。当保守治疗不成功时，建议手术治疗撞击伤或肩袖撕裂。考虑手术治疗撞击或肩袖撕裂的 SCI 患者应预期术后康复期延长，以及对独立性的暂时影响，通常需要额外的个人护理协助[107, 108]。

骨质疏松症是衰老过程中常见的伴随并发症。这种情况通常与绝经后的老年女性有关，但也会发生在老年男性[109, 110]。瘫痪和废用引起的骨质疏松症通常被认为是脊髓损伤后病理性骨折的潜在危险因素。下肢骨质疏松症在伤后 1~2 年内迅速发展，约 40% 的原始骨量丢失[111]。值得注意的是，超过一半的脊髓损伤患者会在受伤后的某个时间出现骨折[112]。来自美国 SCI 模型系统的数据表明，随着受伤后时间的延长，女性更有可能在下肢发生长骨骨折[65]。已经提出了各种非药物干预措施，包括机械负荷、功能性电刺激和全身振动疗法[113]。然而，预防骨质疏松症和防止骨折风险的长期益处需要更多的研究，包括纵向调查[113]。双膦酸盐等药物可减缓急、慢性脊髓损伤的骨丢失，但新骨形成不明显[112, 114, 115]。由于这一人群中肌肉骨骼症状主诉的频率及骨折风险的增加，SCI 临床医生应该将彻底的症状回顾和检查作为定期重新评估的一部分。随着年龄的增长，可能需要对设备、姿势和个人进行功能性活动的方式进行修改。定期的骨密度评估也是必要的，特别是对患有脊髓损伤的绝经女性。

（七）免疫系统

在人类正常衰老过程中发生的最显著的变化之一是免疫衰老，这是一种免疫功能的进行性和全局性减弱，影响到先天性和适应性免疫系统的所有细胞和器官[116]。免疫系统功能随着年龄的增长而下降，感染的风险会增加[117]。此外，已知免疫系统的功能受到诸如抑郁、社会支持系统恶化、慢性疼痛、神经内分泌变化和药物等因素的影响[118]。有证据表明，T_{10} 水平以上的脊髓损伤患者的免疫功能减弱，表现为细菌吞噬功能受损[119]。一项对持续时间超过 20 年的脊髓损伤患者的纵向研究显示，60 岁及以上的患者的尿路感染显著增加，在损伤后第 10 年至第 30 年之间感染频率略有增加[49]。由于抑郁、心理社会支持减少、服用多种药物和慢性疼痛等因素可能在 SCI 患者中并存，因此似乎可以安全地假设，与非残疾的患者相比，那些年长患者的免疫功能受损的可能性会增加，而且有证据表明，SCI 患者的衰老实际上与免疫学变化有关[120]。此外，脊髓损伤中常见的反复和持续感染，再加上与脊髓损伤相关的累积应激源，进一步影响了脊髓损伤患者的免疫应答，使他们更容易受到感染，对治疗的反应较差。

一些研究表明，运动和康复治疗与改善脊髓损伤患者的细胞免疫功能有关[121, 122]，但缺乏与衰老和运动有关的具体研究。建议未来的研究应该评估自受伤以来的时间（由于在慢性脊髓损伤人群中年龄和受伤持续时间高度相关，因此可能是衰老的替代物）对运动对免疫指标的影响[123]。了解到 SCI 患者随着年龄的增长感染风险增加，特别是在泌尿和呼吸系统，在免疫学、免疫学评估和治疗方面的进一步研究可能会导致旨在改善这一独特人群免疫防御的干预措施。

表 58-1[124] 显示了年龄对每个身体系统影响的概述。

表 58-1　衰老对器官系统的影响

身体系统	正常老化	衰老与脊髓损伤
泌尿生殖系统	• 膀胱容量减少 • 尿道顺应性降低 • 不受抑制的逼尿肌收缩增加 • 剩余膀胱容量增加 • 肾功能逐渐下降 • 尿路感染增加	• 间歇性导尿术 • 括约肌 – 逼尿肌协同失调 • 逼尿肌肥大和膀胱顺应性降低 • 肾积水和上尿路恶化 • 尿道狭窄 • 附睾炎 • 留置导尿管 • 增加尿路感染 • 肾功能异常的发生率增加 • 尿路结石 • 膀胱癌
消化系统	• 肠道动力下降 • 胃酸分泌减少 • 憩室疾病增多 • 结肠癌风险增加	• 便秘 • 失禁 • 胃肠道疼痛 • 痔疮 • 胆结石（？）
皮肤系统	• 真皮弹性、血管性和胶原含量降低 • 剪切力抵抗下降 • 水疱增多	• 压力损伤风险增加 • 鳞状细胞癌（马乔林溃疡）
神经系统	• 失去振动感觉、肌肉质量和力量 • 反应时间较慢 • 精细协调性和敏捷性降低 • 站位和步态稳定性降低	• 压迫性神经病 • 创伤后脊髓空洞症
肌肉骨骼系统	• 关节软骨退化 • 骨质疏松症	• 上肢过度使用损伤 • 肌肉失衡 • 失用性骨质疏松症
免疫系统	• 随年龄增长而下降	• 更频繁的尿路感染

引自 Barbetta DC, Lopes AC, Chagas FN, et al. Predictors of musculoskeletal pain in the upper extremities of individuals with spinal cord injury. *Spinal Cord*. 2016;54(2):145-149. doi:10.1038/sc.2015.126.

（八）心理社会方面

尽管从上文可以清楚地看出，随着年龄的增长，许多与年龄相关的生理变化可能会进一步限制 SCI 患者的功能和独立性，但对于一个人生活的心理社会方面来说，情况并不一定如此。虽然 SCI 患者衰老的身体变化可能伴随着个人情绪幸福感、生活满意度和社区融合度的变化，但这些变化中的一些实际上可能是积极的。当潜在的心理社会问题出现时，可以做很多事情来干预和延迟、修改甚至消除潜在的负面后果。经济因素、环境障碍和有利因素、文化问题，以及亲密和更疏远的社会关系的变

化也可能影响或受到生理衰老的影响。在评估患有脊髓损伤的个体衰老时，考虑这些多重因素是至关重要的，这样才能彻底理解这一复杂现象背后的背景基础。

（九）独立性

机能衰退是衰老的众多后果之一。随着年龄的增长，他们可能会经历越来越多的全身性疲劳、肌无力和关节功能变化，所有这些都可能导致体力活动、独立性和生活质量（QoL）的降低[125-127]。这些机能下降，以及慢性病或伤害的存在，可能会限制个人在特定年龄履行预期的主要社会角色的能

力，无论该角色涉及上学、工作或独立生活。来自国家卫生统计中心的最新数据显示，超过 26% 的 65 岁及以上的患者报告有一定程度的活动受限[128]。

从脊髓损伤开始，存在某种形式的活动限制几乎是不可避免的，然而，因个人的需求和能力随着时间的推移而变化，衰老可能会放大依赖问题。事实上，功能衰退或身体独立性下降已被确认为长期脊髓损伤的不良后果。研究表明，在老年人或受伤时间较长的人中，对援助的需求在横向和纵向上都有显著增加[45, 129]。

幸运的是，保持功能能力和保持独立性是可以干预的领域，健康从业者已经有了丰富的成熟技术来帮助老年脊髓损伤和其他残疾患者保持功能能力和独立性。关于各种转移和活动的治疗再教育，以及修改现有设备或使用不同耐用的医疗设备和辅助设备可能有助于个人保持独立性。当来自他人的帮助确实增加或变得必要时，努力将这种帮助融入个人的生活中，使他或她仍然能够保持最大的独立性，这是至关重要的。独立，当身体上不可能的时候，在智力上仍然是现实的，允许 SCI 患者做出决定，并在所有与健康和护理相关的问题上发挥关键作用，例如有权雇用、培训甚至开除助手[130, 131]。

（十）社区融合、生活满意度、抑郁与生活质量

社区融合不单指单纯的身体功能，而是侧重于个人参与社区和家庭活动，以及扮演社会角色[132, 133]。对脊髓损伤患者的研究有以下发现：神经损伤程度较轻、年龄较小、高加索人种和受教育程度较高的人将实现更大程度的社区融合[134, 135]。反过来，更多的社区参与与更好的生活满意度相关[136, 137]。环境因素，如态度、建筑和政策障碍，似乎不是社区参与的重要预测因素，但它们是生活满意度的主要预测因素[134, 138]。

抑郁和生活满意度可能与一个人如何应对因衰老而发生的变化的方式有关。有证据表明，在一般人群中，感觉到生活质量和抑郁对于老年人来说不一定更糟[139]。然而，对脊髓损伤患者的研究表明，抑郁在脊髓损伤中是常见的[140, 141]，对于年龄较大和受伤时间较长的患者来说更为严重[142]。在生活满意度中考虑老龄化因素时，研究结果并不一致。

一些研究表明，脊髓损伤患者的生活满意度不一定会受到年龄的负面影响[129, 131, 143, 144]，而另一些研究则发现随着时间的推移，生活满意度会有不同变化的混合模式[145, 146]。确实发现老龄化负面影响的研究报道，自我感知的 QoL 存在显著差异，年轻人和受伤时间较短的患者对他们的 QoL 生活的评价比老年人更好[49, 147]。研究结果的这种差异可能是老年人和年轻人评估 QoL 的方式不同的结果。然而，很明显，衰老只是生活质量的一个方面，脊髓损伤后的生活满意度还可以与总体健康、社会支持、社区融合、个人因素及受伤程度和对功能能力的期望有关[148-151]。研究还表明，不仅某些健康状况（如压力伤或疼痛）的存在，而且生活满意度的降低往往是晚年同样状况的最佳预测因素[66]。尽管如此，总的来说，似乎患有脊髓损伤的患者随着时间的推移保持着相对良好的、据报道的稳定的生活满意度，即使在与脊髓损伤一起生活了多年之后也是如此。

显然，生活满意度（或幸福感、安乐感或 QoL）的概念是多维和复杂的，综合了生物、心理、人际、社会、经济和文化维度，都值得在脊髓损伤个体老龄化人群中进一步研究。归根结底，这是医疗保健提供者和 SCI 患者及其家人的责任、共同努力，试图确定可能对社区参与和生活质量产生负面影响的潜在因素。这涉及对 SCI 患者、生活状况、可用资源和环境的仔细观察。成功的老龄化是对这些多个领域进行良好综合评估的结果，并做出调整或建议，以尽可能有效地使衰老的脊髓损伤患者受益。

（十一）家庭问题

脊髓损伤不仅会影响伤者，还会影响家人和朋友。当一个患有脊髓损伤的人需要别人的帮助时，影响可能会更大。有证据表明，随着年龄的增长，脊髓损伤患者对援助的需求将会增加[152]。与此相关的是，许多脊髓损伤照顾者也在老龄化，面临着自己与年龄相关的健康问题。照顾者的健康状况不佳会给 SCI 患者带来负面后果，随着两者年龄的增长，这些后果可能会被放大。因此，应定期关注脊髓损伤患者和可能提供主要援助的家庭成员，以确保尽早发现问题。

（十二）展望未来

随着越来越多的 SCI 患者存活到晚年，医疗保健提供者社区面临着新的挑战，以促进这些人的成功老龄化。虽然这是一个令人鼓舞的发现，患有脊髓损伤的人存活的时间更长，但同时他们患上通常与衰老相关的慢性健康疾病的风险可能更大。此外，许多这样的情况，特别是当脊髓损伤变得复杂时，可能会导致死亡。增加与老年病学家和其他具有老龄专业知识的专业人员的联系对脊髓损伤康复社区越来越重要。

对脊髓损伤个体衰老的长期管理并不局限于临床随访。还应将工作重点放在教育上，既针对日益增长的 SCI 老年个体人群，也针对临床医生。通过多方面的方法，可以确定和实施有效的策略，以最大限度地减少与衰老有关的条件和并发症。定期的身体评估不仅应该关注特定于脊髓损伤的健康问题，而且应该关注与衰老相关的一般问题。同样重要的是要认识到任何看起来正在变化的情况，如疼痛、疲劳、痉挛和肠道或膀胱计划，因为随着时间的推移，这些可能预示着更严重的健康后果。

除了定期对衰老和脊髓损伤的具体情况进行临床监测外，还应该为老年脊髓损伤患者提供有针对性和及时的教育材料。应该强调和再次强调的是，随着时间的推移，可能有必要继续修复或改装设备。衰老不一定是一个需要回避的话题，也不一定会引起人们的担忧或恐惧。这只是 SCI 生活的另一个方面。通过一种综合的方法来解决老龄化问题，我们可以更好地了解这一重要的人生阶段，探索通向更成功结果的途径，理想情况下，还可以帮助将经常与衰老相关的恐惧和不便降至最低。

脊髓疾病患者的初级保健
Primary Care for Persons With Spinal Cord Disorders

Michael Stillman   Daniel Graves   Steve Williams   著

一、概述

医疗保健可以比作乐团的演奏，每种乐器代表不同的医疗保健内容。年轻时，仪器的数量相对较少，可能仅由儿科医生和护士组成。但是，随着年龄的增长，管弦乐队可能会扩大，并包括心内科专家、风湿病专家、肿瘤学专家和（或）老年医学专家。乐团的指挥是初级保健提供者（primary care provider，PCP），他／她在确定患者需要哪些其他提供者的服务方面起着核心作用。

二、问题概述

初级保健是一门广泛的学科。美国家庭实践学会将 PCP 描述为被培训为和具有熟练技能的人，他们可"首次接触并持续照料患有任何健康问题的患者"[1]，并建议他们的工作包括对患者进行教育、健康促进和疾病预防，以及在各种医疗机构中诊断和治疗疾病。从理论上讲，PCP 可以很好地照顾到各种各样的医疗条件和问题的个人。

PCP 经常发现照顾患有脊髓损伤（SCI）的患者具有挑战性，而告知这一挑战的因素可能难以令人满意地解决和克服。

第一，初级保健医生通常对如何照顾慢性残疾人的知识不足。Premo 等 [2] 发现，只有 22% 的加利福尼亚医生在医学院接受过关于残疾人护理的培训；Holder 等 [3] 对医学生和主治医生进行了调查，其中大多数人觉得自己没有做好治疗残疾患者的准备。在社区居住的残疾人的不同焦点小组中，参与

者报道，他们的医生没有足够的能力来管理他们的保健和给予关注 [4, 5]，并且在对 108 位 SCI 患者的研究中，有 66% 的人认为因受伤而得不到完整的照顾 [6]。只有 36% 的人报道他们的 PCP 能"很好"或"非常好"地了解他们的医疗护理问题 [6]。

也许是由于全科医生缺乏知识和培训，SCI 患者经常认为 PCP 以外的医生是他们的"主要健康提供者"。2005 年对 SCI 男性的调查发现，有 59% 的人认为理疗师是他们的"主要的医生" [7]，而在研究 SCI 患者的门诊治疗时，许多患者同时拥有 PCP 和 SCI 专家 [8]。他们与每种类型的医生就诊的条件存在很大的重叠 [8]，这也许表明，受外伤的患者经常去找经过 SCI 培训的理疗师寻求帮助。

第二，SCI 患者经常发现初级保健办公室访问不理想，自从《美国残疾人法案》通过以来，这个问题一直存在。Donnelly 等 [8] 在 2007 年对 SCI 患者进行的研究中，超过 25% 的人无法使用 PCP 办公室的所有设备。在 Stillman 等 [6] 的研究中，有 1/4 的 SCI 患者报告，他们的 PCP 检查室无法容纳轮椅，一半以上的人表示检查表实际上无法用。

虽然无法访问的门诊诊所几乎使残疾患者无法获得公平的初级保健，但 SCI 患者也可能会遇到态度或"过程"上的保健障碍 [5, 9]，这些障碍有时不那么明显，但可以同样强大。SCI 患者经常会遇到对自己的特定健康问题不感兴趣或无能为力的医生和工作人员，这些"无形"的挑战可能会对他们的身体、经济和心理健康产生不利影响 [10]。

第三，SCI 患者往往是健康服务的"重用者"，

这会使协调和简化其保健的工作变得复杂。在美国，只有 3/4 以上的 SCI 患者报告有 PCP[8]，但许多人还会看到 SCI 专家、泌尿科医生和其他医学专家，包括肠胃病学家、神经病学家，以及疼痛和伤口处理团队。与没有 SCI 的成年美国人相比，SCI 患者每年门诊就诊的次数大约是 2 倍[6]。此外，SCI 患者住院的风险也有所增加，每年 30% 入院[11]，受伤第一年入院率为 45%[12]。初级护理医生很容易失去对受伤患者的护理细节的跟踪，从而无意中放弃对至关重要的医疗决策的参与和管理。

第四，传统保健提供模式可能不利于那些患有复杂疾病（如 SCI）的患者。有偿服务和管理式保健计划要求 PCP 具备临床工作效率，并且在医生就诊期间，残疾人通常会感到仓促[4, 5]。因此，不足为奇的是，超过 80% 的受伤人员报告，他们在与 PCP 进行例行探视时，穿着衣服并坐着轮椅上时就进行了检查[6]。尽管几乎没有关于该主题的文章，但问责性保健组织和以患者为中心的医疗之家的兴起（两者均能激发保健的有效协调）最终可能使患有复杂医疗情况和慢性残疾的患者受益。

三、SCI 患者的担忧

持续的身体和态度上的保健障碍会使 SCI 患者在我们的医疗护理系统中处于弱势地位。但是，慢性 SCI 与许多器官特有的病理相关，尽管并非通常如此，但可能会使 SCI 患者处于医学上的脆弱状态。接下来是对所有 PCP 都应该熟悉的瘫痪的几种"次级影响"的简要概述。有些人仍然受到严重的研究不足，指出需要 SCI 专家和全科医生的协调研究工作。我们特意省略了一些重要的瘫痪并发症，包括性功能障碍、骨质疏松和神经性疼痛。它们与 SCI 并存不会极大地改变 PCP 的管理方法或工作。此外，尽管我们以一般的术语回顾了一些主题，但在本书的其他章节中可能会更详细地介绍它们。

（一）呼吸功能障碍

SCI 患者经常有膈肌和（或）辅助吸气肌无力。虽然运动完全性病变高于 C_3 节段的患者有双侧膈肌麻痹，通常需要人工通气或膈肌起搏[13, 14]，但即使是那些损伤节段较低且不完全损伤的患者，肺活量也会明显降低。Almenoff 等[15] 对 165 名慢性 SCI 患者进行了肺活量测定，描述了整个队列中用力肺活量（forced vital capacity，FVC）、1s 内用力呼气量（forced expiratory volume in 1 second，FEV1）和 FEV1/FVC 比值的降低。损伤平面或损伤程度似乎都不能预测与年龄有关的 FEV1 下降的速度[16]。许多 SCI 患者无法产生足够的吸气和呼气压力及低通气频率来保护其气道，从而导致下呼吸道感染的风险增加[17]。

鉴于 SCI 对肺功能的有害影响，肺炎仍然是受伤患者中主要的死亡原因。DeVivo 等[18] 研究了来自大量 SCI 创伤人群的 25 年死亡率数据，发现肺部疾病占死亡的 18%。Rabadi 等[19] 对 150 名退伍军人的病历进行了回顾性分析，发现肺炎已造成 21% 的死亡。Garshick 等[20] 在一项对退伍军人管理局系统中所照顾患者的前瞻性研究中，发现呼吸系统疾病促使或导致了 24% 的死亡率。

阻塞性睡眠呼吸暂停（obstructive sleep apnea，OSA）是一种以呼吸中断和睡眠中的通气减少为特征的疾病，长期以来一直被认为是"生活方式"疾病。也就是说，患有 OSA 的人经常抱怨睡觉后感觉神志不清，白天无法保持清醒，以及情绪和记忆力的改变。然而，最近的文献将这种情况与多种心脏代谢紊乱联系起来，包括血脂异常、血糖异常、高血压、男性雄激素缺乏症和脑卒中[21-26]。2005 年《柳叶刀》杂志的一项研究表明，未经治疗的中度或重度疾病患者罹患心脏病的风险增加，并且采用正压通气进行适当治疗可使风险降低至接近基线的风险[27]。

尽管早期的横断面分析表明，约有 5% 的美国人口患有 OSA[28]，但最近的研究表明，有 9%～43% 的美国成年人患有该病，而性别和年龄是决定性因素[29]。尽管如此，对 SCI 患者的研究一直报道患病率为 30%～50%[30, 31]，这表明受伤的人罹患该病及其伴随并发症的风险显著增加。虽然尚无指导性原则解决慢性 SCI 时 OSA 筛查的问题，但一些业内人士认为这是全面护理的重要组成部分。当然，它代表着一个机会，可以减轻伴随慢性损伤的心脏代谢风险。

（二）抑郁症

SCI 患者患抑郁症的风险会增加，这种复杂且经常使人衰弱的疾病的特征是精力和动力丧失，进食和睡眠方式改变，记忆力和注意力下降，以及潜在的自残或伤害别人的念头。疾病预防控制中心（CDC）在 2010 年发布的一份报告中指出，有 3%～9% 的美国成年人抑郁[32]；但是，文献描述了 SCI 患者的发病率明显更高[33, 34]。一项德国研究报道称，近 50% 的新受伤患有抑郁症，约 13% 的人长期处于抑郁状态。在该队列中，有 2%～9% 的患者报告了并存的创伤后应激障碍（post traumatic stress disorder，PTSD），发病率随着伤程的延长而减少[34]。一项涉及 41 000 名 SCI 退伍军人的图表回顾显示，有 28% 的人患有抑郁症，而其中 70% 的人同时患有 PTSD 或焦虑症[33]。

抑郁症，特别是在慢性 SCI 的情况下，并不是"孤立地存在"的。也就是说，伴有损伤和严重抑郁症的人比仅患有 SCI 的人更有可能报告生活质量下降。此外，SCI 的抑郁症与疼痛的严重程度、疼痛的干扰，以及整体健康状况不佳的自我报告有关[35]。SCI 的抑郁症会严重影响许多心理和生理指标及功能，因此需要密切注意和护理。

抑郁症的初步筛查可以快速有效地进行。患者健康调查表是一种查询情绪低落和对通常愉快的活动失去兴趣的工具，与多个较长的"金标准"测试相对比，其已被证实时具有很高的敏感性和特异性[36]。积极的筛查可促使对患者的担忧进行更深入的调查。它不会影响诊断。

抑郁症对"谈话疗法"和药理学都有反应，尽管许多抗抑郁药广泛适用和价格合理，但支持使用一种抗抑郁药的数据却很薄弱。鉴于不良反应的风险增加及使用较老药物过量的可能性，鼓励临床医生开始使用"第二代"抗抑郁药进行治疗，包括选择性 5- 羟色胺再摄取抑制药（SSRI）、5- 羟色胺和去甲肾上腺素再摄取抑制药（SNRI）[37]。首发严重抑郁症的人应在尝试戒断药物之前至少治疗 4 个月～1 年。患有慢性抑郁症的人可能会得到持续治疗。

（三）心脏代谢性疾病

SCI 似乎使个体容易发生许多心脏代谢性并发症，以下将简要回顾其中的三种。虽然帮助护理慢性 SCI 患者的临床医生应注意动脉粥样硬化加速，葡萄糖耐量受损（impaired glucose tolerance，IGT）和糖尿病（diabetic mellitus，DM），以及影响心脏和血管功能的自主神经调节异常的风险，但对这些继发性疾病的病因了解还不多。此外，缺乏以数据为依据用于指导临床医生的评估和治疗策略的指导方针。

尽管许多作者试图准确地描述 SCI 患者的动脉粥样硬化疾病的患病率，但许多研究依赖于非客观信息，例如患者访谈或动脉粥样硬化的替代标志物，从而产生了潜在不可靠的结果。Groah 等[38]对 SCI 的长期幸存者进行了图表回顾和访谈，描述了低发生率的心绞痛症状和确诊的心脏病。Yekutiel 等[39]回顾了 SCI 中年人的病历，仅记录了 17% 的缺血性心脏病。Lavela 等[40]对 794 名 SCI 老年男性进行了调查，了解他们是否患有多种心血管并发症。略超过 15% 的受访者表示，他们已被诊断出患有冠状动脉疾病（coronary artery disease，CAD）。Aidinoff 等[41]回顾了受伤人员的病历、心电图和血清样本，发现其中不到 12% 的人有 CAD 证据。

尽管很少有作者使用解剖学或生理学数据来说明受伤人员中心血管疾病的患病率，但他们的发现却令人担忧。Bauman 等[42]对 20 名中年 SCI 退伍军人进行了铊应激测试。虽然只有 5 名在运动过程中有心电图证据的缺血迹象，但 13 名有基于影像学的缺血，其中 8 名表现为"中度至重度"。Lee 等[43]对 47 名无症状的中年患者进行了心肌灌注扫描。其中近 64% 的患者有局部缺血的证据，且缺血的发现与 SCI 的受损水平和完整性相关，因此 50% 的不完全性截瘫患者和几乎所有的运动完全性四肢瘫患者均呈阳性[43]。Orakzai 等[44]对 91 名 SCI 患者和一组匹配良好的对照组患者进行了冠状动脉钙化扫描（一种更高的评分预测主要不良冠状动脉事件风险的方式）。SCI 患者的得分显著高于无 SCI 的患者，四肢瘫的参与者的得分高于截瘫患者。

几乎没有基于证据的建议指导临床医生努力检测和治疗 SCI 患者的动脉粥样硬化疾病。Stillman 等[45]对服用和未服用 HMG co-A 还原酶抑制药（他汀类药物）的 SCI 退伍军人进行回顾性比较，发现接触药物者的死亡风险显著降低。Nash 等[46]证实服用烟酸的 SCI 患者高密度脂蛋白（HDL）水平增加。然而，迄今为止，尚无前瞻性研究评估损伤患者中降脂药或其他药物在生理、血管内或死亡率方面的益处。当然，还需要更多的研究工作。

众所周知，受伤的人容易发生血脂异常、肥胖和代谢综合征 [47, 48]。因此，不足为奇的是，患者还被证明有高发生率的 IGT 和 DM。20 世纪 80—90 年代的研究表明，有 20%～50% 的 SCI 患者符合口服葡萄糖耐量试验（OGTT）的糖尿病标准 [49, 50]。令人惊讶的是，许多受试者都是糖尿病患者，之前并未意识到自己无法正常代谢葡萄糖。最近的研究表明，根据 OGTT 标准，28% 的社区损伤患者至少有 IGT，如果没有 DM[48]。相比之下，在整个美国成年人群中，糖尿病患病率约为 8%[51]。

关于 SCI 的高血糖有很多未解决的问题。例如，目前尚不清楚如何最好地筛查患有 IGT 和 DM 的受伤患者，因为常用测试之间的相关性很差。在 Bauman 和 Spungen[50] 1994 年的研究中，几乎所有在 OGTT 检测期间患有 IGT 或 DM 的参与者的空腹血糖（fasting plasma glucose，FPG）都正常。这一发现使人们对基于临床的主要诊断血糖异常的手段的实用性产生了疑问。同样，虽然 Libin 等的研究的受试者中有 28% 的人因 OGTT 而对葡萄糖不耐受，但只有 11% 的患者 FPG 异常 [48]。在 Stillman 等的研究中，有 33% 的受伤患者具有异常的糖化血红蛋白（HbA1c）或 OGTT 结果，但均未出现 FPG 升高 [52]。在 HbA1c 或 OGTT 测试中有葡萄糖失调迹象的 9 名受试者中，只有 2 名在两种测试中都具有此类证据。

还需要更好地了解慢性 SCI 高血糖症的临床意义。虽然 HbA1c 和 FPG 升高与无 SCI 患者的微血管疾病有关 [53, 54]，但从未对 SCI 患者研究或证实它们与血管失调的关系。因此，临床医生尚不能肯定地说 SCI 患者 OGTT "失败"，即餐后血糖异常，实际上其有慢性高血糖症最令人担忧的长期后果的风险。

尽管自主神经功能障碍可以认为是 SCI 的独立并发症，但其主要临床后果是心血管疾病，因此我们将其纳入关于损伤的心脏代谢并发症的讨论中。

血压由副交感神经系统和交感神经系统的输入控制。前者降低心率，后者则是兴奋，增加心率、心肌收缩力和血管阻力 [55]。SCI 通常会破坏对心血管系统的交感神经输入，导致无抵抗的副交感神经活动，伴有慢性低血压，并且无法适应姿势变化。有趣的是，SCI 可能同时导致脊柱上神经控制的丧失和交感神经系统的抑制，从而导致对普通有害刺激的反应过度。前者的并发症称为体位性低血压（OH），其特征是从仰卧位转为直立位时，收缩压降低至少 20mmHg，舒张压降低至少 10mmHg[56]。它可能相对无症状，但也可能出现头昏、眩晕、视力模糊、恶心、疲劳、心悸和认知障碍 [56]。OH 影响 1/2～3/4 的 SCI 患者 [57, 58]，在高水平损伤患者中更为普遍 [58]，而在伤后早期更普遍，但在慢性 SCI 中大部分持续存在 OH。后者的并发症称为自主神经反射障碍（AD），几乎只见于 T_6 或以上水平的受伤人群。AD 表现为阵发性高血压、面色苍白、多汗、头痛和竖毛 [59, 60]，通常由膀胱相关病变（扩张或感染）引起，但也可能由肠嵌塞、压力损伤、趾甲内陷、腹内炎症或其他有害刺激引起 [59]。AD 被认为是医疗紧急情况，需要紧急评估。

治疗 OH 可能具有挑战性，很少有高质量的研究可供治疗选择。有证据支持功能性电刺激等非药理学方法，但大多数临床医生使用药物治疗 OH。米多君是一种血管收缩药，似乎是最有效的药物，但盐皮质类固醇氟多可的松也经常在临床上使用 [55, 61]。最新的评估和治疗神经源性 OH 的指南建议尽量减少已知可降低血压的药物，鼓励睡眠中腿抬高和使用腹带。然而，该研究涉及患有神经退行性疾病的患者，而不是特定于患有 SCI 的患者 [61]。

很少有关于 AD 急性治疗的新研究。建议将这种情况的人直立放置以利用体位的血压变化，放松紧的衣服，并迅速而彻底地消除刺激性应激。一些研究支持使用舌下含服硝苯地平或卡托普利来降低血压 [62]，但许多医生更喜欢使用经皮硝酸甘油。人们担心使用口服药物治疗 AD 可能会导致低血压延长。

（四）膀胱功能障碍

几乎所有脊髓损伤都会导致膀胱神经控制中断，并且由此产生的神经源性膀胱可能表现出经典的上运动神经元（UMN）或下运动神经元（LMN）

的病理生理和特征。

UMN 损伤导致对逼尿肌收缩和括约肌松弛的抑制作用丧失。因此，SCI T_{10} 水平或以上的损伤患者倾向于具有较高的膀胱内压力，并有尿反流和上尿路损害的风险。他们也可能发展为逼尿肌 – 内括约肌功能失调，三角肌收缩和括约肌松弛之间缺乏协调，这是 AD 的常见病因 [63]。圆锥或圆锥以下的损伤通常会产生 LMN 模式，其中膀胱壁反射不足，括约肌张力正常或动力不足。脊髓低位损伤患者可能会遭受膀胱过度膨胀的困扰，从而导致排尿后残留尿量多 [63] 和尿液溢出。

尽管许多 PCP 可能不习惯于管理神经源性膀胱，但基本的治疗目标包括帮助患者保持尿可控、避免反流和上尿路损伤及减轻感染的风险 [64]。有几种行之有效的方法可以确保膀胱充分引流，但缺乏评估其相对风险和获益的随机对照数据，因此策略的选择通常取决于年龄、性别、并发症、生活习惯、手功能和护理资源 [65]。

一些患有 SCI 的患者无须器具就可以排空膀胱。Crede 技术涉及施加耻骨上压力以帮助排出尿液，而 Valsalva 动作则采用自主增加的腹腔内压力。虽然大多数 SCI 患者需要膀胱尿管插入术，但是这两种机械方法可能适合患有松弛（LMN）膀胱和低出口阻力的患者 [65]。需要导尿的患者可以采用留置或间歇策略，前者具有较高的感染风险、膀胱压力升高及上下尿路结石形成，但对许多人而言，这是一种更方便可行的膀胱管理方法 [65]。

需要膀胱引流帮助的 SCI 患者通常会请泌尿科医生对他们的上、下尿道进行年度评估。但是，对于这些评估应该多久进行一次，或者应该包括哪些具体的检查和（或）影像学研究，尚无正式的共识 [65]。Linsenmeyer 等 [66] 评估了每年进行尿动力学研究对受伤者的效用，表明近 50% 的评估发现了导致膀胱管理策略改变的条件。作者没有就泌尿系统筛查的最佳间隔时间提出明确的建议，但极力主张年度检测在许多情况下是有用的。

（五）肠道功能障碍

肠道功能障碍常伴有 SCI，并且 32%～40% 的慢性损伤患者会出现大便失禁和（或）便秘 [67]。与神经源性膀胱一样，神经源性肠道通常遵循 UMN 或 LMN 模式。UMN 伤害的患者往往会出现肠道反射亢进、结肠运动失调的情况。由于产生高的腔内压力、增加的肛门张力及长期的大便滞留和便秘，患有此类损伤的患者通常需要使用泻药和肠壁兴奋药来帮助推动大便。他们还可能依靠直肠手指刺激来增加肠道运动，以帮助直肠排空 [68, 69]。在圆锥或圆锥以下损伤的患者通常缺乏适当的蠕动和肛门外括约肌的神经支配。因此，他们具有无反射直肠，其远端大便推进减慢且大便失禁。他们通常需要手掏方式来排便 [68, 69]。

患有 SCI 的患者，特别是患有 UMN 病变的患者，通常需要药物辅助以帮助排便。一线药物可包括渗透药，如聚乙二醇或口服肠蠕动兴奋药（番泻叶或比沙可啶）。许多受伤者还使用基于兴奋药的栓剂协助排便。尽管延迟结肠动力的药物（如麻醉药或抗胆碱能药）可能是临床医生改善膀胱功能障碍的常用药，但应定期评估其对肠道功能的潜在影响，并将剂量降至最低。

（六）与 SCI 相关的其他疾病和并发症

急性和慢性 SCI 有多种医学问题。尽管对每种方法的详细讨论超出了本章的范围，但下表列出了 PCP 可能遇到的几种情况，以及估计的患病率或发病率、潜在的症状表现及推荐的评估策略（表 59-1）。

四、对 SCI 患者进行定期评估

在以下部分中，我们将依靠来自多个国家组织已发布的建议。美国预防服务工作队（USPSTF）是由预防和循证医学专家组成的独立志愿者小组。它定期发布有关筛查、咨询服务和预防性药物的建议 [85]，并以此方式帮助塑造 PCP 评估和管理患者的方式。疾病预防控制中心的使命是增强国家的医疗安全 [86]，并且还发布了指导临床医生护理的循证指南。但是，在指导 PCP 努力照顾其 SCI 患者方面缺乏共识指导方针是十分明显的。因此，以下一些建议仅基于我们自己和同事的临床经验。这些旨在帮助全科医生为医疗复杂的患者群体（他们的需求经常不被人们了解）提供更全面和适当的医疗保健。

表 59-1　初级保健医生在脊髓损伤患者中常见的疾病

	疾　病	流行率 / 发病率	症状 / 结局	评估策略
胃肠道	胆结石病	• 尸检结果发现发病率为 25%~31%[70,71]	• 右上腹痛 • 恶心、反胃 • 痉挛增加 • 自主神经反射异常	• 腹部超声
	痔疮	• 终生患病率为 15%~74%[72-74]	• 直肠出血 • 排气困难 • 局部疼痛	• 体表检查 • 肛门镜检查 • 柔性乙状结肠镜检查
泌尿生殖	肾 / 膀胱结石	• 终生患病率 7%~20%[75,76]	• 背部或者腹部疼痛 • 血尿 • 恶心、反胃 • 痉挛增加 • 自主神经反射异常	• 超声检查 • 膀胱镜检查 • CT 检查
软组织 / 骨骼	压力性损伤	• 发病率为 23%~33% • 终生患病率高达 85%[77,78]	• 疼痛 • 痉挛加重 • 自主神经反射异常 • 白细胞计数升高	• 如有必要，伤口探查和皮肤检查
	异位性骨化	• 10%~53%（受伤后 6 个月内患病率更高）[79,80]	• 关节周围肿胀或红斑 • 疼痛 • 脊髓损伤水平以下的关节运动范围减少	• 血清碱性磷酸酶升高（骨） • 骨扫描 • 超声检查 • X 线检查
	骨折	• 年发病率为 2%~6%[81,82]	• 疼痛 • 痉挛状态 • 局部红斑或畸形	• X 线检查 • 平扫阴性且高度怀疑时，进行磁共振成像或骨扫描
血液	深静脉血栓	• 急性损伤的发生率为 12%~25%* • 慢性损伤的发病率大约为 8%[83,84]	• 疼痛、肿胀或红斑 • 如果发生栓塞，会出现呼吸急促或咳嗽 • 可能无症状	• 双下肢超声检查

*. 随着抗凝治疗的广泛采用，现在的发生率已明显下降

我们坚信，每个 SCI 患者都应该每年接受一次全面的身体检查。鉴于大多数受伤人员从未得到过 PCP 的全面评估，因此，年度"全面体检"（包括血管和皮肤病学评估）似乎是发现并避免潜在医疗问题的好方法。

但是，SCI 患者可能需要针对一些主诉进行其他全面检查。痉挛的增加、新的或逐渐无力、疼痛明显增加、慢性或恶化的疲劳、任何"体质"症状、急性或进行性 AD 都应引起对神经系统状况恶化、潜在感染、皮肤或软组织受损及肠道和膀胱管理计划是否足够等的全面评估。鉴于许多 SCI 患者已经感觉缺失，常见问题的症状不典型，因此必须始终提高 PCP 的临床怀疑，并且他们开展调查和（或）与专业同事进行磋商的门槛必须很低。

（一）系统检查

在对 SCI 个体进行全面评估期间，我们建议 PCP 至少要关注以下方面。

- 情绪：是否有任何情绪改变的证据？他 / 她沮丧吗？
- 精力和睡眠：他 / 她是否睡眠充足？如果不是，什么是扰乱或破坏睡眠的原因呢？他 / 她有足够的精力吗？如果不是，是否有 OSA 的证据（不良睡眠、白天嗜睡、认知或记忆改变、可见的呼吸暂停）？
- 肺：他 / 她有无呼吸困难还是慢性咳嗽？如果他 / 她进行了气管切开术，是否可以妥善处理？他 / 她需要补充氧气吗？有 OSA 症状吗？
- 心血管：是否有心悸或胸痛？是否有非典型（或典型）心绞痛症状？
- 胃肠道：食欲稳定吗？是否有吞咽或吸入的担忧？他 / 她是否有任何慢性腹部不适？他 / 她目前的肠道疗法是什么，效果如何？如果发生便秘，是否需要增加治疗方案？或者，就大便失禁而言，他 / 她是否正在服用应该停用的药物？
- 泌尿生殖系统：他 / 她使用哪种膀胱引流方法，他 / 她对此方法是否满意？他 / 她是否出现尿失禁？如果是，是否经常尿失禁？为什么？他 / 她的性行为如何？在勃起功能障碍的情况下，

他对磷酸二酯酶抑制药或可注射前列腺素的试验感兴趣吗？

- 皮肤科：自上次评估以来，皮肤完整性是否有新的问题？如果发生损伤，他 / 她是否知道是什么原因造成的？常见的风险包括轮椅技术不当、转移困难、马桶座垫未填充以及鞋子或衣服不合身？在就座或睡眠期间是否需要额外的屏障保护（脚跟、臀部或肩胛骨）？
- 疼痛：他 / 她的疼痛是否得到适当控制？如果不是，那么疼痛的性质是什么（机械性或神经性）？当前的疼痛和痉挛疗法是否适合患者所描述和经历的疼痛？
- 我们还建议特别询问 SCI 患者的功能、设备需求，以及家庭和社区支持的可用性和充分性。
- 他 / 她是否经历过功能的恢复或衰退？
- 他 / 她是否注意到感觉或力量的改变？
- 他 / 她是否需要新的辅助设备或轮式移动设备的修理或改动？
- 他 / 她是否有足够的照顾者支持？他 / 她目前的交通需求是否得到满足？
- 他 / 她是否有能力负担和购买必要的用品、药品和食物？
- 他 / 她如何保持"参与"？他 / 她是否参与活动或团体？他 / 她在工作还是正在考虑重返工作岗位？如果是这样，他 / 她是否需要接受再培训，或者他 / 她是否可以从与职业康复小组协商中受益？

（二）预防性筛查和干预措施

USPSTF 已发布了 70 多项关于筛查各种成人特定疾病并降低其风险的建议。以下列表（尽管并不详尽）包括了我们发现与 SCI 主要护理最密切相关的列表。

- 糖尿病筛查：筛查 SCI 患者的 IGT 和 DM 应从 40 岁开始。如果结果正常，则可每 3 年重复进行一次这种干预。USPSTF 建议使用 FPG、HbA1c 或 OGTT 进行筛查是同样有效的方法。鉴于我们上面关于在 SCI 设置中这些测试之间缺乏相关性的讨论，我们认为 HbA1c 可能是最有用的测试。异常结果（其值为 5.7 或更高）

需要通过重复测试确认，并且可能会更频繁地跟踪。

- 乳腺癌筛查：USPSTF 建议中等风险女性从 50 岁开始至其 74 岁，两年进行 1 次乳腺 X 线筛查。有乳腺癌一级亲属的女性可以在更早的年龄开始筛查。对于 PCP 而言，重要的是要了解行动不便的患者是否可以使用他们通常转诊给患者的放射设施，并确保他们的 SCI 患者被送到接待和接待的中心。

- 宫颈癌筛查：USPSTF 建议对年龄介于 21—65 岁的平均风险女性每 3 年进行一次细胞筛查。假设 HPV 测试与细胞分析同时进行，则 30—65 岁的女性可以考虑将其筛查间隔延长至每 5 年 1 次。对于年龄在 24 岁或以下的女性，或有性传播感染风险的老年女性，可以在阴道检查期间进行淋病和衣原体筛查。不进行妇科检查的基层医疗医生必须确保将其 SCI 患者转介给他们的专家具有可访问的检查表和任何必要的附件。

- 丙型肝炎病毒（HCV）筛查：USPSTF 建议对高危人群（使用注射药物的个人，与男性发生性关系的人群）以及 1945—1965 年之间出生的所有人进行 HCV 筛查。

- HIV 筛查：USPSTF 建议临床医生对 15—65 岁的人群以及感染风险增加的老年人进行 HIV 感染筛查。

- 肺癌筛查：USPSTF 建议对 55—80 岁，有 30 包每年吸烟史，目前吸烟或最近 15 年内戒烟的成年人进行低剂量计算机断层扫描（LDCT）。一旦一个人不抽烟 15 年或出现健康问题，而该问题严重限制了预期寿命或一旦发现肺部肿瘤，则应停止筛查。值得注意的是，这是 "B" 级推荐，而不是 "A" 级。也就是说，可以肯定的是，这种干预措施的净收益是 "适度" 而不是 "实质性"。

- 大肠癌筛查：USPSTF 建议从 50 岁开始筛查大肠癌的平均风险患者，一直持续到 75 岁。尽管有多种策略可有效降低大肠癌的死亡率，但似乎更推荐使用三种策略：每 10 年进行一次结肠镜检查；每年进行粪便免疫化学测试（FIT）；每隔 10 年使用柔性乙状结肠镜进行年度 FIT 测试 [87]。值得注意的是，患有 SCI 的患者可能缺乏活动能力，手部功能，结肠运动能力以及照顾者的支持，无法在家中进行充分的肠道准备。在这种情况下，他们可能会被送进医院进行术前准备，并可能需要专门清理以理想地观察结肠黏膜 [88]。

我们还建议患有 SCI 的患者每年与 SCI 专家（可能是生理学家或神经科医生）和泌尿科医生进行一次互访。尽管尚无前瞻性数据评估他汀类药物在 SCI 患者中的临床疗效或死亡率益处，但对于慢性损伤患者，建议年龄适合的治疗阈值较低。

（三）打疫苗时间表

有关建议疫苗接种的完整信息，可以在 CDC 网站上找到，但我们发现以下建议更为紧密。

- 打流感疫苗：年度管理。
- 破伤风 /TDAP：每 10 年加强一次，在成年后用 TDAP（具有针对百日咳的附加保护）代替 TD。
- 人乳头瘤病毒：该疫苗分为三部分，在女性 26 岁之前和男性 21 岁之前提供。
- 一些保险公司将报销 26 岁以下男性的保险。打肺炎球菌疫苗：该疫苗以 13 价肺炎球菌结合物（PCV13）和 23 价肺炎球菌多糖（PPSV23）的形式提供。常规为 65 岁及以上的成年人提供一剂 PCV13，至少 1 年后再提供一剂 PPSV23。但是，某些高危人群应在 65 岁之前接受 PPSV23 一次治疗，以提供额外的保护以防感染。尽管 SCI 患者并未列入 CDC 的高危人群名单，但他们的肺功能固有地减弱了，因此我们在 65 岁之前常规接种该疫苗。

接受适当和周到的初级保健对所有人都很重要，并且存在 SCI 不应损害这种保健的接受。作为 SCI 患者的保健提供者，受 SCI 培训的医生在倡导为其患者提供初级保健方面起着至关重要的作用。它们还可以帮助确保对受伤的人进行适当的教育，从而为自己争取正当权益。

脊髓损伤医疗的国际观点
International Perspectives on Spinal Cord Injury Care

Fin Biering-Sørensen　Steven Kirshblum　著

一、概述

在国际上，创伤性或非创伤性脊髓损伤（SCI）后的处理可能非常不同。在患者的急性治疗、康复、在社区中重新安置，以及随着时间的推移在社会上积极生活的可能性方面也是如此。对于全世界的 SCI 患者来说，有关治疗、康复和长期结果的可用信息同样是可变的。此外，SCI 患者的轮椅可及性和重返社会的可能性在全球范围内各不相同。

根据 Reilly 的说法，包括 SCI 在内的神经创伤在许多国家，尤其是在较年轻的患者中，死亡人数多于艾滋病或癌症，但与这些疾病不同，其原因是已知的且可预防的[1]。就痛苦和经济而言，社区付出的代价是巨大的。常见原因是道路交通事故、跌倒和暴力。这尤其影响到发展中国家，因为消耗的卫生资源已经超支。关于临床管理的原则已经达成了普遍共识，但是由于设施、专业知识和资源的缺乏，在需求最大的国家中实施早期和有效的护理常常会遇到困难。

在许多发达国家，SCI 患者的消费者协会已经发展壮大，尽管在不发达国家中仍缺乏。在某些国家中，如果没有能够 SCI 患者进行宣传的组织，那么他们的需求往往得不到重视。本章概述了在评估世界各地 SCI 患者的可能性时某些相关的领域。

二、流行病学

世界卫生组织（WHO）估计，由于各种原因（创伤和非创伤性疾病），全球每年每百万人口中有40～80 例新的 SCI 患者，这意味着每年有 25 万～50万例脊髓损伤[2]。全球每年发病率估计为每百万 23例外伤性 SCI 病例：北美（40/100 万）、西欧（16/100万）和澳大利亚（15/100 万），推算区域发病率为亚洲中部地区（25/100 万）、亚洲南部地区（21/100万）、加勒比地区（19/100 万）、拉丁美洲安第斯山脉（19/100 万）、拉丁美洲中部地区（24/100 万）、拉丁美洲南部地区（25/100 万）、撒哈拉以南非洲中部地区（29/100 万）和撒哈拉以南非洲东部地区（21/100 万）（图 60-1）[3]。

2015 年对 41 个国家的数据进行系统回顾，发现外伤性 SCI 的发生率为（3.6～195.4）/100 万[4]，表明差异很大，在一定程度上可能是由于不同的纳入 / 排除标准，与数据收集有关[2]。2014 年，Singh等[5] 总结了许多流行病学研究，发现报道的发病率最高的国家是新西兰，斐济和西班牙的发病率最低。2018 年 Kumar 等对 2000—2016 年期间已发表的研究进行系统回顾，报道的创伤性损伤率略高，接近 100/100 万[6]，年发病例数超过 750 000 例。

男性持续受到创伤性脊髓损伤的影响更为普遍，全球平均年龄为 39.8 岁。有趣的是，总体而言，低收入国家受伤时的平均年龄较年轻[6]。尽管全球道路交通事故是造成 SCI 创伤的主要原因，但其发生率与交通密度、人口和道路安全措施有关。例如，在非洲，道路交通事故的发生率几乎是欧洲的 2倍[7, 8]，而在欧洲，完全相关的 SCI 几乎是非洲的 2倍[6, 7]。同样，在非洲，与运动有关的伤害很少见，在美国和欧洲则更高[9-12]，而在北欧，枪支引起的

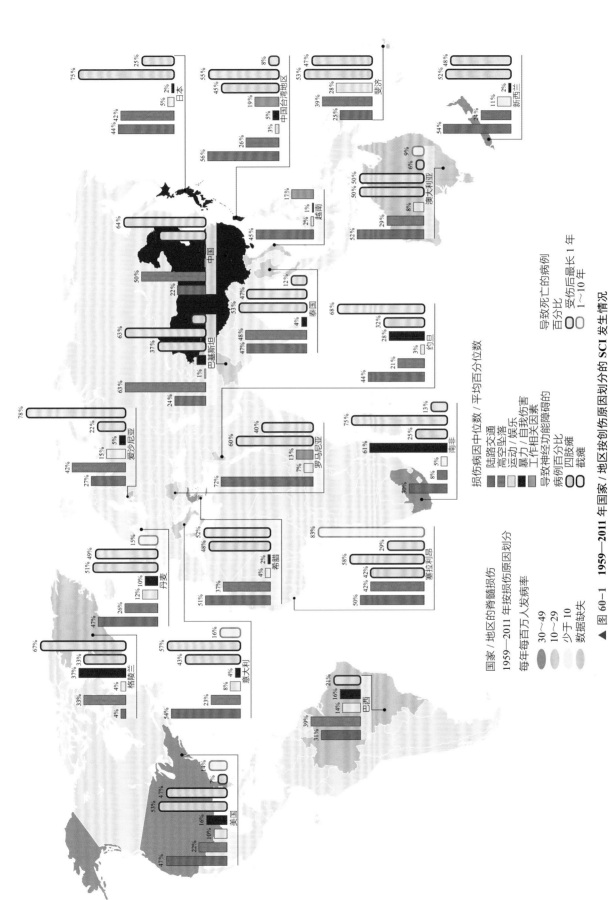

▲ 图 60-1 1959—2011 年国家 / 地区按创伤原因划分的 SCI 发生情况

经 Nature Publishing Group 许可引自 Lee BB, Cripps RA, Fitzharris M, Wing PC.The global map for traumatic spinal cord injury epidemiology:update 2011, global incidence rate.*Spinal Cord* .2014;52(2):110-116.

脊髓损伤很少见（不到 1%），而在巴西，这种伤害占很大比例，几乎有 17% 的创伤性脊髓损伤[13]。

非创伤性脊髓损伤的年发病率如下：亚太地区，高收入人群（每年 20/100 万）；大洋洲（26/100 万），西欧（6/100 万），北美，高收入（76/100 万）和大洋洲（9/100 万），尽管许多数据质量较差[14]。在发达国家，退行性疾病和肿瘤的比例往往较高，而在发展中国家，感染，尤其是结核病和艾滋病毒，往往较高[14]。大多数研究估计脊柱裂的发生率是每 10 000 例活产中 2~12 例，但据中国报道，高达 10 000 例中有 58 例发生。Meta 分析发现脊柱裂的总发病率约为 4.5/10 000（95%CI 3.7~5.3）[2]。

三、治疗和康复

（一）设施

表 60-1 提供了有关 SCI 患者的急救、治疗和康复系统的信息，以及在世界各地如何支付医院护理费用。本章的目的是收集这些信息，并在各自国家中的 SCI 医生的帮助下收集了该信息。

（二）SCI 康复服务的提供与结果

Green 等[15] 分析了 1998—2006 年从澳大利亚、芬兰、南非和美国的数据库中收集的信息（表 60-2）。可以从许多国家确定共同的数据，例如年龄、入院和出院的功能独立性测验（Functional Independent Measure，FIM）得分及出院后的生活状况。这些数据可用于衡量结局，例如功能改善和出院患者的百分比。但是，这些数据的分析存在问题。例如，第一天何时计算停留时间；何时评定入院的 FIM 得分；在澳大利亚和美国，它开始于急救，但是在芬兰和南非，它在急救后。表 60-2 中的年龄、损伤程度、完全 / 不完全性损伤、FIM 分数，以及与病例组合相关的其他信息的差异，凸显了各国之间进行比较的困难。可用的服务可能会影响住院时间和可以出院的个人百分比。澳大利亚设有指定的康复部门，包括特殊的 SCI 部门，可能会提供门诊和社区服务。同时，在美国有多种门诊和住院选择。在芬兰，经过急救和终身随访后，可在特殊的 SCI 部门接受门诊或住院治疗。结果的差异部分是由于患者病例组合和所提供服务的差异。如

果针对案例组合调整结果衡量指标，那么剩下的差异将主要是由于各国所提供服务的差异。

（三）报销和养老金

表 60-3 列出了与表 60-1 相同的国家 / 地区的信息，涉及用于家庭适应或安置，轮椅、设备（如导管）、药物等的付费系统。尽管比较各个国家 / 地区的数据存在局限性，但是此信息为世界各地不同国家 / 地区的个人提供了非常不同的选择的见解。较小的发达国家通常会提供比较大的国家更为统一的保险体系。

（四）重返工作岗位

美国 Donald Munroe 博士于 20 世纪 60 年代初指出重返工作岗位的重要性，认为"具有自理能力的人应该能够并且被期望去上班"[16]。2001 年，世界卫生组织引入了《国际功能、残疾与健康分类》[17]。这种分类强调了"参与活动"的重要性，包括参与生产性工作。许多社会将工作视为社会融合的关键指标。由于创伤性脊髓损伤通常会影响年轻人，因此重返工作岗位通常是一个重要目标。此外，获得工作具有心理、社会、经济和政治意义，而就业与自尊、更高的生活满意度和幸福感相关[2, 18]。

在对该主题的回顾中，发现有 21%~67% 的 SCI 患者在受伤后恢复工作[18]。据 Thomas 等[19] 报道 2014 年美国非残疾人就业率是 71.4%，但任何原因受伤的残疾人只有 25.3% 的就业率。据报道，SCI 患者的全球就业率为 11.5%~74%[18]。在 SCI 之后，年轻时受伤的人重返工作的频率更高，严重程度更低，功能独立性更强，就业率也随时间推移而提高。此外，在儿童期或青春期患 SCI 的成人就业率更高。就业的最常见障碍是交通、健康和身体上的限制、缺乏工作经验、教育或培训、身体或建筑上的障碍、雇主的歧视及福利损失等问题[2, 18]。此外，SCI 患者在年轻时就停止工作。除欧洲、北美和澳大利亚以外，仅在日本、中国台湾地区、土耳其、沙特阿拉伯和印度开展了单一研究[18]。这些调查中报道的就业率在上述全球范围中，发现的问题是相似的，尽管挑战因环境而异。

生活在发展中国家的 SCI 患者或其他残障人士面临着教育和就业机会相关的特殊挑战。考虑到这

表 60-1　SCI 患者的急性护理、治疗和康复系统及世界各国医院护理的支付方式

国家与人口	SCI 急性护理系统	治疗和康复系统	财务报销
丹麦 570 万	• 创伤：2 个脊柱外科 • 非创伤性：各种部门，特别是神经外科和神经学	2 个脊髓损伤中心，为那些有显著缺陷的患者提供服务。轻微损伤的患者可能去其他部门就诊	公开支付。所有由税款支付
英国：英格兰、威尔士、苏格兰和北爱尔兰 6550 万	• 创伤：主要由创伤中心和相关脊髓损伤中心的脊柱整形外科医生，偶尔由神经外科医生治疗 • 非创伤性：多数大医院由神经科和神经外科医生治疗	英国有 10 个医学中心。有些中心由整形外科医生进行院内脊柱手术，有些则由整形外科同事手术或仅在急性期处理患者。有些则不接收精神疾病患者，因为没有神经方面的支持专家。依赖呼吸机的患者更可能不被接收	所有英国公民都可通过税收免费获得医疗服务。所有欧盟公民都有互惠关系
罗马尼亚 1920 万	神经外科有 1 个专门的脊柱损伤中心 • 创伤：偶尔在布加勒斯特的 3 家急救医院和 6 家神经外科部门进行手术 • 非创伤：布加勒斯特多个大学医院和国家的神经外科部门	一个专门的急性期后脊柱损伤康复部门。5 个重要的康复中心，用于急性期后和慢性患者。其中的 2 个和 3 个水疗中心可对严重 SCI 损伤患者进行专业治疗。偶尔有慢性患者去郊区普通康复病房或其他水疗机构	公开支付。由税款支付，即国家健康保险之家（NHIH）
俄罗斯 1.434 亿	• 创伤：主要区域临床中心的神经外科或创伤学科室 • 非创伤性：神经或神经外科部门	大型多分支的神经外科医院。护理中心的神经康复为主	公开支付和保险公司支付
印度 13.4 亿	• 创伤：骨科、神经外科部门和综合医院。1 个专门的新德里脊髓损伤中心 • 非创伤性：大医院的神经 / 神经外科科室。1 个专门的新德里脊髓损伤中心	全国各地的几个医学中心。在民用设施内有 1 个三级和 7 个地区复合康复中心（CRC），在武装部队有 2 个专用脊髓损伤中心	• 公立医院：免费 / 补贴收费 • 私立医院： 　– 通过私人 / 个人医疗保险（只有 3.9% 的人有这样的规定） 　– 通过雇主 　– 患者的个人资金
中国 13.9 亿	• 创伤：主要综合医院主要由脊柱整形外科医生治疗，一些由神经外科医生治疗 • 非创伤性：各大综合医院的神经科和（或）神经外科医生依据脊髓病理学进行治疗	全国 946 家大型综合医院（800 多张病床）和 5156 家区级医院（200～800 张病床）均开展了脊柱外科手术。手术次数超过每年 40 000 例。然而，高质量和脊柱康复服务的数量在少数中心，即使大多数大医院在康复医学科有基本的康复服务	• 政府官员医疗保险 • 一般人口的公共保险 • 工伤赔偿和（或）政府保险 • 交通意外保险基金 • 雇主 [国家和（或）私人] • 农村地区的卫生合作基金 • 个人资金
日本 1.26 亿	• 创伤：取决于每个国内应急系统。在大都市的在主要创伤中心或大型医院主要是通过脊柱整形外科医生，偶尔由神经外科医生治疗在国内一些 SCI 患者，尤其是中枢损伤，由一般整形外科医生治疗 • 非创伤性：大多数大医院由整形脊柱外科医生，偶尔由神经外科医生治疗	只有一些公共组织的医院有系统给予全面治疗。大多数经历骨科脊柱外科医生的初步治疗，偶尔由当地较大医院神经外科医生治疗。他们和转诊医院很少有泌尿科或康复科的 SCI 专家	公开支付，由税款支付 ± 患者自己（每月不超过 1000 美元）

（续表）

国家与人口	SCI 急性护理系统	治疗和康复系统	财务报销
澳大利亚 2460 万	• 创伤：配有脊髓中心或提供脊柱康复服务的急诊医院。一些患者先在创伤中心救治，然后转诊至急诊医院 • 非创伤：依据症状和病因，在大医院接受不同医学专科的治疗	澳大利亚的 6 个脊髓服务中心包括全面的服务，覆盖急性、康复持续护理或正在康复与急症医院有密切联系的服务	无赔偿的患者从公共资金支付。可获赔偿的患者通过补偿机构支付，通常为工人、补偿或交通事故
巴西 2.112 亿	• 创伤：在综合医院，由神经外科或整形外科医生治疗。在圣保罗有 1 家专业 SCI 矫形科 • 非创伤性：各部门	全国 15～18 个康复中心，急性期不从综合医院转出。患者从综合医院出院之后，家庭或患者发现自己是一个康复单位	• 60% 联邦卫生公共系统（通用） • 20% 国家卫生系统（大学医院）、公共 • 15% 私人保险制度和大多数急性护理和一些康复护理 • 5% 仅限私人，无保险
智利 1830 万 • 成年人 • 儿童	• 创伤（工伤事故）：3 个与工作有关的私人创伤医院 • 创伤（其他事故）和非创伤性：各种部门。1 家缺乏应急处理的公立医院和 2 家私立诊所 • 1 家缺乏应急处理的公立医院和 2 家私立诊所	• 3 个康复科位于与工作有关的创伤医院，以及 1 个私人康复中心 • 1 个私人康复中心，一般私人诊所的康复科；1 个社区康复中心（天主教堂） • 一个康复中心（Teletón 基金会）和公立医院的一个康复科；私人诊所的综合康复科	• 430 万工人隶属于非营利性私人保险公司。基金提供了强制性雇主支付的保险 • 80% 在私营部门：保健公司 * 和自付；公共部门 20%：由税收支付 • Teletón 基金会：由人民捐赠；公共部门：由税收支付
哥斯达黎加 490 万	• 创伤：3 家神经外科服务中心，但多数情况下由骨外科医生治疗 • 非创伤性：大多数医院的神经科。3 家大型国家医院照顾来自相应健康区域的患者	国家康复中心（社会保障系统）、国家保险机构	在发生工伤事故时，患者可在国家机构 INS 获得免费服务，任何工人都必须由其雇主投保。所有因其他原因（创伤或非创伤）获得 SCI 的患者都可获得国家社会保障系统的免费服务。可提供私人服务，但大部分会选择社会保障
美国 3.265 亿	• 创伤：患者在急性护理医院就诊，通常是一级和二级创伤中心。此外，患者可能转移到配有神经外科或骨科的区域中心医院行脊柱手术，如果最初的治疗医院和患者期望。一个重要的决定他们接受治疗的因素是他们是否有保险 • 非创伤：各部门	• 有多个 SCI 中心 • 14 个指定的示范系统、23 个 VA 系统中心。从这些中心，有各种的社区外联方案。也有 100 多个中心是 CARF 认证的作为 SCI 治疗的中心，由通过保险或政府服务资助（医疗保险和医疗补助）。这些中心通常具有全面的后续计划	• 联邦政府：VA† 和医疗保险，保险用于慢性残疾和 65 岁以上人群 • 地方政府：为贫困者提供医疗补助保险 • 私人保险为拥有私人保险的人提供 • 对在工作中受伤的人提供工人赔偿 • 个人资金 • 一些当地医院可能提供慈善护理 2015 年：9.1% 未投保，但部分人有资格享受 VA 和医疗补助；67% 的私人保险；37% 的公共费用支付

（续表）

国家与人口	SCI 急性护理系统	治疗和康复系统	财务报销
南非 5540 万	分散的医疗保健系统，没有具体 SCI 系统，包括： • 大型中心国营转诊医院的护理水平不同（对没有特殊 SCI 护理系统的地区医院，一级创伤中心的急诊 SCI 科室通过小矫形单元治疗） • 有成熟的私立医院创伤中心，但没有特定的急诊 SCI 科室。护理由骨科和神经外科医生监督	在护理的质量和类型差异大的护理系统： • 9 个省（州）中有一些良好运行但资源稀缺和人手不足的一般康复单位（没有专门 SCI 科室），大多数在骨科监督下，但一些独立运行 • 其他省（州）没有具体规定作为单独的活动进行康复，并提供普通骨科病房内的康复 • 私人：±10 个一般康复单位主要中心为那些有保险和那些因公受伤的人提供服务	• 公共保健系统几乎完全由从国家税收覆盖，但资金在国家、省和地方支离破碎政府层面监管。这会导致不一致的人员配置、资源和政策。根据患者的收入状况，可能需要一些小额共同支付 • 医疗辅助（保险）护理有约 20% 患者，主要是在私立医院提供服务 • 劳工部负责赔偿工作委员会，需要支付医院费用以照顾所有在岗受伤的人 • 对于在机动车事故中受伤的个人道路事故基金会（运输部）有可能涵盖医院护理，但"故障系统"的存在和证明资格时旷日持久的诉讼通常排除了急性期和康复阶段治疗

人口规模是根据联合国人口司最新数据，可参考 www.worldometers.info/world-population/population-by-country

*. 每个工人向一家私营营利性健康保险公司为其及其家庭支付月工资的 7%，该公司管理保险并支付住院的部分费用和流动护理费用。这些公司的医疗费用覆盖范围是个人，没有全部，也就是说，更高的工资意味着更多的医疗费用覆盖。患者必须始终支付部分费用

†. 退伍军人协会每年治疗约 26000 名患有 SCI 和疾病的退伍军人。服务包括急性康复和治疗与 SCI 有关的并发症（Margaret C. Hammond）

SCI. 脊髓损伤；VA. 美国退伍军人

表 60-2　1998—2006 年从澳大利亚数据库（澳大利亚康复结局中心）、芬兰（Qualisan 有限公司）、南非（南非功能医学数据库）和美国（eRehabData）所收集的信息

	澳大利亚	芬 兰	南 非	美 国
设施数量（台）	81	15	13	147
入院人数（人）	3464	1628	396	9847
仅限第 1 次发作	是	无	混 合	混 合
非创伤性 SCI 百分比	63%	49%	40%	70%
平均停留时间（天）	49	32	69	20
平均职能指令手册变化	18	6	26	20
出院回家的百分比	78%	74%	72%	73%

引自 Kumar R, Lim J, Mekary RA, et al. Traumatic spinal injury: global epidemiology and worldwide volume. *World Neurosurg*. 2018;1 13: S1878-8750(18)30303-6.

表 60-3　世界各地不同国家针对 SCI 人群的家庭改造或安置、轮椅、设备（如尿管、药品和养老金）的支付系统

国　家	家庭改造或安置	轮　椅	设备（如尿管）	药　物	脊髓病变后的养老金
丹麦	由市政当局公开支付，即从税收收入中支付	由市政当局公开，即从税收收入中支付	由市政当局公开，即从税收收入中支付	部分由市政当局公开支付，即通过税收支付。一定金额自付	按州/市规定的基本养老金，即通过税收。某些患者还有额外的私人养老金或与工作有关的养老金
英国：英格兰、威尔士、苏格兰和北爱尔兰	地方议会负责家庭改造或重新安置。这是"经测试的方法"，也就是说，它是免费提供给那些负担不起的人。如果患者拥有他/她自己的房屋，或者他/她有大量存款，那么他/她需要自己承担家庭改造、安置或去疗养院的费用	轮椅是由生活所在地的"轮椅服务"组织提供。有时该组织仅提供患者回家路上轮椅的使用。许多"轮椅服务"提供"凭证"系统，也就是说，他们将支付私人购买轮椅超过该组织提供轮椅费用的超出部分费用	根据国家卫生服务部门的处方进行支付。绝大多数慢性残疾患者不必支付处方的费用	部分由市政当局公开支付，即通过税收。一定金额自付	• 受伤前受雇的人员无法返回工作岗位，将收到雇佣公司发放的养老金。这种养老金的数额将取决于他们工作的年限。所有患者也将获得"残疾"和"行动"津贴（通过税收）。这不是"经测试的方法"。但 65 岁以上的人没有得到行动津贴。护理投入（例如，帮助洗衣/穿衣等）是不被视为医疗保健，并且"经测试的办法"，即这取决于患者的存款和收入
罗马尼亚	• 救护车和（或）紧急空中运输（直升机、飞机）是由国家健康保险公司（NHIH）公开支付。在罕见病例，还包括私人救护车服务。家庭改造：理论上受法律保护，但实际上，大多数由患者自己支付。在极少数情况下，由慈善机构（赞助）。家庭护理费用是由公开支付（超过标准部分自费）。严重残疾患者可以出院后接受免费的合格的家庭护理康复（3 个月/年），包括接受治疗、更换尿管、灌肠、换药、瘘口护理、操作简单的运动疗法，由 NHIH 认证过的专业公司实施	标准模型的机械轮椅由 NHIH 公开支付（成人 5 年内 1 次免费，儿童按需支付）。电动轮椅由患者支付 3/4 的费用	NHIH 公开支付。免费提供泌尿用品：每月 120 根无菌尿管，30 个避孕套，6 个尿袋，按需提供（终身）；矫形器免费。所有儿童的矫形器可每 6 个月获得一次	住院公开支付。后面由 NHSI（大多数是 50%～90% 补偿/折扣）。对于儿童和慢性严重残疾患者（包括完全性四肢瘫/截瘫）理论上免费	• 按州和地方标准发放的基本养老金（患者的社会援助）。残疾人受伤前被雇佣，将直到 65 岁可从国家领取残疾抚恤金（前一时期的劳动），之后他们将得到通常的"年龄"养老金。可申请（35 岁以上患者可选）私人养老金和（或）累计私人养老金，以及事和（或）疾病保险金。严重残疾者每月领取补充补偿/收入，相当于每个经济体的最低毛工资

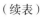

（续表）

国　家	家庭改造或安置	轮　椅	设备（如尿管）	药　物	脊髓病变后的养老金
俄罗斯	自付	通过社会保险公开支付	公开通过社会固定保险金额，超额自付	公开通过社会固定保险金额，超额自付	基本养老金按州与市发放，也就是按税收
印度	患者的个人资金	• 贫困患者通过公共资金提供 • 通过员工公共/私营部门的福利计划 • 患者个人资金 • 通过私人/自我医疗保险（仅有3.9%的人通过这样方式）	• 贫困患者通过公共资金 • 患者个人资金 • 通过私人/自我医疗保险（仅有3.9%的人通过这样的方式）	• 贫困患者通过公共资金 • 患者个人资金 • 通过私人/自我医疗保险（仅有3.9%的人通过此类方式）	• 为政府部门工作的患者受伤发生在工作期间，全额发放养老金 • 根据一般残疾人群标准通过社会福利发放基本养恤金
中国	• 主要是个人资金 • 雇主偶尔支付和（或）工伤赔偿基金	主要是个人资金，偶尔由雇主和（或）工伤赔偿基金支付	主要是个人资金，有时由雇主和（或）工伤赔偿基金支付	大多数药物由相同的支付保险来源和（或）基金支付，除非一些进口和营养药物	政府退休基金；一些雇主；贫困人群的基本社会基金；家庭支持
日本	公开支付安置是相当特殊的。多数患者自费	公开由市政当局支付，即按税收	患者自己的公共健康保险覆盖70%，其他自付	患者自己的公共健康保险涵盖70%，其他自付	所有20—60岁的人在日本必须加入国家养老金系统。残疾基本养老金将由国家养老金系统支付，基本福利金额每年为973 100或778 500日元
澳大利亚	• 无赔偿患者：家庭改造由自己、慈善机构或由州卫生部门支付 • 可赔偿患者：家庭改造由赔偿机构支付	• 无赔偿患者由州卫生部门支付 • 赔偿机构支付其客户的所有设备	• 州卫生部门支付 • 赔偿机构支付其客户的所有设备	• 无赔偿患者通过联邦政府制药方案支付 • 可赔偿患者由赔偿机构支付	• 无赔偿的患者接受联邦政府养老金 • 可赔偿的患者由他们的赔偿机构提供，通常为80%~85%的离职前收入水平
巴西	自付	大多数自付，少数由政府联邦卫生系统支付	大多数自付，少数（很少）由政府联邦卫生系统支付	自付、联邦和州卫生局系统支付	对于受伤前的普通员工，公共保险制度（部分收入和工作收入总额伤害）。那些在非工作时间伤害，有较少的收入（最低国家工资），患者不得不要求并证明其失能

（续表）

国　家	家庭改造或安置	轮　椅	设备（如尿管）	药　物	脊髓病变后的养老金
智利 • 工伤	• 一般是自费的。在某些情况下，可能由市政当局或雇主提供支持	• 保险公司	• 保险公司	• 保险公司	• 保险公司
• 成年 其他 • 儿童	• 一般是自费的。在某些情况下，可能由市政当局提供支持 • 一般是患者的家属（自付）。在某些情况下，他们可能会从市政府获得补助	• 私营部门：保健公司、一些补充健康保险和自付；公共部门：涵盖纳税 • 公共部门：涵盖纳税；私营部门：保健公司、一些补充健康保险和患者的家属	• 私营和公共部门：自付 • 私营和公共部门：由患者家属支付（自付）	• 私营部门：自付；公共部门：主要是自付，部分由税收支付 • 私营部门：患者的家属（自付）；公共部门：主要是自付，部分由税收支付	• 如果受雇，他/她每月支付 13% 工资，以获得残疾或老年退休金。如果患者没有薪水，市政当局提供最低养老金 • 根据家庭收入，有市政当局的经济援助
哥斯达黎加	国家保险协会（劳工事故）。当家庭中有一个残疾人时，政府银行向低收入者家庭提供财政支持，为家庭改造提供便利	• 国民保险协会（劳工事故） • 社会保障制度（并非总是如此） • 其他政府机构	• 国民保险研究所（劳工事故） • 社会保障制度 • 其他政府机构	• 国民保险协会（劳工事故） • 社会保障制度 • 若没有保险，其他政府机构支持	• 国家保险协会（劳工事故） • 社会保障制度 • 当没有保险时其他政府机构支持
美国	主要是个人资金。如果需要特殊医疗设施可以由政府支付（医疗补助、医疗保险或 VA*）。如果患者有工作补偿，可能他/她将支付家庭改造或疗养院费用	轮椅可以通过私人保险、医疗补助、医疗保险或 VA* 支付。个人资金或慈善往往是需要补充这些成本。工人补偿也将为更多的品种的轮椅提供资金	• 可能由个人保险、医疗补助、医疗保险或 VA* 支付 • 工人赔偿也将提供资金 • 个人基金或慈善机构经常是必要的补充	• 可由私人保险、医疗补助、医疗保险或 VA* 支付 • 个人基金或慈善机构经常需要补充这些费用	• 损伤 2 年后有资格参加联邦社会安全伤残保险。如果他们是退伍军人，取决于他们的服役关系，他们可能有资格获得养老金 • 如果他们有员工补偿，通常得到一些付款类型。有些人可能也有私人付款的残疾保险，要么通过他们的雇主，要么是他们自己独立购买的
南非	没有协调的政策。几乎总是由个人和他们的家庭支付。道路事故基金（RAF）负责为符合资格的个人改建住宅	支付根据个人收入 SCI 原因和地区而不同	• 公共卫生系统提供免费设备给所有"残疾"患者，但物流不可靠，特别是在小型的农村中心	• 公共卫生系统提供药物给所有"残疾"患者，但物流是不可靠，特别是在较小的农村中心	• 国家（社会福利部）每月提供约 800 兰特的残疾补助金给那些能证明他们没有其他收入来源超过补助的患者

（续表）

国　家	家庭改造或安置	轮　椅	设备（如尿管）	药　物	脊髓病变后的养老金
南非		• 国有部门：国家政策规定提供轮椅给所有有需要的人，但是资金和行政问题往往意味着不足和不合适的轮椅提供，或没有轮椅可用。一些个人必须支付自己的轮椅 • 医疗保险：几乎所有医疗保险公司规定提供轮椅和其他设备，但这是几乎总是不能购买足够的设备 • 赔偿委员会：全部受伤者可获得设备和椅子 • RAF：在机动车事故后能够证明有资格获得资助的个人将得到轮椅资助 • 私人资金：鉴于行政和政策框架存在的障碍，许多个人，从上述任何部分或全部资助自己的轮椅	• 赔偿委员会有责任为损伤患者提供所有设备费用，但实施常常是困难和不可靠的 • RAF 为符合资格的人提供保障 • 医疗保险公司至少为其成员提供部分费用	• 赔偿委员会有责任为损伤患者提供所有设备费用，但实施常常是困难和不可靠的 • RAF 为符合资格的人提供保障 • 医疗保险公司：至少为他们的成员覆盖部分药物费用	• 赔偿委员会 / 劳动部门为因公受伤的个人提供终身养老金 • RAF 为符合资格的个人提供一笔损失补偿 • 私人残疾保险持有人可从他们的保险公司领取一次性付款或养老金

*. 退伍军人管理局支付药物、用品、轮椅和尿导管的费用。服务包括家庭护理服务、膀胱和肠道护理的随行支持、临时看护和临终关怀。向需要以上服务的退伍军人提供补偿，以及为低收入残疾退伍军人提供养老金。此外，还提供用于房屋改造的住房补助金

RAF. 道路事故基金会；VA. 退伍军人管理局

些国家的高失业率、贫困和文化差异，可以理解的是，关于 SCI 患者的就业条件的信息很少[2]。"世界银行的趋势和建议"报告称，"发展中国家的残疾人就业统计数据几乎不存在"[20]。Levy 等[21]在津巴布韦的一项研究中描述，在 136 名患有 SCI 的患者中只有 13% 被雇用，而且大多数人整日无所事事。"联合国关于机会均等的标准规则的实施"指出，与残疾相关的社会污名仍然使"隐藏"残疾家庭成员并限制他们获得教育、康复服务和工作机会的做法变得普遍[22]。2006 年 8 月，联合国提出了"残疾人权利公约"，以促进、保护和确保残疾人充分平等地享有所有人权，包括教育和就业[23]。

由于 SCI 患者的高失业率，Bricout[24]建议进行远程办公研究很重要，也就是说，可以借助信息和通信技术在家中进行工作。此外，对于美国以外的脊髓损伤患者，与网络可访问性有关的恢复工作的研究也很有限。发展中国家对 SCI 患者的就业条件进行的研究很少，这对未来的研究构成了挑战。

四、研究

以下是一些与 SCI 研究相关的国际和其他特殊计划的示例。

（一）国际脊髓损伤性麻痹治疗运动

国际脊髓损伤性麻痹治疗运动（International Campaign for Cures of Spinal Cord Injury Paralysis, ICCP）是一个附属的非营利性组织，致力于为 SCI 引起的瘫痪治疗研究提供资助（www.campaignforcure. org）。ICCP 成员代表着世界各地许多领先的 SCI 研究筹款慈善机构。这些组织举行会议以确定他们的协作努力可以加快该领域的进展。1998 年，他们在弗吉尼亚州的 Charlottesville 签署了"意向书"，并成立了 ICCP。ICCP 已经制订了进行 SCI 临床试验的实施指南 [25-28]。

（二）脊髓预后合作伙伴奋进计划

脊髓成果合作伙伴奋进组织（Spinal Cord Outcomes Partnership Endeavor，SCOPE）成立于 2007 年，其使命是"加强临床试验和临床实践协议的开发，以准确验证 SCI 的治疗干预措施，从而采用改进的最佳实践"（www.scope-sci.org）。总体目标包括促进基础科学家、临床研究人员、学术机构、行业界、政府机构、非营利组织和基金会之间的沟通、协调和协作，以及改善 SCI 患者的功能预后和生活质量。这涉及新发现的转化，识别准确、敏感和可靠的结果工具，开发临床试验和临床实践方案，不断更新和整合新知识，传播有效治疗干预措施的知识，以及促进经过验证的最佳实践培训，以创建和分发材料来支持知识转化。

（三）国家脊髓损伤统计中心

阿拉巴马大学伯明翰分校康复医学系在 1983 年获批建立国家 SCI 数据中心（www.nscisc.uab.edu）。这是为 1973—1981 年 SCI 医疗系统模型项目提供服务的美国国家脊髓损伤数据研究中心的延续。国家脊髓损伤统计中心（National Spinal Cord Injury Statistical Center，NSCISC）监督和指导全球最大的 SCI 数据库的收集、管理和分析，数据来自位于美国各地的联邦政府资助的区域脊髓损伤模型医疗系统网络。在上述每种情况下，均会收集 SCI 患者的急性期、康复和随访数据，并提交给 NSCISC。NSCISC 除了维护国家 SCI 数据库外，还进行面向数据库的研究。有关更多信息，请参见第 4 章。

（四）欧洲脊髓损伤多中心研究

欧洲脊髓损伤多中心研究（European Multicenter Study about Spinal Cord Injury，EMSCI）是作为针对人类 SCI 的未来治疗干预措施的多中心研究项目而建立的，并由瑞士苏黎世的截瘫国际研究所赞助（www.emsci.org）。在该项目的框架内，所有患有急性外伤性 SCI 的患者均应在 SCI 后的固定时间（急性期、4 周、12 周、24 周和 48 周）内接受检查和测试，并且必须遵守明确定义的纳入标准。测试由一组标准的神经学、神经生理学和功能的评估组成。从每个中心收集的数据将发送到苏黎世的协调中心，以加入中央数据库。有来自 8 个国家和地区（德国、荷兰、西班牙、捷克共和国、瑞士、意大利、法国和苏格兰）的 22 个成员 SCI 中心。

五、国际脊髓损伤标准和数据集

从全球的角度来看，对与 SCI 有关的国际标准、数据和措施的需求日益增长。

（一）国际脊髓损伤标准

脊髓损伤神经学分类国际标准（ISNCSCI）[29, 30] 用于记录 SCI 后运动和感觉功能的损害。ISNCSCI 被用于记录残余的脊髓功能，但是这些标准并未评估影响大多数器官的自主功能的脊髓成分。因此，美国脊髓损伤协会（ASIA）和国际脊髓学会（ISCoS）的专家制定了记录脊髓损伤后残余自主神经功能的国际标准（ISAFSCI）[31]。这些标准的目的是描述 SCI 对各种器官系统功能的影响。该标准允许临床医生和研究人员简要描述 SCI 对心血管、支气管肺、膀胱、肠、性功能和运动功能的影响。最新版本的标准与已开发的相关电子学习程序 InSTeP 和 ASTeP（www.asia-spinalinjury.org/learning）一起发布在 ASIA 网站（www.asia-spinalinjury.org/information/downloads）上。

（二）国际脊髓损伤数据集

与 ISNCSCI 相似，建议对 SCI 患者收集通用的国际 SCI 数据集，以便于在患者、医学中心和国家之间进行有关损伤、治疗和结果的比较。许多国家已经建立了 SCI 数据库。为了获得与 ISNCSCI 相似的数据集成功或在全球范围内使用，重要的是数据集必须简单易懂并与临床医生相关，以便他们易于使用。此外，这些数据集必须易于检索并且可以免费使用，没有任何特定限制 [32]。

建立国际 SCI 数据集的过程始于 2002 年加拿大温哥华举行的 SCI 数据收集和分析国际会议。按照 ICF 的格式 [32] 开发了总体结构和术语。

核心数据集是开发的第一个数据集 [33]，现在已经更新 [34]。核心数据集的目的是对已发表研究结果所需的最少信息量的收集和报道进行标准化评估和比较 [35]。在大多数出版物中，包括 SCI 患者，建议将核心数据集中包含的数据用作描述性表格。

国际 SCI 基本数据集包括最少数量的数据元素，建议在日常临床实践中针对特定主题收集这些数据元素。这些各种国际基本 SCI 数据集可能是在全球 SCI 患者的护理中心进行结构化记录的基础。有 19 个国际 SCI 基本数据集（表 60-4）[36]。美国国立卫生研究院（National Institute of Health，NIH）、美国国家神经疾病与卒中研究所（National Institute of

表 60-4　国际脊髓损伤基本数据集
（www.iscos.org.uk/international-sci-data-sets）

- 脊柱损伤
- 脊柱干预和外科手术
- 非创伤性 SCI
- 下泌尿道功能
- 泌尿道感染
- 泌尿动力
- 泌尿道造影
- 肠道功能
- 女性的性功能和生殖功能
- 男性的性功能
- 骨骼肌肉
- 上肢
- 疼痛
- 心血管功能
- 肺功能
- 内分泌和代谢功能
- 皮肤和体温调节功能
- 活动和参与
- 生活质量

Neurological Disorder and Stroke，NINDS）和公共数据元（Common data element，CDE）项目组对所有这些数据集进行了进一步审查，以开发出包括所有项目在内的标准化变量名称，并为所有这些数据集建立数据库结构 [37-39]。国际 SCI 扩展数据集是更详细的数据集，可用作一个主题，但可能建议在特定领域进行特定研究，如疼痛、内分泌代谢功能和骨折史。SCI 外因损伤国际分类（ICECI；www.iceci.org）也由世界卫生组织和 ISCoS[40] 合作开发，可在 ISCoS 网站及最新版本的 ISCoS 各种国际 SCI 数据集（www.iscos.org.uk/international-sci-data-sets）获得。

对每个数据集制订了一个包含定义、有关如何收集每个数据项的说明及编码方案的教学大纲。邀请 SCI、康复、神经外科、整形外科等领域的国际组织和学会任命成员加入国际 SCI 数据集的审查过程，以及相关人员对数据集的批准和认可的过程（国际）组织和社团已经建立。

（三）ICF 核心数据集

SCI 的 ICF 核心数据集是与 SCI 患者相关的 ICF 选择项目。这些核心集是由世界卫生组织德国国际分类家族合作中心的 ICF 研究部门、分类、评估和术语（CAT）团队、世界卫生组织的残疾与康复（DAR）团队、ISCoS 及国际物理和康复医学学会，以及世界各地的合作伙伴机构合作开发的 [41]。

与 SCI 相关的 ICF 类别已在 4 项全球性研究中确定，由来自世界卫生组织所有地区的代表（非洲、美洲、东南亚、欧洲、地中海东部和西太平洋）参加。这是通过实证研究，对 SCI 研究中使用的结果和措施的系统评价，专家调查及座谈会和对 SCI 患者的半结构化访谈进行的。在最终的 ICF 核心集共识会议上，对 SCI 急性期后早期和长期情况的综合和简要 ICF 核心集中的部分项目达成了共识 [42, 43]。

六、专业组织

世界各地存在许多组织。下面列出了一些较大的，以及一些国际的或具有更多学科成员的组织。应注意的是，还有许多其他组织，如康复、神经外科、矫形外科和泌尿科协会。其成员包括 SCI 专业人士，其会议主题包括康复。

（一）国际脊髓学会（International Spinal Cord Society www.iscos.org.uk）

国际截瘫医学学会成立于 1961 年，Ludwig Guttmann 爵士为第一任主席。值得注意的是，Guttmann 博士于 1944 年 2 月在 Stoke Manderille 医院（Aylesbury，UK）成立了脊髓科，并于 1952 年创立了国际 Stoke Mandeville 会，来自不同国家的医生及其团队在会议上讨论他们的临床工作和研究。年度科学会议在 Stoke Mandeville 医院举行，但在奥运会期间与残奥会同期举行。从 1979 年开始，该会议已在各大洲举行。此外，还有由该协会支持的世界各地的区域性会议。该协会于 2001 年更名为 ISCoS。

ISCoS 是一个国际性、公正、非政治性和非营利性协会，旨在研究与创伤性和非创伤性 SCI 相关的所有问题。这包括病因、预防、基础和临床研究、医学和外科手术管理、临床实践、教育、康复和重新融入社会。因此，ISCoS 与其他国家和国际组织密切合作，以鼓励最有效地利用全球现有资源，并通过出版物、书信、展览、区域和国际研讨会、专题讨论会、会议等收集和传播信息，进行科学交流。

ISCoS 还建议、鼓励、指导和支持负责医疗专业人员和与 SCI 相关的医学专职人员的医疗，教育和培训的人员的努力，并将这些活动与全球联系起来。为了促进这一过程，ISCoS 鼓励在世界范围内建立分会。有 19 个 ISCoS 分会代表较大国家或地区。

（二）亚洲脊髓网（Asian Spinal Cord Network，www.ascon.info）

亚洲脊髓网（ASCoN）于 2001 年在孟加拉国举行的一次会议后发起。ASCoN 由代表亚洲 18 个国家（阿富汗、孟加拉国、不丹、柬埔寨、中国、东帝汶、印度、印度尼西亚、日本、韩国、老挝、缅甸、马来西亚、尼泊尔、巴基斯坦、斯里兰卡、泰国和越南）的 75 个组织的成员组成。成员在 SCI 管理的各个方面（从最初治疗到患者重返社会）相互交流和学习。通过时事通讯、交流访问、短期培训课程、年度会议及 ASCoN 脊髓损伤管理指导原则的更新来传播信息。

（三）美国脊柱损伤协会（American spinal injury association，www.asia-spinalinjury.org）

20 世纪 70 年代初期，美国康复服务管理局（Rehabilitation Services Administration）提出了对医疗模型概念的支持，创建了 SCI 系统模型计划。正是基于这一计划，1973 年成立了 ASIA。ASIA 的使命是从初始就促进和建立 SCI 发病后各个方面医疗保健的卓越标准，以教育会员、其他医疗保健专业人员、患者及其家人，以及公众有关 SCI 的各个方面及其后果，并预防损伤、改善医疗、增加服务供给，并最大限度地提高受伤患者充分参与社区生活各个领域的潜力。除了促进预防 SCI、改善医疗、减少残疾后果及为急性和慢性 SCI 寻求治疗的研究之外，它还促进了成员与其他医生、专职医疗人员、研究人员和患者之间的沟通。

（四）脊髓损伤专家协会（Academy Spinal Cord Injury Professionals，www.academyscipro.org）

脊髓损伤专家协会（ASCIP）是由四个专业部门合并而成的非营利性法人团体，即美国截瘫协会（APS）、脊髓损伤护士协会（ASCIN）、心理学家、社会工作者和顾问协会（PSWC）和治疗领导委员会（TLC）。ASCIP 的愿景是为医学专业人士提供前沿学习机会和专业网络，以增进专业兴趣，使患者及其亲属受益。使命是通过专业发展、跨学科教育和研究，为 SCI 患者提供最佳的健康服务。最早的组织 APS 成立于 1954 年。

（五）脊髓损伤专业人员多学科协会（Multidisciplinary Association of Spinal Cord Injury Professionals，www.mascip.co.uk）

脊髓损伤专业人员多学科协会（MASCIP）提供了一个提升临床实践标准、促进研究并鼓励为发展 SCI 患者健康和社会保健服务的专业论坛。MASCIP 的存在是为了使 SCI 中心内外所有与 SCI 患者保健和福利相关的专业人员和各级组织都能表明专业的问题和疑虑。MASCIP 将游说服务专员，医疗保健提供者和卫生部，以解决重要的专业问题。

七、信息

（一）期刊

许多期刊为 SCI 感兴趣的专业人员带来了重要的话题。四种专门针对 SCI 的同行评审和索引期刊如下。

- *Journal of Spinal Cord Medicine*（www.tandfonline. com/loi/yscm20）是 ASCIP 的官方出版物。该杂志前身为 *The Journal of the American Paraplegia Society*，自 1978 年开始出版，是一本涵盖基础科学、转化研究、临床研究和专家评论的跨学科杂志。
- *Spinal Cord*（www.nature.com/sc/index.html）是 ISCoS 的官方杂志。1963 年出版，原名 *Paraplegia*。它涵盖了 SCI 和疾病的所有方面。
- *Spinal Cord Series and Cases*（www.nature.com/ scsandc）于 2015 年启动，报道病例报告、小病例系列、致编辑的信及书评。
- *Topics in SCI Rehabilitation*（http：//archive. scijournal.com/?code=tlpi-tscr-site）始于 1994 年，提供 SCI 患者医疗进展的信息，具有跨学科和实用的特点。

（二）脊髓损伤康复证据（http://scireproject. com）

脊髓损伤康复证据（SCIRE）综合了有关康复策略和社区计划的已发表证据，以改善 SCI 患者的功能结局和生活质量。随着新的研究知识的出现，这些更新正在不断地被修订。

（三）脊髓医学联盟临床实践指南（www. pva.org/publications）

作为其使命的一部分，美国瘫痪退伍军人组织（Paralysed Veterans of America，PVA）出版了广泛的出版物。与轮椅使用者有关的新闻和信息可用于研究、旅行、建筑和日常生活活动。联盟针对医疗保健专业人员的临床实践指南和伴随的消费者指南可帮助 SCI 患者将这些信息用于日常生活。这些出版物为 SCI 人群提供从压力性溃疡到膀胱和肠道管理，再到受伤 1 年后的预期结果等方面信息。可以免费下载该准则，以便来自世界各地的医疗保健专业人员和 SCI 患者可以从这些独特的产品中受益。

一些消费者指南以西班牙语提供。

（四）模型系统知识翻译中心（www.msktc. org/sci）

模型系统知识翻译中心（Model System Knowledge Translation Center，MSKTC）与模型系统 SCI 中心的研究人员共同开发，为 SCI 人士及其支持者提供资源。循证材料可在打印的 pdf 文档中找到，包括概况介绍、视频和幻灯片。

（五）e.Learning（www.elearnsci.org）

这是 ISCoS 的一项全球教育计划，于 2012 年启动。来自世界各地的 332 名 SCI 专业人士和教育家参与了该内容的开发，团体不断壮大。电子学习反映了高资源和低资源环境中的现实。它包含七个模块，其中包含多个子模块。这些模块是：整个团队、医生、护士、物理治疗师、职业治疗师 / 辅助技术人员、心理学家 / 社会工作者 / 同伴咨询师的概述及 SCI 的预防。消费者模块正在开发中。

（六）ASIA电子学习中心（www.asia-spinalinjury. org/learning）

如前所述，该网站包括 SCI 神经学分类国际标准（ISNCSCI）（InSTeP）、ISNCSCI（WeeSTeP）的儿童注意事项、记录 SCI 后残余自主神经功能的国际标准（ASTeP）和痉挛评估（SpASTeP）的电子学习，以及有关压力性损伤的了解、治疗和预防的课程（SkinSTep）。

八、消费者协会

在世界许多地方，有消费者协会采取行动来改善 SCI 患者康复的可能性。这些举措具有政治意义，例如，争取获得更好的治疗和康复设施，以及重返社会的可能性，并且在就如何从社会获得最佳经济支持等方面提供个人建议等。在许多国家，没有针对 SCI 的特定组织，因为这些患者与其他残疾人协会中的残疾患者一起被组织管理。下面列出了一些较大的消费者协会。

（一）全球脊髓损伤消费者网络（http:// globalsci.net）

这个网络正在建立中，旨在建立活跃的消费者群体及 SCI 患者的国家 / 地区协会。该网络于 2012年启动。

（二）欧洲脊髓损伤联合会（www.escif.org）

欧洲脊髓损伤联合会（European Spinal Cord Injury Federation，ESCIF）于 2005 年在瑞士 Nottwil 成立，以促进欧洲居住的 SCI 患者经验分享和专业知识推广。该组织将交流和传播知识与经验为己任，通过创新观念和研究，最终目的和愿景是为所有 SCI 患者创造高质量的生活。ESCIF 的成员是独立的国家组织，其目标是代表本国 SCI 患者。每个国家最多可以有一个组织成为 ESCIF 的成员。2017年，有 26 个欧洲国家加入了 ESCIF。

（三）国家脊髓损伤协会（www.spinalcord.org）

美国国家脊髓损伤协会（National Spinal Cord Injury Association，NSCIA）成立于 1948 年，致力于改善 SCI 患者及其家人的生活质量。NSCIA 对SCI 的幸存者进行教育并赋予其力量，以实现并保持最高水平的独立性、健康和个人成就感。这可以通过提供一个对等支持网络并通过教育计划提高人们对 SCI 的认识，并使人们与 SCI 患者相互联系来实现。开发教育计划的目的是解决对成员、决策者、公众和媒体重要的信息和问题，包括预防伤害、改善医疗、康复和支持服务、研究和制订公共政策。

（四）美国瘫痪退伍军人组织（www.pva.org）

PVA 致力于最大限度地提高 SCI 患者的生活质量，包括优质的医疗保健、研究和教育、退伍军人的权益和权利、可及性和消除建筑障碍、体育计划及残疾权利。PVA 成立于 1946 年，在涉及 SCI 人士特殊需求的各种问题上积累了丰富的专业知识。任务的中心是循证临床实践指南（请参见上文）。

（五）美国联合脊柱协会（www.unitedspinal.org）

瘫痪退伍军人组成的美国联合脊柱协会成立于1946 年，旨在帮助残障人士过上充实而丰富的生活。其使命是提供专业知识，创造资源访问渠道并增强希望。这些活动包括促进研究，倡导公民权利和独立，教育公众并争取其帮助，为退伍军人提供

服务，为儿童和年轻人提供参与性活动，以及通过同伴指导计划提供指导和动力。

九、结论

个人罹患 SCI 的可能性因世界各地而异。因此，那些有能力和知识的人有义务教育和提升政府、地方当局、专业人员、公众意识、相关人员和 SCI 人士，以便能够为 SCI 患者提供最佳的治疗、康复和重返社会。

自然，最好的方法是尽可能多地防止 SCI 的发生。这在很大程度上适用于创伤性 SCI，包括防止许多道路交通事故、高空坠落及暴力、工作、运动和休闲事故。系统性的注册将是确定最佳干预地点的第一步，因为某些非创伤性 SCI 也是可以预防的。

为了使更多的患者生存和过上丰富的生活，当务之急是要注意预防诸如压力性损伤和尿路疾病等并发症。由于需要大型、多学科、多专业的团队方法来获得最佳结果，因此 SCI 患者的治疗和康复是一项复杂而昂贵的任务。因此，较发达的国家必须对较不发达国家负责，但在发达国家内部也可能会有很大的差异，这可能需要解决。SCI 学术组织的责任是通过必要的知识来支持政府、主管部门、专业人员和患者，例如通过网络免费提供这些知识。此外，重要的是研究预防和循证治疗 SCI 的最具成本效益的方法。国际合作研究对于将来实现最佳解决方案至关重要。

声明：作者感谢所有贡献和帮助撰写本章的人：Marcalee Sipski Alexander（美国）、Aurelian Anghelescu（罗马尼亚）、Vladimir Baskov（俄罗斯）、Marianne Bint（英国）、Douglas Brown（澳大利亚）、Rob Campbell（南非）、Susan Charlifue（美国）、H.S. Chhabra（印度）、Gerardo Correa（智利）、William Donovan（美国）、Janette Green（澳大利亚）、Julia Maria D'Andrea Greve（巴西）、Margaret C.Hammond（美国）、Shinsuke Katoh（日本）、Paul Kennedy†（英国）、Jianan Li（中国）、Martin R. McClelland（英国）、Federico Montero（哥斯达黎加）、Gelu Onose（罗马尼亚）和 John Steeves（加拿大）。